HANDBUCH DER NEUROCHIRURGIE

HERAUSGEGEBEN VON

H. OLIVECRONA W. TÖNNIS
STOCKHOLM KÖLN

ERSTER BAND / ZWEITER TEIL

GRUNDLAGEN II

SCHRIFTLEITUNG

W. KRENKEL
KÖLN

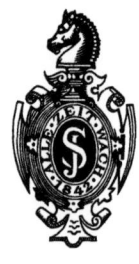

SPRINGER-VERLAG
BERLIN · HEIDELBERG · NEW YORK
1968

GRUNDLAGEN II

CHEMISCHER AUFBAU · PHYSIOLOGIE
PATHOPHYSIOLOGIE

BEARBEITET VON

H. DEBUCH · FR. ENGELHARDT · H. HIRSCH
M. SCHNEIDER · W. THORN · G. UHLENBRUCK
O. WILCKE

MIT 245 ZUM TEIL FARBIGEN ABBILDUNGEN

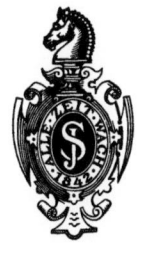

SPRINGER-VERLAG
BERLIN · HEIDELBERG · NEW YORK
1968

ISBN-13: 978-3-642-48665-4   e-ISBN-13: 978-3-642-48664-7
DOI: 10.1007/978-3-642-48664-7

Alle Rechte vorbehalten. Kein Teil dieses Buches darf ohne schriftliche Genehmigung des Springer-Verlages übersetzt oder in irgendeiner Form vervielfältigt werden.

Ohne ausdrückliche Genehmigung des Verlages ist es auch nicht gestattet, dieses Buch oder Teile daraus auf photomechanischem Wege (Photokopie, Mikrokopie) oder auf andere Art zu vervielfältigen

© by Springer-Verlag Berlin·Heidelberg 1968

Softcover reprint of the hardcover 1st edition 1968

Library of Congress Catalog Card Number 60-1167

Die Wiedergabe von Gebrauchsnamen, Handelsnamen, Warenbezeichnungen usw. in diesem Werk berechtigen auch ohne besondere Kennzeichnung nicht zu der Annahme, daß solche Namen im Sinn der Warenzeichen- und Markenschutz-Gesetzgebung als frei zu betrachten wären und daher von jedermann benutzt werden dürften

Inhaltsverzeichnis.

Morphologische Grundlagen der Beziehungen zwischen Hypophyse und Hypothalamus.

Von Dr. Fr. Engelhardt, Würzburg. Mit 122 Abbildungen.

	Seite
Einleitung	1
A. Übersicht	3
I. Hypophyse	3
1. Die supraselläre (proximale) Hypophyse (= Hypophysenstiel)	8
2. Die intraselläre (distale) Hypophyse (= Hypophysenkörper)	10
II. Hypothalamus	11
Nomenklatur und Einteilung	11
1. Markreicher Hypothalamus	13
2. Markarmer Hypothalamus	16
B. Aus der Embryologie (Ontogenie)	19
1. Der entwicklungsgeschichtliche Aspekt der Verknüpfung zwischen Hypophyse und Hypothalamus	19
2. Die frühen Entwicklungsstadien: Hypophysenanlage und Bildung der Rathkeschen Tasche. — Die Entwicklung der Distalen adeno-neurohypophysären Kontaktfläche	19
3. Entwicklung der Proximalen adeno-neurohypophysären Kontaktfläche	25
4. Die weiteren Stadien bis zur fertigen Organentwicklung	28
a) Die endgültige Differenzierung der Parenchymteile	28
b) Entwicklung der „infundibulären Spezialgefäße" und des sog. „Portalsystems"	30
α) Die „meninx primitiva" und die „infundibulären Spezialgefäße"	33
β) Das adenohypophysäre Gefäßnetz und das sog. „Portalsystem"	34
5. Zur Lageveränderung der Hypophyse gegen Ende der Entwicklung	35
6. Der Hypophysengang (Ductus craniopharyngicus) und die Entstehung der Rachendachhypophyse	36
7. Hypophysenganggewebe als Ausgangsmaterial für Hypophysengeschwulstbildungen. — Hamartome	39
C. Aus der vergleichenden Anatomie (Phylogenie)	40
Die sog. „median eminence"	44
1. Niedere Formen	45
2. Höhere Formen	47
D. Makroskopische Topographie und Gefäßversorgung	49
1. Topographie	49
2. Gefäßversorgung	55
a) Hypophyse	55
b) Hypothalamus	57
E. Mikroskopische Strukturen	59
Vorbemerkung	59
Die beiden hypothalamo-hypophysären Systeme	60
I. Das Hypothalamus-Hypophysenhinterlappensystem	61
a) Ursprungsort	63
α) Lage. — Allgemein-neurocytologische Eigenschaften. — Das „Nissl-Bild"	63
β) Gefäßbeziehung	67
γ) Speziell-neurocytologische Eigenschaften. — Das „Gomori-Bild"	68
b) Tuberstrecke	72
c) Infundibulumstrecke	74
d) Infundibularstiel (Zwischenstück)	79
e) Hypophysenhinterlappen („infundibular process")	81
α) Die zentralen Nervenfasern als Parenchym	82
β) Die Beziehung der Nervenfasern zu den Gefäßen	86
γ) Die Pituicyten	87
δ) Der sog. „dystopische" („akzessorische") Hinterlappen	89
f) Elektronenmikroskopische Untersuchungen	91
α) Morphologische Eigenschaften der „Neurosekretgranula"	91
β) Entstehung der „Neurosekretgranula"	93
γ) Beziehungen der Axonendigungen zu den Pituicyten und Blutgefäßen	94

	Seite
g) Die Lehre von der Neurosekretion	96
Neurosekretion und Wirkstoffbildung	96
α) Allgemeines	96
β) Neurosekretbildung („Neurosekretion im engeren Sinne") und „Neuro-humorale Aktivität" („Neurosekretion im weiteren Sinne") — „Neurocrinie" COLLIN, „Neuricrinie hypothalamique" ROUSSY u. MOSINGER — „Neurohormon" und „Neurotransmitter"	98
1. Neurosekret und Hormon	102
aa) Eigenschaften und Bestandteile des Neurosekretes	102
αα) Zur Histochemie und Analyse der Färbeverfahren	102
ββ) Was versteht man unter „gomori-(CHP-)positiv" und „gomori-(CHP-)negativ"?	105
γγ) Zur Frage des Übertrittes von Neurosekret in die Blutgefäße und Liquorräume	105
bb) Die hormonelle Aktivität im supraoptico-hypophysären System. Das Verhältnis zwischen Vasopressin und Oxytocin (V:O)	107
cc) Änderungen im Hypophysenhinterlappensystem während außergewöhnlicher Belastung und nach experimentellen Eingriffen	110
αα) Funktionelle Belastungen — Wasserentzug oder andere Einflüsse auf die Osmolarität	111
ββ) Veränderungen am supraoptico-hypophysären System nach örtlichen Läsionen (Druckschädigung, Verletzung)	114
2. Theorien und Hypothesen über Neurosekretion	116
aa) Neurosekretion: ein Transportvorgang fertiger Sekretprodukte innerhalb des Neurons (sog. „Transporthypothese")	117
bb) Neurosekretion: ein örtlicher Vorgang nach Art der „neuronalen Reaktionsweise"	119
cc) Neurosekretion: eine in proximo-distaler Richtung („along the axon") ablaufende Synthese neurosekretorischen Materials	122
h) Die Pars intermedia und ihr Kontakt mit dem Hypophysenhinterlappen. Die Distale adenoneurohypophysäre Kontaktfläche	123
1. Allgemeines	123
2. Die Zona rostralis und Zona caudalis des Zwischenlappens. Die sog. „Basophileninvasion"	126
3. Zur Morphologie des Hypophysenzwischenlappens im Experiment	130
aa) Veränderungen am Zwischenlappen und supraoptico-hypophysären System nach Änderung der Osmolarität	131
bb) Veränderungen des Zwischenlappens nach Ausschaltungen im neurosekretorischen Kernareal und anderen Kernen sowie des Tractus supraoptico-hypophyseus. — Das reziproke Verhältnis zwischen Nerventeil und Drüsenteil	132
II. Das Hypothalamus-Hypophysenvorderlappensystem	134
a) Ursprungsort	136
b) Tractus tubero-hypophyseus	137
c) Die neuro-vasculäre Verknüpfung in der äußeren Zone des Infundibulum. Die Proximale adenoneurohypophysäre Kontaktfläche	141
d) Die tubero-hypophysären Neurone und die Partialfunktionen des Hypophysenvorderlappens. — Die hypothalamischen „releasing factors"	145
1. Die gonadotrope Partialfunktion. — Das sog. „hypothalamische Sexualzentrum"	145
2. Die adrenocorticotrope Partialfunktion des Vorderlappens	145
3. Die thyreotrope Partialfunktion des Vorderlappens	146
4. Die sog. „releasing factors"	146
e) Dem Vorderlappensystem beigeordnete Strukturen	146
1. Ependymzellen und Ependymfasern der Wand des 3. Ventrikels und des Trichters	147
2. Innervation der Adenohypophyse	147
III. Beziehungen zwischen den beiden hypothalamo-hypophysären Systemen	147
a) Angioarchitektonik der beiden hypothalamo-hypophysären Systeme	147
1. Markarmer Hypothalamus	149
2. Markreicher Hypothalamus	151
3. Hypophyse	151
b) Morphologische Grundlagen der Hypophysektomie und Hypophysenstieldurchtrennung	159
Zur Methodik der tierexperimentellen Hypophysektomie und Stieldurchtrennung	162
1. Die Hypophysektomie an der weißen Ratte (parapharyngealer Zugang P. E. SMITH, 1930; WEISSCHEDEL, 1944)	163
2. Die Hypophysenstieldurchtrennung an der weißen Ratte (A. WESTMAN u. D. JACOBSOHN, 1937; HARRIS, 1950)	169
c) Zur Auswertung der Eingriffe an den beiden hypothalamo-hypophysären Systemen	172
Literatur	176

Inhaltsverzeichnis.

Die Lipoide und Eiweißstoffe des Gehirns.

Von Frau Professor Dr. H. Debuch, Köln-Lindenthal, und Privatdozent Dr. G. Uhlenbruck, Köln-Lindenthal. Mit 9 Abbildungen.

I. Die Lipoide des Gehirns 213
   A. Einführung 213
   B. Geschichte der Lipoide des Gehirns 214
   C. Die Chemie der Glycerinphosphatide des Gehirns 217
      1. Gemeinsame Bausteine 217
         a) Glycerinphosphorsäure (glycerophosphoric acid) 217
         b) Die Fettsäuren 217
      2. Diglyceridphosphorsäuren (phosphatidic acids) 220
      3. Lecithine (lecithins, phosphatidylcholines) 220
      4. Kephaline (cephalins) 221
         a) Colamin-Kephalin (phosphatidylethanolamine) 221
         b) Serin-Kephalin (phosphatidylserine) 221
      5. Inositphosphatide (phosphoinositides) 222
         a) Monophosphoinositid 222
         b) Diphosphoinositid 222
         c) Inositphosphatid-Phosphat (-phosphatidyl-L-myo-inositol 4-phosphate) . . 223
         d) Inositphosphatid-Diphosphat (1-phosphatidyl-L-myo-inositol 4,5-diphosphate) . . 223
      6. Plasmalogene (plasmalogens) 223
   D. Die Chemie der Sphingolipoide des Gehirns 225
      1. Gemeinsame Bausteine 225
         a) Sphingosin (1,3-dihydroxy-2-amino-octadecene-4) 225
         b) Fettsäuren 226
      2. Sphingomyeline 226
      3. Sphingoglycolipoide 227
         a) Ganglioside 228
         b) Cerebroside, Ceramid und Sulfatide 238
   E. Cholesterin (cholesterol) ($C_{27}H_{46}O$) 240
   F. Verteilung der Lipoide im Gehirn 241
   G. Stoffwechsel der Lipoide 243
      1. Glycerinphosphatide 243
         a) Enzymatische Hydrolyse 243
         b) Biosynthese 245
      2. Sphingolipoide 249
         a) Sphingosin 249
         b) Sphingomyelin 250
         c) Cerebroside 250

II. Eiweißstoffe des Gehirns 250

Literatur 254

Immunbiologische Aspekte des zentralen und peripheren Nervensystems.

Von Privatdozent Dr. G. Uhlenbruck, Köln-Lindenthal. Mit 19 Abbildungen.

Einleitung 270
   I. Substanzen, welche Antikörperbildung hervorrufen können 271
      1. Lipoide 271
         a) Inositphosphatide 271
         b) Sphingosin 271
         c) „Wassermann-Antigen" 271
      2. Glykolipoide 272
         a) Allgemeines zur Antigenität von Glykolipoiden 272
         b) Cerebroside 274
         c) Glykolipoide 275
         d) Antikörper gegen Ganglioside 276
         e) Zur Problematik organspezifischer Hirnantigene 279
         f) Künstliche Antigene: Glykolipoid-Eiweißverbindungen 282
         g) Exkurs: Abbau der Glykolipoide und Entstehung von Lysoverbindungen . . 285
      3. Antikörperbildung im Zentralnervensystem 287

		Seite
4. Proteine und Glykoproteine		288
a) Hirnproteine und Glykoproteine		288
b) Die Liquorproteine		291
c) Antikörper gegen Hormone		292
II. Allergische Reaktionen vom verzögerten Typ		295
1. Die experimentelle „allergische" Encephalomyelitis		295
a) Einleitung: Definition, pathologisch-anatomisches Bild, Pathogenese		295
b) Beziehungen zu anderen „nicht experimentellen" Entmarkungserkrankungen des Zentralnervensystems beim Menschen		296
c) Über Antikörperbildung im Verlaufe der sog. Multiplen Sklerose und EAE		298
d) Der auslösende Faktor		299
e) Die Rolle der Adjuvantien bei der EAE		304
f) Zur Beteiligung der Antikörper		307
g) Der immunologische Mechanismus		310
h) Immunpharmakologie der EAE		311
i) EAE und Gewebekultur		313
j) Erregbarkeitsveränderungen im Verlaufe der EAE		314
k) EAE als Autoimmunkrankheit		315
l) Der Mechanismus der Entmarkung		316
α) Struktur des Myelins		316
β) Chemie des Myelins		316
m) Schlußbetrachtung		321
2. Transplantationsantigene und Probleme der Transplantation		323
a) Transplantation von Hirngewebe		327
b) Immunologie von Transplantaten im Gehirn		328
3. Hirntumorspezifische Antigene		330
a) Tumorimmunologie		330
b) Spezielle Probleme bei Hirntumoren		333
III. Sekundäre Veränderungen des Gehirns durch Immunvorgänge		338
1. Die lymphocytäre Choriomeningitis		339
2. Andere Viruserkrankungen		340
3. Das Problem der Fixation von Neurotoxinen durch Substanzen des Zentralnervensystems		342
4. Immunologische Erkrankungen des peripheren Nervensystems		344
IV. Immunologische Hilfsmittel zur Erfassung normaler und pathologischer Bestandteile des Zentralnervensystems		345
1. Immunhistologie und „mixed-Agglutination"-Methode		345
2. Immunelektrophorese und Agargel-Diffusion		349
V. Immunbiologische Kuriosa		350
1. Immunologie und Gedächtnis		350
2. Immunologische Befunde bei Schizophrenie		352
3. Teratogene Wirkung von Hirnextrakt und der immunologische Nachweis solcher Substanzen		352
4. Blutgruppen und Hirntumoren		353
Schlußbetrachtung: Ausblick		357
Literatur		358

Gehirnstoffwechsel und Gehirnfunktion.

Von Professor Dr. W. Thorn, Hamburg. Mit 26 Abbildungen.

	Seite
A. Biochemische Grundlagen des Zellstoffwechsels	378
I. Zellbausteine, Prinzip des extra- und intracellulären Substratabbaus	378
1. Morphologische und biochemische Zellbausteine	378
2. Prinzip des extra- und intracellulären Substratabbaus	383
II. Dehydrierungsreaktionen und Atmungskette	386
III. Energiereiche Verbindungen, ihre Synthese und ihre Bedeutung für die Zelle	387
IV. Substratabbau und ATP-Gewinn	389
V. Abbauwege, Reaktionscyclen	390
1. Glykolytischer Glucoseabbau	390
2. Pentose-5-Phosphatcyclus	393
3. Citratcyclus	393
4. Oxydation von Fettsäuren	393
5. Harnstoffsynthese	397
VI. Substrataktivierungen	398

B. Metabolische und funktionelle Untersuchungen an Warmblütergehirnen in vivo ... 405
    I. Einleitung ... 405
   II. Methodischer Überblick ... 405
      1. Moderne Nachweisverfahren ... 405
      2. Capillarisierung, Durchblutung und Sauerstoffverbrauch des Gehirns ... 407
      3. Versuchsanordnung, Gewebsaufarbeitung, Metabolitgehalte ... 408
         a) Wahl des Narkoticums ... 409
         b) Gewebsgewinnung und Gewebsaufarbeitung ... 409
  III. Stoffwechselsituation des unbelasteten Gehirns ... 411
      1. Metabolitgehalte ... 411
      2. Die Glucose als Brennstoff und als Zellbaustein ... 414
  IV. Stoffwechsel und Funktion des Gehirns unter Belastung ... 415
      1. Die Auswirkung von Belastungen auf die Gehirnfunktion und auf die Erholungsfähigkeit des Gehirns ... 415
         Wiederbelebungszeit, Erholungszeit ... 419
      2. Die Stoffwechselsituation des Gehirns unter Belastung und in der Erholung ... 420

Literatur ... 426

Durchblutung und Sauerstoffaufnahme des Gehirns.

Von Professor Dr. Dr. H. HIRSCH, Köln-Lindenthal, und Professor Dr. M. SCHNEIDER, Köln-Lindenthal.
Mit 32 Abbildungen.

A. Methoden zur Messung von Durchblutung und O_2-Aufnahme ... 434
    I. Indirekte, quantitative Methoden ... 434
   II. Indirekte, qualitative Methoden ... 437
  III. Direkte Methoden ... 438
B. Absolutwerte für Durchblutung und O_2-Verbrauch ... 438
    I. Ursachen des hohen Energieverbrauchs ... 439
   II. Abhängigkeit vom Alter ... 441
C. Durchblutung und O_2-Verbrauch verschiedener Areale ... 444
    I. Absolutdurchblutung ... 444
   II. Relativer O_2-Verbrauch ... 445
  III. Capillarisierung des Gehirns ... 446
D. Die Regulation der Gehirndurchblutung ... 448
    I. pO_2 im Blut ... 449
   II. pCO_2 bzw. pH des arteriellen Blutes ... 451
  III. Höhe des Blutdrucks ... 454
      1. Die Autoregulation der Gehirndurchblutung ... 454
      2. Die Autoregulation bei O_2-Mangel ... 457
      3. Die Autoregulation bei Änderung des pCO_2 ... 458
      4. Die Gehirndurchblutung bei Lagewechsel ... 459
      5. Die kritische Blutdruckhöhe ... 460
      6. Das Druckgefälle bei Änderung des Liquordrucks ... 461
   IV. Viscosität des Blutes ... 463
    V. Vasomotorik ... 465
      1. Vasoconstrictoren ... 465
      2. Vasodilatatoren ... 468
   VI. Zur pharmakologischen Beeinflussung der Gehirndurchblutung ... 468
E. Die O_2-Versorgung des Gehirns bei O_2-Mangel (Hypoxydosen) ... 471
    I. Definitionen ... 471
   II. Hypoxie und Ischämie des Gesamtgehirns ... 473
      1. Die Stufen der O_2-Mangelwirkung ... 473
         a) Freies Intervall ... 474
         b) Die Reaktionsschwelle ... 474
         c) Die Störungsschwelle ... 474
         d) Kritische Schwelle ... 475
      2. Das hypoxische Paradoxon ... 476
      3. Unterschiede zwischen verschiedenen Formen der Hypoxie ... 480
         a) Hypoxämie ... 480
         b) Anämie ... 481
         c) CO-Vergiftung ... 481
         d) Ischämie ... 482

III. Lokalisierter O_2-Mangel des Gehirns 483
    1. Die O_2-Aufnahme 483
    2. Die Bedeutung der arteriovenösen pO_2-Differenz 483
    3. Zur Lokalisation von Schädigungen 484
    4. Zur Entstehung des ischämischen Infarkts 486
    5. Zur Therapie eines lokalisierten O_2-Mangels 489
IV. Andere Hypoxydoseformen 491
    1. Allgemeine Übersicht 491
    2. Histotoxische Hypoxydosen 492
    3. Hypoxydosen durch Fermentmangel und Hypothyreose 494
    4. Nutritive Hypoxydosen: Hypoglykämie 494
    5. Metabolische Hypoxydosen 496
V. O_2-Aufnahme des Gehirns und geistiger Zustand 498
VI. Die Hypochreosen 501
    1. Narkose 502
    2. Hypothermie 503
VII. Chronische Hypoxydosen (Höhenanpassung) 505
F. Hyperoxie (O_2-Vergiftung) 507
G. Überlebens-, Erholungs- und Wiederbelebungszeit des Gehirns bei Normo- und Hypothermie 509
    I. Definitionen 509
    II. Methodische Vorbemerkungen 511
    III. Überlebenszeit 512
    IV. Erholungslatenz und Erholungszeit 514
    V. Wiederbelebungszeit 516
    VI. Die Bedeutung des Restkreislaufs 527
    VII. Die Bedeutung der Spülfunktion des Blutes für die Erholung nach Ischämie 528
Literatur 528

Hirndurchblutungsmessung mit radioaktiven Isotopen.

Von Privatdozent Dr. O. WILCKE, Köln-Lindenthal. Mit 37 Abbildungen.

I. Qualitative Methoden 555
    1. Bestimmung der Zirkulationszeit 555
        a) Methodik 555
        b) Strahlenbelastung 557
        c) Klinische Ergebnisse 558
            α) Untersuchungen mit einem Zähler 558
            β) Untersuchungen mit zwei oder mehreren Zählern 561
    2. Bestimmung der Hirndurchblutung 568
        a) Methodik 568
        b) Klinische Ergebnisse 569
            α) Untersuchungen mit einem Zähler 569
            β) Untersuchungen mit zwei und mehr Zählern 571
II. Quantitative Methoden 579
    A. Dilutionsmethoden 579
        1. Quantitative Bestimmung der Hirndurchblutung aus Blutproben 579
            a) Methodik 579
            b) Strahlenbelastung 581
            c) Klinische Ergebnisse 581
        2. Semiquantitative Bestimmung durch extrakraniell registrierte Dilutionskurven 583
    B. Diffusionsmethoden 587
        1. Bestimmung mit gasförmigen, diffusiblen, radioaktiven Indikatoren 587
            a) Bestimmung durch Inhalation des radioaktiven Indikators 587
            b) Bestimmung durch Injektion des radioaktiven Inidikators 591
        2. Bestimmung mit nicht gasförmigen, diffusiblen Stoffen 597
III. Strahlenbelastung 600
Literatur 601
Namenverzeichnis 610
Sachverzeichnis 656

Morphologische Grundlagen der Beziehungen zwischen Hypophyse und Hypothalamus*.

Von

Fr. Engelhardt.

Mit 122 Abbildungen.

Einleitung.

Das Thema des vorliegenden Beitrages, das den zweiten Teil des Grundlagenbandes einleitet, gehört in verschiedener Hinsicht zum Aufgabenbereich der Neurochirurgie. Es betrifft nicht in erster Linie die makroskopische Topographie als Grundlage operativer Orientierung — darüber berichten Ferner und Kautzky im ersten Teil des Bandes —, sondern die Anatomie, soweit sie für die Beurteilung physiologischer, pathophysiologischer und somit krankhafter Vorgänge angewandt werden kann.

Die Morphologie, die uns hier beschäftigt, befaßt sich mit Fragen, um deren Lösung viele andere Fächer der Medizin und Biologie bemüht sind. Das erschwert die Aufgabe einer solchen Darstellung, wenn es darauf ankommt, aus der im ständigen Flusse befindlichen Forschung Tatsachen auszuwählen, die als Grundlage geeignet erscheinen und die klinische Tätigkeit im Rahmen der Neurochirurgie stützen sollen. Der vornehmlich klinisch orientierte Leser wird fragen, inwieweit Erörterungen morphologischer Details für seine Belange erforderlich sind. Doch mit dieser Frage gewinnt er den gewünschten Zugang zu den hier angeschnittenen Problemen und bei entsprechender Bereitschaft auch die Möglichkeit zur sinnvollen Kritik. Sie ist für den Fortgang geeigneter Forschung in Vereinigung von Morphologie und Klinik unentbehrlich.

Die neurochirurgische Praxis und Forschung befassen sich mit der Morphologie der Beziehung zwischen Hypophyse und Hypothalamus zunächst im Zusammenhang mit der Pathophysiologie intrakranieller raumfordernder Prozesse. Je nach Lokalisation und Ausdehnung derselben kann es zu Störungen jener Verknüpfung kommen, sei es durch unmittelbare Schädigung, sei es durch „Fernwirkung". Als Folge davon können Änderungen im Zusammenspiel peripherer endokriner Drüsen und schwere Stoffwechselstörungen eintreten. Mit Rückwirkungen auf das Zentralorgan ist immer zu rechnen. Unter Umständen kann dadurch der prä- und postoperative Verlauf weitgehend beeinflußt oder gar bestimmt werden. — Es sind ferner die Operationen zu nennen, die, wie bei der Behandlung des metastasierenden Mammacarcinoms, unmittelbar an der Hypophyse vorgenommen werden: Ausschaltung von Hypophysenfunktionen durch Hypophysektomie, Ausschaltung der hypothalamischen Einflußnahme in entsprechendem Umfange durch Hypophysenstieldurchtrennung. — Schließlich seien die stereotaktischen Operationen innerhalb des Hypothalamus erwähnt. Die Indikationen zu solchen Eingriffen sind nach dem derzeitigen Stand der Kenntnisse noch nicht genügend begründet und abgegrenzt, die Möglichkeiten neurochirurgischer Behandlungen sicher nicht erschöpft. — Niemals kann eine noch so gut fundierte Kenntnis der hypothalamo-hypophysären Verknüpfung die Zusammenarbeit mit einem fachkundigen Endokrinologen ersetzen. Das gilt vor allem für die prä- und postoperative Betreuung. Auf den Beitrag von

---

* Herrn Prof. Dr. Dr. h.c. Hugo Spatz gewidmet. — Mit Unterstützung der Deutschen Forschungsgemeinschaft und der Mainzer Akademie für Wissenschaft und Literatur.

OBERDISSE zur „Diagnostik der intrakraniellen Geschwülste" von TÖNNIS in Band IV dieses Handbuches sei hingewiesen. Dort wird die Physiologie und Pathophysiologie der Beziehung zwischen Hypophyse und Hypothalamus im Zusammenhang mit entsprechenden Krankheitsbildern behandelt. Wir knüpfen im folgenden daran an, wobei Überschneidungen unumgänglich sind. Hingewiesen sei auch auf die Ausführungen von LUFT u. OLIVECRONA in Band IV/4 dieses Handbuches.

Der vorliegende Beitrag geht von Befunden verschiedener Bereiche morphologischer Forschung aus, wie Embryologie, vergleichender Anatomie, Tierexperiment und Pathologie. Ergebnisse anderer Methoden, die zur Deutung morphologischer Befunde und zur Klärung der Verknüpfung zwischen Hypophyse und Hypothalamus beitragen, wurden möglichst berücksichtigt. Die Darstellung gehört somit zu der von ROUSSY und MOSINGER 1946 als „*Neuro-endokrinologie*" bezeichneten Lehre. Doch damit wird keineswegs eine Zuständigkeitsfrage entschieden. Diese ergibt sich vielmehr aus den Erfordernissen des jeweiligen Fachgebietes, das sich mit neuro-endokrinologischen Problemen auseinandersetzt. Zur Neurochirurgie gehört das Thema seit den grundlegenden Untersuchungen von CUSHING, der die experimentelle Hypophysenforschung für dieses Fach entwickelt hat, eben aus der Notwendigkeit heraus, die einer intensiven klinischen Tätigkeit auch heute noch erwächst oder zu ihr hinführt.

Die Morphologie hat sich heute zunehmend mit Ergebnissen biochemischer Forschung zu befassen. Das gilt insbesondere im Hinblick auf solche Strukturen, die Wirkstoffe bilden, wie das für die Verknüpfung zwischen Hypophyse und Hypothalamus zutrifft. Obwohl die Wirkstoffbildung in gewissem Umfange an der hohen Reagibilität und Strukturlabilität morphologisch erkennbar ist, reichen diese Kriterien zur Beurteilung der spezialisierten Leistung dieser Zellen nicht ganz aus. Man fragt nach dem chemischen Prozeß, der in der Zelle vor sich geht, nach der Kontinuität solcher Vorgänge und ihrem Verhältnis zur sichtbaren Struktur. In umgekehrter Weise können biochemische Befunde zur Aufklärung sichtbarer Strukturänderungen beitragen, wenn die morphologische Orientierung nicht vernachlässigt oder gar aufgegeben wird. In dem Maße, wie Morphologie einerseits der Dimension des molekularen Bereiches näherkommt und Biochemie andererseits um Analyse und Synthese der Struktur bemüht ist, scheinen sich beide Methoden zu ergänzen. Auf ihre Unterschiede ist jedoch zu achten. Denn nur so lassen sich Leistungsfähigkeit und Anwendbarkeit der einen oder anderen Methode beurteilen. Auch wird dabei vermieden, daß zwischen beiden Methoden ein „Übergang" konstruiert wird im Sinne eines letztmöglichen Weges. Sicher ist viel gewonnen, wenn es gelingt, einen chemisch definierbaren Stoff nachzuweisen, seine physiologischen Eigenschaften auf bestimmte Anordnung der Moleküle zurückzuführen und den Ort seiner Entstehung sowie seiner Einwirkung in morphologisch abgrenzbare Strukturen zu verlegen. Doch die Morphologie vermittelt ihrer Methode nach mehr als nur Kenntnis von einem Gefäß, in dem chemische Prozesse nach Modellvorstellungen ablaufen sollen. Nähert sie sich dennoch der Dimension des molekularen Bereiches, so scheint unter der Voraussetzung, daß die Unterschiede zwischen biochemischer und morphologischer Methode beachtet bleiben, ein Gesichtspunkt vor allen anderen wichtig zu sein: Es geht darum zu erfahren, *welche Bedeutung der von der Morphologie erarbeiteten Anordnung und den nachgewiesenen Eigenschaften der Struktur in der Kontinuität chemischer Stoffbewegungen zufällt, ferner, auf welche Weise diese Kontinuität einerseits die Struktur erhält, andererseits Aufbrauch sowie Regeneration zur gleichen Form und die von hier ausgehenden Funktionen ermöglicht.*

Es wäre nicht sinnvoll, wollte man das, was soeben über das Verhältnis zwischen Morphologie und Biochemie angedeutet wurde, zum Leitgedanken einer Darstellung morphologischer Grundlagen machen, nur weil es unserem Bedürfnis nach dem Letztmöglichen näherkäme. Makroskopie, Topographie, Embryologie und Histologie in vergleichend-anatomischer Sicht führen uns ebenso — wenn nicht noch mehr — an die Grenze und den Anfang unseres Bemühens zugleich, wo wir den Wunsch haben und auch behalten, einen noch weiteren Einblick in biologische Zusammenhänge zu bekommen, — nicht so sehr der nutzbringenden Anwendung von Ergebnissen wegen.

Der Leser, der sich eingehend mit der Morphologie des *Hypothalamus* und seiner Verknüpfung mit der Hypophyse befassen möchte, sei auf den 1962 im gleichen Verlag erschienenen Handbuchbeitrag von R. DIEPEN „Der Hypothalamus" (Handbuch der mikroskopischen Anatomie, herausgegeben von v. MÖLLENDORFF-BARGMANN, Bd. IV/7) hingewiesen. Er findet dort außerdem eine ausführliche Beschreibung der anderen hypothalamischen Faserverbindungen und bekommt somit einen Einblick in die Beziehungen des Hypothalamus zu anderen Abschnitten des Zwischenhirns sowie zum Endhirn, zu tieferen Teilen des Hirnstammes u.a., was hier nicht berücksichtigt wurde. Demgegenüber wird er feststellen können, daß die Darstellung der hypothalamo-hypophysären Verknüpfung im Beitrag von R. DIEPEN sich von der vorliegenden Abfassung unterscheidet. Dort wird sie, wie schon der Titel zu erkennen gibt, im Rahmen der Morphologie des *Hypothalamus* abgehandelt; hier ging man vom Aufbau der *Hypophyse*, ihren beiden Anteilen (Drüsenteil und Nerventeil) aus. Deswegen ließ sich die Verknüpfung deutlicher in *zwei* Systeme aufteilen, von denen das eine den *Drüsenteil*, das andere den *Nerventeil* mit dem Hypothalamus verbindet. — Beide Darstellungen ergänzen sich, auch wenn sie zum Teil von gleichem Untersuchungsmaterial ausgehen.

A. Übersicht.
I. Hypophyse.
(Abb. 1—4)

An einer bestimmten Stelle im Organismus findet sich bei allen Vertebraten von den Cyclostomen angefangen bis zum Menschen eine sehr merkwürdige, einzigartige Einrichtung[1]. Sie besteht in der innigen Verbindung einer epithelial gebauten endokrinen Drüse mit einem Hirnwandderivat von zentral-nervöser Struktur. Die beiden von Grund aus verschiedenen Teile bilden zusammen die Hypophyse, den Hirnanhang. Die Konstanz der „überaus engen Verbindung" dieser beiden Elemente hat LUDWIG EDINGER schon 1911, das war zu einer Zeit, als man von den Funktionen noch nicht sehr viel wußte, vom vergleichend-anatomischen Standpunkt aus betont.

Den vom Epithel der Mundbucht abstammenden drüsigen Teil nennen wir heute zusammenfassend „Drüsenhypophyse" oder *Adenohypophyse*. Der nervöse, aus einem Abschnitt des Zwischenhirnbodens gebildete Teil ist die „Nervenhypophyse" oder *Neurohypophyse*. Die Tatsache, daß diese beiden Elemente — trotz ihrer engen Beziehungen zueinander — genetisch, strukturell und funktionell scharf unterscheidbar sind, ist der Leitgedanke dieser Darstellung.

Die *Adenohypophyse* zeigt in allen ihren Abschnitten, nämlich in der Pars infundibularis adenohypophyseos (Trichterlappen), in der Pars intermedia (Zwischenlappen) und in der Pars distalis (Vorderlappen), das übliche Aussehen einer echten endokrinen Drüse. Das Parenchym besteht aus dichtstehenden, lebhaft anfärbbaren Epithelzellen, die im Vorderlappen eine vielfache Differenzierung aufweisen, sofern es sich um diejenigen Drüsenzellen handelt, die in einer gewissen Entfernung von der Neurohypophyse liegen. Ein mehr gleichförmiges Aussehen haben die nahe der Nervenhypophyse gelegenen Drüsenzellen, so die Zellen der Pars infundibularis und der Pars intermedia. Die Unterschiede der einzelnen voneinander im großen und ganzen morphologisch gut abgrenzbaren Zelltypen weisen auf unterschiedliche Leistungen und Funktionszustände hin. Es ist naheliegend anzunehmen, daß die vielfältige Differenzierung der Drüsenzellen das morphologische Äquivalent der aus unterschiedlichen Teilfunktionen (Partialfunktionen) bestehenden Tätigkeit der Drüsenhypophyse darstellt.

---

[1] EDINGER meinte, daß bei Myxine eine Ausnahme besteht, aber nach neueren Untersuchungen (H. ADAM, 1956, 1957, 1959, 1960 und 1962) steht auch bei diesem Tier die Adenohypophyse an bestimmter Stelle mit neurohypophysärem Gewebe in einer wenn auch mehr lockeren Beziehung.

4 FR. ENGELHARDT: Morphologische Beziehungen zwischen Hypophyse und Hypothalamus.

Die Morphologie bemüht sich schon lange um eine funktionsspezifische Zuordnung der einzelnen Zelltypen und um eine topische Gliederung des Drüsenparenchyms nach funktionellen Gesichtspunkten. Gewisse Erfolge der letzten Jahre sind ermutigend. Doch sind den Bemühungen um eine solche Gliederung Grenzen gesetzt, auch wenn man sich zur Lösung dieser Frage der Elektronenmikroskopie bedient[1].

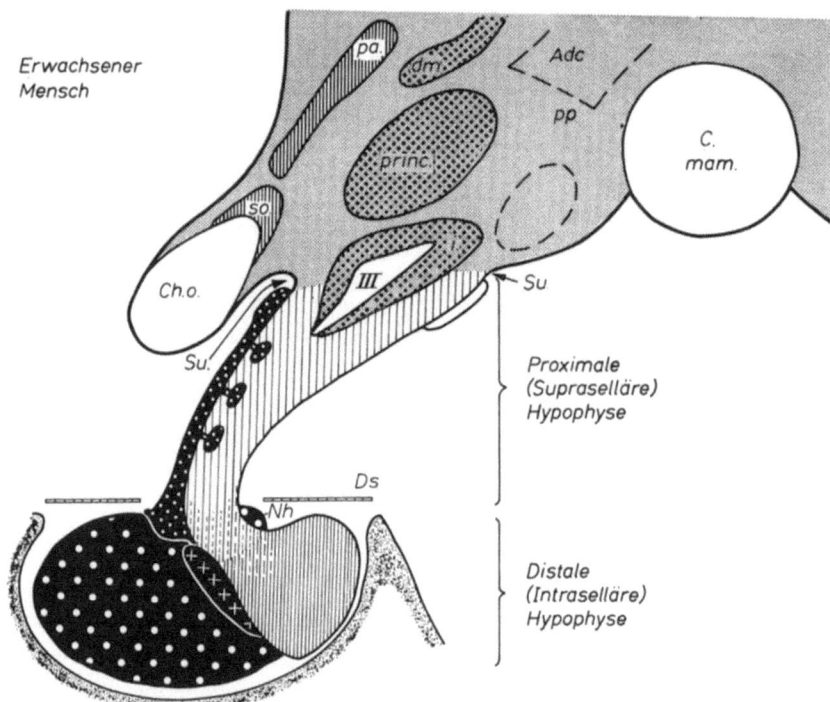

Abb. 1. *Hypophyse und Hypothalamus vom Menschen* (paramedianer Sagittalschnitt, Schema nach SPATZ, 1958 — ergänzt —). *so* Nucleus supraopticus; *pa* Nucleus paraventricularis; *i* Nucleus tuberis infundibularis; *princ* Nucleus principalis tuberis Cajal (= Nucleus hypothalamicus ventromedialis); *dm* Nucleus hypothalamicus dorsomedialis; *pp* Area periventricularis posterior; *Adc* Area dorsocaudalis; *Su* Sulcus tubero-infundibularis; *Ch.o.* Chiasma opticum; *C.mam* Corpus mamillare; *Ds.* Diaphragma sellae; *Nh* Nackenhypophyse (= Teil des Vorderlappens); *III.* 3. Ventrikel.

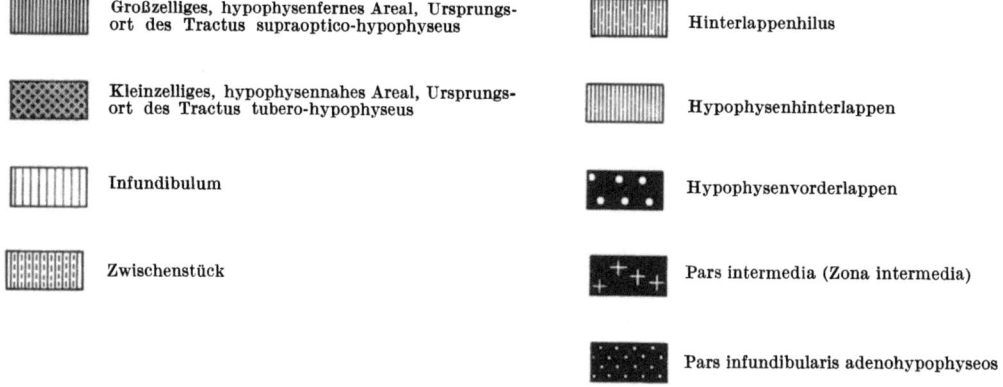

Die Adenohypophyse wird, wie alle epithelialen Drüsen, von autonomen Nervenfasern innerviert, die in diesem Fall in Begleitung von Gefäßen vom Halssympathicus herkommen; es handelt sich dabei also um Nervenfasern peripherer Art. Diese Nerven-

---

[1] Wir sind geneigt, von der Peripherie aus die Spezifität der Drüsenzellfunktion der Adenohypophyse terminologisch abzuleiten. Bei dieser Zuordnung bleiben wir allzu gerne „peripher orientiert" und bewerten die Eigentümlichkeiten an Struktur und Reaktionsweisen am Orte der „Zentrale" nur im Zusammenhang mit der Peripherie. („Sexualzentrum", Zentrum der Schilddrüsentätigkeit, Zentrum zur Steuerung von „Achsen", wie Vorderlappen-Nebennierenrinde u. a.)

Drüsenbeziehung ist etwas anderes als der Kontakt zwischen Parenchym der Adenohypophyse und der Neurohypophyse. Schon LUSCHKA (1860) hat bemerkt, daß man in der „Frage über die Erteilung von Elementen des peripherischen Nervensystems an den Hirnanhang ... nicht immer dessen Zusammensetzung aus zwei Abschnitten berücksichtigt hatte" und daher die periphere Innervation dieser Drüse „sehr verschieden beantwortet" wurde. Er entschied sich schon damals für die seinerzeit noch nicht allgemein anerkannte Meinung, daß die Adenohypophyse durch sympathische Nervenfasern innerviert wird.

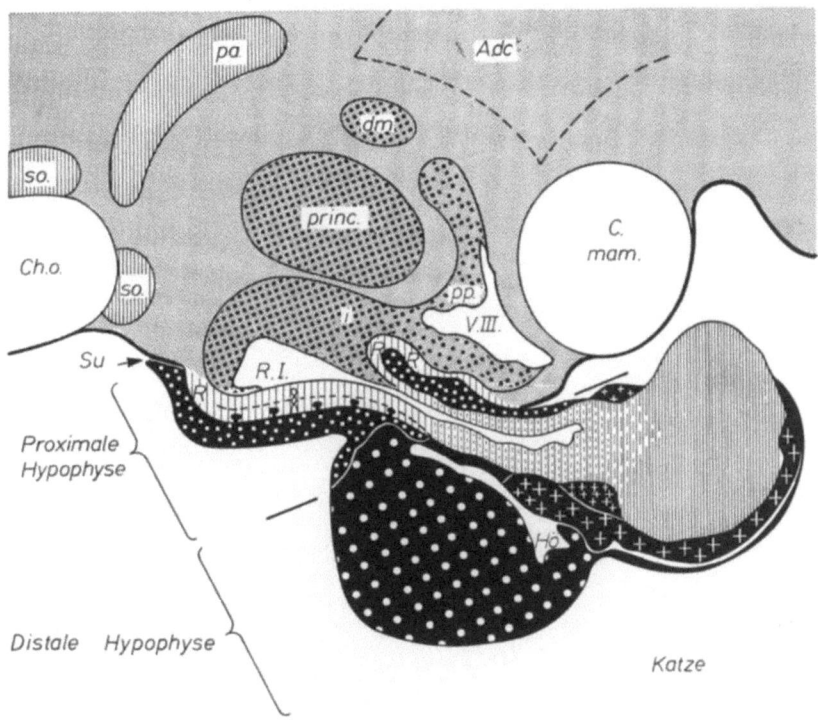

Abb. 2. *Hypophyse und Hypothalamus von der Katze.* Paramedianer Sagittalschnitt, Schema nach DIEPEN (bisher unveröffentlicht). Bezeichnungen wie Abb. 1.

Die *Neurohypophyse* weicht in allen ihren Abschnitten, nämlich im Infundibulum, im Infundibularstamm (Zwischenstück) und im Infundibularfortsatz (= Hinterlappen) völlig vom gewohnten Typus einer Drüse ab. Sie enthält kein drüsiges Epithel; den Hauptbestandteil des Gewebes bilden vielmehr — darüber kann heute kein Zweifel mehr sein — massenhaft marklose Nervenfasern und ihre dichten, plexusbildenden Endaufsplitterungen; und doch zeichnet sich die Neurohypophyse, insbesondere der Hinterlappen, wie man schon lange vor Kenntnis der feineren Strukturen wußte, durch einen hohen Gehalt an Wirkstoffen aus.

Mit der Entdeckung der pharmakologischen Wirkung der Hinterlappenextrakte Ende des vorigen Jahrhunderts nahm man von anatomischer Seite an, daß das eigentliche Drüsenparenchym des Hinterlappens jene Epithelschicht sei, die man später Zwischenlappen nannte. So stellte man sich vor, daß von dieser Drüsenepithelschicht die Wirkstoffe gebildet werden und in den Hinterlappen, in das „Mark", übertreten. Die Vorstellung vom funktionstragenden „Epithelsaum" des Hinterlappens hat sich lange erhalten. Viel später wurden die „Pituicyten" als die eigentlichen Hormonbildner angesehen. Aber auch diese Vorstellung ist, wie die neueren Untersuchungen zeigen, nicht richtig.

Weil sich die Nervenfasern bei Färbung mit Hämatoxylin-Eosin oder bei der Methode von NISSL nicht färben, erscheinen alle Abschnitte der Neurohypophyse im „Zellbild" hell tingiert, so daß sie schon dadurch mit den Abschnitten der Adenohypophyse kontrastieren (Abb. 3). Diese Nervenfasern sind sehr viel zahlreicher als die locker angeordneten „Pituicyten", die wir heute als Satelliten der Nervenfasern, als wenig differenzierte

Gliazellen betrachten. Alle die zahllosen marklosen Nervenfasern sind zentraler Art; periphere Nervenfasern aus dem Sympathicus spielen hier, wenn überhaupt, nur eine ganz untergeordnete Rolle[1]. So entspricht die *Neurohypophyse* ganz und gar nicht dem Aussehen einer Drüse, obwohl nicht daran zu zweifeln ist, daß sie funktionell gesehen ein *endokrines Organ* ist, welches die in ihm nachgewiesenen Hormone in den *allgemeinen Kreislauf* und zum Teil in den inneren *Liquorraum* absondert. Letzteres trifft vor allem für das Infundibulum zu; außerdem muß auch hier an die Möglichkeit einer *Abgabe von neurohypopyhsären Wirkstoffen an die Adenohypophyse* gedacht werden.

Grundsätzliche Unterschiede bestehen hinsichtlich der Entstehung zwischen neurohypophysären und adenohypophysären Hormonen. Während bei der Bildung der letzteren, wie bei allen endokrinen Drüsen, die wesentliche Rolle den „Epithelzellen"

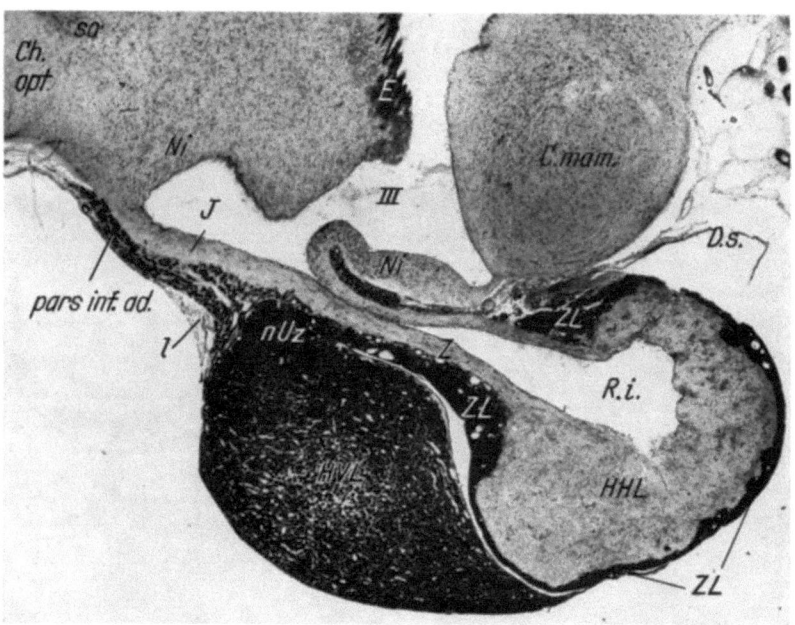

Abb. 3. *Hypophyse und benachbarter Teil des Hypothalamus einer ausgewachsenen Katze.* Paramedianschnitt, Nissl-Bild, Präparat von H. NOWAKOWSKI. Beachte die unterschiedliche Anfärbbarkeit zwischen Drüsen- (Adeno-) und Nerventeil (Neurohypophyse). *Kein* Kontrast in der Tingierung zwischen Neurohypophyse und Hypothalamus, was dem gleichen genetischen Ursprung entspricht. Weit in den Hinterlappen reichender Recessus infundibuli (*R.i.*). *Ch.opt.* Chiasma opticum; *C.mam.* Corpus mamillare; *D.s.* Diaphragma sellae; *E* Ependym des 3. Ventrikels (III); *HHL* Hypophysenhinterlappen; *HVL* Hypophysenvorderlappen; *I* Infundibulum; *l* Leptomeninx; *Ni* Nucleus infundibularis, der den Eingang des Recessus infundibuli ringförmig umgibt; *nUz* nasale Umschlagzone des Vorderlappens; *pars inf. ad.* Pars infundibularis adenohypophyseos; *so* Nucleus supraopticus; *Z* Zwischenstück; *ZL* Hypophysenzwischenlappen. — Vgl. Schema der Abb. 2.

zukommt, entstehen die neurohypophysären Hormone, wie heute allgemein angenommen wird, auf einem anderen, sehr eigenartigen Wege: *Die Hormonbildner sind eben die genannten marklosen, zentralen Nervenfasern*. Diese Nervenfasern gehören morphologisch gesehen zu bestimmten, im markarmen Hypothalamus entspringenden Neuronen[2]. Sie verhalten sich aber physiologisch ähnlich wie Drüsenzellen.

Daß Nervenzellen am Orte ihrer Endigungen Wirkstoffe freisetzen, ist nicht neu. Mit diesem Vorgang haben sich Pharmakologie und Neurophysiologie schon seit langem befaßt. Das gilt vor allem für die nervösen Elemente des vegetativen Nervensystems,

---

[1] WINGSTRAND (1951, 1954) fand kürzlich bei Vögeln autonome Nervenfasern in den Lobus posterior eintreten, betont aber, daß es sich hierbei um spärliche Elemente handelt. Siehe auch bei ROMEIS (1940).

[2] Neuron = Nervenzelle + Summe der zugehörigen Nervenfasern und ihrer Endigungen.

in besonderem Maße auch für die Vorgänge bei der interneuronalen Verknüpfung schlechthin, wie auch für die Innervation der Muskulatur. Aber für das Verhalten der erwähnten marklosen zentralen Nervenfasern, die im Bereich der Neurohypophyse ihre spezifischen Wirkstoffe abgeben, liegen morphologisch und physiologisch besondere Umstände vor, wie man sie sonst im Organismus bis jetzt noch nicht wiedergefunden hat.

Die überraschend neue Erkenntnis von der Hormonbildung der erwähnten Nervenfasern ergab sich aus der Anwendung von Spezialmethoden, durch die gezeigt wurde, daß sich die Nervenfasern in der Neurohypophyse nahezu elektiv färberisch verhalten und hier ein morphologisch darstellbares Sekret abgeben, das offensichtlich mit den Hinterlappenhormonen in einem gewissen Zusammenhang steht. Von nervösen Elementen gebildete Stoffe hat E. SCHARRER als „Neurosekrete" bezeichnet. Gemeint sind aber damit die Neurosekretprodukte im engeren Sinne, die, wie im Bereich der Neurohypophyse (insbesondere im Hinterlappen) *morphologisch darstellbar* sind, und nicht diejenigen Produkte, die sich dem morphologischen Nachweis entziehen, selbst wenn diese vom Neuron sezerniert werden. *Der Begriff „Neurosekret" ist ein morphologischer.*

Die Neurohypophyse ist somit der Prototyp eines neurosekretorischen Organs. Das funktionstragende Parenchym dieses Organs sind die neurosekretorisch tätigen marklosen Nervenfasern und ihre Terminalgeflechte. — Neben der sekretorischen Tätigkeit wird den Nervenfasern auch eine erregungsleitende Funktion zugesprochen. Doch diese wird von der Wirkstoffbildung letzthin nicht ganz unabhängig sein.

In der neuronalen Verknüpfung zwischen Hypophyse und Hypothalamus unterscheiden wir *zwei* hypothalamo-hypophysäre Neuronensysteme:

1. Das wohlbekannte System des *Tractus supraoptico-hypophyseus* (GREVING, 1926a; 1928—1935). Seine Endigungen machen das erwähnte Parenchym des Hinterlappens aus, dessen wichtigste Leistung in der Teilnahme an der Regulation des Wasserhaushaltes, durch Bildung des antidiuretischen Hormons *(Vasopressin)* besteht. Bei Säugern sind unter anderem Milchausschüttung, sowie Auslösung rhythmischer Kontraktionen der Uterusmuskulatur zur Einleitung des Geburtsaktes mittels Bildung von *Oxytocin* ebenfalls an dieses System gebunden.

2. Das erst in neuerer Zeit stärker beachtete *tubero-hypophysäre System*, dessen Endgeflechte im Infundibulum auf noch nicht völlig geklärtem Wege die einzelnen Partialfunktionen des Vorderlappens beeinflussen. Eine besonders innige Anteilnahme besteht offenbar hinsichtlich der *Regulation der Keimdrüsentätigkeit*.

Es soll schon hier hervorgehoben werden, daß die Aufteilung der außerordentlich komplizierten Verknüpfung in *zwei Systeme* nur grundsätzlich ist. Diese Zweiteilung, an die sich der vorliegende Beitrag hält, beeinträchtigt weder eine weitere Analyse noch eine Synthese der letzthin *einheitlichen funktionellen Verknüpfung zwischen Hypophyse und Hypothalamus*.

Die neurosekretorische Natur der Funktion des supraoptico-hypophysären Systems wurde durch die von W. BARGMANN inaugurierte Chromalaun-Hämatoxylin-Phloxin-Methode GOMORIs nachgewiesen. Das mit dieser Methode blaugefärbte Produkt nennen wir das „gomori-positive" Neurosekret (= CHP-positives Neurosekret). Die Neurone des Tractus tubero-hypophyseus lassen eine solche Neurosekretanfärbung vermissen. NOWAKOWSKI (1951, 1952) hat zuerst (bei der Katze) auf das unterschiedliche Verhalten dieser beiden Neuronensysteme aufmerksam gemacht. Eindrucksvoll ist das vergleichend-anatomisch konstante Verhalten der dem Drüsenparenchym der Adenohypophyse nahegelegenen Zone des Infundibulum, wo mit der erwähnten Methode GOMORIs anfärbbare Neurosekretprodukte praktisch nicht gefunden werden. Doch es mehren sich jetzt die Anhaltspunkte für die Annahme (HARRIS u.a.), daß hier gleichfalls Sekretprodukte auftreten, die sich morphologisch aber anders verhalten. Im Gegensatz zu dem sog. „gomori-positiven" spricht man hier von einem „gomori-negativen" Neurosekret (= CHP-negatives Neurosekret).

Das morphologische Verhalten der hypothalamo-hypophysären Neurone zeigt, daß wir es bei der Fühlungnahme zwischen neuro- und adenohypophysärem Gewebe *nicht* mit einer „*Innervation*" im üblichen Sinne zu tun haben. Die frühere, auf makroskopische Befunde sich stützende Vorstellung, wonach die hypothalamischen Nervenfasern sich zu dem Hypophysenstiel vereinigen und nun den Hypophysenkörper innervieren, ist längst verlassen, nachdem man feststellen konnte, daß gerade der Hypophysenstiel ein außerordentlich kompliziertes Gebilde aus *adeno*hypophysärem *und neuro*hypophysärem

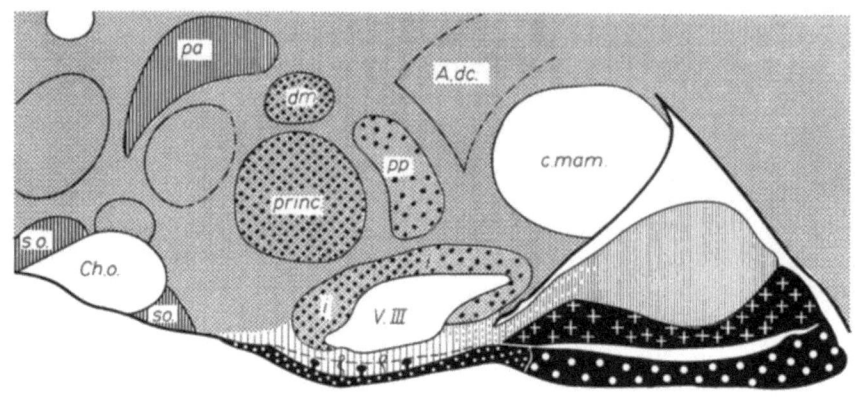

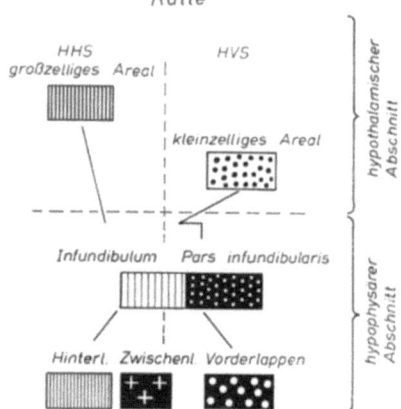

Abb. 4. *Hypophyse und Hypothalamus der Ratte.* Schema nach sagittalen Serienschnitten, aus ENGELHARDT u. MATSUI, 1962. Nebenstehende Zeichenerklärung nach Zugehörigkeit der einzelnen Abschnitte zum Hypothalamus-*Hypophysenhinterlappen*-System (*HHS*) und zum Hypothalamus-*Hypophysenvorderlappen*-System (*HVS*) geordnet. Sehr gut zu unterscheiden zwischen hypophysenfernen und hypophysennahen Kerngebieten (vgl. Abb. 1 und 2). Hypophysenferne: Nucleus supraopticus (*so*), Nucleus paraventricularis (*pa*); hypophysennahe: Nucleus tuberis infundibularis (*i*), Nucleus principalis tuberis Cajal [= Nucleus hypothalamicus ventromedialis] (*princ*). Nucleus hypothalamicus dorsomedialis (*dm*) und die Area periventricularis posterior (*pp*). — *Ch.o.* Chiasma opticum; *c.mam.* Corpus mamillare. — *V.III* 3. Ventrikel; Zeichenerklärung s. Abb. 1, S. 4.

Gewebe darstellt. Morphologisch betrachtet steht fest, daß die Hauptmasse der neurohypophysären Nervenfasern da, wo sie mit dem Drüsengewebe in Berührung kommt, ein dichtes Endgeflecht bildet, die Nervenfasern aber praktisch selten in das eigentliche Drüsenparenchym übertreten. Zur Kennzeichnung des typischen Verhaltens wählen wir mit SPATZ die Bezeichnung „*adeno-neurohypophysärer Kontakt*". Auf der einen Seite des Kontaktes befindet sich also Drüsengewebe, auf der anderen Seite liegen die Endgeflechte neurosekretorischer, zentraler Nervenfasern. In diesem Kontakt besteht die intime Verbindung, von der einleitend die Rede war. Wie gleich gezeigt werden soll, ist zwischen einem konstanten, *proximalen* und einem inkonstanten, *distalen* Kontakt zu unterscheiden. *Nie aber steht die Adenohypophyse in einem unmittelbaren Kontakt mit dem Hypothalamus, sondern immer ist neuro-hypophysäres Gewebe zwischengeschaltet.*

Wir kommen zu einer *topographischen Einteilung* des Hirnanhanges: Es gibt zwei ineinander übergehende Abschnitte: einen suprasellären (*proximalen*) und einen intrasellären (*distalen*). Beide setzen sich aus den genannten Grundelementen, nämlich aus *neuro*hypophysären und *adeno*hypophysären Anteilen zusammen (Abb. 1—4).

1. Die supraselläre (proximale) Hypophyse (= Hypophysenstiel).

„Supraselläre Hypophyse" nennen wir den proximalen, über dem Diaphragma bzw. der Sella turcica gelegenen Abschnitt des Hirnanhanges, der gewöhnlich „Hypophysenstiel" heißt. Die letztgenannte Bezeichnung, die wohl für den Menschen und für viele Tiere, insbesondere für die Primaten zutrifft, führt leicht zu der irrigen Vorstellung, als ob der „Stiel", wie wir schon erwähnten, lediglich ein nervöser Verbindungstrakt sei. Dieses ist nicht der Fall. Vielmehr handelt es sich um einen Abschnitt der Hypophyse, die ähnlich wie der distal gelegene intraselläre Hypophysenkörper, aus neurohypophysärem und adenohypophysärem Gewebe besteht.

Es ist nicht beabsichtigt, eine eingebürgerte Bezeichnung zu beseitigen, sondern es soll nur zum Ausdruck gebracht werden, daß eine weitverbreitete Vorstellung, die mit dem Wort „Stiel" verbunden ist, korrigiert werden muß.

Der neurohypophysäre Anteil der suprasellären Hypophyse ist der Trichter (= *Infundibulum*); der adenohypophysäre Anteil ist der Trichterlappen oder Trichterbelag (= *Pars infundibularis adenohypophyseos*). Am Infundibulum kann man bei vielen Tieren zwei Zonen unterscheiden: Die „Zona interna infundibuli", welche die Wand des Recessus infundibuli bildet, enthält hauptsächlich die dicken Fasern des Tractus supraoptico-hypophyseus. Diese Fasern entspringen, wie wir noch sehen werden, in den großzelligen hypophysenfernen Hypothalamuskernen. Im Hinterlappen finden wir ihre Endgeflechte, die mit ihren feinsten Aufsplitterungen an die Gefäße herantreten. Eine nicht unbeträchtliche Menge der Tractus-Fasern endigt bereits im Infundibulum, auch hier wieder hauptsächlich an Gefäßen. Mitunter reichen sie dicht an die Wand des Recessus infundibuli heran und nehmen somit Beziehung zum Liquorraum auf. Es sei schon hier bemerkt, daß eine gewisse Anzahl von Nervenfasern des gleichen Systems nicht das Infundibulum erreicht, sondern bereits im Hypothalamus innerhalb und außerhalb der Kernareale endigt. Auf diese eigenartige „Staffelung" des Systems kommen wir weiter unten ausführlich zurück. Grundsätzlich muß man aber feststellen, daß die Zona interna infundibuli zum Durchtritt des Tractus supraoptico-hypophyseus dient.

Dagegen ist die „Zona externa infundibuli" von einem dichten, morphologisch schwer darstellbaren Endgeflecht feiner Nervenfasern erfüllt, die möglicherweise größtenteils aus den kleinzelligen, hypophysennahen Kernen des Tuber cinereum stammen und die man heute unter der Bezeichnung „*Tractus tubero-hypophyseus*" zusammenfaßt. Es wurde schon gesagt, daß auch diese Nervenfasern wahrscheinlich sekretorisch tätig sind. Charakteristisch für das Verhalten dieser feinen Nervenendigungen ist, daß sie in der äußeren Zone des Infundibulum einen innigen Kontakt mit den hier vorhandenen Gefäßen aufnehmen, bis an den Trichterbelag (Pars infundibularis) reichen, in diesen aber nicht übertreten. Hier ist der Ort, an dem der „*proximale adeno-neurohypophysäre Kontakt*" stattfindet, der in der Wirbeltierreihe außerordentlich konstant ist. Im primitiven Zustand ist dieser Kontakt flächenhaft; d.h. im Schnittpräparat sieht man zwischen neurohypophysärem und adenohypophysärem Gewebe eine scharfe Grenze. Dieser wird, wie man es bei höher entwickelten Tieren sieht, durch von außen einsprossende Gefäße (Gefäßschlingen) kompliziert. Die Gefäße stammen, wie man an Injektionspräparaten gut nachweisen kann, aus den Gefäßen der Leptomeninx, sie bilden mit den Gefäßen der Pars infundibularis (also dem Trichterbelag) ein inniges Gefäßnetz. Besser gesagt: Das dichte Gefäßnetz der Pars infundibularis, das wiederum mit dem Gefäßnetz des Vorderlappens eine angioarchitektonische Einheit bildet, tritt in Form von Gefäßschlingen im Bereich der proximalen adeno-neurohypophysären Kontaktfläche über diese hinweg in das Infundibulum ein. Es wird, wie man sagen kann, der flächige Kontakt durch die Überbrückung durch Gefäße „intensiviert". In der Phylogenese läßt sich, wenn überhaupt die Kontaktfläche durch Gefäßüberbrückung erweitert und intensiviert wird, dieses eigenartige Verhalten der aus dem Gefäßnetz der Adenohypophyse stammenden Schlingen gut verfolgen. Allerdings können die Verhältnisse, wie beim Menschen zum Beispiel, wo die Gefäßschlingen ihre größte Ausdehnung erfahren, nicht mehr so ganz übersichtlich sein. Vor allem gilt dies für die Beziehung der Gefäße zu den beiden erwähnten hypothalamo-hypophysären Neuronensystemen. Und doch bildet das vergleichend-anatomisch nahezu konstante Muster im Prinzip die Grundlage für die Analyse der komplizierten Gefäßnervenbeziehung im Hypophysenstiel.

Der proximale adeno-neurohypophysäre Kontakt dient der oben erwähnten Verbindung des Tuber cinereum über die suprasellare Hypophyse mit dem Vorderlappen. Auf die Art dieser überaus wichtigen Verknüpfung werden wir noch oft zurückkommen.

2. Die intraselläre (distale) Hypophyse (= Hypophysenkörper).

Wenn schlechthin von „Hypophyse" die Rede ist, so wird fast immer nur der unter dem Diaphragma bzw. innerhalb der Sella gelegene „Hypophysenkörper" gemeint. Besonders im klinischen Sprachgebrauch ist diese Vorstellung üblich, weil man bei der Beurteilung von krankhaften Veränderungen an der „Hypophyse" zunächst von dem im Röntgenbild darstellbaren knöchernen Gebilde, der Sella turcica in der Schädelbasis, die nämlich den Hypophysenkörper aufnimmt, ausgeht. Das führt zu Mißverständnissen, denn der Hypophysenkörper oder, wie wir sagen wollen, die „intraselläre (distale) Hypophyse" ist *nur ein Teil* des Hirnanhanges; der andere Teil ist der Hypophysenstiel, der als „suprasellare (proximale) Hypophyse" ebenfalls zum Hirnanhang gehört.

Die *Distale Hypophyse* besteht, wie der proximale Teil (= Hypophysenstiel) aus neurohypophysären und adenohypophysären Anteilen. Der wesentliche neurohypophysäre Anteil ist der Hinterlappen, *Pars distalis neurohypophyseos*, das Organ der Endaufsplitterungen des Tractus supraoptico-hypophyseus. Früher hat man den Hinterlappen, gewissermaßen als Pars pro toto, als Neurohypophyse bezeichnet, — eine unzweckmäßige Benennung, die aber bei uns auch heute noch nicht ganz verschwunden ist. Analog bezeichnet man — wiederum nicht zutreffend — den Vorderlappen als „Adenohypophyse". Wie wir aber feststellen, ist der Vorderlappen *nur ein Teil* der Adenohypophyse. — Der Hinterlappen ist mit dem Infundibulum (der Proximalen Neurohypophyse) durch ein „Zwischenstück" (NOWAKOWSKI, 1951) verbunden. Dieses Zwischenstück wird meist als „Infundibularstamm" (infundibular stem) bezeichnet (nicht zu verwechseln mit Hypophysenstiel!). Im Zwischenstück befinden sich nur Fasern des Tractus supraoptico-hypophyseus. — Adenohypophysäre Anteile der intrasellären Hypophyse sind die inkonstante Pars intermedia und der wichtigste und umfangreichste Anteil des gesamten Hirnanhanges, der Vorderlappen (*Pars distalis adenohypophyseos*). Bei den meisten Tieren sind Pars intermedia und Vorderlappen durch die Hypophysenhöhle getrennt.

Allein nach dem makroskopischen Befund, wobei man immer wieder feststellen kann, daß der adenohypophysäre Teil mehr eine rötlich-braune Farbe hat, während der Hinterlappen sich davon durch ein helles Grau von ihm abhebt, und ohne nähere Kenntnis hätte man vielleicht erwarten können, daß die entscheidende adeno-neurohypophysäre Fühlungnahme zwischen Hinter- und Vorderlappen stattfindet. Doch davon ist keine Rede. Der Vorderlappen wird entweder durch die dem Hinterlappen anliegende Pars intermedia (und dann vielfach auch noch durch die Hypophysenhöhle) vom Hinterlappen geschieden, oder Hinter- und Vorderlappen werden sogar durch ein bindegewebiges Septum voneinander getrennt. Das letztere trifft zu, wenn die Pars intermedia fehlt, wie dies bei den Vögeln, Walen sowie beim Elefanten der Fall ist. Beim Menschen finden wir nur ein ganz spärliches Pars-intermedia-Gewebe, aber auch hier liegt dadurch eine Art „Zwischenzone" vor (*Zona intermedia*, ROMEIS), durch die der Hinter- und Vorderlappen voneinander getrennt sind. Wenn eine Pars intermedia vorhanden ist, so kommt es zum Kontakt des Hinterlappens grundsätzlich mit dieser, aber nicht mit dem Vorderlappen. Zu bemerken ist außerdem, daß es zwischen Hinter- und Vorderlappen auch keine unmittelbare Gefäßverbindung gibt. Auf diese Umstände hinzuweisen, erscheint insofern wichtig, als man allein aus dem morphologischen Verhalten der beiden Anteile, keine Hinweise dafür bekommt, daß eine unmittelbare Beziehung in funktioneller Hinsicht zwischen den beiden Lappen im distalen Abschnitt der Hypophyse besteht.

Der *„Distale adeno-neurohypophysäre Kontakt"* (DIEPEN) findet also zwischen der Pars intermedia und dem Hinterlappen statt. Seine Bedeutung ist noch ungeklärt. Vor allem müssen wir von der früheren Vorstellung, wonach der Zwischenlappen das eigentliche funktionstragende Parenchym des Hinterlappens sei, abkommen. Wir haben darauf oben schon hingewiesen. Heute wissen wir, daß der Zwischenlappen mit der Produktion des sog. melanophorenstimulierenden Hormons in den Pigmenthaushalt eingreift. In welchem Zusammenhang diese Funktion aber mit der Hormonproduktion im Hinterlappen steht, ist noch nicht geklärt. Es ist zu bemerken, daß das progressive Verhalten einiger adenohypophysärer Zellen, die sich meist blau anfärben und in das Hinterlappengewebe eindringen (= „Basophileninvasion") mit der Kontaktaufnahme von Pars intermedia und Hinterlappen zunächst nichts zu tun hat. Die Bedeutung dieses Verhaltens, auf das wir noch näher eingehen werden, ist ebenfalls noch ungeklärt.

Das untenstehende Diagramm soll unsere Einteilung der Hypophyse verdeutlichen. Das Prinzip ist ein doppeltes. Es beruht einmal auf der Existenz neurohypophysärer und adenohypophysärer Anteile und sodann auf der Unterscheidung der beiden topographischen Abschnitte, die wir als suprasellare (proximale) und intrasellare (distale) Hypophyse auseinanderhalten. Dieser Einteilung entspricht die hier angewandte Nomenklatur.

Einteilung der Hypophyse (nach SPATZ).

	1. Proximale (suprasellare) Hypophyse, Hypophysenstiel			
Adenohypophyse (Drüsenhypophyse)	*Trichterbelag* oder *Trichterlappen* = Pars infundibularis adenohypophyseos (Pars proximalis adenohypophyseos)	konstant ↔	*Trichter* = Infundibulum (Pars proximalis neurohypophyseos)	Neurohypophyse (Nervenhypophyse)
	2. Distale (intrasellare) Hypophyse, Hypophysenkörper			
	Vorderlappen = Pars distalis adenohypophyseos. Hauptlappen			
	Zwischenlappen = Pars intermedia (Zona intermedia) adenohypophyseos	↔ inkonstant	*Hinterlappen* = Pars distalis neurohypophyseos	

↔ bedeutet: Adeno-neurohypophysäre Kontaktfläche.

II. Hypothalamus.

Nomenklatur und Einteilung. Während man ursprünglich unter der Bezeichnung „Hypothalamus" denjenigen Abschnitt des Zwischenhirns verstand, der unterhalb des Thalamus, ventral vom Sulcus Monroi liegt, ist man seit FOREL (1877) dazu übergegangen, das unmittelbar unter dem Thalamus liegende Gebiet Subthalamus zu nennen, dem sich ventral erst der Hypothalamus anschließt. Die Abgrenzung eines zwischen Thalamus und Hypothalamus liegenden Zellgebietes, das nach FOREL die orale Fortsetzung des mesencephalen Tegmentum darstellt, ist wohl begründet; die Zellen unterscheiden sich tatsächlich sowohl nach ihrem Bau als auch nach den Leistungen außerordentlich deutlich von der ventral davon gelegenen Etage des Zwischenhirns, für die heute allein die Bezeichnung „Hypothalamus" gültig ist[1]. Der ausgesprochen markreiche Subthalamus ist nichts anderes als das diencephale Glied des extrapyramidal-motorischen Systems. Zu ihm gehören außer dem Corpus subthalamicum von LUYS auch der Globus pallidus (SPATZ). Dagegen ist der zum Teil ausgesprochen markarme Hypothalamus dem vegetativen Nervensystem zuzuordnen. Subthalamus und Hypothalamus unterscheiden sich auch in entwicklungsgeschichtlicher Hinsicht.

Betrachten wir die Hirnbasis eines Menschen, so können wir nur einen Teil des Hypothalamus an der Oberfläche sehen. Es ist jener Abschnitt, der oral vom Chiasma opticum und durch den von dem Tractus opticus beiderseits gebildeten Winkel sowie aboral

---

[1] So wie die anderen Autoren haben SPATZ u. Mitarb. früher (1952 und 1953) hier vom „Hypothalamus im engeren Sinne" gesprochen, um diesen mit dem Subthalamus unter der Bezeichnung „Hypothalamus im weiteren Sinne" zusammenzufassen. Doch das führt zu Unklarheiten.

durch den hinteren Rand der Corpora mamillaria begrenzt wird. Die Begrenzung nach oral wird erst deutlich, wenn man den Hypophysenkörper (intraselläre Hypophyse) entfernt. Dieser Abschnitt, der in der Begrenzung einem Rhombus gleicht, läßt bereits makroskopisch allein nach der Farbe des Gewebes zwei Abschnitte unterscheiden. Das oral vor dem Corpora mamillaria gelegene Gebiet hat eine graue Farbe, weswegen ihm die Bezeichnung Tuber cinereum zugefallen ist. Die Corpora mamillaria dagegen fallen durch ihre weiße Farbe auf. Dieser Unterschied ist durch den Gehalt an Markfasern bedingt. Das Tuber cinereum ist markarm, die Corpora mamillaria sind markreich. Der Unterschied in dem Gehalt an Markfasern ist ein wichtiges Merkmal, das uns noch weiter unten bei der grundsätzlichen Gliederung des Hypothalamus beschäftigen wird. —

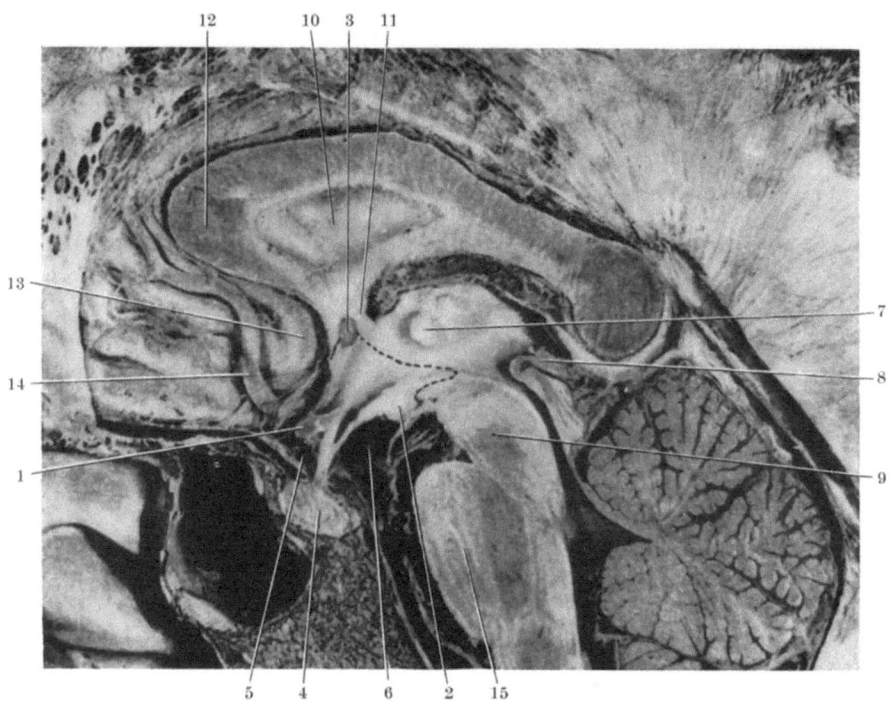

Abb. 5. *Abgrenzung des Hypothalamus* ----- *an einem medianen Sagittalschnitt durch den Kopf eines Menschen* (nach Hochstetter, 1943). **1** Chiasma opticum; **2** Corpus mamillare; **3** Commissura anterior; **4** intraselläre Hypophyse (Vorder- und Hinterlappen), darüber supraselläre Hypophyse (= Hypophysenstiel); **5** Cisterna chiasmatis; **6** Cisterna interpeduncularis; **7** Massa intermedia thalami; **8** Epiphyse; **9** Nucleus ruber; **10** Septum pellucidum; **11** Fornix; **12** Corpus callosum (rostrum); **13** Gyrus subcallosus; **14** A. cer. ant.; **15** Pons. Aus Diepen, 1962.

Keineswegs läßt sich die Begrenzung des Hypothalamus durch die soeben genannten Strukturen von der Basis aus vornehmen; denn, wie wir sehen werden, nimmt der Hypothalamus einen weiteren Raum ein, als man dies allein bei der Betrachtung von der Basis aus vermuten könnte. Dies gilt vor allem für die meisten Säugetiere, bei denen sich der Hypothalamus nicht nur weiter oberhalb, sondern auch vor das Chiasma fortsetzt, wie dies z.B. bei der Ratte der Fall ist (Abb. 4). Die Begrenzung des Hypothalamus beim Menschen im Bereich der Mittellinie läßt sich makroskopisch an einem medianen Sagittalschnitt so durchführen, wie es Abb. 5 zeigt.

Übersichtseinteilung des Hypothalamus (nach Spatz).

A. Markarmer Hauptabschnitt: „*Markarmer Hypothalamus*" = Hypothalamus im engeren Sinne. Faserverbindungen mit der Neurohypophyse!
   I. *Vorderes, großzelliges hypophysenfernes Gebiet.*
      Ursprungskerne des Tractus supraoptico-hypophyseus:
      1. *Nucleus supraopticus.*
      2. *Nucleus paraventricularis.*

II. *Mediales kleinzelliges hypophysennahes Gebiet des Tuber cinereum* (zentrales Höhlengrau). Ursprungsgebiet des Tractus tubero-hypophyseus:
  1. *Nucleus tuberis infundibularis (= Nucleus arcuatus)*.
  2. *Nucleus hypothalamicus ventromedialis* [= Nucleus principalis tuberis (CAJAL)].
  3. *Nucleus hypothalamicus dorsomedialis*.
  4. *Area periventricularis posterior*.

III. *Laterales Gebiet des Tuber cinereum*. Faserverbindungen noch ungenügend bekannt.
  Laterale Felder (Nucleus tubero-mamillaris, Nuclei tuberis laterales.

B. Markreicher Hauptabschnitt: „*Markreicher Hypothalamus*". Corpora mamillaria (Keine Faserverbindungen mit der Neurohypophyse!) — Subthalamus.

Bei der Einteilung des ventralen Zwischenhirns beim Menschen gehen wir anhand des obenstehenden Diagramms vor: Innerhalb des Hypothalamus sind auf Grund des verschiedenen Gehaltes an markhaltigen Nervenfasern zwei Hauptabschnitte leicht voneinander abzutrennen (Abb. 6, 7 u. 8):

1. Markreicher Hypothalamus.
(Abb. 6c, 7c, 8c.)

Der hinten gelegene erste Hauptabschnitt umfaßt die Corpora mamillaria[1], die sich (ebenso wie seine Faserverbindung) durch Markreichtum auszeichnen

[1] Da das „Corpus mamillare" jeder Seite so dicht an die Mittellinie heranreicht, daß mitunter nur eine leichte Einsenkung bleibt, faßt man die beiden Körper auch unter der Bezeichnung „Corpora mamillaria" zusammen.

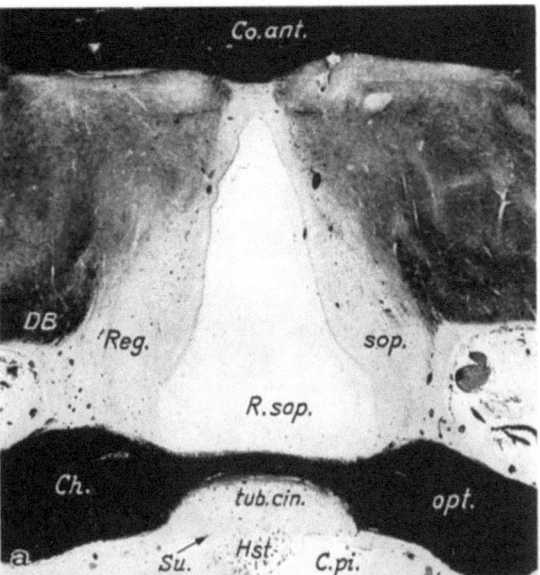

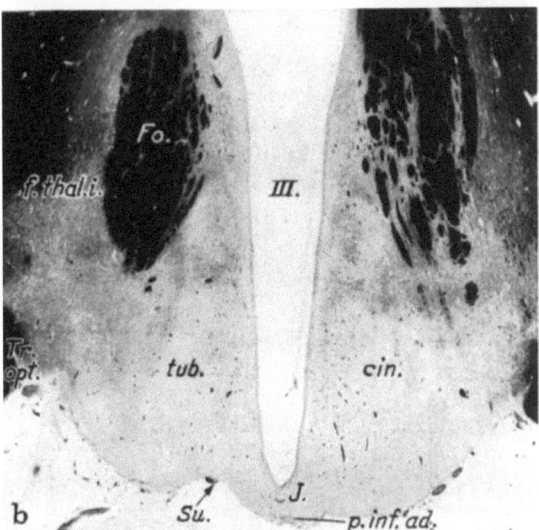

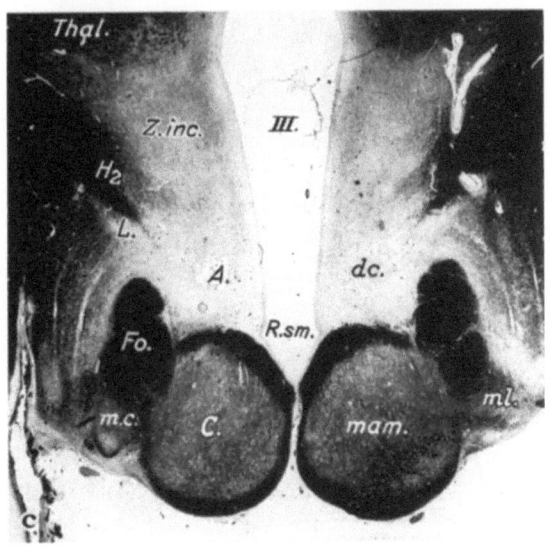

Abb. 6a—c. *Frontalschnitte durch den Hypothalamus vom Menschen* (Markscheidenfärbung nach HEIDENHAIN-WOELCKE). — a Schnitt durch die Regio supraoptica (*Reg.sop.*), b durch das Mediale Feld des Tuber cinereum (*tub.cin.*), c durch die Regio mamillaris. Beachte den unterschiedlichen Gehalt an markhaltigen Nervenfasern (dunkel = markreich; hell = markarm). — *A.dc.* Area dorsocaudalis; *C.mam.* Corpora mamillaria (markreich!); *C.pi.* Cisterna periinfundibularis; *Ch.opt.* Chiasma opticum, beiderseits bereits Anteile des Tractus opticus (*Tr. opt.*) getroffen; *Co.ant.* Commissura anterior; *DB* Diagonales Band von BROCA; *f.thal.i.* Fasciculus thalami inferior; *Fo.* Fornix; *Hst.* Hypophysenstiel; *H₂* Forelsches Haubenfeld (= Fasciculus lenticularis); *L* Corpus Luys; *mc.* Nucleus mamillaris cinereus; *ml* Nucleus mamillaris lateralis; *p.inf.ad.* Pars infundibularis adenohypophyseos; *R.sm.* Recessus supramamillaris; *R.sop.* Recessus supraopticus; *Su.* Sulcus tubero-infundibularis; *Thal.* Thalamus; *Z.inc.* Zona incerta. — Vergr. 4fach. Präparat von Dr. DIEPEN (vgl. DIEPEN, 1962).

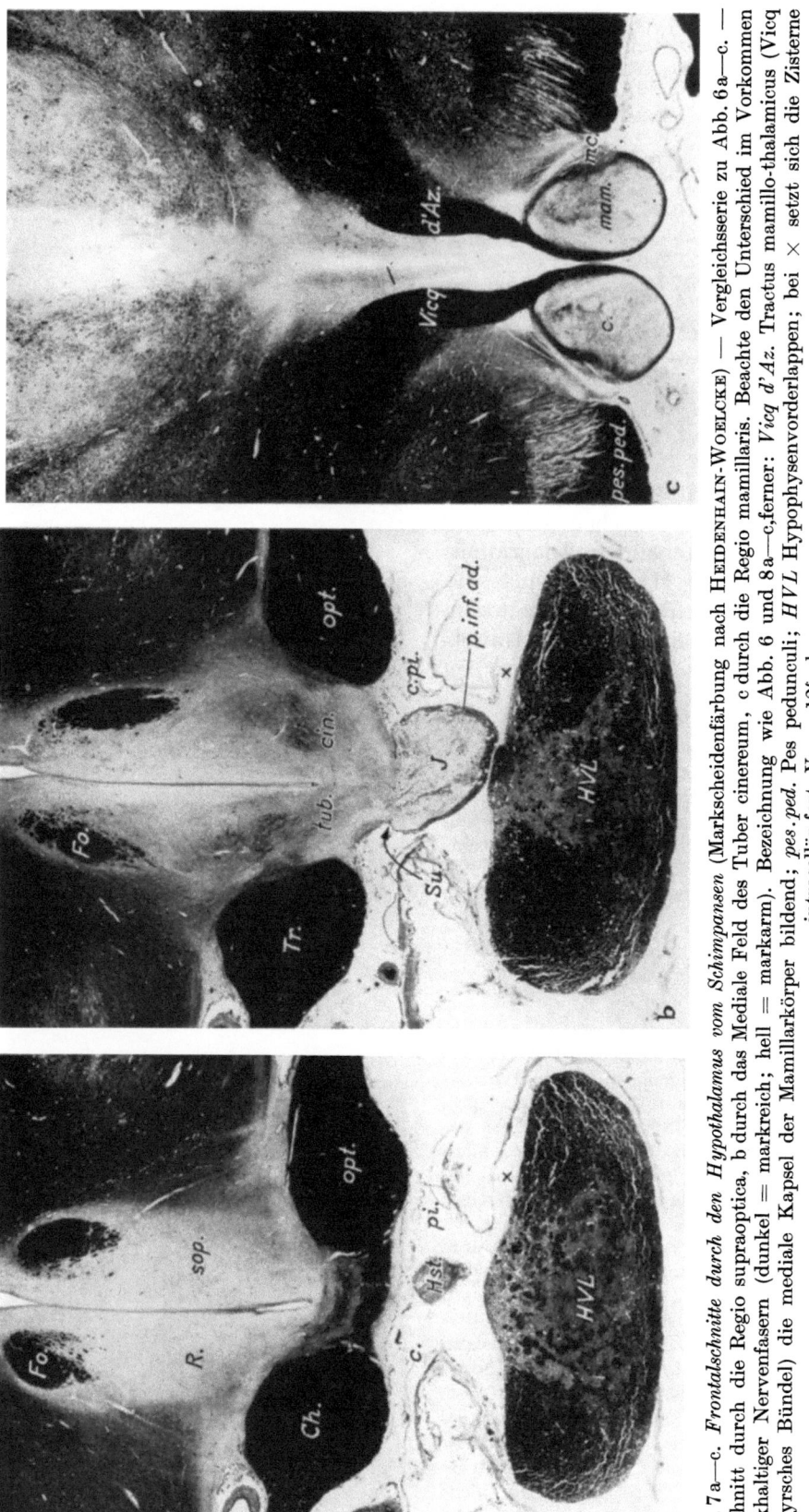

Abb. 7a—c. *Frontalschnitte durch den Hypothalamus vom Schimpansen* (Markscheidenfärbung nach HEIDENHAIN-WOELCKE) — Vergleichsserie zu Abb. 6a—c. — a Schnitt durch die Regio supraoptica, b durch das Mediale Feld des Tuber cinereum, c durch die Regio mamillaris. Beachte den Unterschied im Vorkommen markhaltiger Nervenfasern (dunkel = markreich; hell = markarm). Bezeichnung wie Abb. 6 und 8a—c, ferner: *Vicq d'Az.* Tractus mamillo-thalamicus (Vicq d'Azyrsches Bündel) die mediale Kapsel der Mamillarkörper bildend; *pes.ped.* Pes pedunculi; *HVL* Hypophysenvorderlappen; bei × setzt sich die Zisterne intrasellär fort. Vergr. 12fach.

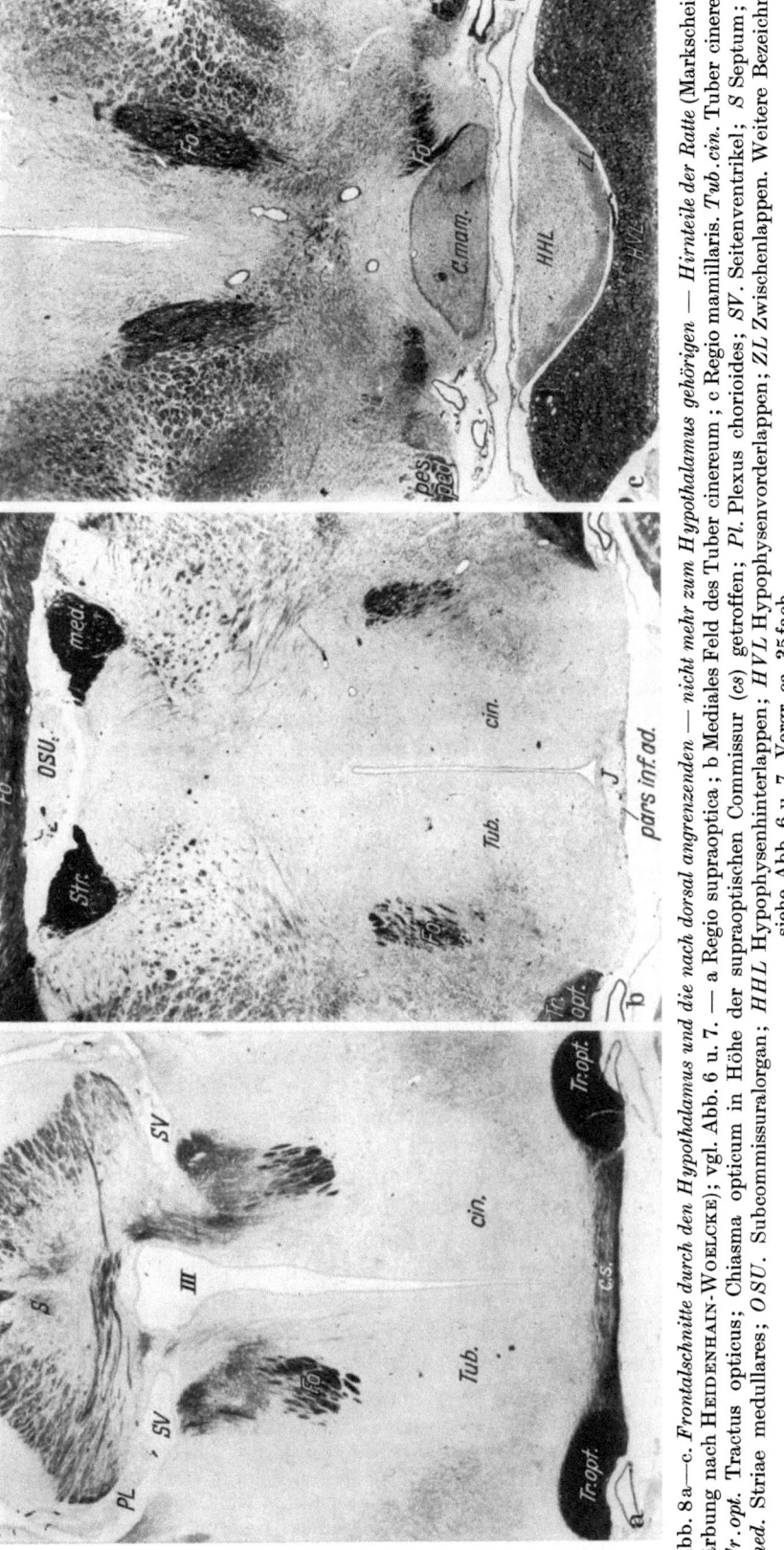

Abb. 8a—c. *Frontalschnitte durch den Hypothalamus und die nach dorsal angrenzenden — nicht mehr zum Hypothalamus gehörigen — Hirnteile der Ratte* (Markscheidenfärbung nach HEIDENHAIN-WOELCKE); vgl. Abb. 6 u. 7. — a Regio supraoptica; b Mediales Feld des Tuber cinereum. *Tub. cin.* Tuber cinereum; *Tr. opt.* Tractus opticus; Chiasma opticum in Höhe der supraoptischen Commissur (*cs*) getroffen; *Pl.* Plexus chorioides; *SV.* Seitenventrikel; *S* Septum; *Str. med.* Striae medullares; *OSU.* Subcommissuralorgan; *HVL* Hypophysenvorderlappen; *HHL* Hypophysenhinterlappen; *ZL* Zwischenlappen. Weitere Bezeichnung siehe Abb. 6 u. 7. Vergr. ca. 35fach.

(deshalb früher „Corpus candicans" genannt). Wir rechnen deshalb das Corpus mamillare zum „markreichen Hypothalamus". Dieser hat bemerkenswerterweise keine nachweisbare Faserverbindung zur Neurohypophyse und scheidet deshalb aus unserer Betrachtung aus[1].

2. Markarmer Hypothalamus.
(Abb. 6b, 7b, 8b).

Im deutlichen Gegensatz zu den markreichen Corpora mamillaria ist, wie schon erwähnt, der zwischen ihnen und der Sehnervenkreuzung gelegene zweite Hauptabschnitt des Hypothalamus ausgesprochen markarm. Dieser Hauptabschnitt liegt also in der Mitte zwischen zwei markreichen Hirnteilen. PACHE und SPATZ, die dies schon 1935 betonten, haben auf die Analogie des markarmen Hypothalamus mit den markarmen Regionen anderer Teile des zentralen vegetativen Nervensystems hingewiesen. Wir gebrauchen für diesen ganzen Hauptabschnitt, der nicht nur das nach seiner Markarmut benannte Tuber cinereum umfaßt, sondern auch diejenigen Abschnitte, die oberhalb und vor dem Chiasma opticum liegen, die Bezeichnung *„Markarmer Hypothalamus"*. Dieser steht im Mittelpunkt unserer Betrachtung. Denn er besitzt nachweislich engste Verbindungen mit der Neurohypophyse, deren Nervenfasern sich ebenfalls durch die Markarmut auszeichnen.

Die Nervenfaserverbindungen von Hypothalamus und Hypophyse sind erstaunlich lange verborgen geblieben. Mit Hilfe von Versilberungsmethoden ist es erstmalig GREVING (1925) und PINES (1925) gelungen, den Faserverlauf zwischen Hypothalamus und Hinterlappen in seiner ganzen Kontinuität nachzuweisen. Dies ist damit zu erklären, daß die Verbindungen durch die üblichen Markscheidenmethoden nicht nachweisbar sind, zum Teil auch damit, daß man lange Zeit Hypophyse und Hypothalamus gesondert untersucht hat.

Die Markarmut von Nervenfasern ist zweifellos ein sehr wichtiges Merkmal, das unseres Erachtens ein Verharren auf einer niedrigen Entwicklungsstufe anzeigt[2]. Der Gliederung des markarmen Hypothalamus begegnen auch heute noch Schwierigkeiten. Wenn auch die Verhältnisse beim Menschen, wo die Zentren auf einen relativ kleinen Raum zusammengedrängt sind, und die Kristallisation der Kernareale nicht so deutlich ist, wie bei den meisten Säugetieren, so läßt sich doch eine Übersichtseinteilung, wie aus den Schemen (Abb. 1, 2 u. 4) hervorgeht, hinreichend durchführen:

a) In einem vorderen, mehr oder weniger hypophysenfernen Bereich liegen die *großzelligen Ursprungsstätten des Tractus supraoptico-hypophyseus, nämlich der Nucleus supraopticus und der Nucleus paraventricularis*. Diese Zentren sind unter anderem durch ihren maximalen Capillarreichtum, durch die dichte Lagerung ihrer großen, eigenartigen Nervenzellen eindeutig gekennzeichnet. Die Fortsätze dieser Ganglienzellen erreichen, wohl in der größten Zahl, den Hypophysenhinterlappen und haben somit einen ziemlich weiten Weg vom Ursprungsort bis zu ihrem Terminalgebiet zurückzulegen. Nicht alle Nervenfortsätze ziehen bis zum Hinterlappen; viele endigen bereits im Kerngebiet selbst, eine gewisse Anzahl erreicht nur das Infundibulum. Die unterschiedliche Länge der im großzelligen Kernareal entspringenden Neurone mag es mit sich bringen, daß dieselben eine unterschiedliche Bedeutung in der Vasopressin- und Oxytocinproduktion haben; Näheres darüber S. 109. Läsionen dieser Kerne, ebenso wie Schädigungen des Tractus supraopticohypophyseus ziehen Störungen in der Vasopressin- und Oxytocinproduktion nach sich, wie RANSON u. Mitarb. erstmals 1938 zeigen konnten.

b) Die Nervenzellansammlungen im medialen kleinzelligen, hypophysennahen Feld des Tuber cinereum, die früher in der Bezeichnung „zentrales Höhlengrau" untergingen, sind zusammen als Ursprungsgebiet des *Tractus tubero-hypophyseus* anzusehen. Die

---

[1] Früher hat SPATZ, ohne Rücksicht auf die Tradition, die Corpora mamillaria wegen der fehlenden Beziehungen zur Hypophyse ganz aus dem Hypothalamus herausnehmen wollen. Untersuchungen der Entwicklungsgeschichte, die KAHLE durchgeführt hat, sprechen aber dagegen, wie auch Einwände, die Herr Prof. KUHLENBECK (Philadelphia) machte, für die wir ihm an dieser Stelle unseren Dank aussprechen möchten.

[2] Nervenfasern sind in Ontogenie und Phylogenie primär marklos. Die Ummarkung ist ein sekundärer Vorgang, der mit der Erreichung eines hohen Differenzierungsgrades zusammenzuhängen scheint. Gebiete, die auch bei Mammaliern die Marklosigkeit dauernd bewahren, haben Beziehung zu elementaren autonomen Funktionen, die allen Wirbeltieren gemeinsam sind.

Nervenfasern sind sehr fein und morphologisch schwer darzustellen. Innerhalb dieses Gebietes sind vier Nervenzellansammlungen mehr oder weniger gut unterscheidbar: 1. der unmittelbar an der Grenze von Hypothalamus zum Infundibulum liegende *Nucleus infundibularis (arcuatus)*, der ringförmig den Eingang in den Recessus infunduli umgibt. — 2. Der größte und relativ am besten abgesetzte Kern ist der ovale *Nucleus principalis tuberis* von CAJAL, der seit der Umbenennung durch amerikanische Autoren die Bezeichnung „*Nucleus hypothalamicus ventromedialis*" erhalten hat. — 3. Oberhalb dieses Kernes liegt der kleine, nicht deutlich abgrenzbare *Nucleus hypothalamicus dorsomedialis*. — 4. Am weitesten nach hinten reicht die unscharf abgegrenzte *Area periventricularis posterior*. Innerhalb dieses kleinzelligen, hypophysennahen medialen Feldes des Tuber cinereum wurden von BUSTAMANTE, SPATZ und WEISSCHEDEL (1942) mit der Hessschen Methode Ausschaltungen vorgenommen, die zur Atrophie bzw. bei infantilen Tieren zum Entwicklungsstillstand der Keimdrüsen führten. Diese experimentellen Ergebnisse veranlaßten zusammen mit Beobachtungen an der beim Menschen durch hyperplastische Hamartome des Tuber cinereum aufgetretenen Pubertas praecox die Aufstellung eines *Sexualzentrums* im Medialen Feld des Tuber cinereum (Näheres s. S. 145).

c) Ein noch wenig erforschtes Gebiet stellen die *lateralen Felder des Tuber cinereum* dar. Sie sind unscharf abgegrenzt, enthalten auch einige markhaltige Nervenfasern, mittelgroße, zerstreut angeordnete Nervenzellen, die zum sog. *Nucleus tubero-mamillaris* gerechnet werden. Außerdem gehören dazu die *Nuclei tuberis laterales*, die erst bei den höheren Primaten und beim Menschen auftreten und hier wesentlich besser abgrenzbar sind. Wenn man auch heute nach den bisher vorliegenden Experimenten einen gewissen Ansatz zur Klärung der Funktion dieser lateralen Kerne des Tuber cinereum bekommen hat, so ist es bislang noch nicht hinreichend begründet, daß man gerade diese Kerne gewissermaßen als Exponente des Tuber cinereum herausstellt, wie dies öfters geschieht.

d) Wenn man heute auch von einer genauen funktionellen Gliederung des markarmen Hypothalamus noch weit entfernt ist, so ist doch folgendes bemerkenswert: *Den zwei Nervenfasersystemen, die wir in der Neurohypophyse unterschieden haben, entsprechen innerhalb des markarmen Hypothalamus zwei Areale, die sich cytoarchitektonisch und auch in anderer Hinsicht sehr gut voneinander abgrenzen lassen.* Dem Tractus supraoptico-hypophyseus einerseits mit seinen starken vor allem im Hinterlappen endigenden Neuriten entsprechen die beiden großzelligen Kerne; dem Tractus tubero-hypophyseus andererseits, dessen feine Nervenfasern bereits im Infundibulum am Orte des Proximalen adenoneurohypophysären Kontaktes endigen, entspricht das kleinzellige hypophysennahe Gebiet des Medialen Feldes des Tuber cinereum. Diese Unterscheidung *zweier* Nervenfasersysteme mit den morphologisch jeweils gut voneinander abgrenzbaren Ursprungsorten scheint von grundlegender Bedeutung für die Fragen nach der funktionellen Beziehung zwischen Hypothalamus und Hypophyse überhaupt zu sein. Hier wird man davon ausgehen müssen, daß die Leistungen des Drüsenteiles und die des Nerventeiles der Hypophyse ganz unterschiedlich sind. Wenn sich nun diese Unterschiede nicht nur im Parenchym der Hypophyse morphologisch repräsentieren, sondern auch noch bis in den Bereich des Hypothalamus zu verfolgen sind, so bietet sich hier eine morphologische Grundlage an, die das Verständnis der zentralen Regulation der hypophysären Tätigkeit, sowohl in bezug auf die Adeno-, wie auch auf die Neurohypophyse außerordentlich erleichtert. Wir unterscheiden somit mit SPATZ ein *Hypothalamus-Hypophysenhinterlappensystem* und ein *Hypothalamus-Hypophysenvorderlappensystem*. Bei diesem analytischen Vorgehen soll allerdings nicht übersehen werden, daß die Kerngebiete auch *alternierend* oder in *wechselseitiger Abhängigkeit* in die hypophysären Partialfunktionen (Vorderlappenfunktionen) eingreifen. In welcher Weise und in welchem Umfange dies unter den jeweiligen Bedingungen erfolgt, läßt sich aus der deskriptiven Morphologie nicht hinreichend ermitteln. Das soll allerdings nicht dazu verleiten, morphologische Tatbestände zu übersehen oder nicht gebührend zu bewerten.

Die Zusammengehörigkeit der Neurohypophyse mit dem Hypothalamus, genauer gesagt: mit seinem markarmen Abschnitt, ist durch viele Tatsachen erwiesen. Genetisch gesehen ist die Neurohypophyse nichts anderes als eine Ausstülpung des Bodens des Hypothalamus, der sich durch den eigenartigen unvergleichbaren Kontakt mit dem adenohypophysären Gewebe in einer sehr merkwürdigen Weise differenziert. Es ist aber nicht richtig, wenn man das Infundibulum oder gar den Hinterlappen nur als Fortsetzung von hypothalamischem Gewebe ansieht. Gerade durch eine mit der Entwicklung fortschreitende Differenzierung des Bodens des Hypothalamus entsteht das neurohypophysäre Gewebe mit einer Reihe von Besonderheiten, durch die es sich dann vom Hypothalamus in klarer Weise unterscheidet. Hier sei nur die grundsätzliche Verschiedenheit

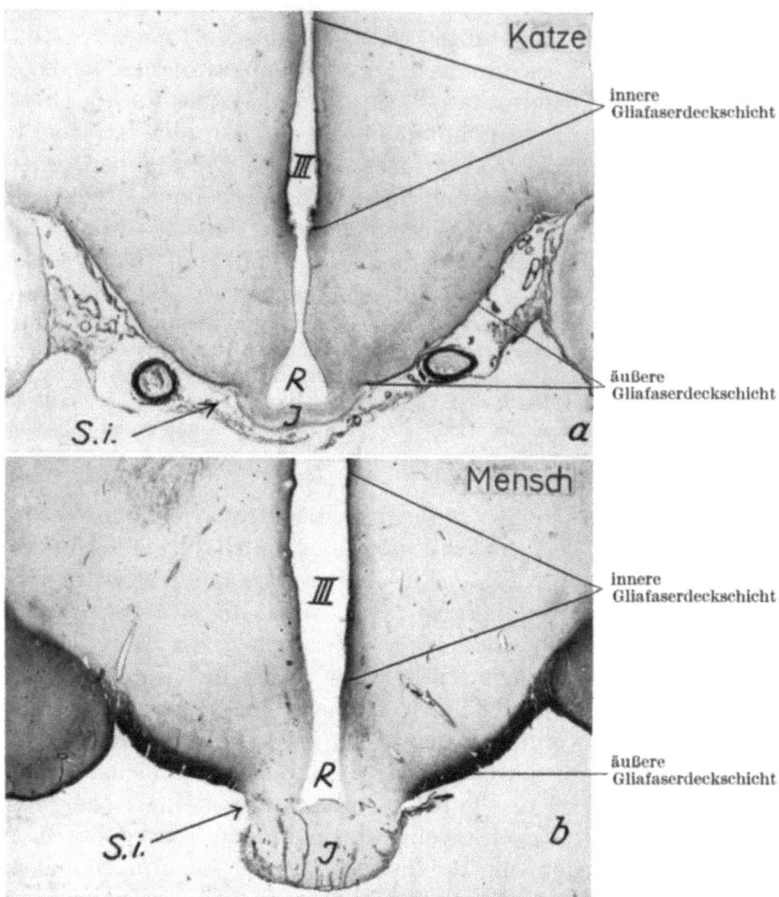

Abb. 9a u. b. *Verhalten der inneren und äußeren Gliafaserdeckschicht* (a Katze, nach NOWAKOWSKI, 1951; b Mensch, nach CHRIST, 1951). Mächtig entwickelte äußere Gliafaserdeckschicht am Boden des Tuber cinereum, schlagartiges Abbrechen derselben im Bereich des Sulcus tubero-infundibularis (*S.i.*); Fehlen der äußeren Gliafaserdeckschicht im Bereich des adenoneurohypophysären Kontaktes und der inneren Gliafaserdeckschicht zum Recessus infundibuli (*R.*) hin. Frontalschnitte, Holzer-Färbung. *III* 3. Ventrikel; *J* Infundibulum.

der Angioarchitektonik erwähnt, auf die wir noch ausführlich zurückkommen werden. Diejenigen Nervenzellfortsätze der hypothalamischen Neurone, die aus dem Hypothalamus in das Infundibulum übergehen, treten damit in ein andersartiges Milieu ein.

Der Ansatz des Hypophysenstiels (suprasellare Hypophyse) an der Unterfläche des Tuber cinereum ist sehr gut charakterisiert. Er ist an einer Grenzfurche, dem „*Sulcus hypothalamo-hypophyseus*" von KUHLENBECK und HAYMAKER (1949), zu erkennen[1].

---

[1] SPATZ, DIEPEN und GAUPP (1948) bezeichnen diese Grenzfurche als „Sulcus tubero-infundibularis". Diese Bezeichnung ist ebenso richtig. In dieser Furche liegt das proximale Ende des Trichterbelages (Pars infundibularis). Wo das Gewebe der Pars infundibularis der Adenohypophyse beginnt, da erscheint auf der nervösen Seite des Kontaktes das Infundibulum bzw. die Radix infundibulii (Näheres S. 138). Hier ändert sich nicht nur die soeben erwähnte Angioarchitektonik, sondern auch das Verhalten der Gliafaserdeckschicht schlagartig (NOWAKOWSKI, 1951; CHRIST, 1951). Auf der Abb. 9 ist der Sulcus hypothalamo-hypophyseus und das Fehlen der äußeren Gliafaserdeckschicht im Bereich des adeno-neurohypophysären Kontaktes kenntlich gemacht.

B. Aus der Embryologie (Ontogenie).

1. Der entwicklungsgeschichtliche Aspekt der Verknüpfung zwischen Hypophyse und Hypothalamus.

Die Entwicklung der Hypophyse ist gekennzeichnet durch Wachstum und Differenzierung der aus der sog. „Hypophysenanlage" stammenden Zellkomplexe zu einem Drüsen- und Nerventeil, nicht zuletzt aber auch dadurch, wie sich beide Teile miteinander verknüpfen.

Eine Darstellung der Entwicklung der Hypophyse und vor allem der Verbindung zwischen ihr und dem Hypothalamus ist zugleich eine Entwicklungsgeschichte des *„adeno-neurohypophysären Kontaktes"*, dessen Form und Ausdehnung durch Wachstum und Differenzierung der beiden Parenchymanteile bestimmt wird. Nur der eine — der neurale — dessen Wachstum im Verhältnis gegenüber dem Drüsenteil insgesamt zurücksteht, erhält seine unmittelbare Kontinuität mit dem Hypothalamus, indem sich hier die Ursprungsstätte derjenigen Neurone ausbilden, deren Fortsätze zum *funktionstragenden Parenchym* der Neurohypophyse selbst werden. Im scharfen Gegensatz hierzu steht die Entwicklung des Drüsenteils. Seine Beziehung zum neurohypophysären Partner und zum Hypothalamus wird eben nur durch Ausbildung einer Kontaktfläche und beim Menschen wie auch bei den höher entwickelten Tieren zusätzlich durch Gefäße ermöglicht. Eine Innervation der Adenohypophyse durch hypothalamische Neurone ist nicht angelegt, sie findet auch später nicht statt.

Die folgende Darstellung, die sich mit der Entwicklung der Hypophyse nur im Grundzuge befassen kann, soll sich vor allem auf die adeno-neurohypophysäre Kontaktfläche richten, weil wir hierin, wie schon oben betont, den Schlüssel zum Verständnis der morphologischen Verknüpfung zwischen Hypophyse und Hypothalamus sehen.

Wir wollen uns an Hand einer Auswahl bestimmter Entwicklungsstadien eine Vorstellung von jenem dynamischen Prozeß machen, der die Entwicklung auszeichnet und darüber hinaus uns fragen, welches Prinzip zugrunde gelegt werden kann. Der folgende Überblick soll uns das Verständnis der außerordentlich komplizierten Topographie der Parenchymanteile am fertigen Organ erleichtern. Schließlich versuchen wir von der Entwicklungsgeschichte etwas darüber zu erfahren, an welcher Stelle gewisse Zellen aus der Führung der normalen Organentwicklung geraten oder nicht mit einbezogen werden und als Ausgangsmaterial für spätere Geschwulstbildung in Frage kommen können, sei es, daß sie in mehr oder weniger geordneter Weise in einer gewissen Abhängigkeit von den Leistungen des endokrinen Systems bleiben, vielleicht auch dieses beeinflussen, sei es, daß sie völlig unabhängig ihr eigenes proliferatives Wachstum entfalten. Auch wollen wir auf jenen Drüsenzellverband zu sprechen kommen, der nachweislich während der Entwicklung keine Verbindung mit dem Hirnteil aufnimmt, vielmehr von einer solchen Beziehung infolge der Entwicklung der Schädelbasis ausgeschlossen und am Rachendach liegend als sog. Rachendachhypophyse inkretorisch tätig wird.

2. Die frühen Entwicklungsstadien: Hypophysenanlage und Bildung der Rathkeschen Tasche. —
Die Entwicklung der Distalen adeno-neurohypophysären Kontaktfläche.

Man trifft manchmal die Vorstellung, als würden die Anlage des drüsigen Anteiles vom Rachendach und die des nervösen vom Zwischenhirnboden her aufeinander zuwachsen[1]. Dies ist nicht der Fall. Es liegt vielmehr in frühen Stadien der Entwicklung in weiter Ausdehnung ein primitives Epithel des Rachendaches unmittelbar der Neural-

---

[1] Einige Autoren nehmen an, daß Entoderm (auch im Bereich der Seeselschen Tasche) an der Bildung der Anlage der Adenohypophyse mitbeteiligt ist (RATHKE 1838; BRUNI 1915; s. Abb. 10). Diese Auffassung wird vor allem von ATWELL (1918a: Anuren; b: Kaninchen) bestritten. Auch ROMEIS tritt für die rein ektodermale Herkunft der Adenohypophyse bei den Säugern ein.

20 FR. ENGELHARDT: Morphologische Beziehungen zwischen Hypophyse und Hypothalamus.

platte an. *Die früheste Anlage der Adenohypophyse findet sich vor dem Ansatz der Rachenmembran, sie gehört also zum Ektoderm des Kopfes, nicht zum Entoderm des Vorderdarms.*

Nach den Angaben von GILBERT (1935) bilden bei menschlichen Embryonen mit weniger als acht Somiten Neuralplatte und ektodermales Mundbuchtepithel an bezeichneter Stelle sogar eine einheitliche Zellmasse, deren ektodermale Komponente dann die

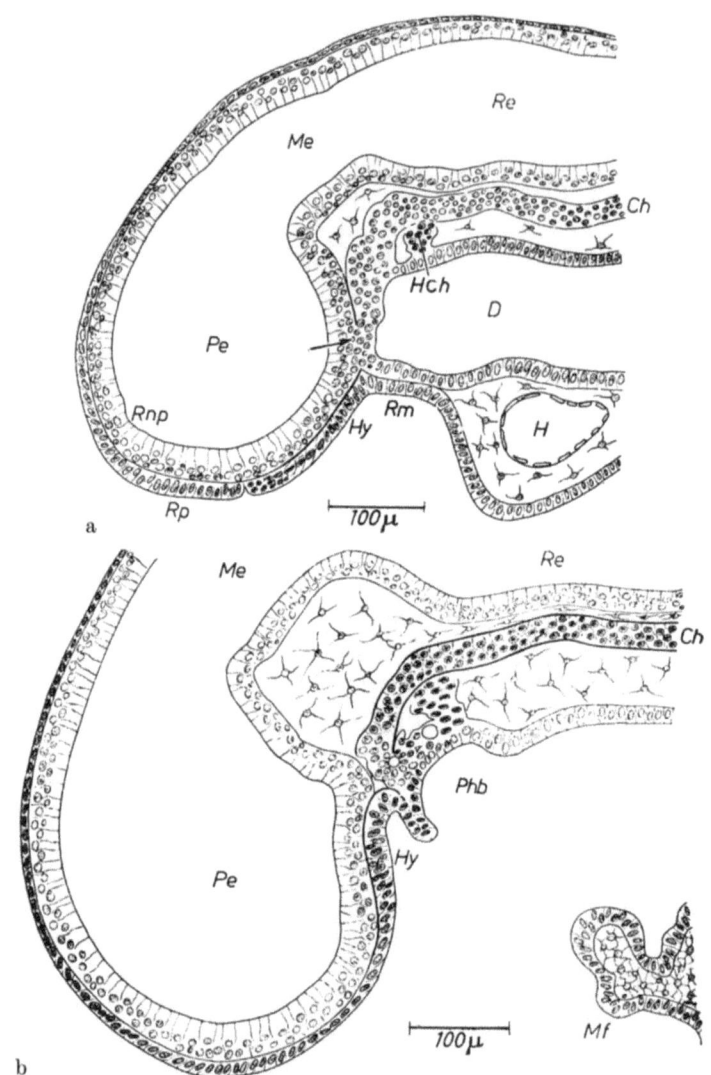

Abb. 10a u. b. *Testudo graeca (griech. Schildkröte)*. a Embryo mit Gesamtlänge von 2,4 mm. Medianschnitt durch die Kopfregion, halbschematisch. Fusion des Archencephalon mit dem Kopfdarmdivertikel (↓); b Embryo mit 3,3 mm Gesamtlänge. Beachte die Fusion zwischen Kopfdarmepithel und Prosencephalon (↓); an dieser Stelle entwickelt sich ein „Drehpunkt", um den das Vorderhirnbläschen rotiert, was die Ausziehung und Vertiefung der Rathkeschen Tasche begünstigt. *Rp* unpaarige Riechplakode; *Rnp* Recessus neuroporicus; *Hy* Ektodermplatte mit Hypophysenwinkel. *Rm* Rachenmembran; *H* Anlage des Herzens; *D* Kopfdarm; *Ch* Chorda; *Hch* rudimentäre Hypochorda; *Pe* Prosencephalon; *Me* Mesencephalon; *Re* Rombencephalon; *Hy* Anlage der Adenohypophyse; *Phb* mediale Pharyngealbucht; *Mf* Mandibularfortsatz. Aus SPRANKEL (1956).

Anlage der Adenohypophyse liefert. Diese Komponente, deren Zellbestand wir als „glando-ektodermalen" Anteil dem „neuro-ektodermalen" gegenüberstellen, ist ein Teil jenes präsumptiven Materials, das GILBERT „neuro-ektodermale Platte" nennt. In dem Maße, wie sich aus dem präsumptiven Material *neuro-* und *glando*ektodermaler Anteil differenzieren, entsteht unter Bildung einer Grenzmembran die Kontaktfläche zwischen beiden. Eine sog. „Verschmelzungszone" stellt in den frühesten Entwicklungsstadien eine „Überbrückung" der beiden Teile dar; sie liegt aber bereits außerhalb der Hypophysenanlage.

Es ist naheliegend anzunehmen, daß Wachstum und Differenzierung auf der glandoektodermalen Seite von den Vorgängen auf der neuro-ektodermalen Seite abhängig sind, wie umgekehrt, und daß ferner der Kontaktfläche schon von Anfang an gerade an *dieser Stelle* eine besondere Bedeutung in der Entwicklung der Hypophyse zufällt; denn nur hier entwickelt sich das Oberflächenektoderm, das ja tatsächlich über den Ort der Hypophysenanlage hinaus dem Hirnbläschen anliegt, in bezeichnender Weise. Doch die Vorgänge lassen sich nicht *allein* als Ergebnis einer wechselseitigen Abhängigkeit von neuroglandoektodermal präterminiertem Gewebewachstum ansehen. Ebenso wichtig sind mechanische Faktoren und, wie wir bald sehen werden, ungleichmäßiges Wachstum auf beiden Seiten. Aber auch das wiederum führt zu der Frage, ob nicht bei bestehender Prätermination doch ein wechselseitig-reaktives Verhalten von einem bestimmten Zeitpunkt an eine Abhängigkeit zwischen beiden Gewebsteilen hervorruft und dieses unter allen anderen Faktoren vorrangig wird.

Neben dem von GILBERT (1934, 1935) an sehr jungen Säugerembryonen (Ratte, Mensch) beobachteten Konfluieren von Neuroepithel und peripherem Ektoderm im Bereich der Hypophysenanlage entwickelt sich bei Embryonen von *Testudo graeca* (griechische Schildkröte) — 2,2 mm Gesamtlänge —, wie SPRANKEL (1956) zeigt, occipital von der bereits durch eine Grenzmembran vom Neuroepithel geschiedenen adenohypophysären Anlage eine an Ausdehnung zunehmende Fusion zwischen dem Boden des zukünftigen Diencephalon und der Chordaspitze unter Vermittlung der Prächordalplatte (Abb. 10a und b). Die Chorda gewinnt Einfluß auf die Formgestaltung der stark auswachsenden Hirnanlage, indem sie das Vorderhirn vorübergehend zwingt, um die Verbindungsstelle als Drehpunkt ventralwärts zu rotieren — so indirekt der Einfaltung der adenohypophysären Anlage zu einer Tasche Vorschub leistend.

Die weitere Entwicklung ist dadurch gekennzeichnet, daß das Rachendach in dorsaler Richtung eine breite Ausbuchtung erfährt, die Rachenmembran einreißt, die Ausbuchtung sich zur sog. *„Rathkeschen Tasche"* einengt und vertieft. In unmittelbarer Nähe endet die Chorda dorsalis. Zu ihrer Spitze besteht nach Einreißen der Rachenmembran (Embryo von 3,3 mm Gesamtlänge — HOCHSTETTER —) eine innige Lagebeziehung.

Der ehemals von RATHKE selbst vertretenen Auffassung, wonach das Mundbuchtepithel sich aktiv ausstülpt und gegen den Hirnboden vorwächst, hat man schon bald widersprochen und andere Ursachen für die Entstehung der Tasche herangezogen. Heute führt man die Bildung der Rathkeschen Tasche auf ungleich ablaufende Wachstumsvorgänge der näheren und weiteren Umgebung der Hypophysenanlage zurück, wobei man einen sehr entscheidenden Faktor darin zu finden glaubt, daß sich der die Hypophysenanlage von Anfang an kennzeichnende innige Kontakt zwischen neuroektodermalem Gewebe und Mundbuchtepithel nicht verschiebt. *Das Wachstum aus der mundbuchtepithelialen (= glandoektodermalen) Seite herrscht gegenüber dem entsprechenden Hirnbodenabschnitt vor.*

Während die Rathkesche Tasche, also die Anlage der Adenohypophyse bereits vorhanden ist, kann man am gegenüberliegenden Teil des Hirnbodens, von der Bildung einer Neurohypophyse noch nichts beobachten. Das hat bereits HOCHSTETTER (1924) festgestellt. Auch ROMEIS (1940) weist bei einem Embryo von 6,5 mm größter Länge auf dieses Verhalten hin (Abb. 11). Demgegenüber herrscht auf der glandoektodermalen Seite schon reges Wachstum, besonders intensiv ist dieses im Bereich der caudalen Taschenwand. Gerade dieser Umstand fördert die Taschenbildung in der dargestellten Weise. Daneben scheint auch beim Menschen, ganz wie bei *Testudo graeca* (s. oben) die Lagebeziehung zur Chorda dorsalis und letzthin die Wachstumsbewegung des ganzen Gehirns für die Entstehung der Rathkeschen Tasche von Bedeutung zu sein. Näheres bei ROMEIS (1940); s. auch bei SPRANKEL (1956).

Wie GILBERT (1934) an Katzenembryonen nachweisen konnte, ist gemessen an der Mitoseaktivität die Wachstumsintensität auch im Bodenbereich des zum Diencephalon gehörenden Hirnteils unterschiedlich. Im Bereich der Neurohypophysenanlage bleibt das Wachstum zurück, während in der nahen Umgebung lebhafte Mitosentätigkeit beobachtet wird. Nicht zuletzt wird auch dadurch die Taschenbildung begünstigt.

Während sich nun das Lumen der Rathkeschen Tasche bereits zur Hypophysenhöhle geschlossen hat, erkennt man bei einem Embryo von 16,9 mm Scheitel-Steißlänge von ROMEIS (1940) eine Verdickung des Zwischenhirnbodens mit einer in ventraler Richtung zapfenförmigen Vorragung (Abb. 12).

22 Fr. Engelhardt: Morphologische Beziehungen zwischen Hypophyse und Hypothalamus.

Hochstetter spricht von „Processus infundibuli", doch diese Bezeichnung trifft insofern nicht ganz zu, als sich aus dieser Ausstülpung letzthin der Hinterlappen der Hypophyse bildet. Sie ist auch für die Entwicklung solcher Tierhypophysen nicht zutreffend, bei denen das Lumen des Trichters (Recessus infundibuli)

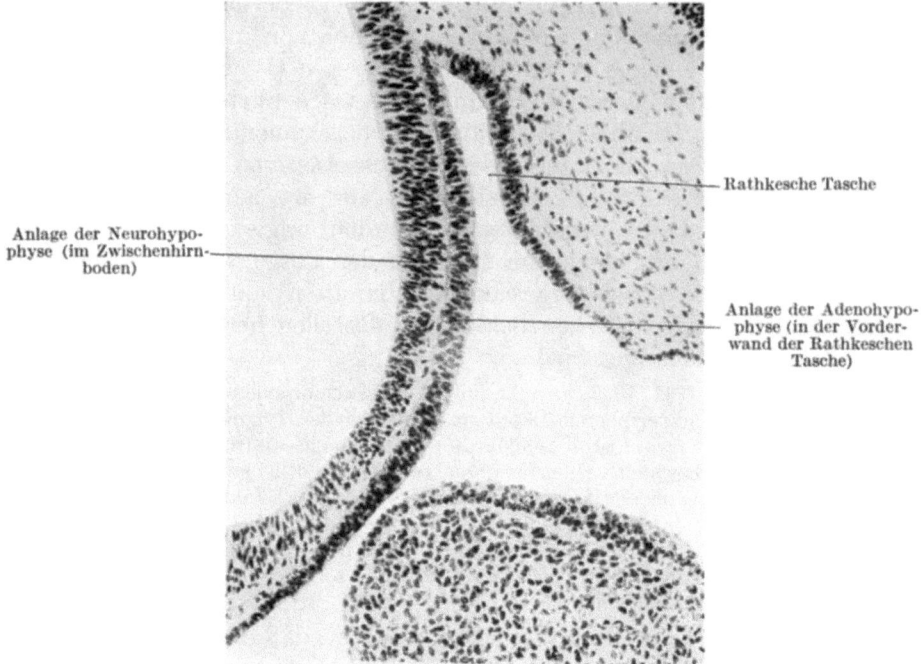

Abb. 11. *Sagittaler Medianschnitt durch die Hypophysenanlage eines menschlichen Embryos von 6,5 mm größter Länge.* Deutliche Taschenbildung (Rathkesche Tasche) der Mundbucht. Vordere Taschenwand liegt dem Zwischenhirnboden eng an. Vergr. 1:170. In diesem Stadium noch keine Abgrenzung der Neurohypophyse erkennbar. Nach einer Originalaufnahme von Prof. Romeis.

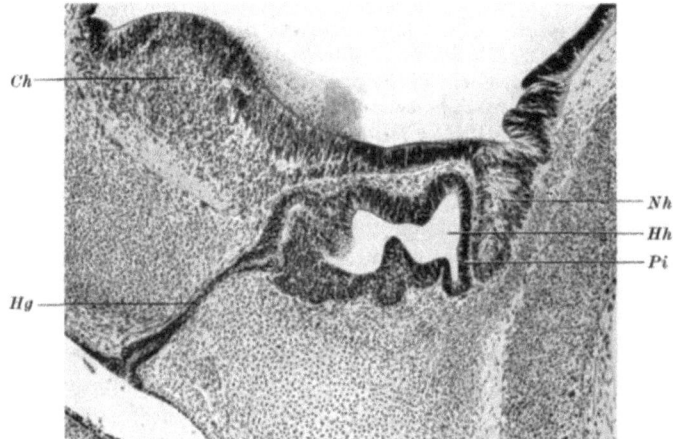

Abb. 12. *Sagittalschnitt durch die Hypophysenanlage eines menschlichen Embryos* (16,9 mm Scheitel-Steißlänge). Das Lumen der Rathkeschen Tasche hat sich geschlossen, enger Kontakt zwischen der Anlage der Pars intermedia (*Pi*) und dem nach ventral keilförmig vorgewachsenen neurohypophysären Anlageteil. Deutlich oral betontes Wachstum der Adenohypophyse. Einschnürung der Verbindung zwischen Hypophysensäckchen und Rachenhöhle durch Anlagematerial für den Schädelgrund (Keilbeinanlage) bis auf einen sog. Hypophysenrestgang. Noch vorhandene Progressivität am Ausgang zum Rachendach (Anlage der Rachendachhypophyse). *Ch* Chiasmaplatte; *Nh* dist. Neurohypophysenanlage; *Hh* Hypophysenhöhle; *Pi* Anlage der Pars intermedia; *Hg* Hypophysengang, ventral davon Anlage der Rachendachhypophyse; aus Romeis (1940). Vergr. 1:70.

im ausgewachsenen Zustand weit in den Hinterlappen hineinragt, wie dies bei der Katze der Fall ist (Abb. 3, S. 6). Entscheidend ist nämlich, daß trotz gleichen Ursprungsmaterials ein deutlicher Unterschied zwischen Infundibulum (= Proximaler Neurohypophyse) und dem Hinterlappen (= Distaler Neurohypophyse) auf Grund besonderer Differenzierungsmerkmale und hinsichtlich der Funktion besteht. Die genannte Bezeichnung, die auf eine Zugehörigkeit zum „Infundibulum" hinweist, sollte eigentlich niemals Anwendung auf solche Teile der Neurohypophyse finden, die nicht zum Infundibulum werden, also nicht auf den Hinterlappen, auch wenn derselbe — wie bei der Katze — ein Lumen hat, das mit dem 3. Ventrikel kommuniziert.

In dem erwähnten Stadium kann man das Infundibulum und den Hinterlappen immer noch nicht voneinander abgrenzen. Die orale Wand des Zapfens der Neurohypophyse liegt dicht dem aboralen Wandstück der Adenohypophysenanlage an, das dünn bleibt, während die vorderen, vor allem die seitlichen Teile, die zum Vorderlappen werden, stark wachsen. Das insgesamt *oral betonte Wachstum der Adenohypophyse* läßt in diesem Stadium noch keinen Kontakt im proximalen Abschnitt erkennen. Dagegen ist reichlich Mesenchym zwischen Hirnboden und Adenohypophysenanlage getreten. Lateral nun (Abb. 13)[1] nähert sich die Anlage der Adenohypophyse in Form von sog. „Lateralknospen" bald dem Zwischenhirnboden (s. a. bei DIEPEN, 1962).

Das aborale dünne Wandstück ist nichts anderes als die Anlage des Zwischenlappens, der *Pars intermedia*, d. h. wir finden jetzt bereits Verhältnisse, aus denen der „*Distale adeno-neurohypophysäre Kontakt*" des endgültigen Zustandes herzuleiten ist. Bekanntlich bildet sich derselbe bei den Teleostiern besonders stark aus, indem sich die Pars intermedia bei diesen Formen mächtig entfaltet. Das entspricht ganz seiner funktionellen Bedeutung (rascher Wechsel der Pigmentausbreitung; Schutz- und Abwehrreaktion; „Hochzeitskleid". Näheres bei DIEPEN, 1953, 1955 u. 1962; ENGELHARDT, 1962; s. a. auf S. 124 u. 130ff.

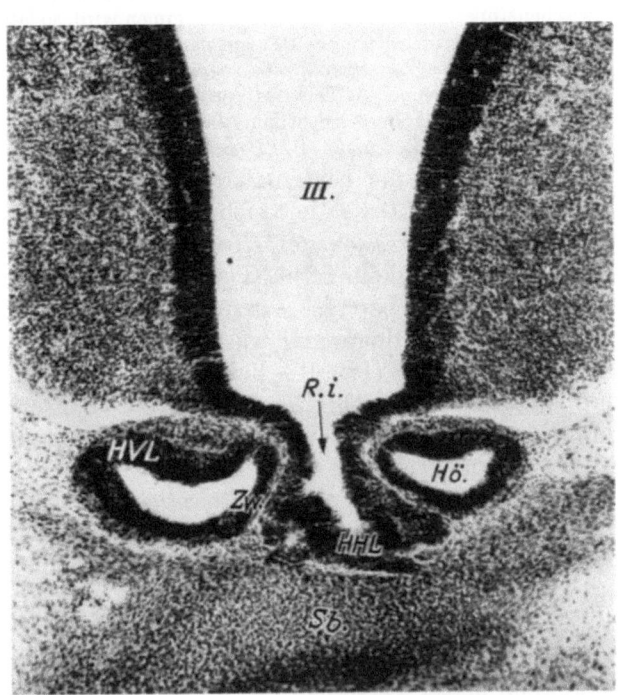

Abb. 13. *Hypophyse eines menschlichen Embryos von 24 mm Scheitel-Steißlänge, frontal.* Adenohypophysenanlage zu beiden Seiten der Hinterlappenanlage, in getroffener Schnitthöhe von einer schmalen Bindegewebsschicht voneinander getrennt. Das Lumen des „Recessus infundibuli" (*R.i.*) steht mit dem 3. Ventrikel (*III.*) in breiter Verbindung, ventral beginnt schon die proliferative Tätigkeit der zu Pituicyten werdenden Zellen. Mit weiterer Zunahme dieser Proliferation schließt sich das Lumen, vgl. Abb. 16 und 17. Vergr. ca. 65fach. *HVL* Vorderlappenanlage; *Zw* Zwischenlappenanlage; *HHL* Hinterlappenanlage; *Sb* Sellaboden; *Hö* Hypophysenhöhle.

So sehen wir schon in frühen Stadien, wie ungleichmäßig ablaufende Entwicklungsvorgänge und unterschiedliches Verhalten der beiden Parenchymanteile auf das komplizierte Endstadium hinweisen und worauf es im Prinzip bei der Hypophysenentwicklung ankommt. Zwei Merkmale sollen im Zusammenhang der Kontaktflächenbildung hervorgehoben werden: 1. der größere Wachstumsimpuls liegt auf der adenohypophysären Seite; 2. beide Parenchyme beteiligen sich an der Herstellung des adeno-neurohypophysären Kontaktes mit „wechselndem Vorrang". Hierzu sei folgendes zur Erläuterung angefügt:

Während der Ausbildung der Distalen adeno-neurohypophysären Kontaktfläche wird aus dem vorher „ruhigen" neurohypophysären Teil durch zunehmendes Wachstum der Hinterlappen. Demgegenüber bleibt der kontaktbildende Anteil der Adenohypophyse, der Zwischenlappen, zurück. Das progressive Verhalten der Adenohypophyse wird

---

[1] Die im folgenden abgebildeten Frontalschnitte sind der embryologischen Sammlung von KALLIUS entnommen.

von distal nach proximal „verlagert". Dies geschieht aber nicht kontinuierlich, indem neues adenohypophysäres Gewebe vom Zwischenlappenterritorium den Kontakt mit dem Hirnboden proximalwärts fortsetzt, sondern vielmehr geht der Wachstumsimpuls zunächst auf denjenigen Anteil über, aus dem der Vorderlappen wird. Erst im Zuge der mächtigen Entwicklung des Vorderlappens differenziert sich die Proximale adeno-neurohypophysäre Kontaktfläche. Über sie soll weiter unten die Rede sein.

Wenn BERBLINGER (1932, 1939), sowie JORES u. GLOGNER (1933) an die Möglichkeit denken, daß bei denjenigen Formen (wie z.B. beim Menschen), die nur einen spärlichen Zwischenlappenrest besitzen, die Funktion des Zwischenlappens vom *Vorder*lappen übernommen wird, so läßt sich diese Vorstellung mit den soeben skizzierten entwicklungsgeschichtlichen Fakten gut in Einklang bringen. Auch wurde in letzter Zeit bekannt, daß zwischen dem Hormon des Zwischenlappens, dem melanophorenstimulierenden Hormon (MSH), und dem adrenocorticotropen Hormon (ACTH) des Vorderlappens insofern eine Verwandtschaft besteht, als MSH im ACTH enthalten ist. Unter Berücksichtigung der Entwicklungsgeschichte könnte man so formulieren: *Der Fähigkeit adenohypophysärer Zellen zur ACTH-Bildung liegt ein entwicklungsgeschichtliches Muster zugrunde* (s.a. S. 131).

Der Vorrang der beiden Parenchymanteile bei der Herstellung des adeno-neurohypophysären Kontaktes ändert sich während der Entwicklung: *Mit Regression des Zwischenlappens ist Progression des Hinterlappens verbunden.* Wir werden hier auf ein wechselseitiges Abhängigkeitsverhältnis aufmerksam gemacht, das nicht nur während der Entwicklung der Hypophyse vorzuliegen scheint, sondern auch später unter bislang noch unbekannten Bedingungen wieder sichtbar werden kann. Hingewiesen sei auf die erstmals von CUSHING (1909) — beim Hund — gemachte Beobachtung, wonach der Zwischenlappen (wieder!) proliferiert, wenn der Hinterlappen geschädigt wird. Dieser Befund konnte später beim Meerschweinchen (R. GAUPP, 1941), erneut beim Hund (STUTINSKY, 1951a, b) und bei der Ratte (ENGELHARDT, 1962) bestätigt werden. — V. GAUPP u. SPATZ (1955) fanden nach *vollständiger* Zerstörung des funktionstragenden Parenchyms des Hinterlappens beim Kaninchen *keine* Veränderungen am Zwischenlappen. Über weitere Experimente, die das Hinterlappen-Zwischenlappenproblem betreffen, s. S. 130 bis 134.

Ob sich auf dem Boden der Überlegung von der „wechselnden Vorrangstellung" der kontaktbildenden Hypophysenanteile noch weitere in ihrer Deutung bisher ungeklärte Vorgänge besser verstehen lassen, sei dahingestellt. Wir kommen auf diese Frage später bei der Erörterung der Adenombildung (S. 40) und der Basophileninvasion (S. 126 u. 129) zurück. Auch wird sie uns bei der funktionellen Beziehung zwischen beiden Hypophysenanteilen noch beschäftigen.

Was die Entwicklung des Hinterlappens betrifft, so sei bemerkt, daß seine Ausbildung als „Lappen" zunächst allein auf Proliferation ortsständiger Zellelemente zurückgeht. Das sind aber Zellen, aus denen später die *Pituicyten* werden, also *keineswegs das funktionstragende Parenchym* sich entwickelt. Erst mit dem Einsprossen hypothalamischer Nervenfasern (Tractus supraoptico-hypophyseus) und ihrer Aufsplitterung in zahlreiche feinste Nervenfasern bekommt der Hinterlappen das seine Funktion bestimmende Parenchym. Mit dem Beginn der neurosekretorischen Tätigkeit (kurz vor der Geburt) an die die Hormonbildung gebunden ist, schließt die Entwicklung des Hinterlappens ab[1]. Die vergleichende Anatomie lehrt unter Hinweis auf diejenigen Formen, die — wie z.B. der Wal — keinen Zwischenlappen besitzen, daß zum *Einsprossen hypothalamischer Nervenfasern in das Territorium des „Hinterlappens" die Existenz eines Zwischenlappens nicht die entscheidende Voraussetzung* sein kann. Diese Feststellung spricht jedoch keineswegs gegen die Bedeutung des Zwischenlappens für die Realisierung der ersten Beziehung zwischen Adeno- und Neurohypophysenanlage („Interaction", HALLER V. HALLERSTEIN u. MORI, 1925; ATWELL, 1935 u.a.) und für die daran sich anschließenden Entwicklungsvorgänge, die kaum unabhängig von jener ersten Fühlungnahme, der Bildung der Distalen

---

[1] Über den Zeitpunkt des Einsprossens hypothalamischer Nervenfasern in die Hinterlappenanlage gibt es unseres Wissens nach noch keine Untersuchungen. Über den Zeitpunkt des Beginns der Neurosekretion dagegen liegen Mitteilungen vor (s. S. 86). Die noch fehlenden embryologischen Untersuchungen dürften gewisse Aufschlüsse versprechen, die die Frage nach den Bedingungen zur Nervenfasereinsprossung in den Hinterlappen betreffen.

adeno-neurohypophysären Kontaktfläche, ablaufen dürften, wenigstens bei den Formen nicht, die einen Zwischenlappen besitzen.

3. Entwicklung der Proximalen adeno-neurohypophysären Kontaktfläche.

In der weiteren Entwicklung wachsen und differenzieren sich die Parenchymteile auf beiden Seiten verhältnismäßig rasch. Durch die zunehmende Ausdehnung des sich zwischenschiebenden Mesenchyms rückt die Hauptmasse der Adenohypophyse, das ist die Anlage des Vorderlappens vom Zwischenhirnboden ab. Das Mesenchym entwickelt sich im lateralen Abschnitt besonders mächtig, so daß auf beiden Seiten die Vorderlappenanlage von dorsal her eingebuchtet wird und ein sog. ,,Körbchen" entsteht. Der Binnenraum eines solchen Körbchens ist von lockerem gefäßreichem Mesenchym ausgefüllt. Diesen Vorgang konnte ATWELL (1926) schon bei einem Embryo von 26 mm SSL (Scheitel-Steißlänge) beobachten (Abb. 14). Er spielt offenbar für die weitere Gefäßentwicklung an der adeno-neurohypophysären Kontaktfläche, wie wir weiter unten sehen werden, eine besondere Rolle. ROMEIS bildet diese Verhältnisse bei einem Embryo von 44 mm SSL ab (Abb. 15a u. b). Nun kann man auch eine proximale und eine distale Anlage der Neurohypophyse unterscheiden, nachdem durch mächtige Proliferation aus der ehemals zapfenförmigen Vorragung des Zwischenhirnbodens der Hinterlappen (= distale Neurohypophyse) entsteht; die proximale Neurohypophyse setzt sich der Form nach, eben als Trichter (= Infundibulum), deutlich ab (Abb. 16 u. 17).

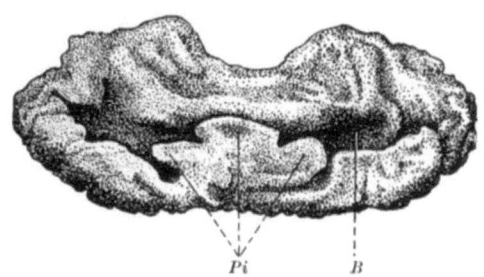

Abb. 14. *Adenohypophyse [Anlage des Vorderlappens und der Pars infundibularis (Pi)] eines menschlichen Embryos* von 26 mm Scheitel-Steißlänge, nach einem Plattenmodell von ATWELL (1926) aus ROMEIS (1940). Man sieht von vorne oben in den Binnenraum (*B*) der Mesenchym-,,Körbchen". Sehr anschaulich ist das zungenförmige Vorwachsen der Pars infundibularis (*Pi*), deutlich von der Vorderlappenanlage abgesetzt.

Auf der adenohypophysären Seite erkennt man oral (paramedian) Zellschläuche, die am vorderen Abschnitt des ,,Hypophysenkörbchens" beiderseits, also von der Anlage des Vorderlappens, aussprossen und in Richtung auf den Hirnboden vordringen. Dies ist die Anlage der *Pars infundibularis*. Die aborale Fläche der Anlage des Vorderlappens, die sich wulstartig vorwölbt, und die Zwischenlappenanlage bilden die vordere, bzw. hintere Begrenzung der nun entstehenden Hypophysenhöhle.

Es darf heute als erwiesen gelten, daß die Pars infundibularis der Adenohypophyse von derselben Anlage stammt, wie der Vorderlappen, Pars infundibularis und Vorderlappen also gleichen genetischen Ursprunges sind. Ja, man kann sagen, daß die Pars infundibularis dadurch entsteht, daß Vorderlappengewebe — vielleicht gleichsam mit einem Auftrage eigener Art ausgestattet — Kontakt mit dem entsprechenden Abschnitt des Hirnbodens sucht, und dabei zur Pars infundibularis (= proximalen Adenohypophyse) wird. Beziehungen zwischen Pars infundibularis und Pars intermedia bestehen dagegen nicht, wie erstmalig PIETSCH, ein Mitarbeiter BERBLINGERs, 1930 nachweisen konnte (Abb. 18)[1]. Die Unabhängigkeit dieser beiden Teile finden wir auch am fertigen Organ wieder, nicht zuletzt in der unterschiedlichen Bedeutung ihrer Funktion (s. auch das Kapitel über Angioarchitektonik, S. 147ff.)[2].

---

[1] Mit der Entwicklung der Pars infundibularis hat sich eingehend W. J. ATWELL beschäftigt (1918 beim Kaninchen und 1926 beim Menschen). Er stellt schon sehr frühzeitig (bei einem Menschenembryo von 10,5 mm) zwei getrennte laterale Lappen fest, die von der vorderen zellreichen Wand der Rathkeschen Tasche, also von der Anlage des Vorderlappens ausgehen.

[2] Es sei hier nochmals bemerkt, daß beim Menschen die Zwischenlappenfunktion offenbar in die des Vorderlappens aufgegangen ist, der Mensch keine regelrechte Pars intermedia, sondern an deren Stelle eine sog. Zwischenzone (ROMEIS) besitzt. Diese Zone wird offenbar nicht nur von den Zellen der hinteren, sondern auch von denjenigen der vorderen Wand der Rathkeschen Tasche gebildet. Sie ist deshalb nicht ganz mit dem Zwischenlappen der Säugetierhypophyse zu vergleichen und beansprucht somit auch eine besondere Bezeichnung (ROMEIS, 1940).

So leitet die erwähnte Aussprossung am oralen Teil des sich mächtig entwickelnden Vorderlappens die Bildung der *Proximalen adeno-neurohypophysären Kontaktfläche* ein. Sie ist offensichtlich *nicht Fortsetzung des distalen Kontaktes*, eben weil die Pars infundi-

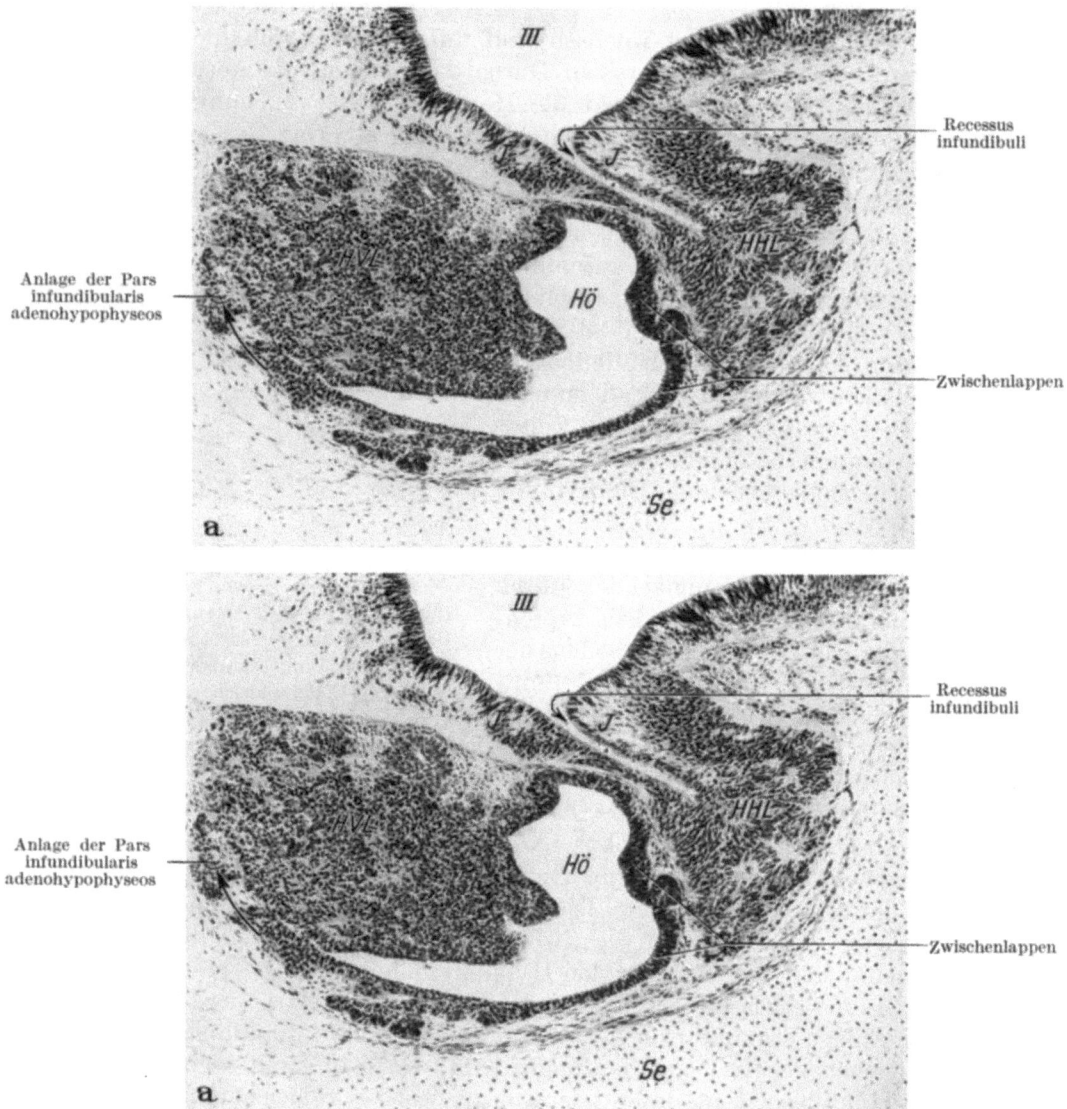

Abb. 15 a u. b. *Hypophyse eines menschlichen Embryos von 44 mm Scheitel-Steißlänge*, sagittaler Medianschnitt (a) und paramedianer Schnitt (b). Nach Originalaufnahmen von Prof. ROMEIS; Vergr. ungefähr 1:80. Mächtige Zellproliferation im oralen Abschnitt der Adenohypophysenanlage mit beginnender Aussprossung von Drüsenschläuchen am vorderen Pol. Diese Schläuche (Anlage der Pars infundibularis adenohypophyseos) erreichen lateral (b) den zum Infundibulum (J) sich differenzierenden Zwischenhirnboden. Auffallend ist der Reichtum an mesenchymalem Gewebe im paramedianen Binnenraum, der sich auf den seitlichen Bezirk ausdehnt. Dadurch nimmt die Anlage des Vorderlappens zu beiden Seiten die in Abb. 14 dargestellte Form eines „Körbchens" an. *HVL* Vorderlappen; *HHL* Hinterlappen; *Hö* Hypophysenhöhle; Pars infundibularis adenohypophyseos mit eingetragenem Pfeil, der die Wachstumsrichtung dieses adenohypophysären Teiles angibt; *Mw* Mittelwulst des Vorderlappens; *B* Bindegewebskörbchen; *Se* Sellaboden; *III* 3. Ventrikel.

bularis nicht aus dem Zwischenlappenterritorium hervorgeht. Vielmehr entsteht von dem Zeitpunkt an, in dem sich die Pars infundibularis entwickelt und mit dem entsprechenden Hirnbodenderivat (dem Infundibulum) Kontakt aufnimmt, eine neue Situation. *Mit der Bildung der Proximalen adeno-neurohypophysären Kontaktfläche beginnt ein neuer Abschnitt in der Entwicklung der Hypophyse und zugleich der letzte entscheidende Akt in der*

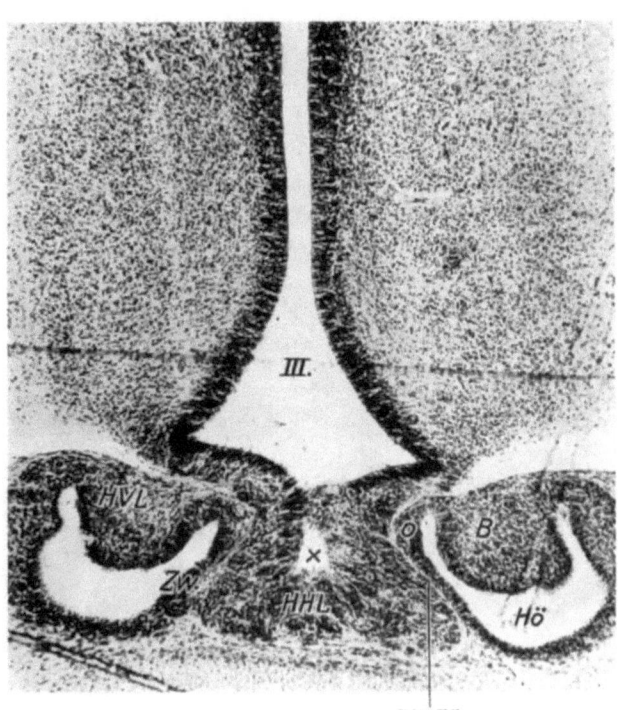

Abb. 16. *Hypophyse eines menschlichen Embryos von 50 mm Scheitel-Steißlänge, frontal.* Fast solide gewordene Hinterlappenanlage, nur noch ein Restlumen des Recessus infundibuli vorhanden (×). Schmaler Drüsenepithelsaum der Zwischenlappenanlage (*Zw*), mit dem Hinterlappen (*HHL*) einen innigen Kontakt bildend. Verbreiterung dieser Zwischenlappenanlage [= „orale Zone" (*o*)] in Richtung auf den Bodenabschnitt des 3. Ventrikels (*III*). Mächtige Wulstbildung und dadurch bedingte relative Einengung der Hypophysenhöhle (*Hö*) der zum Vorderlappen sich differenzierenden Drüsenzellen. Vergr. 1 : 65. *HVL* Vorderlappenanlage; *B* Bindegewebe im Vorderlappenbinnenraum; *Dist. Kfl.* Distale adeno-neurohypophysäre Kontaktfläche. Vergr. ca. 1:80.

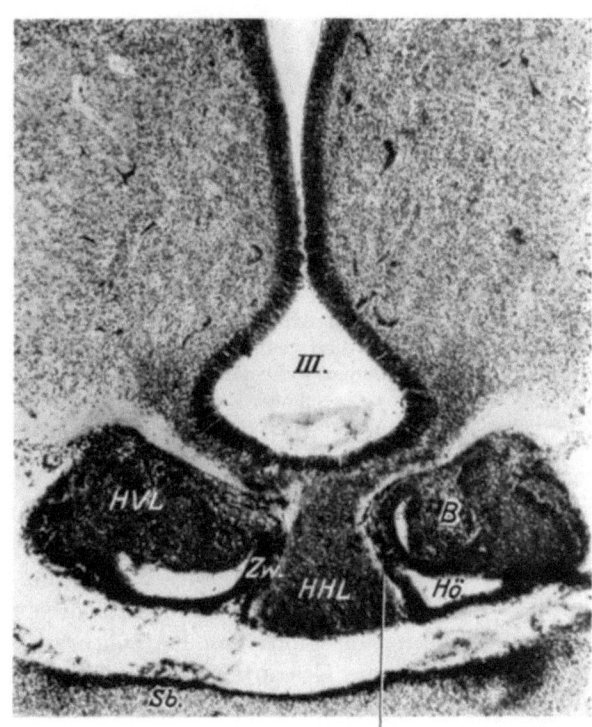

Abb. 17. *Hypophyse eines menschlichen Embryos von 70 mm Scheitel-Steißlänge, frontal.* Hypophysenhinterlappen ist nun solide, gegenüber dem Wachstum des Vorderlappens (*HVL*) zurückgeblieben. Im Bereich der Pars intermedia [= Zwischenlappen (*Zw*)] keine nennenswerte Proliferation gegenüber den vorangegangenen Stadien. Weitere Einengung der Hypophysenhöhle (*Hö*). *B* Bindegewebe; *Sb* Sellaboden; *Dist. Kfl.* Distale adeno-neurohypophysäre Kontaktfläche. Vergr. 1 : 65.

Herstellung des Kontaktes zwischen Adeno- und Neurohypophyse überhaupt; denn erst jetzt entsteht eine Einrichtung, die es später dem Vorderlappen ermöglicht, mit der Proximalen Neurohypophyse, den hier endigenden Neuronen und so mit dem Hypothalamus in Beziehung zu treten, während der Distale adeno-neurohypophysäre Kontakt keineswegs den Vorderlappen miteinbezieht. Der kontaktbildende Anteil ist hier Pars-intermedia-Gewebe, das aber, worauf wir schon hingewiesen haben, beim Menschen, wie auch bei vielen anderen Säugern (im Gegensatz zu den Teleostiern, s. S. 45) an Bedeutung verliert.

Bei einem Embryo von 88 mm SSL (ROMEIS) ist ein Zustand erreicht, in dem man fast ebenso gut wie am fertigen Organ die einzelnen Abschnitte der Hypophyse unterscheiden kann (Abb. 19a). Im Bereich der distalen Kontaktfläche hat sich grundsätzlich nichts geändert, während nach der Kontaktaufnahme der Pars infundibularis mit dem Infundibulum sich dieses in eine zellarme (hell erscheinende), ventrale Schicht und eine

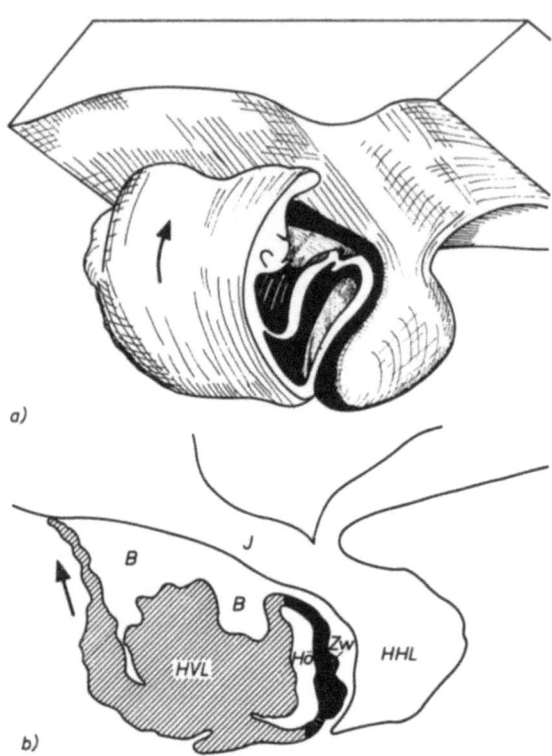

Abb. 18a u. b. *Entwicklung der Proximalen adeno-neurohypophysären Kontaktfläche* verdeutlicht an einem Modell (a) eines 30 mm langen menschlichen Embryos (nach ERDHEIM, 1926) und einem vergleichbaren Schema (b) (nach PIETSCH, 1930). Der proximale kontaktbildende Teil der Adenohypophyse ist nicht der zum Vorderlappen werdende Abschnitt. Es sind vielmehr adenohypophysäre Zellen, die aus der Vorderlappenanlage aussprossen, jedoch mit eigener Differenzierung den Kontakt mit dem Hirnbodenderivat herstellen. Die eingetragenen Pfeile sollen diesen Vorgang bezeichnen. Zu beachten ist ferner die Unabhängigkeit von Pars infundibularis und Zwischenlappen. Die proximale Kontaktfläche geht nicht aus der distalen hervor. Bezeichnungen wie Abb. 15.

zellreiche (dunkler erscheinende), zum Ventrikel hin liegenden Zone unterteilen läßt. Wir sehen in der zellarmen ventralen Wand des Infundibulum die *Zona externa infundibuli*, die mit der Pars infundibularis die Kontaktfläche bildet.

Wie sehr die Form der Hypophyse in diesem Entwicklungsstadium, die Lagebeziehung der einzelnen Teile zueinander den Verhältnissen beim Tier entsprechen, zeigt der Vergleich mit der Hypophysenregion einer Katze kurz vor der Geburt (Abb. 19b). Erst durch Vorgänge, die mehr die Gesamtentwicklung des Gehirns betreffen, kommt es zu weiteren Veränderungen, die vor allem an der äußeren Form, insbesondere an der Lage der Achse des Hypophysenstiels, deutlich werden.

4. Die weiteren Stadien bis zur fertigen Organentwicklung.
a) Die endgültige Differenzierung der Parenchymteile.

Während zu Beginn der 15. Schwangerschaftswoche etwa (vgl. ROMEIS, 1940) die Hypophyse nahezu die Form des endgültigen Organs annimmt, finden im Inneren noch wichtige Veränderungen statt. Das Parenchym der Adenohypophyse, insbesondere der Vorderlappenteil, wird kompakter, die aus dem Lumen der Rathkeschen Tasche hervorgehende Hypophysenhöhle wird kleiner. Im hinteren Wandabschnitt der Rathke-

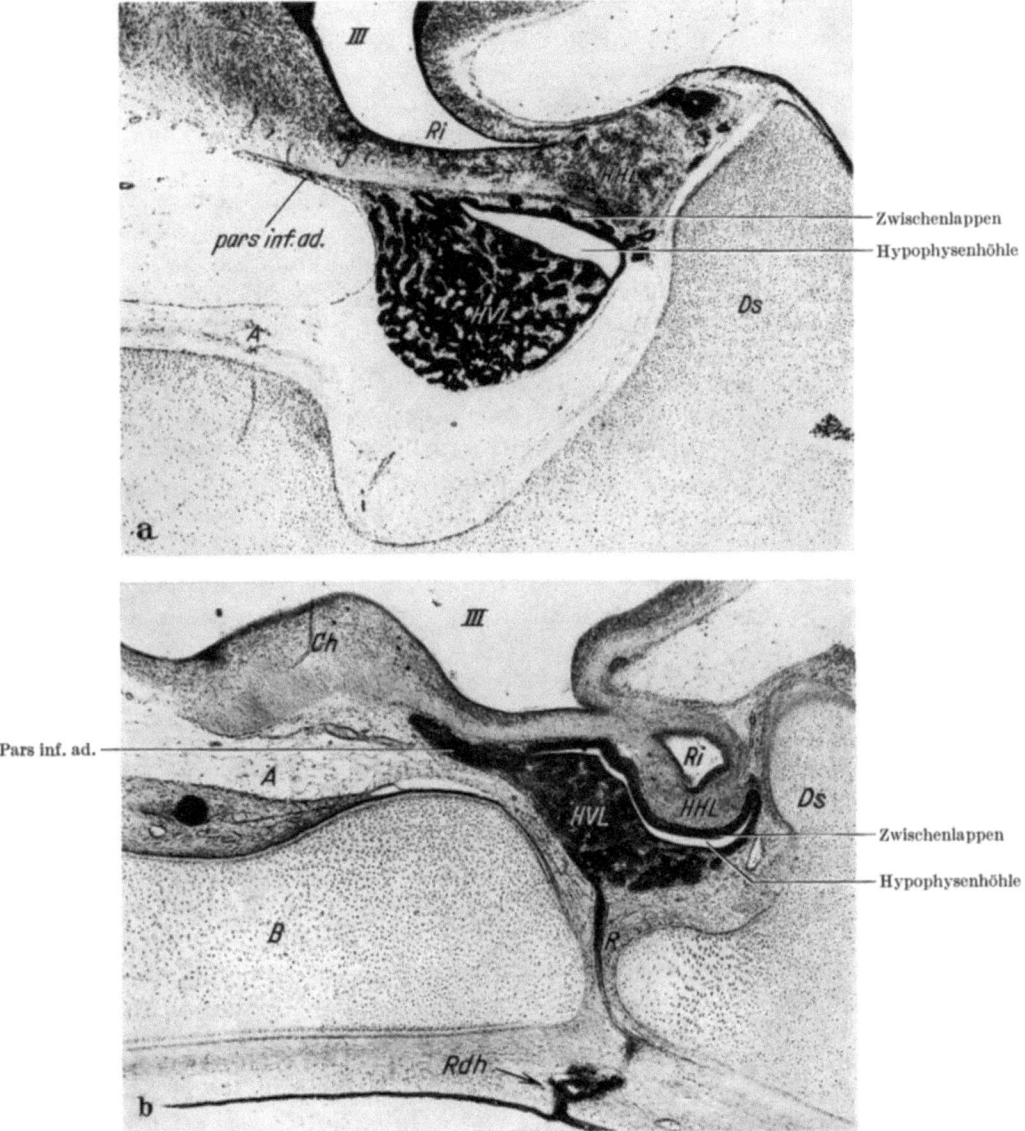

Abb. 19. *Hypophysenregion eines menschlichen Embryos von 88 mm Scheitel-Steißlänge (a) und einer Katze kurz vor der Geburt (b).* Grundsätzlich gleiche Topographie der einzelnen Hypophysenabschnitte, woraus sich eine gleiche Anordnung der die adeno-neurohypophysären Kontaktflächen bildenden Anteile ergibt. *Gleiche Richtung im Verlauf der Hypophysenstielachse* beim menschlichen Embryo und beim Tier. Bei letzterem wird diese Richtung zeitlebens beibehalten, während beim Menschen eine Richtungsänderung nach ventro-oral im Laufe der weiteren Entwicklung zustande kommt (vgl. Abb. 22, S. 36, und Abb. 23, S. 37). *HVL* Hypophysenvorderlappen; *HHL* Hypophysenhinterlappen; *pars inf.ad.* Pars infundibularis adenohypophyseos; *J* Infundibulum; *Ri* Recessus infundibuli; *III* 3. Ventrikel; *Ch.opt.* Chiasma opticum; *Ds* Dorsum sellae; *B* Schädelbasis; *R* Hypophysengang*rest*gewebe; *Rdh* (mit hinweisendem Pfeil) Rachendachhypophyse (s. S. 30ff.); *A*. Arachnoidea. Vergr. Abb. 19a ca. 30fach, Abb. 19b ca. 40fach. Beide Abbildungen sind ungefähr auf gleiche Größe gebracht. Abb. 19a nach einer Originalaufnahme von Prof. ROMEIS, Abb. 19b Präparat von Prof. SPATZ (vgl. SPATZ, 1953).

schen Tasche, dort, wo Pars-intermedia-Gewebe liegt, entstehen unter zunehmender proliferativer Tätigkeit zahlreiche Epithelschläuche, aus denen die sog. „Zwischenzone" (ROMEIS, 1940) hervorgeht.

Die Zellen des Vorderlappens differenzieren sich in unterschiedlicher Weise, dagegen bleibt die Pars infundibularis, wie auch die Pars intermedia, also diejenigen Teile der Adenohypophyse, die mit der Neurohypophyse einen innigen Kontakt bilden, in ihrem Zellbestand auffallend gleichförmig. Dies trifft auch für denjenigen Anteil der Adenohypophyse zu, der in Form von sog. „Hörnern" nach dorsal hin neurohypophysäres Gewebe umgreift, und später den sog. „Nackenteil" (=Nackenhypophyse — ROMEIS, 1940) bildet. Die proliferative Tätigkeit dieses Epithels ist relativ gering. Wesentlich stärker entwickelt sich der am Übergang zwischen Pars intermedia und Vorderlappen liegende Teil, die nach ROMEIS benannte „orale Umschlagszone".

Auf den Zellbestand des nahe der Umschlagszone gelegenen Abschnittes des Zwischenlappens (=rostraler Abschnitt des Zwischenlappens der Tierhypophyse) werden wir auf S. 126 näher eingehen (vgl. auch Kapitel Angioarchitektonik, S. 147). Gerade dieser Abschnitt, wie auch die Umschlagszone, ist durch besondere Wachstumsintensität ausgezeichnet. Der Drüsenschlauchcharakter ist auffällig. Die Zellen verhalten sich später chromophob, sie sind in ihrer Formation mit denjenigen Zellen vergleichbar, aus denen sich die chromophoben Adenome zusammensetzen. Dies soll aber nicht besagen, daß die chromophoben Adenome allein aus diesem Zellterritorium hervorgehen. — Eine intensive Beziehung zum gegenüberliegenden entsprechenden Neurohypophysenabschnitt (=Zwischenstück nach NOWAKOWSKI) liegt hier nicht vor. Wie wenig man in diesem Bereich der Kontaktfläche auf eine „induktive Wirkung" von seiten des adenohypophysären Partners auf den genannten neurohypophysären Abschnitt schließen kann, geht vielleicht daraus hervor, daß gerade im Bereich des Zwischenstückes eine Aufteilung in eine zellarme helle und eine zellreiche dunkle Schicht, wie wir sie soeben im Infundibulum kennengelernt haben, nicht auftritt. Gerade das Fehlen dieses für das Infundibulum so typische Merkmal charakterisiert das Zwischenstück (Näheres s. S. 79).

Die Entwicklung der Hypophyse ist ab etwa der 15. Schwangerschaftswoche individuellen Schwankungen unterworfen. Das gilt vor allem für das Verhalten der Nackenhypophyse, der Hypophysenhöhle und der Pars intermedia, sowie für die Pars infundibularis. Sogar die Ausdehnung der proximalen Kontaktfläche ist variabel.

b) Entwicklung der „infundibulären Spezialgefäße" und des sog. „Portalsystems".

Die Ausdehnung des adeno-neurohypophysären Kontaktes ist durch die Größe der Fläche gegeben, die von der Nerven- und Drüsenhypophyse während der Entwicklung gebildet wird. Das Ausmaß dieser Fläche schwankt, sie bleibt aber innerhalb einer Species in gewissen Grenzen. Erhebliche Unterschiede sieht man dagegen beim Vergleich der Hypophysen verschiedener Arten, die aber erst von einem bestimmten Stadium der Entwicklung an auffällig werden (vgl. Abb. 25, S. 46 u. Abb. 27, S. 48). Man darf daraus schließen, daß die Unterschiede den artgebundenen funktionellen Erfordernissen entsprechen, wie auch das Verhältnis zwischen den an sich grundsätzlich artspezifisch wirkenden Hormonen variiert.

Trotz erheblicher Variationen in der Ausdehnung und Form der Kontaktflächen der Hypophysen verschiedener Species ist das Verhalten der beiden kontaktbildenden Parenchymanteile grundsätzlich gleich. Es sei nochmals hervorgehoben, daß es niemals zur Einsprossung von hypothalamischen Nervenfasern in das Drüsengewebe hinein kommt. Auch die beim Menschen und Affen so viel diskutierte *Basophileninvasion*, bei der adenohypophysäre Zellen vom Vorderlappen in den Hinterlappen vordringen, ist *keineswegs als Sonderform einer Kontaktfläche* aufzufassen; denn bei dieser Invasion lösen sich die betreffenden Drüsenzellen aus ihrem Zellverband, die Verbindung zum Vorderlappen reißt ab. Es ist zweifelhaft, ob man die Basophileninvasionen als funktionelle Anpassung ansehen soll (vgl. S. 129).

Mit der Entwicklung des *Gefäßsystems* innerhalb der Hypophysenanlage wird nicht nur der Anschluß an den allgemeinen Kreislauf hergestellt, sondern auch auf besondere Weise die Beziehung zwischen Adeno- und Neurohypophyse intensiviert und erweitert. Es entstehen nämlich im Bereich der proximalen adeno-neurohypophysären Kontaktfläche Gefäße, die aus dem Territorium des adenohypophysären Parenchyms hervortreten und in das Infundibulum einsprossen. An der distalen Kontaktfläche kommt dies nicht vor. Ganz unabhängig davon, in welchem Abschnitt der Zwischenlappen gefäßlos, gefäßarm oder gefäßreich ist, bleibt hier der flächenhafte Kontakt bestehen. Das erstmals von SPATZ als *Erweiterung* der adeno-neurohypophysären Kontaktfläche im Bereich der proximalen Hypophyse gedeutete Phänomen ist phylogenetisch nicht konstant, aber doch weit verbreitet. Folgt man der Deutung von der Erweiterung der Kontaktfläche durch die Gefäße, so trifft der oben aufgestellte Satz, daß die Ausdehnung des Kontaktes durch die Größe seiner Fläche gegeben ist, nicht mehr ganz zu.

Man kann mit SPATZ die glatte, gefäßlose Kontaktfläche als „primitiven Zustand" bezeichnen. Erst bei weiterer Beanspruchung beteiligen sich die Gefäße an der Beziehung zwischen Adeno- und Neurohypophyse. Damit ist ein höherer Entwicklungszustand erreicht. Wegen ihrer Anteilnahme an besonderen (Spezial-)Funktionen im Infundibulum werden diese Gefäße „infundibuläre Spezialgefäße" genannt (SPATZ, 1951; NOWAKOWSKI, 1951). So erfolgt in der Ontogenese die Einsprossung meistens gegen Ende der Entwicklung, wie z. B. beim Menschen. Bei der Maus sieht man infundibuläre Spezialgefäße, wie BECKER (1954) zeigen konnte, erst nach der Geburt (Abb. 20). Ein gefäßarmer Zustand liegt auch beim neugeborenen Hund vor (DIEPEN, ENGELHARDT und SMITH, 1954). Bei Vögeln, Reptilien sowie auch bei Monotremen werden die infundibulären Spezialgefäße, wie WINGSTRAND feststellt, vermißt; DIEPEN hat jedoch bereits bei der Schildkröte deutliche Spezialgefäße beschrieben und abgebildet. Keineswegs erfolgt die Einsprossung von Gefäßen an allen Stellen der proximalen adeno-neurohypophysären Kontaktfläche. Meistens wird im lateralen und rostralen Abschnitt der sog. „primitive Zustand" dauernd festgehalten (s. S. 147, Kapitel Angioarchitektonik).

Das sog. *„Portalsystem"*, dessen Bezeichnung auf die Untersuchungen von POPA und FIELDING (1930) zurückgeht, hat in der funktionellen Beziehung zwischen Hypothalamus und Adenohypophyse offenbar eine wichtige Aufgabe zu erfüllen (s. S. 154). Die Gefäße, die zu diesem System zu rechnen sind, gehören der Adenohypophyse an (Pars infundibularis und Vorderlappen), sie stehen mit den infundibulären Spezialgefäßen in Verbindung. Allein deswegen sollen sie schon hier erwähnt werden.

Wie verhalten sich die Gefäße der Hypophyse während ihrer Entwicklung zum Parenchym?

Was einleitend über die Bedeutung der Entwicklungsgeschichte für unser Verständnis der Topographie der Parenchymanteile gesagt wurde, gilt — soweit wir sehen — grundsätzlich auch hinsichtlich der Gefäße der Hypophyse. Von einem bestimmten Stadium an gehen sie aus dem Mesenchym hervor, beim Menschen hauptsächlich von dem erwähnten Mesenchymkörbchen in beiden Teilen des Vorderlappens; sie sind in der Art ihrer Verteilung von der Form der Anlage und Höhe seiner Differenzierung, von entwicklungsmechanischen Faktoren abhängig, die zu weiteren Formveränderungen des ganzen Organs oder seiner Teile führen. Die Gefäßanordnung, die wir am fertigen Organ sehen, hat wohl ihre eigene Entwicklungsgeschichte, sie ist aber mit der Entwicklungsgeschichte der Parenchymanteile aufs engste verbunden.

Es sei hier vorausgeschickt, daß Gefäßanordnung (Angioarchitektonik) scharf zu trennen ist von vasculärer Versorgung (Näheres s. S. 148). Wir wollen im folgenden nicht nach der Entwicklung der Gefäß*versorgung* fragen, sondern lediglich aufzeigen, wie es zu der Gefäß*anordnung* innerhalb der Hypophyse kommt, die wir vom fertigen Organ her kennen. Dabei wollen wir uns im wesentlichen auf die kontaktbildenden Anteile der Hypophyse beschränken. (Über die gesamte Angioarchitektonik der Hypophyse s. S. 151.)

Bevor es zu einer Anpassung an Spezialfunktionen kommt, verhalten sich die Gefäße in ihrer Anordnung offenbar gesetzmäßig. Dies geht aus vielen Vergleichen verschiedener Organentwicklungen, wie SPALTEHOLZ (1922) zeigen konnte, hervor. Das am Beginn der Gefäßentwicklung stehende konstante Verhalten gegenüber bestimmten Grundformen des Parenchyms ist so auffällig, daß das von ihm aufgestellte *„Angiogenetische Grund-*

gesetz" auch für die Entwicklung der Hypophyse gültig ist. Wenn wir auch nicht hinreichend von der Gefäßentwicklung der Menschenhypophyse unterrichtet sind, so kann man doch mittels dieses Gesetzes und unter Berücksichtigung schon vorliegender Untersuchungen, die sich überwiegend mit Tierhypophysen befaßten, die Gefäßanordnung der

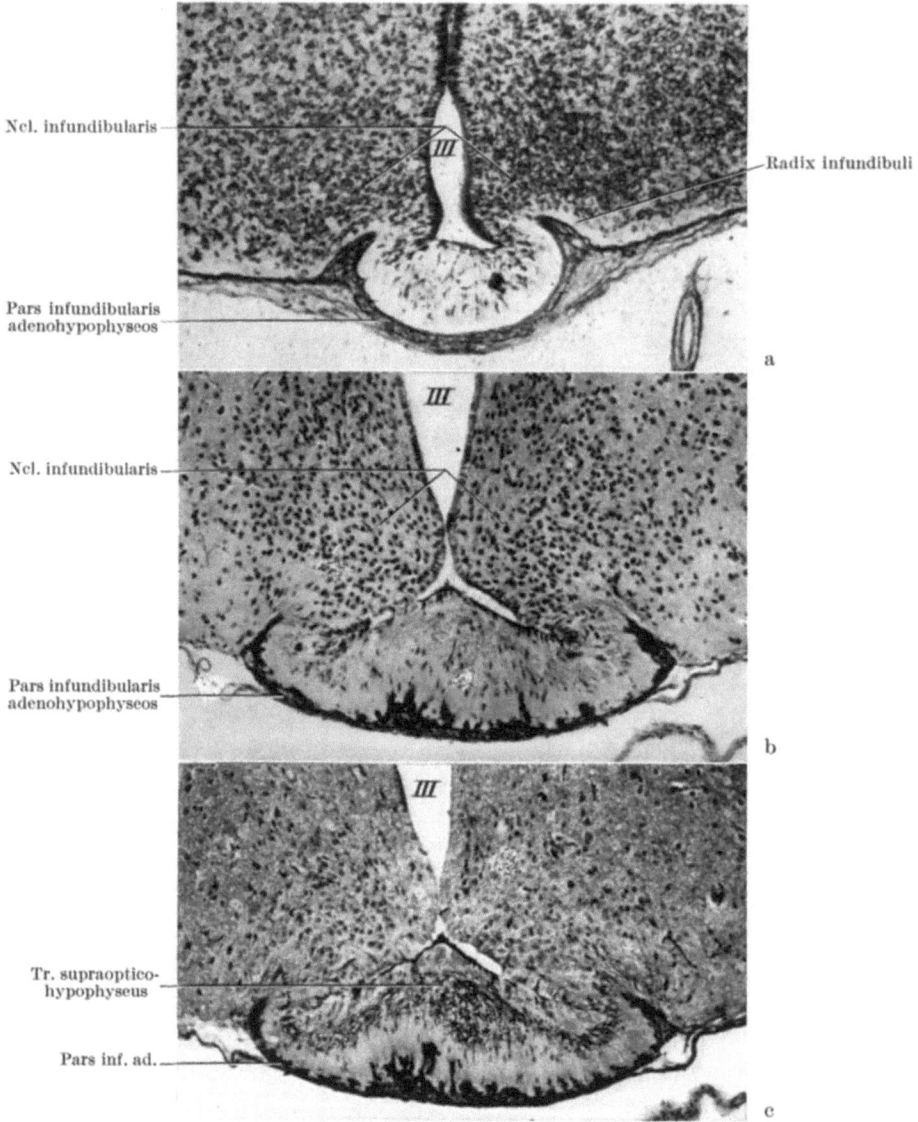

Abb. 20a—c. *Entwicklung der infundibulären Spezialgefäße bei der Maus (Frontalschnitte)*. a Neugeborene Maus (Perdrau-Bild), glatte gefäßlose Kontaktfläche zwischen Pars infundibularis adenohypophyseos und Infundibulum (Vergr. 180fach). b Einsprossen von „infundibulären Spezialgefäßen" vorwiegend in die äußere Zone (Tr. tubero-hypophyseus), ebenso in c. Hier erkennt man außerdem den bei der Maus markhaltigen Tractus supraoptico-hypophyseus in der inneren Zone des Infundibulum. Vergr. b und c 150fach. Abb. 20b Azanfärbung, Abb. 20c Markscheidenfärbung (HEIDENHAIN-WOELCKE). Aus BECKER, 1955.

fertigen Hypophyse beim Menschen entwicklungsgeschichtlich ableiten. Es ist daher wichtig, hier auf einige wesentliche Punkte des angiogenetischen Grundgesetzes von SPALTEHOLZ einzugehen:

Zwischen der Form der Anlage eines Organs und der Art der ersten Verzweigung der Blutgefäße in ihm besteht eine ganz bestimmte Beziehung. Die bei der Entwicklung *zuerst* gewählte Gefäßaufzweigung ist also von rein formalem Charakter, sie „hat als solche nichts zu tun mit der anfänglichen oder späteren Funktion des Organs". Vererbungsmomente spielen möglicherweise eine Rolle.

Es werden bei der Entwicklung zwei Grundformen des Parenchyms unterschieden:
1. das Hohlorgan und 2. das solide Organ. Es ist dabei zunächst gleichgültig, ob es sich lediglich um Entwicklungsstufen handelt, oder um bleibende Formen, d.h. die Hohlform der Organanlage in eine solide Form übergeht, oder beide nebeneinander bei einem Organ (wie z.B. bei der Hypophyse), erhalten bleiben. Wesentlich ist, daß sich die Gefäßanordnung zu beiden Formen (Stadien, Abschnitte) sich wie folgt verhält: Im Falle des Hohlorgans entsteht ein zweidimensionales Netz, das die Außenfläche umgibt. Im Falle des soliden Organaufbaues genügt dieses zweidimensionale Netz zur Blutversorgung nicht mehr, es kommt zur Ausbildung eines dreidimensionalen Netzes. Entwickelt sich ein Organ aus der Hohlform zur soliden Form, wie es z.B. beim Rückenmark der Fall ist, so sieht man, wie die Gefäßentwicklung eine Art „Zwischenform" annimmt: Es sprossen nämlich, indem die Wand des Hohlorgans dicker wird, von dem primitiven zweidimensionalen Netz der Oberfläche Gefäße ein, die in *Schlingenform* einen *zuführenden* und einen *abführenden* Ast haben. Ob das zweidimensionale und dreidimensionale Netz mit der Zwischenform der Schlingenbildung in einem Organ auftreten, richtet sich wiederum nach dem Parenchymaufbau.

Nun liegt es an der endgültigen Entwicklungsform des Organs, ob zur Aufrechterhaltung der Funktion das zweidimensionale Gefäßnetz genügt, ob bei entsprechender Differenzierung und Ausbildung von Spezialfunktionen die Form der Schlingenbildung notwendig wird, oder schließlich, weil das sich entwickelnde Parenchym ein solides Organ aufbaut, die Blutversorgung nur durch die höchst entwickelte Grundform eines dreidimensionalen Netzes gewährleistet ist. Es ist auch möglich, daß sich die ehemals einfachen Gefäßschlingen selbst ein kleines Netz aufbauen, wobei der zuführende und abführende Ast (das kleine Netz ist nun zwischengestaltet) erhalten bleibt. Diese Anordnung kommt z.B. im Infundibulum des Rhesusaffen und des Menschen vor (s. S. 157, Abb. 108).

Das beschriebene angiogenetische Grundgesetz gilt nicht nur für die Ontogenese, sondern auch für die Phylogenese, was SPALTEHOLZ unter Hinweis auf die Untersuchungen von HIS (1888; beim Menschen) hervorhebt.

α) Die „meninx primitiva" und die „infundibulären Spezialgefäße".

Bei Anwendung des angiogenetischen Grundgesetzes auf die Entwicklung der Hypophysengefäße, die in Untersuchungen von D'ESPINASSE (1933), WISLOCKI (1937a, b) und NIEMINEVA (beim Menschen, 1950), sowie von MIRAGLIA (1957, 1959), BECKER (Maus; 1955) eingehend behandelt werden, muß man folgern, daß von dem leptomeningealen Netz, das das embryonale Gehirn als „meninx primitiva" umgibt, wohl gegen Ende der Entwicklung Gefäße in das Infundibulum einsprossen. Es handelt sich hierbei um Gefäßschlingen mit einem zuführenden und einem abführenden Ast, ganz dem gesetzmäßigen Verhalten entsprechend, das man auch sonst bei Hohlorganen sieht, bei denen das einfache Oberflächennetz zur Ernährung nicht mehr ausreicht.

Ebenfalls von der „meninx primitiva" sprossen Gefäße in die Hypophysenhinterlappenanlage ein. Da aber dieser Abschnitt bereits solide Form angenommen hat, bildet sich hier ein dreidimensionales Netz aus. Aus der meninx primitiva der Hinterlappenanlage wird der spätere Mantelplexus (MERENYI, 1948; von ihm erstmals bei der Katze beschrieben).

Bevor die Einsprossung von Gefäßen im Infundibulum beginnt, hat sich im Bereich des Vorderlappens und der Pars infundibularis ein Gefäßnetz (dreidimensionales Netz) ausgebildet. Mit der Pars infundibularis grenzt dieses dreidimensionale Netz an das Infundibulum. Die glatte Kontaktfläche bleibt insgesamt vorerst erhalten, der Zustand ist also in diesem Stadium noch als *„primitiv"* zu bezeichnen. Erst später erfolgt im medianen Abschnitt die Einsprossung der infundibulären Spezialgefäße, während lateral und oral, wie schon erwähnt, der „primitive Zustand" bestehen bleibt. Die Vorstellung also, daß die infundibulären Spezialgefäße von einem zweidimensionalen Netz in Form einer meninx primitiva ausgehen, ist nicht ganz richtig. Am Orte der Anlage der Pars infundibularis geht nämlich das zweidimensionale Netz der meninx primitiva in das dreidimensionale Netz der Pars infundibularis über. So ist es auch verständlich, daß die proximale Adenohypophyse (= Pars infundibularis) „intrapial" liegt (ENGELHARDT, 1956).

ATWELL (1926) war noch der Meinung, daß die Pia über die Pars infundibularis hinwegzieht. Erst an der Außenfläche der Pars infundibularis beginnt der Subarachnoidalraum. Er umgibt, worauf FERNER (1954), 1960) besonders hinweist, die gesamte proximale Hypophyse. Der Subarachnoidalraum kann sich auch in gewissen Fällen noch ein Stück weit in den intrasellären Abschnitt fortsetzen; doch ist dies nicht die Regel (s. S. 54).

Aber auch dort, wo die Pars infundibularis nicht mehr dem Infundibulum anliegt (dorsal), sprossen Gefäße unter Schlingenbildung in das „freiliegende" Infundibulum ein. An einer Stelle kommt es hier beim Menschen zu einer besonders intensiven Gefäßeinsprossung mit Netzbildung (= „neuro-vasculäre Zone" nach GREEN, 1948).

In der weiteren Entwicklung der infundibulären Spezialgefäße (meist nach der Geburt) ist die Lage der Gefäßschlingen, d.h. ihr Verlauf, von den groben Formveränderungen der Hypophyse und den infundibulären Faserstrukturen abhängig. Dabei bilden sich, wie dies bei den höheren Formen (Mensch und Affe) der Fall ist, auch Gefäßnetze aus, die aber immer noch die Herkunft von der Schlingenform erkennen lassen (PFEIFER, 1951; ENGELHARDT, 1956). Einfache und komplizierte Schlingenformen kommen nebeneinander vor. Die Aufteilung der Angioarchitektonik des Infundibulum in größere und kleinere Schlingen ist der endgültige Zustand, der der Fibrilloarchitektonik des Infundibulum, nämlich dem Endaufsplitterungsgebiet des Tractus tubero-hypophyseus (= kleinere Gefäßschlingen) und dem Territorium des Tractus supraoptico-hypophyseus (= größere Gefäßschlingen) entspricht.

β) Das adenohypophysäre Gefäßnetz und das sog. „Portalsystem".

Die sog. Portalgefäße gehören dem adenohypophysären Netz an. Sie sind als besonders großlumige Gefäße schon bei bloßer Betrachtung der ventralen Außenfläche der Hypophyse erkennbar. Damit mag es zusammenhängen, daß man schon früh auf sie aufmerksam

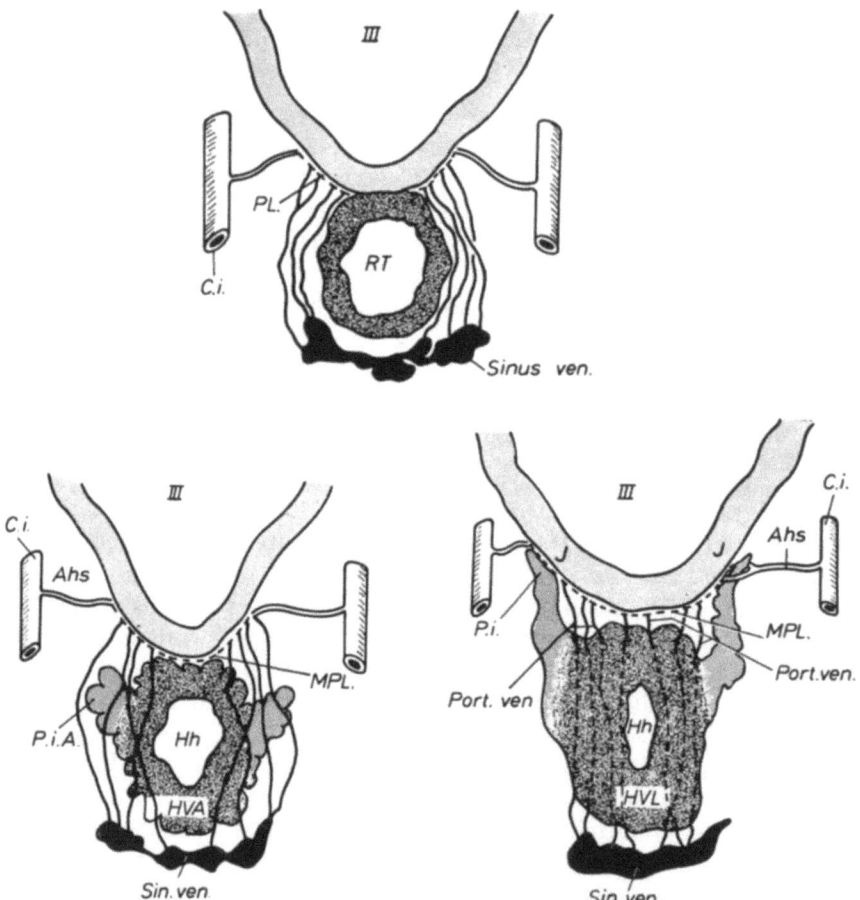

Abb. 21. *Entwicklung des Hypophysenpfortadersystems (Portalsystem bei der Ente)* (nach ASSENMACHER, 1952). Entwicklung von Gefäßen, die das Blut aus dem zweidimensionalen meningealen Netz (= Mantelplexus *MPL*) des Hirnbodens zu beiden Seiten der Adenohypophysenanlage dem venösen Sinus (Sinus cavernosus *Sin. ven.*) zuführen. Die beiden oberen Hypophysenarterien (*Ahs*) versorgen das meningeale Netz an nämlicher Stelle mit. Erst zu einem späteren Zeitpunkt sprossen von der Vorderlappenanlage beiderseits adenohypophysäre Zellschläuche („Pars infundibularis" *P.i.* in der Abbildung gegenüber dem Original besonders gekennzeichnet) aus, die mit dem Hirnboden Kontakt aufnehmen (vgl. Abb. 18, S. 28). Das Portalgefäßsystem *Port. Ven.* wird hier anscheinend primär und unabhängig von der Herstellung eines proximalen adeno-neurohypophysären Kontaktes angelegt. *RT* Rathkesche Tasche; *Hh* Hypophysenhöhle; *HVL* Vorderlappen; *J* Infundibulum; *C.i.* A. carotis int.

wurde. Es sind „Sammelgefäße", die das Blut aus einem großen Teil des Netzes der Pars infundibularis aufnehmen und dem Vorderlappen zuführen. Aber auch der umgekehrte Weg ist möglich. Die Portalgefäße gehen aus dem adenohypophysären Netz hervor und sind diesem offenbar parallel geschaltet zum Zwecke der Anpassung an die Strömungsverhältnisse und Funktion des sich ausdifferenzierenden Parenchyms. Diese Anpassung erstreckt sich nicht nur auf das Territorium der Adenohypophyse, sondern bezieht das Infundibulum mit ein, sobald vom adenohypophysären Netz der Pars infundibularis jene Spezialgefäßschlingen in den neurohypophysären Partner einsprossen. Mit ihrem dicken abführenden Schenkel stehen die großen Spezialgefäßschlingen mit dem Portalsystem in Verbindung.

Nach den Untersuchungen von WINGSTRAND (1951) entstehen die meist parallel verlaufenden an der Oberfläche sichtbaren Portalgefäße durch Streckung der primären Gefäßanlage der Adenohypophyse, wenn der Vorderlappen sich von der Hirnbasis zu entfernen beginnt. Sie sind deshalb bei solchen Formen besonders ausgeprägt, bei denen der Vorderlappen nicht nahe der Hirnbasis bleibt. Nicht zutreffend ist es, wenn man die beim Menschen vor dem Hypophysenstiel beiderseits verlaufende Arterie (Trabekelarterie), die von der oberen Hypophysenarterie kommt und direkt in den Vorderlappen zieht, dem Portalgefäßsystem zurechnet (vgl. S. 56, Abb. 36).

ASSENMACHER (1952) verfolgte an *Enten*embryonen (Abb. 21) die Entwicklung des Portalgefäßsystems und konnte zeigen, wie entsprechende Gefäße schon in ganz frühen Entwicklungsstadien beiderseits der Adenohypophysenanlage auftreten und das dem Hirnboden anliegende zweidimensionale leptomeningeale Gefäßnetz mit dem Venensinus verbinden. Aus diesen Gefäßen entstehen außer den Portalvenen auch Kapselgefäße des Vorderlappens. Die Befunde weisen darauf hin, daß bei der genannten Hypophysenform die Entwicklung der Portalgefäße unabhängig von der Bildung einer „Pars infundibularis" und ihrer Kontaktaufnahme mit dem Infundibulum erfolgt.

5. Zur Lageveränderung der Hypophyse gegen Ende der Entwicklung.

Es wurde bereits erwähnt, daß die Hypophysenanlage schon recht früh (vgl. Abb. 15 bei einem Embryo von 44 mm SSL) und zwar schon während der Bildung der Rathkeschen Tasche Lageveränderungen durchmacht. Sie hängen nicht nur mit Wachstum und Differenzierung der Parenchymzellen zusammen, sondern auch mit entwicklungsmechanischen Vorgängen der näheren und weiteren Umgebung. DIEPEN hat diese Zusammenhänge 1948 näher beschrieben und die während der Ontogenese eintretende Verlängerung des Infundibulum und die Drehung der infundibulären Längsachse von der ursprünglichen *ventro-caudalen* nach der *ventro-oralen* Richtung hervorgehoben. Diese Veränderungen kommen im einzelnen dadurch zustande, daß der Hypothalamus dem „Wachstumsdruck" des sich entfaltenden Stirnhirns nachgibt, während der Hypophysenkörper, weil an der Schädelbasis fixiert, in seiner Lage verharren muß. Hinzu kommt die Entfaltung des Schläfenlappens und der fronto-basalen Rinde, wodurch der Hypothalamus supprimiert und von der Schädelbasis abgehoben wird (SPATZ). Die Abb. 22a—d erläutern diesen Vorgang an makroskopischen Präparaten verschiedener Entwicklungsstadien (nach DABELOW, 1931).

Die Auswirkung des von oral auf den Hypothalamus gerichteten Wachstumsdruckes läßt sich auch sehr gut an dem Verhalten der Commissura anterior erkennen, wie dies erstmals DIEPEN (1962) beschrieben hat. Denkt man sich eine auf das Chiasma vertikal gestellte Frontalebene, so liegt die Commissura anterior bei einem Embryo von 94 mm SSL (Abb. 23a) noch *vor* dieser Ebene[1]. Die Commissura anterior wandert nun im Laufe der weiteren Entwicklung in Richtung auf die Ebene der „Chiasmavertikalen" und liegt beim erwachsenen Menschen in derselben (Abb. 23b). Das Ausmaß dieser Wanderung schwankt individuell, wie auch die Form des 3. Ventrikels, des Recessus infundibuli, die

---

[1] Hierzu schreibt DIEPEN: „Wir haben die Lage der Commissura anterior topometrisch auf eine Achse zu beziehen versucht. Als solche wählten wir die Verbindungslinie zwischen der Mitte der Clivuslänge (am medianen Sagittalschnitt) und dem Punkt, wo die basale Ebene der vorderen Schädelgrube den oberen Rand der Fossa olfactoria schneidet. Von der Mitte des Chiasma ziehen wir eine Vertikale („Chiasmavertikale") auf diese Bezugsachse." — Auch vergleichend-anatomisch ist, wie DIEPEN nachweisen konnte, die „Wanderung" der Commissura ant. in Richtung auf die Chiasmavertikal-Ebene vorhanden.

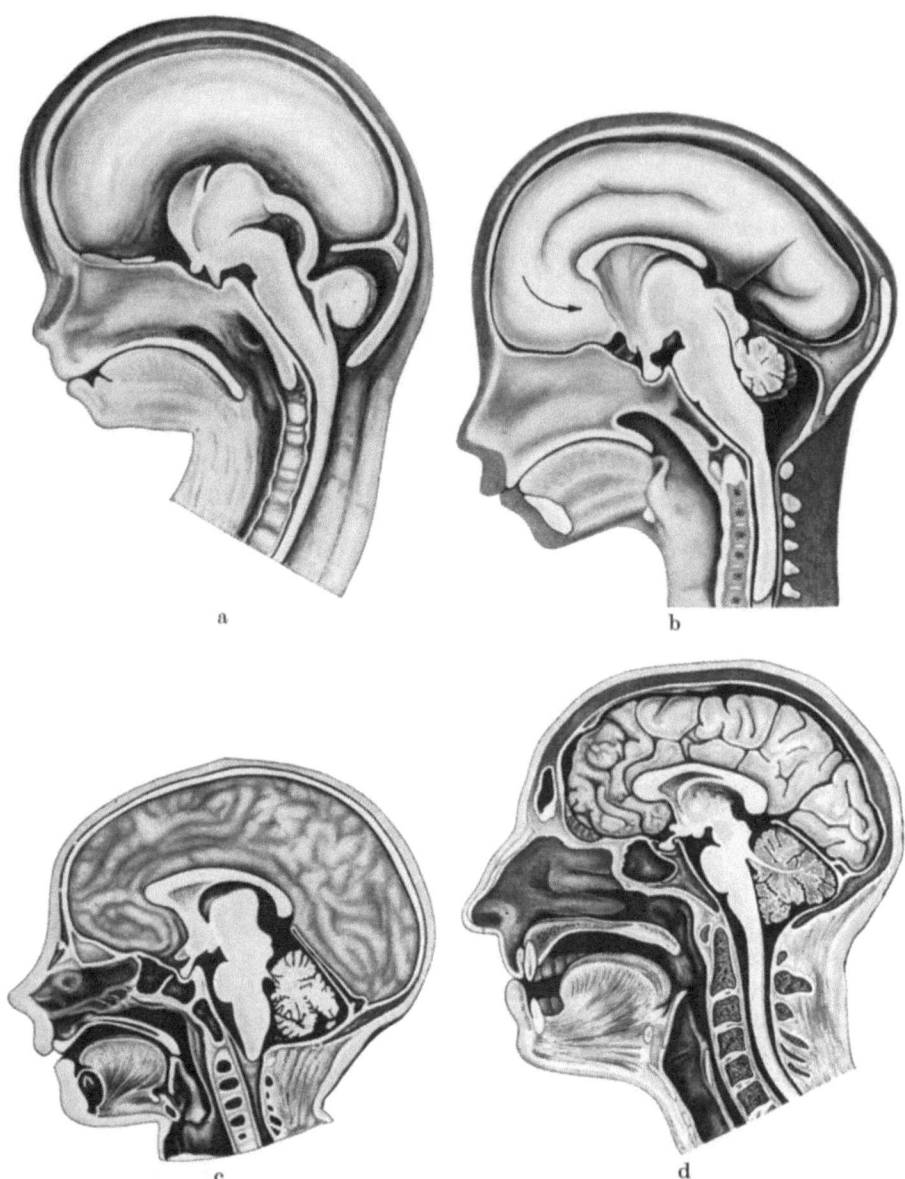

Abb. 22a—d. *Cranio-encephale Topographie des Menschen in verschiedenen Entwicklungsstadien* (nach DABELOW, 1931). a 4. Monat; b 6. Monat; c Säugling; d Erwachsener. Beachte die mit zunehmender Entfaltung encephaler Hirnteile, insbesondere des Frontalhirns, eintretende Drehung der Längsachse des Infundibulum von dorso-caudaler in ventro-orale Richtung während der Entwicklung. Der in Abb. 22b eingetragene Pfeil gibt die Richtung des „Wachstumsdruckes" an, der von diesem Zeitpunkt der Entwicklung an für die Drehung der Hypophysenstielachse im wesentlichen verantwortlich zu machen ist. Im gleichen Zeitabschnitt erfolgt auch die Verkleinerung des Clivus-Basiswinkels. Die Aufrichtung der Lamina terminalis wird in Abb. 23 erläutert.

Lage der Achse des Hypophysenstiels und der Abstand der Hypophyse vom Chiasma opticum. Wir kommen darauf im Kapitel über die Topographie der Hypophyse (S. 49) zurück.

6. Der Hypophysengang (Ductus craniopharyngicus) und die Entstehung der Rachendachhypophyse.

Gesondert sei der Hypophysengang (Ductus craniopharyngicus), der nicht zu verwechseln ist mit dem „suprasellären Hypophysenstiel"[1], und seine Rückbildung betrachtet, weil sich hieran besondere Probleme anknüpfen, die für die Klinik wichtig sind.

---
[1] HOCHSTETTER (1924) spricht allerdings beim Hypophysengang von „Hypophysenstiel". Dies führt aber zu Mißverständnissen.

Der ursprünglich weite Eingang in die Rathkesche Tasche verengt sich durch das Wachstum des umgebenden Mesenchyms, welches das Material zur Bildung des Keilbeines liefert. Der untere Abschnitt der Rathkeschen Tasche wird zu einem dünnen,

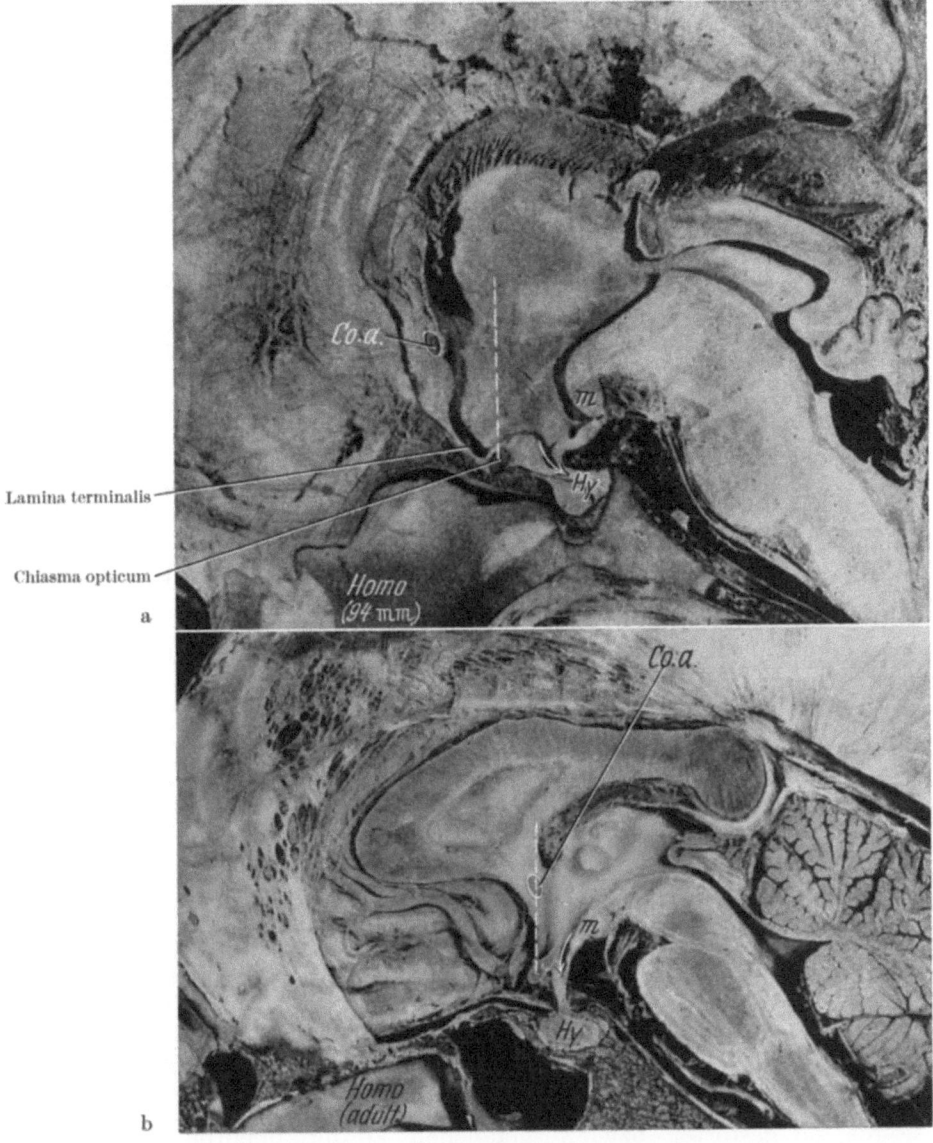

Abb. 23a u. b. *Cranio-encephale Topographie im Medio-Sagittalschnitt durch das Gehirn eines menschlichen Embryos* von 94 mm Länge (a) und eines erwachsenen Menschen (b). Nach HOCHSTETTER (1943). Neben der Veränderung der Längsachse des Hypophysenstiels wird auf die Lagebeziehung zwischen Commissura anterior und des Chiasma opticum während der Entwicklung hingewiesen. Die Commissura anterior nähert sich in der Folge des von frontal auf die Lamina terminalis einwirkenden Wachstumdruckes der auf das Chiasma opticum gedachten Vertikalebene, der sog. Chiasma-Vertikalen DIEPENs (----); *Co.a.* Commissura anterior; *m* Corpus mamillare; *Hy* Hypophysenkörper; ↓↓ im Rec. infundibuli weisen auf die Richtungsänderung der Längsachse des Infundibulum während der Entwicklung hin. Aus DIEPEN, 1962.

zunächst noch hohlen Gebilde, eben dem Hypophysengang. Wir verweisen hier auf Abb. 19b, S. 29.

Mit zunehmendem Wachstum der Keilbeinanlage wird dieser Gang immer mehr gestreckt und dünner, er verliert schließlich sein Lumen, um in Teilstücke zu zerfallen. Die Lichtung des oberen Teils der Rathkeschen Tasche hat sich dann zur Hypophysenhöhle geschlossen, ihre Wandung läßt aber eine Zeitlang noch einen kleinen Fortsatz erkennen, der dem oberen Rest des Hypophysenganges entspricht. Nach den Angaben von ROMEIS kann der Ductus craniopharyngicus bereits beim menschlichen Embryo von 20 mm völlig verschwunden sein, während seine ursprüngliche Verlaufsrichtung als Canalis craniopharyngicus innerhalb der knorpeligen Anlage des Keilbeins noch erkennbar ist. Bei der Katze (Abb. 19b) sehen wir den Hypophysengang noch kurz vor der Geburt recht deutlich.

Besondere Verhältnisse bestehen an der Ansatzstelle des Hypophysenganges am Rachendach (unter dem Keilbein). Hier bleiben beim Menschen, im besonderen Maße auch beim Hund, sehr häufig Reste des Ganges innerhalb des Epithels des Rachendaches erhalten. Diese Reste führen durch Weiterentwicklung zur Entstehung der *Rachendachhypophyse*. ROMEIS schreibt: ,,Bei älteren Embryonen (60—100 mm SSL) lassen sich fast immer deutliche Anzeichen einer Weiterentwicklung dieser Keime durch Ausbildung epithelialer Drüsenbälkchen beobachten ...". Dementsprechend findet man auch beim Neugeborenen in der Regel eine gut entwickelte Rachendachhypophyse (Größe rund 3 mm) vor. W. MÜLLER (1957a, b) berichtet über eine Frühgeburt, bei der neben einer sehr großen Rachendachhypophyse Mißbildungen des Gehirns und Kryptophthalmus vorlagen.

Das Merkwürdige dieses Überbleibsels des Hypophysenganges am Rachendachepithel ist, daß sich das frühembryonale Gewebe eine Zeit lang noch weiterentwickeln kann und daß es beim Erwachsenen mit einer sehr großen Regelmäßigkeit, wenn auch in der Größe variierend, angetroffen wird. Bei negativen Angaben ist zu bedenken, daß die Herausnahme des winzigen Organs, dessen Länge beim Erwachsenen mit 5—6 mm und dessen Dicke mit 0,5—1 mm angegeben wird, nicht einfach ist. Die Technik wird von ROMEIS (1940) genauer beschrieben.

Mikroskopisch findet man in der Rachendachhypophyse, außer Plattenepithelien — ein Prädilektionsort der Craniopharyngiome scheint hier aber keineswegs vorzuliegen — Elemente von Art der Hauptzellen des Vorderlappens, während chromophile Zellen stark in der Minderzahl sind (unter diesen mehr eosinophile als basophile).

CHRISTELLER (1914) fand bei 31 Fällen 19mal eosinophile und 15mal basophile Zellen. Ähnliche Angaben macht HABERFELD (1909). ROMEIS fand bei eigenen Untersuchungen ,,vor allem undifferenzierte Zellenvor". sowohl als vielkernige Plasmodien (Kernhaufen) als auch in Gestalt kleiner, undifferenzierter Einzelzellen. Aus ihm entwickeln sich Zellen mittlerer Größe (7—10 μ), die mit deutlichen Zellgrenzen und einem blassen, schwachfärbbaren Cytoplasma versehen sind. Alpha- und Betazellen fehlen zum Teil vollständig, zum Teil sind sie — namentlich letztere — nur spärlich vorhanden.

Die Frage, welche Bedeutung die Rachendachhypophyse für das endokrine System hat, wird unterschiedlich beantwortet. ROMEIS, sowie auch CHRISTELLER messen der durchschnittlich geringen Anzahl von Elementen, mit denen die Rachendachhypophyse vertreten ist, unter physiologischen Bedingungen keine so große Bedeutung bei. Dies kann sich ändern, wenn bei Schädigung oder Verlust des Vorderlappens die Produktion gewisser Hormone ausfällt; denn unter diesen Bedingungen kann tatsächlich die Rachendachhypophyse für die gestörten bzw. ausgefallenen Vorderlappen(partial)funktionen kompensatorisch einspringen. So beobachtete CHRISTELLER bei einer 64jährigen Patientin mit adreno-genitalem Syndrom bei Kompression des Vorderlappens durch einen teilweise verkalkten Tumor die Rachendachhypophyse vergrößert. Mikroskopisch bestand sie zum allergrößten Teil aus großen, reichlich Granula enthaltenden eosinophilen Zellen. Das Bild erweckte durchaus den Eindruck einer kompensatorischen Hypertrophie.

W. TÖNNIS, W. MÜLLER, S. OSWALD und H. BRILMAYER (1954) haben die Frage einer kompensatorischen Leistung wieder aufgegriffen. Es wurden die Rachendachhypophysen von mehreren Patienten, bei denen die Hypophyse durch Tumor vernichtet war, mit den Verhältnissen beim Menschen mit intakter Hypophyse verglichen. Bei den ersteren zeigte das histologische Bild der Rachendachhypophyse ,,alle Merkmale einer funktionstüchtigen Drüse". Neben chromophilen Zellen ließ sich eine auffällige Zunahme an eosinophilen, wie an basophilen Elementen feststellen. Die Befunde legen also die Möglichkeit einer endokrinen Ersatzfunktion der Rachendachhypophyse nahe. Außerdem fand W.

MÜLLER entsprechende Veränderungen der Rachendachhypophyse nach vorausgegangener Hypophysektomie (wegen Genital- bzw. Schilddrüsencarcinom durchgeführt) und zwar im ersteren Falle bereits 6 Wochen nach der Operation.

Die experimentelle Nachprüfung des Verhaltens der Rachendachhypophyse nach Hypophysektomie wird dadurch erschwert, daß das Vorkommen der Rachendachhypophyse bei Tieren inkonstant ist [bei Hunden wird es nach OBOUSSIER (1944/1955) durch den Kurzwuchs der Schädelbasis begünstigt].

Wenn auch nach den bisher vorliegenden Ergebnissen die Rachendachhypophyse zu einer kompensatorischen Leistung fähig zu sein scheint, so ist zu bedenken, in welchem Umfange dies erfolgt. Auch wird noch zu klären sein, ob und in welcher Weise die zweifellos vom Hypothalamus abhängigen Funktionen des Hypophysenvorderlappens ebenfalls durch die Rachendachhypophyse kompensiert werden können. Sicher wird man hier Einschränkungen machen müssen. Denn das wesentliche topographische Merkmal der Rachendachhypophyse ist, *daß sie außerhalb des adeno-neurohypophysären Kontaktes liegt.*

7. Hypophysenganggewebe als Ausgangsmaterial für Hypophysengeschwulstbildungen. — Hamartome.

ERDHEIM (1904) hat bekanntlich als erster erwogen, daß die nach ihm benannten Tumoren (Erdheim-Tumoren) aus dem Restgewebe des Ductus craniophrayngicus entstehen. Nach Lage dieses Restgewebes ist der Ursprungsort solcher Geschwülste (Craniopharyngiome) — wenn man an dieser Vorstellung festhält — innerhalb der Schädelbasis, d.h. im Sellaboden anzunehmen, und nicht suprasellär. Nun ist aber bekannt, daß gerade die Craniopharyngiome nur in seltenen Fällen intrasellär zu finden sind, die weitaus größere Anzahl wächst *suprasellär*. Nimmt man an, daß die suprasellären Craniopharyngiome vom Hypophysengangsgewebe ausgehen, so müßten diese, ohne klinisch besonders in Erscheinung zu treten, zunächst intrasellär wachsen und dann in den suprasellären Raum vordringen. Dies ist aber nach den bisher vorliegenden Untersuchungen für gewisse „suprasellläre Craniopharyngiome" nicht sicher erwiesen. — Die Frage, inwieweit das blastomatöse Wachstum als Folge eines fehlenden oder mangelhaften Kontaktes zwischen Mundbuchtepithel und neuroepithelialem Gewebe angesehen werden darf, läßt sich heute noch nicht beantworten.

Von den auf Plattenepithelreste des embryonalen Hypophysenganges zurückzuführenden Craniopharyngiomen sind nach FRAZIER und ALPERS (1934) solche cystischen Geschwülste der Sellagegend scharf abzutrennen, die vom ganz andersartigen Epithel der *„Rathkeschen Cysten"* in der Zona intermedia herzuleiten sind. Die Rathkeschen Cysten persistieren bei der Obliteration der embryonalen Hypophysenhöhle. Nach den genannten Autoren sind diese Tumoren dadurch gekennzeichnet, daß die Cysten einen Belag aus Flimmerepithel besitzen, wie man ihn als Auskleidung der Rathkeschen Cysten und auch der Hypophysenhöhle kennt. Neuerdings haben W. MÜLLER und S. OSWALD solche Cysten in Hypophysenadenomen gefunden und denken daran, daß auch hier die Zona intermedia als Ausgangspunkt in Betracht kommt. Vom entwicklungsgeschichtlichen Standpunkt aus erscheint diese Ableitung plausibel. Es ist anzunehmen, daß dieselbe Herkunft auch für die meisten suprasellär wachsenden chromophoben Hypophysenadenome gilt. Ihr Ursprungsort wäre demnach intrasellär (kurz unterhalb des Diaphragma sellae), von wo aus sie suprasellär wachsen. Sie drängen meistens das Diaphragma sellae, das dann zur Tumorkapsel wird, in den suprasellären Raum hoch oder wachsen erst nach einer gewissen intrasellären Ausbreitung durch die Öffnung des Diaphragma sellae. In solchen Fällen wird die Tumorkapsel zusätzlich vom suprasellären Bindegewebe und vom Stroma des Tumorgewebes in der größten Ausdehnung selbst gestellt. — Die Zuordnung von suprasellär vorkommenden Cysten und der Nachweis ihrer Herkunft von bestimmten embryonalen Zellformationen sind jedoch mit erheblichen Schwierigkeiten verbunden (vgl. die Untersuchungen von A. T. RASMUSSEN, 1929, 1939, ferner die Gegenüberstellung klinisch-histopathologischer Befunde von R. A. SMITH u. P. C. BUCY, 1953, schließlich die Mitteilung von B. FAIRBURN u. I. M. LARKIN, 1963).

Für die im Schrifttum als Hamartome bezeichneten Tumoren der Hypophysenregion hat vor kurzem HALLERVORDEN unter Hinweis auf Untersuchungen von SPRANKEL (1956) eine neue Vorstellung ihrer Entstehung entwickelt. In einer Mitteilung (SCHMIDT, HALLERVORDEN und SPATZ, 1958) wird in diesem Zusammenhang auf die im Bereich der Prächordalplatte mit dem Boden des Prosencephalon entstehende „Fusion" aufmerksam gemacht. Wie man sich die Entstehung einer solchen Fusion auch immer vorstellen mag, der Ort, an dem eine solche Verbindung zwischen verschiedenen Gewebsabkömmlingen auftritt, zeichnet sich durch eine besondere Prädilektion für die Entstehung bestimmer Hamartome aus. Mitunter wird die gesamte Prämamillarregion, ja sogar die Corpora mamillaria mit einbezogen, die Neurohypophyse aber nicht. — Über das Ausgangsmaterial der bösartigen Infundibulome (GLOBUS-Tumoren) s. S. 45.

C. Aus der vergleichenden Anatomie (Phylogenie).

Ein kurzes Eingehen auf die vergleichende Anatomie ist für das Verständnis des Aufbaues der Hypophyse, insbesondere der Beziehung zwischen Neuro- und Adenohypophyse unerläßlich.

Seit den Hinweisen EDINGERs ist es Aufgabe der vergleichenden Anatomie nicht so sehr die Struktur der Teile der Hypophyse als vielmehr die Art und Weise, wie sie sich zueinander fügen, zu untersuchen. Es liegt der vergleichenden Betrachtungsweise fern, von vornherein bestimmte Aussagen über die Funktion zu machen; dagegen ist sie bemüht, eine Antwort auf die Frage zu bekommen, warum und unter welchen Bedingungen die strukturell völlig verschiedenen Elemente gerade an dem bezeichneten Orte zu einem Organ sich vereinigen.

Die vergleichend-anatomische Sicht, die uns hier beschäftigt, stützt sich auf die Tatsache, daß die Entwicklung der Hypophyse beim Menschen mit der Eigenentwicklung der Tierhypophyse Vergleichbares und in diesem Sinne auch Gemeinsames hat, daß es also hier, wie bei anderen Organentwicklungen, eine *vergleichende Entwicklungsgeschichte gibt*. Bei Anerkennung dieser Tatsache ist aber nicht anzunehmen, daß die Hypophysenentwicklung beim Menschen Tierstadien durchlaufe. Nichts weist nämlich darauf hin, daß die zu einem bestimmten Stadium des Fetallebens angenommene Form der Menschenhypophyse tatsächlich dem fertigen Zustand einer bestimmten Tierhypophyse gleichkäme. Unmittelbare Tatsache ist, (wie bei jeder Organentwicklung) die Entsprechung zwischen Anlage und Form (PORTMANN). Wir kennen weder in der ontogenetischen noch in der phylogenetischen Entwicklung eine *Notwendigkeit* im Geschehen der regelmäßigen Vorgänge. Sicher besteht zwischen fertiger Form und funktioneller Beanspruchung ein Zusammenhang und trotz gemeinsamer Formbestandteile eine „Individualanpassung" an die mit der Lebensweise verbundenen Aufgaben. Dabei können wir an vielen Beispielen der vergleichenden Organentwicklung feststellen, daß die Entwicklungsweise bis zu einem gewissen Stadium im Prinzip sich wiederholt, dann aber auch Neues hinzukommt. Die Grenze zwischen den sich wiederholenden und den neu hinzukommenden Vorgängen in vergleichender Betrachtungsweise aufzuzeigen, ist für das Verständnis der morphologischen Eigenschaften von fundamentaler Bedeutung. Das gilt auch für die Hypophyse, speziell für die morphologische Verknüpfung der sie kennzeichnenden unterschiedlichen Parenchymteile.

Der enge Zusammenhang zwischen Hypothalamus und Hypophyse ist in der ganzen Wirbeltierreihe erkennbar. Man kann ihn auf Grund von Endocranialausgüssen bis in die Triasepoche zurückverfolgen. Selbst bei den primitiven Gehirnen der Riesensaurier, bei denen auch das Zwischenhirn als Ganzes gering ausgebildet ist, ist eine Verbindung desselben mit der Hypophyse unbestreitbar.

Bei vielen rezenten niederen (weniger differenzierten) Wirbeltieren finden wir, ähnlich wie in früheren Phasen der Ontogenese beim Menschen, daß das Zwischenhirn durch seine relativ große Ausdehnung imponiert (Abb. 24). So ist z.B. dieser Hirnteil, wie auch die Hypophyse bei den Knochenfischen mächtig entwickelt. Das Größenverhältnis verschiebt sich allmählich bei zunehmender Entfaltung des Telencephalon und des Thalamus in der Wirbeltierreihe zuungunsten des Hypothalamus und der Hypophyse. Diese Verhältnisse lassen sich schon bei makroskopischer Betrachtung feststellen.

Beim erwachsenen Menschen soll mit der besonderen Entfaltung des Neocortex die Masse des Hypothalamus nur 4:1200 der Masse des Gesamtgehirns ausmachen (RANSON). Man kann mit SPATZ von einer ,,Gegensätzlichkeit" des Verhaltens von Neocortex und Hypothalamus bei der Evolution sprechen. Durch Zunahme des Neothalamus und die Entfaltung einer Faserverbindung mit dem Neocortex wird aber gleichzeitig die Verknüpfung von Neocortex und Zwischenhirn progredient *intensiviert* (SPATZ, 1949); d.h. innerhalb des

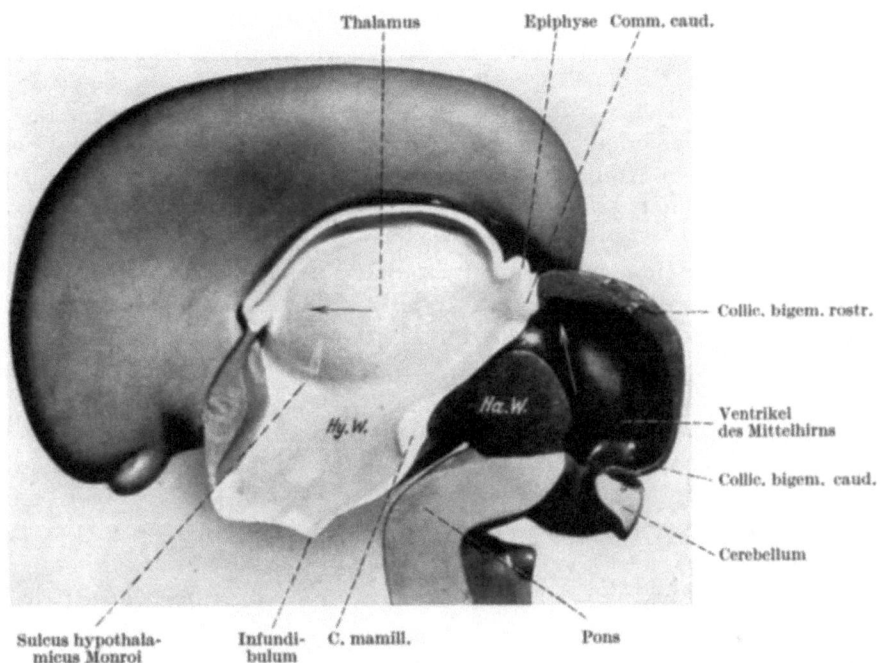

Abb. 24. *Gehirn eines menschlichen Embryos 46,5 mm (Peh. von* HOCHSTETTER*) sag.* Grenze zwischen Mittel- und Zwischenhirn durch verschiedene Tönung angegeben. Der Pfeil soll die Richtung der Achse im Mittel- und Zwischenhirn andeuten. Schon mächtige Entfaltung neencephaler Hirnteile. Die Zunahme derselben in der weiteren Entwicklung ist mitentscheidend für die Lageänderung der Hypophysenstielachse (vgl. Abb. 23, S. 37, Embryo eines späteren Stadiums). Aus SPATZ, 1935.

Zwischenhirns verhält sich der Hypothalamus (ähnlich wie der Epithalamus) konservativ, während der Neothalamus an dem progressiven Verhalten des Neocortex teilnimmt (SPATZ).

GRÜNTHAL ((1933a, b; 1948) hat einen Quotienten aufgestellt, der durch das Verhältnis von

$$\frac{\text{Hypothalamuslänge}}{\text{Großhirnlänge}}$$

gegeben ist. Die fallenden Werte dieses Index geben ein Maß für die Zunahme des Neocortex und damit für die Organisationshöhe der betreffenden Form innerhalb der Säugerreihe. Den niedersten Wert findet man beim Menschen, ihm folgt der Schimpanse.

SCHUCHARDT (1951) hat einen entsprechenden Index an der Innenseite des Schädels festgestellt, der durch

$$\frac{\text{Schädelbasismitte}^* \times 100}{\text{längster sagittaler Durchmesser des Schädelinnern}}$$

gegeben ist. Die relative Verkürzung des Hypothalamus kommt durch fallende Werte zum Ausdruck. Die in der Tierreihe der fallenden Indexwerte geordneten Säugetiere ergeben ebenfalls eine Folge, die demjenigen der Organisationsstufe entspricht.

GRÜNTHAL hat fürher sogar angenommen, daß bei den höheren Formen, besonders beim Menschen, eine Abnahme der Zahl der im Hypothalamus mit der Nissl-Methode nachweisbaren Ganglienzellensammlungen (= ,,Kerne") erfolgt. Die von ihm angenommene größere Differenzierung des Hypothalamus bei niederen

---

* ,,Schädelbasismitte" ist nach SPATZ (1949) die Entfernung zwischen der Verbindungslinie beider vorderer Canales Nn. opticorum und der hinteren Sattellehne.

Formen möchte er mit besonderen Ausbildungen des Trieblebens bei solchen Tieren in Zusammenhang bringen. Die Reduktion der Kerne ist aber von späteren Autoren bezweifelt worden; beim Menschen kommt jedenfalls noch eine neue, wohlcharakterisierte Gruppe, nämlich die sog. Nuclei tuberis laterales hinzu, von deren Funktion wir allerdings nichts wissen.

SPATZ glaubt, daß man die Position des Hypothalamus in der Säugetierreihe am besten dadurch charakterisiert, daß man das *konservative Verhalten* dieses alten Hirnteiles herausstellt. Die Verschiebungen, welche dieses Gebiet erfährt, dürften vorwiegend passiv und auf das progressive Verhalten anderer Hirnteile zurückzuführen sein. Die Hauptregion des Hypothalamus bleibt recht konstant, ebenfalls die wesentlichen Kernareale. Wir finden sie beim Igel ebenso wie beim Elefanten (DIEPEN, JANSSEN, ENGELHARDT und SPATZ, 1956).

Im Aufbau der Hypophyse läßt sich eine erhebliche Formvariabilität vergleichend-anatomisch feststellen. Doch es gibt eine Reihe mehr oder weniger konstanter Merkmale, wodurch die Struktur der Teile und die Formen ihrer Verknüpfung sich auszeichnen: das soll an einem Vergleich zwischen Onto- und Phylogenese deutlich werden:

Schon in der Eigenentwicklung konnten wir zwei voneinander abgrenzbare Vorgänge bei der Bildung der adeno-neurohypophysären Beziehung erkennen. Sehr eindrucksvoll ließ sich bei einem Embryo von 44 mm SSL (s. Abb. 15, S. 26) zeigen, daß sich zu diesem Zeitpunkt der Anlage der Pars intermedia und dem stark entwickelten Hinterlappen die „*Distale adeno-neurohypophysäre Kontaktfläche*" ausbildet. Während die Zwischenlappenanlage nur in Form eines spärlichen „Epithelsaumes" vorliegt, geht der neurohypophysäre Partner, der Hinterlappen, in seiner Entwicklung voran. Hier liegt offenbar ein gegensätzliches Verhalten im Wachstums- und Differenzierungsprozeß zwischen den beiden Teilen vor. Dieser Gegensatz ist besonders deutlich bei den Formen, bei denen der Zwischenlappen in Rückbildung ist und die adeno-neurohypophysäre Beziehung der Intensität nach mehr auf den Kontakt zwischen Pars infundibularis und Infundibulum, also nach proximal hin, verlegt wird. *Phyletisch gesehen handelt es sich bei der Realisierung der adeno-neurohypophysären Beziehung um einen in caudo-proximaler Richtung ablaufenden Vorgang.*

Die Unterscheidung zwischen „proximal" und „distal" ist streng genommen nur bei den Formen möglich, bei denen beide Kontaktflächen vorhanden sind. Doch vergleichend-anatomisch bezieht man sie auf Homologien (z. B. Hinterlappen und Zwischenlappen = distal, Pars infundibularis und Infundibulum = proximal). Wird eine Pars infundibularis nicht angelegt, erfolgt in diesem Falle die Verknüpfung zwischen hypothalamischen Neuronen und Hypophysenvorderlappen allein über Gefäße (bei einigen Vögeln), so liegt eine Sonderform vor, die dem adeno-neurohypophysären Kontakt vergleichbar ist; denn bei diesem kommt es immer nur auf die Verknüpfung zwischen hypothalamischen Neuronen und Hypophysenvorderlappen über den Gefäßweg an.

Vorderlappen und *Hinterlappen* sind fast immer die größten Teile. Eine direkte Verbindung zwischen beiden Teilen läßt sich nur in Ausnahmefällen nachweisen. Im Gegensatz dazu ist das Vorkommen der *Pars intermedia* der Adenohypophyse, wie schon einleitend vermerkt, inkonstant. Sie fehlt (oder ist höchstens in zweifelhaften Spuren vorhanden) bei der gesamten Klasse der Vögel. Innerhalb der Säugetiere fehlt sie bei allen Cetacaeen und, soweit untersucht, bei Sirenen. Bei diesen Formen wird der Vorderlappen vom Hinterlappen durch ein festes bindegewebiges Septum getrennt (s. Abb. 27). Gut ausgebildet ist die Pars intermedia bei fast allen poikilothermen Wirbeltieren, besonders hochgradig bei den Fischen, wo sie mit Fortsätzen in den Vorderlappen hineinreicht (DIEPEN, 1953). Auch bei Rodentiern, Ungulaten und Carnivoren ist die Pars intermedia gut entwickelt. Bei den Primaten erfährt sie eine deutliche Rückbildung und ist beim ausgewachsenen Menschen nur noch in einer verkümmerten Zone (Zona intermedia) zu erkennen; sie genügt aber zusammen mit einer Bindegewebsschicht auch hier, um den Hinterlappen vom Vorderlappen zu scheiden.

Bei allen Tieren ohne Pars intermedia fehlt der distale adeno-neurohypophysäre Kontakt. Wenn eine Pars intermedia vorhanden ist, so ist sie immer durch die enge Lagebeziehung zum Hinterlappen gekennzeichnet[1]. Bei Verschluß der Hypophysenhöhle,

---

[1] Die im angelsächsischen Schrifttum häufig benutzte Bezeichnung „Posterior lobe" wird oft im Sinne einer Einheit von Hinterlappen und Zwischenlappen angewendet. Auf die scharfe Trennung zwischen Hypophysenhinterlappen und Zwischenlappen (eben wegen der deutlichen grundverschiedenen Gewebsbeschaffenheit und auch der funktionellen Leistung) muß aber geachtet werden.

wie er beim erwachsenen Menschen eintritt, wird jedoch die Grenze zum Vorderlappen unscharf; auch ist die Grenze zwischen adeno-hypophysärem Gewebe und Hypophysenhinterlappen kaum noch als Fläche zu bezeichnen. Es kommt nämlich zum Einbrechen von adenohypophysären Zellen — sie enthalten meistens viele basophile Granula — in das neurohypophysäre Territorium des Hinterlappens hinein (= „Basophileninvasion").

Über die Bedeutung der Basophileninvasion, die besonders eindrucksvoll beim Menschen zu finden ist, wissen wir nichts. HANSTRÖM (1950) fand eine auffällig starke Invasion von Intermedia-Zellen in den Hinterlappen bei einem Gürteltier (Dasypus sexcinctus). In der gleichen Familie kommen Formen vor, die keinen Zwischenlappen haben, Hinterlappen und Vorderlappen durch Bindegewebe voneinander getrennt sind (wie beim Wal oder Elefanten; s. S. 48, Abb. 27). — Auch bei den Dreizehenfaultieren, die wie die Gürteltiere zu der Ordnung der Zahnarmen (Edentaten) gehören, gibt es eine Zwischenlappenzellinvasion (WISLOCKI, 1938). — Die Pars intermedia ist ein phyletisch „labiler" Teil der Adenohypophyse. — Bemerkenswert ist folgendes: bei sehr hoher Aktivität des Hinterlappens kommt es zu regressiven Vorgängen im Zwischenlappenparenchym; bei herabgesetzter Leistung, insbesondere nach Ausfall der Funktion des Hinterlappens (z. B. nach experimenteller Entfernung desselben) zeigt der Zwischenlappen progressive Veränderungen bis zu einer beträchtlichen Hypertrophie (ENGELHARDT, 1961). Ob man aus diesem Verhalten, das sich auf experimentelle Untersuchungsbefunde stützt, Schlüsse auf die Basophileninvasion beim Menschen ziehen kann, ist fraglich. Unter dieser Sicht wäre die Basophileninvasion ein Zeichen dafür, daß das progressive Verhalten der eindringenden Drüsenzellen unter der Voraussetzung eines „relativ" niedrigen Aktivitätsniveaus des Hypophysenhinterlappens erfolgt. Wir kommen auf das Problem der Basophileninvasion auf S. 126 ff. noch einmal zurück.

Wegen ihrer offensichtlichen Rückbildungstendenz in der Phylogenese hat man die Pars intermedia beim Menschen, wo sie nur noch als spärliches Restgewebe in der sog. Zona intermedia (ROMEIS) vorkommt, seither wenig beachtet. Hinzu kommt, daß die vom Zwischenlappen ausgehende melanophorenstimulierende Wirkung beim Menschen nicht die gleiche Bedeutung erlangt, wie bei solchen Tieren, bei denen der Farbwechsel der Haut als Schutz- und Abwehrreaktion rasch erfolgt. Doch unabhängig von der Frage nach der Funktion können wir bei vergleichender Betrachtung in der Kontaktaufnahme von Zwischenlappen und Hinterlappen eine *Grundform der adeno-neurohypophysären Beziehung sehen und davon jede weitere Entwicklungsform des Kontaktes ableiten.* Der von der Pars intermedia und dem Hinterlappen hergestellte Kontakt ist der primäre. In seinem Aufbau ist er unkompliziert und somit „primitiv". Kennzeichen dieser ursprünglichen Form ist die Fläche; im Ausnahmefall sind, wie wir beim Hecht noch sehen werden, Pars intermedia und Hinterlappen „verzahnt", doch es bleibt auch hier die Fläche als Grundform. Niemals erfolgt am distalen adeno-neurohypophysären Kontakt eine Erweiterung oder „Intensivierung" durch Gefäße. *Der Kontakt zwischen Pars intermedia und Hinterlappen ist phylogenetisch nicht progressiv.* Mit Rückbildung des Zwischenlappens erfährt der Hinterlappen eine Zunahme, und der Schwerpunkt der adeno-neurohypophysären Beziehung verlagert sich, wie bereits erwähnt, nach proximal, wo der phylogenetisch neue Kontakt zwischen Pars infundibularis und Infundibulum hergestellt wird. Unlösbar sind hier die Probleme der formalen Genese mit den Fragen nach der Bedeutung der unterschiedlichen Kontaktbeziehungen zwischen dem adeno- und neurohypophysären Parenchym verbunden.

Die Ausbildung einer *Proximalen adeno-neurohypophysären Kontaktfläche* stellt, wie wir bereits in der Ontogenese gesehen haben, eine ganz andere Beziehung zwischen den beiden Parenchymteilen her, als die Verknüpfung zwischen Hinterlappen und Zwischenlappen. Weder ontogenetisch noch phylogenetisch handelt es sich um eine Erweiterung der primären (distalen) Kontaktfläche. Mit Ausbildung der Verknüpfung zwischen Infundibulum und Pars infundibularis entsteht vielmehr *(qualitativ!)* eine neue Beziehung zwischen Adeno- und Neurohypophyse. Zwar können beide Kontaktflächen, die proximale wie auch die distale, wie wir sehen werden, schon bei ziemlich niederen Formen vorkommen; doch die Bildung einer regelrechten Proximalen adeno-neurohypophysären Kontaktfläche ist Neuerwerb und als solche gekennzeichnet dadurch, daß von dem adeno-hypophysären Gefäßnetz der Pars infundibularis zahlreiche Gefäßschlingen in das Infundibulum eindringen und auf diese Weise der flächenhafte Kontakt zwischen Drüsen- und Nervenhypophyse an dieser Stelle eine besonders innige Verknüpfung erfährt. Es ist auch möglich, daß (wie z. B. bei Vögeln, beim Wal und beim Elefanten, bei denen ein Zwischenlappen nicht angelegt ist — s. S. 48) die Beziehung zwischen Drüsenteil und Nerventeil allein am proximalen Abschnitt erfolgt.

Im Bereich des proximalen Kontaktes sind die erwähnten, vom Gefäßnetz des Trichterlappens in den Trichter eintretenden Gefäßschlingen (= Infundibuläre Spezialgefäße) bei den bisher untersuchten Säugetieren konstant. Bei vielen Arten finden sie sich aber nur in der Mittellinie, während zu beiden Seiten eine glatte adeno-neurohypophysäre Kontaktfläche, also der primitive Zustand beibehalten wird. Näheres über die Angioarchitektonik s. S. 147.

Der *Trichterlappen* (Pars infundibularis adenohypophyseos) kommt wenigstens bei den Säugetieren annähernd konstant vor und damit auch der proximale adeno-neurohypophysäre Kontakt. Die Ausbildung des Trichterlappens unterliegt allerdings großen Schwankungen. Auffällig spärlich kommt er z. B. an der Rückseite des Hypophysenstiels des Menschen vor. Aber auch an der Vorderseite kann das Infundibulum bis zum Diaphragma sellae ohne Drüsenbelag sein. Das spricht nicht gegen die Bedeutung der Pars infundibularis bzw. der proximalen adeno-neurohypophysären Kontaktfläche. Die Größe ist nicht unbedingt Hinweis auf die Bedeutung eines Organs oder eines Teils desselben. — Nach WISLOCKI (1938) fehlt der Trichterlappen bei zwei Faultierarten, beim Zwergameisenbär ist nur der distale, dem Vorderlappen anliegende Teil nachweisbar. Beim Elefanten ist die proximale Hypophyse stielartig verlängert; der Trichterlappen ist sehr gefäßreich, aber arm an Drüsenzellen (DIEPEN, JANSSEN, ENGELHARDT und SPATZ, 1956). Bei den Vögeln besteht eine große Variabilität.

Das *Infundibulum* ist wohl bei allen Wirbeltieren vorhanden, wenn auch die Ausdehnung sehr schwankt. Die Form eines Trichters wird erst dann deutlich, wenn ein richtiger Hypophysen*stiel* ausgebildet ist.

Die sog. „median eminence".

In der Literatur werden sowohl für das Infundibulum (= Trichter) als auch für den ihm anliegenden Drüsenbelag (= Trichterbelag) verschiedene Bezeichnungen gebraucht. Nicht übereinstimmend ist dabei die topographische Zuordnung. In der angelsächsischen Literatur wird jene der äußeren Gestalt nach mittelständige Erhebung am Bodenabschnitt des dritten Ventrikels, mitunter (GREEN, 1947a, b) auch das ganze Infundibulum, *Eminentia mediana* (median eminence) genannt. Diese Bezeichnung geht auf TILNEY (1936, 1937, 1938) zurück. Er ordnet die median eminence dem Tuber cinereum zu. Wie bereits FISHER, INGRAM u. RANSON (1938) bemerkten, ist diese Zuordnung nicht richtig. Die Eminentia mediana ist, wie SPATZ u. Mitarb. (1948) hervorheben, ein *Teil* der *Neurohypophyse*. Der Trichter setzt unter Bildung einer äußerlich gut sichtbaren Furche (= *Sulcus tubero-infundibularis*, SPATZ, DIEPEN u. GAUPP, 1948; = *Sulcus hypothalamo-hypophyseus*, KUHLENBECK u. HAYMAKER, 1949) am Tuber cinereum an und bildet nach innen in Fortsetzung des dritten Ventrikels den Recessus infundibuli. Nach caudal hin verjüngt sich das Lumen und verliert sich schließlich, indem sich der Trichter stielartig und kompakt auszieht (= *Zwischenstück* NOWAKOWSKIs, = *Infundibularstamm*, = *infundibular stem*). Die Zugehörigkeit der median eminence zum Infundibulum, also zur proximalen Neurohypophyse, ergibt sich aus der histologischen Struktur (Näheres s. S. 74). Ihre Zuordnung zum Tuber cinereum, wie sie von TILNEY durchgeführt wurde, ist nicht richtig. Die Zugehörigkeit zur Hypophyse ist nicht zuletzt auch dadurch begründet, daß sie mit adenohypophysärem Gewebe einen Kontakt bildet (= Proximale adeno-neurohypophysäre Kontaktfläche). Da der kontaktbildende Teil auf der neurohypophysären Seite das Infundibulum ist, ist die Bezeichnung „Pars infundibularis" (= Trichterbelag), wie HOCHSTETTER vorgeschlagen hat, für diesen Teil des adenohypophysären Partners zutreffend. *Trichterbelag ist nicht Tuberbelag*. Somit wird die in der angelsächsischen Literatur eingebürgerte Bezeichnung „Pars tuberalis" dem morphologischen Tatbestand nicht gerecht[1]. Nicht immer schließt der Drüsenbelag genau am Sulcus tubero-infundibularis ab (s. Abb. 51, 53 u. 92), sondern reicht noch ein kleines Stück weit über diese Grenze hinaus und liegt dem Tuber cinereum an. Das Übergreifen von Drüsenbelag auf das Tuber cinereum berechtigt jedoch nicht, den Belag als „Pars tuberalis" zu bezeichnen. Die Bezeichnung gewinnt auch dann nicht an Gültigkeit, wenn man darauf hinweist, daß im Bereich des Ansatzes des Infundibulum am Tuber cinereum die für das Infundibulum typische Aufteilung in zwei Zonen (s. S. 76) noch nicht vorgenommen werden kann. Es trifft zu, daß hier nur Fasern des Tractus supraoptico-hypophyseus zu sehen sind, während Fasern des Tractus tubero-hypophyseus fehlen. Das von NOWAKOWSKI (1951) als typisches Merkmal der Radix infundibuli hervorgehobene Verhalten kennzeichnet diesen Abschnitt, in dem die Fasern des Tractus supraoptico-hypophyseus außen liegen und innen, zum 3. Ven-

---

[1] Als „*Zona tuberalis*" wird in der Literatur jener distale adenohypophysäre Abschnitt bezeichnet, der dem Vorderlappen „kappenartig" aufsitzt (DAWSON, 1937). — Nach eigenen Untersuchungen ist die cytologische Einheit der zur sog. „Zona tuberalis" DAWSONs gehörigen Drüsenzellen mit Zellen der Pars infundibularis deutlich. Die cytoarchitektonische Begrenzung dieser Zellen gegenüber den differenzierten Zellen des Vorderlappens — meistens liegen anschließend eosinophile Zellen — fällt an der Außenfläche des Übergangs von Pars infundibularis und Vorderlappens genau mit dem leptomeningealen Umschlag der periinfundibulären Cisterne zusammen; doch als Zona tuberalis bezeichnet man allein den intrasellären Abschnitt! — Vergleiche das Verhalten der Leptomeninx am Übergang vom supra- zum intrasellären Raum auf S. 55, Abb. 35.

trikel hin, Anteile des Ncl. tuberis infundibularis den Trichtereingang begrenzen (s. Abb. 42 auf S. 65; Abb. 92, S. 138). Der genannte Abschnitt gehört jedoch zum Infundibulum.

Form des Infundibulum und Ausdehnung des Recessus infundibuli variieren stark. Als primitiv wird in der Regel diejenige Form angesehen, bei der das Lumen weit in den Hinterlappen hineinreicht, der Hinterlappen dann meistens als sackartige Erweiterung des Hirnbodens imponiert. Größe bzw. Ausdehnung des Recessus infundibuli und Größe des Hinterlappens stehen offenbar nicht miteinander in Beziehung. Die Katze z. B. hat einen weit in den Hinterlappen reichenden Recessus, aber auch einen gut entwickelten Hinterlappen. Ein großer Recessus braucht also nicht immer Zeichen einer primitiven Hypophysenform bzw. -entwicklung zu sein. — Über die Beziehung zwischen Neurohypophyse und Liquor s. Abb. 55, S. 78.

1. Niedere Formen.

Gehen wir in der phyletischen Reihe vom Menschen aus zurück, so können wir ohne besondere Schwierigkeiten die beiden Kontaktflächen, die proximale und die distale, bis zu den Amphibien wiederfinden (Abb. 25). Die Fische, auf die wir noch näher eingehen müssen, stellen einen eigenen Bereich dar, weil sich hier der Bodenabschnitt des 3. Ventrikels nicht nur zu den zwei neurohypophysären Anteilen, Infundibulum und Hinterlappen differenziert, sondern außerdem die Potenz zur Bildung eines dritten Abschnittes hinzukommt (Saccus vasculosus; s. unten). Die Lungenfische lassen sich in die phyletische Reihe wiederum gut einordnen (Abb. 25c). Tatsächlich sind die Verhältnisse, die wir bei den Lungenfischen vorfinden, mit denen bei Vierfüßlern zu vergleichen (Näheres bei DIEPEN, 1962). Die hier vorhandene Form stellt bereits einen Anschluß an die Hypophyse der niedersten Vertebraten, nämlich der von Cyclostomen dar (Abb. 25a, b; ADAM).

Bei den Fischen ist der Boden des 3. Ventrikels, wie WINGSTRAND (Abb. 26) näher untersucht hat, insofern anders angelegt, als sich hieraus nicht nur eine Neurohypophyse mit den beiden Teilen (Infundibulum und Hinterlappen) entwickelt, sondern auch caudalwärts zum Hinterlappen eine sackartige Ausstülpung des Bodens vorkommt, der mit Körnchenzellen besetzt ist (Abb. 26b u. c). Dieser sackförmige Abschnitt ist stark vascularisiert; er wird deshalb *Saccus vasculosus* genannt. Besonders gut ist er bei Tiefseefischen ausgebildet. Frühere Autoren haben ihn deswegen als ein Organ der Tiefenempfindungen aufgefaßt; doch neuere Untersuchungen sprechen zugunsten der möglichen sekretorischen Funktion. Er hat keine Beziehung zur Hypophyse, auch nicht zum neurosekretorischen System. Als phyletisches Residuum finden wir den Saccus vasculosus als Zona neurovasculosa beim Menschen wieder (Abb. 122, S. 175). Sie ist für die menschliche Pathologie insofern von Interesse, als sich hieraus die bösartigen Infundibulome (= Globus-Tumoren) herleiten lassen. Beim Hecht ist, wie wir den Befunden entnehmen, der Saccus vasculosus unbedeutend bzw. kaum nachweisbar. Doch schon bei dieser Form sehen wir, daß sich der Bodenabschnitt nicht nur zum Hinterlappen differenziert hat, sondern daß es hier auch ein Infundibulum gibt, das mit einem der Pars infundibularis homologen Teil der Adenohypophyse einen durch Verzahnung großflächigen, allerdings gefäßlosen Kontakt aufnimmt. Auffällig ist hier die gewaltige Entfaltung des Zwischenlappens, der mit dem Hinterlappen einen mehr unregelmäßigen Kontakt bildet. Wir können, obgleich die Anordnung sehr eigenartig ist, einen gomori-positiven und einen gomori-negativen neurohypophysären Abschnitt unterscheiden (DIEPEN, 1953, 1955, 1962).

Lage und Anordnung des allerdings großzelligen Kernes, Nucleus tuberis, könnten die Vermutung entstehen lassen, daß es sich (wegen seiner engen Nachbarschaft zur proximalen Hypophyse) um eine Kerngruppe mit entsprechender auf die Adenohypophyse gerichteten Funktion handelt. Ein solcher Zusammenhang ist jedoch nicht erwiesen. Sicher ist dagegen, daß die präoptischen Kerne dem neurosekretorischen System zuzuordnen sind, deren Zellfortsätze zum Hinterlappen ziehen. Neuerdings hat FRANCIS KNOWLES (1964) bei niederen Tieren zwei Fasersysteme nachgewiesen, die mit dem Hypophysenzwischenlappen Kontakt aufnehmen. Nur eines von diesen Fasersystemen ist gomoripositiv. Wahrscheinlich ist der Ursprungsort dieses Systems im präoptischen Kernareal zu suchen. Fraglich ist dagegen, ob das gomorinegative System von dem soeben genannten Nuclei laterales tuberis sich herleiten läßt. Näheres S. 96.

Ungewöhnliche Verhältnisse liegen nun bei *Vögeln* sowie bei einigen Säugern, wie *Montremen*, beim *Wal, Delphin* und beim *Elefanten* vor (Abb. 27). *Hier fehlt der*

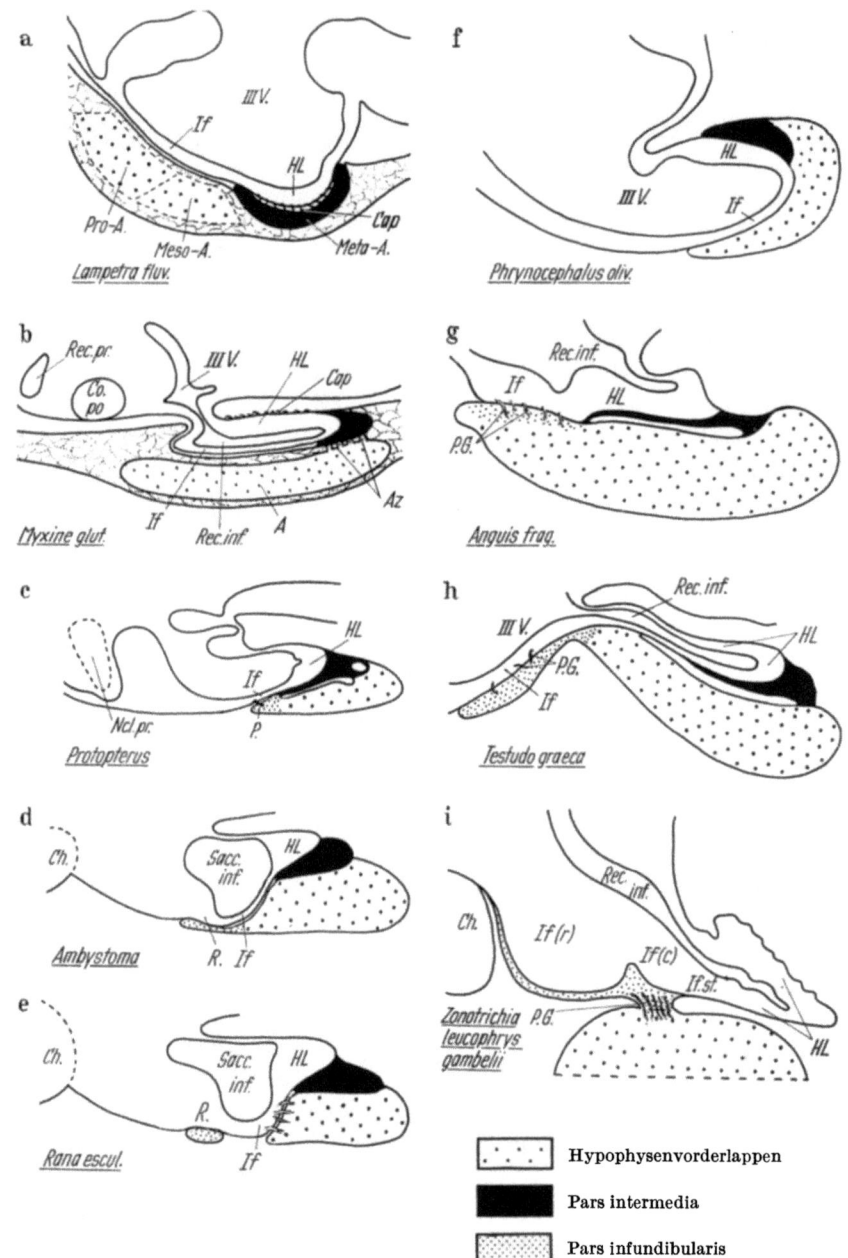

Abb. 25. *Hypophysen niederer Wirbeltiere im Schema medialer Sagittalschnitte* (Zusammenstellung aus DIEPEN, 1962). Beachte die unterschiedlichen Formen und die Größenverhältnisse der einzelnen Hypophysenteile, ihre Beziehung zueinander, insbesondere die mit den höheren Wirbeltieren vergleichbare Anordnung des adeno-neurohypophysären Kontaktes bei Amphibien-Reptilien (*Ambystoma* Querzahnmolch, d); *Rana esculenta* Teichfrosch, d); zu der Gruppe der Echsen (Lacertilien) gehörigen *Phrynocephalus oliv.* und *Anguis fragilis* und des *Testudo graeca* (Griechische Schildkröte). Als Sonderform: aus der Reihe der Vögel: Nordamerikanische Ammer (*Zonotricha leucophrys gambelii* — nach OKSCHE, 1961). Besonders zu beachten ist die Gefäßverbindung zwischen Adenohypophyse und Infundibulum bei den Echsen (g und h). Als Vertreter der Fische: *Protopterus* (Lungenfisch). Sehr lockere Verbindung zwischen Adenohypophyse und „Hinterlappen" bei den Cyclostomen (*Lampetra fluviatilis*, Flußpricke; ADAM, 1959) und bei *Myxine glutinosa* (Wurmfisch; ADAM, 1959). Hier aber schon innige Verbindung zwischen Pars intermedia und Hinterlappen. — *If* Infundibulum; *HL* Hypophysenhinterlappen; *If.st.* Infundibularstamm; *Pro-A.* Proadenohypophyse; *Meso-A.* Meso-Adenohypophyse; *Meta-A.* Meta-Adenohypophyse. *Cap.* Capillaren; *Az* „Auflockerungszone"; *A* Adenohypophyse; *R* Radix infundibuli; *P* oder *P.G.* Portalgefäße; *If (r)* rostraler Abschnitt des Infundibulum; *If (c)* caudaler Abschnitt des Infundibulum; *III V.* 3. Ventrikel; *Rec. inf.* Recessus infunduli; *Sacc. inf.* Saccus infundibuli; *Ncl. pr.* Nucl. praeopticus; *Rec. pr.* Recessus praeopticus; *Co. po.* postopt. Commiss.

Zwischenlappen, worauf schon hingewiesen wurde. Embryologische Untersuchungen bei einer Anzahl dieser Arten haben gezeigt, daß sich im Frühstadium der Entwicklung eine Mesenchymlage zwischen adeno- und neurohypophysärer Anlage einschiebt. *Somit fehlt auch der distale adeno-neurohypophysäre Kontakt.* Keineswegs ersetzt der Vorderlappen die Kontaktaufnahme des fehlenden Zwischenlappens, obwohl vieles dafür spricht, daß der Vorderlappen die Funktion des Zwischenlappens übernimmt. Dagegen ist der proximale Kontakt bei den erwähnten Formen außerordentlich intensiv, und zwar unter Vermittlung von Gefäßen. Näheres s. S. 152ff.

2. Höhere Formen.

SMITH-AGREDA und SPATZ (bisher unveröffentlicht) gehen bei der Aufstellung der phyletischen Reihe höherer Säuger von Insectivoren aus und unterscheiden *drei* Typen. Wie sich später herausstellte, sind diese drei Typen nicht nur auf die Hypophysenformen der Insectivoren zu beschränken, sondern lassen sich als Grundtypen der höheren Säugetierhypophysen wiederfinden. Kriterium bei der Aufstellung der folgenden drei Gruppen ist die *Lagebeziehung* der drei Lappen (Vorder-, Zwischen- und Hinterlappen), wie in Abb. 28a—c dargestellt.

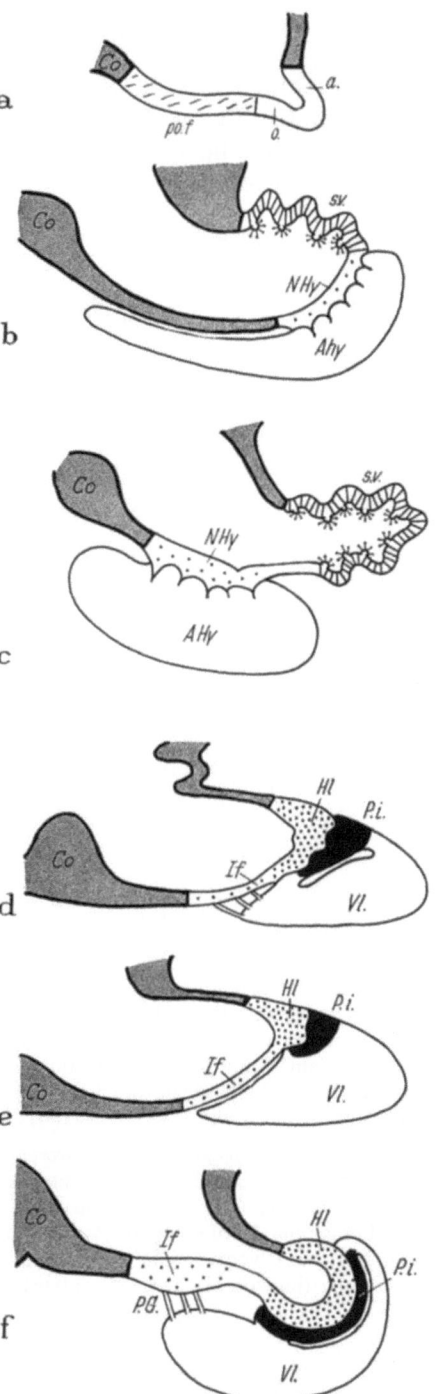

Abb. 26. *Entwicklungs- und Differenzierungspotenzen des Hirnbodenabschnittes des 3. Ventrikels* (nach WINGSTRAND, 1956, 1959; umgezeichnet). a Embryonaler Saccus infundibuli mit einem oralen (*o*) und einem aboralen (*a*) Abschnitt; aus dem oralen entsteht die Neurohypophyse (Infundibulum und Hypophysenhinterlappen, aus dem aboralen Abschnitt entsteht der Saccus vasculosus (*sv*). Zwischen der Hypophysenanlage (*o*) und der Anlage des Chiasma opticum (*Co*.) liegt die postoptische Zone [„Postoptic ventricular floor" (*po.f.*)]. Beachte die Ausbildung des Saccus vasculosus bei Elasmobranchi (b); Knochenfisch [Anguila-Flußaal (c)]; Protopterus [Lungenfisch (d)]; Urodelen [Ambystoma (e)]; Vogel (f). *NHy* Neurohypophyse (noch keine Differenzierung zwischen Infundibulum und Hypophysenhinterlappen). *If* Infundibulum; *Hl* Hypophysenhinterlappen; *P.i.* Pars intermedia; *Vl* Hypophysenvorderlappen; *Ahy* Adenohypophyse (noch keine Differenzierung in Pars infundibularis und Vorderlappen.

Gruppe I (vertreten durch den Madagaskarigel *Setifer*). Die drei Lappen liegen *übereinander*. Die Hypophyse ist langgestreckt, vor allem die proximale Hypophyse. Gleiche Verhältnisse liegen bei der Maus und bei der Ratte vor (Abb. 28a).

Gruppe II (vertreten durch den *Igel*). *Schräge* Anordnung der Hypophysenteile. Der Vorderlappen liegt ventro-oral, der Hinterlappen dorso-caudal (Abb. 28b).

Gruppe III. Selten bei den Insectivoren. Es gibt ihn eigentlich nur bei *Galemys pyrenaicus*, einem zum Teil im Wasser lebenden Maulwurf. Die Form leitet aber zweifellos zu den Verhältnissen bei den Primaten über: Trichterform des Infundibulum, die Stielform der proximalen Hypophyse wird erkennbar. Vorderlappen, Pars intermedia und Hinterlappen sind fast *hintereinander* angeordnet (Abb. 28c).

Hinsichtlich der *distalen Kontaktfläche* unterscheiden sich die drei Typen insofern, als am ersten Typus der Zwischenlappen nur der Basis des Hinterlappens anliegt, beim zweiten Typus die Pars intermedia den Hinterlappen umgreift, beim dritten Typus eine Rückbildung erfährt (Näheres bei Diepen, 1962). Das ist wiederum ein Kennzeichen

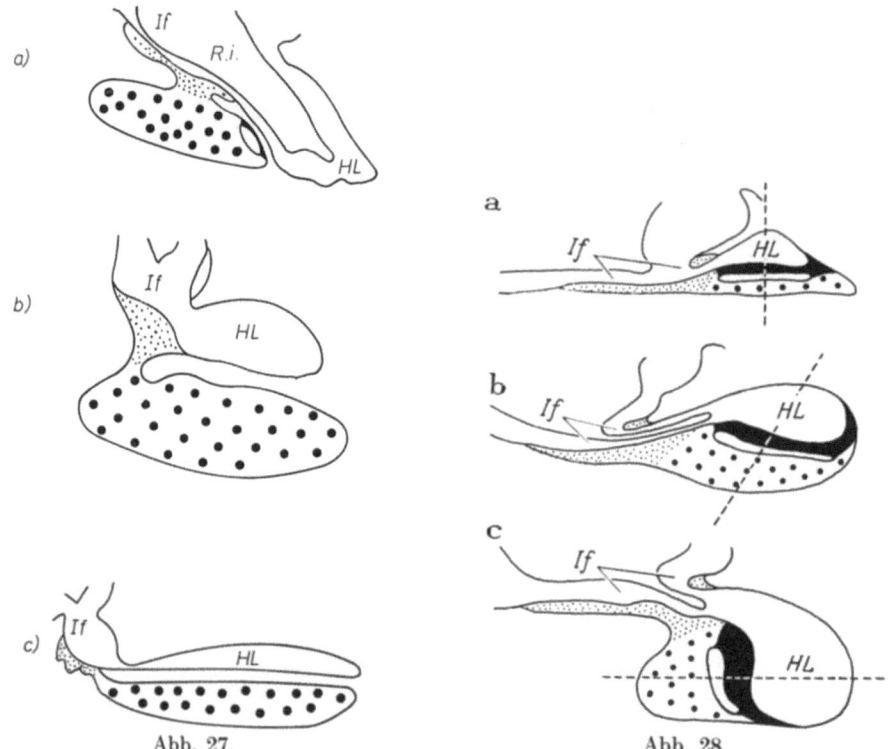

Abb. 27.   Abb. 28.

Abb. 27a—c. *Hypophysenformen ohne distalen adeno-neurohypophysären Kontakt.* a Monotremenhypophyse; b Walhypophyse; c Hypophyse des Elefanten. Bei Monotremen ist der Zwischenlappen ganz rudimentär entwickelt, er hat aber keinen Kontakt zum Hypophysenhinterlappen. Bei den abgebildeten Formen findet sich zwischen dem Vorderlappen und Hinterlappen Bindegewebe. Dagegen ist der proximale adeno-neurohypophysäre Kontakt als einzig mögliche Verbindung zwischen Nerventeil und Drüsenteil vorhanden. Abb. 27a nach Wingstrand und Hanström, 1951; b nach Geiling, 1936; c nach Hanström, 1950; aus Diepen, 1962.

Abb. 28a—c. *Hypophysen von Insectivoren als Grundformen der Hypophysen höherer Säuger.* (Sagittaler Medianschnitt im Schema; nach Smith-Agreda u. Spatz, 1962.) 1. Typus (a): Madagaskar-Igel (Setifer). 2. Typus (b): europäischer Igel (Erinaceus europaeus). 3. Typus (c): *Galemys pyreaeus* (eine Maulwurfart). Beachte die Anordnung von Vorderlappen, Zwischenlappen und Hinterlappen. Bei a liegen die Lappen übereinander (vertikal); bei b ventro-orale Anordnung (schräg-horizontal); bei c liegen die Lappen in anterior-posteriorer Anordnung (horizontal). Letztere entspricht ganz der Anordnung bei den Hypophysen höherer Säuger. Vgl. Abb. 23, S. 37.

der Hypophyse höher entwickelter Formen. Wir dürfen den Retrahierungsvorgang des Zwischenlappens nicht vergleichen mit den Verhältnissen bei Vögeln oder solchen Formen, die keinen Zwischenlappen haben; denn hier ist ein solcher Teil nicht angelegt, an seine Stelle ist, wie schon erwähnt, Bindegewebe getreten.

Die Formen der Hypophyse weiter entwickelter Tiere sind in der phyletischen Reihe nach *Galemys* folgende: *Tupaia glis* (sog. „Missing link" zwischen Insectivoren und Halbaffen). Es folgen, wie die Abb. 29a—c zeigt, die Halbaffen *Nycticebus*, *Hapale* (Vertreter der Krallenaffen), dann *Macaca mulatta* (=*Rhesus*affe), Schimpanse, Orang-Utan und schließlich der *Homo sapiens*.

Wir entnehmen der Übersicht, daß die Verhältnisse an den beiden Kontaktflächen (der proximalen und der distalen) unterschiedlich sind. An der distalen Kontaktfläche findet sich immer der einfache Zustand des linearen Kontaktes (im Schnitt), an der proximalen Kontaktfläche jedoch treten Gefäße hinzu, oder es bleibt hier (meist lateral) der einfache „primitive" Zustand erhalten. Dabei ist die *proximale Hypophyse* mit der proximalen adeno-neurohypophysären Kontaktfläche die *einzig mögliche Verbindung* in der Beziehung zwischen *Hypophysenvorderlappen* und *Hypothalamus*.

Wie bereits bei der Ontogenese festgestellt wurde (s. S. 35), sind Lage der Hypophysenteile zueinander und Richtung der Achse des Hypophysenstieles abhängig von Faktoren, die in der Gesamtentwicklung des Gehirns zu suchen sind. Wie DIEPEN (1948, 1962) nachwies, bestehen Zusammenhänge zwischen der Richtungsänderung der Achse des Hypophysenstiels (von dorsocaudal nach ventrooral) und der zunehmenden Entfaltung des Neencephalons, insbesondere des Stirnhirns. Der von hier ausgehende „*Wachstumsdruck*" wirkt sich auch auf die Strukturen innerhalb des Hypothalamus aus. Auch in der Phylogenese können wir, ähnlich wie in der Ontogenese (vgl. Abb. 23, S. 37)

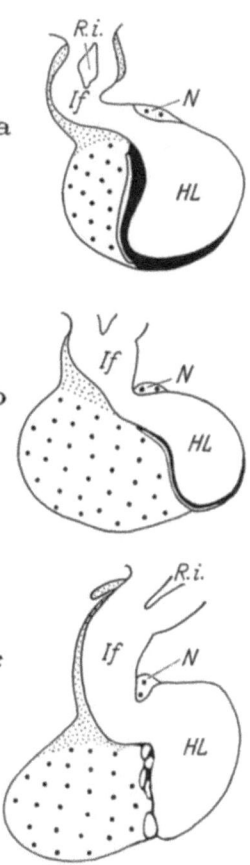

Abb. 29 a—c. *Hypophysen von Primaten einschließlich Menschenhypophyse.* Schemen von medianen Sagittalschnitten, nach DIEPEN, 1961. Beachte neben der Wendung der Hypophysenstielachse (s. S. 36) die Anordnung der einzelnen Hypophysenlappen sowie die „Rückbildung" der Pars intermedia, die bei Macaca mulatta (a) noch recht beträchtlich ist und die Hinterlappenoberfläche etwa bis zur Hälfte umgreift, während beim Orang-Utan (b) zwar in noch beträchtlicher Ausdehnung vorkommt, aber nur als schmaler Zellsaum dem Hinterlappen anliegt. Beim Menschen (c) findet sich nur noch ein Zwischenlappenrestgewebe (Zona intermedia ROMEIS).

nach DIEPEN (1962), die nämlichen Veränderungen an der Lagebeziehung zwischen Chiasma opticum und Commissura anterior nachweisen.

D. Makroskopische Topographie und Gefäßversorgung.
1. Topographie.

Abb. 30 und 31 zeigen den Hypothalamus und die Hypophyse des erwachsenen Menschen bei der Ansicht auf die Basis vor (a) und nach (b) Abtrennung des Hypophysenkörpers, der intrasellären Hypophyse. Den letztgenannten Befund bekommt man bei der routinemäßig angewandten Sektionstechnik, bei der während der Herausnahme des Gehirns aus dem Schädel die Hypophyse im Stielbereich abreißt und der Hypophysenkörper mit einem mehr oder weniger großen Anteil des Hypophysenstiels in situ zurückbleibt. Dieses Vorgehen wirkt sich auf die makroskopische und mikroskopische Untersuchung aber nachteilig aus. Mitunter wird der in der Schädelbasis zurückgelassene Teil der Hypophyse nicht untersucht; kaum berücksichtigt man den abgerissenen Hypophysenstiel an der Hirnbasis, und, wenn die Untersuchung wegen spezieller Fragen auf die Hypophyse sich richten soll, so wird der intraselläre Teil aus der Schädelbasis herauspräpariert und getrennt von dem Gehirn aufgearbeitet. Jedenfalls wird gerade derjenige Teil, den wir für den wichtigsten in der Beziehung zwischen Hypothalamus und Hypophyse ansehen, der Hypophysenstiel, bei Anwendung der üblichen Sektionstechnik beschädigt und somit vernachlässigt. Die Kontinuität von Hypophyse und Hypothalamus kann nur erhalten bleiben, wenn die gesamte Sellaregion aus der Basis herausgemeißelt und nachträglich die intraselläre Hypophyse von dem an der Dura festhaftenden Knochenteil befreit wird. Aber auch hierbei muß man sorgfältig vorgehen, da durch eine ungeschickte Belastung, durch Zug oder Zerrung der Hypophysenstiel abreißen kann.

Gelingt es, die Kontinuität zu erhalten, so bekommt man einen Befund, den Abb. 30 darstellt.

Die intraselläre (distale) Hypophyse grenzt hinten an die schmale Sattellehne, vorne an den Abfall des Planum sphenoidale mit dem Tuberculum sellae. Der Vorderlappen ist gewöhnlich nur durch eine dünne Knochenschicht von der Keilbeinhöhle getrennt. Diese ist (von den Verhältnissen beim Kind ganz abgesehen) in ihrer Ausdehnung recht variabel, was für transsphenoidale Eingriffe an der Hypophyse von Belang ist (W.

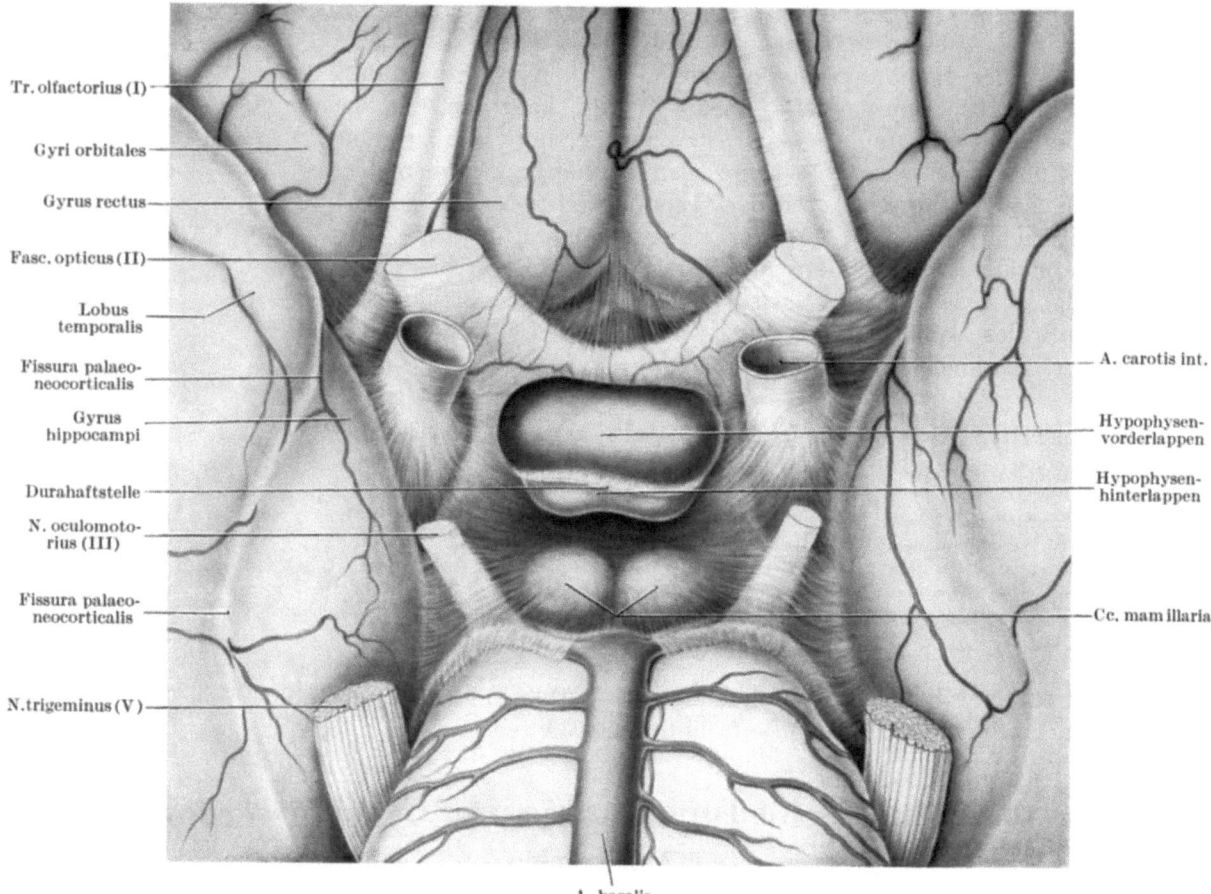

Abb. 30. *Hypophyse und ihre Umgebung bei der Ansicht auf die Hirnbasis des Menschen.* Nach Abtragen der Dura liegt der intraselläre Teil der Hypophyse (Hypophysenvorderlappen und der Hypophysenhinterlappen) frei, die Umgebung ist von leptomeningealem Gewebe (basale Zisterne) bedeckt. An Hypophysenvorderlappen und -hinterlappen erkennt man die Abtragungsstelle der Dura, wo sie in ihrer ganzen Breite in die Kapsel des Hypophysenvorderlappens übergeht. Das Chiasma opticum wird fast vollständig von dem Hypophysenvorderlappen bedeckt. Ganz verdeckt ist der Hypophysenstiel. In der Tiefe (vor dem vorderen Brückenrand) scheinen die Corpora mamillaria infolge ihres Markreichtums durch das sie bedeckende leptomeningiale Gewebe hell durch. Beachte die dunkle Farbe des aus Drüsengewebe bestehenden Hypophysenvorderlappens, gegenüber der hellen Farbe des aus zentralnervöser Substanz gebildeten Hypophysenhinterlappens; vgl. Abb. 1, S. 4.

BUSCH, 1951). — Der Hypophysenkörper (die intraselläre Hypophyse) wird vorne und hinten von der knöchernen Wand der Sella durch eine dünne Bindegewebsschicht, die Hypophysenkapsel (nach ROMEIS mehrschichtiges Periost) geschieden. Die Kapsel ist im Gebiet des Dorsum mit dem Knochen so fest verbunden daß der Hinterlappen bei der Herausnahme meistens geschädigt wird. Die Herausnahme des Vorderlappens hingegen ist einfacher, da zwischen der Kapsel und der knöchernen Vorderwand der Sella ein Spaltraum besteht. Seitlich, wo eine knöcherne Wand fehlt, hat der Hypophysenkörper mit seiner Kapsel Beziehung zum Sinus cavernosus und zu dem nach ihm benannten Abschnitt der Carotis interna (Sinus-cavernosus-Abschnitt).

Nach dorsal wird die intraselläre Hypophyse vom Diaphragma sellae begrenzt. Das Diaphragma sellae ist ein Durafortsatz, ähnlich der Falx und dem Tentorium cerebelli; in der Mitte hat es eine rundliche Öffnung, für den Durchtritt des Hypophysenstiels. Die Weite des „Diaphragmaloches" schwankt individuell erheblich (BUSCH, 1951).

Infolge der ventro-oralen Richtung der Längsachse des Hypophysenstiels (= Infundibulum und Pars infundibularis) liegt der Hypophysenkörper, also die intraselläre Hypophyse, beim Menschen ventral vom Chiasma opticum. Bei der Ansicht von der Basis, wie in Abb. 30 dargestellt ist, wird also das Chiasma opticum durch den Hypophysen-

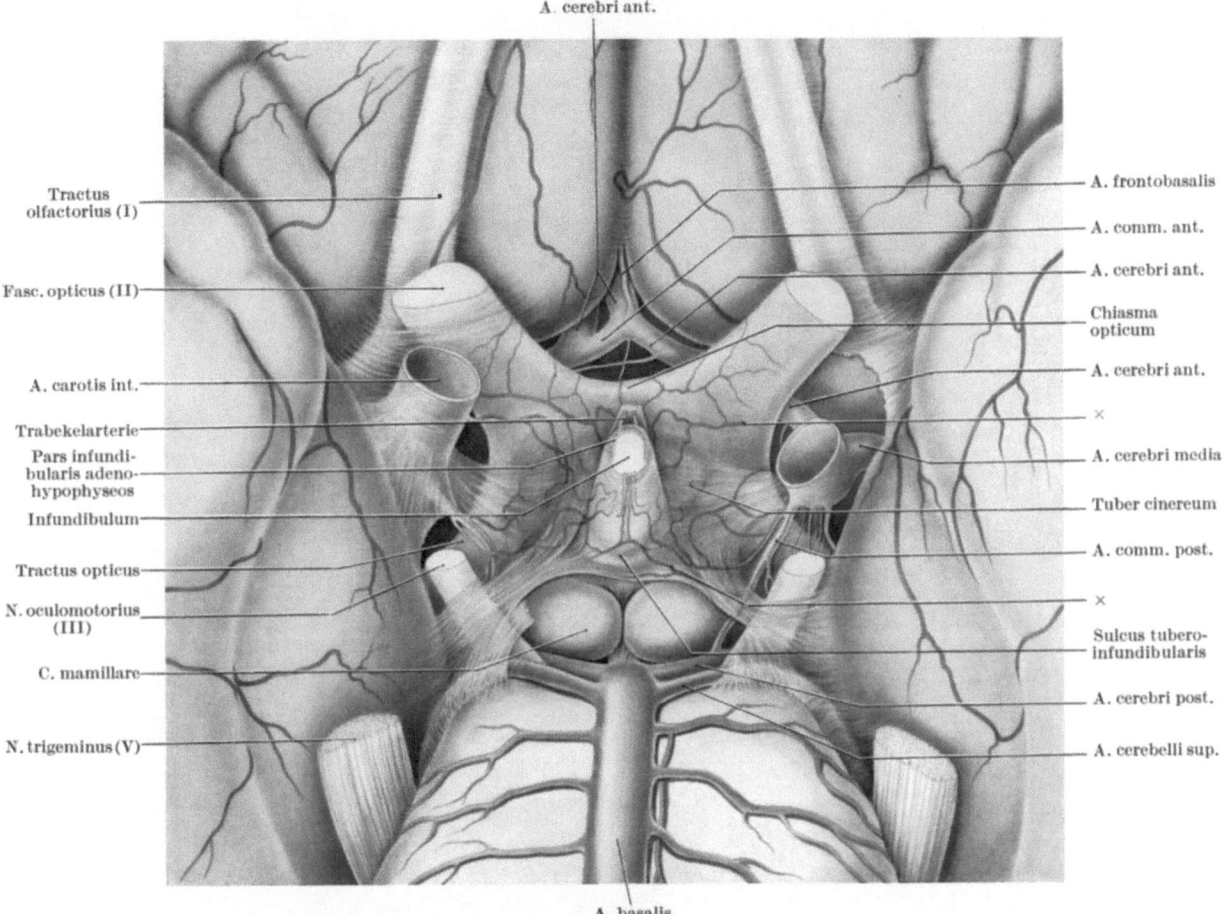

Abb. 31. *Ansicht (wie Abb. 30) auf die Hirnbasis des Menschen nach Abtragung der intrasellären Hypophyse (Hypophysenvorderlappen und -hinterlappen).* Stiel und z.T. auch dessen Ansatz am Tuber cinereum sind sichtbar, basale Zisterne weiter eröffnet als in Abb. 30, damit der Abgang der zum Hypophysenstiel hinziehenden Gefäße zur Darstellung kommt (×). Es ziehen von der A. carotis interna feinen Kalibers zur Vorderfläche des Hypophysenstiels, einige auch zur Hinterfläche desselben. Dieser wird außerdem ebenfalls von Arterien feinen Kalibers, die aus der A. communicans posterior stammen, ernährt. Im Durchschnitt des Hypophysenstiels erkennt man das Infundibulum an seiner hellen Substanz; eng anliegend — dunkler — die Pars infundibularis adenohypophyseos. Oral ist die periinfundibuläre Zisterne eröffnet; in derselben liegen die beiden Trabekelarterien, infolge der Abtragung des Hypophysenkörpers durchschnitten. Diese kleinen Arterien ziehen durch die periinfundibuläre Zisterne hindurch direkt zum Vorderlappen (vgl. Abb. 36, S. 56). *Sie gehören nicht zum Portalsystem!* Innerhalb des noch auf dem Tuber cinereum belassenen leptomeningealen Gewebes reichlich vegetative Nervenfasern aus dem Plexus caroticus und solche, die Beziehung zum N. oculomotorius haben.

körper fast ganz verdeckt. Die Corpora mamillaria dagegen, die wegen ihres Markreichtums und ihrer Gestalt vom angrenzenden Tuber cinereum als helle unmittelbar neben der Mittellinie liegende Halbkugel sich abheben, liegen ganz frei. Im Gegensatz dazu verläuft beim Tier die Achse des Hypophysenstiels in dorso-caudaler Richtung. Der Hypophysenkörper liegt ventral von den Corpora mamillaria. Diese sind also durch die Hypophyse verdeckt; das Chiasma opticum dagegen ist frei (DIEPEN, 1948). Die genannten topographischen Unterschiede zwischen Mensch und Tier gehen aus dem Vergleich der

Abb. 30 u. 31 mit Abb. 32a u. b, die die Ansicht eines entsprechenden Ausschnittes von der Basis eines Katzengehirns wiedergeben, hervor. Abb. 33 u. 34 zeigen die Verhältnisse bei der Ratte. Aus dieser Topographie ist es erklärlich, daß bei einem supra-

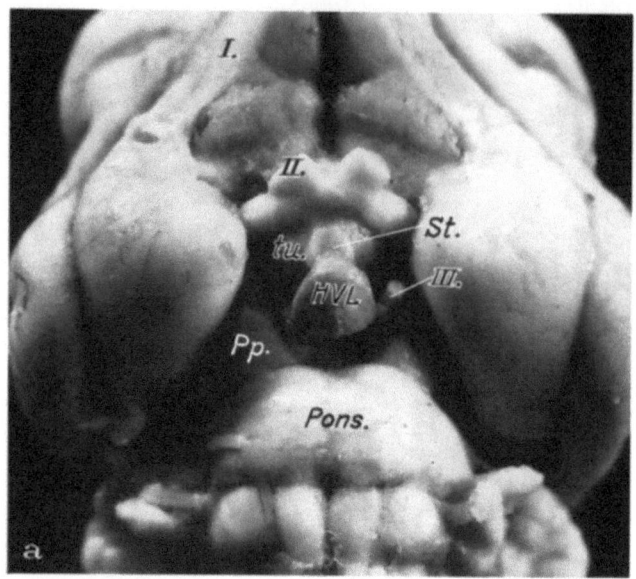

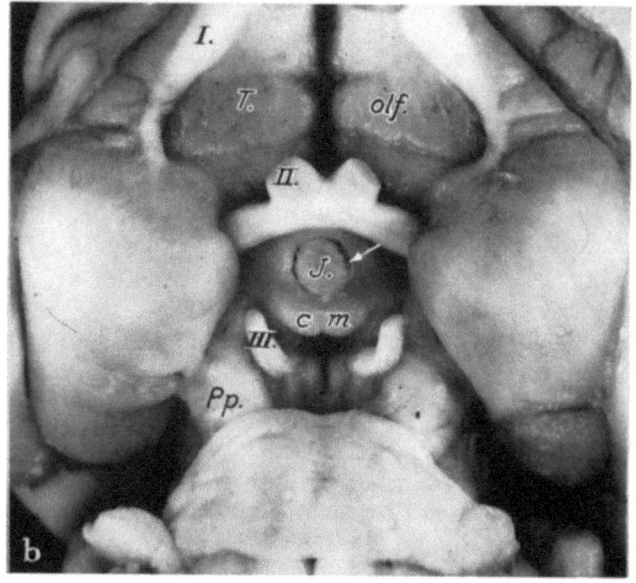

Abb. 32a u. b. *Hirnbasis der Katze* vor (a) und nach (b) Entfernung der intrasellären Hypophyse. Im Gegensatz zum Menschen verdeckt die intraselläre Hypophyse die Corpora mamillaria, das Chiasma opticum ist frei. Erst bei Entfernung der intrasellären Hypophyse (b) erkennt man deutlich die Corpora mamillaria (*cm*). Der Hypophysenstielansatz am Tuber cinereum ist erkennbar durch den bei der Katze auffallenden Reichtum an Pigmentzellen im leptomeningialen Gewebe am Sulcus tubero-infundibularis (↓). *I* Tractus olfactorius; *II* Fasciculus opticus; *III* N. oculomotorius; *HVL* Hypophysenvorderlappen; *St* Hypophysenstiel; *J* Infundibulum; *tu* Tuber cinereum; *Pp* Pes pedunculi; *T. olf.* Tuberculum olfactorium. Präparat von NOWAKOWSKI.

sellären Wachstum eines Hypophysenadenoms beim Menschen das Chiasma opticum beeinträchtigt wird; ein entsprechender Prozeß beim Tier müßte sich auf die Funktion der Corpora mamillaria auswirken. Der Abstand des Chiasma opticum von der vorderen Sellalehne kann mitunter stark variieren (Näheres im Beitrag von FERNER u. KAUTZKY, Bd. I/1, S. 65).

Die Grenze zwischen intrasellärer und suprasellärer Hypophyse ist durch das Diaphragma sellae gegeben. Während die intraselläre Hypophyse von einer derben Kapsel (bestehend aus Dura) umschlossen ist, liegt die suprasselläre Hypophyse (= Hypophysenstiel) in lockerem Bindegewebe, dem leptomeningealen Netz, das hier die sog. „periinfundibuläre Cisterne" bildet. *Der Hypophysenstiel wird also von Liquor umspült.* Schnei-

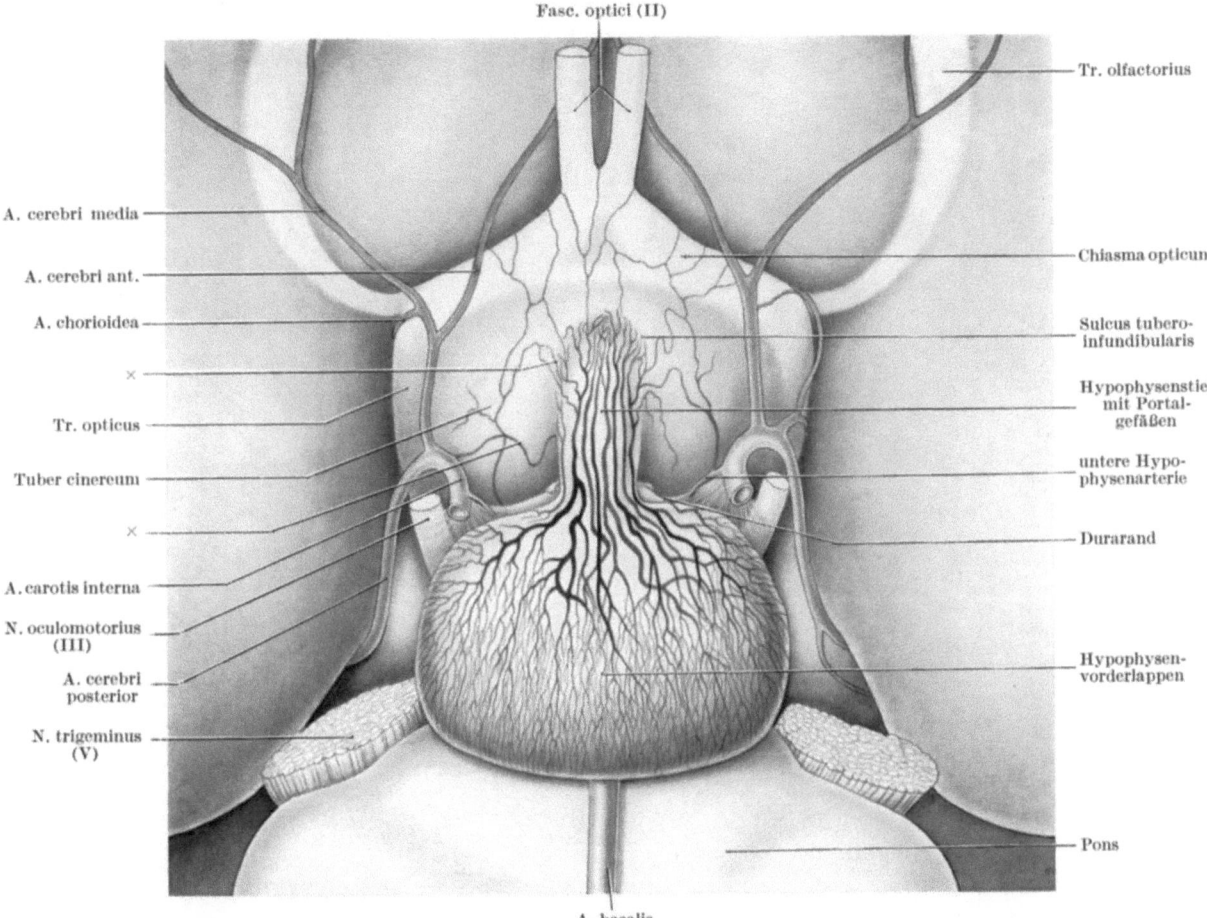

Abb. 33. *Hypophyse und Umgebung, Ansicht auf die Hirnbasis einer Ratte.* Relativ mächtige Ausdehnung des Tuber cinereum und im Gegensatz zum Menschen verhältnismäßig großer Hypophysenkörper, der in der Fossa interpeduncularis liegt und die Corpora mamillaria, wie bei der Katze, verdeckt. Das Chiasma opticum ist frei. Der Hypophysenstiel setzt in einer gewissen Entfernung vom hinteren Rand des Chiasma opticum am Tuber cinereum an. Die arterielle Blutversorgung erfolgt durch Gefäße, die am vorderen Teil des Hypophysenstiels eindringen (×). Die ventrale Fläche der Pars infundibularis (sichtbare Oberfläche) ist reich an parallel verlaufenden, relativ weitlumigen Gefäßen (Portalgefäßen), die zum Vorderlappen hinziehen und hier in das adenohypophysäre Netz desselben sich aufteilen. Auf die Einzeichnung weiterer Gefäße der Hirnbasis wurde verzichtet (vgl. Abb. 4, S. 8).

det man die intraselläre Hypophyse (= den Hypophysenkörper) kurz oberhalb des Diaphragma sellae ab, so hat man eine gute Übersicht über die Lage des Hypophysenstiels und seine Beziehung zum leptomeningealen Gewebe, sowie über die Gefäßversorgung, soweit sie den suprasellären Raum betrifft. Nicht einfach zu verfolgen sind die aus dem Plexus caroticus stammenden sympathischen Fasern, sowie jene Fasern des vegetativen Nervensystems, deren Zusammenhang mit dem N. oculomotorius außer Frage steht. Denn aus der groben Verlaufsrichtung geht der Zusammenhang der aus dem Plexus caroticus stammenden Faseranteile mit der Hypophyse eindeutig hervor, wenn man bei Lupenvergrößerung das leptomeningeale Netz der periinfundibulären

54   FR. ENGELHARDT: Morphologische Beziehungen zwischen Hypophyse und Hypothalamus.

Cisterne in Richtung auf die Hirnbasis präparierend vorsichtig entfaltet und schichtweise abträgt. Das Ergebnis einer solchen Präparation zeigt Abb. 31. Zum Vergleich sind in den Abb. 32 die Verhältnisse bei der Katze und in Abb. 34 bei der Ratte wiedergegeben.

Bezüglich der Fortsetzung des leptomeningealen Gewebes in den intrasellären Raum („intraselläre Cisterne") gehen die Meinungen noch auseinander. Nach FERNER (1955, 1960) soll beim Menschen die gekammerte Cisterne, welche den Hypophysenstiel umgibt, auf die dorsale Oberfläche des Hypophysenkörpers,

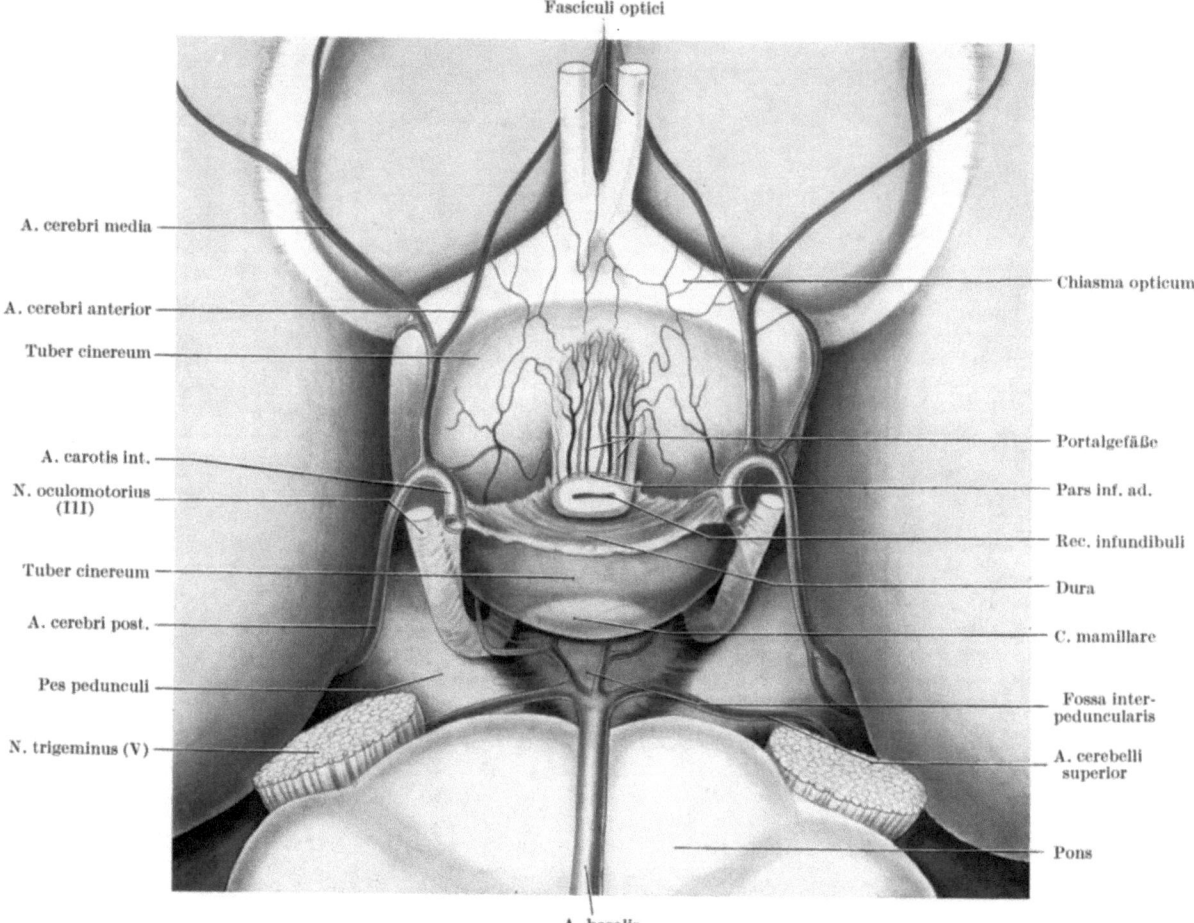

Abb. 34. *Ansicht auf die Hirnbasis einer Ratte* (wie Abb. 33) nach Abtragung der distalen („intrasellären") Hypophyse. Dieses Bild entspricht dem Zustand nach distaler Hypophysektomie (vgl. Abb. 115, S. 167). Die Fossa interpeduncularis liegt frei, ebenso die caudo-ventrale Fläche des Tuber cinereum mit Corpus mamillare, das hell erscheint. Der Hypophysenstiel ist an seinem caudalen Ende durchgeschnitten, seine Zusammensetzung aus Drüsengewebe (Pars infundibularis) — dunkel — und Nervengewebe (Infundibulum) — hell — erkennbar. Näheres im Text.

wenigstens ein Stück weit sich fortsetzen können (Abb. 35). Der Nachweis, daß sich die Leptomeninx in dieser Weise konstant verhält, ist allerdings noch nicht erbracht. Es wäre außerdem noch zu klären, ob in dem Falle eines erhöhten intrakraniellen Druckes die Bildung einer sog. „Drucksella" durch die Fortsetzung der periinfundibulären Cisterne in den intrasellären Raum begünstigt wird. Daß der ganze Hypophysenkörper von der Cisterne umgeben, also wie der Hypophysenstiel von Liquor umspült wird, trifft allerdings nicht zu. *Gerade die Beziehung zum Liquorraum, wie sie praktisch nur die suprasellare Hypophyse zeigt, kennzeichnet neben den bereits genannten Merkmalen den suprasellären Hypophysenabschnitt gegenüber dem intrasellären.* — Die Klärung der Frage hinsichtlich des Verhaltens des leptomeningealen Gewebes im intrasellären Raum erlangt eine praktische Bedeutung durch die bei stereotaktischen Eingriffen in gewisser Anzahl entstehenden Liquorfisteln.

Bei der Ansicht auf die Basis ist nur jener basale Teil des Hypothalamus sichtbar, der wegen seiner Form und Farbe „grauer Höcker" (Tuber cinereum) genannt wird, ferner die Corpora mamillaria. Der markarme Hypothalamus setzt sich aber, wie schon erwähnt, noch weiter dorsal fort. Die für die folgende Betrachtung wichtigen Kernareale, deren Neurone mit der Hypophyse verbunden sind, liegen innerhalb jenes Bezirkes, der in der Abb. 5 (S. 12) markiert ist. Es sei nochmals hervorgehoben, daß die Corpora mamillaria mit der Hypophyse keine Beziehung haben. Ebenfalls fehlen Faserverbindungen zwischen Hypophyse und Subthalamus, in dem unter anderem das Corpus subthalamicum von LUYS liegt, welches zum extrapyramidal-motorischen System gehört. Der Subthalamus ist die orale Fortsetzung des Tegmentum des Mittelhirns. — Vom grauen Höcker setzt sich deutlich die proximale Hypophyse durch ihre lebhafte Färbung ab. Diese wird durch die oberflächlich liegenden Gefäße hervorgehoben.

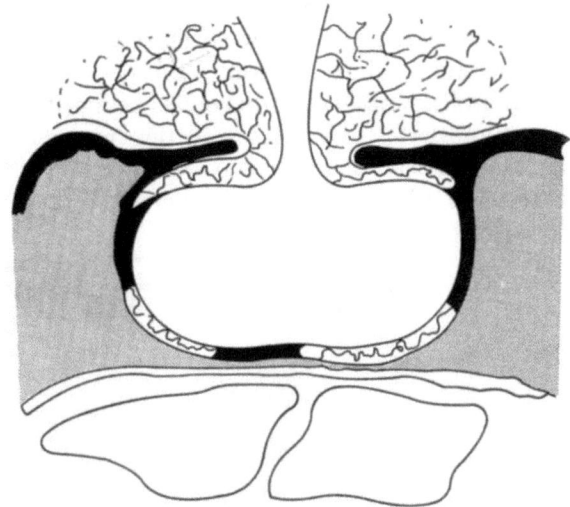

Abb. 35. *Verhalten der Dura mater und des leptomeningealen Gewebes im intra- und suprasellären Raum* (Schema nach FERNER, 1960). Die supraselläre Leptomeninx (basale Cisterne) setzt sich in die von Dura ausgekleideten Hypophysenloge (intrasellär) fort. Die Ausdehnung dieser intrasellären (infra-diaphragmalen) Cisterne schwankt individuell, wie auch die inselartig vorhandenen leptomeningealen Spalträume am Sellaboden, die „mit Verwachsungen abwechseln" (FERNER, 1960).

2. Gefäßversorgung.

a) Hypophyse.

Auf eine eingehende Darstellung der Gefäßversorgung der Hypophyse kann verzichtet werden, da sie nicht zum eigentlichen Thema gehört. Dieses führt uns vielmehr auf die Frage nach der Bedeutung der Gefäß*anordnung* innerhalb der Hypophyse; doch hierüber handelt das Kapitel „Angioarchitektonik" auf S. 147. — Lediglich zur Vervollständigung der Ausführungen über die makroskopische Topographie sei auf einige Befunde, die die Gefäßversorgung der Hypophyse betreffen, hingewiesen. Eingehende Untersuchungen, auf die sich die folgende Darstellung hauptsächlich stützt, wurden zuletzt von XUEREB, M. M. L. PRICHARD und P. M. DANIEL (1954) auf Grund von Gefäßinjektionen von Hypophysen beiderlei Geschlechts (von Geburt an bis zum 88. Lebensjahr) durchgeführt (Abb. 36). Hinzu kommen die Untersuchungsergebnisse von MCCONNELL (1953) und von B. H. DAWSON (1958), die die Gefäßversorgung der Hypophyse beim Menschen eingehend beschrieben haben (s. auch LAZORTHES u. Mitarb., 1960).

Die Hypophyse wird über folgende Äste der Carotis interna versorgt:

1. Die *obere Hypophysenarterie (A. hypophyseos superior)* entspringt beiderseits von der medialen Fläche der Carotis interna, kurz oberhalb des Sinus-cavernosus-Abschnittes, also nach Durchtritt des Gefäßes durch die Dura mater, in enger Nachbarschaft zur A. ophthalmica; sie teilt sich in zwei Äste. Mitunter zweigen sie getrennt von der Carotis interna ab (Abb. 36). Der eine Ast *(A. hypophyseos anterior superior)* erreicht die Pars infundibularis adenohypophyseos im oberen Abschnitt, der andere Ast *(A. hypophyseos posterior superior)* zieht am Hypophysenstiel vorbei und dringt von hinten in das Infundibulum (proximale Neurohypophyse) ein. Dieser Ast versorgt hauptsächlich dasjenige Gebiet, das nach GREEN „neuro-vasculäre Zone" genannt wird. Häufig entspringen die beiden Äste getrennt von der Carotis interna. — Von jenem Ast, der zum oberen Teil der Pars infundibularis zieht, zweigt auf jeder Seite ein Gefäß ab und nimmt den Weg direkt zum Vorderlappen. Man nennt dieses Gefäß, das in einer gewissen Distanz vor dem Hypophysenstiel innerhalb der periinfundibulären Cisterne verläuft

und bei makroskopischer Betrachtung an dem gestreckten, parallelen Verlauf zu dem entsprechenden Gefäß der Gegenseite gut zu erkennen ist, „Trabekelarterie". Mit dieser Bezeichnung heben XUEREB, PRICHARD u. DANIEL lediglich die Beziehung dieses Gefäßes zum bindegewebigen Trabekel des Hypophysenvorderlappens hervor. Die Trabekelarterie anastomosiert beiderseits mit der unteren Hypophysenarterie. Nach eigenen Untersuchungen ist anzunehmen, daß der Hypophysenvorderlappen zu einem gewissen Teil arterielles Blut von der Trabekelarterie zugeführt bekommt.

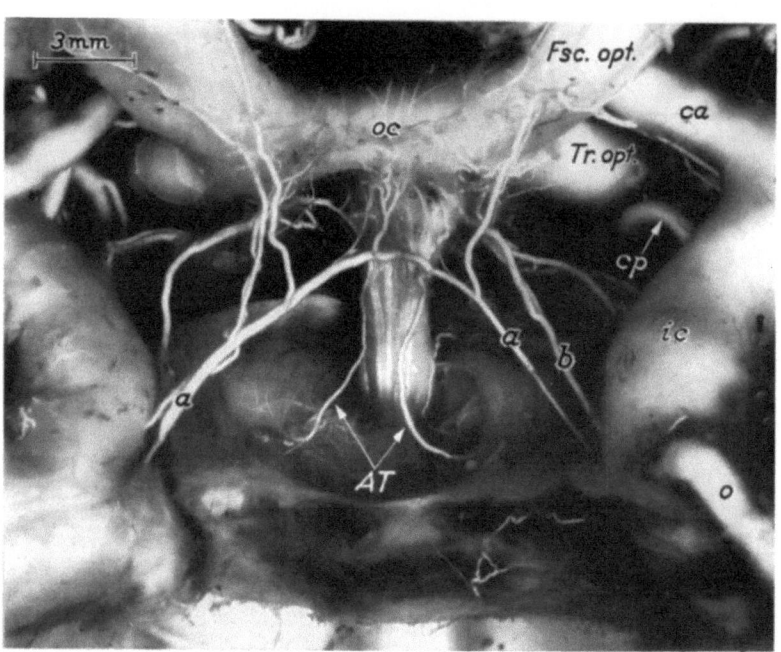

Abb. 36. *Gefäßversorgung der Hypophyse beim Menschen (Injektionspräparat)* (G. B. XUEREB, M. M. L. PRICHARD u. P. M. DANIEL, 1954). A. hypophyseos anterior superior (*a*), die vor dem Hypophysenstiel mit dem gleichen Gefäß der Gegenseite anastomosiert, und A. hypophyseos posterior superior (*b*) entspringen von der A. carotis interna und versorgen den Hypophysenstiel. Von der Anastomose der Aa. hypophys. ant. sup. gehen (nahe der Mittellinie) die beiden sog. „Trabekelarterien" ab, die direkt den Hypophysenkörper erreichen. Sie sind nicht zu verwechseln mit den an der Oberfläche des Hypophysenstiels erkennbaren „Portalgefäßen"! Die Abbildung gibt den Zustand nach einer „anatomischen Freilegung" des suprasellären Raumes wieder, wobei die Proc. clinoidei ant. weggenommen und die beiden Fasciculi optici mit der Hirnbasis zur besseren Entfaltung des Raumes nach oben gehalten wurden. So entspricht der Aspekt nicht ganz dem, wie er sich bei einer „chirurgischen Freilegung" der Hypophysenregion anbietet (vgl. Abb. 39, S. 66 in Bd. I/1). *AT* Trabekelarterie; *ca* A. cerebri ant.; *cp* A. communicans posterior; *Fsc.opt.* Fasciculus opticus; *o* A. ophthalmica; *oc.* Chiasma opticum; *Tr.opt.* Tractus opticus.

Die Trabekelarterien dürfen keinesfalls mit den sog. Portalgefäßen verwechselt werden. Nach Abtragung der intrasellären Hypophyse kurz oberhalb des Diaphragma sellae werden sie durchschnitten und liegen frei in der periinfundibulären Cisterne, wie aus Abb. 31 hervorgeht.

Die vordere obere Hypophysenarterie gibt auch Äste zum Chiasma opticum, zur Pars supraoptica des Hypothalamus bzw. zur Pars oralis tuberis, die beim Menschen sehr kurz ist, ab (s. Abb. 1 und 31). Außerdem gehen von ihr Zweige zum neurosekretorischen Kernareal, das aber im wesentlichen dem Versorgungsgebiet der A. cerebri anterior zufällt. Schließlich führen feinere Zweige zum Capillarnetz der hypophysennahen Kerngebiete, insbesondere zum Nucleus tuberis infundibularis hin (vgl. Abb. 108b, S. 157).

Bei der Beobachtung der feineren Verzweigungen läßt sich nachweisen, daß die vordere obere Hypophysenarterie *(A. hypophyseos anterior superior)* den oberen Abschnitt der Pars infundibularis der Adenohypophyse versorgt. Der untere Abschnitt der Pars infundibularis adenohypophyseos, sowie das Zwischenstück und der untere Teil des Infundibulum bekommen arteriellen Zufluß aus der Anastomose zwischen Trabekelarterie und der unteren Hypophysenarterie (A. hypophyseos inferior). Bei der letztgenannten Versorgung gibt es grundsätzlich zwei Möglichkeiten:

Der Ast der Trabekelarterie kann direkt in den unteren Teil der Pars infundibularis einziehen oder erst den Weg *über den Hypophysenvorderlappen nehmen*.

2. Die *untere Hypophysenarterie (A. hypophyseos inferior)* entspringt beiderseits vom Sinus cavernosus-Abschnitt der A. carotis interna. Sie zieht lateral zum Hypophysenkörper und teilt sich hier in einen medialen und lateralen Ast. Der mediale anastomosiert mit dem entsprechenden Ast der Gegenseite, der laterale bildet eine Anastomose mit der oberen Hypophysenarterie (s. Abb. 36). Die untere Hypophysenarterie versorgt den Hypophysenhinterlappen, den Infundibularstamm („infundibular stem") und den unteren Abschnitt des Infundibulum, nachdem sie in die der Fossa interpeduncularis zugekehrten Fläche eintritt.

Außer den beschriebenen Gefäßen kommen für die Versorgung der Hypophyse noch weitere Zweige in Betracht, die von der A. communicans posterior stammen, durch die basale Cisterne in Richtung auf das Tuber cinereum ziehen und sich am Ansatz des Hypophysenstiels in das leptomeningeale Netz — etwa im Abschnitt zwischen Hypophysenstielansatz und Corpus mamillare — aufteilen. Die Gefäßversorgung variiert.

Der venöse Abfluß erfolgt über die Hypophysenvenen zum Sinus cavernosus. Über die intrahypophysäre Gefäßaufteilung, insbesondere über die Portalgefäße s. S. 154ff.

Zu einer nach Anastomosen geordneten Einteilung kommt B. H. DAWSON (1958) auf Grund seiner Untersuchungen an über 200 Präparaten. Ausdrücklich darauf hinweisend, daß die an den Anastomosen sich beteiligenden feinen Arterien in ihrem Verlauf stark variieren, unterscheidet er eine „*prächiasmale*" und eine „*circuminfundibuläre*" Anastomose. Von den Gefäßen der prächiasmalen Anastomose wird der intrakranielle Teil des Fasciculus opticus und das Chiasma opticum versorgt, auch Anteile des Nucleus supraopticus; die circuminfundibuläre Anastomose gibt Zweige an das Infundibulum und das Tuber cinereum ab.

1. Die „*prächiasmale Anastomose*" liegt in dem von dem Fasciculus opticus gebildeten prächiasmalen Winkel. Die von hier ausgehenden Gefäße, zum Teil in unregelmäßigen Schlingen angeordnet, ziehen zum medialen Anteil der beiden Fasciculi optici und zum vorderen Rand des Chiasma opticum. An der prächiasmalen Anastomose beteiligen sich: Prächiasmale Äste der A. ophthalmica, Äste der A. cerebri anterior („superior chiasmal arteries" nach DAWSON) und die A. hypophyseos superior (= inferior chiasmal arteries nach DAWSON), die aus der Carotis interna kommt. — 2. Die „*circuminfundibuläre Anastomose*" wird größtenteils von Ästen des Circulus arteriosus Willisi gebildet. Hier unterscheidet DAWSON drei Komponenten: a) Die A. hypophyseos superior (syn. untere Chiasmaarterie s. o.), b) A. infundibularis (Ast der A. communicans posterior), c) Äste, die von der prächiasmalen Anastomose ausgehen. Durch die genannten Anastomosen entstehen also Verbindungen zwischen der A. ophthalmica, A. cerebri anterior, der Carotis interna und der A. communicans posterior.

Den Untersuchungen von DAWSON kann man entnehmen, daß das Prinzip der arteriellen „Ringbildung" nicht nur in Form des bekannten Circulus arteriosus Willisi vorkommt, sondern auch zum Hypophysenstiel hin an den Arterien feineren Kalibers sich wiederholt. In dieser Gefäßordnung, die man sich schematisch als konzentrische miteinander verbundene arterielle „Ringsysteme" vorstellen kann, ist wohl eine dem gegebenen anatomischen Bezirke entsprechende Einrichtung zur gleichmäßigen und druckausgleichenden Blutversorgung zu sehen.

b) Hypothalamus.

An der Gefäßversorgung des Hypothalamus beteiligen sich die *A. cerebri anterior* und die *A. communicans posterior*. Die von hier ausgehenden Arterien verzweigen sich bald nach ihrem Eintritt in das Parenchym und beteiligen sich an der Blutversorgung des gleichmäßigen aufgelockerten dreidimensionalen Gefäßnetzes. Die Gefäßversorgung der neurosekretorischen Kernareale *(N. supraopticus und N. paraventricularis)* ist insofern etwas anders, als die hier hinziehenden Zweige (Aa. supraopticae-paraventriculariae) erst im Kerngebiet in ein sehr dichtes Netz sich aufteilen. Eine solche vergleichbare direkte Gefäßversorgung zu den kleinzelligen Kernarealen gibt es nicht. Diese liegen vielmehr innerhalb des gleichmäßigen, dreidimensionalen weniger dichten Gefäßnetzes (Näheres s. im Kapitel „Angioarchitektonik" auf S. 147). Ein gewisser Anteil

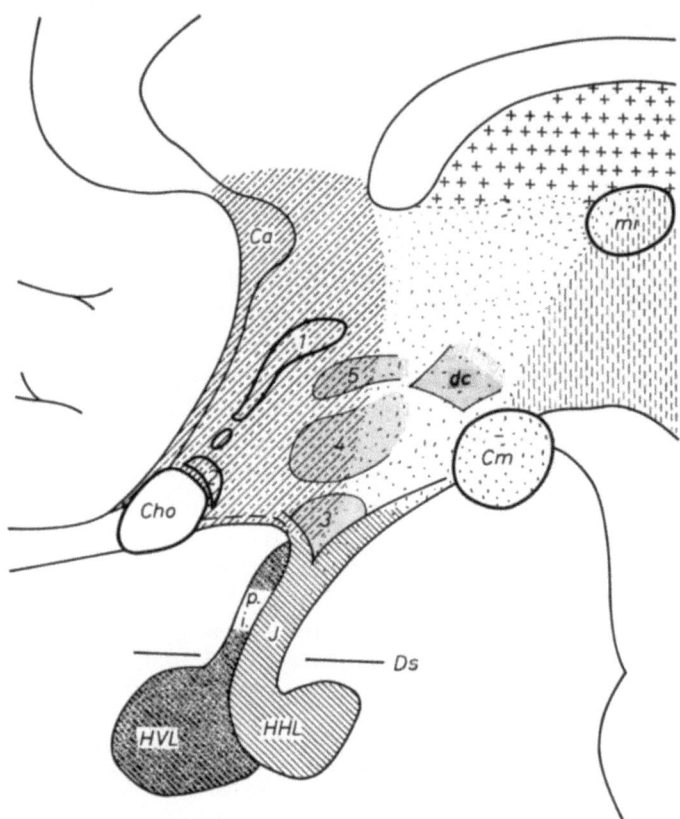

Abb. 37. *Gefäßversorgungsareale des Hypothalamus und angrenzender Gebiete* (in Anlehnung an LAZORTHES, 1959). *Ca* Commissura ant.; *mi* Massa interm.; *dc* Area dorsocaudalis; *Cho* Chiasma opticum; *Cm* Corpus mamillare; *1* Ncl. paraventricularis; *2* Ncl. supraopticus; *3* Ncl. infundibularis; *4* Ncl. ventromed.; *5* Ncl. dorsomed.; *P.i.* Pars inf. ad.; *J* Infundibulum; *HVL* Vorderlappen; *HHL* Hinterlappen; *Ds* Diaphragma sellae.

Territorium der *A. cerebri anterior*

Territorium der *Aa. chorioideae ant. et post.*

Territorium der *Aa. hypophys. sup. et inferiores (Äste der A. carotis interna)*

Territorium der *A. cerebri posterior*

Territorium der *A. communicans posterior*

der Blutversorgung (vor allem im Territorium des Nucleus supraopticus) fällt auch der A. hypophyseos superior, die von der A. carotis interna stammt, zu, worauf schon oben hingewiesen wurde. Neuerdings hat LAZORTHES (1959) die Verhältnisse in einem Schema dargestellt. Abb. 37 berücksichtigt die von ihm erhobenen Befunde. DAWSON (1958) weist darauf hin, daß jede Kerngruppe von mehr als einer bestimmten Arterie versorgt wird. Die Cc. mamillaria bekommen ihr Blut über die A. comm. posterior.

Der *physiologische Aspekt* ist ein doppelter: Neben den Aufgaben, die die Gefäße für die Ernährung des Gewebes (Zuführung von Sauerstoff, Abtransport von Stoffwechselendprodukten usw.) übernehmen, ermöglichen sie den Anschluß an die übrigen endokrinen Drüsen. Das bedeutet, daß die Hypophyse, insbesondere der Hypophysenvorderlappen in Regulationsmechanismen einbezogen ist, die allein über den Blutweg ablaufen. Von solchen Vorgängen ist heute am besten der sog. „homeostatische Regulationsmechanismus" bekannt. Er kommt dadurch zustande, daß die Abgabe (z.T. auch die Bildung) der glandotropen Hormone durch den Hypophysenvorderlappen von dem Gehalt an peripheren Drüsenhormonen im Blute abhängig ist. Auch die hypothalamischen Kernareale können, da sie an dem allgemeinen Kreislauf angeschlossen sind, von der Tätigkeit der peripheren endokrinen Drüsen unterrichtet werden (nach Art einer „Rückkopplung" („Rückmeldung")). *Allein von morphologischer Seite können diese Zusammenhänge nicht hinreichend geklärt werden: sie sind zur Zeit noch Arbeitshypothesen experimenteller Studien in Vereinigung von Physiologie und Anatomie.*

Eine direkte Gefäßverbindung zwischen Hypophyse und hypothalamischen Kernarealen existiert nicht. Die früher gültige Annahme (POPA u. FIELDING, 1930a, b), wonach Hormone der Hypophyse auf direktem Blutwege hypothalamischen Kernarealen („Zentren") zugeführt werden sollten und auf diese Weise eine Kontrolle der Tätigkeit der Hypophyse durch den Hypothalamus ermöglicht werden, kann seit den Untersuchungen von WISLOCKI und KING (1937) morphologisch nicht mehr gestützt werden (s. auch ENGELHARDT, 1956; DUVERNOY, 1958, 1963 u.a. Näheres s. S. 154). — Innerhalb der Hypophyse übernehmen die Gefäße schließlich Aufgaben, die die Verknüpfung zwischen proximaler Adeno- und Neurohypophyse (Pars infundibularis adenohypophyseos und Infundibulum) betreffen. Hierüber in dem Kapitel über Angioarchitektonik S. 152).

E. Mikroskopische Strukturen.

Vorbemerkung. Wie in der Makroskopie gehen wir bei mikroskopischen Untersuchungen von vergleichend-anatomischen Befunden aus. Auf den Sinn und die Notwendigkeit der vergleichenden Betrachtungsweise haben wir in den vorangegangenen Kapiteln über Onto- und Phylogenese (S. 19 u. 40) hingewiesen. Histologie ist in dieser Sicht nicht nur Analyse der gegebenen Form eines Organs, sondern „vergleichende Morphologie" in einer feineren Dimension[1]. In dieser Weise wollen wir auch verfahren, wenn wir uns mit den feingeweblichen Struktureigenschaften der Beziehung zwischen Hypophyse und Hypothalamus nun näher befassen.

Die Deutung der hypothalamo-hypophysären Verknüpfung ist von jeher reich an Hypothesen gewesen. Zur Prüfung auf ihre Richtigkeit sind meistens verschiedene Methoden erforderlich. Dabei kann man Befunde erhalten, die zu neuen Hypothesen führen. Die Gefahr des Verharrens in einer Hypothese ist groß. Das erschwert die Bewertung dessen, was auf diesem Gebiete bisher erarbeitet wurde. Je umfangreicher eine Hypothese ist, um so mehr sollte man sich darüber klar werden, was die angewandte Methode leisten kann, wo Möglichkeiten und Begrenzung liegen. Einiges sei hierzu bemerkt:

Darstellung und Beurteilung mikroskopischer Strukturen im Schnittpräparat ist ohne mehr oder weniger eingreifende Vorbehandlung toten Gewebes nicht möglich. Darstellung und Beurteilung sind abhängig von technischen Bedingungen der Vergrößerung und damit gebunden an das jeweils ausgewählte morphologische Detail, von dem aus der größere Zusammenhang ermittelt wird. Wesentliche Aufgabe solcher Untersuchungen ist, über eine möglichst weitgehende Analyse der Strukturzusammenhänge, vielleicht auch der Beschaffenheit der feineren Strukturen, eine Rekonstruktion zu versuchen und so der morphologischen Organisation nachzugehen.

Der Auflösung ist eine Grenze gesetzt, sofern der Gewebszusammenhang erhalten bleiben soll. Sie liegt heute in der Dimension der elektronenoptischen Vergrößerung. Doch schon hier droht die Übersicht über den uns von der Lichtmikroskopie noch vertrauten Bereich des Gewebszusammenhanges verloren zu gehen. Nur mit Mühe gelingt es, durch Vereinigung elektronenoptischer Bilder den Zusammenhang zu rekonstruieren und auf diese Weise lichtmikroskopische und elektronenoptische Befunde gegenüberzustellen, mit diesen jene zu ergänzen, den Einblick in Strukturzusammenhänge zu vertiefen. Eine vollständige Rekonstruktion größerer Zusammenhänge, etwa in der Größenordnung eines hypothalamo-hypophysären Neurons, oder auch nur

---

[1] Dem Inhalte nach bezieht sich „Morphologie" auf die Methode der vergleichenden Betrachtung; daher ist der Zusatz „vergleichend" eigentlich unnötig. Doch er unterstreicht den methodischen Sinn.

bestimmter größerer Abschnitte desselben, ist in einem wirkungsvollen Auflösungsbereich der elektronenoptischen Dimension kaum möglich, auch gar nicht das eigentliche Ziel einer solchen Untersuchung. Der beim Übergang aus der lichtmikroskopischen Vergrößerung entstehende unvermeidbare Sprung ist sehr deutlich und in gewisser Hinsicht auch vergleichbar mit dem ebenso unvermeidbaren Sprung beim Übergang von makroskopischer zur mikroskopischen Betrachtung. Hinzu kommen Schwierigkeiten, die mit der erwähnten Vorbehandlung des Gewebes zusammenhängen. Auf den tatsächlichen Zustand kann streng genommen nur indirekt geschlossen werden.

Histochemische Untersuchungen dagegen machen insofern eine Ausnahme, als sie sich mit dem Nachweis eines an seiner Farbreaktion erkennbaren Stoffes, die ihm eigen ist, befassen, wohl aber — und das ist der Vorteil dieser Methode — den Gewebszusammenhang belassen. Chemische Definierbarkeit und topographische Bestimmung führen in solchen Untersuchungen. Die histochemische Methode wird jedoch dadurch eingeschränkt, daß zur Zeit nur ein verhältnismäßig bescheidener Teil uns interessierender biochemischer Vorgänge im Schnittpräparat färberisch-spezifisch erkennbar ist. Doch gerade von der Anwendung histochemischer Methoden wird in Zukunft viel zu erwarten sein.

Welche Dimension der Beobachtung man auch immer wählen mag, die entscheidende Frage ist zunächst: Welche Vorgänge spielen sich innerhalb der gefundenen Struktur ab. Sie stellt sich bei fortschreitender Auflösung immer wieder von neuem, bis man unter Preisgabe des Gewebszusammenhanges die chemische Analyse erzwingt: Die lichtmikroskopisch bekannten Neurosekretgranula der supraoptico-hypophysären Neurone finden wir im elektronenoptischen Bild wieder, den tatsächlichen Gehalt an Wirkstoffen aber weisen wir im Gewebszentrifugat nach (s. S. 109). Dieses schrittweise Vorgehen, das in der biochemischen Untersuchung einen Abschluß erreicht zu haben scheint, also mit Übergang von der einen zur anderen Methode verbunden ist, verlangt eine besonders sorgfältige Bewertung der Hypothesen, die am Anfang des Bemühens stehen und solcher, die neu hinzukommen. Zweifellos berühren sich im elektronenoptischen Bereich Histologie und Biochemie aufs engste.

Für die *Deutung* der hypothalamo-hypophysären Verknüpfung reichen die mit morphologischen Methoden erhaltenen Befunde nicht aus. Pharmakologische, physiologische Untersuchungsergebnisse und Erfahrungen am Krankenbett sind mit heranzuziehen. Sie können sogar für die Auswertung grundlegend sein, und nicht selten weisen sie den Weg, auf dem morphologische Untersuchungen erst sinnvoll zu werden scheinen.

So wird auch die folgende Darstellung immer wieder über das rein Deskriptiv-Morphologische hinausgehen, physiologische Aspekte berücksichtigen und auf die für die Klinik wichtigen Probleme eingehen müssen.

Die beiden hypothalamo-hypophysären Systeme.

Wir behandeln das Hypothalamus-Hypophysen*hinterlappensystem* und das Hypophysen*vorderlappensystem* zunächst getrennt. Es wird sich zeigen, daß die Unterschiede zwischen beiden Systemen um so deutlicher beachtet werden müssen, je mehr nach gemeinsamen Merkmalen in der Art ihrer Verknüpfung mit der Hypophyse gesucht wird. Im besonderen Maße werden uns alle diejenigen Untersuchungen beschäftigen, deren Ergebnisse auf eine Beziehung zwischen beiden Systemen hinweisen. Wir haben viele Anhaltspunkte für einen solchen Zusammenhang. Nach der Auffassung der meisten Autoren besteht die Verknüpfung zwischen Hypophyse und Hypothalamus nur in *einem* System. Diese Feststellung aber wird unseres Erachtens den Tatsachen nicht gerecht. *Wir* sprechen von *zwei* hypothalamo-hypophysären Systemen und nicht von *einem*, wie das üblich ist.

Abb. 38 zeigt in einer schematischen Darstellung die Anordnung der Neurone und die sich hieraus ergebenden Unterschiede zwischen beiden Systemen beim Menschen. Die Verbindung zwischen Hypothalamus und Hypophysenhinterlappen (a) wird durch bestimmte Neurone *unmittelbar* hergestellt; dagegen ist der Hypophysenvorderlappen (b) nur *mittelbar* mit dem Hypothalamus verknüpft, dies durch besondere Neurone und in einer Weise, die nach GREEN 1948 als „neuro-vasculäre Kette" bezeichnet wird. Die Neurone endigen nämlich im Infundibulum an Gefäßschlingen, die mit dem adenohypophysären Netz zusammenhängen. Weder die Pars infundibularis, noch der Hypophysenvorderlappen wird von diesen Neuronen erreicht. — Die Gefäße, an denen die Neuronen im *Hypophysenhinterlappen* endigen, gehören zum *allgemeinen Kreislauf;* die infundibulären Spezialgefäße dagegen zum *hypophyseneigenen Gefäßapparat* (vgl. S. 151). Letztere bekommen somit das Blut aus dem adenohypophysären Gefäßnetz und führen es auf dem Umwege über das Infundibulum der Adenohypophyse wieder zu.

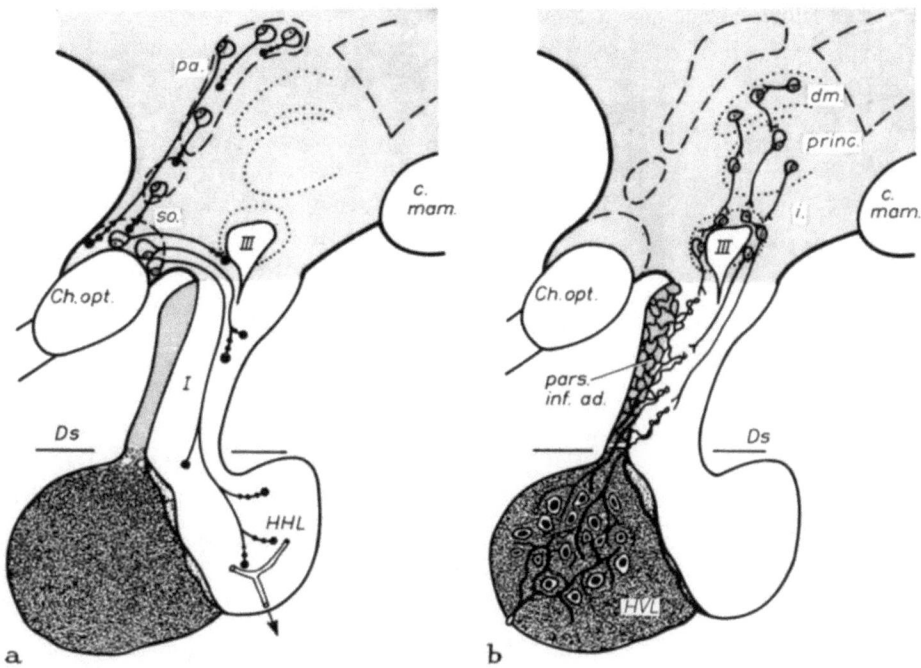

Abb. 38a u. b. *Die beiden hypothalamo-hypophysären Systeme (Mensch).* a Das Hypophysen*hinterlappen*system und b das Hypophysen*vorderlappen*system. Beachte: Das Parenchym des Hinterlappens wird von Nervenfaserendigungen gebildet, das des Hypophysenvorderlappens von *echten* Drüsenzellen. Die Neurone des Vorderlappensystems (Tr. tubero-hypophyseus) erreichen die Drüsenzellen des Vorderlappens *nicht:* die Verknüpfung wird über die „Spezialgefäße" im Infundibulum ermöglicht (sog. „neuro-vasculäre Kette"). — Bezeichnungen s. Abb. 1—4. — Faserverbindungen zwischen *pa* und HHL sind nicht eingezeichnet.

So sind die infundibulären Spezialgefäße wesentliche Gebilde im suprasellären Kontakt zwischen Adeno- und Neurohypophyse, ohne den es eine Verknüpfung zwischen Hypothalamus und Vorderlappen nicht gibt.

Auf der Grundlage dieser schon in der Einleitung kurz skizzierten Unterschiede der beiden hypothalamo-hypophysären Systeme sollen in den folgenden Kapiteln die mikroskopischen Strukturen behandelt werden.

I. Das Hypothalamus-Hypophysenhinterlappensystem.

Topographie und die vielseitigen histologischen Details verlangen eine Gliederung. Wie bereits in der Einleitung (S. 7) hervorgehoben wurde, bildet die Gesamtheit der im Infundibulum und im Hinterlappen endigenden Neuronen des supraoptico-hypophysären Systems das funktionstragende Parenchym selbst. Die Neurone dienen also nicht, wie man früher annahm, der Innervation der Pituicyten, denen man fälschlicherweise die Hormonproduktion zuschrieb; vielmehr produzieren sie selbst die neurohypophysären Wirkstoffe, die an die Blutbahn des allgemeinen Kreislaufes abgegeben werden. Morphologisch manifestiert sich die Hormonproduktion u. a. im Auftreten des sog. „Neurosekretes". Die Pituicyten machen das Stützgewebe der Neurohypophyse aus, sie entsprechen den Gliazellen und sind wie diese in den Stoffwechsel der Neurone einbezogen[1].

Wie Abb. 39 zeigt, besteht das Hypothalamus-Hypophysenhinterlappensystem (kurz „Hinterlappensystem" genannt) aus unterschiedlich langen Neuronen, deren Fortsätze den Tractus supraoptico-hypophyseus bilden. Die meisten ziehen bis zum Hypophysenhinterlappen, viele endigen im Infundibulum und einige bereits im Kerngebiet, oder kurz vor dem Eintritt des Tractus in das Infundibulum, also noch im Tuber cinereum.

Streng genommen sollte nur die Summe derjenigen Axone als „Tractus supraoptico-hypophyseus" bezeichnet werden, die vom Ncl. supraopticus herkommend im Infundibulum und Hinterlappen endigen. Auch wäre eine weitere Differenzierung in der Nomenklatur zur Bezeichnung der kürzeren Neuronen wünschenswert; aber sie ginge wahrscheinlich doch nur auf Kosten der Vorstellung von der Einheit des Systems, die uns so geläufig ist[2].

Das supraoptico-hypophysäre System ist gestaffelt. Diese Feststellung ist wichtig, weil sich hieran besondere Probleme knüpfen, wie z. B. Unterschiede zwischen den Funktionen der kurzen und langen Neurone, Kompensation bei Ausfall bestimmter Anteile des Systems durch andere noch erhaltene Anteile, Fragen der Regeneration bei krankhaften Prozessen und bei Hypophysenstieldurchtrennung. Wir kommen darauf noch zurück (s. S. 174).

Wir gliedern das System und unterscheiden: „*Ursprungsort*" *(Perikaryonabschnitt)*, „*Tuberstrecke*", *Infundibulumstrecke*", „*Infundibularstiel*" *(=Zwischenstück)* und „*Hinterlappenstrecke*" (Endaufsplitterungs-

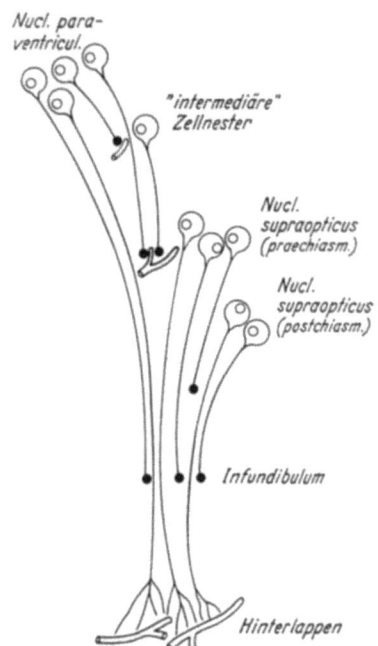

Abb. 39. *Das Hypothalamus-Hypophysenhinterlappensystem* (schematisch nach DIEPEN u. ENGELHARDT, 1958). Die Neurone sind gestaffelt, d. h. nicht alle erreichen den Hypophysenhinterlappen; doch die Mehrzahl derselben bildet das neurohypophysäre Parenchym; einige endigen im Infundibulum (innere Zone) und eine gewisse Anzahl bereits im Hypothalamus innerhalb des Ursprungsortes. Näheres im Text.

gebiet der langen Neurone). Diese Unterteilung gilt zweckmäßigerweise nicht nur für das ganze System, sondern auch (als pars pro toto) für die langen Neurone, wie in Abb. 40 gezeigt wird. Die folgende Darstellung der mikroskopischen Strukturen hält sich an diese Gliederung.

Topographisch bemerkenswert ist die Beziehung des Systems im hypothalamischen und hypophysären Abschnitt zu den *Liquorräumen*. Der *Nucleus supraopticus* liegt nahe dem *äußeren* Liquorraum, der *Nucleus paraventricularis* nahe dem *inneren* Liquorraum. Vom Nucleus paraventricularis ziehen Fasern unmittelbar zum Ependym hin und endigen hier. Es ist anzunehmen, daß diesem morphologischen Verhalten eine funktionelle Bedeutung in der Regulation des Liquors zufällt. Besonders deutlich ist die Beziehung des Tractus supraoptico-hypophyseus zum *inneren* Liquorraum im Infundibulumabschnitt. Auf die Frage der Beziehung des Systems zum Liquor kommen wir später zurück (S. 70 u. 78).

---

[1] Über die Bildung des van Dykeschen Proteins s. S. 107.

[2] Von einigen Autoren wird die präzise Bezeichnung „Tractus *paraventriculo-supraoptico*-hypophyseus vorgezogen, worin also *beide* Kernareale genannt werden. Wir halten dies nicht nur aus Rücksicht auf die schon seit langem eingeführte Benennung für unzweckmäßig, sondern auch im Hinblick auf die regionale Einteilung des Hypothalamus für nicht erforderlich, nach der die *beiden* Kernareale (Ncl. supraopticus *und* paraventricularis) in der „Pars supraoptica hypothalami" (LE GROS CLARK, 1936, 1938; oder „Hypothalamus oralis pars supraoptica" FEREMUTSCH, 1948) liegen. Die gültige Bezeichnung „Tractus supraoptico-hypophyseus" hebt die *Einheit und die Regionen* dieser hypothalamo-hypophysären Verknüpfung hervor.

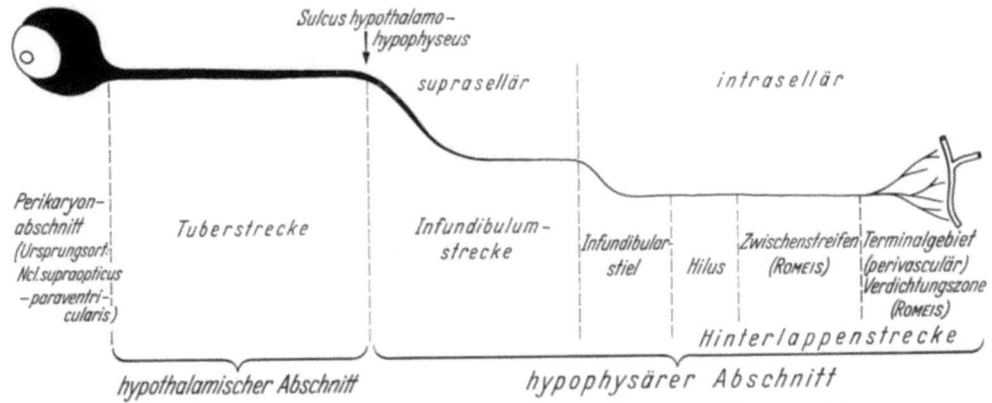

Abb. 40. *Gliederung des supraoptico-hypophysären Neurons.* Näheres im Text.

a) Ursprungsort.

α) *Lage. — Allgemein-neurocytologische Eigenschaften. — Das „Nissl-Bild".*

Die Ursprungskerne des supraoptico-hypophysären Neuronensystems, dessen Fasereinheit wir als Tractus supraoptico-hypophyseus bezeichnen, sind der *Nucleus supraopticus* und der *Nucleus paraventricularis*, die im vorderen — hypophysenfernen — Bereich des markarmen Hypothalamus liegen. Sie haben durch eine Reihe gemeinsamer Merkmale schon frühzeitig die Aufmerksamkeit auf sich gelenkt, und man kann sie aus verschiedenen Gründen in eine Gruppe zusammenfassen. Bei niederen Vertebraten sind sie in einem einzigen Kern, dem Nucleus praeopticus, vertreten. Tatsächlich unterscheidet sich diese Gruppe von verschiedenen Zellarealen des Tuber cinereum, mit denen sie die Markarmut gemeinsam hat, durch folgende Merkmale:

Die Nervenzellen liegen sehr dicht. Sie sind die größten des gesamten Hypothalamus (einschließlich des markreichen Corpus mamillare). Die Größe der Nervenzellkörper entspricht eigentlich nicht der Länge der Axone. Letztere sind — auch die längsten, die bis zum Hinterlappen ziehen — relativ kurz.

Die Kerne der Nervenzellen, die deutliche Nucleolen einschließen, sind mehr oder weniger randständig. Ihnen liegt innen ein helles Entoplasma an, während sich die Nissl-Schollen im Ektoplasma befinden. Auch Entmischung des Plasmas (Perikaryon) kommt vor. Diese Eigentümlichkeit erinnert an das Verhalten von Nervenzellen nach axonaler Läsion (also an das Bild der „Primären Reizung NISSLs").

Während gewisse Tuberkerne, wie besonders der *Nucleus infundibularis*, dem Ansatz der Proximalen Hypophyse benachbart sind, liegen Nucleus supraopticus und paraventricularis weiter davon entfernt. Beim Nucleus praeopticus der niederen Wirbeltiere ist dies besonders ausgesprochen. SPATZ hat die Gruppe deshalb „*hypophysenferne*" genannt, auch wenn zugegeben werden muß, daß einige Nervenzellen, die dem gleichen Typus und demselben Neuronensystem angehören, *nahe* am Hypophysenansatz zu finden sind.

Die Zellen liegen in einem sehr dichten Capillarnetz, das schon NISSL aufgefallen war und später von R. A. PFEIFER anhand von Injektionspräparaten dargestellt wurde (siehe Kapitel „Angioarchitektonik", S. 147ff.). Das übrige Capillarnetz im Tuber cinereum ist vergleichsweise viel lockerer. Außerdem sollen die Gefäße der genannten Kerngebiete nach CLARA (1951/53) nicht, wie das sonst üblich ist, durch eine Membrana gliae limitans vom Gewebe geschieden sein.

Es folgen in Abb. 41—43 einige Beispiele. Zu achten ist auf Lage des Ursprungsortes und zunächst auf allgemein-neurocytologische Eigenschaften. Über spezielle Eigenschaften s. S. 68ff.

Abb. 41 zeigt die Lage vom Nucleus supraopticus und paraventricularis in je einem Frontalschnitt der Ratte, und im Vergleich hierzu die entsprechenden Kerngebiete beim

Menschen in Abb. 42. Bei stärkerer Vergrößerung der Ganglienzellkörper erkennt man (Abb. 43) deutlich die Randständigkeit der Zellkerne, den hellen perinucleären Hof im Perikaryon und die Randständigkeit der Nissl-Schollen. Lage des Zellkernes, Ausmaß

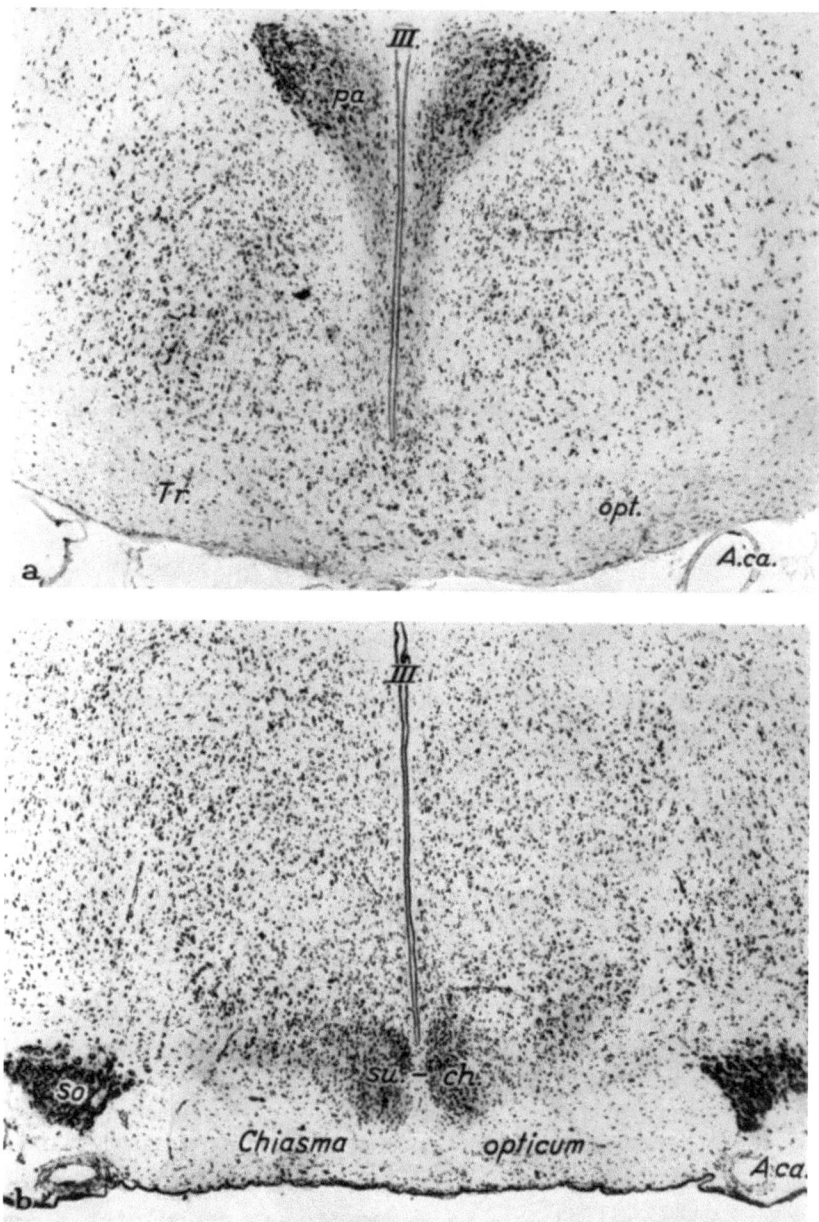

Abb. 41a u. b. *Ursprungsort des Hypophysenhinterlappensystems (Ratte)*. a Nucleus paraventricularis *(pa)*; b Nucleus supraopticus *(so)*. Beachte die Nachbarschaft dieser Kerne zu den Liquorräumen: Nucleus paraventricularis nach dem inneren Liquorraum, Nucleus supraopticus nahe dem äußeren Liquorraum gelegen (vgl. Abb. 69, S. 106). Frontalschnitte (Nisslfärbung). Vergr. etwa 60fach. *su.-ch.* Nucleus suprachiasmaticus; *Tr.opt.* Tractus opticus; *III.* dritter Ventrikel; *A.ca.* A. cerebri anterior.

des perinucleären Hofes, Gehalt an Nissl-Schollen und deren Lage sind Kriterien des jeweils vorliegenden Funktionszustandes der Ganglienzellen, der bis zu einem bestimmten Maße allein auf Grund des Nissl-Bildes beurteilbar ist.

Daß man überhaupt anhand des Schnittpräparates so viel über die Funktion (= Funktionszustand) der supraoptico-hypophysären Neurone aussagen kann, liegt an der bereits erwähnten außergewöhnlichen, noch als „*physiologisch*" zu bezeichnenden Strukturlabilität. Diese Funktionsdiagnostik bezieht sich zunächst nur auf *allgemein-cytologische* Kriterien, nicht auf spezielle (hierüber Näheres auf S. 68). Die oben erwähnten Veränderungen am Zellkörper (Randständigkeit des Kernes, „Entmischung" des Zellplasmas,

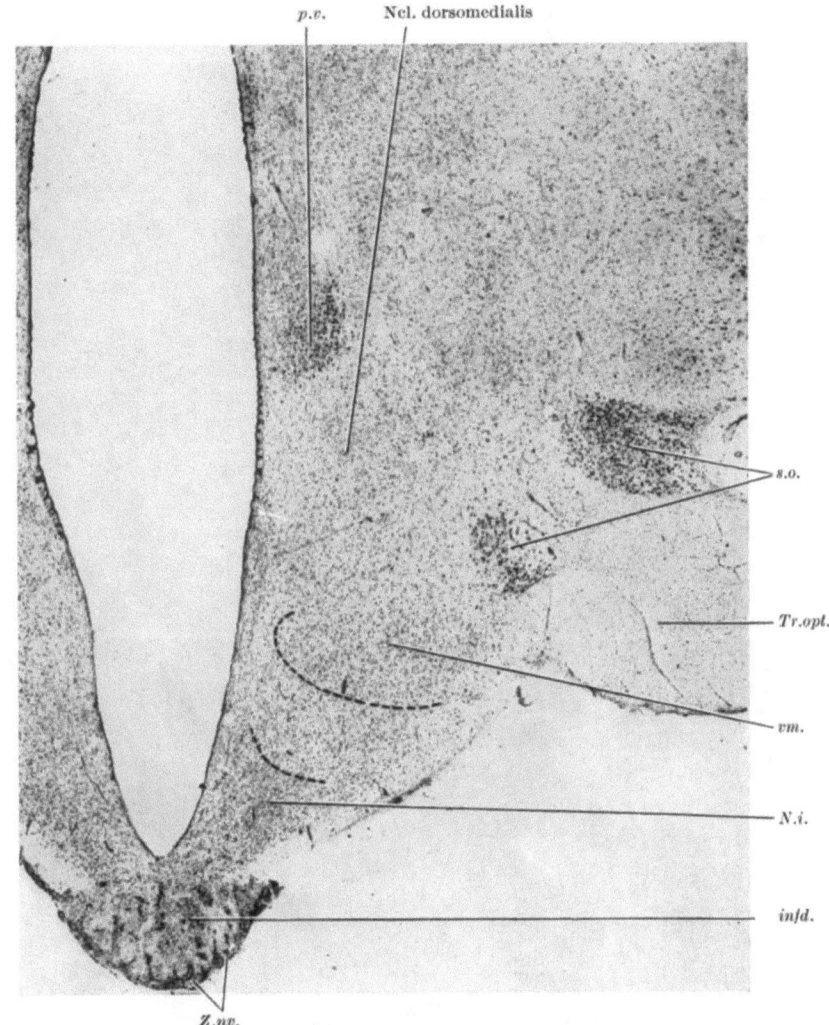

Abb. 42. *Ursprungsgebiet des Hypophysenhinterlappensystems des Menschen* (aus DIEPEN, 1962). *s.o.* Nucleus supraopticus, dicht dem Tractus opticus (*Tr.opt.*) anliegend; *p.v.* ventro-oraler Abschnitt des Nucleus paraventricularis, nahe dem inneren Liquorraum gelegen. Mitgetroffen sind der Nucleus ventromedialis (*vm.*, Cajalscher Kern), ferner der Nucleus infundibularis (*N.i.*) sowie angrenzende Anteile der proximalen Neurohypophyse [Infundibulum (*infd.*)], sowie die Zona neurovasculosa von GREEN (*Z.nv.*); Nissl-Färbung; Vergr. 11fach. Vgl. die Angioarchitektonik des Ursprungsgebietes des Hypophysenhinterlappensystems in Abb. 44, S. 67.

Aufbrauch der Nissl-Schollen u.dgl.) kommen an den supraoptico-hypophysären Neuronen unter *normalen*, physiologischen Bedingungen vor und sind für diese Ganglienzellen eigentümlich. Hinzu kommen die entsprechenden Veränderungen an den Axonen bzw. im Terminalausbreitungsgebiet („Endaufsplitterungsgebiet", s. S. 82).

Alle zunächst genannten auffälligen Merkmale dieser Zellgruppe weisen auf Leistungen besonderer Art hin. Seit den Untersuchungen von SCHARRER (1928) spricht man von *sekretorisch tätigen Nervenzellen*. Sie bilden einen Stoff, den man zunächst als „Kolloid" bezeichnete; später hat E. SCHARRER die in den Nervenzellen des Nucleus supraopticus und paraventricularis sich bildenden Sekretkugeln verschiedener Gestalt unter der Bezeichnung „Neurosekret" zusammengefaßt und den Vorgang der Sekretbildung als „Neurosekretion" bezeichnet. Zuerst bezogen sich die Untersuchungen SCHARRERs auf Fische, Amphibien und Reptilien. Später wurden auch Wirbellose einbezogen und zusammen mit R. GAUPP die Untersuchungen auf den Menschen ausgedehnt. (Über Neurosekretion und Wirkstoffbildung s. S. 96ff.)

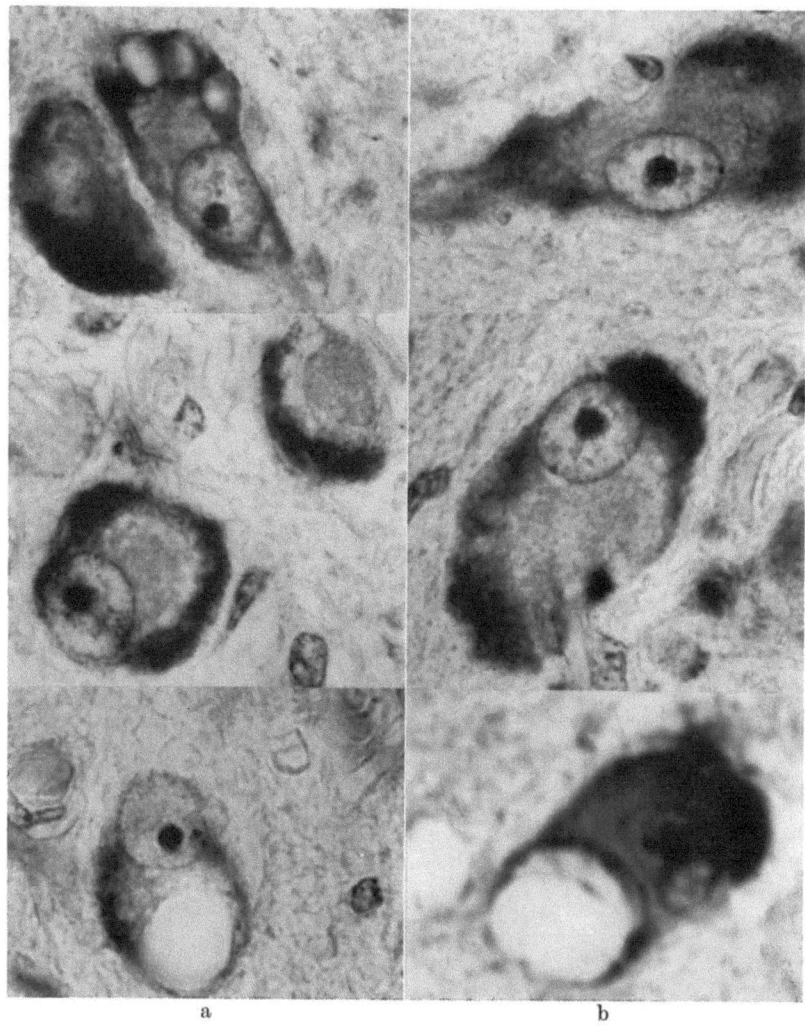

Abb. 43. *Zellbeispiele aus dem großzelligen hypophysenfernen Areal (Ursprungsort des Hypophysenhinterlappensystems) des Menschen* (aus DIEPEN, 1962). Linke Reihe (a): *Nucleus paraventricularis.* Rechte Reihe (b): *Nucleus supraopticus.* Beachte die Randständigkeit des Zellkerns, die randständige Lagerung der Nissl-Schollen, wodurch ein ausgedehnter perinucleärer „Hof" entsteht. Mitunter besitzen die Zellen deutliche Vacuolen (links oben und untere Zellreihe). Nissl-Bild; Vergr. 1100fach. Vgl. Abb. 71, S. 112.

Es fielen also schon vor Anwendung der Neurosekretfärbung („Gomori-Färbung") an den *Ganglienzellkörpern* morphologische Eigenschaften als Kennzeichen besonderer Art ihrer Reaktionsweise auf. Sogar der Begriff „*Neurosekretion*" war geprägt, als BARGMANN 1949 die zutreffende Entdeckung der sekretorischen Leistung der supraoptico-hypophysären Neurone in ihrer *Gesamtheit* machte, ihr morphologisches Verhalten eindeutig ermittelte und damit die Grundlage für die Auswertung experimenteller Untersuchungen anhand histologischer Schnittpräparate erheblich erweiterte. Seine Entdeckung ging auf die Anwendung der sog. Gomori-Färbung zurück, die beim Hund eine intensive Blaufärbung der Kerngebiete und des ganzen Tractus supraoptico-hypophyseus brachte.

Das „Gomori-Bild" hat aber das „Nissl-Bild" keineswegs abgelöst; auch die Silberimprägnation zur Darstellung der Ganglienzellfortsätze (Axone), auf die wir noch näher einzugehen haben, wurde durch die neue Färbung nicht verdrängt.

β) Gefäßbeziehung.

Die Ganglienzellkörper des supraoptico-hypophysären Systems bilden, wie beschrieben, auf jeder Seite zwei gut abgrenzbare Kernareale. Ebenso gut abgrenzbar sind die Kernareale in einem Gefäßinjektionspräparat. Die cytoarchitektonische Einheit ist mit der angioarchitektonischen praktisch identisch. Das geht aus Abb. 44, einem Beispiel vom Rhesusaffen, hervor.

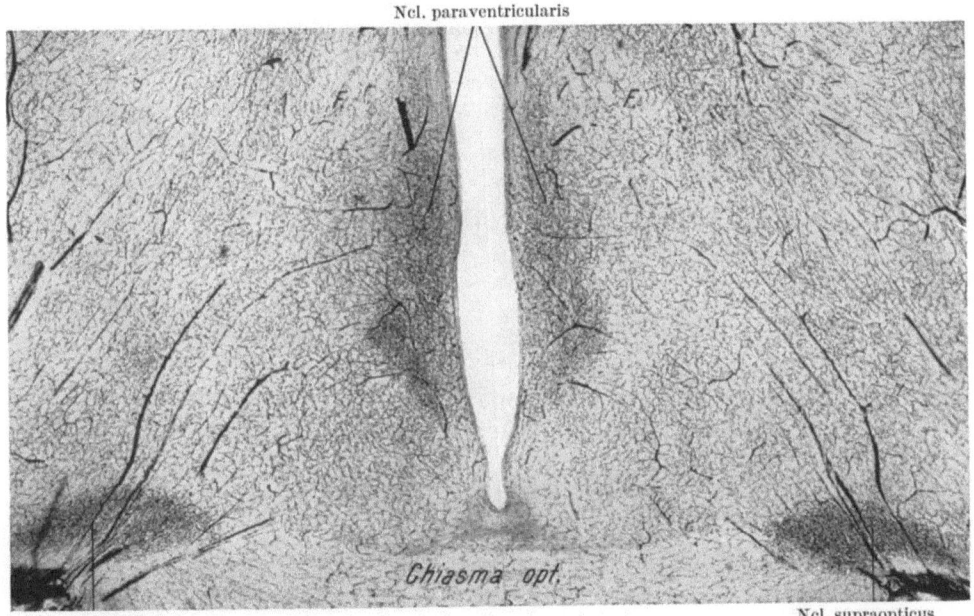

Abb. 44. *Angioarchitektonik des Nucleus supraopticus und paraventricularis (= Ursprungsort des Hypophysenhinterlappensystems, Rhesusaffe).* Deutlicher Unterschied in der Gefäßverteilung zwischen den angioarchitektonisch gut abgrenzbaren Kernarealen und dem übrigen Gebiet des Tuber cinereum. Seitlich des Chiasma opticum dringen von der Basis aus Gefäßzweige ein, die den Nucleus supraopticus und den paraventricularis verbinden (*A. und V. supraoptico-paraventricularis*). Tuscheinjektion, frontal. 200 μ. *F.* Fornix. Vergr. ca. 13fach (aus ENGELHARDT, 1956).

Soweit wir schon hier auf die Gefäßbeziehung des neurosekretorischen Systems eingehen wollen, sei erwähnt, daß die Capillardichte der beiden Kerngebiete, die nur noch der Capillardichte des Corpus Luys entsprechen dürfte, auf den außergewöhnlichen Sauerstoffbedarf schließen läßt. — Außerdem liegen versprengte Ganglienzellkörper entlang den Gefäßen (Aa. supraoptico-paraventriculares) zwischen dem Nucleus supraopticus und paraventricularis und bilden den „*Nucleus supraopticus accessorius*".

CRAIGIE (1940) hat auf Grund von Capillarmessungen festgestellt, daß bei der Ratte die Kapillardichte etwa doppelt so groß ist wie innerhalb vergleichbarer anderer Gefäßareale des Gehirns. Ähnliche Verhältnisse liegen beim Menschen vor.

Durch den innigen Gefäßkontakt wird es den Ganglienzellen möglich, auf die Osmolarität des Blutes in entsprechender Weise zu reagieren. Wir finden ihn nicht nur am Ursprungsort, sondern auch, wie wir noch sehen werden, im Terminalgebiet der Axone (im Infundibulum, Zwischenstück und vor allem im Hypophysenhinterlappen). Die supraoptico-hypophysären Neurone sind also „*polar gefäßbezogen*". Das ist eine besondere topographische Situation auf so engem Raum, die eine hohe Reagibilität auf Veränderungen der Osmolarität oder anderer Vorgänge im Blut ermöglicht. Sicher ist die Gefäßbeziehung am Ganglienzellkörper anders zu bewerten als die am Axonende. Weitere topographische Besonderheiten liegen am Infundibulum vor, die sich deutlich von denjenigen am Hypophysenhinterlappen unterscheiden: Im Infundibulum liegt das supraoptico-hypophysäre System nahe dem inneren Liquorraum. Axonendigungen bevorzugen auch hier die Gefäße, die nahezu das Ependym erreichen. Aus dieser Anordnung ergeben sich mögliche Beziehungen einerseits zum Liquorraum, andererseits zur Adenohypophyse. Wir kommen darauf auf S. 105 zurück.

γ) Speziell-neurocytologische Eigenschaften. — Das „Gomori-Bild".

Eine entscheidende Wendung in der Erforschung der Art der Beziehung zwischen Hypothalamus und Hypophysenhinterlappen erfolgte, als es BARGMANN 1949 gelang, in den großzelligen Kernen des vorderen Hypothalamus beim ausgewachsenen Hund durch

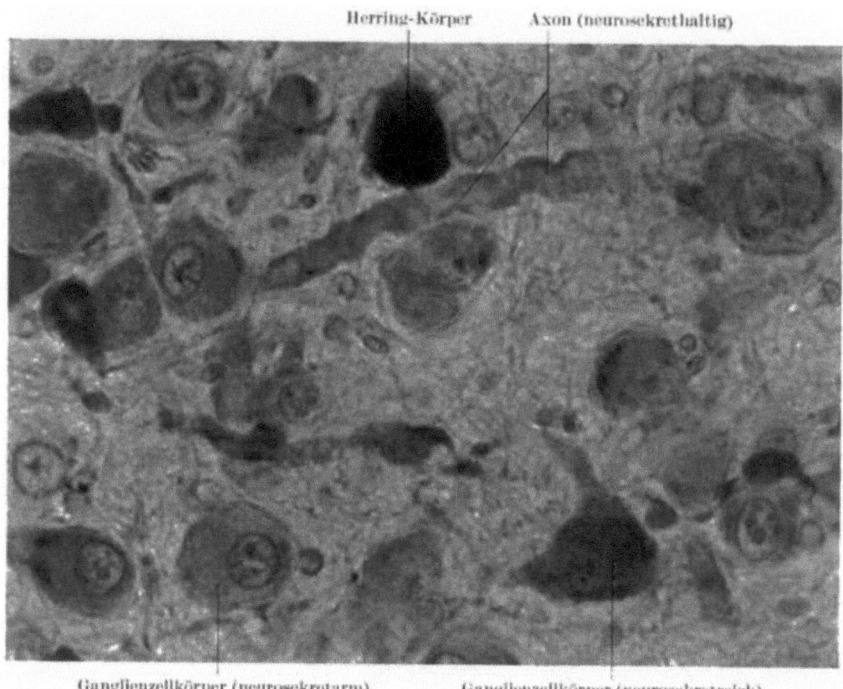

Abb. 45. *Ausschnitte aus dem Nucleus supraopticus vom Hund (vom Menschen [Abb. 46a] von der Ratte [Abb. 46b]).* Gomori-Färbung. Beachte den unterschiedlichen Gehalt an Neurosekretgranula der gewählten Beispiele. Beim Hund sind die meisten Zellkörper mit reichlich Neurosekret angefüllt (Sonderfall!), während die Zellkörper vom Nucleus supraopticus bei Ratten und beim Menschen praktisch neurosekretfrei sind. — Vergr. ca. 600fach.

Anwendung von Chromalaun-Hämatoxylin (nach GOMORI) blaugefärbte Substanzen nachzuweisen und festzustellen, daß diese Produkte beim Hund keineswegs auf das Kerngebiet beschränkt sind, sondern die gleichen Sekretgranula im *gesamten* supraoptico-hypophysären Neuronensystem auftreten, also im ganzen Verlauf der Axone bis zum Hinterlappen vorkommen. Auf diese Entdeckung und auf die erwähnten Untersuchungen von E. SCHARRER gründet sich die *Lehre von der Neurosekretion*. — Näheres über diese Lehre auf S. 96ff.

Im Perikaryon kommen die Neurosekretgranula keineswegs konstant vor. Besonders zahlreich finden wir sie beim Hund (Abb. 45), wo sie in fast allen Zellkörpern den Zelleib ganz erfüllen, dieser sich deswegen nahezu homogen blau anfärbt. Bei der Katze findet sich ebenfalls eine intensive Blaufärbung infolge des hohen Gehaltes an Sekretgranula, weitaus weniger beim Menschen (Abb. 46a) und bei der Ratte (Abb. 46b) sowie bei vielen anderen Säugern. Hier gibt es nur vereinzelte Zellkörper, die Sekretgranula dieser Art enthalten und, wo sie überhaupt vorkommen, liegen sie keineswegs so dicht wie beim Hund. Der Hund ist ein Sonderfall. Für die Deutung des neurosekretorischen Erscheinungsbildes und für die

Lehre der Neurosekretion, die Anspruch auf Gültigkeit nicht nur für einen Sonderfall, sondern auch für andere Formen erheben sollte, ist dies von Bedeutung. — Man kann also vom *artgebundenen* Auftreten der Neurosekretprodukte sprechen, wobei jedoch quantitative und qualitative Unterschiede eine Rolle spielen dürften. Sie betreffen letzthin die

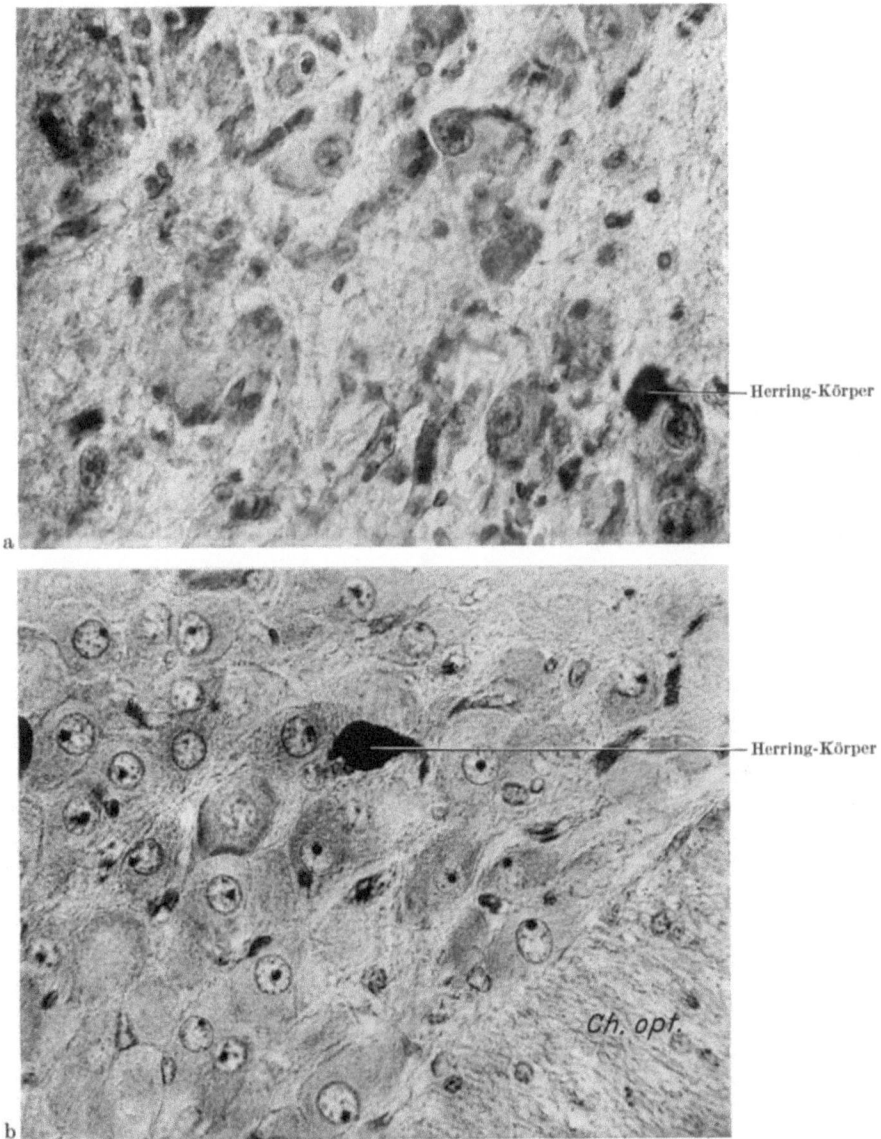

Abb. 46a u. b. *Nucleus supraopticus (Ausschnitte) vom Menschen* (a) *und von der Ratte* (b). Praktisch keine Neurosekretdarstellung im Perikaryon. Deutliche Neurosekretanfärbung eines Herring-Körpers (in a und b); vgl. farbige Wiedergabe des Nucleus supraopticus im Schnittpräparat vom Hund in Abb. 45, S. 68. — *Ch.opt.* Chiasma opticum. — Vergr. ca. 450fach.

Hormonproduktion, die aber innerhalb verschiedener Formen auch nicht einheitlich ist (vgl. S. 108).

Zwischen dem Auftreten von Nissl-Schollen und Neurosekretgranula besteht eine gewisse Beziehung; die Entstehungsweise der Neurosekretprodukte ist eine andere als die der Nissl-Schollen. Auch vom Neurosekretbild aus kann man auf bestimmte Funktionszustände der Ganglienzelle schließen: Ein „*Ruhezustand*" liegt dann vor, wenn (unter Berücksichtigung artgebundener Besonderheiten) im Perikaryon Neurosekret vorhanden ist. Im Zustand „*erhöhter Aktivität*" nehmen die Sekretgranula im Perikaryon ab — es zeigt sich ein heller perinucleärer Raum („Hof"). Entsprechende Veränderungen finden wir auch im Nissl-Bild, wie bereits oben erwähnt: „Ruhezustand" = viel Nissl-Schollen, „erhöhte Aktivität" = Verlust der Nissl-Schollen. Über die Deutung des neurosekretorischen Erscheinungsbildes, über die Zusammenhänge zwischen Neurosekret und Hormonen s. S. 102. Ein Beispiel erhöhter Aktivität der neurosekretorischen Ganglienzellen (hoher Bedarf an antidiuretischem Prinzip während einer Durstperiode) zeigt Abb. 71, S. 112. Deutlich sind die beschriebenen, für den Zustand erhöhter Aktivität typischen Veränderungen an den Zellkörpern gegenüber dem normalen Zustand (in Abb. 71a), worauf wir noch zurückkommen (S. 110).

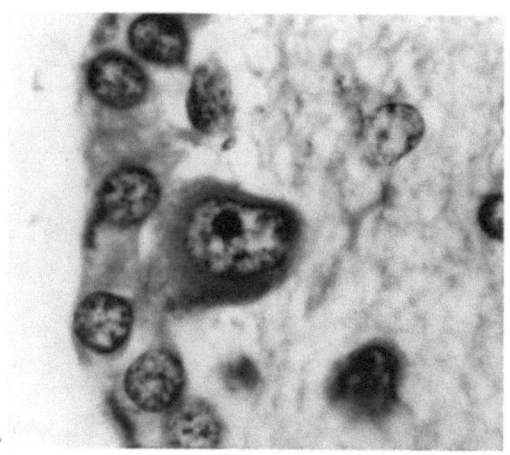

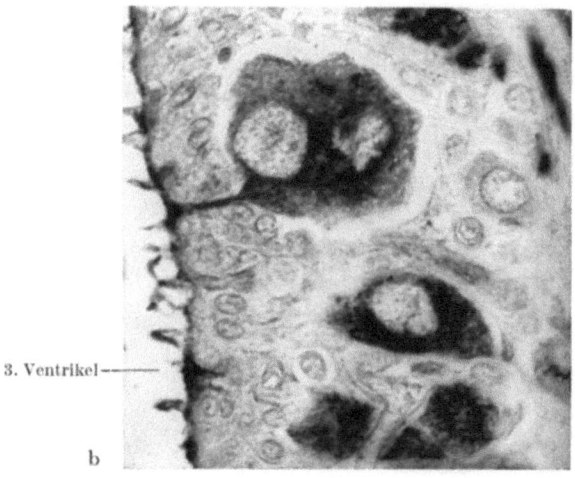

Abb. 47a u. b. *Ganglienzelle vom Nucleus paraventricularis der Ratte dicht unter dem Ependym des 3. Ventrikels liegend.* a (Vergr. 760fach) aus MALANDRA, 1956; b (Vergr. 450fach) aus STUTINSKY, 1953b.

Nahe am 3. Ventrikel liegende Ganglienzellkörper zeigen meistens einen relativ hohen Neurosekretgehalt, wie dies an Beispielen von der Ratte (Abb. 47a) und vom Aal (Abb. 47b) hervorgeht. Sie heben sich wegen ihres Neurosekretgehaltes von den Zellkörpern der Umgebung ab, wo nach den experimentell gestützten Untersuchungen von BODIAN u. MAREN (1951) der Ncl. paraventricularis parvocellularis abgegrenzt werden kann. Die Variabilität der Zellgrößen veranlaßte eine Reihe von Autoren zu Abgrenzungen und Unterteilungen, die zu ganz unterschiedlichen Ergebnissen (insbesondere beim Tiergehirn) führten. Die unterschiedliche Zuordnung zum Nucleus paraventricularis und die Unsicherheit in der Beurteilung der neurosekretorischen Eigenschaft liegt zum Teil an der überbewerteten Einschätzung von dem Erfolg von Tractusdurchtrennungen (meistens im Bereich des Infundibulum und in Form von Hypophysektomie durchgeführt), zum Teil aber auch daran, daß man bei der Zuordnung zum neurosekretorischen System in allen Zellkörpern Neurosekretgranula erwartet. Der Erfolg einer sicheren Beurteilung der Tractusunterbrechung muß ausbleiben, weil bekanntlich nicht alle Zellen des Nucleus paraventricularis mit ihren Fortsätzen die Hypophyse erreichen, obwohl sie an ihren Endigungen innerhalb des Kerngebietes bzw. des Tuber cinereum Neurosekret bilden. Es sind jene kurzen Neurone, die durch eine distal (etwa im Infundibulum) ansetzende Durchtrennung des Tractus nicht berührt werden. Näheres hierüber auf S. 172. Daß alle Zellen des Nucleus paraventricularis Neurosekret haben müssen, trifft ohnehin nicht zu.

Besondere Beachtung verdienen im Zusammenhang physiologischer Erörterungen jene großen Vacuolen innerhalb des Nucleus supraopticus (meistens im postchiasmalen und basalen Abschnitt des Kernes), die von VERNEY (1947) erstmals beschrieben und von ihm als „*Osmoreceptoren*" gedeutet wurden (Abb. 48). Fast regelmäßig finden wir sie beim Hund (BARGMANN, 1949a, b; JEWELL u. VERNEY, 1953; HANSTRÖM, 1955, beim Wolf). In eigenen Untersuchungen waren sie bei der Ratte während einer längeren Durst- und Hungerperiode zu finden. Sie treten aber hier niemals so häufig auf wie beim Hund. Die Abhängigkeit ihres Vorkommens von Belastungen (Dursten) wurde bereits von DRAGER (1950), HILD u. ZETLER (1953 b) beschrieben.

Die Entstehung der Vacuolen, die so unmittelbar am Zellkörper liegen, denselben oft sozusagen komprimieren, so daß dieser nur als schmales Gebilde, kaum noch als regelrechte Zelle erkennbar ist, läßt sich noch nicht sicher erklären. Gegenüber der von VERNEY eingeführten Bezeichnung ist zu bedenken, daß sie entsprechend ihrer Anordnung kaum als selbständige Gebilde aufgefaßt werden können. Es sollen nach ihm „Osmoreceptoren"

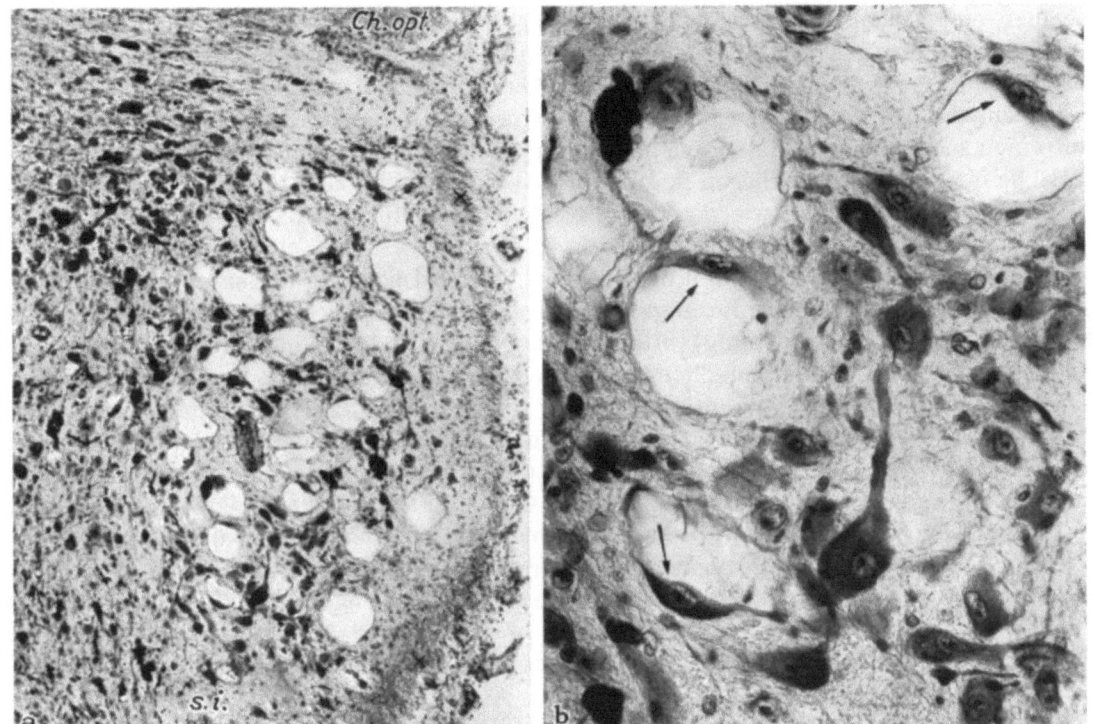

Abb. 48 a u. b. *Nucleus supraopticus (Ausschnitte) vom Hund*. Beachte die Reichhaltigkeit an Vacuolen (Verneysche Cysten), die eine beachtliche Größe annehmen können, so daß der Zellkörper (↓) eingeengt am Rande der Vacuole zu liegen kommt (b). Genese dieser Vacuolen möglicherweise paracellulär (?). Näheres hierüber im Text. Vergr. a 180fach; b 450fach; Gomori-Färbung. *Ch. opt.* Chiasma opticum; *s. i.* Sulcus tubero-infundibularis; anliegende Pars infundibularis adenohypophyseos am Rande getroffen; *x* äußere Gliafaserdeckschicht. ↓ =am Rande der Vacuolen liegende abgeplattete Ganglienzelle. Vgl. Abb. 53, S. 77.

sein, also Strukturen, die an einem recht bedeutungsvollen und weitverbreiteten Regulationsmechanismus teilnehmen. Doch ihr Vorkommen ist dafür viel zu selten. Eine andere Vorstellung bietet sich an, wenn man mehr auf artgebundene und örtliche Besonderheiten achtet. Meistens treffen wir in einem Schnitt mehrere Vacuolen an (Abb. 48b), an deren Rand abgeplattete neurosekretorische Ganglienzellkörper liegen. Es ist anzunehmen, daß diese Vacuolen nicht intra-, sondern extracellulär entstehen. Die Vacuolen setzen sich mitunter noch ein Stück weit in Richtung des Axonabschnittes fort. Vielleicht handelt es sich hierbei um paracellulär auftretende Räume, in denen „freies Gewebswasser" auftritt und zurückgehalten wird. Diese Deutung geht von der Vorstellung aus, daß der relativ hohe Gehalt an antidiuretisch wirkenden Hormonen die Wasserbindung im unmittelbar angrenzenden extracellulären Raum beeinflußt, eine „Verschiebung zu freiem Gewebswasser" erfolgt. Die Reversibilität solcher mit „freiem Gewebswasser" angefüllten Räume würde sich bei dieser Deutung zwanglos in die Vorstellung von einer lokal sich auswirkenden hormonellen Aktivität der Ganglienzellkörper einordnen lassen. Damit ließe sich auch die Bevorzugung des Nucleus supraopticus gegenüber dem Nucleus paraventricularis erklären: Nach JEWELL (1953) enthält der Nucleus supraopticus (postchiasmaler und prächiasmaler

Anteil zusammen) 94% Vacuolen gegenüber 6% im Nucleus paraventricularis, der bekanntlich relativ viel Oxytocin bildet. In diesem Zusammenhang entsteht die Frage, ob die beschriebenen Vacuolen, die sich meistens nahe der äußeren Gliafaserdeckschicht anordnen, Liquor enthalten. Es wäre denkbar, daß sich die gerade beim Hund vorliegende hohe antidiuretische Aktivität des Nucleus supraopticus auf einen vermehrten Flüssigkeitsstrom vom äußeren Liquorraum zum Kerngebiet hin auswirkt. Die äußere Gliafaserdeckschicht, die gerade am Rande des neurosekretorischen Kernareals besonders breit ist, würde (wie von FLEISCHHAUER in einer persönlichen Mitteilung bestätigt wurde) Zeichen eines erhöhten Stoffaustausches sein. Die von VERNEY beschriebenen und als Osmoregulatoren gedeuteten Vacuolen wären somit ein weiterer Befund, der für die Beziehung zwischen neurosekretorischem Kernareal und cerebralem Wasserhaushalt sprechen würde. Die beschriebenen Befunde beim Hund geben uns dabei lediglich Hinweise auf einen möglichen physiologischen Zusammenhang, der auch bei solchen Formen, wie z. B. beim Menschen, vorliegen kann, auch wenn er sich nicht in Form von örtlich begrenzten Phänomenen, wie den mit Flüssigkeit angefüllten Vacuolen, morphologisch so eindrucksvoll manifestiert.

Einige Neurone, die kürzesten des Systems, endigen bereits im Kerngebiet. Die Endigungen sind gekennzeichnet durch großkugelige Auftreibungen, die sich mit Chromalaun-Hämatoxylin (Gomori-Färbung) intensiv blau färben. Auch im Silberimprägnationsbild sehen wir an der entsprechenden Stelle solche Gebilde. Man nennt sie „Herring-Körper". Proximalwärts finden sich noch weitere, allerdings kleinere Axonauftreibungen, deren Anzahl unterschiedlich ist. Auch diese färben sich im Gomori-Bild blau an. Bei vielen Formen, wie z. B. bei der Ratte und der Maus sowie beim Menschen, können die axonalen Auftreibungen in der Gomori-Färbung die einzigen Zellbestandteile sein, die sich innerhalb des Kerngebietes bzw. der hypothalamischen Areale intensiv blau anfärben. Eindrucksvoll ist dann der Kontrast zwischen dem Ausbleiben der Anfärbbarkeit des Perikaryons einer Zelle und der ihr zugehörigen Endstrecke innerhalb des gleichen Kernareals. Ein Beispiel hiervon zeigte Abb. 46b (S. 69), von der Ratte. Damit weisen wir auf ein ganz wesentliches Verhalten der Axone hin.

b) Tuberstrecke.

Um zu ihrem Eintritt in das Infundibulum zu gelangen, müssen die langen Axone der großzelligen, hypophysenfernen Gruppe das Gebiet des Tuber cinereum passieren. In diesem Verlauf befinden sie sich also noch im Bereich des Hypothalamus. Bemerkenswert ist, daß die Fasern durch das Tuber cinereum das kleinzellige, hypophysennahe Gebiet des Medialen Feldes, insbesondere den Nucleus infundibularis, am Rande berühren, ohne jedoch mit ihm eine morphologisch nachweisbare Beziehung aufzunehmen. In der Regel sind die Nervenfasern auch in der Tuberstrecke, wie alle Nervenfasern des Systems, marklos. Es gibt aber Ausnahmen.

Markhaltigkeit der Nervenfasern des Tractus supraoptico-hypophyseus in der Tuberstrecke findet sich bei Säugetieren von sehr verschiedener Körpergröße, nämlich bei der Maus (BECKER, 1955) und dem Meerschweinchen (SPULER, 1951) auf der einen Seite und beim Elefanten andererseits. Mit dem Eintritt ins Infundibulum pflegen die Markscheiden zu verschwinden, so daß dieselben Fasern in der Infundibulumstrecke marklos sind. Was dies bedeutet, ist völlig unklar. Beim Menschen sind von ROMEIS (S. 461) ausnahmsweise markhaltige Nervenfasern sogar im Infundibulum beobachtet worden (in der Pars cava öfters, in der Pars compacta sowie im Hinterlappen nur selten).

Der Hauptverlauf der Nervenfasern vom Nucleus supraopticus zur ventralen Wand des Infundibulum ist, auch wenn das Bündel marklos ist, leicht nachweisbar. Die Fasern stellen sich sehr gut durch Silberimprägnation dar. Demgegenüber erkennt man ihren Verlauf im Gomori-Präparat nur dann, wenn Neurosekret vorhanden ist. Da aber lichtmikroskopisch Neurosekretgranula im Verlauf der Tuberstrecke an den Axonen vieler Säuger praktisch fehlen, unterliegt bei der Darstellung der Tuberstrecke das mit Chromalaun-Hämatoxylin angefärbte Präparat gegenüber der Silberimprägnation. An den Stellen jedoch, wo die Axone endigen, finden sich die schon oben erwähnten „Endstreckenphänomene" (kleinere und größere Axonauftreibungen — „Perlschnurfasern" und Herring-Körper), die sich wegen reichen Gehaltes an Neurosekret mit Chromalaun-Hämatoxylin intensiv blau anfärben. Beim Hund erstreckt sich dieses Verhalten auf das ganze Neuron (Abb. 49). Die Tuberstrecke ist insgesamt von massenhaft neurosekrethaltigen Kugeln durchsetzt, deren Zahl und Größe mit Annäherung der Axone an das Infundibulum zunehmen.

Es gibt Fasern, die innerhalb der Tuberstrecke von der Hauptrichtung des Systems abweichen. Sie „aberrieren" zur äußeren Gliafaserdeckschicht und in Richtung auf den 3. Ventrikel. Wie oben beschrieben, bilden sie am Orte ihrer Endigungen färberisch

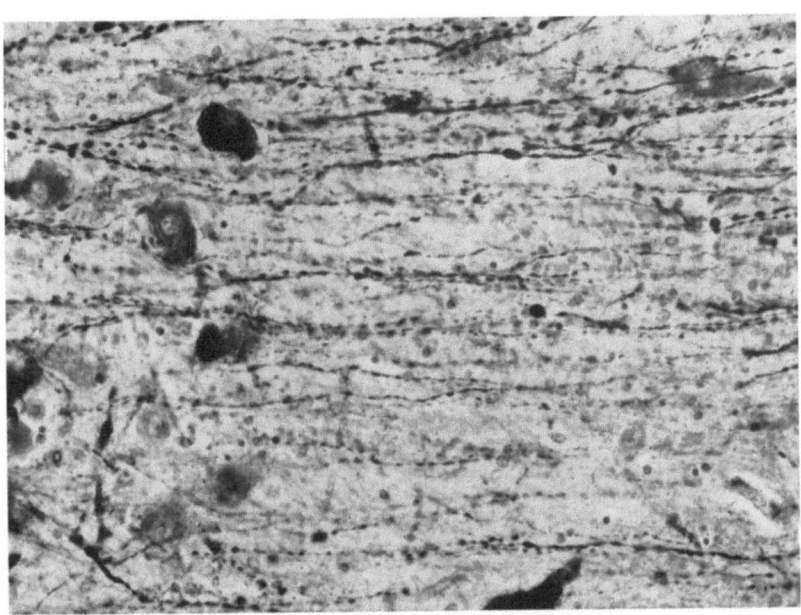

Abb. 49. *Tuberstrecke des neurosekretorischen Systems (Hund)*. Links im Bild noch einige Ganglienzellen des Nucleus supraopticus getroffen. Von hier aus fast parallel verlaufende Tractusfasern, die reichlich Neurosekret enthalten („Perlschnurfasern"). Aus DIEPEN, 1962. Vergr. 275fach. Chromalaunhämatoxylin-Färbung nach GOMORI.

darstellbare neurosekrethaltige Auftreibungen. Durch diese Fasern nimmt das neurosekretorische System im Bereich der Tuberstrecke Beziehung zum äußeren und inneren Liquorraum auf. Ihre Zahl ist gering, der Verlauf schwer darstellbar, da sie nicht gebündelt und — mit Ausnahme der erwähnten Endauftreibungen — neurosekretarm sind. Die am Ende eines jeden Axons liegende dunkelblaue Neurosekretkugel erscheint an der äußeren Gliafaserdeckschicht und in der Ventrikelwandung wie ein „freier" Körper. Der gültige Beweis seiner Zugehörigkeit zum System liegt aber nicht in der Identität der Anfärbung, sondern nur im Nachweis seines morphologischen Zusammenhanges mit der zugehörigen Faser und der Ganglienzelle im Ursprungsort. Auch hier ist die Silberimprägnation der Neurosekretfärbung überlegen. Nur in Ausnahmefällen, wie beim Hund oder bei der Katze, läßt sich der Zusammenhang bei geeigneter Schnittführung auch im Neurosekretbild erkennen (Abb. 50). Nach eigenen Untersuchungen (Ratte) kommen neurosekrethaltige Faserendigungen in der Umgebung von Gefäßen der Leptomeninx vor. — Welche Bedeutung die „aberrierenden" Fasern haben, weiß man nicht. Nach dem färberischen Verhalten, ihrer Zugehörigkeit zum Tractus supraoptico-hypophyseus wird man ihnen die Fähigkeit zur Wirkstoffbildung nach Art der Hinterlappenhormone wohl zuschreiben dürfen; doch ihre Bestimmung liegt offenbar nicht darin, dem Hauptzug des Systems zu folgen und die Hypophyse zu erreichen.

Es gibt außerdem Axone des supraoptico-hypophysären Systems, die vom Nucleus paraventricularis herkommen einen Bogen um das Mediale Feld des Tuber cinereum entlang dem Fornix beschreiben und aus dorsocaudaler Richtung in das Infundibulum einbiegen. Dieser Verlauf wurde erstmals von LAQUEUR (1952) beim Hund beschrieben. Eigene Beobachtungen konnten diesen Befund bei der Ratte bestätigen. Es sind Faseranteile, die wir nicht zu den „aberrierenden" Axonen zählen.

In zutreffendem Sinne aberrierende Fasern gibt es nach experimenteller Durchtrennung des Tractus innerhalb der Tuberstrecke („Tractotomie"). Die Regenerate entstehen am proximalen Stumpfende, erreichen nicht die Hypophyse, sondern bilden in der Umgebung des benachbarten Gefäßes unter den Zeichen von Perlschnurfasern und Herring-Körpern neurosekrethaltige Auftreibungen, auch wenn im entsprechenden Abschnitt unter normalen Bedingungen, also im intakten Zustande, die Axonstrecke neurosekretfrei war. Wir

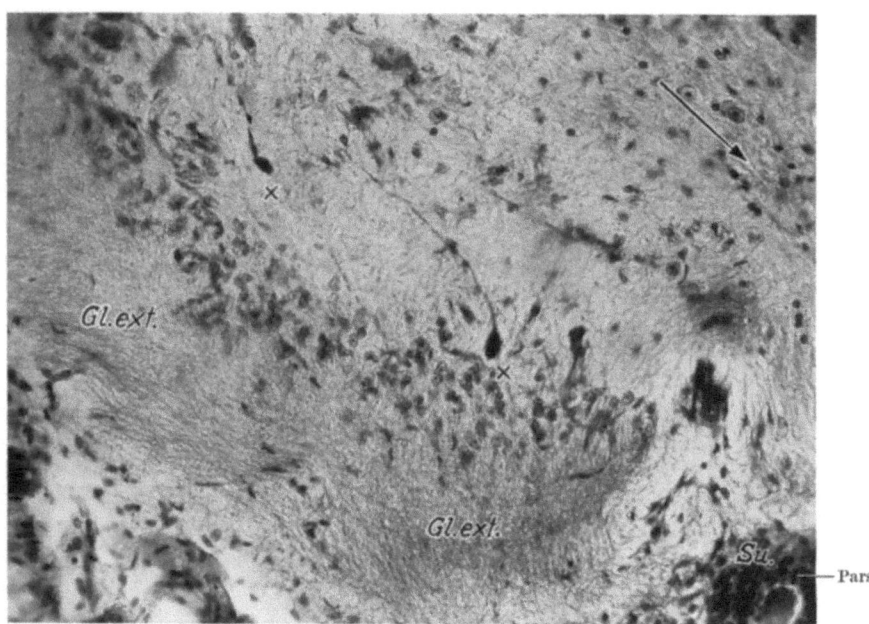

Abb. 50. „Aberrierende" *Axone* (×) *des Tractus supraoptico-hypophyseus* in der Tuberstrecke des Hinterlappensystems der Katze. Die Fasern ziehen unter Bildung typischer neurosekrethaltiger Endkolben (= Herring-Körpern) zur äußeren Gliafaserdeckschicht (*Gl.ext.*); ↘ = Hauptrichtung des Tractus supraoptico-hypophyseus. Gomori-Färbung. *Su* Sulcus tubero-hypophyseus; *Pars inf.ad.* Pars infundibularis adenohypophyseos (= Trichterbelag). Vergr. 320fach.

kommen auf dieses Verhalten auf S. 105 noch einmal zurück. — Es sei erwähnt, daß in der Umgebung der Axone die Gliazellen schwarzblaue Granula enthalten, woraus man schließen könnte, daß es sich hierbei um resorbiertes Neurosekret handelt. Über die hormonelle Aktivität von proximalen Stumpfenden liegen noch keine Untersuchungen vor.

c) Infundibulumstrecke.

Bei seinem Eintritt in das Infundibulum verläßt der Tractus supraoptico-hypophyseus den Hypothalamus; er gelangt jetzt in ein ganz andersartiges Gebiet, in die *Proximale Neurohypophyse*. Hier beginnt die „*Infundibulumstrecke*". Die meist wenig beachtete, aber besonders interessante Stelle des Ansatzes des Infundibulum am Tuber cinereum wird durch den Sulcus hypothalamo-hypophyseus (auch „Sulcus tubero-infundibularis" genannt) markiert.

Der Tractus supraoptico-hypophyseus passiert zum größten Teil als dichtes Bündel das Infundibulum, um über den Infundibularstiel den Hinterlappen zu erreichen. Ein anderer nicht unwesentlicher Teil aber endigt im Infundibulum. Das unterschiedliche Verhalten von Anteilen des gleichen Systems ist bemerkenswert, zumal noch weitere Besonderheiten im Aufbau des Infundibulum hinzukommen. Einige wollen wir in diesem Zusammenhang beachten (vgl. die Ausführungen auf S. 25 und 44):

Das Infundibulum unterscheidet sich von dem benachbarten Tuber cinereum zunächst durch einen eindrucksvollen *Wechsel in der Angioarchitektonik*. WISLOCKI (1937a—c) hat als erster diese wichtige Tatsache hervorgehoben. Im gesamten Bereich des Hypothalamus, also auch im Tuber cinereum, findet man das feine, dreidimensionale Capillarnetz, wie es auch sonst für das Gehirn charakteristisch ist (R. A. PFEIFER, 1930, 1951). Dagegen

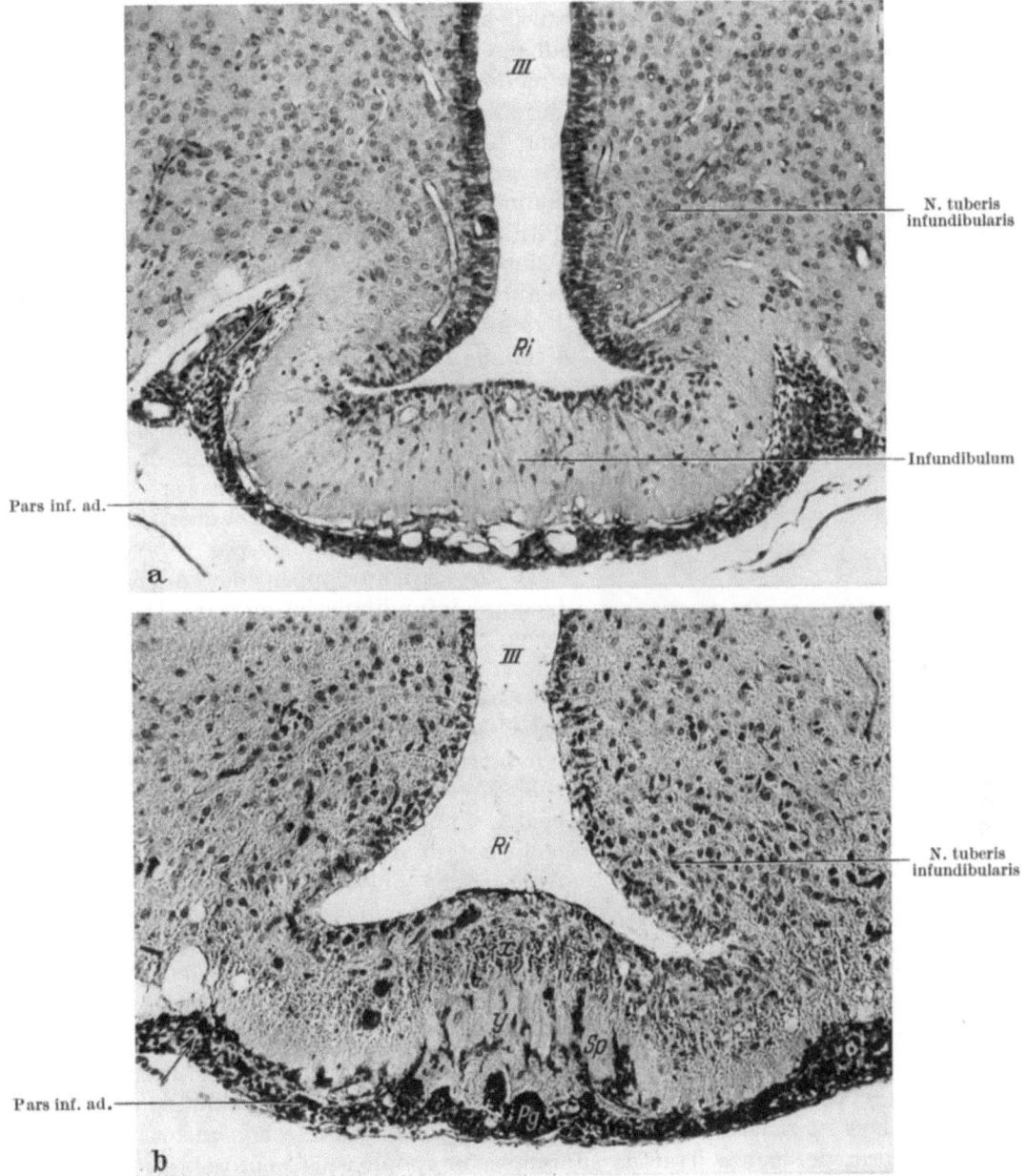

Abb. 51 a u. b. *Proximale Hypophyse mit angrenzendem Tuber cinereum (Mediales Feld) von der Ratte.* Gomori-Färbung. a *Infantile* Ratte: keine Neurosekretanfärbung, demgegenüber bei der ausgewachsenen Ratte (b) infolge des Neurosekretreichtums des Tractus supraopticus (*x*) ist die Abgrenzung in eine innere und eine äußere Zone (*y*) möglich. *Sp* Spezialgefäße, die von der Pars infundibularis der Adenohypophyse in die äußere und innere Zone des Infundibulum vordringen. *Pg* Portalgefäße; *Pars inf.ad.* Pars infundibularis adenohypophyseos; ↗ Sulcus tubero-infundibularis; *Ri* Recessus infundibuli; *III* 3. Ventrikel. Vergr. 180fach.

besitzt das Infundibulum Gefäßschlingen, die wegen ihrer eigenartigen Anordnung und ihrer auf die hypothalamo-hypophysären Neurone ausgerichteten Funktion als „infundibuläre Spezialgefäße" (NOWAKOWSKI, 1951) bezeichnet werden. Es sind grobkalibrige, von argyrophilen Bindegewebsfasern umgebene Gefäße, welche meist die Gestalt von isolierten, gewundenen Schlingen haben. Bei höheren Säugern, wie beim Menschen, entwickeln sie sich bis zu stark gewundenen Gefäßkonvoluten. Im Übergangsgebiet gibt es zwar einige Anastomosen mit den feinen Gefäßen des Tuber cinereum, aber der *angioarchitektonische Unterschied* zwischen den *beiden Gebieten* bleibt. Wir kommen darauf weiter unten (im Kapitel „Angioarchitektonik") näher zurück. — Unterschiede in der Angioarchitektonik solchen Ausmaßes weisen auf unterschiedliche Leistung hin. So ist zu erwähnen, daß alle neurohypophysären Gefäße im Gegensatz zu den Tubergefäßen eine erhöhte Permeabilität gegenüber Vitalfarbstoffen besitzen (WISLOCKI und KING, 1936). Ein weiteres Unterscheidungsmerkmal zwischen Tuber cinereum und Infundibulum ist, daß sich hier anstelle der Gliazellen Pituicyten finden. Hinzu kommt die besondere Anordnung von Ependymfasern, die nahezu senkrecht zum Verlauf des Tractus supraoptico-hypophyseus das Infundibulum durchsetzen (Abb. 94, S. 140).

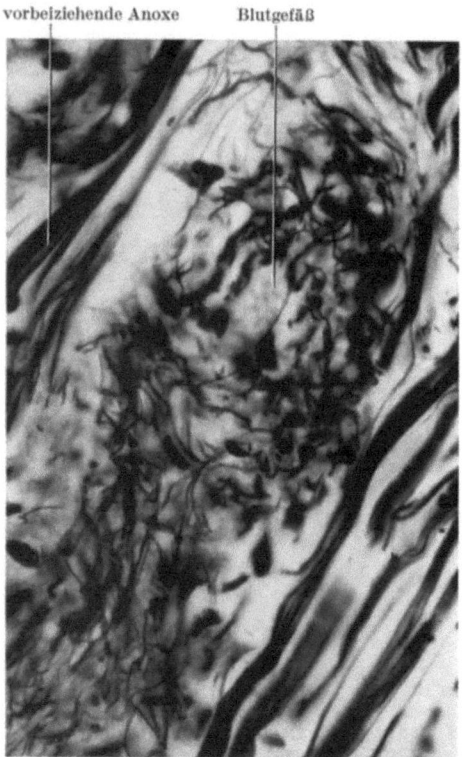

Abb. 52. *Grevingsche Insel im Infundibulum* (erwachsener Menschen). Beachte den Unterschied im Kaliber und Anordnung bzw. Verlauf der durch Silber imprägnierten Axone. Vergr. etwa 1100fach. Aus CHRIST (1956).

Innerhalb der Wand des Infundibulum gibt es bei Säugern von einem bestimmten Alter nach der Geburt an (nicht bei Neugeborenen!) sowie bei Vögeln eine sehr bemerkenswerte Abgrenzung von zwei Zonen (Abb. 51): Die eine ist die zellarme, dicht gebaute „*Zona externa infundibuli*"; ihr liegt der Trichterlappen der Adenohypophyse (= Pars infundibularis) eng an. Die innere dagegen ist die pituicytenreiche, mehr lockere „*Zona interna infundibuli*", die nach innen den Recessus infundibuli bildet. Der *Tractus supraoptico-hypophyseus* verläuft stets in der *Zona interna infundibuli*. Bei höheren Säugern und auch beim Menschen ist die erwähnte Abgrenzung der beiden Zonen weniger deutlich, deswegen hier nicht so gut durchführbar. Auf eine eigenartige Abweichung im Verlauf und Verteilung der Fasern („Grevingsche Inseln") weist Abb. 52 hin. Wir kommen darauf im Kapitel über das Hypophysenvorderlappensystem (S. 134) ausführlich zurück.

In den Abb. 51b, 53 und 54 sind Ausschnitte aus der Infundibulumstrecke des Tractus supraoptico-hypophyseus dargestellt. Im Gegensatz zur Tuberstrecke enthält die Infundibulumstrecke reichlich Neurosekret. Der Unterschied im Neurosekretgehalt zwischen beiden Strecken ist auch beim Hund sehr groß, obwohl, wie schon mehrfach erwähnt, bei dieser Form der ganze Tractus supraoptico-hypophyseus neurosekretreich ist. Mit dem Eintritt der Axone in das Infundibulum entstehen mächtige Neurosekretkugeln (Herring-Körper), wie Abb. 53 zeigt. Auch beim Menschen finden wir solche Endauftreibungen von beachtlicher Größe. Sie stellen sich nicht nur bei Anwendung der Neurosekretfärbung (Gomori-Färbung) dar, sondern imprägnieren sich mit Silber, wie CHRIST, ENGELHARDT u. DIEPEN (1957) zeigen konnten. Meistens läßt sich ein Herring-Körper im Zusammenhang mit proximalwärts am Axon gelegenen kleineren Kugeln („Perlschnurfaser") darstellen.

Im Gegensatz zu diesen gomori-positiven Perlschnurfasern finden sich in der äußeren Zone des Infundibulum, also in demjenigen Abschnitt, der den proximalen Kontakt mit der Adenohypophyse (Pars infundibularis) herstellt, feine, verzweigte Perlschnurfasern (= „Nodulusfaser"; KNOCHE, 1953), die aber mit den sog. Gomori-positiven Perlschnurfasern nicht verwechselt werden dürfen. Von verschiedenen Autoren werden auch diese Fasern zum Tractus supraoptico-hypophyseus gerechnet. Wir trennen sie hiervon ab, weil sie sich bei Anwendung der Neurosekretfärbung nicht in der gleichen Weise darstellen wie die Axone des Tractus supraoptico-hypophyseus (vgl. S. 105).

Es gibt Hinweise darauf, daß in der Infundibulumstrecke eine Resorption von Neurosekret auf dem Liquorwege stattfindet (Abb. 55). COLLIN (1929a, b; 1953a, 1956) hat auf diesen Resorptionsweg („Hydrencephalokrinie") besonders hingewiesen (s. S. 100). Mitunter ist es möglich, Herring-Körper, also Endigungen der neurosekrethaltigen Fasern des Tractus supraoptico-hypophyseus, am Rande des Infundibulum zum Lumen des

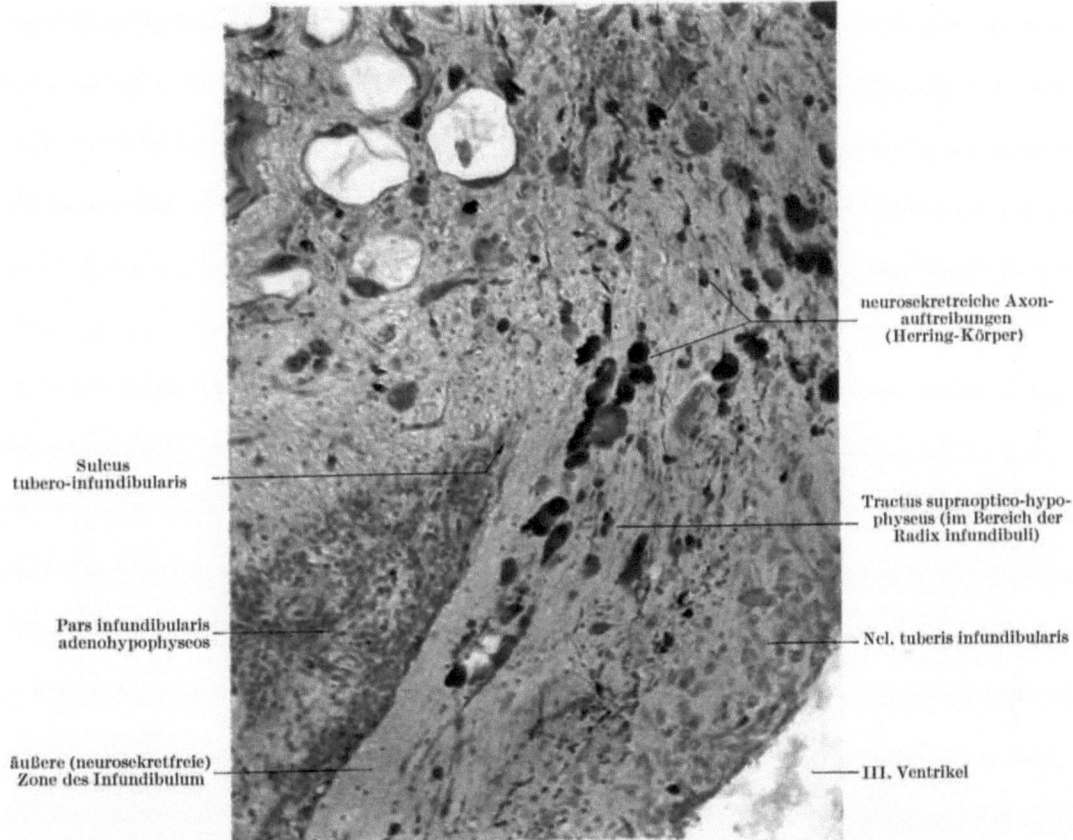

Abb. 53. *Hypophysenhinterlappensystem am Übergang von Tuberstrecke zur Infundibulumstrecke (Hund).* Der Übergang liegt in Höhe des Sulcus tubero-infundibularis (↓). Mit Eintritt des Tractus in das Infundibulum bilden sich große Neurosekretkugeln (Herring-Körper). Die innere Zone des Infundibulum enthält viel Neurosekret, das zur Pars infundibularis adenohypophyseos (*Pars inf. ad.*) keine Beziehung hat; vielmehr liegt zwischen dem Territorium der neurosekretorischen Axone und dem Trichterbelag (Pars infundibularis) eine neurosekretfreie Zone (=Tractus tubero-hypophyseus, S. 137). Der Nucleus supraopticus ist teilweise im Schnitt erreicht. Er enthält die oben (S. 70ff.) beschriebenen „Verneyschen Cysten". Schräghorizontalschnitt. Gomori-Färbung. Vergr. 120fach. Vergleichspräparat (Silberimprägnation nach PALMGREN) auf S. 78.

Recessus infundibuli hin, nachzuweisen. Es gibt Axone des Hypophysenhinterlappensystems, die das Ependym durchdringen. Man kann sie nicht als „aberrierende" Fasern bezeichnen (vgl. Abb. 50, S. 74), weil sie in der Hauptrichtung des Tractus supraoptico-hypophyseus liegen, für den die enge Nachbarschaft zum inneren Liquorraum im Bereich der Infundibulumstrecke kennzeichnend ist. Dieser Befund stützt erneut die Annahme, daß zwischen dem neurosekrethaltigen Tractus supraoptico-hypophyseus ein Stoffaustausch zum Liquor hin stattfindet. Diese topographische Situation gibt eine genügende morphologische Grundlage für die pharmakologischen Beobachtungen von P. TRENDELENBURG (1926) und SATO (1928), die Hypophysenhinterlappenhormone im Liquor nachweisen konnten. Schließlich verdient daran erinnert zu werden, daß bereits CUSHING (1908)

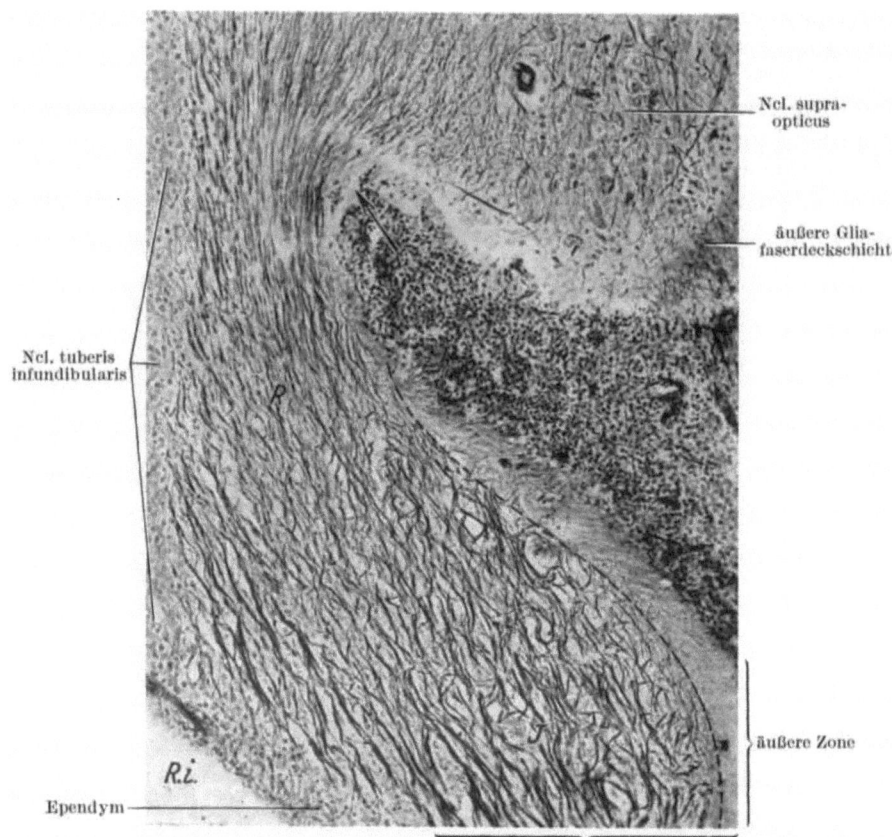

Abb. 54. *Hypophysenhinterlappensystem am Übergang von Tuber- zur Infundibulumstrecke (Hund).* Silberimprägnation nach PALMGREN. Vergleichspräparat zu dem in Abb. 53 dargestellten Gomori-Schnitt der gleichen Serie. Gegenüberliegende Seite (Schräghorizontalschnitt). *R* Radix infundibuli; *J* Infundibulum; *R.i.* Recessus infundibuli; ↖ = zum Sulcus tubero-infundibularis hinweisend. Vergr. ca. 120fach (vgl. Abb. 53, S. 77).

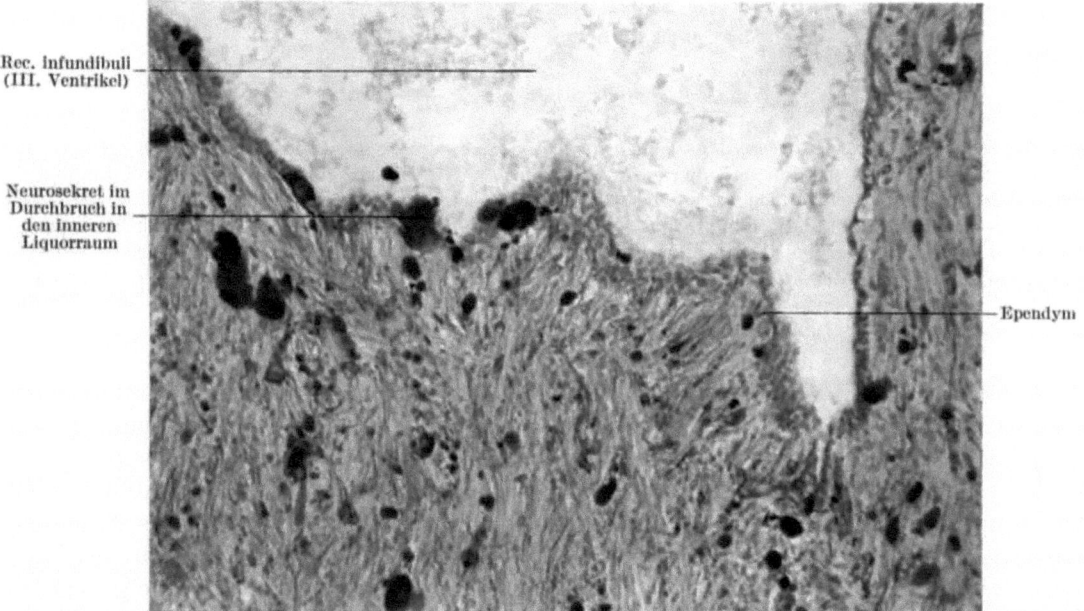

Abb. 55. *Fasern des Tractus supraoptico-hypophyseus („Infundibulumstrecke"),* die das Ependym durchbrechen (Ausschnitt). Nahe dem Ependym bzw. innerhalb desselben Neurosekretprodukte, was auf den Übertritt von Wirkstoffen in den inneren Liquorraum (Recessus infundibuli) schließen läßt. Näheres im Text. Chromalaun-Hämatoxylin-Phloxinfärbung nach GOMORI, schräg horizontal. Vergr. 200fach.

Experimente über die Beziehung zwischen Liquor und Hypophysenhinterlappenhormonen anstellte[1].

Über die Vasopressinsynthese der Axone innerhalb der Infundibulumstrecke wird auf S. 121 berichtet.

d) Infundibularstiel (Zwischenstück).

Zwischen dem Infundibulum und dem Hinterlappen liegt ein in seiner Ausdehnung sehr variables Stück der Neurohypophyse, das in der angloamerikanischen Literatur als „infundibular stem" (nicht zu verwechseln mit „hypophysial stalk" = Hypophysenstiel)

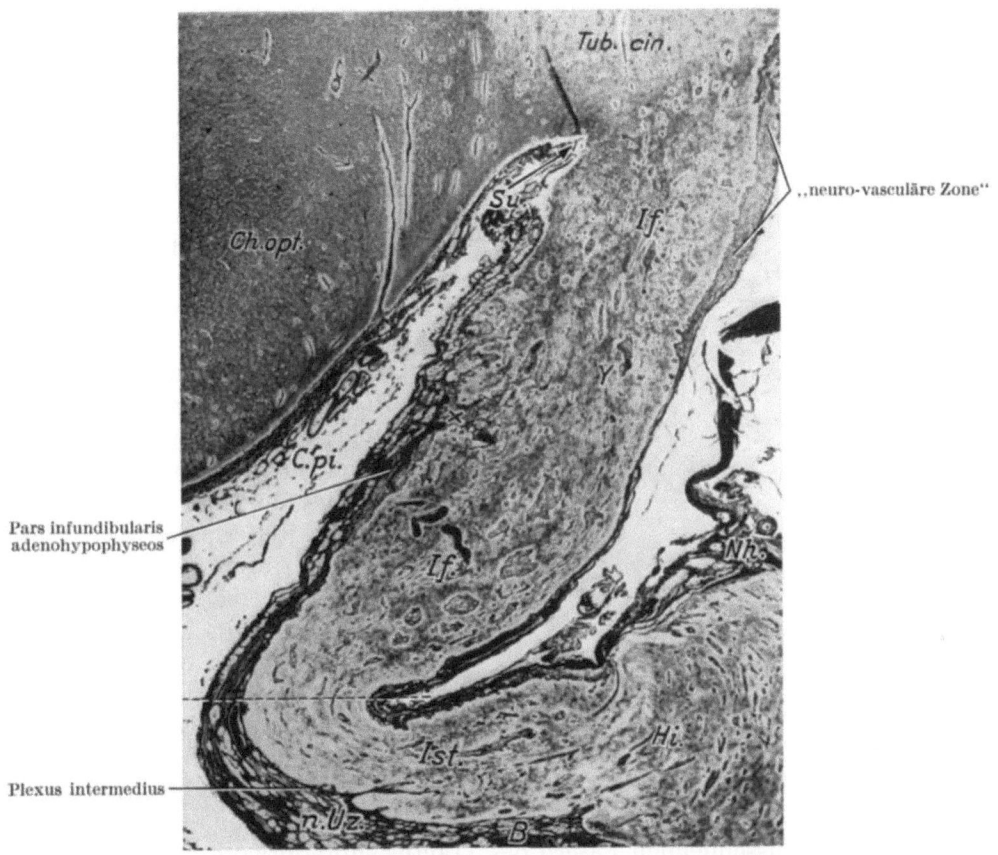

Abb. 56. *Suprasselläre Hypophyse mit Übergang zur intrasellären Hypophyse des Menschen (sagittal) im Zusammenhang mit dem Tuber cinereum.* Perdrau-Färbung (argyrophile Bindegewebsfasern dargestellt!). Beachte bei „x" die von der Pars infundibularis (Drüsenbelag des Trichters) in das Infundibulum eindringenden Gefäßkonvolute (= „Spezialgefäße" nach Nowakowski). Mehr längsverlaufende Gefäße („y") im Territorium des Tractus supraoptico-hypophyseus. Knieförmiger Übergang vom suprasellären in den intrasellären Abschnitt (----) der Hypophyse (Infundibularstamm). Hier lediglich längsverlaufende Gefäßanordnung. *If* Infundibulum; *Ist* Infundibularstamm; *Hi* Hinterlappenhilus; *nUz* nasale Umschlagzone des Vorderlappens; *Nh* Nackenhypophyse (zur intrasellären Drüsenhypophyse gehörend!); *Ch.opt.* Chiasma opticum; *Tub.cin.* Tuber cinereum; *Su* Sulcus tubero-infundibularis; *Cpi.* Cisterna periinfundibularis; *B* Bindegewebszone. Vergr. 10fach. ---- Grenze zwischen suprasellärer und intrasellärer Hypophyse.

bezeichnet wird (Abb. 56). Nowakowski (1951) hat diesen Abschnitt (bei der Katze) „Zwischenstück" genannt. Beim Menschen geht das Infundibulum in das Zwischenstück (Infundibularstiel) unter Bildung eines mehr oder weniger deutlichen Winkels („Knies") über. Das wesentliche Unterscheidungsmerkmal gegenüber dem Infundibulum besteht darin, daß eine *Zona externa fehlt*; der Infundibularstiel enthält in der überwiegenden Mehrzahl nicht aufgesplitterte, längs verlaufende Nervenfasern des Tractus

---

[1] Auch für die Fasern des sog. „caudalen neurosekretorischen Systems" (S. 91 und 105) wird auf Grund licht- und elektronenmikroskopischer Untersuchungen eine Sekretion von bestimmten Stoffen in den Liquor angenommen (Fridberg u. Nishioka, 1966).

supraoptico-hypophyseus. Auch in diesem Abschnitt finden sich einige wenige Endigungen mit entsprechenden „Endstreckenphänomen" (Perlschnurfasern mit Herring-Körpern). — Auf die Bedeutung dieses neurohypophysären Abschnittes für die Klinik intrakranieller raumfordernder Prozesse kommen wir eingehend weiter unten zu sprechen. — Dem Zwischenstück gegenüber (auf der adenohypophysären Seite) liegen die nasale Umschlagzone (ROMEIS) des Vorderlappens und proximale Anteile der Pars intermedia (=„Zona rostralis partis intermediae"), die im Gegensatz zum caudalen Teil („Zona caudalis partis intermediae") besonders gefäß- und cystenreich sind. Doch einen *innigen Kontakt bilden Adeno- und Neurohypophyse hier nicht!* — Beim Menschen befindet sich gerade an dieser Stelle viel Bindegewebe (vgl. Abb. 79, S. 124). — Die Gefäßversorgung geschieht auf dem Wege über den „Plexus intermedius" MERENYIS (1948), soweit dabei nicht Anastomosen mit dem Gefäßnetz des Hinterlappens eine Rolle spielen. — Der Infundibularstiel liegt, im Gegensatz zur Pars cava infundibuli, *unter* dem Diaphragma und gehört also bereits zum „Hypophysenkörper", d. h. zur *distalen Hypophyse* unserer Terminologie (SPATZ u. Mitarb.). Seine Struktur geht ohne Grenzen in den „Hilus" und die „Zwischenstreifen" des Hinterlappens über. Besonders bei Rodentiern erreicht der Infundibularstiel eine beträchtliche Länge.

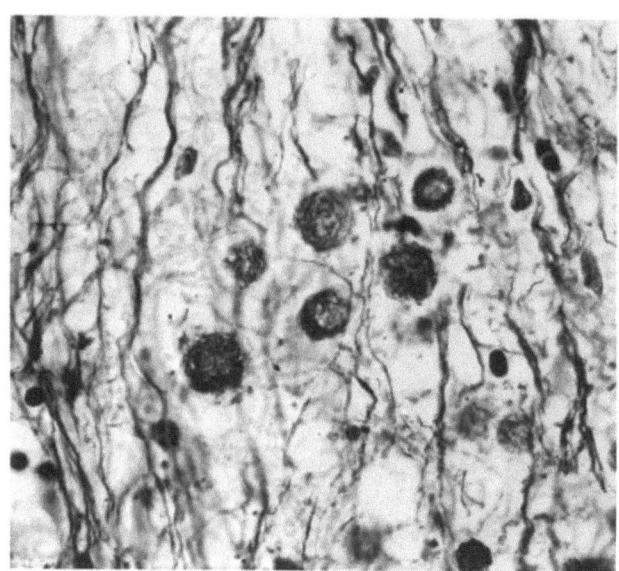

Abb. 57. *Axonendigungen im Bereich des Infundibularstammes in Form von großen Endkolben (Herring-Körper) beim Menschen.* Silberimprägnation nach BODIAN. Zwischen den zum Hinterlappen weiterziehenden Axonen liegen große silberimprägnierte Axonendauftreibungen, die je nach Schnitthöhe eine mehr oder weniger deutliche Auflockerung im Innern zeigen. Aus CHRIST, ENGELHARDT und DIEPEN, 1957. Vergr. 650fach.

Beim Menschen fehlt das Kriterium der Zona externa im Infundibulum; deshalb ist zwischen ihm und dem Infundibularstiel eine scharfe Begrenzung histologisch nicht möglich. Doch wie beim Tier enthält der Infundibularstiel im Gegensatz zum Infundibulum ausschließlich Fasern des Tractus supraoptico-hypophyseus, die längs verlaufen. Gefäßschlingen erreichen vom Plexus intermedius aus diese Tractusfasern und nehmen deren Verlaufsrichtung an. Man kann die gebündelten Nervenfasern des Tractus supraoptico-hypophyseus der Pars compacta noch ein Stück weit in die distale, intraselläre Hypophyse hinein verfolgen, bevor sie in den Hinterlappen eintreten. Eine gewisse Anzahl von Axonen endigt hier unter Bildung großer Endkolben (Herring-Körpern), wie Abb. 57 zeigt.

Die zum Hinterlappen ziehenden Tractusfasern können auch erst am Ende des Infundibularstieles dort, wo er in den sog. „Hilus" des Hinterlappens übergeht, scharf umbiegen. In diesen Fällen liegt das erwähnte „Knie" kurz vor dem Eintritt der Fasern in den Hinterlappen.

W. MÜLLER (1955a, 1957b) konnte an einem umfangreichen Sektionsgut feststellen, daß bei intrakraniellen raumfordernden Prozessen deutliche Veränderungen des Neurosekretgehaltes im Infundibulum, Infundibularstiel und im Hinterlappen auftreten können. Die Veränderungen fanden sich besonders bei occipitalem und parietalem Sitz der Tumoren. Derjenige Teil der Neurohypophyse wird besonders in Mitleidenschaft gezogen, der unter Bildung des genannten Knies in den Hinterlappenhilus übergeht. Es ist der Infundibularstiel, an dem es infolge der Massenverschiebung einerseits und der durch das Diaphragma sellae eingeschränkten Bewegungsfreiheit des Hypophysenstiels andererseits zu einem beachtlichen Drehmoment kommt. MÜLLER erwähnt Zug-, Schubwirkungen und Anpressen des Hypophysenstiels an die Durakante des Diaphragmaloches, wodurch eine

Abknickung der Gefäße und Läsionen des Tractus supraoptico-hypophyseus entstehen; als Folge davon treten vasculäre Nekrosen und Degenerationen des nervösen Parenchyms auf. Die Schädigung kann soweit führen, daß es zu einer regelrechten Unterbrechung des Tractus supraoptico-hypophyseus kommt, die Axone zerfallen, der Hinterlappen atrophisch wird. Ähnliche Veränderungen beschreibt MÜLLER bei einem prasellären Meningeom, das das Infundibulum bis auf eine dünne Verbindung eingeschnürt hatte. Hier kam es auch zu einer Schädigung des Vorderlappens. — Am proximalen Stumpf der unterbrochenen Nervenfasern bilden sich, worauf MÜLLER besonders eingeht, kolbenartige Auftreibungen nach der Gestalt von Herring-Körpern; sie enthalten Granula, die sich wie Neurosekret anfärben. MÜLLER spricht von „Reaktionssubstanz". — Die Abhängigkeit solcher Veränderungen von Ort und Art eines raumfordernden Prozesses gesetzmäßig zu erfassen, ist nicht leicht. Es ist dabei eine Reihe von Faktoren zu berücksichtigen. MÜLLER hebt die individuellen Variationen in der Lage des Hypophysenstiels zum Diaphragmaeingang hervor (vgl. Beitrag von FERNER u. KAUTZKY in Bd. I/1 dieses Handbuches auf S. 65). Faktoren von Seiten des Prozesses, wie Ausmaß seiner Raumforderung, Wachstumsgeschwindigkeit kommen hinzu. Außerdem ist an die Möglichkeit einer unmittelbaren Wirkung auf die hypothalamischen Kernareale (Ursprungsort des Tractus supraoptico-hypophyseus) zu denken. — Über die theoretischen Schlußfolgerungen hinsichtlich der Neurosekretentstehung wird auf S. 116 ff. berichtet.

e) Hypophysenhinterlappen („infundibular process").

Der Hinterlappen, nach dem das supraoptico-hypophysäre System benannt wird, enthält immer die Hauptmenge der nach ihm bezeichneten Hormone. Diese sind bekanntlich das *Vasopressin* und das *Oxytocin*.

BARGMANN u. Mitarb. (1949ff) sprechen von „*Hypothalamushormonen*", wobei sie sich auf die sog. „Transporthypothese" (SCHARRER, PALAY, BARGMANN, HILD u.a) stützen. Danach sollen die fertigen hormonhaltigen Neurosekretgranula (= CHP-positives Neurosekret) vom Perikaryon einer jeden Ganglienzelle entlang dem Axon bis zum Hypophysenhinterlappen *transportiert* werden (s. S. 117). Als Beweis der Richtigkeit ihrer Annahme führen sie unter anderem den Hormongehalt von Hypothalamusextrakten an (HILD u. ZETLER, 1952a, b).

Wir dagegen halten an der ursprünglichen Bezeichnung „Hinterlappenhormone" bzw. „Neurohypophysenhormone" fest.

Wir begründen unsere konservative Einstellung wie folgt: Der Hinterlappen enthält nicht nur die *Hauptmenge* an Wirkstoffen, er ist auch *Hauptresorptionsstätte*. Der Nachweis von Hormonen im Hypothalamusextrakt läßt sich für eine Ortsbestimmung der Hormonentstehung, die für das *ganze* supraoptico-hypophysäre System zutreffen soll, u. E. nicht genau verwerten, seitdem wir wissen, daß es *kurze* Neurone gibt, die bereits *im Hypothalamus endigen*, ja schon innerhalb des Kernareals (Ncl. supraopticus und paraventricularis) an die Gefäße herantreten und unter der Bildung von Neurosekret — den Verhältnissen im Hinterlappen entsprechend — Wirkstoffe abgeben. Gerade an den Endigungen dieser kurzen Neurone ist die Neurosekretbildung sehr intensiv, während der Perikaryonabschnitt (vgl. Abb. 46, S. 69) in der Regel neurosekretarm bleibt. Die Aktivität hypothalamischer Extrakte wird man deshalb hauptsächlich auf diejenigen Neuronenabschnitte beziehen müssen, die erfahrungsgemäß viel Neurosekret enthalten. Das trifft aber stets für die Axonendigungen zu und nicht für die Ganglienzellkörper. Der Bezeichnung „Hypothalamushormone" liegt die Vorstellung zugrunde, daß die in hypothalamischen Extrakten nachgewiesene hormonelle Aktivität auf die Zellkörper zu beziehen ist, als dem ausschließlichen Bildungsort der Hormone. Dem entspricht aber der morphologische Befund nicht. Außerdem endigt die Mehrzahl der Axonendigungen nicht im Hypothalamus, sondern im Infundibulum und im Hinterlappen, also *in der Neurohypophyse*. Das sollte in der Terminologie zum Ausdruck kommen, so lange wir noch nicht wissen, ob den kurzen Neuronen eine besondere Aufgabe zufällt. Wenn überhaupt ein über den Hinterlappen hinausgehender Abschnitt des Systems nomenklatorisch in der Hormonbezeichnung mitberücksichtigt werden sollte, dann sind es die Axone der „*Infundibulumstrecke*" (S. 74) und nicht diejenigen des hypothalamischen Abschnittes, die die Hypophyse garnicht erreichen. Die Bezeichnung „*Neurohypophysenhormone*" ist dann zutreffend. (vgl. S. 146).

Über das Verhältnis von Vasopressin:Oxytocin (V:O) in Hypothalamus- und Hypophysenextrakten wird auf S. 107ff. berichtet.

Für die beiden Wirkstoffe (Vasopressin und Oxytocin) haben DU VIGNEAUD u. Mitarb. (1950—1954) die chemische Strukturformel ermittelt und die Synthese erarbeitet[1]. Vasopressin wirkt drosselnd auf die Wasserausscheidung (antidiuretisch) und gefäßverengend (vasopressorisch), während Oxytocin wegen seiner geburtsbeschleunigenden Wirkung

---

[1] Es handelt sich um eine Synthese nach *chemischen* Gesichtspunkten, die mit der bisher noch unaufgeklärten *Biosynthese*, also der Hormonbildung im lebenden Organismus, *nicht* vergleichbar ist. Die Analyse des Oxytocin gelang 1950 PIERCE u. DU VIGNEAUD. Die Strukturformel ermittelten DU VIGNEAUD-RESSLER u. TRIPETT, 1953, unabhängig davon ACHER, CHAUVET u. FROMAGEOT 1952 und 1953, ferner TUPPY, 1953. Die Synthese von Oxytocin erfolgte 1953 durch DU VIGNEAUD, RESSLER, SWAN, ROBERTS, KATSOYANNIS u. GORDON. Strukturaufklärung des Vasopressin: 1953 DU VIGNEAUD, LAWLER u. POPENOE. Die Synthese: DU VIGNEAUD, GISH u. KATSOYANNIS, 1954.

so bezeichnet wurde[1]. Die Wirkung von Oxytocin geht aber darüber hinaus (s. S. 108). Die physiologischen Eigenschaften beider Hormone decken sich, so daß man besser von *antidiuretischem, vasopressorischem* und *oxytocischem „Prinzip"* sprechen sollte. Dies gilt insbesondere für Untersuchungen von Gewebeextrakten mit Prüfung auf ihre hormonelle Aktivität. — Die an den Endigungen der Axone frei werdenden Wirkstoffe gelangen in die Blutbahn des *allgemeinen Kreislaufes*.

Von verschiedenen Autoren wird in letzter Zeit eine Einflußnahme der neurohypophysären Hormone auf die Adenohypophyse angenommen. In diesem Sinne wären sie als „*neurohumorale Überträgerstoffe*" zu bezeichnen. Es scheint aber zweifelhaft, daß die Bestimmung der beiden Hormone darin begrenzt ist, wie es ebenso unzureichend ist, wenn man allein das „Erfolgsorgan" in der Niere und im Uterus sieht (vgl. CROXATTO, 1960).

Die einmal auf Grund von Erstbeobachtungen gewählten Bezeichnungen sollten nicht dazu verleiten, andere Wirkungsmöglichkeiten unberücksichtigt zu lassen. Wir sind heute noch weit davon entfernt, zu wissen, warum gerade ein Neuronensystem dazu bestimmt ist, Wirkstoffe solcher Art zu bilden. Diese Frage wurde nicht immer gebührend beachtet. Der Grund hierfür mag in einer gewissen Befangenheit liegen, mit der wir die Funktionen nervöser Elemente zu ermitteln pflegen. Fast ausschließlich ist das Ziel solchen Bemühens auf die Körperperipherie gerichtet; es ist erreicht, wenn der Nachweis der neuronalen Verknüpfung morphologisch gelingt. Im Falle der supraoptico-hypophysären Neurone aber verläßt uns dieses morphologische „Leitband", wie wir gesehen haben, zum Teil schon im Hypothalamus, wo eine ganze Anzahl dieser Neurone an Gefäßen endigt und Hormone an die Blutbahn, sowie an die Liquorräume abgibt. Dennoch fragen wir zunächst nach den Wirkungsmöglichkeiten in der Körperperipherie und suchen das „Erfolgsorgan" weit ab von dem Orte der Neuronenendigungen. Wir analysieren nach endokrinologischer Methode, was der innersekretorischen Eigenschaft dieser Neurone durchaus entspricht; doch in der Auswahl der zu prüfenden Organe auf ihre Beeinflußbarkeit gegenüber Angebot und Entzug von Hinterlappenhormonen sollten wir die Auswirkungen auf das Zentralorgan selbst nicht außer acht lassen.

Der Aufbau des Hinterlappens ist gegenüber dem des Vorderlappens einfach. Der Unterschied entspricht der funktionellen Beanspruchung (in qualitativer Hinsicht): Im Vorderlappen werden mehrere und sehr verschiedene Hormone gebildet, während die Hinterlappenhormone chemisch nur geringfügig voneinander abweichen.

Die den Hinterlappen bildenden Strukturen sind also Nervenfasern, Pituicyten und das Gefäßbindegewebe. Zur morphologischen Einheit des neurohypophysären Parenchyms gehören die proximalwärts vom Hinterlappen liegenden Neuronenstrecken in ihrem Zusammenhang mit dem hypothalamischen Ursprungsort. Die Axone des Hinterlappens sind Teile hypothalamo-*hypophysärer* Neurone. Allein die Feststellung, daß es sich um *hypothalamische* Neurone handelt, genügt nicht; es bestehen nämlich, wie wir gesehen haben, markante Unterschiede zwischen Hypothalamus und Neurohypophyse (Infundibulum und Hinterlappen), und der hypophysäre Abschnitt ist ein nicht minder wichtiger Teil des Systems sowie der Hypophyse zugleich, deren Einheit als Organ trotz der genetisch unterschiedlichen Parenchymanteile nicht zu übersehen ist.

α) *Die zentralen Nervenfasern als Parenchym.*

Der Hinterlappen ist der distale Abschnitt der Neurohypophyse, der meist keulenförmig vergrößerte Fortsatz des Infundibulum (daher die Bezeichnung „Infundibularprocess"). Die Massenzunahme ist dadurch zu erklären, daß die Axone des Tractus supraoptico-hypophyseus sich im Hinterlappen in zahllose Endigungen aufsplittern. Außerdem sind an der Massenzunahme die Pituicyten beteiligt, deren Vorstufen schon in frühen Entwicklungsstadien, bevor Nervenfasern erkennbar sind, die Form der Hinterlappenanlage bestimmen (s. Abb. 17, S. 27). — Die marklosen Nervenfasern sind an erster Stelle zu nennen, weil sie das *Parenchym*, d.h. den spezifisch funktionierenden Gewebsbestandteil des Organs darstellen. Die Hinterlappenhormone werden von den *Nervenfasern* an die Blutbahn abgegeben. Diese Feststellung, die wir heute mit aller Bestimmtheit aussprechen dürfen, steht im Gegensatz zu der früheren Meinung, wonach die Pituicyten, also die Zellen gliöser Herkunft, die Hormonproduzenten seien. Es ist auch nicht zu vergessen, daß es sich bei den marklosen Nervenfasern um zentrale Fasern besonderer Art handelt und nicht um das Eindringen von peripheren, etwa sympathischen nervösen

---

[1] ὀξύς = scharf, jäh, plötzlich; τόκος = Geburt. Wirkungen von Hinterlappenextrakt auf den Uterus wurde erstmals von DALE 1906 beschrieben.

Elementen, wie das für die Innervation des Vorderlappens gilt. Daher ist es nicht richtig, von einer „Innervation" des Hinterlappens zu sprechen. — Mit Recht sagt ROMEIS (1940): „Der Hinterlappen hat eine so ungeheure Menge an marklosen Nervenfasern, daß es ganz unverständlich ist, daß jemals das Vorhandensein von Nervenfasern in Abrede gestellt werden könnte". Im Infundibulum, wo die längsverlaufenden Fasern vorherrschen, hat RASMUSSEN (1938) die Zahl der Nervenfasern beim erwachsenen Menschen auf 69000 berechnet. Im Hinterlappen ist wegen der Aufsplitterung dieser Fasern eine Zählung überhaupt nicht möglich.

Die gleichgerichteten und nicht aufgesplitterten Axone des Tractus supraoptico-hypophyseus teilen sich kurz nach dem Hilus im Hinterlappen in Stränge auf. ROMEIS nennt sie „Zwischenstreifen", da sie *zwischen* den Orten liegen, wo die Endaufsplitterungen erfolgen. Das Grundgewebe ist locker, die Pituicyten sind reichlich, aber nicht wesentlich zahlreicher als dies bei der „Begleitglia" im Zentralorgan der Fall ist.

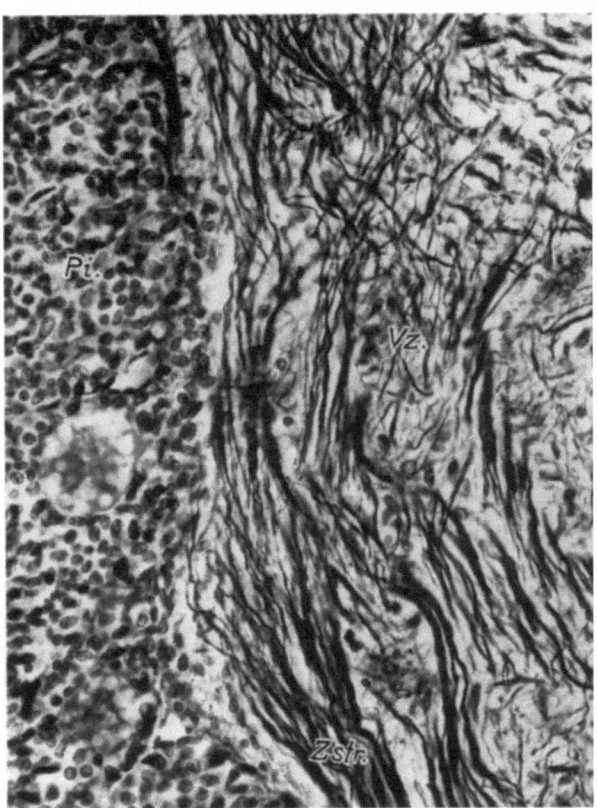

Abb. 58. *Endstrecken der supraoptico-hypophysären Neurone im Hypophysenhinterlappen vom Hund.* Ausschnitt aus den der distalen adeno-neurohypophysären Kontaktfläche nahegelegenen Zonen. Aufteilung relativ grobkalibriger gebündelter Axone in feine Endverzweigungen. Silberimprägnation nach PALMGREN. Vergr. 300fach. *Vz.* Verdichtungszone; *Zstr.* Zwischenstreifen; *Pi.* Pars intermedia.

Die Zahl der Pituicyten ist an den Orten der Endaufsplitterungen nach Beobachtungen von SPATZ etwas geringer als in den Zwischenstreifen. Die Grundsubstanz erscheint aber bei Hämalaun-Eosin-Färbung dichter und dunkler, worauf sich die Bezeichnung „Verdichtungszonen" von ROMEIS bezieht (Abb. 253 bei ROMEIS, 1940). Die dichte Beschaffenheit wird offenbar durch die Einlagerungen von Neurosekretprodukten, die sich allerdings mit Hämalaun-Eosin nicht färben, verursacht; denn eben an diesen Stellen findet sich viel Neurosekret. Eine scharfe Trennung zwischen Verdichtungszone und Zwischenstreifen ist übrigens bei den meisten Tieren und speziell beim Menschen nicht möglich.

Wie im Ursprungsort des supraoptico-hypophysären Systems unterscheiden wir auch im Hinterlappen, speziell im Endaufsplitterungsgebiet der Axone zwischen allgemein- und speziell-neurocytologischen Merkmalen. Bei Anwendung der Gomori-Färbung kommen die speziell-cytologischen Eigenschaften, die neurosekrethaltigen Perlschnurfasern und Endkolben („Herring-Körper"), zur Darstellung, während die allgemein-cytologischen Merkmale im Silberbild erkennbar sind. Wie der Vergleich der Befunde beider Färbemethoden lehrt, entsprechen sich allgemein- und speziell-cytologische Phänomene, obwohl beide Darstellungsmethoden offenbar verschiedene Funktionszustände erfassen. Darin liegt der besondere Wert der Anwendung beider Methoden zur Beurteilung von Art und Ausmaß der Funktion. Die Entsprechung ist außerdem für die *Deutung* des neurosekretorischen Erscheinungsbildes unseres Erachtens grundlegend (DIEPEN u. ENGELHARDT, 1958).

Abb. 58 zeigt das Verhalten der Axone im Hinterlappen beim Hund, dargestellt durch Silberimprägnation. Es sind kräftige Axonbündel, die sich in feine Endverzweigungen aufteilen. Die Abbildung zeigt die Verhältnisse nahe der Pars intermedia, also im Bereich der distalen adeno-neurohypophysären Kontaktfläche. Bei stärkerer Vergrößerung stellen sich die Verzweigungen feinster Nervenfasern als perlschnurartige Gebilde dar (Abb. 59). Der Anordnung nach sind diese kleinen „Silberkugeln" zweifellos an den Verlauf des Axons gebunden; sie finden sich in der Umgebung eines Gefäßes (in der perivasculären Verdichtungszone). Neben diesen Perlschnurfasern kommen bei Anwendung der Silberimprägnation auch Endformationen größerer Dimension vor, die wir oben in proximalen Abschnitten des Systems bereits als sog. „Endkolben" (Herring-Körper) kennengelernt haben. Bevorzugt treten die großkugeligen Elemente im Bereich des Hinterlappenhilus auf (Abb. 60). Sie gehören also nicht zu den längsten Axonen des

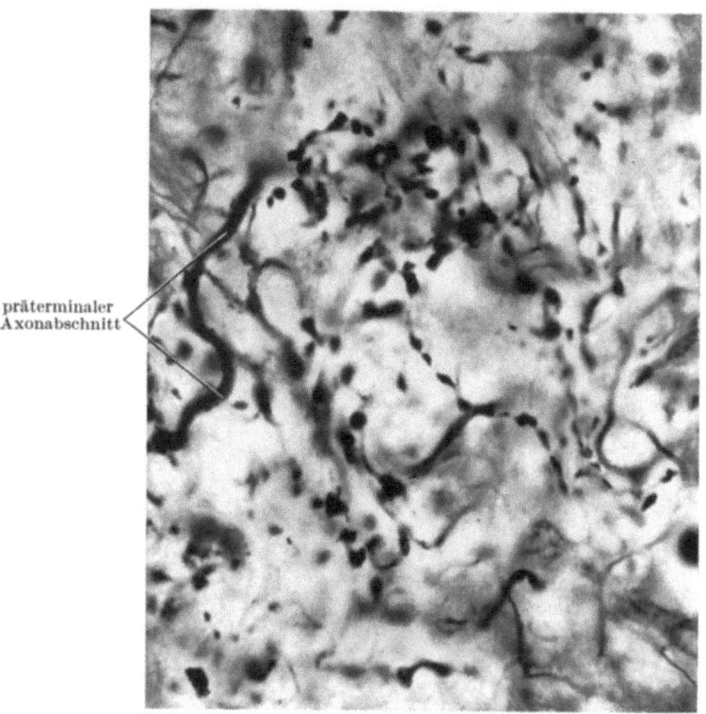

Abb. 59. *Typische Nervenfaserendigungen im Hypophysenhinterlappen des Tractus supraoptico-hypophyseus (Hund).* Kleine silberimprägnierte Axonauftreibungen, die die charakteristische Form der Axone darstellen. Sie bilden in ihrer Gesamtheit die sog „perivasculäre Verdichtungszone" und sind Ausdruck einer tiefgreifenden Strukturveränderung im Axonendbereich. Silberimprägnation nach PALMGREN. Vergr. 1100fach. Aus CHRIST, ENGELHARDT u. DIEPEN, 1958.

supraoptico-hypophysären Systems, sondern vielmehr zu denjenigen, die schon proximal im Hinterlappen endigen. Die längsten Axone zeigen dagegen, wie bereits anhand der Abb. 59 erwähnt wurde, am Orte ihrer Endigung nahe der distalen adeno-neurohypophysären Kontaktfläche in der Umgebung von Gefäßen die für sie typischen Perlschnurformationen.

CHRIST und HAGEN haben 1951 (unabhängig voneinander), ebenso wie TELLO schon 1912, an feinen Nervenfäserchen „Endkolben" und granulären Zerfall beobachtet und die Befunde im Sinne einer „physiologischen Degeneration" gedeutet.

HAGEN (1952) beschreibt beim Hund sehr eingehend Zerfallserscheinungen auch an Nervenzellen des Nucleus supraopticus und paraventricularis. Sie findet sogar im Infundibulum und im Hinterlappen „Nervenzellen", die „physiologisch degenerieren" und zu „Herring-Körpern" werden. — Doch unseres Erachtens ist die Unterscheidung gegenüber aus Axonschwellungen entstandenen Herring-Körpern nicht möglich. Da Herring-Körper oft einen „Pseudokern" haben, der Folge einer konzentrisch ablaufenden Entmischung der Axonauftreibung ist, können diese Körper wegen ihrer Ähnlichkeit mit einem Zellkörper leicht mißdeutet werden. HAGEN stellt die Frage „ob nicht physiologischerweise Nervengewebe zerfällt, um weiterhin als Wirkstoff zu dienen".

Bei Anwendung spezieller Färbemethoden, wie z.B. der Gomori-Färbung, erhalten wir Befunde am Hinterlappen, wie sie aus Abb. 61 hervorgehen. Die Intensität der Anfärbbarkeit richtet sich nach dem Reichtum an Neurosekret. Sie erlaubt Rückschlüsse auf den Grad (Gehalt) der am Orte vorhandenen Hormone (Vasopressin und Oxytocin). Funktionelle Beanspruchung, insbesondere die Abgaberate von Hormonen

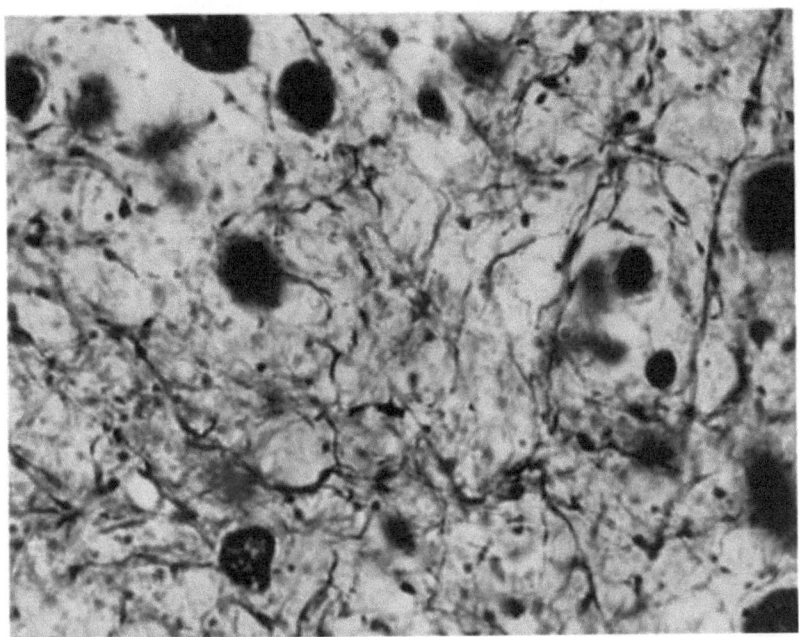

Abb. 60. *Axonendauftreibung im Form von großen Silberkugeln* (Herring-Körpern) *im Hypophysenhinterlappen (-hilus) der Katze.* Vgl. Abb. 57, S. 80. Silberimprägnation nach BODIAN. Vergr. 1100fach.

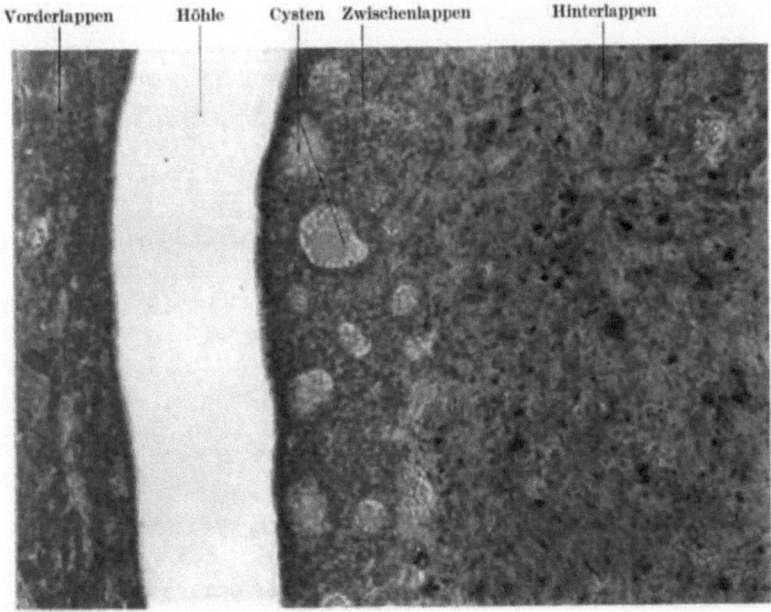

Abb. 61. *Neurosekret im Hypophysenhinterlappen (Hund).* Intensive Blaufärbung bedingt durch die hohe Konzentration an Neurosekret. Die Konzentration an Neurosekret ist abhängig vom Funktionszustand (Aktivität). Vergr. etwa 300fach. Vgl. Abb. 45 vom Kerngebiet, ferner Abb. 84, S. 129.

an die Blutbahn sind hierfür entscheidend (s. S. 110ff.). Aber selbst im Zustand „normaler" Belastung gibt es zwischen den Arten Unterschiede im Neurosekretgehalt des Hinterlappens, wie wir das schon für die proximalwärts gelegenen Abschnitte des Tractus supraoptico-hypophyseus kennengelernt haben (S. 68ff. u. 74). Doch der *höchste Neuro-*

sekretgehalt ist immer im Hinterlappen zu finden, ganz unabhängig artgebundener Intensität. — Vgl. Abb. 84 auf S. 129.

Auf einen sehr beachtenswerten Befund aus der Ontogenese sei in diesem Zusammenhang hingewiesen: Der Beginn der Neurosekretbildung setzt, wie DIEPEN, ENGELHARDT u. SMITH-AGREDA (1954) zeigen konnten, nicht gleichzeitig in allen Abschnitten des Neurons ein. Beim neugeborenen Hund (wie auch bei anderen Säugern) finden wir Neurosekret *nur im Hinterlappen*, während proximalwärts gelegene Abschnitte des supraoptico-hypophysären Systems neurosekretfrei sind (vgl. Abb. 51, S. 75). Gleiche Beobachtungen wurden auch bei anderen Säugern gemacht. Der Zeitpunkt des ersten Auftretens von Neurosekret ist nicht genau zu bestimmen. Die Angaben sind unterschiedlich. So konnte SCHARRER (1954b) beim Hund schon eine Woche vor der Geburt Neurosekret im Hinterlappen feststellen. Die Beobachtungen gehen vom *lichtmikroskopischen* Nachweis aus. Es ist möglich, daß das erste Auftreten von morphologisch noch nicht faßbarem Neurosekret früher anzusetzen ist; doch das ändert nichts an der Tatsache, daß lichtmikroskopisch das Neurosekret zuerst am Orte der Axonendigungen im Hinterlappen nachzuweisen ist; dem entspricht auch der Nachweis hormoneller Aktivität von Hinterlappengewebe Neugeborener. Man muß annehmen, daß die Hormonbildung zum Zeitpunkt der Geburt (perinatal) erfolgt (HELLER, 1937, 1957; HELLER u. ZAIMIS, 1949). Auch treten nach elektronenmikroskopischen Beobachtungen an Affenfoeten Zeichen einer neurosekretorischen Tätigkeit zuerst im Hinterlappen auf (HOLMES, 1966).

Eine hinreichende Grundlage für die Physiologie der Hormonentstehung und -abgabe ergibt sich allein aus der Neurosekretanfärbung noch nicht. Zu achten ist vielmehr auf die Beziehung der Axone zu den Gefäßen und Pituicyten. Hierüber handeln die beiden folgenden Abschnitte.

β) Die Beziehung der Nervenfasern zu den Gefäßen.

Für den Menschen und für die meisten Säugetiere gilt, daß dem Hypophysenhinterlappen hauptsächlich aus den unteren Hypophysenarterien (Aa. hypophyseos inferiores) Blut zufließt. Der venöse Abfluß erfolgt über Sammelvenen in die Sinus der Hypophysenkapsel, die das Blut vorwiegend dem Sinus cavernosus weiterleiten. Der Hypophysenhinterlappen ist somit an den *allgemeinen Kreislauf* angeschlossen. Zwischen den zu- und abführenden Gefäßen liegt ein sehr dichtes Capillarnetz, das sich aber in seiner Architektonik deutlich von dem des Hypothalamus unterscheidet. Besonders eindrucksvoll ist der angioarchitektonische Unterschied zwischen Hinterlappen und Vorderlappen (Abb. 102, S. 152). An der Kontaktfläche von Hinterlappen und Pars intermedia liegt ein zweidimensionaler Gefäßplexus (*Plexus intermedius*, MERENYI, 1948), von dem aus Gefäße sowohl in die angrenzende Pars intermedia wie auch in den Hinterlappen einsprossen. Doch es muß hervorgehoben werden, daß *eine direkte Gefäßbeziehung zwischen Hypophysenhinterlappen und -vorderlappen anatomisch nicht existiert, also ein Austausch von Hormonen zur gegenseitigen Beeinflussung von Hinterlappen und Vorderlappen unmittelbar nicht erfolgen kann.* Für eine solche Wechselbeziehung zwischen den beiden distalen hypophysären Partnern bietet die Morphologie keine sichere Grundlage. — Die Angioarchitektonik des Hinterlappens weicht auch erheblich von der des Infundibulum, also der Proximalen Neurohypophyse, ab. Die Abweichung ist deutlicher als der schon erwähnte Unterschied zwischen dem Capillarnetz des Hinterlappens und dem des Hypothalamus. Näheres über die Angioarchitektonik s. S. 147.

An die Gefäße des Hinterlappens treten eine Unmenge zarter Nervenfasern heran; die Endaufsplitterungen werden als Endstrecke des Systems bezeichnet. Es gibt, wie oben schon mehrfach erwähnt wurde, auch Endigungen der supraoptico-hypophysären Neurone im Infundibulum und noch weiter proximalwärts im Hypothalamus; doch unterscheiden sich diese Endstrecken deutlich von denen des Hinterlappens. Die Axonendigungen im Hinterlappen haben durchweg ein feineres Kaliber. Die Neurosekretgranula sind in der Regel feiner verteilt, die von ihnen gebildeten Endformationen sind kleiner. Axonendstrecken proximaler Abschnitte des Systems zeichnen sich durch Bildung relativ großer neurosekrethaltiger Faseranschwellungen aus.

Es gibt auch Faserendigungen im Bereich des Infundibulum, insbesondere des Infundibularstiels (= Zwischenstück), die sich genau wie die Endigungen im Hinterlappen verhalten: sie zeigen feine Verzweigungen und bilden Perlschnüre auffallend kleinen Kalibers, die aber wie im Hinterlappen stark neurosekrethaltig sind. Sie werden als „ektopischer"-„akzessorischer Hinterlappen" beschrieben. Näheres s. S. 89.

Von vielen Autoren wird auf die Beziehung der Axonendigungen im Hinterlappen zu dem erwähnten Plexus intermedius („Mantelplexus") und in diesem Zusammenhang auf den Neurosekretreichtum an der Kontaktfläche zur Pars intermedia aufmerksam gemacht [BARGMANN (Hund) 1949a; EICHNER (Goldhamster) 1954; E. SCHARRER (Selachier) 1952a u. 1954a; ENGELHARDT, 1961; DIEPEN, 1962 u. a.; FRANCIS KNOWLES, 1965 u. a].

Vor jeder Deutung von Befunden, die eine Beziehung zwischen den neurosekretorischen Faserendigungen und der Pars intermedia erkennen lassen, sollte man unseres Erachtens davon ausgehen, daß der *Kontakt zwischen Pars intermedia und dem Hinterlappen vergleichend-anatomisch nicht konstant ist.* Die Axonendigungen im Hinterlappen enthalten immer reichlich Neurosekret, auch wenn eine Pars intermedia fehlt. Haben die Axone bei den Formen, die eine Pars intermedia besitzen, „die Wahl", zur Pars intermedia oder mehr zu den Gefäßen hinzuziehen, so bevorzugen sie unseres Erachtens die Gefäße, wie dies in Abb. 81 (S. 126) zu sehen ist. Näheres über die Beziehungen zur Pars intermedia auf S. 123.

Der Mechanismus der Abgabe der relativ großmolekularen Hormonkörper an das Gefäßsystem ist noch nicht hinreichend bekannt. Offenbar spielen hierbei die Pituicyten eine Rolle. In Farbstoffversuchen konnte nachgewiesen werden, daß die Hypophysenhinterlappengefäße wie auch die Gefäße des Infundibulum eine erhöhte Permeabilität zeigen.

γ) Die Pituicyten.

Die Pituicyten kommen nicht nur im Hinterlappen, sondern in der gesamten Neurohypophyse (in unserem Sinne) vor. Sie stellen zusammen mit den Ependymzellen nach der jetzigen Auffassung das ektodermale „Stützgewebe" der Neurohypophyse dar, und *nicht das Parenchym.* Es sind Gliazellen eigener Art. Darauf hat erstmalig BUCY (1930, 1932) hingewiesen. Von ihm stammt auch die Bezeichnung „Pituicyten". An Form und Größe untereinander ziemlich gleich, fehlt ihnen die Fähigkeit zur Gliafaserbildung. In der menschlichen Hypophyse enthalten sie stellenweise (zum Teil eisenhaltiges) Pigment. In der Tierhypophyse (von Ausnahmen — z. B. Elefanten — abgesehen) läßt sich solches Pigment nicht nachweisen. Die Pituicyten sind demnach nicht dieselben Gliazellen, wie sie im Hypothalamus vorkommen. Bezüglich ihrer feineren Morphologie muß auf die eingehende Darstellung von ROMEIS (1940) verwiesen werden. Näheres auch bei DIEPEN (1962).

Nach der alten Auffassung sollen die Pituicyten als regelrechte Drüsenzellen die Hinterlappenhormone produzieren, während den Nervenfasern die Rolle der Innervation zugeschrieben wurde. Diese Meinung vertraten z. B. GERSH (1938, et al.) und RANSON u. Mitarb. (1939), während ROMEIS (1940) noch teilweise zu dieser Annahme neigend der heutigen Vorstellung von der Hormonproduktion näher kam. *Die Hinterlappenhormone werden von den Neuronen des Tractus supraoptico-hypophyseus selbst produziert* und an die Blutbahn abgegeben. HICKEY, HARE u. HARE (1941) und unabhängig von ihnen DE ROBERTIS u. PRIMAVESI (1942a, b) haben die Pituicytentheorie experimentell erstmalig widerlegt.

Seit der Entdeckung der antidiuretischen, vasopressorischen und oxytocischen Aktivität von Hypophysenhinterlappenextrakten hat sich die Vorstellung von der Art der Wirkstoffbildung mehrfach und zuletzt grundlegend geändert[1]. Ursprünglich hielt man den Zwischenlappen für das Drüsenparenchym („Epithelsaum") des Hinterlappens, bis TRENDELENBURG und sein Mitarbeiter VAN DYKE 1926 die melanophorenstimulierende Wirkung allein den Zwischenlappenzellen zuschrieben und sie gegenüber den genannten Aktivitäten des Hinterlappens biologisch abgrenzen konnten. Auf dem Boden dieser Untersuchungsergebnisse hat sich die Pituicytentheorie erst voll entwickeln können. Die

---

[1] Die biologischen Aktivitäten lassen sich nicht ausschließlich nach chemisch definierten Hormonkörpern abgrenzen. Alle bisher bekannten Hinterlappenhormone wirken gleich, jedoch in jeweils unterschiedlicher Intensität innerhalb der drei genannten Wirkungsbereiche. Näheres s. S. 108.

aus dem Trendelenburgschen Institut gemachten Beobachtungen von SATO (1928), wonach bei Hunden trotz Entfernung des Hinterlappens eine antidiuretische Aktivität im Liquor und sogar vermehrt im Tuber cinereum auftrat, wurden nicht gebührend beachtet; sie ließen auch keine Bedenken an der Pituicytentheorie aufkommen[1]. Entscheidend für die Fehldeutung war, daß man das Schema von der Innervation auf die besonderen Verhältnisse des Hypophysenhinterlappens übertrug, den biologischen Nachweis von der hormonbildenden Eigenschaft der Pituicyten nicht für nötig hielt. Heute stellt sich die unbeantwortete Frage nach ihrer Funktion von neuem und um so dringlicher, nachdem die *supraoptico-hypophysären Neurone* für die Hormonbildung verantwortlich gemacht werden. Ansätze zu erfolgversprechenden Untersuchungen liegen bereits vor; sie lassen eine Klärung erhoffen, sofern sie sich nicht nur in cytologischen Details der Pituicyten verlieren, sondern auf die Beziehung zwischen ihnen und supraoptico-hypophysären Neuronen achten. Einige Gesichtspunkte sollen daher an dieser Stelle hervorgehoben werden. Welche morphologischen Unterschiede bestehen im Verhalten des nervösen Parenchyms und der Pituicyten, und worin zeichnet sich ihre Beziehung untereinander aus ?

1. Der ungeheure Reichtum an zentralen Nervenfasern und Endaufsplitterung steht in gar keinem Verhältnis zur Zahl der Pituicyten. Wegen eines relativen Mangels an Zellen sieht der Hinterlappen im Zellbild hell aus (vgl. Abb. 3, S. 6).

2. Das morphologisch darstellbare Neurosekret, dessen Gehalt an Hormonen nachgewiesen ist, ist an die Neurone gebunden (daher die Bezeichnung „Neurosekret") und kommt in den Pituicyten nicht vor.

3. Nach experimenteller Durchtrennung des Tractus supraoptico-hypophyseus zerfallen distal von der Durchschneidungsstelle die Nervenfasern und ihre Endigungen nach Art der Wallerschen Degeneration; Neurosekret und damit die hormonelle Aktivität verschwinden[2]. Die Pituicyten dagegen degenerieren nicht, sondern im Gegenteil: sie proliferieren, wie dies bereits von CUSHING (1909) und später von RANSON (1939) und STUTINSKY (1954), sowie in eigenen Untersuchungen festgestellt werden konnte. Wenn die Pituicyten das Parenchym und die Hormonbildner wären und die Nervenfasern die Aufgabe ihrer Innervation hätten, so würde man nach dem Ausfall eine Atrophie der Pituicyten zu erwarten haben, aber das Umgekehrte tritt ein. Die Proliferation der Pituicyten im Durchschneidungsexperiment spricht gegen die Annahme, daß sie Drüsenzellen seien. Sie entspricht aber dem Verhalten der Gliazellen und ihrer Fähigkeit zur „Ersatzwucherung" nach dem Ausfall der zugehörigen zentralen Nervenfasern (Näheres s. bei V. GAUPP und SPATZ, 1955).

4. LEVEQUE und SCHARRER (1953), die bei Ratten nach oraler Zufuhr von Kochsalzlösung den Hinterlappen völlig frei von Neurosekret fanden, sahen, nachdem wieder Wasser verabreicht wurde, eine fortschreitende Wiederkehr des Neurosekretgehaltes im Gebiet der pericapillären Neuronenfaserendigungen, aber nie Sekretkörnchen in den Pituicyten. Sie schlossen, daß die Pituicyten mit der Bildung des anfärbbaren Materials und somit des Hormons nichts zu tun haben. — Man wird allerdings auf Grund vieler Beobachtungen diese Feststellung insofern einschränken müssen, als man den Pituicyten wohl eine mittelbare Teilnahme an der Hormonabgabe zubilligen sollte. ORTMANN (1954) fand bei Ratten im Durstversuch, also unter der Bedingung eines erhöhten Bedarfes antidiuretischen Wirkstoffes, eine statistisch signifikante, gesteigerte Mitosenrate der Pituicyten. Dieser Befund geht mit der Rückbildung bzw. Verlust von Neurosekret an den Nervenfaserendigungen bis auf eine schmale perivasculäre Zone einher, was ebenfalls

---

[1] Mit Nachdruck hob erstmals GREVING (1930, 1931) unter Hinweis auf die Befunde von TRENDELENBURG u. SATO hervor, daß nach Entfernung des Hinterlappens die Hormonproduktion vom Restgewebe des Infundibulum oder auch vom Tuber cinereum übernommen werden könnte (s. auch S. 90 und 172).

[2] CHRIST (1962) konnte beim Kaninchen feststellen, daß während der ersten 24 Std nach Durchtrennung des Tractus innerhalb der abgetrennten distalen Axonstrecke zunächst vermehrt Neurosekret auftritt. Die Abnahme des Neurosekretgehaltes erfolgt erst später (s. auch elektronenmikroskopische Befunde von CHRIST u. NEMETSCHEK-GANSLER, 1965).

als Ausdruck einer gesteigerten Aktivität (rasche Abgabe von Wirkstoffen an die Gefäße) gedeutet wird. Demgegenüber zeigt das dem Hinterlappen anliegende adenohypophysäre Parenchym (Zwischenlappengewebe) regressive Veränderungen. Es besteht also eine im Durstversuch gleichgerichtete Reaktionsweise am nervösen Parenchym und an den Pituicyten. Näheres über das Ergebnis von Durstversuchen auf S. 111ff.

5. Aus den Untersuchungen in Gewebekulturen von HILD (1954) geht hervor, daß die Pituicyten auch in vitro (im Gegensatz zu den zugrunde gehenden Nervenfasern) Wachstumserscheinungen, darunter auch Mitosen, aufweisen, wenn sie auch nicht den Grad der Proliferationsfähigkeit der bindegewebigen Fibrocyten erreichen. Die Pituicyten bilden ein dreidimensionales Netzwerk, aber sie erzeugen keine Gliafasern; HILD (1954) ordnet die Pituicyten wegen ihres Verhaltens den „Protoplasmatischen Astrocyten" zu. *In der Gewebekultur wird weder Neurosekret noch Hormon gebildet.*

Es gibt bisher keinen Beweis dafür, daß die Pituicyten etwa neben den Nervenfasern an der Bildung des Neurosekretes und der Hormone unmittelbar teilnehmen. Wohl dürften sie eine „trophische" Funktion haben, ähnlich den protoplasmatischen Astrocyten im Zentralnervensystem. Vielleicht übernehmen sie auch eine Mittlerfunktion zwischen dem Parenchym, also den zentralen Nervenfasern der Neurohypophyse und den Gefäßen. Ob ihnen darüber hinaus noch eine weitere Leistung zukommt, ist nicht entschieden. Ausführliche Histologie der Pituicyten findet sich bei ROMEIS (1940).

δ) Der sog. „dystopische" („akzessorische") Hinterlappen.

Es gibt im Infundibulum und Infundibularstiel feine Fasern, die auf engem Raum dicht nebeneinander liegen und im Gomori-Bild durch ihre fein verteilten, blau gefärbten Neurosekretgranula auffallen. Sie heben sich von der Umgebung der in Richtung auf den Hinter-

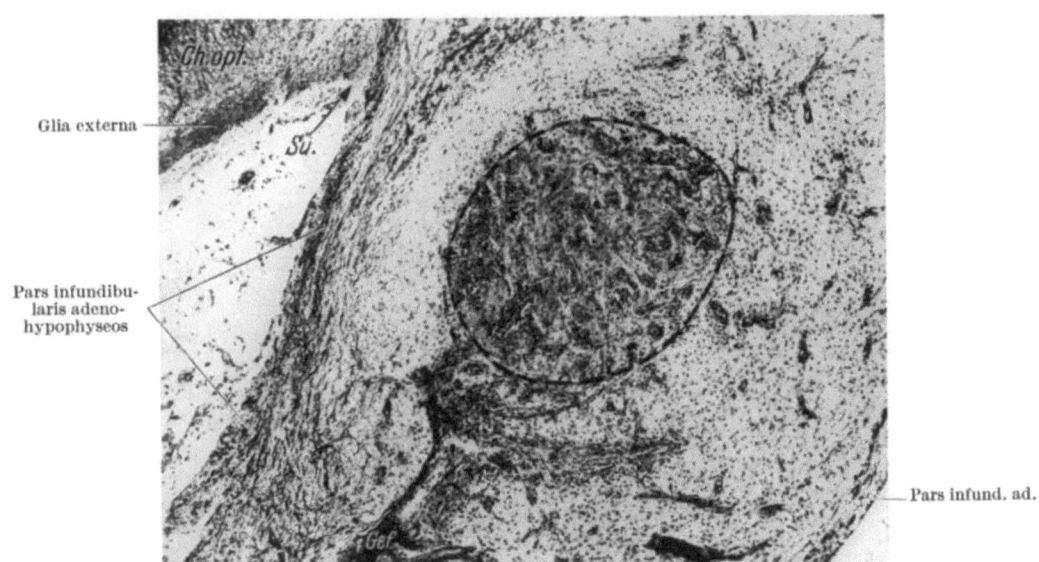

Abb. 62. *„Akzessorische (dystopische) Hinterlappen"-Formation* (----) *neurosekrethaltiger Nervenfasern (Tractus supraoptico-hypophyseus) im Infundibulum des Menschen.* Umschriebene Anordnung feiner Nervenfaserendigungen mit intensiver Neurosekretproduktion erinnert an die gleichen Strukturen im Hinterlappen. Wahrscheinlich sind diese Gebilde in der Lage, die gestörte Hinterlappenfunktionen zu ersetzen oder auszugleichen. Näheres im Text. Gomori-Bild; Vergr. 42fach; Präparat von Dr. DIEPEN. *Ch.opt.* Chiasma opticum; *Gef.* Spezialgefäß. Vgl. Abb. 63.

lappen weiterziehenden Axonen deutlich ab (Abb. 62 und 63). Solche Konvolute neurosekretorischer Faserendigungen werden „Dystopien" des Hinterlappens genannt (PRIESEL, 1920, 1922 und 1927; VAZQUEZ-LOPEZ, 1953; DIEPEN u.a., 1956; DIEPEN, 1962). ROMEIS (1940) findet sie meistens bei älteren Menschen; doch kann mit einem häufigeren Vorkommen gerechnet werden (persönliche Mitteilung von Herrn Prof. DHOM, Homburg/Saar). *Es muß allerdings — wie dies auch für alle anderen morphologischen Untersuchungen im Bereich der Verknüpfung zwischen Hypophyse und Hypothalamus zu fordern ist — der Hypophysenstiel durch Anwendung einer geeigneten Sektionstechnik im Zusammenhang mit dem Tuber cinereum wie auch mit der intrasellären Hypophyse bleiben und in Serienschnitte aufgearbeitet werden!*

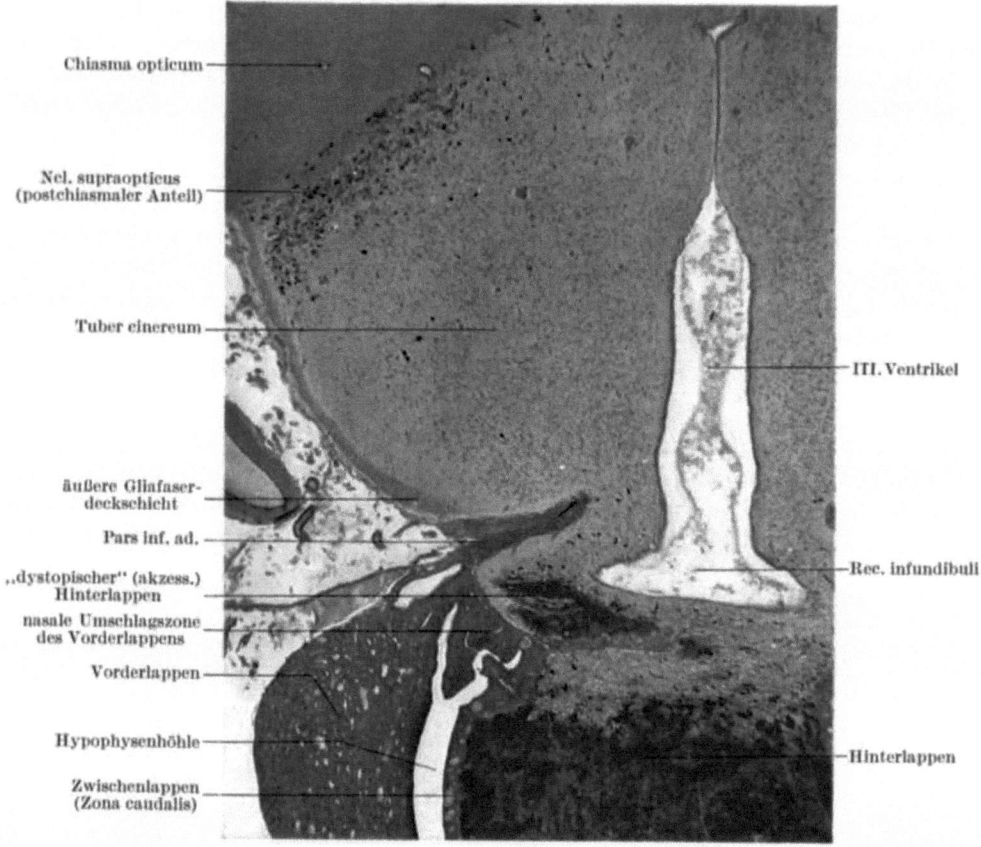

Abb. 63. „*Akzessorische (dystopische) Hinterlappen*"*-Formation neurosekrethaltiger Nervenfasern (Tractus supraoptico-hypophyseus) am Übergang von Infundibulum zum Zwischenstück beim Hund* (Gomori-Färbung, schräghorizontal). Anordnung und Neurosekretgehalt wie im Befund — in Abb. 62 — beim Menschen. ↗ Sulcus tubero-infundibularis. Vergr. 25fach

Anordnung der Fasern, Kaliber und Art ihrer Neurosekretbildung läßt den Vergleich mit dem Verhalten der Axonen im Hinterlappen zu. Ein ähnliches Bild entsteht nach experimenteller Durchtrennung des Tractus supraoptico-hypophyseus am proximalen Stumpfende (vgl. Abb. 73, S. 115), wobei nach dem morphologischen Befund wahrscheinlich die Regenerate in der Lage sind, die ausgefallenen Hinterlappenfunktionen zu ersetzen. Der Ersatz für einen totalen oder partiellen Ausfall der Hinterlappenfunktionen dürfte wohl für die Entstehung ektopischer[1] (akzessorischer) Formationen neurosekrethaltiger Nervenfasern in proximalen Abschnitten der Neurohypophyse eine Rolle spielen. Der Beweis dafür, daß die Hinterlappenfunktion durch akzessorische Gebilde solcher Art kompensiert werden kann, wäre allerdings erst erbracht, wenn es gelänge, die hormonelle Aktivität der ektopischen Formationen im Vergleich zur Aktivität des Hinterlappens zu bestimmen.

[1] Die Bezeichnung „*ek*topisch" ist hier vorzuziehen (Regeneration von Parenchym außerhalb des für seine Formation ursprünglich bestimmten oder eingenommenen Ortes zur Wiederherstellung bzw. Anpassung der Funktion!). Demgegenüber weist „*dys*topisch" mehr auf einen Mißstand hin.

f) Elektronenmikroskopische Untersuchungen.

Elektronenmikroskopische Befunde scheinen die durch Lichtmikroskopie entdeckte Eigenschaft des supraoptico-hypophysären Systems, die Neurosekretbildung, zu bestätigen. Es lassen sich bei elektronenmikroskopischer Betrachtung Granula verschiedener Größe und Struktur nachweisen[1]. So schließt man auf die Identität mit dem Neurosekret, wie es im lichtmikroskopischen Befund an seinen besonderen Eigenschaften erkennbar ist. Damit ist aber der Identitätsnachweis allein nicht erbracht. Doch die Annahme, daß es sich bei den elektronenmikroskopisch festgestellten Granula um Neurosekret handelt, gewinnt an Wahrscheinlichkeit, indem sich andere Äquivalente anführen lassen, wie z. B. das Vorhandensein von Granula elektronenmikroskopischer Größenordnung in Ultrazentrifugaten mit maximaler vasopressorischer und oxytocischer Wirksamkeit. Näheres hierüber S. 109.

Das vorerst gesteckte Ziel elektronenmikroskopischer Untersuchungen ist, auf der Grundlage sicherer Äquivalentbilder die Analyse des gesamten supraoptico-hypophysären Neurons in einen Bereich voranzutreiben, der nur der Elektronenmikroskopie vorbehalten bleibt. Voraussetzung für ein erfolgreiches Bemühen in dieser Richtung ist, daß man zunächst die Schwierigkeiten abzuschätzen versteht, die sich aus dem Vergleich zwischen einem lichtmikroskopischen und einem elektronenoptischen Befund bei der Festlegung von Äquivalentbildern ergeben (vgl. S. 59ff.). Man muß bedenken, ob die auf Grund lichtmikroskopischer Untersuchungen angewandte Terminologie in jedem Falle im elektronenmikroskopischen Bereich anwendbar bleibt. Das gilt besonders für die Hypothesen, die sich bislang allein auf den lichtmikroskopischen Befund stützten.

Mit folgenden Fragen versucht die Elektronenmikroskopie Anschluß an bekannte lichtmikroskopische Befunde zu bekommen: Welche morphologische Eigenschaften besitzen die Neurosekretgranula? — Wo kommen sie vor, und wie verteilen sie sich innerhalb des Neurons? — Wie entstehen die Granula, und was läßt sich über ihre Beziehung zu den Pituicyten und Gefäßen aussagen? — Die Untersuchungen stehen am Anfang. Dennoch lassen sich schon jetzt einige Aussagen machen. Es liegen Ergebnisse von Untersuchungen beim Menschen (LEDERIS, 1965) und an verschiedenen Tieren vor (*Ratte:* PALAY, 1955, 1957; BRETTSCHNEIDER, 1956b; KAWABATA, 1964; *Katze:* GREEN u. VAN BREEMEN, 1955; BARGMANN u. KNOOP, 1957; FUJITA, 1964; *Hund:* FUJITA, 1957; BARGMANN u. KNOOP, 1957; *Huhn:* DUNCAN, 1956; *Frettchen:* GREEN u. MAXWELL, 1959; HOLMES u. KNOWLES, 1959; *Knochenfische:* BARGMANN u. KNOOP, 1960; *Goldfisch:* PALAY, 1960; *Karpfen, Forelle:* E. u. H. LEGAIT, 1958; *Kröte:* GERSCHENFELD, TRAMEZZANI u. DE ROBERTIS, 1960; DE ROBERTIS u. BENNETT, 1954; *Dogfish:* KNOWLES, 1964; *Aal:* KNOWLES u. VOLLRATH, 1965).

α) Morphologische Eigenschaften der „Neurosekretgranula".

Größe und Struktur. Als erster fand SCHIEBLER (1952) in Zentrifugaten von Hinterlappengewebe (Rind) Granula von weitstreuender Größenordnung (50 mµ—2,5 µ). Im angefärbten Homogenat zeigten die Granula die bekannten lichtmikroskopischen Eigenschaften. PALAY beschreibt bei der Ratte (1955) runde Körperchen mit einem Durchmesser von etwa 100 mµ. Es sind von anderen Untersuchern (s. o.) die gleichen Gebilde gefunden worden. BARGMANN nennt sie „*neurosekretorische Elementargranula*". Die Granula haben einen Durchmesser von 1200—1800 Å, auch kleiner von 620—1000 Å. Sie sind elektronenoptisch dicht, mehr locker (lamillärgestreift z. T. mit welliger Binnenstruktur) oder optisch „leer". Weil sie meistens von einer Membran umgeben sind, nimmt man an, daß sie bei der Bildung größerer Komplexe ihre Größe beibehalten und nicht „zusammenfließen". Die Dichte kann mit dem Gehalt an SH- und SS-Gruppen zusammenhängen (vgl. SLOPER, ARNOTT u. KING, 1960); auch Phosphorlipide können dafür verantwortlich gemacht werden (HANDA u. KUMAMOTO, 1958). LEDERIS (1965) hat Elementargranula auch im Hinterlappen vom Menschen gefunden und verschiedene Granulaformen (-typen) dargestellt (Abb. 64, 65).

---

[1] ENAMI u. IMAI (1955/56a, b) fanden in dem von ihnen als „*Neurophysis spinalis caudalis*" bezeichneten Organ der Knochenfische (1955) Granula in der Größenordnung von 2500—4200 Å beim Aal. Auch fanden sie sehr kleine Granula (500 Å) in aufgetriebenen Nervenendigungen im gleichen Organ. Sie halten sie für neurosekretanaloge Granula (s. auch S. 79); vgl. Untersuchungen von BERN u. TAKASUGI (1962).

Vorkommen und Verteilung. Soweit sich die bisher vorliegenden elektronenoptischen Details zu einer Gesamtübersicht des Neurons verwerten lassen, sind einige „topographische" Merkmale erkennbar: Die Granula liegen *innerhalb* des Neurons in allen Abschnitten, jedoch in unterschiedlicher Konzentration. Nach

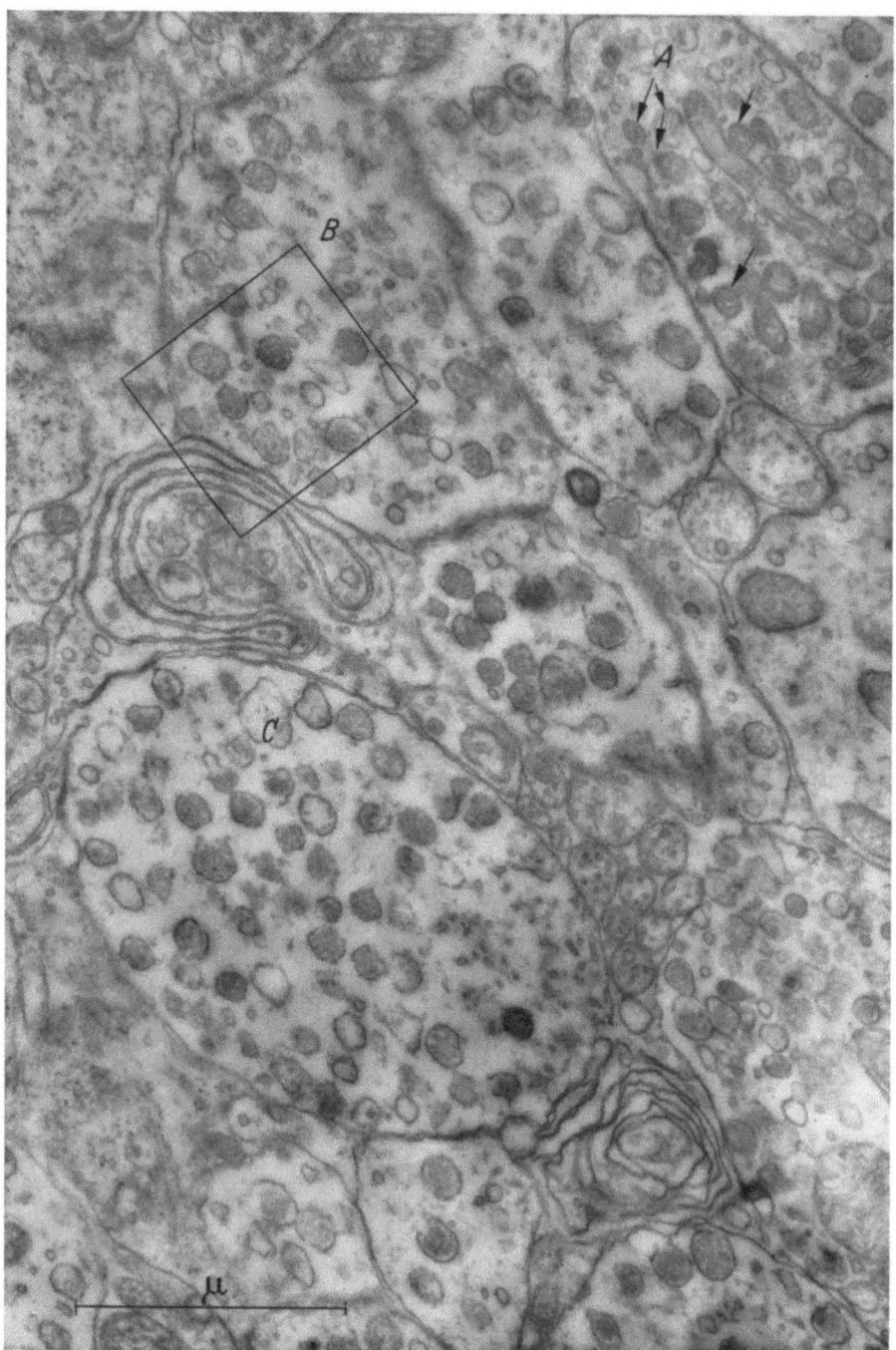

Abb. 64. *Feinstrukturen aus dem Hypophysenhinterlappen (Mensch)*. Strukturelle Eigenschaften und Verteilung von Elementargranula in „Neurofibrillenanschwellungen". A verschieden große Elementargranula, z. T. mit Streifung (↙↙); B und C zum Teil vesiculäre Strukturen, verschieden dichte Elementargranula. — Markierter Ausschnitt stärker vergrößert in Abb. 65. Aus LEDERIS (1965). — Vergr. 37000fach.

DE ROBERTIS u. Mitarb. (Kröte) finden sich die kleinsten Elementargranula im präterminalen Abschnitt III (Abb. 66; vgl. Abb. 77, S. 122) die kleinsten in spärlicher Verteilung im Abschnitt I; dieser entspricht unserer „Tuberstrecke" (S. 72). Die Abb. 66 und 67 zeigen Ausschnitte aus dem Terminalabschnitt (IV) des neurosekretorischen Systems von der Kröte nach GERSCHENFELD, TRAMEZZANI u. DE ROBERTIS (1960).

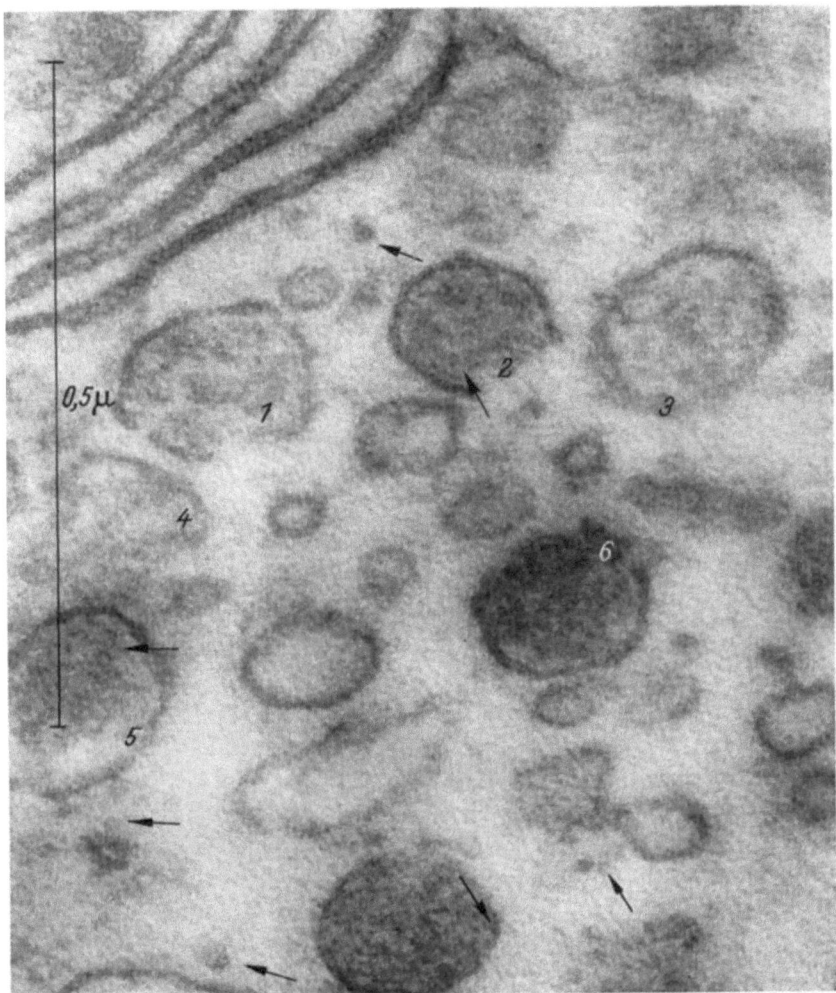

Abb. 65. *Elementargranula in einer Neurofibrillenanschwellung aus dem Hinterlappen (Mensch).* — Ausschnitt aus einem in Abb. 64 dargestellten Präparat stärker vergrößert. Granula (1—7) mit verschiedenen vesiculären Strukturen. ↗ Ähnliche Mikrovesikels außerhalb von Elementargranula. Aus LEDERIS (1965). — Vergr. 176000fach.

β) Entstehung der „Neurosekretgranula".

BARGMANN u. KNOOP (1957) hielten zunächst eine Entstehung der Elementargranula aus Mitochondrien für möglich. Sie begründeten dies mit dem Hinweis auf die lamelläre Binnenstruktur, die an Mitochondrien erinnert, und erwähnten in diesem Zusammenhang die unregelmäßige oft „hakenförmige" Gestalt mit „teilweise knolligen Auswüchsen und Einschnürung" der Mitochondrien nahe der Axonendigungen im Hinterlappen. Heute nimmt man an, daß die „Elementargranula" im Zellkörper von Organellen des Golgi-Feldes gebildet werden (vgl. S. 117). — Wenn auch die erhebliche Gestaltveränderung der Mitochondrien auf eine örtlich besondere funktionelle Beanspruchung (Leistung) hinweisen und die Nähe der Elementargranula zu den Golgilamellen auffällig ist, so bleiben doch viele Fragen über Ort und Art der Entstehung der Granula offen. DE ROBERTIS u. Mitarb. denken an eine *„progressiv synthesis along the axon"*. Näheres s. S. 122. — Die Frage nach der Entstehung der Granula wird auch im Zusammenhang mit anderen Gebilden der Nervenfaser erörtert. Neben dem Neurosekretgranula kommen unter normalen Bedingungen am Axonende zahlreiche, bläschenförmige Strukturen vor, die auch an anderen (nicht neurosekretorischen Fasern) gefunden und als „synaptische Vesiculae" = „synaptic vesicles") beschrieben wurden (DE ROBERTIS und BENNETT, 1954). Sehr viele solcher Bläschen erscheinen bei funktioneller Beanspruchung der supraoptico-hypophysären Neurone (wie z.B. während des Durstens) am Axonende, nahe der Basalmembran; dagegen treten unter den erwähnten Bedingungen die Neurosekretgranula, wie GERSCHENFELD, TRAMEZZANI u. DE ROBERTIS (1960) zeigen konnten, an Zahl zurück (Abb. 77). Es wird vorerst nicht angenommen, daß die Elementargranula (= Neurosekretgranula) aus den synaptischen Vesikels hervorgehen. Synaptische Vesikel entstehen nach GREEN (1956) wahrscheinlich am Axonende, wo sie vielleicht eine Rolle bei der Bildung von Transmittersubstanzen (S. 101) spielen.

γ) *Beziehungen der Axonendigungen zu den Pituicyten und Blutgefäßen.*

In diesem Zusammenhang wird auch die Frage nach dem Übertritt von Neurosekret in die Gefäße aufgeworfen. Eindrucksvoll ist die enge Beziehung zwischen den nervösen Elementen und den Pituicyten, die mitunter die Nervenfasern regelrecht umschließen. Aber die *Pituicyten sind frei von Elementargranula.* Das

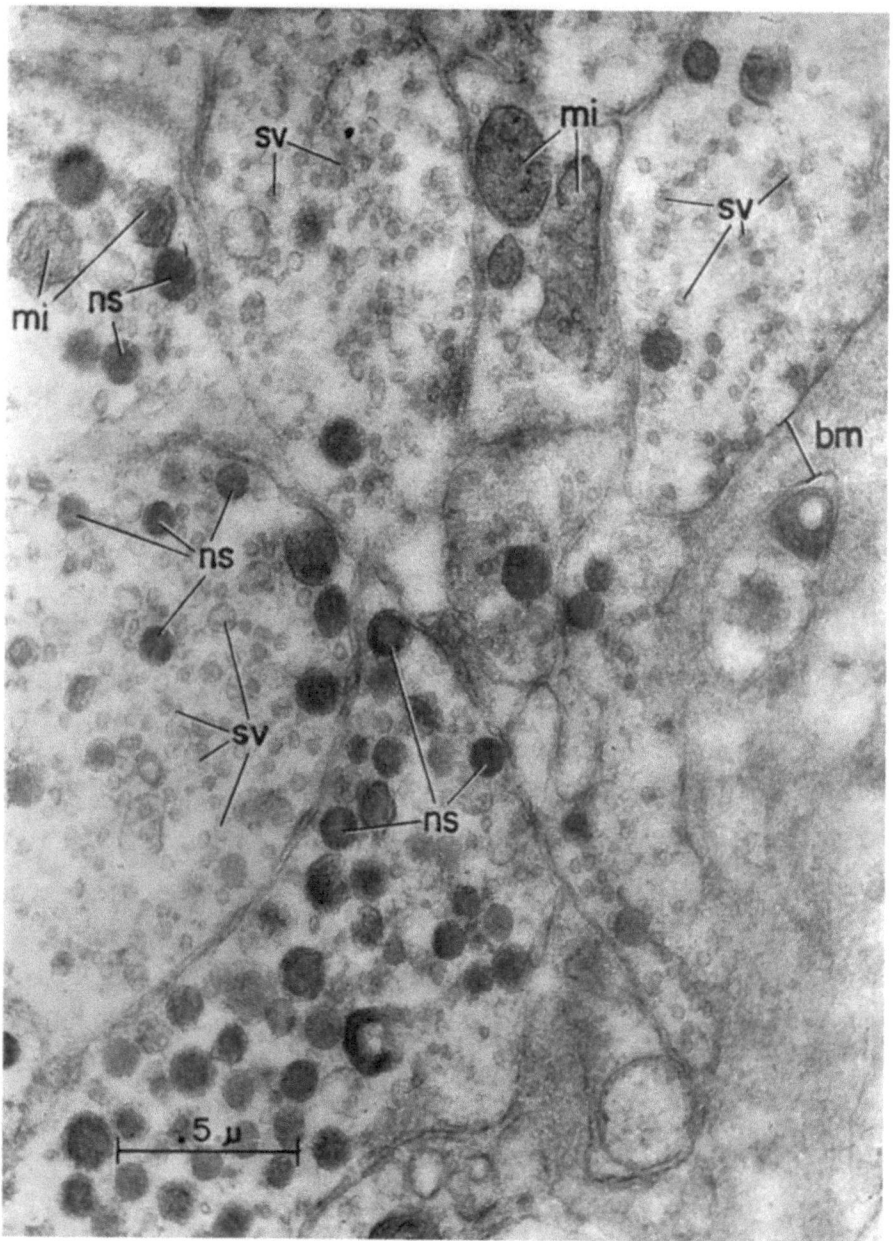

Abb. 66. *Neurosekretgranula (ns) im Terminalabschnitt (Hinterlappen der Kröte).* Der Neurosekretgehalt ist unterschiedlich. Einige Fasern enthalten nur wenige Granula, dagegen reichlich sog. „synaptic vesicles" (*sv*). *mi* Mitochondrien; *bm* Basalmembran (weitere Bezeichnungen s. unter Abb. 67). Aus GERSCHENFELD, TRAMEZZANI u. DE ROBERTIS, 1960. Vergr. 77000fach.

entspricht dem lichtmikroskopischen Befund (vgl. S. 87ff.). Die enge Anlagerung von Pituicyten findet sich gerade dort, wo die Nervenfaser viel neurosekretorische Elementargranula enthält: im präterminalen Abschnitt. BARGMANN u. KNOOP heben hervor, daß in keinem Falle ein kontinuierlicher Übergang, ein syncytialer Zusammenhang von Neuroplasma und Cytoplasma der Pituicyten beobachtet werden konnte. — Ein Übertreten von neurosekretorischen Elementargranula, sei es in das Cytoplasma der Pituicyten, sei es durch die Basalmembran in das Capillarlumen, hat man niemals finden können. Nach PALAY (1955) soll das

Neurosekret in molekularer Form von Gefäßen aufgenommen werden. — Von HANSTRÖM (1952) wurden bei der Giraffe intravasale runde Körper beschrieben und als Neurosekret gedeutet. Diese Befunde konnten bisher nicht bestätigt werden. Wahrscheinlich handelt es sich hierbei nicht um Neurosekret. Gerade die elektronenoptischen Befunde (s. o.) zeigen, daß die Neurosekretgranula unter Belastung des Neurons ihre elektronen-

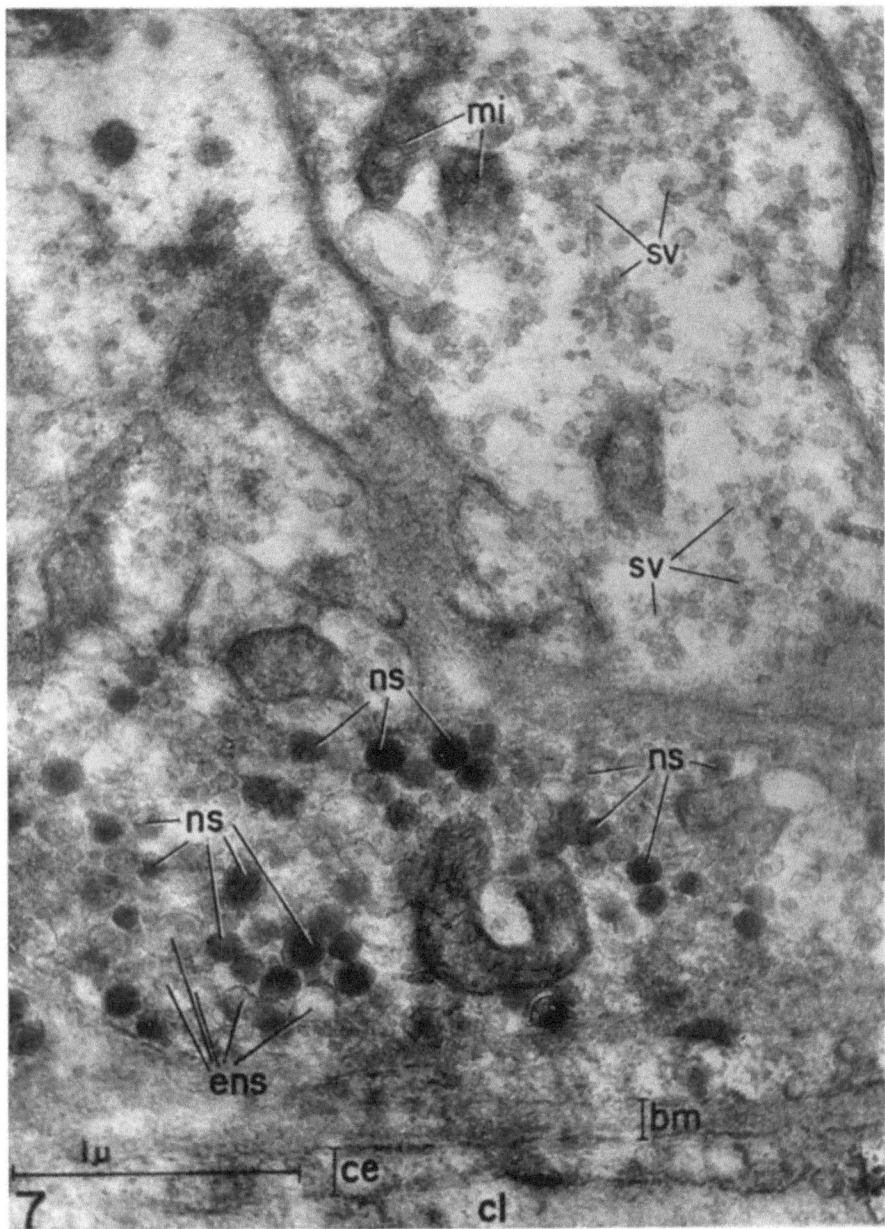

Abb. 67. *Neurosekretgranula im Terminalabschnitt in unmittelbarer Nachbarschaft zu einer Capillare.* Zwischen dem Capillarlumen (*cl.*) findet sich das Capillarendothel (*ce*) und die Basalmembran (*bm*). Elektronenoptisch dichte Granula (*ns*) und elektronenoptisch „leere Granula" (*ens*) liegen in unmittelbarer Nachbarschaft zur Basalmembran. Ein Übertritt von solchen Granula in das Gefäßlumen ist jedoch nicht beobachtet worden! Aus GERSCHENFELD, TRAMEZZANI u. DE ROBERTIS, 1960). Vergr. etwa 44000fach.

optische Dichte verlieren (vgl. die Befunde von HARTMANN, 1958, 30 min nach Histamininjektionen, Ratte). Wahrscheinlich geht unter solchen Strukturänderungen die Abgabe der Wirkstoffe vor sich. Die Frage, ob Neurosekretgranula als solche tatsächlich in die Gefäße übertreten, verliert dann an Bedeutung; zumindest stellt das Ausbleiben eines solchen Nachweises keine erhebliche Lücke in der Vorstellung von der Hormonfreisetzung am Ende der Axone dar. Es ist ein Vorgang, der im biochemischen Bereich abläuft, sich somit der morphologischen Manifestation unmittelbar entzieht. Anders verhält es sich offenbar mit den kürzlich von

KNOWLES (1965) mitgeteilten Untersuchungsergebnissen an Dogfischen. Sie betreffen die Beziehung der Axone zum Zwischenlappen. KNOWLES fand „Lücken" am Axonende, die den Übergang von Sekretgranula (?) zeigen (Abb. 68). Über Lipidgranula in Pituicyten während der „Abgabe" von Neurosekret (Ratte) berichten KUROSUMI, MATSUZAWA, KOBAYASHI u. SANO (1964).

Auf den Unterschied zwischen elektronenoptischen dichten und hellen Granula („leere Granula") kommen wir weiter unten im Zusammenhang mit pharmakologischen Untersuchungen noch einmal zurück (S. 109).

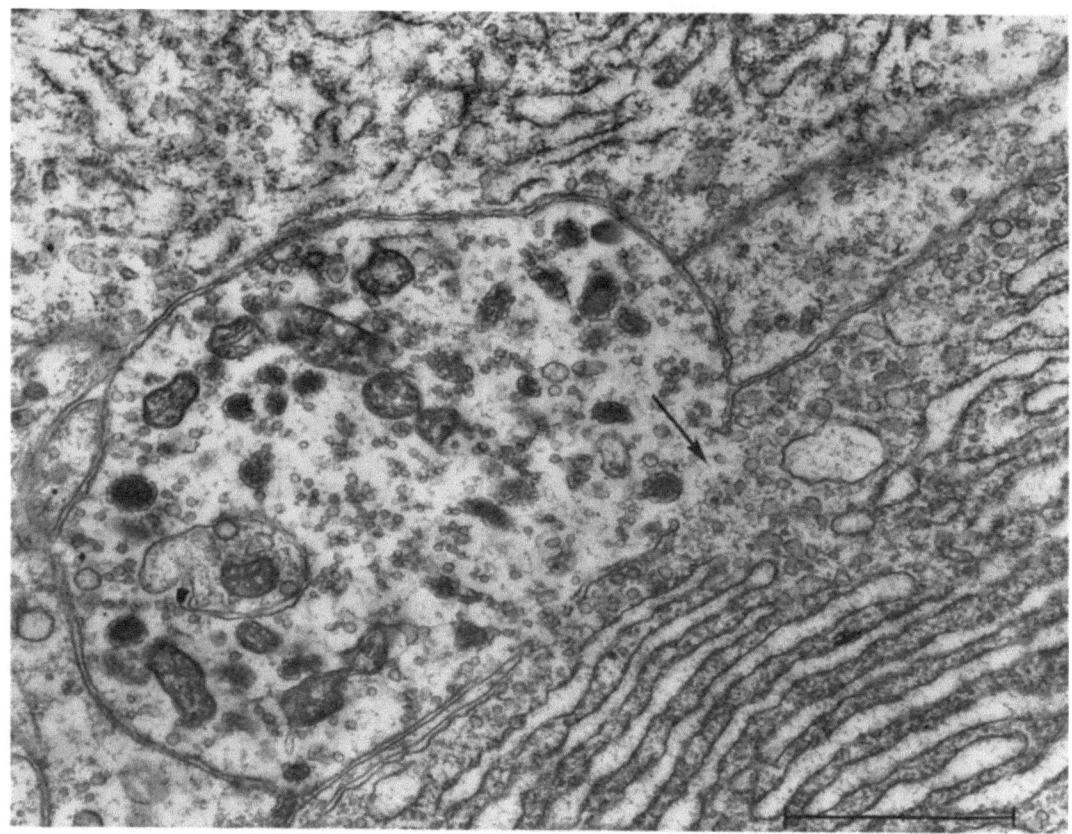

Abb. 68. *Beziehung zwischen einer Neurofibrille (A-Faser) und einer MSH-bildenden Zwischenlappenzelle (Dogfisch). Bei ↗ Lücke mit Übertritt von Granula. Vergr.-Maßst. rechts unten im Bilde (1 μ). Präparat von Sir* FRANCIS KNOWLES.

g) Die Lehre von der Neurosekretion.

Neurosekretion und Wirkstoffbildung.

Neben erheblichen Unterschieden in Anordnung und Länge der Neurone des supraoptico-hypophysären Systems — es gibt kurze und lange Neurone und nicht alle, so stellten wir fest, erreichen die Hypophyse — lassen sich sowohl im lichtmikroskopischen wie auch im elektronenmikroskopischen Bild konstante Eigenschaften erkennen, die nach der heute gültigen Auffassung mit der speziellen Funktion dieser Neurone, der Hormonbildung, zusammenhängen. Wir wollen uns im folgenden mit diesen Zusammenhängen näher befassen. Sie sind Inhalt der Lehre von der Neurosekretion.

α) Allgemeines.

Die Lehre von der Neurosekretion nimmt ihren Ausgang von Beobachtungen am *Zellkörper* des supraoptico-hypophysären Neurons; erst später beschäftigt sie sich mit den *Zellfortsätzen* und mit den morphologischen Eigenschaften des *gesamten* Neurons. Anfangs war ihr wesentlicher Inhalt zu zeigen, daß es sich bei den Ganglienzellkörpern im *Nucleus supraopticus* und *paraventricularis* um drüsenzellartige Nervenzellen („Zwi-

schenhirndrüse" SCHARRERs) handelt. Später galt es, die schon von GREVING (1925d) nachgewiesene neuronale Verbindung *(Tractus supraoptico-hypophyseus)* zwischen den genannten Kerngruppen im Hypothalamus und dem Hypophysenhinterlappen unter dem Gesichtspunkt der sekretorischen Funktion neu zu erarbeiten. Das war allein dadurch möglich, daß BARGMANN (1949a) ein färberisch-elektiv darstellbares Sekret *("Neurosekret")* nachweisen konnte. Seitdem spricht man von einem „neurosekretorischen System", von einer „neurosekretorischen Verknüpfung" zwischen *Nucleus supraopticus, paraventricularis* und Hypophysen*hinterlappen*. Auch wissen wir seit dieser Zeit, daß die Endverzweigungen des *Tractus supraoptico-hypophyseus* das funktionstragende Parenchym des Hinterlappens darstellen und die schon lange vorher bekannte Hormon*aktivität* nicht an die Pituicyten, sondern an diese *Neurone* gebunden ist. Das war eine konsequente und entscheidende Feststellung, die aus der grundlegenden Entdeckung BARGMANNs hervorging. Zahlreiche Experimente (s. S. 110ff.) beschäftigten sich mit der Beziehung zwischen Neurosekret und Wirkstoffbildung (HILD, 1951b; ORTMANN, 1951; KRATZSCH, 1951; EICHNER, 1953a, b).

Ungeachtet der Hypothesen, mit denen die Lehre von der Neurosekretion seither eine Deutung des morphologischen Bildes versucht hat, liegt die Schwierigkeit dabei in der Lösung einer grundsätzlichen Frage: *Wie soll man das Doppelwesen dieser Neurone verstehen?* (Vgl. BERN, 1963a). — Die Bezeichnung „Neurosekretion" ist eindeutig und in vieler Hinsicht wohl auch zutreffend. Viele Eigenschaften, die der komplizierte Aufbau dieser Neurone morphologisch erkennen läßt, und der Vorgang der Sekretion selbst sind aber noch nicht hinreichend geklärt, wie es bei Anwendung des Begriffes „Neurosekretion" scheinen mag. Festhaltend an der Bezeichnung „Neurosekretion" können wir bei der Analyse des morphologischen Bildes lediglich *zwei* Richtungen einschlagen: Es kommt darauf an festzustellen, daß die hier in Rede stehenden Neurone nicht nur sezernieren, sondern samt ihren Fortsätzen auch *Eigenschaften* und *Reaktionsweisen* von *Nervenzellen* besitzen. Demzufolge ist die Lehre von der Neurosekretion (wahrscheinlich auch in Zukunft) auf den Vergleich der Neurone einerseits mit Drüsenzellen, andererseits mit Nervenzellen angewiesen. Der Sinn der Bemühungen, morphologischerseits dem Vorgang der Wirkstoffbildung im Neuron näher zu kommen, liegt darin, daß man *die Bildung von darstellbarem Neurosekret als Leistung einer Zelle betrachtet, die als typische Ganglienzelle reagiert, aber zugleich nach Art einer Drüsenzelle zur Wirkstoffbildung befähigt ist.*

Ihrem Inhalte nach bezieht sich die Lehre von der Neurosekretion auf eine Funktionsweise (Sekretion), die für eine Ganglienzelle zunächst als ungewöhnlich anmutet. Sie wird uns aber schon eher verständlich, wenn wir einen *phylogenetischen* Gesichtspunkt zu Rate ziehen:

Wie die Hirnentwicklung in der Stammesgeschichte lehrt, gehört der Hypothalamus zu denjenigen Abschnitten des Gehirns, der gegenüber der mächtigen Entfaltung des Großhirns zurückbleibt. Er „verharrt". wie wir sein Verhalten bezeichnen, auf einer „primitiven" Entwicklungs- bzw. Differenzierungsstufe, Dieses Verharren ist makroskopisch (s. S. 41), aber auch mikroskopisch am Aufbau seiner „nervösen" Elemente zu erkennen: *Hohe Reagibilität* gegenüber Einflüssen innerhalb sog. *„vegetativer" (= Elementar-) Funktionen*, Bildung von Sekretprodukten, wie sie den Drüsen *innerer Sekretion* eigentümlich ist. Es scheint, als ob *erst dadurch das Nervensystem an nämlicher Stelle in der Lage ist, das System endokriner Drüsen zu beeinflussen und auf dieses in entsprechender Weise zu antworten.*

Das supraoptico-hypophysäre Neuron ist unter diesem Gesichtspunkt eine Zelle, die sich dem innersekretorischen System gegenüber adäquat verhält, ohne die Eigenschaften als Nervenzelle gemäß seiner Abstammung und Zugehörigkeit zum Zentralorgan aufgeben zu müssen. Das weist auf Gemeinsamkeiten zwischen beiden Systemen (Nervensystem und endokrinem System) ebenso wie auf strukturell unverkennbare Gegensätze ihrer Parenchyme verschiedener Herkunft hin. Im Verhalten der supraoptico-hypophysären Neurone sehen wir ein Beispiel, wie sich „neuro-endokrine Korrelation" verwirklicht und welche Möglichkeiten in ihr liegen (s. auch S. 139ff.).

Es handelt sich also um Neurone, die mit allen für eine Nervenzelle typischen Struktureigenschaften (Zellkörper mit Nissl-Schollen, Zellfortsätze, Axonen) ausgestattet sind, zusätzlich aber Merkmale und Fähigkeiten einer Drüsenzelle haben (vgl. Terminologie,

S. 99; vgl. BERN, 1963a). Auch in der morphologischen Reaktionsweise gegenüber funktioneller Beanspruchung und Schädigung verhalten sie sich wie Ganglienzellen. Schon unter normalen Bedingungen lassen sie eine „ständige Regeneration" erkennen. Wie wir sehen werden, kommt es unter den Zeichen der „neuronalen Reaktionsweise" zu deutlichen Veränderungen am Axon und Zellkörper. Im Zuge der Regeneration (sei es unter normalen Bedingungen, sei es nach einer Schädigung) hält die regenerierende Nervenzelle ihre sekretorische Funktion aufrecht. *Regeneration und Wiederherstellung bzw. Kompensation reduzierter oder ausgefallener sekretorischer Leistung sind untrennbar miteinander verbunden.* Näheres hierüber auf S. 110ff.

Soweit heute bekannt, ist die Bildung von Neurosekret und Hormonen mit den genannten Wirkungen allein den supraoptico-hypophysären Neuronen eigen, und wir beziehen uns — zunächst ungeachtet der Hormonbildung — auf ihre Morphologie, insbesondere auf das Vorkommen von darstellbaren Granula, wenn von „Neurosekretion" die Rede ist. Zwar fehlt es nicht an Hinweisen, daß auch andere Neurone „Neurosekret" bilden. Doch dieses finden wir dann insbesondere bei Wirbellosen. Mit dieser Feststellung wird erneut der „Primitivcharakter" solcher Ganglienzellen betont und in diesem Sinne von einem weitverbreiteten Phänomen gesprochen. Bei höher entwickelten Formen, wie bei den Säugern, also auch beim Menschen, scheint der Vorgang der Neurosekretbildung nach den bisherigen Untersuchungsergebnissen tatsächlich auf die supraoptico-hypophysären Neurone beschränkt zu sein.[1] Bei der Deutung ihrer Morphologie sind wir, wie schon mehrfach erwähnt wurde, auf den Vergleich mit Drüsenzellen angewiesen. Doch wir fragen, welche Bedeutung bei dem sog. „Neurosekretionsprozeß" dem typisch *neuronalen* Verhalten dieser Zellen zukommt. Der Vergleich mit Drüsenzellen verläßt uns angesichts dieser Phänomene. Vielmehr müssen wir uns an dem Verhalten anderer Neurone orientieren, von denen wir wissen, daß sie ebenfalls Stoffe von hoher physiologischer Wirkung bilden, aber nicht als typisch „neurosekretorische Ganglienzellen" angesprochen werden können.

Besondere Schwierigkeiten liegen in der Nomenklatur. Jeder Vergleich kann neue Befunde bringen, und nicht immer ist eine bereits vorhandene Bezeichnung zutreffend. Es wird erfahrungsgemäß zu leicht übersehen, daß es nicht nur auf Bestätigung alter Hypothesen ankommt, sondern Kritik an eingeführter Nomenklatur erforderlich ist. Oft lassen sich Unklarheiten auf Nomenklatur zurückführen, allzu sichere Anwendung eingeführter Termini— im Grunde bereits inhaltsfremd — täuscht Einsicht vor und lähmt unter Umständen den Fortgang der Untersuchungen; mitunter fehlt der Mut zur neuen Hypothese und zur Bildung neuer Begriffe.

Die Terminologie hat hier nicht nur morphologische Phänomene zu berücksichtigen, sondern auch endokrinologische und neurophysiologische Gesichtspunkte zu beachten. Meistens sind es Vorgänge ganz komplexer Art, die in einer Bezeichnung zusammengefaßt werden (wie z.B. die auf Stofftransport hinweisenden Begriffe „Hydrencephalocrinie", „Neurocrinie" usw.). Wir wollen deswegen hierauf näher eingehen und mit unserem Vergleich zwischen den verschiedenen Arten stoffbildender Nervenzellen und Drüsenzellen einiges zur Terminologie beitragen.

β) Neurosekretbildung („Neurosekretion im engeren Sinne") und „Neuro-humorale Aktivität" („Neurosekretion im weiteren Sinne")[2] *— „Neurocrinie" COLLIN, „Neuricrinie hypothalamique" ROUSSY u. MOSINGER — „Neurohormon" und „Neurotransmitter".*

Neurosekretion liegt vor, wenn ein Neuron neben seinen charakteristischen Merkmalen (Nissl-Schollen, Neurofibrillen, Dendriten und Axonen) Eigenschaften einer inkre-

---

[1] Gemeint ist lediglich die Neurosekretbildung in der beschriebenen Art. Über die neusekretorische Tätigkeit der *tubero-hypophysären* Neurone (Vorderlappensystem) s. S. 138ff.

[2] Mit der Terminologie befaßt sich das Resumé des 1. Internationalen Symposion über Neurosekretion (Neapel) 1954. Dort wird zwischen „Neurosekretion" und „neuro-humorale Aktivität" unterschieden. Die Zuordnung der Begriffe „Neurosekretion im engeren Sinne" und „Neurosekretion im weiteren Sinne" sowie die folgenden Erläuterungen berücksichtigen jene Unterscheidungen.

torischen Drüsenzelle besitzt. Solche Nervenzellen verhalten sich morphologisch ähnlich wie Drüsenzellen, d. h. sie bilden sog. ,,Kolloid" und Granula, die sich von Nissl-Schollen deutlich unterscheiden. Art und Ausmaß der Veränderungen der charakteristischen Ganglienzellmerkmale und der Drüsenzelleigenschaften geben Hinweise auf die Inkretbildung. Sie erlauben Rückschlüsse auf den Umfang der Zelleistung, auf ihre Reaktionsweise gegenüber äußeren und inneren Einflüssen, was die Beurteilung ihres Funktionszustandes nach den genannten morphologischen Kriterien erleichtert. Die Wirkstoffbildung selbst aber entzieht sich dem unmittelbaren Einblick, wenigstens bei Anwendung der zur Zeit möglichen morphologischen Methoden. Zusammen mit dem biologischen, gegebenenfalls auch mit biochemischem Nachweis läßt sich evtl. zeigen, in welcher Beziehung die morphologischen Veränderungen zur Inkretbildung stehen.

Es gibt Neurone, die ebenfalls Wirkstoffe (Inkrete) bilden, bei denen jedoch morphologische Eigenschaften nach Art einer Drüsenzelle, wie sie oben genannt wurden, nicht hervortreten, unter Umständen nicht nachweisbar sind. Dennoch läßt sich der Grad der Leistungen (die Inkretbildung) im Sinne der ,,neuro-humoralen Aktivität" morphologisch erfassen. Die Kriterien hierfür sind im wesentlichen Veränderungen an denjenigen Strukturmerkmalen, die für eine Ganglienzelle typisch sind: Nissl-Schollen, Verhalten des Zellkerns, des Zellplasmas und der Zellfortsätze. Es können außerdem besondere Granula auftreten, die Zeichen der Inkretbildung sind. Sie treten aber niemals so stark hervor, wie es dem Verhalten einer Drüsenzelle und der Art ihrer Reaktionsweise entspricht.

,,Neurosekretion" *(im engeren Sinne)* und ,,neuro-humorale Aktivität" sind letzthin Begriffe, die auf eine elementare Grundfunktion, nämlich auf Inkretbildung hier Anwendung findet. So darf man den neurosekretorisch tätigen Ganglienzellen eine ,,neuro-humorale Aktivität" keineswegs absprechen, wie umgekehrt das Fehlen oder Zurücktreten von Granula eine Inkretbildung nicht ausschließt. ,,*Neuro-humorale Aktivität*" liegt also bei beiden Ganglienzelltypen vor, daher: ,,*Neurosekretion im weiteren Sinne*". Der Unterschied betrifft lediglich den Umfang sowie Art und Weise morphologischer Manifestationen. Um diesen biologisch grundsätzlich vergleichbaren Zelleistungen (Inkretbildung) mit ihren Unterschieden in der morphologischen Manifestation (Art und Umfang von Veränderungen der genannten Zellelemente) terminologisch gerecht zu werden, wird folgende Gegenüberstellung vorgeschlagen:

1. Die Wirkstoffbildung ist morphologisch eindeutig erkennbar am Auftreten von Sekretprodukten und an Änderungen der für eine Ganglienzelle charakteristischen Merkmale. Solche Ganglienzellen besitzen morphologische Eigenschaften einer Drüsenzelle. Es handelt sich um ,,*Neurosekretion im engeren Sinne*".

2. Die Wirkstoffbildung manifestiert sich morphologisch vornehmlich oder ausschließlich an solchen Strukturelementen, die für eine Ganglienzelle typisch sind. Drüsenzelleigenschaften (z.B. Bildung von Granula, Kolloid, Sekretvacuolen) können dabei zurücktreten oder nicht erkennbar sein. Sind sie dennoch vorhanden, so *genügen sie nicht, die Ganglienzelle vorwiegend als Drüsenzelle anzusehen.* Das morphologische Substrat gibt nur Hinweise auf den Grad der ,,neuro-humoralen Aktivität". Es handelt sich um ,,*Neurosekretion im weiteren Sinne*".

Folgendes Diagramm soll die vorgeschlagene Terminologie erläutern:

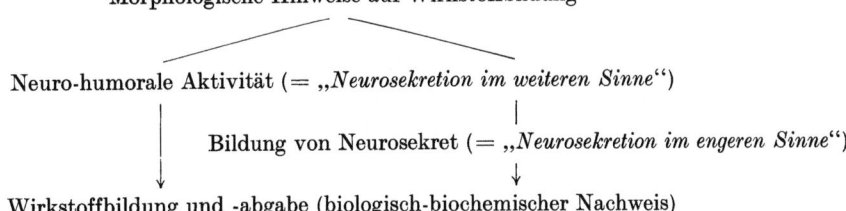

Für eine Reihe von Hypothesen hinsichtlich der Stoffbildung und Stoffwanderung war das Vorkommen von ,,Kolloidkörpern" im Hypothalamus und in der Neurohypophyse (Infundibulum und Hinterlappen) ausschlaggebend, dabei die Zuordnung zu bestimmten Zellen unklar, zum Teil morphologisch noch nicht hinreichend gesichert. Erst die Entdeckung des anfärbbaren Neurosekretes an den supraoptico-hypophysären Neuronen durch BARGMANN (1949a, b) brachte hier eine entscheidende Wendung. Von nun an konnte für die vorher als ,,freies Kolloid" angesehenen Sekretprodukte die Frage nach ihrer Herkunft beantwortet und eine hinreichend gefestigte morphologische Grundlage für physiologische Erörterungen gegeben werden.

Naheliegend war ursprünglich die Annahme, daß das Kolloid von den Zellen der Adenohypophyse stamme. HERRING (1908) ist solcher Meinung gewesen. Nach ihm gelangt das bereits von VIRCHOW beschriebene ,,Kolloid" von den Drüsenzellen des ,,*Epithelsaumes*" (= Zwischenlappen), wo es gebildet werden sollte, in den Hinterlappen. *Die Frage nach der ,,Richtung" der Stoffbewegung Stoffwanderung, Transport) herrscht in der Folgezeit — wenn auch in gewissen Abwandlungen — bis heute vor, ganz entsprechend dem Bedürfnis, morphologische Befunde in dieser Weise zu deuten.*

So wird unter

,,*Neurocrinie*" (COLLIN)

ein Sekretionsvorgang verstanden, bei dem adenohypophysäre Stoffe in neuro-hypophysäres Parenchym übertreten. — Die gleiche Bezeichnung wurde früher einmal von MASSON (1924) auf die Funktion der Zellen des sog. ,,*enterochromaffinen Systems*" des Darmes angewandt und später von SCHARRER (1933) für die Wirkstoffbildung neurosekretorischer Ganglienzellen vorgeschlagen; sie hätte jedoch zu Verwechslungen hinsichtlich des Ortes der Stoffentstehung, sowie des Weges mit dem gleichen (aber in ganz anderem Sinne) von COLLIN gebrauchten Terminus geführt. Man gab sie deswegen in diesem Zusammenhange auf (s. weiter unten). — COLLIN bezeichnet ferner mit

,,*Hydrencephalocrinie*"

ursprünglich den Transport adenohypophysärer Wirkstoffe über das Infundibulum in den 3. Ventrikel mit Übertritt in den Liquor. Wir kommen an dieser Stelle darauf zu sprechen, weil man heute ohne Rücksicht auf den Entstehungsort praktisch *jeden* Stoffübertritt in den Liquorraum als ,,Hydrencephalocrinie" bezeichnet. BARRY (1955) spricht von ,,*Hydrencéphalocrinie de substances gliosécrétoires*" und weist in dem entsprechenden Zusammenhang auf Stoffbildung in der Gliazelle hin. Später unterschied COLLIN, indem er auch den Übertritt von anderen Wirkstoffen in den Ventrikel berücksichtigte: eine *hypothalamische* Hydrencephalocrinie (,,*Hydrencephalocrinie neurosécrétoire*"), eine ,,*adenohypophysäre* Hydrencephalocrinie" und eine ,,*Hydrencephalocrinie neuroglique*". Die Bezeichnung Hydrencephalocrinie hat sich heute für alle Vorgänge, die insbesondere auf einen Übertritt von hypophysären oder hypothalamischen Stoffen hinweisen, durchgesetzt.

Dagegen wird die Bezeichnung ,,*Haemo-neurocrinie*", worunter COLLIN einen Stofftransport vom Hinterlappen über Blutgefäße zu hypothalamischen Kernarealen verstand, praktisch nicht mehr benutzt. Sie geht auf Vorstellungen von POPA u. FIELDING (1930) zurück, wonach bestimmte Gefäße (,,Portalgefäße") Hypophysenhormone hypothalamischen Kerngebieten zuleiten. Heute weiß man, daß es eine direkte Gefäßbeziehung dieser Art nicht gibt. Wir verstehen heute unter ,,Portalgefäßen" solche Gefäße, die allein zur Adenohypophyse gehören und auf eine ganz andere Weise die Beziehung zwischen der Drüsenhypophyse und bestimmten hypothalamischen Neuronen herstellen (s. S. 141). — Eine Anwendung der Bezeichnung ,,Haemoneurocrinie" auf die Wirkstoffabgabe von Nervenzellen an Gefäße zum Abtransport in das Gefäßnetz der Hypophyse oder in den allgemeinen Kreislauf würden wir nicht vorschlagen, weil jeder einmal vergebene Terminus nur in gewissem Umfange einen Deutungswandel erträgt, wenn man Irrtümer vermeiden möchte.

In dem Maße, wie die Morphologie präzise Hinweise auf den Ort der Stoffbildung geben konnte, wurden Unterscheidungen in der Terminologie notwendig. Wenn ,,Neurocrinie" im Sinne COLLINs auf den Transportvorgang von adenohypophysären Produkten angewandt wurde, so verstehen ROUSSY und MOSINGER unter

,,*Neuricrinie hypothalamique*"

die Wirkstoffbildung hypothalamischen Ursprungs. Diese Bezeichnung wurde zu einem Oberbegriff, dem man den Terminus ,,Neurosécrétion" unterordnete. — ,,*Neuricrinie*" dürfte unserer *Neurosekretion im weiteren Sinne*" (=Neuro-humorale Aktivität) entsprechen. Sie geht offenbar noch darüber hinaus insofern, als ROUSSY und MOSINGER (1946) darunter eine Sammelbezeichnung für *Sekretionsvorgänge aller Zellen neuro-ektodermalen Ursprunges (Gliazellen, Ependymzellen, Plexusepithel* u.a.; vgl. auch „*Ependymosecretion" — „Ependymal Neurosecretion"* — von B. VIGH) verstanden. — BARRY (1956) weist in diesem Zusammenhang auf neurosekretorische Vorgänge bei der interneuronalen Verknüpfung (Synapsen) hin (vgl. BARRY, 1955, 1958, 1960).

Schließlich soll auf die Begriffe

„*Neurohormon*" und „*Neurotransmitter*"

eingegangen werden (s. auch S. 108 ff.). Sie sind Bezeichnungen physiologischen Inhaltes und weisen auf Stoffbildungen im Neuron hin. Die funktionelle Bedeutung dieser Stoffe ist unterschiedlich.

Unter „*Neurohormon*" versteht man in Anlehnung an den allgemeinen Hormonbegriff einen Wirkstoff, der vom Neuron in den Blutkreislauf abgegeben wird und fernab vom Orte der Entstehung und Abgabe spezifische Wirkungen entfaltet. — „*Neurotransmitter*" dagegen sind Gewebshormone, die bei der Übertragung von Vorgängen einer Nervenzelle auf die andere eine Rolle spielen[1]. Sie ermöglichen den Übergang der Informationen von einem auf das andere Neuron.

Was die Stoffbildungen — ungeachtet ihres physiologischen Wertes — betrifft, so handelt es sich bei der Entstehung von Neurohormonen und Neurotransmittern um Vorgänge, die in gewisser Hinsicht miteinander verglichen werden können: *Neurotransmitter* entstehen nachweislich am Fortsatzende eines Neurons[2], *Neurohormone* treten — soweit wir uns dabei auf die neurosekretorischen Ganglienzellen (Hinterlappensystem) beziehen — in ihren *voll*wirksamen Eigenschaften *hauptsächlich* und, wie die vergleichende Endokrinologie lehrt, *konstant* an den *Endigungen* der Neurone auf. Das entspricht dem schon erwähnten vergleichend-anatomisch konstanten Vorkommen von Neurosekret im Hypophysenhinterlappen. Der Zellkörper ist „trophisches Zentrum". Dieser Vergleich erinnert an morphologische Eigenschaften, die am Neuron im Wechsel zwischen Ruhe und Belastung erkennbar werden und die wir als „neuronale Reaktionsweise" (s. S. 119) deuten. — SCHARRER sieht im Entstehungsmodus zwischen Neurohormon und Neurotransmitter einen *scharfen Gegensatz:* Nach ihm werden die Neurohormone im Perikaryon gebildet, also im Zellkörper. SCHARRER hält somit an seiner ehemals gewählten Bezeichnung „Zwischenhirndrüse" fest. Die Neurotransmitter dagegen werden fortwährend an den Nervenendigungen aufgebaut.

Die Bemühungen um eine zutreffende Nomenklatur zeigen, welch großen Wert man der Stoffbildung hinsichtlich des Ortes und des Transportweges beimißt, ferner, wie groß die Schwierigkeiten sind, die bei Deutungen angesichts der Vielfältigkeit morphologischer Befunde im Zusammenhang der Wirkstoffbildung entstehen. Sie lassen aber auch die Möglichkeiten ahnen, die in der Beurteilung des morphologischen Erscheinungsbildes liegen können, von dem man weiß, daß es terminologisch immer nur unzureichend in seinem Wesen zu erfassen ist.

Neurohormone können auch am Orte der Entstehung, d.h. in nächster Umgebung ihre Wirkung entfalten, somit als Gewebshormone ("local hormons") bezeichnet werden. Die oben angeführte scharfe Unterscheidung zwischen „Neurohormon" auf der einen Seite und „Gewebshormon" auf der anderen trifft dann nicht ganz zu. Tatsächlich ist der *Wirkweg* nicht das einzige Kriterium zur Klassifizierung eines Hormons; denn viele andere nicht weniger bedeutsame physiologische Eigenschaften sind zu berücksichtigen, auch wenn gewisse Schwierigkeiten in der Nomenklatur bzw. Einordnung dabei auftreten. — *Neurohormone* und *Neurotransmitter* lassen sich als „*neurohumorale Wirkstoffe*" auffassen, von denen die erste Gruppe vorwiegend nach Art der glandulären Hormone, die zweite Gruppe vorwiegend nach Art der Gewebshormone sich verhält. Insofern, als einmal die

---

[1] Über „releasing factors" s. S. 146.
[2] Vgl. Ausführungen über „synaptische Vesikel" S. 109 und 122.

Eigenschaften mehr in Analogie zum *Drüsen*hormon, das andere Mal mehr *lokale* Wirkungen beachtet werden, nehmen die „neurohumoralen Wirkstoffe" („neurohumors") unter dieser Sammelbezeichnung eine Sonderstellung zwischen glandulären Hormonen und Gewebshormonen ein (vgl. HOLTZ 1960, 1962; zusammenfassende Übersicht auch bei BAXTER 1962).

Die Deutung morphologischer Befunde kann an den hier nur angedeuteten physiologischen Problemen nicht vorbeigehen. Histochemische Methoden in Vereinigung mit elektromikroskopischen Untersuchungsbefunden werden in dem angeschnittenen Fragenkomplex wichtige Aufschlüsse erwarten lassen. Besondere Beachtung verdienen in diesem Zusammenhang die sog. „Synaptischen Vesikels", die offenbar für jede neurohumorale Verknüpfung und Abgabe der sog. Transmittersubstanzen bedeutungsvoll sind (DE ROBERTIS u. a.). Spezifische Enzymsysteme spielen hierbei sicher eine Rolle (GRAY u. R. B. GUILLERY 1966, die eine neue zusammenfassende Übersicht über die Morphologie der Synapsen geben).

1. Neurosekret und Hormon.

aa) Eigenschaften und Bestandteile des Neurosekretes.

αα) Zur Histochemie und Analyse der Färbeverfahren.

Eigenschaften und Bestandteile des Neurosekretes lassen sich in gewissem Umfange und unter bestimmten Voraussetzungen aus dem färberischen Verhalten im histologischen Präparat ermitteln. Vorbehandlung, Anwendung bestimmter Fixierungslösungen und Behandlungsvorschriften während des Färbeverfahrens sind hierfür bestimmend. Man hat deswegen schon bald nach der Entdeckung der elektiven Anfärbbarkeit der Neurosekretgranula versucht, durch Analyse des Färbevorganges Eigenschaften und Bestandteile des Neurosekretes aufzuklären. Der Sinn solchen Bemühens liegt darin, die Besonderheiten des zellbiologischen Vorganges in der *Neurosekret*bildung einerseits und in der *Hormon*bildung andererseits zu erforschen.

Es steht folgendes fest: *Granula, die im supraoptico-hypophysären Neuron, bei Anwendung von Chromalaun-Hämatoxylin eine tiefblaue Farbe annehmen und, wie oben an verschiedenen Beispielen gezeigt werden konnte, im Neuron in artgebundener Verteilung vorkommen, werden „Neurosekret" genannt.*

Neurosekret ist demnach ein morphologischer Begriff und in diesem Sinne neben vielen anderen Merkmalen ein wesentliches Kennzeichen einer auf Wirkstoffbildung ausgerichteten, spezialisierten Funktion einer Ganglienzelle. *Neurosekret ist nicht Hormon* (HILD, 1951).

Neben der Gomori-Färbung (Chromalaun-Hämatoxylin mit Gegenfärbung durch Phloxin[1]) gibt es andere Färbemethoden zur Darstellung von Neurosekret: Aldehydfärbung (GOMORI, 1950), Paraldehyd-Fuchsin-

---

[1] Folgende Färbevorschrift (Gomori-Färbung) hat sich bewährt:

Fixierung: Bouinsches Gemisch, auch Susa-Fixierung, eventuell Formol (8—10%).

Färbung:

1. Entparaffinieren-Alkoholreihe;
2. Vorbehandlung: Über Nacht bei 37° C; man legt die Schnitte in Bouinsche Lösung mit 3—4 g Chromalaun auf 100 cm³ Lösung versetzt;
   a) gesättigte wäßrige Pikrinsäure, z. B. 30, 75, 210, 375 cm³
   b) 40%iges Formol entsprechend   10, 25, 70, 125 cm³
   c) Eisessig   1, 2,   5, 10 cm³
   d) Chromalaun   6, 4, 12, 20 cm³
3. fließend wässern, gerade bis zum Verschwinden der Gelbfärbung (Präparat soll noch gelblich sein);
4. Oxydation der Schnitte in:
   Kaliumpermanganat 50%ig z. B. 15, 25, 35 cm³
   Schwefelsäure   5%ig   15, 25, 35 cm³
   Aqua dest.   75, 125, 175 cm³
5. Abspülen mit Aqua dest.;
6. Bleichen 1—3%iger Oxalsäure (kurz);
7. fließend wässern, 10—30 min;

Färbung (GASTALDI, 1950), Fuchsin-Paraldehyd-Hämatoxylin-Pikroindigocarmin (GABE, 1950), Thioglykollat-DDD-Reaktion (BARRNETT und SELIGMAN, 1954), Astrablau (W. MÜLLER, 1956), Pseudoisocyanin (SCHIEBLER, 1958), welches unter Verwendung von fluorescierendem Licht schon geringste Mengen von Neurosekret sichtbar macht. — OKSCHKE, MAUTNER und FARNER (1964) geben eine Methode zur räumlichen Darstellung des neurosekretorischen Systems an; vgl. MAUTNER (1964)[1].

Die Eigenschaften des Neurosekretes werden aus seinem Verhalten bei Anwendung verschiedener Lösungsmittel beurteilt (Löslichkeit des Neurosekretes gegenüber den Löslichkeitsverhältnissen des Hormons). Es wird ferner nach Bedingungen der Anfärbbarkeit gesucht. Weiterhin geben histochemische Untersuchungen Aufschluß über die Beschaffenheit des Neurosekretes. SCHIEBLER (1951, 1952) stellte fest, daß Neurosekretgranula bei Anwendung von Alkohol und anderen fettlösenden Mitteln nicht mehr zur Darstellung kommen. Außerdem fand er, daß das Neurosekret nicht nur Lipoide, sondern auch Polysaccharide und eiweißartige Eigenschaften in sich vereint. Nach seinen Untersuchungen handelt es sich um einen *Glyco-Lipo-Protein-Komplex*.

Das Vorkommen von Lipoiden im Neurosekret ist um so beachtenswerter, als Lipoidsubstanzen in Zellen des Nucleus supraopticus und im Hinterlappen vermehrt während besonderer Belastung (z. B. während des Durstens) aber auch unabhängig vom Neurosekret auftreten (ORTMANN, 1951). Bereits GERSH (1938) versuchte einen Zusammenhang zwischen Lipoid und Hormon auf Grund seiner Beobachtungen an Durstexperimenten zu ermitteln.

Schließlich hebt SCHIEBLER die Bedeutung der Oxydation (durch Kaliumpermanganat) als eine wesentliche Voraussetzung für die Anfärbbarkeit des Neurosekretes mit Chromalaun-Hämatoxylin hervor. — Nach W. MÜLLER (1954) wird durch die Oxydation der „isoelektrische Umladebereich" (ermittelt nach dem Verfahren von PISCHINGER und ZEIGER) von pH 5—6 zu pH 2—3 (nach der Oxydation) verschoben; durch die Erhöhung der negativen Ladung wird die Basophilie und die Affinität zum stark positiven Chromlack erklärt. — Entscheidend für die Oxydation ist die Anwesenheit von Sulfiden (S-S-Gruppen) und von Sulfhydrilgruppen (S-H-), wie BARRNETT und SELIGMAN (1952, 1954) zeigten. Durch Oxydation entsteht Sulfonsäure (s. auch RODECK 1959). Histochemisch entspricht das Vorkommen von S-H-Gruppen der Anfärbbarkeit von Chromhämatin (W. MÜLLER 1954).

ADAMS und SLOPER (1956) wenden bei der von ihnen angegebenen Färbung des Neurosekretes mit Alcianblue 8 GS zur Oxydation Ameisensäure an. Auch dadurch werden (elektiv) von den Aminosäuren Cystin und Cysteinsäuren oxydiert. Die Sulfongruppen reagieren dann mit Alcianblue. Auf der gleichen Voraussetzung beruht die von MÜLLER (1957) empfohlene Färbung des Neurosekretes mit Astrablau. — Zusammen mit ARNOTT und B. C. KING hat SLOPER (1960) unter Verwendung von Radioisotopen (^{35}S-DL-Cystein), Methionin und Natriumsulfat, die für die Proteinsynthese wichtige Aufnahme von Schwefel im Kerngebiet der neurosekretorischen Ganglienzellen und im Bereich der Endigungen der Neurone im Hypophysenhinterlappen autoradiographisch verfolgt.

Oxydation und Fixierungsart sollen ebenfalls Voraussetzung für das Ergebnis der PAS-Reaktion sein (GOSLAR, 1952); doch die positive PAS-Reaktion hängt noch von anderen Bedingungen ab; jedenfalls scheint sie dem Vorkommen von Neurosekret nicht ganz zu entsprechen (HOWE und PEARSE 1956).

Allein die Anwesenheit von oxydierbaren Cystin im Neurosekret *und* im Hormonmolekül läßt vermuten, daß eine enge Verwandtschaft zwischen Neurosekret und Hormon vorliegt, beide sogar nahezu identisch sind, wie ADAMS und SLOPER (1955, 1956) annehmen. Nicht ganz ausreichend ist jedenfalls die Vorstellung, wonach das Hormon stets physikalisch in das Neurosekret eingebaut sei, obgleich eine solche Art „Einlagerung" oder „Anla-

---

8. Färben in Hämatoxylingemisch (30—60 min): 50 cm³ wäßriges Hämatoxylin 1% (warm gelöst), 50 cm³ Chromalaun 4%ig, 2 cm³ Kalibichromat 5%ig, 1 cm³ Schwefelsäure 5%ig (die Mischung ist nach 48 Std reif und etwa 1 Monat haltbar);
9. Differenzieren in 0,5%igem HCL-Alkohol: 15—30 sec;
10. Fließend wässern: 2—3 min;
11. Gegenfärben mit 0,5%igem Phloxin (mindestens 2—3 min);
12. Phosphorwolframsäure 5% für 2 min;
13. fließend wässern: 15 min;
14. differenzieren in 90%igem Alkohol, bis keine roten Farbwolken mehr abgehen;
15. Alkoholreihe, Xylol, Eindecken.

[1] Silberimprägnation (nach PALMGREN) zur vergleichenden Darstellung der Axone s. S. 110 (Fußnote).

gerung" in bestimmten Phasen der Sekret- und Hormonbereitung nicht ohne weiteres bestritten werden kann.

Die histophysiologische Auswertung des Neurosekretbildes hat außerdem auf die Bedingungen der Darstellbarkeit zu achten; d. h. Neurosekretgranula können — auch wenn sie alle chemischen und physikalischen Voraussetzungen *in sich* erfüllen — dennoch lichtmikroskopisch nicht nachzuweisen sein, weil hierfür entsprechende Bedingungen fehlen: Die Granula müssen u. a. in einer bestimmten Konzentration und Größe vorkommen. Sie setzen sich offenbar aus kleineren Teilchen zusammen, wie elektronenmikroskopische Untersuchungen zeigen (s. S. 91 und 93). Das Konzentrationsgefälle innerhalb ihres Auftretens ist für die lichtmikroskopische Erfassung mitentscheidend.

Die Untersuchungen über die Beschaffenheit des Neurosekretes sind noch nicht abgeschlossen. Gewisse Schwierigkeiten bestehen darin, daß man vom lichtmikroskopischen Befund ausgeht und, falls eine hinreichende chemische Analyse gelingt, die Ergebnisse dem lichtmikroskopischen Befund entsprechend wieder einordnen muß. Der lichtmikroskopische Befund nämlich läßt das Neurosekret stets im Zusammenhang mit anderen Strukturelementen erkennen, — die Bezeichnung „Produkt" nimmt u. U. schon eine Deutung vorweg. Wahrscheinlich sind die elektronenmikroskopisch nachweisbaren „Elementargranula" nur bestimmte Anteile von *Strukturkomplexen*, die lichtmikroskopisch als sog. „*Neurosekret*" unter bestimmten Bedingungen sichtbar werden.

LUNDBERG (1957) hat sich mit der Anfärbbarkeit verschiedener Sekretsubstanzen im Perikaryon des Nucleus supraopticus und paraventricularis befaßt und feststellen können, daß gerade beim Menschen Granula (Zelleinschlüsse) in verschiedener Form und Verteilung vorkommen, auch in der Anfärbbarkeit sich unterschiedlich verhalten. Er unterscheidet α-Substanz, β- und γ-Granula. Diese färben sich mit Hämatoxylin-Phloxin schwarzblau an. Im Vergleich mit übrigen Färbeverfahren scheint die α-Substanz mit dem Neurosekret identisch zu sein. Das sog. van Gieson-Kolloid, wie es erstmals von GAUPP und SCHARRER (1935) gefunden wurde, färbt sich im Gomori-Bild rot an. — Die Vorstellung wonach es sich bei dem Neurosekret um eine Art „Reaktionssubstanz" handelt, rückt von der Vorstellung der Produktion eines bestimmten Stoffes ab (GOSLAR, 1952).

Gleiches färberisches Verhalten von Substanzen, die in bestimmten Eliminierungs- oder Extraktionsverfahren aus dem Gewebe herausgelöst werden, bedeutet noch nicht Identität. Aber gerade der Identitätsnachweis von extrahierten Substanzen stützt sich zunächst, wenn es sich um das im Schnittpräparat gefundene Neurosekret handelt, auf gleiche Anfärbbarkeit. Das Ziel solcher Untersuchungen liegt nicht allein im Identitätsnachweis, sondern darüber hinaus in der Klärung des Zusammenhanges von Neurosekret und Wirkstoffen, d.h. in der Analyse der Vorgänge, die zur Neurosekret- und Wirkstoffbildung führen.

Bessere Bedingungen erhoffen wir vom elektronenmikroskopischen Identitätsnachweis mit nachfolgender chemischer Aufbereitung bestimmter Gewebsbestandteile. Besonders wertvolle Befunde lieferten bisher solche Untersuchungen, die in Gewebszentrifugaten bestimmte Granula elektromikroskopisch nachweisen konnten (s. S. 108 und 109). Fraglich ist jedoch, ob das elektronenoptisch sichtbare Detail zutreffend und richtig auf den entsprechenden lichtmikroskopischen Befund übertragen werden kann. Viele Autoren zweifeln nicht an der Identität von bestimmten elektronendichten Granula und den Neurosekretprodukten. Doch es gibt Granula verschiedener Größe und Struktur (PALAY, 1960; LEDERIS, 1965; s. a. Abb. 64, 65, S. 92, 93; MURAKAMI, 1962 u. a.), und nicht alle sind gleicher Herkunft, vielleicht haben nur ganz bestimmte Formen etwas mit der Wirkstoffbildung zu tun. Für diese gilt dann das oben erwähnte Konzentrationsgefälle, die eine lichtmikroskopische Erfassung der Neurosekretgranula ermöglicht.

Wie schwierig es ist, allein aus dem lichtmikroskopischen Befund auf die Vorgänge der Hormonproduktion im Neuron zu schließen, ergibt sich bei kritischer Anwendung der Begriffe „*gomori-positiv*" und „*gomori-negativ*". Wir sind aber im Bereich lichtmikroskopischer Untersuchungen auf diese Unterscheidung angewiesen; daher sollen sie im folgenden näher erläutert werden:

ββ) Was versteht man unter „gomori-(CHP-)positiv" und „gomori-(CHP-)negativ"?[1]

Die Gegenüberstellung der beiden Begriffe hat sich schon bald nach Anwendung der Gomori-Färbung zur Unterscheidung des färberischen Verhaltens der Neurone eingebürgert, allerdings nicht ohne Widerspruch. Sie bezieht sich allein auf das Ergebnis der Chromalaun-Hämatoxylin-Phloxin-Färbung nach GOMORI. Als „*positiv*" gilt die *Blau*färbung (Hämatoxylin), als „*negativ*" allein die Rotfärbung. Letztere kommt durch die Annahme von Phloxin zustande. Nun hat sich aber gezeigt, daß damit noch nicht jedes Substrat, das als „Neurosekret" bezeichnet wird, lichtmikroskopisch determiniert werden kann. Gemeint sind lediglich tiefblau bzw. schwarzblau gefärbte Granula im supraoptico-hypophysären Neuron.

Es fehlt nicht an Versuchen, blau anfärbbare Granula in anderen Neuronen ebenfalls als Zeichen einer Neurosekretproduktion zu bewerten. Auch spricht man bei „gomorinegativem Verhalten" vom sog. „*gomori-negativen Neurosekret*", wenn auf Grund anderer Untersuchungsmethoden oder physiologischer Zusammenhänge an eine Wirkstoffbildung zu denken ist. Die Erweiterung des Neurosekretbegriffes allein wegen gleicher Anfärbbarkeit kann aber zu Mißverständnissen und u. U. zu Fehldeutungen Anlaß geben. Hierunter fallen allerdings nicht jene Beobachtungen vergleichbarer Vorgänge, wie z. B. in den Kopforganen bei Invertebraten, dem x-Organ, der Sinusdrüse bei Crustaceen, dem Intercerebralis-Kardia-System der Insekten. — (Zusammenfassende Darstellung bei SCHARRER, 1941; HANSTRÖM, 1954.) — Stets ist die Anfärbung bzw. das Vorhandensein sog. „Neurosekretgranula" im Zusammenhang mit anderen Eigenschaften der Zelle zu bewerten.

An einigen Beispielen konnte gezeigt werden (S. 68ff.), daß die supraoptico-hypophysären Neurone nicht in allen Abschnitten „gomori-positiv" sind. Es gibt, so stellten wir fest, artbedingte Unterschiede im Neurosekretbild, das entsprechend der Streckeneinteilung des supraoptico-hypophysären Systems (s. S. 62) „gomori-positives" und „gomori-negatives" Verhalten seiner Neurone erkennen läßt. Konstant „gomori-positiv" ist die Endstrecke des Systems, die Endaufsplitterung der Axone im Hypophysenhinterlappen. Aber auch unter bestimmten funktionellen Bedingungen (wie z. B. Dursten, Stress-Situation u. a.) können vorher „gomori-positive" Abschnitte des Systems „gomori-negativ" werden. Auf diese Weise entstehen Übergänge zwischen gomori-positivem und gomori-negativem Verhalten in *einem* System.

Grundsätzlich anders zu bewerten ist dagegen der Unterschied in der Anfärbbarkeit zwischen beiden hypothalamo-hypophysären Systemen, dem *supraoptico-hypophysären* System auf der einen Seite und dem *tubero-hypophysären* System auf der anderen. Letzteres verhält sich stets „gomori-negativ". Und hier ist die Anwendung der Begriffe „*gomoripositiv*" und „*gomori-negativ*", bzw. „*CHP-positiv*", *CHP-negativ*" sinnvoll. Aber auch bei letzterem spricht die „Negativität" keineswegs gegen eine mögliche Sekretbildung (= sog. „*gomori-negatives Neurosekret*")[2]. — Näheres über die Wirkstoffbildung („*Releasing factors*") der tubero-hypophysären Neurone s. Kapitel über Hypophysenvorderlappensystems. S. 134.

γγ) Zur Frage des Übertrittes von Neurosekret in die Blutgefäße und Liquorräume.

Neurosekret ist nicht Hormon, so wurde festgestellt, und doch haben beide etwas miteinander zu tun. Vielleicht ist das Neurosekret eine morphologisch faßbare Komponente in einem stofflichen Umwandlungsprozeß mit dem Zweck, Hormon zu bilden. Vielleicht

---

[1] CHP = Abkürzung für Chromalaun-Hämatoxylin-Phloxin.

[2] E. HAGEN (1957a) fand, daß nach experimentellen Läsionen vorher gomori-negative Axone gomori-*positiv* werden können.
In einer knotenförmigen Anschwellung des caudalen Rückenmarks, die bei den meisten Knochenfischen vorkommt und etwa in Höhe des letzten Wirbels liegt, fanden ENAMI und IMAI (1956) nervöse Zellelemente, die sie mit den supraoptico-hypophysären Neuronen verglichen; im Gegensatz zu diesen verhalten sich jene „gomori-negativ". Dennoch denken die Autoren an die Möglichkeit einer Wirkstoffbildung (ENAMI u. IMAI, 1956; IMAI, 1959). — Form und Anordnung der Zellelemente, insbesondere die Axonauftreibungen in Art und Perlschnurfasern (vgl. S. 79 und 91) bieten sich zu einem solchen Vergleich an.

gehen Neurosekretbildung und Hormonentstehung auf unterschiedliche Bedingungen zurück. Nach BARGMANN u. Mitarb. ist das Neurosekret „*Trägersubstanz*" für das Hormon, womit seine Bedeutung in einer Weise präzisiert wird, die den Inhalt der sog. „Transporthypothese" ausmacht (Näheres S. 117). — Welche Funktion das Neurosekret auch immer haben mag, sein Übertritt in die Blutbahn — also der eigentliche Vorgang der Sekretion —

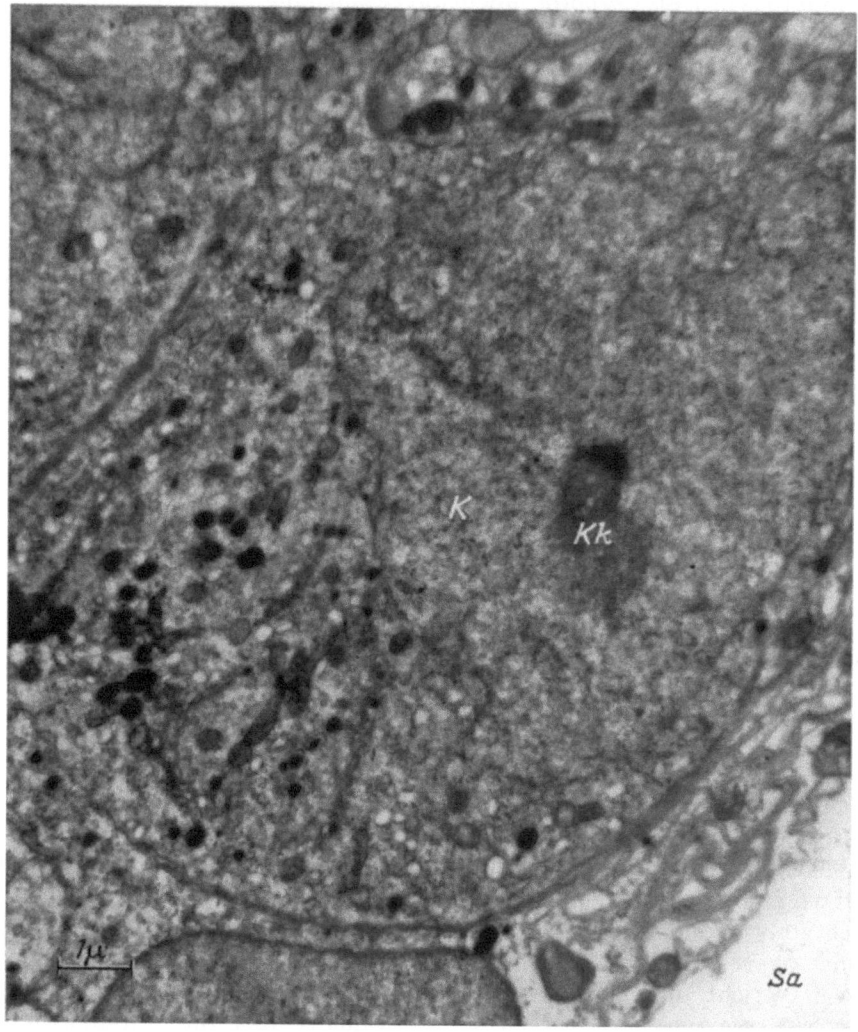

Abb. 69. *Ganglienzellkörper aus dem Nucleus supraopticus von der Maus.* Weites Golgi-Feld, in dem osmiophile Granula liegen; kleinere Granula mit einem Durchmesser von 1000—2000 Å, größere mit einem Durchmesser von 4000—6000 Å. Die kleineren entsprechen nach Größe und Struktur den „Elementargranula". Sie finden sich auch im Axon der Zelle (insbesondere Hinterlappen), die größeren jedoch nur im Perikaryon. Innige Beziehung des Zellkörpers zum äußeren Liquorraum! *K* Zellkern; *Kk* Kernkörperchen; *Sa* Subarachnoidalraum. Vergr. 10000fach. — Aus MURAKAMI (1962).

ist nicht erwiesen. Hierin besteht ein wesentlicher Unterschied gegenüber dem Wirkstoff, der zur Entfaltung seiner Funktionen in der Peripherie an die Blutbahn abgegeben wird. Allerdings muß zugegeben werden, daß auch der Übertritt des Hormons vom Axonende in die Blutbahn einer unmittelbaren Beobachtung nicht zugänglich ist; und gerade hierauf bezieht sich die Vorstellung der Neurosekretabgabe an das Gefäßsystem. — Elektromikroskopische Befunde können diese Annahme auch nicht stützen. Elementargranula kommen besonders zahlreich im Terminalgebiet vor; doch ein Übertritt in Gefäße ließ sich bislang nicht nachweisen.

HANSTRÖM (1952) findet in Capillaren des Hinterlappens von der Giraffe „Tropfen", die sich mit Chromalaun-Hämatoxylin tiefblau anfärben. Sie sind unterschiedlich groß; die Kugelform ist eindrucksvoll. Ähnliche

Beobachtungen stammen von ROTHBALLER (1953) und von E. u. B. SCHARRER (1954) u. a. Ob es sich hierbei tatsächlich um übergetretene Neurosekretprodukte handelt, ist ungewiß.

Es ist ferner nicht erwiesen, ob der Übertritt von Neurosekret für die Freigabe von Hormon überhaupt erforderlich ist. Naheliegend ist dagegen anzunehmen, daß im Terminalgebiet eine Umwandlung der Granula stattfindet und erst dadurch die Freigabe von Hormon an das Blutgefäßsystem möglich wird.

Die Abgabe von Hormon unterliegt einem Steuerungsmechanismus, der wahrscheinlich nicht allein im Neuron selbst zu suchen ist; denn gerade das Terminalgebiet ist reich an Neurosekret, das Angebot an Wirkstoffen in diesem Abschnitt ist offenbar hoch. In der Zubereitung von Neurosekret und Wirkstoff stellt sich somit das Neuron auf einen hohen Bedarf ein. In welchem Umfang dieser aber genutzt wird, hängt im wesentlichen von Bedingungen ab, die außerhalb des Neurons liegen. Einige sind schon recht gut bekannt. Ein wichtiger Faktor ist die Osmoralität des Blutes (s. S. 111).

Besondere Beachtung verdienen jene mehrfach bestätigten Befunde einer engen Beziehung zwischen dem supraoptico-hypophysären System und den Liquorräumen (EICHNER, 1963 u.a.; s. auch Abb. 47a, b; S. 77 und 78). Es ist anzunehmen, daß die von den Neuronen gebildeten Hormone für die Liquorproduktion bzw. -resorption von Bedeutung sein könnten. In diesem Zusammenhang sei auf einen bemerkenswerten Befund von MURAKAMI (1962) hingewiesen (Abb. 69).

Wahrscheinlich spielen bei der Abgabe die Gliazellen eine Rolle (ORTMANN, 1951, 1958; LEVEQUE, 1953; STUTINSKY, 1954; „Assoziation-gliavasculaire"). Lokaler Ionenaustausch, chemisch-enzymatische Vorgänge am Ort des Übertrittes der Wirkstoffe in die Blutgefäße sind zu berücksichtigen; doch auch hierüber weiß man noch nichts Näheres.

Nach PALAY (1957) tritt das Neurosekret in fein-molekular disperser Form in das Blutgefäß über. Hierfür müßte aber ebenfalls ein besonderer Steuermechanismus vorliegen. Weitere Beobachtungen sprechen dafür, daß die Wirkstoffe allein in die Blutbahn gelangen, nachdem sie von anderen Eiweißkörpern abgetrennt werden. So konnte VAN DYKE u. Mitarb. (1942) im Hypophysenhinterlappen (Ochs) einen Eiweißkörper mit einem Molekulargewicht von ca. 30000 isolieren, der Hinterlappenaktivität besitzt. Dieses Protein wurde von ihm rein dargestellt. Nach den Untersuchungen von ACHER (1958) ist anzunehmen, daß dieses „van Dykesche Protein" ein Eiweißkörper ist, der sich mit Chromalaun-Hämatoxylin anfärbt. Von diesem aber trennt sich das Hormon ab.

bb) Die hormonelle Aktivität im supraoptico-hypophysären System.
Das Verhältnis zwischen Vasopressin und Oxytocin (V:O).

Der Nachweis hormoneller Aktivität von Hypothalamus- und Hypophysenhinterlappengewebe gehört zu den grundlegenden Untersuchungen, die schon in einer Zeit begannen, als man noch nichts von der Wirkstoffbildung in den supraoptico-hypophysären Neuronen wußte[1]. Dank systematischer morphologischer Forschung, insbesondere der Möglichkeit, die Neurone färberisch darzustellen und Sekretprodukte in ihnen nachzuweisen, bietet sich heute für solche Untersuchungen eine weitaus bessere Grundlage an als früher.

Lange Zeit wurde für jede nachgewiesene Aktivität ein besonderes Hormon angenommen, und so unterschied man noch bis vor kurzem Antidiuretin, Vasopressin und Oxytocin. VAN DYKE u. Mitarb. (1942) allerdings bezogen die Wirksamkeit auf ein Protein, das aus Hinterlappengewebe gewonnen wurde (s. oben).

Seit DU VIGNEAUD u. Mitarb. (1953) läßt sich die Hinterlappenaktivität auf zwei *Oktapeptide* zurückführen. Es sind *Vasopressin* und *Oxytocin*. Mit der Aufklärung ihrer Zusammensetzung hat sich die Grundlage für alle Untersuchungen, die sich mit der Frage nach den hormonbildenden Strukturen in Hypothalamus und Hypophyse befassen, gefestigt. Synthetisch hergestelltes Vasopressin und Oxytocin besitzen natürliche Wirk-

---

[1] *Blutdrucksteigernde* Wirkung von Hypophysenextrakten: OLIVER u. SCHAEFER (1895); von Hinterlappenextrakten: HOWELL (1898); — *diuresehemmende* Wirkung von Hinterlappenextrakten: VON DEN VELTEN (1913). *Uteruskontrahierende* Wirkung von Hinterlappenextrakten: u. a. DALE (1906). — Ursprünglich angenommene oxytocische Wirkung des Liquor cerebrospinalis geht offenbar auf den Gehalt an Calcium zurück (VAN DYKE, BAILEY u. BUCY, 1929); vgl. VAN DYKE (1936). — Antidiuretische Wirksamkeit von Hypothalamusgewebe nach Entfernung des Hinterlappens (SATO, 1928; TRENDELENBURG, 1928).

samkeit nach Art der von Hinterlappenextrakten bekannten hormonellen Aktivität. Da heute synthetische Hinterlappenhormone zur Verfügung stehen, wird die Auswertung im Testverfahren zur Bestimmung der Qualität und Quantität sicherer als früher. Die Untersuchungen können auf andere Wirkungseigenschaften und Wirkungsweisen der Hinterlappenhormone ausgedehnt werden.

Wie man heute weiß, kommt Oxytocin offenbar nur in einer Form vor, während Vasopressin entsprechend seines Gehaltes an *Arginin* und *Lysin* unterschiedliche Aminosäuresequenzen haben kann. Knochenfische, Reptilien und Vögel besitzen ein Oktapeptid, das gewissermaßen eine Mittelstellung zwischen Oxytocin und Vasopressin einnimmt. Es ist das sog. „*Vasotocin*". Arginin-Vasopressin finden wir beim Menschen, Rhesusaffen, Katze, Hund, Ratte und Schaf; Lysin-Vasopressin beim Schwein.

Offenbar kommen die Oktapeptide frei, hauptsächlich wohl gebunden an ein Protein (*van Dykesches Protein*) vor. In welchem Verhältnis Vasopressin und Oxytocin gebunden sind, weiß man nicht. Auch ist das Verhältnis zwischen gebundenen und freien Oktapeptiden nicht bekannt (van Dyke, Adamsons u. Engel, 1955, 1957). Nach van Dyke u. Mitarb. (1942) beträgt die Wirksamkeit des Proteins etwa 1/30 der von du Vigneaud u. a., 1953 isolierten, reinen Oktapeptide. Wahrscheinlich lösen sich die Peptide recht leicht von dem Protein. — Vasopressin und Oxytocin sind Bezeichnungen, die auf die zuerst entdeckten Wirkungseigenschaften zurückgehen. Es hat sich aber gezeigt, daß beide Hormone weitaus mehr Wirkungen entfalten, die man keineswegs als Nebenwirkungen bezeichnen darf. Die physiologische Wirkungsbreite der beiden Hormone ist offenbar größer, als man bislang annahm. Noch ungeklärt ist ihre Bedeutung hinsichtlich der Liquorproduktion und -resorption. Vasopressin z. B. ist im physiologischen Bereich keineswegs blutdrucksteigernd; es wirkt antidiuretisch, indem es die Rückresorption von Wasser im distalen Tubulusabschnitt der Niere fördert. Näheres bei Oberdisse in Bd. IV dieses Handbuches.

Je nach Tierart und Wahl des Untersuchungsverfahrens wirkt Vasopressin unterschiedlich: Lysin-Vasopressin wirkt beim Schwein in gleicher Weise diuresehemmend, wie pressorisch (Munsick, Sawyer und van Dyke, 1958). — Beim Hund ist offenbar die antidiuretische Aktivität von Vasopressin niedriger als seine pressorische (van Dyke u. Mitarb., 1955). Auch spielt für die Beurteilung des antidiuretischen Effektes die Zusammensetzung eine Rolle. Lysin-Vasopressin wirkt offenbar schneller und kürzer als Arginin-Vasopressin[1].

Auch Oxytocin hat mehrere Wirkungseigenschaften. Neben seiner Wirkung auf die Uterusmuskulatur (oxytocisch) kennen wir u. a. seine Bedeutung in der Milchausschüttung, indem es Einfluß auf die Kontraktion der Drüsenmuskulatur der Mischdrüse nimmt.

Die Wirkungseigenschaften der Hypophysenhinterlappenhormone überschneiden sich. Die Unterschiede sind nicht scharf voneinander zu trennen; sie bestehen offenbar nur in quantitativer Hinsicht. Dies ist im Hinblick auf die ähnliche Aminosäuresequenz beider Moleküle und ihre aktiven Valenzen durchaus verständlich. Doch scheint die größere Spielbreite der Wirkungseigenschaften auf der Seite des Vasopressins zu liegen. Bemerkenswert ist in diesem Zusammenhang, daß Oxytocin bei Vögeln eine Blutdrucksenkung hervorruft. — Zusammenfassende Darstellung bei Berde (1959). — Wir fanden (zus. mit Gruss) Erweiterungen der Hirngefäße.

Die Ermittlung der hormonellen Aktivität in Hypothalamus und Hypophyse (Hypothalamus-Hypophysenhinterlappensystem) ist für unsere Vorstellungen von der Bildung der Hormone innerhalb dieses Systems wichtig. Obwohl wir zwischen *antidiuretischer, vasopressorischer* und *oxytocischer* Aktivität unterscheiden, liegt das Ziel der Untersuchungen im Nachweis von *Vasopressin* und *Oxytocin*, ihres Verhältnisses, in dem beide Hormone am Orte vorkommen. Das Verhältnis wird mit *V:O* ausgedrückt. Die Untersuchungen beschränken sich heute nicht mehr auf lichtmikroskopisch-physiologische Befunde; sie sind auf den elektronenmikroskopischen Bereich ausgedehnt worden.

M. Vogt (1951) fand erstmals ein Verhältnis zwischen beiden Hormonaktivitäten von 1:1 im Hinterlappen. Es folgten die Untersuchungen von Schlichtegroll (1954): Relation zwischen V:O beim Hund von 1,4; bei der Katze 1,3 und bei der Ratte 1,1, beim Kaninchen 1,9, beim Meerschweinchen 2,1. Schlichtegroll stellte weiterhin fest, daß bei der Katze, bei der Ratte, beim Kaninchen und beim Meerschweinchen die vasopressorische Wirksamkeit pro Gramm Frischgewicht viel schwächer ist als beim Hund. Die am Rattenblutdruck vorgenommene Testung des Vasopressingehaltes wurde durch blutdrucksenkende Substanzen (Substanz P u. ä. Stoffe) allerdings gestört. van Dyke (1957) fand im Hypothalamus beim Hund eine V:O-Relation von 17, im Hinterlappen 1,5, beim Kaninchenhypothalamus 1,1, im Hinterlappen 3,3, bei der Ratte betrug das Verhältnis V:O = 5, im Hinterlappen 1,3. Nach Lederis (1961) enthält der Nucleus supraopticus des Schafes mehr Vasopressin und Oxytocin (V:O = 3,3); der Nucleus paraventricularis ist oxytocinreich (V:O = 0,66). Diese

---

[1] Berde und Cerletti (1961) beschreiben eine präzise Versuchsanordnung zur Prüfung der antidiuretischen Wirkung. Dazu werden männliche Ratten (Körpergewicht 250 g) in Alkoholnarkose (12% Alkohol durch eine Magensonde zugeführt) auf eine Waage gelegt, die Blase wird katheterisiert, die Tropfenzahl (Diurese) gemessen und registriert. Die durch den Wasserverlust (Diurese) eintretende Körpergewichtsminderung wird nach automatischer Registrierung über die Waage durch Flüssigkeitszufuhr über die Magensonde ausgeglichen.

Beobachtung stimmt mit der Feststellung von OLIVECRONA (1953), daß der Nucleus paraventricularis für die Oxytocinbildung verantwortlich zu machen sei, überein.

HELLER und LEDERIS (1961) haben das Verhältnis von Vasopressin: Oxytocin in Homogenaten von Hypophysenhinterlappen (Kaninchen) untersucht. Die stärkste pressorische und oxytocische Aktivität fanden sie in der Fraktion von 30000 g (60 min). In elektronenmikroskopischen Untersuchungen dieser Homogenaten war die stärkste hormonelle Aktivität dort, wo Granula im Durchmesser von 1200 Å verschiedener elektronenoptischer Dichte vorkamen. Das Verhältnis zwischen vasopressorischer und oxytocischer Aktivität ist in den einzelnen Fraktionen unterschiedlich gewesen. Bei 3000—9000 g (10 min) überwiegt die oxytocische Aktivität, während bei 30000 g (60 min) die oxytocische gegenüber der vasopressorischen abnimmt.

HELLER und LEDERIS (1961) verglichen auch die Verhältnisse zwischen ausgewachsenen und 5—10 Tage alten Tieren (Kaninchen). Stets überwiegt Vasopressin gegenüber Oxytocin. Wahrscheinlich erfolgt die Abgabe der beiden Hormone unabhängig voneinander. Auch scheint Vasopressin und Oxytocin an verschiedene elektronenoptisch dichte Granula gebunden zu sein.

Elektronenmikroskopische Untersuchungen sind den lichtmikroskopischen überlegen, wenn geklärt werden soll, welche hormonelle Aktivität am beschriebenen Ort vorliegt und welche Strukturen als Träger der Aktivität Geltung erlangen. Die Orientierung über das ganze System ist vornehmlich lichtmikroskopisch möglich. Dies gilt insbesondere für chirurgisch-experimentelle Untersuchungen (vgl. S. 172).

Untersuchungen von KOBAYASHI, OATA, UEMURA und HIRANO (1966) zeigen, daß das Infundibulum der Ratte und der Hypophysenhinterlappen ebenfalls unterschiedliche Hormonaktivitäten aufweisen. Auffallend niedrig sind die Aktivitäten im Infundibulum, erheblich ihre Zunahme im Hypophysenhinterlappen. Elektronenmikroskopische Vergleichsuntersuchungen lassen drei verschiedene Granulatypen (bzw. „Vesikels") erkennen. 1. Breite, elektronendichte Granula, möglicherweise enthalten diese die neurohypophysären Hormone. 2. Schmale elektronendichte Granula (in der äußeren Zone des Infundibulum, bisweilen auch im Hinterlappen zu finden); diese Granula sollen Katecholamine enthalten. 3. Synaptische Vesikel-Strukturen (wahrscheinlich Träger von Acetylcholin). Vgl. S. 101.

Die Unterschiede im Verhältnis zwischen Vasopressin und Oxytocin (V:O) innerhalb verschiedener Abschnitte des Hypothalamus-Hypophysenhinterlappensystems stehen in mancher Hinsicht in Widerspruch zu den bisher gültigen Auffassungen von der Bildung der Hormone in den Neuronen, zumindest ist die topisch-histologische Auswertung nicht einfach. — Wahrscheinlich, so muß man aus den bisher vorliegenden Ergebnissen folgern, läuft die Biosynthese von Vasopressin und Oxytocin in einem Neuron nicht gleichzeitig ab. Vielleicht sind für die Bildung des einen oder des anderen Hormons jeweils unterschiedliche Neurone verantwortlich.

An dieser Stelle sei erneut an den Aufbau des Hypothalamus-Hypophysenhinterlappensystems erinnert, das aus ganz verschiedenen Neuronen zusammengesetzt ist (vgl. S. 62, 70, 173 u. 175). Systematische Untersuchungen, besonders solche, die unter verschiedenen experimentellen Bedingungen nach dem Verhältnis des Hormonvorkommens in Hypothalamus und Hinterlappen fragen, wurden erstmals von HILD und ZETLER (1952), beim Hund, Schwein und Menschen durchgeführt. Stets zeigen die Hypophysenhinterlappen den höchsten Gehalt an hormoneller Aktivität. Beim Hund enthalten auch die neurosekretorischen Kerne relativ viel Hormon (LEDERIS, 1961). Doch die Unterscheidung zwischen kurzen und langen Neuronen wird unseres Erachtens nicht gebührend berücksichtigt. *Hormonelle Aktivität im Kerngebiet braucht durchaus nicht ausschließlich auf Vorkommen der Hormone im Zellkörper der Neurone hinzuweisen; ist es nicht vielmehr so, daß die kurzen bereits im Kerngebiet vorhandenen Endigungen der Neurone die hormonelle Aktivität im Hypothalamus bestimmen?*

Trotz noch vorhandener Unklarheiten kann heute nicht mehr daran gezweifelt werden, daß sehr enge Beziehungen zwischen dem CHP-positivem Neurosekret und dem vasopressorisch, antidiuretisch und oxytocisch wirkenden Hormonen bestehen. In diesem Sinn sprachen schon die eingehenden Untersuchungen von HILD und ZETLER (1951 und 1952). Allerdings schreiben die Autoren einschränkend: „Schließlich ergab sich, daß die Menge des im histologischen Bild erscheinenden Neurosekrets nur einen groben Anhaltspunkt für die Hormonmenge darstellt. Die Neurosekretkonzentration ging manchmal mit dem mittleren Hormongehalt, manchmal mit der Menge einer der drei Komponenten Hand in Hand. Für das hypothalamisch-neurohypophysäre System muß deshalb vor zu weitgehenden Schlüssen im histologischen Bild auf das endokrine Geschehen gewarnt werden." Immerhin sind die von den beiden Autoren aufgezeigten Parallelen doch sehr bemerkenswert. Die höchste Konzentration an sichtbarem Neurosekret *und* Hormon fanden sich beim Hund, die niedrigsten beim Menschen.

Besondere Aufmerksamkeit wurde stets dem Auftreten von Neurosekret und Hormon in Zentren des vorderen Hypothalamus zugewandt, weil man hier die Bildungsstätte suchte. Es sei jedoch erneut darauf hingewiesen, daß bereits im hypothalamischen Kerngebiet (Ursprungsort des supraoptico-hypophysären Systems) Endigungen kurzer Neurone vorhanden sind, die vergleichsweise mit den Endigungen in den Hypophysenhinterlappen dieselbe hohe Konzentration anfärbbaren Neurosekretes besitzen. Doch die Faserendigungen sind im Kerngebiet weitaus seltener als im Terminalgebiet des Systems (Hypophysenhinterlappen). Damit mag es wohl in erster Linie zusammenhängen, daß die Hormonaktivität von Gewebe aus dem Ursprungsort wesentlich geringer ist als diejenige vom Hypophysenhinterlappen. Gewebe aus dem Kerngebiet enthält Zellkörper, Axone und Axon*endigungen;* letztere geben offenbar den Ausschlag bei der Prüfung auf antidiuretische und oxytocische Aktivität der vom Kerngebiet entnommenen Gewebe.

Ob Untersuchungsmaterial vom Menschen in jedem Falle einen verwertbaren Vergleich zuläßt, ist fraglich. *Die Zeitspanne zwischen Tod, Entnahme und Aufarbeitung, Alter, Krankheiten sind mögliche Fehlerquellen, die die Auswertung beeinträchtigen und den Vergleich mit den Ergebnissen, die am Tiermaterial und durch Experimente gewonnen wurden, hinsichtlich des Neurosekret- und Wirkstoffgehaltes unsicher machen.*

cc) Änderungen im Hypophysenhinterlappensystem während außergewöhnlicher Belastung und nach experimentellen Eingriffen.

Schon BARGMANN u. Mitarb., insbesondere HILD u. ZETLER (1951, 1952, 1954), auch ORTMANN (1950, 1951), sowie KRATZSCH (1951) und viele andere Autoren (s. weiter unten) fanden, daß unter funktioneller Belastung des Hypothalamus-Hypophysenhinterlappensystems Änderungen im Neurosekretbild auftreten und diese mit Änderungen der Hormonproduktion einhergehen.

Als funktionsspezifische Belastung gelten Wasserentzug (Dursten) und in diesem Zusammenhang solche Vorgänge mit Veränderungen der Osmolarität. — Zu Funktionsstörungen, die morphologisch faßbar sind, führen auch Läsionen, die unmittelbar die Neurone des Systems schädigen (entzündliche Vorgänge, Tumoren, Granulome u. a.) sowie chirurgische Läsionen, z. B. im Bereich des Hypophysenstieles — Hypophysenstieldurchtrennung (vgl. S. 169), auch experimentelle Traktotomie, s. S. 171. Die Möglichkeit der färberischen Darstellung der supraoptico-hypophysären Neurone erweist sich zur Auswertung der Funktionsstörungen als sehr vorteilhaft. Vergleichsuntersuchungen mit silberimprägnierten Präparaten sind jedoch zu empfehlen[1]; sie sind zur Beurteilung von Art und Ausmaß der Schädigungsfolgen, sowie der Reaktionsweise und Kompensationsfähigkeit mitunter sogar ausschlaggebend (vgl. S. 113 und 120).

---

[1] Färbevorschrift zur Silberimprägnation nach PALMGREN (1948, 1951). — Neurosekretfärbung nach GOMORI, s. S. 102 (Fußnote).

Silberimprägnationen gehören zu den empfindlichsten Färbemethoden. Trotz Einhalten der Vorschriften können anfangs und auch später die gewünschten Erfolge ausbleiben. Besonders ist auf Sauberkeit der Färbeschalen und Instrumente, ferner angegebene Temperaturen der Lösungen zu achten. Nur gut fixiertes frisches Material verwenden! Zur Fixierung eignen sich Formol, Alkohol. abs. (nicht zu lange), besonders gut Bouin-Fixierung. — Die Fixierungsflüssigkeiten dürfen keine Osmiumsäure, Chromsäure, Kaliumbichromat oder Quecksilberchlorid enthalten. Paraffineinbettung, Schnittdicke 5—25 µ, am besten 15 µ. — Es dürfen keine Metallgegenstände benutzt werden!

Lösungen:
a) Aqua dest.
b) Frisch bereitete 1%ige Salpetersäure.
c) Glykokoll 1,0 g, Aqua dest. 20 ml.

Im einzelnen sind zur Beurteilung des morphologischen Befundes folgende Hinweise zu beachten:

αα) Funktionelle Belastungen — Wasserentzug oder andere Einflüsse auf die Osmolarität (Abb. 70 und 71) —

führen zum Rückgang darstellbaren Neurosekrets. Stets bleibt im Terminalabschnitt der Axone Neurosekret sichtbar, während proximalwärts gelegene Strecken des Neurons von Neurosekret „frei" sind, d. h. Granula färberisch praktisch nicht erfaßt werden können.

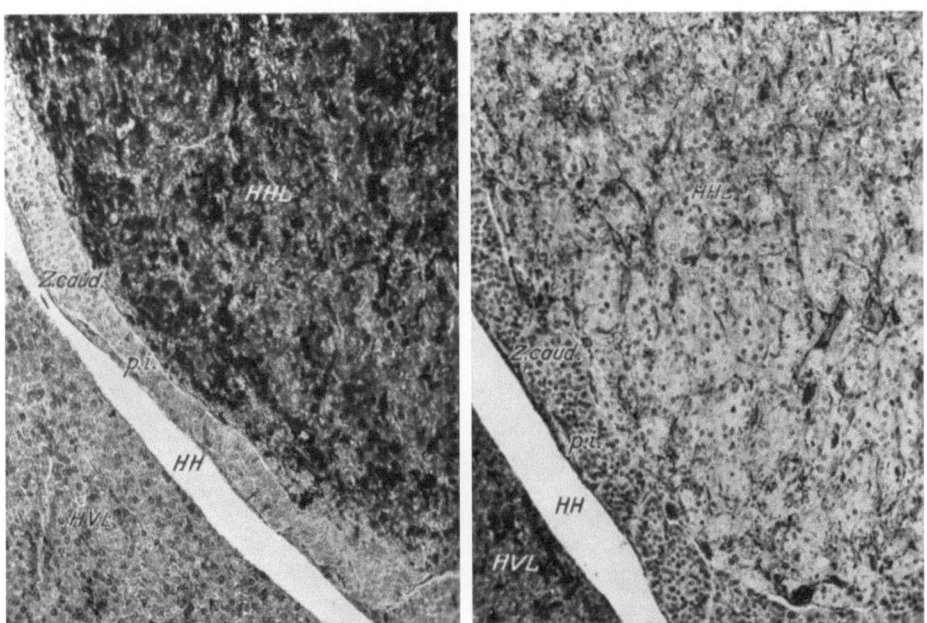

Abb. 70. *Distale Hypophyse der Ratte (Ausschnitt), frontal.* Neurosekretfärbung (GOMORI); *links:* normale Hypophyse mit intensiver Neurosekretanfärbung. Normaler Zwischenlappen; *rechts:* nach 7tägigem Dursten noch keine Atrophie erkennbar, vgl. Atrophie des Zwischenlappens nach Dursten von 13 Tagen in Abb. 85, S. 131. *HHL* Hypophysenhinterlappen; *HVL* Hypophysenvorderlappen; *Z.caud.p.i.* Zona caudalis partis intermediae; *HH* Hypophysenhöhle. Vergr. etwa 100fach; aus ENGELHARDT (1962).

d) 40%iges Formol 25 ml, Aqua dest. 75 ml, Lösung b) 6 Tropfen.
e) Silbernitrat 15 g, Calciumnitrat 10 g, Aqua dest. 100 ml, Lösung c) 1 ml.
f) Pyrogallol 10 g, Aqua dest. 54 ml, Alkohol. abs. 55 ml, Lösung b) 2 ml.
g) Goldchlorid (gelb) 0,5 g, Aqua dest. 100 ml, Eisessig 3 Tropfen.
h) 50 ml Alkohol unvergällt, 100 ml 2%ige Oxalsäure 2 Tropfen.
i) 5%iges Natriumthiosulfat.

Färbevorgang:

1. Entparaffinieren, Schnitte müssen fest sitzen!
2. 5—10 min Lösung d) (20 min).
3. Aqua dest. 5—15 min, Rückseite gut abwischen!
4. 15 min Lösung d) bei 20—25°, vorgewärmte Farbe in Zimmertemperatur.
5. gut ablaufen lassen (eventuell Aqua dest. benutzen), 1 min Lösung f) bei 30—35° oder mit vorgewärmter Lösung bei Zimmertemperatur (nur einmal benutzen, genügend Lösung nehmen!).
6. 5—10 sec in Lösung h) bewegen.
7. 5—10 min Aqua dest. (drei Schalen) gut abwischen!
8. Eventuell Vorgang ab 2. wiederholen (kurz färben).
9. In Lösung g) bis zum gleichmäßigen Grauwerden.
10. In Lösung h) 15 sec bewegen, bei mehreren Schnitten Lösung zwischendurch filtrieren!
11. In Aqua dest. 30 sec bewegen.
12. Wenn nötig ab 9. wiederholen.
13. Fixieren in Lösung g), 5 sec.
14. In Aqua dest. 30 sec bewegen.
15. Entwässern in der üblichen Weise. Eindecken.

Bei Gelingen der Färbung erscheinen die imprägnierten Fasern ausgezeichnet kontrastreich gegenüber dem hellen Untergrund. Auf Niederschlagsfreiheit ist zu achten!

Mitunter — bei besonders starker Belastung — sind sie nur in geringfügigen Mengen perivasculär zu finden (BARGMANN, 1949; BARGMANN u. Mitarb., 1950; ORTMANN, 1950, 1951, 1952, 1954; BACHRACH, 1957; BACHRACH u. Mitarb., 1956; LEVEQUE, 1953; FUJITA, HIRAOKA u. OKI, 1955; H. LEGAIT, 1955 u. a.). Der Rückgang von darstellbarem Neurosekret wird im Zusammenhang *vermehrter* Hormonbildung und *rascher* Abgabe der Wirkstoffe gesehen.

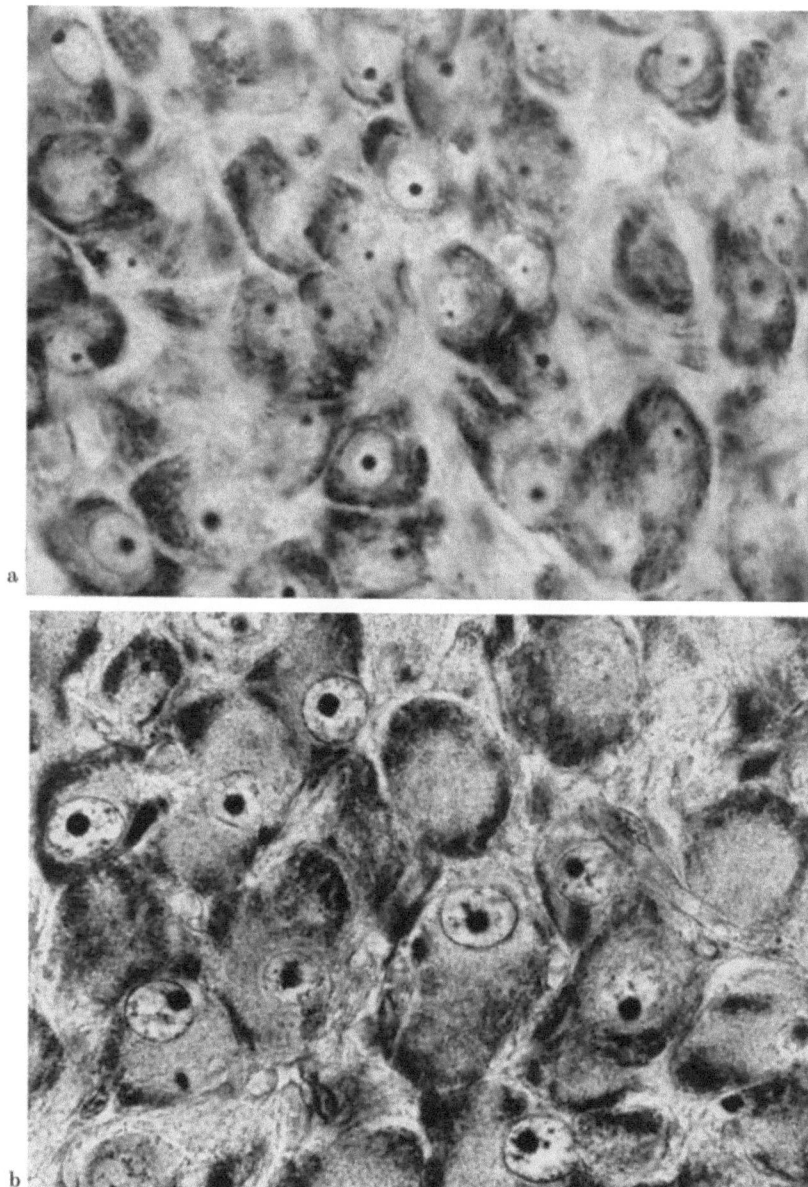

Abb. 71a u. b. *Nucleus supraopticus der Ratte* (NISSL). a Normales Bild; b nach zehntägigem Dursten. Beachte die Zunahme des perinucleären Hofes, die ausgeprägte Randständigkeit der Nissl-Schollen, die Vergrößerung der Zellkörper und der Nucleoli. Vergr. 850fach (S. MATSUI u. ENGELHARDT, 1960). Vgl. Abb. 43, S. 66.

Auch im Nissl-Bild sieht man Veränderungen, die als Zeichen funktioneller Beanspruchung zu deuten sind: Entmischung des Cytoplasmas, Rückgang der Nissl-Schollen, Vergrößerung des Zellkernes und Kernkörperchens (Abb. 71).

Eigene Zellkernmessungen ergaben, daß je nach Belastung die Ganglienzellen vom Nucleus supraopticus anders reagieren als diejenigen des Nucleus paraventricularis. Auch gibt es weitere Differenzierungen innerhalb der beiden Ursprungsorte (prächiasmaler Kernabschnitt des Nucleus supraopticus und retrochiasmaler Abschnitt, ventrikelnahe Zone des Nucleus paraventricularis). Hierfür ist vielleicht die unterschiedliche Länge der jeweils zugehörigen Axone verantwortlich zu machen (ENGELHARDT u. MATSUI, 1962).

Zellkernvergrößerungen kommen während Wasserentzug auch an anderen Ganglienzellen vor, so im kleinzelligen Areal des Tuber cinereum. Eine systemspezifische Belastung darf man durchaus allein nicht herleiten. Es müssen andere Befunde (Verhalten von Neurosekretgranula und Wirkstoffkonzentration) hinzukommen. Bemerkenswert ist, daß auch Ependymzellen in besonderer Weise reagieren. Während einer Durstperiode lassen sich sogar Unterschiede im Verhalten des Ependyms des 3. Ventrikels und des Seitenventrikels feststellen (GRUSS). Sicher gibt es noch weitere Differenzierungsmöglichkeiten in der Reaktionsweise des Ependyms, zumal man weiß, daß der Zellaufbau der Ventrikelauskleidung variiert (SCHIMRIGK, 1966; hier auch weitere Literatur).

Der „Rückgang" von Neurosekret kann je nach Belastungsdauer erheblich sein. Die artgebundene Ausgangslage des Neurosekretbildes ist entscheidend. Beim Hund, der sich durch ein außergewöhnlich stark neurosekrethaltiges Hinterlappensystem auszeichnet (s. S. 68 und 73, Abb. 63), fanden HILD u. ZETLER (1952, 1953) während der Dauer von 14 Dursttagen eine Minderung des Neurosekretes bis auf 12% der Norm. Länger anhaltende Belastung kann zum Zelltod einzelner Neurone und schließlich zur Erschöpfung des ganzen Systems führen. *Die Ausgangslage des Neurosekretbildes ist Maßstab für die Belastbarkeit.*

Wird die Grenze der Belastbarkeit (Kompensationsmöglichkeit) nicht überschritten, so sind die beschriebenen Veränderungen bei Wiederaufnahme von Wasser und Wiederherstellung der Osmolarität reversibel. Allein die Frage der Kompensierbarkeit bezieht sich nicht auf das einzelne Neuron, sondern auf das ganze System. Für ausgefallene Neurone — erkennbar an Zellkernpyknose, am homogen erscheinenden Cytoplasma und Verlust an Neurosekretgranula der Axone u. a. — treten andere ein. In gewissem Umfange wird die Kompensationsbreite des gesamten Systems aber eingeschränkt. Stets sollte man bei solchen Überlegungen davon ausgehen, daß es kurze und lange Neurone gibt, worauf mehrfach hingewiesen wurde (s. S. 62, Abb. 39, S. 110); es fragt sich, inwieweit durch übermäßige Beanspruchung ausgefallene lange Neurone durch die kurzen ersetzt werden und umgekehrt. Hieran knüpfen sich noch viele ungelöste Probleme, die die „innere Kompensation" des supraoptico-hypophysären Systems betreffen.

Wahrscheinlich ist, worauf physiologische und pharmakologische Untersuchungen (M. VOGT, 1953; v. SCHLICHTEGROLL, 1954; HELLER u. LEDERIS, 1958; LEDERIS, 1962) hinweisen, daß die kurzen Neurone gegenüber den langen Vasopressin und Oxytocin in einem bestimmten Verhältnis (V:O-Rate) bilden. Näheres hierüber auf S. 107ff.).

Im elektronenmikroskopischen Bild fanden GERSCHENFELD, TRAMEZZANI und DE ROBERTIS (1960) bei Kröten während des Durstens oder nach plötzlicher Dehydrierung mit NaCl einen Rückgang der sog. „Elementargranula" (S. 93); an ihre Stelle traten Granula mit mehr aufgelockerter Struktur (s. Abb. 71). Auch nahmen am Axonende die „synaptischen Vesikel" zu (vgl. S. 122). Die Befunde werden als Folge der vermehrten funktionsspezifischen Belastung gedeutet und im Zusammenhang der erhöhten Wirkstoffbildung gesehen. Zugleich nehmen die Autoren zur Frage der Neurosekretbildung Stellung. Näheres hierüber auf S. 122.

Frühere Untersuchungen, wonach die von den supraoptico-hypophysären Neuronen gebildeten Wirkstoffe über die Portalgefäße (S. 135 und 154) zum Vorderlappen gelangen und auf diesem Wege Einfluß nehmen sollten (MARTINI, 1955—1958 u. Mitarb. 1956/58; MCCANN u. Mitarb. 1953/60), werden heute anders bewertet. Speziell für die ACTH-Abgabe ist nach den Untersuchungen von GUILLEMIN u. Mitarb. (1956/61) ein besonderer Stoff verantwortlich zu machen, der mit den bekannten antidiuretisch wirkenden Hormonen *nicht* identisch ist. Näheres hierüber S. 146. Doch ist bekannt, daß durch Stresswirkungen (d. h. in Stress-Situationen) der Neurosekretgehalt in den supraoptico-hypophysären Neuronen zurückgeht. Auch durch Äthernarkose können ähnliche Vorgänge hervorgerufen werden.

Die Minderung von anfärbbarem Neurosekret in Verbindung mit Zeichen erhöhter Aktivität, wie sie u. a. im Nissl-Bild deutlich wird (Abb. 71), könnte als Widerspruch in sich aufgefaßt werden; doch der Widerspruch ist nur scheinbar. Man hat nämlich feststellen können, daß bei experimenteller Unterbrechung der Axone funktionell belasteter Neurone am proximalen Stumpfende erhebliche Mengen Neurosekret auftreten, während an der gleichen Stelle vorher praktisch kein Neurosekret zu finden war (HILD u. ZETLER, 1953, 1954)[1].

---

[1] „Rückgang" von Neurosekret und rasche Abgabe von Wirkstoffen sind vergleichbar mit dem Verhalten adenohypophysärer Zellen während erhöhter glandotroper Aktivität. So ist bekannt, daß der Hypophysenvorderlappen von Hypo- bzw. Athyreoten Thyreotropin (TSH) vermehrt bildet, aber auch rasch abgibt, daher TSH-*arm* ist. Doch für die rasche Abgabe von Wirkstoffen müssen noch andere Faktoren eine Rolle spielen. So ist eine vermehrte Bildung von Glandotropinen bei Kastraten nicht mit einer raschen Abgabe verbunden. Die Kastratenhypophyse ist gonadotropin*reich*. — Demgegenüber sind hyperaktive, melanophoren-stimulierendes Hormon (MSH) bildende Zwischenlappenzellen wiederum MSH-arm (s. S. 131). Auch kommt MSH in experimentellen Hypophysentumoren (Ratte) vor (GESCHWIND u. HUSEBY, 1966).

Ähnliche Veränderungen treten bei Störungen peripherer endokriner Drüsen (z. B. Hypothyreosen, Athyreose vgl. S. 132, Veränderungen der Nebennierenrindentätigkeit) auf (E. HAGEN, 1955, 1957; MATSUI u. ENGELHARDT, 1960).

ββ) Veränderungen am supraoptico-hypophysären System nach örtlichen Läsionen (Druckschädigung, Verletzung).

Die ersten Mitteilungen systematischer Untersuchungen stammen von RANSON u. Mitarb. (1938), KARY (1924), LEWY (1924), RASMUSSEN (1940), sowie von O'CONNOR u. Mitarb. (1946, 1947a, b), woraus hervorgeht, daß nach Läsion des supraoptico-hypophysären Systems eine Störung des Wasserhaushaltes im Sinne eines Diabetes

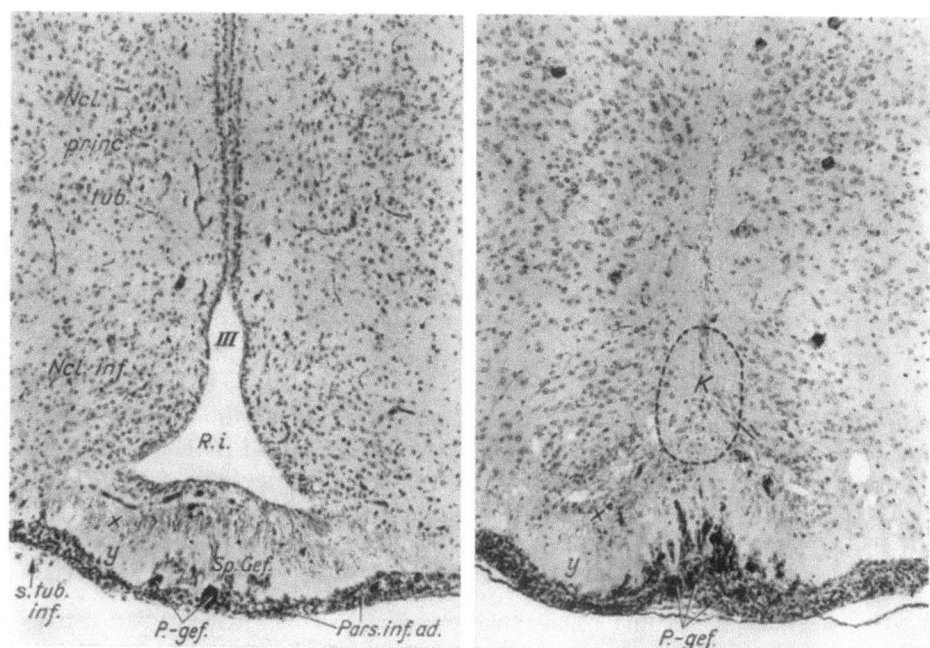

Abb. 72. *Proximale Hypophyse und Tuber cinereum (Ratte)*, frontal, Neurosekretfärbung (nach GOMORI). *Links:* intaktes Tier; *rechts:* 21 Tage nach der Koagulation (*K*), wodurch der Recessus infundibuli (*Ri*) ,,verlötet" wurde. Es kam außerdem zu einer Schädigung des Tractus supraoptico-hypophyseus (*x*), danach ausgeprägte Regenerationen stark neurosekrethaltiger Fasern (Tractus supraoptico-hypophyseus), die zu den Gefäßschlingen hinziehen. Vergrößerung dieser Verhältnisse s. Abb. 73. Vergr. etwa 100fach. Aus ENGELHARDT (1962).

insipidus auftritt. Intensität und Dauer der Wasserhaushaltsstörung, ob sie permanent oder reversibel ist, hängen von Ausmaß und Ort der Läsion und damit von der Kompensationsfähigkeit, insbesondere der Regeneration geschädigter Neurone ab. Angaben über den Mindestbestand an funktionstüchtigen Neuronen zur Kompensierung schwanken. Nach O'CONNOR sind 3—5% des gesamten Neuronenbestandes noch kompensationsfähig. MAGOUN, FISHER u. RANSON (1939) fanden, daß nach Entfernung des Hinterlappens (beim Affen) die zurückgebliebenen proximalen Anteile des Systems bis zum Infundibulum einschließlich infundibular stem (Zwischenstück — S. 79) zur Kompensation eines Diabetes insipidus ausreichen. Immerhin gehen nach Stieldurchtrennung (Affen) etwa 20% der Ganglienzellen vom Nucleus paraventricularis (durch retrograde Degeneration, vgl. S. 120) zugrunde (MAGOUN und RANSON, 1939). Bei der Ratte sind es etwa 35% (FRYKMAN, 1942, allerdings nach Hypophysektomie), beim Hund nach Stieldurchtrennung bis 90%, vom Nucleus supraopticus (O'CONNOR, 1947a). Der Zellausfall ist nicht immer proportional der Läsion. Daß die Neurone des Tractus supraoptico-hypophyseus eine starke Potenz zur Regeneration der Axone besitzen, ist immer wieder festgestellt und mehrfach bestätigt worden. Doch wird die Regenerationsrate und damit auch die Manifestation der Wasserhaushaltsstörung, ihre Intensität, Dauer und Kompensierbarkeit, von Faktoren mitbestimmt, die außerhalb des supraoptico-hypophysären Systems zu suchen sind. Eine große Rolle spielt offenbar der Hypophysenvorderlappen und seine Beziehung zur Nebennierenrinde. Wie BODIAN u. MAREN (1951; Ratte) feststellen konnten, werden sogar Regeneration und Restitution der Neurone vom Vorderlappen begünstigt. Die Autoren denken vornehmlich an einen trophischen Einfluß des Vorderlappens.

Mit Änderung der Funktion des supraoptico-hypophysären Systems muß auch gerechnet werden, wenn infolge eines raumfordernden Prozesses größere Massenverschiebungen auf den Hypothalamus sich auswirken. Man hat nachweisen können, daß unter solchen Bedingungen irreparable Schädigungen der supraoptico-hypophysären Neurone auftreten können (W. MÜLLER; s. S. 80). Mit Störungen im Hormonhaushalt ist zu rechnen. Inwieweit das Hinterlappensystem mittelbar oder unmittelbar in den Wasserhaushalt (Ödembereitschaft, Schwellungsbereitschaft) eingreift, ist noch zu untersuchen (vgl. S. 71). Hier sei auf die Mitteilungen von BERNARD-WEIL (1966), BERNARD-WEIL u. Mitarb. (1963) über präoperative Hormonbehandlungen hingewiesen.

Bei unmittelbarer Schädigung des Hinterlappensystems durch Tumoren sind Art, Größe und Wachstumsgeschwindigkeit zu berücksichtigen. Je nach Sitz des Tumors kann u. U. das Vorderlappensystem mitgeschädigt werden. Endokrine Störungen in verschiedener Kombination sind die Folge. Für die Beurteilung sind daher klinische Verlaufsbeobachtungen mit eingehenden Hormonuntersuchungen besonders wertvoll (MARGUTH, 1964; BIERICH u. BRAUN, 1965).

Der morphologische Befund läßt trotz Variationen einige Grundzüge erkennen, die wir am besten dem Tierexperiment entnehmen: Art und Ausmaß hängen im wesentlichen davon ab, unter welchen Bedin-

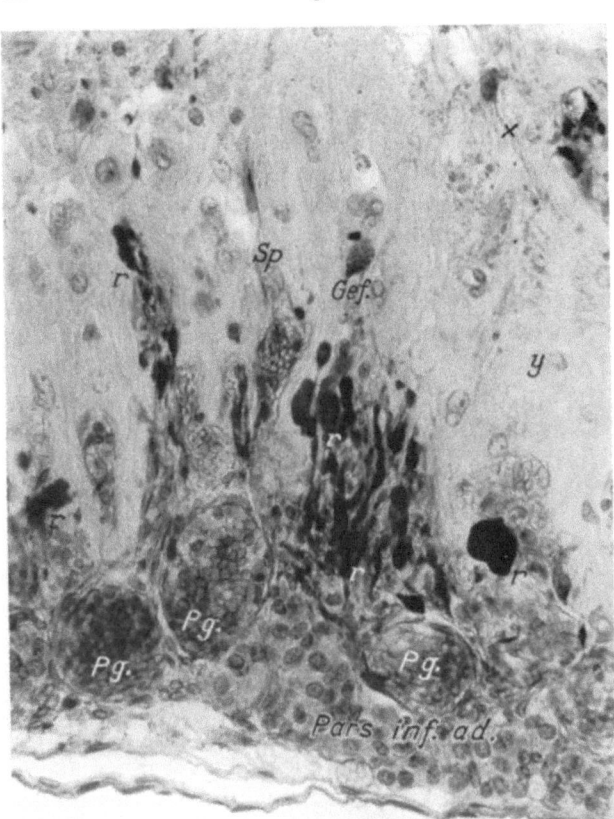

Abb. 73. *Regenerate des Tractus supraoptico-hypophyseus nach Läsion im Tuber cinereum (im Nucleus infundibularis);* Ausschnitt von Abb. 72. Lage und Ausdehnung der Koagulation ist dort zu entnehmen. Ausgedehnte Regenerate (*r.*) des Tractus supraoptico-hypophyseus im Bereich der *äußeren* Zone zu den hier liegenden Gefäßen hinziehend. Die Regenerate sind stark neurosekrethaltig (schwarz im Bild). — *Sp.Gef.* Spezialgefäße; *x* innere Zone; *y* äußere Zone des Infundibulum; *Pg.* Portalgefäße; *Pars.inf.ad.* Pars infundibularis adenohypophyseos. — Vergr. etwa 350fach.

gungen und an welcher Stelle das System direkt geschädigt wird. Zellkörpernahe Läsionen gefährden die Existenz des Neurons, zellkörperferne Verletzungen brauchen dagegen nicht zum Zelltod zu führen. Die Axone regenerieren. Grundsätzlich haben sie eine hohe Regenerationspotenz. Inwieweit sie diese nutzen können, hängt von vielen z. T. noch unbekannten Faktoren ab. Nach unseren Experimenten haben wir den Eindruck, daß vorangegangene Belastung infolge nicht ausgeglichener Osmolarität die Regeneration nach zusätzlicher Schädigung erheblich beeinträchtigen kann.

MOLL (1964) konnte an Ratten nachweisen, daß Regenerate am proximalen Stumpf des experimentell durchtrennten Tractus supraoptico-hypophyseus einen dadurch eingetretenen Diabetes insipidus nicht vollständig kompensieren, obwohl die Regenerate „hinterlappenähnlich" waren. Durch die Tractusläsion war allerdings auch ein beachtlicher Zellschwund im Ursprungsort des Hinterlappensystems (Nucleus supraopticus) aufgetreten, wie bei Tieren nach Entfernung des gesamten Hinterlappens (MOLL u. DE WIED, 1962).

Die Regeneration von Tractusfasern war unter diesen Bedingungen nicht so deutlich wie nach Hypophysektomie (MOLL, 1957).

Die regenerierenden Axone suchen die nächstliegenden Gefäße auf und endigen hier. Je nach Ausmaß der Zerstörung kann u. U. ein „Ersatzhinterlappen" gebildet werden. Die Regenerate sind stets neurosekrethaltig und daher im Sinne der Wirkstoffbildung und -abgabe sicher funktionstüchtig (Abb. 72 u. 73). — Vom Zellkörper abgetrennte Axone degenerieren (= Wallersche Degeneration s. Abb. 75, S. 120); doch im läsionsnahen Abschnitt (distaler Stumpf) kommt es, wie CHRIST (1962) zeigen konnte, zu vermehrtem Auftreten von Neurosekret für die Dauer einer bestimmten Zeit. Diese Feststellung entspricht den Beobachtungen, wonach *Axonstücke, die vom Zellkörper abgetrennt wurden, noch zur Hormonsynthese in vitro fähig sind* (s. S. 121). — Gomori-Bild und Silberimprägnationsbild sowie Zellfärbungen nach NISSL ergeben im Vergleich hinreichenden Aufschluß über den Funktionszustand, das Ausmaß der Schädigung einzelner Neurone und des Systems im ganzen, vorausgesetzt, daß bei der Sekretion die Hypophyse im Zusammenhang mit dem Hypothalamus bleibt, die Präparation ohne Druck und möglichst ohne wesentliche Verzögerung erfolgt. Im Detail können elektronenmikroskopische Befunde die Beurteilung wertvoll ergänzen. Näheres über die Topographie beider hypothalamo-hypophysärer Systeme s. S. 60. Vervollständigt wird die Befunderhebung, wenn es gelingt, die Wirkstoffe (Art und Konzentration) nachzuweisen. Aber noch sind wir bei der Deutung auf Hypothesen angewiesen. Hierüber Näheres im folgenden Abschnitt.

2. Theorien und Hypothesen über Neurosekretion.

Die Lehre von der Neurosekretion ist auf theoretische Überlegungen angewiesen, wie jede andere Lehre auch. Grundlage hierfür sind morphologische Befunde am supraoptico-hypophysären System sowie der Nachweis besonderer Wirkstoffe. Vorgänge der Stoffbildung und -umsetzung sollen als zellbiologische Leistung im Zusammenhang erfaßbarer Strukturveränderungen verständlich werden. Hierzu bedarf es verschiedener Hinweise auf Neurone anderer Systeme und des Vergleiches mit Drüsenzellen. Doch das genügt offenbar nicht. Ebenso wichtig, wie das Auftreten der Granula und einzelner Wirkstoffqualitäten, sind die Entwicklungsvorgänge aus der indifferenten Zellmatrix bis zum Neuron, ferner die Veränderungen, die den Beginn der spezialisierten (sekretorischen) Leistung zeigen, sowie die Anpassungsvorgänge an Belastungen unter normalen und krankhaften Bedingungen und schließlich der Zelltod. Eine solche weitgespannte, aber nicht weniger auf jene eigenartige sekretorische Tätigkeit der Neurone ausgerichtete Theorie gibt es noch nicht. Allein unsere Kenntnisse in der allgemeinen Zellbiologie, die für spezielle Vorgänge maßstäblich ist, sind trotz beachtlicher Fortschritte während der letzten Jahre noch sehr lückenhaft.

Lücken können durch Hypothesen geschlossen werden. In ihrem Verhältnis zu unbestreitbaren Tatsachen bestimmen sie den Wert einer Theorie. Hypothesen sind mitunter unabwendbare Voraussetzungen zum Fortgang der Untersuchungen. Vieles, was früher hypothetisch war, ist heute als Tatsache erwiesen, und mit Zunahme der methodischen Möglichkeiten ist zu erwarten, daß Hypothesen beseitigt werden, aber wieder neue hinzukommen. Eine Gefahr ist, daß man zu leicht an Hypothesen festhält, verallgemeinert und sie mit Tatsachen verwechselt. Jede theoretische Überlegung muß zwischen Hypothesen und Tatbeständen gut unterscheiden können. Wenn das gelingt, so ist eine Theorie, auch wenn darin noch — unvermeidbare — Hypothesen enthalten sind, wertvoll. *Niemals sollte eine Hypothese selbst zur Theorie werden.*

Daß Neurone Stoffe (neuro-humorale Wirkstoffe) bilden, daß es eine „*Neurosekretion*" gibt, ist nicht mehr hypothetisch. Aber schon zur Unterscheidung zwischen einer „Neurosekretion im engeren Sinne" und „Neurosekretion im weiteren Sinne", wie sie auf S. 99 getroffen wurde, bedarf es theoretischer Überlegungen. — Hypothetisch sind z. T. noch unsere Vorstellungen von der Art und Weise, *wie* Wirkstoffe im Neuron entstehen und abgegeben werden, schließlich, *wie* dieser Vorgang morphologisch sichtbar wird, d. h. in welchem Verhältnis der morphologische Befund zur Wirkstoffbildung steht. Viele Mißverständnisse lassen sich darauf zurückführen, daß Tatbestände, Hypothesen, Theorien miteinander verwechselt werden.

Im folgenden soll auf verschiedene Hypothesen eingegangen werden, die sich auf lichtmikroskopische und elektronenmikroskopische Befunde sowie auf beides stützen.

aa) Neurosekretion: *ein Transportvorgang fertiger Sekretprodukte innerhalb des Neurons (sog. „Transporthypothese").*

Diese Vorstellung gründet sich auf Befunde von E. SCHARRER (1928—1937) am Nucleus praeopticus bzw. supraopticus und paraventricularis niederer und höherer Wirbeltiere. R. GAUPP und E. SCHARRER (1934) faßten die hierzu gehörigen Ganglienzellkörper wegen besonderer morphologischer Eigenschaften (Kolloidkörper, Granula u. a.) als „Zwischenhirndrüse" auf (vgl. S. 96ff.). Außerdem geht diese Vorstellung auf PALAY (1943/45) zurück; im wesentlichen aber hat sie seit der Entdeckung der anfärbbaren „Neurosekretprodukte" durch BARGMANN (1949) Eingang gefunden.

Nach der Transporthypothese sollen die anfärbbaren Neurosekretprodukte im Zellkörper der supraoptico-hypophysären Neurone entstehen („*Bildungsort*"), von hier aus über die Axone („*Neurosekretorische Bahn*") in den Hinterlappen („*Stapelort*") gebracht werden (BARGMANN, 1949; HILD, 1951). Das anfärbbare Neurosekret ist „Trägersubstanz" der Hormone (s. S. 81). Die Hormone (Vasopressin und Oxytocin) werden nach dieser Vorstellung ausschließlich im Ursprungsort des Systems gebildet und deswegen als „Hypothalamushormone" bezeichnet (vgl. S. 81 und 146). Der Vorgang des Transportes innerhalb des Neurons wird in dem von P. WEISS (1944) angenommenen Plasmastrom im Axon gesehen.

Experimentelle Untersuchungsergebnisse von HILD (1951), sowie von HILD u. ZETLER, die nach Durchtrennung der „neurosekretorischen Bahn" erhoben wurden, waren anfangs wesentliche Stütze der Hypothese. Man fand nämlich am proximalen Stumpfende reichlich Neurosekretgranula, was als „Anstauung" gedeutet wurde. Als weiterer Beweis für die Transporthypothese galt der Nachweis von hormoneller Aktivität im Gewebe aus hypothalamischen Kerngebieten, dem Nucleus supraopticus und paraventricularis (HILD und ZETLER, 1953). Für einen „Bildungsort" im Kerngebiet sprach die geringere hormonelle Aktivität und für einen „Stapelort" der Neurosekretprodukte im Hinterlappen die weitaus höhere Konzentration der Wirkstoffe (Verhältnis zwischen Vasopressin und Oxytocin [V:O] s. S. 107).

Auch elektronenmikroskopische Befunde wurden im Sinne der Transporthypothese gedeutet (BARGMANN und KNOOP, 1960; PALAY, 1955—1960; E. SCHARRER, 1952 u. a.). Als Äquivalent der lichtmikroskopisch darstellbaren Neurosekretprodukte wurden elektronendichte Granula in der Größenordnung von 620—1800 Å angesehen (s. S. 91 ff.). Ihr ubiquitäres Vorkommen in allen Abschnitten des Neurons verwertete man als weitere Stütze für den Transportvorgang fertiger Sekretprodukte innerhalb des Neurons. Danach entstehen die elektronendichten Granula im Golgi-Feld (als Produkt eines Zusammenspiels von sekretbildenden Zellorganellen — Ergastoplasma und Golgi-Lamellen).

In weiteren Beobachtungen wurde gezeigt, daß auch größere elektronendichte Granula vorkommen. PALAY (1960) fand sie beim Goldfisch und MURAKAMI (1962) bei der Maus (u. GECKO jap., 1961). Es bereitete gewisse Schwierigkeiten, auch für die großen elektronendichten Granula einen Transportvorgang vom Zellkörper bis zum Axonende anzunehmen. MURAKAMI (1962) weist deshalb mit Nachdruck darauf hin, daß für den Transport zum peripheren Axonende lediglich die kleinen osmiophilen Granula geeignet seien; die größeren sollten deshalb nicht als „Elementargranula" bezeichnet werden. Auch nimmt MURAKAMI nicht an, daß die größeren Granula aus den kleineren hervorgehen.

Große Bedeutung erlangt in diesem Zusammenhang die Frage nach dem Verhältnis zwischen elektronendichten Granula und den sog. „synaptischen Vesikels" (DE ROBERTIS u. Mitarb., 1954). Möglicherweise haben beide Formen miteinander nichts zu tun; es muß allerdings hervorgehoben werden, daß es auch Granula mit aufgelockerten Strukturen und besonderen Membranen gibt. Jedenfalls läßt das elektronenmikroskopische Bild eine Polymorphie der Granula erkennen. Wahrscheinlich sind die Granula selbst Veränderungen unterworfen, deren Ursache und Bedeutung wir noch nicht kennen (Abb. 64 und 65, S. 92 u. 93).

Auch von seiten der Anhänger der Transporthypothese wird eine Änderung der Granula nicht bestritten. Man spricht dann von Vorstufen, die in der speziellen Form noch nicht zu erfassen sind. An einem Umwandlungsprozeß von Sekretgranula auf dem Transportwege wurde schon gedacht, als man lediglich vom lichtmikroskopischen Befund ausging und feststellte, daß es Abschnitte im Neuron gibt, die praktisch kein anfärbbares Neurosekret zeigen (BARGMANN u. Mitarb., 1953, 1954; siehe auch die Ausführungen über Anfärbbarkeit und Darstellbarkeit S. 104).

Die Transporthypothese hat sich rasch verbreitet und wurde von den meisten Untersuchern angenommen. BARGMANN (1966) hat kürzlich in einem erweiterten Schema von SCHARRER (1963) den Neurosekretionsvorgang im Sinne der Transporthypothese dar-

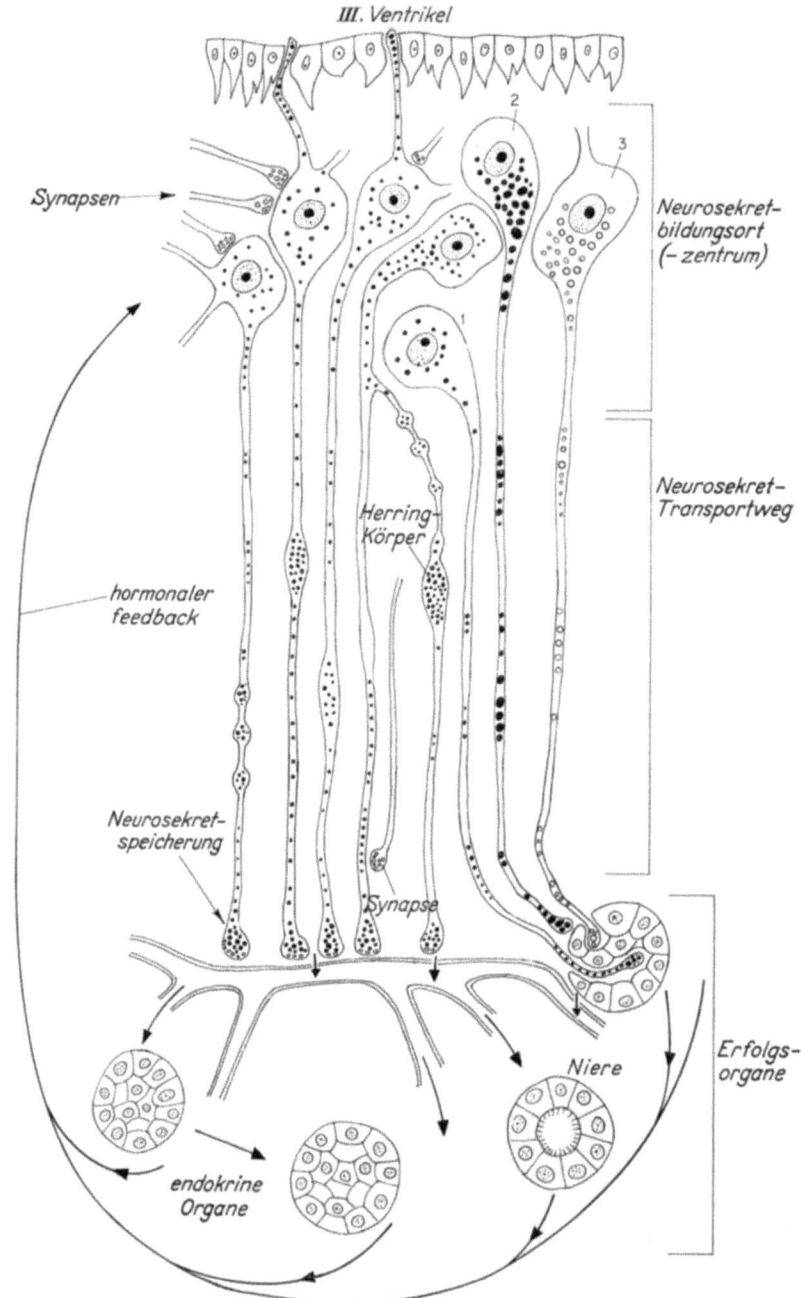

Abb. 74. *Verallgemeinertes Schema vom neurosekretorischen System* nach BARGMANN (1966) unter Verwendung einer Darstellung von SCHARRER u. SCHARRER (1963). *Links:* sekretorische Neurone, deren Fortsätze an Gefäßen endigen. Einige nehmen auch Beziehung zum 3. Ventrikel auf. *Rechts:* (1) Sekretorisches Neuron, das zu epithelialen Drüsenzellen (Pars intermedia) hinzieht (entsprechende Verhältnisse am Corpus allatum, B. SCHARRER). (2 und 3) Sekretorische Neurone mit unterschiedlichen Elementargranula und entsprechend unterschiedlicher Beziehung zu Drüsenzellen (in Anlehnung an Fr. KNOWLES). Die Pfeile weisen auf verschiedene Möglichkeiten von Einflußnahmen.

gestellt, dabei auch die unterschiedliche Topographie berücksichtigt (Abb. 74). Wie im Schema zu entnehmen ist, gibt es Neurone, die ihre Sekretprodukte an die Gefäße abgeben, und andere, die direkt mit dem Drüsenparenchym in Verbindung treten. Näheres ist dem Schema zu entnehmen.

bb) Neurosekretion: *ein örtlicher Vorgang nach Art der „neuronalen Reaktionsweise"*.

Nach dieser Vorstellung werden die sog. „Neurosekretgranula" als Ergebnis eines stofflichen Umwandlungsprozesses gesehen, der an *allen* Stellen des Neurons — also ubiquitär — morphologisch manifest werden kann. Die stärkste Manifestation, so wird festgestellt, findet sich stets im Terminalabschnitt eines jeden Neurons, gleichgültig ob dieses bereits im Kerngebiet, im Infundibulum oder erst im Hinterlappen endigt. Der Ganglienzellkörper steht in der Regel an Intensität der Anfärbbarkeit zurück.

Liegt das Hypothetische jener zuerst genannten Vorstellung im Transport fertiger Sekretprodukte vom Zellkörper bis zum Axonende, so wird hier das Auftreten von Neurosekret als Folge eines *örtlich umschriebenen* Prozesses (stofflicher Umwandlung) angesehen. Der Zellkörper ist nach der vorliegenden Hypothese nicht im Sinne eines Produktionsortes aufzufassen; er ist „trophisches Zentrum" mit dem Zweck, die Voraussetzungen zur Wirkstoff- und Neurosekretentstehung zu schaffen. Der Prädilektionsort für letztere ist die *nucleo-distale Axonstrecke* des Neurons.

Die Hypothese, wie sie von Spatz u. Mitarb. (1951—1953) inauguriert wurde, weist auf Vorgänge in anderen Neuronen hin, sowie auf das Vorkommen nucleodistaler Sekretprodukte in Drüsenzellen und versucht auf diese Weise das Doppelwesen der supraoptico-hypophysären Neurone in ihrer Eigenschaft als Nervenzellen *und* Drüsenzellen verständlich zu machen (vgl. S. 97).

Zunächst sollte der Vergleich mit Drüsenzellen (nach der Auffassung von Spatz, 1951 und 1953) nichts anderes zum Ausdruck bringen als eine widerspruchslose Erweiterung des Begriffes „Zwischenhirndrüse" (s. S. 96ff.) und eine zwanglose Einordnung morphologisch konstanter Befunde am Orte der Endigungen der Axone in einen Sekretionsvorgang, der hauptsächlich im Hypophysenhinterlappen sich abspielt. Diepen et al. (1954, 1958, 1959) gingen bei der Deutung mehr von den Nervenzelleigenschaften aus, indem sie auf schon lange bekannte, morphologisch faßbare Zell*reaktionen* anderer Neurone hinwiesen, die nicht zum supraoptico-hypophysären System gehören.

Nicht Identität, sondern Analogie morphologischer Befunde an anderen Neuronen führten zu der Annahme, daß zur Entstehung des Neurosekretbildes Vorgänge in den supraoptico-hypophysären Neuronen nach Art der „*neuronalen Reaktionsweise*" ablaufen. Darin liegt der Gegensatz zur Transporthypothese.

Zuerst haben E. Hagen (1951) und Christ (1951) unabhängig voneinander das Auftreten der Neurosekretprodukte als Folge eines lokalen Umwandlungsprozesses gedeutet. E. Hagen (1951—1959) und Ph. Stöhr jr. (1951, 1957) sprechen von einer „*physiologischen Degeneration*": Nicht nur das Cytoplasma sollte einem solchen Umwandlungsprozeß unterworfen sein, sondern auch das Axon. E. Hagen führt sogar einen Teil der sog. Herring-Körper auf zerfallene Ganglienzellen zurück. Ähnliche Vorstellungen (holokriner Zerfall!) haben Roussy u. Mosinger (1953), wenn sie von „Neurolyse physiologique" sprechen. — Eine solche allein auf *Destruktion* hinweisende Deutung konnte aber dem Vorgang einer Hormon*synthese* kaum gerecht werden.

Aufgrund der Feststellungen von Christ (1951), wonach die bekannten Axonauftreibungen im Silberbild den sog. „Herring-Körpern" im Neurosekretbild äquivalent sind, durch beide Behandlungsmethoden zwar nicht identisch, aber doch ortsgleiche Zustandsänderungen am Axon erfaßt werden können, wurden später die Untersuchungen erweitert und auf alle Strecken des Neurons (Abb. 40, S. 63) ausgedehnt, die Befunde von Zell- und Faserbildern der supraoptico-hypophysären Neurone mit Neuronen anderer Systeme verglichen (Diepen und Engelhardt, 1958; Christ, Engelhardt u. Diepen, 1958). *Entscheidend hierfür waren die Untersuchungen in der Ontogenese, die erkennen ließen, daß der „Sekretionsprozeß" in Form färberisch darstellbarer Granula in der distalen Endstrecke des Systems (Hinterlappen) zuerst in Erscheinung tritt* (Diepen, Engelhardt u. Smith-Agreda, 1954).

Der Vergleich mit den Vorgängen in anderen Neuronen wird durch experimentelle Befunde nach Axondurchtrennung (Abb. 75) gestützt: Die distale abgetrennte Axonstrecke degeneriert (Wallersche Degeneration); die proximalen Abschnitte des Neurons (proximales Stumpfende, perikaryonnaher Axonabschnitt und Zellkörper) verändern sich im Sinne der sog. „primären Reizung Nissls". Am proximalen Stumpfende entstehen Axonauftreibungen, die bei Anwendung der Silberimprägnation besonders eindrucksvoll erkennbar sind und noch eine Strecke weit oberhalb das Axon verändern. Größere und kleinere Axonauftreibungen reihen sich in gewissen Abständen hintereinander, so daß der Eindruck einer „Perlschnurfaser" entsteht (vgl. S. 84, Abb. 59). Diese Befunde wurden an anderen Neuronen bereits von Cajal (1913) und von Spatz (1921) näher beschrieben. Abb. 75 zeigt im Schema den Sachverhalt, wie er nach zellkörper*naher* und zellkörper*ferner* Läsion vorliegt: ein Neuron ist *um so mehr gefährdet, je näher die Axonläsion dem Zellkörper liegt.*

Die beschriebenen Veränderungen werden nun unter der Bezeichnung „*neuronale Reaktionsweise*" zusammengefaßt und auf das Neurosekretbild der supraoptico-hypophysären

Neurone übertragen. Was in der Transporthypothese als „Neurosekretstauung" nach Axonläsion am proximalen Stumpfende angesehen wird, ist unter Hinweis auf die Reaktionsweise anderer Neuronen ein *örtlich sich manifestierender substantieller Umwandlungsprozeß*. Der Zellkörper hat teil an diesem Vorgang, aber auf andere Weise, als sie das Bild vom Sekrettransport, vom ständigen Nachschub fertiger Sekretprodukte vermittelt.

Die Bevorzugung der nucleo-distalen Axonstrecke für das Auftreten von Neurosekret ist offensichtlich. Sie gilt für das Sekretbild unter normalen Bedingungen, wie auch für

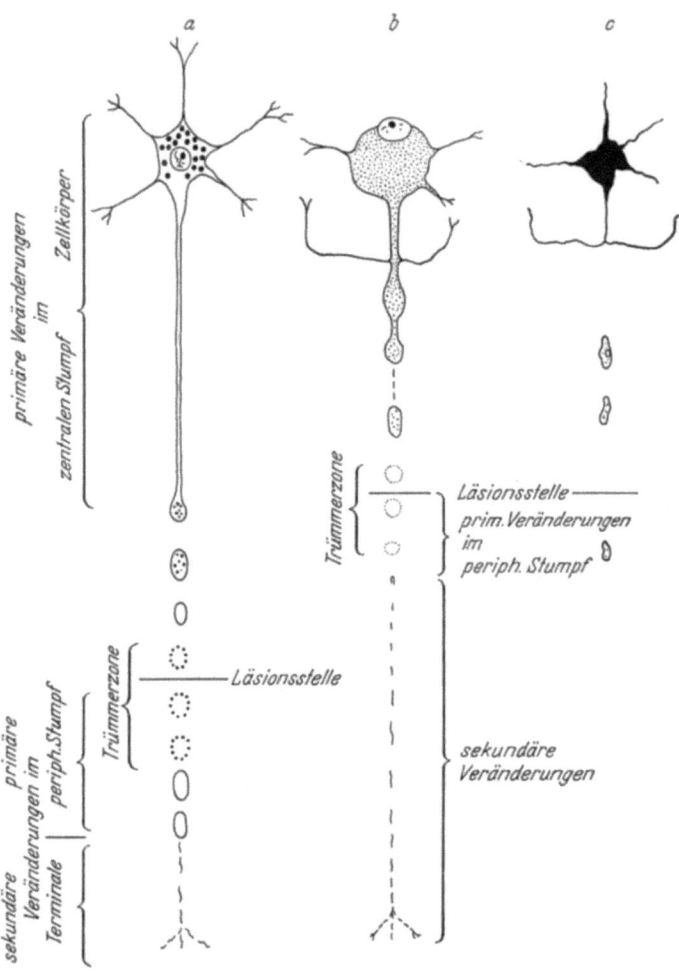

Abb. 75. *Ganglienzellreaktion nach axonaler Läsion.* Distal von der Läsionsstelle: Wallersche-Degeneration, proximal: retrograde Reaktion („primäre Reizung Nissls"). Nach Spatz (1921). Schema. Die retrograden Veränderungen sind abhängig u. a. vom Ort der Läsion (bzw. Distanz zwischen Läsionsstelle und Zellkörper). a Distale Läsion; b besonders ausgeprägte Zellreaktion bei Läsion am proximalen Axon-Abschnitt; c möglicher Zelltod. Näheres im Text.

die Verteilung der Sekretgranula unter besonderer Belastung, gleichgültig, ob das System in der Ausgangslage insgesamt sekretreich ist (wie beim Hund) oder Kerngebiet und Tuberstrecke, wie beim Menschen und den meisten Säugern, praktisch neurosekretfrei sind (Abb. 46a und b; S. 69). Auch in der Ontogenese wird die Endstrecke bevorzugt.

Neurosekret tritt färberisch darstellbar zuerst im Hinterlappen auf (vgl. S. 75). An dieser gesetzmäßigen Bevorzugung der Endstrecke ändert auch eine Axondurchtrennung nichts. Mit dem Eingriff wird lediglich die *Endstrecke* vorverlegt. Axonregenerate am proximalen Stumpf sind als neurosekrethaltige Gebilde dem Hinterlappen strukturäquivalent und offenbar fähig, die Hinterlappenfunktion zu ersetzen (vgl. „ektopische Hinterlappenformation" S. 89).

DIEPEN (1962) faßt die Befunde, die im Neurosekretbild und bei Anwendung der Silberimprägnation an den supraoptico-hypophysären Neuronen vorliegen, in einem Schema zusammen (Abb. 76). Das Schema will zum Ausdruck bringen, daß diejenigen Stellen, die sich im Silberpräparat durch Veränderungen der axonalen Strukturen auszeichnen, auch besonders reich an Neurosekret sind. Sicher erfassen die beiden Behandlungsmethoden ganz unterschiedliche Phasen in der Neurosekretentstehung (vgl. Beobachtung von CHRIST, 1951, die sich auf den Vergleich von Befunden an „Herring-Körpern" bezieht); auch muß man annehmen, daß Gomori-Färbung und Silberimprägnation nicht identische Strukturveränderungen darstellen, wohl aber *ortsgleiche* Vorgänge. Das Erscheinungsbild entspricht jedenfalls der „neuronalen Reaktionsweise". Und darauf legt die Hypothese besonderen Wert. Außerdem wird hervorgehoben, daß das Neurosekretbild beim Hund als Sonderfall nicht so sehr geeignet ist, das Gesetzmäßige im Erscheinungsbild der morphologischen Veränderungen zu erfassen. Das Schema (Abb. 76) weist darauf hin.

Die vorliegende Hypothese spricht sich eindeutig gegen den Transport fertiger Neurosekretprodukte vom Perikaryon bis zum Axonende aus. Welche Vorgänge zwischen Zellkörper und Axonende allerdings ablaufen, und welche von ihnen als Voraussetzung der örtlichen Neurosekretbildung in Frage kommen, wird von der Hypothese nicht berührt.

Besondere Beachtung verdienen an dieser Stelle jene vor kurzem mitgeteilten Untersuchungen, wonach *exstirpierte Axonteile des Systems (z. B. aus der Infundibulumstrecke) in der Lage sind, in vitro aus zugeführten Aminosäuren Oktapeptide zu synthetisieren.* (SACHS u. Mitarb. 1964). Wenn auch die Autoren zur Erläuterung und Deutung ihrer Ergebnisse Transportvorgänge und Umwandlungen von Sekretprodukten anführen, so steht wohl kaum außer Zweifel, daß *örtliche Bedingungen im Axon zur Synthese* der Oktapeptide (Hinterlappenhormone) eine Rolle spielen. Vielleicht sind jene hochdifferenzierten Strukturen im Golgi-Feld für die Biosynthese der relativ einfachen Oktapeptide gar nicht in dem Maße erforderlich, wie für die Bildung hochwertiger großmolekularer Proteine. Die Proteinsynthese wäre dann nicht der rechte Maßstab für die Biosynthese der Oktapeptide (Hinterlappenhormone). Jedenfalls würde eine solche Vorstellung nicht im Widerspruch zu den jüngsten Erfahrungen aus der Biochemie stehen (persönliche Mitteilung von Herrn Prof. DIEHL, Karlsruhe). Wir weisen hier auf die Untersuchungen von CHRIST (1962), woraus hervorgeht, daß in vivo vom Neuron *abgetrennte Axone* noch vor Einsetzen der Wallerschen Degeneration besonders stark neurosekrethaltig werden.

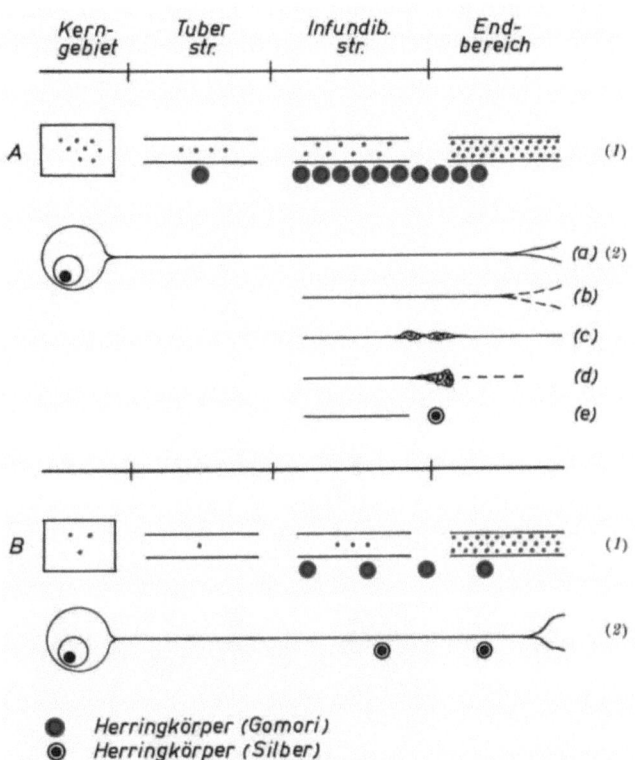

Abb. 76. *Supraoptico-hypophysäres Neuron (Schema)*. Vergleich zwischen den Befunden im Gomori-Bild (*1*) und Silber-Bild (*2*) nach DIEPEN (1962). A Beispiel eines in allen seinen Abschnitten neurosekrethaltigen Neurons (Hund); B weitaus geringeres Vorkommen von Neurosekretprodukten in proximalen Abschnitten des Neurons. Stets intensiver Neurosekretgehalt bei beiden Formen (A, B) im Endstreckenbereich der Axone. Entsprechendes distalbetontes Vorkommen der Herring-Körper und von Axonveränderungen im Silberbild. — Aus DIEPEN (1962). Näheres im Text.

Es gibt eine Hypothese, die vornehmlich von elektronenmikroskopischen Untersuchungen ausgeht. Davon soll im folgenden abschließend die Rede sein.

cc) Neurosekretion: *eine in proximo-distaler Richtung („along the axon") ablaufende Synthese neurosekretorischen Materials.*

Unter Hinweis auf elektronenmikroskopische Befunde am supraoptico-hypophysären System der Kröte treten GERSCHENFELD, TRAMEZZANI u. DE ROBERTIS (1960) für eine im Neuron fortschreitende Synthese elektronendichter Granula ein. Das Hypothetische

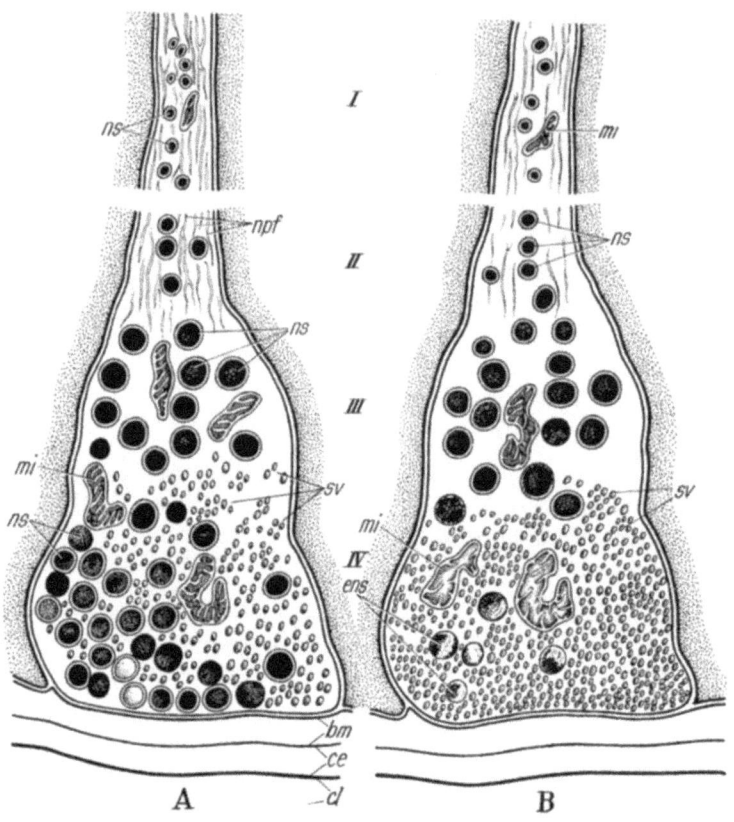

Abb. 77. *Schema zur Entstehung und Verteilung von Elementargranula (Neurosekretäquivalente) im Axon eines supraoptico-hypophysären Neurons (Kröte)* nach GERSCHENFELD, TRAMEZZANI u. DE ROBERTIS, 1960. A normale Verhältnisse; B nach chronischer Dehydratation. Beachte die unterschiedliche Konzentration der Elementargranula und ihr Verhältnis zu den sog. „synaptischen vesicles". *ns* „Neurosekretgranula"; *sv* synaptische vesicles; *npf* Neuroprotofibrillen; *mi* Mitochondrien; *bm* Basalmembran; *ce* Capillarendothel; *cl* Capillarlumen. Näheres im Text; s. auch S. 92—96

dieser Vorstellung liegt darin, daß stoffliche Änderungen in proximo-distaler Richtung zur Herstellung fertiger Sekretprodukte ablaufen, vergleichbar einem Reifungsvorgang, der möglicherweise in jedem Axonabschnitt, in der Regel aber am Axonende abschließt. Die Autoren fanden in allen Axonabschnitten Neurosekretgranula verschiedener Größe und gelangten zu einer Streckeneinteilung nach Regionen: Region I (entspricht unserer Tuberstrecke S. 72) enthält Elementargranula von 620 Å; Region II (Hilus des Hinterlappens): 1350 Å; Region III (präcapilläre Abschnitte im Hinterlappen): 1500 Å und Region IV (Terminalgebiet im Hinterlappen): 1150 Å. In dem letztgenannten Bereich (IV) fanden sie reichlich synaptische Vesikel, außerdem optisch leere „Elementargranula" (Abb. 77; vgl. Abb. 66 und 67, S. 94 u. 95). Bei Hydratation nehmen die synaptischen Vesikel zu, dafür geht im gesamten Terminalgebiet (IV) die Zahl elektronendichter Granula zurück, die Anzahl der optisch leeren Granula erhöht sich.

DE ROBERTIS u. Mitarb. (1960) befassen sich an Hand von elektronenmikroskopischen Befunden mit der Umwandlung bestimmter Granula (vgl. Untersuchungen von HELLER, 1960; vgl. S. 93, Abb. 65). Auch berichten sie über Umwandlungen von Mitochondrien, synaptischen Vesikels und caniculären Formationen. Die Neurosekretprodukte sind den Elementargranula analoge Gebilde, die im Neuron aus noch nicht feststellbaren Stoffen unter Mitwirkung bestimmter Strukturen über Vorstufen zu einigermaßen definierbaren Granula bereitet werden. Im Endigungsbereich können die elektronendichten Granula erneut (je nach funktioneller Belastung mehr oder weniger intensiv) einem Umwandlungsprozeß unterworfen sein. Wahrscheinlich ist hieran die Vermehrung (bzw. Verminderung) der synaptischen Vesikels verknüpft.

Wenn auch die vorliegende Hypothese grundsätzlich mit Transportvorgängen rechnet, so liegt ihr Schwerpunkt doch in der Annahme von Stoffumwandlungen innerhalb des gesamten Neurons, die den Zweck haben, an verschiedenen Stellen — *meist distal* — morphologisch faßbare Sekretprodukte zu bilden. Dieser als fortschreitende Synthese bezeichnete Vorgang ("along the axon") ändert sich unter funktioneller Belastung.

Die Hypothese will die Vielgestaltigkeit der elektronenoptischen Neurosekretäquivalente (Elementargranula) einem einheitlichen Prozeß zuordnen, in dem nicht nur der Zellkörper, sondern auch axonale Strukturen einbezogen sind. Der Stofftransport in proximo-distaler Richtung spielt eine Rolle, wohl aber nicht im Sinne eines Transportes fertiger Sekretprodukte.

h) Die Pars intermedia und ihr Kontakt mit dem Hypophysenhinterlappen. Die Distale adeno-neurohypophysäre Kontaktfläche.

1. Allgemeines.

Es gibt keinen Kontakt zwischen den beiden Hauptlappen der Hypophyse, dem Vorderlappen und dem Hinterlappen. Diese Tatsache spricht im Sinne einer deutlichen Unterscheidung zwischen einem Hinterlappen- und einem Vorderlappensystem. Wenn in der distalen (intrasellären) Hypophyse ein adeno-neurohypophysärer Kontakt vorliegt, so ist das nicht der Vorderlappen, sondern immer die Pars intermedia, die den Kontakt mit dem Hinterlappen herstellt. In der Regel liegt zwischen der Pars intermedia und dem Vorderlappen die Hypophysenhöhle, wodurch ein unmittelbarer Kontakt zwischen dem Vorderlappen und dem Hinterlappen vollends unmöglich wird. Fehlt die Pars intermedia, wie z. B. beim Wal (s. S. 48), so tritt an ihre Stelle ein Bindegewebsseptum, das den Hinterlappen vom Vorderlappen noch deutlicher scheidet und eine morphologische Beziehung zwischen beiden ebenfalls nicht zuläßt. Beim erwachsenen Menschen (Abb. 78, 79 und 80) findet sich an Stelle der Pars intermedia ein Restgewebe („*Zona intermedia*", ROMEIS, 1940), aber auch reichliche Bindegewebe (Abb. 79). Die Hypophysenhöhle ist obliteriert und nur vereinzelt ist die Zona intermedia von kleineren oder größeren unregelmäßigen Cysten durchsetzt. Möglicherweise handelt es sich hierbei um Reste der ehemaligen Hypophysenhöhle (sog. „Rathkeschen Cysten", s. S. 39).

Demzufolge würden die Auskleidungen solcher Cysten von jenen Zellelementen herzuleiten sein, die einerseits vom Vorderlappenterritorium, andererseits vom Zwischenlappenterritorium stammen (s. S. 22 und 26). Diese Feststellung setzt jedoch eine Determination adenohypophysären Gewebes in der Entwicklung voraus, was aber an Hand bisher vorliegender Befunde nicht in der notwendigen Weise möglich ist. Ein solcher Nachweis würde auch für die hier aufgeworfene Frage eines Kontaktes zwischen Drüsenzellen und Hinterlappen nicht entscheidend sein.

Tatsächlich ist mitunter jenes Restgewebe beim Menschen so spärlich vorhanden, daß man bei oberflächlicher Betrachtung einen Kontakt zwischen Vorder- und Hinterlappen annehmen könnte. Diese unzutreffende Vorstellung wird noch dadurch begünstigt, daß man fälschlicherweise als Hypophyse lediglich den Teil ansieht, der in der Sella liegt, und die supraselläre Hypophyse, den Hypophysenstiel, nicht beachtet, seine Bedeutung speziell für die hypothalamische Einflußnahme auf die Vorderlappenfunktionen verkennt.

Die Verhältnisse an der Distalen adeno-neurohypophysären Kontaktfläche werden übersichtlicher, wenn wir Befunde aus Phylo- und Ontogenie zu Rate ziehen (S. 45ff. bzw.

19ff.). Wir entnehmen daraus nicht nur die bereits erwähnte Rückbildungstendenz oder das Fehlen des Zwischenlappens bei bestimmten Formen, sondern vielmehr beachtenswerte Variationen, die wahrscheinlich Zeichen funktioneller Anpassung sind. Es ist uns heute noch nicht möglich, eine Gesetzmäßigkeit zu erkennen. Meistens werden die Vorgänge am distalen Kontakt zu sehr im Zusammenhang der Bildung melanophorenstimu-

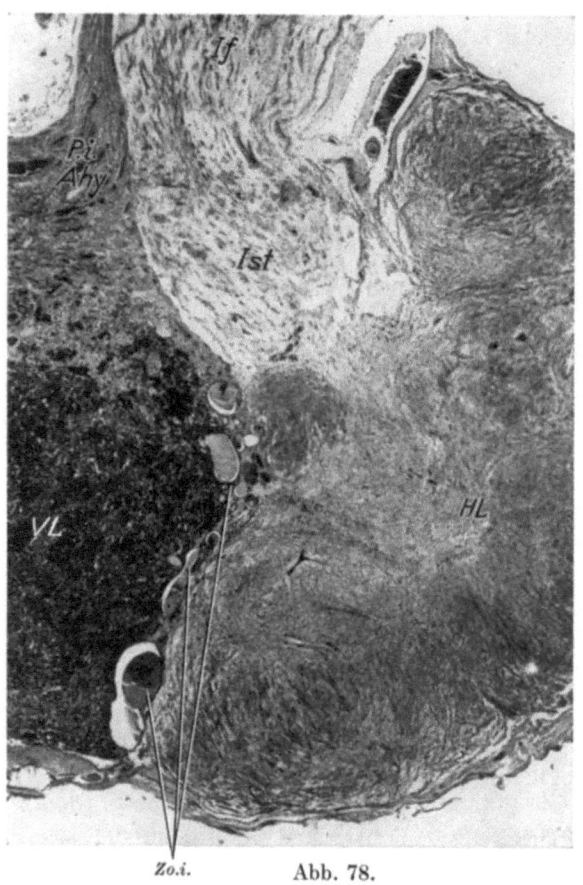
Abb. 78.

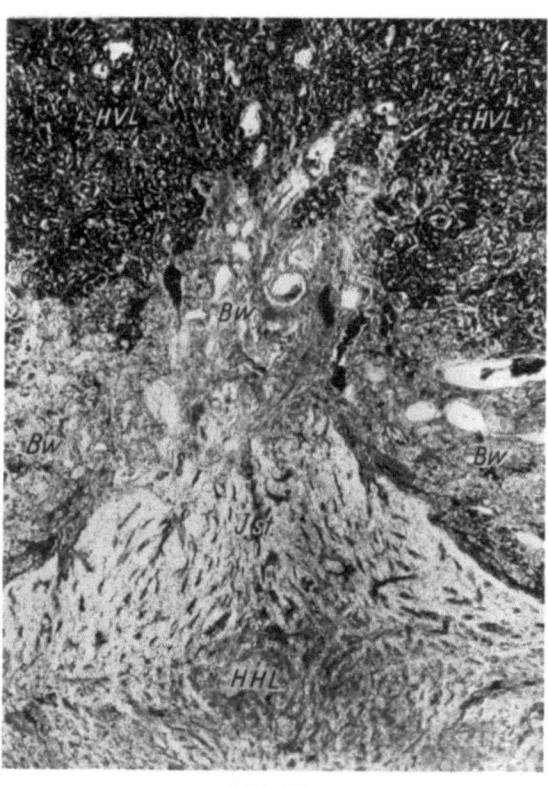
Abb. 79.

Abb. 78. *Menschliche Hypophyse (Ausschnitt)*, mit „Zona intermedia" sagittal (aus DIEPEN, 1962), Chromalaun-Hämatoxylin-Färbung nach GOMORI. Zahlreich Cysten in der Zona intermedia. Wenig Neurosekret im Bereich der Infundibulumstrecke (*If.*) und im Infundibularstiel (*Ist.*). Hier vereinzelt Herring-Körper, an der intensiven umschriebenen Anfärbung erkennbar. Demgegenüber mehr feinverteilte Neurosekretprodukte im Bereich der Endaufsplitterungen im Hinterlappen. *VL*. Hypophysenvorderlappen; *HL* Hypophysenhinterlappen; *Zo.i.* Zona intermedia; *Pi.Ahy.* Pars infundibularis adenohypophyseos. Vergr. 15fach.

Abb. 79. *Intraselläre (distale) Hypophyse des Menschen.* Schräghorizonttalschnitt durch die Gegend des Infundibularstammes Hinterlappen (HHL) angeschnitten. Chromalaunhämatoxylin-Phloxinfärbung nach GOMORI. Zwischen Infundibularstamm und Hypophysenvorderlappen (HVL) reichhaltiges Bindegewebe (Bw), dessen Anordnung und Ausmaß nicht mit dem pathologischen Zustand einer „Fibrose" verwechselt werden darf. Ein unmittelbarer Kontakt zwischen neurohypophysärem und adenohypophysärem Teil ist hier nicht erkennbar. Näheres im Text. Vergr. 30fach. Vgl. Abb. 80.

lierender Hormone (MSH) bei Kaltblütern gesehen und zu wenig bedacht, daß MSH auch bei Warmblütern, so beim Menschen vorkommt, obwohl dieser keinen regelrechten Zwischenlappen hat. Möglicherweise lassen sich aus den Verhältnissen am distalen Kontakt mehr grundlegende Befunde für die Beziehung zwischen adeno- und neurohypophysärem Gewebe herleiten, als man bisher annahm. Elektronenmikroskopische Untersuchungsergebnisse aus jüngster Zeit weisen darauf hin. Physiologie und Biochemie sind seit den letzten Jahren bemüht, die Struktur von MSH aufzuklären und weitere Wirkungseigenschaften kennenzulernen (LERNER u.a., 1958).

Die frühere Vorstellung, wonach der Zwischenlappen als „Epithelsaum" des Hinterlappens und dessen Drüsenparenchym angesehen wurde, hat heute keine Gültigkeit mehr. HERRING (1908) hat sich eingehend mit der Beziehung „Pars intermedia — Hinterlappen" befaßt und auf die in der Nähe der Zwischenlappenzellen liegenden Kolloidkörper, die wir heute als Produkte der Nervenendigungen des Tractus supraoptico-hypophyseus nachweisen können, aufmerksam gemacht. Noch BIEDL (1929) nannte den Zwischenlappen die „Stoffwechseldrüse" schlechthin. BERBLINGER (1939) hat als erster heftig widersprochen, indem er u. a. auf die „Verkümmerung" der Pars intermedia beim Menschen hinwies. — Grundlegende Untersuchungen zur Klärung der hormonellen Leistung des „Epithelsaumes" einerseits und des Hinterlappens andererseits, verdanken wir TRENDELENBURG und seinem damaligen Mitarbeiter VAN DYKE (1926). Sie konnten die kurz vorher gemachten Beobachtungen von SWINGLE (1921), HOGBEN und WINTON (1922), sowie HOUSSAY und UNGAR (1924), wonach der Zwischenlappen im Pigmenthaushalt eingreift, bestätigen. Sie fanden in der Pars intermedia von Kaltblütern eine hohe Konzentration melanophorenstimulierenden Hormons, im Hinterlappen aber nicht.

Der Hypophysenhinterlappen kommt zur Verrichtung seiner Funktion offenbar ohne die Pars intermedia aus; umgekehrt jedoch trifft diese ausschließliche Feststellung nicht zu. Verschiedene Beobachtungen, besonders an Fischen und anderen Kaltblütern, weisen darauf hin, daß mit einer direkten Einflußnahme des Hypophysenhinterlappensystems auf die Funktion der Pars intermedia zu rechnen ist (SCHARRER, 1932; BARGMANN, 1966; KNOWLES, 1958, 1959 u. a.), doch grundsätzlich nicht im Sinne einer direkten Innervation, sondern über die adeno-neurohypophysäre Kontaktfläche. KNOWLES (1965) findet sogar zwei verschiedene Fasersysteme, die mit der Pars intermedia in Kontakt kommen und offenbar unterschiedliche Funktionen ausüben (Abb. 68, S. 96). Auch bei den meisten anderen poikilothermen Wirbeltieren und Carnivoren sowie anderen Vertebraten läßt sich auf Grund der morphologischen Befunde eine funktionelle Beziehung zwischen Hinterlappen und Pars intermedia nicht ohne weiteres leugnen. Auch finden wir Veränderungen am Hypophysenhinterlappen, die sich am Zwischenlappen auswirken, bzw. diesseits und jenseits der Distalen adeno-neurohypophysären Kontaktfläche vorkommen. Bei der Beurteilung des morphologischen Bildes wird man jedoch stets von der Frage ausgehen müssen, inwieweit Zeichen einer Rückbildungstendenz des Zwischenlappens bereits vorhanden sind.

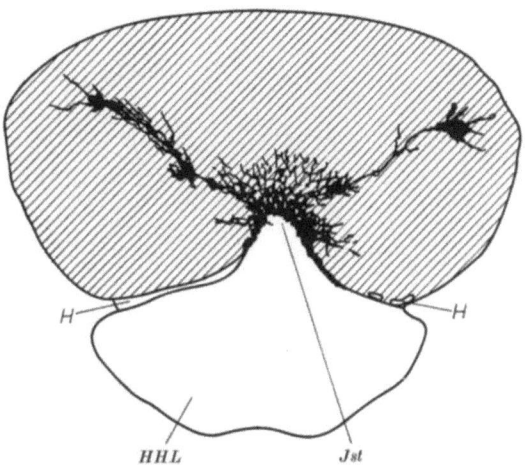

Abb. 80. *Horizontalschnitt durch die intraselläre Hypophyse eines Menschen* (Ergänzungsschema zu Abb. 79). Anhäufung von Bindegewebe (schwarz) zwischen Vorderlappen (schraffiert) und Infundibularstamm (*Ist.*), von hier aus „Bindegewebsflügel" in den Vorderlappen beiderseits vordringend (Rest der „Bindegewebskörbchen" in der Ontogenese, vgl. Abb. 14, S. 25 und Abb. 17, S. 27). *HHL* Hinterlappen; *H* Rest der Hypophysenhöhle. — Nach PIETSCH (1930).

Mit zunehmender Kenntnis der Morphologie des Hinterlappens, insbesondere seines funktionstragenden Parenchyms, der neurosekretorischen Fasern des Tractus supraoptico-hypophyseus, haben sich neue Ansatzpunkte ergeben, die nicht nur für die deskriptive Morphologie, sondern auch für das experimentelle Vorgehen zur Klärung der Beziehung zwischen Hinterlappen und Zwischenlappen erfolgversprechend erscheinen. Begünstigt wird dieser Weg seit Anwendung der Gomori-Färbung. Die Methode ist in ihrer histophysiologischen Bedeutung sicher noch nicht erschöpft. Elektronenmikroskopische Befunde kommen hinzu (s. S. 91 ff. und 106).

In diesem Zusammenhang interessiert uns u. a. das Auftreten adenohypophysärer Zellen im Territorium des Hinterlappens, jener rätselhafte, nicht sehr häufige, aber doch auffällige Befund, den wir als „Invasion" zu deuten geneigt sind. Mit einem regelrechten adeno-neurohypophysären Kontakt haben diese Verhältnisse wohl nichts Gemeinsames; es entsteht aber die Frage nach den Bedingungen, die auf beiden Seiten der Hypophysenparenchymteile zu suchen sind. Und insofern gehören sie zu unserem Thema. Näheres hierüber im nächsten Kapitel.

2. Die Zona rostralis und Zona caudalis des Zwischenlappens. Die sog. „Basophileninvasion".

Abb. 81 zeigt einen Schräghorizontalschnitt durch die Distale (intraselläre Hypophysäre) von der Katze (Gefäßinjektionsbild und Gomori-Bild). Wir entnehmen den beiden Abbildungen einige topographisch-histologische Merkmale, die für unsere weiteren Betrachtungen wesentlich sind. Bis auf einen hier nicht dargestellten dorso-caudalen Ab-

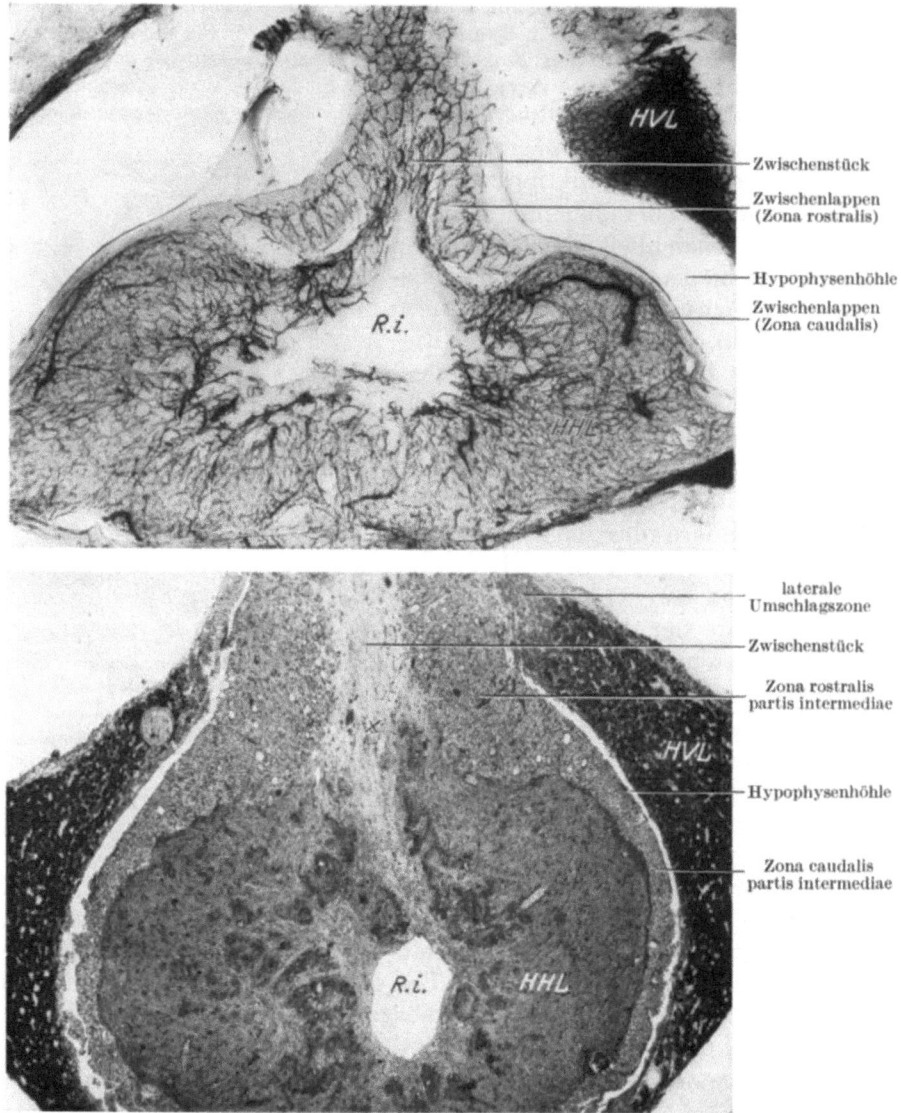

Abb. 81. *Intraselläre Hypophyse (Katze)*. Oben Tuscheinjektionspräparat, unten Neurosekretfärbung (GOMORI). Hohe Konzentration an Neurosekret in der Umgebung der Gefäße. Besonders viel Neurosekret in der Nähe des Recessus infundibuli (starke Vascularisation *und* Nähe des Liquorraumes, vgl. Abb. 55, S. 78), weitaus mehr als im Bereich der distalen adeno-neurohypophysären Kontaktfläche. *HHL* Hypophysenhinterlappen; *HVL* Hypophysenvorderlappen. Vergr. etwa 30fach; aus ENGELHARDT, 1962.

schnitt, ist der gesamte Hypophysenhinterlappen vom Zwischenlappen umgeben. Die Kontaktfläche ist glatt („primitiver Zustand", vgl. S. 33 und 45). Ganz im Gegensatz zu jener bekannten „Verzahnung", wie wir sie bei Fischen (z. B. Hecht) finden (DIEPEN, 1962). Quantitativ überwiegt der Hypophysenhinterlappen gegenüber dem schmalen Saum des Zwischenlappens. Oralwärts allerdings ändert sich das Verhältnis zwischen adeno- und neurohypophysärem Parenchym. Der Zwischenlappen wird wesentlich breiter; er füllt die vom „infundibular stem" („Zwischenstück", NOWAKOWSKI, 1951) und dem

Hinterlappen gebildeten Nische praktisch vollkommen aus. Gerade diese Zone des Zwischenlappens ist cystenreich. Wir nennen sie „Zona rostralis partis intermediae" und stellen diese dem erwähnten schmalen Saum des Zwischenlappens, der „Zona caudalis partis intermediae" (ENGELHARDT, 1962) gegenüber. Ein weiterer wichtiger Befund ergibt

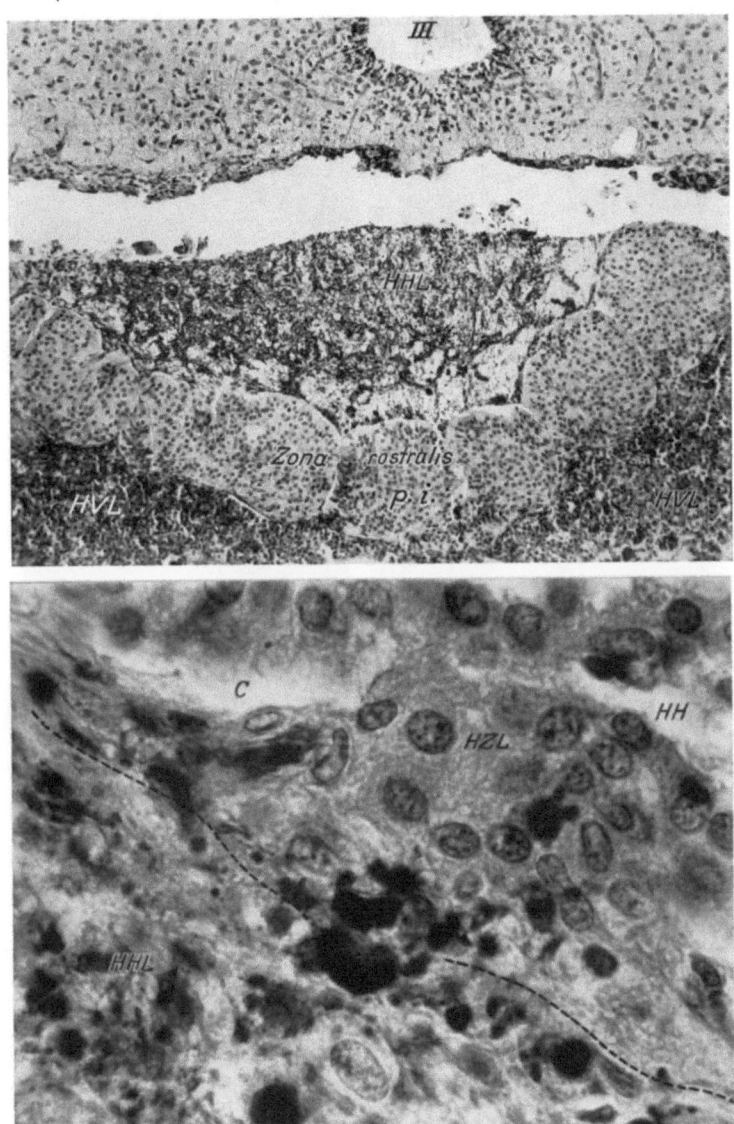

Abb. 82. *Distale Hypophyse der Ratte (Ausschnitt)*. Gomori-Färbung. *Oben:* Frontalschnitt in Höhe des rostralen Abschnittes des Zwischenlappens, der in diesem Bereich auffallend breit ist. Angrenzender Abschnitt des Hypophysenhinterlappens (*HHL*) deutlich neurosekretarm. Über der Hypophyse basaler Anteil des Tuber cinereum mitgeschnitten. — *Unten:* Ausschnitt aus der Distalen adeno-neurohypophysären Kontaktfläche ----) letztere wird von neurosekrethaltigen Nervenfasern (tiefschwarz im Bild) vom Hinterlappen zum Zwischenlappen hinziehend durchbrochen (vgl. Abb. 83). *C* angeschnittene Zwischenlappencyste; *HHL* Hypophysenhinterlappen; *HZL* Hypophysenzwischenlappen (rostraler Teil); *HH* Hypophysenhöhle. — Vergr. oben: etwa 100fach, unten: etwa 800fach.

sich aus dem Vergleich mit dem Gefäßbild (oben): Die *Zona rostralis* des Zwischenlappens ist gefäß*reich*, die *Zona caudalis* gefäß*arm*, bzw. *gefäßlos*. Allein dieser Teil stellt in der größten Ausdehnung den Distalen adeno-neurohypophysären Kontakt her. Nur in jener erwähnten Nische finden sich etwas andere Verhältnisse, auf die wir bald zurückkommen. Schließlich gibt die Abb. 81a und b im Vergleich zu erkennen, daß in besonders dicht vascularisierten Abschnitten des Hinterlappens auch viel Neurosekret vorkommt. Das ist nahe dem Recessus infundibuli, der bei der Katze weit in den Hinterlappen hineinreicht, und im Grenzgebiet, nahe der Kontaktfläche, wo der sog. „Mantelplexus" (s. S. 33) liegt.

Stets breitet sich hier das Gefäßnetz vom neurohypophysären Teil in das Drüsengewebe aus, niemals umgekehrt, wie das an der proximalen adeno-neurohypophysären Kontaktfläche der Fall ist (vgl. S. 33 und 141, ferner Abb. 102, S. 152). Mit den Gefäßen ziehen auch an verschiedenen Stellen, besonders zur Zona rostralis Fasern vom Tractus supraoptico-hypophyseus über die Kontaktfläche hinweg und dringen meistens an den Gefäßverlauf sich

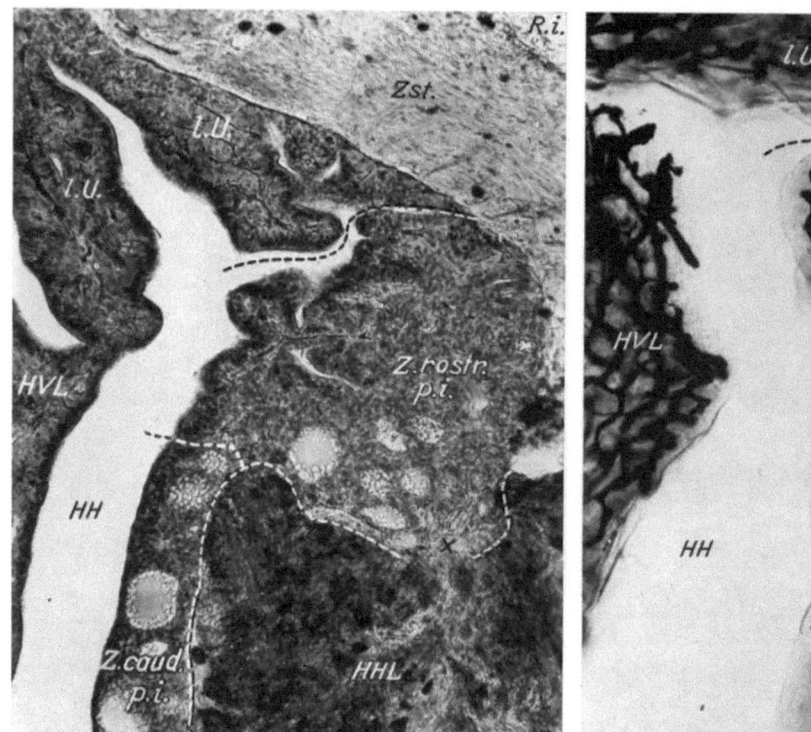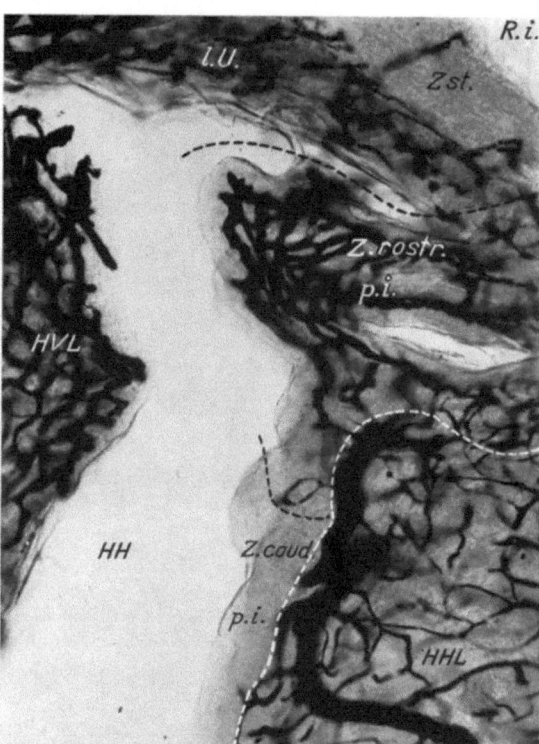

Abb. 83. *Distale Hypophyse (Ausschnitt) vom Hund.* Links: Zellbild (Gomori-Färbung). Rechts: Gefäßbild (Tuscheinjektion); Ausschnittsvergrößerung von Abb. 103, S. 153. Es wird zwischen einer gefäßlosen bzw. -armen Zona caudalis partis intermediae (*Z.caud.p.i.*) und einer gefäßreichen, rostralen Zone (*Z.rostr.p.i.*) unterschieden. Letztere füllt die Nische zwischen dem Hypophysenhinterlappen und Zwischenstück (*Zst*) aus. Auffälliger Cystenreichtum in der rostralen Zone und dem nach caudal hin anschließenden Zwischenlappenteil. ---- Begrenzung der rostralen Zone einerseits zur lateralen Umschlagzone des Vorderlappens (*l.U.*), andererseits zur caudalen Zone, auch Begrenzungslinie innerhalb der adenoneurohypophysären Kontaktfläche. Letztere bei *x* durch Übertritt von Fasern des Tractus supraoptico-hypophyseus durchbrochen. Näheres im Text; Vergr. etwa 150fach; aus ENGELHARDT (1962).

haltend noch ein Stück weit in den Grenzabschnitt des Zwischenlappens ein. Es ist angesichts solchen Verhaltens nicht leicht, die sonst glatte Begrenzung der Kontaktfläche weiter zu verfolgen; doch handelt es sich hierbei lediglich um kleine Bezirke, wie das in Abb. 82 als Beispiel (Ratte) gezeigt wird.

Weitaus übersichtlicher sind die Verhältnisse im Bereich des distalen adeno-neurohypophysären Kontaktes, der überwiegend von der sog. „*Pars caudalis*" des Zwischenlappens gebildet wird. Abb. 83 zeigt einen Ausschnitt von der distalen Hypophyse des Hundes. Ganz eindeutig geht aus dieser Abbildung hervor, daß der kontaktbildende adenohypophysäre Teil nicht der Vorderlappen, sondern der Zwischenlappen ist, daß beide Anteile der Drüsenhypophyse durch die Hypophysenhöhle getrennt sind (vgl. S. 26, Abb. 15). Die Kontaktfläche ist *glatt*. Auf der neurohypophysären Seite befinden sich die Endigungen des Tractus supraoptico-hypophyseus, die wegen ihres Neurosekretreichtums intensiv blau angefärbt sind. Übertritte von neurosekretorischen Fasern dieses Tractus in das Gebiet der Pars intermedia kommen hier praktisch nicht vor. Der Befund (Hund) kann als Beispiel für jene Formen gelten, bei denen die Pars intermedia bereits in Rückbildung begriffen ist und, wenn man überhaupt von einer nennenswerten Beziehung zwischen Tractus supraoptico-hypophyseus und Pars intermedia sprechen will, diese sich nur auf den oralen Abschnitt (*Zona rostralis partis intermediae*, s. o.) beschränkt.

Im Vergleich hierzu gibt Abb. 84 einen Ausschnitt aus der distalen Hypophyse beim Menschen wieder. Die Verhältnisse sind nicht so eindeutig, wie in den vorangegangenen Beispielen. Ganz abgesehen davon, daß zwischen Vorderlappen und Hinterlappen keine innige Beziehung besteht, sieht man beim Menschen adenohypophysäre Zellen unregel-

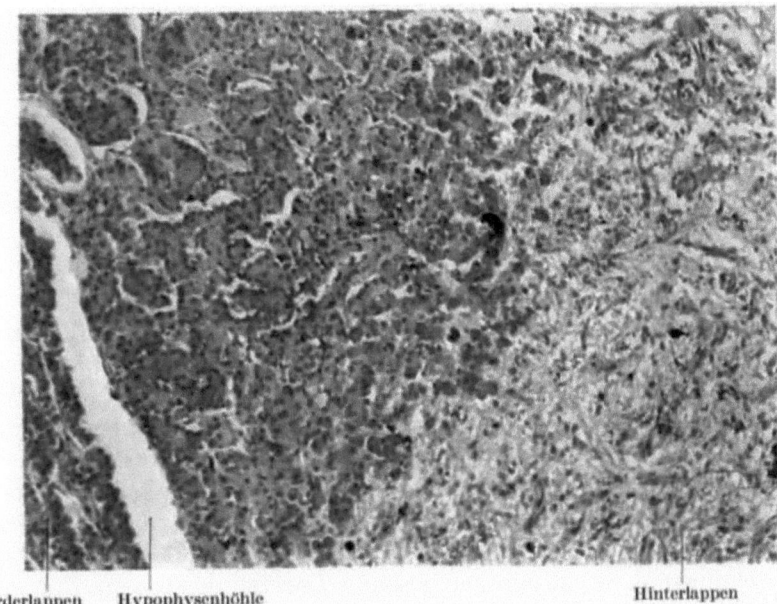

Abb. 84. *Distale Hypophyse vom Menschen.* Horizontalschnitt. Gomori-Färbung. Beachte das Fehlen einer regelrechten distalen Kontaktfläche zwischen neuro- und adenohypophysärem Parenchym. Dagegen unregelmäßiges „Vordringen" von Drüsenzellen in das Hinterlappenterritorium hinein („Invasion"). — Kein Kontakt zwischen Hinterlappen und Vorderlappen. Vergr. 180fach. Vgl. Abb. 61, S. 85.

mäßig am „Randgebiet" des Hinterlappens liegen. Der Befund variiert stark. Die Vorstellung, daß es sich um eine „Invasion" von adenohypophysären Zellen in das Hinterlappenterritorium hinein handelt, geht auf die Anordnung dieser Zellen zurück. Besonders konzentriert im Randgebiet werden sie in Richtung auf das Innere des Hinterlappens seltener. Die Zellstränge werden lockerer, der Verband löst sich auf. Mitunter können ganze Abschnitte des Hinterlappens von adenohypophysären Zellen durchsetzt werden (ROMEIS, 1940).

GUIZZETTI (1927) nimmt verschiedene „Infiltrationszonen" an (eine paarige medio-laterale und eine caudale). GUIZZETTI hat als erster eine Beziehung zum Alter festgestellt: 10—20 Jahre = $1/3$ der Fälle; 20—30 Jahre = $2/3$ der Fälle; 30—85 Jahre = $4/5$ der Fälle. Die Häufigkeitszunahme bis zum Greisenalter ist unverkennbar. Sie wurde auch von vielen anderen Autoren bestätigt. Außerdem überwiegt in der Statistik das männliche Geschlecht.

Meistens handelt es sich um basophile adenohypophysäre Zellen (= „Basophileninvasion"). BERBLINGER (1939) schlägt vor, statt von einer „Invasion" von einer „Einwucherung" zu sprechen, womit das progressive und proliferative Verhalten betont wird.

Die Deutung der Befunde ist auch heute noch unsicher. Alle Bemühungen, einen Zusammenhang mit bestimmten endokrinen Störungen zu ermitteln, waren bisher nicht erfolgreich. Wahrscheinlich sind die Bedingungen in den betreffenden adenohypophysären Zellen einerseits und in dem Hinterlappenparenchym, also in den Endigungen des Tractus supraoptico-hypophyseus, andererseits zu suchen.

CUSHING hat wohl als erster an eine Veränderung des „Gleichgewichtszustandes" gedacht, wenn er von einer gesteigerten Funktion der Pars intermedia sprach. Auch beobachtete er in diesem Zusammenhang das progressive Verhalten von Pars-intermedia-Zellen nach experimentellen Läsionen, die zum Ausfall der Hypophysenhinterlappenfunktionen führten (Näheres weiter unten).

Festhaltend an der Vorstellung von der „Invasion" kann man sagen: die Drüsenzellen breiten sich zwischen den Fasern des Tractus supraoptico-hypophyseus aus. Doch als eine regelrechte distale adeno-neurohypophysäre Kontaktfläche läßt sich der Befund nicht ansehen. Er ist aber insofern bemerkenswert, als gerade hier die Axone des Hypophysenhinterlappensystems besonders reich an Neurosekretprodukten sind, während proximale Anteile des Systems beim Menschen ausgesprochen wenig Neurosekret enthalten (s. Abb. 46a, S. 69). Gewisse Ansätze von seiten experimenteller Untersuchungen erscheinen hoffnungsvoll, weil man heute durch Anwendung der Neurosekretfärbung besseren Einblick hat (s. im nächsten Kapitel).

3. Zur Morphologie des Hypophysenzwischenlappens im Experiment.

Vergleichend-anatomische Untersuchungen am supraoptico-hypophysären System lenken unsere Aufmerksamkeit trotz erwiesener Inkonstanz des Zwischenlappens auf Vorgänge an der Distalen adeno-neurohypophysären Kontaktfläche unter experimentellen Bedingungen. Die Untersuchungen, die sich mit den morphologischen Veränderungen der Parenchyme auf beiden Seiten der Kontaktfläche befassen, beschränken sich nicht auf Fragen, die mit der melanophoren-stimulierenden Wirkung des Zwischenlappens zusammenhängen. Man strebt heute vielmehr eine morphologische Grundlage an, die mit der zunehmenden Kenntnis von der Physiologie des melanophoren-stimulierenden Hormons (MSH) Schritt hält. Dabei ist die Vorstellung von der bloßen Rückbildung des Zwischenlappens, als ob damit ein Rückgang der MSH-Produktion verbunden sei, offenbar zu revidieren.

Wahrscheinlich sind die Drüsenzellen des Vorderlappens zur MSH-Produktion befähigt, wie schon BERBLINGER (1932), JORES u. GLOGNER (1933) vermuteten (vgl. auch neuere Untersuchungen bzw. zusammenfassende Darstellungen von FLÜCKIGER, 1962). Andererseits wäre zu prüfen, inwieweit auch die supraoptico-hypophysären Neurone MSH bilden können (BARGMANN, 1954) oder auf welche Weise neurohumorale Einflußnahmen auf die mit der MSH-Bildung zusammenhängenden adenohypophysären Partialfunktionen realisiert werden. Von seiten der Physiologen wird heute auf die Verwandtschaft zwischen MSH und ACTH hingewiesen (GESCHWIND, LI u. BARNAFI, 1957; LERNER u. Mitarb., 1955/58; sowie FLÜCKIGER, 1962). Wir wissen außerdem, daß die supraoptico-hypophysären Neurone Änderungen in der Sekretproduktion aufweisen, die durch die wechselseitige Beziehung zwischen Vorderlappen und Nebennierenrinde (bei besonderer Belastung der Nebennierenrindenfunktion) zustande kommen (EICHNER, 1953 u. a.; vgl. auch Untersuchungen, die sich mit der hypothalamischen Einflußnahme auf die ACTH-Abgabe und anderen glandotropen Funktionen befassen: HUME, 1949, 1952, 1958; HUME u. Mitarb., 1950; McCANN, 1953; McCANN u. Mitarbeiter 1954, 1960; MOLL, 1965; E. HAGEN, 1954 u. a.).

Es gibt morphologisch gut begründbare Ansätze zu experimentellen Untersuchungen an Warmblütern und solchen Formen, bei denen der Zwischenlappen bereits in Rückbildung begriffen ist. Begünstigt werden sie dadurch, daß man die Vorgänge auf beiden Seiten des distalen adeno-neurohypophysären Kontaktes besser als früher morphologisch verfolgen kann. Hierzu verhelfen spezielle Färbeverfahren und in neuester Zeit die Elektronenmikroskopie (KNOWLES, 1964; s. auch Abb. 68, S. 96). Dabei bleibt der Kontakt zwischen neurohypophysärem Parenchym und adenohypophysären Zellen in geschlossener Formation eines wohl entwickelten „Zwischen"lappens ein grundlegendes Beispiel für alle Untersuchungen, die sich mit der zentralnervösen (neuro-humoralen) Einflußnahme des Hypothalamus auf die MSH-Produktion und -Abgabe befassen. Ganz abgesehen davon ist jener einfache Kontakt zwischen adeno- und neurohypophysärem Gewebe die Grundform der Beziehung von Nerven- und Drüsenteil der Hypophyse, auch wenn er in der Phylogenese Abwandlungen, Um- und Rückbildung erfährt, und wir — mehr oder weniger einem Ordnungsprinzip folgend — den Kontakt als „primitiv" bezeichnen (S. 43). — Nicht zuletzt wollen wir erfahren, inwieweit und auf welche Weise die MSH-Produktion bzw. -Abgabe hypothalamischem Einfluß unterliegt, und warum einmal (bei Kaltblütern) ein mächtiger Zellbestand zum Bildungsort von MSH aufgeboten wird, das andere Mal (bei höher entwickelten Formen) adenohypophysäre Zellen fernab vom neurohypophysären Parenchym in einem anderen Drüsenabschnitt mit der Bildung von MSH beauftragt sind, zumindest eine gleiche oder verwandte Arbeit übernehmen können.

Man kann heute zwei MSH-Typen unterscheiden (die Typisierung richtet sich u. a. nach der Reaktion): 1. α-MSH (basisch) kommt in besonders hoher Konzentration beim Schwein vor (LERNER u. LEE, 1955), 2. β-MSH (schwach sauer) kommt in der Hypophyse vom Schwein, Rind und Mensch vor. — Deutliche Verwandtschaft besteht zwischen β-MSH und ACTH, bzw. α-MSH. Abgesehen von geringen Differenzen sind sich alle in 11 Aminosäuresequenzen gleich (BOISSONNAS, 1962; hier auch Näheres über chem. Synthese von MSH-Körpern; vgl. S. 146).

Das vorliegende morphologische Untersuchungsmaterial ist spärlich. Meistens handelt es sich um Nebenbefunde, auf die nicht oder nur beiläufig eingegangen wird. Wir beschränken uns im folgenden auf einige Hinweise:

aa) Veränderungen am Zwischenlappen und supraoptico-hypophysären System nach Änderung der Osmolarität.

ORTMANN berichtet (1951, 1954) über eine statistisch gut gesicherte und konstant auftretende „Rückbildung" des Zwischenlappens bei Ratten, die verschieden lange Zeit gedurstet haben. In Abb. 85 ist ein Beispiel aus seinem Experiment (Ausschnitte der distalen Hypophyse) wiedergegeben. Der Vergleich mit Kontrollbefunden lehrt, daß während des Durstens das Neurosekret im Hinterlappen zurückgeht und der Zwichenlappen atrophisch wird. Glucosefütterung dagegen führt zur Vermehrung von Neurosekret; der Zwischenlappen bleibt normal, vielleicht verbreitert er sich ein wenig. Beachtenswert ist das unterschiedliche Verhalten von Zwischen- und Hinterlappen. Die Abnahme von anfärbbarem Neurosekret ist das Zeichen erhöhter Aktivität (s. S. 111); dem gegenüber sind die Veränderungen im Zwischenlappen regressiver Natur. Die abgebildeten Befunde stammen von Hypophysen solcher Tiere, die 13 Tage lang gedurstet haben. Man muß deswegen auch an Vorgänge im Sinne einer „unspezifischen Reaktion" denken (ORTMANN, 1954).

Wir fanden bei Ratten (Abb. 70, S. 111), die nur 7 Tage gedurstet haben, ebenfalls einen Rückgang von Neurosekret im Hinterlappen, aber keine Atrophie des Zwischenlappens. Diese folgt erst später.

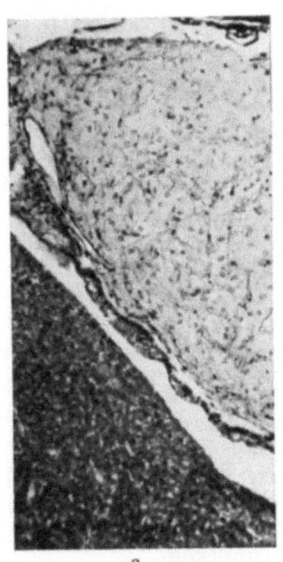 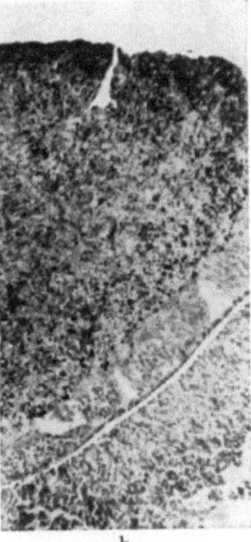

Abb. 85a u. b. *Distale Hypophyse der Ratte (Ausschnitt) frontal.* Neurosekretfärbung (GOMORI). a Nach einer Durstperiode von 13 Tagen: fast kein Neurosekret im Hinterlappen darstellbar, Atrophie des Zwischenlappens; b Kontrolltier nach Glucosefütterung: reichlich Neurosekret im Hinterlappen; Zwischenlappen nicht atrophisch. Aus ORTMANN (1951). Näheres im Text.

Die Atrophie des Zwischenlappens setzt etwa nach 10tägigem Dursten ein. Um diesen Zeitpunkt kann man mit weiteren regressiven Veränderungen des Zwischenlappenparenchyms rechnen. — Zu gleichen Ergebnissen kommt EICHNER (1953), wie Abb. 86a—c zeigen. Es handelt sich hierbei um Experimente, die in erster Linie den Einflußbereich des supraoptico-hypophysären Systems betreffen. Die Veränderungen am Zwischenlappen sind deswegen nicht weniger bemerkenswert. Wieder als Folge der Störung der Osmolarität und erhöhter Stress-Situation (Hungerzustand während des langen Durstens) ist der Rückgang der Neurosekretbildung zu betrachten und hinsichtlich der Einwirkung auf die Nebennierenrinde wohl kaum ohne Änderung der ACTH-Produktion zu deuten. In welcher Weise hieran der Zwischenlappen beteiligt ist, kann man den Befunden nicht entnehmen. Sie geben aber Hinweise auf eine Mitbeteiligung. Man muß auch berücksichtigen, daß jeder Wasserentzug für die Zelle eine außerordentlich eingreifende Maßnahme bedeutet. Zellveränderungen, die unter solchen Bedingungen auftreten, lassen deswegen nicht ohne weiteres den Schluß auf größere über die örtlichen Bedingungen hinausgehende funktionelle Zusammenhänge zu. Bemerkenswert bleibt jedoch das teils gleichsinnige, teils entgegengesetzte Verhalten des Zwischenlappenparenchyms.

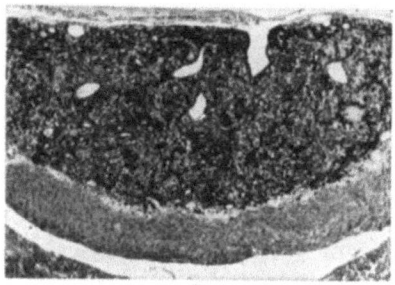

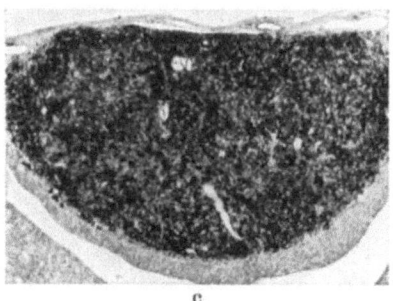

Abb. 86 a—c. *Distale Hypophyse von der Ratte (Ausschnitte) frontal.* Neurosekretfärbung (GOMORI); a 14 Tage lang Behandlung mit 2—2,5%iger Kochsalzlösung: Zwischenlappen atrophisch, starker Rückgang des Neurosekretes; b Kontrolltier: normaler Neurosekretgehalt; c nach natriumarmer Ernährung: nach 4 Wochen auffällig starker Neurosekretgehalt. Aus EICHNER (1953).

Wir fanden nach *Hemiadrenalektomie* einen Rückgang der Neurosekretfärbung im Hinterlappen der Ratte und zugleich Änderungen der Kernvolumina von Zwischenlappenzellen. Die verschiedenen Zonen im Zwischenlappen geben ein jeweils anderes Bild. In der *Zona rostralis* waren die Kernvolumina schon nach 24 Std durchweg vergrößert[1]; 4 Tage nach dem Eingriff geht die Volumenverteilungskurve wieder zur Norm zurück. Die *Zona caudalis* zeigt prinzipiell die gleiche Reaktion, jedoch wesentlich später. Das differente Verhalten findet sich auch nach Thyreoidektomie. Vielleicht ist hierfür der Unterschied in der Vascularisation verantwortlich zu machen. Die Zona rostralis ist, wie wir oben schon näher ausführten (S. 126), gefäßreich, die Zona caudalis praktisch gefäßlos.

Nach *Kastration* konnten verwertbare Veränderungen am Zwischenlappen nicht gefunden werden (ENGELHARDT, 1962).

In diesem Zusammenhang sei auf die Mitteilung von KARKUN, KAR u. MUKERJI (1954) hingewiesen, wonach längere ACTH-Behandlung bei Katzen zu einer Hypertrophie basophiler Zwischenlappenzellen führt. Nebennierenentfernung ändert daran nichts. Man denkt deswegen an eine direkte Wirkung von ACTH.

Weitere Befunde beleuchten die Schwierigkeiten, die mit jedem Versuch einer Zu- oder Einordnung des Zwischenlappens in den Funktionsbereich des Vorderlappens oder des Hinterlappens aufkommen:

E. u. H. LEGAIT (1960, 1961) untersuchten Hypophysen verschiedener Nager, die verschieden lange Zeit dursteten. Dabei zeigte es sich, daß die in der Wüste lebenden Tiere wie auch die europäischen Nager eine Zwischenlappenatrophie bekommen; nur diejenigen mit großem Zwischenlappen überstehen längere Durstperioden. Und gerade die Wüstennager haben von Natur aus einen großen Zwischenlappen. Tiere mit großem Zwischenlappen überstehen eine Dehydratation unter Trockenkost und bei einer Temperatur von 24° über die Dauer von mehr als 8 Monaten. Bei diesen Formen (*Meriones crassus*) nimmt der Zwischenlappen 27—31% des Hypophysengesamtvolumens ein.

bb) Veränderungen des Zwischenlappens nach Ausschaltungen im neurosekretorischen Kernareal und anderen Kernen sowie des Tractus supraoptico-hypophyseus. — Das reziproke Verhältnis zwischen Nerventeil und Drüsenteil.

Bereits aus den Experimenten CUSHINGs ging hervor, daß nach Zerstörung des Hinterlappens der Zwischenlappen größer wird, hypertrophiert. Dieser Befund konnte mehrfach

---
[1] In Anlehnung an die Methode von BENNINGHOFF (1949).

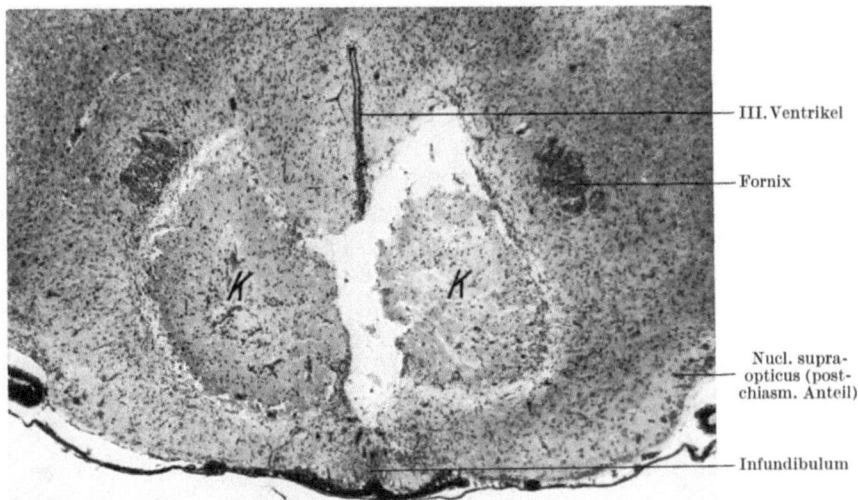

Abb. 87. *Tuber cinereum mit proximaler Hypophyse einer Ratte.* Koagulation (K) im Bereich des Nucleus ventromedialis beiderseits mit Zerstörung des Tractus supraptico-hypophyseus (innere Zone des Infundibulum). Zustand 3 Wochen nach der Operation. Folgen dieser Zerstörung im Hypophysenhinterlappen (Wallersche Degeneration) s. Abb. 75 auf S. 120. Näheres im Text. Vergr. etwa 60fach.

bestätigt werden (STUTINSKY, 1937, 1949; HOUSSAY u. Mitarb., 1924, beim Frosch). Das eigenartige Verhalten des Zwischenlappens gegenüber Änderungen im Hinterlappenparenchym ist bis heute noch ungeklärt. Maßgebend für die Zwischenlappenhypertrophie ist offenbar die Zerstörung der Endigungen der Axone des Tractus supraoptico-hypophyseus innerhalb des Hinterlappenterritoriums. Der komplette Ausfall des funktionstragenden Parenchyms im Hinterlappen kann am besten durch Unterbrechung des Tractus supraoptico-hypophyseus („Supraoptico-Tractotomie") innerhalb der „Infundibulumstrecke" (s. S. 74ff.) erreicht werden, und gerade nach solchen Läsionen ist die Hypertrophie des Zwischenlappens deutlich. — Abb. 87 und Abb. 88 bringen ein Beispiel von der

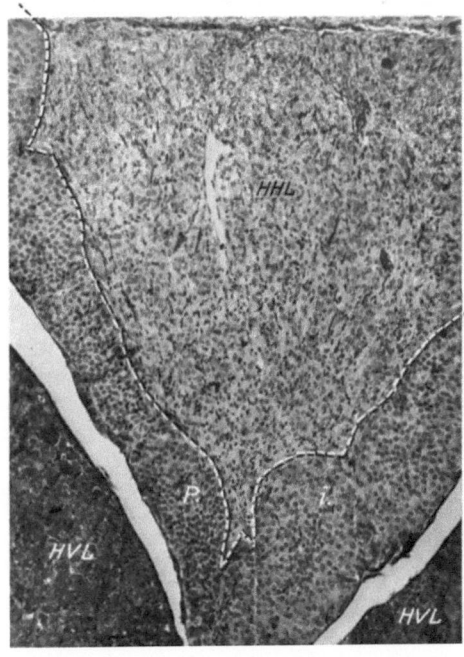

Abb. 88. *Distale Hypophyse einer Ratte.* Gomori-Färbung. 3 Wochen nach Zerstörung des Tractus supraoptico-hypophyseus (Koagulationsherd im Medialen Feld des Tuber cinereum hat die innere Zone des Infundibulum miterfaßt; Lage und Ausdehnung des Koagulationsherdes, s. Abb. 87). Totale Degeneration der neurosekrethaltigen Nervenfasern (Tr. supraoptico-hypophyseus) im Hinterlappen (*HHL*); Hypertrophie des Zwischenlappens (*P.i.*), ---- Distale adenoneurohypophysäre Kontaktfläche. — *HVL* Hypophysenvorderlappen. Zwischen diesem und der Pars intermedia die Hypophysenhöhle. Vergr. 100fach (aus ENGELHARDT 1962).

Ratte, bei der 3 Wochen vor der Tötung eine komplette Tractusdurchtrennung im Infundibulum durch Koagulation erreicht wurde. Zerstörungen der Ganglienzellgruppen im Medialen Feld des Tuber cinereum (Ursprungsort des Vorderlappensystems) führen zu keiner Änderung des Zwischenlappens, es sei denn die Läsion greift (wie im abgebildeten Fall) auf die innere Zone des Infundibulum über und verletzt bzw. durchtrennt den Tractus supraoptico-hypophyseus.

Zellkernmessungen ergaben eine deutliche Volumenzunahme (um etwa $1/3$ der Normgröße). Doch diese Reaktion war nur im Bereich der caudalen Zone des Zwischenlappens zu finden. In der rostralen Zone war eine signifikante Veränderung nicht erkennbar. Diese Zone reagiert allerdings mit einer gewissen Volumenzunahme der Zellkerne nach partieller Läsion des Tractus supraoptico-hypophyseus (ENGELHARDT, 1962).

Offenbar reagieren demnach nicht alle Teile des Zwischenlappens im gleichen Ausmaß auf veränderte Verhältnisse im Hinterlappenterritorium. Doch die Befunde veranlassen uns, jenes rätselhafte Verhalten adenohypophysärer Zellen, ihre ,,Invasion" in den Hinterlappen, erneut zu überdenken und danach zu fragen, ob vielleicht im Falle der Invasion eine ähnliche oder gleiche Bedingung vorliegt, wie bei der experimentell ausgelösten Hypertrophie des Zwischenlappens. Man müßte zunächst feststellen, ob mit der Invasion von adenohypophysären Zellen eine Regression des Hinterlappenparenchyms verbunden ist. Hierfür spräche die Bevorzugung des höheren Alters (vgl. S. 129). Die ,,Invasion" einzelner Drüsenzellen oder im Verband würde auf ein gegensätzliches Verhalten beider Parenchymteile, Adeno- und Neurohypophyse, hinweisen, gelänge in jedem Falle der Nachweis eines Rückganges oder Erlöschens der Wirkstoffabgabe im Hinterlappen.

Die Vorstellung vom ,,reziproken Verhältnis" zwischen adeno- und neurohypophysärem Parenchym ist nicht unwidersprochen geblieben (ZIEGLER, 1963). Bemerkenswert ist, daß der Zwischenlappen seine Sekretionsrate von MSH beträchtlich erhöht, wenn hypothalamische Kerngebiete (Ursprungsort des supraoptico-hypophysären Systems) zerstört werden (KASTIN u. ROSS, 1965; Untersuchungen am Frosch). Diese Beobachtungen stehen durchaus im Einklang mit den oben erwähnten Zellkernmessungen. Sie sprechen für das gegensätzliche Verhalten von Drüsen- und Nerventeil.

Damit stoßen wir erneut auf das Rätselhafte des adeno-neurohypophysären Kontaktes, von dem wir allgemein annehmen, daß er in wohlabgestimmender Weise auf die Regulierung peripherer Funktionen ausgerichtet und auf Rückmeldung angewiesen sei. Doch der Gegensatz im Verhalten zwischen beiden kontaktbildenden Parenchymteilen der Adeno- und Neurohypophyse ist gerade hier an der distalen Kontaktfläche recht deutlich erkennbar. Für den Vorderlappen haben sich die Verhältnisse im Laufe der Entwicklung insofern geändert, als seine Drüsenzellen keinen unmittelbaren Kontakt mit dem Nerventeil aufnehmen, dennoch eine Verknüpfung zwischen Hypothalamus und Hypophysenvorderlappen zustande kommt. Hiervon soll im folgenden Abschnitt die Rede sein.

II. Das Hypothalamus-Hypophysenvorderlappensystem.

Das Hypothalamus-Hypophysenvorderlappensystem — im folgenden kurz *Vorderlappensystem* genannt — ist nach Struktur und Funktion vom Hinterlappensystem deutlich unterschieden. Allein der Vorderlappen, nach dem das System bezeichnet wird, ist im Gegensatz zum Hinterlappen eine echte endokrine Drüse epithelialer Herkunft. Und damit hängt es zusammen, daß seine Verknüpfung mit dem Hypothalamus auf eine eigenartige und ganz andere Weise hergestellt wird, als dies beim Hinterlappen der Fall ist (Abb. 39, S. 62).

Die Morphologie, die sich mit der Beziehung zwischen Hypophyse und Hypothalamus befaßt, hat vom Gegensatz der beiden Hauptlappen des Hirnanhanges auszugehen, auch wenn die Neurone *beider* Systeme trotz unverkennbarer Unterscheidungsmerkmale Ähnlichkeiten aufweisen, insbesondere zur Wirkstoffbildung befähigt sind.

Worin bestehen die Unterschiede, die uns hier beschäftigen?

Der Vorderlappen ist für bestimmte Neurone hypothalamischen Ursprungs Erfolgsorgan. Das Besondere der Verknüpfung liegt darin, daß die Neurone mit ihren Fortsätzen bis in das Infundibulum (Proximale Neurohypophyse) zwar vordringen, aber die Kontaktfläche zur Adenohypophyse nicht überschreiten (Abb. 89). Die zentral-nervöse Beeinflussung geschieht auf humoralem Wege und — darüber kann kein Zweifel mehr sein — nicht in der Weise einer direkten Innervation. Intensiviert, erweitert und beschleunigt wird dieser humorale Wirkungsmechanismus durch besondere Gefäße eines hypophyseneigenen Kreislaufes. — Auch der umgekehrte Weg, die Einwirkung der Vorderlappentätigkeit auf das

Zentralorgan ist wahrscheinlich. — Ganz anders der Hinterlappen. Darüber wurde im vorangegangenen Kapitel eingehend berichtet: Der Hinterlappen ist, so stellten wir fest, Endaufplitterungsgebiet der Axone, sowie Hauptresorptionsstätte der von Neuronen gebildeten Wirkstoffe und Ort ihrer Abgabe an den allgemeinen Kreislauf.

Heute setzt sich die Auffassung durch, daß zur Einflußnahme des Hypothalamus auf die Vorderlappenfunktionen bestimmte chemisch voneinander unterscheidbare Stoffe gebildet werden, die jeweils spezifisch auf die glandotrope Tätigkeit in gewissem Umfange einwirken (GUILLEMIN u. Mitarb., 1955—1961; zusammenfassende Darstellung: GUILLEMIN, 1965). Ob die Bildung dieser Stoffe in den Neuronen des Vorderlappensystems — den tubero-hypophysären Neuronen — einem unterschiedlichen Einfluß entsprechender (anatomisch abgrenzbarer) Kerngebiete unterliegt, ist nicht sicher bekannt. GUILLEMIN (1965) konnte mit einer besonders entwickelten Technik Stoffe aus hypothalamischem Gewebe abtrennen, die sogar bestimmten Vorderlappenhormonen in der Wirkung ähnlich sind. Er läßt die Frage offen, ob diese Stoffe hypothalamischen oder hypophysären Ursprungs sind. Im letzteren Falle denkt GUILLEMIN an eine Resorption in den Hypothalamus, wo sie sich „an einer Art von „Kurz-feedback-Mechanismus" zwischen Hypophyse und Hypothalamus" beteiligen.

Man entnimmt den Untersuchungen, wie sehr die Biochemie heute bemüht ist, die schon lange bekannten Befunde vom Tierexperiment (ASCHNER, 1912; und die Fälle aus der menschlichen Pathologie (Pubertas praecox: DRIGGS u. SPATZ, 1935; LANGE-COSACK, 1951—1955; auch andere Erkrankungen des Vorderlappensystems: ORTHNER, 1953—1955), die zur Abgrenzung einer besonderen hypothalamischen Einflußnahme auf die Vorderlappenfunktionen anatomischerseits führten, nach physiologisch-chemischen Gesichtspunkten zu analy-

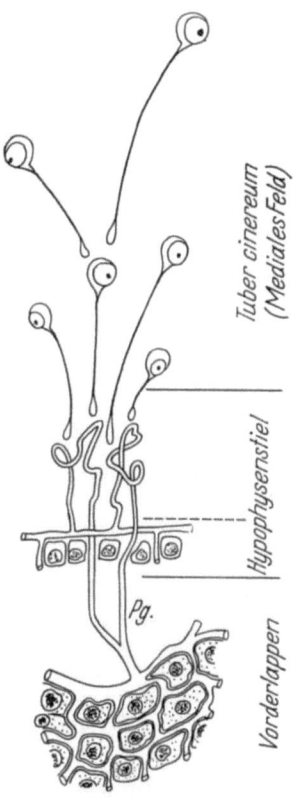

Abb. 89. *Das Hypothalamus-Hypophysenvorderlappensystem* (schematisch). Keine direkte Einflußnahme zwischen Drüsenzellen und hypothalamischen Neuronen, sondern über sog. „Spezialgefäße" im Infundibulum („neuro-vasculäre Kette"). Direkte Gefäßverbindung über sog. „Portalgefäße" (*Pg*) mit den Sinusoiden des Vorderlappens (vgl. Abb. 39, S. 62).

sieren. Die Morphologie ist hier vor große Anforderungen gestellt; denn die mit der Stoffbildung zusammenhängenden Vorgänge lassen sich durch besondere Färbemethoden nur in ganz bescheidenem Umfange erfassen. Auch sind weitaus mehr Partialfunktionen zu berücksichtigen als beim Hinterlappensystem; aber gerade dieses System kann, wie wir gesehen haben, gut dargestellt werden; seine Sekretprodukte sind elektiv anfärbbar. Änderungen im Neurosekretgehalt lassen sich unter verschiedenen funktionellen Bedingungen morphologisch eindrucksvoll verfolgen. Das alles vermissen wir an den Neuronen des Vorderlappensystems. Doch es gibt eine nicht geringe Anzahl weiterer morphologischer Merkmale, woran wir den Unterschied gegenüber den supraoptico-hypophysären Neuronen erkennen:

Wir entnehmen der Abb. 89 das Schema vom Aufbau des Vorderlappensystems, vergleichen damit das Schema vom Hinterlappensystem (Abb. 39, S. 62) und unterscheiden: *Ursprungsort* der tubero-hypophysären Neurone, Bereich der Endaufsplitterung des *Tractus tubero-hypophyseus* in der äußeren Zone des Infundibulum mit „*neuro-vasculärer Verknüpfung*" und *Vorderlappen*.

Außerdem gibt es Strukturen, die man dem Vorderlappensystem beiordnen kann. Hierzu gehören Ependymzellen bestimmter Abschnitte der Wand des III. Ventrikels, Ependymfasern und Nervenfasern innerhalb der Adenohypophyse. Diese Strukturen stehen nicht im Mittelpunkt unserer Betrachtung (S. 146).

a) Ursprungsort.

Ursprungsort des Vorderlappensystems ist das Mediale Feld des Tuber cinereum. Es umfaßt die Kerngruppen: *1. Nucleus tuberis infundibularis*[1], *2. Nucleus hypothalamicus ventromedialis, 3. Nucleus hypothalamicus dorsomedialis, 4. Area periventricularis posterior.*

SPATZ u. Mitarb. (1948—1957) heben die Einheit dieser Kerne, ihre morphologische Gleichartigkeit und die durch viele klinische und experimentelle Beobachtungen erwiesene Einflußnahme auf die Vorderlappenfunktionen hervor. *Einheitliche Strukturmerkmale der Ganglienzellen stehen der Vielfalt von adenohypophysären Funktionen gegenüber.* Mit diesem Gegensatz hat sich jede morphologische Betrachtung auseinanderzusetzen, die zu einer

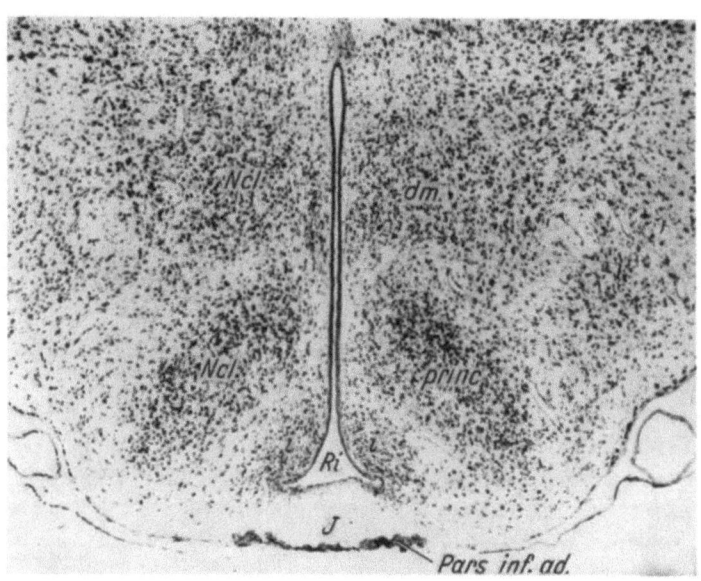

Abb. 90. *Kleinzelliges Areal, Ursprungsgebiet des Tractus tubero-hypophyseus (Vorderlappensystem) im Medialen Feld des Tuber cinereum (Ratte).* Frontalschnitt, Nissl-Färbung. Hypophysennahes Kerngebiet besteht aus Nucleus infundibularis (*Ncl.inf.*), *Ncl.princ.* Nucleus principalis tuberis (ventromedialis) = Cajalscher Kern, *Ncl.dm.* Nucleus hypothalamicus dorsomedialis. — *J* Infundibulum; *Pars inf.ad.* Pars infundibularis adenohypophyseos; *Ri* Recessus infundibuli (3. Ventrikel). — Vergr. etwa 60fach.

funktionell-topischen Gliederung der hypothalamischen Kernareale gelangen möchte. Dabei entsteht die Frage, ob und inwieweit cytoarchitektonische Abgrenzungen von Kerngebieten den einzelnen Vorderlappenpartialfunktionen entsprechen.

Die Lage der Kerngruppen zeichnet sich durch die Nähe der Hypophyse aus. Deswegen nennt sie SPATZ „hypophysennahe Kerne". Der dem Hirnanhang am nächsten gelegene Kern ist der *Nucleus infundibularis* (s. Abb. 90), der ringförmig am Trichtereingang angeordnet ist, deswegen auch *Nucleus arcuatus* (KRIEG, 1932) genannt wird. Wir ziehen die Bezeichnung *Nucleus tuberis infundibularis* (SPATZ, DIEPEN u. GAUPP, 1948) — kurz *Nucleus infundibularis* — vor, weil darin das Lageverhältnis des Kernes nach zwei Seiten hin zum Ausdruck kommt: Der Kern gehört zum Tuber cinereum und reicht mit einem gewissen Anteil in den Ansatz des Infundibulum hinein. Erstmals hat CHRIST (1951) beim Menschen die Kernansammlung am Trichtereingang als Nucleus infundibularis beschrieben. Schon NISSL (1913) hat diesen Kern beim Kaninchen gesehen.

Wie CHRIST (1951) und NOWAKOWSKI (1951) feststellten, fehlt am Nucleus infundibularis die innere Gliafaserdeckschicht (Abb. 9, S. 18). Die Ependymzellen, die in Höhe des Nucleus ventromedialis noch kubisch sind, flachen zum Trichtereingang hin mehr und mehr ab; sie sind am Nucleus infundibularis von den kleinen Ganglienzellkörpern kaum zu unterscheiden. Und doch sind deutliche Ependymfasern vorhanden, die bogenförmig nach lateral hin den Kern durchziehen, ihn auch umgreifen und bis zur proximalen Kontaktfläche gelangen.

---

[1] Auch kurz *Nucleus infundibularis* genannt.

Die Lage der übrigen Kerne im Medialen Felde des Tuber cinereum ist der Abb. 90, sowie den Schemen der Abb. 1, 2 u. 4, S. 4, 5 u. 8 zu entnehmen; ferner sei auf die Abb. 42, S. 65 hingewiesen. Dem Nucleus infundibularis folgt in dorsaler Richtung der *Nucleus hypothalamicus ventromedialis*, den CAJAL „Prinzipalkern" (Nucleus principalis tuberis) nennt, und der *Nucleus hypothalamicus dorsomedialis*. — Die *Area periventricularis posterior* (SPATZ, DIEPEN u. GAUPP, 1948) variiert in Ausdehnung und Beziehung zu den vorher genannten Kerngruppen erheblich. Mitunter geht sie basal in den Nucleus infundibularis fast kontinuierlich über (Abb. 2, S. 5). Dorso-caudal von ihr schließt sich eine deutlich abgrenzbare Zellansammlung an. Es ist die Area dorso-caudalis, die als Über-

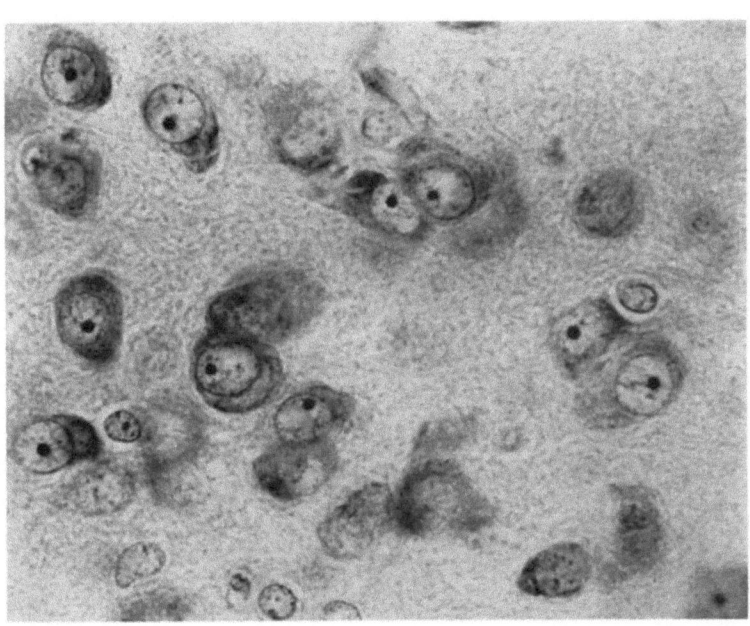

Abb. 91. *Zellbeispiele aus dem Nucleus ventromedialis von der Ratte*, Nissl-Bild. Wegen des geringen Cytoplasmas fast nacktliegende, randständige Kerne vom kleinzelligen Typ. Vergr. etwa 850fach. Vgl. großzelliges Kernareal Abb. 71a, S. 112.

gangsregion zwischen Di- und Mesencephalon bezeichnet werden kann. Sie unterscheidet sich cytologisch von den Kerngruppen im Medialen Felde.

Die Ganglienzellkörper des hypophysennahen Areals sind cytoplasmaarm (Abb. 91). Die Größe der Zellkerne, die von einem schmalen Plasmasaum umgeben sind, schwankt nur wenig. Im Nucleus ventromedialis kommen einige größere Ganglienzelltypen vor, insgesamt sind es kleinzellige Elemente, aufgelockert nebeneinanderliegend und nach paramedian hin eine deutlichere Abgrenzung bildend als nach lateral. Aber auch hier sind die Zellelemente, obwohl sie mitunter von größeren Ganglienzelltypen durchmischt sind, isomorph (WAHREN, 1957, 1959).

Im basalen Abschnitt, lateral vom Medialen Felde, liegen auffallend große Ganglienzellen. Sie bilden die Kerngruppe des „Lateralen Feldes". Beim Menschen wird die besonders gut ausgebildete Gruppe großer Ganglienzellen *Nucleus tuberis lateralis* bezeichnet. Mitunter ist der Kern so stark entwickelt, daß er an der basalen Oberfläche eine Vorwölbung verursacht („Eminentia lateralis"). MALONE (1910), SPIEGEL u. ZWEIG (1919) nennen die Ansammlung *Nucleus tuberis*. Wenn man heute von „Tuberkernen" spricht, so muß man die Kerne im Medialen und Lateralen Felde wohl unterscheiden. Beim Menschen ist die Verbindung dieser Kerngruppe mit der Hypophyse nicht nachgewiesen.

b) Tractus tubero-hypophyseus.

Zuerst hat CAJAL (1911) auf die plexusartige Anordnung zarter Nervenfasern aufmerksam gemacht und ihre Verbindung mit den Tuberkernen hervorgehoben (Untersuchungen an der Maus). DIEPEN (1941) wies beim Schaf einen Faserzug zwischen Nucleus infundibularis und Infundibulum nach.

Wie NOWAKOWSKI (1951) bei Anwendung der Gomori-Färbung feststellen konnte, endigen die Fasern des Tractus tuberohypophyseus in der äußeren Zone des Infundibulum. Sie verhalten sich „*gomori-negativ*" (s. S. 105). Das ist eines der wichtigsten Unterscheidungsmerkmale gegenüber den Elementen des supraoptico-hypophysären Systems. Die

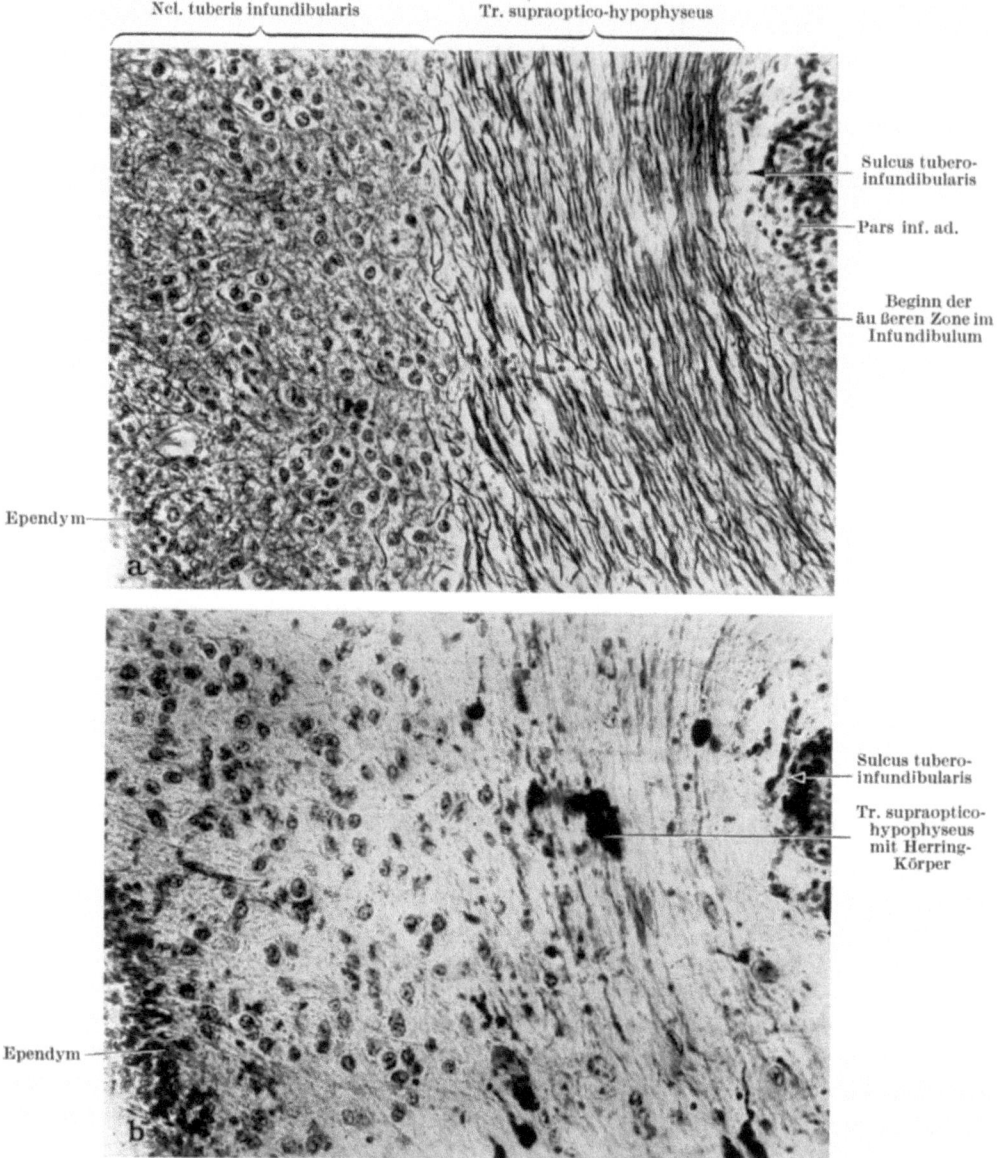

Abb. 92. *Radix infundibuli (Hund), schräghorizontal.* a Silberimprägnation (PALMGREN), b Neurosekretfärbung (GOMORI). Der neurosekrethaltige Tr. supraoptico-hypophyseus (Hinterlappensystem) zieht zwischen Pars infundibularis (pars inf. ad.) und Ncl. tub. infundibularis (zum Vorderlappensystem gehörig) an diesem vorbei zum Infundibulum. Plexusartige Faseranordnung innerhalb des Ncl. tuberis inf., die sich „gomorinegativ" verhalten (b). Näheres im Text. Vergr. (a) etwa 240fach, Ausschnitt aus a in Abb. 93 stärker vergrößert.

Negativität gegenüber der genannten Färbung spricht aber nicht gegen das Vorhandensein von Neurosekretprodukten und somit auch nicht gegen die Bildung von Wirkstoffen, die besonders von HARRIS (1955, —u. Mitarb. 1955) hervorgehoben wird. Viele Anzeichen sprechen dafür, daß in den Axonen des Tractus tubero-hypophyseus ein sog. „*gomorinegatives*" Neurosekret vorkommt (vgl. S. 105).

WINGSTRAND (1950) fand die gleichen Faseranteile bei Vögeln (Taube). Wie gezeigt werden konnte, muß der Tractus die Fasern des supraoptico-hypophysären Systems kreuzen, um zur äußeren Zone zu gelangen.

Wegen des negativen Verhaltens bei Anwendung der Gomori-Färbung wird der anatomische Nachweis des Faserverlaufes erschwert — im Gegensatz zu den Axonen des Tractus supraoptico-hypophyseus.

Elektronenmikroskopische Untersuchungsergebnisse von J. SZENTÁGOTHAI (1964), sowie von DUFFY u. MENEFEE (1965) sprechen für die neurosekretorische Tätigkeit der genannten Axone. Man findet vornehmlich im Endigungsbereich osmiophile Granula neben synaptischen Vesikeln, von diesen durch Struktur und Größe deutlich unterschieden. Sie kommen sowohl im Kerngebiet (Nucleus ventromedialis, SZENTÁGOTHAI, 1965; Katze), als auch in der äußeren Zone des Infundibulum vor (DUFFY u. MENEFEE, 1965; Kaninchen). Deutliche ultrastrukturelle Unterschiede gegenüber den Faseranteilen des Tractus supraoptico-hypophyseus beschreiben KOBAYASHI u. Mitarb., 1963 (Ratte).

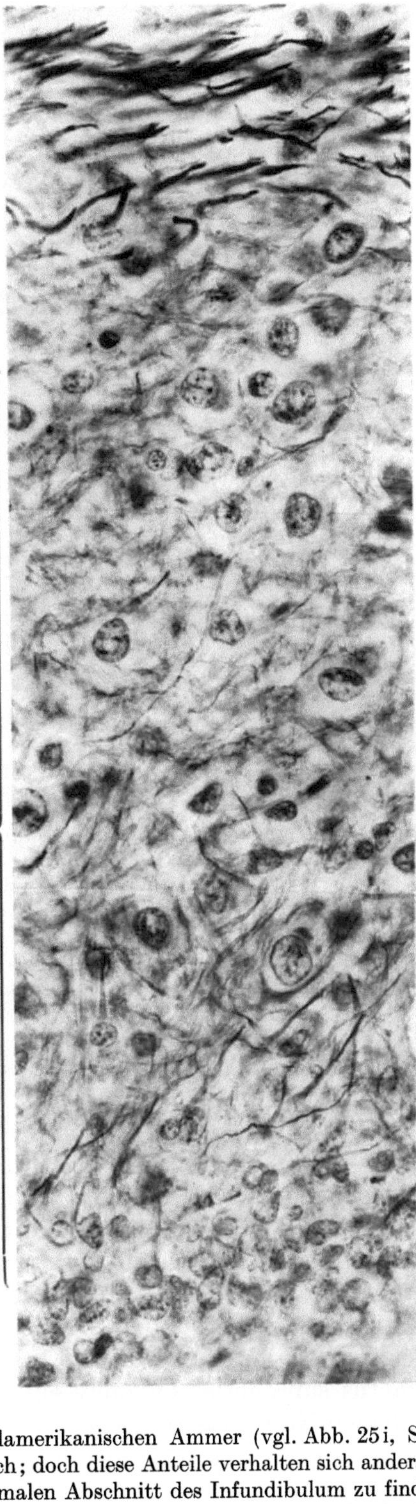

Man muß annehmen, daß das Vorderlappensystem aus kurzen Neuronen zusammengesetzt ist (Abb. 92 und 93); jedenfalls gibt es weitaus kürzere Verbindungen zwischen den Neuronen, als dies beim supraoptico-hypophysären System der Fall ist. Nichts weist vorerst darauf hin, daß ein größeres Kontingent der Ganglienzellen aus dem Nucleus dorsomedialis und ventromedialis eine *direkte* Faserbeziehung zur äußeren Zone des Infundibulum und damit zur proximalen adeno-neurohypophysären Kontaktfläche unterhält. Schon innerhalb des Kerngebietes gibt es mehrfach synaptische Verbindungen der kurzen Neurone untereinander. Eine geordnete Richtung der Fasern in Form eines Tractusbündels ist nicht zu erkennen. Daraus ergibt sich eine gewisse Unsicherheit in der Zuordnung der feinen und ohnehin schwer darstellbaren Faseranteile in der äußeren Zone des Infundibulum zu bestimmten hypothalamischen Kernen.

DELLMANN (1958, 1960) findet eine Faserbeteiligung am Tractus tubero-hypophyseus durch *alle* kleinzelligen Tuberkerne (Rind). Auch sollen Fasern vom Nucleus tuberis lateralis, sowie aus der Area praemamillaris stammen. OKSCHE (1960, 1961) weist bei der nordamerikanischen Ammer (vgl. Abb. 25i, S. 46) eine Mitbeteiligung des Tractus supraoptico-hypophyseus nach; doch diese Anteile verhalten sich anders als die Fasern des Tractus tubero-hypophyseus, die mehr im proximalen Abschnitt des Infundibulum zu finden sind und in der äußeren Zone endigen. Auch bei Fischen wurden gomori-negative Fasern beobachtet, die dem Tractus tubero-hypophyseus entsprechen könnten (STUTINSKY, 1953; BARGMANN, 1953). JØRGENSEN u. Mitarb.

Abb. 93. *Nucleus tuberis infundibularis (Ausschnitt)* vom *Hund*. Schnittführung wie in Abb. 53, S. 77. Silberimprägnation nach PALMGREN. Innerhalb des Nucleus infundibularis zwischen den Ganglienzellen zarte Nervenfasern, die keine einheitliche Richtung zeigen. Seitlich am Nucleus infundibularis zieht der Tractus supraopticus-hypophyseus vorbei. Links im Bilde Ependym schräg angeschnitten. Näheres im Text. — Vergr. etwa 850fach.

(1956; 1960) fand sie bei Anuren. Bei Fischen konnte KNOWLES (1964, 1965) zwei Fasertypen (A- und B-Fasern) unterscheiden, von denen nur ein Typ färberisch sich so verhält, wie die Anteile des Tractus supraopticohypophyseus (s. S. 96, Abb. 68).

Nach SPATZ (1951—1953) wird der „gomori-negative" Faseranteil in der äußeren Zone des Infundibulum hauptsächlich von den Ganglienzellen des Nucleus infundibularis gestellt. Beim Menschen ist eine scharfe Begrenzung zwischen dem Territorium des Tractus supraoptico- und tubero-hypophyseus nicht möglich. Dennoch lassen sich auch hier zwei verschiedene Fasertypen nach Kaliber und Verlauf, wie nach dem färberischen Verhalten unterscheiden. Zum besseren Verständnis der Verhältnisse orientieren wir uns jedoch an der Tierhypophyse.

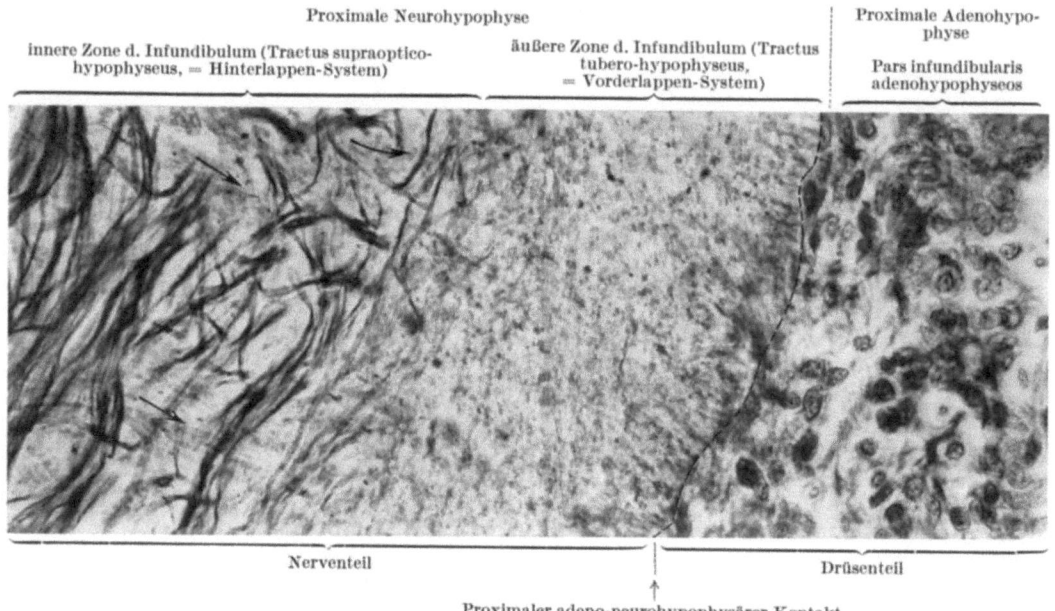

Abb. 94. *Hypophysenstiel (Ausschnitt) vom Hund.* Schrägfrontal-Schnitt. Silberimprägnation nach PALMGREN. Deutliche zonale Gliederung des Infundibulum in eine innere und äußere Zone, letztere bildet mit der Pars infundibularis der Adenohypophyse den proximalen Kontakt. In der äußeren Zone finden sich feine Nervenfasern, außerdem Silbergranula (Sekretgranula?), die offenbar keine axonale Beziehung zeigen. Quer zum Verlauf der Fasern des Tractus supraopticus-hypophyseus (links im Bilde) feinste silberimprägnierte Fasern in Pfeilrichtung zur äußeren Zone hinziehend; diese an vielen Stellen bis zur Kontaktfläche zu verfolgen (sekretbildende Ependymfasern? — Nervenfasern?). — Vergr. etwa 850fach.

Abb. 94 zeigt einen Schnitt durch die proximale Hypophyse vom Hund (Silberimprägnation). Deutlich erkennbar ist der Unterschied der Faserstrukturen der beiden Zonen des Infundibulum. Die dicken Faseranteile gehören zum Tractus supraopticohypophyseus; zwischen ihm und der Pars infundibularis liegt die gut abgrenzbare äußere Zone, die von feinen Fasern mit Silbergranula durchsetzt ist. Zum Teil sind sie axonal gebunden und erscheinen dann perlschnurartig aufgereiht. Die „argentophile Granulierung" nimmt nach der Kontaktfläche hin etwas zu. Das äußerste stark granulierte Randgebiet wird deswegen von einigen Autoren als „Zona granulosa" besonders hervorgehoben (HAGEN, 1955; DELLMANN, 1962 u. a.). Nur ganz selten und meistens in Richtung zum Zwischenstück, das keine äußere Zone besitzt (S. 79), liegen gomori-positive Faserelemente (Tractus supraoptico-hypophyseus). Demgegenüber sind die hier abgebildeten Granula und feinen Nervenfasern *„gomori-negativ"*.

KNOCHE (1952) beschreibt beim Hund feine Nervenfasern mit Silberkügelchen. Er nennt sie „Nodulusfasern". Allein nach der histologischen Struktur läßt sich die Zuordnung zu dem einen oder dem anderen System nicht durchführen, zumal bemerkt werden muß, daß u. U. „gomori-negative" Fasern „gomori-positiv" werden können (GOEBELS, 1957; s. S. 105).

An bestimmten Stellen kann man Faserelemente finden, die senkrecht zum Verlauf des Tractus supraoptico-hypophyseus von der inneren zur äußeren Zone übertreten (im Bild mit Pfeilen markiert). Es ist nicht sicher, ob es sich hierbei um Durchkreuzungen von Faserelementen des Tractus tubero-hypophyseus handelt. Möglicherweise sind es Ependymfasern, vielleicht mit Anteilen des Tractus tubero-hypophyseus durchmischt (s. unten).

Ein weiteres Merkmal dieser Zone ist ihre Zellarmut. Im Gegensatz dazu ist die innere Zone reich an Gliazellen (Pituicyten). Der Unterschied im Zellgehalt verwischt sich, wenn äußere und innere Zone nicht mehr so deutlich abzugrenzen sind, wie z. B. beim Menschen, so auch bei manchen Affen. — DIEPEN (1962) findet in der äußeren Zone des Infundibulum beim Schaf adenohypophysäre Zellen, die von der Pars infundibularis „eingedrungen" sind (vergleichbar mit der „Basophileninvasion" an der distalen Kontaktfläche? — S. 126ff.).

c) Die neuro-vasculäre Verknüpfung in der äußeren Zone des Infundibulum. Die Proximale adeno-neurohypophysäre Kontaktfläche.

Ort der Übertragung zentral-nervöser Vorgänge auf den Vorderlappen ist die Proximale adeno-neurohypophysäre Kontaktfläche. Über sie erfolgt wahrscheinlich auch die Einwirkung der Vorderlappenfunktionen auf das Zentralorgan. Die im Infundibulum vor-

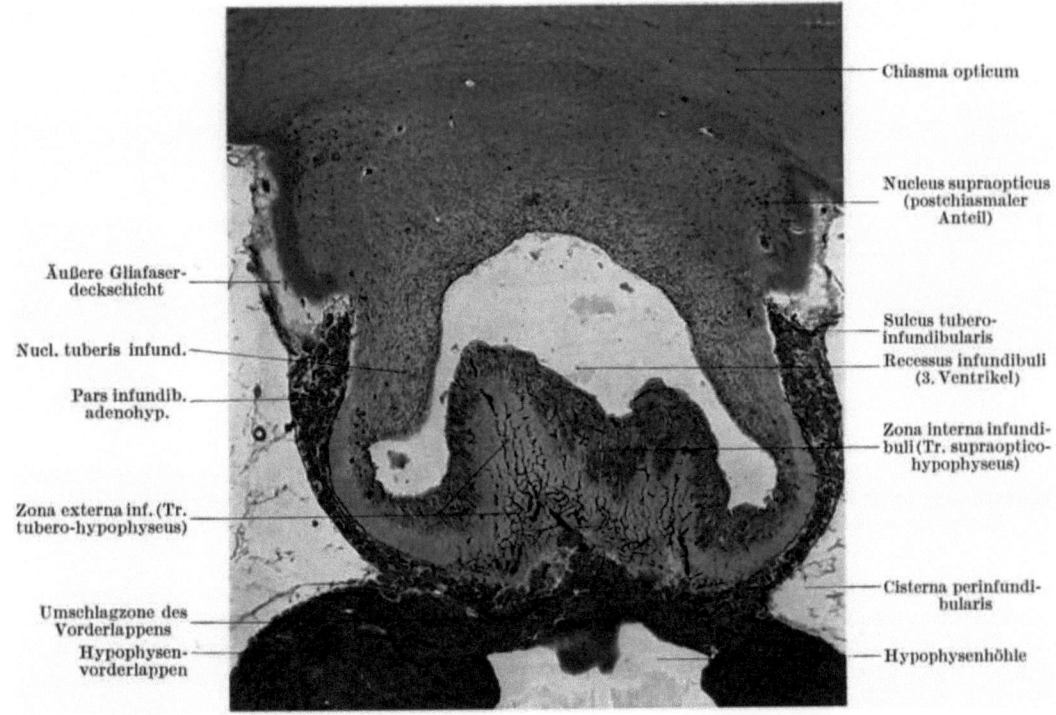

Abb. 95. *Proximale Hypophyse und angrenzendes Tuber cinereum der Katze.* Neurosekretfärbung (GOMORI) zusätzlich Gefäßinjektion, schräg-frontal. Mächtige Ausdehnung der äußeren Zone (rot) im Infundibulum, stark vascularisiert! Lateraler Abschnitt der äußeren Zone gefäßfrei („primitiver Zustand"); blau: Neurosekret (= Tr. supraoptico-hypophyseus). — Vergr. etwa 25fach.

handenen eigenartigen Gefäßschlingen („infundibuläre Spezialgefäße" NOWAKOWSKIS) sind zusätzliche Gebilde, die nach SPATZ (1951) zur Intensivierung und Erweiterung der Beziehung beitragen (S. 9). Die eigentümliche Vascularisation des Infundibulum läßt sich, wie auf S. 33 näher ausgeführt wurde, entwicklungsgeschichtlich deuten; doch die Spezialisierung der Gefäßschlingen, ihre Beziehung zu den Nervenfasern hypothalamischen Ursprungs sind Merkmale, die im Zusammenhang der Verknüpfung von Hypothalamus und Drüsenteil der Hypophyse zu sehen sind. Vom „Mantelplexus" (S. 33) ausgehend zeigen die Spezialgefäße vornehmlich in der äußeren Zone eine recht eindrucksvolle glomerulusartige Anordnung mit Verbindungen untereinander, die bei entsprechender Schnittführung den Charakter eines Netzes zu erkennen geben (Abb. 95); aber sie unterscheiden sich angioarchitektonisch und strukturell vom Netzkontinuum der Hirngefäße (S. 154). Von argentophilen Fasern (Gitterfasern) umhüllt (CHRIST, 1951; CLARA, 1951 u. a.) besitzen sie erhöhte Durchlässigkeit, was sie mit Gefäßen verschiedener anderer Gebiete gemeinsam haben (Gefäße der sog. „supraoptic crest" in der Lamina terminalis, Epiphyse, Area postrema, Plexus chorioides und Subfornikalorgan (WISLOCKI u. KING,

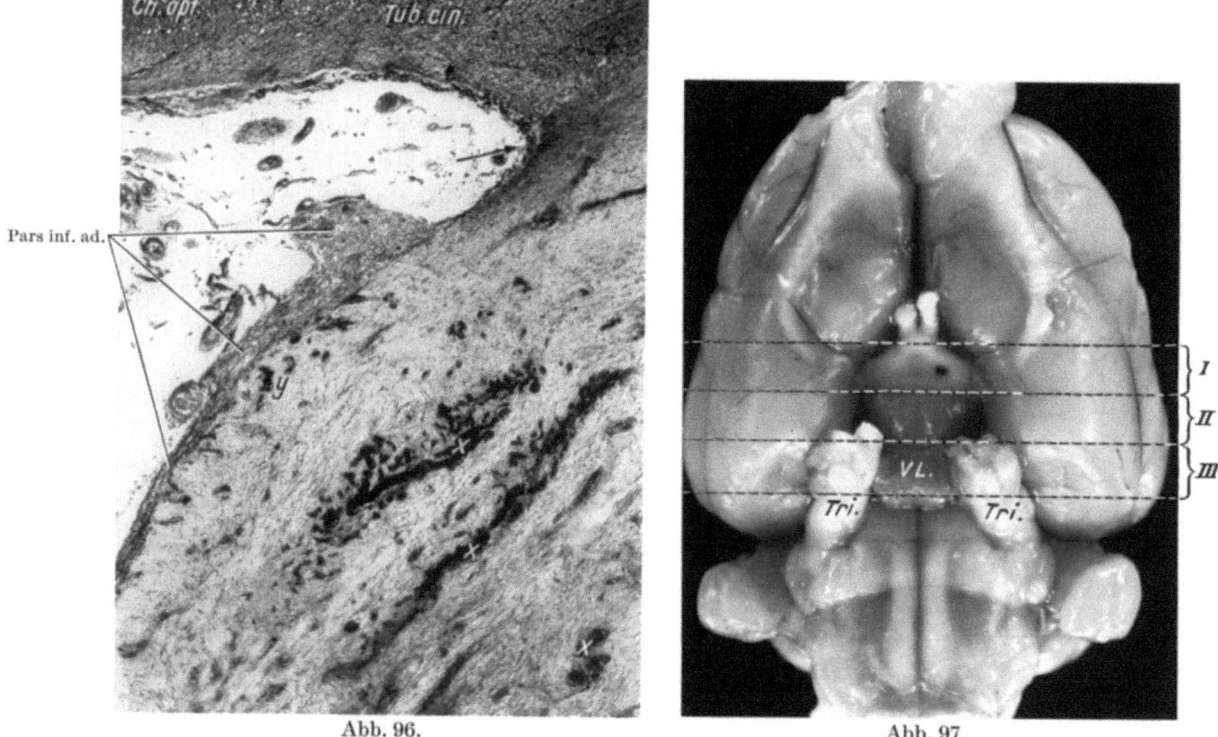

Abb. 96. *Proximale Hypophyse (Ausschnitt) vom Menschen*, sog. Azanfärbung. Beachte die unterschiedliche Gefäßanordnung im Infundibulum. Kleinere, stark verzweigte Gefäße nahe der Pars infundibularis (*Pars inf. ad.*). — Angeschnittene längs verlaufende, verzweigte Gefäße mehr im Zentrum des Infundibulum liegend. Näheres im Text. Vergr. 45fach.

Abb. 97. *Gehirn einer infantilen Ratte nach Instillation* (von der Basis aus gesehen). Hormoninstillat (als schwarzer Punkt erkennbar) hinter dem Chiasma opticum, lateral. Zweckmäßige Einteilung in Frontalscheiben zur Lokalisation der Instillate (*I* Chiasmagegend; *II* Infundibulumgegend; *III* Corpus-mamillare-Gegend). Das Corpus mamillare ist durch den Hypophysenvorderlappen (*VL*) verdeckt. Vgl. S. 8, Abb. 4.
Tri. Trigeminus. Aus ENGELHARDT (1957).

1936; WISLOCKI u. LEDUC, 1952; BAUER et al., 1960; MERGNER, 1959, 1961). Die Membrana gliae limitans fehlt (NOWAKOWSKI, 1951). Eine recht komplizierte Schlingenform finden wir bei höheren Vertebraten und beim Menschen (Abb. 96). Sie sind verzweigt und in der Anordnung recht variabel. Näheres hierüber im Kapitel Angioarchitektonik (S. 147). Doch auch hier läßt sich die Gefäßanordnung im Infundibulum auf die Grundform der Schlinge zurückführen. Der zuführende Zweig ist dünn, der abführende dicker. Dieser geht meistens in die sog. Portalgefäße über. Abb. 108a—c (S. 157) zeigen die Verhältnisse sehr eindrucksvoll beim Rhesusaffen, sie sind mit den Befunden, die wir beim Menschen erheben können, durchaus vergleichbar, ja sogar identisch.

Die mitunter stark verzweigten infundibulären Spezialgefäße der äußeren Zone liegen im Endigungsbereich des Tractus tubero-hypophyseus. Hier ist der Ort der sog. „neurovasculären Verknüpfung" („neuro-vascular chain", GREEN u. HARRIS, 1946; DE GROOT u. HARRIS, 1949, 1950, 1952; MARKEE u. Mitarb., 1946, 1948, 1952 u. a.).

Die „neurovasculäre Verknüpfung" ist Gegenstand vieler experimenteller Untersuchungen (HARRIS, 1948, 1950; HARRIS u. JACOBSOHN, 1950, 1952; HARRIS u. JOHNSON, 1950; DE GROOT, 1952; JACOBSOHN, 1952; DONOVAN u. HARRIS, 1954). Auf die besondere Bedeutung der Gefäßschlingen und ihre Verbindung (Portalgefäße) mit dem Hypophysenvorderlappen weisen die Experimente von HARRIS und JACOBSOHN (1952) hin. Daraus geht hervor, daß ein reimplantierter Vorderlappen bei einer hypophysektomierten Ratte nur dann seine gonadotrope Aktivität wieder entfalten kann, wenn die Portalgefäße regenerieren, auf diese Weise eine erneute Verbindung zwischen dem implantierten Vorderlappen und Nervengewebe (Tuber cinereum bzw. Infundibulum) zustande kommt.

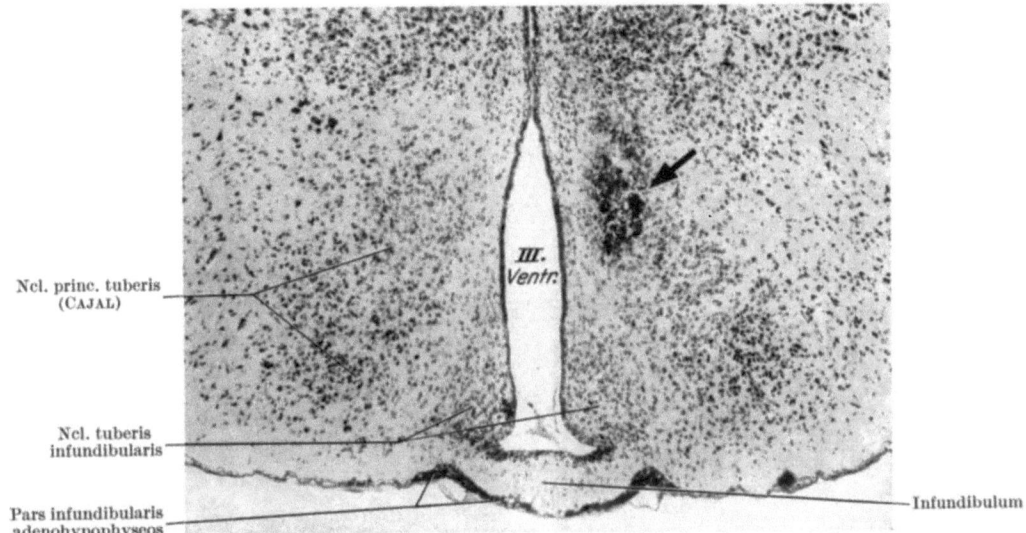

Abb. 98. *Frontalschnitt durch das Tuber cinereum der Ratte.* 72 Std nach der Instillation Nissl-Färbung. Das Instillat liegt in der Nähe des Nucleus ventromedialis (↙) an der intensiven Anfärbung (durch Indigo-Zusatz) erkennbar. Vergr. etwa 60fach. Aus ENGELHARDT (1957).

Gleiche Beobachtungen werden in einem anderen Zusammenhang von NIKITOVITCH-WINER u. EVERETT (1957, 1958, 1959) mitgeteilt. V. GAUPP u. SPATZ (1955) weisen demgegenüber auf die Bedeutung von Hypophysenstielregeneraten hin. Aus ihren Experimenten (Kaninchen) geht hervor, daß am Stumpf des im Zusammenhang mit dem Tuber cinereum gebliebenen Stielteiles adeno-neurohypophysäres Gewebe regeneriert und dadurch die eingetretenen Störungen der Keimdrüsenfunktionen im wesentlichen rückgängig gemacht werden (Abb. 121, S. 174).

SPATZ (1951) hat die Vorstellung von EDINGER (1911) und COLLIN (1928—1946) aufgegriffen und die Hypothese von der sog. „Chemoreception" aufgestellt. Diese besagt, daß die tubero-hypophysären Neurone und mit ihnen die Kerngruppen im Medialen Felde des Tuber cinereum auf adenohypophysäre Hormone ansprechbar sind und Änderungen der Hormonproduktion als Reiz wahrnehmen. Es ist eine Information chemo-receptorischer Art.

Ähnliche Vorstellungen entwickeln neuerdings andere Autoren, die der Frage nach der „Rückmeldung" von Vorgängen im Vorderlappen zum Tuber cinereum nachgehen (Implantationen von Vorderlappengewebe in den Hypothalamus, SZENTÁGOTHAI u. Mitarb., 1957, 1958; SZENTÁGOTHAI, 1958, 1965). — Wir stellten fest, daß Gonadotropine in das Tuber cinereum (Mediales Feld) stereotaktisch implantiert besonders stark wirksam sind (infantile Ratte) und bei Anwendung kleinster Dosen eine meßbare Reaktion zustande kommt, die nach Verabfolgung derselben Menge subcutan oder in einen anderen Ort des Gehirns ausbleibt (ENGELHARDT, 1957; Abb. 97 und 98 sind Beispiele aus dem Experiment).

Vor kurzem berichtete GUILLEMIN (1965) in einem anderen Zusammenhang über die mögliche Einwirkung adenohypophysärer Wirkstoffe auf das hypophysennahe Kerngebiet im Hypothalamus. GUILLEMIN denkt an einen *„Kurz-feed-back-Mechanismus"*[1]. — Bemerkenswert sind die Experimente von LAPP, aus denen hervor-

---

[1] Auch „innerer feedback" genannt.

geht, daß die oben erwähnte hohe Wirkwertsrate von stereotaktisch in das Tuber cinereum implantierten Gonadotropinen durch gleichzeitige Hypophysektomie rückgängig gemacht wird. Diese Ergebnisse könnten dafür sprechen, daß durch Hypophysektomie jener „innere feed-back" unterbrochen wird. Dieser Rückmeldemechanismus müßte, falls sich die Annahme bestätigen sollte, anders sein als jener, der durch die Rückwirkung peripherer Hormone ausgelöst wird (HOHLWEG u. JUNKMANN, 1932; D'ANGELO, 1961, 1963; MCCANN, FRUIT und FULFORD, 1958; ETKIN, 1963; FLERKÓ u. ILLEI, 1957; FLERKÓ u. SZENTÁGOTHAI, 1957; PORTER, 1953, 1954; VAN DER WERFF TEN BOSCH u. DONOVAN, 1958 u. a.).

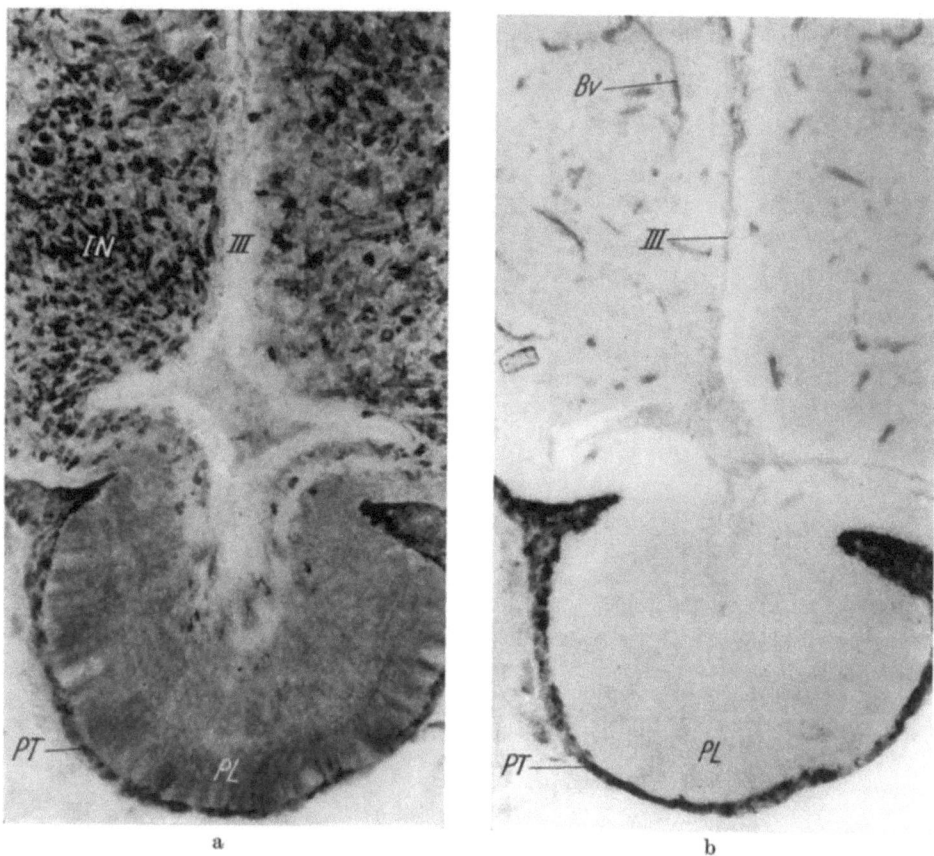

a b

Abb. 99a u. b. *Proximale Hypophyse (Pars infundibularis-PT) und Infundibulum im Zusammenhang mit dem angrenzenden Tuber cinereum (Nucleus infundibularis IN) von Zonotrichia leucophrys gambelii* (vgl. Abb. 25i; S. 46). Darstellung der Acetylcholinesterase im Infundibulum besonders deutlich in der äußeren Zone (*PL* palisade layer) intensive Reaktion nach Inkubation mit Acetylthiocholin (a); b inkubiert mit Butyrlithiocholin. In der Pars infundibularis (*PT*) keine spezifische Reaktion; *III* 3. Ventrikel; *Bv* Blutgefäße. — Nach KOBAYASHI und FARNER (1964).

Die äußere Zone des Infundibulum ist nicht Durchzugsgebiet von Nervenfasern, wie vornehmlich ihre benachbarte innere Zone. Sie ist auch mit keinem anderen neurohypophysären Abschnitt zu vergleichen. Wohl ist sie Aufsplitterungsgebiet von Axonen, aber der Vergleich mit dem Hinterlappen ginge am Wesentlichen vorbei. Der auch ohne adenohypophysären Partner, den Zwischenlappen, funktionstüchtige Hinterlappen übernimmt ganz andere Aufgaben als der nämliche Abschnitt der proximalen Neurohypophyse, die äußere Zone. Sie ist auf den Drüsenteil angewiesen, gleichgültig, worin man die Bedeutung der sie bildenden Strukturen und ihre Beziehung zum Hypothalamus sieht. Auf dem Wege der Einflußnahme von Hypothalamus auf den Vorderlappen und umgekehrt ist die äußere Zone ein unbestritten wichtiger Abschnitt. Sie ist nicht Übergangsgebiet, sondern der Ort heterogener Wechselwirkungen. Hierauf weisen u. a. die in letzter Zeit begonnenen Untersuchungen hin, die sich mit der Feinstruktur und der Histochemie befassen. Es ist möglich, daß man durch solche Analysen besser als seither die Beziehungen zwischen den beiden Systemen erkennen kann. COLMANT (persönliche Mitteilung) findet sogar im hypophysennahen Areal besondere Fermentsysteme.

Zu einer eindrucksvollen Differenzierung der beiden Systeme gelangen TAGUCHI, KOBAYASHI u. FARNER (1966) durch Injektionen (intraventrikulär) von S-Cysteine (vgl. S. 103). Über Fermentuntersuchungen berichten ferner KOBAYASHI u. FARNER (1964) — Abb. 99; vgl. Untersuchungen von FUXE (1963, 1964), der sich mit Überträgerstoffen im Infundibulum befaßt. — Auf die Bedeutung der „gomori-negativen" Faseranteile im Infundibulum (äußere Zone) hinsichtlich der Vorderlappenfunktionen weist auch JØRGENSEN (1965), indem er die Konstanz der Befunde bei Amphibien, Vögeln und Vertebraten hervorhebt. Man muß jedoch feststellen, daß die Verhältnisse bei den Vögeln gewisse Unterschiede in der Anordnung aufweisen; doch lassen sich auch hier zwei Systeme voneinander unterscheiden (WINGSTRAND, 1951; OKSCHE u. Mitarb., 1958, 1959).

d) Die tubero-hypophysären Neurone und die Partialfunktionen des Hypophysenvorderlappens. — Die hypothalamischen „releasing factors".

Die folgende Ausführung gibt eine Übersicht. Die Morphologie kann ihrer Methode nach nur einen sehr bescheidenen Beitrag zur Analyse der Wechselbeziehungen zwischen Vorderlappen und Hypothalamus liefern. Jeder Versuch der funktionellen Deutung ist auf den Vergleich mit experimentellen Untersuchungen, auf biochemische und klinisch-endokrinologische Befunde angewiesen.

Wir ordnen die Übersicht nach glandotropen Wirkungen des Vorderlappens:

1. Die gonadotrope Partialfunktion. — Das sog. „hypothalamische Sexualzentrum".

Die Lokalisation eines Sexualzentrums im Medialen Felde des Tuber cinereum geht von pathologisch-anatomischen Befunden aus (Pubertas praecox, DRIGGS u. SPATZ, 1939; LANGE-COSACK, 1951, 1952; andere Prozesse der Hypothalamus-Hypophysenregion: ORTHNER, 1953/1958). Sie findet ihre Bestätigung im Tierexperiment: Durch Anwendung der stereotaktischen Methode zur gezielten Ausschaltung umschriebener Kerngebiete können Störungen der Keimdrüsentätigkeit verursacht werden (BUSTAMANTE, SPATZ u. WEISSCHEDEL, 1942; BUSTAMANTE, 1943; am Kaninchen). Nach SPATZ, DIEPEN u. GAUPP (1948) umfaßt das „hypothalamische Sexualzentrum" den *Nucleus infundibularis* und Teile des *Nucleus ventromedialis*. Nicht sicher ist die Teilnahme des *Nucleus dorsomedialis* und der *Area periventricularis posterior*. Bei ausgewachsenen Tieren führt eine Zerstörung dieser Kerne zur *Atrophie* der Keimdrüsen; bei *infantilen* Tieren *bleibt die Geschlechtsreife* aus. Stimulation der Kerne bewirkt Ovulation (NOWAKOWSKI, 1950; vgl. BUNN u. EVERETT, 1957). — Experimentelle Untersuchungen zur Frage der Lokalisation eines hypothalamischen Sexualzentrums, bzw. der hypothalamischen Einflußnahme auf die gonadotrope Partialfunktion des Vorderlappens wurden von vielen anderen Autoren vorgenommen [BARRNETT u. GREEP, 1951b (Stieldurchtrennung); BENOIT u. ASSENMACHER, 1937—1960; BENOIT u. OTT, 1944; ASSENMACHER, 1957/1958; ASSENMACHER u. BENOIT, 1953/1958; BOGDANOVE, 1953; BOGDANOVE u. HALMI, 1952; BROOKS, 1940; DAVIDSON u. GANONG, 1960; DAVIDSON, CONTOPOULOS u. GANONG, 1960; DEY, 1941/43; DEY, FISHER, BERRY u. RANSON, 1940; DEY, LEININGER u. RANSON, 1942; DONOVAN u. HARRIS, 1954, 1955; EVERETT, 1959; — u. Mitarb., 1949, 1950, 1966; FLERKO, 1951; — u. Mitarb., 1957/1959; HILLARP, 1949; HILLARP u. D. JACOBSOHN, 1943; POLENOV, 1950 u. a.].

Wahrscheinlich können Kerngruppen im Medialen Felde des Tuber cinereum auch über spinale Leitungsbahnen (Schützesche Bündel bzw. Tractus parependymalis, LARUELLE, 1948 und KRÜCKE, 1949) auf die Keimdrüsenfunktionen Einfluß nehmen.

HOHLWEG u. JUNKMANN (1932) nehmen an, daß im Hypothalamus ein Zentrum vorhanden ist, das auf Keimdrüsenhormone anspricht. Nach dieser Vorstellung wird hypothalamische Einflußnahme auf die gonadotrope Partialfunktion des Vorderlappens gebremst, wenn der Gehalt an Keimdrüsenhormonen im Blut ansteigt. Umgekehrt kommt es bei Minderung der Keimdrüsenaktivität zur Steigerung der Abgabe von gonadotropen Hormonen. Es ist eine Erweiterung des sog. „homeostatischen Regulationsmechanismus", in den nicht nur der Vorderlappen, sondern auch der Hypothalamus miteinbezogen wird.

ORTHNER konnte zusammen mit ROEDER bei einem 47jährigen Manne, der an sexuellen Zwangsvorstellungn litt, einen stereotaktischen Eingriff mit einer umschriebenen Koagulation in der Nähe des Nucleus infundibularis erfolgreich durchführen (persönl. Mitteilung).

2. Die adrenocorticotrope Partialfunktion des Vorderlappens.

Die ersten Untersuchungen zu diesem Thema wurden von HUME (1949) sowie von HUME u. WITTENSTEIN (1950), ferner von DE GROOT u. HARRIS (1949, 1950, 1952) durchgeführt. PORTER (1953, 1954) konnte bei Katzen und Affen eine vermehrte Ausschüttung von ACTH durch Reizungen im Tuber cinereum erzielen. Nähere Angaben über die Lokalisation der hypothalamischen Einflußnahme auf die ACTH-Abgabe macht TONUTTI (s. SCHMID u. a., 1956, 1957; TONUTTI, 1958). Durch Anwendung von Diphtherietoxin und Feststellung von hämorrhagischen Nekrosen in der Nebennierenrinde nach stereotaktischen Ausschaltungen verschiedener Kerne im Hypothalamus beim Meerschweinchen konnten die Autoren vornehmlich den *Nucleus dorsomedialis* für die Regulation der ACTH-Freigabe verantwortlich machen. Unter verschiedenen *Stress*-Bedingungen mit Ausschaltungen von hypothalamischen Kernen, oder Hypophysenstieldurchtrennung wurde die ACTH-Abgabe von anderen Autoren untersucht (PORTER, 1953; HARRIS, 1955/1960; FORTIER, HARRIS u. MCDONALD, 1947; FORTIER u. SELYE, 1949; FORTIER u. WARD, 1958; MIALHE-VOLOSS, 1954—1958; SAWYER, EVERETT u. MARKEE, 1948). — MARTINI (1955, 1958, u. Mitarb., 1956, 1958) wies auf die Bedeutung des supraoptico-hypophysären Systems für die ACTH-Abgabe hin; auch MCCANN vertrat ursprünglich die Meinung, daß die ACTH-Freigabe dem Einfluß von Vasopressin unterliegt; später hat er sich für die Annahme eines besonders hypothalamischen Überträgerstoffes („releasing factor" im Sinne GUILLEMINs) ausgesprochen (MCCANN u. HABERLAND, 1959, 1960; s. weiter unten).

3. Die thyreotrope Partialfunktion des Vorderlappens.

M. A. GREER (1951, 1952), sowie BOGDANOVE u. HALMI (1952, 1953) konnten nach bilateraler Ausschaltung eines Areals zwischen Nucleus ventromedialis und Nucleus suprachiasmaticus (Ratte) feststellen, daß die nach Thiouracilbehandlung auftretende Vergrößerung der Schilddrüse ausbleibt. Demgegenüber fand GREER, daß der Jodstoffwechsel der Schilddrüse unbeeinflußt bleibt. Die Ergebnisse weisen auf eine dissoziierte hypothalamische Einflußnahme auf die Schilddrüsentätigkeit hin (Wachstumsfaktor vom Hypothalamus abhängig, metaboler Faktor vom Hypothalamus unabhängig). Es ist anzunehmen, daß eine basale Sekretionsrate der Schilddrüse vom Hypothalamus unabhängig ist, unter bestimmten Bedingungen aber durch zentral-nervöse Einflüsse moduliert werden kann. Wechselbeziehungen zur ACTH-Abgabe kommen hier zur Geltung. HARRIS (1957) fand nach vollständiger Hypophysenstieldurchtrennung eine Minderung der Schilddrüsenleistung. Hierauf wiesen bereits die Experimente (Stieldurchtrennungen) von UOTILA (1939) hin. Die Wirkung von MSH auf die Schilddrüsenfunktion berichten BOWERS et al. (1964).

Über die Bedeutung des Vorkommens von Hormonjod im Hypothalamus und in anderen Hirnbezirken berichtet STURM (1958). Klinischerseits unter Hinweis auf pathologisch-anatomische Befunde gibt HOFF (1965) eine zusammenfassende Darstellung, worin auch auf andere Partialfunktionen des Vorderlappens und hypothalamische „Steuerungsvorgänge" eingegangen wird.

Mit weitaus mehr Unsicherheit wird die Frage nach der hypothalamischen Einflußnahme anderer Vorderlappenpartialfunktionen beantwortet. Wenn von seiten biochemischer Forschung während der letzten Jahre Stoffe von hoher Wirksamkeit näher charakterisiert werden konnten und überraschende Ergebnisse erzielt wurden, so bedeutet das noch nicht, daß zur Lokalisation der Entstehung solcher Stoffe und Wirkungsorte die erarbeitete morphologische Grundlage ausreicht. Es kann durchaus möglich sein, daß sich die morphologische Forschung zwangsläufig mehr als seither auf der Grundlage biochemischer Befunde mit Strukturveränderungen (nicht im Sinne der Pathologie!) befassen muß.

4. Die sog. „releasing factors".

Nach GUILLEMIN (1965) wird heute „das letzte Bindeglied zwischen Zentralnervensystem und Vorderlappen in verschiedenen Substanzen gefunden". Ihre Wirkungsweise besteht darin, daß sie bestimmte Hormone aus dem Vorderlappen freisetzen. Sie werden deswegen „releasing factors" genannt (GUILLEMIN u. Mitarb.). Die deutsche Übersetzung „Überträgerstoffe" trifft nicht ganz ihre Bedeutung (vgl. S. 98ff., Neurotransmitter, Neurohormon). Nach GUILLEMIN handelt es sich tatsächlich um Hypothalamushormone (vgl. S. 81). Spezifische Wirksamkeit auf ACTH-, TSH- und LH-Abgabe konnte nachgewiesen werden. So werden CRF („cortico-releasing-factor"), TRF („thyrotropin-releasing-factor") und LRF („luteotropin-releasing-factor") unterschieden (GUILLEMIN u. Mitarb.). — Auch für andere Vorderlappenhormone soll es Freisetzungsstoffe geben (FSH, auch für Wachstumshormon).

CRF (α-CRF und β-CRF) kann auch aus Hinterlappenhandelspräparaten isoliert werden. Chemisch ist β-CRF dem Vasopressin verwandt. — Nach GUILLEMIN ist die Vorstellung, wonach Vasopressin ACTH freisetzt (MARTINI u. Mitarb., 1955ff.), nicht mehr zutreffend. — Außerdem wurde chemische Übereinstimmung (Molekülaufbau) einer bestimmten Kette von CRF mit α-MSH festgestellt (vgl. S. 24 und 131). Ein CRF (α_2-CRF) ist bis auf eine Gruppe mit α-MSH sogar identisch! — Die Wirkung von CRF auf die Freisetzung von ACTH ist spezifisch und von keinem anderen releasing factor zu ersetzen.

TRF ist ein kleines Polypeptid mit dem Molekulargewicht eines Oktapeptids (GUILLEMIN). TRF wirkt bei normalen (intakten) Tieren und bei thyreoidektomierten. TRF und CRF wirken nicht gleichzeitig, was der gegenseitigen Abhängigkeit von ACTH und TSH entspricht.

LRF hat ein Molekulargewicht von 1000—1500. Es ist ein Dekapeptid. LRF setzt LH im Hypophysenvorderlappen frei (GUILLEMIN 1963, Lit. s. JUTISZ et al.).

Aus Hypothalamusgewebe konnten GUILLEMIN u. Mitarb. Stoffe mit ähnlichen Eigenschaften der Vorderlappenhormone ACTH, TSH und LH isolieren. Ihre Herkunft ist noch unbekannt. Möglicherweise nehmen sie an einem sog. „inneren feed-back-Mechanismus" zwischen Adenohypophyse und Hypothalamus teil. Es ist auch möglich, daß als Ergebnis dieser Wechselbeziehung Produkte entstehen bzw. die Stoffe von resorbierten Hypophysenhormonen stammen.

e) Dem Vorderlappensystem beigeordnete Strukturen.

Hierunter fassen wir solche Strukturen zusammen, die auf Grund bestimmter Eigenschaften und Anordnung in mehr oder weniger enger Beziehung zur Vorderlappenfunktion stehen. Wir beschränken uns im folgenden auf einige Besonderheiten der Ependymzellen und Ependymfasern sowie auf die Innervation der Adenohypophyse.

In welcher Weise diese Strukturen an der Vorderlappenfunktion teilnehmen, weiß man nicht genau. Mit der hier gewählten Beiordnung soll lediglich zum Ausdruck kommen, daß sie der hypothalamo-hypophysären Verknüpfung weder über- noch untergeordnet werden können. Sie sind ihr sicher auch nicht gleichwertig.

1. Ependymzellen und Ependymfasern der Wand des 3. Ventrikels und des Trichters.

Die in Höhe des Nucleus ventromedialis mit Flimmerhaaren besetzte kubische Ependymzellschicht flacht zum Nucleus infundibularis und Trichtereingang hin mehr und mehr ab. Das Ependym verliert die Cilien. Eine weitere Besonderheit dieses Wandgebietes ist das Fehlen der Gliafaserdeckschicht (s. S. 18, Abb. 9). Änderungen der Wandstruktur geben u. a. Hinweise auf Vorgänge, die mit Stoffaufnahme und -abgabe zusammenhängen. In Untersuchungen mit Verwendung von Vitalfarbstoffen (SPATZ, 1934), Acet-Azol-Amid, Histamin und Chromphenolblau (FELDBERG u. FLEISCHHAUER, 1960) wurde festgestellt, daß an verschiedenen Stellen Stoffe bevorzugt aufgenommen werden. Die Stoffe dringen dort leicht ein, wo graue Substanz der Ventrikelwand nahe liegt, wo Ependymzellen und Fasern aktiv teilnehmen. Die Variationen im Wandaufbau entstehen durch unterschiedliche Beteiligung gliöser Elemente, die zusammen mit den Ependymzellen und -fasern den jeweils vorliegenden „Bautyp" (SCHIMRIGK, 1966) prägen. Daraus resultiert eine jeweils unterschiedliche Leistung (Näheres bei HORSTMANN, 1954, FLEISCHHAUER, 1957 u. OKSCHE, 1957/58).

Welche Bedeutung die Variationen in der Ventrikelwand für die Vorderlappenfunktionen und ihre Beziehung zum Hypothalamus haben, ist im einzelnen noch nicht bekannt. Nach der Faseranordnung des Ependyms in Höhe des Nucleus infundibularis und des Infundibulum, woraus eindeutig hervorgeht, daß die Fasern bis zur adeno-neurohypophysären Kontaktfläche hinziehen, ist an einen Stoffaustausch zwischen dem Drüsenteil der Hypophyse und dem Ventrikelwandbereich zu denken. Morphologisch eindrucksvoll ist die Bildung von Granula (argyrophile Granula, Sekret?) in Ependymfasern im Infundibulum bei Insectivoren nahe der Kontaktfläche (SMITH-AGREDA u. SPATZ, 1962; vgl. S. 140). — Über die Abgabe von Neurosekretprodukten in den Recessus infundibuli wurde auf S. 62 und 77 berichtet; s. auch Abb. 55.

2. Innervation der Adenohypophyse.

Nervenfasern innerhalb der Adenohypophyse, insbesondere des Hypophysenvorderlappens wurden von vielen Autoren beschrieben (HARRIS, 1948, 1950, 1956; GREEN, 1951, 1952; HILLARP u. JACOBSOHN, 1943, Ratte; VAZQUEZ-LOPEZ, 1949, Kaninchen; VAZQUEZ-LOPEZ u. WILLIAMS, 1952). Übereinstimmend wird festgestellt, daß die Fasern schwer darstellbar sind. Gelingt der Nachweis, so bilden sie Geflechte oder Bündel (HAGEN, 1950; STÖHR jr., 1957). *Es sind Nervenfasern nicht-hypothalamischen Ursprungs, sie stammen vom peripheren autonomen Nervensystem (sympathisch, parasympathisch).* Vornehmlich mit den Blutgefäßen treten sie in das Drüsenparenchym ein (vgl. Abb. 82, S. 127) und verzweigen sich zwischen den Drüsenzellen. Experimentelle Untersuchungen (COLLIN, 1937; COLLIN u. HENNEQUIN, 1936, Exstirpation des Ganglion cervicale superius beim Kaninchen) lassen vermuten, daß die Einflußnahme dieser Nervenfasern vornehmlich der funktionellen Anpassung der Gefäße dient. Auch sind direkte Kontakte zwischen Faserendigungen und Drüsenzellen vorhanden (persönliche Mitteilung Dr. VOLLRATH, Würzburg), wie elektronenmikroskopische Befunde zeigen.

METUZALS (1952), METTLER (1958, 1959), auch STUTINSKY (1956—58) beschreiben einen direkten Übertritt von Nervenfasern aus dem Infundibulum über die Pars infundibularis zum Vorderlappen. Daß vereinzelt Axone von Neuronen hypothalamischen Ursprungs das Infundibulum verlassen und entlang der Gefäße in nahegelegene Drüsenteile gelangen, ist nicht zu bezweifeln. Dieses Verhalten ist aber nicht die Regel. Zumindest handelt es sich hierbei um Befunde, die u. E. die Bedeutung der adeno-neurohypophysären Kontaktfläche nicht in Frage stellen.

III. Beziehungen zwischen den beiden hypothalamo-hypophysären Systemen.

a) Angioarchitektonik der beiden hypothalamo-hypophysären Systeme.

Vorbemerkung: Die supraoptico- und tubero-hypophysären Neurone gehören — so stellten wir fest — nicht in jene Gruppe nervöser Elemente, die im üblichen Sinne ein Erfolgsorgan „innervieren". Sie suchen vielmehr die Gefäße auf, an die sie Wirkstoffe abgeben. Gefäßbeziehung und Wirkstoffabgabe sind aber nicht ihre einzigen Merkmale; beides kennen wir auch von anderen Neuronen nicht-hypothalamischen Ursprungs, so vom peripheren vegetativen Nervensystem. Die hypothalamo-hypophysären Neurone zeichnen sich dadurch aus, daß sie den Aufbau des Nerventeiles der Hypophyse (Infundibulum und Hinterlappen) ganz wesentlich bestimmen. Der eine Teil von ihnen (die *supraoptico-hypophysären Neurone*) bildet im Endaufsplitterungsgebiet das funktionstragende Parenchym des Hinterlappens, der nach *Art einer endokrinen Drüse* die Wirkstoffe an den allgemeinen Kreislauf abgibt. Der andere Teil (die *tubero-hypophysären* Neurone) endigt im Infundibulum, von wo aus die Neurone über einen *hypophyseneigenen Gefäßweg* Einfluß nehmen. Beide Systeme bestehen aus Zellelementen, die trotz ihrer unvergleichbaren Anpassung an das endokrine System zum Zentralorgan gehören und als Neurone dieser Herkunft Bedingungen unterworfen sind, wie sie sich u. a. aus den örtlichen Verhältnissen im Hypothalamus, am Ursprungsort, ergeben.

Diese Umstände weisen auf eine besondere Bedeutung der Gefäße hin, die vor allem mit der Wirkstoffaufnahme und -abgabe zusammenhängen. Doch hier sind Einschränkungen zu machen:

Das Gefäßsystem ist der unbestrittene Verbindungsweg zwischen den endokrinen Drüsen und von da aus zu den jeweiligen Erfolgsorganen hin; doch seine Ubiquität verleitet mitunter dazu, voreilig Zusammenhänge anzunehmen, die in der Tat physiologisch nicht ins Gewicht fallen. Allein aus einer Gefäßverbindung humorale Wirkungsmöglichkeiten zu postulieren, kann zu Fehldeutungen führen, wenn nicht weitere morphologische, insbesondere topographische Eigenschaften vorliegen, aus denen die Zusammenhänge deutlicher werden. Beweisend hierfür sind letzthin experimentelle Befunde und schließlich Untersuchungen, die sich physiologisch-biochemischer Methoden bedienen, gleichgültig, ob der Gefäßweg als ein wesentliches Kriterium sich anbietet, gleichgültig, ob er kurz oder lang ist. — Hierfür zwei Beispiele: Es ist durchaus möglich, daß die Neurone beider hypothalamo-hypophysärer Systeme schon im Tuber cinereum über den Gefäßweg sich gegenseitig beeinflussen; denn ihre Ursprungsorte sind, wie wir noch sehen werden, in das *kontinuierliche* Gefäßnetz des Gehirns eingebettet. Aber aus diesem Befund allein kann man eine gegenseitige Einflußnahme noch nicht herleiten. Das ist eher möglich, wenn man die Befunde an den Neuronenfortsätzen nach ihrem Eintritt in den hypophysären Abschnitt betrachtet. Hier liegen wirklich ganz andere topographische Verhältnisse vor, die die Frage nach einer gegenseitigen Einflußnahme nahelegen. — Ein anderes Beispiel zeigt, worauf es uns hier ankommt: Früher dachte man in Anlehnung an Vorstellungen von EDINGER (1911), CUSHING (1910) u. COLLIN (1928), die Hypophyse sei durch Gefäße mit hypothalamischen Zentren unmittelbar verbunden. Über sog. „Portalvenen" sollte eine humorale Beeinflussung, so deutete man den Gefäßverlauf, zustande kommen. Heute wissen wir, daß es eine Gefäßverbindung dieser Art (unmittelbar zwischen hypothalamischen Kerngebieten und Hypophyse) nicht gibt. Und doch ist an der humoralen Einflußnahme nicht mehr zu zweifeln, worauf insbesondere experimentelle und biochemische Untersuchungsergebnisse hinweisen.

Zu einem besseren Verständnis morphologischer Befunde gelangen wir, wenn wir nicht nur nach der Verbindung oder gar Versorgung durch Gefäße fragen, sondern auf ihre *Anordnung* im topographischen Zusammenhang mit den Neuronen und anderen Strukturen achten.

Wir folgen hierbei der Methode der von C. und O. VOGT (1928) begründeten „*Architektonik*". Es ist die „Lehre von den örtlichen Verschiedenheiten in der Anordnung der Zahl und der groben Form der in spezifischen Präparaten sichtbaren Elemente". Die Lehre der Architektonik umfaßt die Variationen in der Anordnung von Zellelementen, von Faserstrukturen und Gefäßen. So gibt es eine *Cyto-, Myelo-, Fibrillo-, Glio-* und *Angio-*architektonik; neuerdings kommt die *Chemo*architektonik hinzu (ELLIOT u. Mitarb., 1955; ORTMANN, 1961, 1964; SCHIEBLER, 1962 u. a.). Letztere bezieht sich „auf die Gleichartigkeit einer Anzahl von Zellen oder eines Gehirnareals in der Ausstattung mit bestimmten Substanzen" (SCHIEBLER, 1962). Wie oben angedeutet, sind architektonische Untersuchungen ihrer Methode nach von solchen zu unterscheiden, die z. B. Innervationsgebiete oder vasculäre Versorgungsgebiete ermitteln.

Der Begründer der *Angio*architektonik des Gehirns ist RICHARD ARWED PFEIFER (1928, 1930, 1940), der durch Anwendung einer Injektionsmethode feststellte, daß „*angio-architektonische*" Einheiten sich vielfach mit cyto- und myeloarchitektonischen Einheiten decken. PFEIFER spricht von „*feldbedingter Konstanz*" und „*feldbedingter Variation*". Eine feldbedingte Konstanz z. B. zeigen die Areale des Nucleus supraopticus und paraventricularis (Abb. 44, S. 47, und Abb. 100). Wie das Corpus subthalamicum von LUYS sind beide Kerne besonders capillardicht. Feldbedingte Variationen zeigen hingegen in gewisser Hinsicht das Infundibulum und der Hypophysenhinterlappen, obgleich auch hier charakteristische Gefäßanordnungen stets zu finden sind.

Methodik zur Herstellung angioarchitektonischer Präparate.

Die beste Gefäßdarstellung erreicht man durch Injektion kontrastgebender Farbstoffe, wie z. B. Tusche. Die Gefäße lassen sich auch durch Anfärbung der in ihnen enthaltenen Erythrocyten darstellen (z. B. Benzidinmethode von SLOMINSKY-CUNGE). F. LORENTE DE Nò (1928), ein Mitarbeiter von C. und O. VOGT, wandte die Golgi-Coxsche Versilberungsmethode an. NOWAKOWSKI (1951) bediente sich zur Darstellung der infundibulären Spezialgefäße der Benzidinmethode. Die Injektionsmethode ist anderen Methoden überlegen, da es durch sie allein möglich ist, durch Austausch des natürlichen Gefäßinhaltes mit einer kontrastierenden Lösung eine vollständige Darstellung der Gefäße zu bekommen. Hierzu muß aber einiges beachtet werden:

Die beim Tier angewandte vitale Gefäßinjektion wird in Narkose und nach Austausch des Blutes mit physiologischer Kochsalzlösung oder anderen Blutersatzlösungen durchgeführt. Weiteres Vorgehen: Einführen einer Knopfkanüle in die Aorta abdominalis, Ligatur des Gefäßes distal von der Injektionsstelle, Injektion des angewärmten Austauschmittels so lange, bis aus der Vena cava kein Blut mehr fließt. Die sofort danach anzuschließende Injektion wird unter leichtem Druck und möglichst rasch vorgenommen.

Bei Injektionen mit Tusche, der auf 100 cm³ etwa ebensoviel physiologische Kochsalzlösung und 2 g Gelatine zugefügt sind, ist der Erfolg der Gefäßfüllung an der sofort eintretenden Schwarzfärbung der Schleimhäute und der inneren Organe zu erkennen. Die Injektion kann abgebrochen werden, wenn an der freigelegten Leber makroskopisch keine Unregelmäßigkeiten mehr festzustellen sind, das ganze Organ homogen schwarz erscheint. Es ist bei diesem Vorgehen darauf zu achten, daß nach Beendigung der Austauschtransfusion und zu Beginn der sich anschließenden Injektion der Farblösung das Tier noch lebt.

Das Gehirn ist, falls es nicht in situ eingebettet und geschnitten werden soll, dem Schädel sehr sorgfältig unter Vermeidung jeglichen Druckes zu entnehmen. Die besten Resultate erreicht man, wenn es im Schädel belassen und das Präparat entkalkt wird.

Zur histologischen Aufarbeitung ist die Gelatineeinbettung zu empfehlen. Der eingebettete Block wird im Gefrierschnittverfahren in eine lückenlose Serie von 50—200 µ dicke Scheiben zerlegt. Nach Entwässerung der Schnitte erfolgt die Eindeckung in Methyl-salicyl (DAB 6 „Merck", Darmstadt, Best.-Nr. 6070/71). Die so angefertigten Schnitte sind jedoch nicht haltbar. Wegen ihrer optimalen Transparenz eignen sie sich besonders zur fotografischen Wiedergabe. Erst später kann man die Präparate in Balsam nach den üblichen Methoden um- bzw. haltbar einbetten.

1. Markarmer Hypothalamus.

α) Die „hypophysenfernen Kerne" im vorderen Hypothalamus (d.i. großzelliges Areal; Ursprungsort des Tractus supraoptico-hypophyseus [Hypophysenhinterlappensystem]).

Wie Abb. 100 zeigt, ist das Kerngebiet des neurosekretorischen Systems gegenüber seiner Umgebung angioarchitektonisch scharf abgrenzbar. Das Gefäßnetz des *Nucleus paraventricularis* ist etwas weitmaschiger als das des *Nucleus supraopticus*. Dieser Befund ist vergleichend anatomisch konstant (GREVING, 1928; SCHARRER und GAUPP, 1935; FINLEY, 1939, 1940; LE GROS CLARK, 1938; CRAIGIE, 1940; R. A. PFEIFER, 1951; GREGORETTI, 1954, 1955; ENGELHARDT, 1956; VITUMS, MIKAMI, OKSCHE und FARNER, 1964 u. a.). Die Grenze des Kerngebietes ist mit der Begrenzung des gefäßdichten Areals identisch; d. h. Angioarchitektonik und Cytoarchitektonik entsprechen sich. Die Form der Gefäßanordnung, das dreidimensionale Netz („Gefäßnetzkontinuum" im Sinne PFEIFERs), ist auch hier verwirklicht. — Von der Basis aus, seitlich dem Chiasma opticum, sieht man auf dem abgebildeten Frontalschnitt Gefäßzweige (A. supraoptico-paraventricularis und die dazugehörigen Venen) in die beiden Kerngebiete einziehen. Wie man sich in Zellpräparaten überzeugen kann, finden sich entlang dieser Gefäße Ganglienzellen, die wegen ihrer Zugehörigkeit zum neurosekretorischen System zusammenfassend als „*Nucleus supraopticus accessorius*" bezeichnet werden. Diese Ganglienzellen sind rosettenförmig um die genannten Gefäße gelagert. So erhalten sie den für sie notwendigen Gefäßkontakt; ein zusätzliches angioarchitektonisch dichtes Netz, wie wir es im Hauptkerngebiet vorfinden, erübrigt sich offenbar. *Der Nucleus supraopticus accessorius ist demnach angioarchitektonisch nicht abgrenzbar.* Seine Ganglienzellen sind recht kurz; die Axone endigen bereits innerhalb des hypothalamischen Areals (vgl. S. 62 und 74).

FINLEY (1938, 1939) hat beim Rhesusaffen auf Grund seiner Capillarmessungen (mm/mm³) Unterschiede zwischen Nucleus paraventricularis und supraopticus gefunden. In diesem betrug die Capillarlänge 2550 mm, in jenem 1300 mm (pro mm).

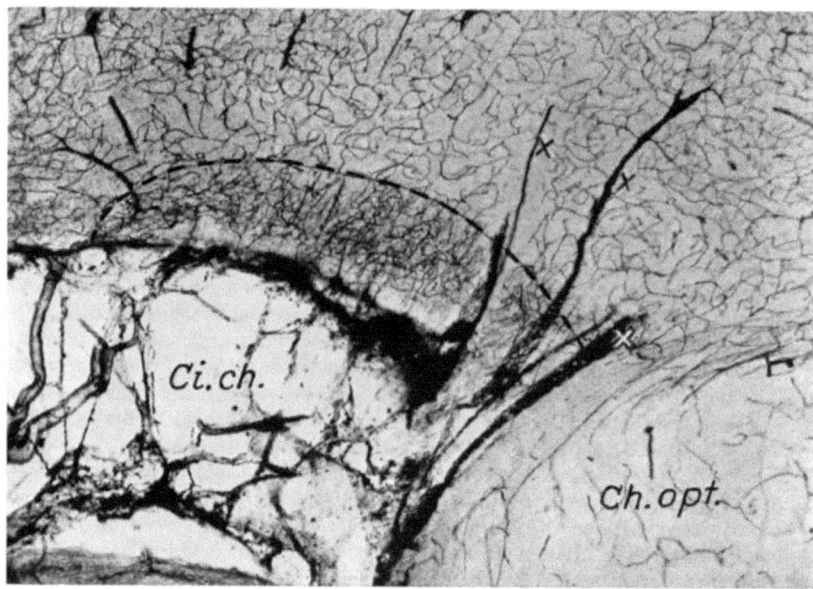

Abb. 100. *Angioarchitektonik des Nucleus supraopticus (Katze)*. Dichtes, scharf abgrenzbares Gefäßareal, das dem Nucleus supraopticus entspricht (- - - -). Seitlich am Chiasma opticum (*Ch.opt.*) ziehen Gefäßzweige (A. supra-optico-paraventricularis) vorbei, die von der Basis herkommen und zum Territorium des Nucleus supraopticus und des Nucleus paraventricularis hinführen; *Ci.ch.* Cisterna chiasmatis. Vergr. etwa 120fach. — Vgl. Abb. 44, S. 67.

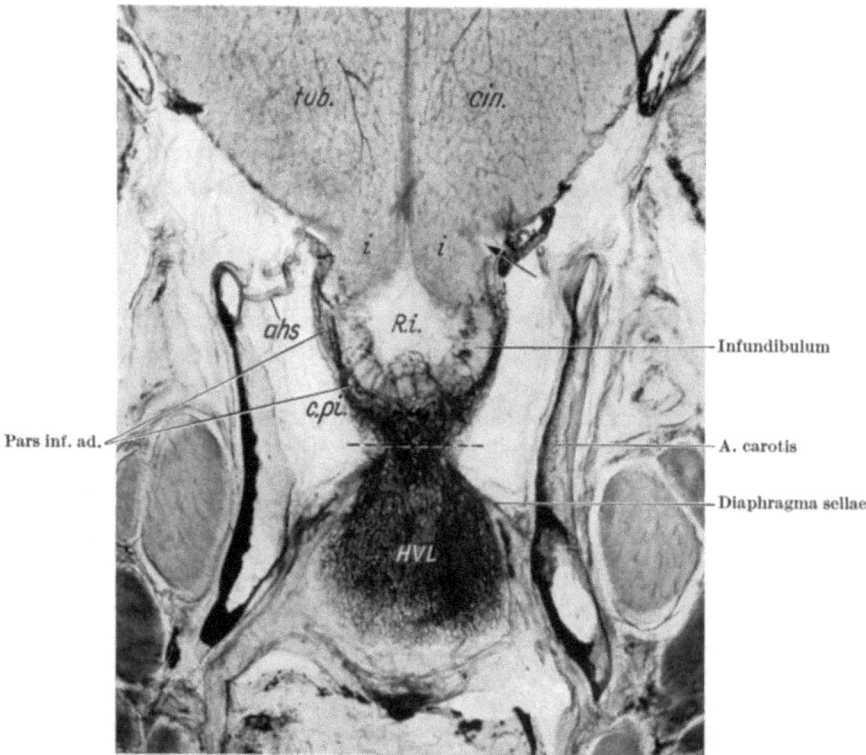

Abb. 101. *Hypophyse im Zusammenhang mit dem Tuber cinereum vom Kaninchen* in situ geschnitten, Tuschegefäßinjektion, schräg-horizontal. Dreidimensionales Netzkontinuum zarter Gefäße im Tuber cinereum (*tub. cin.*), dagegen völlig andersartige Angioarchitektonik der Drüsenhypophyse (Pars infundibularis adenohypophyseos) und des Vorderlappens. Inniger Gefäßkontakt (durch „Spezialgefäße") zwischen Pars infundibularis und Infundibulum. Eine angioarchitektonische, zonale Gliederung im Infundibulum ist bei dieser Schnittführung nicht deutlich erkennbar. *ahs* A. hypophyseos sup. zur Pars infundibularis hinziehend. Näheres im Text. — *R.i.* Recessus infundibuli. *i* Ncl. tuberis infundibularis. ↗ Sulcus tubero-infundibularis; *HVL* Hypophysenvorderlappen (Hinterlappen ist nicht getroffen); - - - - Begrenzung zwischen supra- und intrasellärer Hypophyse; *c.pi.* Cisterna periinfundibularis.

Strukturell zeichnen sich die Gefäße des neurosekretorischen Kernareals u. a. durch ihre besondere Durchlässigkeit aus. Bei Anwendung der alkalischen Phosphatasereaktion bekommt man eine recht eindrucksvolle Darstellung der Gefäßdichte. Nucleus supraopticus und paraventricularis sind reich an saurer Phosphatase (ERÄNKÖ, 1951).

Der im vorderen Hypothalamus liegende und recht gut abgrenzbare Nucleus suprachiasmaticus ist angioarchitektonisch unauffällig.

β) Die „hypophysennahen Kerne" im Medialen Felde des Tuber cinereum (d.i. kleinzelliges Areal; Ursprungsort des Tractus tubero-hypophyseus [Hypophysenvorderlappensystem]).

Die Gefäße sind zart und bilden wie innerhalb des neurosekretorischen Kernareals (s. oben) ein dreidimensionales Netzkontinuum, dessen Maschen aber weitaus größer sind als dort. Der angioarchitektonische Unterschied zwischen neurosekretorischem Kernareal und dem kleinzelligen Areal wird außerdem durch die Gleichmäßigkeit des dreidimensionalen Netzes im Medialen Felde des Tuber cinereum bestimmt. Hier ist nämlich eine kernareale Gliederung angioarchitektonisch nicht möglich. Wenn auch die Zellgruppen dieses Areals cytologisch eine recht deutliche Begrenzung zeigen (vgl. Abb. 42, S. 65; Abb. 90, S. 136), so richtet sich die Angioarchitektonik danach nicht (Abb. 101).

2. Markreicher Hypothalamus.

Das Corpus mamillare, das wir mit SPATZ zum markreichen Hypothalamus rechnen, zeigt hingegen wiederum ein dichteres Gefäßnetz (s. Abb. 102). Noch dichter und in seiner Angioarchitektonik mit dem Ursprungsgebiet des neurosekretorischen Systems vergleichbar, ist das Areal des Corpus subthalamicum von LUYS, worauf wir bereits hingewiesen haben. Es sei ergänzend bemerkt, daß größere Gefäßverbindungen zum markarmen Hypothalamus nicht zu sehen sind.

3. Hypophyse.

Am Übergang von Hypothalamus zur Hypophyse, der äußerlich durch den Sulcus tubero-infundibularis gekennzeichnet ist, ändert sich das angioarchitektonische Bild schlagartig (Abb. 101, 102). Dieses Verhalten ist vergleichend-anatomisch konstant. WISLOCKI und KING (1937) haben erstmals auf den bedeutungsvollen Unterschied zwischen der Gefäßanordnung im Hypothalamus und Infundibulum hingewiesen und der seinerzeit gültigen Auffassung von einer direkten Gefäßverbindung („Portalvenen" im Sinne von POPA und FIELDING, 1930) widersprochen. Entwicklungsgeschichtliche und angioarchitektonische Untersuchungen bestätigen die Befunde. Zwar sprechen wir heute noch von Portalgefäßen, verstehen aber darunter jene Gefäße, die zum *hypophyseneigenen Kreislauf* gehören: Portalgefäße bekommen ihr Blut vom Infundibulum sowie aus dem Netz der Pars infundibularis und führen es dem Gefäßnetz des Vorderlappens zu (s. S. 154 ff.). Die Zweckmäßigkeit dieser Einrichtung besteht gegenüber dem glatten (= primitiven) gefäßlosen Kontakt darin, daß über eine direkte Gefäßanordnung zwischen Infundibulum und Hypophysenvorderlappen die wechselseitige humorale Einflußnahme rascher und intensiver erfolgen kann (vgl. S. 59 und 143).

Es kann nicht bestritten werden, daß zwischen dem Infundibulum (proximaler Teil der Neurohypophyse) und dem angrenzenden Gefäßnetz des Tuber cinereum Gefäßverbindungen vorkommen. Sie können in keinem Falle normaler Bedingungen jene physiologische Bedeutung besitzen, wie sie von POPA und FIELDING (1930) angenommen wurde. Das dürfte auch für solche Formen zutreffen, wie z.B. für Rhesusaffen (s. Abb. 108, S. 157) und Menschen, bei denen an bestimmten Stellen das hypothalamische Netz in die Radix infundibuli hineinreicht und mit Überbrückung durch zarte Gefäße an der Versorgung des Infundibulum teilnimmt.

Abb. 102 von der Katze und Abb. 103 vom Hund veranschaulichen in der Übersicht den deutlichen angioarchitektonischen Unterschied zwischen Adenohypophyse (Pars infundibularis, Hypophysenvorderlappen) und der Neurohypophyse (Infundibulum, Hinterlappen). Dieser Befund bestätigt erneut, daß die Hypophyse, wie einleitend (S. 3ff.) hervorgehoben wurde, genetisch aus zwei völlig verschiedenen Parenchymteilen zusammengesetzt ist. Außerdem gibt es angioarchitektonische Unterschiede innerhalb des Drüsenteiles. Hypophysenvorderlappen und die mit ihm zusammenhängende Pars infundibularis werden von einem dichten Netz weitlumiger Gefäße (Sinusoide) durchzogen, während die Pars intermedia zum größten Teil gefäßarm bzw. gefäßlos ist. Eine relativ gefäßreiche Zone findet sich am oralen Teil nahe dem Umschlag des adenohypophysären Gewebes zum Vorderlappen (= nasale Umschlagszone von ROMEIS). Diesen gefäßhaltigen oralen Abschnitt bezeichnen wir als *Zona oralis partis intermediae* (ENGELHARDT, 1962; s. S. 126ff., Abb. 81). Die Gefäße sind etwas lockerer angeordnet und mitunter (z. B. bei der Katze und Ratte) arkadenförmig miteinander verbunden. — Der Hinterlappen besitzt ein Netz relativ zarter Gefäße, die aber ziemlich dicht angeordnet sind.

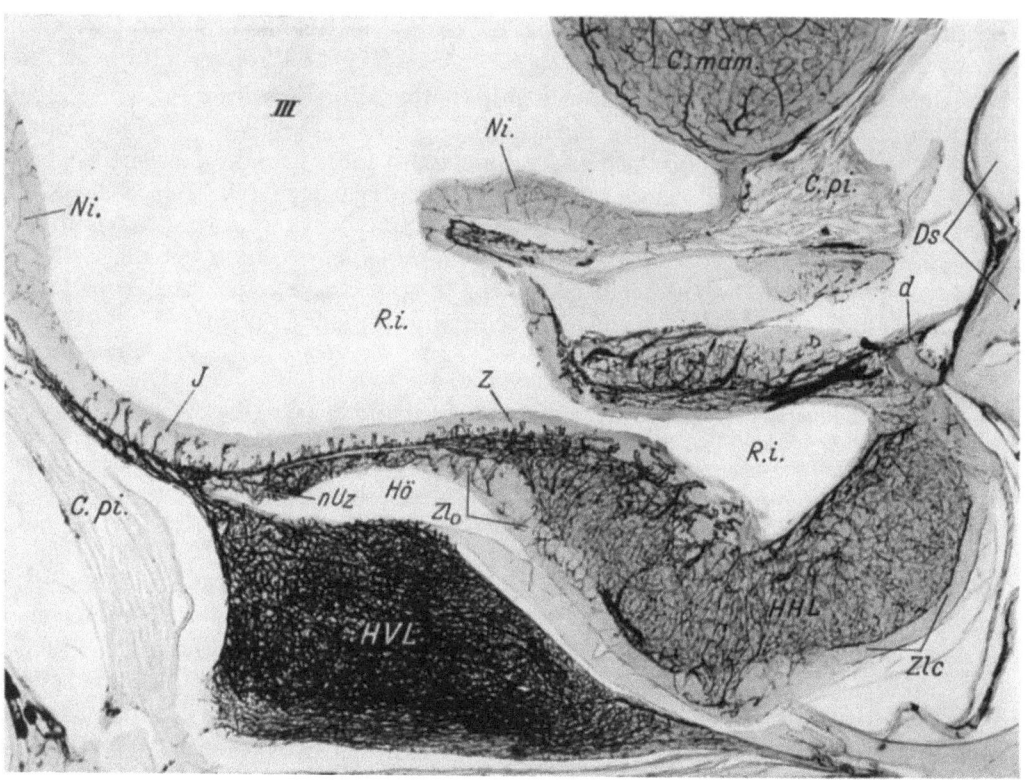

Abb. 102. *Hypophyse von der Katze, sagittal, Tuscheinjektionspräparat.* Deutlicher angioarchitektonischer Unterschied zwischen Vorderlappen *HVL*) und Hinterlappen (*HHL*). An der Ähnlichkeit der Angioarchitektonik von Corpus mamillare (*C.mam.*) und Hinterlappen ist die neurale Herkunft des letzteren gut erkennbar; sie steht im scharfen Gegensatz zu dem von dem Mundbuchtepithel abstammenden echten Drüsengewebe (Pars infundibularis und Vorderlappen). Weitere angioarchitektonische Unterschiede innerhalb der kontaktbildenden Anteile: kräftige Gefäßschlingen von dem Netz des Pars infundibularis in das Infundibulum vordringend (proximal); dagegen arkadenförmige, zarte Gefäßschlingen vom Hinterlappen in den Zwischenlappen einziehend, jedoch nur in der oralen Zone (*Zona oralis partis intermediae*). Dagegen in der caudalen Zone (*Zona caudalis p.i.*) gefäßlos (=typisches Verhalten am Distalen adeno-neurohypophysären Kontakt!) — *III* 3. Ventrikel; *R.i.* Recessus infundibuli. *Ch.opt.* Chiasma opticum; *Ni* Nucleus infundibularis; *J* Infundibulum; *Z* Zwischenstück; *C.mam.* Corpus mamillare; *HVL* Hypophysenvorderlappen; *nUz* nasale Umschlagszone des Vorderlappens; *Zlo* Zwischenlappen (Zona oralis); *Zlc.* Zwischenlappen (caudale Zone); *HHL* Hypophysenhinterlappen; *C.pi.* Cisterna perinfundibularis; *d* Dura (Diaphragma sellae); *Ds.* Dorsum sellae; *Hö* Hypophysenhöhle. — Vergr. etwa 30fach.

An Hand von experimentellen Untersuchungen konnten wir unter gewissen Bedingungen feststellen, daß der Zwischenlappen entsprechend der genannten angioarchitektonischen Gliederung verschieden reagiert. (ENGELHARDT, 1962).

Die Angioarchitektonik des *Infundibulum* (proximale Neurohypophyse) wird durch die hier vorhandenen infundibulären Spezialgefäße (NOWAKOWSKI, 1951; SPATZ, 1951, 1952) bestimmt. Es handelt sich teils um isolierte, teils um zusammenhängende Gefäßschlingen, die vom sog. „Plexus intermedius" (MERENYI, 1948) ausgehen und unterschiedlich tief in das Infundibulum eindringen. Die Spezialgefäße haben, wenn sie als einfache Schlingen vorkommen, einen dünnen zuführenden und einen dicken abführenden Ast. Sie wurden erstmals von LUSCHKA (1860) beschrieben und später von anderen Autoren „pelotons vasculaires" (TELLO, 1912)[1], "penetrated plexus" (WISLOCKI, 1937) "gomitoli" (FUMAGALLI, 1941) und schließlich "capillary loops" (GREEN, 1946; GREEN und HARRIS, 1946/47) genannt. Sie zeichnen sich durch eine besondere Durchlässigkeit aus (NOWAKOWSKI, 1951; SPATZ, 1951, 1952). Anordnung und Zahl können stark variieren; doch alle Variationen gehen auf die Grundform der Schlinge zurück. Beim Menschen kommen die Spezialgefäße als konvolutartige Gebilde vor; sie weichen von der Schlingenform mitunter stark ab;

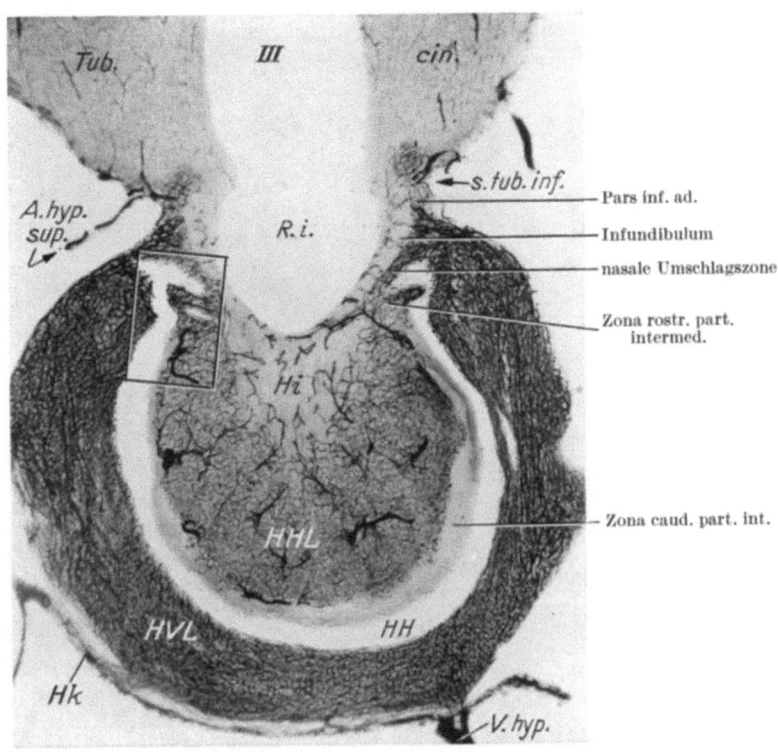

Abb. 103. *Hypophyse und angrenzendes Tuber cinereum vom Hund.* Gefäßinjektionspräparat schräg-frontal (100 μ). Beachte die unterschiedliche Angioarchitektonik der einzelnen Hypophysenabschnitte. Grundsätzlich gleiche Gefäßanordnung zwischen Pars infundibularis der Adenohypophyse (*Pars inf. ad.*) und dem Hypophysenvorderlappen (*HVL*). Demgegenüber ist der Zwischenlappen gefäßfrei, mit Ausnahme einer rostralen Zone (*Zona rostralis partis intermediae*), die gefäßreich ist, s. Ausschnittsvergrößerung der markierten Stelle in Abb. 83, S. 128. Im Infundibulum Gefäßschlingen, im Hypophysenhinterlappen (*HHL*) dreidimensionales Netz PFEIFERs, welches sich deutlich von dem Gefäßnetz des Tuber cinereum (*Tub.cin.*) unterscheidet. *A.hyp. sup.* A. hypophyseos superior; *III* 3. Ventrikel; *Ri* Recessus infundibuli; *S. tub. inf.* Sulcus tubero-infundibularis; *Hi* Hilus des Hinterlappens; *HH* Hypophysenhöhle; *Hk* Hypophysenkapsel (Dura); *V.hyp.* Vena hypophyseos zum Sinus cavernosus. *Z. caud.part.int.* Zona caudalis partis intermediae (gefäßlos!). — Vergr. etwa 15fach; aus ENGELHARDT (1962).

aber der Schlingencharakter ist immer noch erkennbar (s. unten). — Das Infundibulum besitzt also kein Netzkontinuum im Sinne PFEIFERs.

Wie inniglich die Pars infundibularis durch Gefäße mit dem Infundibulum vereinigt ist, geht aus dem Verhalten der Pia mater am Übergang vom Tuber cinereum zum Hypophysenstiel hervor. Sie zieht im Bereich des proximalen adeno-neurohypophysären Kontaktes zwischen Infundibulum und Drüsenbelag nicht einfach weiter — was ihrem sonstigen Verhalten als eine die Gehirnoberfläche unmittelbar bedeckende Gefäßhaut durchaus entsprechen würde —, die Pia mater geht vielmehr an erwähnter Stelle in das

---

[1] TELLO (1912) beschreibt zahlreiche feine Nervenfasern in der Umgebung der Gefäße. Er faßt sie als nervöse Endapparate auf. Er dürfte wohl der erste gewesen sein, der diese eigenartige Gefäß-Nervenbeziehung hervorhob. Demgegenüber halten HILLARP u. JACOBSOHN (1943) einen Übertritt von Nervenfasern mit den Gefäßen (Portalgefäßen) in den adenohypophysären Bereich für möglich (s. auch S. 147).

Gefäßnetz des Pars infundibularis über. Wohl ändert sich die Angioarchitektonik; sieht man aber davon ab, so kann man sagen: *die Pars infundibularis liegt intrapial* (vgl. ATWELL, 1938). Bei näherer Betrachtung läßt sich die Angioarchitektonik des Infundibulum wie folgt weiter differenzieren:

Es gibt Schlingen, die tief bis nahe an das Ependym vordringen, und andere weitaus kürzere Schlingen, die die innere Zone des Infundibulum nicht erreichen. Sie haben ein engeres Lumen, sind dafür dichter angeordnet als die langen Schlingen und beschränken sich meistens auf mittellinienahe Abschnitte der äußeren Zone. Besonders eindrucksvoll ist die angioarchitektonische Gliederung in zwei Zonen am Beispiel einer Tierhypophyse

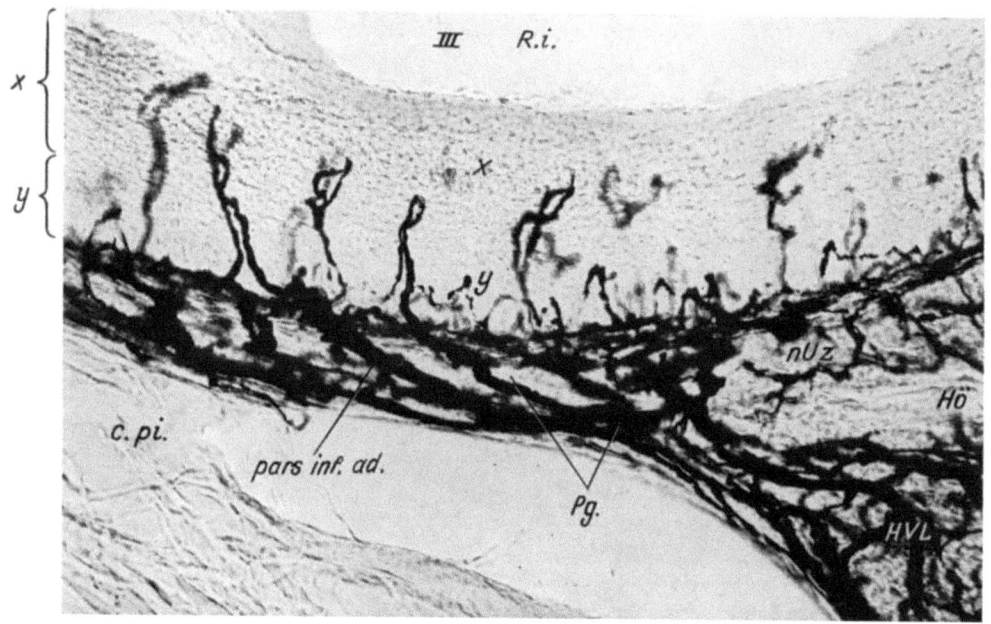

Abb. 104. *Proximale Hypophyse von der Katze*, Gefäßinjektionspräparat, sagittal. Ausschnitt aus Präparat der Abb. 102, S. 152. Infundibuläre Spezialgefäße ziehen vom Gefäßnetz der Pars infundibularis (*pars inf. ad.*) in das Infundibulum ein. Große Gefäßschlingen reichen bis zur inneren Zone (Territorium des Tractus supraoptico-hypophyseus x, kürzere dagegen bleiben in der äußeren Zone (Territorium des Tractus tuberohypophyseus y). Das Infundibulum läßt sich auf diese Weise angioarchitektonisch in zwei Zonen gliedern, entsprechend seiner Fibrilloarchitektonik, wie der Vergleich mit Abb. 105, S. 155 lehrt. *HVL* Hypophysenvorderlappen; *nUz* nasale Umschlagzone; *III* 3. Ventrikel; *R.i.* Recessus infundibuli; *c.pi.* Cisterna periinfundibularis; *Pg.* Portalgefäße; *Hö* Hypophysenhöhle. Vergr. 120fach.

(Abb. 104; Katze). — Die Einteilung entspricht der Fibrilloarchitektonik (Vergleichspräparat nach GOMORI gefärbt, Abb. 105): Die „gomori-positive" innere Zone (Tractus supraoptico-hypophyseus) entspricht dem angioarchitektonischen Feld der langen Schlingen. Aus Abb. 95 ging hervor (S. 141), daß die äußere Zone (bei geeigneter Schnittführung) als äußerst stark vascularisiertes Gebiet sich erweist und ein recht beträchtliches Areal einnimmt. Darauf sei hier erneut hingewiesen (vgl. bei Aotes — Abb. 106).

Über die abführenden dicken Schenkel der infundibulären Spezialgefäße gelangt das Blut in die sog. „Portalgefäße" und dann in das Netz des Hypophysenvorderlappens. Unter „Portalgefäßsystem" oder „Portalvenensystem" verstehen wir eine *hypophyseneigene* Gefäßverbindung zwischen Pars infundibularis und Hypophysenvorderlappen, die das Blut aus dem Infundibulum aufnimmt und dem Vorderlappen zuleitet und auf diese Weise das Gefäßnetz zwischen Pars infundibularis und Vorderlappen „überbrückt" (vgl. Abb. 101, vom Kaninchen)[1].

Über die Richtung des Blutstromes in den Portalgefäßen gibt es Lebendbeobachtungen (GREEN u. HARRIS, 1949; TÖRÖK, 1954; Hund). In den oberflächlich liegenden Portalgefäßen fließt das Blut in proximo-distaler

[1] Viele Autoren rechnen zu den Portalgefäßen bereits die abführenden Schenkel der infundibulären Spezialgefäße (= Primär-Plexus); vgl. BARRNETT u. GREEP (1951) und von früheren Untersuchungen: MORIN (1941), MORIN u. BÖTNER (1941).

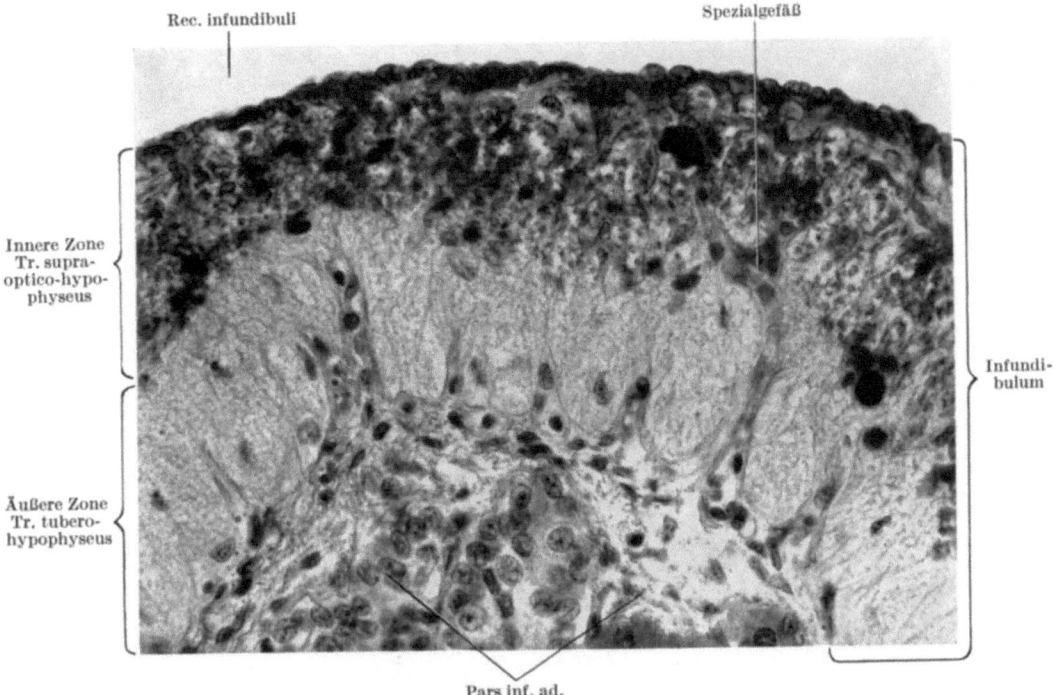

Abb. 105. *Proximale Hypophyse (Katze)*, frontal; Gomori-Färbung. Vergleichspräparat zu Abb. 104. Deutliche Anfärbung des Tractus supraoptico-hypophyseus (stark neurosekrethaltig) in der inneren Zone des Infundibulum (schwarz im Bilde); demgegenüber (hell) äußere Zone (Tr. tubero-hypophyseus) mit der Pars infundibularis (*pars inf.ad.*) den proximalen adeno-neurohypophysären Kontakt bildend. Im Schnitt getroffen sind Spezialgefäße, hauptsächlich in der äußeren Zone zu sehen, rechts im Bilde ein langes Gefäß zum Tractus supraoptico-hypophyseus hinziehend. Die zonale Gliederung entspricht der Angioarchitektonik (Abb. 104). Vergr. etwa 480fach; nach ENGELHARDT (1956).

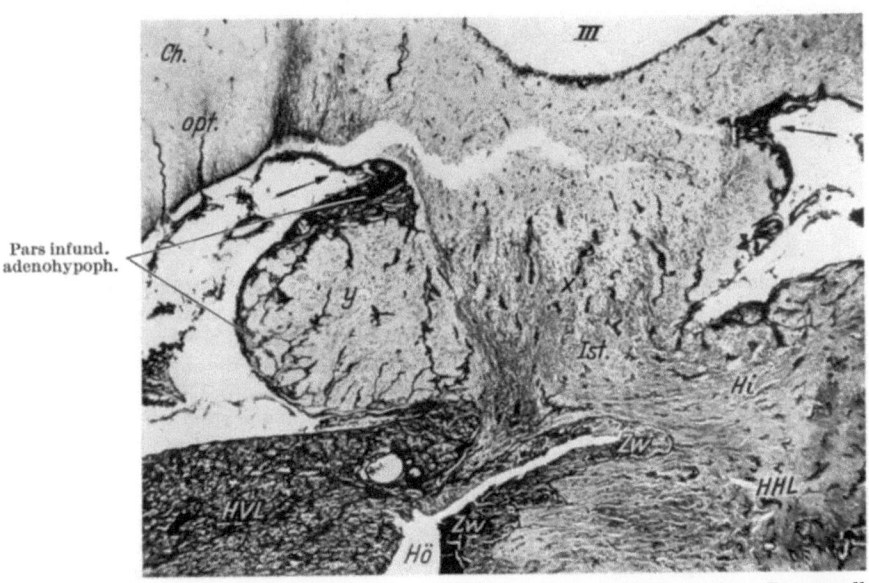

Abb. 106. *Hypophyse vom Nachtaffen (Aotes trivirgatus)*, sagittal, Holzerpräparat. Dargestellt sind die proximale Hypophyse und das Tuber cinereum sowie ein Teil der distalen Hypophyse. Deutlicher Unterschied in der Fibrilloarchitektonik (Gliafaseranordnung) zwischen innerer Zone (x), dem Territorium des Tractus supraoptico-hypophyseus, und der äußeren Zone (y), Territorium des Tractus tubero-hypophyseus. In letzteres stark verzweigte Gefäßschlingen von der Pars infundibularis einziehend. Dieses Gebiet ist gliafaserarm. Demgegenüber in der Längsrichtung verlaufend gröbere Gefäße in der inneren Zone des Infundibulum. Hier Verdichtung der Gliafasern, besonders am *infundibular stem* (*Ist.*); *Ch.opt.* Chiasma opticum; *III* 3. Ventrikel; *Ri.* Recessus infundibuli. ↗ Sulcus tubero-infundibularis; *Hö* Hypophysenhöhle; *Zw.* Hypophysenzwischenlappen; *HHL* Hypophysenhinterlappen. Vergr. etwa 30fach (Präparat Prof. HOFER, Frankfurt/M.); — vgl. DIEPEN (1962), dort Abb. 236, S. 324.

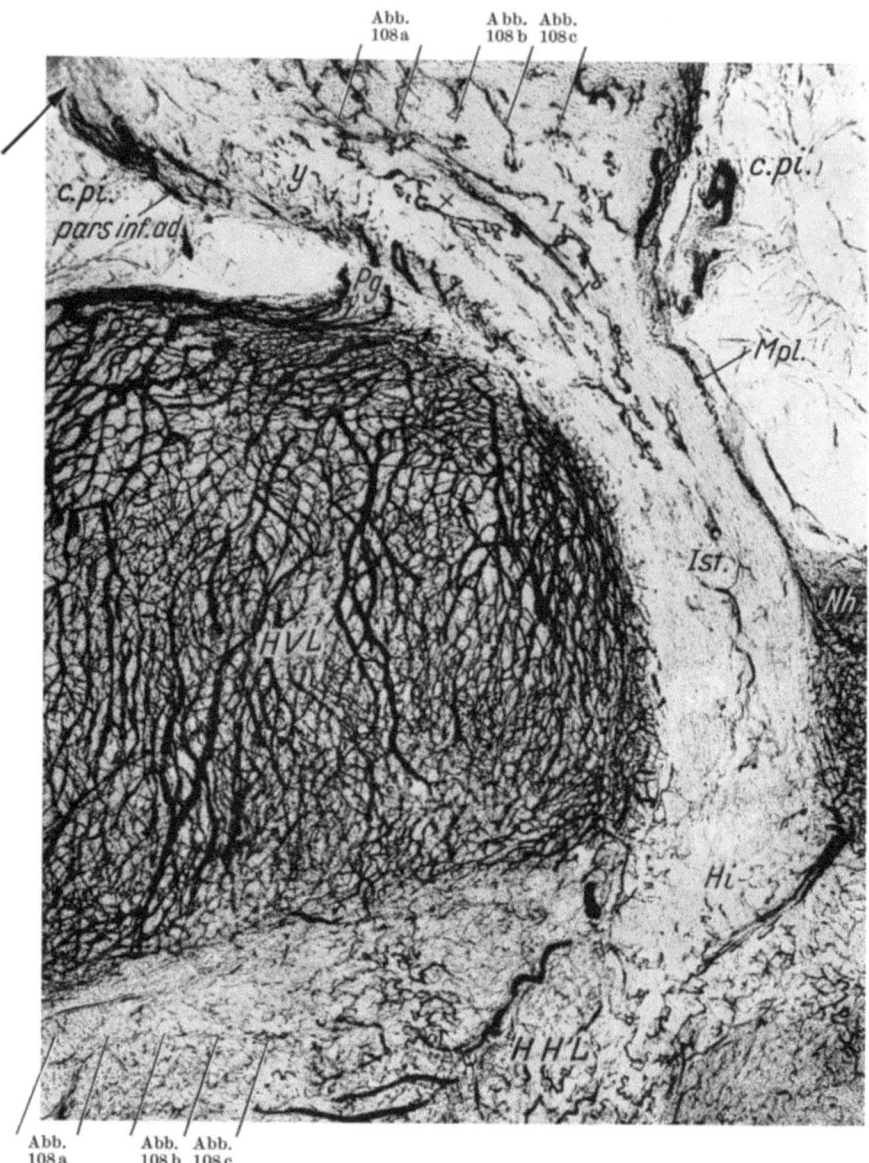

Abb. 107. *Proximale und Distale Hypophyse vom Rhesusaffen*, sagittal, Tuscheinjektion. Prinzipiell gleiches angioarchitektonisches Bild wie in Abb. 102 von der Katze, S. 152. Dagegen ziehen im Infundibulum die langen Spezialgefäße (x) entlang den Fasern des Tractus supraoptico-hypophyseus in Stielrichtung; im Bereich der äußeren Zone von der Pars infundibularis herkommend kürzere Schlingen (y), die die Verlaufsrichtung der Fasern nicht annehmen (*Tr.* tubero-hypophyseus). Markierung der in Abb. 108a—c (S. 157) und Abb. 109, (S. 158) dargestellten Frontalschnitte. — *I* Infundibulum; *Ist.* Zwischenstück (infundibular stem); *Hi.* Hilus des Hinterlappens; *HHL* Hinterlappen; *HVL* Vorderlappen; *Nh* Nackenhypophyse; *pars inf.ad.* Pars infundibularis adenohypophyseos; *Mpl.* Mantelplexus; ↗ Sulcus tubero-infundibularis; *Pg* Portalgefäß; *c.pi.* Cisterna peri-infundibularis. — Vergr. etwa 30fach. Aus ENGELHARDT (1956).

Richtung; in anderen vornehmlich tiefer liegenden Abschnitten wurde ein entgegengesetzter Blutstrom beobachtet (TÖRÖK, 1954). — In Ergänzung seiner Befunde am räumlich dargestellten neurosekretorischen System (vgl. S. 102) beobachtete MAUTNER (1964) bei *Rana temporaria* L. und *Rana esculenta* L. den Blutstrom im „primären Netz" der Portalgefäße. Auch hier fand er das Blut in proximo-distaler Richtung zum Vorderlappen hinfließen.

Die infundibulären Spezialgefäße zusammen mit den Portalvenen sind wichtige Glieder in der Verknüpfung zwischen hypothalamischen Neuronen und dem Hypophysenvorderlappen (s. S. 134ff., Hypophysenvorderlappensystem). Über sie wird die humorale Einflußnahme hypothalamischer Neuronen auf die Funktionen des Hypophysenvorderlappens ermöglicht bzw. intensiviert. Hinweise auf eine solche Bedeutung ergeben sich

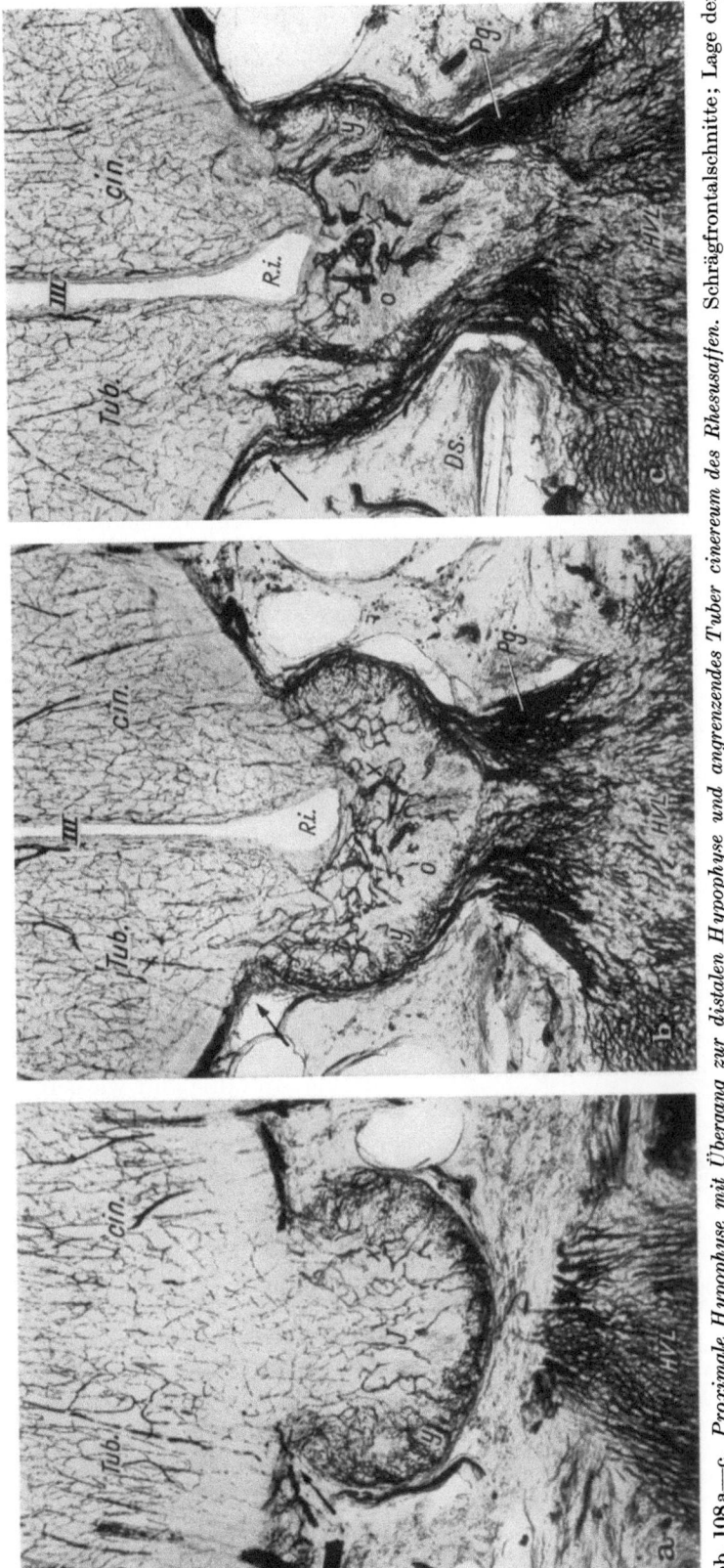

Abb. 108a—c. *Proximale Hypophyse mit Übergang zur distalen Hypophyse und angrenzendes Tuber cinereum des Rhesusaffen. Schrägfrontalschnitte; Lage der Schnitte sind der Abb. 107, S. 156 zu entnehmen. — Tuscheinjektion.* — Beachte den Unterschied in der Angioarchitektonik zwischen Tuber cinereum und Hypophyse. Außerdem Unterschiede in der Angioarchitektonik zwischen äußerer (y) und innerer Zone (x) des Infundibulum. Starke konvolutartig geschlungene Gefäße in der inneren Zone; feine, jedoch ebenfalls verzweigte Gefäßschlingen in der äußeren Zone. Portalgefäße (*Pg*) verbinden das Gefäßnetz der Pars infundibularis adenohypophyseos mit dem Netz des Vorderlappens (*HVL.*). — Dreidimensionales Netz zarter Gefäße im Tuber cinereum (*Tub. cin.*). — Vergr. etwa 30fach. — III 3. Ventrikel; *J* Indifundibulum; *R.i.* Recessus infundibuli; *DS* Diaphragma sellae. Nach ENGELHARDT (1956.)

nicht nur aus der Topographie im Zusammenhang mit der Fibrilloarchitektonik und Angioarchitektonik, sondern auch aus Struktureigentümlichkeiten, wie Reichtum an argyrophilen Fasern, sog. Gitterfasern (NOWAKOWSKI, 1951; CHRIST, 1951; CLARA, 1951 u. a.), der damit einhergehenden besonderen Permeabilität, die sie mit anderen Gefäßen des Hypothalamus (Nucleus supraopticus und paraventricularis) sowie mit Gefäßen der Lamina terminalis („supraoptic crest"), mit den Gefäßen der Area postrema, des Subfornikalorgans, schließlich mit dem Plexus chorioides gemeinsam haben.

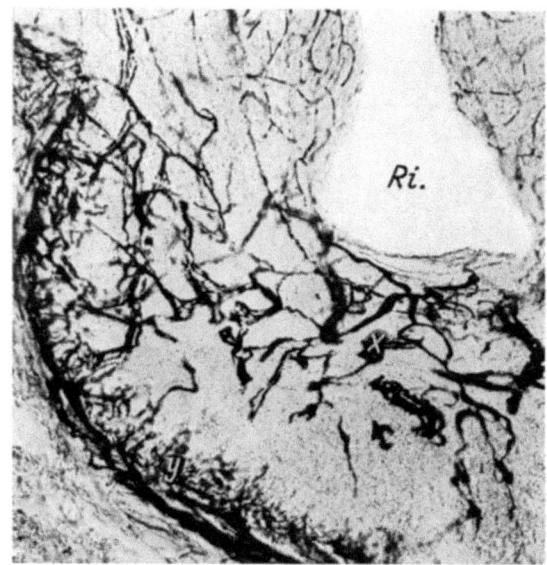

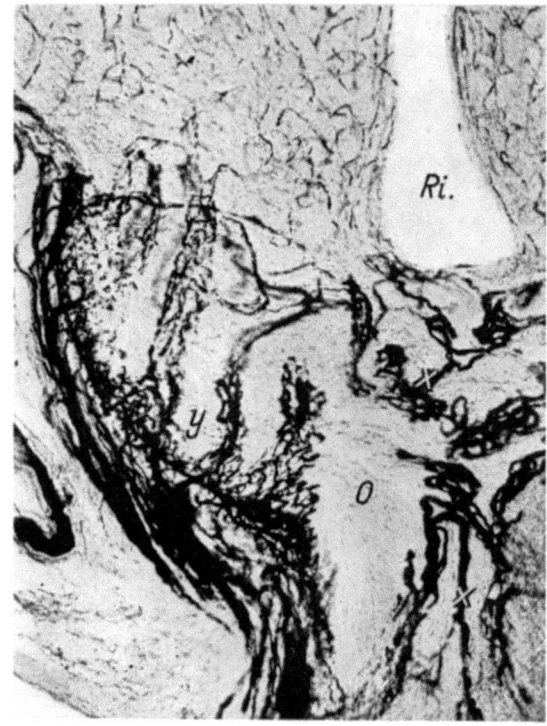

Abb. 109. *Proximale Hypophyse vom Rhesusaffen* (Ausschnitt) von Abb. 108, S. 157 und aus einem der in der Serie folgenden Präparat. Beachte den angioarchitektonischen Unterschied innerhalb der proximalen Hypophyse; *x* Territorium des Tractus supraoptico-hypophyseus; *y* Territorium des Tractus tubero-hypophyseus. Näheres im Text. Vergr. etwa 70fach.

Die angeführten angioarchitektonischen Befunde führen im Vergleich mit der Fibrilloarchitektonik zu einem besseren Verständnis der komplizierten Verhältnisse beim Menschen, wie sie in Abb. 96 (S. 142) im Ausschnitt — vgl. Abb. 56 — dargestellt sind. Zur Orientierung dienen Gefäßinjektionspräparate vom Rhesusaffen (Abb. 107 bis 109).

Auch beim Rhesusaffen zeigt das Infundibulum (Abb. 109) angioarchitektonische Unterschiede, wie wir sie in den vorangegangenen Beispielen bereits kennengelernt haben. Es gibt entsprechend der Fibrilloarchitektonik (Anordnung des Tractus supraoptico-hypophyseus und tubero-hypophyseus) zwei Zonen, in denen die Gefäße verschieden angeordnet sind. Auch hier ist der Grundtypus des angioarchitektonischen Musters die Gefäßschlinge. Die Unterschiede sind bedingt durch die Variation ihrer Form und Anordnung. Auffällig sind, wie beim Menschen, zunächst jene langgezogenen, in Stielrichtung verlaufenden Schlingen der inneren Zone, im Bereich des Tractus supraoptico-hypophyseus. Die Schlingen sind ziemlich kräftig, mitunter korkenzieherartig geschlängelt und an vielen Stellen durch Gefäßbrücken miteinander verbunden. Sie grenzen allerdings ein für sie charakteristisches Gefäßareal ab. Die Gesamtanordnung zeigt insgesamt die gleiche Krümmung, wie die Fasern des Tractus supraoptico-hypophyseus bzw. des Infundibulum und infundibular stem (Zwischenstück); demgegenüber gibt es weitaus kompliziertere Gefäßschlingen, die wie Pyramiden von dem Gefäßnetz der Pars infundibularis bzw. vom Mantelplexus ausgehen. Die Verhältnisse sind anhand einer Auswahl von Frontalschnitten in Abb. 108a, b u. c sowie in Abb. 109 a u. b näher zu verfolgen. Sie bestätigen die angioarchitektonische Gliederung des Infundibulum in zwei Zonen auch bei höheren Formen. Zwischen den beiden Zonen liegt ein gefäßfreies Gefäßareal (x), wodurch die Unterscheidung besonders deutlich wird. Gleiches gilt für den Menschen (Abb. 56, S. 79 und 96, S. 142); vgl. Abb. 106, S. 155 (Beispiel vom Nachtaffen).

Auf einen bemerkenswerten Befund sei hingewiesen: Meistens sind die großen Gefäßschlingen in der inneren Zone des Infundibulum von einer zellarmen Scheide umgeben, wie dies bereits POPA und FIELDING (1930) beobachteten. Sie erweisen sich bei Anwendung verschiedener Färbemethoden in ihrer Struktur als weitgehend ähnlich. Im Neurosekretbild sind sie „gomori-negativ"; im Silberbild erkennt man zarte Nervenfasern. Der Gedanke liegt nahe, daß es sich hierbei um Anteile von Nervenfasern handelt, die nicht zum Tractus supraoptico-hypophyseus gehören, der zum Zwischenstück und Hinterlappen weiterzieht. Vielleicht sind es Anordnungen, die den sog. Grevingschen Inseln entsprechen (s. S. 76, Abb. 52).

Die Radix infundibuli endlich ist von Gefäßen durchsetzt, deren Anordnung dem dreidimensionalen Netz entspricht[1]. Hier — am Trichtereingang — liegt der ringförmig angeordnete Nucleus infundibularis, der zum Ursprungsort des Hypophysenvorderlappensystems gerechnet wird (s. S. 134ff.; vgl. Abb. 101, S. 150).

Außer dem bereits erwähnten angioarchitektonischen Unterschied zwischen Drüsenteil und Nerventeil der Hypophyse ist die Anordnung der sog. Portalgefäße wie beim Menschen. Der Zusammenhang mit den pyramidenförmigen Gefäßschlingen der äußeren Zone einerseits ist unverkennbar (Abb. 108, 109). Auch dieser Befund ist mit den Verhältnissen beim Menschen praktisch identisch. — Abschließend sei bemerkt, daß im Zwischenstück eine zonale angioarchitektonische Gliederung nicht möglich ist. Hier findet sich allein der Tractus supraoptico-hypophyseus (s. S. 79 und 127); die Gefäßanordnung ist einheitlich.

Zusammenfassung: die beiden hypothalamo-hypophysären Systeme lassen sich nicht nur cyto- und fibrilloarchitektonisch, sondern auch angioarchitektonisch unterscheiden. Für den Tractus supraoptico-hypophyseus bedeutet dies, daß er auf seinem Weg vom Kerngebiet bis zur Hypophyse (Infundibulum und Hinterlappen) Territorien mit ganz verschiedenen Gefäßverhältnissen durchziehen muß. Für den Tractus tubero-hypophyseus dagegen gilt dies nicht im gleichen Maße. — Aus den angioarchitektonischen Unterschieden ergeben sich Anhaltspunkte dafür, daß vornehmlich im Infundibulum beide Systeme in eine enge Beziehung zueinander treten und hierzu die Gefäße gemäß ihrer Anordnung und Form wesentlich beitragen. Wir können durch sorgfältiges Vergleichen der auf verschiedene Weise angefertigten Zell- und Faserpräparate eine für die Deutung der Einzelbefunde wichtige Ordnung erkennen; angioarchitektonische Befunde können den Einblick in diese Ordnung erweitern.

b) Morphologische Grundlagen der Hypophysektomie und Hypophysenstieldurchtrennung.

Vorbemerkung: Hypophysektomie und Hypophysenstieldurchtrennung sind Eingriffe, deren Durchführung und Auswertung von anatomischen Voraussetzungen der äußeren Form und inneren Struktur der Hypophyse abhängen. Alle üblichen Laboratoriumstiere können hypophysektomiert werden; auch eignen sie sich zur Stieldurchtrennung, wenn die proximale Hypophyse entsprechend gestaltet ist. Beim Menschen läßt sich sowohl die Hypophysektomie, wie auch die Stieldurchtrennung vornehmen.

Hypophysektomie und Stieldurchtrennung unterscheiden sich in der Methode und hinsichtlich der Folgen. Bei der Hypophysektomie wird Hypophysengewebe entfernt, bei der Stieldurchtrennung in situ belassen. Entscheidend für die Beurteilung der Folgen ist, in welchem Umfange funktionstragendes Parenchym erhalten bleibt, zur Wirkstoffbildung imstande ist und gegenüber den funktionellen Anforderungen noch bestehen kann, sei es durch Regeneration, sei es durch Anpassung auf andere Weise. Diese Frage bezieht sich in erster Linie auf die Hypophysenstieldurchtrennung, bei der eine Entfernung von Drüsengewebe der Methode nach gar nicht beabsichtigt ist. Sie gilt auch für die sorgfältig durchgeführte Hypophysektomie. Denn bei dieser wird in der Regel *nur der intraselläre Teil* der Drüse entfernt. Die Abtragung erfolgt meistens am Übergang vom Stiel zum Hypophysenkörper,

---
[1] Darüber hinaus werden Anastomosen zwischen dem Gefäßnetz des Tuber cinereum und infundibulären Gefäßen beschrieben.

oft im Bereich des Stieles selbst. Die Folge davon ist, daß auch nach Hypophysektomie der Hypophysenstiel im ganzen oder zum Teil, jedenfalls adeno- und neurohypophysäres Gewebe im Zusammenhang mit dem Tuber cinereum zurückbleibt. Es handelt sich also nicht um Drüsengewebe, das wegen technisch unvollkommenen Vorgehens liegengeblieben wäre, sondern um Hypophysenteile, auf deren Mitentfernung die Methode der Hypophysektomie als solche keinen Wert legt. — Auch bei Abtragung der gesamten Hypophyse im Sulcus tubero-infundibularis würde — wenn überhaupt diese radikale Entfernung aus endokrinologischer Sicht zweckmäßig und wichtig erschiene — ein gewisser Teil des supraoptico-hypophysären Systems durch den Eingriff nicht erfaßt werden und zur Wirkstoffbildung noch in der Lage sein.

Wie lassen sich die methodischen Schwierigkeiten übersehen? — Haben sie eine Bedeutung?

Das Vorgehen bei Hypophysektomie oder Stieldurchtrennung ist zunächst nach der äußeren Form der Hirnanhangsdrüse, also makroskopisch orientiert. Die Beurteilung richtet sich vornehmlich nach Funktionsänderungen der peripheren endokrinen Drüsen. Als Ort der Auswirkung glandotroper Störungen sind sie maßgebend für den Erfolg des Eingriffes, so vor allem für die Entscheidung, ob die Hypophyse vollständig entfernt wurde, oder funktionstüchtige Reste des Vorderlappens zurückgeblieben sind. Der intraselläre Raum bzw. die „Hypophysenkapsel" wird nach Drüsenresten abgesucht. Histologische Schnitte in Serie sind erforderlich. — Auch bei Beurteilung der Folgen nach Stieldurchtrennung stehen die Veränderungen am distalen Drüsenteil und hier wiederum fast ausschließlich die Veränderungen am Hypophysenvorderlappenparenchym im Mittelpunkt. Nur selten werden proximal vom Eingriff gelegene Abschnitte mitberücksichtigt. Dieser Umstand erschwert u. E. die Erklärung z. T. widersprechender Befunde nach Stieldurchtrennung im Vergleich mit den Folgen nach Hypophysektomie.

Übersichtlicher werden Durchführung und Auswertung, wenn man von der *topographischen Anordnung der beiden hypothalamo-hypophysären Systeme ausgeht und ihre strukturellen Eigentümlichkeiten beachtet*. Es wird dann jenes Einteilungsprinzip zugrunde gelegt (s. S. 60), das nicht allein zwischen einem proximalen Hypophysenabschnitt (*Stiel*) und einem distalen Hypophysenteil (*Körper*) unterscheidet, sondern auch den strukturellen Aufbau berücksichtigt, der durch die hypothalamo-hypophysären Systeme und ihre eigentümliche Reaktionsweise bestimmt wird:

Hypophysektomie und Stieldurchtrennung sind stets Eingriffe mitten in die beiden Systeme hinein, wohl mit unterschiedlicher Auswirkung, aber nicht immer mit dem Ergebnis einer vollständigen Ausschaltung — auch bei der sog. „Hypophysektomie" nicht. — Mit anderen Worten: die eigenartige Verknüpfung der Hypophyse mit dem Hypothalamus, die Anordnung wirkstoffbildender Neurone verlangen es, daß die Beurteilung des morphologischen Substrates nach Hypophysektomie sowie nach Stieldurchtrennung nicht auf die distale Hypophysengegend beschränkt bleibt, sondern auf den *suprasellären* Teil und im Zusammenhang damit auf den Hypothalamus, auf die *Ursprungsorte der beiden Systeme auszudehnen ist*.

Beide Systeme können grundsätzlich getrennt oder zusammen an jedem Ort und auf verschiedene Weise geschädigt werden, Hypophysektomie und Stieldurchtrennung sind nur zwei unter vielen Möglichkeiten, die Veränderungen oder Störungen an beiden Systemen hervorrufen. — Bestünde keine Möglichkeit zur *Unterscheidung* zwischen zwei *Systemen*, von denen jedes eine funktionelle *Einheit* darstellt, so ließen sich auch die Folgen der auf sie einwirkenden Schädigungen kaum systematisch gliedern. Jedes der beiden Systeme ist, wie wir gesehen haben, strukturell vom Ursprungsort im Hypothalamus bis zur Hypophyse eigenartig. Schädigungsfolgen mit entsprechenden Auswirkungen auf die Peripherie und umgekehrt richten sich nach Ort und Ausmaß der Läsion, nach der Kompensierbarkeit und Regenerationsfähigkeit der beiden Systeme, jeweils einzeln und nach Art ihrer speziellen Einflußnahme. Doch gäbe es keinen Zusammenhang zwischen beiden Systemen, so hätte weder die Hypophysektomie, noch die

Stieldurchtrennung so viele ungelöste Probleme aufgeworfen, obwohl eigentlich recht gut zwischen Vorderlappenfunktion und Hinterlappenfunktion unterschieden werden kann.

Die Verhältnisse sind mit der Anordnung peripherer endokriner Drüsen in ihrem Anschluß an das Blutgefäß- und periphere Nervensystem nicht zu vergleichen. *Hypophysektomie ist nicht nur Entfernung einer endokrinen Drüse, und Stieldurchtrennung ist nicht einfach Unterbrechung einer nervösen Leitungsbahn mit Unterbindung zu- und abführender Gefäße;* beide Eingriffe verletzen eine Verknüpfung und zerstören einen Zusammenhang zwischen Nerven- und Drüsengewebe unvergleichbarer Art.

Es ist der gleiche Leitgedanke, der uns im Vorausgegangenen führte und nun zum Abschluß des vorliegenden Beitrages auf die morphologische Grundlage der Hypophysektomie und Stieldurchtrennung ebenfalls Anwendung finden soll.

Die Hypophysektomie gehört zu den ältesten Experimenten am Hirnanhang. VIKTOR HORSLEY (1886) war wohl der erste, der die Hypophyse auf intracraniellem Wege beim Hund freigelegt hat. Im ersten Jahrzehnt dieses Jahrhunderts hat PAULESCO (1907) und dann CUSHING (1906—1909) die Folgen der tierexperimentellen Hypophysektomie studiert und damit begonnen, die Befunde zum Verständnis der Pathogenese der Hypophysenerkrankungen systematisch auszuarbeiten. — ASCHNER (1912) berichtet über eine große Serie tierexperimenteller Hypophysektomien. Für ihn stand u. a. die Frage, ob ein Leben ohne Hypophyse überhaupt möglich sei, im Vordergrund. Er konnte sie grundsätzlich bejahen. Außerdem hat er eine ganze Reihe Vorderlappenpartialfunktionen in ihrer Wirkung auf periphere endokrine Drüsen abgegrenzt, dabei über die Bedeutung des Infundibulum und des Tuber cinereum für die Hypophysenfunktion berichtet. Bemerkenswert ist, daß schon ASCHNER eine innige Beziehung zwischen Tuber cinereum und Keimdrüsenfunktionen annahm.

Im Rahmen endokrinologischer Untersuchungen, insbesondere für Testverfahren, haben sich Maus, Ratte und Meerschweinchen bewährt. Bei neuro-endokrinologischen Fragestellungen, die sich vornehmlich mit der Verknüpfung der Hypophyse und Hypothalamus beschäftigen, hat die Hypophysektomie in verschiedenen Kombinationen (Implantation des Vorderlappens in die vordere Augenkammer, Reimplantation unter das Tuber cinereum) große Anwendung erfahren. Isolierte Vorderlappenexstirpationen kamen ergänzend hinzu. Die Hypophysenstieldurchtrennung dagegen wurde etwas vernachlässigt, wenigstens nicht in dem Maße angewandt, wie es ihrer Methode nach zur Klärung neuro-endokrinologischer Fragen eigentlich hätte zukommen müssen. Das mag mit Schwierigkeiten der histologischen Auswertung und mit jenen Fragen zusammenhängen, die sich auf die Einteilung der Hypophyse und ihrer Verknüpfung mit dem Hypothalamus beziehen (s. oben).

Beim Menschen wurde die Hypophysektomie erstmals zur Behandlung des metastasierenden Mammacarcinoms von LUFT, OLIVECRONA u. SJÖGREN (1952) angewandt. Doch nicht spezielle Kenntnisse der tierexperimentellen Hypophysektomie waren hierfür so sehr Voraussetzung, wie endokrinologisch-klinische Erfahrungen, die man seit SCHINZINGERs Vorschlag (1889), brustkrebskranke, fertile Frauen durch Entfernung der Keimdrüsen zu behandeln, sammeln konnte. Erfahrungen in der Oestrogenbehandlung und vieles andere, das auf die Bedeutung der Wechselbeziehung zwischen Keimdrüsen, Nebennierenrinde und Hypophyse hinwies und für die Metastasierung des Mammacarcinoms beachtenswert erschien, trugen zur Anwendung der Hypophysektomie beim Brustkrebs mit Metastasenbildung bei. — Auch die Hypophysenstieldurchtrennung wird beim Menschen in gleicher Indikation vorgenommen, doch mit zum Teil widersprechenden Ergebnissen (EHNI u. ECKLES, 1959).

Hypophysektomie und Stieldurchtrennung haben schon in der kurzen Zeit ihrer klinischen Anwendung zur Erweiterung der Erfahrungen in der Endokrinologie der menschlichen Hypophyse wesentlich beigetragen, aber auch zu neuen Fragen geführt. So ist der Einfluß der Hypophyse auf die Metastasierung des Mammacarcinoms noch nicht hinreichend geklärt. Sicher spielt das Wachstumshormon unter anderen Faktoren eine große Rolle. Darauf weist LUFT besonders hin (vgl. Ausführungen im Beitrag LUFT u. OLIVECRONA in Bd. IV dieses Handbuches)[1]. *Die experimentelle Hypophysektomie und Hypophysenstieldurchtrennung haben im Hinblick auf die gleichen Eingriffe beim Menschen erneut Bedeutung für die Neurochirurgie erlangt, aber in einem anderen Zusammenhang als zu Zeiten CUSHINGs.*

Therapeutisch oder experimentell erwünschte Folgen, die in gewisser Hinsicht der Hypophysektomie bzw. der Hypophysenstieldurchtrennung entsprechen, lassen sich auch durch Verabreichung von Hormonen peripherer endokriner Drüsen herbeiführen (= „chemisch [medikamentöse] Hypophysektomie"). Man nutzt dabei insbesondere den natürlichen Hemmungseffekt peripherer Drüsenorgane auf die Hypophysenfunktionen (homeostatischer Regulationsmechanismus; vgl. S. 59 und 145).

Was einleitend über die tierexperimentelle Hypophysektomie und Stieldurchtrennung im Hinblick auf die beiden hypothalamo-hypophysären Systeme hervorgehoben wurde,

---

[1] Zusammenfassende Darstellungen und Einzelheiten bei LUFT u. OLIVECRONA (1953); LUFT, OLIVECRONA u. a. (1955, 1959); LUFT (1957, 1962); PEARSON (1957, 1962), PEARSON u. Mitarb. (1956); PEARSON u. RAY (1959, 1960); RAY u. PEARSON (1956, 1962); CROS, ROILGEN u. VLAHOVITCH (chirurg. u. stereotakt.) (1960); DRIESEN (1955); JESSIMAN (1959); JESSIMAN, MATSON u. MOORE (1959). Eine umfassende Darstellung der mit den Hypophysentumoren und Hypophysektomie verbundenen Fragen bringen MUNDINGER u. RIECHERT (1967); hier auch ein Beitrag über „Endokrine Untersuchungsmethoden" von REISERT.

dürfte auch für den Menschen zutreffen; zumindest bietet sich aus der Unterscheidung zwischen *zwei* Systemen eine Arbeitshypothese zur Auswertung der Ergebnisse auch beim Menschen an. Es ist der neuro-endokrinologische Aspekt der beiden Eingriffe, der unsere Aufmerksamkeit auf die hypothalamo-hypophysären Neurone lenkt und ihr Verhalten nach den beiden Eingriffen verfolgt.

Zur Methodik der tierexperimentellen Hypophysektomie und Stieldurchtrennung.

Lage der Hypophyse, ihre Beziehung zur Schädel- und Hirnbasis, sowie Größe und Form der Großhirnteile bestimmen den operativen Zugang zur Hypophysektomie oder Stieldurchtrennung. Für letztere können außerdem die Richtung der Stielachse und Länge des Stieles ausschlaggebend sein. Stets ist darauf zu achten, daß der Zugang ohne Schädigung des Gehirns erfolgt. Jeder länger anhaltende Druck ist zu vermeiden, insbesondere darf das Tuber cinereum nicht verletzt werden. Auf die unzutreffende und topographisch mißverständliche Bezeichnung „median eminence" (S. 44) sei erneut hingewiesen.

Zum Instrumentarium gehören: ein feines Skalpell, mehrere Pinzetten, leicht gebogene scharfe Klemmen, verschiedene Wundhaken, 4—6 weiche Hirnspatel verschiedener Breite (2—5 mm) und Länge, kleine Scheren mit gebogenen Branchen, feine Häkchen, kleine scharfe Rasparatorien, eine kleine Kugelfräse (eventuell an eine elektrische Bohrmaschine angeschlossen), Fibrintampons oder anderes Material zur Blutstillung, mehrere verschieden große Wattekügelchen, ein Glassauger (vorteilhaft mit Seitenloch), Nahtmaterial.

Die Operation soll möglichst unter Benutzung einer Lupe (Lupenbrille oder binoculare Operationslupe) durchgeführt werden. Bei Routine-Hypophysektomien (Ratte, Maus) kann je nach Erfahrung u. U. auf ein optisches Gerät verzichtet werden. Doch das Operieren mit der Lupe hat viele Vorteile, die erst nach Überwindung anfänglicher Schwierigkeiten (z. B. Gewöhnung an die vergrößerte Dimension beim Operieren) richtig eingeschätzt werden können: Bessere Wahrnehmung der Einzelheiten, bessere Kontrolle der mechanischen Einwirkung auf das Gewebe, dessen Beschaffenheit und Belastbarkeit deutlich werden, u. a. m.

Die Auswahl der Tiere soll möglichst hochwertige reine Stämme bevorzugen, insbesondere bei Experimenten mit statistischer Auswertung. Für solche Untersuchungen werden meistens Ratten, Mäuse und Meerschweinchen benutzt. Sie eignen sich nicht nur zur Aufstellung größerer Vergleichsgruppen; ihr Vorteil liegt auch in der Haltung (Unterbringung, Fütterung u. dgl.).

Der Umstand, daß bei Ratte und Maus der Hypophysenkörper sehr locker an die Hirnhäute fixiert und nicht von einer Sella umgeben ist, erleichtert das operative Vorgehen.

Aus den genannten Gründen ist die Hypophysektomie bei diesen Tieren auch nicht so schwierig, wie man vermuten könnte. Zu beachten ist, daß die distale Hypophyse bei der Maus etwas weiter caudal liegt als bei der Ratte, bezogen auf die Synchondrosis spheno-occipitalis, jenen wichtigen Orientierungspunkt für die Lage des Hypophysenkörpers. Bei der Maus liegt etwa die Mitte des Vorderlappens (ventrale Fläche) über der Synchondrose, bei der Ratte ein wenig oberhalb; vgl. Schema in Abb. 4, S. 8 von der Ratte. Näheres weiter unten.

Die *Hypophysektomie* erfolgt bei Ratte und Maus im parapharyngealen Zugang, auch beim Meerschweinchen. Der Hund kann im temporalen Zugang hypophysektomiert werden [Methode erstmals zur Freilegung der Hypophysenregion von Viktor Horsley (1886), später von Cushing (1906) u. a. angewandt]. Aschner (1909—1912) entfernte die Hypophyse beim Hund erstmals im buccalen Zugang. Gleiches Vorgehen eignet sich für die Hypophysektomie beim Kaninchen. — Vögel, Frösche, Kröten und andere Kaltblüter, auch Cyclostomata (L. O. Larsen, 1965) können hypophysektomiert werden.

Zur *Hypophysenstieldurchtrennung* eignen sich nur solche Tiere, deren Hypophysenstiel gut zugänglich und übersichtlich angeordnet ist. Für bestimmte Überlegungen ist es nämlich wichtig, zwischen *hoher* und *tiefer* Stieldurchtrennung zu unterscheiden (s. S. 175, Abb. 122). Solche Voraussetzungen sind vornehmlich beim Kaninchen, Meerschweinchen, bei Ratte und Maus, sowie auch bei Enten und Hühner gegeben. Der Hypophysenstiel des Hundes und der Katze ist auch gut zugänglich; doch seine ampullenartige Gestalt läßt für den Eingriff nicht viel Platz. Auch ist die tiefe Stieldurchtrennung bei Ratte und Maus nicht leicht (S. 169).

Der operative Zugang zur Stieldurchtrennung erfolgt in der Regel durch Trepanation des Schädels von temporal. Aus vielen Gründen, insbesondere wegen der besseren Übersicht, ist der offene operative Zugang der stereotaktischen Methode vorzuziehen. Beim Kaninchen jedoch bevorzugen Westman u. Jacobsohn (1937), sowie V. Gaupp u. Spatz (1955) die stereotaktische Stieldurchtrennung (Abb. 121, S. 174).

Im folgenden wird der Operationsverlauf von Hypophysektomie und Stieldurchtrennung an der Ratte, dem am meisten ausgewählten Tier, beschrieben[1].

---

[1] Es fehlt an hinreichenden Darstellungen und leicht zugänglichen Operationsberichten in der Literatur. Allein Weisschedel (1944) bringt eine detaillierte Beschreibung der Hypophysektomie an Ratten. — Westman u. Jacobsohn (1937), sowie Harris (1950) berichten über Stieldurchtrennung an Ratten. — Im folgenden soll gleichzeitig die Gelegenheit wahrgenommen werden, indirekt auf die Bedeutung der beiden Experimente, Hypophysektomie und Hypophysenstieldurchtrennung, hinzuweisen, die sie heute noch in der neurochirurgischen Forschung haben.

1. Die Hypophysektomie an der weißen Ratte
(parapharyngealer Zugang P. E. Smith, 1930; Weisschedel, 1944).

Auswahl der Tiere (Stamm, Alter, Gewicht, Geschlecht) erfolgt entsprechend der Fragestellung und Versuchsanordnung. Ratten um 20 g Körpergewicht können bereits in der anschließend beschriebenen Weise hypophysektomiert werden.

Der Operationsverlauf ergibt sich aus der Abbildungsfolge 110—115. Zur Orientierung in der Sagittalebene sei auf das Schema Abb. 4, S. 8, hingewiesen. Eine Übersicht über

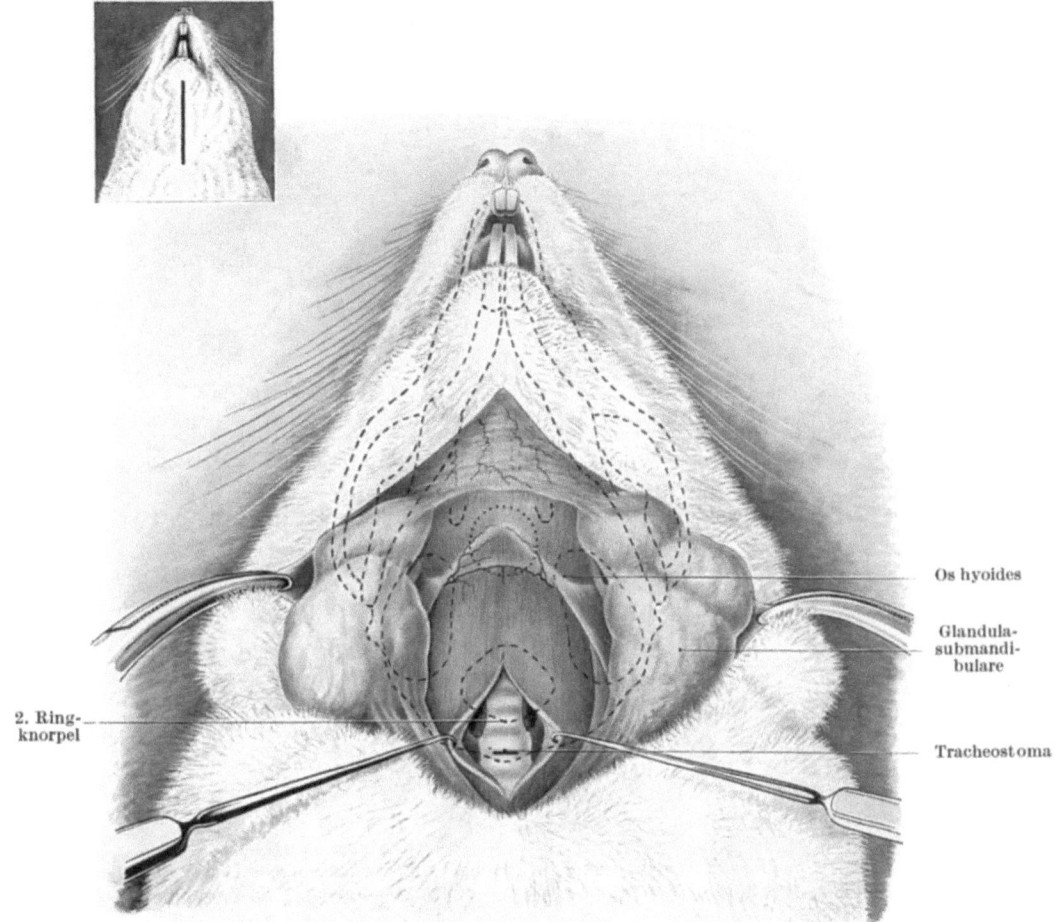

Abb. 110. *Hypophysektomie I (Ratte)*. Nach Anlegen eines Medianschnittes (Eckbild links oben) Darstellung der oberflächlichen Halsmuskulatur, Freilegung der Trachea mit Incision zum Einführen einer Tracheotomiekanüle in das Tracheostoma. Umrißangaben des Schädelskelets durch ----, basale Trepanationsstelle (über dem Hypophysenkörper) durch · · · · eingezeichnet. Fortsetzung der Operation in Abb. 111.

die Hypophysenregion ist in Abb. 33 auf S. 53 wiedergegeben. Zur Erleichterung der topographischen Beziehung zum Schädelskelet wurden entsprechende Einzeichnungen vorgenommen. Auch ist das Trepanationsloch an der Schädelbasis besonders markiert.

Lagerung, Freilegung der Trachea und Tracheotomie (Abb. 110): die Operation erfolgt in Rückenlage. Zur Narkose ist Äther zu empfehlen. Da im parapharyngealen Zugang die normalen Atmungswege oberhalb des Larynx infolge unvermeidbaren Spateldruckes verlegt werden, ist eine Tracheotomie ratsam.

Der Hautschnitt, der zugleich den Zugang zur Tracheotomie öffnet, liegt in der Mittellinie und reicht von der Mandibularregion bis nahe zum Sternum (s. Eckbild). Die teils stumpf, teils scharf nach beiden Seiten hin abzupräparierende Haut wird mit je einer Klemme fixiert. Der Schnitt muß soweit gesperrt werden, daß sowohl der parapharyngeale

164   Fr. Engelhardt: Morphologische Beziehungen zwischen Hypophyse und Hypothalamus.

Zugang wie auch die sich zunächst anschließende Tracheotomie möglich werden. Die das Operationsfeld meistens verdeckende mächtig entwickelte Glandula submandibularis wird nach Durchtrennung einer mittleren Fixierung beider Lappen in möglichst zwei gleiche Teile nach beiden Seiten hin weggehalten (eventuell mit Klammer oder mit Spatel). Kleinere Blutungen stehen meistens von selbst.

Die vordere Halsmuskulatur wird nun in der Mittellinie gespalten, die Trachea in Ausdehnung von etwa drei Ringknorpeln freigelegt. Eine Verletzung der ventralen Halsmuskulatur ist beim Abschieben möglichst zu vermeiden, weil die Muskelränder nach Entfernung der Tracheotomiekanüle am Ende der Operation vor dem Tracheostoma anliegen

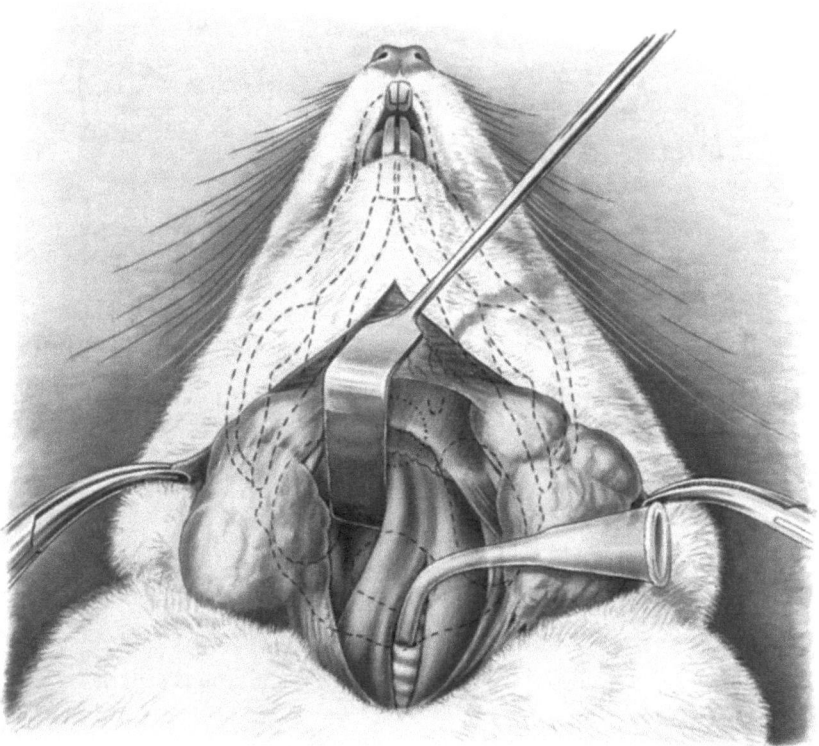

Abb. 111. *Hypophysektomie II (Ratte)*. Nachdem die Tracheotomiekanüle eingesetzt ist, wird die vordere Halsmuskulatur links oder rechts lateral (im Bild rechts) zur Seite abgedrängt, das Zungenbein wird mit einem stumpfen Haken nach oben und schräg zur kontralateralen Seite weggezogen. Nicht zu sehr lateral abweichen (Carotis)!! — Fortsetzung der Operation in Abb. 112.

und für einen glatten suffizienten Schluß des Loches sorgen sollen. — Die Incision erfolgt zwischen zwei Ringknorpeln in angegebener Höhe (s. Abb. 110). Man wird nach Eröffnung der Trachea feststellen können, daß bei Anwendung von Äther zur Narkose erheblich Schleim produziert wird. Es empfiehlt sich deswegen schon vor Anlegen der Tracheotomiekanüle den Schleim vorsichtig abzusaugen, was unter nicht allzu starkem Druck erfolgen soll. Die Saugwirkung kann man recht gut an der durch den künstlichen Sog entstehenden passiven Thoraxbewegung verfolgen (bei infantilen Tieren sehr eindrucksvoll!).

Nach Einführen der Tracheotomiekanüle, die aus einem kurzen rechtwinklig gebogenen Glastrichter oder aus einem entsprechend dünnen, aber nicht zu langem Kunststoffschlauch besteht, wird die mit Äther zu betropfende Watte vorgelegt und die Operation für kurze Zeit zur Beobachtung der Atmung unterbrochen.

Tritt eine Atemstörung oder sogar *Atemstillstand* ein, so ist die Kanüle sofort zu entfernen, eventuell verlegender Schleim abzusaugen und noch eine Zeitlang mit kurz sich wiederholendem Saugen im Rhythmus, der ungefähr einer regelmäßigen Atmung entspricht, eine künstliche Beatmung vorzunehmen. Sind diese Maßnahmen erfolglos, so empfiehlt es sich, das Tier in seine normale Körperlage zu bringen und durch leichten rhythmischen Druck auf den Thorax eine Wiederherstellung der Atmung herbeizuführen. Meistens wird die Atemlähmung in diesem Stadium der Operation durch eine zu reichliche Äthergabe hervorgerufen. — Wiederauftreten von Atembewegungen, die zunächst meist stoßförmig ablaufen, gibt noch keine Garantie dafür, daß die Komplikation überwunden ist. Dies hängt vielmehr davon ab, wie die erneut einsetzende Narkose vertragen wird. Bisweilen kommt es vor, daß nach Überwindung der Stoßatmung die Atembewegungen zwar regelmäßig werden, aber trotz oberflächlicher Narkose das Tier doch verendet.

Der parapharyngeale Zugang (Abb. 111): Nach ihm wird die Methode bezeichnet. Man geht unterhalb des Zugbeines seitlich — links oder rechts (in der Abbildung wird der rechte Zugang gewählt) — unter Weghalten der oberflächlichen Halsmuskulatur in die Tiefe vor, nicht zu weit lateral und bald sich medial haltend (bei lateralem Abweichen kann es zur Verletzung der Carotis kommen!).

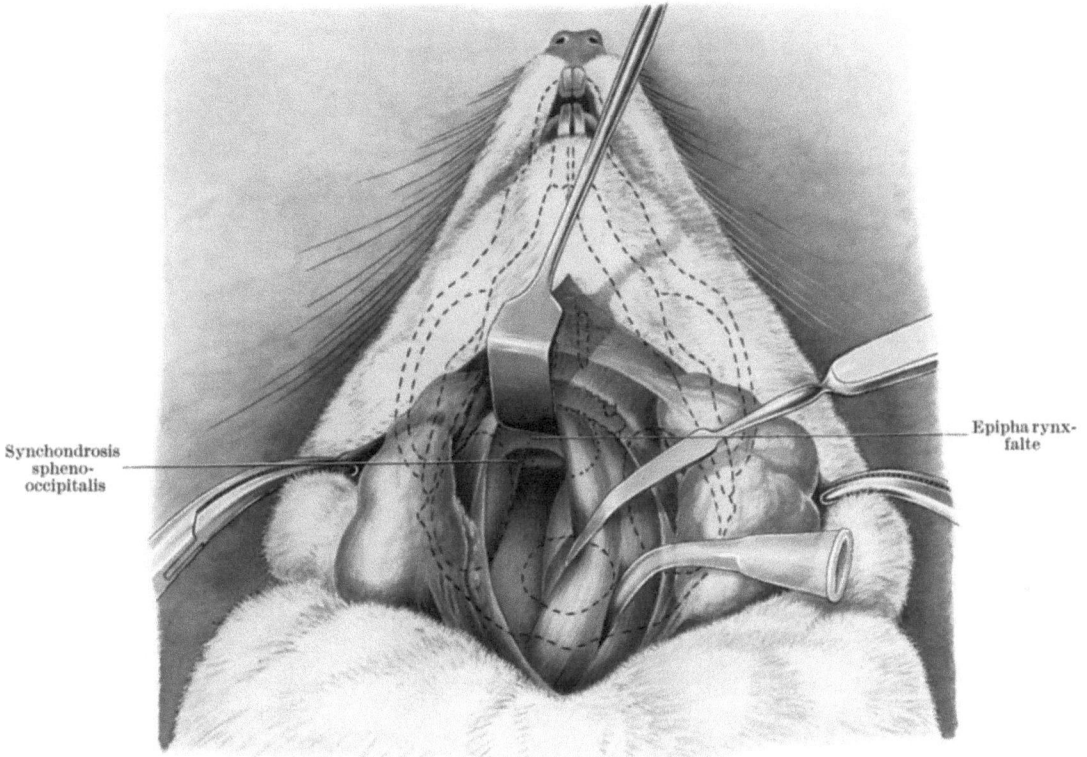

Abb. 112. *Hypophysektomie III (Ratte)*. Aufsuchen der Synchondrosis spheno-occipitalis in der Tiefe unter weiterem Seitwärtsschieben der Halsmuskulatur und Hochdrängen des Epipharynx. Nur unter kräftigem aber vorsichtigem Zug gelingt es, die „Epipharynxfalte" als obere Begrenzung des Zuganges zur Darstellung der Synchondrose wegzuhalten. Nicht zu sehr lateral (Carotis)!! Fortsetzung der Operation in Abb. 113.

WEISSCHEDEL (1944) incidiert die oberflächliche Halsmuskulatur unterhalb des Zugbeines, um in die tieferen Schichten zu gelangen. Der Vorteil der Incision liegt offenbar darin, daß der Larynx und Pharynx nicht so stark zur Seite geschoben werden braucht. In dem von WEISSCHEDEL beschriebenen Vorgehen wird das Tier nicht tracheotomiert.

Beim stumpfen Vorgehen wird der Zugang zur Schädelbasis durch die Lage der Halsmuskulatur bestimmt. Orientiert man sich von lateral kommend alsbald nach medial, so kann man in der Tiefe die lateral liegende Ohrkapsel bzw. ihre mediale Vorwölbung tasten. Sie kann, worauf auch WEISSCHEDEL hinweist, als Leitgebilde benutzt werden. Ein weiteres Gebilde zur Orientierung ist der Processus styloides. Beides, Ohrenkapsel und Processus styloides, sind zugleich Gefahrenpunkte: Medial der Ohrenkapsel läuft ein Sinus, dessen Verletzung den Fortgang der Operation u.U. stark verzögert und den Erfolg durchaus in Frage stellen kann. Der Processus styloides ist die *äußerste* Grenze im Vorgehen nach oral; ihn aufzusuchen ist nicht erforderlich, vielmehr verbindet sich damit die Gefahr einer Eröffnung des Nasenrachenraumes, was an einer plötzlich aufkommenden Schleimabsonderung erkennbar ist. Eine solche Komplikation wird in den meisten Fällen nicht vertragen. Atembehinderung nach Beendigung der Operation ist die Folge, die dann zum Tode führt. Ein Leitgebilde der Schädelbasis, das im Gegensatz zu den vorher genannten direkt angegangen werden muß, ist die *Synchondrosis spheno-occipitalis*. Sie wird sichtbar, wenn unter weiterem Vordringen in die Tiefe der Spatel nun etwa 90° nach oben (oralwärts) geführt wird, bis eine waagrecht verlaufende „Epipharynxfalte" entsteht.

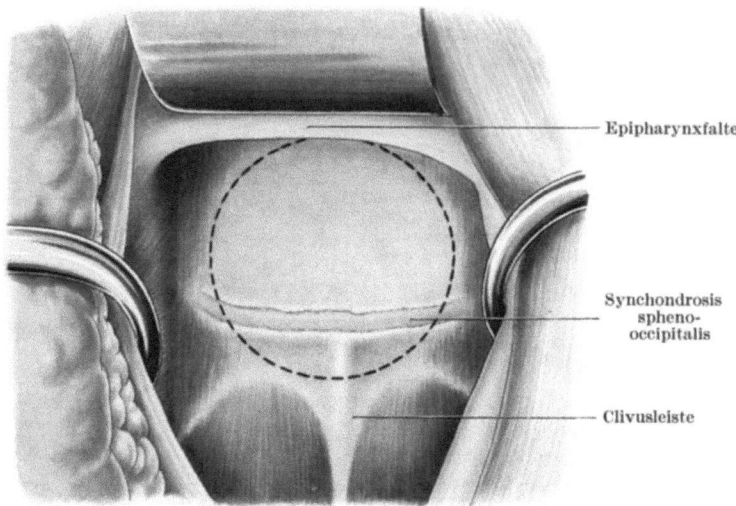

Abb. 113. *Hypophysektomie IV (Ratte)*. Vergrößerter Ausschnitt der Trepanationsstelle, die möglichst so gewählt wird, daß die Synchondrosis spheno-occipitalis in der unteren Hälfte des Bohrloches liegt. Die Synchondrose muß sauber dargestellt und die Schädelbasis im Trepanationsbereich freigelegt werden. — Fortsetzung der Operation in Abb. 114.

Darstellung der Synchondrosis spheno-occipitalis (Abb. 113): Noch ist die Synchondrose lediglich am Ansatz der tiefen Halsmuskulatur gerade erkennbar. Man muß nun die Muskelfasern vorsichtig mittels eines kleinen Wattekügelchens von der Basis lösen, zunächst nach caudal, dann nach oral und nach beiden Seiten. Nach oral hin ist Vorsicht zu wahren, ebenfalls bei der Freilegung zur Seite.

Es liegt in der Nähe des Foramen occipitale magnum ein der vorher genannten Synchondrosis ähnlicher Wulst, mit dem die Synchondrosis spheno-occipitalis nicht verwechselt werden darf. Das Relief der Schädelbasis in Clivushöhe ist an seiner mittelständigen Leiste (Rhaphe) unverkennbar. Sie verbindet den soeben erwähnten Knorpelwulst am Foramen occipitale magnum mit der für die Trepanation so wichtigen Synchondrosis spheno-occipitalis. An der Lagebeziehung bzw. dem Verlauf des Mittelwulstes zur Synchondrosis kann sich die Orientierung halten. Oberhalb des Synchondrosis spheno-occipitalis setzt sich die Rhaphe *nicht* fort.

Gelingt die Darstellung der Synchondrosis spheno-occipitalis ohne Komplikationen, indem sie fein säuberlich von Muskulatur und Bindegewebe der Umgebung befreit werden kann, so ist ein wichtiger Abschnitt der Operation erreicht. Erkennbar an ihrer graubläulich glänzenden Farbe und der etwas höckerigen Oberfläche wulstförmig vorgewölbt, bei infantilen Tieren zur Mitte hin etwas eingesenkt, ist die Synchondrosis spheno-occipitalis ein Markierungspunkt für die Trepanation. Bevor im Blickfeld die in Abb. 113 dargestellten Verhältnisse nicht vorliegen, ist es zwecklos, die Operation fortzusetzen. Gelingt nach einiger Zeit die Operation nicht, so sollte man sie abbrechen und eine anatomische Präparation anschließen, damit man der Ursache der falschen Orientierung nachgehen kann. *Man nützt auf diese Weise den Vorteil des Operierens im Experiment, indem man bei aufkommender Unsicherheit in der topographischen Orientierung zu jedem Zeitpunkt mit der anatomischen Präparation beginnen kann.*

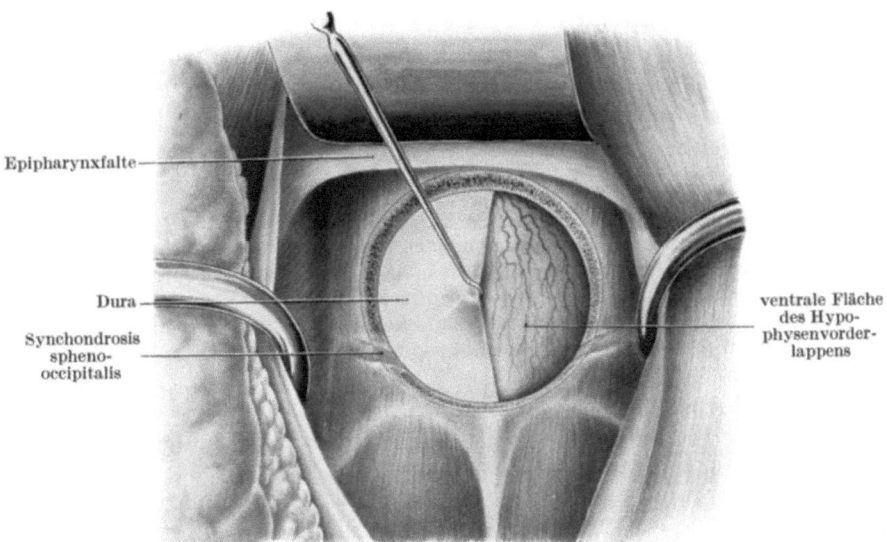

Abb. 114. *Hypophysektomie V (Ratte)*. Nach Trepanation der Schädelbasis an bezeichneter Stelle liegt die Dura frei. Dieselbe wird mittels eines scharfen Häkchens angehoben und weggenommen. Ist man vom Zugang nicht abgewichen, so muß jetzt der Hypophysenvorderlappen (ventrale Fläche) sichtbar werden. Derselbe wölbt sich in das Trepanationsloch etwas vor (im Bild nur zur Hälfte dargestellt). — Fortsetzung der Operation in Abb. 115.

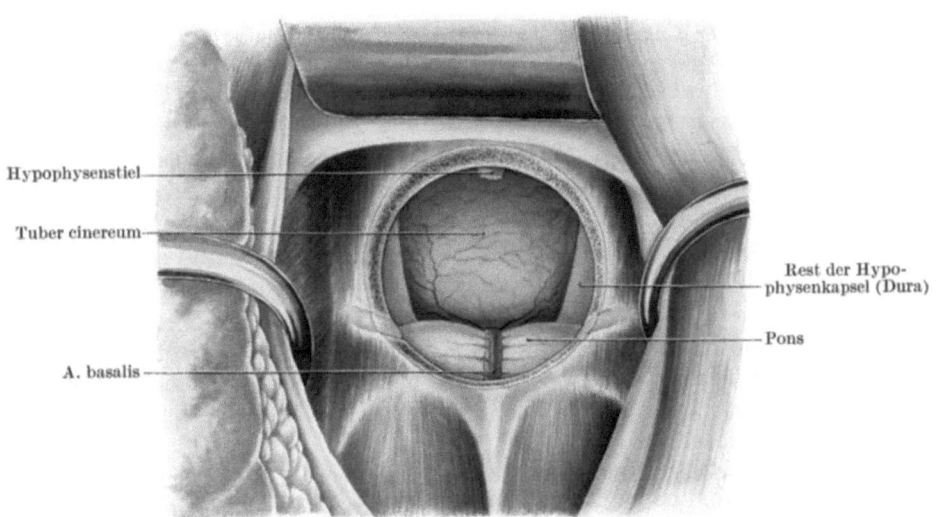

Abb. 115. *Hypophysektomie VI (Ratte)*. Die distale Hypophyse (Hypophysenkörper) ist abgesaugt; sie ist am Hypophysenstiel (am oberen Rande der Trepanationsöffnung eben noch zu sehen) abgerissen. In der Tiefe erkennt man die ventro-aborale Fläche des Tuber cinereum, das durch seine gräuliche Farbe von der weißen Farbe des *Pons* deutlich zu unterscheiden ist. In der Mittellinie zieht die *A. basalis* über den Pons hinweg. Nach Entfernung der distalen Hypophyse muß, wie im Bild gezeigt, die Fossa interpeduncularis frei sein, im Einblick mehr oder weniger durch Reste der Hypophysenkapsel begrenzt.

Die Trepanation (Abb. 114) *und Freilegung der distalen Hypophyse* (Abb. 115): Die Trepanation wird so angelegt, daß die Synchondrosis spheno-occipitalis im unteren Abschnitt des Bohrloches liegt. Bevor man aber mit dem Bohren beginnt, ist die Lage des Kopfes zu kontrollieren, damit ein Abweichen von der senkrechten Bohrrichtung vermieden wird. Unachtsamkeit führt meistens zu heftigen Blutungen und zum Mißerfolg.

Die Trepanation erfolgt unter leichtem Druck, unter ständiger Kontrolle der erreichten Tiefe. Auftretende Blutungen sind bei eingehaltener senkrechter Richtung stets zu beherrschen und ohne Bedeutung. Meistens stehen sie durch das sich ständig wieder anpressende Knochenmehl während des Bohrens von selbst. Man kann auch Wachs oder andere blutstillende Hilfsmittel (Fibrinschwämmchen) verwenden. Bei vorsichtiger Trepanation ist es möglich, vor Erreichen des Schädelinneren eine dünne Knochenlamelle stehen zu lassen, diese dann mittels eines feinen spitzen Häkchens wegzunehmen. Auf diese Weise läßt sich die Dura ohne Beschädigung freilegen. Unter der Dura schimmert bereits der Vorderlappen durch. Die Dura wird entfernt, indem man sie vorsichtig von der ventralen Fläche des Vorderlappens löst. Dieser Vorgang ist in Abb. 114 dargestellt.

Der Vorderlappen ist an seiner rötlichen Farbe und den auf der ventralen Fläche sichtbaren Portalgefäßen bzw. Sinusoiden erkennbar. Meistens wölbt er sich leicht in das Trepanationsloch vor. Wird er durch das Bohren infolge unbeabsichtigten Einbruchs verletzt, so ist die Blutung nicht erheblich. Die Verletzung des Vorderlappens ist für den Erfolg der Hypophysektomie nicht entscheidend, wenn durch den Einbruch mit dem Bohrer nicht weitere Verletzungen (z. B. des Tuber cinereum) aufgetreten sind. Doch sollte jede Komplikation im Protokoll vermerkt werden.

Ist bis zu diesem Abschnitt die Operation ohne Zwischenfälle verlaufen und hat sie bis hierhin nicht allzu viel Zeit in Anspruch genommen — bei geübtem Vorgehen rechnet man durchschnittlich mit 7—10 min —, so ist mit einem günstigen Resultat zu rechnen; denn der nun folgende Teil, die eigentliche „Hypophysektomie", enthält kein weiteres Risiko.

Absaugen der distalen Hypophyse (Abb. 115): Vor dem Absaugen kann man eine vorsichtige Mobilisierung des Hypophysenkörpers mittels einer feinen stumpfen Nadel versuchen, indem man am Rande des Trepanationsloches das Instrument in Führung hält. Meistens läßt sich Vorder- und Hinterlappen (einschließlich Zwischenlappen) in einem Saugakt entfernen. Auftretende Blutungen stehen meistens von selbst. Auf lateral liegende Hypophysenreste ist zu achten. Der Schluß-Situs zeigt oral das *Tuber cinereum* an seiner gräulichen Farbe erkennbar, aboral — dem Trepanationsloch näher — den markreichen *Pons* mit der in der Mittellinie hinwegziehenden A. basalis. Lateral zu beiden Seiten sind Duraabschnitte der ehemaligen Hypophysenkapsel erkennbar. Durch die Entfernung der distalen Hypophyse ist der Einblick in die *Fossa interpeduncularis* frei. Wieviel Stielanteil noch zurückgeblieben ist, läßt sich erst durch histologische Aufarbeitung des Präparates nach der Sektion entscheiden. Bei Verwendung eines ampullenförmig ausgezogenen Saugers können die abgesaugten Teile der Hypophyse aufgefangen werden.

Die Operation ist mit Entfernung der Tracheotomiekanüle und schichtweisem Wundverschluß beendet. Eine besondere Versorgung des Tracheostomas ist nicht erforderlich. Es empfiehlt sich, nach Wegnahme der Kanüle die Trachea von Schleim zu befreien, sich dabei aber nicht unnötig lange aufzuhalten, damit das Tier noch unter der ausklingenden Narkose bei Verschluß der Wunde still hält und keiner zusätzlichen Belastung durch Schmerz ausgesetzt ist. Denn nun sollte alles vermieden werden, was das hypophysektomierte Tier unnötig belastet.

Der Nachbehandlung ist besondere Sorgfalt zuzuwenden. Hierzu gehören u. a. Unterbringung in einem Käfig mit einer ausreichenden Zimmertemperatur von etwa 25—28° C. Leicht zugängliches und ausreichendes Trinkwasser. Eingeweichte Kost, deren Zusammensetzung bekannt sein muß, hat sich bewährt. Die der Operation folgende Haltung wird u. a. von weiteren Maßnahmen bestimmt, die sich nach der Anlage des Experimentes richten.

Die Frage, ob man hypophysektomierte Tiere zu weiteren Eingriffen verwenden kann, ist grundsätzlich zu bejahen. Einschränkungen ergeben sich allerdings, wenn eine nochmalige Operation größere Belastungen verursacht. Auch der Zeitpunkt des zweiten Eingriffes ist von Bedeutung. Unmittelbar an die Hypophysektomie sich anschließende Maßnahmen können durchaus gut vertragen werden, wenn das Tier in der gleichen Narkose gehalten werden kann. So haben wir (zusammen mit LAPP) bei infantilen Ratten (30 g Körpergewicht) Elektrokoagulationen und stereotaktische Hirninstillationen (S. 143) im Hypothalamus unmittelbar nach der Hypophysektomie vorgenommen. Doch es ist nicht zu bezweifeln, daß die Mortalität solcher Eingriffe nach vorausgegangener Hypophysektomie erhöht wird. Auch Reimplantationen von Vorderlappen unter das Tuber cinereum hypophysektomierter Ratten sind möglich (HARRIS u. JACOBSOHN, 1952; NIKITOVITCH-WINER u. EVERETT, 1958; JACOBSOHN u. JØRGENSEN, 1956 u. a.).

2. Die Hypophysenstieldurchtrennung an der weißen Ratte
(A. WESTMAN u. D. JACOBSOHN, 1937; HARRIS, 1950).

WESTMAN und JACOBSOHN durchtrennen den Hypophysenstiel im temporalen Zugang mittels eines Pergamentblättchens, das in die periinfundibuläre Zisterne vorgeschoben wird und zwischen den durchtrennten Hypophysenteilen liegenbleibt. HARRIS, der ebenfalls den temporalen Zugang wählt, hält mit einem Spatel das Temporalhirn so weit von der Basis ab, daß der Hypophysenstiel sichtbar wird und mit einer Pinzette oder einem Häkchen durchtrennt werden kann. Anschließend wird ebenfalls ein Papierblättchen

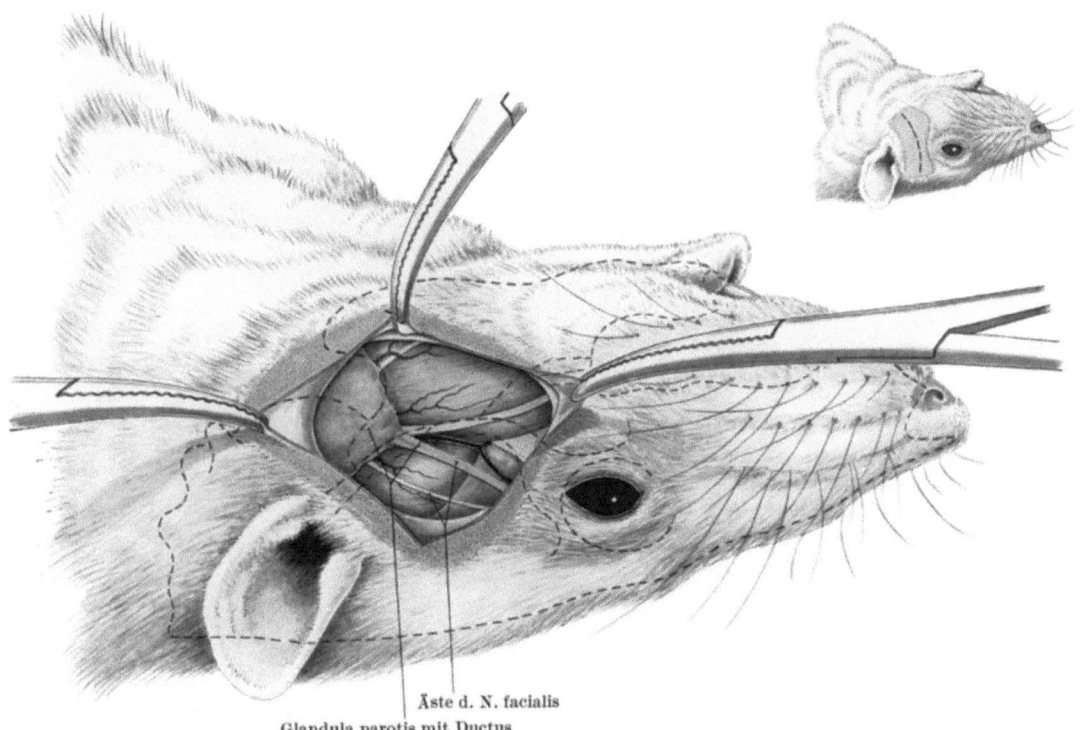

Abb. 116. *Hypophysenstieldurchtrennung in temporalem Zugang I (Ratte)*. Nach bogenförmiger Schnittführung zwischen Auge und Ohr (s. Eckbild oben rechts werden) unter stumpfem Abschieben des Felles Glandula parotis, die Äste des N. facialis und die seitliche Kaumuskulatur dargestellt. Nahe dem Ausführungsgang der Parotis ist der Ramus zygomaticus zu tasten. — Die Umrisse des Schädelskelets sind mit ---- markiert. Fortsetzung der Operation in Abb. 117.

eingeschoben, das die Wiederaufnahme eines unmittelbaren Kontaktes zwischen den durchtrennten Hypophysenteilen vermeiden soll.

Diese Hinweise auf den letzten und entscheidenden Akt der Hypophysenstieldurchtrennung schicken wir der Beschreibung des operativen Zuganges voraus, damit deutlich wird, worauf es hier ankommt und mit welchen Vorgängen nach der Operation, auch wenn sie noch so sorgfältig und vollständig durchgeführt wird, zu rechnen ist. Sofort nach der Hypophysenstieldurchtrennung nämlich setzen Regenerationen ein, die von den einzelnen Gewebebestandteilen des Hypophysenstieles am Stumpf ausgehen mit ganz unterschiedlicher Intensität, mit ganz unterschiedlicher Folge hinsichtlich der Restitution der hypothalamo-hypophysären Verknüpfung. Wir erläutern die Vorgänge im einzelnen an Hand von Schemen (S. 173ff.) im Anschluß an den nun folgenden Operationsbericht:

Lagerung: Wie bei der Hypophysektomie wird die Ratte in Rückenlage operiert, möglichst in Augenhöhe des Operateurs, der die Ellenbogen bequem aufstützt und so die Hände entspannt betätigen kann (nach persönlicher Empfehlung von D. JACOBSOHN).

Der Hautschnitt wird vor den Ohransatz gelegt (Eckbild in Abb. 116). Weiteres Vorgehen ist den Abb. 117—119 zu entnehmen. Hierbei ist folgendes zu beachten:

Der Zugangsweg, der zur Darstellung des Tuber cinereum und Hypophysenstielansatzes führt, darf nicht zu klein sein. Die osteoklastische Trepanation muß u. U. größer angelegt werden, als die Abbildung zu erkennen gibt, und so weit reichen, daß nicht nur Anteile der Konvexität der Zugangsseite, sondern auch von der Gegenseite Knochen weggenommen werden. Je mehr Knochen vom Schädeldach entfernt wird, um so weniger Druck ist zum Weghalten des Temporalhirns mit dem Spatel erforderlich. Ein breiter Zugang wird weiterhin durch Wegnahme des Jochbogens ermöglicht (Abb. 118). Hierzu sind Anteile des M. temporalis zu resezieren bzw. zu spalten. Der N. zygomaticus

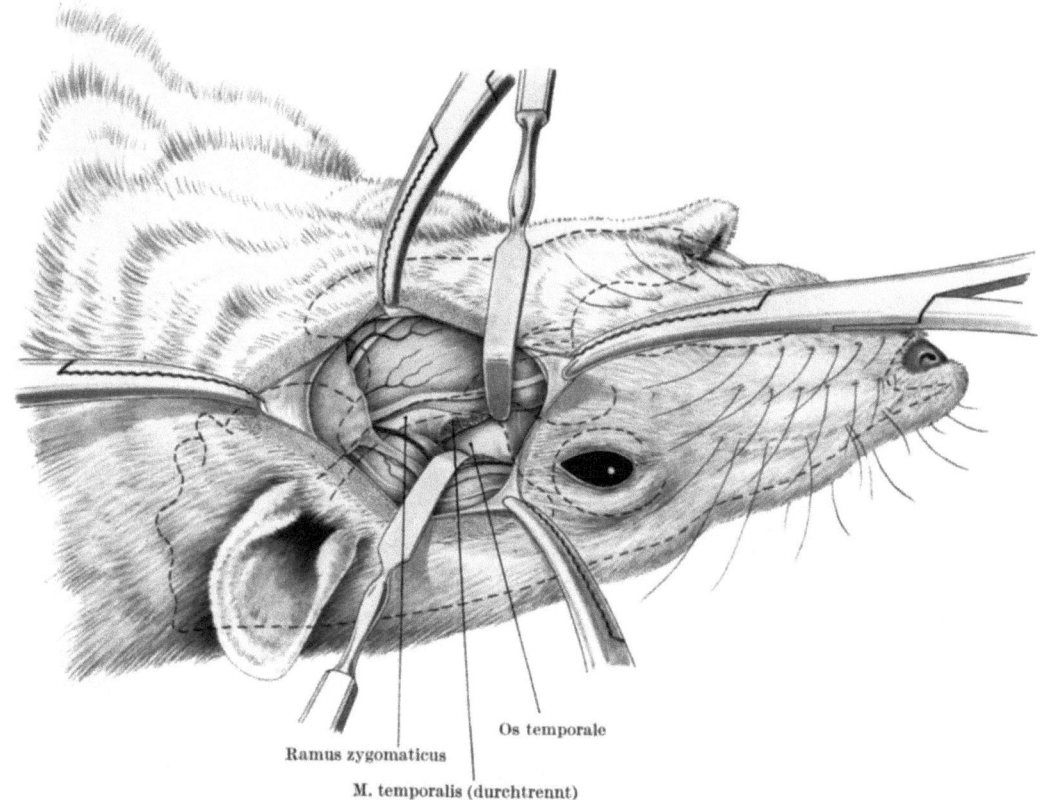

Abb. 117. *Hypophysenstieldurchtrennung in temporalem Zugang II (Ratte)*. Unter Resektion des Ramus zygomaticus und scharfer Abtrennung der Muskulatur wird die Schädelkalotte freigelegt. Fortsetzung der Operation in Abb. 118.

kann geschont werden. Besonders ist auf die Orbitalfascie zu achten. In der Nähe liegen größere Venen, die leicht einreißen, was zu erheblichen Verzögerungen der Operation führen kann, bisweilen auch einen Abbruch notwendig macht. — Man gelangt nun oberhalb des Jochbogenansatzes weiter vorgehend auf die Temporalschuppe, deren Periost nach allen Seiten möglichst weit entfernt wird. Der temporobasale Übergang muß unbedingt freiliegen!

Trepanation: Von der Mitte des freigelegten Knochens aus wird vorsichtig nach allen Seiten hin osteoklastisch trepaniert. Dabei ist darauf zu achten, daß vorerst die Dura nicht verletzt wird. Wie oben bemerkt, ist die Trepanation möglichst groß zu wählen. Bald erkennt man an seiner weißen Farbe den Tractus olfactorius basal den oberen Teil des Operationsfeldes begrenzend. In seiner Höhe wird nun die Dura vorsichtig eingeschnitten oder — wenn sie vorher schon eingerissen ist — dementsprechend die Dura weiterhin nach basal geöffnet.

Darstellung des Tuber cinereum und des Hypophysenstielansatzes (Abb. 118, 119): Als Orientierung dient zunächst der Tractus olfactorius. Der Spatel ist vorsichtig nach basal vor-

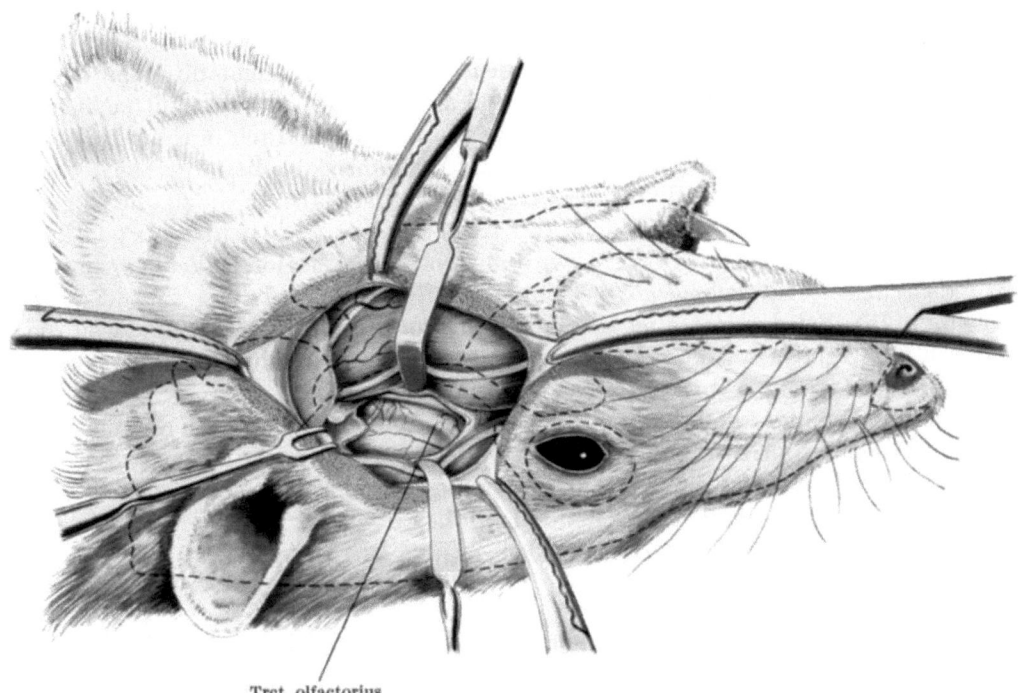

Abb. 118. *Hypophysenstieldurchtrennung in temporalem Zugang III (Ratte).* Freilegung des Temporalhirnes nach möglichst ausgiebiger Trepanation und Eröffnung der Dura. Als weißer Streifen ist der Tractus olfactorius basalwärts erkennbar. Fortsetzung der Operation in Abb. 119.

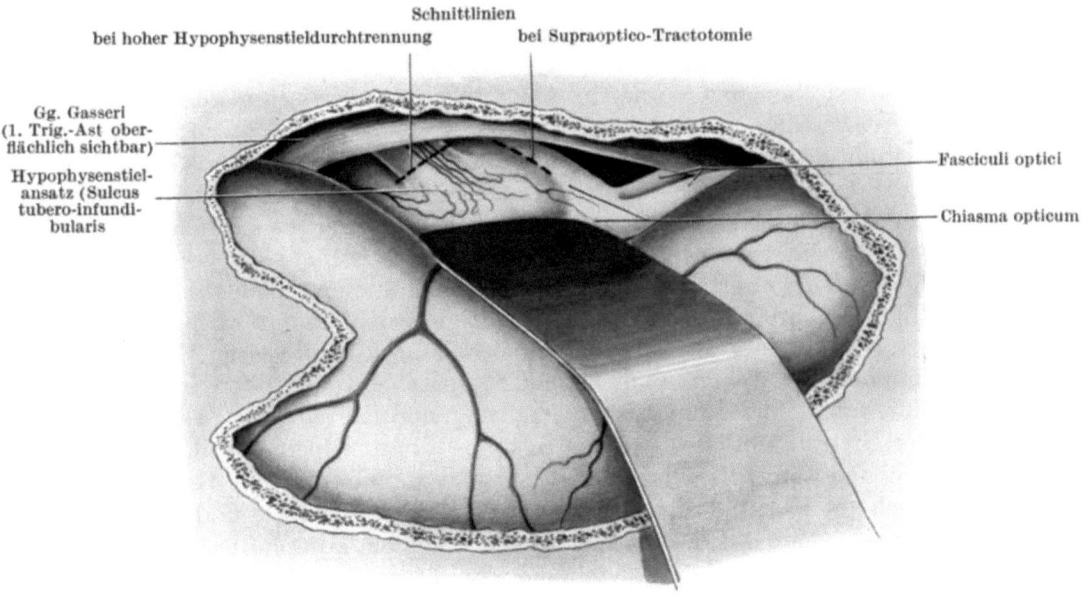

Abb. 119. *Hypophysenstieldurchtrennung in temporalem Zugang IV (Ratte).* Operationssitus nach Hochdrängen des Temporalhirns (vorsichtig!) mittels möglichst breitem Spatel, Darstellung des Hypophysenstielansatzes am Tuber cinereum. Durchtrennungslinie kurz unterhalb des Ansatzes des Hypophysenstiels (hohe Stieldurchtrennung). Zur Durchführung einer „Tractotomie" (einseitige Durchtrennung) des Tractus supraoptico-hypophyseus wird kurz hinter dem Chiasma opticum incidiert.

zuschieben und unter leichtem Druck (!) das Gehirn wegzuhalten. Nun wird es sich zeigen, ob die Trepanation groß genug gewählt war. Bei allzu starkem Druck kommt es leicht zum Einreißen der Leptomeninx, was zur Folge hat, daß sich der Spateldruck nicht mehr gleichmäßig verteilen kann und das Gehirn verletzt wird. Diese Komplikation kann u. U. den Erfolg zunichte machen. — Der obere Rand des Operationsfeldes (basal) wird bei weiterem Vordringen und Abheben des Gehirns von dem N. trigeminus bzw. dem Ggl. Gasseri begrenzt (Abb. 119). Nun ist weiter medial das Tuber cinereum sichtbar. Man erkennt es an der grauen Farbe, woher es seinen Namen hat. Nach oral wird es von dem deutlich erkennbaren Chiasma opticum begrenzt. Mitunter sieht man auch beide Fasciculi optici. Zwischen Chiasma opticum und Hypophysenstielansatz liegt die sog. *„Pars oralis tuberis"*. An der ventralen Fläche des Hypophysenstieles sieht man parallel angeordnet die Portalgefäße liegen. Der Stiel wird mittels eines scharfen Häkchens durchtrennt.

Grundsätzlich ist zwischen *hoher* und *tiefer* Stieldurchtrennung zu unterscheiden (S. 174 und 175). Bei der Ratte ist die tiefe Stieldurchtrennung schwierig, weil die Einsicht durch das Ggl. Gasseri etwas eingeengt ist. Die hohe Stieldurchtrennung wird etwa so vorgenommen, wie in Abb. 119 dargestellt.

Außerdem entnehmen wir der Abbildung eine Angabe mit Hinweis auf die Incisionsstelle hinter dem Chiasma opticum zur Durchführung einer Supraoptico-Tractotomie.

Ist der Hypophysenstiel durchtrennt, so wird ein Papierblättchen zwischen die Stielstümpfe vorgeschoben, wenn eine erneute Kontaktaufnahme zwischen den nun durchtrennten Hypophysenteilen vermieden werden soll. Schichtweiser Wundverschluß beendet die Operation.

c) Zur Auswertung der Eingriffe an den beiden hypothalmo-hypophysären Systemen.

Zur morphologischen Auswertung der Veränderungen sei auf die beiden Schemen in Abb. 120 (Kaninchen) und Abb. 122 (Mensch) hingewiesen, an die sich die folgende Schlußbetrachtung hält.

Wir entnehmen den Schemen die Lage der Kerngebiete im Hypothalamus, die Anordnung der hier entspringenden Neuronen, den Verlauf ihrer Axone bis zu den Endigungen, schließlich die Gefäßanordnung in der Hypophyse. Es sind nur die wichtigsten Merkmale berücksichtigt und nur soweit Einzelheiten in die Schemen aufgenommen, wie sie zum Vergleich zwischen den Verhältnissen bei Tier und Mensch genügen und für die topographische Auswertung grundlegend sind.

Jede Beurteilung der Folgen von Läsionen muß die räumlich engen Verhältnisse berücksichtigen, die trotz Unterscheidung zwischen zwei Systemen die Auswertung erschwert. Wir kennen kein Experiment, auch keinen Fall aus der menschlichen Pathologie, woraus eine *isolierte und zugleich komplette Schädigung (Ausfall) des einen Systems bei vollständiger Intaktheit des anderen* hervorginge. Zwischen diesen nur denkbaren Extremen liegen die unzähligen Kombinationen, die zur Bestätigung der Befunde ebenso Anlaß geben, wie zum Widerspruch. Jede Verletzung der hypothalamo-hypophysären Verknüpfung ist praktisch inkomplett oder, wenn man die Folgen entsprechend den beiden Systemen ordnet, kombiniert. Eine totale und isolierte Ausschaltung der Kernareale (Ursprungsorte) ist, wenn jeweils der Ursprungsort des anderen Systems erhalten bleiben soll, nicht möglich. Innerhalb der hypophysenwärts gelegenen Bezirke und innerhalb der Hypophyse selbst ist es zwar möglich, die Fasern des einen oder anderen Systems isoliert und u. U. auch vollständig zu zerstören; doch davon läßt sich für die Folge ein kompletter Funktionsausfall der Hypophyse noch nicht herleiten. Vielmehr kommt es darauf an, wie sich das noch in situ und im Zusammenhang mit dem Tuber cinereum verbliebene Parenchym nach der Verletzung verhält. Und hierauf wollen wir gerade achten.

Die Stieldurchtrennung bietet die meisten Beispiele und somit genügend Befunde zur Gruppierung der Läsionsfolgen. Wie läßt sich diese nach morphologischen Gesichtspunkten vornehmen?

Im Schema (Abb. 122, Mensch) sind zwei Orte als Ansatzpunkte der Läsionen markiert. Der eine Ort liegt in Höhe des Sulcus tubero-infundibularis, der andere am Sellaeingang. Mit V. Gaupp u. Spatz (1955) unterscheiden wir eine *hohe* und eine *tiefe* Stieldurchtrennung. Die abgebildeten und im Schema bezeichneten Höhenangaben sind extreme Begrenzungen, wobei die proximale Durchtrennungsstelle nicht dem üblichen Vorgehen beim Menschen entspricht. Der Unterschied der beiden Eingriffe ist im Hinblick auf die Strukturen des Stieles deutlich: Je näher die Läsion dem Sulcus tubero-infundibularis kommt, um so mehr sind die Ganglienzellkörper durch retrograd ablaufende Veränderungen gefährdet, die zum Zelltod führen können. Besonders bedroht sind die hypophysennahen Areale im Medialen Feld des Tuber cinereum, auch der Nucleus supraopticus (vornehmlich

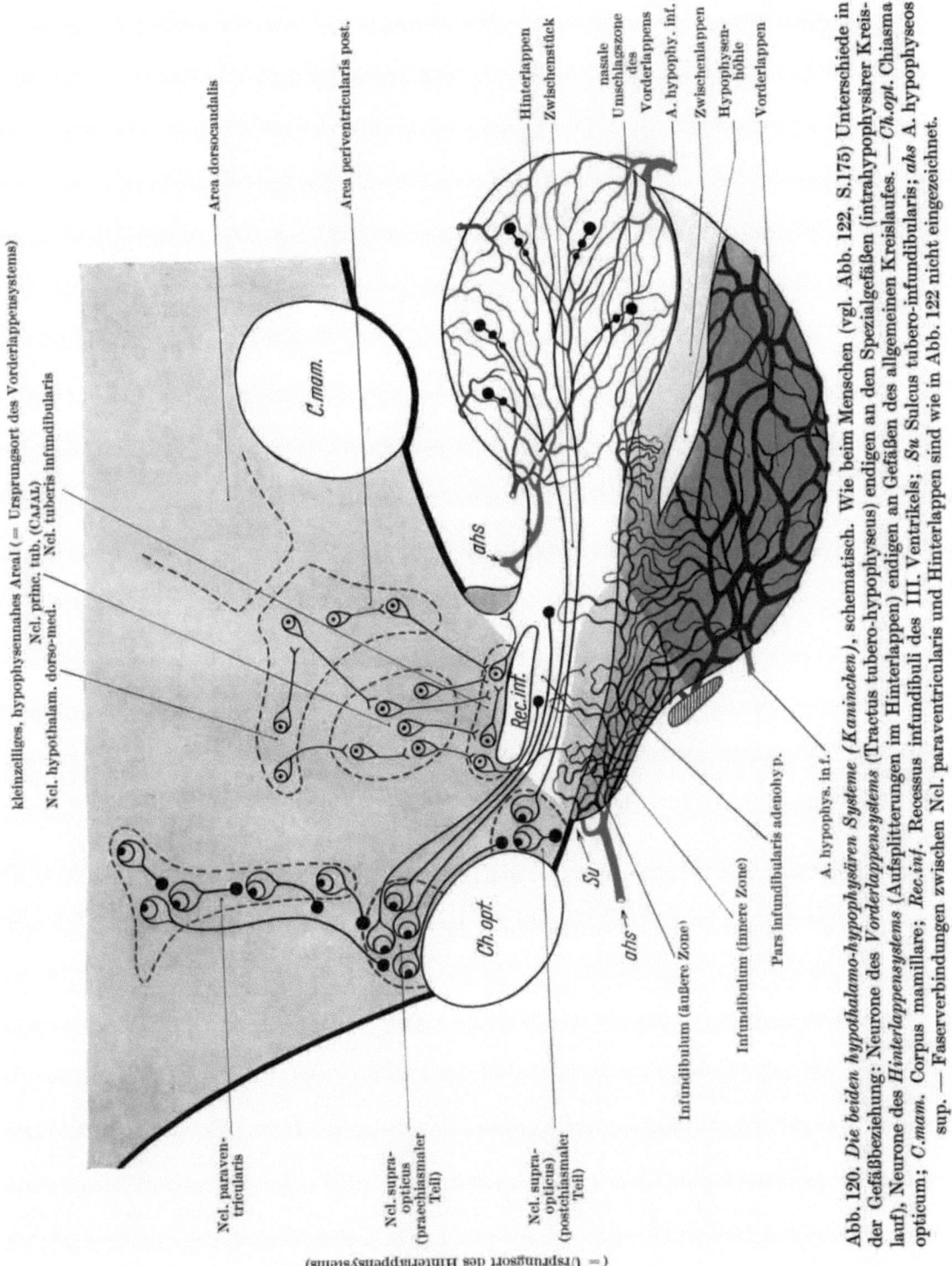

Abb. 120. *Die beiden hypothalamo-hypophysären Systeme (Kaninchen)*, schematisch. Wie beim Menschen (vgl. Abb. 122, S.175) Unterschiede in der Gefäßbeziehung: Neurone des *Vorderlappensystems* (Tractus tubero-hypophyseus) endigen an den Spezialgefäßen (intrahypophysärer Kreislauf), Neurone des *Hinterlappensystems* (Aufsplitterungen im Hinterlappen) endigen an Gefäßen des allgemeinen Kreislaufes. — *Ch.opt.* Chiasma opticum; *C.mam.* Corpus mamillare; *Rec.inf.* Recessus infundibuli des III. Ventrikels; *Su* Sulcus tubero-infundibularis; *ahs* A. hypophyseos sup. — Faserverbindungen zwischen Ncl. paraventricularis und Hinterlappen sind wie in Abb. 122 nicht eingezeichnet.

in seinem retrochiasmalen Anteil). Weiter distal ansetzende Läsionen des Hypophysenstiels verringern die Gefahr des Zellunterganges; sie führen zu retrograd ablaufenden Veränderungen, die bis auf den Zellkörper übergreifen, gefolgt von Axonregenerationen nicht unbeträchtlichen Ausmaßes (Abb. 121). Wir verweisen an dieser Stelle auf das Schema Abb. 75, S. 120. Retrograde Zellveränderungen in hypothalamischen Kerngebieten wurden mehrfach beschrieben; sie treten nicht nur nach Stieldurchtrennung, sondern auch nach Hypophysektomie auf und sind dann besonders ausgeprägt. Es muß daran erinnert werden, daß die Ganglienzellen im Hypothalamus ohnehin strukturlabil sind und schon unter normaler

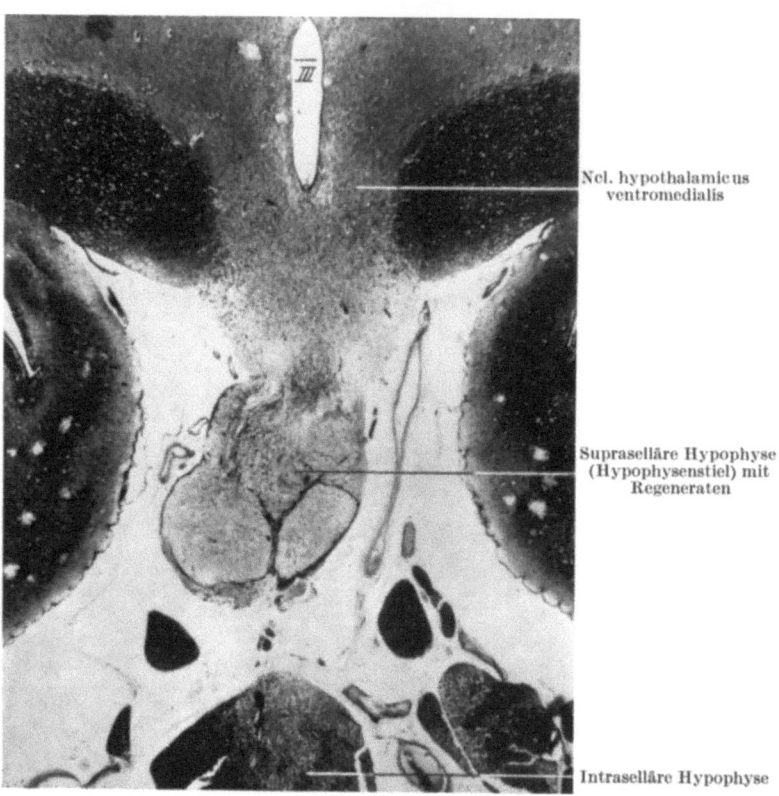

Abb. 121. *Regenerate der proximalen Neurohypophyse beim Kaninchen nach Hypophysenstieldurchtrennung.* Mächtige Verdickung infolge der Wucherung neugebildeter Fasern. Aussehen und histologische Struktur erinnern an einen normalen Hinterlappen. Aus GAUPP und SPATZ (1955); vgl. DIEPEN (1962; dort S. 276. Abb. 194a und b).

Belastung retrograde Veränderungen zeigen [RANSON (1937) sowie RASMUSSEN (1941) u. a.]. Demgegenüber wurden die Regenerationen nicht gebührend beachtet. Der Umfang solcher retrograder Veränderungen ist entscheidend für die Beurteilung von Restitution der Neurone und Kompensation der gestörten Leistung des Systems.

Es besteht noch ein weiterer wichtiger Unterschied zwischen *hoher* und *tiefer* Stieldurchtrennung: Je näher die Durchtrennung am Sulcus tubero-infundibularis liegt, um so mehr wird nicht nur das supraoptico-hypophysäre System geschädigt, sondern auch die tubero-hypophysären Neurone verletzt und die Verknüpfung mit den Spezialgefäßen der äußeren Zone durchtrennt. Damit werden Pars infundibularis samt Hypophysenvorderlappen von der hypothalamischen Einflußnahme abgeschnitten. Bei tiefer Stieldurchtrennung bleibt adeno- und neurohypophysäres Gewebe (nämlich der gesamte Stiel) in seinem Zusammenhang mit dem Tuber cinereum; d. h. die „neuro-vaskuläre Verknüpfung" wird nicht unterbrochen. Die tiefe Stieldurchtrennung bietet offenbar bessere Voraussetzung zur Kompensation. Bei tiefer Stieldurchtrennung wird der Tractus tuberohypophyseus praktisch nicht verletzt. Demgegenüber ist die Kompensation nach hoher

Stieldurchtrennung weitgehend von der Regeneration abhängig. Es ist hervorzuheben, daß nicht nur Axone, sondern auch Drüsenzellen regenerieren. Die Wiederherstellung adenohypophysärer Funktionen nach Stieldurchtrennung hängt vom Ausmaß der Regeneration beider Parenchymanteile (Drüsengewebe und Nervengewebe) ab. Doch je tiefer die Durchtrennungsstelle liegt und dem intrasellären Hypophysenabschnitt näherkommt, um so weniger spielt die Regeneration von Nervengewebe und Zellen der Pars infundibularis eine Rolle.

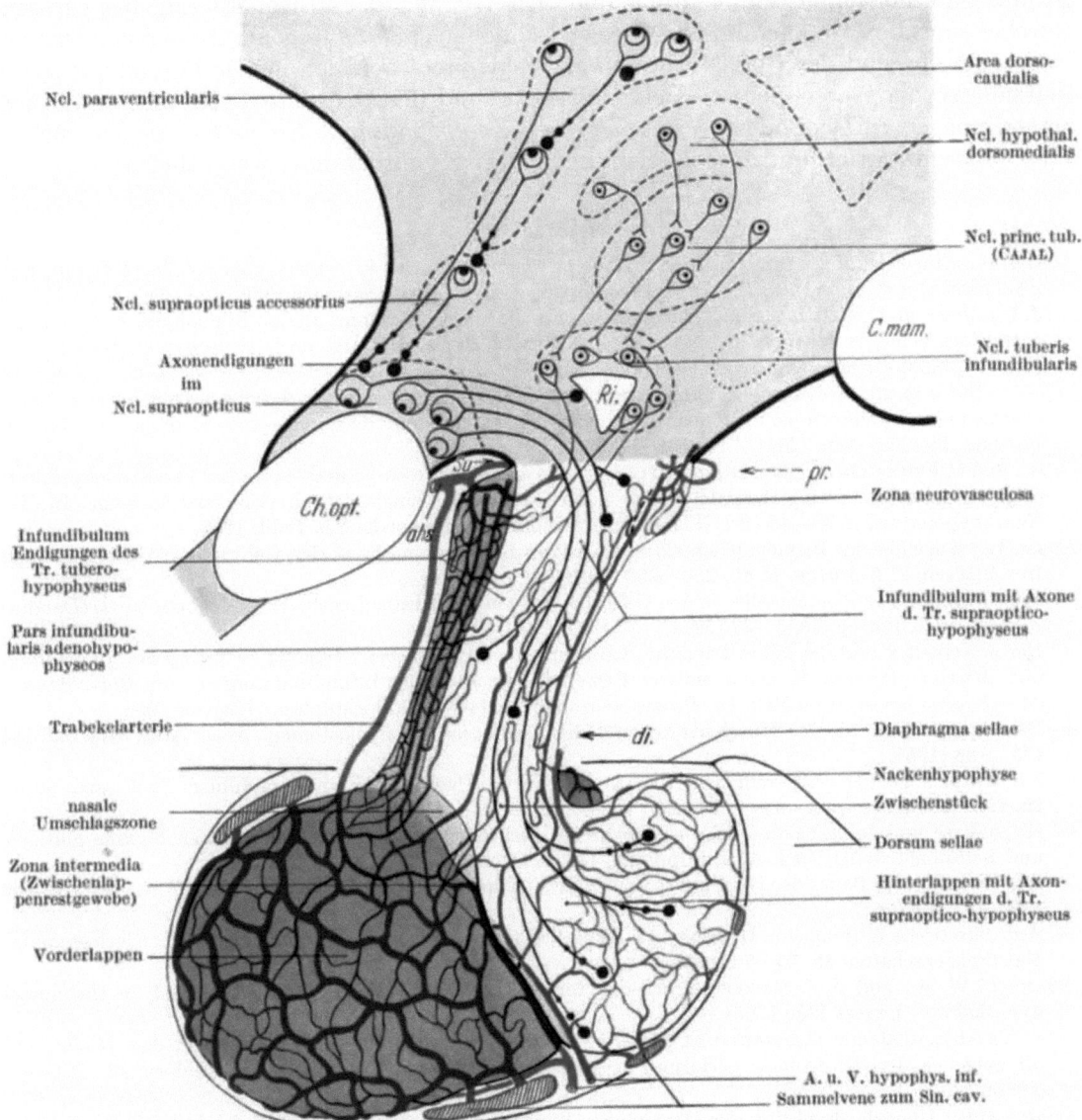

Abb. 122. *Die beiden hypothalamo-hypophysären Systeme (Mensch)* schematisch. Beachte die Unterschiede in der Gefäßbeziehung: *Tractus tubero-hypophyseus* endigt an Spezialgefäßen (*intrahypophysärer* Kreislauf!); Endigungen des *Tractus supraoptico-hypophyseus* im Hinterlappen nahe den Gefäßen (*allgemeiner* Kreislauf!). — Keine direkte Verbindung der Axone zum Vorderlappen. Hypothalamus-Hypophysen*vorderlappensystem*: Kleinzelliges Areal — Tractus tubero-hypophyseus — Infundibulum — Pars infundibularis — Vorderlappen. — Hypothalamus-Hypophysen*hinterlappensystem*: großzelliges Areal — Infundibulum — Hinterlappen. Mit Pfeilen angegeben: Höhe der Hypophysenstieldurchtrennung (←·· *pr.* proximal; ← *pr.* = distal) zur Beachtung der unterschiedlichen Schädigungsfolgen. Näheres im Text. — *Ch.opt.* Chiasma opticum; *C. mam.* Corpus mamillare; *Ri.* Recessus infundibuli des III. Ventrikels; *su* Sulcus tubero-infundibularis; *ahs* Art. hypophys. sup. — Vgl. Abb. 38, S. 61 u. Abb. 120 auf S. 173, dort Schema vom Kaninchen.

Für die Wiederherstellung ausgefallener Hypophysenfunktionen sind auch Gefäße erforderlich, speziell für die Vorderlappenfunktionen die Portalgefäße. Auch in dieser Hinsicht unterscheiden sich hohe und tiefe Stieldurchtrennung, wie der Abb. 122 zu entnehmen ist.

Es entspricht dem unterschiedlichen Aufbau der Hypophyse und ihrer besonderen Verknüpfung mit dem Hypothalamus, wenn wir bei jeder Störung fragen, inwieweit das eine oder andere System beteiligt ist, also nicht allein „*hypothalamisch*" und „*hypophysär*" unterscheiden. Bei der Auswertung örtlicher Schädigungen achten wir auf die topographische Anordnung der Neurone und den Umfang der Mitschädigung des Drüsengewebes samt den Gefäßen im Stielbereich, schließlich auf die Regenerationen von Drüsen-Nervengewebe und der Gefäßverbindung. Nicht unbeträchtlich ist die Potenz der hypothalamo-hypophysären Neurone beider Systeme und des Drüsenparenchyms zur Wiederherstellung eines Zustandes — des *adeno-neurohypophysären Kontaktes* —, der für die Hypophysenfunktion und ihre Beziehungen zum Hypothalamus wesentlich ist.

Literatur.

ACHER, R.: État natural des principes ocytocyique et vasopressique de la neurohypophyse. In: 2. Symp. über „Neurosekretion" (Lund), S. 71—79. Berlin-Göttingen-Heidelberg: Springer 1958.
— J. CHAUVET et G. OLIVRY: Sur l'existence éventuelle d'une hormone unique hypophysaire. I. Relation entre l'ocytocine, la vasopressine et la protéine de VAN DYKE. Extraits de la neurohypophyse du bœuf. Biochim. biophys. Acta (Amst.) **22**, 421 (1956).
— — — Sur la existence évantuelle d'une hormone unique hypophysaire. II. Variations des teneurs en activités ocytocique et vasopressique de la neurohypophyse du rat au cours de la croissance et de la reproduction. Biochim. biophys. Acta (Amst.) **22**, 428 (1956).
— —, and C. FROMAGEOT: The relationship of oxytocin and vasopressin to active proteins of posterior pituitary origin. Studies concerning the existence or non-existence of a single neurohypophysial hormone. In: The Neurohypophysis, S. 39—48 (Ed. H. HELLER). London: Butterworths Sci. Publ. 1957.
ADAM, H.: Kugelförmige Pigmentzellen als Anzeiger der Liquorströmung in den Gehirnventrikel von Krallenfroschlarven. Z. Naturforsch. 8b, 250—258 (1953).
— Freie kugelförmige Pigmentzellen in den Gehirnventrikeln von Krallenfroschlarven Xenopus laevis (Daudin). Z. mikr.-anat. Forsch. **60**, 6—32 (1954).
— Der 3. Ventrikel und die mikroskopische Struktur seiner Wände bei *Lampetra* (*Petromycon*) *fluviatilis* L. und *Myxine glutinosa* L. nebst einigen Bemerkungen über das Infundibularorgan von *Branchiostoma* (*Amphioxus*) lanceolatum Pall. In: Progr. Neurobiol. S. 146—157. Amsterdam: Elsevier 1956.
— Beitrag zur Kenntnis der Hirnventrikel und des Ependyms bei Cyclostomen. Anat. Anz., Erg.-Bd. **103**, 173—188 (1957).
— Zur Morphologie der ventrikelnahen Hirnwandgebiete bei Cyclostomen und Amphibien. Zool. Anz., Suppl. **22**, 251—264 (1959).
— Hypophyse und hypothalamo-neurohypophysäres Neurosekretsystem bei Cyclostomen Myxine glutinosa und Belostoma stouti. Zool. Anz., Suppl. **23**, 157—171 (1960).
— Zur Kenntnis des Baues der Hypophyse von *Myxine glutinosa* L. (Cyclostomata). Anat. Anz., Erg.-H., **109**, 479—491 (1960/61).
— Antidiuretische Wirkung von Hypophysen-Hypothalamusextrakten von *Myxine glutinosa* L. (Cyclostomata). Naturwissenschaften 48, 75—76 (1961).
ADAMS, C. W. M., and J. C. SLOPER: Technique for demonstrating neurosecretory material in the human hypothalmus. Lancet **1955 I**, 651.
— — The hypothalamic elaboration of posterior pituitary principles in man, the rat and dog. Histochemical evidence derived from a performic acid-alcian-blue reaction for cystine. J. Endocr. **13**, 221—228 (1956).
ASCHNER, B.: Über die Funktion der Hypophyse. Pflügers Arch. ges. Physiol. **146**, 1—146 (1912).
ASSENMACHER, I.: La vascularisation du complexe hypophysaire chez le canard domestique. I.-La vascularisation du complexe hypophysaire adulte. II. Le développement embryologique de l'appareil vasculaire hypophysaire. Arch. Anat. micr. Morph. exp. **41**, 69—152 (1952).
— Etude anatomique du système arteriel cervicocephalique chez l'oiseau. Arch. anat. histol. **35**, 181—202 (1953).
— Répercussions de lésions hypothalamiques sur le conditionnement génital du canard domestique. C. R. Acad. Sci. (Paris) **245**, 210—213 (1957a).
— Nouvelles données sur le rôle de l'hypothalamus dans les régulations hypophysaires gonadotropes chez le canard domestique. C. R. Acad. Sci. (Paris) **245**, 2388—2390 (1957b).
— Recherches sur le contrôle hypothalamique de la fonction gonadotrope préhypophysaire chez le canard. Arch. Anat. micr. Morph. exp. **47**, 448—557 (1958).

ASSENMACHER, I.: et J. BENOIT: Répercussion de la section du tractus portotuberal hypophysaire sur la gonadostimulation par la lumière chez le canard domestique. C. R. ACAD. Sci. (Paris) **236**, 2002—2004 (1953a).
— — Contribution à l'étude des relations de la substance gomori-positive avec le complexe hypophysaire et la gonadostimulation chez le canard domestique. C. R. Acad. Sci. (Paris) **236**, 2002—2004) (1953b).
— — Nouvelles recherches sur les relations entre la neurosécrétion hypothalamique du canard domestique. C. R. Acad. Sci. (Paris) **242**, 2986—2988 (1956).
— — Quelques aspects du contrôle hypothalamique de la fonction gonadotrope de la préhypophyse. In: Pathophysiologia diencephalica (hrsg. S. B. CURRI, L. MARTINI), S. 401—426. Wien: Springer 1958.
ATWELL, W. J.: The development of the hypophysis of the anura. Anat. Rec. **15**, 73—92 (1918a).
— Development of the hypophysis cerebri of the rabbit. Amer. J. Anat. **24**, 271—337 (1918b).
— The morphogenesis of the hypophysis in the tailes amphibia. Anat. Rec. **22**, 373—390 (1921).
— The development of the hypophysis cerebri in man, with special reference to the pars tuberalis. Amer. J. Anat. **37**, 159—194 (1926).
— The function of the pars tuberalis. Publ. Ass. Res. nerv. ment. Dis. **17**, 377—391 (1938).
— The morphology of the hypophysis cerebri of toads. Amer. J. Anat. **68**, 191—207 (1941).
—, and E. HOLLEY: Extirpation of the pars intermedia of the hypophysis in the young amphibian with subsequent silver condition and metamorphosis. J. exp. Zool. **73**, 23—41 (1936).
BACHRACH, D.: Über einige Probleme der hypothalamischen Neurosekretion. I. Beiträge zur Herkunft des Neurosekrets. Z. Zellforsch. **46**, 457—473 (1957).
— Über einige Probleme der hypothalamischen Neurosekretion. III. Aufbau und Funktionszustand der vorderen Hypothalamuskerne der Ratte. Z. Zellforsch. **47**, 147—157 (1957).
—, u. B. KÖSZEGI: Über einige Probleme der hypothalamischen Neurosekretion. II. Änderungen der basophilen Substanz (Ribonucleinsäuregehalt) der Ganglienzellen zur Zeit der Abnahme bzw. Bildung des Neurosekrets der Ratte. Z. Zellforsch. **46**, 474—483 (1957).
— — S. SKULTÉTY, GY. JÁKI, and B. KORPÁSSY: Effect of autonomic blocking agents on the neurosecretion of the hypothalamus in the albino rat. Acta physiol. Acad. Sci. hung. **14**, 223—230 (1958).
— K. KOVÁCS, F. OLAH, and V. VARRO: Histochemical examination of the colloids of the hypothalamus-hypophysis system. Acta morph. Acad. Sci. hung. **3**, 169—182 (1953).
— A. TRAUB, E. HARVÁTH, and B. KORPÁSSY: Histomorphological signs of hyperfunction in the magnocellular nuclei of the anterior hypothalamus of the rat. Acta morph. Acad. Sci. hung. **4**, 179—185 (1954).
— — V. VARRO, and F. OLAH: Histochemical examination of the colloids of the hypothalamo-hypophysial system. Acta morph. Acad. Sci. hung. **2**, 71—73 (1952).
— S. SCULTÉTY, J. JÁKI, and B. KORPÁSSY: Histophysiological signs of hyperfunction in the antidiuretic centres in experimental traumatic oliguria. Acta morph. Acad. Sci. hung. **6**, 371—374 (1956).
BAHNER, FR.: Zur Pathogenese des endokrinen Zwergwuchses. In: Wachstumshormon und Wachstumsstörungen. — Das Cushing-Syndrom (hrsg. E. KLEIN). 11. Symp. Dtsch. Ges. Endokrin. in Düsseldorf 1964, S. 81—85. Berlin-Heidelberg-New York: Springer 1965.
BAILEY, P., and F. BREMER: Experimental diabetes insipidus. Arch. intern. Med. **28**, 773—803 (1921).
BARGMANN, W.: Über die neurosekretorische Verknüpfung von Hypothalamus und Neurohypophyse. Z. Zellforsch. **34**, 610—634 (1949a).
— Über die neurosekretorische Verknüpfung von Hypothalamus und Hypophyse. Klin. Wschr. **27**, 617—622 (1949b).
— Die elektive Darstellung einer marklosen diencephalen Bahn. Mikroskopie **5**, 239—292 (1950).
— Zwischenhirn-Hypophysensystem, Neurosekretion und Nebenniere. Geburtsh. u. Frauenheilk. **13**, 193—212 (1953a).
— Über das Zwischenhirn-Hypophysensystem von Fischen. Z. Zellforsch. **38**, 275—298 (1953b).
— Neurosekretion und hypothalamisch-hypophysäres System. Anat. Anz., Erg.-Bd. **100**, 30—45 (1953c).
— Das Zwischenhirn-Hypophysensystem. Berlin-Göttingen-Heidelberg: Springer 1954a.
— Betrachtungen zur Frage der neurohormonalen Kontrolle der Hypophyse. Endokrinologie **32**, 1—8 (1954b).
— Über Feinbau und Funktion des Saccus vasculosus. Z. Zellforsch. **40**, 49—74 (1954c).
— Weitere Untersuchungen am neurosekretorischen Zwischenhirn-Hypophysensystem. Z. Zellforsch. **42**, 247—272 (1955a).
— Die funktionelle Morphologie der Hormonbildungsstätten. Klin. Wschr. **33**, 312—328 (1955b).
— Die Organisation des Nervensystems. Verh. Dtsch. Ges. Inn. Med. Med. 61. Kongr. Wiesbaden S. 13—30. München: J. F. Bergmann 1955c.
— Der Saccus vasculosus. In: Progress in Neurobiology, S. 109—112. Amsterdam: Elsevier Publ. Co. 1956.
— Relationship between neurohypophysial structure and function. In: The Neurohypophysis, edit. H. HELLER. London: Butterworths Sci. Publ. 1957.
— Elektronenmikroskopische Untersuchungen an der Neurohypophyse. In: 2. Internat. Sympos. Neurosekretion, Lund. S. 4—12. Berlin-Göttingen-Heidelberg: Springer 1958a.
— Die endokrine Tätigkeit des Zwischenhirns und seine Beziehungen zu anderen endokrinen Drüsen. In: Pathophysiologia diencephalica. S. 21—29. Wien: Springer 1958b.
— Struktur und Funktion neurosekretorischer Systeme. Triangel (Sandoz) **3**, 207—217 (1958c).
— Zwischenhirn und Hypophyse. Endeavour **19**, 125—133 (1960).
— Neurosekretorische Nervenfasern und Adenohypophyse. Anat. Anz., Erg.-Bd. **109**, 260—261 (1961).

BARGMANN, W.: Neurosecretion. Int. Rev. Cytol. **19**, 183—201 (1966).
—, u. W. HILD: Über die Morphologie der neurosekretorischen Verknüpfung von Hypothalamus und Neurohypophyse. Acta. anat. (Basel) **8**, 264—280 (1949).
— — R. ORTMANN u. TH. H. SCHIEBLER: Morphologische und experimentelle Untersuchungen über das hypothalamisch-hypophysäre System. Acta neuroveg. (Wien) **1**, 233—271 (1950).
—, u. K. JACOB: Über Neurosekretion im Zwischenhirn der Vögel. Z. Zellforsch. **36**, 556—562 (1952).
—, u. A. KNOOP: Elektronenmikroskopische Untersuchung der Krönchenzellen des Saccus vasculosus. Z. Zellforsch. **43**, 184—194 (1955).
— — Elektronenmikroskopische Beobachtungen an der Neurohypophyse. Z. Zellforsch. **46**, 242—251 (1957).
— — Über die morphologischen Beziehungen der neurosekretorischen Zwischenhirnsystems zum Zwischenlappen der Hypophyse (licht- und elektronenmikroskopische Untersuchungen). Z. Zellforsch. **52**, 256—277 (1960).
— — Weitere Studien am Saccus vasculosus der Fische. Z. Zellforsch. **55**, 577—596 (1961).
— — u. A. THIEL: Elektronenmikroskopische Studie an der Neurohypophyse von Tropidonotus natrix. Z. Zellforsch. **47**, 114—126 (1957).
—, u. TH. H. SCHIEBLER: Histologische und cytochemische Untersuchungen am Subcommissuralorgan von Säugern. Z. Zellforsch. **37**, 583—596 (1952).
BARRNETT, R. J.: Histochemical demonstration of disulfide groups in the neurohypophysis under normal and experimental conditions. Endocrinology **55**, 486—501 (1954).
—, and R. O. GREEP: The direction of flow in the blood vessels of the infundibular stalk. Science **113**, 185 (1951a).
— — The pituitary gonadotropic activity of stalk sectioned male rats. Endocrinology **49**, 337—348 (1951b).
— — Regulation of secretion of adrenotropic and thyreotropic hormones after stalk section. Amer. J. Physiol. **167**, 569—575 (1951c).
—, and J. MAYER: Endocrine effects of hypothalamic lesions. Anat. Rec. **118**, 374—375 (1954).
—, and A. M. SELIGMAN: Histochemical demonstration of protein-bound sulfhydryl groups. Science **116**, 323—327 (1952).
— — Histochemical demonstration of sulfhydryl and disulfide groups of protein. J. nat. Cancer Inst. **14**, 769—803 (1954).
BARRY, J.: Neurocrinie de substance neurosécrétoire d'origine hypothalamique. C. R. Soc. Biol. (Paris) **148**, 1459 (1954).
— Étude de la neurosécrétion diencéphalique chez la chauve-souris en état d'hibernation. C. R. Ass. Anat. **84**, 179—187 (1955).
— Étude de la neurosécrétion diencéphalique de substance colloide chez quelques mammifères. Bull. Soc. Sci. Nancy **14**, 20—34 (1955).
— De l'existence probable de synapses interneuronales de type „neurosécrétoire". In: Progress in Neurobiology. Amsterdam: Elsevier Publ. Co. 1956.
BAUER, K. FR., u. H. HAUG: Untersuchungen an der Grenze zwischen Adeno- und Neurohypophyse. Anat. Ant. **108**, 330—341 (1960).
BAXTER, C. F.: Pharmacology and biochemistry in paraplegia (intrinsic inhibitors in neurol tissues). In: Basic research in paraplegia, ed. J. D. FRENCH u. R. W. PORTER, S. 151—174. Springfield (Ill.): Ch. C. Thomas 1962.
BECKER, H.: Hypophyse und Hypothalamus bei der weißen Maus. Dtsch. Z. Nervenheilk. **173**, 123—160 (1955).
BENDA, C.: Beiträge zur normalen und pathologischen Morphologie der Hypophyse. Verh. Dtsch. Ges. Path. Danzig 1927, S. 185—190.
BENNINGHOFF, A.: Funktionelle Kernschwellung und Kernschrumpfung. Anat. Nachr. **1**, 50 (1949).
BENOIT, J.: Facteurs externes et internes de l'activité sexuelle. II. Etude du mécanisme de la stimulation par la lumière de l'activité testiculaire chez le canard domestique. Rôle de l'hypophyse. Bull. Biol. **71**, 393—437 (1937).
— Rôle des yeux et de la voie nerveuse oculohypophysaire dans la gonadostimulation par la lumière artificielle chez le canard domestique. C. R. Soc. Biol. (Paris) **129**, 231 (1938).
— Radiations lumineuses et activité sexuelle du canard. Rev. suisse Zool. **64**, 577—585 (1957).
—, et I. ASSENMACHER: Quelques donnés relatives à la vascularisation de l'hypophyse du canard domestique. Bull. Histol. appl. **27**, 182 (1950).
— — Etude préliminaire de la vascularisation de l'appareil hypophysaire du canard domestique. Arch. Anat. micr. Morph. exp. **40**, 27—45 (1951).
— — Circulation porte tubéro-préhypophysaire chez le canard domestique. C. R. Soc. Biol. (Paris) **145**, 1112—1122 (1951).
— — La pars tuberalis de l'hypophyse du canard. Ses rapports avec l'eminence mediane et la préhypophyse. C. R. Ass. Anat. **65**, 154—160 (1951).
— — Dispositifs nerveux de l'eminence mediane: leurs rapports avec la vascularisation hypophysaire chez le canard domestique. C. R. Soc. Biol. (Paris) **145**, 1395—1398 (1951).
— — Contribution à l'étude des relations hypothalamo-hypophysaires et de leur rôle dans la gonadostimulation chez le canard domestique. J. Physiol. (Paris) **43**, 643—645 (1951).
— — Influence de lésions hautes et basses de l'infundibulum sur la gonadostimulation chez le canard domestique. C. R. Acad. Sci. (Paris) **235**, 1547—1549 (1952).

BENOIT J., et I. ASSENMACHER: Rapport entre la stimulation sexuelle préhypophysaire et la neurosécrétion chez l'oiseau. Arch. Anat. micr. Morph. exp. **42**, 334—386 (1953).
— — Rapport entre la stimulation sexuelle préhypophysaire et la neurosécrétion chez l'oiseau. Pubbl. Staz. zool. Napoli, Suppl. **24**, 27—31 (1954).
— — Sensibilité comparée des récepteurs superficiels et profonds dans le réflex photosexuel chez le canard. C. R. Acad. Sci. (Paris) **239**, 105—107 (1954).
— — Le contrôle hypothalamique de l'activité préhypophysaire gonadotrope. J. Physiol. (Paris) **47**, 427—567 (1955).
— — Système nerveux central et contrôle de la fonction gonadotrope préhypophysaire. Acta endocr. (Kbh.), Suppl. **50**, 32 (1960).
—, and L. OTT: External and internal factors in sexual activity. Yale J. Biol. Med. **17**, 27—46 (1944).
BERBLINGER, W.: Die genitale Dystrophie in der Beziehung zu Störungen der Hypophysenfunktion. Virchows Arch. path. Anat. **228**, 151—186 (1920).
— Die Hypophyse bei Hypothyreose, nebst Bemerkungen über die Schwangerschaftshypophyse. Mitt. Grenzgeb. Med. Chir. **33**, 92—112 (1921).
— Die korrelativen Veränderungen an der Hypophyse des Menschen. Klin. Wschr. **7**, 9—12 (1928).
— Die Korrelationen zwischen Hypophyse und Keimdrüsen. Klin. Wschr. **11**, 1329—1333 (1932).
— Die Pars intermedia der Hypophyse des Menschen nebst Bemerkungen über die Ableitung der Hypophysenhormone. Endokrinologie **22**, 1—3 (1939).
— Ist die Pars tuberalis der Hypophyse gonadotrop wirksam? Endokrinologie **23**, 251—259 (1941).
— Die Wechselbeziehungen zwischen Hypophyse und Keimdrüsen. Ergebn. Vitamin- u. Hormonforsch. **1**, 191—212 (1944).
BERDE, B.: Recent progress in oxytocin research. Springfield (Ill.): Ch. C. Thomas 1959.
— De quelques peptides endogènes biologiquement actifs. Coimbra 1961.
—, u. A. CERLETTI: Über die antidiuretische Wirkung von synthetischem Lysin-Vasopressin. Helv. physiol. pharmacol. Acta **19**, 135—150 (1961).
— W. R. SCHALCH u. W. DOEPFNER: Über die lokalvasoconstrictorische Wirkung von Octapressin, Adrenalin und Hypertensin. Helv. physiol. pharmacol. Acta **22**, 110—119 (1964).
BERGKLEY, H. J.: The finer anatomy of the infundibular region of the cerebrum including the pituitary gland. Brain **17**, 515—547 (1894).
BERN, H. A.: The properties of neurosecretory cells. Gen. comp. Endocr., Suppl. **1**, 117—132 (1962).
— The secretory neuron as a doubly spezialized cell. In: General Physiology of Cell Specialization, ed. D. MAZZIA u. A. Tyler, S. 349—366. New York-San Francisco-Toronto-London: McGraw-Hill Book Co. 1963a.
—, and I. R. HAGADORN: Neurosecretion. In: Structure and function in the nervous system of invertebrates, Cap. 6, ed. T. H. BULLOCK, and G. A. HORRIDGE. San Francisco: Freeman 1963b.
— R. S. NISHIOKA, and I. R. HAGADORN: Association of elementary neurosecretory granules with the Golgi complex. J. Ultrastruct. Res. **5**, 311—320 (1961).
— — — Neurosecretory granules and the organelles of neurosecretory cells. 3. Intern. Symp. über „Neurosekretion" in Bristol 1961 (ed. H. HELLER and R. B. CLARK). Mem. Soc. Endocr. **12**, 21—34 (1962).
—, and N. TAKASUGI: The caudal neurosecretory system of fishes. Gen. comp. Endocr. **2**, 96—110 (1962).
BERNARD-WEIL, E.: Données physiologiques et physiopathiologiques nouvelles sur la lysine-vasopressine et sur l'oxytocine. Arch. phys. **14**, (1—2) 22—28 (1966).
— Effects de l'oxytocine dans les syndromes de sécrétion inappropriée d'hormone antidiurétique, et en particulier chez des malades cancéreux. Schweiz. med. Wschr. **96**, 212—217 (1966).
—, and M. DAVID: Preoperative hormonal treatment in cases of cerebral tumor. J. Neurosurg. **20**, 841—848 (1963).
BIEDL, A.: Die funktionelle Bedeutung der einzelnen Hypophysenanteile. Endokrinologie **3**, 241—320 (1929).
BIERICH, I. R., u. W. BRAUN: Endokrine Störungen bei Zwischenhirnerkrankungen. 71. Tagg. d. Dtsch. Ges. Inn. Med. 1965 (Wiesbaden), S. 282—286. München: J. F. Bergmann 1965.
BILLENSTEIN, D. C., and T. F. LEVÊQUE: The reorganization of the neurohypophysial stalk following hypophysectomy in the rat. Endocrinology **56**, 704—717 (1955).
BODIAN, D.: Nerve endings, neurosecretory substance and lobular organization of the neurohypophysis. Bull. Johns Hopk. Hosp. **89**, 354—376 (1951).
—, and TH. H. MAREN: The effect of neuro- and adenohypophysectomy on retrograde degeneration in hypothalamic nuclei of the rat. J. comp. Neurol. **94**, 485—511 (1951).
BOEKE, J.: Über das Homologon des Infundibularorganes bei Amphioxus lanceolatus. Anat. Anz. **21**, 411 (1902).
— Das Infundibularorgan im Gehirn des Amphioxus. Anat. Anz. **32**, 473 (1908).
— Neue Beobachtungen über das Infundibularorgan im Gehirn des Amphioxus und das homologe Organ des Craniotengehirns. Anat. Anz. **44**, 460 (1913).
BOGDANOVE, E. M.: Correlation of adenohypophysial cytology with target organ histology and pituitary gonadotrophin assays in rats with hypothalamic lesions. Anat. Rec. **115**, 285 (1953).
— Selectivity of the effects of hypothalamic lesions on pituitary trophic hormone secretion in the rat. Endocrinology **60**, 689—697 (1957).
—, and S. A. D'ANGELO: The effects of hypothalamic lesions on goitrogenesis and pituitary TSH secretion in the propylthiouracil-treated guinea pig. Endocrinology **64**, 53—61 (1959).

BOGDANOVE, E. M., and N. S. HALMI: Endocrine changes in rats with hypothalamic lesions. Anat. Rec. **112**, 313—314 (1952).
— — Effects of hypothalamic lesions and subsequent propylthiouracil treatment on pituitary structure and function in the rat. Endocrinology **53**, 274—292 (1953).
BOISSONNAS, R. A.: Die chemische Forschung auf dem Gebiete des MSH. In: Gewebs- und Neurohormone. Physiologie des Melanophorenhormons. 8. Symp. Dtsch. Ges. Endokrin. 1. 3. —3. 1961, S. 195—204. Berlin-Göttingen-Heidelberg: Springer 1962.
— ST. GUTTMANN, B. BERDE and H. KONZETT: Relationships between the chemical structures and the biological properties of the posterior pituitary hormones and their synthetic analogues. Experientia (Basel) **17**, 377—390 (1961).
BOWERS, C. Y., T. W. REDDING, and A. V. SCHALLY: Effects of α- and β-melanocyte stimulating hormons and other peptides on the thyroid in mice. Endocrinology **74**, 559—572 (1964).
BRETTSCHNEIDER, H.: Zur Frage der Verknüpfung von Hypothalamus und Hypophyse. Anat. Anz., Erg.-Bd. **100**, 86—93 (1953/1954).
— Hypothalamus und Hypophyse des Pferdes. Morph. Jb. **96**, 265—384 (1955).
— Über die Innervation der Spezialgefäße des Infundibulum. Z. mikr.-anat. Forsch. **62**, 30—39 (1956a).
— Die Feinstruktur des nervösen Parenchyms des Infundibulum. I. Faserstrukturen. Z. mikr.-anat. Forsch. **62**, 247—266 (1956b).
BROOKS, C. MC. C.: The relation of the hypothalamus to gonadotropic functions of the hypophysis. Res. Publ. Ass. nerv. ment. Dis. **20**, 525 (1940).
BROWN-GRANT, K., G. W. HARRIS, and S. REICHLIN: The effect of pituitary stalk section on thyroid function in the rabbit. J. Physiol. (Lond.) **136**, 364—379 (1957).
BRUNI, H. C.: Sullo sviluppo del lobo ghiandolari dell'ipofisi negli Amnioti. Int. Mschr. Anat. **31**, 129 (1915).
BUCHER, V. M., u. S. M. BÜRGI: Untersuchungen über die Faserverbindungen im Zwischen- und Mittelhirn der Katze. Confin. neurol. (Basel) **6**, 317—340 (1945).
BUCY, P. C.: The pars nervosa of the bovine hypophysis. J. comp. Neurol. **50**, 505—520 (1930).
— The Hypophysis cerebri. In: Cytology and cellular pathology of the nervous system (hrsg. PENFIELD). II. S. 705—738. New York: Paul Hoeber 1932.
BUNN, J. P., and J. W. EVERETT: Ovulation in pesisstentestrons rats after electrical stimulation of the brain. Proc. Soc. exp. Biol. (N. Y.) **96**, 369—371 (1957).
BURGERS, C. J.: Electrophoretic behavior of pituitary melanocytestimulating activities of vertebrate origin. I. Intern. Endokrinologenkongr. in Kopenhagen 1960. Periodica Kopenhagen, ed. FR. FUCHS, S. 329—330.
BUSCH, W.: Die Morphologie der Sella turcica und ihre Beziehungen zur Hypophyse. Virchows Arch. path. Anat. **320**, 437—458 (1951).
BUSTAMANTE, M.: Experimentelle Untersuchungen über die Leistungen des Hypothalamus, besonders bezüglich der Geschlechtsreifung. Arch. Psychiat. Nervenkr. **115**, 419—468 (1943).
— H. SPATZ u. E. WEISSCHEDEL: Die Bedeutung des Tuber cinereum des Zwischenhirns für das Zustandekommen der Geschlechtsreife. Dtsch. med. Wschr. **12**, 289 (1942).
CAJAL, S. RAMON Y: Degeneracion y regerneracion de las vias nervosas centrales. Trab. Lab. Invest. Biol. (Madrid) **4** (1906).
— Estudios sobre la degeneracion y regeneracion. Madrid: Hijos de Nicolas Moya 1913.
— Degeneration and regeneration of the nervous system, vol. III. Oxford and London 1928.
— Histologie du système nerveux. II. Paris: Masson & Cie. 1911. Neuausgabe: Cons. sup. investig. cientific. Madrid 1955.
CAMUS, J., et G. ROUSSY: Les fonctions attribuées à l'hypophyse. J. Physiol. Path. gén. **1922**, 509—518, 535—547.
CARLISLE, D. B.: Neurosecretory transport in the pituitary stalk of Lophius piscatorius. 2. Internat. Symposion Neurosekretion, Lund. Berlin-Göttingen-Heidelberg: Springer 1958.
—, and F. G. W. KNOWLES: Neurohaemalorgans in crustaceans. Nature (Lond.) **172**, 404—405 (1953).
CHRIST, J.: Zur Anatomie des Tuber cinereum beim erwachsenen Menschen. Dtsch. Z. Nervenheilk. **165**, 340—408 (1951a).
— Über den Nucleus infundibularis beim erwachsenen Menschen. Acta neuroveg. (Wien) **3**, 267—285 (1951b).
— Hypothalamic-hypophysial neurosecretion (Histlogical changes in the neurosecretory system of the rabbit after electrical stimulation). Mem. Soc. Endocr. Nr **9**, 18—26 (1960).
— The early changes in the hypophysial neurosecretory fibers after coagulation. III. Internat. Conf. on Neurosecretion. Bristol 1961, Mem. Soc. Endocr. **12**, 125—142 (1962).
— Nerve supply, blood supply and cytology of the neurohypophysis. In: The pituitary gland, ed. G. W. HARRIS u. B. T. DONOVAN, Bd. 3, S. 62—130. London: Butterworths Sci. Publ. 1966.
— FR. ENGELHARDT u. R. DIEPEN: Über Begleiterscheinungen der Neurosekretion im Silberbild. 2. Internat. Sympos. über Neurosekretion, Lund, S. 30—41. Berlin-Göttingen-Heidelberg: Springer 1958.
—, u. H. NEMETSCHEK-GANSLER: Zur Ultramorphologie der Veränderungen im Neurosekretorischen System nach Koagulation des Hypophysenstieles. Z. Naturforsch. **20b**, 278 (1965).
CHRISTELLER, E.: Die Rachendachhypophyse des Menschen unter normalen und pathologischen Verhältnissen. Virchows Arch. path. Anat. **218**, 185—223 (1914).

Clara, M.: Untersuchungen über den feineren Bau des Grundhäutchens bei den Blutkapillaren des Gehirns. Dtsch. Z. Nervenheilk. **171**, 62—77 (1953).
— Zur Morphologie der Grenzschichten im nervösen Zentralorgan. Dtsch. Z. Nervenheilk. **166**, 166—176 (1951).
— Untersuchungen über die tropfigen Einschlüsse in menschlichen Nervenzellen. Psychiat.-neurol. med. Psychol. (Lpz.) **5**, 114 (1953).
— Das Nervensystem des Menschen. Leipzig: Johann Ambrosius Barth 1942 (1. Aufl.); 1953 (3. Aufl).
Clark, R. B.: On the origin of neurosecretory cells. Ann. Sci. Nat. Zool. (Paris) **11** (1956).
— On the transformation of neurosecretory cells into ordinary nerve cells. Kgl. fysiogr. Sällsk. Lund. Förh. **26**, Nr 7 (1956).
Clark, W. E. le Gros: The topography and homologies of the hypothalamic nuclei in man. J. Anat. (Lond.) **70**, 203—214 (1936a).
— Functional localization in the thalamus and hypothalamus. J. med. Sci., March (1936b).
— In: The Hypothalamus; morphological, functional, clinical and surgical aspects. London and Edinburgh: Oliver & Boyd 1938.
— The connections of the frontal lobes of the brain. Lancet **1948 I**, 353—357.
—, and M. Meyer: Anatomical relationship between the cerebral cortex and the hypothalamus. Brit. med. Bull. **6**, 341—345 (1950).
Collin, R.: Passage de la colloide hypophysaire dans la substance cérébrale chez le chien. C. R. Biol. (Paris) **91**, 1334 (1924).
— La neurocrinie hypophysaire. Rev. franç. Endocr. **3** (1925a).
— Sur le rôle neuroendocrine de l'hypophyse. C. R. Ass. Anat. 20. Réun. (1925b).
— Passage de cellules hypophysaires dans le liquide céphalo-rachidienne de la cavité infundibulaire. C. R. Acad. Sci. (Paris) **3** (1928a).
— La neurocrinie hypophysaire. Étude histophysiologique du complexe tubéro-infundibulo-pituitaire. Arch. Morph. gén. exp. **28** (1928b).
— L'excrétion hémocrine dans le lobe antérieur de la glande pituitaire chez le chat. C. R. Soc. Biol. (Paris) **100**, 107 (1929a).
— La voie céphalorachidienne d'excrétion de la colloide hypophysaire chez le chat. Arch. anat. micr. Morph. exp. **25**, 69 (1929b).
— Sur une disposition péri- et endocellulaire remarquable des capillaires sanguins dans le tuber cinereum chez le cobaye. C. R. Soc. Biol. (Paris) **107**, 713 (1931a).
— Les surfaces de contact entre les differentes parties de la glande pituitaire et la neurohypophyse chez le cobaye. C. R. Soc. Biol. (Paris) **109**, 123 (1931b).
— L'Hypophyse. Travaux originaux et Etudes. Nancy: G. Thomas 1933; 1937.
— Les cellules parenchymateuses de l'infundibulum chez le cobaye. C. R. Soc. Biol. (Paris) **140**, 515 (1946).
— Le bulbe de l'infundibulum diencéphalique chez le cobaye. Acta anat. (Basel) **4**, 87—93 (1947).
— La neurocrinie hypophysaire. Bull. Ass. Anat. (Nancy) **38**, 57 (1951).
— Pluralité des produits excrétés dans la cavité de l'organe infundibulaire. C. R. Soc. Biol. (Paris) **146**, 1962 (1952).
— Neurosécrétion hypothalamique et hydroencéphalocrinie. C. R. Soc. Biol. (Nancy), Avril (1953a).
— Les relations du matériel Gomori-positiv d'origine hypothalamique avec la "pars intermedia" chez quelques mammifères. Bull. Ass. Anat. (Bordeaux) **81**, 693 (1953b).
— L'intermedine possède-t-elle une action antagoniste de la neurosécrétion hypothalamique ?— Etat actuel de la question. Gaz. méd. port. **7** (1954).
— Die äußeren und inneren Wechselbeziehungen des Hypophysenorgans. In: Ergebnisse der medizinischen Grundlagenforschung (K. Fr. Bauer), S. 622—666. Stuttgart: Georg Thieme 1956.
— Recherches sur l'élimination intracérébrale de la colloide hypophysaire. Rev. franç. Endocr. **2**, (1924).
—, et J. Barry: Variétés holocrine, apocrine et mérocrine de la neurosécrétion dans le liquide céphalo-rachidien, de cellules du noyau préoptique chez le crapaud. C. R. Soc. Biol. (Paris) **148**, 1457 (1954).
— — Hydrencéphalocrinie neurosécrétoire dans le ventricule diencéphalique chez le crapaud. Ann. Endocr. (Paris) **15**, 533—538 (1954).
— — Histophysiologie de la neurosécrétion. Ann. Endocr. (Paris) **18**, 464 (1957).
—, et P. L. Drouet: Présence d'un principe melanophoro-dilatateur dans le tuber cinereum du cobaye. C. R. Soc. Biol. (Paris) **112**, 63 (1932).
— — Présence d'intermedine dans le tuber cinereum du cobaye. C. R. Soc. Biol. (Paris) **112**, 1073 (1933).
—, et P. Florentin: Sur l'origine des cellules cyanophiles de la glande pituitaire. C. R. Ass. Anat. Bordeau (1929).
—, et Th. Fontaine: Deux conceptions de la circulation portehypophysaire. Rev. franç. Endocr. **14**, 295 (1936).
—, et P. Grognot: Les images lacunaires de l'hypothalamus chez le chie et leur significations. Bull. Ass. Anat. (Nancy) **46**, 69—82 (1938).
—, et L. Hennequin: Effets de l'extirpation du ganglion cervical supérieur sur la glande pituitaire chez le lapin. C. R. Soc. Biol. (Paris) **121**, 81 (1936).
— — Réactions tardives de la glande pituitaire à la gangliotomie cervicale supérieure chez le lapin. C. R. Soc. Biol. (Paris) **121**, 1405 (1936).
—, et J. Racadot: La chute du taux de la substance gomori-positive neurohypophysaire dans le postpartum chez le cobaye. Ann. Endocr. (Paris) **14**, 546—549 (1953).
—, et F. Stutinsky: Les problèmes posès par la neurohypophyse. J. Physiol. (Paris) **41**, 7—118 (1949).

Coronini, C., W. Kovác u. J. Smereker: Über die Beziehungen der Hormondrüsen zur Neurosekretion. In: Pathophysiologia Diencephalica, S. 339—398. Wien: Springer 1958.
Craigie, E.: The vascularization of the hypophysis in tailed amphibians. Trans. roy. Soc. Edinb. **32**, 43—50 (1938).
— Measurement of vascularity in some hypothalamic nuclei of the albino rat. Res. Publ. Ass. nerv. ment. Dis. **20**, 310—319 (1940).
Cros, C., A. Roilgen et B. Vlahovitch: Hypophysektomie pour cancer voie chirurgical, voie stereotaxique. Etude comparative de 28 cas. Ann. Chir. **14**, 253—260 (1960).
Crosby, E. C., and R. T. Woodburne: The comparative anatomy of the preoptic area and the hypothalamus. Res. Publ. Ass. nerv. ment. Dis. **20**, 52—169 (1940).
Cross, B. A.: Hypothalamic control of the secretion of oxytocin and adrenaline. In: Pathophysiologia diencephalica, S. 167—181. Wien: Springer 1958.
—, and G. W. Harris: The role of the neurohypophysis in the milk ejection reflex. J. Endocr. **8**, 148—161 (1952).
Crowe, S. J., H. Cushing, and J. Homans: Effects of hypophyseal transplantation following total hypophysectomy in the canine. Quart. J. exp. Physiol. **2**, 389—400 (1909).
— — — Experimental hypophysectomy. Bull. Johns Hopk. Hosp. **21**, 127—169 (1910).
Croxatto, H.: Natural and synthetic related substances having neurohypophyseal hormone-like activities. I. Intern. Endokrinologenkongr., Kopenhagen 1960, S. 33—39. Periodica Kopenhagen, ed. Chr. Hamburger.
Cushing, H.: Sexual infantilism with optic atrophy in cases of tumour affecting the hypophysis cerebri. J. perv. ment. Dis. **33**, 704—716 (1906).
— Total hypophysectomy in the canine. Quart. J. exp. Physiol. **11**, 389 (1909).
— Partial hypophysectomy for acromegaly with remarks on the function of the hypophysis. Ann. Surg. **50**, 1003—1017 (1909).
— The hypophysis cerebri. Clinical aspects of hyperpituitarism and of hypopituitarism. J. Amer. med. Ass. **53**, 249—255 (1909).
— The functions of the pituitary body. Amer. J. med. Sci. **139**, 473—484 (1910).
— Papers relating to the pituitary body, hypothalamus and parasympathetic nervous system. Springfield: Ch. C. Thomas 1932.
— Posterior pituitary activity from anatomical standpoint. Amer. J. Path. **9**, 539—548 (1933).
—, and E. Goetsch: Concerning the secretion of the infundilar lobe of the pituitary body and its presence in the cerebrospinal fluid. Amer. J. Physiol. **27**, 60—86 (1910).
Dabelow, A.: Über Korrelationen in der phylogenetischen Entwicklung der Schädelform. Morph. Jb. **67**, 84—133 (1931).
Dale, H. H.: On some physiological actions of ergot. J. Physiol. (Lond.) **34**, 163—202 (1906).
Dammerman, K. W.: Der Saccus vasculosus der Fische ein Tiefeorgan. Z. wiss. Zool. **96**, 689—726(1910).
Dandy, W. E.: The nerve supply to the pituitary body. Amer. J. Anat. **15**, 333 (1913).
— Section of the human hypophysial stalk. J. Amer. med. Ass. **114**, 312—314 (1940).
—, and E. Goetsch: The blood supply of the pituitary body. Amer. J. Anat. **11**, 137—150 (1910).
D'Angelo, S. A.: The rebound phenomenon in the rat adenohypophysis. Endocrinology **69**, 834—843 (1961).
— Blood thyreotropin levels in thyrotoxic patients befor and after hypophysektomy. J. clin. Endocr. **23**, 229—234 (1963).
Daniel, P. M., and M. M. L. Prichard: Anterior pituitary necrosis. Infarction of the pars distalis produced experimentally in the rat. Quart. J. exp. Physiol. **41**, 215—229 (1956).
— — The vascular arrangements of the pituitary gland of the sheep. Quart. J. exp. Physiol. **42**, 237—246 (1957).
— — The response of experimentally induced mammary tumors in rats to hypophysectomy and to pituitary stalk section. Brit. J. Cancer **17**, 446—453 (1963).
Davidson, J. M., A. N. Contopoulos, and W. F. Ganong: Decreased gonadotrophic hormone content of the anterior pituitary gland in dogs with hypothalamic lesions. Endocrinology **66**, 735—740 (1960).
—, and W. F. Ganong: The effect of hypothalamic lesions on the testes and prostate of male dogs. Endocrinology **66**, 480—488 (1960).
Dawson, A. B.: The relationship of the epithelial components of the pituitary gland of the rabbit and cat. Anat. Rec. **69**, 471—485 (1937).
— The pituitary gland of the african lungfish, Protopterus aethiopicus. Biol. Bull. **78**, 275—282 (1940).
— Selective impregnation of cells of the basophilic series of the anterior pituitary gland of the rat. and chicken. Anat. Rec. **97**, 413 (1947).
— The relationship of the pars tuberalis to the pars distalis in hypophysis of the rhesus monkey. Anat. Rec. **102**, 103—122 (1948).
— Hypothalamo-hypophysial relationship in rana pipiens demonstrated by Gomori's chromalum-hematoxylin method. Anat. Rec. **112**, 443—444 (1952).
— Evidence for the termination of neurosecretory fibers within the pars intermedia of the frog, Rana pipiens. Anat. Rec. **115**, 63—70 (1953).
Dawson, B. H.: The blood vessels of the human optic chiasma and their relation ot those of the hypophysis and hypothalamus. Brain **81**, 207—217 (1958).
Déjérine, J.: Anatomie des centres nerveux. II. Paris 1901.

Dellmann, H. D.: Zur vergleichenden Anatomie des Tuber cinereum und der Hypophyse. Tierärztl. Umsch. **14**, 104—107 (1958).
— Beitrag zur Kenntnis des Hypothalamus-Hypophysensystems beim Rind. Anat. Anz. **106**, 202—253 (1959).
— Untersuchungen über Morphologie und Entstehung besonderer nervöser Strukturen in der Neurohypophyse des Rindes und ihre Bedeutung als Bildungsstätte des Neurosekrets. Dtsch. Z. Nervenheilk. **180**, 509—529 (1960).
— Histologische Untersuchungen über den Feinbau der Zona externa des Infundibulum beim Rind. Wien. tierärztl. Mschr. (Festschr. Prof. Schreiber) **1960**, 324—347.
Dempsey, E. W., and U. U. Uotila: The effect of pituitary stalk section upon reproductive phenomena in the female rat. Endicrinology **27**, 573 (1940).
Denkhaus, R.: Über Angioarchitektonik des Nucleus hypothalamicus. Arch. Psychiat. Nervenkr. **115**, 61—81 (1943).
De Robertis, E.: Submicroscopic morphology of the synapse. Int. Rev. Cytol. **8**, 61—96 (1959).
— A general interpretation of neurosecretory microvesicles. In: Perspectives in Biology (ed. C. F. Cori, V. G. Foglia, L. F. Leloir u. S. Ochoa), S. 422—423. Amsterdam-London-New York: Elsevier (1960).
— Ultrastructure and function in some neurosecretory systems. In: Neurosecretion (ed. H. Heller u. R. B. Clark), S. 3—17; Mem. Soc. Endocrinol. London and New York: Academic Press 1962.
—, and H. Bennett: Submicroscopic vesicular component in the synapse. Fed. Proc. **13**, 35 (1954).
—, y L. Primavesi: Citologia de la neurohipofisis de la rata despues de la privacion de agua y de la injeccion de pitressina. Rev. Soc. argent. Biol. **18**, 363—366 (1942a).
— — Citologia de al neurohipofisis de la rata despues de la privacion de agua y de la injeccion de oxytocin. J. biol. Chem. **205**, 949—957 (1942b).
Delscin, L.: A propos des réactions morphologiques du lobe postérieur de l'hypophyse au cours des états de dehydration chez le rat blanc. C. R. Soc. Biol. (Paris) **141**, 438—439 (1947).
D'Espinasse, P. G.: Developement of the hypophysio-portal system in man. J. Anat. (Lond.) **68**, 11—18 (1933).
Dey, F. L.: Changes in ovaries and uteri in guinea pigs with hypothalamic lesions. Amer. J. Anat. **69**, 61—88 (1941).
— Evidence of hypothalamic control of hypophysial gonadotropic functions in the female guinea pig. Endocrinology **33**, 75 (1943).
— Genital changes in female guinea pigs resulting from destruction of the median eminence. Anat. Rec. **87**, 850 (1943).
—, C. Fisher, C. M. Berry, and S. W. Ranson: Disturbances in reproductive functions caused by hypothalamic lesions in female guinea-pigs. Amer. J. Physiol. **129**, 39—46 (1940).
— C. R. Leininger, and S. W. Ranson: The effects of hypophysial lesions on mating behavior in female guinea-pigs. Endocrinology **30**, 323 (1942).
Dhariwal, A. P. S., L. Krulich, S. H. Katz, and S. M. McCann: Purification of growth hormone-releasing factor. Endocrinology **77**, 932—936 (1965).
Diepen, R.: The hypothalamic nuclei and their ontogenetic development in ungulates (Ovis aries). Diss. Amsterdam 1941.
— De hypothalamische kernen en hunne verbindingen by Lacerta agilis. Een poging tot het opstellen hunner homologa by de zoogdieren. Verh. Akad. Wet. Afd. Nat. Amsterdam **52**, 240—250 (1943).
— Über Lage- und Formveränderungen des Hypothalamus und des Infundibulum in Phylogenese und Ontogenese. Dtsch. Z. Nervenheilk. **159**, 340—358 (1948).
— Afferent nerve fibers from the hypophysis to the tuber cinereum. Folia psychiat. neerl. **53**, 204—212 (1950).
— Vergleichend anatomische Untersuchungen über das Hypophysen-Hypothalamus-System bei Amphibien und Reptilien. Anat. Anz., Erg.-Bd. **99**, 79—89 (1952).
— Über das Hypophysen-Hypothalamus-System bei Knochenfischen. (Eine vergleichend anatomische Betrachtung.) Anat. Anz., Erg.-Bd. **100**, 111—122 (1953).
— Zur vergleichenden Anatomie des Hypophysen-Hypothalamus-Systems. I. Sympos. Dtsch. Ges. Endokrin. Berlin-Göttingen-Heidelberg: Springer 1955.
— The question of ante-hypophysial control through the supraoptico-hypophysial system. Acta endocr. (Kbh.), Suppl. **38**, 77 (1958).
— Zur vergleichenden Anatomie des Hypophysen-Zwischenlappens und zur Frage seiner Beziehungen zum neurosekretorischen Hypothalamisch-Neurohypophysären System. 8. Sympos. Dtsch. Ges. Endokrin., S. 141—157. Berlin-Göttingen-Heidelberg: Springer 1962a.
— The differences between the neurosecretory picture in various mammals. III. Internat. Conf. on Neurosecretion Bristol 1961. Mem. Soc. Endocr. **12**, 111—123 (1962b).
— Der Hypothalamus. In: Handbuch der mikroskopischen Anatomie des Menschen, begr. von W. v. Möllendorff, fortgef. von W. Bargmann, Bd. IV Nervensystem, Teil 7. (ausführl. Lit.-Verz.!). Berlin-Göttingen-Heidelberg: Springer 1962c.
—, u. Fr. Engelhardt: Neuronale Phänomene im Hypothalamus-Hinterlappensystem. In: Pathophysiologia diencephalica, S. 122—133. Wien: Springer 1958.
— —, and J. Christ: Neurosecretion as a neuronal process. In: I. Internat. Congr. Neurol. Sciences, Brüssel 1957, vol. IV, S. 165—174. London: Pergamon Press 1959.
— — u. V. Smith-Agreda: Über Ort und Art der Entstehung des Neurosekretes im supraoptico-hypophysären System bei Hund und Katze. Anat. Anz., Erg.-Bd. **101**, 276—288 (1954).

Diepen, R., Fr. Engelhardt u. V. Smith-Agreda: Sobre el lugar y manera del origen de la neurosecrecion en el sistema supraoptico-hipofisario. An. Anat. 3, 83—90 (1954).
— P. Janssen, Fr. Engelhardt et H. Spatz: Recherches sur le cerveau de l'éléphant d'Afrique (Loxodonta africana Blum). Données sur l'hypothalamus. Acta neurol. belg. 11, 759—788 (1956).
Dierickx, K.: The total extirpation of the preoptic magnocellular nucleus of Rana temporaria. Arch. int. Pharmacodyn. 143, 268—275 (1963).
— The extirpation of the neurosecretory preoptic nucleus and the reproduction of Rana temporaria. Arch. int. Pharmacodyn. 145, 580—589 (1963).
—, and N. van Meirvenne: Karyometric studies of the preoptic nucleus of Rana temporaria. Gen. comp. Endocr. 1, 51—58 (1961).
Donovan, B. T., and G. W. Harris: Effect of pituitary stalk section on light-induced estrus in the ferret. Nature (Lond.) 174, 503—504 (1954).
— — Neurohumoral mechanism in reproduction. Brit. med. Bull. 11, 93—97 (1955).
— — Hypothalamic injections and ovulation in the rabbit. J. Physiol. (Lond.) 128, 13—14 (1955).
—, and J. J. van der Werff ten Bosch: Precocious puberty in rats with hypothalamic lesions. Nature (Lond.) 178, 745 (1956).
— — Oestrus in winter following hypothalamic lesions in the ferret. J. Physiol. (Lond.) 132, 57—58 (1956).
Dorn, E.: Über den Saccus vasculosus einiger Teleostier. Z. Zellforsch. 40, 612—621 (1954).
— Der Saccus vasculosus. In: Handbuch der mirkroskopischen Anatomie des Menschen, von Möllendorff-Bargmann, Bd. IV/2. Berlin-Göttingen-Heidelberg: Springer 1955.
— Das Zwischenhirn von Protopterus. Verh. Dtsch. Zool. Ges. Hamburg 1956.
— Über das Zwischenhirn-Hypophysensystem von Protopterus annectens (zugleich ein Beitrag zum Problem des Saccus vasculosus). Z. Zellforsch. 46, 108—114 (1957).
Drager, G. A.: Neurosecretion following hypophysectomy. Proc. Soc. exp. Biol. (N. Y.) 75, 712—713 (1950).
— The innervation of porpoise pituitary gland with special emphasis on the adenohypophysis. J. comp. Neurol. 99, 75—90 (1953).
Driesen, W.: Über die Behandlung der fortgeschrittenen und metastasierenden Mammacarcinome durch Exstirpation der Hypophyse. Schweiz. med. Wschr. 85, 249—252 (1955).
Driggs, M., u. H. Spatz: Pubertas praecox bei einer hyperplastischen Mißbildung des Tuber cinereum. Virchows Arch. path. Anat. 305, 567—592 (1939).
Dubreuil, R., and L. Martini: Possible mechanism of the hypothalamic control of thyrotropic hormone secretion. Bull. Internat. Congr. Physiol. Brüssel 1955.
Duffy, P. E., and M. Menefee: Electron microscopic observations of neurosecretory granules, nerve and glia fibers, and blood vessels in the median eminence of rabbit. Amer. J. Anat. 117, 251—286 (1965).
Duncan, D.: An electron microscopic study of the neurohypophysis of a bird, Gallus domesticus. Anat. Rec. 125, 457—471 (1956).
Duvernoy, H.: Contribution à l'étude de la vascularisation de l'hypophyse. Diss. Paris 1958.
— Nouvelles acquisitions sur les rapports vasculaires entre adénohypophyse, neurohypophyse et plancher du troisième ventricule. Séminaires de morph. exp. et endocr. du Coll. de France. Actual. scient. et industr. 1286, 247—258 (1960).
— Nouvelles acquisitions sur les rapports vasculaires entre adénohypophyse, neurohypophyse et plancher du troisième ventricule. In: Etude d'Endocrinologie. Séminaires 1960 de la Chaire de Morphol. exp. du Coll. de France (R. Courrier). Paris 1961.
— Vascular connections between hypothalamus, posterior and anterior pituitary gland. In: Advances in Neuroendocrinology (ed. Nalbandov), S. 57—67. Urbana: Univ. Ill. Press 1963.
—, et J. G. Koritké: Contribution à l'étude de la vascularisation du lobe intermédaiire de l'hypophyse. Bull. Ass. Anat. 48, 547—561 (1962).
— — Contribution à l'étude de l'angioarchitectonie des organes circumventriculaires. Arch. Biol. (Paris) 75, 693—748 (1964).
Du Vigneaud, V., D. T. Gish, and P. G. Katsoyannis: A synthetic preparation possessing biological properties associated with arginine-vasopressin. J. Amer. chem. Soc. 76, 4751—4752 (1954).
— H. C. Lawler, and E. A. Popenoe: Encymatic cleavage of glycinamide from vasopressin and a proposed structure for this pressorantidiuretic hormone of the posterior pituitary. J. Amer. chem. Soc. 75, 4880 (1953).
— C. Ressler, J. M. Swan, C. W. Roberts, P. G. Katsoyannis, and S. Gordon: The synthesis of an octapeptide amide with the hormonal activity of oxytocin. J. Amer. chem. Soc. 75, 4879—4880 (1953).
— —, and S. Trippett: The sequence of amino acids in oxytocin, with a proposal for the structure of oxytocin. J. biol. Chem. 205, 949 (1953).
Dyke, H. B. van: Die Verteilung der wirksamen Stoffe der Hypophyse auf die verschiedenen Teile derselben. Naunyn-Schmiedebergs Arch. exp. Path. Pharmak. 14, 262—274 (1926).
— The physiology and pharmacology of the pituitary body, S. 331—335. Chicago: University Chicago Press 1936.
— K. Adamsons, and S. L. Engel: Aspects of the biochemistry and physiology of the neurohypophysial hormones. Recent. Progr. Hormone Res. 11, 1—41 (1955).
— — — The storage and liberation of neurohypophysial hormones. In: The Neurohypophysis, edit. H. Heller, S. 65—76. London: Butterworths Sci. Publ. 1957.

Dyke, H. B. van, P. Bailey, and P. C. Bucy: The oxytocic substance of cerebrospinal fluid. J. Pharm. (Lond.) **36**, 595 (1929).
— B. F. Chow, R. O. Greep, and A. Rothen: The isolation of a protein from the pars neuralis of the ox pituitary with constant oxytocic, pressor and diuresis-inhibiting activities. J. Pharmacol. exp. Ther. **74**, 190—209 (1942).
Edinger, L.: Untersuchungen über die vergleichende Anatomie des Gehirns. Abh. Senkenberg. naturforsch. Ges. **15**, 318 (1886/87).
— Vorlesungen über den Bau der nervösen Centralorgane des Menschen und der Tiere. Leipzig: F. C. W. Vogel 1896, 1911.
— Die Ausfuhrwege der Hypophyse. Arch. mikr. Anat. **78**, 496—505 (1911).
—, u. A. Wallenberg: Untersuchungen über den Fornix und das Corpus mamillare. Arch. Psychiat. Nervenkr. **35**, 1—21 (1902).
Ehni, G., and N. E. Eckles: Interruption of the pituitary stalk in the patient with mammary cancer. J. Neurosurg. **16**, 628—651 (1959).
Eichner, D.: Zur Frage der Neurosekretion der Ganglienzellen des Nebennierenmarkes. Z. Zellforsch. **36**, 293—297 (1951).
— Zur Frage der Neurosekretion in den Ganglienzellen des Grenzstranges. Z. Zellforsch. **37**, 274—280 (1952)
— Über funktionelle Kernschwellung in den Nuclei supraoptici und paraventriculares des Hundes bei experimentellen Durstzuständen. Z. Zellforsch. **37**, 406—414 (1952).
— Über den morphologischen Ausdruck funktioneller Beziehungen zwischen Nebennierenrinde und neurosekretorischen Zwischenhirnsystem der Ratte. Z. Zellforsch. **38**, 488—308 (1953a).
— Zur Morphologie der Ganglienzellen des Grenzstranges nach experimentellen Eingriffen (Durchschneidung, Kochsalzbelastung). Z. Zellforsch. **39**, 328—338 (1953b).
— Zur Morphologie des neurosekretorischen hypothalamisch-hypophysären Systems beim Goldhamster (Cricetus auratus) unter normalen und experimentellen Bedingungen. Z. Zellforsch. **40**, 151—161 (1954).
— Zur Frage des Neurosekretübertrittes in den III. Ventrikel beim Säugetier. Z. mikr.-anat. Forsch. **69**, 388—394 (1963).
Elliot, K. A. C., I. H. Page, and J. H. Quastel (ed.): „Neurochemistry" — The chemistry of brain and nerve, 2. Aufl. Springfield (Ill.): Ch. C. Thomas 1962.
Enami, M.: Studies in neurosecretion. I. Praeopticosubcommissural neurosecretory system in the eel (Anguilla japonica). Endocr. jap. **1**, 133 (1954).
— Studies in neurosecretion. II. Caudal neurosecretory system in the eel. (Anguilla japonica). Gunma J. med. Sci. **4**, 23—36 (1955).
— Studies in neurosecretion. III. Nuclear secretion in the cells of the preoptic nucleus in the eel. (Anguilla japonica). Endocr. jap. **2**, 33 (1955).
—, and K. Imai: Caudal neurosecretory system in several freswater teleosts. Endocr. jap. **2**, 107—116 (1955).
— — Neurohypophysis-like organization near the caudal extremity of the spinal cord in several species of teleosts. Proc. jap. Acad. **32**, 197—200 (1956a).
— — Further observations on the caudal neurosecretory system and neurohypophysis spinalis (Urohypophysis) in marine teleosts. Proc. jap. Acad. **32**, 633—638 (1956b).
Endröczi, E., J. Szalay u. K. Lissák: Untersuchungen über die Entwicklung der Funktion des Hypothalamus-Hypophysen-Nebennierenrinden-Systems bei neugeborenen Ratten mit chronischen Tiefenelektroden. Endokrinologie **34**, 331—336 (1957).
Engelhardt, Fr.: Über die Angioarchitektonik der hypophysär-hypothalamischen Systeme. Acta neuroveg. (Wien) **13**, 129—170 (1956).
— Über die Wirkung von Gonadotropinen nach gezielter intracerebraler Instillation bei der Ratte. 4. Sympos. Dtsch. Ges. für Endokrin., S. 244—265. Berlin-Göttingen-Heidelberg: Springer 1957.
— On the interrelation of certain hypothalamic-hypophysial systems in the rat. Acta endocr. (Kbh.), Suppl. **38**, 78 (1958).
— Zur Morphologie des Hypophysenzwischenlappens im Experiment. 8. Symp. Dtsch. Ges. Endokrin., München 1961, S. 159—186. Berlin-Göttingen-Heidelberg: Springer 1962.
— Die anatomischen Zwischenhirn-adenohypophysären Beziehungen. Referat. Verh. Dtsch. Ges. Inn. Med. (71. Intern.-Kongr. in Wiesbaden 1965), S. 27—42 München: J. F. Bergmann 1965.
—, u. R. Diepen: Veränderungen am supraoptico-hypophysären System nach Koagulation im Tuber cinereum der Ratte. 5. Sympos. Dtsch. Ges. Endokrinol., Freiburg 1957, S. 246—268. Berlin-Göttingen-Heidelberg: Springer 1958.
—, u. S. Matsui: Veränderungen an hypothalamischen Kernen nach Thyreoidektomie bei der Ratte. Acta endocr. (Kbh.), Suppl. **51**, (1960).
— — Der Einfluß von Thyreoidektomie und Kastration auf die hypothalamo-hypophysären Neurone der Ratte. Endokrinologie **42**, 348—381 (1962).
Eränkö, O.: Histochemical evidence of intense phosphatase activity in the hypothalamic magnocellular nuclei of the rat. Acta physiol. scand. **24**, 1—6 (1951).
— The cytology of the nucleus supraopticus of the rat. Ann. Med. exp. Fenn. **29**, 158—173 (1951).
Erdheim, J.: Zur normalen und pathologischen Histologie der Glandula thyreoidea, Parathyreoidea und Hypophysis. Virchows Arch. path. Anat. **33**, 158—236 (1903).

ERDHEIM, J.: Über Hypophysenganggeschwülste. Sitzgs.-Ber. d. Kaisl. Akad. d. Wiss. in Wien **113**, (1904).
ESCOLAR, J., u. J. SMITH: Folgen von Kastration kombiniert mit experimentellen Hypophysenläsionen. Anat. Anz., Erg.-Bd. **104**, 375—381 (1957).
ETKIN, W.: Maturation of the hypothalamic neurosecretory mechanism by thyreoid feedback in the frog. Life Sci. **2**, 125—128 (1963).
EULER, C. v., and B. HOLMGREN: The thyroxine "receptor" of the thyroid-pituitary system. J. Physiol. (Lond.) **131**, 125—136 (1956).
v. EULER, U. S.: Herstellung und Eigenschaften von Substanz P. Acta physiol. scand. **4**, 373 (1942).
— 21. Kongr. intern. de ciensias fisiologicas, S. 127, Buenos Aires 1959.
—, and J. H. GADDUM: An unidentified depressor substance in certain tissue extracts. J. Physiol. (Lond.) **72**, 74 (1931).
—, and B. PERNOW: Neurotropic effects of substance P. Acta physiol. scand. **36**, 265 (1956).
EVERETT, J. W.: Neuroendocrine mechanisms in control of the mammalian ovary. In: Comparative Endocrinology, edit. A. GORBMAN, S. 174—186. New York: John Wiley & Sons 1959.
—, and D. L. QUINN: Differential hypothalamic mechanisms inciting ovulation and pseudopregnancy in the rat. Endocrinology **78**, 137—150 (1966).
—, and CH. H. SAWYER: A 24-hour periodicity in the "LH-release apparatus" of female rats, disclosed by barbiturate sedation. Endocrinology **47**, 198—218 (1950).
— —, and J. E. MARKEE: A neurogenic timing factor in control of the ovulatory discharge of luteinizing hormone in the cyclic rat. Endocrinology **44**, 234—250 (1949).
FAIRBURN, B., and I. M. LARKIN: A cyst of Rathke's cleft. J. Neurosurg. **21**, 223—225 (1964).
FARKAS, K.: Cytologische Beiträge zur Mobilisation und zu den Transportwegen der Sekretionsprodukte der Hypophyse. Virchows Arch. path. Anat. **305**, 609—626 (1940).
FARNER, D. S.: Hypothalamic neurosecretion and phosphatase activity in relation to the photoperiodic control of the testicular cycle of Zonotrichia leucophrys gambelii. Cen. comp. Endocr., Suppl. **1**, 160—167 (1962).
— A. OKSCHE, H. KOBAYASHI, and D. F. LAWS: Hypothalamic neurosecretion in the photoperiodic testicular response in birds. Anat. Rec. **137**, 354 (1960).
FAVARO, G.: Contributo allo studio morfologico dell'Ipofisi caudale (rigonfiamento caudale della midolla spinale) dei Teleostei. Mem. R. Acad. naz. Lincei, Ser. G **1**, 29—72 (1926a).
— Contribution à l'étude morphologique de l'hypophyse caudale (renflement caudale de la moélle épinière) des téléostéens. Arch. ital. Biol. **35**, 164—170 (1926b).
FELDBERG, W., and K. FLEISCHHAUER: Penetration of bromophenol blue from the perfused cerebral ventricles into the brain tissue. J. Physiol. (Lond.) **150**, 451—462 (1960).
FEREMUTSCH, J., u. E. GRÜNTHAL: Beiträge zur Entwicklungsgeschichte und normalen Anatomie des Gehirns. Basel: Karger 1952.
FEREMUTSCH, K.: Der Hypothalamus der Anthropomorphen. Mschr. Psychiat. Neurol. **115**, 194—222 (1948).
FERNER, H.: Die Beziehung der Leptomeninx und des Subarachnoidalraumes zur intrasellären Hypophyse beim Menschen. 2. Symp. Dtsch. Endokrin. Ges., Goslar 1954, S. 151—155. Berlin-Göttingen-Heidelberg: Springer 1954.
— Die Hypophysenzisterne des Menschen und ihre Beziehung zum Entstehungsmechanismus der sekundären Sellaerweiterung. Z. Anat. Entwickl.-Gesch. **121**, 407—416 (1960).
—, u. R. KAUTZKY: Angewandte Anatomie des Gehirns und seiner Hüllen. In: Handbuch der Neurochirurgie (hrsg. W. TÖNNIS u. H. OLIVECRONA), Bd. I/1, S. 1—90. Berlin-Göttingen-Heidelberg: Springer 1959.
FIELD, R. A., W. A. HALL, H. W. BAKER, and D. SOSA: The effect of hypophysal stalk section on insulin resistance. Diabetes **10**, 110—113 (1961).
— CH. L. SCHEPENS, W. H. SWEET, and A. APPELTS: The effect of hypophyseal stalk section on advancing diabetic retinopathy. Diabetes **11**, 465—469 (1962).
FINLEY, H.: The capillary beds of the paraventricular and supraoptic nuclei of the hypothalamus. J. comp. Neurol. **71**, 1—19 (1939).
— Angioarchitecture of the hypothalamus and its peculiarites. Res. Publ. Ass. nerv. ment. Dis. **20**, 286—309 (1940).
FISHER, C., W. R. INGRAM, W. K. HARE, and S. W. RANSON: The degerneration of the supraoptico-hypophysial system in diabetes insipidus. Anat. Rec. **63**, 29—52 (1935).
— —, and S. W. RANSON: Relation of hypothalamico-hypophysial system to diabetes insipidus. Arch. Neurol. Psychiat. (Chic.) **34**, 124—163 (1935).
— — — Diabetes insipidus and the neuro-humoral control of water balance; a contribution to the structure and function of the hypothalamico-hypophysial system. Ann. Arbor: Edwards Brothers 1938.
FLEISCHHAUER, K.: Untersuchungen am Ependym des Zwischen- und Mittelhirns der Landschildkröte (Testudo graeca). Z. Zellforsch. **46**, 729—767 (1957).
FLERKÓ, B.: Einfluß experimenteller Hypothalamusläsionen auf das Eileiterepithel. Acta morph. Acad. Sci. hung. **1**, 5—14 (1951).
—, u. V. BÁRDOS: Zwei verschiedene Effekte experimenteller Läsion des Hypothalamus auf die Gonaden.: Acta neuroveg. (Wien) **20**, 248—259 (1959).
— —, and B. MESS: Anterior hypothalamic LH-releasing mechanism. Acta endocr. (Kbh.), Suppl. **51**, (1960).

FLERKÓ, B., u. G. ILLEI: Zur Frage nach der Spezifität des Einflusses von Sexualsteroiden auf hypothalamische Nervenstrukturen. Endokrinologie **35**, 123—127 (1957).

—, and J. SZENTÁGOTHAI: Oestrogen sensitive nervous structures in the hypothalamus. Acta endocr. (Kbh.) **26**, 121 (1957).

FLORSHEIM, W. H., and K. M. KNIGGE: Hypothalamic-pituitary-thyroid interrelations in the rat studied with pituitary ocular grafts. Acta endocr. (Kbh.), Suppl. 51 (1960).

FLÜCKIGER, E.: Biologie der Melanophorenhormone. In: Gewebs- und Neurohormone, Physiologie des Melanophorenhormons. 8. Sympos. Dtsch. Ges. Endokrin. 1.—3. 3. 1961, S. 187—194, hrsg. Prof. H. NOWAKOWSKI. Berlin-Göttingen-Heidelberg: Springer 1962.

FOREL, A.: Untersuchungen über die Haubenregion und ihrer oberen Verknüpfungen im Gehirn des Menschen und einiger Säugetiere, mit Beiträgen zu den Methoden der Gehirnuntersuchungen. Arch. Psychiat. Nervenkr. **7**, 393—495 (1877).

FORTIER, C., G. W. HARRIS, and I. R. McDONALD: The effect of pituitary stalk section on the adrenocortical response to stress in the rabbit. J. Physiol. (Lond.) **136**, 344—363 (1947).

—, and H. SELYE: Adrenocorticotrophic effect of stress after severance of hypothalamo-hypophysial pathways. Amer. J. Physiol. **159**, 433 (1949).

—, and D. N. WARD: Limitations of the in vitro pituitary incubation system as an assay for ACTH-releasing activity. Canad. J. Biochem. **36**, 111—118 (1958).

FRAZIER, C. H., and B. J. ALPERS: Tumors of Rathke's cleft. (Hitherto called tumors of Rathke's pouch). Arch. Neurol. Psychiat. (Chic.) **32**, 973—984 (1934).

FREEDGOOD, H. B.: Endocrine function of the hypophysis. New York: Oxford University Press 1946.

FRIDBERG, G., and R. S. NISHIOKA: Secretion into the cerebrospinal fluid by caudal neurosecretory neurons. Science **152**, 90—91 (1966).

FRYKMAN, H. M.: A quantitative study of the paraventricular nucleus and its alteration in hypophysectomy. Endocrinology **31**, 23—29 (1942).

FUCHS, B.: Die Blutversorgung des Hirnanhangs. Z. Anat. Entwickl.-Gesch. **72**, 383—389 (1924).

FUJITA, H.: Die histologische Untersuchung des Hypothalamus-Hypophysensystems der Vögel. I. Neurosekretionsbild beim Haushuhn und der Hausente. Arch. hist. jap. **9**, 109—114 (1955).

— Some findings on the fine structure of the neurohypophysis of the cat. Gunma Symp. Endocr. **1**, 119 —12 (1964).

— SH. HIRAOKA u. S. OKI: Über das Neurosekretionsbild des Hypothalamus-Hypophysensystems beim Hund im Zustand des experimentellen Diabetes. Arch. hist. jap. **9**, 115—122 (1955).

— K. NAKAMURA u. S. OKI: Das Hypothalamus-Hypophysensystem des Felis pardus, unter besonderer Berücksichtigung seines Neurosekretionsbildes. Arch. hist. jap. **8**, 599—602 (1955).

FUMAGALLI, Z.: La vascolarizzazione dell'ipofisi umana. Z. Anat. Entwickl.-Gesch. **111**, 266—306 (1942).

FUXE, K.: Cellular localization of monoamines in the median eminence and in the infundibular stem of some mammals. Acta physiol. scand. **58**, 383—384 (1963).

GABE, M.: Sur quelques applications de la coloration par la fuchsine-paraldehyde. Bull. Micr. appl. **3**, 153—162 (1953).

GAGEL, O.: Zur Topik und feineren Histologie der vegetativen Kerne des Zwischenhirns. Z. Anat. Entwickl.-Gesch. **87**, 558—584 (1928).

—, u. W. MAHONEY: Zur Frage des Zwischenhirn-Hypophysensystems. Z. ges. Neurol. Psychiat. **156**, 594—610 (1936).

GANONG, W. F., D. S. FREDRICKSON, and D. M. HUME: Depression of the thyreoidal iodine uptake by hypothalamic lesions. J. clin. Endocr. **14**, 773—774 (1954).

—, and D. M. HUME: Absence of stressinduced and "compensatory" adrenal hypertrophic in dogs with hypothalamical lesions. Endocrinology **55**, 474—483 (1954).

GASTALDI, A.: Sul comportamento di una sostanza Gomori positiva del sistema ipotalamo postipofisario nelle variazioni sperimentali del recambio idrosalino. Boll. Soc. ital. Biol. sper. **28**, 1505 (1952).

— Cellular localization of monocamines in the median eminence and the infundibular stem of some mammals. Z. Zellforsch. **61**, 710—724 (1964).

GAUPP, R.: Die histologischen Befunde und bisherigen Erfahrungen über die Zwischenhirnsekretion des Menschen. Z. ges. Neurol. Psychiat. **154**, 314—331 (1935).

— Die Neurosekretion des Sympathicus. Z. ges. Neurol. Psychiat. **160**, 357—360 (1938).

— Die morphologischen Grundlagen zur Theorie einer Neurosekretion des vegetativen Systems. Z. ges. Neurol. Psychiat. **165**, 273—278 (1939).

— Die Beziehungen von Zwischenhirn und Hypophyse in der morphologischen und experimentellen Forschung. Fortschr. Neurol. Psychiat. **13**, 4, 257—280 (1941a).

— Über den Diabetes insipidus. Z. ges. Neurol. Psychiat. **171**, 514—546 (1941b).

— Ein weiterer Beitrag zur pathologischen Anatomie des Diabetes insipidus. Z. ges. Neurol. Psychiat. **177**, 50—73 (1944).

—, u. E. SCHARRER: Die Zwischenhirnsekretion bei Mensch und Tier. Z. ges. Neurol. Psychiat. **153**, 327—355 (1935).

GAUPP, V.: Experimentelle Untersuchungen am Kaninchen zur Frage der Geschlechtsreifung. Mschr. Kinderheilk. **98**, 207—209 (1950).

Gaupp, V., u. H. Spatz: Hypophysenstieldurchtrennung und Geschlechtsreifung. Über Regenerationserscheinungen an der suprasellären Hypophyse. Acta neuroveg. (Wien) 12, 285—328 (1955).

Geiling, E. M. K., and L. L. Robbins: The posterior lobe of the pituitary gland of the whale; and pituitrin and its fractions, pitressin and pitocin. Res. Publ. Ass. nerv. ment. Dis. 17, 437 (1938).

Gellhorn, E.: Autonomic imbalance and the hypothalamus. Minneapolis: Minnesota Univ. Press 1957.

Gerschenfeld, H. M., J. H. Tramezzani, and E. de Robertis: Ultrastructure and function in neurohypophysis of the toad. Endocrinology 66, 741—762 (1960).

Gersh, I.: Relation of histological structure to the active substances extracted from the posterior lobe of the hypophysis. Res. Publ. Ass. nerv. ment. Dis. 17, 433—436 (1938).

—, and C. Mc. C. Brooks: Correlation of physiological and cytological changes in the neurohypophysis of rats with experimental Diabetes insipidus. Endocrinology 28, 6 (1941).

—, and A. Tarr: The so-called hyaline bodies of Herring in the posterior lobe of the hypophysis. Anat. Rec. 63, 231—238 (1935).

Geschwind, I. I., and R. A. Huseby: Melanocyte-stimulating activity in a transplanta table mouse pituitary tumor. Endocrinology 79, 97—105 (1966).

—, C. H. Li, and L. Barnafi: The isolation and structure of a melanocyte-stimulating hormone from bovine pituitary glands. J. amer. chem. Soc. 79, 1003 (1957).

Gilbert, M. S.: The development of the hypophysis: factors influencing the formation of the pars neuralis in the cat. Amer. J. Anat. 54, 287—313 (1934).

— The early development of the human diencephalon. J. comp. Neurol. 62, 81—116 (1935a).

— Some factors influencing the early development of the mammalian hypophysis. Anat. Rec. 62, 337—359 (1935b).

Globus, J. H.: Infundibuloma. A newly recognized tumor of neurohypophysial derivation with a note on the saccus vasculosus. J. Neuropath. exp. Neurol. 1, 50—80 (1942).

Goebels, H.: Histologische Veränderungen des Nervengewebes im Bereich des Hypothalamus nach experimentellen Eingriffen. Acta anat. (Basel) 30, 307—325 (1957).

Gomori, G.: Observations with differential stains on human islets of Langerhans. Amer. J. Path. 17, 395—406 (1941).

— Aldehyde-fuchsin: a new stain for elastic tissue. Amer. J. clin. Path. 20, 665—666 (1950).

Goslar, H. G.: Vergleichende cytologische Untersuchungen zur Frage der Neurosekretion im Hypothalamus. 1. und 2. Mitt. Acta neuroveg. (Wien) 4, 381—408 (1952); 5, 25—54 (1952).

—, u. P. Schneppenheim: Histologische Untersuchungen am Zwischenhirn-Hypophysensystem der Ratte bei histotoxisch bedingter Hypoxydose. Beitr. path. Anat. 116, 517—540 (1956).

—, u. B. Schultze: Autoradiographische Untersuchungen über den Einbau von S^{35}-Thioaminosäuren im Zwischenhirn von Kaninchen und Ratte. Z. mikr.-anat. Forsch. 64, 556—574 (1958).

—, u. Fr. Tischendorf: Cytologische Untersuchungen an den „vegetativen Zellgruppen" des Mes- und Rhombencephalon bei Teleostiern und Amphibien, nebst Bemerkungen über Hypothalamus und Ependym. Z. Anat. Entwickl.-Gesch. 117, 259—294 (1953).

Gray, E. G., and R. W. Guillery: Synaptic morphology in the normal and degenerating nervous system. Int. Rev. Cytol. 19, 111—182 (1966).

Green, J. D.: The adenohypophysis and the central nervous system. Alex. Blain Hosp. Bull. 5, 186—193 (1946).

— Some aspects of the anatomy and function of the pituitary gland with especial reference to the neurohypophysis. Alex. Blain Hosp. Bull. 6, 128—142 (1947a).

— Vessels and nerves of amphibian hypophysis. A study of the living circulation and of the histology of the hypophysial vessels and nerves. Anat. Rec. 99, 21—54 (1947b).

— The histology of the hypophysial stalk and median eminence in man with special reference to blood vessels, nerve fibers and a peculiar neurovascular zone in this region. Anat. Rec. 100, 273—296 (1948).

— Innervation of the pars distalis of the adenohypophysis studied by phase microscopy. Anat. Rec. 109, 99—107 (1951a).

— The comparative anatomy of the hypophysis, with special reference to its blood supply and innervation. Amer. J. Anat. 88, 225—311 (1951b).

— Comparative aspects of the hypophysis, especially of blood supply and innervation. Ciba Found. Coll. Endocr. 4, 72—86 (1952).

— Neural pathways to the hypophysis. In: Hypothalamic-Hypophysial Interrelationships (W. S. Fields). Springfield: Ch. C. Thomas 1956.

—, and V. L. van Breemen: Electron microscopy of the pituitary and observations on neurosecretion. Amer. J. Anat. 97, 177—227 (1955).

—, and G. W. Harris: A note on the blood supply and nerve supply of the hypophysis cerebri. J. Anat. (Lond.) 80, 247 (1946).

— — The neurovascular link between the neurohypophysis and adenohypophysis. J. Endocr. 5, 136—146 (1947).

— — Observation of the hypophysio-portal vessels of the living rat. J. Physiol. (Lond.) 108, 359—361 (1949).

—, and D. S. Maxwell: Comparative anatomy of the hypophysis and observations on the mechanism of neurosecretion. In: Comparative Endocrinology, edit. A. Gorbman, S. 368—392. New York: J. Wiley & Sons 1959.

Greep, R. O.: Functional pituitary grafts in rats. Proc. Soc. exp. Biol. (N.Y.) **34**, 754 (1936).
—, and R. J. Barrnett: The effect of pituitary stalk-section on the reproduktive organs of female rats. Endocrinology **49**, 172 (1951).
Greer, M. A.: Evidence of hypothalamic control of the pituitary release of thyreotrophin. Proc. Soc. exp. Biol. (N.Y.) **77**, 603—608 (1951).
— The role of the hypothalamus in the control of thyroid function. J. clin. Endocr. **12**, 1259—1268 (1952).
— The effect of progesterone on persistent vaginal estrus produced by hypothalamic lesions in the rat. Endocrinology **53**, 380—390 (1953).
— Studies on the influence of the central nervous system on anterior pituitary function. Recent Progr. Hormone Res. **13**, 67—104 (1957).
— Hypothalamische Steuerung der hypophysären TSH-(Thyreotropin)-Sekretion. 71. Tagg d. Dtsch. Ges. Inn. Med. (Wiesbaden), S. 66—71. München: J. F. Bergmann 1965.
—, and H. L. Erwin: Evidence of separate hypothalamic centers controlling corticotropin and thyreotropin secretion by the pituitary. Endocrinology **58**, 665—670 (1956).
Gregoretti, L.: Contribution à étude du noyau supraoptique accessoire chez l'homme. Acta neuroveg. (Wien) **10**, 1—20 (1954).
— Angioarchitectonique de l'hypothalamus de l'homme. Acta neuroveg. (Wien) **12**, 25—40 (1955).
Greving, R.: Beiträge zur Anatomie des Zwischenhirns und seiner Funktion. I. Der anatomische Aufbau der Zwischenhirnbasis und des anschließenden Mittelhirngebietes des Menschen. Z. Anat. Entwickl.-Gesch. **75**, 579—620 (1925a).
— Beiträge zur Anatomie des Zwischenhirns und seiner Funktion. II. Der anatomische Verlauf eines Faserbündels des N. supraopticus beim Menschen (Tr. supraoptico-thalamicus), zugleich ein Beitrag zur Anatomie des unteren Thalamusstieles. Albrecht v. Graefes Arch. Ophthal. **115**, 523—534 (1925b).
— Beiträge zur Anatomie des Zwischenhirns und seiner Funktion. III. Zur Kenntnis des anatomischen Verlaufes der Faserverbindungen des Zwischenhirns mit dem Vorderhirn. Z. Anat. Entwickl.-Gesch. **77**, 249—265 (1925c).
— Beiträge zur Innervation der Hypophyse. Klin. Wschr. **4**, 218 (1925d).
— Beiträge zur Anatomie der Hypophyse und ihrer Funktionen. I. Eine Faserverbindung zwischen Hypophyse und Zwischenhirnbasis (Tr. supraoptico-hypophyseus). Dtsch. Z. Nervenheilk. **89**, 179—195 (1926a).
— Beiträge zur Anatomie der Hypophyse und deren Funktion. II. Das nervöse Regulationssystem des Hypophysenhinterlappens. (Der Nucleus supraopticus und seine Fasersysteme.) Z. ges. Neurol. Psychiat. **104**, 466—479 (1926b).
— Die zentralen Anteile des vegetativen Nervensystems. In: Handbuch der mikroskopischen Anatomie des Menschen, Bd. IV/1. Berlin: Springer 1928.
— Die Innervation der Hypophyse. Verh. Kongr. Dtsch. Ges. Innere Medizin. 42. Bd. S. 53—58. Wiesbaden 1930.
— Physiologie und Pathologie der vegetativen Zentren im Zwischenhirn. In: L. R. Müller, Lebensnerven und Lebenstriebe, 3. Aufl. des vegetativen Nervensystems, S. 176—209. Berlin: Springer 1931.
— Makroskopische Anatomie und Histologie des vegetativen Nervensystems. In: Handbuch der Neurologie (Bumke-Foerster) I, S. 811—886. Berlin: Springer 1935.
Griffiths, M.: Studies on the pituitary body. I. The phyletic occurence of pituicytes, with a discussion of the evidence for their secretory nature. Proc. Linnean Soc. N. S. Wales **63**, 81—88 (1938a).
— Studies on the pituitary body. II. Observation on the pituitary in Dipnoi and speculations concerning the evolution of the pituitary. Proc. Linnean Soc. N. S. Wales **63**, 89—94 (1938b).
Groot, J. de, and V. Critchlow: A study of the pathways involved in light-induced constant estrus in the rat. Acta endocr. (Kbh.), Suppl. **51** (1960).
—, and G. W. Harris: Hypothalamic control of the secretion of adrenocorticotropic hormone. J. Physiol. (Lond.) **111** (1949).
— — Hypothalamic control of the anterior pituitary gland and blood lymphocytes. J. Physiol. (Lond.) **111**, 335 (1950).
— — Hypothalamic control of ACTH secretion by the pituitary gland. Ciba Found. Coll. Endocr. **4**, 103 (1952).
Grünthal, E.: Der Zellaufbau des Hypothalamus beim Hund. Z. ges. Neurol. Psychiat. **120**, 157—177 (1929).
— Das Problem der Lokalisation im Hypothalamus. Fortschr. Neurol. Psychiat. **2**, 507—515 (1930a).
— Vergleichende anatomische und entwicklungsgeschichtliche Untersuchungen über die Zentren des Hypothalamus der Säuger und des Menschen. Arch. Psychiat. Nervenkr. **90**, 216—267 (1930b).
— Der Zellaufbau im Hypothalamus des Kaninchens und des Macacus rhesus, nebst einigen allgemeinen Bemerkungen über dieses Organ. J. Psychol. Neurol. (Lpz.) **42**, 425—464 (1931).
— Neuere Ergebnisse vergleichend-anatomischer Untersuchungen des Zwischenhirns der Säuger und das spezifisch Menschliche in seinem Bau. Naturwissenschaften **21**, 521—525 (1933a).
— Über das spezifisch Menschliche im Hypothalamus. Eine vergleichende Untersuchung des Hypothalamus beim Schimpansen und Menschen. J. Physiol. Neurol. (Lpz.) **45**, 237—263 (1933b).
— Zur Frage der Entstehung des Menschenhirns. Mschr. Psychiatr. Neurol. **115**, 129—159 (1948).
— Untersuchungen zur Ontogenese und über den Bauplan des Gehirns. In: Feremutsch u. Grünthal, Beiträge zur Entwicklungsgeschichte und normalen Anatomie des Gehirns. Mschr. Psychiat. Neurol., Suppl. **91** (1952).

GRUSS, P.: Veränderungen am Ependym und Plexus chorioides nach Thyreoidektomie (Ratte). Diss. Würzburg 1967.

GUDDEN, B.: Über die Kreuzung der Nervenfasern im Chiasma nervorum opticum. Albrecht v. Graefes Arch. Ophthal. **20**, 249—268 (1874); **21**, 199—204 (1876); **25**, 1—56, 237—246 (1879).

— Beitrag zur Kenntnis des Corpus mamillare und der sogenannten Schenkel des Fornix. Arch. Psychiat. Nervenkr. **11**, 428—453 (1881).

GUILLEMIN, R.: A re-evaluation of acetylcholine, adrenaline, noradrenaline and histamine as possible mediators of the pituitary adrenocorticotrophic activation by stress. Endocrinology **56**, 248 (1955).

— Sur la nature des substances hypothalamiques qui contrôlent la sécrétion des hormones antéhypophysaires. J. Physiol. (Paris) **55**, 7—44 (1963).

— Biochemie und Physiologie der hypothalamischen Hormone. 71 Tagg d. Dtsch. Ges. Inn. Med. 1965 (Wiesbaden), S. 61—66. München: J. F. Bergmann 1965.

—, and W. R. HEARN: ACTH-Release by in vitro pituitary. Effect of pitressin and purified arginine-vasopressin. Proc. Soc. exp. Biol. (N.Y.) **89**, 365—367 (1955).

— — W. R. CHECK, and D. E. HOUSHOLDER: Control of corticotrophinrelease. Further studies with in vitro methods. Endocrinology **60**, 488—506 (1957).

— —, and G. CLAYTON: Isolation of the hypothalamic neurohumor which stimulates ACTH release. Physiological studies. Proc. Interna. Physiol. Congr. Brussels, 1956, S. 378—379.

—, and B. ROSENBERG: Humoral hypothalamic control of anterior pituitary. A study with combined tissue culture. Endocrinology **57**, 599—607 (1955).

—, and A. V. SCHALLY: On the nature of the hypothalamic substance which controls the secretion of ACTH. Acta neuroveg. (Wien) **23**, 58—62 (1961).

GUIZZETTI, P.: Sulla struttura della pars intermedia dell' hypophysis cerebri dell' uomo. I. u. II. Sperimentale **80**, 665—735; **81**, 583—640 (1927).

GURDJIAN, E. S.: Olfactory connections in the albino rat, with special reference to the stria medullaris and the anterior commissure. J. comp. Neurol. **38**, 127—163 (1925).

HABERFELD, W.: Die Rachendachhypophyse, andere Hypophysengangsreste und deren Bedeutung für die Pathologie. Beitr. path. Anat. **46**, 133—232 (1909).

HABERMANN, G.: Das Intermediagebiet der menschlichen Hypophyse. Beitr. path. Anat. **100**, 560—581 (1938).

HAGADORN, I. R., H. A. BERN, and R. S. NISHIOKA: The fine structure of the supraesophageal ganglion of the rhynchobdellid leech, *Theromyzon rude* with special reference to neurosecretion. Z. Zellforsch. **58**, 714—758 (1963).

HAGEN, E.: Neurohistologische Untersuchungen an der menschlichen Hypophyse. Z. Anat. Entwickl.-Gesch. **114**, 640—679 (1949).

— Weitere histologische Befunde an der Neurohypophyse und dem Zwischenhirn des Menschen. Anat. Anz., Erg.-Bd. **97**, 200 (1951).

— Weitere histologische Ergebnisse an Hypophyse und Zwischenhirn des Menschen. Anat. Anz., Erg.-Bd. **98**, 93—96 (1951).

— Neurohistologische Beobachtungen an Hypophyse und Zwischenhirn des Menschen. Acta neuroveget. (Wien) **3**, 67—76 (1951).

— Über die feinere Histologie einiger Abschnitte des Zwischenhirns und der Neurohypophyse des Menschen. I. Mitt. Acta anat. (Basel) **16**, 367—416 (1952).

— Zur Frage der afferenten Nervenfasern im Drüsenlappen der Hypophyse. Z. Zellforsch. **41**, 79—88 (1954).

— Morphologische und experimentelle Untersuchungen am Hypophysen-Zwischenhirnsystem. Anat. Anz., Erg.-Bd. **100**, 93—95 (1954).

— Mikroskopische Beobachtungen über die Innervation der Gefäße in der Substanz des menschlichen Zwischenhirns und der Pia mater. Z. Anat. Entwickl.-Gesch. **118**, 223—236 (1955).

— Über die feinere Histologie einiger Abschnitte des Zwischenhirns und der Neurohypophyse. II. Mitteilung. Morphologische Veränderungen im Zwischenhirn des Hundes nach Pankreatektomie. Acta anat. (Basel) **25**, 1—33 (1955).

— Morphologische Beobachtungen im Hypothalamus und in der Neurohypophyse des Hundes nach Teilläsion des Infundibulum. Acta anat. (Basel) **31**, 193—219 (1957a).

— Morphologische Beobachtungen im Hypothalamus des Menschen bei Diabetes mellitus. Dtsch. Z. Nervenheilk. **117**, 73—91 (1957b).

— Über morphologische Veränderungen vegetativer Nervenzentren bei pathologischen Vorgängen. In: Medizinische Grundlagenforschung von K. FR. BAUER, Bd. II, S. 125—166. Stuttgart: Thieme 1959.

— Anatomie des vegetativen Nervensystems. Akt. Fragen Psychiat. Neurol. **3**, 1—73 (1966).

HALÁSZ, B., and J. SZENTÁGOTHAI: Control of adrenocorticotrophic function of pituitary substance on the hypothalamus. Acta morph. Acad. Sci. hung. **9**, 251—261 (1960).

HALLER V. HALLERSTEIN, V.: Hypophysis cerebri. In: Handbuch der vergleichenden Anatomie der Wirbeltiere von BOLL, GÖPPERT, KALLIUS u. LUBARSCH, Bd. 2. 1934.

—, u. O. MORI: Über die Bildung der Hypophyse bei Säugetieren. Z. Anat. Entwickl.-Gesch. **76**, 159—187 (1925).

HANDA, V., and T. KUMAMOTO: Studies on some properties of neurosecretory substance. I. Z. Zellforsch. **47**, 674—682 (1958).

HANSTRÖM, B.: Zur Histologie und vergleichenden Anatomie der Hypophyse der Cetaceen. Acta zool. (Stockh.) **25**, 1—25 (1944).
— The hypophysis in a tiger (Felis tigris) and in an indian elefant (Elephas maximus). Kgl. fysiogr. Sällsk. Lund. Handl., N. F. **57** (1946a).
— The pituitary in swedish Insectivora. Ark. Zool. **38** (1946b).
— A comparative study of the hypophysis in the polar bear and some swedish Carnivora. Kgl. svenska Vet.-Akad. Handl., N. F. **27** (1947).
— A comparative study of the pituitary in monkeys, apes and man. Kgl. fysiogr. Sällsk. Lund, Handl., N. F. **59** (1948).
— The pituitary in some south-american and oriental mammals. Kgl. fysiogr. Sällsk. Lund. Handl., N. F. **61** (1950).
— The hypophysis in some south-african Insectivora, Carnivora, Hyracoidea, Proboscidea, Artiodactyla and Primates. Ark. Zool. **4**, 187—294 (1952a).
— The pituitary of the marmosets, an interesting family of the Primates. Kgl. fysiogr. Sällsk. Lund. Handl., N. F. **63** (1952b).
— Transportation of colloid from the neurosecretory hypothalamic centres of the brain into the blood vessels of the neural lobe of the hypophysis. Kgl. fysiogr. Sällsk. Lund Handl., N. F. **22** (1952c).
— The hypophysis in a wallaby, two treeshrews, a marmoset, and an orang-utan. Ark. Zool. **6**, 97—154 (1953a).
— The neuro-hypophysis in the series of mammals. Z. Zellforsch. **39**, 241—259 (1953b).
— Neurosecretory pathways in the head of crustaceans, insects and vertebrates. Nature (Lond.) **171**, 72—75 (1953c).
— Miscellaneous observations on the neurosecretory pathways in the mammalian hypophysis. Acta neuroveg. (Wien) **8**, 264—282 (1954a).
— Further studies on the hypophysis and on the hypothalamic neurosecretory tracts in the Monotremata. Kgl. fysiogr. Sällsk. Lund Handl., N. F. **65** (1954b).
— On the transformation of ordinary nerve cells into neurosecretory cells. Kgl. fysiogr. Sällsk. Lund Handl. **24** (1954c).
— Notes on the hypothalamic neurosecretion in the wolf. Kgl. fysiogr. Sällsk. Lund Handl. **25**, 1—12 (1955).
— The comparative aspect of the neurosecretion with special reference to the hypothalamo-hypophysial system. Proc. VIII Symp. Colston Res. Soc. London: Butterworths Sci. Publ. 1956a.
— Studies on mammalian neuro-secretion. Kgl. fysiogr. Sällsk. Lund Handl., N. F. **67**, 1—25 (1956b).
— Hypophysis. In: Primatologia von HOFER, SCHULTZ u. STARCK. Bd. III/1. Basel: S. Karger 1957.
—, and K. G. WINGSTRAND: Comparative anatomy and histology of the pituitary in the egg-laying mammals, the Monotremata. Kgl. fysiogr. Sällsk. Lund Handl., N. F. **62** (1951).
HARE, K.: Degeneration of the supraoptic nucleus following hypophysectomy in the dog. Amer. J. Physiol. **119**, 326 (1937).
HARRIS, G. W.: The induction of ovulation in the rabbit by electrical stimulation of the hypothalamo-hypophysial mechanism. Proc. roy. Soc. B **122**, 374—394 (1937).
— The hypophysio-portal vessels of the porpoise (Phocaena phocaena). Nature (Lond.) **159**, 874—875 (1947a).
— The blood vessels of the rabbit's pituitary gland and the significance of the pars and zona tuberalis. J. Anat. (Lond.) **81**, 343—351 (1947b).
— The innervation and actions of the neurohypophysis; an investigation using the method of remote-control stimulation. Phil. Trans. B **232**, 385—441 (1947c).
— Neural control of the pituitary gland. Physiol. Rev. **28**, 139—179 (1948a).
— The hypothalamus and water metabolism. Proc. roy. Soc. Med. **41**, 661—666 (1948b).
— Further evidence regarding the endocrine status of the neurohypophysis. J. Physiol. (Lond.) **107**, No 4, 436—448 (1948c).
— Stimulation of the supraopticohypophysial tract in the conscious rabbit with currents of different wave form. J. Physiol. (Lond.) **107**, No 4, 412—417 (1948d).
— The excretion of an antidiuretic substance by the kidney, after electrical stimulation of the neurohypophysis in the unaesthetized rabbit. J. Physiol. (Lond.) **107**, No 4, 430—435 (1948e).
— Regeneration of the hypophysial portal vessels. Nature (Lond.) **163**, 70 (1949a).
— Observation of the hypophysio-portal vessels of the living rat. J. Physiol. (Lond.) **108**, 359—361 (1949b).
— The relationship of the nervous system to (a) the neurohypophysis and (b) the adenohypophysis. J. Endocr. **6**, 17—19 (1949c).
— Regeneration of the hypophysial portal vessels, after section of the hypophysial stalk, in the monkey (Macacus rhesus). Nature (Lond.) **165**, 819 (1950a).
— Proliferative capacity of the hypophysial portal vessels. Nature (Lond.) **165**, 854 (1950b).
— The hypothalamus and endocrine glands. Brit. med. Bull. **6**, 345—350 (1950c).
— Hypothalamo-hypophysial connexions in the Cetacea. J. Physiol. (Lond.) **111**, 361—367 (1950d).
— Oestrous rhythm. Pseudopregnancy and the pituitary stalk in the rat. J. Physiol. (Lond.) **111**, 347—360 (1950e).
— Milk ejection following electrical stimulation of the pituitary stalk in rabbits. Nature (Lond.) **166**, 994 (1950f).

Harris, G. W.: Neural control of the pituitary gland. Brit. med. J. **1951**I, 559—627.
— Stress and thyroid activity. Lect. Sci. Basis Med. **3**, 154—168 (1953/54).
— Recent advances concerning the relationship between the hypothalamus and pituitary gland. Acta physiol. pharmacol. neerl. **3**, 289 (1954).
— Neural control of the pituitary gland. London: Edward Arnold 1955a.
— Pituitary-hypothalamic mechanism. Arch. Neurol. Psychiatr. (Chic.) **13**, 124—126 (1955b).
— The reciprocal relationship between the thyroid and adrenocortical responses to stress. Ciba Found. Coll. Endocr. **8**, 531—550 (1955c).
— The function of the pituitary stalk. Bull. Johns Hok. Hosp. **97**, 358—375 (1955d).
— Hypothalamic control of the anterior lobe of the hypophysis. In: Hypothalamic-hypophysial interrelationships (W. S. Fields, R. Guillemin, Ch. A. Carton), S. 31—42. Springfield: Ch. C. Thomas 1956a.
— Hypothalamus, hypophysis and thyreoid gland. XX. Internat. Physiol. Congr. Rev., Brüssel 1956. S. 508—528.
— The relation of the hypothalamus to the activity of the thyreoid gland. In: Pathophysiologia Diencephalica, S. 198—209. Wien: Springer 1958.
— Neuroendocrine control of TSH regulation. In: Comparative Endocrinology, edit. A. Gorbman, p. 202—222. New York: John Wiley & Sons 1959.
— The nervous system-follicular repening, ovulation and estrous behaviour. In: Rec. Progr. Endocr. of Reprod., p. 21—52. London: Ch. W. Lloyd 1959.
— Central nervous control of gonadotrophic and thyrotrophic secretion. Acta endocr. (Kbh.), Suppl. **50** (1960).
— The pituitary stalk and ovulation. In: Control of Ovulation, S. 56—74. Oxford: Pergamon Press 1961.
—, and B. T. Donovan (Hrsg.): The pituitary gland. Bd. 1—3. London: Butterworths 1966.
—, and D. Jacobsohn: Proliferative capacity of the hypophysial portal vessels. Nature (Lond.) **165**, 854 (1950).
— — Functional hypophyseal grafts. Ciba Found. Coll. Endocrinol. **4**, 115—124 (1952a).
— — Functional grafts of the anterior pituitary gland. Proc. roy. Soc. B **139**, 263—276 (1952b).
—, and R. T. Johnson: Regeneration of the hypophysial portal vessels after section of the hypophysial stalk in the monkey (macacus rhesus). Nature (Lond.) **165**, 819 (1950).
Harris, H. W.: Electrical stimulation of the hypothalamus and the mechanism of neural control of the adenohypophysis. J. Physiol. (Lond.) **107**, No. 4, 418—429 (1948).
Hartmann, J. F.: Elektron microscope observation on the posterior lobe of the neurohypophysis. Anat. Anz., Erg.-Bd. **104** (1958).
Haun, Ch. K., and Ch. H. Sawyer: Initiation of lactation in rabbits following placement of hypothalamic lesions. Endocrinology **67**, 270—272 (1960).
Hearn, W. R., and R. Guillemin: Isolation of the hypothalamic neurohumor which stimulates ACTH-release. Chemical studies. Bull. Internat. Congr. Physiol., Brüssel 1955/56.
Heinbecker, P., and H. L. White: Hypothalamico-hypophysial system and its relation to water balance in the dog. Amer. J. Physiol. **133**, 582—593 (1941).
Heller, H.: The state in the blood and the excretion by the kidney of the antidiuretic principle of posterior pituitary extracts. J. Physiol. (Lond.) **89**, 81—95 (1937).
— The metabolism and fate of the neurohypophysial principles. In: The Neurohypophysis, ed. H. Heller, S. 77—94. London: Butterworths 1957.
—, and K. Lederis: Paper chromatography of small amounts of vasopressins and oxytocins. Nature (Lond.) **188**, 1231—1232 (1958).
— — Maturation of the hypothalamo-neurohypophysial system. J. Physiol. (Lond.) **147**, 299—314 (1959).
— — Density gradient centrifugation of hormone — containing subcellular granules from rabbit neurohypophysis. J. Physiol. (Lond.) **158**, 27—29 (1961).
— — Characteristics of isolated neurosecretory vesicles from mammalian neural lobes. In: „Neurosecretion" (ed. H. Heller and R. B. Clark), p. 35—46. Mem. Soc. endocrinol. No 12. London and New York: Academic Press 1962.
—, and F. F. Urban: The fate of the antidiuretic principle of postpituitary extracts in vivo and invitro. J. Physiol. (Lond.) **85**, 502—518 (1935).
—, and E. J. Zaimis: The antidiuretic and oxytocic hormones in the posterior pituitary glands of newborn infants and adults. J. Physiol. (Lond.) **109**, 162 (1949).
Henderson, W. R., and W. C. Wilson: Intraventricular injection of acetylcholine and eserine in man. Quart. J. exp. Physiol. **26**, 83—95 (1936).
Herring, P. T.: The histological appearances of the mammalian pituitary body. Quart. J. exp. Physiol. **1**, 121—159 (1908).
Hickey, R. C., K. Hare, and R. S. Hare: Some cytological and hormonal changes in the posterior lobe of the rat's pituitary after water deprivation and stalk section. Anat. Rec. **81**, 319—331 (1941).
Hild, W.: Zur Frage der Neurosekretion im Zwischenhirn der Schleie (Tinca vulgaris) und ihrer Beziehungen zur Neurohypophyse. Z. Zellforsch. **55**, 34—46 (1950).
— Vergleichende Untersuchungen über Neurosekretion im Zwischenhirn der Amphibien und Reptilien. Z. Anat. Entwickl.-Gesch. **115**, 459—471 (1951a).

HILD, W.: Experimentell-morphologische Untersuchungen über das Verhalten der „Neurosekretorischen Bahn" nach Hypophysenstieldurchschneidung, Eingriffen in den Wasserhaushalt und Belastung der Osmoregulation. Virchows Arch. path. Anat. **319**, 526—546 (1951b).
— Das Verhalten des neurosekretorischen Systems nach Hypophysenstieldurchschneidung und die physiologische Bedeutung des Neurosekrets. Acta neuroveg. (Wien) **3**, 81—91 (1951c).
— Über Neurosekretion im Zwischenhirn des Menschen. Z. Zellforsch. **37**, 301—316 (1952a).
— Weitere Untersuchungen über die Neurosekretion bei Mensch und Hund. Anat. Anz., Erg.-Bd. **99**, 89—91 (1952b).
— Das morphologische, kinetische und endokrinologische Verhalten von hypothalamischen und neurohypophysärem Gewebe in vitro. Z. Zellforsch. **40**, 257—312 (1954a).
— Histological and endocrinological observations in tissue cultures of posterior pituitary of dog and rat. Tex. Rep. Biol. Med. **12**, 474—488 (1954b).
— Neurosecretion in the central nervous system. In: Hypothalamic-hypophysial Interrelationships (W. S. FIELDS), S. 17—26. Springfield (Ill.): Ch. C. Thomas 1956.
— Das Neuron. Die Nervenzelle. Die Nervenfaser. In: Handbuch der mikroskopischen Anatomie des Menschen, begr. von W. v. MÖLLENDORFF, fortgef. von W. BARGMANN, Bd. IV/4. Berlin-Göttingen-Heidelberg: Springer 1959.
—, u. G. ZETLER: Über das Vorkommen der Hypophysenhinterlappenhormone im Zwischenhirn. Naunyn-Schmiedebergs Arch. exp. Path. Pharmak. **213**, 139—153 (1951).
— — Vergleichende Untersuchungen über das Vorkommen der Hypophysenhinterlappenhormone im Zwischenhirn einiger Säugetiere. Dtsch. Z. Nervenheilk. **167**, 205—214 (1952a).
— — Neurosekretion und Hormonvorkommen im Zwischenhirn des Menschen. Klin.Wschr. **30**, 433—439 (1952b).
— — Über die Funktion des Neurosekretes im Zwischenhirn-Neurohypophysensystem als Trägersubstanz für Vasopressin, Adiuretin und Oxytocin. Z. ges. exp. Med. **120**, 236—243 (1953a).
— — Experimenteller Beweis für die Entstehung der sog. Hypophysenhinterlappenwirkstoffe im Hypothalamus. Pflügers Arch. ges. Physiol. **257**, 169—201 (1953b).
HILLARP, N. A.: Studies on the localisation of hypothalamic centres controlling the gonadotrophic function of the hypophysis. Acta endocr. (Kbh.) **2**, 11—23 (1949a).
— Cell reactions in the hypothalamus following overloading of the antidiuretic function. Acta endocr. (Kbh.) **2**, 33—43 (1949b).
—, u. D. JACOBSOHN: Über die Innervation der Adenohypophyse und ihre Beziehungen zur gonadotropen Hypophysenfunktion. Kgl. fysiogr. Sällsk. Lund Handl., N. F. **54** (1943).
HIS, W.: Zur Geschichte des Gehirns, sowie der centralen und peripherischen Nervenbahnen beim menschlichen Embryo. Abh. Kgl. sächs. Ges. Wiss., math.-phys. Kl. **14**, 339—392 (1888).
HOCHSTETTER, F.: Beiträge zur Entwicklungsgeschichte des menschlichen Gehirns. Wien u. Leipzig: Franz Deutike I (1919); II/1, 2 (1924); II/3 (1929).
— Beiträge zur Entwicklungsgeschichte der kraniocerebralen Topographie des Menschen. Akad. Wiss. Wien., math.-nat. Kl., Denkschriften **106** (3) (1943).
HÖLSCHER, B., u. J. FINGER: Über das Fehlen des diuresehemmenden Prinzips im Zentralnervensystem. Arch. Psychiat. Nervenkr. **181**, 611—620 (1949).
HOFER, H.: Zur Morphologie der circumventrikulären Organe des Zwischenhirns der Säugetiere. Verh. Dtsch. Zool. Ges. Frankfurt, 1958, S. 202—251.
HOFF, F.: Die hypothalamische Steuerung des Hypophysenvorderlappens. Klinische Problemstellung. 71.Tag. d. Dtsch. Ges. Inn. Med. 1965 (Wiesbaden), S. 15—27. München: J. F. Bergmann 1965.
HOGBEN, L. T., and F. R. WINTON: The pigmentary effector system I. Reactions of frogs melanophores to pituitary extracts. Proc. roy. Soc. B **93**, 318—329 (1922).
HOHLWEG, W., u. K. JUNKMANN: Die hormonal-nervöse Regulierung der Funktion des Hypophysenvorderlappens. Klin. Wschr. 1932, 321—323.
HOLMES, R. L.: "Synaptic vesicles" in the neurohypophysis. Nature (Lond.) **185**, 710—711 (1960).
— The neurohypophysis of the foetal monkey. Z. Zellforsch. **69**, 288—295 (1966).
—, and F. G. W. KNOWLES: Electron microscope observations on the neurohypophysis of the ferret. Nature (Lond.) **183**, 1745 (1959).
HOLTZ, P.: Gewebshormone. In: Fermente, Hormone, Vitamine, Bd. II Hormone, S. 711—801. Stuttgart: G. Thieme 1960.
— Gewebs- und Neurohormone. 8. Sympos. Dtsch. Ges. Endokrin. (München 1961), S. 1—17. Berlin-Göttingen-Heidelberg: Springer 1962.
HORSLEY, V.: Functional nervous disorders due to loss of thyroid gland and pituitary body. Lancet **1**, 5 (1886).
HORSTMANN, E.: Die Faserglia des Selachiergehirns. Z. Zellforsch. **39**, 588—617 (1954).
HOUSSAY, B. A.: Influence of metabolic endocrine and nervous factors on the action of insulin. Endocrinology **9**, 456—466 (1925).
—, et J. UNGAR: Action de l' hypophyse sur la coloration des batraciens. C. R. Soc. Biol. (Paris) **91**, 318—320 (1924).
HOWE, A.: The distribution of arginine in the pituitary gland of the rat, with particular reference in "neurosecretory" material. J. Physiol. (Lond.) **149**, 519—525 (1959).
— Arginin and "neurosecretory" material in the pituitary gland of the pig. Nature (Lond.) **100**, 175 (1960).

Howe, A.: Arginine and neurosecretory material in the pars nervosa of some mammalian species. In: Neurosecretion, ed. H. Heller u. R. B. Clark. 3. Int. Sympos. für Neurosekretion 1961 in Bristol. Mem. Soc. Endocrinol. 12, 241—244 (1962).

—, and A. G. E. Pearse: A histochemical investigation of the neurosecretory substance in the rat. J. Histochem. Cytochem. 4, 561—569 (1956).

Howell, W. H.: The physiological effects of extracts of pituitary body. J. exp. Med. 3, 215—245 (1898).

Huber, G. C., and E. C. Crosby: On thalamic and tectal nuclei in the brain of the american alligator. J. comp. Neurol. 40, 97—228 (1926).

Hume, D. M.: The role of the hypothalamus in the pituitary adreno-cortical response to stress. J. clin. Invest. 28, 799 (1949).

— The relationship of the hypothalamus to the pituitary secretion of ACTH. Ciba Found. Coll. Endocrin. 4, 87—99 (1952).

— The method of hypothalamic regulation of pituitary and adrenal secretion in response to trauma. In: Pathophysiologia diencephalica (herausg. S. B. Curri, L. Martini u. W. Kovac), S. 217—228. Wien: Springer 1958.

—, and G. J. Wittenstein: The relationship of the hypothalamus to pituitaryadrenocortical function. I. Clin. ACTH Conference, S. 134—146. Philadelphia Mote Blakiston Cy. 1950.

Imai, K.: Some observations on the hypothalamo-hypophysial neurosecretory system in the albino rat. Gunma J. med. Sci. 3, 281—289 (1954).

— The morphology and functional significance of the caudal neurosecretory system of fishes. In: Comp. Endocrinol., S. 697—724. New York: Wiley 1959.

— Histologische Untersuchungen am Zwischenhirn-Neurohypophysensystem von Megalobatrachus japonicus. Z. Zellforsch. 52, 501—515 (1960).

Imoto, T.: Der histochemische Befund des Neurosekretes im Hypothalamus-Hypophysensystems beim Hund. I. Arch. hist. jap. 8, 361—368 (1955).

Ingram, W. R., C. Fisher, and S. W. Ranson: Experimental diabetes insipidus in the monkey. Arch. intern. Med. 57, 1067 (1936).

— F. T. Hannett, and S. W. Ranson: The topography of the nucleus of the diencephalon of the cat. J. comp. Neurol. 55, 333—394 (1932).

Ishii, S., T. Hirano, and H. Kobayashi: Neurohypophyseal hormones in the avian median eminence and pars nervosa. Gen. comp. Endocr. 2, 433—440 (1962).

Jacobsohn, D.: The effect of transection of the hypophysial stalk on the mammary glands of lactating rabbits. Acta physiol. scand. 19, 10 (1949).

—, and C. B. Jørgensen: Survival and function of auto and homografts of adenohypophysial tissues in the toad, Bufobufo (L). Acta physiol. scand. 36, 1—12 (1956).

Jansen, J.: The brain of myxine glutinosa. J. comp. Neurol. 49, 359 (1930).

Jansen, W. F., and J. C. van de Kamer: Histochemical analysis if the saccus vasculosus of the trout. Z. Zellforsch. 55, 370—378 (1961).

Janssen, P., et H. Stephan: Recherches sur le cerveau de l'eléphant d'Afrique (Loxodonta afric. Blum). Introduction et considérations macroscopiques. Acta neurol. belg. 11, 731—757 (1956).

Jessiman, A. G.: Hypophysektomie in the treatment of breast cancer. Ann. roy. Coll. Surg. Engl. 24, 213—238 (1959).

— D. D. Matson, and F. D. Moore: Hypophysektomy in the treatment of breast cancer. New Engl. J. Med. 261, 1199—1207 (1959).

Jewell, P. A.: The occurrence of vesiculated neurones in the hypothalamus of the dog. J. Physiol. (Lond.) 121, 167—181 (1953).

—, and E. B. Verney: Recent work on the localization of the osmoreceptors. J. Endocr. 9, 11—111 (1953).

Jores, A.: Untersuchungen über das Melanophorenhormon und seinen Nachweis im Blut. Z. ges. exp. Med. 87, 266—282 (1933).

—, u. O. Glogner: Gibt es einen funktionstüchtigen Zwischenlappen der menschlichen Hypophyse? Z. ges. exp. Med. 91, 91—99 (1933).

Jørgensen, C. B.: Brain-pituitary relationships in amphibians, birds and mammals: on the origin and nature of the neurons by which hypothalamic control of pars distalis functions are mediated. Arch. anat. micr. Morph. exp. 54, 261—276 (1965).

—, and L. O. Larsen: Comparative aspects of hypothalamic-hypophysial relationships. Ergebn. Biol. 22, 1—29 (1960).

— — P. Rosenkilde, and K. G. Wingstrand: Effect of extirpation of median eminence on function of pars distalis of the hypophysis of the toad, Bufo bufo (L). J. comp. Biochem. Physiol. 1, 38—43 (1960).

— P. Rosenkilde, and K. G. Wingstrand: Regeneration of the neural lobe of the pituitary gland in the toad, Bufo bufo (L.). In: Bertil Hanström's Festschrift zum 65. Geburtstag, edit. K. G. Wingstrand, S. 184—195. Zool. Inst. Lund 1956.

Jutisz, M., P. de la Llosa, E. Sakiz, E. Yamazaki et A. Guillemin: L'action des encymes protéolytiques sur les facteurs hypothalamiques LRF et TRF stimulant la sécrétion des hormones hypophysaires de lutéinisation (LH) et thyréotrope (TSH). C. R. Soc. Biol. (Paris) 157, 235—237 (1963).

Kahle, W.: Studien über die Matrixphasen und die örtlichen Reifungsunterschiede im embryonalen menschlichen Gehirn. Dtsch. Z. Nervenheilk. 166, 273—302 (1951).

KAPPERS, C. U. ARIENS: Die autonomen Zentren des Zwischenhirns bei Knochenfischen und Reptilien. Z. mikr.-anat. Forsch. 36, 497 (1934).
— Anatomie comparée du système nerveux. Haarlem: De Erven F. Bohn; Paris: Masson & Cie. 1947.
— G. C. HUBER, and E. C. CROSBY: The comparative anatomy of the nervous system of vertebrates including man. I and II. New York: MacMillan & Co. 1936.
KARKUN, J., N. KAR, and MUKERJI: Responses of the pars intermedia if the cat's hypophysis to adrenocorticotrope hormone. J. Endocr. 10, 124—128 (1954).
KARY, C.: Pathologisch-anatomische und experimentelle Untersuchungen zur Frage des Diabetes insipidus und der Beziehungen zwischen Tuber cinereum und Hypophyse. Virchows Arch. path. Anat. 252, 734—747 (1924).
KASTIN, A. J., and G. T. ROSS: Melanocyte-stimulating hormone (MSH) and ACTH activities of pituitary homografts in albino rat. Endocrinology 75, 187—191 (1964).
— — Melanocyte-stimulating hormone activity in pituitary of frogs with hypothalamic lesions. Endocrinology 77, 45—48 (1965).
KASTL, E.: Über die intracytären Neurofibrillen in den Ganglienzellen des Nucleus supraopticus bei Mensch und Hund. Acta neuroveg. (Wien) 8, 437—445 (1954).
KAWABATA, I.: Electron microscopy of the rat hypothalamic neurosecretory system. Gunma Symp. Endocrinol. 1, 51—58 (1964).
KNOCHE, H.: Neurohistologische Untersuchungen am Hypophysen-Zwischenhirnsystem des Hundes. Anat. Anz., Erg.-Bd. 99, 93—95 (1952).
— Über das Vorkommen eigenartiger Nervenfasern (Nodulus-Fasern) in Hypophyse und Zwischenhirn von Hund und Mensch. Acta anat. (Basel) 18, 208—223 (1953).
KNOWLES, F. G. W.: Endocrine activity in the crustacean nervous system. Proc. roy. Soc. B 141, 248—267 (1953).
— Electron microscopy of a crustacean neurosecretory organ, 2. Internat. Sympos. Neurosekretion, Lund. Berlin-Göttingen-Heidelberg: Springer 1958.
— The control of pigmentary effectors. In: Comparativ endocrinology, S. 223—232, edit. A. GORBMANN. New York: J. Wiley & Sons 1959.
— Vesicle formation in the distal part of a neurosecretory system. Proc. roy. Soc. B 160, 360—372 (1964).
—, and D. B. CARLISLE: Endocrine control in the Crustacea. Biol. Rev. 31, 396—473 (1961).
—, and L. VOLLRATH: Synaptic contacts between neurosecretory fibres and pituicytes in the pituitary of the eel. Nature (Lond.) 206, 1168—1169 (1965).
KOBAYASHI, H., and D. S. FARNER: Cholesterases in the hypothalamo-hypophyseal neurosecretory system of white — crowned sparrow, Zonotrichia leucophrys Gambelii. Z. Zellforsch. 63, 965—973 (1964).
— T. KOBAYASHI, K. YAMAMOTO, and M. INATOMI: Electron microscopic observation on the hypothalamo-hypophyseal system in the rat. 1. The ultrafine structure of the contact region between the external layer of the infundibulum and pars tuberalis of the anterior pituitary. Endocr. jap. 10, 69—80 (1963).
— Y. OOTA, H. UEMURA, and T. HIRANO: Electron microscopic and pharmacological studies on the rat median eminence. Z. Zellforsch. 71, 387—404 (1966).
KOIKEGAMI, H.: Beiträge zur Kenntnis der Kerne des Hypothalamus bei Säugetieren. Arch. Psychiat. Nervenkr. 107, 742—774 (1938a).
— T. YAMADA, and K. USUI: Stimulation of amygdaloid nuclei and periamygdaloid cortex with special reference to its effect in uterine movements and ovulation. Fol. psychiat. neurol. jap. 8, 7—31 (1954).
KORITKÉ, J. G., and H. DUVERNOY: Les connexions vasculaires du système porte hypophysaire. Anat. Anz. 109, 786—806 (1960).
KOVÁCS, K., and D. BACHRACH: Hypothalamus und water metabolism. Studies on the antidiuretic substance of the hypothalamus and hypophysis. Acta med. scand. 141, 138—152 (1951).
— — A. JAKOBOVITS, E. HORVÁTH u. B. KORPÁSSY: Hypothalamo-hypophyseale Beziehungen der Flüssigkeitsentziehung bei Ratten. Endokrinologie 31, 17—29 (1954).
— — — A. SZTANOJEVITS, and B. KORPÁSSY: Histomorphological changes following a specific damage in the anterior hypothalamic nuclei of rats. Acta morph. Acad. Sci. hung. 4, 409—416 (1954).
— — F. OLÁH, and V. VARRÓ: Hypothalamus and water metabolism. Acta. morph. Acad. Sci. hung 2, 71—73 (1952).
KRATZSCH, E.: Experimentell-morphologische Untersuchungen am Zwischenhirn-Hypophysensystem der Ratte bei Polyurie infolge Alloxanvergiftung. (Mit besonderer Berücksichtigung der Pituizyten.) Z. Zellforsch. 36, 371—380 (1951).
KRAUS, E. J.: Über Veränderungen der Hypophyse bei chronischem Hirndruck. Z. ges. Neurol. Psychiat. 146, 548—552 (1933a).
— Über nekrobiotische Veränderungen in der Hypophyse, insbesondere im Hypophysenstiel bei chronischem Hirndruck. Virchows Arch. path. Anat. 290, 658—674 (1933b).
KRIEG, W. J. S.: The hypothalamus of the albino rat. J. comp. Neurol. 55, 19—89 (1932).
KRÜCKE, W.: Über das Längsbündel in der Substantia gelatinosa centralis des Rückenmarks (Fasciculus parependymalis) und über seine Bedeutung für die Verbindung der vegetativen Zentren des Hirnstammes mit denen des Rückenmarkes. Dtsch. Z. Nervenheilk. 160, 196—220 (1949).
KUHLENBECK, H.: Vorlesungen über das Zentralnervensystem der Wirbeltiere. Jena: Gustav Fischer 1927.
—, and W. HAYMAKER: The derivates of the hypothalamus in the human brain; their relation to the extrapyramidal and autonomic systems. Milit. Surg. 105, 26—52 (1949).

Kumamoto, T.: Studies of physical and chermical properties of neurosecretory substance. II. Effect of ultracentrifugation on neurosecretory system Zool. Mag. (Dobutsugaku Zasshi) 67, 101—105 (1958).

Kurosumi, K., T. Matsuzawa, Y. Kobayashi, and S. Sano: On the relationship between the release of neurosecretory substance and lipid granules of pituicytes in the rat neurohypophysis. Gunma Symp. Endocrinol. 1, 87—118 (1964).

Kurotsu, T.: Über den Nucleus magnocellularis periventricularis bei Reptilien und Vögeln. Verh. Akad. Wet. Amsterdam 38, 784—797 (1935).

— T. Ban, and H. Masai: Efferent fibers from the frontal lobe to the hypothalamus. Med. J. Osaka Univ. 3, 521—528 (1953).

—, u. H. Kondo: Über die Beziehung zwischen dem Jahreszyklus und der feineren Zellstruktur des Nucleus praeopticus magnocellularis bei Bugo vulg. jap. Schlegel. Jap. J. med. Sci. Anat. 9, 64—65 (1941).

Labhart, A.: Klinik der inneren Sekretion. Berlin-Göttingen-Heidelberg: Springer 1957.

Landsmeer, J. M. F.: Vessels of the rats hypophysis. Acta anat. (Basel) 12, 82—109 (1951).

Lange Cosack, H.: Verschiedene Gruppen der hypothalamischen Pubertas praecox. I. u. II. Dtsch. Z. Nervenheilk. 166, 499 (1951); 168, 237 (1952).

Langley, J. N.: The autonomic nervous system. Cambridge: W. Hefter & Sons 1921.

— The nomenclature of the Sympathetic and of the related systems of nerves. Zbl. Physiol. 27, 149 (1921).

Lapp, A.: Über die Wirkung von Gonadotropinen nach gezielter intracerebraler Instillation in das Tuber cinereum von hypophysektomierten infantilen Ratten. (In Vorbereitung.)

Laqueur, G. L.: Observations on the Gomorisubstance in the hypothalamus of dogs and rats under normal and experimental conditions. Amer. J. Path. 28, 521—522 (1952).

Larsen, L. O.: Effects of hypophysectomy in the cyclostoma, Lampetra fluviatilis (L.) Gray. Gen. comp. Endocr. 5, 16—30 (1965).

Laruelle, M. L.: Le système végétatif meso-diencéphalique. Rev. neurol. 1, 809—842 (1934).

Laws, D. F.: Hypothalamic neurosecretion in the refractory and postrefractory periods and its relationship to the rate of photoperiodically induced testicular growth in Zonotrichia leucophrys gambelii. Z. Zellforsch. 54, 275—306 (1961).

Lazorthes, G.: Étude anatomo-topographique de l'artère cérébrale antérieure et de l'artère communicante antérieure — Decription-Territoire — Ligature. In: L'anérrysme de l'artère communicante antérieure (H. Krayenbühl), S. 5—21. Paris: Masson & Cie. 1959.

— Vascularisation et circulation cerebrale. Paris: Masson & Cie. 1961.

— J. Gaubert et J. D. Suarez Nunez: La vascularisation artérielle des lobes hypophysaires et de la tige pituitaire. Anat. Anz. 109, 820—827 (1960).

Le Beau, J., and J. F. Foncin: Anatomical study of anterior pituitary remands after (1) — stalk section (2) — hypophysectomy. Acta psychiat. scand. 35, 13 (1960).

Lederis, K.: Vasopressin and oxytocin in the mammalian hypothalamus. Gen. comp. Endocr. 1, 80—89 (1961).

— The distribution of vasopressin and oxytocin in hypothalamus nuclei. In: Neurosecretion. 3. Intern. Sympos. über Neurosekretion in Bristol 1961, ed. H. Heller u. R. B. Clark. Mem. Soc. Endocrinol. 12, 227—236 (1962).

— Ultrastructure of the hypothalamo-neurohypophysial system in teleost fishes and isolation of hormone-containing granules from the neurohypophysis of the cod (Gadus morrhua). Z. Zellforsch. 58, 192—213 (1962).

— An electron microscopical study of the human neurohypophysis. Z. Zellforsch. 65, 847—868 (1965).

—, and H. Heller: Intracellular storage of vasopressin and oxytocin in the posterior pituitary lobe. Acta endocr. (Kbh.), Suppl. 51, 115—116 (1960).

Legait, E.: Recherches morphologiques et histophysiologiques sur la pars intermedia des rongeurs. Anat. Anz., Erg.-Bd. 109, 254 (1962).

—, et H. Legait: Manifestations de neurohémocrinie au cours du cycle annuel et de la couvaison chez la poule Rhode-Island. C. R. Soc. Biol. (Paris) 149, 559 (1955a).

— — Modifications du lobe distal de l'hypophyse et de la neurohypophyse chez le poussin et la poule Rhode-Island après injection d'intermédine. C. R. Soc. Biol. (Paris) 149, 2207—2209 (1955b).

— — Étude de l'hypophyse de quelques Téléostéens en microscope électronique. Arch. Anat. (Strasbourg) 41, 5—35 (1958).

— — Observations histophysiologiques sur la pars intermedia de l'hypophyse des mammifères. Bull. Soc. Locraine Sci 1961.

Legait, H.: Etude histophysiologique et expérimentale du système hypothalamo-neurohypophysaire de la poule Rhode-Island. Arch. Anat. micr. Morph. exp. 44, 323—343 (1955).

— L'hydroencéphalocrinicneurosécrétoire chez la poule Rhode-Island au cours du cycle annuel et dans diverses conditions expérimentales. C. R. Soc. Biol. (Paris) 149, 1459 (1955d).

— Les voies efférentes de noyaux neurosécrétoires hypothalamiques chez les oiseaux. C. R. Soc. Biol. (Paris) 150, 996 (1956a).

— La vascularisation de l'adénohypophyse des Téléostéens comparée à celle des autres vertébrés. C. R. Soc. Biol. (Paris) 151, 1940—1943 (1957d).

— Anatomie microscopique des noyaux hypothalamiques neurosécrétoires et leurs voies efférentes chez la poule Rhode-Island. Acta neuroveg. (Wien) 15, 252—263 (1957a).

LEGAIT, H.: Corrélations hypothalamo-hypophyso-thyroidiennes chez la poule Rhode-Island. C. R. Soc. Biol. (Paris) **151**, 760—763 (1957 c).
— Les voies extra-hypothalamo-neurohypophysaires de la neurosécrétion diencéphalique dans la série des vertébrés. In: 2. Internat. Sympos. über Neurosekretion, Lund, S. 42—51. Berlin-Göttingen-Heidelberg: Springer 1958.
— Modifications de la pars intermedia chez Meriones crassus au cours d'épreuve de déshydratation ou après ingestion de solutions de dextrose. C. R. Soc. Biol. (Paris) **154**, 663 (1960).
—, et E. LEGAIT: Recherches cytologiques et cytochimiques sur la pars intermedia de l'hyperphyse de quelques mammifères. Congr. Histochémie, Paris 1960.
— — Variations du taux de l'intermedine au niveau du système hypothalamo-hypophysaire de mérion et du rat blanc au cours d'épreuves de déshydratation ou après ingestion de solutions de dextrose. C. R. Soc. Biol. (Paris) **154**, 1268 (1960).
—, et M. ROUX: Importance variable de la pars intermedia chez les rongeurs et résistence différente au cours d'épreuve de déshydratation. C. R. Soc. Biol. (Paris) **155**, 379 (1961).
LENHOSSEK, M. v.: Beobachtungen am Gehirn des Menschen. Anat. Anz. **2**, 450 (1887).
LERNER, A. B., J. D. CASE, Y. TAKAHASHI, T. H. LEE, and W. MORI: Isolation of melatonin, the pineal gland factor that lightens melanocytes. J. Amer. chem. Soc. **80**, 2587 (1958).
—, u. T. H. LEE: Isolation of melatonin, the pineal gland factor that lightens melanocytes. J. Amer. chem. Soc. **77**, 1066 (1955).
LEVEQUE, TH. F.: Changes in the neurosecretory cells of rat hypophysis following ingestion of sodium chloride. Anat. Rec. **117**, 741—758 (1953).
—, and E. SCHARRER: Pituicytes and the origin of the antidiuretic hormone. Endocrinology **52**, 436—447 (1953).
—, and M. SMALL: The relationship of the pituicyte to the posterior lobe hormones. Endocrinology **65**, 909—915 (1959).
LEWIS, D., and F. C. LEE: On the glandular elements in the posterior lobe of the human hypophysis. Bull. Johns Hopk. Hosp. **41**, 241—277 (1927).
LEWIS, M. R.: Studies on the hypophysis cerebri by means of tissue culture. Res. Publ. Ass. nerv. ment. Dis. **17**, 463 (1938).
LEWY, F. H.: Infundibuläre Veränderungen beim Diabetes insipidus und die Beziehungen zwischen Tuber cinereum und Hypophyse. Zbl. ges. Neurol. Psychiat. **37**, 398—400 (1924).
LHERMITTE, J.: La polyurie infundibulaire. Ann. Méd. **11**, 89 (1922).
LORENTE DE NÒ: Ein Beitrag zur Kenntnis der Gefäßverteilung in der Hirnrinde. J. Psychol. Neurol. (Lpz.) **35**, 19—27 (1928).
— Studies on the structures of the cerebral cortex. J. Psychol. Neurol. (Lpz.) **45**, 381 (1933).
LOTHRINGER, S.: Untersuchungen an der Hypophyse einiger Säugetiere und des Menschen. Arch. mikr. Anat. **28**, 257—292 (1886).
LUFT, R.: Hypophysectomy. Springfield: Thomas 1957.
— The use of hypophysectomy in juvenile diabetes mellitus with vascular complications. Diabetes **11**, 461—462 (1962).
— D. IKKOS, C. A. GEMZELL, and H. OLIVECRONA: The effect of human growth hormone in hypophysectomized human diabetic subjects. Acta endocr. (Kbh.) **32**, 330—340 (1959).
—, and H. OLIVECRONA: Experiences with hypophysectomy in man. J. Neurosurg. **10**, 301—306 (1953).
— — Hypophysectomy in man. Experiences in metastatic cancer of the breast. Cancer (USA) **8**, 261—270 (1955).
— — Erfahrungen über Hypophysektomie bei Mammakrebs und bei Diabetes mit Kimmelstiel-Wilson-Syndrom. Schweiz. med. Wschr. **86**, 113—117 (1956).
— — Hormone treatment of carcinoma of the breast — Hypophysectomy. Cancer (Lond.) **8**, 265—273 (1956).
— — Hypophysectomy in the treatment of malignant tumors. Cancer (USA) **10**, 789—794 (1957).
— — Hypophysectomy in man. In: Handbuch der Neurochirurgie (hrsg. W. TÖNNIS u. H. OLIVECRONA), Bd. IV/4, S. 302—321. Berlin-Heidelberg-New York: Springer 1967.
— — U. S. v. EULER, D. IKKOS, H. LJUNGGREN, L. NILSSON, J. SEKKENES, B. SJÖGREN u. H. J. WASCHEWSKY: Die endokrine Insuffizienz nach der Hypophysektomie beim Menschen. Helv. med. Acta **22**, 338—350 (1955).
— — u. D. IKKOS: Die Hypophysektomie beim Menschen. Dtsch. med. Wschr. **83**, 1349—1352 (1958).
— — — T. KORNERUP, and H. LJUNGGREN: Hypophysectomy in man. Further experiences in severe diabetes mellitus. Brit. med. J. **1955 II**, 752—756.
— — — L. B. NILSSON, and H. LJUNGGREN: Hypophysectomy in the treatment of malignant tumors. Amer. J. Med. **21**, 728—738 (1956).
— — u. B. SJÖGREN: Hypofysektomie på människa. Nord. Med. **47**, 351—354 (1952).
— — — Hypophysectomy in man. Experiences in severe diabetes mellitus. J. clin. Endocr. **15**, 391—408 (1955).
LUSCHKA, H.: Der Hirnanhang und die Steißdrüse des Menschen. Berlin: Georg Reimer 1860.
LUNDBERG, P. O.: A study of neurosecretory and related phenomena in the hypothalamus and pituitary of man. Acta morph. neerl.-scand. **1**, 256—285 (1957).
— Neurosecretory and related phenomena in the hypothalamus and pituitary of man. In: 2. Internat. Sympos. über Neurosekretion. Lund, S. 13—17. Berlin-Göttingen-Heidelberg: Springer 1958.

Lundberg, P. O.: Cortico-hypothalamic connexions in the rabbit. An experimental neuro-anatomical study. Acta physiol. scand., Suppl. 49, 171 (1960).
Macher, E.: Zellkernschwellungen der Nuclei supraopticus paraventricularis bei Dursttieren. Anat. Anz., Erg.-Bd. 99, 95—102 (1952).
Magoun, H. W.: Descending connections from the hypothalamus. Res. Publ. Ass. nerv. ment. Dis. 30, 270—285 (1940).
—, C. Fisher, and S. W. Ranson: The neurohypophysis and water exchange in the monkey. Endocrinology 25, 161—174 (1939).
—, and S. W. Ranson: Retrograde degeneration of the supraoptic nuclei after section of the infundibular stalk in the monkey. Anat. Rec. 75, 107—123 (1939).
— — The supraoptic decussations in the cat and monkey. J. comp. Neurol. 76, 435—459 (1942).
— —, and A. Hetherington: Descending connections from the hypothalamus. Arch. Neurol. Psychiat. (Chic.) 39, 1127—1149 (1938).
Mahoney, W., and D. Sheehan: The pituitary-hypothalamic mechanism: experimental occlusion of the pituitary stalk. Brain 59, 61—73 (1936).
Malandra, B.: Beobachtungen am neurosekretorischen Zwischenhirnsystem der normalen, trächtigen und laktierenden Ratte. Z. Zellforsch. 43, 594—610 (1956).
— Étude préliminaire du système neurosécrétoire diencéphalo-neurohypophysaire par S^{35}. In: 2. Internat. Sympos. über Neurosekretion, Lund, S. 20—25. Berlin-Göttingen-Heidelberg: Springer 1958.
Malone, E.: Über die Kerne des menschlichen Diencephalon. Abh. Kgl. Preuß. Akad. Wiss. Berlin 1910.
Marburg, O.: Das dorsale Längsbündel von Schütz (Fasciculus periependymalis) und seine Beziehungen zu den Kernen des zentralen Höhlengrau. Arb. neurol. Inst. Univ. Wien 33, 135—164 (1931).
Marguth, F.: Fortschritte in der Diagnostik und Therapie der Hypophysenadenome. Zbl. Neurochir. 19, 1/3, 108 (1959).
— Differentialdiagnostik der Geschwülste im Bereich des Türkensattels. Dtsch. med. Wschr. 89, 1838—1845 (1964).
Markee, J. E., J. W. Everett, and Ch. H. Sawyer: The relationship of the nervous system to the release of gonadotrophin and the regulation of the sex cycle. Recent Progre. Hormone Res. 7, 139—163 (1952).
— Ch. H. Sawyer, and W. H. Hollinshead: Activation of the anterior hypophysis by electrical stimulation in the rabbit. Endocrinology 38, 345—357 (1946).
— — — Adrenergic control of the release of hormone from the hypophysis of the rabbit. Recent Progr. Hormone Res. 2, 117—131 (1948).
Martini, L.: Le contrôl hypothalamique de la sécrétion de l'hormone adrénocorticotrophique. Ann. Endocr. (Paris) 161, 670—675 (1955).
— Neurosecretion and stimulation of the adeno-hypophysis. In: 2. Internat. Sympos. über Neurosekretion, Lund, S. 52—54. Berlin-Göttingen-Heidelberg: Springer 1958.
— Alcuni aspetti del controllo ipotalamico della secrezione dell'ormone adrenocorticotropico. In: Pathophysiologia diencephalica, S. 229—247. Wien: Springer 1958.
— L. Mira, A. Pecile, and S. Saito: Neurohypophysial hormones and gonadotrophins release. Acta endocr. (Kbh.), Suppl. 38, 81 (1958).
— — — — Neurohypophysial hormones and release of gonadotrophins. J. Endocr. 18, 245—250 (1959).
—, and A. de Poli: Neurohumoral control of the release of adreno-corticotrophic hormone. J. Endocr. 13, 229—234 (1956).
— —, and S. Curri: Hypothalamic stimulation of ACTH-secretion. Proc. Soc. exp. Biol. (N.Y.) 91, 490—493 (1956).
Mason, J. W.: Some aspects of the central nervous system regulating of ACTH secretion. J. clin. Endocr. 16, 914 (1956).
— Plasma 17-hydroxycorticosteroid response to hypothalamic stimulation in the conscious Rhesus monkey. Endocrinology 63, 403—411 (1958).
— W. J. H. Nauta, J. V. Brady, J. A. Robinson, and E. Sachar: The role of the limbic-system structures in the regulation of ACTH-secretion. Acta neuroveget. (Wien) 23, 4—14 (1961).
Masson, P.: Appendicite neurogène et carcinoides. Ann. Anat. path. 1, 3 (1924).
Matsui, S., u. Fr. Engelhardt: Die hypothalamo-hypophysären Systeme nach Kastration und Thyreoidektomie bei der Ratte. Ein Beitrag zur Frage der Zuordnung des Hypothalamus zur gonadotropen und thyreotropen Partialfunktion der Adenohypophyse. In: 6. Sympos. Dtsch. Ges. Endokrin, S. 343—356. Berlin-Göttingen-Heidelberg: Springer 1960.
Matsui, T., and H. Kobayashi: Histochemical demonstration of monoamine oxidase in the hypothalamo-hypophysial system of the tree sparrow and the rat. Z. Zellforsch. 68, 172—182 (1965).
Matsuzawa, T.: Quantitative histochemical and physiological studies on changes of the hypophyseo-adrenal system in reponse to formalin stress. Gunma Symp. endocrinol. 1, 183—189 (1964).
Mautner, W.: Das räumliche Bild des neurosekretorischen Zwischenhirnsystems und der portalen Hypophysengefäße von Rana temporaria und einigen anderen Anuren. Mit Lebendbeobachtungen am portalen Hypophysenkreislauf. Z. Zellforsch. 64, 813—826 (1964).
Mazzi, V.: Neurosecrezione e sintesi di proteine. R. C. Accad. naz. Lincei, Ser. VIII 4, 214—219 (1948).
— Brevi considerazioni sui fenomeni neurosecretori. Monit. zool. ital., Suppl. 57 (1949).

Mazzi, V.: I fenomeni neurosecretori nel nucleo magnocellulare preottico dei selaci e dei ciclostomi. Riv. Biol. 44, 429—449 (1952a).
— Rapporti anatomici e funzionali fra ipotalamo e ipofisi. Attual. zool. (Suppl. Arch. zool. ital.) 8, 54—140 (1952b).
— Sistema neurosecretorio ipotalamo-ipofisario, liquor ventricolare e adenoiposifi. Soc. ital. Anat. 15 Conv. Soc. 1953a.
— Récents progrès dans la neurosécretion. Rapp. Semin. Biol. "R. Damiani" Roma, Jan. 1953b.
— Sulla presenza e sul possibile significato fi fibre neurosecretorie ipotalamo-ipofisario nel lobo intermedio dell' ipofisi del tritone crestato. Monit. zool. ital. 62, 1—8 (1954).
McCann, S. M.: Effect of hypothalamic lesions on the adrenal cortical response to stress in the rat. Amer. J. Physiol. 175, 13—20 (1953).
— The ACTH-releasing activity of the posterior lobe of the pituitary. Endocrinology 60, 664—676 (1957).
—, and J. R. Brobeck: Evidence for a role of the supraopticohypophyseal system in regulation of adrenocorticotrophin secretion. Proc. Soc. exp. Biol. (N.Y.) 87, 318—324 (1954).
—, and A. Fruit: Effect of synthetic vasopressin on the release of adrenocorticotrophin in rats with hypothalamic lesions. Proc. Soc. exp. Biol. (N.Y.) 96, 566—567 (1957).
— —, and B. D. Fulford: Studies on the loci of action of cortical hormones inhibiting the release of adrenocorticotrophin. Endocrinology 63, 29—42 (1958).
—, and P. Haberland: Further studies on the regulation of pituitary ACTH in rats with hypothalamic lesions. Endocrinology 66, 217—221 (1960).
— R. Mack, and C. Gale: The possible role of oxytocin in stimulating the release of prolactin. Endocrinology 64, 870—889 (1959).
McConnell, E. M.: The arterial blood of the human hypophysis cerebri. Anat. Rec. 115, 175—204 (1953).
Merenyi, D.: Angioarchitektur der Katzenhypophyse. Morphologische Grundlagen zur experimentellen Forschung über das Hypophyseo-Diencephalon. Virchows Arch. path. Anat. 315, 534—547 (1948).
Mergner, H.: Untersuchungen am Organon vasculosum laminae terminalis (Crista supraoptica) im Gehirn einiger Nagetiere. Zool. Jb., Abt. Anat. u. Ontog. 77, 290—356 (1959).
— Die Blutversorgung der Lamina terminalis bei einigen Affen. Z. wiss. Zool. 165, 140—185 (1961).
Mettler, F. A.: The innervation of the anterior pituitary of the anterior pituitary gland in the cat. In: Pathophysiologia diencephalica, S. 148—158. Wien: Springer 1958.
— Hypothalamic nerve fibers in the pars tuberalis and pia-arachnoid tissue of the cat and their degeneration pattern after a lesion in the hypothalamus. Experientia (Basel) 15, 36 (1959).
Metuzals, J.: Über eigenartige Nervenzellen in der Hypophyse des Bitterlings (Rhodeus amarus Bl.). Acta anat. (Basel) 14, 124—140 (1952).
Meynert, T.: Vom Gehirn der Säugetiere. In: Strickers Handbuch der Lehre von den Geweben des Menschen und der Tiere, Bd. II, S. 694—808, Leipzig: Wilhelm Engelmann 1871/1872.
Mialhe-Voloss, C.: Existence d'une activité corticotrope dans la posthypophyse du boeuf. C. R. Soc. Biol. (Paris) 148, 1182 (1954).
— Variations des teneurs en hormone corticotrope des lobes antérieur et postérieur de l'hypophyse du rat soumis à différents types d'agressions. C. R. Acad. Sci. (Paris) 241, 105—107 (1955).
— Posthypophyse et activité corticotrope. Acta endocr. (Kbh.), Suppl. 35 (1958).
— L'activité corticotrope de la posthypophyse: sa variation au cours de certaines agressions de l'organisme. In: Pathophysiologia diencephalica, S. 599—604. Wien: Springer 1958.
—, et J. Benoit: L'intermédine dans l'hypophyse et l'hypothalamus du canard. C. R. Soc. Biol. (Paris) 148, 56 (1954).
—, et F. Stutinsky: Sur la fixation hypothalamique de l'intermédine chez le rat normal et le rat hypophysectomisé. Ann. Endocr. (Paris) 14, 681 (1953).
Miraglia, T.: Arterias e veias da ragiao infundibulo-hipofisaria do rato. An. Fac. med. Univ. Minas Gerais 17, 169—230 (1957).
— Contribuicao para o estudo morfogenetico macro e microscopico do sistema porta-hipofisario do rato, con observacoes in vivo. Diss. Bahia Brasilien 1959.
Moll, J.: Regeneration of the supraoptico-hypophyseal and paraventriculo-hypophyseal tracts in the hypophysectomized rat. Z. Zellforsch. 46, 686—709 (1957).
— Observations on water exchange and the morphological condition of the hypothalamo-posthypophyseal system in rats with lesions in the median eminence. Z. Anat. Entwickl.-Gesch. 124, 184—195 (1964).
— Hypothalamische Steuerung der thyreotropen Hypophysenfunktion. 71. Tagg d. Dtsch. Ges. Inn. Med. 1965 (Wiesbaden). S. 259—260. München: J. F. Bergmann 1965.
—, and D. de Wied: Observations on the hypothalamo-posthypophyseal system of the posterior lobectomized rat. Gen. comp. Endocr. 2, 215—228 (1962).
Morin, F.: Neue Untersuchungen über den Blutkreislauf in der Hypophyse. Z. mikr. Forsch. 50, 371—379 (1941).
—, i V. Bötner: Contributi alla conoszensa della irrigazione sanguina dell'ipofisi e dell'ipotalamo di alcuni mammiferi. Morph. Jb. 85, 470—504 (1941).
Mosinger, M.: Neuro-endocrinologie et neuro-ergonologie. Leur rôle en pathologie. Coimbra editora, Limitada: Masson & Cie. 1954.

MÜLLER, W.: Zur Frage der sog. Gomori-positiven Substanz. Acta neuroveg. (Wien) **6**, 201—211 (1953).
— Zur Frage der Chromhämatoxylinfärbung nach GOMORI. Anat. Anz., Erg.-Bd. **101**, 181 (1954).
— Neurosekretstauung im Tr. supraopticohypophyseus des Menschen durch einen raumbeengenden Prozeß. Z. Zellforsch. **42**, 439—442 (1955a).
— Über die Rachendachhypophyse. Acta neurochir. (Wien), Suppl. 3, 1928 (1955b).
— Die Ausbildung der Rachendachhypophyse des Menschen. Verh. Dtsch. Zool. Ges. 1955, S. 297—304.
— Zum Problem der Neurosekretdarstellung. Anat Anz., Erg.-Bd. **103**, 149 (1956).
— Mißbildungen des Gehirns mit vergrößerter Rachendachhypophyse und Kryptothalamus. Z. menschl. Vererb.- u. Konstit.-Lehre **34**, 187—193 (1957a).
— Über Nekrosen in Hypophysenstiel und -hinterlappen bei intrakranieller Drucksteigerung. Dtsch. Z. Nervenheilk. **176**, 543—552 (1957b).
— Astrablau zur Darstellung des sogenannten Neurosekrets. Lab.-Bl. (Marburg) **2**, 3—8 (1957c).
— On the pharyngeal hypophysis in endocrine aspects of breast cancer, S. 106—110. Edinburgh and London: Livingstone 1958.
—, u. F. MARCOS: Über das Vorkommen von Ganglienzellen in einem Hypophysentumor. Virchows Arch. path. Anat. **325**, 733—736 (1954).
—, u. M. MORTILLARO: Über die Beziehung der basophilen Zellen der Zona intermedia zum Neurosekretgehalt im Hypophysenhinterlappen des Menschen. In: Die partielle Hypophysenvorderlappen-Insuffizienz. Implantation von endokrinen Drüsen und ihre Wirkungen bei Tier und Mensch. 4. Symp. Dtsch. Ges. f. Endokrinol. Berlin, 1.—3. 3. 1956, S. 37—39. Berlin-Göttingen-Heidelberg: Springer 1957a.
— — Der Neurosekretgehalt im Hypophysenhinterlappen des Menschen bei intrakraniellen raumfordernden Prozessen. Acta endocr. (Kbh.) **24**, 153—158 (1957b).
MUNDINGER, F., u. T. RIECHERT: Hypophysentumoren — Hypophysektomie. Mit einem Beitrag von P. M. REISERT. Stuttgart: Georg Thieme 1967.
MUNSICK, R. A., W. H. SAWYER, and H. B. VAN DYKE: The antidiuretic potency of arginine and lysine vasopressins in the pig with observations on porcine renal function. Endocrinology **63**, 688—693 (1958).
MURAKAMI, M.: Elektronenmikroskopische Untersuchungen über die neurosekretorischen Zellen im Hypothalamus von Gecko japonicus. Arch. hist. jap. **21**, 323—337 (1961).
— Elektronenmikroskopische Untersuchung der neurosekretorischen Zellen im Hypothalamus der Maus. Z. Zellforsch. **56**, 277—299 (1962).
—, u. F. BAN: Über die Vitalfärbung der neurosekretorischen Zellen im Hypothalamus des Gecko japonicus. Kurume med. J. **3**, 129 (1956).
— — Über eine neue sekretorische Bahn im Hypothalamus des Gecko japonicus. Arch. hist. jap. **14**, 309—320 (1958).
NAUTA, W. J. H.: Hypothalamic regulation of sleep in rats; an experimental study. J. Neurophysiol. **9**, 285—316 (1946).
NEUHAUS, R.: Zwischenhirnstudien. IX. Karyoarchitektonische Untersuchungen im Hypothalamus der weißen Maus unter besonderer Berücksichtigung des Kerngebietes 5 (nach E. GRÜNTHAL). Diss. Göttingen 1948.
NEMEC, H.: Beitrag zur Kenntnis des Trichterlappens der Vogelhypophyse. Öst. zool. Z. **2**. 352—365 (1950).
NIEMINEVA, K.: Observations on the development of the hypophysial portal system. Acta paediat. (Uppsala) **39**, 366—377 (1950).
NIKITOVITCH-WINER, M., and J. W. EVERETT: Resumption of gonadotrophic function in pituitary grafts following retransplantation from kidney to median eminence. Nature (Lond.) **180**, 1434—1435 (1957).
— — Comparative study of luteotropin secretion by hypophysial autotransplants in the rat, effects of site and stages of the estrous cycle. Endocrinology **62**, 522—532 (1958).
— — Histocytologic changes in grafts of rat pituitary on the kidney and upon retransplantation under the diencephalon. Endocrinology **65**, 357—368 (1959).
NIKOLSKAIA, S.: Die Blutversorgung der Hypophyse des Menschen. Anat. Anz. **67**, 130—137 (1929).
NISSL, F.: Über die Veränderungen der Ganglienzellen am Fascialiskern des Kaninchens nach Ausreißung der Nerven. Allg. Z. Psychiat. **48**, 197 (1892).
— Die Großhirnanteile des Kaninchens. Arch. Psychiat. Nervenkr. **52**, 867—953 (1913).
NODA, H., Y. SANO u. H. FUJITA: Über den intravasculären Eintritt des hypothalamischen Nerosekretes. Arch. hist. jap. **8**, 341 (1955).
— — u. N. ISHIZAKI: Über die Existenz der gomoriphilen Nervenzellen in der Neurohypophyse beim Hund. Bemerkungen über den Sekretionsmodus bei der Neurosekretion. Arch. hist. jap. **9**, 205—212 (1955).
— — u. Y. NAKAGAWA: Über das Wesen der Grevingschen Inseln im Hypophysentrichter. Arch. hist. jap. **8**, 373—380 (1955).
— — — Über den Eintritt des hypothalamischen Neurosekretes in den 3. Ventrikel. Arch. hist. jap. **8**, 355—360 (1955).
— u. K. NAKAMURA: Über den Eintritt des Neurosekretes in die Adenohypophyse. Arch. hist. jap. **8**, 349—354 (1955).
— — N. OTSUKA u. O. SAITO: Histologisches Übersichtsbild des Hypophysentrichters des Hundes. Arch. hist. jap. **10**, 71—80 (1956).
— — u. O. SAITO: Über die Grenze zwischen dem Tuber cinerum und dem Infundibulum hypophyseos. Arch. hist. jap. **10**, 193—196 (1956).

NOWAKOWSKI, H.: Zur Auslösung der Ovulation durch elektrische Reizung des Hypothalamus beim Kaninchen und ihre Beeinflussung durch Rückenmarksdurchschneidung. Acta. neuroveg. (Wien) 1, 13—39 (1950).
— Infundibulum und Tuber cinereum der Katze. Dtsch. Z. Nervenheilk. 165, 262—339 (1951).
— Gomori-positive and Gomori-negative nerve fibres in the neurohypophysis and their physiological significance. Ciba Found. Coll. Endocr. 4, 65—70 (1952).
— Über endokrine Symptomatik bei Erkrankungen des Hypothalamus. Verh. dtsch. Ges. inn. Med. 61, 49—56 (1955).
— Die endokrine Behandlung des Mamma- und Prostatacarcinoms. Endokrine Regulation des Kohlenhydratstoffwechsels. 7. Sympos. Dtsch. Ges. f. Endokrinol. in Homburg (Saar) 1960. Berlin-Göttingen-Heidelberg: Springer 1961.
OBERDISSE, K.: Pathophysiologie des Hypothalamus-Hypophysen-Systems. In: Handbuch der Neurochirurgie, Bd. IV, 3 (herausg. W. TÖNNIS u. H. OLIVECRONA) im Beitrag W. TÖNNIS, Diagnostik der intrakraniellen Geschwülste, S. 80—150. Berlin-Göttingen-Heidelberg: Springer 1962.
OBERSTEINER, H.: Nervöse Zentralorgane. Leipzig u. Wien: Franz Deuticke 1888.
— Anleitung beim Studium des Baues der nervösen Zentralorgane. Leipzig u. Wien: Franz Deuticke 1912.
OBOUSSIER, H.: Zur Morphologie der Canidenhypophyse. Zool. Anz. 129, 273—294 (1940a).
— Über den Einfluß der Domestikation auf die Hypophyse. Zool. Anz. 132, 197—222 (1940b).
— Zur Frage des Einflusses der Domestikation auf die Hypophyse des Schweines. Zool. Anz. 141, 1—27 (1943).
— Die Rachendachhypophyse des Hundes. Z. wiss. Zool. 156, 365 (1944).
— Über die Größenbeziehungen der Hypophyse und ihrer Teile bei Säugetieren und Vögeln. Arch. Entwickl.-Mech. Org. 143, 181—274 (1948).
— Über die Größenbeziehungen der Canidenhypophyse. Zool. Anz., Erg.-Bd. 146, 103 (1949).
— Weitere Untersuchungen über die Größenbeziehungen der Hypophyse und ihrer Teile bei Säugern. Arch. Entwickl.-Mech. Org. 147, 405—433 (1955).
O'CONNOR, W. J.: The effect of section of the supraoptico-hypophyseal tract on the inhibition of waterdiuresis by emotional stress. Quart. J. exp. Physiol. 33, 149 (1946).
— Atrophy of the supraoptic and paraventricular nuclei after interruption of the pituitary stalk in dogs. Quart. J. exp. Physiol. 34, 29—42 (1947a).
— The control of urine secretion in mammals by the pars nervosa of the pituitary. Biol. Rev. 22, 30—53 (1947b).
OKADA, M., T. BAN, and T. KUROTSU: Relation of the neurosecretory system to the third ventricel and the anterior pituitary gland. Med. J. Osaka Univ. 6, 359—372 (1955).
—, and T. KUROTSU: Relation of the neurosecretory system to the third ventricle and the anterior pituitary gland. Med. J. Osaka Univ. 6, 359 (1955).
OKINAKA, S., K. SHIZUME, and K. MATSUDA: Central nervous system regulation of thyrotropin secretion. Acta endocr. (Kbh.), Suppl. 51 (1960).
OKSCHE, A.: Die Bedeutung des Ependyms für den Stoffaustausch zwischen Liquor und Gehirn. Anat. Anz., Erg.-Bd. 103 (1957).
— Histologische Untersuchungen über die Bedeutung des Ependyms, der Glia und der Plexus chorioidei für den Kohlenhydratstoffwechsel des ZNS. Z. Zellforsch. 48, 74—129 (1958).
— Opticovegetative regulatory mechanisms of the diencephalon. Anat. Anz. 108, 320—329 (1960).
— The fine nervous neurosecretory and glial structure of the median eminence in the whitecrowned sparrow. III. Intern. Conf. on Neurosecretion, Bristol 1961. Mem. Soc. Endocrinol. 12, 199—206 (1962).
— The fine structure of the neurosecretory system of birds in relation to its functional aspects. 2. Int. Congr. Endocrin. London 1964. Excerpta Med. Intern. Congr. Series Nr 83, 167—171 (1964).
— D. S. FARNER, D. L. SERVENTY, F. WOLFF, and C. A. NICHOLLS: The hypothalamo-hypophysial neurosecretory system of the Zebra finch (Taeniopygia castanotis. Z. Zellforsch. 58, 846—914 (1963).
— D. LAWS, and D. S. FARNER: The daily photoperiod and neurosecretion in birds. Anat. Rec. 130, 433 (1958).
— — F. I. KAMEMOTO, and D. S. FARNER: The hypothalamo-hypophysial neurosecretory system of the whitecrowned sparrow, Zonotrichia leucophrys gambelii. Z. Zellforsch. 51, 1—42 (1959).
— W. MAUTNER u. D. S. FARNER: Das räumliche Bild des neurosekretorischen Systems der Vögel unter normalen und experimentellen Bedingungen. Z. Zellforsch. 64, 83—100 (1964).
OLÁH, F., V. VARRÓ, D. BACHRACH, and K. KOVÁCS: Biological investigations on the colloid of the hypothalamo-hypophyseal system. Acta morph. Acad. Sci. hung. 2, 71—73 (1952).
OLIVECRONA, H.: Relation of the paraventricular nucleus to the pituitary gland. Nature (Lond.) 173, 1001 (1954).
— Paraventricular nucleus and pituitary gland. Acta physiol. scand. 40, Suppl. 136, 1—178 (1957).
OLIVER, G., and E. A. SCHÄFER: On the physiological action of extracts of pituitary body and certain other glandular organs. J. Physiol. (Lond.) 18, 277—279 (1895).
OLSSON, R., and K. G. WINGSTRAND: Reissner's fibre and the infundibular organ in amphioxus, results obtained with Gomori chrome alum haematoxylin. Univ. Bergen Arbok (Publ. Biol. Stat.) 14, 1 (1954).
ORF, G.: Morphologische Reaktionen des tubero-hypophysären Systems nach ACTH-Zufuhr; geh. auf dem Wiesbadener Internisten-Kongreß. Verh. dtsch. Ges. inn. Med. 71, 254—258 (1965).
ORTHNER, H.: Anatomie und Physiologie der Steuerungsorgane der Sexualität. In: Die Sexualität des Menschen, herausg. von GIESE, S. 69—121. Stuttgart: Ferdinand Enke 1953.

ORTHNER, H.: Pathologische Anatomie und Physiologie der hypophysär-hypothalamischen Krankheiten. In: Handbuch der speziellen pathologischen Anatomie von HENKE-LUBARSCH, Bd. XIII/5, S. 543—939. Berlin-Göttingen-Heidelberg: Springer 1955.
— Zur Pathophysiologie hypophysär-hypothalamischer Krankheiten (einige Kapitel funktioneller Hypophysenpathologie). Wien. med. Wschr. 108, 95—104 (1958).
ORTMANN, R.: Morphologisch-experimentelle Untersuchungen über das diencephal-hypophysäre System im Verhältnis zum Wasserhaushalt. Klin. Wschr. 28, 449 (1950).
— Über experimentelle Veränderungen der Morphologie des Hypophysen-Zwischenhirn-Systems und die Beziehungen der sog. Gomori-Substanz zum Adiuretin. Z. Zellforsch. 36, 92—140 (1951).
— Über die Einförmigkeit morphologischer Reaktionen der Ganglienzellen nach experimentellen Eingriffen. Dtsch. Z. Nervenheilk. 167, 431—441 (1952).
— Veränderungen des Hypophysenzwischenlappens der Ratte im Durstversuch. Anat. Anz., Erg.-Bd. 101, 117—125 (1954).
— Histochemische Untersuchungen an den Kerneinschlußkörpern der Ganglienzellen im Nucleus praeopticus des Karpfens (Cyprinus carpio). Z. Anat. 119, 485—499 (1956).
— Histochemische Untersuchungen auf Succinodehydrogenase am Gehirn bei verschiedenen Vertebraten. Acta histochem. (Jena) 4, 158 (1957).
— Neurosekretion und Proteinsynthese. Z. mikr.-anat. Forsch. 64, 215—227 (1958).
OTSUKA, N., N. TAKAHASHI u. K. MIYAWAKI: Über den Befund der Vitalfärbung im Hypothalamus-Hypophysensystem. Arch. hist. jap. 11, 11—22 (1958).
PACHE, H. D.: Über die Markarmut zentral-vegetativer Gebiete des Gehirns. Arch. Psychiat. Nervenkr. 104, 137—162 (1936).
PALAY, S. L.: Neurosecretion V. The origin of neurosecretory granules from the nuclei of nerve cells in fishes. J. comp. Neurol. 79, 247—274 (1943).
— Neurosecretion. VII. The preoptico-hypophysial pathway in fishes. J. comp. Neurol. 82, 129—143 (1945).
— Neurosecretory phenomena on the hypothalamo-hypophysial system of man and monkey. Amer. J. Anat. 93, 107—141 (1953).
— An electron microscope study of the neurohypophysis in normal, hydrated and dehydrated rats. Anat. Rec. 121, 384 (1955).
— The fine structure of the neurohypophysis. In: Progress in Neurobiology, edit. A. WAELSCH, vol. II. New York: P. B. Hoeber 1957.
— The fine structure of secretory neurons in the preoptic nucleus of the goldfish (Carassius auratus). Anat. Rec. 138, 417—443 (1960).
—, and S. L. WISSIG: Secretory granules and Nissl.-substance in fresh supraoptic neurones of the rabbit. Anat. Rec. 116, 301—313 (1953).
PALMGREN, A.: A rapid method for selective silver staining of nerve fibers and nerve nedings in mounted paraffine sections. Acta zool. (Stockh.) 29, 378—391 (1948)
— A method for silver staining verve fibres in very thick sections and in suitable whole preparations. Acta zool. (Stockh.) 32, 1—10 (1951).
PAULESCO, N. C.: Recherches sur la physiologie de l'hypophyse du cerveau. L'hypophysectomie et ses effects. J. physiol. path. gen. 9, 441—456 (1907).
PAVEL, S.: Evidence for the presence of lysine vasotocin in the pig pineal gland. Endocrinology 77, 812—817 (1965).
PEARSE, A. G. E.: The cytochemical demonstration of gonadotropic hormone anterior hypophysis. J. Path. Bact. 61, 195—202 (1949).
PEARSON, O. H.: Hypophysectomy. Springfield (Ill.): Ch. Thomas 1957.
— Hormons and cancer. In: Williams Textbook of Endocrinology (S. 936—941). Philadelphia and London: W. B. Saunders Co. 1962.
— B. S. BRONSON, C. C. HARROLD, C. D. WEST, M. C. LI, J. P. MCLEAN, and M. B. LIPSETT: Hypophysectomy in treatment of metastatic mammary cancer. J. Amer. med. Ass. 161, 17—21 (1956).
—, and B. S. RAY: Results of hypophysectomy in the treatment of metastatic mammary carcinoma. Cancer (Philad.) 12, 85—92 (1959).
— — Hypophysectomy in the treatment of metastatic mammary cancer. Amer. J. Surg. 99, 544—552 (1960).
— — J. M. MCLEAN, W. L. PERETZ, E. GREENBERG, and A. PAZIANOS: Hypophysectomy for the treatment of diabetic retinopathy. J. Amer. med. Ass. 188, 116—122 (1964).
PETERS, G.: Die Kolloidproduktion in den Zellen der vegetativen Kerne des Zwischenhirns des Menschen und ihre Beziehungen zu physiologischen und pathologischen Vorgängen im menschlichen Organismus. Z. ges. Neurol. Psychiat. 154, 331—344 (1935).
PFEIFER, R. A.: Angioarchitektonik der Großhirnrinde. Berlin: Springer 1928.
— Grundlegende Untersuchungen für die Angioarchitektonik des menschlichen Gehirns. Berlin: Springer 1930.
— Die angioarchitektonische areale Gliederung der Großhirnrinde (Macacus rhesus). Leipzig: Georg Thieme 1939.
— Neuere Ergebnisse über die Angioarchitektonik der Hypophyse. Leipzig: Akadem. Verlagsges. 1951.
PICKFORD, G. E.: The nature and physiology of the pituitary hormones of fishes. In: Comparative Endocrinology, edit. A. GORBMAN, p. 404—420. New York: John Wiley & Sons 1959.
—, and J. W. ATZ: The physiology of the pituitary gland of fishes. New York: Zool. Soc. 1957.

PICKFORD, M.: Control of the secretion of antidiuretic hormone from the pars nervosa of the pituitary gland. Physiol. Rev. **25**, 573—594 (1945).
— The action of acetylcholine in the supraoptic nucleus of the chloralosed dog. J. Physiol. (Lond.) **106**, 264 (1947).
— Antidiuretic substances. Pharmacol. Rev. **4**, 254—283 (1952).
—, and A. E. RITCHIE: Experiments on the hypothalamic-pituitary control of water excretion in dogs. J. Physiol. (Lond.) **104**, 105—128 (1945).
PIETSCH, K.: Aufbau und Entwicklung der Pars tuberalis des menschlichen Hirnanhangs in ihren Beziehungen zu den übrigen Hypophysenteilen. Inaug.-Diss. Jena 1930. Veröffentlicht in Z. mikr. Forsch. **22**, 227—258 (1930).
PINES, L.: Über die Innervation der Hypophysis cerebri. I. Hypophysis und Nervensystem. J. Psychol. Neurol. (Lpz.) **32**, 80—88 (1925).
— Über die Innervation der Hypophysis cerebri. II. Über die Innervation des Mittel- und Hinterlappens der Hypophyse. Z. ges. Neurol. Psychiat. **100**, 123—137 (1925).
POLÉNOV, A. L.: The morphology of the neuro-secretory cells of the hypothalamus and the question of the relation of these cells to the gonadotropic function of the hypophysis of sazan and the mirror carp. Dokl. Akad. Nauk UdSSR **73**, 1025—1028 (1950) [Russisch].
— Die Besonderheiten der Morphologie der Nervenzellen des Nucleus supraopticus und Nucleus paraventricularis des Hypothalamus des Menschen im Zusammenhang mit neurosekretorischen Vorgängen. Dokl. Akad. Nauk UdSSR **102**, 365 (1955).
POPA, G. T.: Les vaisseaux portes hypophysaires. Rev. franç. Endocr. **15**, 122 (1937).
— Le drainage de l'hypophyse vers l'hypothalamus. Presse méd. **1938**, 663.
—, and U. FIELDING: A portal circulation from the pituitary to the hypothalamus. J. Anat. (Lond.) **65**, 88—91 (1930a).
— — The vascular link between the pituitary and the hypothalamus. Lancet 1930, 238—240 (b).
— — Hypophysio-portal vessels and their colloid accompaniment. J. Anat. (Lond.) **67**, 227—232 (1933).
PORTER, R. W.: Hypothalamic involvement in the pituitary-adrenocortical response to stress stimuli. Amer. J. Physiol. **172**, 515—519 (1953).
— The central nervous system and stressinduced eosinopenia. Recent Progr. Hormone Res. **10**, 1—18 (1954).
PRIESEL, A.: Ein Beitrag zur Kenntnis des hypophysären Zwergwuchses. Beitr. path. Anat. **67**, 220 (1920).
— Über Gewebsmißbildungen in der Neurohypophyse und am Infundibulum des Menschen. Virchows Arch. path. Anat. **238**, 423—440 (1922).
— Über die Dystopie der Neurohypophyse. Virchows Arch. path. Anat. **266**, 407—415 (1927).
PURVES, H. D.: On the mechanism of hypothalamic control of thyrotrophin secretion. Acta endocr. (Kbh.), Suppl. **50** (1960).
RABL, R.: Der Weg des Neurosekrets vom Hypothalamus zum Vorderlappen der Hypophyse. Virchows Arch. path. Anat. **326**, 444—457 (1955).
— Orthologie und Pathologie des Nucleus paraventricularis. Virchows Arch. path. Anat. **329**, 46—72 (1956).
— Beitrag zur Pathologie vom vorderen Teil des Hypothalamus. J. Hirnforsch. **3**, 2—23 (1957).
RANSON, S. W.: Somnolence caused by hypothalamic lesion in the monkey. Arch. Neurol. Psychiat. (Chic.) **41**, 1—23 (1939).
— Regulation of body temperature. Res. Publ. Ass. nerv. ment. Dis. **20**, 342—399 (1940).
—, C. FISHER, and W. R. INGRAM: Hypothalamic regulation of temperature in the monkey. Arch. Neurol. Psychiat. (Chic.) **38**, 445—466 (1937).
— — — The hypothalamico-hypophysial mechanism in diabetes insipidus. Res. Publ. Ass. nerv. ment. Dis. **17**, 410—432 (1938).
—, and W. R. INGRAM: Catalepsy caused by lesions between the mamillary bodies and the third nerve in the cat. Amer. J. Physiol. **101**, 690—696 (1932).
— H. KABAT, and H. W. MAGOUN: Automomic responses to electrical stimulation of the hypothalamus, preoptic region and septum. Arch. Neurol. Psychiat. (Chic.) **33**, 467—474 (1935).
—, and H. W. MAGOUN: The hypothalamus. Ergebn. Physiol. **41**, 56—163 (1939).
—, and M. RANSON: Pallidofugal fibers in the monkey. Arch. Neurol. Psychiat. (Chic.) **42**, 1059—1067 (1939).
—, and S. W. RANSON jr.: Efferent fibers of the corpus striatum. Res. Publ. Ass. nerv. ment. Dis. **21**, 69—76 (1942).
— —, and M. RANSON: Fiber connections of corpus striatum as seen in Marchi preparations. Arch. Neurol. Psychiat. (Chic.) **46**, 230—249 (1941).
RASMUSSEN, A. T.: The morphology of pars intermedia of the human hypophysis. Endocrinology **12**, 129—150 (1928).
— Ciliated epithelium and mucussecreting cells in the human hypophysis. Anat. Rec. **41**, 273—283 (1929).
— The proportions of the various subdivisions of the normal adult human hypophysis cerebri and the relative number of the different types of cells in pars distalis, with biometric evalution of age and sex differences and special consideration of basophilic invasion into the infundibular process. Res. Publ. Ass. nerv. ment. Dis. **17**, 118—150 (1936).
— Reaction of the supraoptic nucleus to hypophysectomy. Proc. Soc. exp. Biol. (N. Y.) **36**, 729—731 (1937).
— Innervation of the hypophysis. Endocrinology **23**, 263—278 (1938).

Rasmussen, A. T.: Pituitary gland. Cycloped. Med. Surg. and Spec. 619—637 (1939).
— Effects of hypophysectomy and hypophysial stalk resection on the hypothalamic nuclei of animals and man. Res. Publ. Ass. nerv. ment. Dis. 20, 245—269 (1940).
—, and Th. Rasmussen: The hypophysis cerebri of Bushman, the gorilla of Lincoln Park Soo, Chicago. Anat. Rec. 113, 325—348 (1952).
Rathke, H.: Über die Entstehung der glandula pituitalis. Müllers Arch. 5, S. 482 (1838).
Ray, B. S.: Some inferences from hypophysectomy on four hundred fifty human patients. Arch. Neurol. (Chic.) 3, 121—126 (1960).
—, and O. H. Pearson: Hypophysectomy in the treatment of advanced cancer of breast. Ann. Surg. 144, 394—406 (1956).
— — Hypophysectomy in treatment of disseminated breast cancer. Surg. Clin. N. Amer. 42, 419—433 (1962).
Reford, L. L., and H. Cushing: Is the pituitary gland essential to the maintenance of life? Bull. Johns Hopk. Hosp. 20, 105—107 (1909).
Reichlin, S.: Thyreoid function, body temperature regulation and growth in rats with hypothalamic lesions. Endocrinology 66, 340—354 (1960).
Riechert, T., u. F. Mundinger: Die Technik der lokalisierten Bestrahlung von Hirngeschwülsten mit radioaktiven Isotopen. Isotope, in: Klinik und Forschung, Bd. 2, S. 221—229. München u. Berlin: Urban & Schwarzenberg 1956.
— — Erfahrungen der stereotaktischen Hypophysenoperationen mit Radio-Isotopen. Chirurg 28, 145 (1957).
Rinne, U. K.: Neurosecretory material around the neurohypophysial portal vessels in the median eminence of the rat. Acta endocr. (Kbh.), Suppl. 57 (1960).
Rioch, M. McK.: Studies on the diencephalon of the carnivora. I. The nucear configuration of the thalamus, epithalamus and hypothalamus of the dog and cat. J. comp. Neurol. 49, 119 (1929).
— Studies on the diencephalon of carnivora. Part II. Certain nucear configurations and fiber connections of the subthalamus and midbrain of the dog and cat. J. comp. Neurol. 49, 121—154 (1930).
— Studies on the diencephalon of carnivora. III. Certain myelinated fiber connections of the diencephalon of the dog (Canis familiaris), cat (Felis domestica) and aevisa (Crossarchus obscurus). J. comp. Neurol. 53, 319—388 (1931).
— G. B. Wislocki, and J. L. O'Leary: A précis of preoptic, hypothalamic and hypophysial terminology with atlas. Res. Publ. Ass. nerv. ment. Dis. 20, 3—30 (1940).
Rodeck, H.: Zur Entwicklung des neurosekretorischen Zwischenhirnsystems. Anat. Ant., Erg.-Bd. 103, 131 (1956).
— Neurosekretion und Wasserhaushalt bei Neugeborenen und Säuglingen. Beih. Arch. Kinderheilk. 36, 1—62 (1958).
— Das neurosekretorische hypothalamo-neurohypophysäre System der weißen Maus. Z. ges. exp. Med. 133, 78—82 (1960).
— Über die Alterung des neurosekretorischen Zwischenhirn-Systems in Zusammenhang mit der Regulation des Wasserhaushaltes. Z. Zellforsch. 52, 604—617 (1960).
— Untersuchungen zur Frage des Einflusses chronischer Krankheiten auf die Regulationszentren des Wasserhaushaltes. Z. ges. exp. Med. 133, 618—630 (1960).
—, u. H. A. Breuer: Tierexperimentelle Untersuchungen zur Frage der Wirkung des akuten Hungers auf das neurosekretorische System. Z. Zellforsch. 69, 573—586 (1966).
Romeis, B.: Die Hypophyse. In: Handbuch der mikroskopischen Anatomie des Menschen, von Möllendorff, Bd. VI/3. Berlin: Springer 1940.
Romeu, F. G., u. C. G. DePascar: The caudal neurosecretory system of the teleostean Clupea melanostoma. Z. Zellforsch. 58, 422—426 (1962).
Rose, M.: Das Zwischenhirn des Kaninchens. Mém. Acad. Polon. Sci., Ser. B 1935, 1—108.
Rothballer, A. B.: Changes in the rat neurohypophysis induced by painful stimuli with particular reference to neurosecretory material. Anat. Rec. 115, 21—36 (1953).
— The neurosecretory response to stress, anaesthesia, adrenalectomy and adrenal demedullation in the rat. Acta neuroveg. (Wien) 13, 179—191 (1956).
—, and St. C. Skoryna: Morphological effects of pituitary stalk section in the dog, with particular reference to neurosecretory material. Anat. Rec. 136, 5—18 (1960).
Roussy, G., et M. Mosinger: A propos de l'hydrencéphalocrinie hypophysaire. C. R. Soc. Biol. (Paris) 112, 557 (1933).
— — Etude anatomique et physiologique de l'hypothalamus. Rev. neurol. 6, 1—41 (1934a).
— — Processus de sécrétion neuronal dans les noyaux végétatifs de l'hypothalamus chez l'homme. La Neuricrinie. C. R. Soc. Biol. (Paris) 115, 1143—1145 (1934b).
— — L'hypothalamus chez l'homme et chez le chien. Rev. neurol. 63, 1—35 (1935a).
— — Sur la Neuronolyse physiologique dans l'hypothalamus des mammifères. C. R. Soc. Biol. (Paris) 118, 414 (1935b).
— — Sur la plurinucléose neuronale dans les noyaux végétatifs de l'hypothalamus des mammifères. C. R. Biol. (Paris) 118, 736 (1935c).
— — Sur le pouvoir hypophysopexique des neurones végétatifs de l'hypothalamus. Neurocrinie et neuricrinie. C. R. Soc. Biol. (Paris) 119, 929 (1935d).

Roussy G., et M. Mosinger: Quelques données récentes fournies l'étude histophysiologique du système neurovégétatif. Presse méd. **45**, 433—436 (1937a).
— — Neurocrinie, neuricrinie et transmission humorale des excitations nerveuses. Presse méd. **46**, (1937b).
— — La neurocrinie hypophysaire et les processus neurocrines en général. Ann. Anat. path. **14** (1937c).
— — L'innervation de l'hypophyse. Son importance dans l'interprétation des syndromes dits hypophysaires. Rev. neurol. **72**, 434—447 (1940).
— — Traité de neuro-endocrinologie. Paris: Masson & Cie. 1946.
Sachs, H., and Y. Takabatake: Evidence for a precursor in vasopressin biosynthesis. Endocrinology **75**, 943—948 (1964).
Saffran, M.: Hypothalamus und Hypophysis. Hormon, Organon (Oss.) 1957.
— A. V. Schally, and B. G. Benefey: Stimulation of the release of corticotrophin from the adenohypophysis by a neurohypophyseal factor. Endocrinology **57**, 439—444 (1955).
— — M. Segal, and B. Zimmermann: Characterization of the corticotrophin releasing factor of the neurohypophysis. In: 2. Internat. Symp. über Neurosekretion, Lund, S. 55—59. Berlin-Göttingen-Heidelberg: Springer 1958.
Sakiz, E., and R. Guillemin: Inverse effects of purified hypothalamic TRF on the acute secretion of TSH and ACTH. Endocrinology **77**, 797—801 (1965).
Sano, Y.: Über das Gitterfaserbild im Hypothalamus-Hypophysen-System des Menschen. Okajim. Folia anat. jap. **26**, 203—219 (1954).
— Über das Bindegewebe des menschlichen Hypothalamus-Hypophysensystem, mit besonderer Berücksichtigung des Gitterfasergewebes, als ein Teilsystem desselben. Arch. hist. jap. **7**, 621—630 (1955).
— Über die Neurohypophysis spinalis caudalis. Verh. Anat. Ges. 55. Verslg 1958.
— Über die Neurophysis (sog. Kaudalhypophyse, „Urohypophyse") des Teleostiers Tinca vulgaris. Z. Zellforsch. **47**, 481—497 (1958).
— Weitere Untersuchungen über den Feinbau der Neurophysis spinalis caudalis. Z. Zellforsch. **48**, 236—260 (1958).
— Beobachtungen zur Morphologie der Neurosekretion bei Wirbeltieren. In: 2. Internat. Sympos. über Neurosekretion, Lund, S. 63—67. Berlin-Göttingen-Heidelberg: Springer 1958.
— Über den Transportweg des Neurosekrets im kaudalen neurosekretorischen System. Gunma J. med. Sci. **8**, 219—222 (1959).
—, u. F. Hartmann: Zur vergleichenden Histologie spinalis caudalis und Neurohypophysis. Z. Zellforsch. **48**, 538—547 (1958).
— — Über Durchschneidungsversuche am caudalen neurosekretorischen System von *Tinca vulgaris* (mit Berücksichtigung des Reissnerschen Fadens. Z. Zellforsch. **50**, 415—424 (1959).
— N. Ishizaki u. K. Ito: Untersuchung über die nichtgomoriphilen Nervenfasern im Hypothalamus Hypophysen-System. I. Über die Nodulusfasern (Knoche) im Hypophysentrichter beim Hund. Arch. hist. jap. **11**, 1—10 (1956).
—, u. M. Kawamoto: Entwicklungsgeschichtliche Beobachtungen an der Neurophysis spinalis caudalis von Lebistes reticulatus Peters. Z. Zellforsch. **51**, 56—64 (1959).
—, u. A. Knoop: Elektronenmikroskopische Untersuchungen am kaudalen neurosekretorischen System von Tinca vulgaris. Z. Zellforsch. **49**, 464—492 (1959).
— S. Miyawaki, N. Otsuka u. T. Nakamoto: Histologische Untersuchungen der neurosekretorischen Kerne. III. Histologisches Bild des Flüssigkeitsmilieus des Ncl. supraopticus und paraventricularis beim Hunde. Arch. hist. jap. **7**, 645—650 (1955).
— Y. Nakagawa, T. Nakamoto u. M. Maeda: Histologische Untersuchungen der neurosekretorischen Kerne. II. Die quantitative Beziehung zwischen der Zellgröße und der Nissl- und der Gomori-Substanz in dem Ncl. supraopticus und paraventricularis beim Hunde. Arch. hist. jap. **7**, 639—644 (1955).
— — Y. Okuno u. N. Otsuka: Histologische Untersuchungen der neurosekretorischen Kerne. I. Allgemeine Befunde der Nervenzellen, der Nervenfasern und der Neurosekretgranula in dem Nucleus supraopticus und dem Nucleus paraventricularis des Hundes. 1. u. 2. Mitt. Arch. hist. jap. **7**, 631—650 (1955).
Sato, G.: Über die Beziehungen des Diabetes insipidus zum Hypophysenhinterlappen und zum Tuber cinereum. Naunyn-Schmiedebergs Arch. exp. Path. Pharmak. **131**, 45—69 (1928).
Sawyer, C. H., J. W. Everett, and J. E. Markee: Adrenergic control of the anterior hypophysis in the rabbit and rat. Anat. Rec. **100**, 774 (1948).
— — — A neural factor in the mechanism by which estrogen induces the release of luteinizing hormone in the rat. Endocrinology **44**, 218—233 (1949).
— J. E. Markee, and J. W. Everett: Activation of the adenohypophysis by intravenous injections of epinephrine in the atropinized rabbit. Endocrinology **46**, 526 (1950).
— — — Further experiments on blocking pituitary activation in the rabbit and the rat. J. exp. Zool. **113**, 659 (1950).
— —, and W. H. Hollinshead: Inhibition of the ovulation in the rabbit by the adrenergic blocking agent dibenamine. Ensocrinology **41**, 395—402 (1947).
Schain, R. J.: Neurohumors and other pharmacologically active substances in cerebrospinal fluid: a review of the literature. Yale J. Biol. Med. **33**, 15—36 (1960).
Schally, A. V., and M. Saffran: Effect of histamine, hog vasopressin, and corticotrophin-releasing factor (CRF) on ACTH release in vitro. Proc. Soc. exp. Biol. (N.Y.) **92**, 636—667 (1956).

Schaltenbrand, G.: Plexus und Meningen. In: Handbuch der mikroskopischen Anatomie des Menschen (hrsg. von Möllendorff-Bargmann, Bd. IV/2), S. 1—139. Berlin-Göttingen-Heidelberg: Springer 1955.
Scharrer, B.: The role of neurosecretion in neuroendocrinic integration. In: Comparative Endocrinology, edit. A. Gorbman, S. 134—148. New York: John Wiley & Sons 1959.
—, and E. Scharrer: Neurosecretion. VI. A comparison between the intercerebralis cardiacum-allatum system of the insects and the hypothalamo-hypophyseal system of the vertebrates. Biol. Bull. **87**, 242—251 (1944).
Scharrer, E.: Die Lichtempfindlichkeit blinder Elritzen (Untersuchungen über das Zwischenhirn der Fische, I). Z. vergl. Physiol. **7**, 1—38 (1928).
— Die Sekretproduktion im Zwischenhirn einiger Fische (Untersuchungen über das Zwischenhirn der Fische III). Z. vergl. Physiol. **17**, 491—509 (1932).
— Die Erklärung der scheinbar pathologischen Zellbilder im Nucleus supraopticus und Nucleus paraventricularis. Z. ges. Neurol. Psychiat. **145**, 462—470 (1933).
— Ein inkretorisches Organ im Hypothalamus der Erdkröte (Bufo vulgaris Laur). Z. wiss. Zool. **144**, 1—11 (1933).
— Über die Zwischenhirndrüse der Säugetiere. S.-B. Ges. Morph. München **42**, 36—41 (1933).
— Über neurokrine Organe der Wirbeltiere. Verh. Dtsch. Zool. Ges. S. 217—220, 1933.
— Stammt alles Kolloid im Zwischenhirn aus der Hypophyse? Frankfurt. Z. Path. **47**, 134—142 (1934).
— Über die Beteiligung des Zellkerns an sekretorischen Vorgängen in Nervenzellen. Frankfurt. Z. Path. **47**, 143—151 (1934).
— Zwischenhirndrüse und Häutung bei der Erdkröte Bufo vulgaris. Zool. Anz., Suppl. **7**, 23—27 (1934).
— Über die Zwischenhirndrüse von Cristiceps argentatus. Pubbl. Staz. zool. Napoli **15**, 123—131 (1935).
— Bemerkungen zu den Mitteilungen von R. Gaupp und G. Peters über die Kolloidbildung im Zwischenhirn des Menschen. Z. ges. Neurol. Psychiat. **155**, 743—748 (1936).
— Vergleichende Untersuchungen über die zentralen Anteile des vegetativen Systems. Z. Anat. Entwickl.-Gesch. **106**, 169—192 (1936).
— Neurosecretion. I. The nucleus preopticus of Fundulus heteroclitus L. J. comp. Neurol. **74**, 81—92 (1941).
— The storage of neurosecretory material in the neurohypophysis of the rat. Anat. Rec. **112**, 464—465 (1952a).
— The general significance of the neurosecretory cell. Scienta (Milano) **46**, 175—183 (1952b).
— Das Hypophysen-Zwischenhirnsystem der Wirbeltiere. Anat. Anz., Erg.-Bd. **100**, 1—27 (1953/54).
— Neurosecretion in the vertebrates. A survey. Pubbl. Staz. zool. Napoli, Suppl. **24**, 8—10 (1954a).
— Neurosecretion and anterior pituitary in the dog. Experientia (Basel) **10**, 264 (1954b).
— Neurosecretion. 5. Ann. Rep. on Stress. Md. Publ. Inc. S. 185—190. New York 1955/56.
— General and phylogenetic interpretation of neuroendocrine interrelations. In: Comparative Endocrinology, edit. A. Gorbman, S. 233—249. New York: John Wiley & Sons 1959.
—, and St. Brown: Neurosecretion. XII. The formation of neurosecretory granules in the earthworm, Lumbricus terrestris L. Z. Zellforsch. **54**, 530—540 (1961).
—, u. R. Gaupp: Neuere Befunde am Nucleus supraopticus und Nucleus paraventricularis des Menschen. Z. ges. Neurol. Psychiat. **148**, 766—772 (1933).
— — Bemerkungen und Versuche zur Frage der Beziehungen zwischen Schilddrüse und Zwischenhirndrüse. Klin. Wschr. **14**, 1651—1652 (1935).
—, S. L. Palay, and R. G. Nilges: Neurosecretion. VIII. The Nissl-substance in secreting nerve cells. Anat. Rec. **92**, 23—31 (1945).
—, u. B. Scharrer: Über Drüsen-Nervenzellen und neurosekretorische Organe bei Wirbellosen und Wirbeltieren. Biol. Rev. **12**, 185—216 (1937).
— — Secretory cells within the hypothalamus. Res. Publ. Ass. nerv. ment. Dis. **20**, 170—194 (1940).
— — Neurosecretion. Physiol. Rev. **25**, 171—181 (1945).
— — Neurosekretion. In: Handbuch der mikroskopischen Anatomie des Menschen, begründet von v. Möllendorff, fortgef. von Bargmann, Bd. VI/5. Berlin-Göttingen-Heidelberg: Springer 1954.
— — Hormones produced by neurosecretory cells. Recent Progr. Hormone Res. **10**, 183—240 (1954).
—, and G. J. Wittenstein: The effect of the interruption of the hypothalamo-hypophyseal neurosecretory pathway in the dog. Anat. Rec. **112**, 387 (1952).
Schiebler, Th. H.: Zur Histochemie des neurosekretorischen hypothalamisch-neurohypophysären Systems, I. Acta anat. (Basel) **13**, 233—255 (1951).
— Der histotopochemische Nachweis der Phosphate. Mikroskopie (Wien) **6**, 15—22 (1951).
— Zur Histochemie des neurosekretorischen hypothalamisch-neurohypophysären Systems, II. Acta anat. (Basel) **15**, 393—416 (1952).
— Zur Cytochemie der neurosekretorischen Substanz. Anat. Anz., Erg.-Bd. **99**, 91—93 (1952).
— Cytochemische und elektronenmikrosopische Untersuchungen an granulären Fraktionen der Neurohypophyse des Rindes. Z. Zellforsch. **36**, 563—576 (1952).
— Die chemischen Eigenschaften der neurosekretorischen Substanz in Hypothalamus und Neurohypophyse. Exp. Cell Res. **3**, 249—250 (1952).
— Morphologie und Funktion neurosekretorischer Zellgruppen insbesondere des hypothalamisch-neurohypophysären Systems. Endokrinologie **31**, 1—16 (1954).
—, u. H. v. Brehm: Über jahreszyklische und altersbedingte Veränderungen in den neurosekretorischen Systemen von Teleostiern. Naturwissenschaften **45**, 450—451 (1958).

Schimrigk, K.: Über die Wandstruktur der Seitenventrikel und des dritten Ventrikels beim Menschen. Z. Zellforsch. **70**, 1—20 (1966).

Schinzinger, A.: Über carcinoma mammae. Verh. Dtsch. Ges. Chir. Berlin 24.—27. April 1889. 18. Kongr. Berlin: A. Hirschwald 1889.

von Schlichtegroll, A.: Vasopressorische und oxytoxische Wirkung in Hypothalamus und Hypophysenhinterlappenextrakten. Naturwissenschaften **41**, 188—189 (1954).

Schmid, R., L. Gonzalo, R. Blobel, E. Muschke u. E. Tonutti: Zur hypothalamischen Steuerung der ACTH-Abgabe aus der Hypophyse. Naturwissenschaften **18**, 424—425 (1956).

— — — — — Über die hypothalamische Steuerung der ACTH-Abgabe aus der Hypophyse bei Diphtherie-Toxin-Vergiftung. Endokrinologie **34**, 65 (1957).

Schmidt, C. G.: Über die gegenseitigen Beziehungen der basophilen Zellen, des Pigments und der hyalinen Schollen im Hypophysenhinterlappen. Frankfurt. Z. Path. **63**, 153—171 (1952).

Schmidt, E., J. Hallervorden u. H. Spatz: Die Entstehung der Hamartome am Hypothalamus mit und ohne Pubertas praecox. Dtsch. Z. Nervenheilk. **177**, 235—262 (1958).

Schreiber, V., J. Charvát, Z. Lojda, M. Rybák, and V. Jirgl: A hypothalamic factor activating the pituitary acid phosphatase and probably the secretion of TSH. Acta endocr. (Kbh.), Suppl. **51** (1960).

Schuchardt, E.: Der „Index der Schädelbasismitte" in der Phylogenese. Ein neuer Schädelindex als ein Maß der Organisationsstufe bei Säugetieren. Z. Morph. Anthrop. **43**, 61—72 (1951).

Seitelberger, F.: Zur Morphologie und Histochemie der degenerativen Axonveränderungen im Zentralnervensystem. In: In: Proc. 1. Internat. Congr. of Neurol. Sciences, Brüssel 1958. Vol. IV: Neuropathology. London: Pergamon Press 1959.

Selye, H., and C. E. Hall: Further studies concerning the action of sodium chloride on the pituitary. Anat. Rec. **86**, 579—583 (1943).

Shibusawa, K., S. Saito, M. Fukuda, T. Kawai, and F. Yoshimura: On the role of the hypothalamic-neurohypophyseal neurosecretion in the liberation of the adenohypophyseal hormones. Endocr. jap. **2**, 47—56 (1955).

— — — — H. Yamada, and K. Tomizawa: Inhibition of the hypothalamo-neurohypophyseal neurosecretion by chloropromazine. Endocr. jap. **2**, 189 (1955).

Shimazu, K., M. Okada, T. Ban, and T. Kurotsu: Influence of stimulation of the hypothalamic nuclei upon the neurosecretory system in the hypothalamus and the neurohypophysis of rabbit. Med. J. Osaka Univ. **5**, 701—727 (1954).

Sloper, J. C.: Histochemical observations on the neurohypophysis in dog and cat, with reference to the relationship between neurosecretory material and posterior lobe hormone. J. Anat. (Lond.) **88**, 576—577 (1954).

— Hypothalamic neurosecretion in the dog and cat, with particular reference to the identification of neurosecretory material with posterior lobe hormone. J. Anat. (Lond.) **89**, 301 (1955).

— The application of newer histochemical and isotope techniques for the localisation of protein-bound cystine or cysteine to the study of hypothalamic neurosecretion in normal and pathological conditions. In: 2. Internat. Sympos. über Neurosekretion, Lund, S. 20—25. Berlin-Göttingen-Heidelberg: Springer 1958.

— The presence of a posterior pituitary-like structure in the hypothalamus after hypophysectomy. Acta endocr. (Kbh.), Suppl. **51** (1960).

—, and C. W. M. Adams: The hypothalamic eleboration of posterior pituitary principle in man. Evidence derived from hypophysectomy. J. Path. Bact. **72**, 587—602 (1956).

— D. J. Arnott, and B. C. King: Sulphur metabolism in the pituitary and hypothalamus of the rat: a study of radioisotope-uptake after the injection of ^{35}S DL-cysteine, methionine and sodium sulphate. J. Endocr. **20**, 9—23 (1960).

—, and B. C. King: Activity and degeneration in secretory neurones of the hypothalamus and posterior pituitary of the rat. J. Path. Bact. **86**, 179—197 (1963).

Slusher, M. A., and S. Roberts: Fractionation of hypothalamic tissue for pituitary activity. Endocrinology **55**, 245—254 (1954).

Smelik, P. G.: Autonimic nervous involvement in stress-induced ACTH-secretion. Diss. Groningen 1959.

Smith, P. E.: The hypophysectomy and a replacement therapy in the rat. Amer. J. Anat. **45**, 205—273 (1930).

Smith, R. A., u. P. C. Bucy: Pituitary cyst lined with a single layer of columnar epithelium. J. Neurosurg. **10**, 540—543 (1953).

Smith, St. W.: The correspondence between hypothalamic neurosecretory material and neurohypophysial material in vertebrates. Amer. J. Anat. **89**, 195—231 (1951).

Smith-Agreda, V.: El pars infundibularis y la superficie de contacto hipofisaria relacionada con la neurosecrecion. An. Anat. **4**, 271—278 (1955).

— Beitrag zur Topographie und Chronologie der Neurosekretion. Anat. Anz., Erg.-Bd. **102**, 443—448 (1956).

— Aportaciones al conocimiento de la superficie de contacto adenoneurohipofisaria a nivel del hilio del lobulo posterior. An. Anat. **5**, 243—252 (1956).

— Lokaler Übertritt von Nervenfasern des Tr. supraopticohypophyseus in einem Abschnitt der pars intermedia bei der Katze. Anat. Anz. **104**, 183—189 (1957).

— Aportaciones al studio de la orientación del tallo hipofisario. An. Anat. **8**, 271—302 (1959).

— Aportaciones al conocimiento del infundibulo humano. An. Anat. **9**, 225—260 (1960).

Smith-Agreda, V.: Aportaciones al conocimiento del suelo del tercer ventruculo a nivel del receso inframamilar. An. Anat. 10, 421—440 (1961).

—, u. H. Spatz: Vergleichend-morphologische Untersuchungen über die Hypophyse der Insektivoren und der Primaten. Allgemeine Problemstellung. Die Hypophyse bei europäischen und afrikanischen Insektivoren. (In Vorbereitung.)

Spalteholz, W.: Gefäßbaum und Organbildung. Arch. Entwickl.-Mech. Org. 52, 480—518 (1922).

Spatz, H.: Über die Vorgänge nach experimenteller Rückenmarksdurchtrennung mit besonderer Berücksichtigung der Unterschiede der Reaktionsweise des reifen und des unreifen Gewebes nebst Beziehungen zur menschlichen Pathologie (Porencephalie und Syringomyelie). In: Nissl u. Alzheiner, Histologische und histopathologische Arbeiten, Erg.-Bd., S. 49—363. Jena: Gustav Fischer 1921.

— Zur Anatomie der Zentren des Streifenhügels. Münch. med. Wschr. 68, 1441—1446 (1921).

— Über die Entwicklungsgeschichte der basalen Ganglien des menschlichen Großhirns. Anat. Anz., Erg.-Bd. 60, 54—58 (1925).

— Die Bedeutung der vitalen Färbung für die Lehre vom Stoffaustausch zwischen dem Zentralnervensystem und dem übrigen Körper. Arch. Psychiat. Nervenkr. 101, 267—358 (1934).

— Anatomie des Mittelhirns. In: Handbuch der Neurologie (Hrsg. Bumke-Foerster), Bd. I, S. 474—540. Berlin: Springer 1935.

— Über die Bedeutung der basalen Rinde. Z. ges. Neurol. Psychiat. 158, 208—232 (1937).

— Über die Gegensätzlichkeit und Verknüpfung bei der Entwicklung von Zwischenhirn und „Basaler Rinde". Allg. Z. Psychiat. 125, 166—177 (1949).

— Zur Anatomie der vegetativen Zentren des Gehirns, Hypophyse und Hypothalamus mit besonderer Berücksichtigung der Sexualfunktionen. Hess. Ärztebl. 8, 139—142 (1949).

— Menschwerdung und Gehirnentwicklung. Nachr. Gießener Hochschulges. 20, 32—55 (1950).

— Neues über die Verknüpfung von Hypophyse und Hypothalamus. Acta neuroveg. (Wien) 3, 5—49 (1951).

— Neues über das Hypophysen-Hypothalamus-System und die Regulation der Sexualfunktionen. Regensburg. Jb. ärztl. Fortbild. 2, 311—332 (1952).

— Das Hypophysen-Hypothalamus-System in seiner Bedeutung für die Fortpflanzung. Anat. Anz., Erg.-Bd. 100, 46—86 (1953).

— Das Hypophysen-Hypothalamus-System in Hinsicht auf die zentrale Steuerung der Sexualfunktionen. 1. Sympos. Dtsch. Ges. für Endokrinologie, S. 1—44. Berlin-Göttingen-Heidelberg: Springer 1955.

— Die Evolution des Menschenhirns und ihre Bedeutung für die Sonderstellung des Menschen. Nachr. Gießener Hochschulges. 25, 52—74 (1955).

— Die hypophysär-hypothalamischen Systeme. Klin. Wschr. 35, 424 (1957).

— Die proximale (suprasellare) Hypophyse, ihre Beziehungen zum Diencephalon und ihre Regenerationspotenz. In: Pathophysiologia diencephalica (herausgeg. von Curri, Martini und Kovac), S. 53—77. Wien: Springer 1958.

— Die vergleichende Morphologie des Gehirns vor und nach Ludwig Edinger. In: Ludwig Edinger Gedenkschrift. Wiesbaden: Franz Steiner 1959.

— Gedanken über die Zukunft des Menschenhirns und die Idee vom Übermenschen. In: Der Übermensch. (Hrsg. E. Benz.) Zürich: Rhein-Verlag 1961.

— Vergangenheit und Zukunft des Menschenhirns. Jahrb. Akad. d. Wiss. u. Lit. in Mainz, S. 228—242 (1964). Wiesbaden: Steiner 1965.

— R. Diepen u. V. Gaupp: Zur Anatomie des Infundibulum und des Tuber cinereum beim Kaninchen. Dtsch. Z. Nervenheilk. 159, 229—268 (1948).

—, u. H. D. Pache: Über ein wenig beachtetes anatomisches Merkmal vegetativer Zentren des Gehirns. Zbl. ges. Neurol. Psychiat. 74, 420 (1935).

Spatz, R. B.: Über das Gehirn von Tupaia glis, einem Zwischenglied zwischen Insektivoren und Primaten. Diss. Gießen 1959.

Spiegel, E. A.: Die Zentren des autonomen Nervensystems. Berlin: Springer 1928.

—, u. H. Zweig: Zur Cytoarchitektonik des Tuber cinereum. Arb. neurol. Inst. Univ. Wien 22, 278—295 (1919).

Sprankel, H.: Beiträge zur Ontogenese der Hypophyse von *Testudo graeca* L. und *Emys orbicularis* L. mit besonderer Berücksichtigung ihrer Beziehungen zur Prächordalplatte, Chorda und Darmdach. Z. mikr.-anat. Forsch. 62, 587—660 (1956).

— Zur Zytologie des subfornikalen Organs bei Affen. Verh. Dtsch. Zool. Ges. Graz 1957, S. 444.

— Beiträge zur Entwicklungsgeschichte der prächordalen Region. Verh. Dtsch. Zool. Ges. Frankfurt 1958, S. 406—417.

Spuler, H.: Über das Tuber cinereum des Meerschweinchens und seine topographischen Beziehungen zum Infundibulum. Acta anat. (Basel) 13, 126—162 (1951).

Stahl, A., et R. Seite: Inclusions nucléaires à protéines sulfhydrilées dans les cellules nerveuses et neurosécrétoires des poissons Téléostéens. Ann. Histochim. 2, 113—120 (1960).

Stendell, W.: Zur vergleichenden Anatomie und Histologie der Hypophysis cerebri. Arch. mikr. Anat. 82, 289—332 (1913).

— Die Hypophysis cerebri. In: Oppels Lehrbuch der vergleichenden mikroskopischen Anatomie der Wirbeltiere. Jena: Gustav Fischer 1914.

STÖHR jr., PH.: Hypophysis cerebri. In: Lehrbuch der Histologie, S. 231—240. Berlin-Göttingen-Heidelberg: Springer 1951.
— Die Hypophyse. In: Handbuch der mikroskopischen Anatomie, hrsg. v. MÖLLENDORFF-BARGMANN, Bd. IV 15, S. 244—266. Berlin-Göttingen-Heidelberg: Springer 1957.
STREBA, G., u. J. KORMANN: Der Einfluß von Oxytocinen auf das ständige Hirnpotential von narkotisierten Fröschen. Pflügers Arch. ges. Physiol. 287, 345—350 (1966).
STUDER, H., u. U. LEHMANN: Endokrinologische Probleme der Hypophysektomie. In: Hypophysektomie — Hypophysektomy, Red. F. ESCHER, Fortschr. der Hals-Nasen-Ohrenheilkunde (Advances in Oto-Rhino-Laryngology-Progrès en Oto-Rhino-laryngologie, hrsg. L. RÜEDI). Vol. 12, S. 5—42. Basel u. New York: S. Karger 1965.
STURM, A.: Die Beziehung zwischen Gehirn und Schilddrüse. In: Pathophysiologia diencephalica, S. 677—696. Wien: Springer 1958.
STUTINSKY, F.: Modifications histologiques de l'hypophyse de la grenouille après lésion infundibulaire. C. R. Ass. Anat. Marseille 32, 396 (1937).
— Sur certaines terminaisons nerveuses de la neurohypophyse des mammifères. Ann. Endocr. (Paris) 7, 231—237 (1946).
— Sur l'aspect morphologique de certaines terminaisons nerveuses dans la neurohypophyse du bœuf. C. R. Ass. Anat. 52, 452 (1947).
— Présence de terminaisons sensitives périvasculaires dans la pars tuberalis de l'hypophyse du cheval. C. R. Soc. Biol. (Paris) 142, 442 (1948).
— Sur l'innervation de la pars tuberalis de quelques mammifères. C. R. Ass. Anat. 55, 372—380 (1948).
— Sur des types cellulaires communs à l'hypothalamus et à la neurohypophyse chez le chien. C. R. Ass. Anat. 36, 652 (1949).
— Colloïde, "corps de Herring" et substance "Gomori positive" de la neurohypophyse. C. R. Soc. Biol. (Paris) 144, 1357—1360 (1950a).
— Sur l'existance de cellules neurohypophysaires dans la "pars intermedia". C. R. Ass. Anat. 37, 485—491 (1950b).
— Sur la signification des "corps de Herring" de la neurohypophyse. C. R. Ass. Anat. 37, 493—495 (1950c).
— Sur la substance Gomori-positive du complexe hypothalamo-hypophysaire du rat. C. R. Ass. Anat. 38, 942—949 (1951a).
— Sur l'origine de la substance Gomori-positive du complexe hypothalamo-hypophysaire. C. R. Soc. Biol. (Paris) 145, 367—370 (1951b).
— Sur l'origine diencéphalique des hormones dites "posthypophysaires". C. R. Soc. Biol. (Paris) 146, 1691—1695 (1952).
— La neurosécrétion chez l'anguille normale et hypophysectomisée. Z. Zellforsch. 39, 276—297 (1953a).
— La neurosécrétion au cours de la gestation et le postpartum chez la rate. Ann. Endocr. (Paris) 14, 722—725 (1953b).
— Sur la signification des pituicytes. C. R. Anat. 41, 367 (1954a).
— La neurosécrétion chez l'anguille normale et hypophysectomisée. Pubbl. Staz. zool. Napoli, Suppl. 24 (1954b).
— Effets de l'hypophysectomie totale ou partielle sur la neurosécrétion hypothalamique du rat. C. R. Ass. Anat. 42, 1257—1266 (1955).
— Recherches morphologiques sur le complexe hypothalamo-neurohypophysaire. Bull. Micr. appl. Mém. hors série, Nr 2 (1957a).
— Recherches expérimentales sur le complexe hypothalamo-neurohypophysaire. Arch. Anat. micr. Morph. exp., Suppl. 46, 93—158 (1957b).
— Idées actuelles sur la neurohypophyse. Bull. Soc. belge Gynec. 27, 307—323 (1957c).
— Etude biochemique et biologique des hormones neurohypophysaires. Ann. Endocr. (Paris) 18, 193—242 (1957d.)
— Rapports du neurosécrétat hypothalamique avec l'adénohypophyse dans des conditions normales et expérimentales. In: Pathophysiologia diencephalica, S. 78—103. Wien: Springer 1958.
— M. BONVALLET et P. DELL: Les modifications hypophysaires au cours du diabète insipide expérimental chez le chien. I. u. II. Ann. Endocr. (Paris) 10, 505—517 (1949); 11, 1—11 (1950).
— J. SCHNEIDER et P. DENOYELLE: Dosage de l'ACTH sur le rat normal et influence de la présence des principes posthypophysaires. Ann. Endocr. (Paris) 13, 641 (1952).
SWINGLE, W. W.: The relation of the pars intermedia of the hypophysis to pigmentation changes in *Anuran* larvae. J. exp. Zool. 34, 119—141 (1921).
SZENTÁGOTHAI, J.: Die Rolle diencephaler Mechanismen bei der Rückwirkung von Schilddrüsen-, Nebennierenrinden- und Sexualhormonen auf die Funktion des Hypophysenvorderlappens. In: Pathophysiologia diencephalica, S. 560—571. Wien: Springer 1958.
— Nervale Schaltmechanismen der hypothalamo-hypophysären Steuerung. 71. Tagg d. Dtsch. Ges. Inn. Med. 1965 (Wiesbaden), S. 42—52. München: J. F. Bergmann 1965.
— J. Rozsos, and J. KUTAS: Venous blood drainage through posterior lobe vessels of the anterior pituitary. [Ungarisch.] Magy. Tud. Akad. Biol. orv. Tud. Osztaly. Közl. 8, 104 (1957).
—, u. GY. SZÉKELY: Resorption argentaffiner Substanz der Hypophyse in die Eminentia medialis bei Lacertilien. Acta biol. Acad. Sci. hung. 8, 295 (1958).

Taguchi, S., H. Kobayashi, and D. S. Farner: Observations on the uptake of ^{35} sulfur by hypothalamo-hypophysial system of the white-crowned sparrow (Zonotrichia leucophrys Gambelii) following intraventricular injection of ^{35}S DL-Cysteine. Z. Zellforsch. 69, 228—245 (1966).

Takabatake, Y., and H. Sachs: Vasopressin biosynthesis. III. In vitro studies. Endocrinology 75, 934—942 (1964).

Tello, J. F.: Algunas observaciones sobre la distologia de la hypofisis humana. Trab. Lab. Invest. Biol. Univ. Madr. 10, 145—184 (1912).

Tilney, F.: Contribution to the study of the hypophysis cerebri with special reference to its comparative histology. Mem. Wistar Inst. Anat. No 2 (1911).

— An analysis of the juxta-neural epithlial portion of the hypophysis cerebri, with an embryological and histological account of a hitherto undescribed part of the organ. Int. Mschr. Anat. Physiol. (Lpz.) 30, 258—293 (1913).

— The morphology of the diencephalic floor. J. comp. Neurol. 25, 213—282 (1915).

— The development and constituents of the human hypophysis. Bull. neurol. Inst. N. Y. 5, 387 (1936).

— The hypophysis cerebri in petromyzon marinus. Bull. neurol. Inst. N. Y. 6, 70—117 (1937).

— The glands of the brain with especial reference to the pituitary gland. Res. Publ. Ass. nerv. ment. Dis. 17, 3—47 (1938).

Tönnis, W.: Diagnostik der intrakraniellen Geschwülste. In: Handbuch der Neurochirurgie (hrsg. W. Tönnis u. H. Olivecrona), Bd. IV/3, S. 1—579. Berlin-Göttingen-Heidelberg: Springer 1962.

— H. Brilmayer u. F. Marguth: Endokrinologische Gesichtspunkte bei der Behandlung der Hypophysenadenome. Dtsch. med. Wschr. 80, 845 (1955).

—, u. F. Marguth: Früherkennung und Behandlung der Zwischenhirntumoren. Dtsch. med. Wschr. 86, 61—65 (1961).

— W. Müller, F. Oswald u. H. Brilmayer: Kann die Rachendachhypophyse eine vikariierende Funktion ausüben? Klin. Wschr. 32, 912 (1954).

Török, B.: Lebensbeobachtung des Hypophysenkreislaufes an Hunden. Acta morph. Acad. Sci. hung. 4, 83—89 (1954).

— Neuere Angaben zur Frage des Hypophysenkreislaufes. Anat. Anz., Erg.-Bd. 109, 622 (1962).

Tonutti, E.: Über die Einflußnahme des Hypothalamus auf die corticotrope Partialfunktion der Adenohypophyse. In: 5. Sympos. Dtsch. Ges. Endokrin., S. 238—244. Berlin-Göttingen-Heidelberg: Springer 1958.

— Experimente zur Lokalisation der hypothalamischen Steuerung der ACTH-Sekretion. Acta neuroveg. (Wien) 23, 35—49 (1961).

Trendelenburg, P.: Weitere Untersuchungen über den Gehalt des Liquor cerebrospinalis an wirksamen Substanzen des Hypophysenhinterlappens. Naunyn-Schmiedebergs Arch. exp. Path. Pharmak. 114, 255—261 (1926).

— Anteil der Hypophyse und des Hypothalamus am experimentellen Diabetes insipidus. Klin. Wschr. 7, 1679—1680 (1928).

Tuppy, H.: The amino-acid sequence in oxytocin. Biochim. biophys. Acta (N.Y.) 11, 449 (1953).

Uemura, H., u. H. Kobayashi: Effects of prolonged daily photoperiods and estrogen on the hypothalamic neurosecretory system of the passerine bird, Zosterops palpebrosa japonica. Gen. comp. Endocrinol. 3, 253—264 (1963).

Uotila, U. U.: On the role of the pituitary stalk in the regulation of the anterior pituitary, with special reference to the thyreotropic hormone. Endocrinology 25, 605—614 (1939).

— Hypothalamic control of anterior pituitary function. Res. Publ. Ass. nerv. ment. Dis. 20, 580 (1940).

Vazquez-Lopez, E.: Structure of the neurohypophysis with special reference to the nerv endings. Brain 65, 1—35 (1942).

— Innervation of the rabbit andenohypophysis. J. Endocr. 6, 158—168 (1949).

— The structure of the rabbit neurohypophysis. J. Endocr. 9, 30—41 (1953).

—, and P. C. Williams: Nerve fibres in the rat adenohypophysis under normal and experimental conditions. Ciba Found. Coll. Endocr. 4, 54—64 (1952).

Velten, von den, R.: Die Nierenwirkung von Hypophysenextrakten beim Menschen. Berl. klin. Wschr. 50, 2083—2086 (1913).

Verney, E. B.: Absorption and excretion of water. The antidiuretic hormone. Lancet II, 781—783 (1946).

— The antidiuretic hormone and the factors which determine its release. Proc. roy. Soc. 135, 25—106 (1947).

Vitums, A., S. Mikami, A. Oksche, and D. S. Farner: Vascularization of the hypothalamo-hypophysial complex in the white-crowned sparrow, Zonotricha leucophrys Gambelii. Z. Zellforsch. 64, 541—569 (1964).

Vogt, C. u. O.: Allgemeine Ergebnisse unserer Hirnforschung. J. Psychol. Neurol. (Lpz.) 25, 279 (1919).

— Die Grundlagen und Teildisziplinen der mikroskopischen Anatomie des Zentralnervensystems. In: Handbuch der mikroskopischen Anatomie des Menschen, von Möllendorff, Bd. IV/1. Berlin: Springer 1928.

Vogt, M.: Über den Mechanismus der Auslösung der Gravidität und Pseudogravidität zugleich ein physiologischer Beweis für die sympathische Innervation des Hypophysenvorderlappens. Naunyn-Schmiedebergs Arch. exp. Path. Phamak. 162, 197—208 (1931).

Vogt, M.: Die Verteilung pharmakologisch aktiver Substanzen im Zentralnervensystem. Klin. Wschr. 30, 907 (1952).
— Vasopressor, antidiuretic and oxytocic activities of extracts of the dog's hypothalamus. Brit. J. Pharmacol. 8, 193—196 (1953).
— The concentration of sympathin in different parts of the nervous system under normal conditions and after the administration of drugs. J. Physiol. (Lond.) 123, 451—481 (1954).
Wahren, W.: Das Zwischenhirn des Kaninchens. J. Hirnforsch. 3, 143—242 (1957).
— Anatomie des Hypothalamus. In: Einführung in die Stereotaktischen Operationen mit einem Atlas des menschlichen Gehirns, Hrsg. Schaltenbrand u. Bailey, Bd. I, S. 118—151. Stuttgart: Georg Thieme 1959.
—, and P. C. Bucy: The anatomical relationship of the hypophysial stem and median eminence. Endocrinology 27, 227—235 (1940).
Weiss, P.: Evidence of perpetual proximo-distal growth of nerve fibers. Biol. Bull. 87, 160 (1944).
Weisschedel, E.: Die Hypophysektomie an infantilen Ratten. Dtsch. Z. Chir. 259, 223—234 (1944).
— u. H. Spatz: Über die gonadotrope Wirksamkeit des tuber cinereum bei Ratten. Ein Beitrag zur Lehre der endokrinen Tätigkeit des Gehirns („Neurosekretionslehre"). Dtsch. med. Wschr. 50, 1221 (1942).
van der Werff ten Bosch, J. J., and B. T. Donovan: The feed-back principle in the regulation of gonadotrophin secretion. Acta endocr. (Kbh.), Suppl. 38, 83 (1958).
Westman, A.: Der Einfluß des Hypophysen-Zwischenhirn-Systems auf die Sexualfunktionen. Schweiz. med. Wschr. 72, 113—116 (1942).
— Die neurohumorale Steuerung des Hypophysen-Zwischenhirnsystems und ihre Störungen. Svenska Läk.-Sällsk. Handl. 67, 24—59 (1945).
— Die Physiologie des Hypothesen-Hypothalamus-Systems unter besonderer Berücksichtigung der Regulation der Sexualfunktionen. In: I. Sympos. Dtsch. Ges. Endokrin. Berlin-Göttingen-Heidelberg: Springer 1955.
— Die neurohormonale Steuerung des Hypophysen-Zwischenhirnsystems und ihre Störungen. In: Seitz, Handbuch der Frauenheilkunde und Geburtshilfe, S. 133—154. München: Urban & Schwarzenberg 1957.
—, u. D. Jacobsohn: Experimentelle Untersuchungen über die Bedeutung des Hypophysen-Zwischenhirnsystems für die Produktion gonadotroper Hormone des Hypophysenvorderlappens. Acta obstet. gynec. scand. 17, 235—265 (1937).
— — Endokrinologische Untersuchungen an Ratten mit durchtrenntem Hypophysenstiel I—III. Acta obstet. gynec. scand. 18, 99—108, 109—114, 114—123 (1938).
— — Experimentelle Untersuchungen über Hypophysentransplantate bei der Ratte. Acta path. microbiol. scand. 17, 328—347 (1940).
— — Endokrinologische Untersuchungen am Kaninchen mit durchtrenntem Hypophysenstiel. Acta obstet. gynec. scand. 20, 392—433 (1940).
— — u. N. A. Hillarp: Über die Bedeutung des Hypophysen-Zwischenhirnsystems für die Produktion gonadotroper Hormone. Mschr. Geburtsh. Gynäk. 116, 225—250 (1943).
Wingstrand, K. G.: The structures in the avian pituitary responsible for the transfer of impulses from the nervous to the hormonal system. Prox. X. Intern. Ornith. Congr. Upsala 1950.
— The structure and development of the avian pituitary. Lund: C. W. K. Gleerup 1951.
— Neurosecretion and antidiuretic activity in the chick embryos with remarks on the subcommissural organ. Ark. Zool. 6, 41—67 (1953).
— On the existence in vivo of "Herring bodies" and granules in the interstitial colloid of the neurohypophysis. Z. Zellforsch. 38, 421 (1953).
— The ontogeny of the neurosecretory system in chick embryos. Pubbl. Staz. zool. Napoli, Suppl. 24, 25—26 (1954).
— The structure of the pituitary in the african lungfish, *Proptopterus annectens* (Owen). Vid. Medd. dansk. nat.-hist. Foren. 118, 293—210 (1956).
— Attempts at a comparison between the neurohypophysial region in fishes and tetrapods, with particular regard to amphibians. In: Comparative Endocrinology (A. Gorbman), S. 393—403. New York: J. Wiley & Sons 1959.
— Comparativ anatomy and evolution of the hypophysis. In: The pituitary gland (ed. Harris and Donovan), vol. I, p. 58—126. London: Butterworths & Co. 1966.
Winkler, G., R. Blobel, and E. Tonutti: 17-OH-Corticoid-Ausscheidung beim Meerschweinchen nach Ausschaltung der Nucl. hypothalamici ventro- und dorsomediales und nach Diphtherietoxin. Naturwissenschaften 45, 13—14 (1958).
— — — 17-OH-Corticoidausscheidung bei Meerschweinchen mit Läsionen im mittleren Hypothalamus. Acta neuroveg. (Wien) 20, 230—247 (1959).
Wise, B. L.: Fluid and electrolytes in neurological surgery. Springfield (Ill.): Ch. C. Thomas 1965.
Wislocki, G. B.: The hypophysis of the porpoise (Tursiops truncatus). Arch. Surg. (Chic.) 18, 1403—1412 (1929).
— The meningeal relations of the hypophysis cerebri. I. The relations in adult mammals. Anat. Rec. 67, 273—286 (1937a).
— The meningeal relations of the hypophysis cerebri. II. An embryological study of the meninges and blood vessels of the human hypophysis. Amer. J. Anat. 61, 95—130 (1937b).

WISLOCKI, G. B.: The vascular supply of the hypophysis cerebri of the cat. Anat. Rec. **69**, 361—387 (1937c).
— The topography of the hypophysis in the xenarthra. Anat. Rec. **70**, 451—471 (1938).
— The vascular supply of the hypophysis cerebri in the rhesus monkey and man. Res. Publ. Ass. nerv. ment. Dis. **17**, 48—68 (1938).
— Further observations on the blood supply of the hypophysis cerebri of the rhesus monkey. Anat. Rec. **72**, 137—150 (1938).
— Note on the hypophysis of an adult indian elephant. Anat. Rec. **74**, 321 (1939a).
— The unusual mode of the development of the blood vessels of the opossum's brain. Anat. Rec. **74**, 409—428 (1939b).
— Some peculiarities of the cerebral blood vessels in the hypothalamus of the opossum. Anat. Rec. **76**, 97 (1940).
— The topography of the hypophysis in the elephant, manatee and hyrax. Anat. Rec. **77**, 427—442 (1940).
—, and A. C. P. CAMPBELL: The unusual vascularisation of the brain of the opossum (Didelphys virginiana). Anat. Rec. **67**, 177—191 (1937).
—, and E. W. DEMPSEA: The chemical cytology of the chorioid plexus and blood brain barrier of the rhesus monkey (macaca mulatta). J. comp. Neurol. **88**, 319 (1948).
— — The chemical histology and cytology of the spinal body and neurohypophysis. Endocrinology **42**, 56—72 (1948).
—, and E. M. K. GEILING: The anatomy of the hypophysis of whales. Anat. Rec. **66**, 17—41 (1936).
—, and L. S. KING: The permeability of the hypophysis and hypothalamus to vital dyes, with a study of the hypophysial vascular supply. Amer. J. Anat. **58**, 421—472 (1936).
—, and E. H. LEDUC: Vital staining of the hematoencephalic barrier by silver nitrate and trypan blue, and cytological comparisons of the neurohypophysis, pineal body, area postrema, intercolumnar tubercle and supraoptic creast. J. comp. Neurol. **96**, 1—414 (1952).
WOERDEMAN, M. W.: Über den Zusammenhang der Chorda dorsalis mit der Hypophysenanlage. Anat. Anz. **43** (1913).
— Vergleichende Ontogenie der Hypophysis. Arch. mikr. Anat. **86**, 198—291 (1915).
XUEREB, G. B.: Studies of the blood vessels of the human pituitary body with special reference to changes in the pattern which occurs with ageing. Diss. Oxford 1953.
— Changes in the vascular pattern in ageing: The human hypophysis cerebri. Proc. I. Intern. Congr. Neuropathol. Rom 1952, Vol. II, p. 384—388. Torino: Casa editr. Rosenberg & Sellier 1953.
— M. M. L. PRICHARD, and P. M. DANIEL: The arterial supply and venous drainage of the human hypophysis cerebri. Quart. J. exp. Physiol. **39**, 199—217 (1954).
— — — Thy hypophysial portal system of vessels in man. Quart. J. exp. Physiol. **39**, 219—230 (1954).
YAMADA, T., and M. A. GREER: Studies on the mechanism of hypothamic control of thyreotropin secretion: effect of thyroxine injection into the hypothalamus or the pituitary on thyroid hormone released. Endocrinology **64**, 66—72 (1959).
— — The effect of bilateral ablation of the amygdala on endocrine function in the rat. Endocrinology **66**, 565—574 (1960).
YASUDA, M.: The discharge of gomori positive granules into the ventricule in the fowl. Kagaku (Jap. Science) **24**, 570 (1954).
ZETLER, G.: Über den Hormongehalt von Hypophysenhinterlappen und vorderem Hypothalamus durstender Hunde. Naunyn-Schmiedebergs Arch. exp. Path. Pharmak. **216**, 193—195 (1952).
— Sind Adiuretin, Vasopressin und Oxytocin drei verschiedene Stoffe oder nur die Wirkungskomponenten eines einzigen Hormon-Moleküls? Naunyn-Schmiedebergs Arch. exp. Path. Pharmak. **218**, 239 (1953).
—, u. W. HILD: Über die neurosekretorische Tätigkeit des hypothalamisch-neurohypophysären Systems der Säugetiere. Pubbl. Staz. zool. Napoli, Suppl. **24**, 15—16 (1954).
ZIEGLER, B.: Licht- und elektronenmikroskopische Untersuchungen an Pars intermedia und Neurohypophyse der Ratte. Z. Zellforsch. **59**, 486—506 (1963).
ZONDEK, B., u. H. KROHN: Hormon des Zwischenlappens der Hypophyse. Klin. Wschr. **1932I**, 405—408, 849.
ZUCKERMAN, S.: The influence of environmental changes on the pituitary. Ciba Found. Coll. Endocr. **4**, 213—228 (1952).
— The influence of environmental changes on the pituitary. Ciba Found. Coll. Endocr. **4**, 213—228 (1954).
— Hypothalamic anterior pituitary relations. Publ. Staz. zool. Napoli, Suppl. **24**, 21—23 (1954).
— The possible functional significance of the pituitary portal vessels. Ciba Found. Coll. Endocr. **8**, 551—586 (1955).
ZYPEN, E. VAN DER: Über zeitliche Entstehung und örtliche Verteilung „gomori-positiver" Substanzen im Zwischenhirn-Neurohypophysensystem bei Katze und Hund. Acta anat. (Basel) **60**, 551—607 (1965)

Die Lipoide und Eiweißstoffe des Gehirns.

Von

H. Debuch und G. Uhlenbruck[*].

Mit 9 Abbildungen.

I. Die Lipoide des Gehirns.

A. Einführung.

Unter der Bezeichnung „Lipoide" versteht man fettähnliche Stoffe, die in bezug auf gewisse physikalische Eigenschaften den eigentlichen Fetten ähnlich sind. Das gilt besonders im Hinblick auf die Löslichkeit. Sie lösen sich vor allem oder zum Teil ausschließlich in organischen Lösungsmitteln wie Äther, Alkohol, Chloroform usw.

Im angelsächsischen Sprachgebrauch werden häufig unter der Bezeichnung „lipids" oder „lipides" Neutralfette (Triglyceride) und Lipoide zusammengefaßt. Man sollte jedoch die alte Nomenklatur bestehen lassen, weil sich die Lipoide in ihrer Bedeutung für den Organismus sicher sehr stark von den eigentlichen Fetten unterscheiden. Dabei ist aber zu beachten, daß die Definition nicht zu starr nur in bezug auf die Löslichkeit verstanden wird, denn wir kennen einige Lipoide, die mit den Fetten nicht einmal mehr die Löslichkeit gemeinsam haben, da sie wasserlöslich sind, wie z.B. die Ganglioside.

Die Nomenklatur der einzelnen Lipoide läßt zu wünschen übrig. Vor allem in der amerikanischen Literatur sind die klassischen Bezeichnungen fast völlig verschwunden, während man sie im englischen Schrifttum noch häufig findet. Wir verwenden die alten Namen, da die systematischen Benennungen außerordentlich umständlich wären. Es ist auch nicht einzusehen, weshalb z.B. der „Trivial"-name „Lecithin" verschwinden soll, wenn man keinen besseren Ausdruck an dessen Platz setzen kann. Allerdings muß betont werden, daß man im allgemeinen unter der Bezeichnung „Lecithin" eine ganze Stoffgruppe versteht, die sich meist aus mehreren oder vielen „Lecithinen" zusammensetzt, die ohne weiteres nicht voneinander getrennt werden können. Die verschiedenen Lecithine unterscheiden sich durch die in ihnen enthaltenen Fettsäuren. Dasselbe trifft auf alle anderen Lipoide zu.

Folgendes nach der Hauptalkoholkomponente, d.h., dem mit Fettsäure verbundenen Alkohol, ausgerichtete Ordnungsprinzip wird empfohlen:

		(P:N)
I. Eigentliche Fette		
Mono-, Di- und Triglyceride		
II. Glycerinphosphatide		
Phosphatidsäuren		1:1
Lecithine	Cholin	1:1
Kephaline	Colamin, Serin	1:1
Inositphosphatide	Inosit	
Plasmalogene (Glycerinester-enoläther)	Cholin, Colamin, Serin	1:1
III. Sphingolipoide		
Sphingomyeline	Cholin	1:2
Cerebroside	Galaktose, Glucose	
Ganglioside	Hexosen, Hexosamine, Neuraminsäure	
Sulfatide	Galaktosesulfat	

---

[*] Physiol.-chem. Institut der Universität zu Köln und Max-Planck-Institut für Hirnforschung, Köln-Lindenthal. Das Manuskript wurde von H. Debuch Ende 1959 abgeliefert, 1963 zum ersten Mal und 1965 zum zweiten Mal von G. Uhlenbruck ergänzt.

Phosphorhaltige Lipoide werden traditionsgemäß als Phosphatide bezeichnet, für den Ausdruck Phosphorlipoide besteht kein Bedarf. Die Wahl des Ausdrucks Phosphatide hat den zusätzlichen Vorteil, daß eine Verwechslung mit Lipoidphosphor schwierig ist, während im klinischen Schrifttum Lipoidphosphor und Phosphorlipoide nicht selten verwechselt werden. Bei weitergehender Analytik kann dann entsprechend der Hauptalkoholkomponente zwischen Glycerinphosphatiden und Sphingophosphatiden unterschieden werden (wahlweise stehen die Ausdrücke Phosphoglyceride bzw. Phosphosphingoside zur Verfügung). Für die cholinhaltigen Phosphatide werden die klassischen Namen Lecithin und Sphingomyelin gebraucht, die Glycerinphosphatide mit Aminogruppen werden als Kephaline zusammengefaßt, die in Colamin- und Serin-Kephalin usw. unterteilt werden können.

Die Plasmalogene werden durch Voranstellung des Namens der Base gekennzeichnet, Colamin-Plasmalogen, Cholin-Plasmalogen.

Die Nomenklatur der Cerebroside bleibt die klassische; neuraminsäurehaltige Sphingoside sind als Ganglioside zu bezeichnen; kommt Schwefelsäure im Molekül vor, dann spricht man von Sulfatiden.

Eine Zusammenfassung nach im Molekül veresterten anorganischen Säuren (Phosphatide, Sulfatide) läßt eine Reihe von Lipoiden unklassifizierbar und hat vorwiegend methodische, möglicherweise auch funktionelle Bedeutung. Sie ist vor allem dann anzuwenden, wenn die gewählte Bestimmungsmethode eine nähere Bezeichnung nicht erlaubt; wenn z. B. der gesamte Lipoidphosphor bestimmt wurde, muß man von Phosphatiden sprechen. Überhaupt sollte, wenn eine genaue Charakterisierung der Substanzen nicht angestrebt wurde oder nicht gelungen ist, die gewählte Bezeichnung sich möglichst nahe an die analytische Methode anlehnen.

Die Aufgliederung in Glycerinphosphatide und Sphingolipoide erfolgte hier nicht nur wegen ihrer verschiedenen Löslichkeit, sondern vor allem auch deshalb, weil die Hauptvertreter der Sphingolipoide im markhaltigen Nervengewebe außerordentlich reichlich vertreten sind, während sie in anderen Organen nur in sehr kleinen Mengen vorkommen. Die Glycerinphosphatide dahingegen finden sich praktisch in jeder Körperzelle; einige Organe wie Leber und Herz sind relativ phosphatidreich, wenn sie auch im Gehirn in besonders großen Mengen vorkommen.

B. Geschichte der Lipoide des Gehirns.

Die Geschichte der hier zu besprechenden Lipoide reicht bei einigen sehr weit zurück, während andere erst kürzlich aufgefunden wurden. Was diejenigen des Gehirns anbetrifft, so sind sie besonders gut bekannt. Da dieses Organ das lipoidreichste überhaupt ist, diente es häufig zur Darstellung „reiner" Lipoide, und die Kenntnis der Lipoide geht Hand in Hand mit der Untersuchung der chemischen Zusammensetzung des Gehirns.

Nachdem 1812 von VAUQUELIN das Vorkommen fettiger Substanzen, die organisch gebundenen Phosphor enthielten, im Gehirn entdeckt worden war, wurde etwa 30 Jahre später von GOBLEY (1846a, b, c; 1847a, b) erstmals ein solcher Stoff aus Eigelb isoliert, den er „Lecithin" nannte. Derselbe Autor nahm an, daß im Gehirn ähnliche Substanzen vorkämen.

DIAKONOW (1868a, b) stellte später das Lecithin des Gehirns dar, und die von ihm vorgeschlagene Formel ist in den wesentlichen Punkten bis heute gültig.

Einen bedeutsamen Beitrag zur Chemie der Lipoide im allgemeinen und zu der der Gehirnlipoide im besonderen leistete der Arzt THUDICHUM, der 1828 in Büdingen geboren, 1851 in Gießen promovierte und später nach England übersiedelte, wo er bereits 1858 „lecturer" in Chemie an der Grosvenor Place School of Medicine war und dort seine chemischen Studien begann. 1884 veröffentlichte er in London eine Zusammenfassung der Ergebnisse seiner Untersuchungen, die 1901 in deutscher Sprache unter dem Titel: „Die chemische Konstitution des Gehirns des Menschen und der Tiere" erschien.

THUDICHUM beschrieb ein zweites, jedoch alkoholunlösliches Phosphatid im Gehirn, das er „Cephalin" nannte, dem er aber irrtümlicherweise dieselbe Formel wie dem Lecithin zuschrieb.

Er erhielt neben Cholin einen zweiten stickstoffhaltigen Baustein nach hydrolytischer Spaltung der Phosphatide, konnte jedoch nicht entscheiden, ob dieses „oxethylamine" nicht ein Spaltstück des Cholins darstellte. Die Existenz des alkoholunlöslichen Phosphatides wurde von mehreren Autoren bestätigt (COUSIN, 1906; KOCH, 1902, 1904; FRÄNKEL und NEUBAUER, 1909; PARNAS, 1909). PARNAS' Schüler, BAUMANN, gelang es 1913 nachzuweisen, daß Aminoäthylalkohol (Colamin) ein Baustein des Cephalins ist. Deshalb wurde vor allem seit MACLEAN (1915) das Lecithin vom Kephalin dadurch unterschieden, daß letzteres 100% seines Stickstoffs in Form von NH_2-Stickstoff besitzt, die Löslichkeit des Lecithins in Alkohol und die Unlöslichkeit des Kephalins konnte nicht aufrechterhalten werden, da MACLEAN auch alkohollösliches Kephalin in Händen hatte.

Etwa um die gleiche Zeit fand MACARTHUR (1914; MACARTHUR und BURTON, 1916) eine Aminosäure unter den Spaltstücken der Phosphatide und nahm das Vorkommen auch eines aminosäurehaltigen Kephalins an. Erst viel später wurde Serin unter den Hydrolyseprodukten des Kephalins dargestellt (FOLCH und SCHNEIDER, 1941; FOLCH, 1941, 1948; SCHUWIRTH, 1941, 1943) und 1942 gelang es FOLCH durch fraktionierte Fällung zwei verschiedene Kephalinfraktionen aus Gehirn voneinander zu trennen.

Dabei erhielt derselbe Autor eine weitere Fraktion, die Inosit als Baustein aufwies, und er beschrieb ein bisher unbekanntes Glycerinphosphatid im Gehirn, das er „diphosphoinositide" nannte (FOLCH und WOOLLEY, 1942; FOLCH, 1949a, b).

Obgleich demnach bereits vier verschiedene Glycerinphosphatide aus Gehirn isoliert worden waren, handelte es sich dabei keineswegs um „reine" Substanzen, wenn sie auch von den Autoren häufig als solche angesprochen wurden.

Eine weitere Klasse von Glycerinphosphatiden war nämlich im Gehirn besonders reichlich vertreten, die sich vor allem in der Kephalinfraktion befindet und die von FOLCH übersehen worden war. Es handelte sich um die von FEULGEN und VOIT (1924) zunächst in histologischen Schnitten (verschiedener Organe) entdeckten Plasmalogene.

Nach Einwirkung von Sublimat oder verdünnten Säuren ließen sich bis dahin in der Natur unbekannte langkettige Aldehyde aus Muskulatur und Gehirn isolieren (FEULGEN u. Mitarb., 1929). Die Anwesenheit der Plasmalogene im Gehirn ließ sich leicht durch die sog. „Plasmalreaktion" (IMHÄUSER, 1927) beweisen. Nachdem sich gezeigt hatte, daß sich die Plasmalogene, auch Acetalphosphatide genannt, immer in den Lipoidextrakten befanden und nach ihrer Strukturaufklärung sie als eine neue Gruppe von Glycerinphosphatiden erkannt wurden (FEULGEN und BERSIN, 1939), gelang es 1951 THANNHAUSER u. Mitarb. (1951a, b) sie aus dem Gehirn zu gewinnen. Dies gelang jedoch nur unter gleichzeitiger Zerstörung der sie stets begleitenden anderen Glycerinphosphatide. Dadurch waren auch die Plasmalogene verändert worden und die für sie angenommene Strukturformel nicht zutreffend, die aber dennoch berichtigt werden konnte, obwohl wir bis heute keine Methode zur Darstellung reiner Plasmalogene kennen.

Die sowohl von FEULGEN und BERSIN (1939), als auch von THANNHAUSER u. Mitarb. (1951a, b) isolierten Plasmalogene enthielten Colamin als N-haltigen Baustein. Serinhaltige Plasmalogene wurden 1951 von KLENK und BÖHM im Gehirn gefunden, wo cholinhaltige, die von KLENK und GEHRMANN (1953) erstmals in der Lecithinfraktion des Rinderherzmuskels nachgewiesen worden waren, nur in Spuren auftreten (KLENK u. Mitarb., 1953). Da die Colamin-Kephalinfraktion zu etwa $2/3$ aus Colamin-Plasmalogen besteht, gelang die Reindarstellung des Colamin-Kephalins erst nach deren Entfernung (DEBUCH, 1956).

Die Geschichte der Sphingolipoide des Gehirns geht nicht parallel zu der der oben geschilderten Glycerinphosphatide. Erstere wurden gewöhnlich als ätherunlösliche Lipoide von letzteren abgetrennt und gesondert untersucht. Zwei Gruppen der Sphingolipoide kommen im Körper fast ausschließlich im Gehirn vor: die Sphingomyeline und Cerebroside. Sie wurden ebenfalls von THUDICHUM 1884 bzw. 1876 entdeckt. Er isolierte zwei der vier bisher bekannten Cerebroside, die sich nur durch die Art der enthaltenen Fettsäure voneinander unterscheiden und nannte sie Phrenosin und Kerasin. Phrenosin, das häufigste Gehirncerebrosid, wurde von mehreren Autoren bereits Ende des vorigen Jahrhunderts beschrieben (GEOGHEGAN, 1879; GAMGEE, 1880; PARCUS, 1881; KOSSEL und FREYTAG, 1893), jedoch wurde diese Substanz von ihnen Cerebrin genannt. WÖRNER und THIERFELDER (1900), die bereits ein kristallines Cerebrosid dargestellt hatten, bei dem es sich wohl um ein hochgereinigtes Phrenosin handelte, bezeichneten dieses als Cerebron.

ROSENHEIM (1916) hatte wohl erstmals ein einigermaßen reines Kerasin in Händen, das vorher bereits verunreinigt von anderen (PARCUS, 1881; KOSSEL und FREYTAG, 1893) dargestellt worden war.

Nachdem auch das Sphingomyelin von THUDICHUM im Gehirn entdeckt worden war, wurde es vor allem von ROSENHEIM und TEBB (1907, 1908a, b, c, d, 1909, 1910, 1911) als Bestandteil der ätherunlöslichen „Protagon"-Fraktion des Gehirns beschrieben. Seine chemische Struktur wurde jedoch erst von LEVENE (1916) angegeben.

KLENK, der zwei neuartige Cerebroside im Gehirn auffand und darstellte (1925, 1926b), entdeckte ein bisher unbekanntes Sphingolipoid zunächst im Gehirn bei Niemann-Pick und Tay-Sachsscher Krankheit, später auch in solchen gesunder Personen. Diese Substanz gibt mit Bials Reagens eine violette Färbung, die bereits von WALZ (1927) und LEVENE und LANDSTEINER (1927) mit einer ätherunlöslichen Lipoidfraktion beobachtet wurde. KLENK nannte die von ihm 1942 erstmals isolierte Substanz: Gangliosid, da sie besonders in der Hirnrinde enthalten ist. Das Gangliosid enthält eine Polyoxyaminosäure, Neuraminsäure, als Baustein, die für die Farbreaktion verantwortlich ist. KLENK teilte 1953 eine vorläufige Formel für die Gangliosiden mit. Andere Autoren jedoch (YAMAKAWA u. Mitarb., 1953; BOGOCH, 1958) nahmen an, daß die von ihnen isolierten Gangliosiden hochpolymere Substanzen sind, die als Kohlenhydratgruppe ein Polysaccharid besitzen.

In ein neues Stadium traten die Untersuchungen über die chemische Konstitution der Glykolipoide, als KLENK und GIELEN in Köln, die Arbeitsgruppe von KUHN in Heidelberg, sowie SVENNERHOLM in Schweden die Arbeit zur Konstitutionsermittlung der Gangliosiden systematisch aufnahmen. Das Ergebnis dieser erfolgreichen Bemühungen, auf die im einzelnen später noch eingegangen werden soll, soll an dieser Stelle kurz zusammengefaßt werden:

1. Es gibt nicht nur *ein* Gangliosid, sondern mehrere, die sich teilweise ineinander überführen lassen; der Unterschied besteht in der Zusammensetzung des Kohlenhydratanteils.

2. Es gibt Gangliosiden, welche nicht das C_{18} Sphingosin, sondern Homologe dieses normalen Sphingosins besitzen.

3. Ein wesentlicher Unterschied der einzelnen Gangliosiden besteht darin, daß sie sich in der Zahl der Neuraminsäuremoleküle unterscheiden. Dabei kann an einem Neuraminsäuremolekül noch ein zweites gebunden sein.

4. Die Konstitution von normalen und pathologischerweise vorkommenden Gangliosiden konnte aufgeklärt werden.

Damit sind die wesentlichen Voraussetzungen geschaffen worden, die notwendig sind, um nun die physiologische Bedeutung dieser Verbindungen zu erforschen.

Abschließend läßt sich sagen, daß wir zwar schon eine große Anzahl der im Gehirn vorkommenden Lipoide kennen und sicher auch die Struktur der mengenmäßig bedeutsamsten Gehirnlipoide aufgeklärt erscheint. Doch ist zu erwarten, daß weitere in kleineren Mengen vorhandene Lipoide aufgefunden werden, die dennoch im Stoffwechsel von großer Bedeutung sein können.

C. Die Chemie der Glycerinphosphatide des Gehirns.

1. Gemeinsame Bausteine.

a) Glycerinphosphorsäure (glycerophosphoric acid).

$$\begin{array}{ll} \alpha' & CH_2OH \\ \beta & CHOH \\ \alpha & CH_2-O-P{\Large\lessgtr}{}^{OH}_{O\ \ OH} \end{array} \quad (I)$$

Wie der Name schon sagt, besitzen die Glycerinphosphatide als gemeinsamen Baustein die Glycerinphosphorsäure (I). Aus „Gehirn-Kephalin" wurde sie erstmals von LEVENE und ROLF (1919) als Spaltstück nach der Hydrolyse isoliert. Sie wird gewöhnlich in zwei Formen gewonnen: in der unter I angegebenen α-Form und daneben als β-Derivat, bei dem also die Phosphorsäure mit dem sekundären Kohlenstoffatom verestert ist. Aus diesem Grund nahm man lange Zeit hindurch an, daß die in der Natur vorkommenden Glycerinphosphatide sowohl in der α-, als auch in der β-Form vorkämen (WILLSTÄTTER und LÜDECKE, 1904; BAILLY, 1915, 1919; GRIMBERT und BAILLY, 1915; KARRER und SALOMON, 1926).

Hydrolyseversuche mit Glycerinphosphorsäure jedoch (BAILLY, 1938, 1939a, 1939b) und später mit synthetischen Phosphatiden (BAER und KATES, 1948) bestätigten die Annahme von GRÜN und LIMPÄCHER (1927), daß β-Lecithin in der Natur wohl nicht vorliege. Bei der Isolierung der Glycerinphosphorsäure aus den Phosphatiden kommt es wahrscheinlich über einen cyclischen Orthoester (VERKADE u. Mitarb., 1940; CHARGAFF, 1942) zu einer Umlagerung der Phosphorsäure von dem α- an das β-C-Atom des Glycerins. Deshalb wird heute die α-Glycerinphosphorsäure als Baustein der natürlichen Glycerinphosphatide angesehen (BAER und MAURUKAS, 1955a, b; BAER und KATES, 1950; BAER u. Mitarb., 1953; LONG und MAGUIRE, 1953a, b).

b) Die Fettsäuren.

Alle bisher bekannten Glycerinphosphatide enthalten ein oder zwei Moleküle Fettsäuren je Mol Phosphorsäure. Unter den gesättigten Fettsäuren dieser Lipoide findet man vor allem Palmitin- und Stearinsäure. Die Glycerinphosphatide zeichnen sich gegenüber allen anderen Lipoiden jedoch durch den großen Gehalt an ungesättigten Fettsäuren aus. Darunter findet sich als Hauptvertreter zwar die Ölsäure, jedoch besitzen sie in wechselnden Mengen hochungesättigte Fettsäuren mit 20- oder 22 C-Atomen, sog. Polyensäuren.

Wie aus Tabelle 1 zu ersehen ist, verdanken wir sowohl die Auffindung als auch die Kenntnis ihrer Struktur der meisten Polyensäuren KLENK und seinen Mitarbeitern. Eine große Anzahl dieser hochungesättigten Fettsäuren der C_{20}- und C_{22}-Reihe konnte in reinem oder annähernd reinem Zustand dargestellt werden. Bei der Strukturaufklärung zeigte sich, daß die Doppelbindungen in den Polyensäuren nicht konjugiert ($=CH-CH=CH-CH=$), sondern im sog. Divinylmethanrhythmus ($-CH=CH-CH_2-CH=CH$) auftreten.

Betrachtet man die Lage der Doppelbindungen der Polyensäuren einmal nicht von der COOH-Gruppe aus, wie gewöhnlich, sondern von ihrem Methylende her, so kann man sie in drei verschiedene Gruppen oder Typen einteilen:

Befindet sich die erste Doppelbindung hinter dem 9. C-Atom (wie in der Ölsäure), so handelt es sich um einen Ölsäuretyp, ist sie hinter dem 6. C-Atom (wie in der Linolsäure), um einen Linolsäuretyp, und findet man sie hinter dem 3. C-Atom (wie in der Linolensäure), so sprechen wir vom Linolensäuretyp.

Tabelle 1. *Fettsäuren der Glycerinphosphatide des Gehirns.*

	C_{14}	C_{16}	C_{18}	C_{20}	C_{22}	C_{24}
Gesättigte	Myristinsäure	Palmitinsäure	Stearinsäure	Arachinsäure		Lignocerinsäure
	$C_{14}H_{28}O_2$ (a)	$C_{16}H_{32}O_2$ (b)	$C_{18}H_{36}O_2$ (d)	$C_{20}H_{40}O_2$ (f)		$C_{24}H_{48}O_2$ (p)
Monoen		Palmitoleinsäure	Ölsäure			
		$C_{16}H_{30}O_2$ (c)	$C_{18}H_{34}O_2$ (e)	$C_{20}H_{38}O_2$ (g)		
Dien				$C_{20}H_{36}O_2$ (h)		
Trien				$C_{20}H_{34}O_2$ (i)	$C_{22}H_{38}O_2$ (l)	
Tetraen				Arachidonsäure		
				$C_{20}H_{32}O_2$ (k)	$C_{22}H_{36}O_2$ (m)	$C_{24}H_{40}O_2$ (r)
Pentaen					$C_{22}H_{34}O_2$ (n)	
Hexaen					$C_{22}H_{32}O_2$ (o)	

a Klenk, Debuch u. Daun (1953); b Levene u. Rolf (1921), Klenk (1930, 1931), Klenk u. Böhm (1951), Klenk, Debuch u. Daun (1953), Debuch (1956); c Klenk u. Böhm (1951), Debuch (1956); d Cousin (1906), Parnas (1909, 1913), Levene u. West (1913), MacArthur u. Burton (1916), Levene u. Rolf (1921), Klenk u. Böhm (1951), Klenk u. Mitarb. (1953), Debuch (1956); e Parnas (1909), MacArthur u. Burton (1916), Levene u. Rolf (1922a, b); f Klenk, Debuch u. Daun (1953); g Klenk (1932); h Klenk u. Bongard (1952), Klenk u. Lindlar (1955b); i Klenk u. Bongard (1952), Klenk u. Lindlar (1955b); k Levene u. Rolf (1922a, b), Brown (1929), Klenk (1932), Klenk u. Bongard (1952), Klenk u. Lindlar (1955b); l Klenk u. Bongard (1952), Klenk u. Montag (1958b); m Klenk u. Bongard (1952), Klenk u. Lindlar (1955a); n Klenk (1930, 1932), Klenk u. Schoenebeck (1931), Klenk u. Bongard (1952), Klenk u. Montag (1958b), Klenk u. Lindlar (1955a); o Klenk u. Bongard (1952), Klenk u. Montag (1958b), Klenk u. Lindlar (1955a); p Klenk (1931), Debuch (1956); r Klenk u. Montag (1958a).

Abb. 1 und Tabelle 2 sollen diese Verhältnisse veranschaulichen:

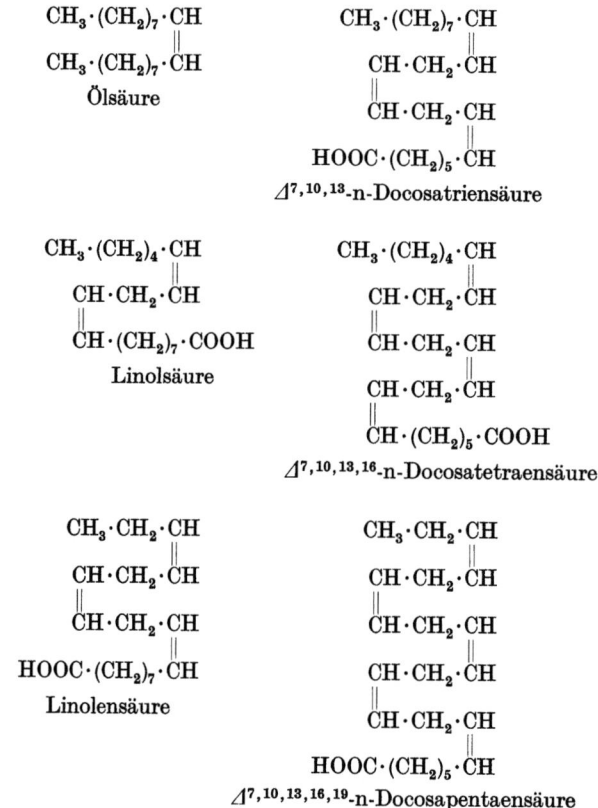

Abb. 1. Polyensäuren vom Öl-, Linol- bzw. Linolensäuretyp.

Tabelle 2. *Struktur der Polyensäuren der Glycerinphosphatide aus Gehirn.*

Ketten-länge	Stellung der Doppelbindungen		Literatur
	vom Carboxylende aus	von der CH_3-Gruppe aus	
C_{20}	11, 14	6, 9[1]	(1, 4)
	5, 8, 11	9, 12, 15[2]	(1, 4)
	8, 11, 14	6, 9, 12[1]	(4)
	5, 8, 11, 14	6, 9, 12, 15[1]	(1, 4)
C_{22}	7, 10, 13	9, 12, 15[2]	(1, 2)
	7, 10, 13, 16	6, 9, 12, 15	(1, 3)
	4, 7, 10, 13, 16	6, 9, 12, 15, 18[1]	(1, 2, 3)
	7, 10, 13, 16, 19	3, 6, 9, 12, 15[3]	(1, 2)
	4, 7, 10, 13, 16, 19	3, 6, 9, 12, 15, 18[3]	(1, 3)
C_{24}	9, 12, 15, 18	6, 9, 12, 15[1]	(5)

[1] Diese Fettsäuren sind vom Linolsäuretyp.   [2] Diese Fettsäuren sind vom Ölsäuretyp.
[3] Diese Fettsäuren sind vom Linolensäuretyp.
(1) KLENK u. BONGARD (1952); (2) KLENK u. MONTAG (1958b); (3) KLENK u. LINDLAR (1955a); (4) KLENK u. LINDLAR (1955b); (5) KLENK u. MONTAG (1958a).

Von den in Tabelle 2 aufgeführten Polyensäuren sind in den Glycerinphosphatiden des Gehirns die C_{20}- und C_{22}-Tetraensäuren in den weitaus größten Mengen vorhanden, während die anderen hochungesättigten Fettsäuren (vor allem diejenigen vom Ölsäuretyp) einen viel kleineren Teil des Fettsäuregemisches ausmachen. (Weiteres siehe: Biosynthese der Glycerinphosphatide.)

Sehr genaue Kenntnisse über die Fettsäurezusammensetzung des Gehirns und einzelner Gehirnteile verdanken wir der Gaschromatographie, einer Methode, ohne die unsere Kenntnisse auf dem Gebiete der Fettsäuren heute noch sehr unvollkommen wären. Hierüber hat TSCHÖPE (1963) ausführlich berichtet. Die quantitative Zusammensetzung der Fettsäuren der Glycerinphosphatide der grauen und weißen Substanz untersuchten O'BRIEN et al. (1964); mit der Biosynthese haben sich BERNHARD u. Mitarb. (1963) beschäftigt. Auf die Chemie und den Stoffwechsel der Polyensäuren, auch des Gehirns, ist KLENK (1961) in einem Referat ausführlich eingegangen. Einzelne Polyensäuren können vom Organismus ineinander übergeführt werden; dies sei schematisch an einer Abbildung aus der Arbeit von KLENK (1961) am Beispiel der Fettsäuren vom Linolensäuretyp aufgezeigt:

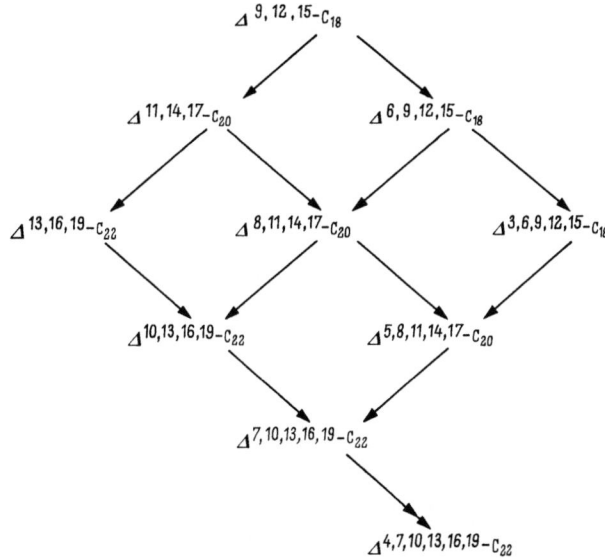

Abb. 2. Schema für die Überführung von Linolensäure ($\Delta^{9,12,15}$-C_{18}) in die C_{20}- und C_{22}-Polyensäuren vom Linolensäuretyp. Linkslaufende Pfeile bezeichnen Kettenverlängerung um zwei C-Atome, rechtslaufende Pfeile die Einführung einer Doppelbindung in Richtung auf die Carboxylgruppe.

2. Diglyceridphosphorsäuren (phosphatidic acids).

$$\begin{array}{l} CH_2-O-CO\cdot R_1 \\ CH-O-CO\cdot R_2 \\ CH_2-O-P{\begin{array}{c}\nearrow OH \\ =O \\ \searrow OH\end{array}} \end{array} \quad (II)$$

R_1 und R_2: Fettsäurereste

Derartige Verbindungen sollen hier nur der Vollständigkeit halber erwähnt werden. Sie können als Derivate der Glycerinphosphorsäure bezeichnet werden, in der die beiden OH-Gruppen des Glycerins mit 2 Mol Fettsäuren verestert sind. Sie wurden aus grünen Blättern (CHIBNALL und CHANNON, 1927a, b, 1929; CHANNON und CHIBNALL, 1927) zuerst isoliert, waren jedoch wahrscheinlich erst bei der Aufarbeitung durch enzymatische Hydrolyse aus Glycerinphosphatiden entstanden (HANAHAN und CHAIKOFF, 1947a, b, 1948).

Da sie jedoch bei der Biosynthese der Glycerinphosphatide ein Stoffwechselzwischenprodukt darstellen, sollen sie aufgeführt werden, wenngleich sie aus Gehirn bisher nicht isoliert wurden.

3. Lecithine (lecithins, phosphatidylcholines).

$$\begin{array}{l} CH_2-O-CO\cdot R_1 \\ CH-O-CO\cdot R_2 \\ CH_2-O-P{\begin{array}{c}\nearrow O^- \\ =O \\ \searrow O-CH_2\cdot CH_2N^+(CH_3)_3\end{array}} \end{array} \quad (III)$$

R_1 und R_2: Fettsäurereste

Struktur. Gemäß Formel III stellt das Lecithin den Cholinester der Diglyceridphosphorsäure dar. Es enthält also außer der Glycerinphosphorsäure 2 Mol Fettsäure und 1 Mol Cholin. Daher ist das Verhältnis von $P:N = 1:1$. Im allgemeinen wurde angenommen, daß stets eine gesättigte und eine ungesättigte Fettsäure im Lecithin enthalten seien. Dies trifft jedoch nicht für dasjenige aus Gehirn zu, denn die gesättigten verhalten sich zu den ungesättigten Fettsäuren wie $2:3$ (KLENK u. Mitarb., 1953). Infolgedessen müssen ungesättigte Lecithine dort vorhanden sein. Dagegen hat MERZ (1931) auch ganz gesättigte Lecithine (Hydrolecithine) aus Gehirn isoliert, die zu 80% der Gesamtfettsäuren Palmitinsäure enthielten. Die Stellung der verschiedenen Fettsäuren in einem Lecithin mit je einer gesättigten und je einer ungesättigten Fettsäure ist nach den neuesten Befunden (TATTRIE, 1959) wahrscheinlich so, daß sich die gesättigte Fettsäure in α-, die ungesättigte Fettsäure in β-Stellung befindet. Aufgrund enzymatischer Hydrolyseversuche (HANAHAN, 1954a, b, c; LONG und PENNY, 1954, 1957) nahm man bisher an, daß die gesättigte Fettsäure am β-C-Atom gebunden sei.

Tabelle 3. *Zusammensetzung des Fettsäuregemisches aus Gehirnlecithin* (KLENK u. Mitarb., 1953)[1].

Kettenlänge	Fettsäuren in % der Gesamtfettsäuren	
	gesättigte	ungesättigte
C_{14}	—	(0,1)
C_{16}	27,6 (30,1)	3,7 (3,1)
C_{18}	8,1 (10,3)	47,9 (46,0)
C_{20}	1,2 (1,3)	7,3 (8,5)
C_{22}		4,2 (0,6)

[1] Die Zahlen in Klammern wurden von Gehirnlecithin erhalten, das auf eine andere Weise isoliert worden war.

Eigenschaften. Lecithin ist nahezu farblos, wachsartig und leicht hygroskopisch. Es ist leicht löslich in fast allen Fettlösungsmitteln wie Äther, Alkohol, Chloroform usw. In Aceton löst es sich nur zum Teil. Durch die Anwesenheit ungesättigter Fettsäuren wird die Löslichkeit in Aceton verbessert. In Wasser kann es emulgiert werden, und besonders in schwach alkalischem Medium bildet es kolloidale Lösungen. Bei der Berührung mit Wasser formen sich sog. Myelinfiguren (LEATHES, 1925a, b, c, d). Da es ungesättigte

Fettsäuren enthält, können Halogene, z.B. Brom angelagert werden. Bei Anwesenheit eines Katalysators nimmt es Wasserstoff auf.

Aufgrund des stark basisch reagierenden Cholins liegt sein isoelektrischer Punkt bei pH 8. Möglicherweise reagiert die Phosphorsäure mit dem Cholin unter Bildung eines „inneren" Salzes (s. Formel III). Lecithin dunkelt bei Einwirkung von Licht und Luft stark, und die Löslichkeit in den obengenannten Lösungsmitteln ändert sich.

Sehr wahrscheinlich kann sich aus Lecithin durch Abspaltung einer Fettsäure (Phospholipase A-Wirkung; s. Abschnitt über Lysophosphatide) Lysolecithin im Nervengewebe bilden. Dieses kann weiter durch eine Phospholipase B abgebaut werden. Aber auch der umgekehrte Weg ist denkbar, d.h. aus Lysolecithin kann Lecithin aufgebaut werden (WEBSTER und ALPERN, 1964).

4. Kephaline (cephalins).

a) Colamin — Kephalin (phosphatidylethanolamine).

$$\begin{array}{l} CH_2-O-CO\cdot R_1 \\ | \\ CH-O-CO\cdot R_2 \\ | OH \\ CH_2-O-P{\Large\lessgtr}O \\ \diagdown O-CH_2\cdot CH_2NH_2 \end{array} \qquad (IV)$$

b) Serin — Kephalin (phosphatidylserine).

$$\begin{array}{l} CH_2-O-CO\cdot R_1 \\ | \\ CH-O-CO\cdot R_2 \\ | OH \\ CH_2-O-P{\Large\lessgtr}O \\ \diagdown O-CH_2\cdot CHNH_2-COOH \end{array} \qquad (V)$$

R_1 und R_2: Fettsäurereste

Struktur. Die beiden Kephaline sind

a) der Colaminester,

b) der Serinester der Diglyceridphosphorsäuren.

Wie aus den Formeln IV und V ersichtlich, weisen diese Glycerinphosphatide wie das Lecithin auch ein Verhältnis von P:N wie 1:1 auf. In der Zusammensetzung ihres Fettsäuregemisches unterscheiden sie sich vom Lecithin vor allem dadurch, daß der Stearinsäure bei den Kephalinen, der Palmitinsäure aber bei dem Lecithin der überwiegend größere Anteil der gesättigten Fettsäuren zukommt.

Eigenschaften. a) Die Colamin-Kephalinfraktion des Gehirns ist außerordentlich reich an Plasmalogenen, welche sich bis heute nicht auf eine der üblichen Methoden davon entfernen lassen, ohne dabei gespalten zu werden. So gelang es erst 1956, ein reines Colamin-Kephalin aus Gehirn zu isolieren.

Es stellt eine wachsartige gelbliche Substanz dar, die in ihren Eigenschaften dem Lecithin außerordentlich ähnlich ist. Wenngleich es früher als alkoholunlöslicher Teil der Gesamt-Glycerinphosphatidfraktion beschrieben wurde, so ist das Colamin-Kephalin doch in Alkohol löslich.

Tabelle 4. *Zusammensetzung des Fettsäuregemisches des Colamin- (a) und Serin- (b) Kephalins aus Gehirn.*

Ketten-länge	Fettsäuren in % der Gesamtfettsäuren			
	gesättigte		ungesättigte	
	a[1]	b[2]	a[1]	b[2]
C_{16}	6,5	3,2	2,4	—
C_{18}	38,6	32,7	34,2	51,6
C_{20}	—	—	8,9	7,1
C_{22}	—	—	5,7	5,4
C_{24}	3,7	—	—	—

[1] DEBUCH (1956).
[2] KLENK und BÖHM (1951).

b) Das Verhalten gegen Alkohol ist anders beim Serin-Kephalin, das sich darin nur schwer löst.

Alle anderen Eigenschaften des reinen Colamin-Kephalins treffen auch für das Serin-Kephalin zu, das im Gehirn als Salz vorliegt. Da die nach der Methode von FOLCH (1941,

1948) isolierte Fraktion III (Serin-Kephalin), die nach KLENK und BÖHM (1951) als einzigen stickstoffhaltigen Baustein Serin aufwies, aber noch Plasmalogene enthielt, ist noch nicht sicher, ob reines Serin-Kephalin bereits isoliert wurde.

Eine umfassende Übersicht neueren Datums über Kephaline stammt von ROBINS (1963). Hier und auch in der Arbeit von BEAR u. Mitarb. (1963) wird auch auf die künstliche Synthese dieser Verbindungen eingegangen. Über kovalent gebundene Komplexe verschiedener Phosphatide siehe DE KONING (1963).

5. Inositphosphatide (phosphoinositides).
a) Monophosphoinositid.

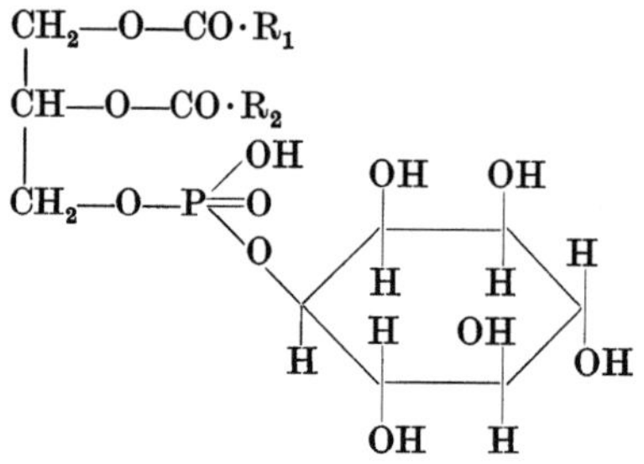

$$\begin{array}{l} CH_2-O-CO\cdot R_1 \\ CH-O-CO\cdot R_2 \\ CH_2-O-P(OH)(=O)-O-\text{Inositol} \end{array}$$

(VI)

R_1 und R_2: Fettsäurereste

b) Diphosphoinositid.

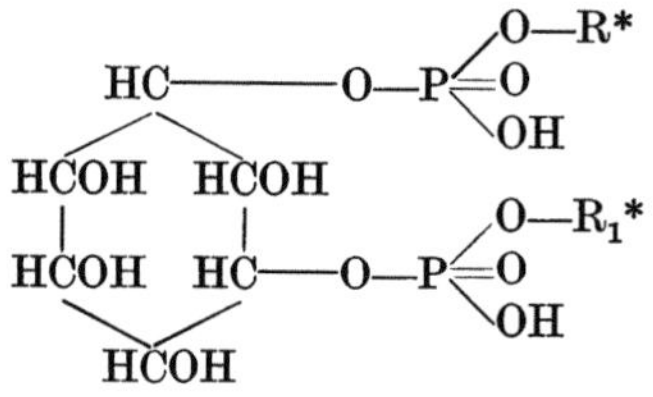

(VII)

*R und R_1 sind bisher nicht genau ermittelt. Es kann angenommen werden, daß einer der beiden Reste ein Monoglycerid darstellt (FOLCH und LEBARON, 1958).

Das Monophosphoinositid (VI), das eine dem Lecithin und dem Kephalin analoge Struktur besitzt, in der das Inosit anstelle der stickstoffhaltigen Bausteine mit der Phosphorsäure verestert ist, wurde sowohl im Pflanzenreich, als auch in tierischen Organen aufgefunden (FOLCH u. WOOLLEY, 1942; FAURE u. MORELEC-COULON, 1953, 1954; OKUHARA u. NAKAYAMA, 1955; MCKIBBIN, 1956; HAWTHORNE u. HAWTHORNE, 1956; HANAHAN und OLLEY, 1958) und ist möglicherweise auch im Gehirn vorhanden (HÖRHAMMER u. Mitarb., 1958, 1960).

Das andere Inositphosphatid, für das Formel VII vorgeschlagen wurde (FOLCH, 1949b) ist bisher nur von FOLCH aus Gehirn isoliert (FOLCH, 1942, 1949a, b) und beschrieben worden. Es soll 16% Inosit enthalten und ein molares Verhältnis von Inosit: Phosphorsäure: Glycerin: Fettsäure wie 1:2:1:1 aufweisen. Es reagiert sauer und liegt im Gehirn als Ca- oder Mg-Salz vor.

Eigenschaften. Nach dem Dialysieren stellt das Diphosphoinositid ein weißes Pulver dar, das in organischen Lösungsmitteln unlöslich ist, mit Ausnahme von feuchtem Chloroform.

In den letzten Jahren sind weitere Inositphosphatide aus Gehirn isoliert worden. Die Strukturaufklärung dieser Verbindungen ist vor allem ein Verdienst von BALLOU und seinen Mitarbeitern (s. dazu die Übersicht von HAWTHORNE, 1960). Einige Formeln dieser Inositphosphatide sind in Formel c und d wiedergegeben. Ein Vergleich der Polyphosphoinositide von menschlichen und Rinder-Gehirnen findet sich bei KERR u. Mitarb. (1964). In dieser Arbeit finden sich auch Angaben über das Vorkommen dieser Verbindungen in Hirntumoren. Der Abbau der Inositphosphatide erfolgt durch sukzessive Hydrolyse und Abspaltung der Phosphate (THOMPSON und DAWSON, 1964). Dabei spielen wahrscheinlich zwei Enzyme eine Rolle, wovon eines eine Phosphordiesterase ist (auch THOMPSON und DAWSON).

c) Inositphosphatid-Phosphat (-phosphatidyl-L-myo-inositol 4-phosphate).

$$\text{H}_2\text{O}_3\text{PO} - \underset{\text{OH}}{\underset{|}{\overset{\text{O}}{\underset{\|}{\text{P}}}}} - \text{O} - \text{CH}_2 - \underset{|}{\text{CHOCOR}} - \text{CH}_2\text{OCOR}'$$

d) Inositphosphatid Diphosphat (1-phosphatidyl-L-myo-inositol 4,5-diphosphate).

$$\text{H}_2\text{O}_3\text{PO}, \text{OPO}_3\text{H}_2 - \underset{\text{OH}}{\underset{|}{\overset{\text{O}}{\underset{\|}{\text{P}}}}} - \text{O} - \text{CH}_2 - \underset{|}{\text{CHOCOR}} - \text{CH}_2\text{OCOR}'$$

Ein Inositphosphatid, welches außer Inosit auch noch andere Zucker enthält, wurde von KLENK und HENDRICKS (1961) beschrieben. Die Autoren haben eine vorläufige Formel dieser Verbindung aufgestellt:

[Structure with inositol ring bearing phosphate groups and O-glucosamine(N-acetyl)—3—4 mol mannose (glucose, galactose); phosphates with $\text{H}_2\text{N} \cdot \text{CH}_2 \cdot \text{CH}_2\text{O}$ and $\text{OCH}_2 \cdot \text{CH}_2 \cdot \text{NH}_2$ substituents]

Die Bindung zwischen Inositphosphatiden und Eiweiß im Gehirn ist nicht etwa esterartig an Serin oder Threonin, sondern elektrostatischer Natur (LEBARON, 1963). Für weitere Untersuchungen ist es wichtig, daß heute eine ganze Reihe von Methoden vorhanden sind, nach denen man Inositphosphatide aus Gehirn gut darstellen kann (HENDRICKSON und BALLOU, 1964; KERR u. Mitarb., 1964). Eine Übersicht über das Gebiet der Inositphosphatide hat HAWTHORNE (1960) gegeben, hier können weitere Einzelheiten nachgelesen werden.

6. Plasmalogene (plasmalogens).

$$\begin{array}{l}\text{CH}_2-\text{O}-\text{CH}=\text{CH} \cdot \text{CH}_2 \cdot \text{R}_1 \\ | \\ \text{CH}_2-\text{O}-\text{CO} \cdot \text{R}_2 \\ | \\ \text{CH}_2-\text{O}-\text{P} \overset{\text{OH}}{\underset{\text{O}-\text{R}_3}{\overset{\|}{=}\text{O}}} \end{array} \quad \text{(VIII)}$$

R_1: Rest eines höheren Aldehydes $\quad R_2$: Fettsäurerest $\quad R_3$: Cholin-, Colamin- oder Serinrest

Struktur. Die erste Formel für das Colamin enthaltende Plasmalogen (früher Acetalphosphatid genannt) wurde von FEULGEN u. BERSIN (1939) angegeben und war die gleiche wie die des Colamin-Kephalins (IV), jedoch war anstelle der beiden veresterten Fettsäurereste ein Mol Aldehyd acetalartig am Glycerin gebunden. Es handelte sich dabei um ein aus Rindermuskulatur isoliertes Produkt.

Dieselbe Substanz wurde von THANNHAUSER u. Mitarb. (1951a, b) auch aus Rinderhirn gewonnen. Wahrscheinlich war in beiden Fällen ein sekundäres Spaltstück der genuinen Plasmalogene isoliert worden, denn KLENK und DEBUCH (1954) konnten erstmals den Beweis erbringen, daß neben dem Aldehyd auch ein Mol Fettsäure am Glycerin des Plasmalogens gebunden ist. Diese Autoren diskutierten 1954 drei mögliche Strukturformeln, von denen eine die unter VIII angegebene darstellt. Was die Art der Bindung des Aldehydes betrifft, so wurde sie von mehreren Autoren bestätigt (RAPPORT u. Mitarb., 1957; BLIETZ, 1958; DEBUCH, 1957, 1958a, b), jedoch schließen manche Autoren auf die β-Stellung des Aldehydes (RAPPORT und FRANZL, 1957; GRAY, 1957; GRAY, 1958). Andere nehmen an, daß er sowohl in α-, als auch in β-Stellung sich befinden kann (MARINETTI und ERBLAND, 1957; MARINETTI u. Mitarb., 1958). Nach kürzlich erhaltenen Befunden spricht jedoch alles dafür, daß — zum mindesten im Colamin-Plasmalogen des Gehirns — der Aldehyd am α-C-Atom gebunden ist (DEBUCH, 1959a, b). Formel VIII zeigt den Aldehyd ($CH_3 \cdot (CH_2)_n \cdot C{\overset{O}{\underset{H}{\diagdown}}}$) in seiner Enolform ($CH_3 \cdot (CH_2)_n \cdot CH = CHOH$) der unter Wasserabspaltung mit dem Glycerin reagierend, ätherartig gebunden ist.

Auch serinhaltige Plasmalogene kommen im Gehirn, wenn auch in sehr viel kleineren Mengen als die entsprechenden Colaminverbindungen vor (KLENK und BÖHM, 1951); dagegen sind cholinhaltige Plasmalogene dort nur spurenweise vorhanden (KLENK u. Mitarb., 1953).

Das Aldehydgemisch des Gehirns besteht aus gesättigten und ungesättigten Aldehyden (KLENK, 1945). Unter den gesättigten finden sich vorwiegend C_{16}- und C_{18}-Aldehyde in einem ungefähren Verhältnis von 2:3 (KLENK, 1945; DEBUCH, 1958b); über 50% der Gesamtaldehyde wurden als ungesättigte gefunden, von denen überwiegend Oleinaldehyd ($\Delta 9$-C_{18}-Aldehyd; KLENK, 1945) neben kleineren Mengen $\Delta 11$-Octadecenals (LEUPOLD, 1950) nachgewiesen wurden.

Es muß besonders betont werden, daß unter den Fettsäuren des Colamin-Plasmalogens keine gesättigten gefunden wurden (DEBUCH, 1956) und daß das Fettsäuregemisch auffallend reich an hochungesättigten Fettsäuren der C_{20}- und C_{22}-Reihe ist. Über die Darstellung der Fettsäuren aus den Dimethylacetalen gibt Abb. 3 Auskunft (UHLENBRUCK, 1955).

Eigenschaften. Da wie oben erwähnt, Plasmalogene bis heute nicht isoliert werden konnten, ist es nicht möglich, ihre Eigenschaften in bezug auf die Löslichkeit usw. zu beschreiben. Allerdings besteht wohl die Annahme zu Recht, daß sie sich von den ihnen so nahe verwandten entsprechenden „Esterphosphatiden" (wie man das Lecithin und die Kephaline kurz nennen kann, um sie von den Plasmalogenen abzugrenzen) kaum unterscheiden. Die Colamin-Kephalinfraktion aus Gehirn (Fraktion V nach FOLCH), die zu etwa 70% aus Colamin-Plasmalogen besteht, ist leicht löslich in Äther, Alkohol, Chloroform usw., selbst in Aceton, nur in der Kälte unlöslich.

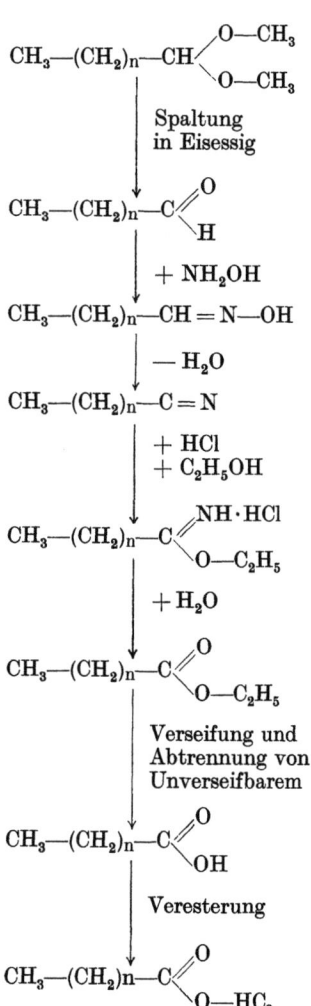

Abb. 3. Darstellung der Säurereste aus den entsprechenden Dimethylacetalen. (Schematische Übersicht nach UHLENBRUCK)

Die Doppelbindungen der Fettsäuren sind selbstverständlich ebenso hydrierbar wie bei den anderen Glycerinphosphatiden. Dabei werden natürlich auch diejenigen der Aldehyde hydriert und der Aldehyd zum Alkohol reduziert, wobei es zur Bildung eines Derivates des Batylalkohols kommt (Batylalkohol $CH_3(CH_2)_{16} \cdot CH_2-O-CH_2 \cdot CHOH \cdot$

Tabelle 5. *Zusammensetzung des Fettsäuregemisches von Colaminplasmalogen aus Gehirn* (DEBUCH, 1956).

Kettenlänge	Fettsäuren in % der Gesamtfettsäuren (ungesättigte Fettsäuren)
C_{18} (hauptsächlich Ölsäure)	53,0
C_{20} (hauptsächlich Arachidonsäure)	24,5
C_{22} (hauptsächlich Tetraen- und Hexaensäuren)	22,5

CH_2OH). Plasmalogene geben unter Abspaltung des Aldehydes mit fuchsinschwefliger Säure die charakteristische Aldehydreaktion unter Bildung eines rotvioletten Farbstoffes.

Eine neue Gruppe von Plasmalogenen wurde von KOCHETKOV et al. (1963) entdeckt. Sie heißen Sphingoplasmalogene und kommen auch im Gehirn vor. Sie bestehen aus einem Galaktocerebrosid, bei dem an der sekundären Alkoholgruppe des Dihydrosphingosins die Enolform des Aldehyds gebunden ist. Eine neuere Übersicht über Plasmalogene hat THIELE (1964) gegeben. Studien über den Abbau der Plasmalogene sind im Gange (ANSELL und SPANNER, 1964).

Über das Gesamtgebiet der Phosphatide ist inzwischen eine umfangreiche Monographie von ANSELL und HAWTHORNE (1964) erschienen, die über den neuesten Stand auf diesem Forschungsgebiet berichtet. Außerdem sei auf den Artikel von DEBUCH (1965) verwiesen.

D. Die Chemie der Sphingolipoide des Gehirns.

1. Gemeinsame Bausteine.

a) Sphingosin (1,3-dihydroxy-2-amino-octadecene 4).

$$\begin{array}{c} CH_2OH \\ | \\ H-C-NH_2 \\ | \\ H-C-OH \\ | \\ CH=CH \\ | \\ (CH_2)_{12} \\ | \\ CH_3 \end{array} \quad (IX)$$

Sphingosin wurde erstmals von THUDICHUM (1879) aus Phrenosin, einem Cerebrosid, isoliert. Wie er, nahmen auch spätere Autoren (LAPWORTH, 1913; LEVENE und WEST, 1914a, b) an, daß es sich um einen ungesättigten Aminoalkohol mit 17 C-Atomen handele. Nach den Untersuchungen von KLENK (1929) jedoch besitzt Sphingosin 18 C-Atome, und die Doppelbindung liegt zwischen dem 4. und 5. C-Atom, denn er erhielt nach der Oxidation durch Ozon Myristin- und Dioxyaminobuttersäure als Spaltprodukte.

Die Lage der alkoholischen OH-Gruppen und der Aminogruppe wurde von CARTER u. Mitarb. (1942, 1947a) aufgeklärt und später bestätigt (KLENK und FAILLARD, 1955). Infrarotspektren ließen auf die Trans-Konfiguration (MISLOW, 1952; MARINETTI und

STOTZ, 1954) schließen. Sowohl die D-Konfiguration am C-Atom 2 als auch die Erythroform scheinen gesichert zu sein (CARTER und HUMISTON, 1951; KISS u. Mitarb., 1954; KLENK und FAILLARD, 1955; CARTER und FUJINO, 1956), so daß die Formel IX wohl für das Sphingosin zutrifft.

Ein zweiter Aminoalkohol, der das Hydrierungsprodukt von Sphingosin darstellt, das Dihydrosphingosin ($CH_3 \cdot (CH_2)_{14} \cdot CHOH \cdot CHNH_2 \cdot CH_2OH$) kommt im Gehirn als Baustein der Cerebroside vor (CARTER u. NORRIS, 1942; CARTER u. Mitarb., 1947b). (Näheres über Sphingosine s. DEBUCH, 1965.)

b) Fettsäuren.

Die Fettsäuren der Sphingolipoide unterscheiden sich von denjenigen der Glycerinphosphatide ganz auffallend. Die für letztere so typischen hochungesättigten Fettsäuren fehlen hier ganz. Die einzigen ungesättigten in größeren Mengen bei den Sphingolipoiden auftretenden Fettsäuren sind Monoensäuren mit 24 C-Atomen. Auch eine C_{26}-Monoensäure wurde in Gehirncerebrosiden (KLENK u. SCHUMANN, 1942) gefunden. Außer diesen kommen vor allem gesättigte Fettsäuren und zwar vorwiegend die Stearin- und Lignocerinsäure vor.

Auf der anderen Seite finden wir in den Cerebrosiden charakteristische Fettsäuren, die bisher nicht aus Glycerinphosphatiden isoliert wurden. Es sind die — auch in gewöhnlichen Fetten nicht anzutreffenden — Oxyfettsäuren, von denen die Hauptvertreter in Tabelle 6 dargestellt sind.

Tabelle 6. *Fettsäuren, die in Gehirncerebrosiden vorkommen.*

$CH_3(CH_2)_{22} \cdot COOH$	$C_{24}H_{48}O_2$ Lignocerinsäure
$CH_3 \cdot (CH_2)_{21} \cdot CHOH \cdot COOH$	$C_{24}H_{48}O_3$ Cerebronsäure
$CH_3 \cdot (CH_2)_7 \cdot CH = CH \cdot (CH_2)_{13} \cdot COOH$	$C_{24}H_{46}O_2$ Nervonsäure
$CH_3 \cdot (CH_2)_7 \cdot CH = CH \cdot (CH_2)_{12} \cdot CHOH \cdot COOH$	$C_{24}H_{46}O_3$ Oxynervonsäure
$CH_3 \cdot (CH_2)_5 \cdot CH = CH \cdot (CH_2)_{14} \cdot CHOH \cdot COOH$	

2. Sphingomyeline.

$$\begin{array}{c} R \cdot C = O \\ | \\ NH \\ | \\ CH_3 \cdot (CH_2)_{12} \cdot CH = CH \cdot CHOH \cdot CH \cdot CH_2 \\ | \\ O \\ | \\ -O-P=O \\ | \\ (CH_3)_3N^+CH_2-CH_2-O \quad (X) \end{array}$$

R = Fettsäurerest

Struktur. Das Sphingomyelin stellt ein Sphingophosphatid dar, von denen wir weitere im Gehirn bisher nicht kennen.

Es wird häufig mit den Glycerinphosphatiden unter der Rubrik Phosphatide zusammengefaßt. Tatsächlich besitzt es den Cholinester der Phosphorsäure gemeinsam mit dem Lecithin, jedoch weist es im Unterschied zu letzterem ein P:N-Verhältnis von 1:2 auf. Da es sich jedoch in den größeren Bausteinen, sowie im Vorkommen und wahrscheinlich auch in seiner Funktion wesentlich vom Lecithin unterscheidet, wird es hier bei den Sphingolipoiden beschrieben.

Das Sphingomyelin wurde von THUDICHUM im Gehirn (1884) entdeckt und ganz besonders von ROSENHEIM und TEBB (1908c, 1909, 1910/11), sowie von LEVENE (1913, 1914, 1916) eingehend untersucht. Die von LEVENE (1916) angenommene Strukturformel hat bis auf die Konstitution an den C-Atomen 1 und 2 des Sphingosins bis heute Gültigkeit. Wird die Fettsäure des Sphingomyelins abgespalten, so ist die Aminogruppe des Sphingosins frei (RENNKAMP, 1949), woraus gefolgert werden konnte, daß die Fettsäure amidartig am Sphingosin gebunden ist. Diese Amidbindung ist gegen Alkali sehr viel stabiler als die Esterbindung der Glycerinphosphatide.

Es kann heute als gesichert angenommen werden, daß der Cholinester der Phosphorsäure (RENNKAMP, 1949) mit der primären Alkoholgruppe (also am 1. C-Atom) verestert ist, während die sekundäre Alkoholgruppe (am 3. C-Atom) frei ist (FUJINO, 1952; ROUSER u. Mitarb., 1953; MARINETTI u. Mitarb., 1953).

In Gehirn-Sphingomyelin wurden drei verschiedene Fettsäuren aufgefunden (MERZ, 1930): Stearinsäure 57%; Lignocerinsäure 25% und Nervonsäure 18% (% der Gesamtfettsäuren). Auch von RENNKAMP (1949) wurde eine ähnliche Zusammensetzung des Fettsäuregemisches gefunden: C_{16}: 2,3%; C_{18}: 46,4%; C_{20}: 2,1%; C_{22}: 5,6%; C_{24}: 33,7%; C_{26}: 9,9%.

Eigenschaften. Sphingomyelin ist eine rein weiße kristalline Substanz, die unempfindlich ist gegen Einwirkung von Licht und Luft. Es ist praktisch unlöslich in Äther, Petroläther und Aceton, nur schwer löslich in Alkohol, leicht löslich dagegen in Chloroform: Methanol.

Eine neuere Methode zur Isolierung von Sphingomyelin haben SPENCER und SCHAFFRIN (1964) beschrieben. Ein Enzym, welches Sphingomyelin in Ceramid und Cholin-Phosphorsäure spaltet, kommt in der Rattenleber vor (HELLER und SHAPIRO, 1963).

3. Sphingoglycolipoide.

Zunächst soll jedoch einmal darauf hingewiesen werden, daß sich die Sphingolipoide nicht nur im Hirn und Nervensystem vorfinden, sondern daß sie eine Klasse von Glykolipoiden darstellen, die sich in verschiedener Zusammensetzung nicht nur im Gehirn, sondern auch in anderen Teilen des Organismus finden. Eine solche Einteilung sei hier wiedergegeben (nach PROKOP und UHLENBRUCK, 1966):

I. Sphingolipoide des Gehirns und des Nervensystems

  a) Ganglioside aufgebaut aus
  N-Acetyl-Neuraminsäure
  N-Acetyl-Galaktosamin
  Glucose und Galaktose
  Sphingosin (bei Rindergangliosiden auch Sphingosine mit 20 C-Atomen (KARLSSON, 1964). Fettsäuren (Stearinsäure, wenig Palmitinsäure)

  b) Cerebroside, bestehend aus
  Sphingosin (hauptsächlich C_{18})
  Galaktose
  Fettsäuren (höhere Fettsäuren, C_{20}, C_{22}, C_{24}, gesättigt und ungesättigt, Oxyfettsäuren)

  c) Glykolipoide, bisher nur pathologischerweise beim Morbus Tay-Sachs (GATT und BERMAN, 1961; MAKITA und YAMAKAWA, 1963) aufgefunden. Bestandteile sind
  Sphingosin
  Glucose und Galaktose
  Galaktosamin
  Fettsäuren

II. Sphingolipoide der Erythrocyten und der Milz

  a) Glykolipoide, bestehend aus
  Sphingosin (oder ein Derivat des Sphingosins)
  Fettsäuren (hauptsächlich Lignocerinsäure)
  N-Acetyl-Glucosamin
  N-Acetyl-Galaktosamin
  Galaktose, Glucose

b) Ganglioside mit den Bausteinen (Klenk und Padberg, 1962; Klenk und Heuer, 1960; Klenk und Rennkamp, 1942; Kuhn und Wiegandt, 1964)
N-Acetyl-Neuraminsäure oder
N-Glykolyl-Neuraminsäure
Galaktose, Glucose
N-Acetyl-Glucosamin
Sphingosin

c) Cerebroside (bisher nur in der Milz nachgewiesen) (Klenk und Rennkamp, 1942)
Sphingosin
Glucose — Glucosecerebrosid
Galaktose — Galaktocerebrosid
Fettsäuren (Lignocerinsäure)

III. Organglykolipoide (Yamakawa u. Mitarb., siehe ausführliche Übersicht bei Prokop und Uhlenbruck, 1966), z.B. Niere (Makita, Yamakawa und Iwanaga, 1964)

a) Glykolipoide (Di-, Tri-hexoside von Yamakawa, Cytolipine von Rapport)
Sphingosin (oder ein Derivat des Sphingosins)
Glucose, Galaktose
N-Acetyl-Galaktosamin
Fettsäuren

b) Cerebroside
Sphingosin
Fettsäuren (meist Oxyfettsäuren)
Galaktose und Glucose

c) Ganglioside, noch wenig untersucht
Hierzu gehört z.B. das
Gangliosid (e) aus Meningiomen (Seifert und Uhlenbruck, 1965), sowie Ganglioside in anderen Organen (Ravetto u. Mitarb., 1964)
Sphingosin
Galaktose, Glucose
N-Acetyl-Neuraminsäure
Fettsäuren (auch höhere, C_{20}, C_{22}, C_{24})

d) Sphingolipoide des Serums

Nach dieser Einteilung sollen nun die einzelnen Sphingoglykolipoide des Gehirns besprochen werden. Anfangen wollen wir mit den Gangliosiden, da sie die Hauptmenge der Hirnglykolipoide ausmachen.

a) Ganglioside.

Diese Gruppe von Stoffen wurde erstmals von Klenk (1942) aus Gehirn isoliert, und in Analogie zu den Cerebrosiden, sowie in Anbetracht ihres Vorkommens, schlug er den Namen „Ganglioside" vor. Als Spaltprodukte wurden von Klenk Stearinsäure, Sphingosin oder eine sphingosin-ähnliche Base, Hexosen (vor allem Galaktose neben wenig Glucose) und Neuraminsäure in einem molaren Verhältnis von 1:1:3:1 aufgefunden. Papierchromatographische Untersuchungen deuteten auch auf das Vorkommen eines Aminozuckers in den Gangliosiden hin (Brante, 1948). Tatsächlich konnte von Blix u. Mitarb. (1950, 1952) Chondrosamin aus Gangliosiden isoliert werden. Das Verhältnis von Hexosen: Aminohexosen ist etwa 5:1 (Klenk, 1951). Die Neuraminsäure liegt in den Gehirngangliosiden als Acetylderivat vor (Svennerholm, 1955; Blix und Odin, 1955; Klenk und Uhlenbruck, 1957). Unter Berücksichtigung neuerer Untersuchungsergebnisse wurden Formeln aufgestellt, die später noch in einem Schema wiedergegeben werden sollen.

Eine ganz andere Einteilung der Ganglioside, die sich nicht nach ihrem Vorkommen richtet, ist die nach hexosaminhaltigen und hexosaminfreien Gangliosiden. Diese Einteilung mag vielleicht einmal von Bedeutung sein, wenn man mehr über die biologische

Funktion der Ganglioside weiß. Nur auf Hirnganglioside trifft die Feststellung zu, daß es auch Ganglioside mit nur einem Molekül Galaktose gibt. Von diesem Grundtyp scheinen sich aber keine weiteren Ganglioside abzuleiten. Sehr interessant sind die Fettsäuren der Ganglioside. Sie weisen je nach der Herkunft des Gangliosids eine charakteristische Zusammensetzung auf. So haben die Fettsäuren des Gehirngangliosids vorwiegend C_{18}-Fettsäuren, die aus den Gangliosiden anderer Herkunft meist höhere Homologe. Etwas anderes kann man noch der Fettsäurenzusammensetzung entnehmen, nämlich den Befund, daß Cerebroside eine andere Fettsäurezusammensetzung haben wie die Ganglioside und daß die letzteren sich möglicherweise von den ersten herleiten lassen. Auch hinsichtlich der Sphingosine können Unterschiede bestehen. Hier sei vor allem an das bei Pflanzen vorkommende Dihydrosphingosin erinnert (Baustein pflanzlicher Glykolipoide, CARTER, BETTS und STROBACH, 1964), sowie an die Sphingosinkomponenten von Rinder- und Menschengangliosiden. Schließlich können sich Ganglioside auch noch hinsichtlich ihrer Neuraminsäurekomponente unterscheiden. Während die Ganglioside des Gehirns unabhängig von der Tierart nur N-Acetyl-Neuraminsäure enthalten (UHLENBRUCK und SEIFERT, unveröffentlicht), kommen in Rindererythrocytengangliosiden und Rindermilzgangliosiden N-Glykolyl-Neuraminsäure vor (KLENK und UHLENBRUCK, 1957; KUHN und WIEGANDT, 1964).

Die genaue Konstitutionsaufklärung der Ganglioside ist in den letzten Jahren erfolgreich abgeschlossen worden. Dies verdanken wir in erster Linie KLENK u. Mitarb. (KLENK und GIELEN, 1960a, b, 1961a, b, c, 1963a, b; KLENK und PADBERG, 1962; KLENK, 1959; KLENK und KUNAU, 1964; KLENK, LIEDTKE und GIELEN, 1963), sowie den Arbeiten von KUHN u. Mitarb. (KUHN, WIEGANDT und EGGE, 1961; KUHN und EGGE, 1963; KUHN und WIEGANDT, 1963; Übersicht bei KUHN und WIEGANDT, 1963; KUHN und WIEGANDT, 1964), sowie anderen Arbeitsgruppen, die sich in der Hauptsache mit der Isolierungsprozedur der Ganglioside beschäftigt haben (WOLFE und LOWDEN, 1964; WHERRETT, LOWDEN und WOLFE, 1964; JOHNSON und MCCLUER, 1963; Übersicht BRADY und TRAMS, 1964; SWEELEY und WALKER, 1964). Über Erythrocytenganglioside siehe KLENK und HEUER, 1960; KLENK und PADBERG, 1962 und die ausgezeichnete Arbeit von YAMAKAWA, IRIE und IWANAGA (1960). Eine Gesamtübersicht neueren Datums stammt von SVENNERHOLM (1964). Das Ergebnis dieser Arbeiten soll im folgenden in Form einer Übersichtstabelle dargestellt werden. Man sieht sehr gut, daß sich alle Ganglioside auf ein einheitliches Grundprinzip zurückführen lassen. So ist es verständlich, daß sich durch Einwirkung von Neuraminidase einige Ganglioside ineinander überführen lassen.

Hexosaminhaltige Ganglioside.

R-←1-Gluc.(4←1)-Gal-(4←1)-Gal NHAc.
3
↑
2
NANS

Hauptkomponente des Tay-Sachs-Gangliosid, auch im normalen Gehirn vorkommend. A_1 bzw. G_0

R-←1-Gluc.(4←1)-Gal-(4←1)-Gal NHAc-(3←1)Gal   (A_2, G_I)
3
↑
2
NANS

Hauptkomponente des Normalgehirns, bei bestimmten Lipoidosen vermehrt (LEDEEN et al., 1965a, b), besonders bei der generalisierten Gangliosidose, einer Sonderform des Tay-Sachs (O'BRIEN et al., 1965)

R-←1-Gluc-(4←1)-Gal-(4←1)-Gal NHAc-(3←1)-Gal   (B_1, G_{II})
3   3
↑   ↑
2   2
NANS   NANS

$$\text{R-}\leftarrow\text{1-Gluc-(4}\leftarrow\text{1)-Gal-(4}\leftarrow\text{1)-Gal NHAc-(3}\leftarrow\text{1)-Gal} \quad (C, G_{III})$$
$$\overset{\text{NANS (8}\leftarrow\text{-2) NANS}}{\underset{2}{\uparrow}}3$$

$$\text{R-}\leftarrow\text{1-Gluc-(4}\leftarrow\text{1)-Gal-(4}\leftarrow\text{1)-Gal NHAc-(3}\leftarrow\text{1)-Gal} \quad (D, G_{IV})$$
$$\begin{array}{cc} 3 & 3 \\ \uparrow & \uparrow \\ 2 & 2 \\ \text{NANS (8}\leftarrow\text{-2) NANS} & \text{NANS} \end{array}$$

R = Ceramide (Sphingosin-Fettsäure).   NANS = N-Acetyl-Neuraminsäure.

Hexosaminfreie Ganglioside

$$\text{R-}\leftarrow\text{1-Gluc-(4}\leftarrow\text{1)-Gal-(3}\leftarrow\text{2)-NANS}$$

Erythrocytengangliosid im Gehirn in nur geringer Konzentration, Hauptkomponente der Meningiom-Glangnlioside

$$\text{R-}\leftarrow\text{1-Gal-(3}\leftarrow\text{2)-NANS}$$

Einfachstes Gangliosid überhaupt, im Gehirn in sehr geringer Menge anzutreffen (ca. 1%)

$$\text{R-}\leftarrow\text{1-Gal-(3}\leftarrow\text{1)-Gal-(3}\leftarrow\text{1)-Gal} + 2 \text{ Mol. NANS}$$

Im Normalgehirn: 3—4% des Gemisches

Ein weiteres Gangliosid dieses Typs, nämlich Ceramid-Lactose mit zwei Molekülen NS hat SVENNERHOLM (HAGBERG, HULTQUIST, ÖHMAN u. SVENNERHOLM, 1965) bei einem Fall von Tay-Sachs gefunden. Das Gangliosid soll auch in geringen Mengen im normalen Gehirn vorkommen. Besonders ist es, wie H. SEIFERT zeigen konnte (Dissertation Köln 1965), im Hühnergehirn in größeren Mengen vorhanden und in manchen Hirntumoren stärker angereichert.

Aufgrund der geschilderten Übergänge zwischen den einzelnen Gangliosiden nehmen JATZKEWITZ u. Mitarb. (1965) folgende Stoffwechselblocks bei der Tay-Sachsschen Erkrankung an (s. Abb. 4). In diesem Schema haben die Autoren auch das Entstehen einer biochemischen Sonderform dieser Speicherkrankheit eingezeichnet. Der Block könnte auch bei den entsprechenden neuraminsäurefreien Derivaten liegen, vorausgesetzt, daß diese ihre Neuraminsäure nicht „von selbst" (durch Lagern in Formalin) verloren haben. Jedoch wurde festgestellt, daß jede Speicherung eines Gangliosids auch mit einer Speicherung des entsprechenden neuraminsäurefreien Derivates verbunden ist (JATZKEWITZ u. Mitarb., 1965).

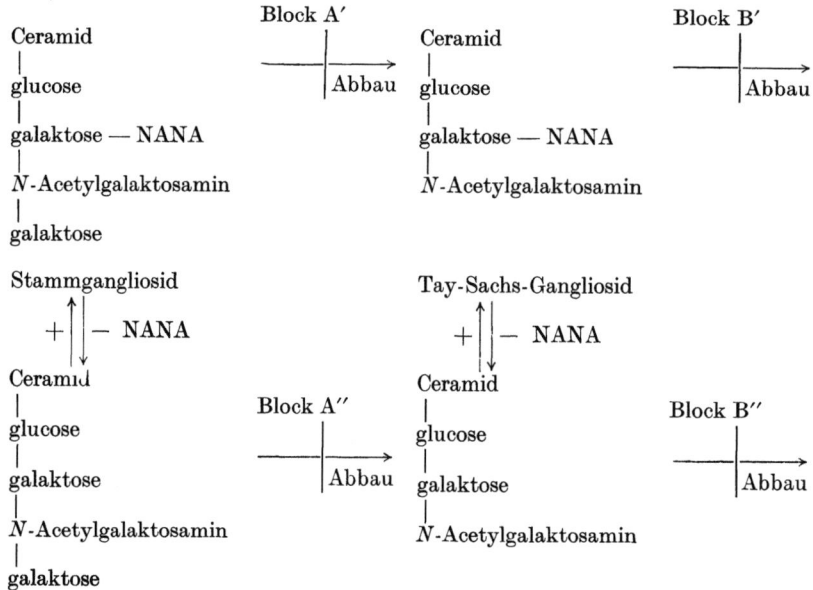

Abb. 4. Schema der Stoffwechselblocks bei infantiler amaurotischer Idiotie. Block B′ oder B″ führt zur Speicherung von Tay-Sachs-Gangliosid und Substanz II. Block A′ oder A″ führt zur Speicherung von Stammgangliosid und Substanz I. (Biochemische Sonderform.) NANA = *N*-Acetylneuraminsäure.

Eine gangliosidähnliche, jedoch neuraminsäurefreie Substanz, „Strandin" genannt, wurde von FOLCH u. Mitarb. (1951) aus Hirnrinde isoliert. Nach einer Reihe von Untersuchungen (DAUN, 1952; CHATAGNON und CHATAGNON, 1954; SVENNERHOLM, 1956; BOGOCH, 1958) handelte es sich jedoch wahrscheinlich um ein noch verunreinigtes Gangliosid.

KUHN und MÜLDNER (1964) beschrieben ein Mucoid A aus Hundegehirn, welches ATP und Acetylcholin spaltet. Die enzymatische Wirkung geht durch Chloroform/Methanol verloren; es resultiert ein unlösliches „Proteid B" und eine wasserlösliche Komponente „C". Letztere soll große Ähnlichkeit mit Strandin haben und aus polyesterartig verknüpften Gangliosideinheiten bestehen.

Über das Molekulargewicht der Gehirnganglioside liegen verschiedene Angaben vor, die auf hochpolymerisierte Substanzen schließen lassen (BOGOCH, 1958; YAMAKAWA u. Mitarb., 1953). ROSENBERG und CHARGAFF (1956) beschrieben ein hochmolekulares, neuraminsäurehaltiges Glykosphingolipoid („Mucolipoid" genannt), das Aminosäuren enthielt. Möglicherweise handelte es sich hierbei jedoch um eine Gangliosidfraktion, die einige Mucopolysaccharide enthielt. Es ist unbedingt zu beachten, daß diese mit Hilfe der Ultrazentrifuge gefundenen hohen Molekulargewichte dadurch erklärt werden können, daß sie in wäßriger Lösung bestimmt wurden, in der größere Aggregate von Lipoidmolekülen vorliegen. Durch die neueren Untersuchungen über die Struktur der Ganglioside scheint die Frage des Molekulargewichts gelöst zu sein; aber man sollte doch damit rechnen, daß in vivo etwas andere Verhältnisse vorliegen können, wie das Problem „Strandin" gezeigt hat. Das gilt sowohl für die Aggregation der Ganglioside unter sich, als auch für eventuelle Beziehungen zu Proteinstrukturen.

An dieser Stelle ist es vielleicht angebracht, kurz auf einige Störungen des Lipoidstoffwechsels einzugehen. Die interessanteste Lipoidose, d.h. Lipoidspeicherkrankheit ist zweifellos die familiäre amaurotische Idiotie, Morbus Tay-Sachs. Sie führte ja bekanntlich zur Auffindung der Ganglioside und der Neuraminsäure im Gehirn (s. dazu KLENK, 1959). Zunächst aber sollen einmal die wichtigsten Lipoidosen und Stoffwechselstörungen zusammengestellt aufgeführt werden:

I. Neurolipoidosen (Anhäufung bestimmter Lipoide) mit vorwiegender primärer Beteiligung des Hirns und Nervensystems (Übersicht bei KLENK, 1954, 1955)
   1. Gaucher-Krankheit
   2. Morbus Niemann Pick
   3. Amaurotische familiäre Idiotie vom Typ Tay-Sachs
   4. Pfaundler-Hurlersche Krankheit (Gargoylismus)
   5. Metachromatische Leukodystrophie Typ Scholz und verwandte Formen (AUSTIN, 1965)
   6. Leukodystrophie Krabbe (AUSTIN, 1963a, b)

II. Lipoidosen mit sekundärer Beteiligung des Hirns und Nervensystems (s. FOLCH-PI und BAUER, 1963)
   1. Angiokeratoma corporis diffusus universale (FABRY)
   2. Refsum Syndrom (s. dazu auch ELDJARN, 1965)
   3. Acanthocytose

III. Angeborene Stoffwechselstörungen mit zentralnervöser Beteiligung (z.B. Oliogphrenia phenylpyruvica). (Übersicht hierüber bei JATZKEWITZ, 1961; siehe auch bei FOLCH-PI, 1961).

IV. Stoffwechselstörungen, unter anderem auch der Lipoide, bei Erkrankungen des Zentralnervensystems: Hierin gehören z.B. auch die Entmarkungskrankheiten, auf die in anderem Zusammenhang noch eingegangen werden soll, sowie die Jakob-Creutzfeldsche Erkrankung, bei der man charakteristische Veränderungen der Lipoidzusammensetzung gefunden hat, z.B. einen Abfall der Ganglioside und einen Aufstieg der Cerebroside (KOREY, KATZMAN und ORLOFF, 1961).

V. Sekundäre Veränderungen des Zentralnervensystems im Verlaufe anderer, primär nicht neurologischer Erkrankungen.

Bei der Gaucherschen Krankheit handelt es sich in der Hauptsache um die Speicherung eines Glucocerebrosids, während bei der Niemann-Pickschen Erkrankung Sphingomyelin gespeichert wird (s. dazu auch PILZ und JATZKEWITZ, 1964). Von großem Interesse ist, daß fast alle diese Lipoidosen sich nicht nur auf Störungen der Lipoidzusammensetzung im Gehirn, sondern auch in anderen Organen auswirken. Beachtenswert sind dabei auch die Veränderungen, die an Erythrocyten festzustellen sind, worauf in anderem Zusammenhang eingegangen worden ist (PROKOP und UHLENBRUCK, 1966). Bei der Gaucherschen Erkrankung versucht man jetzt, durch Untersuchungen an Glykolipoiden dem pathogenetischen Geschehen näher zu kommen (STATTER und SHAPIRO, 1963). Es ist sehr wahrscheinlich, daß die Gaucher-Zellen ihre Glucocerebroside durch Phagocytose von Erythrocyten erwerben (s. dazu PROKOP und UHLENBRUCK, 1966). Über den Block bei der Gaucherschen Erkrankung gibt die folgende Abbildung Auskunft (SANDHOFF, PILZ und JATZKEWITZ, 1964).

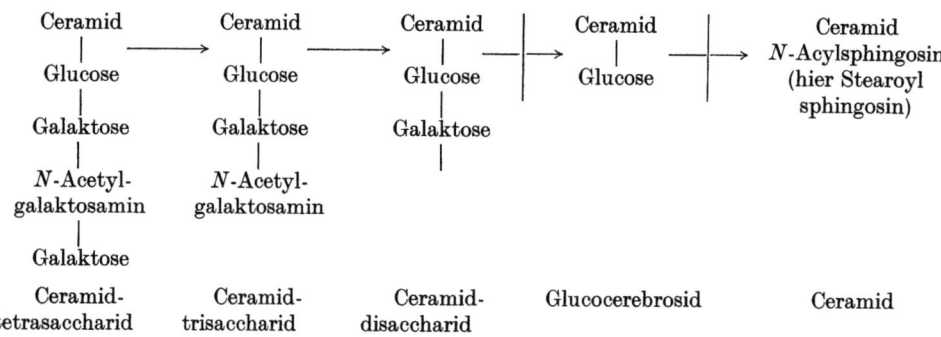

Abb. 5. Enzymatischer Abbau von Ceramid-oligosacchariden durch ein Enzymsystem aus der Mitochondrienfraktion von Nierengewebe (Inkubationsbedingungen s. Text). Senkrechte Strichelung deutet mögliche Blocks bei Gaucherscher Erkrankung an. Die Zuckerreste sind jeweils an die endständige Hydroxylgruppe des Ceramids geknüpft.

Es ist sehr wahrscheinlich, daß der enzymatische Abbau des Glucocerebrosids gestört ist (BRADY, KANFER und SHAPIRO, 1965). Über die neuropathologischen Bilder bei dieser Erkrankung siehe SEITELBERGER (1964).

Bei der familiären amaurotischen Idiotie handelt es sich offenbar um ein komplexes Geschehen. Zum näheren Verständnis sei daher noch auf einige klinische und histochemische Arbeiten hingewiesen: GONATAS et al., 1963; TERRY und KOREY, 1960; SHANKLIN, ISSIDORIDES und SALAM, 1962; FARDEAU und LAPRESLE, 1963; SHANKLIN und SALAM, 1963; BORNSTEIN, ELLAN, SANDBANK und KLIBANSKY, 1964; DYKEN und ZEMAN, 1964; STEFANKO, GUMINSKA und PIETRZYKOWA, 1962; DE VRIES und AMIR, 1964; FRIEDE und ALLEN, 1964; WALLACE, VOLK und LAZARUS, 1964; FRIEDE, 1964. NORMAN u. Mitarb. (1964) geben eine Aufstellung über den Gesamtlipoidgehalt normaler und von Tay-Sachs-Gehirnen an. Von Interesse ist auch die Verteilung der Neuraminsäure bei dieser Erkrankung, Abb. 6 (nach STEFANKO u. Mitarb., 1962).

Untersuchungen an Gangliosiden waren natürlich bei dieser Erkrankung von allergrößter Bedeutung. Diese sind von KLENK, LIEDTKE und GIELEN (1963) und MAKITA und YAMAKAWA (1963) vorgelegt worden. Aller Wahrscheinlichkeit nach handelt es sich dabei um das vermehrte Auftreten eines Gangliosids, welches in geringen Mengen auch im normalen Gehirn vorkommt. Außerdem finden sich Glykolipoide, die man sich aus Gangliosiden entstanden denken kann. Dies hat JATZKEWITZ und SANDHOFF (1963) veranlaßt, ein Schema aufzustellen, in dem verschiedene Blocks (Enzym-Blocks) beim Auf- bzw. Abbau dieser Verbindungen eingezeichnet sind. Endgültiges über die Biochemie dieser Erkrankung kann man aber noch nicht sagen, vor allem da VOLK, ARONSON und SAIFER (1964a, b) eine starke Verminderung der Fructose-1-Phosphat-Aldolase bei diesen Patienten festgestellt haben, ein Befund, der nicht so ohne weiteres mit den Störungen der Gangliosidzusammensetzung in Einklang gebracht werden kann. Solche Enzymuntersuchungen sind für den Kliniker von Bedeutung, wenn es gilt, Fragen der Vererbung oder Frühstadien dieser Erkrankung festzustellen (VOLK, ARONSON und SAIFER, 1964). Ferner sind die Glutaminsäure-Oxalessigsäure-Transaminase und die Milchsäuredehydrogenase erhöht, ein Befund, der ebenfalls die Diagnose erhärtet (SCHNECK, MAISEL und VOLK, 1964). Wahrscheinlich sekundär ist die verstärkte Aktivität der in subcellulären Partikeln vorhandenen sauren Phosphatase, ein Befund, der mit der Bedeutung und Verbreitung dieses Enzyms noch nicht so ohne weiteres in Einklang zu bringen ist

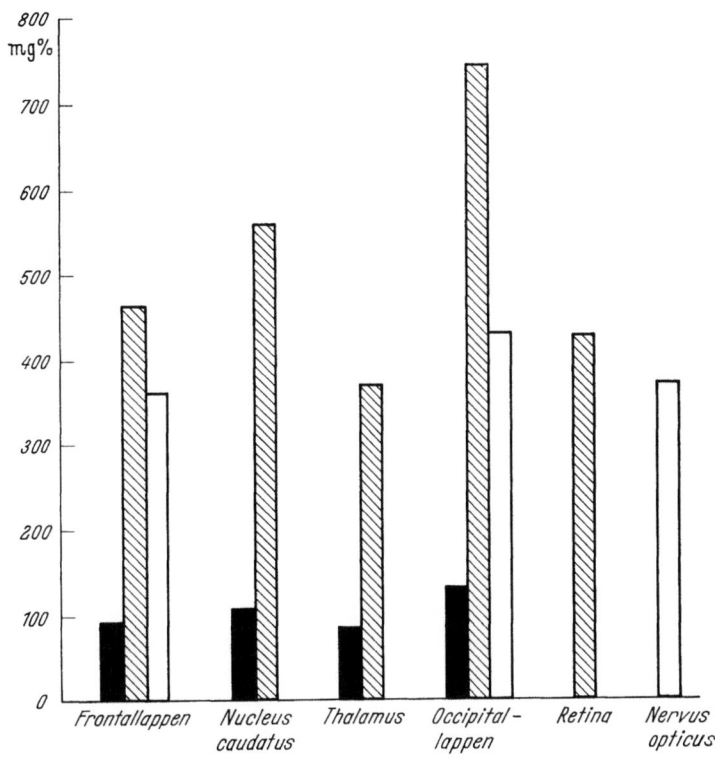

Abb. 6. Der Neuraminsäuregehalt: schwarz, in der grauen Substanz eines normalen Gehirns; schraffiert, in der grauen Substanz des Gehirns von Tay-Sachs-Krankheit; weiß, in der weißen Substanz des Gehirns von Tay-Sachs-Krankheit.

(WALLACE, VOLK und LAZARUS, 1964). Beim Morbus Gaucher ist die saure Serumphosphatase erhöht (HILLBORG und ESTBORN, 1964). Solche Enzymuntersuchungen sind bei verschiedenen Lipoidosen in ausgedehntem Maße (verschiedene Enzyme) durchgeführt worden (AUSTIN u. Mitarb., 1963). Für die meisten Lipoidosen war die Einführung der Dünnschichtchromatographie ein ungeheurer Fortschritt in der Erforschung ihrer Biochemie und Pathogenese. Mit Hilfe dieser Methode gelingt es, kleinste Mengen Material aufzuarbeiten und ganz winzige Mengen Substanz darin zu bestimmen. Die Dünnschichtchromatographie hat nicht nur die Heterogenität der Ganglioside aufdecken können, sondern hat auf ihre Weise wichtige Beiträge zur Aufklärung der Lipoidosen geleistet, wie sich aus der Übersicht von CUMINGS (1965) ergibt. Am besten eignet sich die Methode noch zur Darstellung der verschiedenen Ganglioside, bzw. zum Nachweis und zur Bestimmung von vermehrt oder vermindert auftretenden Fraktionen, sei es bei bestimmten Lipoidosen (SUZUKI, 1964) oder bei Hirntumoren (SEIFERT und UHLENBRUCK, 1965). Dabei können auch neuere Ganglioside entdeckt werden, wie z.B. im Schweinehirn (TETTAMANTI et al., 1964). Sehr wichtig erscheint uns, daß man zunächst aber einmal quantitative Angaben über den Hexosaminsäuregehalt von pathologischen Präparaten und Normalhirnabschnitten bestimmt, vor allem, da es ja auch nicht-lipoidgebundene Neuraminsäure im Gehirn gibt. Über neuere Bestimmungsmethoden von Neuraminsäure in

Gangliosiden siehe Hess und Rolde (1964). Wie später noch gezeigt werden soll, werden Ganglioside im Gehirn nicht nur auf-, sondern auch abgebaut. Das Gesamtenzymsystem, welches hieran beteiligt ist, kann man als Gangliosidase-System bezeichnen (Korey und Stein, 1963). Bei cyanotischen Kranken in der Umgebung einiger intrakranieller Prozesse, auch Tumoren, findet man Ganglioside mit weniger Neuraminsäure und Hexosamin, also zum Teil schon abgebaute Ganglioside. Diese Veränderungen, bedingt durch Hypercapnie und Acidose, sind wahrscheinlich durch bestimmte Enzyme bedingt. Diese Untersuchungen, die im Hinblick auf eine mögliche Funktion der Ganglioside sehr wichtig sind, wurden von Lowden und Wolfe (1964) in Kanada durchgeführt. Ebenfalls noch nicht ganz geklärt sind die Störungen bei Morbus Pfaundler-Hurler. Neben eindeutigen Störungen des Lipoidstoffwechsels, die auf Beziehungen zu den übrigen Lipoidosen schließen lassen, kommen Speicherungen von bestimmten Mucopolysacchariden vor, was besonders von Brante untersucht worden ist (Brante, 1955, 1957, 1959). Die metachromatische Leukodystrophie Typ Scholz konnte von Jatzkewitz ebenfalls als Lipoidose charakterisiert werden (Jatzkewitz, 1958, 1960a, b, 1961). Speichersubstanzen sind Cerebrosidschwefelsäureester. Zum Teil noch ungeklärte Lipoidosen gehen ebenfalls mit charakteristischen Speicherungen einher, die auch das Nervensystem befallen. Hierhin gehört die sog. Fabrysche Erkrankung, bei der auch vermehrt Glykolipoide auftreten sollen (Sweeley und Klionsky, 1963) bzw. Sphingomyelin. Leider liegt uns hierzu nur ein zusammenfassender neuropathologischer Bericht vor (Rahman und Lindenberg, 1963). Eine verblüffende Feststellung machte man beim Refsum-Syndrom (Heredopathia atactica polyneuritiformis): Hier fand sich in den verschiedenen Lipoidfraktionen des Serums und der Organe eine verzweigte Fettsäure, nämlich 3-, 7-, 11-, 15-Tetramethylhexadecansäure (Phytansäure, Klenk und Kahlke, 1963). Weitere Einzelheiten über diese seltsame „Fettsäure"-Lipoidose (hier tritt tatsächlich ein völlig neuer Lipoidbaustein auf) finden sich bei Richterich u. Mitarb. (1963), Harders und Dieckmann (1964), sowie bei Kahlke (1963, 1964). Auch die Acanthocytose, vornehmlich eine Störung in der Zusammensetzung der erythrocytären Membranlipoide, kann mit neurologischen Erscheinungen einhergehen. Von großem Reiz sind jene im Prinzip bereits weitgehend geklärten Stoffwechselanomalien, wie z.B. die Galaktosämie oder die Phenyl-Ketonurie, bei denen Schwachsinn auftritt oder die Homocysteinurie (Carson u. Mitarb., 1963). An dieser Stelle sei mit Nachdruck auf die Überlegungen von Jatzkewitz zu diesem Themenkreis hingewiesen. Stoffwechselstörungen, die im Verlaufe von Erkrankungen des Zentralnervensystems auftreten, sind meist sekundärer Art; aber das läßt sich nicht immer genau entscheiden (s. dazu auch Gomirato und Hyden, 1963). Hier setzt in der Regel eine ganze Reihe biochemischer Untersuchungen ein, jedoch gelingt es selten, ätiologisch bedeutsame Faktoren herauszuarbeiten. In diesem Zusammenhang sei auf die ausführliche Darstellung der Neurolipoidosen von Doss und Matiar-Vahar (1965) hingewiesen. Eine Gruppe dieser Erkrankungen sind die Entmarkungskrankheiten, auf die später noch eingegangen werden soll.

Der vorhergehende Exkurs im Anschluß an die Chemie der Ganglioside hat uns zu einer Krankheit geführt, bei der Störungen des Gangliosidstoffwechsels vorliegen. Eine weitere Möglichkeit, etwas über die Bedeutung der Ganglioside in physiologischer Hinsicht zu erfahren, sind Versuche mit radioaktiv markierten Substanzen, deren Einbau in Ganglioside sich verfolgen läßt. Derartige Untersuchungen haben nun eingesetzt und sind im vollen Gang, ohne daß sich Abschließendes hierzu schon sagen ließe (Burton u. Mitarb., 1963; Suzuki und Korey, 1963, 1964; Kanfer et al., 1964).

Über die Bedeutung der Ganglioside sind einige Erkenntnisse in der letzten Zeit gewonnen worden:

1. Ganglioside sind notwendig bei der Erregbarkeit und Erregungsleitung der Nervenzellen (ausführliche Übersicht bei McIlwain, 1963).

2. Ganglioside beteiligen sich am Aufbau cellulärer Elemente, wie z.B. Lysosomen (Koenig und Jibril, 1962; Koenig u. Mitarb., 1964). Mitochondrien des Gehirns ent-

halten dagegen Neuraminomucoide, also ähnliche Substanzen, wie sie auch in der Erythrocytenmembran vorkommen (UHLENBRUCK, 1961).

3. Ganglioside und Acetylcholin zeigen eine fast parallele Verteilung im Nervensystem. BURTON u. Mitarb. (1964) haben daraufhin eine Hypothese aufgestellt, daß Ganglioside etwas mit der Freisetzung von Acetylcholin zu tun haben: Acetylcholin ist in einem Bläschen der Synapsen Matrix vorhanden. Dieses Bläschen hat Löcher, in denen sich Ganglioside aufhalten, die dank ihrer besonderen physikalisch-chemischen Eigenschaften Micell-Strukturen bilden (HOWARD und BURTON, 1964) mit ihren hydrophilen und hydrophoben Polen. Wenn die Zellmembran depolarisiert, nähern sich die negativ geladenen Bläschen der präsynaptischen Lipoidmembran, die Ganglioside treten heraus und desaggregieren. Nun treten die Acetylcholinmoleküle heraus. Über Einzelheiten dieser Vorstellung muß bei BURTON nachgelesen werden, der in seiner Arbeit auch ein Modellbild dieser Hypothese bringt (wiedergegeben in Abb. 7).

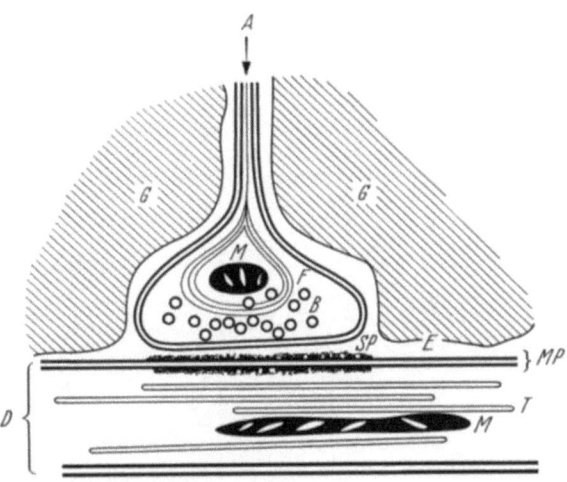

Abb. 7a—c. Struktur, Physiologie und Biochemie der Synapse. a Struktur (nach GRÜSSER und GRÜSSER-CORNEHLS, 1964). b Physiologie und Pharmakologie (nach KUTSCHA, 1963). c Biochemische Aspekte (nach BURTON, 1964).

Abb. 7a. Schema eines synaptischen Endknopfes, der an einem Dendriten (D) endigt und von Gliazellen (G) umgeben ist (nach elektronenoptischen Untersuchungen). Der synaptische Knopf ist von einer Doppelmembran umgeben. Synaptische Bläschen (B) sind in der Nähe des subsynaptischen Spaltes (SP) angesammelt. Im synaptischen Endknopf finden sich Mitochondrien (M) sowie Neurofilamente (F). An der Kontaktstelle des synaptischen Endknopfes mit der subsynaptischen Membran des Dendriten findet man oft eine dichte Auflagerung, über deren Aufbau noch keine Einzelheiten bekannt sind. Auch die postsynaptische Membran (MP) ist eine Doppelmembran. Im Dendriten sind dünne Tubuli und ein langes Mitochondrion (M) eingezeichnet.

4. Von besonderer Bedeutung ist die Bindung von Tetanus-Toxin durch Ganglioside. Auch dies hängt mit den Synapsen wiederum zusammen; jedoch hat BURTON dieses Phänomen noch nicht in seine Hypothese mit einbezogen. Die Fixation ist speziell, und oft binden Ganglioside das 20fache ihres eigenen Gewichts an Toxin. Diese Eigenschaft kann man sich zunutze machen, wenn man mit radioaktiv- oder fluorescein- bzw. ferritinkonjugiertem Toxin bzw. Antitoxin immunhistologisch Ganglioside nachweisen will (UHLENBRUCK, unveröffentlicht). Verschiedene Ganglioside binden unterschiedlich Tetanus Toxin, z.B. das hexosaminfreie Gangliosid sowie das hexosaminhaltige vom Tay-Sachs-Gehirn binden das Toxin nicht. Auch Strychnin und verwandte Drogen können von Gangliosiden gebunden werden, desgleichen Serotonin. Die Arbeiten über die Beziehungen zwischen Gangliosiden und Tetanus-Toxin stammen von VAN HEYNINGEN u. Mitarb. (VAN HEYNINGEN, 1959, 1961, 1963a, b; VAN HEYNINGEN und MILLER, 1961; VAN HEYNINGEN und WOODMAN, 1963).

Über den Wirkungsmechanismus des Acetylcholins hat auch EHRENPREIS (1964) berichtet. Die Isolierung einer Acetylcholinesterase aus Gehirn ist LAWLER (1964) ge-

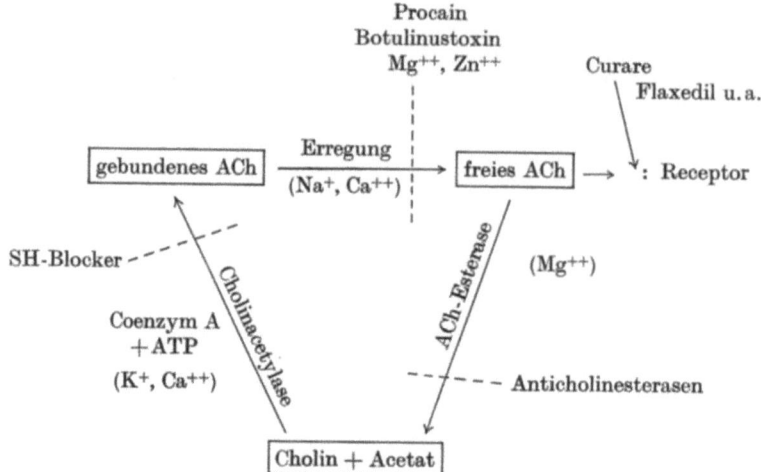

Abb. 7b. Physiologie und Pharmakologie der motorischen Endplatte.

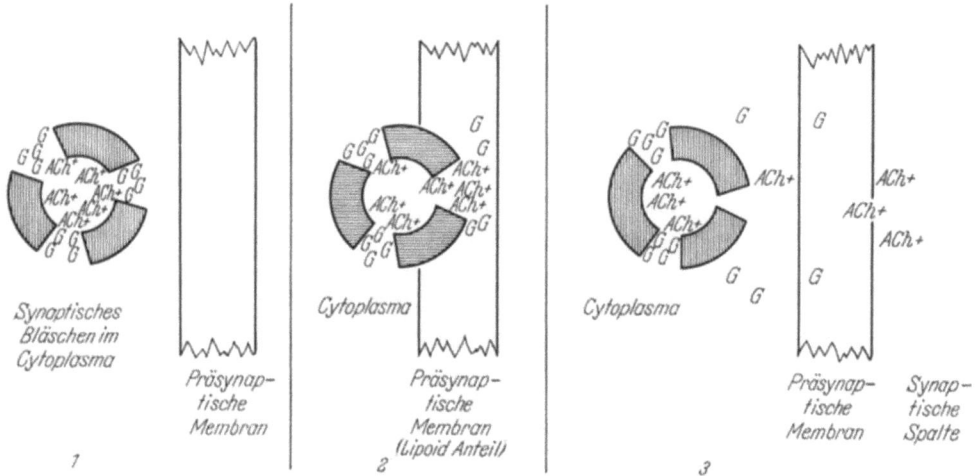

Abb. 7c. Der Acetylcholincyclus an der motorischen Endplatte.

lungen. Untersuchungen über die Lipoide der Neurone, die besonders reich auch an Plasmalogen sind, finden sich bei ROOTS und JOHNSTON (1965).

Mit der Frage des Serotonin-Receptors hat sich neuerdings auch die Gruppe von WOOLEY beschäftigt (WOOLEY und GOMMI, 1964a, b). Es scheint sich in der Tat um ein Gangliosid zu handeln, welches neuraminidase-empfindlicher ist. In sehr kluger Weise hat WOOLEY dann aber noch Bezeichnungen zwischen diesen Receptoren und dem Serotonin einerseits, und einigen Lipoidosen und anderen Stoffwechselstörungen andererseits, z.B. Phenylketonurie und Galaktosämie, gesucht, Stoffwechselstörungen, die mit einer Idiotie einhergehen.

Von nicht zu unterschätzender Bedeutung ist auch der Einfluß der Ernährung auf die Zusammensetzung der Gehirnlipoide (DOBBING, 1964; CENTURY u. Mitarb., 1963). Es ist daher ganz gut verständlich, daß sekundär, im Verlauf ganz anderer Erkrankungen, Störungen im chemischen Aufbau des Gehirns auftreten können. Als Beispiel seien hier nur angeführt die Verhältnisse bei primärer Amyloidose (neuere Arbeit darüber von HABERLAND, 1964), die im Tierreich bei der hereditären Muskeldystrophie der Maus festgestellte Beeinflussung des Gehirn-Cholesterinstoffwechsels (KABARA, 1964a, b, c), sowie neuropathologische Befunde bei einer ebenfalls völlig andersartigen Krankheit, der Makroglobulinämie (GOTHAM, WEIN und MEYER, 1963). Diese Beziehungen bedürfen noch eingehender Untersuchungen.

Ein für die Ganglioside charakteristischer Baustein ist die Neuraminsäure, die, wie neuere Untersuchungen zeigten, eine außerordentlich weit verbreitete Substanz darstellt, da sie auch als Baustein der Glykoproteine und Mucoide vorkommt. In ihrer Bindung im Submaxillaris und Harn-Mucin wurde sie zuerst als die biologisch-aktive Receptorsubstanz für Influenza-Viren erkannt und als N-acetyl-Neuraminsäure charakterisiert (KLENK u. Mitarb., 1955; KLENK und LEMPFRID, 1957). Ausführliche Darstellung siehe: KLENK (1956, 1958), GOTTSCHALK (1957, 1960), BLIX (1958), UHLENBRUCK (1960, 1961), PROKOP und UHLENBRUCK (1966). Sie ist ferner ein wichtiger Bestandteil der Erythrocytenmucoide, wo sie sich nicht nur am Aufbau der Myxovirus-Receptoren beteiligt, sondern auch an der determinanten Struktur der Blutgruppenantigene M und N (KLENK und UHLENBRUCK, 1960; UHLENBRUCK, 1960, 1961). Neuraminsäure findet sich, abgesehen von der Colominsäure der Bakterien, fast immer endständig an der prosthetischen Kohlenhydratgruppe. Diese kann wiederum an ein Lipoid oder an eine Proteinkette gebunden sein. So ist die Vielzahl der neuraminsäurehaltigen Verbindungen zu verstehen. Aber auch der Kohlenhydratanteil kann immer wieder verschiedene Struktur besitzen. Oft zeigt er sogar eine bestimmte serologische Spezifität, worauf später noch eingegangen werden soll. Wichtig ist, daß im Gehirn nur N-Acetyl-Neuraminsäure vorkommt, während in Mucinen und Mucoiden auch O-Acetylgruppen und die N-Glykolyl-Verbindung auftritt. Neuraminsäure kann auch in freier Form, z.B. im Liquor vorkommen. In einer ganz hervorragenden Übersicht hat SMITS (1961) erstmals das Vorkommen von freier und gebundener Neuraminsäure in Gehirn und Liquor zusammenfassend dargestellt und in Beziehung zu neurochemischen Untersuchungen und Forschungsergebnissen gesetzt. Auf diese Arbeit sei nachträglich verwiesen. Folgende Methoden haben in den letzten Jahren unser Wissen um die Verbreitung und Bedeutung dieser Säure wesentlich vermehrt:

1. Der Nachweis nicht-gebundener Neuraminsäure nach der Methode von WARREN (1959).

2. Der histochemische Nachweis der Neuraminsäure: SHEAR und PEARSE (1963), GASIC und BERWICK (1962), WARREN und SPICER (1961).

3. Das Auffinden des Enzyms Neuraminidase im Gehirn (MORGAN und LAURELL, 1963). Dieses Enzym spaltet die α-ketosidische Bindung zwischen der Neuraminsäure und dem jeweiligen Zuckeranteil. Eine Bindung von Neuraminsäure direkt an Eiweiß oder an Lipoid ist nicht bekannt.

Diese Methoden haben dazu geführt, daß wir inzwischen über die Verbreitung dieser Säure in der Natur (WARREN, 1963) und in den einzelnen Abschnitten des Gehirns informiert sind (JAMES und FOTHERBY, 1963). Auch vergleichende Untersuchungen bei verschiedenen Tierarten haben interessante Befunde ergeben, auf die hier nur hingewiesen werden kann (ELDREDGE, READ und CUTTING, 1963). Der Neuraminsäuregehalt der Hypophyse scheint mit dem Gehalt an neuraminsäurehaltigen Hormonen einherzugehen (RENNELS und HOOD, 1964). Über die Bedeutung des Enzyms Neuraminidase im Gehirn ist noch nichts Genaues bekannt; der Neuraminsäuregehalt der Ganglioside soll bei Hypoxie abnehmen (LOWDEN und WOLFE, 1963). Vielversprechend dürften auch Experimente an Zellkulturen sein (EIBEN und GARTTLER, 1964), die aber auf Hirnzellkulturen noch nicht angewandt worden sind.

Aus Schafhirn konnte ein Enzym angereichert werden, welches die Synthese von Cytidin-5-Monophospho-N-Acetyl-Neuraminsäure aus Cytidin-Triphosphat und N-Acetyl-Neuraminsäure bewirkt. Diese Studien stehen erst im Anfang (SHOYAB, PATTABIRAMON und BACHHAWAT, 1964). Es ist nicht möglich, hier auf alle Einzelheiten der Strukturaufklärung der Neuraminsäure, einer Polyoxyaminosäure einzugehen. Es scheint sich um ein Kondensationsprodukt aus Brenztraubensäure und N-Acetyl-Mannosamin zu handeln mit folgender Konstitutionsformel (XIV). Das Fettsäuregemisch der Ganglioside besteht vor allem aus Stearinsäure neben kleineren Mengen Lignocerin- und Cerebronsäure.

$$
\begin{array}{c}
COOH \\
| \\
C-OH \\
| \\
CH_2 \\
| \\
HO-CH \\
| \\
H_2N-C-H \\
| \\
O-C-H \\
| \\
H-C-OH \\
| \\
H-C-OH \\
| \\
CH_2OH
\end{array}
$$

Neuraminsäure.

Eigenschaften. Ganglioside sind unlöslich in Äther oder Aceton, schwerlöslich in Methyl- oder Äthylalkohol; leicht löslich dagegen in Benzin-Alkohol oder Chloroform-Alkohol, Pyridin oder Essigsäure. Ihre Löslichkeit in Wasser ist besonders zu beachten. Die wäßrige Lösung reagiert sauer. Man kann Ganglioside aus Alkohol kristallin erhalten. Beim Erhitzen mit 10%iger Schwefelsäure bilden sich schwarze Huminsubstanzen. Mit Bialschem Reagenz bildet sich ein blau-violetter Farbstoff, der auf die Anwesenheit von Neuraminsäure zurückzuführen ist. In Erythrocyten z.B. wurden noch andere „Ganglioside", d.h. neuraminsäurehaltige Glykosphingolipoide gefunden, die jedoch, da sie sich von denen des Gehirns in einigen Punkten unterscheiden, hier nicht besprochen werden sollen (hierfür s. KLENK und DEBUCH, 1959), sondern darauf soll nur kurz im Kapitel über die Immunchemie dieser Glykolipoide eingegangen werden.

b) Cerebroside, Ceramid und Sulfatide.

Diese Gruppe von Lipoiden wurde von THUDICHUM Cerebroside genannt, da er sie zuerst aus Gehirn isolierte. Sie enthalten keine Phosphorsäure wie die bereits besprochenen Gehirnlipoide und als Alkoholkomponente das Sphingosin, an dem ebenfalls wie beim Sphingomyelin amidartig eine der genannten C_{24}-Fettsäuren gebunden sind. Wie aus Formel (XI) ersichtlich, besitzen die Cerebroside einen Zucker als Baustein, der zunächst

$$
\begin{array}{c}
R \cdot C = O \\
| \\
NH \\
| \\
CH_3 \cdot (CH_2)_{12} \cdot CH = CH \cdot CHOH \cdot CH \cdot CH_2 \\
| \\
O \\
| \\
CH_2OH \cdot CH \cdot CHOH \cdot CHOH \cdot CHOH \cdot CH \\
\underline{O} \quad (XI)
\end{array}
$$

R: Lignocerinsäure: Kerasin   R: Cerebronsäure: Cerebron   R: Nervonsäure: Nervon
R: Oxynervonsäure: Oxynervon

von THUDICHUM (1876, 1879, 1901) als ein unbekannter angesprochen wurde. Jedoch wurde bald darauf nachgewiesen, daß es sich dabei um Galaktose (THIERFELDER, 1890; BROWN und MORRIS, 1890) handelte, die glykosidisch an eine der beiden Hydroxylgruppen des Sphingosins gebunden ist (KLENK und HÄRLE, 1928). Nach Abspaltung der Fettsäuren der Cerebroside erhält man als partielles Spaltprodukt ein Sphingosin-Galaktosid, welches von THUDICHUM „Psychosin" genannt wurde. Da auch dieses Spaltstück eine freie Aminogruppe besitzt, war die amidartige Bindung der Fettsäure nachgewiesen. Andererseits war schon früher von KLENK (1926a) ein N-cerebronyl-Sphingosin nach partieller Hydrolyse der Cerebroside isoliert worden, welches keine freie Aminogruppe besaß und welches später „Ceramid" (FRÄNKEL und BIELSCHOWSKY, 1932) genannt wurde.

Nach den Befunden einiger Autoren (NAKAYAMA, 1950; CARTER und GREENWOOD, 1952) ist die endständige Hydroxylgruppe des Sphingosins mit der Hexose verbunden.

Entsprechend den vier verschiedenen Cerebrosidfettsäuren müßten vier verschiedene Cerebroside existieren. Drei davon konnten in reinem Zustand isoliert werden. Das Vorkommen des vierten wurde durch das Auffinden der Oxynervonsäure (KLENK, 1926b) nachgewiesen. Das Fettsäuregemisch der Gehirncerebroside besitzt folgende Zusammensetzung:

Cerebronsäure 46%, Nervonsäure 18%, α-Oxynervonsäure (bzw. ihr Isomeres) 14%, Lignocerinsäure 10%, nicht identifizierte Fettsäuren 12% (KLENK, 1927).

Die Nervonsäurefraktion enthielt etwa 20% einer C_{26}-Monoensäure (KLENK und SCHUMANN, 1942). Nach BLIX (1933) sind etwa 20% der Cerebroside in Form der Schwefelsäureester vorhanden, die „Sulfatide" genannt werden. Es wurde angenommen, daß die Schwefelsäure in Stellung 6 der Galaktose verestert (NAKAYAMA, 1951; THANNHAUSER u. Mitarb., 1955) ist.

Inzwischen aber konnte durch die Arbeiten von YAMAKAWA in Japan gezeigt werden, daß diese Schwefelsäure in den Sulfatiden an Stellung 3 der Galaktose verestert ist (YAMAKAWA u. Mitarb., 1962; TAKETOMI und NISHIMURA, 1964). Cerebroside werden durch das Enzym Galaktoseoxydase angegriffen, wobei die Galaktose in Stellung 6 oxidiert werden soll. Sulfatide werden von diesen Enzymen nicht angegriffen (BRADLEY und KANFER, 1964).

Es gibt eine ganze Reihe guter Methoden, um die verschiedenen Sphingomyeline, Phosphatide, Cerebroside und Sulfatide zu trennen. Die meisten Methoden beruhen auf verschiedenen Formen der Dünnschichtchromatographie. Auch papierchromatographisch ist eine Trennung möglich (SCRIGNAR, 1964). Während des Wachstums ist die Zusammensetzung der Cerebroside und anderer sog. Mucolipoide stärkeren Schwankungen unterworfen. Bei den Cerebrosiden hängt das besonders mit der Myelinisierung zusammen. Im allgemeinen treten sie erst mit der Myelinisierung auf, sind aber auch schon vorher vorhanden, sozusagen als ungeordnetes Baumaterial (GARRIGAN und CHARGAFF, 1963). Es ist noch die Frage, ob Sulfatide die Vorstufe von Cerebrosiden sind oder umgekehrt. Aufgrund radioaktiver Versuche (HAUSER, 1964) ist eher das Umgekehrte der Fall. Im Gehirn kommt außerdem ein Enzym vor, welches Ceramid in Sphingosin und Fettsäure spaltet; auch der rückläufige Vorgang ist durch dieses Enzym möglich (GATT, 1963). Großes Interesse hat man neuerdings wieder dem Fettsäureanteil der Cerebroside gewidmet. Analytische Daten hierüber befinden sich bei O'BRIEN und ROUSER (1964). LEVIS und MEAD (1964) haben sich besonders mit der Biosynthese der Oxyfettsäuren beschäftigt. Demnach entstehen die Oxyfettsäuren als Zwischenstufe über einen Kohlenstoffverkürzungsweg (Abspaltung von CO_2) aus höheren Homologen. Dieser Vorgang kann auch für das Vorkommen ungrader Fettsäuren verantwortlich gemacht werden. Weitere Arbeiten über die Biosynthese dieser Gehirnsphingolipoidfettsäuren stammen aus dem Arbeitskreis von RADIN (KISHIMOTO und RADIN, 1963a, b; HAJRA und RADIN, 1963).

Cerebroside sind die Vorstufen der Sulfatide. Das sulfatübertragende Enzym ist eine Galaktocerebrosid-Sulfokinase (MCKHANN, LEVY und HO, 1965). Die umgekehrte Überführung wird durch ein Enzym Cerebrosid-Sulfatase bewerkstelligt. Dieses Enzym, bzw. dessen hitzelabile Komponente, ist bei der metachromatischen Leukodystrophie ungenügend wirksam. Folglich ist die Umwandlung von Sulfatiden in Cerebroside blockiert (MEHL und JATZKEWITZ, 1965).

Eigenschaften. Die Cerebroside sind weiße, pulvrige Substanzen, die sowohl in Äther oder Petroläther, als auch in Wasser unlöslich sind. Dagegen lösen sie sich leicht in Pyridin, Alkohol, Chloroform oder Essigester. Aus Alkohol lassen sie sich kristallin erhalten. Da sie in den sog. „flüssig-kristallinen" Zustand übergehen können, schwanken die Angaben über ihren Schmelzpunkt. Sie sind optisch aktiv. Bei dem Morbus Gaucher werden sie besonders in der Milz und in der Leber gespeichert, unterscheiden sich jedoch von den obengenannten Cerebrosiden dadurch, daß sie Glucose, anstelle von Galaktose enthalten (HALLIDAY u. Mitarb., 1940; KLENK und RENNKAMP, 1942).

In den letzten Jahren wurden auch andere zuckerhaltige Sphingolipoide in verschiedenen Organen oder Geweben gefunden, die sich von den Cerebrosiden dadurch unterscheiden, daß sie mehr als einen Zuckerrest und zuweilen auch Aminozucker enthalten. Da sie jedoch aus Gehirn noch nicht isoliert wurden, sollen sie hier nicht besprochen werden. Literatur hierüber kann an anderer Stelle gefunden werden (KLENK und DEBUCH, 1959).

K. E. SEKERIS schreibt in ihrer Dissertation (Köln 1964) über altersbedingte Veränderungen in der Zusammensetzung von Cerebrosidfettsäuren: Mit zunehmendem Alter findet man in allen untersuchten Gehirncerebrosiden, gleich welcher Herkunft, eine Vermehrung der ungeradzahligen Fettsäuren. Der Anteil der geradzahligen Fettsäuren wird geringer. Ein gleichartiges Verhalten zeigen die Cerebronsäure-, Lignocerinsäure- und Nervonsäurefraktionen. Die höheren Fettsäuren sind mit zunehmendem Alter stärker angereichert. Die Erhöhung des Gehaltes an C 25-Säuren und die Verminderung der C 22-Säuren können als charakteristisch gelten. Der Gesamtaufbau der Fettsäuren in diesen drei Fraktionen ist nicht ausgesprochen artspezifisch. Die Zusammensetzung der Oxynervonsäurefraktion zeigt ein abweichendes Bild. Man beobachtet einen höheren Gehalt an C 22-Säuren bei entsprechender Verminderung der C 25-Säuren. In der Oxynervonsäurefraktion des Pferdegehirns ist erstmalig eine C 27-Säure als Baustein eines Cerebrosids aufgefunden worden.

E. Cholesterin (cholesterol) ($C_{27}H_{46}O$).

Das Cholesterin wurde bisher nur in tierischen Organismen aufgefunden, scheint aber praktisch in jeder Körperzelle vorzukommen. Im Gehirn ist es in besonders reichlichen Mengen vorhanden (s. Tabelle 7 und 8). Seine Geschichte beginnt bereits in der Mitte des 18. Jahrhunderts, jedoch wurde die noch heute gültige Formel in bezug auf die Anordnung des Ringsystems erst 1932 von WIELAND und DANE aufgestellt (Einzelheiten darüber s. DEUEL, 1955).

Es handelt sich beim Cholesterin um einen einwertigen sekundären hochmolekularen Alkohol. Der ihm zugrundeliegende aromatische Kohlenwasserstoff besteht aus drei Sechserringen verbunden mit einem Fünferring, die mit Wasserstoff gesättigt das Cyclo-pentano-perhydrophenantren oder das Steran ergeben. Zwischen den Kohlenstoffatomen 5 und 6 befindet sich in Ring B eine Doppelbindung, in Stellung 10 und 13 befindet sich je eine Methylgruppe und in Stellung 17 eine verzweigte Seitenkette. Die relative Lage der Substituenten zur Ringebene wird bezogen auf die Methylgruppe an C_{10}. Nimmt man an, daß sich diese vor der Ringebene befindet, so spricht man von einer β-Konfiguration, wenn sich der andere Substituent ebenfalls vor der Ringebene befindet. Im Cholesterin steht die Seitenkette an C_{17} in β-Stellung. Durch katalytische Hydrierung entsteht aus dem Cholesterin ein gesättigter Alkohol das Dihydrocholesterin (cholestanol):

$$\text{(XVI)}$$

Die Hydroxylgruppe in C_3 und der Wasserstoff in C_5 befinden sich im Dihydrocholesterin in Transstellung, d. h. jene ist über der Ringebene, diese unter ihr zu denken.

Das Cholesterin kommt sowohl in freier, als auch in veresterter Form vor, wobei die OH-Gruppe mit der Carboxylgruppe einer Fettsäure unter Wasseraustritt reagiert hat. Das Verhältnis von „freiem" zu „Ester"-Cholesterin wechselt von Organ zu Organ. Im Gehirn liegt das Cholesterin in unveresterter, d. h. „freier" Form vor.

Schließlich sei noch erwähnt, daß auch Kohlenwasserstoffe aus Rinderhirnextrakten isoliert wurden (NICHOLAS u. Mitarb., 1955), denen folgende vorläufige Formeln zugeschrieben wurden: C_9H_{16} (zwei Doppelbindungen) und $C_{27}H_{54}$ (eine Doppelbindung). Zum weiteren Studium sei auf die Monographie von COOK (1958) hingewiesen.

F. Verteilung der Lipoide im Gehirn.

Bei der Untersuchung einzelner Gehirnpartien in bezug auf ihren Gehalt an verschiedenen Lipoiden stößt man auf große Schwierigkeiten. Entweder man untersucht ein morphologisch einheitliches Gewebsteilchen, wobei man sehr wenig Substanz erhält oder man untersucht größere, grob präparierte Gehirnpartien und erhält solche Mengen eines Lipoidgemisches, daß eine einigermaßen quantitative Untersuchung der einzelnen Lipoide möglich ist. Man muß entweder verzichten auf ein exakt definiertes Gewebsstück oder auf eine exakte Lipoiduntersuchung. Beide Methoden wurden angewandt. Gewöhnlich präparierte man makroskopisch die „Hirnrinde" vom Mark ab, bezeichnete jenes als „graue" und dieses als „weiße" Hirnsubstanz. Die auf diese Weise für menschliche Gehirne gefundenen Werte einiger Autoren wurden in Tabelle 7 zusammengestellt. Selbstverständlich findet man auch Unterschiede je nach Art des Lebewesens, nach Alter usw.

Tabelle 7. *Verteilung der Lipoide im menschlichen Gehirn.*

	Weiße Substanz			Graue Substanz			Myelinscheiden	Cytoplasma
	BRANTE (1949)	CUMINGS (1953)	JOHNSON u. a. (1948)	BRANTE (1949)	CUMINGS (1953)	JOHNSON u. a. (1948)	berechnet BRANTE (1949)	
Trockensubstanz (% Feuchtgewicht)	29,2	27,1		15,1	17,8		50,0	12,0
Gesamtlipoide (% Trockengewicht)	62,6	42,9	50,6	36,4	14,0	34,4	68,5	19,0
Glycerinphosphatide	24,2	10,1	14,8	19,9	6,8	19,1	22,5	19,0
Lecithin	5,7	3,3	4,1	7,3	2,3	5,9	4,8	9,2
Kephalin[1]	17,1	6,8	10,7	11,3	4,5	13,2	16,2	9,2
Diphosphoinositid	1,4			1,3			1,5	0,6
Sphingolipoide	19,7	19,7	22,4	6,0	3,6	8,8	46,4	0,0
Sphingomyelin	3,7	6,2	7,9	1,8	1,1	2,8	9,6	0,0
Cerebroside	16,0	13,5	13,9	4,2	2,5	6,0	19,6	0,0
Cholesterin	13,8	13,1	13,4	5,1	3,6	6,5	16,8	0,0
Unbekannte Lipoide	4,9		5,4					
Ganglioside (KLENK, 1947)	0,0			0,6			0,0	0,6

[1] BRANTES Zahlenangaben für Kephalin müßten die des Plasmalogens enthalten, die nach STAMMLER u. DEBUCH (1954) 9,6% (des Trockengewichtes) für die weiße und 7,6% (des Trockengewichtes) für die graue betragen.

Neuere Untersuchungen genau definierter Gehirnschichten vom Affen ergaben die in Tabelle 8 zusammengestellten Ergebnisse. Wenn man bedenkt, daß bei der von LOWRY u. Mitarb. (1954a, b; ROBINS u. Mitarb., 1956a) angewandten Technik nur einige µg-Gewebe untersucht werden, dann kann man kaum erwarten, daß einzelne Lipoide, wie Colamin- und Serin-Kephalin, Plasmalogene, Cerebroside und Ganglioside gegeneinander abgegrenzt werden konnten.

Die Fettsäurezusammensetzung einzelner Lipoide des Gehirns wird in den folgenden Tabellen 9, 10 und 11 wiedergegeben (aus BERNHARD und LESCH, 1963):

Weitere wichtige Ergebnisse über die Fettsäurezusammensetzung in verschiedenen Hirnbezirken verdanken wir LESCH und MEIER (1964), LESCH und BERNHARD (1963), die ebenfalls die gaschromatographische Methode benutzten. Großen Aufschwung haben solche Untersuchungen auch durch die quantitative Dünnschichtchromatographie der

Tabelle 8. *Lipoidfraktionen einiger Gehirn- und Kleinhirnschichten und der dazugehörigen weißen Substanz von Affen* (ROBINS u. Mitarb., 1956b, c).
Die Zahlen geben Millimol pro kg Trockengewicht an.

	Kephalin	Lecithin	Sphingomyelin	Gesamtsphingolipoide	P-freie Sphingolipoide	Gesamtphosphatide	Gesamt-Phosphatide + Sphingolipoide	Cholesterin
Großhirn								
motorische Rinde (Molekularschicht)	143	126	50	72	22	319	341	139
dazugehörige weiße Substanz	210	87	91	236	145	388	533	329
Sehrinde (Molekularschicht)	136	116	37	44	9	289	296	168
dazugehörige weiße Substanz	229	78	81	195	114	388	502	428
Kleinhirn								
Molekularschicht	86	96	32	64	32	313	323	131
Körnerschicht	88	95	33	76	43	215	259	107
dazugehörige weiße Substanz	199	103	78	247	169	349	380	364

Tabelle 9. *Fettsäurezusammensetzung der Cerebroside aus verschiedenen Regionen eines normalen menschlichen Gehirns (% Methylester).*

C-Zahl	Unsubstituierte Säuren				C-Zahl	Hydroxy-Säuren			
	Großhirn		Zwischenhirn	Mittelhirn		Großhirn		Zwischenhirn	Mittelhirn
	Rinde	Mark				Rinde	Mark		
14:0	0,9	0,3	0,9	0,5	14:0	1,2	0,2	0,5	0,4
16:0	7,3	3,9	6,2	6,9	14:1	4,4	2,0	1,5	1,7
16:1	0,4	0,2	0,3	0,1	15:0	1,1	—	0,2	—
18:0	25,7	13,8	16,9	25,4	16:0	3,6	0,3	2,7	4,1
18:1	7,2	1,9	8,3	4,6	16:1	1,7	3,6	0,6	0,5
20:0	0,4	0,8	1,6	1,4	17:0	0,7	0,1	—	—
20:1	0,3	0,2	1,0	0,7	17:1	0,8	—	—	—
21:1	0,9	—	1,6	0,3	18:0	1,5	0,9	1,9	1,5
22:0	0,7	2,3	2,4	0,5	18:1	0,9	1,1	0,6	0,3
22:1	0,5	0,3	0,3	0,3	20:0	—	0,2	0,2	0,3
23:0	7,3	4,4	4,4	3,7	22:0	5,9	5,1	7,4	7,8
23:1	0,3	0,7	0,4	0,3	23:0	14,2	10,5	15,1	13,2
24:0	9,1	13,0	15,2	14,1	24:0	28,6	22,4	31,3	31,9
24:1	25,8	39,9	25,7	31,8	24:1	26,1	46,5	24,8	28,7
25:0	2,6	4,9	3,5	1,9	25:0	5,7	3,4	7,3	5,8
25:1	7,3	9,0	6,2	4,7	25:1	3,7	3,2	5,6	3,1
26:1	3,3	4,5	5,1	2,8	26:0	—	0,6	0,4	0,7

Tabelle 10. *Fettsäurezusammensetzung der Sphingomyeline aus verschiedenen Regionen eines normalen menschlichen Gehirns (% Methylester).*

C-Zahl	Hirn-Regionen				C-Zahl	Hirn-Regionen			
	Großhirn		Zwischen-hirn	Mittelhirn		Großhirn		Zwischen-hirn	Mittelhirn
	Rinde	Mark				Rinde	Mark		
14:0	0,7	0,6	0,2	0,7	22:1	0,5	1,3	0,2	0,5
16:0	4,4	4,0	2,6	6,1	23:0	0,6	4,1	2,5	2,3
16:1	0,4	0,4	0,3	0,2	23:1	0,3	1,6	0,7	0,6
18:0	56,8	33,8	41,8	42,3	24:0	1,6	9,6	5,2	4,9
18:1	0,7	1,2	0,8	4,4	24:1	21,2	30,7	32,3	27,1
20:0	1,1	0,9	0,9	2,0	25:0	0,5	1,2	1,9	2,0
20:1	—	—	—	0,2	25:1	4,1	4,2	4,3	2,4
21:1	4,4	1,1	1,3	0,4	26:1	2,1	3,4	3,1	2,2
22:0	0,7	1,9	1,9	2,0					

Tabelle 11. *Fettsäurezusammensetzung der Lecithine aus verschiedenen Regionen eines normalen menschlichen Gehirns (% Methylester).*

C-Zahl	Großhirn		Zwischen-hirn	Mittelhirn
	Rinde	Mark		
14:0	0,7	0,9	1,1	0,8
15:0	0,2	—	0,4	—
16:0	47,7	33,3	35,6	49,4
16:1	4,4	2,4	6,1	—
18:0	10,1	10,5	10,6	7,4
18:1	34,7	52,0	43,0	39,6
20:1	0,5	0,6	2,1	—
22:1	1,2	—	1,1	1,5
23:1	0,5	0,3	0,4	1,3

Gehirnlipoide bekommen (JATZKEWITZ, 1961, 1964; JATZKEWITZ und MEHL, 1960; SKIPSKI u. Mitarb., 1964), sowie durch Methoden der quantitativen Säulenfraktionierung (ROUSER et al., 1963). Ganz abgesehen davon, daß man qualitative Unterschiede mit der Dünnschichtchromatographie sofort erfassen kann (MÜLDNER et al., 1962).

G. Stoffwechsel der Lipoide.

1. Glycerinphosphatide.

a) Enzymatische Hydrolyse.

Da durch die Einwirkung tierischer Gifte zunächst ein Spaltstück des Lecithins mit hämolysierenden Eigenschaften (LÜDECKE, 1905) beobachtet wurde, welches man „Lysolecithin" nannte (DELEZENNE und LEDEBT, 1911a, b; 1912), untersuchte man den Stoffwechsel, zunächst den Abbau, genauer. Heute kennen wir vier verschiedene Fermente, die an den vier verschiedenen Esterbindungen hydrolytisch spalten. Sie wurden als „Lecithinasen" oder „Phospholipasen" bezeichnet. In Anlehnung an OGAWA (1936) und FAIRBAIRN (1945) soll hier die Bezeichnung „Phospholipasen" übernommen werden. Leider ist die Benennung C und D ebenfalls uneinheitlich; sie erfolgt hier nach den Angaben von ZELLER (1951), der die ursprüngliche Bezeichnung der zuerst entdeckten Phospholipase C anwandte.

Die Angriffspunkte der Fermente sind am Lecithinmolekül (XVII) dargestellt.

$$\begin{array}{c} \ \ A\downarrow \\ H_2C-O\ \ CO\cdot R_1 \\ |\ \ B\downarrow \\ HC-O\ \ CO\cdot R_2 \\ |\ \ C\ \ \ \ O^- \\ H_2C-O\ \ P{\Large\lessgtr}O\ \ \ \ D\downarrow \\ O\ \ \ CH_2\cdot CH_2N^+(CH_3)_3 \end{array}$$

R_1 und R_2: Fettsäurereste   (XVII) Lecithin

Die Pfeile (↓) geben jeweils den Angriffspunkt der Phospholipasen A, B, C oder D an.

Im folgenden soll hier auf eine ausführliche Darlegung der Phospholipasen und ihrer Wirkungen verzichtet werden, da der durch sie erfolgende Abbauweg im Gehirn anscheinend nicht beschritten wird oder zum mindesten ein anderer, der später beschriebene, als Umkehr der Biosynthesereaktionen der häufigere zu sein scheint.

In Tabelle 12 sind die Phospholipasen, ihre Substrate und Wirkungen zusammengestellt, woraus zu ersehen ist, daß die Substrate der Phospholipasen nicht einheitlich sind. So greift die Phospholipase B nicht das Lecithin (III) oder Kephalin (IV) an, sondern nur die entsprechenden Lysoverbindungen, die durch Abspaltung eines Moleküls Fettsäure aus Lecithin oder Kephalin entstehen (XVII).

$$\begin{array}{l} CH_2OH \\ | \\ CH-O-CO\cdot R_1 \\ | \\ CH_2-O-P{\begin{array}{c}\nearrow OH \\ =O \\ \searrow O-R_2\end{array}} \end{array}$$

R_1: Fettsäurerest
R_2: Cholin-, Colamin- oder Serinrest

(XVIII)   Lysolecithin oder Lysokephalin

Tabelle 12. *Übersicht über die Phospholipasen, ihre Substrate und deren Spaltstücke.*

Phospholipase	Substrat	Spaltstück	
		phosphorhaltig	phosphorfrei
A	Lecithin	Lysolecithin	Fettsäure
	Kephalin	Lysokephalin	Fettsäure
	Plasmalogen	Lysoplasmalogen	Fettsäure
B	Lysolecithin	Cholinester der Glycerinphosphorsäure	Fettsäure
	Lysokephalin	Colaminester der Glycerinphosphorsäure	Fettsäure
C	Lecithin	Cholinphosphorsäure	Diglycerid
	Sphingomyelin	Cholinphosphorsäure	Ceramid[1]
D	Lecithin	Diglyceridphosphorsäure	Cholin
	Kephalin	Diglyceridphosphorsäure	Colamin bzw. Serin

[1] Siehe unter Cerebroside.

Die Phospholipase C ist gegenüber colamin- oder serinenthaltenden Phosphatiden ganz inaktiv, spaltet jedoch auch das phosphorhaltige Sphingolipoid: Sphingomyelin.

Phospholipase A. Das weit in der Natur verbreitete Ferment wurde vor allem in tierischen Giften aber auch in Säugetierorganen wie Pankreas, Leber, Niere und anderen Geweben (FRANCIOLI, 1935) gefunden. — Es spaltet von Lecithin (LÜDECKE, 1905) und Kephalin (LEVENE u. ROLF, 1923, 1924) jeweils ein Molekül Fettsäure ab und bildet so die entsprechenden Lysoverbindungen, die stark hämolytisch wirken (s. XVIII). Sie werden in sehr kleinen Mengen in Organen oder Geweben aufgefunden.

Die Frage, welche der beiden Fettsäuren des Glycerinphosphatids abgespalten werden, wurde zu verschiedenen Zeiten verschieden beantwortet. Da die von einigen Autoren isolierten Lysophosphatide stets gesättigte Fettsäuren enthielten (LÜDECKE, 1905; DELEZENNE u. LEDEBT, 1911a, b, 1912; LEVENE u. Mitarb., 1924; CHARGAFF u. COHEN, 1939; FAIRBAIRN, 1945) nahm man lange Zeit hindurch an, daß die Substrate jeweils einen gesättigten und einen ungesättigten Fettsäurerest enthielten, von denen letzterer abgespalten würde. Andere Autoren jedoch (OGAWA, 1936; ZELLER, 1952; HANAHAN u. Mitarb., 1954; HAYAISHI u. KORNBERG, 1954) zeigten, daß sowohl gänzlich gesättigte Lecithine als auch solche, die zwei Mol ungesättigter Fettsäuren enthielten, von der Phospholipase A hydrolysiert werden. Deshalb wurde angenommen, daß die Fermentwirkung strukturspezifisch sei und stets die in α-Stellung befindliche Fettsäure in Freiheit gesetzt würde (HANAHAN, 1954a; LONG u. PENNY, 1954). In jüngster Zeit wurde diese Auffassung aber wieder in Zweifel gezogen (MARINETTI u. Mitarb., 1959; TATTRIE, 1959). Nach RAPPORT u. FRANZL (1957) wird durch Einwirkung der Phospholipase A der Fettsäurerest aus den Plasmalogenen abgespalten.

Phospholipase B. Die Lysophosphatide gemäß Formel XVIII werden durch dieses Ferment in der Weise hydrolysiert, daß ein Mol freie Fettsäure und der Cholin- oder Colaminester der Glycerinphosphorsäure entstehen. Es konnte im Reis (CONTARDI und ERCOLI, 1933), Penicillium notatum und verwandten Arten (FRANCIOLI, 1935; FAIRBAIRN, 1948) in Wespengift (CONTARDI und LATZER, 1928; FRANCIOLI, 1937) und auch in einigen Säugetierorganen (SCHMIDT u. Mitarb., 1945) aufgefunden werden. Nach DAWSON, der aus Leber eine wirksame Phospholipase B isolierte, (1956b) soll dieses Ferment auch mit dem Inositphosphatid (VI) reagieren und beide Fettsäurereste daraus abspalten (DAWSON, 1958). Da die Cholin- bzw. Colaminester der Glycerinphosphorsäure als Abbauprodukte des Lecithins bzw. Colamin-Kephalins in einer Reihe von Organen, tierischer Samenflüssigkeit oder Gewebsextrakten nachgewiesen wurden (CAMPBELL u. Mitarb., 1951; CAMPBELL und WORK, 1952; DAWSON, 1955, 1956a; DAWSON, MANN und WHITE, 1957) könnte man annehmen, daß die Phospholipase B in besonders aktiver Form im Organismus verbreitet sei.

Phospholipase C. Dieses bisher mit Sicherheit nur in Clostridium Welchii Toxin und ähnlichen Toxinen nachgewiesene Ferment (MAC FARLANE und KNIGHT, 1941; MAC FARLANE, 1942, 1948a, b; ZAMECNIK u. Mitarb., 1947) hydrolysiert nur cholinhaltige Phosphatide, indem es aus Lecithin (III) und Sphingomyelin (X) die Cholinphosphorsäure abspaltet. Es soll jedoch auch im Gehirn von Kaninchen, Hunden und Stieren vorkommen (DRUZHININA und KRITZMANN, 1952). Eine in analoger Weise auf Kephalin wirkende Phospholipase aus Nervengewebe wurde von TYRELL (1950) beschrieben und „Kephalinase" genannt.

Wenn auch die Cholin- und Colaminphosphorsäure in verschiedenen Geweben aufgefunden wurden (CHARGAFF und KESTON, 1940; RILEY, 1944; AWAPARA u. Mitarb., 1950; ANSELL und DAWSON, 1952; DAWSON, 1955), so müssen sie nicht unbedingt durch die Wirkung der Phospholipase C aus den Glycerinphosphatiden in Freiheit gesetzt worden sein, scheinen vielmehr Stoffwechselzwischenprodukte bei der Biosynthese darzustellen (s. S. 246).

Leider wurde die Phospholipase C später von anderen Autoren Lecithinase D genannt (HANAHAN und VERCAMER, 1954). (Über ein Inositphosphatid-spaltendes Ferment siehe SLOANE STANLEY, 1957.)

Phospholipase D. 20 Jahre nachdem die Diglyceridphosphorsäuren oder Phosphatidsäuren (II) in Pflanzen entdeckt worden waren (s. dort), fanden HANAHAN und CHAIKOFF (1947a, b, 1948) in grünen Blättern eine Phospholipase, die sie C nannten, obwohl eine solche mit anderer Wirkung bereits beschrieben war (s. oben). Das Ferment spaltet nur den stickstoffhaltigen Baustein des Lecithins bzw. Kephalins ab. Ob ihm in tierischen Organismen eine Bedeutung zukommt, ist noch ungeklärt (KATES, 1955, 1956, 1957; KATES und GORHAM, 1957; TOOKEY und BALLS, 1956a, b; EINSET und CLARK, 1958).

b) Biosynthese.

Im Rahmen dieser Darstellung ist es unmöglich, auf die große Anzahl von Untersuchungen über den Stoffwechsel der Lipoide näher einzugehen, zumal diejenigen, in denen mit Gehirn gearbeitet wurde, äußerst spärlich sind. Es wird deshalb auf einige zusammenfassende Beiträge verwiesen (CHAIKOFF u. ENTENMAN, 1948; GURIN u. CRANDALL, 1951; ARTOM, 1953; ZILVERSMIT, 1955; BEVERIDGE, 1956; POPJÁK, 1958).

Die Biosynthese der Glycerinphosphatide, wenigstens des Lecithins und des Colamin-Kephalins ist inzwischen mit den entsprechenden Intermediärprodukten und den wirksamen Fermenten weitgehend aufgeklärt. Die folgenden Ergebnisse, die sich, kurz zusammengefaßt, vor allem auf Versuche mit Leber beziehen, wurden kürzlich durch eine

Reihe von Arbeiten von ROSSITER u. Mitarb., 1957a, b (MCMURRAY u. Mitarb., 1957a, b, c) auch im Gehirn gefunden. Dennoch soll der Biosyntheseweg, wie er mit löslichen Leberfermentpräparaten entdeckt wurde, beschrieben werden.

Untersuchungen über die Lipoide einzelner Zellbestandteile, wie sie durch fraktionierte Zentrifugation isoliert werden können, zeigten, daß die Mitochondrien, die für die Zellatmung verantwortlich sind, besonders reichlich Glycerinphosphatide enthalten und zwar sowohl solche aus Leber (SWANSON u. ARTOM, 1950; SPIRO u. MCKIBBIN, 1956), als auch aus Pankreas (HOKIN, 1955) und aus Gehirn (PETERSEN u. SCHOU, 1955). Auch Mikrosomen und Zellkerne besitzen beträchtliche Glycerinphosphatidanteile, während diese im Cytoplasma nur spärlich vertreten sind.

Erst die Anwendung von radioaktiv markiertem Phosphat ließ die einzelnen Schritte in der Biosynthese klar erkennen. Vermutlich sind alle Zellbestandteile dazu fähig, denn die Glycerinphosphatide aller Fraktionen bauen markiertes Phosphat ein, wenn auch nicht ausgeschlossen werden kann, daß sich die Synthese nur in den Mitochondrien vollzieht und die Phosphatide von da aus in der Zelle weiter transportiert werden.

Schon 1948 vermuteten ZILVERSMIT u. Mitarb., daß zur Phosphatidsynthese Glycerinphosphorsäure als erstes Reaktionsprodukt notwendig sei, und POPJÁK und MUIR (1950) zeigten, daß nur diese den Anforderungen eines Phosphatidvorläufers entsprach. Der Befund wurde später von anderen Autoren bestätigt (KORNBERG und PRICER, 1952a, 1953a, b; KENNEDY, 1952, 1953a, b). Der Einbau von markierter Glycerinphosphorsäure erfolgte schneller als der Einbau von anorganischem Phosphat, so daß Reaktion A, die ATP (Adenosintriphosphat) abhängig ist, formuliert werden kann:

$$\text{ATP} + \text{Glycerin} \rightarrow \text{L-}\alpha\text{-Glycerinphosphorsäure} + \text{ADP} \qquad (A)$$

Nach Anwendung von markiertem Phosphat wurde stets ein besonders hoch aktives Zwischenprodukt als Diglyceridphosphorsäure isoliert (KENNEDY, 1953a; DAWSON, 1953, 1954; HOKIN und HOKIN, 1958). Auch hatte man den Einbau von mit C^{14} markierten Fettsäuren in Phosphatide beobachtet (GOLDMAN u. Mitarb., 1950; STEVENS und CHAIKOFF, 1952), doch war bis zu den Arbeiten von KORNBERG und PRICER (1952a, b, 1953a, b) der eigentliche Fettsäureacceptor unbekannt. Letztere wiesen den Einbau von der Coenzym A-Verbindung einer C^{14}-Stearinsäure in L-α-Glycerinphosphorsäure nach (B).

$$\text{L-}\alpha\text{-Glycerinphosphorsäure} + 2\ \text{Co A-Fettsäuren} \rightarrow \text{Diglyceridphosphorsäure} + 2\ \text{Co} \qquad (B)$$

Die Tatsache, daß viele Autoren die Diglyceridphosphorsäure nicht auffinden konnten, fand ihre Erklärung erst später, als von KENNEDY u. Mitarb. (WEISS u. Mitarb., 1956; SMITH u. Mitarb., 1957) ein weiteres Ferment gefunden wurde, das das Reaktionsprodukt der Gleichung B mit großer Geschwindigkeit dephosphoryliert (C).

$$\text{Diglyceridphosphorsäure} \rightarrow \text{Diglycerid} + \text{Phosphorsäure} \qquad (C)$$

Das so entstandene Diglycerid stellt ein zentrales Stoffwechselzwischenprodukt dar, denn es kann sowohl mit einem weiteren Molekül „aktivierter" Fettsäure (Co-Enzym A-Verbindung der Fettsäure), als auch mit dem Reaktionsprodukt der Gleichung F reagieren. Im ersten Fall entsteht daraus ein Triglycerid (D) (WEISS und KENNEDY, 1956).

$$\text{Diglycerid} + \text{Co A-Fettsäure} \rightarrow \text{Triglycerid} + \text{Co A} \qquad (D)$$

Auf der Suche nach dem stickstoffhaltigen Vorläufer des Lecithins — da dieses Glycerinphosphatid im Organismus am weitesten verbreitet vorkommt und gewöhnlich den Hauptanteil der Lipoidfraktion ausmacht, wurde es stets am intensivsten untersucht — fanden KORNBERG und PRICER (1952a), daß Cholinphosphorsäure etwa 10mal schneller in Lecithin eingebaut wird als freies Cholin. Die Phosphorylierung des Cholins benötigt ATP (WITTENBERG und KORNBERG, 1953) (E).

$$\begin{array}{l}\text{Cholin} + \text{ATP} \\ (\text{Colamin} + \text{ATP}\end{array} \rightarrow \begin{array}{l}\text{Cholinphosphorsäure} \quad + \text{ADP} \\ \text{Colaminphosphorsäure} + \text{ADP})\end{array} \qquad (E)$$

Da das in Reaktion E wirksame Ferment, die Cholinphosphokinase auch die Phosphorylierung des Colamins aktivierte, kann man annehmen, daß Reaktion E auch für Colamin gültig ist.

Es läge sehr nahe anzunehmen, daß die Kondensation von Cholinphosphorsäure und Diglycerid Lecithin ergäbe. Jedoch ist die vorherige Überführung des Cholinphosphates in ein reaktionsfähiges Derivat erforderlich. Es bildet zuerst eine „energiereiche" Cholinverbindung, die durch die Arbeiten von KENNEDY u. Mitarb. aufgefunden und als natürliche Produkte aus Ratten- und Hühnerlebern dargestellt wurde (KENNEDY, 1956a, b; KENNEDY und WEISS, 1955, 1956a, b). Es handelt sich um die Bildung von Cytidindiphosphatcholin, welches aus Cytidintriphosphat CTP (einem pyrimidinanalogen des ATP) und Cholinphosphorsäure entsteht gemäß Gleichung F.

$$\text{CTP} + \text{Cholinphosphorsäure} \rightarrow \text{Cytidindiphosphatcholin} + \text{Pyrophosphorsäure} \quad (F)$$

Das wirksame Ferment wurde erst kürzlich (BORKENHAGEN und KENNEDY, 1957) isoliert und Phosphorylcholin-cytidyl-Transferase genannt.

Erst das Cytidindiphosphatcholin ist in der Lage, mit Diglycerid unter Bildung von Lecithin zu reagieren, eine Reaktion, die bereits von KORNBERG und PRICER angenommen, aber erst von KENNEDY u. Mitarb. (WEISS u. Mitarb., 1958) bewiesen wurde (G).

$$\text{Cytidindiphosphatcholin} + \text{D-1,2-Diglycerid} \rightarrow \text{Lecithin} + \text{Cytidinmonophosphat} \quad (G)$$

Eine Zusammenfassung der einzelnen Schritte bei der Biosynthese der Glycerinphosphatide und Triglyceride zeigt Abb. 8.

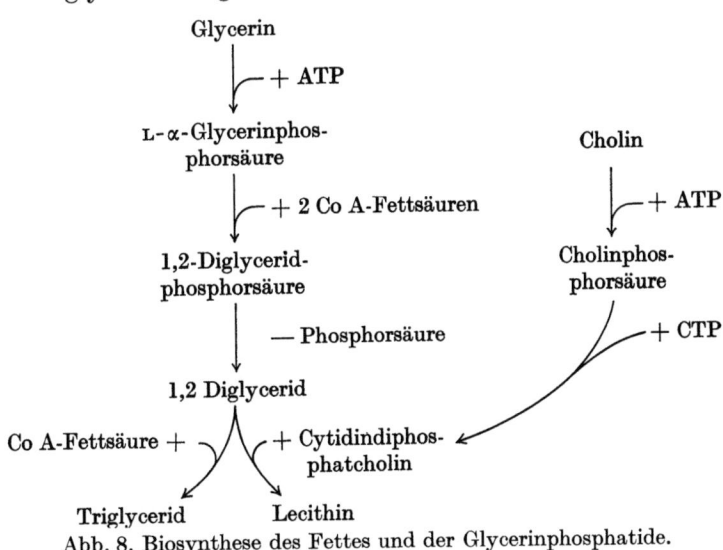

Abb. 8. Biosynthese des Fettes und der Glycerinphosphatide.

Wie bereits oben erwähnt, konnte vor allem vom Arbeitskreis von ROSSITER an Hirnschnitten und zellfreien Enzymsystemen aus Gehirn der aufgezeigte Weg der Biosynthese bestätigt werden (STRICKLAND, 1954; MCMURRAY u. Mitarb., 1956, 1957a, b, c; ROSSITER u. Mitarb., 1957a, b; BERRY und MCMURRAY, 1957). Sowohl unter den bereits von DAWSON (1953) beschriebenen aeroben Bedingungen als auch ohne Zufuhr von Sauerstoff, aber bei gleichzeitiger Glykolyse fanden die Autoren einen Einbau von P^{32} in die Phosphatide des Gehirns.

Was den Stoffwechsel der Fettsäuren der Glycerinphosphatide betrifft, so soll hier auf den der gesättigten Säuren nicht näher eingegangen werden, ist er doch ausführlich in jedem Lehrbuch der physiologischen Chemie nachzulesen. Jedoch soll die Biosynthese der Polyensäuren kurz besprochen werden.

Der Säugetierorganismus scheint nach den Versuchen von BERNHARD und VISCHER (1946) zwar in der Lage zu sein, durch Oxydation aus gesättigten Fettsäuren Monoensäuren zu bilden, jedoch scheint ihm die Fähigkeit, weitere Doppelbindungen in die Monoensäuren einzubringen, nicht oder in nicht genügendem Ausmaß zur Verfügung zu stehen. Denn Fütterungsversuche an jungen, wachsenden Ratten (BURR und BURR, 1929), die fettfrei oder nur mit gesättigten Fetten ernährt wurden, zeigten, daß diese Tiere Mangelerscheinungen aufwiesen.

Sie äußerten sich besonders im Wachstumsstillstand, Hauterkrankungen, Nierenschädigungen und führten schließlich zum Tode. Durch kleine Gaben von Linolsäure zur Diät verschwanden die Mangelerscheinungen vollständig. Zugefütterte Linolensäure führte zwar zur Gewichtszunahme, besserte aber die Hauterscheinungen nicht (HOLMAN 1951; WITTEN u. HOLMAN, 1952a, b), so daß die Linolsäure im biologischen Test wesentlich aktiver ist, was THOMASSON (1953) auf die Lage der Doppelbindungen zurückführte (s. Fettsäuren vom Linol- und Linolensäuretyp Abb. 1, S. 218). Aus diesen Fütterungsversuchen schloß man, daß vor allem die Linol- und Linolensäure im Säugetierorganismus nicht synthetisiert werden können und da sie lebensnotwendig sind, ist er auf die Zufuhr mit der Nahrung angewiesen, man bezeichnete deshalb diese Polyensäuren als essentielle Fettsäuren. Die Annahme, daß die Linolsäure des Organismus tatsächlich aus der Nahrung stammt, wurde durch Isotopenversuche bereits bestätigt (BERNHARD u. SCHOENHEIMER, 1940; BERNHARD u. Mitarb., 1942). Aus Ölsäure (MEAD u. Mitarb., 1956a, b) kann sie nicht gebildet werden.

Bei der Untersuchung der Fettsäuren aus Leberlipoiden von fettfrei ernährten Ratten fanden NUNN u. SMEDLEY MACLEAN (1938), daß darin nicht nur die C_{18}-Polyenfettsäuren, sondern auch die Arachidonsäure und andere höher ungesättigte Fettsäuren im Gemisch völlig fehlten. Nachdem ebenfalls von SMEDLEY MACLEAN (DOLBY u. Mitarb., 1940; ARCUS u. SMEDLEY MACLEAN, 1943) die Struktur der Arachidonsäure ($\Delta^{5,8,11,14}$-Eikosatetraensäure s. S. 218) aufgeklärt war, stellte sie die Theorie auf, daß diese in der Leber aus der zugeführten Linolsäure durch Verlängerung der C-Kette um zwei C-Atome und gleichzeitige oder folgende Einbringung von zwei weiteren Doppelbindungen auf das Carboxylende zu gebildet wird. Das Auftreten der $\Delta^{5,8,11,14}$-Eikosatetraen- (KLENK u. LINDLAR, 1955b), der $\Delta^{7,10,13,16}$-Docosatetraen- (KLENK u. LINDLAR, 1955a) und der $\Delta^{9,12,15,18}$-Tetracosatetraensäure (KLENK u. MONTAG, 1958a) im Gehirn könnte ein Beispiel für eine einfache Kettenverlängerung jeweils um zwei C-Atome sein. Die $\Delta^{4,7,10,13,16}$-Docosapentaensäure (KLENK u. BONGARD, 1952; KLENK u. LINDLAR, 1955a; KLENK u. MONTAG, 1958b) könnte z.B. durch Kettenverlängerung und Einbringung einer weiteren Doppelbindung auf die COOH-Gruppe zu aus der $\Delta^{5,8,11,14}$-Eikosatetraensäure entstanden sein. Zur Klärung dieser Frage wurde in den letzten Jahren der Einbau von C^{14}-Acetat in die Polyensäuren in vivo und in vitro untersucht (MEAD u. Mitarb., 1953; MEAD u. SLATON, 1956a, b). Danach war der Einbau des Isotops nicht in die Linol- sondern in die Arachidonsäure erfolgt. KLENK u. PFLÜGER (1964) fanden, daß vor allem das Carboxylende die Markierung aufwies.

Auch Gehirngewebe von Ratten war im Experiment zum Einbau von C^{14}-Acetat in die Polyensäuren fähig (KLENK, 1957), doch wurden weitaus bessere Ergebnisse bei in vitro Versuchen mit Hirnschnitten erzielt als in vivo bei oraler Applikation. — Bei anderen Versuchen, in denen nach subduraler Injektion von C^{14}-Acetat beim Hund der Einbau in die verschiedenen Fettsäurefraktionen der verschiedenen Lipoide kontrolliert wurde (KLENK, 1959), zeigten unter gleichen Bedingungen andere lipoide Elemente wie Cholesterin, Sphingosin oder Aldehyde keine Markierung.

Wie aus Tabelle 13 zu ersehen ist, weisen die gesättigten Fettsäuren des Lecithins und Hydrolecithins einen beträchtlichen Einbau von Acetat auf. Es muß dabei im Vergleich mit den Polyensäuren jedoch beachtet werden, daß sich die Markierung der gesättigten Fettsäuren u.U. auf die ganze C-Kette verteilt, wenn sie de novo aus Acetat gebildet wurden. Die Polyensäuren dahingegen weisen ja ihre Markierung nur am Ende der Kette oder in dessen unmittelbarer Nachbarschaft auf.

Es bleibt zu beachten, daß die Lebensnotwendigkeit der Polyensäuren bisher nur für die Ratte sicher erwiesen ist, jedoch deutet der Reichtum der Glycerinphosphatide

Tabelle 13. *Spezifische Aktivität der Fettsäuren des Gehirns in C/min/mg.*

	Gesamt F. S.	Gesättigte F. S.	Monoensäuren	Polyensäuren	Stearinsäure	Nervonsäure	Lignocerinsäure
Lecithin	8840 (9410)	15790 (15750)	3520 (3640)	2115 (1885)			
Hydrolecithin		15800 (15450)					
Colamin-Kephalin	1260 (1280)						
Colaminplasmalog.	320 (334)						
Gangliosid	1810 (1770)				1950 (1930)		
Sphingomyelin	1200 (1160)				2080 (2050)	95 (76)	165 (157)

besonders des Gehirns auf eine Notwendigkeit auch im menschlichen Organismus hin. Prinzipiell scheint das Gehirn aufgrund oben mitgeteilter Befunde jedoch zur Bildung der Polyensäuren mit 20- und 22-C-Atomen fähig zu sein, wenn Linolsäure zugeführt wird.

2. Sphingolipoide.

a) Sphingosin.

Die ersten Studien über die Biosynthese des Sphingosins wurden von ZABIN u. MEAD (1953) mit an der Carboxylgruppe markiertem C^{14}-Acetat durchgeführt. Es zeigte sich dabei, daß das Isotop ausschließlich in den C-Atomen 3—18 des Sphingosins bzw. Dihydrosphingosins zu finden war, während C_1 und C_2 nicht markiert waren. Die Autoren nahmen deshalb an, daß ein C_{16}-Vorläufer in Form von Palmitinsäure oder einer ähnlichen Verbindung und ein unbekannter Baustein zu Sphingosin vereinigt werden (eventuell Colamin). Nach Untersuchungen von SPRINSON u. COULON (1954) wird jedoch Colamin-2-C^{14} nur in die C-Atome 3—18 des Sphingosins eingebaut. Nach subcutaner Injektion von L-Serin-3-C^{14}, 2,3-D,N^{15}, also einem vierfach markiertem Serin, konnte 66—75% der eingesetzten Aktivität in C_1 und C_2 des Sphingosins wiedergefunden werden. Das Serin war dabei wohl decarboxyliert worden, aber die NH_2-Gruppe wurde ebenfalls in das Sphingosin eingebaut. Diese Befunde wurden später bestätigt (ZABIN u. MEAD, 1954).

Schließlich konnte von BRADY und KOVAL (1957, 1958) ein Enzymsystem aus Gehirn dargestellt werden, das die Biosynthese des Sphingosins katalysiert. In Gegenwart von Serin, Pyridoxalphosphat, Mn^{++} und Palmityl-CoA erfolgte die Sphingosinsynthese nur in Gegenwart von TPN, woraus die Autoren schlossen, daß die Palmityl-CoA-Verbindung zuerst zum Aldehyd reduziert werden müsse. Tatsächlich konnte die „aktivierte" Palmitinsäure durch die Co-Enzym A-Verbindung des Palmitinaldehydes ersetzt werden. Das erste Reaktionsprodukt der Biosynthese ist Dihydrosphingosin, welches durch Flavinenzym zum Sphingosin oxydiert wird. Dadurch ergibt sich folgender Reaktionsmechanismus (s. Abb. 9).

$$HOCH_2 \cdot CH(NH_2) \cdot COOH + Mn^{++} + \text{Pyridoxalphosphat}$$

$$\downarrow$$

$$\left[HOCH_2 \cdot (^-)C - N = \text{Pyridoxalphosphat} \atop {COOH \atop | \; Mn^{++}} \right] + H^+$$

$$\left[HOCH_2 \cdot (^-)C - N = \text{Pyridoxalphosphat} \atop {COOH \atop | \; Mn^{++}} \right] + H^+ + CH_3(CH_2)_{14} \cdot \overset{O}{\overset{\|}{C}H}$$

$$\downarrow$$

$$CH_3 \cdot (CH_2)_{14} \cdot CHOH \cdot CH(NH_2) \cdot CH_2OH + \text{Pyridoxalphosphat} + Mn^{++} + CO_2$$

$$CH_3 \cdot (CH_2)_{12} \cdot CH_2 \cdot CH_2CHOH \cdot CH(NH_2) \cdot CH_2OH + \text{Flavin}$$

$$\downarrow$$

$$CH_3 \cdot (CH_2)_{12} \cdot CH = CH \cdot CHOH \cdot CH(NH_2) \cdot CH_2OH + \text{Flavin } H_2$$

Abb. 9. Biosynthese des Sphingosins.

b) Sphingomyelin.

Ähnlich wie beim Lecithin die Cholinphosphorsäure vom Cytidindiphosphatcholin auf einen Lipoidacceptor übertragen wird, nämlich ein Diglycerid, so kann die Cholinphosphorsäure auch auf Ceramid (Sphingosin-Fettsäureverbindung siehe unter Cerebroside S. 239) übertragen werden (SRIBNEY u. KENNEDY, 1957, 1958). Das wirksame Ferment konnte in Leber, Niere, Milz und Gehirn von 10—20 Tage alten Ratten nachgewiesen werden.

Obwohl von CARTER u. Mitarb. (1947a) nur die Erythroform des Sphingosins als Bausteine allerdings der Cerebroside aufgefunden wurde, konnte von SRIBNEY u. KENNEDY (1958) nur die Threoform aus dem Sphingomyelin isoliert werden. Das dargestellte Enzymsystem war sogar spezifisch für Threo-Ceramid. Die sich daraus ergebenden Fragen wurden zwar diskutiert (SRIBNEY u. KENNEDY, 1958), aber erst weitere Untersuchungen werden zu ihrer Klärung beitragen müssen. Die durchgeführten Experimente beweisen folgende Reaktion:

$$\text{Threo-Ceramid} + \text{Cytidindiphosphatcholin} \rightarrow \text{Threo-Sphingomyelin} + \text{CMP} \qquad \text{(H)}$$

c) Cerebroside.

In vivo Versuche mit Glucose-1-C^{14} und Galaktose-1-C^{14} an Ratten zeigten, daß Hexosen in die zuckerhaltigen Sphingolipoide des Gehirns eingebaut werden (RADIN u. Mitarb., 1957; MOSER u. KARNOVSKY, 1958; BURTON u. Mitarb., 1958b). BURTON u. Mitarb. (1958a) fanden die Höhe der Einbaurate abhängig vom Alter der Tiere. Sie war am höchsten 10—20 Tage nach der Geburt. Nach einmaliger Verabreichung besaßen die Glykosphingolipoide die höchste spezifische Aktivität nach 8 Std. 24 Std nach der Injektion enthielt dieselbe Fraktion nur noch $1/3$ der maximalen Aktivität.

Die Fermente, die den Einbau der Hexosen in Form ihrer Uridindiphosphatverbindungen in die Cerebroside katalysieren, sind in der Mikrosomenfraktion aus dem Gehirn junger Ratten enthalten. Der Hexoseacceptor ist wahrscheinlich das Ceramid. Einzelheiten des Reaktionsablaufes entziehen sich noch unserer Kenntnis.

Bei der Anwendung von C^{14}-Galaktose und S^{35}-Sulfat stellten RADIN u. Mitarb. (1957) fest, daß die Schwefelsäureester der Cerebroside nur einen außerordentlich trägen Stoffwechsel aufweisen. Glucocerebroside scheinen nicht die Vorläufer für den Aufbau von Sphingoglykolipoiden mit größeren Kohlenhydratketten zu sein. Cerebroside werden im allgemeinen wieder zu Ceramid und Hexose abgebaut. Das Ceramid zerfällt enzymatisch wieder in Sphingosin und Fettsäure (KANFER, 1965).

Weiteres ist über den Stoffwechsel der Sphingolipoide noch unbekannt. Insbesondere fehlen Angaben über die Beziehungen der einzelnen Sphingolipoide untereinander und ihre Bedeutung im übrigen Organismus.

II. Die Eiweißstoffe des Gehirns.

Wenn man unsere heutigen Kenntnisse in bezug auf die Eiweiße des Gehirns versucht darzulegen, so sieht man sich keiner leichten Aufgabe gegenübergestellt. Die Gründe hierfür haben verschiedene Ursachen. — Bekanntlich ist das Gehirn eines der lipoidreichsten Organe, und es scheint bis heute schwierig zu sein, die Lipoide vollständig von den Eiweißen abzutrennen ohne letztere dabei zu zerstören. Die Darstellung eines einheitlichen Eiweißkörpers aus dem Gehirn stellt demnach erhebliche Schwierigkeiten in den Weg. So wurden denn auch, vor allem in letzter Zeit eine Reihe von Proteinen beschrieben, die teilweise mit neuen Namen belegt, auf verschiedene Weise aus dem Gehirn gewonnen wurden.

Eine zweite Schwierigkeit ergibt sich aus der Tatsache, daß sich die Hirnrinde von den Markscheiden auch in der chemischen Zusammensetzung stark unterscheidet. Eine exakte Trennung der anatomisch verschiedenen Partien läßt sich jedoch präparativ nicht durchführen. Deshalb trennt man im allgemeinen so gut wie möglich die „graue" Substanz von der „weißen" Substanz makroskopisch ab, wenn man nicht gar ein Homogenat des Gesamtgehirns zur chemischen Untersuchung verwendet. Schließlich muß beachtet werden, daß sich die chemische Zusammensetzung des Gehirns im Laufe der Entwicklung wie auch des späteren Lebens ändert, wie systematische Untersuchungen sowohl der Lipoide als auch der Proteine gezeigt haben (WAELSCH, 1955; CUMINGS u. Mitarb., 1958; UZMANN, 1958). Es ist im Rahmen des vorliegenden Beitrages unmöglich, eine lückenlose Darstellung zu geben. Deshalb soll auf einige größere Zusammenfassungen auf diesem Gebiet (HIMWICH, 1951; ELLIOT u. Mitarb., 1955; MCILWAIN, 1955; LEBARON, 1959) sowie die gesammelten Vorträge der internationalen Symposien der Neurochemie (WAELSCH, 1955; RICHTER, 1957; FOLCH-PI, 1961) hingewiesen werden. Auf die Arbeiten, die sich mit den Proteinen isolierter Nerven befassen, soll hier nicht näher eingegangen werden, wenngleich damit ein wichtiger Beitrag für die Proteinchemie geliefert wurde (SCHMITT, 1950; DEUTICKE u. Mitarb., 1952; KOECHLIN und PARISH, 1953; MAXFIELD und HARTLEY, 1957; POLIAKOWA und KABAK, 1958).

Aber selbst bei der Beschreibung der aus dem Gehirn dargestellten Proteine begegnet man gewissen Schwierigkeiten, die sich vor allem durch Anwendung verschiedener Arbeitsmethoden ergeben. Wenn sich auch keine strenge Systematik durchführen läßt, so soll versucht werden, kurz einige Proteine zu schildern, die sich in ihren Eigenschaften deutlich voneinander unterscheiden.

Unlösliche Proteine. Neurokeratin. Dieser Eiweißkörper wurde zuerst von EWALD und KÜHNE (1877) aus Gehirn und markhaltigen Nerven nach Extraktion der Lipoide mit Hilfe organischer Lösungsmittel sowie Behandlung des Rückstandes mit eiweißspaltenden Fermenten isoliert. Dieses sowohl in Wasser als auch in verdünnten Säuren oder Basen unlösliche Protein enthielt etwa 2% Schwefel und war nun für proteolytische Enzyme nicht mehr angreifbar. Es sollte etwa $1/3$ der lipoidfreien getrockneten weißen Substanz des Gehirns ausmachen (KÜHNE und CHITTENDEN, 1890) und für die Struktur der Markscheide verantwortlich sein. Nach neueren Untersuchungen (STARY und ARAT, 1957) enthält es 2,7% Cystin, 0,3% Cystein und 3,2% Methionin. Ein großer Teil des Schwefels ist in Form von Disulfidbrücken vorhanden, die jedoch nicht die Ursache für die Unlöslichkeit des Neurokeratins und seiner Resistenz gegen Proteasen sind.

Tabelle 14. *Zusammensetzung der Aminosäuren von Neurokeratin der Gesamt-Eiweißfraktion des Gehirns und eines Keratins aus Haaren* (BLOCK, 1951).

	Neurokeratin Papierchromatographische Methoden	Gehirn-Eiweißfraktion chemische Methoden	Tier, Haare mikrobiologische Methoden
Arginin	4,2	7,4	10,0
Histidin	2,9	3,2	1,0
Lysin	6,3	7,0	3,0
Tyrosin	7,2	4,1	3,3
Tryptophan	1,3	1,3	1,2
Phenylalanin	15,2	5,2	3,0
Cystin	4,3	2,0	10—15
Methionin	1,6	3,0	1,0
Serin	3,3	7,1	7,6
Threonin	9,2	5,8	7,7
Leucin	15,3	7,4	8,0
Isoleucin	11,3	5,1	4,5
Valin	5,7	4,8	5,7
Glycocoll	5,0	4,8	4,5
Alanin	9,1		
Glutaminsäure	11,9	11,7	14,8
Asparaginsäure	3,7	10,0	7,8
Prolin	3,4		4—8
Oxyprolin	0,0		0,0

BLOCK, der 1951 ein von KÜHNE und CHITTENDEN isoliertes, also etwa 60 Jahre altes Neurokeratin von menschlichem Gehirn mit einem eigenen Präparat, gewonnen aus Schweinehirn, in bezug auf die Zusammensetzung der Aminosäuren verglich, konnte eine weitgehende Übereinstimmung der beiden Proteine nachweisen. Dagegen unterschied sich das Neurokeratin in bezug auf die mengenmäßige Verteilung der Aminosäuren sehr erheblich von einem Keratin des Haares. Vor allem war das für das „echte Keratin" bezeichnende Verhältnis von Hexonbasen, Histidin:Lysin:Arginin = 1:4:12 beim Neurokeratin etwa 1:1:2 (BLOCK, 1937a, b, c, 1951).

Es wurden außerdem bei der Präparation von Neurokeratin verschiedener Autoren (CHEVALIER, 1885; KÜHNE u. CHITTENDEN, 1890; AGIRIS, 1907; NELSON, 1916) Abweichungen im N:S-Verhältnis gefunden. Diese und auch histologische Beobachtungen (HOERR, 1936a, b) ließen die Vermutung aufkommen, daß es sich bei dem Neurokeratin möglicherweise nicht um ein genuines Protein, sondern um ein Kunstprodukt handele.

Als von FOLCH u. LEBARON 1951 der Versuch unternommen wurde, unter milderen Bedingungen das Keratin zu gewinnen, erhielten sie ein Protein, das sich von jenem deutlich unterschied. Durch Behandlung mit organischen Lösungsmitteln und Trypsin erhielten die Autoren zwar ein dem „klassischen" Keratin insofern verwandtes Protein, als es wie jenes sowohl in Wasser als auch in verdünnten Säuren oder Basen unlöslich, schwefelhaltig und gegen Verdauungsfermente resistent war. Hingegen enthielt es neben Phosphorsäure auch Inosit und nach milder alkalischer Hydrolyse wurden sowohl Inositphosphat als auch Fettsäuren isoliert (LEBARON und FOLCH, 1956). Die gleichen Substanzen konnten mit sauren Lösungsmitteln wie Chloroform:Methanol:conc.HCl 200:100:1 extrahiert werden und waren in einem nach der alten Methode hergestellten Neurokeratin nur in Spuren nachweisbar. Die Autoren schließen daraus, daß ein Inositphosphat in salzartiger Bindung an Protein vorliegt und daß das „klassische" Neurokeratin wahrscheinlich ein Zersetzungsprodukt dieses trypsinresistenten Proteins sei.

Schließlich muß hier eine Gruppe von Stoffen genannt werden, die ebenso unlöslich in Wasser und verdünnten Laugen bei Zimmertemperatur ist, wie die oben besprochenen Proteine es sind, sich aber im Gegensatz zu jenen leicht in Chloroform:Methanol:Wassermischungen löst. Derartige Substanzen wurden von FOLCH und LEES (1951) erstmals beschrieben und von ihnen „Proteolipoide" genannt. Es wurden drei verschiedene Proteolipoide A, B und C aus der weißen Substanz des Gehirns vom Rind voneinander getrennt, die ein verschiedenes Protein:Lipoid-Verhältnis aufwiesen. Der Proteinanteil der Proteolipoide wurde auf seine Aminosäurezusammensetzung hin untersucht. Eine später von CHATAGNON u. Mitarb. (1953) durchgeführte Aminosäureanalyse der Proteolipoide des Gesamtgehirns von Mensch und Rind zeigt nur unbedeutende Abweichungen von derjenigen von FOLCH und LEES.

Lösliche Proteine. Bereits 1894 wurden von HALLIBURTON drei wasserlösliche Proteine beschrieben, die sich vor allem in der Ausfällbarkeit durch Magnesiumsulfat und der Labilität bei Hitzeeinwirkung voneinander unterschieden. Es handelte sich um zwei Globuline und ein „Nukleoalbumin", von denen das Nukleo-Protein 0,5% P enthielt. Später unterschied man bereits zwei Phosphorproteine voneinander (McGREGOR, 1916/17).

Erst kürzlich konnte Serinphosphorsäure als Baustein in sauren Hydrolysaten der Phosphorproteinfraktion des Gehirns nachgewiesen werden (HEALD, 1958). Keine andere phosphorylierte Aminosäure wurde aufgefunden. Stoffwechseluntersuchungen der Phosphorproteinfraktion an Hirnschnitten vom Schwein wurden vor allem von HEALD (1956, 1957a, b) durchgeführt.

Durch die Anwendung der elektrophoretischen Trennungsmethoden wurden in neuerer Zeit etwa sieben Hauptfraktionen voneinander unterschieden. Gewöhnlich ließ man seitlich Serum-Proteine mitlaufen und wandte die Bezeichnungen unter Bezugnahme auf die Serumproteine an.

Einige der Ergebnisse sind in Tabelle 15 zusammengestellt.

Tabelle 15. *Zusammensetzung der löslichen Proteine des Gehirns.*

Herkunft	Gewebe	γ-Globulin	Fraktion β-Globulin	α-Globulin	Albumin	Prä-Albumin	Autoren
Ratte	Hirnrinde	9,4	27,8	47,5	15,3	—	DEMLING, KINZELMEIER, HENNING (1954)
Mensch	Hirnrinde	18,9	66,5	12,0	1,9	0,7	HOFMANN u. SCHINKO (1956)
Ratte	Hirnrinde und Kleinhirn	14,9	18,6	34,4	15,9	16,2	CARAVAGLIOS, CHIAVERINI (1956)
Ratte	Gesamtgehirn	6,7	34,5	31,6	19,0	8,2	ROBERTSON (1957)

Wie aus Tabelle 15 zu ersehen ist, weichen die Ergebnisse der verschiedenen Autoren stark voneinander ab. Sowohl die Vorbehandlung des Gewebes als auch die Art der Pufferlösungen haben großen Einfluß auf die elektrophoretischen Eigenschaften der

Proteine, so daß nur durch die Anwendung einer einzigen Methode vergleichbare Ergebnisse zu erzielen sind.

Von PORTER und FOLCH (1957a, b) wurde ein weiteres, kupferhaltiges Protein durch Extraktion mit 0,1 m Natriumacetatpuffer vom pH 4,5 aus Rinderhirn gewonnen. Es wurde Cerebrocuprein I genannt, besaß etwa 0,25—0,30% Kupfer und wies ein Molekulargewicht von 30000—40000 auf, welches durch Ultrazentrifugierung gewonnen wurde. Seine elektrophoretische Beweglichkeit war etwa die gleiche wie die des Serum β-Globulin. Der Kollagengehalt des Gehirns (Ratte) beträgt nach LOWRY u. Mitarb. (1941) im Mittel etwa 1,3% des Trockengewichts und ist etwa gleich groß dem Blastingehalt. Wie die Untersuchungen eines aus Rinder-Rückenmark dargestellten kollagen-ähnlichen Proteins ergab, zeigte dies in der Aminosäurezusammensetzung eine große Ähnlichkeit mit Kollagen anderer Herkunft (ROBOZ u. Mitarb., 1958).

Die Fortschritte auf dem Gebiet der Erforschung der Eiweißstoffe des Gehirns sind in den letzten Jahren gewaltig gewesen; dennoch sind neue und hochgereinigte Proteine nur in seltenen Fällen gewonnen worden. Ausführliche Übersichten darüber haben LE BARON (1959) und SPERRY (1964) gebracht. An dieser Stelle sollen daher vor allem einige neuere Arbeiten angeführt werden, die besonders auch von klinischem Interesse sind. BOGOCH u. Mitarb. (1964) haben gezeigt, daß man mit Hilfe chromatographischer Methoden nahezu 100 verschiedene Proteine bzw. Glykoproteine im Gehirn feststellen kann. Davon dürften allerdings eine ganze Reihe von Substanzen mit denen des Serums identisch sein. Eine große Schwierigkeit bei der Untersuchung der Gehirnproteine besteht darin, daß die Isolierung in reiner Form nicht sehr einfach ist. So hat man verschiedene Methoden ausprobiert, unter anderem die Anwendung von Lysolecithin (BAUER, MATZELT und SCHWARZE, 1962). In dieser Arbeit findet sich auch eine Übersicht über die bisherigen Methoden. Mit Hilfe der Immunelektrophorese ist es neuerdings möglich, hirnspezifische Proteine mit einiger Sicherheit zu identifizieren. Eine weitere Gruppe von Untersuchern beschäftigt sich nicht nur mit der Beschreibung von Hirnproteinen, sondern untersucht mit Hilfe radioaktiver Methoden den Stoffwechsel der Hirnproteine und seine Beeinflussung durch verschiedene Pharmaka (PIHA u. Mitarb., 1963a, b, c). Bemerkenswert ist auch, daß das Auftreten freier Aminosäuren physiologisch von einiger Bedeutung zu sein scheint (ELLIOTT u. Mitarb., 1964). In dem Abbau der Hirnproteine sind verschiedene Proteinasen beteiligt (MARKS und LAJTHA, 1963). Eine neuere zusammenfassende Übersicht über den Proteinstoffwechsel des Nervensystems findet sich bei WAELSCH (1963). Für den Kliniker interessant sind vor allem die Arbeiten, die sich mit dem Hirnödem beschäftigen und in denen Beziehungen zwischen dem Eiweiß- und Enzymgehalt beim Hirnödem untersucht werden. Abschließendes läßt sich zu diesem Problem aber noch nicht sagen (HAUSER u. Mitarb., 1963; KALSBECK und CUMINGS, 1962; CUTLER u. Mitarb., 1964).

Liquorproteine. Bei der Besprechung der Eiweißstoffe des Gehirns ist es notwendig, auch kurz auf die Liquorproteine einzugehen. In einem anderen Abschnitt ist von UHLENBRUCK das Problem noch einmal abgehandelt worden, und zwar von der immunbiologischen Seite her. Dieser Abschnitt hier soll daher auch möglichst kurz gefaßt werden, insbesondere, da eine vorzügliche Übersicht vor kurzem von BAUER und HABECK (1963) erschienen ist. Wir wollen uns daher im wesentlichen auf neuere Arbeiten und Ergänzungen beschränken:

1. Proteine: Diese werden heute am besten mit Hilfe der Immunelektrophorese erfaßt. Wir können daher hirn-, liquor- und serumspezifische Proteine unterscheiden. Über die elektrophoretische Abtrennung haben LOEWENTHAL (1964) sowie GREENHOUSE und SPECK (1964) neuere Angaben und Ergebnisse gebracht. Zu beachten ist beim Arbeiten mit Liquorproteinen und Glykoproteinen, daß sie durch Lagerung und den Einfluß von Enzymen (Neuraminidase, Papain usw.) in charakteristischer Weise, z.B. Änderung der elektrophoretischen Beweglichkeit, verändert werden können, wie das ja auch von Serumproteinen und Glykoproteinen her bekannt ist (HOCHWALD u. THOR-

BECKE, 1963). Besonders eindrucksvoll läßt sich das bei den Transferrinen nach Einwirkung von Neuraminidase zeigen. Die ersten Anregungen zu solchen Untersuchungen wurden seinerzeit von PETTE jr. (PETTE u. STUPP, 1960) durch ihre Experimente an der liquorspezifischen T-Fraktion gegeben. Doch einige Bestandteile des Komplementsystems, wie z.B. das β_{1c} Globulin, sind gegenüber Lagerung und verschiedenen Eingriffen sehr empfindlich (BAMMER, 1963). Besondere Aufmerksamkeit gilt nach wie vor dem noch ungelösten Problem der Blut-Liquor- bzw. Hirn-Liquor-Schranke (KLATZO, 1964), d.h. der Passage und Herkunft der verschiedenen Liquorbestandteile.

2. Enzyme des Liquors: Die Untersuchungen über Enzyme des Liquors nehmen in der neueren Literatur einen immer größeren Raum ein, wie auch aus der Arbeit von BAUER und HABECK (1963) hervorgeht. Einige neuere Arbeiten seien ergänzend noch hinzugefügt: LDH-Isoenzyme (VAN DER HELM, ZONDAG u. KLEIN, 1963), Kreatinkinase (HERSCHKUWITZ und CUMINGS, 1964), β-Glucuronidase (ALLEN und REAGAN, 1964), Leucinaminopeptidase (GREEN und PERRY, 1963).

3. Fette und Lipoide des Liquors: Diese Komponenten kommen in nur geringen Mengen vor. Eine gute Übersicht findet sich bei SCHRADER u. SCHWARZ (1963). Die im Liquor vorkommenden gebundenen und freien Fettsäuren haben FARSTAD (1964) und BLOMSTRAND, DENCKER und SWAHN (1960) bestimmt. Wie zu erwarten ist die Zusammensetzung teils serum-lipoid-, teils hirnlipoid-spezifisch.

4. Glykoproteine des Liquors: Diese sind bereits im Zusammenhang mit den Transferrinen usw. erwähnt worden. In den letzten Jahren, vor allem seit der Arbeit von ROSS und BÖHM (1957) hat man sich besonders intensiv mit den neuraminsäurehaltigen Glykoproteinen des Gehirns beschäftigt (BOGOCH, 1959, 1960). Signifikante Befunde haben sich dabei nur insofern ergeben, als man eine gewisse Erhöhung bei Hirntumoren gefunden hat (ZLOTNICK, WEISENBERG und CHOWERS, 1959). Die Herkunft der Glykoproteine scheint vorwiegend auf das Serum zurückzuführen zu sein (WIECHERT und HOLTZ, 1963). Eine vermehrte Konzentration von Glykoproteinen fanden auch MANNO, MAC GUCKIN u. GOLDSTEIN (1965) bei Hirntumoren und entzündlichen Prozessen des Nervensystems. Bei der multiplen Sklerose sind die Werte normal. Der nähere Mechanismus solcher Veränderungen ist noch unklar.

5. In diesem Zusammenhang muß kurz der Neuraminsäuregehalt des Liquors erwähnt werden. Hier müssen wir zwischen freier und gebundener Neuraminsäure unterscheiden. Charakteristische Befunde lassen sich vor allem bei der familiären amaurotischen Idiotie (s. hierzu die Monographie von VOLK, 1964) erheben (SAIFER und SIEGEL, 1959), sowie bei verschiedenen neurologischen Erkrankungen (UZMAN, BEHRING und MORRIS, 1959). Besonderes Interesse hat natürlich die Schizophrenie auf sich gelenkt (BOGOCH, DUSSIK, FENDER und CONRAN, 1960). Eine weitere, neuere Übersicht zu diesem Thema findet sich bei GREEN, ATWOOD und FREEDMAN (1965). Auch diese Autoren konnten — im Gegensatz zu einigen Angaben der früheren Literatur — keine Veränderung des Neuraminsäuregehaltes bei der Schizophrenie feststellen.

6. Es darf zuletzt nicht vergessen werden, daß es auch viele Zellen im Liquor (z. B. Tumorzellen, BAUER, 1964) gibt, die in ganz bestimmter Weise das Proteinspektrum des Liquors bestimmen. Über tierische Liquores findet sich ein entsprechender Abschnitt in dem von CORNELIUS und KANEKO (1963) herausgegebenen Handbuch.

Literatur.

AGIRIS, A.: Zur Kenntnis des Neurokeratins. Hoppe-Seylers Z. physiol. Chem. 54, 87 (1907).
ALLEN, N., and E. REAGAN: β-Glucuronidase in cerebrospinal fluid. Arch. Neurol. (Chic.) 11, 144 (1964).
ANSELL, G. B., and R. M. C. DAWSON: Ethanolamine-o-phosphoric acid in rat brain. Biochem. J. 50, 241 (1952).
—, and J. N. HAWTHORNE: Phospholipids, chemistry, metabolism and function. London: Elsevier Publ. 1964.
—, and S. SPANNER: The enzymic cleavage of the vinyl ether linkage in brain ethanolamine plasmalogen. Biochem. J. 90, No 1, 19 (1964).
ARCUS, C. L., and I. SMEDLEY-MACLEAN: The structure of arachidonic and linoleic acids. Biochem. J. 37, 1 (1943).

Artom, C.: Lipid metabolism. Ann. Rev. Biochem. **22**, 211 (1953).
Austin, J. H.: A controlled study of enzymic activities in three human disorders of glycolipid metabolism. J. Neurochem. **10**, 805 (1963).
— Studies in globoid (Krabbe) leukodystrophy. Arch. Neurol. (Chic.) **9**, 207 (1963a).
— Studies in globoid (Krabbe) leukodystrophy. II. J. Neurochem. **10**, 921 (1963b).
— Mental retardation, metachromic leucodystrophy. Med. Asp. Mental Retard., No 768. Springfield (Ill.): Ch. C. Thomas 1965.
—, and W. E. Maxwell: Significance of plasma glycolipid levels in normals and in 3 disorders of brain glycolipids. Proc. Soc. exp. Biol. (N.Y.) **107**, 197 (1961).
Awapara, J., A. J. Landua, and R. Fuerst: Free aminoethylphosphoric ester in rat organs and human tumors. J. biol. Chem. **183**, 545 (1950).
Baer, E., and M. Kates: Migration during hydrolysis of esters of glycerophosphoric acid. I. The chemical hydrolysis of L-α-glycerylphosphorylcholine. J. biol. Chem. **175**, 79 (1948).
— — Synthesis of enatiomeric α-lecithins. J. Amer. chem. Soc. **72**, 942 (1950).
—, and J. Maurukas: Phosphatidylserine. J. biol. Chem. **212**, 25 (1955a).
— — The diazomethylosis of glycerol phosphatides. A novel method of determination of the configuration of phosphatidylserines and cephalins. J. biol. Chem. **212**, 39 (1955b).
— H. C. Stancer, and I. A. Korman: Migration during hydrolysis of ester of glycerophosphoric acid. III. Cephalin and glycerylphosphorylethanolamine. J. biol. Chem. **200**, 251 (1953).
— Y. Suzuki, and J. Blackwell: The synthesis of α-cephalins by a new procedure. Biochemistry **2**, 1227 (1963).
Bailly, M. C.: Sur une mode et presque quantitatif de passage des α-aux β-glycérophosphate. C. R. Acad. Sci. (Paris) **206**, 1902 (1938).
— Sur la réversibilité de la transposition glycérophosphorique. C. R. Acad. Sci. (Paris) **208**, 443 (1939a).
— Sur l'hydrolyse de monoethers α- et β-glycérophosphoriques. C. R. Acad. Sci. (Paris) **208**, 1820 (1939b).
Bailly, O.: Sur la constitution de l'acide glycérophosphorique de la lécithine. C. R. Acad. Sci. (Paris) **160**, 395 (1915).
— Sur la constitution des acides glycérophosphoriques. Bull. Soc. Chim. biol. (Paris) **1**, 152 (1919).
Bammer, H.: Nachweis des $β_{10}$-Globulins als normaler Bestandteil des Liquors durch Immunelektrophorese. Klin. Wschr. **41**, 1084 (1963).
Bauer, E.: Tumorzellen im Liquor cerebrospinalis. Z. Laryng. Rhinol. **43**, 191 (1964).
Bauer, H., u. D. Habeck: Fortschritte in der Liquorforschung. Internist (Berl.) **4**, 535 (1963).
— D. Matzelt u. I. Schwarze: Untersuchungen über Hirnproteine bei Einwirkung von Lysolecithin auf Hirnhomogenate. Klin. Wschr. **40**, 251 (1962).
Baumann, A.: Über den stickstoffhaltigen Bestandteil des Kephalins. Biochem. Z. **54**, 30 (1913).
Bernhard, K., u. P. Lesch: Ein Beitrag zur Fettsäurezusammensetzung der Cerebroside, Sphingomyeline und Lecithine aus menschlichem Hirn. Helv. chim. Acta **46**, 1798 (1963a).
—, u. W. Peersen: Fettsäuresynthese im Rattenhirn. Helv. chim. Acta **46**, 2363 (1963b).
—, and R. Schoenheimer: The inertia of highly unsaturated fatty acids in the animal, investigated with deuterium. J. biol. Chem. **133**, 707 (1940).
— H. Steinhauser u. F. Bullet: Fettstoffwechseluntersuchungen mit Hilfe von Deuterium als Indikator. I. Zur Frage der lebensnotwendigen Fettsäuren. Helv. chim. Acta **25**, 1313 (1942).
—, u. E. Vischer: Der Abbau der Behensäure im Tierkörper. Helv. chim. Acta **29**, 929 (1946).
Berry, J. F., and W. C. McMurray: Aerobic and anaerobic P^{32} labelling of phospholipids and adenosinephosphates in hypotonic homogenates of rat brain. Canad. J. Biochem. **35**, 799 (1957).
Beveridge, J. M. R.: The function of phospholipids. Canad. J. Biochem. **34**, 361 (1956).
Blietz, R. J.: Über die Struktur der Aldehyde liefernden Seitenketten im Plasmalogen. Hoppe-Seylers Z. physiol. Chem. **310**, 120 (1958).
Blix, G.: Zur Kenntnis der schwefelhaltigen Lipoidstoffe des Gehirns. Über Cerebronschwefelsäure. Hoppe-Seylers Z. physiol. Chem. **219**, 82 (1933).
— Sialic acids. Carbohydrate chemistry of substances of biological interest. Symp. I. Fourth intern. Congr. of Biochemistry, Vienna, p. 94. New York: Pergamon Press 1958.
—, and L. Odin: Isolation of sialic acid from gangliosides. Acta chem. scand. **9**, 1541 (1955).
— L. Svennerholm, and I. Werner: Chondrosamine as a component of gangliosides and of submaxillary mucin. Acta chem. scand. **4**, 717 (1950).
— — — The isolation of chondrosamine from gangliosides and from submaxillary mucin. Acta chem. scand. **6**, 358 (1952).
Block, R. J.: Chemical studies on the neuroproteins. I. The amino acid composition of various mammalian brain proteins. J. biol. Chem. **119**, 765 (1937a).
— Chemical studies on the neuroproteins. II. The effect of age on the amino acid composition of human and mammalian brain proteins. J. biol. Chem. **120**, 467 (1937b).
— Chemical studies on the neuroproteins. III. An indication for sex differences in the amino acid composition of primate brain proteins. J. biol. Chem. **121**, 411 (1937c).
— A comparative study on two samples of neurokeratin. Arch. Biochem. **31**, 266 (1951).
Blomstrand, R., S. J. Dencker, and B. Swahn: The fatty acid profile of cerebrospinal fluid. Kgl. Fysiogr. Sällsk. Lund, Förh. **30**, No 2 (1960).

Bogoch, S.: Studies on the structure of brain ganglioside. Biochem. J. **68**, 319 (1958).
— Glycoproteins of human cerebrospinal fluid. Nature (Lond.) **184**, 1628 (1959).
— Studies on cerebrospinal fluid. I. Quantitative fractionation of carbohydrate constituents. J. biol. Chem. **235**, 16—22 (1960).
— K. T. Dussik, C. Fender, and P. Conran: Longitudinal clinical and neurochemical studies on schizophrenic and manic-depressive psychoses. Amer. J. Psychiat. **117**, 409 (1960).
— P. C. Rajam, and P. C. Belval: Separation of cerebroproteins of human brain. Nature (Lond.) **204**, 73 (1964).
Borkenhagen, L. F., and E. P. Kennedy: The enzymatic synthesis of cytidine diphosphate choline. J. biol. Chem. **227**, 951 (1957).
Bornstein, M. B., M. Ellan, U. Sandbank, and C. Klibansky: Juvenile amaurotic idiocy. Confin. neurol. (Basel) **24**, 62 (1964).
Bradley, R. M., and J. N. Kanfer: The action of galactose oxidase on several sphingoglycolipids. Biochim. biophys. Acta (Amst.) **84**, 210 (1964).
Brady, R. O., J. N. Kanfer, and D. Shapiro: Metabolism of glucocerebrosides. II. Evidence of an enzymatic deficiency in Gaucher's disease. Biochem. biophys. Res. Commun. **18**, No 2 (1965).
—, and G. J. Koval: Biosynthesis of sphingosine in vitro. J. Amer. chem. Soc. **79**, 2648 (1957).
— — The enzymatic synthesis of sphingosine. J. biol. Chem. **233**, 26 (1958).
—, and E. G. Trams: The chemistry of lipids. Ann. Rev. Biochem. **33**, 75 (1964).
Brante, G.: Studies on lipids in the nervous system with special references to quantitative determination and topical distribution. Upsala Läk. Fören. **53**, 301 (1948). Zit. nach G. Brante. Acta physiol. scand. **18**, Suppl. 63 (1949).
— On the role of some polysaccharidic substances in the development of nervous tissue. In: Biochemistry of the developing nervous system (ed. H. Waelsch). New York: Academic Press 1955.
— In: Metabolism of the nervous system, p. 112 (ed. D. Richter). London: Pergamon Press 1957.
— In Symposium III. Biochemistry of the nervous systems, p. 291 (ed. F. Brücke). London: Pergamon Press 1959.
Brown, H. T., and G. H. Morris: Note on the identity of cerebrose and galactose. J. chem. Soc. (Lond.) **57**, 57 (1890).
Brown, I. B.: The occurrence of a new highly unsaturated fatty acid in the lipids of the brain. J. biol. Chem. **83**, 783 (1929).
Burr, G. O., and M. M. Burr: A new deficiency disease produced by the rigid exclusion of fat from the diet. J. biol. Chem. **82**, 345 (1929).
Burton, R. M., M. A. Sodd, and R. O. Brady: The incorporation of galactose into galactolipides. J. biol. Chem. **233**, 1053 (1958a).
— — — Studies on the biosynthesis of galactolipides. Neurology (Minneap.) **8**, 84 (1958b).
— L. Garcia-Bunuel, M. Golden, and Y. McBride Balfour: Incorporation of radioactivity of D-glucosamine-1-C^{14}, D-glucose-1-C^{14}, D-galactose-1-C^{14}, and DL-serine-3-C^{14} into rat brain glycolipids. Biochemistry **2**, 580 (1963).
— R. E. Howard, S. Baer, and Y. M. Balfour: Gangliosides and acetylcholine of the central nervous system. Biochim. biophys. Acta (Amst.) **84**, 441 (1964).
Campbell, P. N., D. H. Simmonds, and T. S. Work: The occurrence of glycerylphosphorylethanolamine in extracts of liver and yeast. Biochem. J. **49**, Proc. XVI (1951).
—, and T. S. Work: Fractionation of the nitrogenous water soluble constituents of liver. I. The isolation of glycerylphosphorylethanolamine and of taurine. Biochem. J. **50**, 449 (1952).
Caravaglios, R., and P. Chiaverini: Paper electrophoresis of the soluble proteins of the central nervous tissue. Experientia (Basel) **12**, 303 (1956).
Carson, N. A. J., D. C. Cusworth, C. E. Dent, C. M. B. Field, D. W. Neill, and R. G. Westall: Homocystinuria: a new inborn error of metabolism associated with mental deficiency. Arch. Dis. Childh. **38**, 425 (1963).
Carter, H. E., B. E. Betts, and D. R. Strobach: Biochemistry of the sphingolipids. XVII. The nature of the oligosaccharide component of phytoglycolipid. Biochemistry **3**, 1103 (1964).
—, and Y. Fujino: Biochemistry of the sphingolipides. IX. Configuration of cerebrosides. J. biol. Chem. **221**, 879 (1956).
— F. J. Glick, W. Norris, and G. E. Phillips: The structure of sphingosine. J. biol. Chem. **142**, 449 (1942).
— — — — Biochemistry of the sphingolipides. III. Structure of sphingosine. J. biol. Chem. **170**, 285 (1947a).
—, and F. L. Greenwood: Biochemistry of the sphingolipides. VII. Structure of the cerebroside. J. biol. Chem. **199**, 283 (1952).
—, and C. G. Humiston: Biochemistry of the sphingolipides. V. The structure of sphingine. J. biol. Chem. **191**, 727 (1951).
—, and W. P. Norris: Isolation of dihydrosphingosine from brain and spinal cord. J. biol. Chem. **145**, 709 (1942).
— — F. J. Glick, G. E. Phillips, and R. Harris: Biochemistry of sphingolipides. II. Isolation of dihydrosphingosine from the cerebrosides fractions of brain and cord. J. biol. Chem. **170**, 269 (1947b).
Century, B.: Interrelationships of dietary lipids upon fatty acid composition of brain mitochondria, erythrocytes and heart tissue in chicks. Amer. J. clin. Nutr. **13**, 362 (1963).
Chaikoff, I. L., and C. Entenman: Lipid metabolism. Ann. Rev. Biochem. **17**, 253 (1948).
Channon, H. J., and A. C. Chibnall: The ether-soluble substances of cabbage leaf cytoplasm. IV. Further observations on diglyceride phosphoric acid. Biochem. J. **21**, 1112 (1927).

Chargaff, E.: Note on the mechanism of conversion of β-glycero-phosphoric acid into the α-form. J. biol. Chem. **144**, 455 (1942).
—, and S. S. Cohen: On lysophosphatides. J. biol. Chem. **129**, 619 (1939).
—, and A. S. Keston: The metabolism of aminoethylphosphoric acid, followed by means of the radioactive phosphorus isotope. J. biol. Chem. **134**, 515 (1940).
Chatagnon, C., et P. Chatagnon: Propriétés chimiques du strandin de Folch. Strandin et acide neuraminique. Bull. Soc. Chim. biol. (Paris) **36**, 373 (1954).
— M. Mortreuil, J. P. Zalta, et P. Chatagnon: Analyse de proteins protéolipidiques de cerveau humain et bovin. Bull. Soc. Chim. biol. (Paris) **35**, 419 (1953).
Chevalier, J.: Chemische Untersuchung der Nervensubstanz. Hoppe-Seylers Z. physiol. Chem. **10**, 97 (1885).
Chibnall, A. C., and H. J. Channon: The ether-soluble substances of cabbage leaf cytoplasm. I. Preparation and general characters. Biochem. J. **21**, 225 (1927a).
— — The ether-soluble substances of cabbage leaf cytoplasm. II. Calcium salts of glyceride phosphoric acids. Biochem. J. **21**, 233 (1927b).
— — The ether-soluble substances of cabbage leaf cytoplasm. VI. Summary and general conclusions. Biochem. J. **23**, 176 (1929).
Contardi, A., u. A. Ercoli: Über die enzymatische Spaltung der Lecithine und Lysocithine. Biochem. Z. **261**, 275 (1933).
—, u. P. Latzer: Die tierischen Gifte in der Chemie. Biochem. Z. **197**, 222 (1928).
Cook, R. P.: Cholesterol. Chemistry, biochemistry and pathology, XII. New York: Academic Press 1958.
Cornelius, C. E., and J. K. Kaneko: Clinical biochemistry of domestic animals. New York and London: Academic Press 1963.
Cousin, H.: Sur les acides gras de la céphaline. J. Pharm. Chim. (Paris) **24**, 101 (1906).
Cumings, J. N.: The cerebral lipids in disseminated sclerosis and amaurotic family idiocy. Brain **76**, 551 (1953).
— Some lipid diseases of the brain section of neurology. Proc. roy. Soc. Med. **58**, 21 (1965).
— H. Goodwin, E. M. Woodward, and G. Curzon: Lipids in the brain of infants and children. J. Neurochem. **2**, 289 (1958).
Cutler, R. W. P., G. V. Watters, and Ch. F. Barlow: I^{125}-labeled protein in experimental brain edema. Arch. Neurol. (Chic.) **11**, 225 (1964).
Daun, H.: Zur Kenntnis des Folch'schen Strandins. Diss. Univ. Köln (1952).
Dawson, R. M. C.: The incorporation of labelled phosphate into the lipids of a brain dispersion. Biochem. J. **55**, 507 (1953).
— The measurement of P^{32}-labelling of individual kephalin and lecithin in a small sample of tissue. Biochim. biophys. Acta (Amst.) **14**, 374 (1954).
— Phosphorylcholine in rat tissue. Biochem. J. **60**, 325 (1955).
— Liver glycerylphosphorylcholine diesterase. Biochem. J. **62**, 689 (1956a).
— The phospholipase B of liver. Biochem. J. **64**, 192 (1956b).
— The enzymic breakdown of monophosphoinositide by phospholipase B preparations. Biochim. biophys. Acta (Amst.) **27**, 228 (1958).
— T. Mann, and I. G. White: Glycerylphosphorylcholine and phosphorylcholine in semen and their relation to choline. Biochem. J. **65**, 627 (1957).
Debuch, H.: Beitrag zur chemischen Konstitution der Acetalphosphatide und zur Frage des Vorkommens des Colamin-Kephalins im Gehirn. Hoppe-Seylers Z. physiol. Chem. **304**, 109 (1956).
— Nature of the linkage of the aldehyde residue in natural plasmalogens. Biochem. J. **67**, 27 p. (1957).
— Nature of the linkage of the aldehyde residue of natural plasmalogens. J. Neurochem. **2**, 243 (1958a).
— Die Bindung des Aldehyds im Colamin-Plasmalogen (Acetalphosphatid) aus Gehirn. Hoppe-Seylers Z. physiol. Chem. **311**, 266 (1958b).
— Über die Stellung des Aldehyds im Colaminplasmalogen aus Gehirn. Hoppe-Seylers Z. physiol. Chem. **314**, 49 (1959a).
— Über die Stellung des Aldehyds im Colaminplasmalogen aus Gehirn. Hoppe-Seylers Z. physiol. Chem. **317**, 182 (1959b).
— Biochemie der Fette und Lipoide. In: Handbuch der Histochemie, Bd. V/1, S. 1. 1965.
— Über die Bildung der Plasmalogene zur Zeit der Myelinisierung bei der Ratte. Hoppe-Seylers Z. physiol. Chem. **338**, 1 (1964).
Delezenne, C., et S. Ledebt: Action du venin de cobra sur le serum de cheval. Ses rapports avec l'hemolyse. C. R. Acad. Sci. (Paris) **152**, 790 (1911a).
— — Formation de substances hemolytiques et de substances toxiques aux dépence du vitellus de l'œuf, soumis à l'action du cobra. C. R. Acad. Sci. (Paris) **153**, 81 (1911b).
— — Nouvelle contribution à l'étude des substances hemolytiques derivées du serum et du vitellus de l'œuf, soumis à l'action des venins. C. R. Acad. Sci. (Paris) **155**, 1101 (1912).
Demling, L., H. Kinzelmeyer u. U. Henning: Über die quantitative Zusammensetzung der Organproteide. (Elektrophoretische Untersuchungen.) Z. exp. Med. **122**, 416 (1954).
Deuel, H. J.: The lipids, vol. I—III. New York: Interscience Publ. 1951, 1955, 1957.
Deuticke, H. J., O. Hovels u. K. Lauenstein: Über Proteine des peripheren Nerven. Pflügers Arch. ges. Physiol. **255**, 46 (1952).
Diakonow, C.: Das Lecithin im Gehirn. Zbl. med. Wiss. **1868a**, 97.
— Über die chemische Konstitution des Lecithins. 2. Mitteilung. Zbl. med. Wiss. **1868b**, 434.

Dobbing, J.: The influence of early nutrition on the development and myelination of the brain. Proc. roy. Soc. **159**, 503 (1964).
Dolby, D. E., L. C. A. Nunn, and I. Smedley-MacLean: The constitution of arachidonic acid. (Preliminary communication.) Biochem. J. **34**, 1422 (1940).
Doss, M., u. H. Matiar-Vahar: Neurolipoidosen und angeborene Entmarkungskrankheiten. Fortschr. Neurol. Psychiat. **33**, 617 (1965).
Druzhinina, K. V., u. M. G. Kritzmann: Biokhimiya **17**, 77 (1952).
Dyken, P. R., and W. Zeman: A clinical, pathological, and genetic study of an unusual form of Tay-Sachs disease with macular degeneration in the family. J. Neurol. Neurosurg. Psychiat. **27**, 29 (1964).
Ehrenpreis, S.: Acetylcholine and nerve activity. Nature (Lond.) **201**, 887 (1964).
Eiben, R. M., and St. M. Gartler: Neuraminic acid investigations of human cell strains derived from explants of skin in cell culture. Nature (Lond.) **201**, 1050 (1964).
Einset, E., and W. L. Clark: The enzymatically catalyzed release of choline from lecithin. J. biol. Chem. **231**, 703 (1958).
Eldjarn, L.: Heredopathia atactica polyneuritiformis (Refsum's disease). — A defect in the omega-oxidation mechanism of fatty acids. Scand. J. clin. Lab. Invest. **17**, 178 (1965).
Eldredge, N. T., G. Read, and W. Cutting: Sialic acids in the brain and tissues of various animals: analytical and physiological data. Med. Exp. **8**, 265 (1963).
Elliott, K. A., I. H. Page, and J. H. Quastel: Neurochemistry. Springfield (Ill.): Ch. C. Thomas 1955.
Elliott, K. A. C., D. R. Dahl, and R. Balázs: Bound and free amino acids in brain. Biochem. J. **90**, 42 (1964).
Ewald, A., u. W. Kühne: Über einen neuen Bestandteil des Nervensystems. Verh. naturhist. — med. Vereins zu Heidelberg, N. F., **1**, 357 (1877).
Fairbairn, D.: The phospholipase of the venom of the cottonmouth moccasin (Agkistrodon piscivorus). J. biol. Chem. **157**, 633 (1945).
— The preparation and properties of a lysophospholipase from penicillium notatum. J. biol. Chem. **173**, 705 (1948).
Fardeau, M., et J. Lapresle: Maladie de Tay-Sachs avec atteinte importante de la substance blanche. A propos de deux observations anatomo-cliniques. Rev. neurol. **109**, 157 (1963).
Farstad, M.: Determination of fatty acids in cerebrospinal fluid. II. Quantitative and qualitative studies by a combination of alkali titration and gas chromatography. Scand. J. clin. Lab. Invest. **16**, 139 (1964).
Faure, M., et M. J. Morelec-Coulon: Isolement d'un acide glycéroinositophosphatidique contenu dans le germe de blé. C. R. Acad. Sci. (Paris) **236**, 1104 (1953).
—, — Isolement d'un phosphatide cristallisé à partir du muscle cardiaque: l'acide glycéro-inositophosphatidique. C. R. Acad. Sci. (Paris) **238**, 411 (1954).
Feulgen, R., u. Th. Bersin: Zur Kenntnis des Plasmalogens. 4. Mitteilung. Eine neuartige Gruppe von Phosphatiden (Acetalphosphatide). Hoppe-Seylers Z. physiol. Chem. **260**, 217 (1939).
— K. Imhäuser u. M. Behrens: Zur Kenntnis des Plasmalogens. 1. Mitteilung. Hoppe-Seylers Z. physiol. Chem. **180**, 161 (1929).
—, u. R. Voit: Über einen weit verbreiteten festen Aldehyd. Pflügers Arch. ges. Physiol. **206**, 389 (1924).
Folch, J.: The isolation of phosphatidyl serine from brain cephalin and identification of the serine component. J. biol. Chem. **139**, 973 (1941).
— Brain cephalin a mixture of phosphatides. Separation from it of phosphatidyl serin, phosphatidyl ethanolamine and a fraction containing an inositol phosphatide. J. biol. Chem. **146**, 35 (1942).
— The chemical structure of phosphatidyl serine. J. biol. Chem. **174**, 439 (1948).
— Complete fractionation of brain cephalin: isolation from it of phosphatidyl serine, phosphatidyl ethanolamine and diphosphoinositide. J. biol. Chem. **177**, 497 (1949a).
— Brain diphosphoinositide, a new phosphatide having inositol metadiphosphate as a constituent. J. biol. Chem. **177**, 505 (1949b).
— S. Arsove, and J. A. Meath: Isolation of brain strandin, a new type of large molecule tissue component. J. biol. Chem. **191**, 819 (1951).
—, and F. N. Le Baron: Biochemistry of inositol-lipides of the central nervous system. IV. Intern. Congr. Wien, Symp. No III, Preprint 10 (1958).
—, — A trypsin resistant lipide protein complex isolated from brain white matter proteins. Fed. Proc. **10**, 183 (1951).
—, and M. B. Lees: Proteolipids, a new type of tissue lipoproteins. J. biol. Chem. **191**, 807 (1951).
—, and H. A. Schneider: An amino acid constituent of ox brain cephalin. J. biol. Chem. **137**, 51 (1941).
—, and D. W. Woolley: Inositol, a constituent of a brain phosphatide. J. biol. Chem. **142**, 963 (1942).
Folch-Pi, J.: Chemical pathology of the nervous system. Oxford: Pergamon Press 1961.
—, and H. Bauer: Brain lipids and lipoproteins, and the leucodystrophies. Amsterdam: Elsevier Publ. Co. 1963.
Fränkel, S., u. F. Bielschowsky: Untersuchungen über die Lipoide der Säugetierleber. II. Mitteilung: Über das Vorkommen des Lignoceryl-sphingosins in der Schweineleber. Hoppe-Seylers Z. physiol. Chem. **213**, 58 (1932).
—, u. E. Neubauer: Über Lipoide. VII. Mitteilung: Über Kephalin. Biochem. Z. **21**, 321 (1909).
Francioli, M.: Spontane Lysocithinbildung in getrockneten Tierorganen. Fermentforsch. **14**, 241 (1935).
— Contributo alla conoscenza della lecitasi A e B. Enzymologia **3**, 204 (1937).

FRIEDE, R. L.: Arrested cerebellar development: a type of cerebellar degeneration in amaurotic idiocy. J. Neurol. Neurosurg. Psychiat. **27**, 41 (1964).
—, and R. J. ALLEN: Enzyme histochemical studies of Tay-Sachs disease. J. Neuropath. exp. Neurol. **23**, 619 (1964).
FUJINO, Y.: Studies on the conjugated lipids. III. On the configuration of sphingomyelin. J. Biochem. (Tokyo) **39**, 45 (1952).
GAMGEE, A.: Textbook of the physiological chemistry of the animal body. London: McMillan & Co. 1880.
GARRIGAN, O. W., and E. CHARGAFF: Studies on the mucolipids and the cerebrosides of chicken brain during embryonic development. Biochim. biophys. Acta (Amst.) **70**, 452 (1963).
GASIC, G., and L. BERWICK: Hale stain for sialic acid-containing mucins. J. Cell Biol. **19**, 223 (1962).
GATT, S.: Enzymic hydrolysis and synthesis of ceramides. J. biol. Chem. **238**, No 9, 3131 (1963).
—, and E. R. BERMAN: A new glycolipoid in Tay-Sachs brain. Biochem. biophys. Res. Commun. **4**, 9 (1961).
GEOGHEGAN, E. G.: Über die Konstitution des Cerebrins. Hoppe-Seylers Z. physiol. Chem. **3**, 322 (1879).
GOBLEY, M.: Recherches chimiques sur le jaune d'œuf. J. Pharm. Chim. (Paris) **9**, 1 (1846a).
— Recherches chimiques sur le jaune d'œuf. Cholestérine. J. Pharm. Chim. (Paris) **9**, 81 (1846b).
— Recherches chimiques sur le jaune d'œuf. Acide phosphoré. J. Pharm. Chim. (Paris) **9**, 161 (1846c).
— Examen comparativ de jaune d'œuf et de la matière cerebrale. J. Pharm. Chim. (Paris) **11**, 409 (1847a).
— Recherches chimiques sur le jaune d'œuf. 2. mémoire. J. Pharm. Chim. (Paris) **12**, 1 (1847b).
GOLDMAN, D. S., I. L. CHAIKOFF, W. O. REINHARDT, C. ENTENMAN, and W. G. DAUBEN: Site of formation of plasma phospholipides studied with C^{14}-labelled palmitic acid. J. biol. Chem. **184**, 727 (1950).
GOMIRATO, G., and H. HYDÉN: A biochemical glia error in the parkinson disease. Brain **86**, 773 (1963).
GONATAS, N. K., S. R. KOREY, C. I. GOMEZ, and A. STEIN: A case of juvenile lipidosis: the significance of electron microscopic and biochemical observations of a cerebral biopsy. J. Neuropath. exp. Neurol. **22**, 557 (1963).
GOTHAM, J. E., H. WEIN, and J. S. MEYER: Clinical studies of neuropathy due to macroglobulinemia (Waldenström's syndrome). Canad. med. Ass. J. **89**, 806 (1963).
GOTTSCHALK, A.: Virus enzymes and virus templates. Physiol. Rev. **37**, 66 (1957).
— The chemistry and biology of sialic acids and related substances. Cambridge: University Press 1960.
GRAY, G. M.: The position of the aldehyde residue in natural plasmalogens. Biochem. J. **67**, 26 (1957).
— The structure of the plasmalogen of ox heart. Biochem. J. **70**, 425 (1958).
GREEN, J. B., and M. PERRY: Leucine aminopeptidase activity in cerebrospinal fluid. Neurology (Minneap.) **13**, 924 (1963).
GREEN, J. P., R. P. ATWOOD, and D. X. FREEDMAN: Studies on neuraminic acids. In the cerebrospinal fluid in schizophrenia. Arch. gen. Psychiat. **12**, 90 (1965).
GREENHOUSE, A. H., and L. B. SPECK: The electrophoresis of spinal fluid proteins. Amer. J. med. Sci. **248**, 333 (1964).
GRIMBERT, L., et O. BAILLY: Sur une procédé de diagnose de monoethers glycérophosphorique et sur la constitution du glycérophosphate de sodium crystallisé. C. R. Acad. Sci. (Paris) **160**, 207 (1915).
GRÜN, A., u. R. LIMPÄCHER: Synthese der Lecithine. 2. Mitteilung. Chem. Ber. **60**, 147 (1927).
GRÜSSER, O. J., u. U. GRÜSSER-CORNEHLS: Die Signalübertragung durch Nervenzellen. Dtsch. med. Wschr. **89**, 1037 (1964).
GURIN, S., and D. I. CRANDALL: Lipid metabolism. Ann. Rev. Biochem. **20**, 179 (1951).
HABERLAND, C.: Primary systemic amyloidosis. J. Neuropath. exp. Neurol. **23**, 135 (1964).
HAGBERG, B., G. HULTQUIST, R. ÖHMAN, and L. SVENNERHOLM: Congenital amaurotic idiocy. Acta paediat. (Uppsala) **54**, 116 (1965).
HAJRA, A. K., and N. S. RADIN: In vivo conversion of labeled fatty acids to the sphingolipid fatty acids in rat brain. J. Lipid Res. **4**, No 4, 448 (1963).
HAKOMORI, S. I., and R. W. JEANLOZ: Isolation of a glycolipid containing fructose, galactose, glucose and glucosamin from human cancerous tissue. J. biol. Chem. **239**, PC 3606 (1964).
HALLIBURTON, W. D.: The proteids of nervous tissues. J. Physiol. **15**, 90 (1894).
HALLIDAY, N., H. J. DEUEL jr., L. J. TRAGERMAN, and W. E. WARD: On the isolation of a glucose-containing cerebroside from spleen in a case of Gaucher's disease. J. biol. Chem. **132**, 171 (1940).
HANAHAN, D. J.: The site of action of lecithinase A on lecithin. J. biol. Chem. **207**, 879 (1954a).
— Positional asymmetry of fatty acids on lecithin. J. biol. Chem. **211**, 313 (1954b).
— A convenient route to (distearoyl)-L-α- and β-monostearoyllecithin. Position of fatty acids on the lecithins of egg. J. biol. Chem. **211**, 321 (1954c).
—, and I. L. CHAIKOFF: The phosphorus-containing lipides of the carrot. J. biol. Chem. **168**, 233 (1947a).
— — A new phospholipide-splitting enzyme specific for the ester linkage between the nitrogenous base and the phosphoric acid grouping. J. biol. Chem. **169**, 699 (1947b).
— — On the nature of the phosphorus-containing lipides of cabbage leaves and their relation to a phospholipide-splitting enzyme contained in these leaves. J. biol. Chem. **172**, 191 (1948).
—, and J. N. OLLEY: Chemical nature of monophosphoinositides. J. biol. Chem. **231**, 813 (1958).
— M. RODBELL, and L. D. TURNER: Enzymatic formation of monopalmitoleyl- and monopalmitoyllecithin (lysolecithins). J. biol. Chem. **206**, 431 (1954).
—, and R. VERCAMER: The action of lecithinase D on lecithin. The enzymatic preparation of D-1,2-dipalmitolin and D-1,2-dipalmitin. J. Amer. chem. Soc. **76**, 1804 (1954).
HARDERS, H., and H. DIECKMANN: Heredopathia atactica polyneuritiformis. Dtsch. med. Wschr. **89**, 248 (1964).

Hauser, G.: Labeling of cerebrosides and sulfatide in rat brain. Biochim. biophys. Acta (Amst.) 84, 212 (1964).

Hauser, H. H., H. J. Svien, B. F. McKenzie, W. F. McGuckin, and N. P. Goldstein: A study of cerebral protein and polysaccharide in the dog. III. "Albumin" changes in experimental cerebral edema. Neurology (Minneap.) 13, 945 (1963).

Hawthorne, J. N.: The inositol phosphatides. J. Lipid Res. 1, 255 (1960).

—, and J. Hawthorne: Ethanol insoluble phosphatides of ox liver. In: G. Popják and Le Breton, Biochemical problems of lipids. London: Butterworths Sci. Publ. 1956.

Hayaishi, O., and A. Kornberg: Metabolism of phospholipids by bacterial enzymes. J. biol. Chem. 206, 647 (1954).

Heald, P. J.: Analysis of radioactive phosphates in extracts of cerebral tissues. Biochem. J. 63, 235 (1956).

— The incorporation of phosphate into cerebral phosphoprotein promoted by electrical impulses. Biochem. J. 66, 659 (1957a).

— Guanosine di- and tri-phosphates in the phosphate metabolism of cerebral tissues promoted by electrical impulses. Biochem. J. 67, 529 (1957b).

— Phosphorylserine and cerebral phosphoprotein. Biochem. J. 68, 580 (1958).

Heller, M., and B. Shapiro: The hydrolysis of sphingomyelin by rat liver. Israel J. Chem. 1, 204 (1963).

Helm, H. J. van der, H. A. Zondag, and F. Klein: On the source of lactic dehydrogenase in cerebrospinal fluid. Clin. chim. Acta 8, 193 (1963).

Hendrickson, H. S., and C. E. Ballou: Ion exchange chromatography of intact brain phosphoinositides on diethylaminoethyl cellulose by gradient salt elution in a mixed solvent system. J. biol. Chem. 239, No 5 (1964).

Herschkowitz, N., and J. N. Cumings: Creatine kinase in cerebrospinal fluid. J. Neurol. Neurosurg. Psychiat. 27, 247 (1964).

Hess, H. H., and E. Rolde: Fluorometric assay of sialic acid in brain gangliosides. J. biol. Chem. 239, 3215 (1964).

Heyningen, W. E. van: Tentative identification of the tetanus-toxin receptor in nervous tissue. J. gen. Mikrobiol. 20, 310 (1959).

— The fixation of tetanus-toxin by ganglioside. J. gen. Mikrobiol. 24, 107 (1961).

— The fixation of tetanus-toxin, strichnine, serotine and other substances by ganglioside. J. gen. Mikrobiol. 31, 375 (1963).

— The fixation of tetanus-toxin by gangliosides. J. gen. Mikrobiol. 31, 437 (1963).

—, and P. A. Miller: The fixation of tetanus-toxin by gangliosides. J. gen. Mikrobiol. 24, 107 (1961).

—, and R. J. Woodman: The fixation by tetanus by frog brain. J. gen. Mikrobiol. 31, 389 (1963).

Hillborg, P.-O., and B. Estborn: Acid phosphatase activity of serum, thrombocytes and erythrocytes in a juvenile form of Gaucher's disease. Acta paediat. (Uppsala) 53, 558 (1964).

Himwich, H. E.: Brain metabolism and cerebral disorders. Baltimore: Williams & Wilkins Co. 1951.

Hochwald, G. M., and G. J. Thorbecke: Trace proteins in cerebrospinal fluid and other biological fluids. II. Effect of storage and enzymes on the electrophoretic mobility of γ-trace and β-trace proteins in cerebrospinal fluid. Clin. chim. Acta 8, 678 (1963).

Hörhammer, L., H. Wagner u. J. Hölzl: Über die Inositphosphatide des Rinderhirns und der Sojabohne. Biochem. Z. 330, 591 (1958).

— — — Über die Inositphosphatide des Rinderhirns. Biochem. Z. 332, 269 (1960).

Hoerr, N. C.: Cytological studies by the Altmann-Gersh freezing-drying method. III. The preexistence of neurofibrillae and their disposition in the nerve fiber. Anat. Rec. 66, 81 (1936a).

— Cytological studies by the Altmann-Gersh freezing-drying method. IV. The structure of the myelin sheath of nerve fibers. Anat. Rec. 66, 91 (1936b).

Hofmann, G., u. H. Schinko: Elektrophoretische Trennung von Hirngewebe. Klin. Wschr. 34, 86 (1956).

Hokin, L. E.: Isolation of the zymogen granules of dog pancreas and a study of their properties. Biochim. biophys. Acta (Amst.) 18, 379 (1955).

—, and M. R. Hokin: The presence of phosphatidic acid in animal tissue. J. biol. Chem. 233, 800 (1958).

Holman, R. T.: Metabolism of isomers of linoleic and linolenic acids. Proc. Soc. exp. Biol. (N.Y.) 76, 100 (1951).

Honegger, C. G., u. T. A. Freyvogel: Lipide des Zentralnervensystems bei Wirbeltieren und einigen Wirbellosen. Helv. chim. Acta 46, 252 (1963).

Howard, R. E., and R. M. Burton: Studies on the ganglioside micelle. Biochim. biophys. Acta (Amst.) 84, 435 (1964).

Imhäuser, K.: Über das Vorkommen des Plasmalogens. II. Mitt.: Über das Vorkommen des Plasmalogens bei Tieren. Biochem. Z. 186, 360 (1927).

James, F., and K. Fotherby: Distribution in brain of lipid-bound sialic acid and factors affecting its concentration. J. Neurochem. 10, 587 (1963).

Jatzkewitz, H.: Zwei Typen von Cerebrosid-Schwefelsäureestern als sogenannte „Prälipoide" und Speichersubstanzen bei der Leukodystrophie, Typ Scholz (metachromatische Form der diffusen Sklerose). Hoppe-Seylers Z. physiol. Chem. 311, 279 (1958).

— Die Leukodystrophie, Typ Scholz (metachromatische Form der diffusen Sklerose) als Sphingolipoidose (Cerebrosid-schwefelsäureester-Speicherkrankheit). Hoppe-Seylers Z. physiol. Chem. 318, 265 (1960).

— Cerebron- und Kerasin-schwefelsäureester als Speichersubstanzen bei der Leukodystrophie, Typ Scholz (metachromatische Form der diffusen Sklerose). Hoppe-Seylers Z. physiol. Chem. 320, 134 (1960).

JATZKEWITZ, H.: Über die chemische Natur der sogenannten „Prälipoide" bei der Leukodystrophie, Typ Scholz (metachromatische Form der cerebralen diffusen Sklerose). In: Chemical pathology of the nervous system. Oxford: Pergamon Press 1961.
— Zur Biochemie neurologischer und psychiatrischer Krankheitsbilder. Dtsch. med. Wschr. 86, 474 (1961).
— Eine neue Methode zur quantitativen Ultramikrobestimmung der Sphingolipoide aus Gehirn. Hoppe-Seylers Z. physiol. Chem. 326, 61 (1961).
— Eine neue Methode zur quantitativen Ultramikrobestimmung der Sphingolipoide aus Gehirn. Hoppe-Seylers Z. physiol. Chem. 336, 25 (1964).
—, u. E. MEHL: Zur Dünnschicht-Chromatographie der Gehirn-Lipoide, ihrer Um- und Abbauprodukte. Hoppe-Seylers Z. physiol. Chem. 320, 251 (1960).
— — Zum Schicksal der C_{24}-Fettsäuren beim sudanophilen Myelinabbau im Zentralnervensystem. I. C_{24}-Fettsäuren-Defizit in den lipophilen Abbau- und Umwandlungsprodukten. Hoppe-Seylers Z. physiol. Chem. 329, 264 (1962).
— H. PILZ u. K. SANDHOFF: Quantitative Bestimmungen von Gangliosiden und ihren neuraminsäurefreien Derivaten bei infantilen, juvenilen und adulten Formen der amaurotischen Idiotie und einer spätinfantilen biochemischen Sonderform. J. Neurochem. 12, 135 (1965).
—, and K. SANDHOFF: On a biochemically special form of infantile amaurotic idiocy. Biochim. biophys. Acta (Amst.) 70, 354 (1963).
JOHNSON, A. C., A. R. MCNABB, and R. J. ROSSITER: Concentration of lipids in brain of infants and adults. Biochem. J. 44, 494 (1949).
— — Lipids of normal brain. Biochem. J. 43, 573 (1948).
JOHNSON, G. A., and R. H. MCCLUER: Isolation and analysis of mono-, di-, and trisialogangliosides. Biochim. biophys. Acta (Amst.) 70, 487 (1963).
KABARA, J. J.: Brain cholesterol. V. Effect of hereditary dystrophia muscularis on acetate incorporation. Texas Rep. Biol. Med. 22, 126 (1964a).
— Brain cholesterol. VI. The effect of hereditary dysthrophia muscularis on (^{14}C) leucine and (2-^{3}H) acetate incorporation. Texas Rep. Biol. Med. 22, 134 (1964b).
— Brain cholesterol. VII. The effect of hereditary dysthrophia muscularis on (2-^{14}C) mevalonic and (2-^{3}H) acetate incorporation. Texas Rep. Biol. Med. 22, 143 (1964c).
KAHLKE, W.: Über das Vorkommen von 3,7,11,15-Tetramethyl-Hexadecansäure im Blutserum bei Refsum-Syndrom. Klin. Wschr. 41, 783 (1963).
— Refsum-Syndrom. — Lipoidchemische Untersuchungen bei 9 Fällen. Klin. Wschr. 42, 1011 (1964).
KALSBECK, J. E., and J. N. CUMINGS: Experimental edema in the rat and cat brain. J. Neuropath. exp. Neurol. 22, No 2 (1962).
KANFER, J.: Observations on cerebroside metabolism in vivo. J. biol. Chem. 240, 609—612 (1965).
—, R. S. BLACKLOW, L. WARREN, and R. O. BRADY: The enzymatic synthesis of gangliosides. I. The incorporation of labeled N-acetylneuraminic acid into monosialganglioside. Biochim. biophys. Res. Commun. 14, 287 (1964).
KARLSSON, K.-A.: Studies on sphingosines. III. C_{20}-dihydrosphingosine, a hitherto unknown sphingosine. Acta chem. scand. 18, 565 (1964).
KARRER, P., u. H. SALOMON: Über die Glycerinphosphorsäuren aus Lecithin. Helv. chim. Acta 9, 3 (1926).
KATES, M.: Hydrolysis of lecithin by plant plastic enzymes. Canad. J. Biochem. 33, 575 (1955).
— Hydrolysis of glycerophosphatides by plastid phosphatidase. Canad. J. Biochem. 34, 967 (1956).
— Effect of solvents and surface-active agents on plastid phosphatidase C activity. Canad. J. Biochem. 35, 127 (1957).
—, and P. R. GORHAM: Coalescence as factor in solvent stimulation of plastid phosphatidase C activity. Canad. J. Biochem. 35, 119 (1957).
KENNEDY, E. P.: Synthesis of phospholipids in isolated mitochondria. Fed. Proc. 11, 239 (1952).
— Synthesis of phosphatides in isolated mitochondria. J. biol. Chem. 201, 399 (1953a).
— The synthesis of lecithin in isolated mitochondria. J. Amer. chem. Soc. 75, 249 (1953b).
— The synthesis of cytidine diphosphate choline, cytidine diphosphate ethanolamine, and related compounds. J. biol. Chem. 222, 185 (1956a).
— The biological synthesis of phospholipids. Canad. J. Biochem. 34, 334 (1956b).
—, and S. B. WEISS: Cytidine diphosphate choline: a new intermediate in lecithin biosynthesis. J. Amer. chem. Soc. 77, 250 (1955).
— — Enzymic conversion of CDP-choline and CDP-ethanolamine to phospholipids. Fed. Proc. 15, 381 (1956a).
— — The function of cytidine coenzymes in the biosynthesis of phospholipides. J. biol. Chem. 222, 193 (1956b).
KERR, S. E., G. A. KFOURY, and L. G. DJIBELIAN: Preparation of brain polyphosphoinositides. J. Lipid Res. 5, 482 (1964a).
— —, and F. S. HADDAD: A comparison of the polyphosphoinositide in human and ox brain. Biochim. biophys. Acta (Amst.) 84, 461 (1964b).
KISHIMOTO, Y., and N. S. RADIN: Structures of the normal unsaturated fatty acids of brain sphingolipids. J. Lipid Res. 4, No 4, 437 (1963).
— — Biosynthesis of nervonic acid and its homologues from carboxyl-labeled oleic acid. J. Lipid Res. 4, 444 (1963).
KISS, J., G. FODOR u. D. BANFI: Zurückführung der Konfiguration des (natürlichen) Sphingosins auf die der D-erythro-2-amino-3,4-dioxybuttersäure. Helv. chim. Acta 37, 1471 (1954).

Klatzo, I.: Observations on the passage of the fluorescin labeled serum proteins (FLSP) from the cerebrospinal fluid. J. Neuropath. exp. Neurol. **23**, 18 (1964).
Klenk, E.: Über ein neues Cerebrosid des Gehirns. Hoppe-Seylers Z. physiol. Chem. **145**, 244 (1925).
— Über die partiellen Spaltungsprodukte von Cerebron. Hoppe-Seylers Z. physiol. Chem. **153**, 74 (1926a).
— Über eine Säure $C_{24}H_{46}O_3$ aus Cerebrosiden des Gehirns. Hoppe-Seylers Z. physiol. Chem. **157**, 291 (1926b).
— Über die Cerebroside des Gehirns. Hoppe-Seylers Z. physiol. Chem. **166**, 268 (1927).
— Über Sphingosin. 10. Mitteilung über Cerebroside. Hoppe-Seylers Z. physiol. Chem. **185**, 169 (1929).
— Über die Fettsäuren der Kephalinfraktion des Gehirns. 1. Mitteilung über Phosphatide. Hoppe-Seylers Z. physiol. Chem. **192**, 217 (1930).
— Über die Fettsäuren der ätherlöslichen Phosphatide und der Protagonfraktion des Gehirns (3. Mitteilung über Phosphatide). Hoppe-Seylers Z. physiol. Chem. **200**, 51 (1931).
— Über die ungesättigten Fettsäuren der ätherlöslichen Phosphatide des Gehirns (4. Mitteilung über Phosphatide). Hoppe-Seylers Z. physiol. Chem. **206**, 25 (1932).
— Über die Ganglioside, eine neue Gruppe von zuckerhaltigen Gehirnlipoiden. Hoppe-Seylers Z. physiol. Chem. **273**, 76 (1942).
— Über die höheren Aldehyde der Acetalphosphatide des Gehirns. Hoppe-Seylers Z. physiol. Chem. **282**, 18 (1945).
— Über die Verteilung der Neuraminsäure im Gehirn bei der familiären amaurotischen Idiotie und bei der Niemann-Pickschen Krankheit. Hoppe-Seylers Z. physiol. Chem. **282**, 84 (1947).
— Zur Kenntnis der Ganglioside. Hoppe-Seylers Z. physiol. Chem. **288**, 216 (1951).
— Die Lipoide im chemischen Aufbau des Nervensystems. Naturwissenschaften **40**, 449 (1953).
— Über die Bildung der C_{20}- und C_{22}-Polyenfettsäuren im Tierkörper. Naturwissenschaften **41**, 68 (1954).
— La chimie des soi-disant thésaurismoses phosphatidiques du tissu nerveux. Acta neurol. belg. **8**, 586 (1954).
— Über die Biogenese der C_{20}- und C_{22}-Polyensäuren in der Säugetierleber. Hoppe-Seylers Z. physiol. Chem. **302**, 269 (1955a).
— The pathological chemistry of the developing brain. In: Biochemistry of the developing nervous system. New York: Academic Press 1955b.
— Die Chemie der Markreifung und das Problem der Entmarkung. Verh. Dtsch. Ges. f. inn. Med., 61. Kongr. 1955c.
— Chemie und Biochemie der Neuraminsäure. Angew. Chem. **68**, 349 (1956).
— Incorporations of ^{14}C-labelled acetate into some lipids of nervous tissue. In: Metabolism of the nervous system, p. 396. London: Pergamon Press 1957.
— Neuraminic acid: Chemistry and biology of mucopolysaccharides, p. 296. Ciba foundation, Symposium 1958.
— On gangliosides. J. Dis. Child. **97**, 711 (1959).
— Chemie und Stoffwechsel der Polyenfettsäuren. Experientia (Basel) **17**, 199 (1961).
—, u. P. Böhm: Zur Kenntnis der Kephalinfraktion des Gehirns. Hoppe-Seylers Z. physiol. Chem. **288**, 98 (1951).
—, u. W. Bongard: Die Konstitution der ungesättigten C_{20}- und C_{22}-Fettsäuren der Glycerinphosphatide des Gehirns. Hoppe-Seylers Z. physiol. Chem. **291**, 104 (1952).
—, u. H. Debuch: Zur Kenntnis der Acetalphosphatide. Hoppe-Seylers Z. physiol. Chem. **296**, 179 (1954).
— — The lipides. Ann. Rev. Biochem. **28**, 39 (1959).
— — u. H. Daun: Zur Kenntnis des Gehirnlecithins. Hoppe-Seylers Z. physiol. Chem. **292**, 241 (1953).
—, u. H. Faillard: Über Sphingosin. Hoppe-Seylers Z. physiol. Chem. **299**, 48 (1955).
— — u. H. Lempfrid: Über die enzymatische Wirkung von Influenzavirus. Hoppe-Seylers Z. physiol. Chem. **301**, 235 (1955).
—, u. G. Gehrmann: Über die Glycerinphosphatide des Rinderherzmuskels und das Vorkommen von cholinhaltigen Acetal-phosphatiden. Hoppe-Seylers Z. physiol. Chem. **292**, 110 (1953).
—, u. W. Gielen: Zur Kenntnis der Ganglioside des Gehirns. Hoppe-Seylers Z. physiol. Chem. **319**, 283 (1960a).
— — On the carbohydrate groups of brain gangliosides. Bull. Soc. Chim. biol. (Paris) **42**, 1395 (1960b).
— — Über Gehirnganglioside. Hoppe-Seylers Z. physiol. Chem. **323**, 126 (1961a).
— — Untersuchungen über die Konstitution der Ganglioside aus Menschengehirn und die Trennung des Gemisches in die Komponenten. Hoppe-Seylers Z. physiol. Chem. **326**, 144 (1961b).
— — Über ein chromatographisch einheitliches hexosaminhaltiges Gangliosid aus Menschengehirn. Hoppe-Seylers Z. physiol. Chem. **326**, 158 (1961c).
— — Über ein chromatographisch einheitliches hexosaminfreies Gangliosid aus Menschengehirn. Hoppe-Seylers Z. physiol. Chem. **333**, 162 (1963).
— — Über ein zweites hexosaminhaltiges Gangliosid aus Menschengehirn. Hoppe-Seylers Z. physiol. Chem. **330**, 218 (1963).
— —, and G. Padberg: The structure of the gangliosides. In: Cerebral sphingolipoides. New York: Academic Press Inc. 1962.
—, u. R. Härle: Über das Galaktosido-sphingosin, das partielle Spaltprodukt der Cerebroside. 8. Mitteilung über Cerebroside. Hoppe-Seylers Z. physiol. Chem. **178**, 221 (1928).
—, and U. W. Hendricks: An inositol phosphatide containing carbohydrate, isolated from human brain. Biochim. biophys. Acta (Amst.) **50**, 602 (1961).
— — u. W. Gielen: β-D-Galaktosido-(1—3)-N-acetyl-D-Galaktosamin, ein kristallisiertes Disaccharid aus menschlichen Gehirngangliosiden. Hoppe-Seylers Z. physiol. Chem. **330**, 140 (1962).
—, u. K. Heuer: Über die Ganglioside der Hundeerythrocyten. Dtsch. Z. Verdau.- u. Stoffwechselkr. **20**, 180 (1960).
—, u. W. Kahlke: Über das Vorkommen der 3.7.11.15.-Tetramethylhexadecansäure (Phytansäure) in den Cholesterinestern und anderen Lipoidfraktionen der Organe bei einem Krankheitsfall unbekannter Genese

(Verdacht auf heredopathia atactica polyneuritiformis (refsum-syndrom). Hoppe-Seylers Z. physiol. Chem. **333**, 133 (1963).
Klenk, E., u. W. Kunau: Beitrag zur Konstitution der Ganglioside. Hoppe-Seylers Z. physiol. Chem. **335**, 275 (1964).
—, u. H. Lempfrid: Über die Natur der Zellreceptoren für das Influenzavirus. Hoppe-Seylers Z. physiol. Chem. **307**, 278 (1957).
—, u. F. Leupold: Über eine vereinfachte Methode zur Darstellung von phosphorfreien Cerebrosiden und über die als Spaltprodukte auftretenden Fettsäuren. Hoppe-Seylers Z. physiol. Chem. **281**, 208 (1944).
— U. Liedtke u. W. Gielen: Das Gangliosid des Gehirns bei der infantilen amaurotischen Idiotie vom Typ Tay-Sachs. Hoppe-Seylers Z. physiol. Chem. **334**, 186 (1963).
—, u. F. Lindlar: Über die Docosapolyensäuren der Glycerinphosphatide des Gehirns. Hoppe-Seylers Z. physiol. Chem. **299**, 74 (1955a).
— — Über die Eikosapolyensäuren der Glycerinphosphatide des Gehirns. Hoppe-Seylers Z. physiol. Chem. **301**, 156 (1955b).
—, u. W. Montag: Über das Vorkommen der $\Delta 9,12,15,18$-n-Tetrakosatetraensäure in den Glycerinphosphatiden des Gehirns und deren Isolierung. J. Neurochem. **2**, 226 (1958a).
— — Über die C_{22}-Polyensäuren der Glycerinphosphatide des Gehirns. J. Neurochem. **2**, 233 (1958b).
—, u. G. Padberg: Über die Ganglioside von Pferdeerythrocyten. Hoppe-Seylers Z. physiol. Chem. **327**, 249 (1962).
—, u. H. Pflüger: Über die Synthese der (8-^{14}C) cis-Δ^9-Octadecensäure. Hoppe-Seylers Z. physiol. Chem. **336**, 20 (1964).
—, u. F. Rennkamp: Über die Ganglioside und Cerebroside der Rindermilz. Hoppe-Seylers Z. physiol. Chem. **273**, 253 (1942).
—, u. O. v. Schoenebeck: Über die hochungesättigten Fettsäuren der Phosphatide aus verschiedenen Organen. Hoppe-Seylers Z. physiol. Chem. **194**, 191 (1931).
—, u. E. Schumann: Über das Vorkommen einer N-Hexacosensäure unter den Fettsäuren der Gehirncerebroside. Hoppe-Seylers Z. physiol. Chem. **272**, 177 (1942).
—, u. G. Uhlenbruck: Über die Abspaltung von N-Glycolyl-Neuraminsäure (p-Sialinsäure) aus dem Schweinesubmaxillarismucin durch das „Receptor-destroying enzyme". Hoppe-Seylers Z. physiol. Chem. **307**, 266 (1957).
— — Über neuraminsäurehaltige Mucoide aus Menschenerythrocytenstroma, ein Beitrag zur Chemie der Agglutinogene. Hoppe-Seyler's Z. physiol. Chem. **319**, 151 (1960).
Koch, W.: Zur Kenntnis des Lecithins, Kephalins und Cerebrins aus Nervensubstanz. Hoppe-Seylers Z. physiol. Chem. **36**, 134 (1902).
— Methods for the quantitative chemical analyses of the brain and cord. Amer. J. Physiol. **11**, 303 (1904).
Kochetkov, N. K., I. G. Zhukova, and I. S. Glukhoded: Sphingoplasmalogens. A new type of sphingolipid. Biochim. biophys. Acta (Amst.) **70**, 716 (1963).
Koechlin, B. A., and H. D. Parish: The amino acid composition of a protein isolated from lobster nerve. J. biol. Chem. **205**, 597 (1953).
Koenig, H., and A. Jibril: Acidic glycolipids and the role of ionic bonds in the structure-linked latency of lysosomal hydrolases. Biochim. biophys. Acta (Amst.) **65**, 543 (1962).
— D. Gaines, T. McDonald, R. Gray, and J. Scott: Studies of brain lysosomes-I. Subcellular distribution of five acid hydrolases, succinate dehydrogenase and gangliosides in rat brain. J. Neurochem. **11**, 729 (1964).
Koning, A. J. de: Structure of "complex" phospholipids. Nature (Lond.) **200**, 1211 (1963).
Korey, S. R., R. Katzman, and J. Orloff: A case of Jacob-Creutzfeldt desease. J. Neuropath. exp. Neurol. **20**, 95 (1961).
—, and A. Stein: A gangliosidase system. VII. Int. Congr. Neurol. 1961, p. 71. New York: Elsevier 1963.
Kornberg, A., and W. E. Pricer: Studies on the enzymatic synthesis of phospholipides. Fed. Proc. **11**, 242 (1952a).
— — Enzymatic synthesis of phosphorus containing lipides. J. Amer. chem. Soc. **74**, 1617 (1952b).
— — Enzymatic synthesis of the coenzyme A derivates of long chain fatty acids. J. biol. Chem. **204**, 329 (1953a).
— — Enzymatic esterification of α-glycerophosphate by long chain fatty acids. J. biol. Chem. **204**, 345 (1953b).
Kossel, A., u. F. Freytag: Über einige Bestandteile des Nervenmarks und ihre Verbreitung in den Geweben des Tierkörpers. Hoppe-Seylers Z. physiol. Chem. **17**, 431 (1893).
Kühne, W., u. R. H. Chittenden: Über das Neurokeratin. Z. Biol. **26**, 291 (1890).
Kuhn, R., u. H. Egge: Über Ergebnisse der Permethylierung der Ganglioside G_I und G_{II}. Chem. Ber. **96**, 3338 (1963).
—, u. H. Müldner: Über Glyko-lipo-sialo-proteide des Gehirns. Naturwissenschaften **24**, 635 (1964).
—, u. H. Wiegandt: Die Konstitution der Ganglio-N-tetraose und des Gangliosids G_I. Chem. Ber. **96**, 866 (1963).
— — Die Konstitution der Ganglioside G_{II}, G_{III} und G_{IV}. Z. Naturforsch. **18b**, 541 (1963).
— — Über ein glucosaminhaltiges Gangliosid. Z. Naturforsch. **19b**, 80 (1964).
— — Weitere Ganglioside aus Menschenhirn. Z. Naturforsch. **19b**, 256 (1964).
—, u. H. Egge: Zum Bauplan der Ganglioside. Angew. Chem. **73**, 580 (1961).
Kutscha, W.: Die Funktion der motorischen Endplatte. Dtsch. med. Wschr. **88**, 331 (1963).
Lapworth, A.: Oxidation of sphingosine and the isolation and purification of cerebron. J. chem. Soc. (London) **103**, 1029 (1913).
Lawler, H. C.: The preparation of a soluble acetylcholinesterase from brain. Biochem. biophys. Acta (Amst.) **81**, 280 (1964).
Leathes, J. B.: On the role of fats in vital phenomena. Lancet **1925** I, 803 (a).
— On the role of fats in vital phenomena. Lancet **1925** I, 853 (b).
— On the role of fats in vital phenomena. Lancet **1925** I, 957 (c).

Leathes, J. B.: On the role of fats in vital phenomena. Lancet **1925** I, 1019 (d).
Le Baron, F. N.: Neurochemistry. Ann. Rev. Biochem. **28**, 579 (1959).
— The nature of the linkage between phosphoinositides and protein in brain. Biochim. biophys. Acta (Amst.) **70**, 658 (1963).
—, and J. Folch: The isolation from brain tissue of trypsin-resistant protein fraction containing combined inositol and its relation to neurokeratin. J. Neurochem. **1**, 101 (1956).
Ledeen, R., and K. Salsman: Structure of Tay-Sachs ganglioside. Biochemistry **4**, 2225 (1965a).
— — J. Gonatas, and A. Taghavy: Structure comparison of the major monosialogangliosides from brains of normal human, gargoylism, and late infantile systemic lipidosis. J. Neuropath. exp. Neurol. **24**, 341 (1965b).
Lesch, P., u. K. Bernhard: Untersuchungen über die Fettsäurezusammensetzung aus verschiedenen Bezirken eines normalen Hirns isolierter Cerebroside, Sphingomyeline und Lecithine. Helv. physiol. pharmacol. Acta **21**, 37 (1963).
—, u. S. Meier: Unterschiede in der Fettsäurezusammensetzung der Lipide in verschiedenen Bezirken menschlicher Gehirne. Klin. Wschr. **42**, 799 (1964).
Leupold, F.: Über die Aldehyde der Acetalphosphatide des Gehirns. Hoppe-Seylers Z. physiol. Chem. **285**, 182 (1950).
Levene, P. A.: Sphingomyelin. I. On the presence of linnoceric acid among the products of hydrolysis of sphingomyelin. J. biol. Chem. **15**, 153 (1913).
— On sphingomyelin. II. J. biol. Chem. **18**, 453 (1914).
— Sphingomyelin. III. J. biol. Chem. **24**, 69 (1916).
—, and K. Landsteiner: On some new lipoides J. biol. Chem. **75**, 607 (1927).
—, and I. P. Rolf: Cephalin. VII. The glycerophosphoric acid of cephalin. J. biol. Chem. **40**, 1 (1919).
— — Lecithin. IV. Lecithin of the brain. J. biol. Chem. **46**, 353 (1921).
— — Unsaturated fatty acids of brain cephalins. J. biol. Chem. **54**, 91 (1922a).
— — Unsaturated fatty acids of brain lecithins. J. biol. Chem. **54**, 99 (1922b).
— — Lysolecithins and lysocephalins. J. biol. Chem. **55**, 743 (1923).
— — Synthetic lecithins. J. biol. Chem. **60**, 677 (1924).
—, and C. J. West: The saturated fatty acid of cephalin. J. biol. Chem. **16**, 419 (1913).
— — On sphingosine. II. The oxidation of sphingosine and dihydrosphingosine. J. biol. Chem. **16**, 549 (1914a).
— — On sphingosine. III. The oxidation of sphingosine and dihydrosphingosine. J. biol. Chem. **18**, 481 (1914b).
Levis, G. M., and J. F. Mead: An α-hydroxy acid decarboxylase in brain microsomes. J. biol. Chem. **239**, 77 (1964).
Loewenthal, A.: Agar gel elektrophoresis in neurology. New York: Elsevier Publ. 1964.
Long, C., and M. F. Maguire: The structure of the naturally occurring phosphoglycerides. 1. Evidence derived from alkaline-hydrolysis studies. Biochem. J. **54**, 612 (1953a).
— — Evidence for the structure of ovolecithin derived from a study of the action of lecithinase C. Biochem. J. **55**, XV (1953b).
—, and I. F. Penny: The structure of the lysolecithin formed by the action of snake venom phospholipase A on ovolecithin. Biochem. J. **58**, XV (1954).
— — The structure of naturally occurring phosphoglycerides. 3. Action of mocassin-venom phospholipase A on ovolecithin and related substances. Biochem. J. **65**, 382 (1957).
Lowden, J. A., and L. S. Wolfe: Effect of hypoxia on brain gangliosides. Nature (Lond.) **197**, 771 (1963).
— — Studies on brain gangliosides. IV. The effect of hypercapnia on gangliosides in vivo. Canad. J. Biochem. **42**, 1703 (1964).
Lowry, O. H., D. R. Gilligan, and E. M. Katersky: The determination of collagen and elastin in tissues, with results obtained in various normal tissues from different species. J. biol. Chem. **139**, 795 (1941).
— N. R. Roberts, K. Y. Leiner, M. L. Wu, and A. L. Farr: The quantitative histochemistry of brain. I. Chemical methods. J. biol. Chem. **207**, 1 (1954a).
— — M. L. Wu, W. S. Hixon, and E. J. Crawford: The quantitative histochemistry of brain. II. Enzyme measurements. J. biol. Chem. **207**, 19 (1954b).
Lüdecke, K.: Zur Kenntnis der Glycerinphosphorsäure und des Lecithins. Diss. Münch. Phil. Fakultät II (1905).
MacArthur, C. G.: Brain cephalin. I. Distribution of the nitrogenous hydrolysis products of cephalin. J. Amer. chem. Soc. **36**, 2397 (1914).
—, and L. V. Burton: Brain cephalin. II. Fatty acids. J. Amer. chem. Soc. **38**, 1375 (1916).
MacFarlane, M. G.: The specificity of the lecithinase present in Cl. welchii toxin. Biochem. J. **36**, III (1942).
— The biochemistry of bacterial toxins. 2. The enzymic specificity of Clostridium welchii lecithinase. Biochem. J. **42**, 587 (1948a).
— The biochemistry of bacterial toxins. 3. The identification and immunological relations of lecithinases present in Clostridium oedematiens and Clostridium sordelli toxins. Biochem. J. **42**, 590 (1948b).
—, and B. C. J. G. Knight: The biochemistry of bacterial toxins. 1. The lecithinase activity of Clostridium welchii toxins. Biochem. J. **35**, 884 (1941).
MacLean, H.: The composition of "lecithin" together with observations on the distribution of phosphatides in the tissue and methods of their extraction and purification. Biochem. J. **9**, 351 (1915).
Makita, A., M. Iwanaga, and T. Yamakawa: The chemical structure of human kidney globoside. J. Biochem. (Tokyo) **55**, 202 (1964).
—, and T. Yamakawa: The glycolipoids of the brain of Tay-Sachs disease. Jap. J. exp. Med. **33**, 361 (1963).
Manno, N. J., W. F. McGuckin, and P. Goldstein: Cerebrospinal fluid total polysaccharide in diseases of the nervous system. Neurology (Minneap.) **15**, 49 (1965).

Marinetti, G. V., J. F. Berry, G. Rouser, and E. Stotz: Studies on the structure of sphingomyelin. II. Performic and periodic acid oxidation studies. J. Amer. chem. Soc. 75, 313 (1953).
—, and J. Erbland: The structure of pig heart plasmalogens. Biochim. biophys. Acta (Amst.) 26, 429 (1957).
— —, and E. Stotz: The structure of pig heart plasmalogens. J. Amer. chem. Soc. 80, 1624 (1958).
— — — The hydrolysis of lecithins by snake venom phospholipase. Biochim. biophys. Acta (Amst.) 33, 403 (1959).
—, and E. Stotz: Studies on the structure of sphingomyelin. IV. Configuration of double bond in sphingomyelin and related lipids and a study of their infrared spectra. J. Amer. chem. Soc. 76, 1347 (1954).
Marks, N., and A. Lajtha: Protein breakdown in the brain. Subcellular distribution and properties of neutral and acid proteinases. Biochem. J. 89, 438 (1963).
Maxfield, M., and R. W. Hartley jr.: Dissociation of the fibrous protein of nerve. Biochim. biophys. Acta (Amst.) 24, 83 (1957).
McGregor, H. H.: Proteins of the central nervous system. J. biol. Chem. 28, 403 (1916/17).
McIlwain, H.: Biochemistry and the central nervous system. Boston (Mass.): Little, Brown & Co. 1955.
— The chemical exploration of brain. New York: Elsevier Publ. 1963.
McKhann, G. M., R. Levy, and W. Ho: Metabolism of sulfatides. I. The effect of galactocerebrosides on the synthesis of sulfatides. Biochem. biophys. Res. Commun. 20, 109 (1965).
McKibbin, J. M.: A monophosphoinositide of liver. J. biol. Chem. 220, 537 (1956).
McMurray, W. C., J. F. Berry, and R. J. Rossiter: Labelling of phospholipid phosphorus in rat brainmitochondria. Biochem. J. 66, 629 (1957a).
— —, and K. P. Strickland: Labelling of brain phospholipid in vitro. Fed. Proc. 15, 313 (1956).
— K. P. Strickland, J. F. Berry, and R. J. Rossiter: Labelling of phospholipid phosphorus in rat brain dispersions. Biochem. J. 66, 621 (1957b).
— — — — Incorporation of ^{32}labelled intermediates into the phospholipids of cell-free preparations of rat brain. Biochem. J. 66, 634 (1957c).
Mead, J. F., and W. H. Slaton jr.: Metabolism of essential fatty acids. III. Isolation of 5,8,11-eicosatrienoic acid from fat-deficient rats. J. biol. Chem. 219, 705 (1956a).
— W. H. Slaton, and A. B. Decker: Metabolism of the essential fatty acids. II. The metabolism of stearate, oleate, and linoleate by fat-deficient and normal mice. J. biol. Chem. 218, 401 (1956b).
— G. Steinberg, and D. R. Howton: Metabolism of essential fatty acids. Incorporation of acetate into arachidonic acid. J. biol. Chem. 205, 683 (1953).
Mehl, E., and H. Jatzkewitz: Evidence of the genetic block in metachromatic leukodystrophy (ML). Biochem. biophys. Res. Commun. 19, 407 (1965).
Merz, W.: Untersuchungen über das Sphingomyelin. Hoppe-Seylers Z. physiol. Chem. 193, 59 (1930).
— Über das Vorkommen von ätherunlöslichen Lecithinen im Gehirn. Hoppe-Seylers Z. physiol. Chem. 196, 10 (1931).
Mislow, K.: The geometry of sphingosine. J. Amer. chem. Soc. 74, 5155 (1952).
Morgan, E. H., and C. B. Laurell: Neuraminidase in mammalian brain. Nature (Lond.) 197, 921 (1963).
Moser, H., and M. L. Karnovsky: Studies on the biosynthesis of cerebroside galactose. Neurology (Minneap.) 8, 81 (1958).
Müldner, H. G., J. R. Wherrett, and J. N. Cumings: Some applications of thin-layer chromatography in the study of cerebral lipids. J. Neurochem. 9, 607 (1962).
Nakayama, T.: Studies on the conjugated lipids. 1. On the configuration of cerebrosides. J. Biochem. (Tokyo) 37, 309 (1950).
— Studies on the conjugated lipids. II. On cerebron sulfuric acid. J. Biochem. (Tokyo) 38, 157 (1951).
Nelson, B. E.: The composition of neurokeratin. J. Amer. chem. Soc. 38, 2258 (1916).
Nicholas, H. J., R. C. Hiltibran, and C. L. Wadkins: Isolation of a mixture of hydrocarbons from beef brains. Arch. Biochem. 59, 246 (1955).
Norman, R. M., A. H. Tingey, C. G. H. Newman, and Sh. P. Ward: Tay-Sachs disease with visceral involvement and its relation to gargoylism. Arch. Dis. Childh. 39, 634 (1964).
Nunn, L. C. A., and I. Smedley-MacLean: The nature of the fatty acids stored by the liver in the fat-deficiency disease of rats. Biochem. J. 32, 2178 (1938).
O'Brien, J. S.: A molecular defect of myelination. Biochem. biophys. Res. Commun. 15, 484 (1964).
—, and G. Rouser: The fatty acid composition of brain sphingolipids- sphingomyelin, ceramide cerebroside, and cerebroside sulfate. J. Lipid Res. 5, 339 (1964).
— M. B. Stern, B. J. Landing, J. K. O'Brien, and G. N. Donnell: Generalized gangliosidosis. Amer. J. Dis. Child. 109, 338 (1965).
Ogawa, K.: Über die fermentative Lysolecithinbildung. J. Biochem. (Tokyo) 24, 389 (1936).
Okuhara, E., and T. Nakayama: Studies on the conjugated lipides. J. biol. Chem. 215, 295 (1955).
Parcus, E.: Über einige neue Gehirnstoffe. J. prakt. Chem., N.F. 24, 310 (1881).
Parnas, J.: Über Kephalin. Biochem. Z. 22, 411 (1909).
— Über die gesättigte Fettsäure des Kephalins. Biochem. Z. 56, 17 (1913).
Petersen, V. P., and M. Schou: Intracellular distribution of brain phospholipides. Acta physiol. scand. 33, 309 (1955).
Pette, D., u. I. Stupp: Die τ-Fraktion im Liquor cerebrospinalis. Klin. Wschr. 38, 109 (1960).
Piha, R. S., R. M. Bergström, L. Bergström, A. J. Uusitalo, and S. S. Oja: Studies in the metabolism of brain proteins. I. The metabolic turnover rate of brain proteins in the normal rat. Ann. Med. exp. Fenn. 41, 486 (1963).

Piha, R. S., R. M. Bergström, L. Bergström, A. J. Uusitalo, and S. S. Oja: Studies in the metabolism of brain proteins. II. Effect of chlorpromazine and lysergic acid diethylamide on the turnover rate of rat brain proteins. Ann. Med. exp. Fenn. 41, 498 (1963).
— S. S. Oja, B.-K. Liewendahl, and F. Lampén: Studies in the metabolism of brain proteins. III. Distribution of the soluble proteins of the rat whole brain separated by continuous electrophoresis. Ann. Med. exp. Fenn. 41, 516 (1963).
Pilz, H., u. H. Jatzkewitz: Dünnschichtchromatographische Bestimmungen von C_{18}- und C_{24}-Sphingomyelin in normalen und pathologischen Gehirnen einschließlich eines Falles von Niemann-Pickscher Erkrankung. J. Neurochem. 11, 603 (1964).
Poliakowa, N. M., and K. S. Kabak: The albumin of peripheral nerves. Dokl. Akad. Nauk SSSR, Otd. Biokh. 122, 275 (1958).
Popják, G.: Metabolism of lipids. Brit. med. Bull. 14, 197 (1958).
—, and H. Muir: In search of a phospholipin-precursor. Biochem. J. 46, 103 (1950).
Porter, H., and J. Folch: Brain copper-protein fractions in the normal and in Wilson's disease. Arch. Neurol. Psychiat. (Chic.) 77, 8 (1957a).
— — Cerebrocuprein. I. A copper-containing protein isolated from brain. J. Neurochem. 1, 160 (1957b).
Prokop, O., u. G. Uhlenbruck: Lehrbuch der menschlichen Blut- und Serumgruppen. Leipzig: VEB Thieme 1966.
Radin, N. S., F. B. Martin, and J. R. Brown: Galactolipide metabolism. J. biol. Chem. 224, 499 (1957).
Rahman, A. N., and R. Lindenberg: The neuropathology of hereditary dystopic lipidosis. Arch. Neurol. (Chic.) 9, 373 (1963).
Rapport, M. M., and R. E. Franzl: The structure of plasmalogens. I. Hydrolysis of phosphatidal choline by lecithinase A. J. biol. Chem. 225, 851 (1957).
— B. Lerner, N. Alonzo, and R. E. Franzl: The structure of plasmalogens. II. Cristaline lysophosphatidal ethanolamine (acetal phospholipide). J. biol. Chem. 225, 859 (1957).
Ravetto, C., F. Galuzzo, and R. Siervo: On the presence of a ganglioside in bovine submaxillary gland. J. Histochem. Cytochem. 12, 791 (1964).
Rennels, E. G., and J. F. Hood: Sialic acid concentrations in the pituitary glands of normal and ovariectomized rats. Rep. Inst. Sci. Lab. 144, 416 (1964).
Rennkamp, F.: Untersuchungen über das Sphingomyelin und die ätherunlöslichen Glycerinphosphatide des Gehirns. Hoppe-Seylers Z. physiol. Chem. 284, 215 (1949).
Richter, D.: Metabolism of the nervous system. London: Pergamon Press 1957.
Richterich, R., W. Kahlke, P. van Mechelen u. E. Rossi: Refsum's-Syndrom (Heredopathia atactica polyneuritiformis): Ein angeborener Defekt im Lipid-Stoffwechsel mit Speicherung von 3,7,11,15-Tetramethyl-Hexadecansäure. Klin. Wschr. 41, 800 (1963).
Riley, R. F.: Metabolism of phosphorylcholine. II. Partition of phosphorylcholine phosphorus between blood phosphate fractions. III. Partition of phosphorylcholine phosphorus between tissues. IV. Distribution of phosphorylcholine phosphorus in tissue lipids. J. biol. Chem. 153, 535 (1944).
Robertson, D. M.: The electrophoretic separation of the soluble proteins of the brain. J. Neurochem. 1, 358 (1957).
Robins, D. C.: Phosphatidylethanolamine and lysophosphatidylethanolamine. J. Pharm. Pharmacol. 15, 701 (1963).
Robins, E., K. M. Eydt, and D. E. Smith: Distribution of lipides in the cerebellar cortex and its subjacent white matter. J. biol. Chem. 220, 677 (1956b).
— O. H. Lowry, K. M. Eydt, and R. E. McCaman: Microdetermination of phospholipides and sphingolipides in brain. J. biol. Chem. 220, 661 (1956a).
— D. E. Smith, and K. M. Eydt: The quantitative histochemistry of the cerebral cortex. I. Architectonic distribution of ten chemical constituents in the motor and visual cortices. J. Neurochem. 1, 54 (1956c).
Roboz, E., N. Henderson, and M. W. Kies: A collagen-like compound isolated from bovine spinal cord. I. J. Neurochem. 2, 254 (1958).
Roots, B. I., and P. V. Johnston: Lipids of isolated neurons. Biochem. J. 94, 61 (1965).
Rosenberg, A., and E. Chargaff: Nitrogenous constituents of an ox brain mucolipid. Biochim. biophys. Acta (Amst.) 21, 588 (1956).
— C. Howe, and E. Chargaff: Inhibition of influenza virus hemagglutination by brain lipid fraction. Nature (Lond.) 177, 234 (1956).
Rosenheim, O.: The galactosides of the brain. IV. The constitution of phrenosin and kerasin. Biochem. J. 10, 142 (1916).
—, and M. C. Tebb: The non-existence of "protagon" as a definite chemical compound. J. Physiol. (Lond.) 36, 1 (1907).
— — On so-called "protagon". Quart. J. exp. Physiol. 1, 297 (1908a).
— — The optical activity of so-called "protagon". J. Physiol. (Lond.) 37, 341 (1908b).
— — On a new physical phenomenon observed in connection with the optical activity of so-called "protagon". J. Physiol. (Lond.) 37, 348 (1908c).
— — Further proofs of the non-existence of "protagon" as a definite chemical compound. J. Physiol. (Lond.) 37, Proc. I (1908d).
Rosenheim, O., and M. C. Tebb.: The lipoids of the brain. Part I. Sphingomyelin. J. Physiol. (Lond.) 38, Proc. I (1909).

Rosenheim, O., and M. C. Tebb.: The lipoids of the brain. Part II. A new method for the preparation of the galactosides and of sphingomyelin. J. Physiol. (Lond.) 41, Proc. I (1910/11).

Ross, J., u. P. Böhm: Neuraminsäurehaltige Glykoproteide des Liquor cerebrospinalis bei Erkrankungen des Nervensystems. Klin. Wschr. 35, 351 (1957).

Rossiter, R. J., I. M. McLeod, and K. P. Strickland: Biosynthesis of lecithin in brain and degenerating nerve. Participation of cytidine diphosphate choline. Canad. J. Biochem. 35, 946 (1957a).

— W. C. McMurray, and K. P. Strickland: Discussion. Biosynthesis of phosphatides in brain and nerve. Fed. Proc. 16, 853 (1957b).

Rouser, G., J. F. Berry, G. Marinetti, and E. Stotz: Studies on the structure of sphingomyelin. I. Oxidation of products of partial hydrolysis. J. Amer. chem. Soc. 75, 310 (1953).

— G. Kritchevsky, D. Heller, and E. Lieber: Lipid composition of beef brain, beef liver, and the sea anemone: two approaches to quantitative fraction of complex lipid mixture. J. Amer. Oil Chem. Soc. 40, 425 (1963).

Saifer, A., and H. A. Siegel: The photometric determination of the sialic (N-acetylneuraminic) acid distribution in cerebrospinal fluid. J. Lab. clin. Med. 53, 474 (1959).

Sandhoff, K., H. Pilz u. H. Jatzkewitz: Über den enzymatischen Abbau von N-acetylneuraminsäurefreien Gangliosidresten (Ceramid-oligosacchariden). Hoppe-Seylers Z. physiol. Chem. 338, 281 (1964).

Schmidt, G., B. Hershman, and S. J. Thannhauser: The isolation of α-glycerylphosphorylcholine from incubated beef pancreas: its significance for the intermediary metabolism of lecithin. J. biol. Chem. 161, 523 (1945).

Schmitt, F. O.: The ultrastructure of the nerve myelin sheath. Res. Publ. Ass. nerv. ment. Dis. 28, 247 (1950).

Schneck, L., J. Maisel, and B. W. Volk: The startle response and serum enzyme profile in early detection of Tay-Sachs' disease. J. Pediat. 65, 749 (1964).

Schrader, A., u. K. Schwarz: Fettstoffwechsel und Liquor cerebrospinalis. Über den Gehalt an Metaboliten des Fettstoffwechsels im normalen und pathologischen Liquor. Münch. med. Wschr. 105, 2493 (1963).

Schuwirth, K.: Serin als stickstoffhaltiger Bestandteil der Glycerinphosphatide aus Menschenhirn. Hoppe-Seylers Z. physiol. Chem. 270, I-III (1941).

— Serin als stickstoffhaltiger Bestandteil der Glycerinphosphatide des Menschengehirns. Hoppe-Seylers Z. physiol. Chem. 277, 87 (1943).

Scrignar, C. B.: The simultaneous paper chromatographic separation of phosphatides, cerebrosides and sulfatides. J. Chromatog. 14, 189 (1964).

Seifert, H., u. G. Uhlenbruck: Über Ganglioside in Hirntumoren. Naturwissenschaften 52, 190 (1965).

Seitelberger, F.: Über die Gehirnbeteiligung bei der Gaucherschen Krankheit im Kindesalter. Arch. Psychiat. Nervenkr. 206, 419 (1964).

Sekeris, K. E.: Altersbedingte Veränderungen in der Zusammensetzung der Cerebrosidfettsäuren. Diss. Math.-Nat. Fakultät Köln 1964.

Shanklin, W. M., M. Issidorides, and M. Salam: Histochemistry of the cerebral cortex from a case of amaurotic family idiocy. J. Neuropath. exp. Neurol. 21, 284 (1962).

—, and M. Salam: A comparison of the histochemistry of the cerebral cortex from siblings with gargoylism and Tay-Sachs disease. Acta neuroveg. (Wien) 25, 297 (1963).

Shear, M., and A. G. E. Pearse: A direct histochemical method for the demonstration of sialic acid. Nature (Lond.) 198, 1273 (1963).

Shoyab, M., T. N. Pattabiraman, and B. K. Bachhawat: Purification and properties of the CMP-N-acetylneuraminic acid synthesizing enzyme from sheep brain. J. Neurochem. 11, 639 (1964).

Skipski, V. P., R. F. Peterson, and M. Barclay: Quantitative analysis of phospholipids by thin-layer chromatography. Biochem. J. 90, 374 (1964).

Sloane-Stanley, G. H.: Anaerobic reactions of phospholipins in brain suspensions. Biochem. J. 53, 613 (1957).

Smith, S. W., S. B. Weiss, and E. P. Kennedy: The enzymatic dephosphorylation of phosphatidic acids. J. biol. Chem. 228, 915 (1957).

Smits, G.: Free and bound sialic acids. Chemistry and biological significance especially in relation to neurochemical research. Psychiat. Neurol. Neurochir. (Amst.) 64, 9 (1961).

Spencer, W. A., and R. Schaffrin: The isolation of beef sphingomyelins. Canad. J. Biochem. 42, 1659 (1964).

Sperry, M. W.: The biochemistry of the brain during early development. In: K. A. C. Elliot, J. H. Page and J. H. Quastel, Neurochemistry, pp. 55. Springfield (Ill.): Ch. C. Thomas 1962.

Spiro, M. J., and J. M. McKibbin: The lipids of rat liver cell fractions. J. biol. Chem. 219, 643 (1956).

Sprinson, D. B., and A. Coulon: The precursors of sphingosine in brain tissues. J. biol. Chem. 207, 585 (1954).

Sribney, M., and E. P. Kennedy: Enzymatic synthesis of sphingomyelin. Fed. Proc. 16, 235 (1957).

— — The enzymatic synthesis of sphingomyelin. J. biol. Chem. 233, 1315 (1958).

Stammler, A., u. H. Debuch: Die quantitative Verteilung des Plasmalogens im Gehirn. Hoppe-Seylers Z. physiol. Chem. 296, 80 (1954).

Stary, Z., u. F. Arat: Über die Trypsinresistenz des Neurokeratins und seine Beziehungen zu den Keratinen. Biochem. Z. 329, 11 (1957).

Statter, M., and B. Shapiro: Metabolism of glycolipids and its relation to Gaucher's disease. Israel J. Chem. 1, 193 (1963).

Stefanko, St., M. Guminska u. B. Pietrzykowa: Histochemische und chemische Veränderungen im Gehirn bei einem Fall von familiärer amaurotischer Idiotie. Schweiz. Arch. Neurol. Neurochir. Psychiat. 90, 14 13 (1962).

Stevens, B. P., and I. P. Chaikoff: Incorporation of short chain fatty acids into phospholipids by the rat. J. biol. Chem. 193, 465 (1952).

Strickland, K. P.: Factors effecting the incorporation of radioactive phosphate into the phospholipids of slices of cat brain. Canad. J. Biochem. 32, 50 (1954).
Suzuki, K.: A simple and accurate micromethod for quantitative determination of ganglioside patterns. Life Sci. 3, 1227 (1964).
—, and S. R. Korey: Incorporation of D-(^{14}C)glucose into individual gangliosides. Biochim. biophys. Acta (Amst.) 78, 388 (1963).
— — Study on ganglioside metabolism. I. Incorporation of D-(U-^{14}C)glucose into individual gangliosides. J. Neurochem. 11, 647 (1964).
Svennerholm, L.: Isolation of sialic acid from brain gangliosides. Acta chem. scand. 9, 1033 (1955).
— On sialic acid in brain tissues. Acta chem. scand. 10, 694 (1956).
— The gangliosides. J. Lipid Res. 5, 145 (1964).
Swanson, M. A., and C. Artom: The lipide composition of the large granules (mitochondria) from rat liver. J. biol. Chem. 187, 281 (1950).
Sweeley, C. C., and B. Klionsky: Fabry's disease: classification as a sphingolipidosis and partial characterization of a novel glycolipid. J. biol. Chem. 238, 3149 (1963).
—, and B. Walker: Determination of carbohydrates in glycolipoides and gangliosides by gas chromatography. Analyt. Chem. 36, 1461 (1964).
Taketomi, T., and K. Nishimura: Physiological activity of psychosine. Jap. J. exp. Med. 34, 255 (1964).
Tattrie, N. H.: Positional distribution of saturated and unsaturated fatty acids on egg lecithin. J. Lipid Res. 1, 60 (1959).
Terry, R. D., and S. R. Korey: Membranous cytoplasmic granules in infantile amaurotic idiocy. Nature (Lond.) 188, 1000 (1960).
Tettamanti, G., L. Bertona, and V. Zambotti: Evidence of a new ganglioside from pig brain. Biochim. biophys. Acta (Amst.) 84, 756 (1964).
Thannhauser, S. J., N. F. Boncoddo, and G. Schmidt: Studies of acetalphospholipids of brain. I. Procedure of isolation of crystallised acetalphospholipide from brain. J. biol. Chem. 188, 417 (1951a).
— — — Studies of acetalphospholipide of brain. II. The α-structure of acetalphospholipide of brain. J. biol. Chem. 188, 423 (1951b).
— J. Fellig, and G. Schmidt: The structure of cerebroside sulphuric ester of beef brain. J. biol Chem. 215, 211 (1955).
Thiele, O. W.: Neues über Plasmalogene. Z. klin. Chem. 2, 33 (1964).
Thierfelder, H.: Über die Identität des Gehirnzuckers mit Galactose. Hoppe-Seylers Z. physiol. Chem. 14, 209 (1890).
Thomasson, H.: Biological standardisation of essential fatty acids. Int. Z. Vitamin-Forsch. 25, 62 (1953).
Thompson, W., and M. C. Dawson: The hydrolysis of triphosphoinositide by extracts of ox brain. Biochem. J. 91, 233 (1964a).
— — The triphosphoinositide phosphodiesterase of brain tissue. Biochem. J. 91, 237 (1964b).
Thudichum, J. L. W.: Researches on the chemical constitution of the brain. Rep. med. officer of Privy Council and Local Governm. Board, N.S., No III, 113, London (1874).
— Further researches on the chemical constitution of the brain. Rep. med. officer of Privy Council and Local Governm. Board, N.S. No VIII, 117, London (1876).
— Further researches on the chemical constitution of the brain and of the organoplastic substances. Ninth Ann. Rep. of Local Governm. Board 1879/1880. Suppl. containing Rep. of med. officer for 1879, 143 London.
— A treatise on the chemical constitution of the brain. London: Ballière, Tindall & Cox 1884.
— Die chemische Konstitution des Gehirns der Menschen und der Tiere. Tübingen: Franz Pietzcker 1901.
Tookey, H. L., and A. K. Balls: Plant phospholipase D. I. Studies on cottonseed and cabbage phospholipase D. J. biol. Chem. 218, 213 (1956a).
— — Plant phospholipase D. II. Inhibition of succinic oxidase by cottonseed phospholipase D. J. biol. Chem. 220, 15 (1956b).
Tschöpe, G.: Zur Methodik der gaschromatographischen Fettsäure-Analyse. Z. klin. Chem. 1, 167 (1963).
Tyrrell, L. W.: A cephalinase in nervous tissue. Nature (Lond.) 166, 310 (1950).
Uhlenbruck, G.: Über die Aldehyde der Glycerinphosphatide vom Rinderherz. Diss. Universität Köln 1955.
— Neuraminsäurehaltige Mucoide aus menschlichen Erythrocyten und ihr Verhalten gegenüber verschiedenen Enzymen. Zbl. Bakt., Ref. 177, 197 (1960).
— Zur Definition der Panhämagglutination unter besonderer Berücksichtigung des Thomas-Friedenreichschen Phänomens. Zbl. Bakt., I. Abt. Ref. 179, 155 (1961).
Uzman, L. L.: Lipophilic peptides and proteins of brain. I. Their relation to development of the brain and myelin formation. Arch. Biochem. 76, 474 (1958).
— E. A. Bering, and C. E. Morris: The neuraminic acid content of cerebrospinal fluid as affected by neurological diseases. J. clin. Invest. 38, 1756 (1959).
Vauquelin, M.: De la matière cerebrale de l'homme et de quelques animaux. Ann. Chim. 81, 37 (1812).
Verkade, P. E., J. C. Stoppelenburg u. W. B. Cohen: Über die Stabilität der beiden Glycerolphosphorsäuren und diejenige ihrer Salze. Rec. Trav. chim. Pays-Bas 59, 886 (1940).
Volk, B. W., S. M. Aronson, and A. Saifer: The biochemical recognition of the carrier state of infantile amaurotic family idiocy (Abstract). J. Génét. hum. 13, 22 (1964a).

Volk, B. W., S. M. Aronson, and A. Saifer: Fructose-1-phosphate aldolase deficiency in Tay-Sachs disease. Amer. J. Med. **36**, 481 (1964b).

Vries, E. de, and A. P. Amir: An atrophic type of amaurotic idiocy report of two cases. Psychiat. Neurol. Neurochir. (Amst.) **67**, 231 (1964).

Waelsch, H.: Biochemistry of the developing nervous system. New York: Academic Press 1955.

— Protein metabolism of the nervous system. Swiss med. J. **93**, 1289 (1963).

Wallace, B. J., B. W. Volk, and S. S. Lazarus: Fine structural localization of acid phosphatase activity in neurons of Tay-Sachs disease. J. Neuropath. exp. Neurol. **23**, 676 (1964).

Walz, E.: Über das Vorkommen von Kerasin in der normalen Rindermilz. Hoppe-Seylers Z. physiol. Chem. **166**, 210 (1927).

Warren, L.: The thiobarbituric acid assay of sialic acids. J. biol. Chem. **234**, 1971 (1959).

— The distribution of sialic acids in nature. Comp. Biochem. Physiol. **10**, 153 (1963).

—, and S. S. Spicer: Biochemical and histochemical identification of sialic acid containing mucins of rodent vagina and salivary glands. J. Histochem. Cytochem. **9**, 400 (1961).

Webster, G. R., and R. J. Alpern: Studies on the acylation of lysolecithin by rat brain. Biochem. J. **90**, 35 (1964).

Weiss, S. B., and E. P. Kennedy: The enzymatic synthesis of triglycerides. J. Amer. chem. Soc. **78**, 3550 (1956).

— S. W. Smith, and E. P. Kennedy: Net synthesis of lecithin in an isolated enzyme system. Nature (Lond.) **178**, 594 (1956).

— — — The enzymatic formation of lecithin from cytidine diphosphate choline and D-1,2-diglyceride. J. biol. Chem. **231**, 53 (1958).

Wherrett, J. R., J. A. Lowden, and L. S. Wolfe: Studies on brain gangliosides. Canad. J. Biochem. **42**, 1057 (1964).

Wiechert, P., u. M. Holtz: Ein Beitrag zur Identität der Liquor- und Serummukoproteide. Acta biol. med. germ. **11**, 307 (1963).

Wieland, H., u. E. Dane: Untersuchungen über die Konstitution der Gallensäuren. Zur Kenntnis der 12-oxy-Cholansäure. XXXIX. Mitteilung. Hoppe-Seylers Z. physiol. Chem. **210**, 268 (1932).

Willstätter, R., u. K. Lüdecke: Zur Kenntnis des Lecithins. Chem. Ber. **37**, 3753 (1904).

Witten, P. W., and R. T. Holman: Polyethenoid fatty acid metabolism. V. Prooxidant-antioxidant effect. Arch. Biochem. **37**, 90 (1952a).

— — Polyethenoid fatty acid metabolism. VI. Effect of pyridoxine on essential fatty acid conversions. Arch. Biochem. **41**, 266 (1952b).

Wittenberg, J., and A. Kornberg: Choline phosphokinase. J. biol. Chem. **202**, 431 (1953).

Wörner, E., u. H. Thierfelder: Untersuchungen über die chemische Zusammensetzung des Gehirns. Hoppe-Seylers Z. physiol. Chem. **30**, 542 (1900).

Wolfe, L. S., and J. A. Lowden: Studies on brain gangliosides. Canad. J. Biochem. **42**, 1041 (1964).

Woolley, D. W., and B. W. Gommi: Serotonin receptors. IV. Specific deficiency of receptors in galactose poisoning and its possible relationship to the idiocy of galactosemia. Proc. nat. Acad. Sci. (Wash.) **52**, 14 (1964).

— — Serotonin receptors. V. Selective destruction by neuraminidase plus edta and reactivation with tissue lipids. Nature (Lond.) **202**, 1074 (1964).

Yamakawa, T., R. Irie, and M. Iwanaga: The chemistry of lipid of posthemolytic residue on stroma of erythrocytes. IX. Silicic acid chromatography of mammalian stroma glycolipids. J. Biochem. (Tokyo) **48**, 490 (1960).

— N. Kiso, S. Handa, A. Makita, and S. Yokoyama: On the structure of brain cerebroside sulfuric ester and ceramide dihexoside of erythrocytes. J. Biochem. (Tokyo) **52**, 226 (1962).

— S. Suzuki, and T. Hattori: The chemistry of the lipids of posthemolytic residue on stroma of erythrocytes. V. Glycolipides of erythrocytes stroma and ganglioside. J. Biochem. (Tokyo) **40**, 611 (1953).

Zabin, I., and J. F. Mead: The biosynthesis of sphingosine. I. The utilization of carboxyl-labeled acetate. J. biol. Chem. **205**, 271 (1953).

— — The biosynthesis of sphingosine. II. The utilization of methyl-labeled acetate, formate, and ethanolamine. J. biol. Chem. **211**, 87 (1954).

Zamecnik, P. G., L. E. Brewster, and F. Lipmann: A manometric method for measuring the activity of the Cl. welchii lecithinase and a description of certain properties of this enzyme. J. exp. Med. **85**, 381 (1947).

Zeller, E. A.: Enzymes as essential components of bacterial and animal toxins. In: Sumner-Myrbäck, The enzymes, vol. I, pt. 2, p. 986. New York: Academic Press 1951.

— Action of cortisone acetate on hemolysis produced by enzymic formation of lysolecithin from dimyristoyl-lecithin. Fed. Proc. **11**, 316 (1952).

Zilversmit, D. B.: Metabolism of the complex lipides. Ann. Rev. Biochem. **24**, 157 (1955).

— C. Entenman, and I. L. Chaikoff: The measurement of turnover of the various phospholipides in liver and plasma of the dog and its application to the mechanism of action of choline. J. biol. Chem. **176**, 193 (1948).

Zlotnick, A., E. Weisenberg, and I. Chowers: Mucoproteins of cerebrospinal fluid and blood in neurologic disorders. J. Lab. clin. Med. **54**, 207 (1959).

Immunbiologische Aspekte des zentralen und peripheren Nervensystems*.

Von

G. Uhlenbruck.

Mit 19 Abbildungen.

Einleitung.

Es ist für den Neurochirurgen, Neurologen und denjenigen, der sich physiologisch-chemisch mit dem Zentralnervensystem befaßt, wichtig zu wissen, daß Gehirn und Nervensystem Schauplatz von Immunreaktionen sein können. Es sind vor allem drei Dinge von Interesse:

a) Das Feststellen von normalen und pathologischen Bestandteilen des Nervensystems.

b) Es muß mit der Möglichkeit gerechnet werden, daß durch Bestandteile des Gehirns Immunreaktionen ausgelöst werden können.

c) Das Gehirn nimmt, immunbiologisch gesehen, eine Sonderstellung ein.

d) Immunbiologische Reaktionen erlauben nicht nur festzustellen, was vorhanden ist, sondern sie erlauben auch, den Weg und die Wirkungsweise einzelner Stoffe zu verfolgen, z.B. von Toxinen und Hormonen.

Somit helfen immunologische Reaktionen mit, die verschiedensten Bestandteile des Zentralnervensystems zu definieren, zu lokalisieren und ihr weiteres Schicksal zu verfolgen. Die Immunbiologie trägt also zur Grundlagenforschung entscheidend bei und sollte deshalb an dieser Stelle mit abgehandelt werden.

Zunächst sollen diejenigen Immunreaktionen besprochen werden, welche direkt die Folge von Immunisierung mit Substanzen des Nervensystems sind. Hierbei können wir, wie bei jeder Immunreaktion, zwei Reaktionstypen unterscheiden: Einmal die sog. Allergie vom verzögerten Typ, eine celluläre Reaktionsweise, die nicht mit der Bildung zirkulierender Antikörper einhergeht, die aber so aufzufassen ist, als sei die Zelle als Ganzes eine Art Antikörper, d.h., sie vermag mit ihrer Oberfläche oder mit den an der Oberfläche haftenden antikörperähnlichen Proteinen mit dem Antigen spezifisch zu reagieren. Diese Reaktionsform steht sozusagen zwischen der Phagocytose und der Bildung spezifischer Antikörper. Antikörper gehören dem γ-Globulintyp an. Sie werden auf einen Antigenreiz hin gebildet. Die Antikörper sind hochspezifisch und vermögen das betreffende Antigen zu binden, zu präcipitieren oder — falls es Bestandteil eines Partikels ist — zur Agglutination zu führen. Diese Eigenschaft des Antikörpers beruht im wesentlichen darauf, daß er bivalent ist. Dies können wir uns heute aufgrund der chemischen Struktur des Antikörpermodells gut vorstellen.

Im folgenden sollen nun beide Typen von Reaktionen an Hand von Beispielen diskutiert werden. Zunächst diejenigen Substanzen, die Antikörperbildung unter bestimmten Bedingungen hervorrufen. Dann wird gezeigt, daß das Gehirn sekundär als Schauplatz von Immunreaktionen in Mitleidenschaft gezogen werden kann. Einen weiteren Aspekt stellen immunologische Methoden dar, die wir bei der Untersuchung des Zentralnerven-

---

* Fertiggestellt 1964, überarbeitet und erweitert 1966.

systems anwenden. Schließlich zeigen immunbiologische Kuriosa die Grenzen einer Immunbiologie des Hirn- und Nervensystems auf.

Die Notwendigkeit einer solchen Übersicht leiten wir aus einem Satz ab, den H. J. HUMPHREY in der Einleitung zu dem Buch „Immunology for Students of Medicine" (Blackwell Scientific, Oxford 1963) bringt: "Nowadays almost 10 per cent of the scientific papers read at the annual meeting of the Federation of American Societies for Experimental Biology are related to immunology or employ immunological methods".

I. Substanzen, welche Antikörperbildung hervorrufen können.

Es besteht heute kein Zweifel mehr darüber, daß es Antikörper gegen genau definierte Substanzen des Zentralnervensystems gibt. Hierbei unterscheiden wir in der Hauptsache zwei Gruppen: einmal die Glykolipoide, zum anderen die Proteine des Hirn- und Nervensystems. Zunächst sollen die Glykolipoide besprochen werden, diesmal allerdings von der immunologischen Seite her betrachtet. Als dritte Gruppe könnte man noch die kürzlich gefundenen Glykoproteine des Gehirns aufführen.

1. Lipoide.

Es ist nicht ausgeschlossen, daß unter ganz bestimmten Bedingungen Lipoide des Nervensystems antigen wirken können. Hierin gehören vor allen Dingen die kohlenhydrathaltigen Lipoide, die man von den eigentlichen Sphingoglykolipoiden immer abtrennt, nämlich die Inositphosphatide. Als weitere Gruppe gehört hierhin das Sphingosin und schließlich das sog. Wassermann-Antigen.

a) Inositphosphatide.

Über die Antigenität dieser Verbindungen ist noch nichts sicheres bekannt. THIELE (persönliche Mitteilung) diskutiert eine mögliche Bedeutung bei dem Aufbau von Blutgruppenantigenen.

b) Sphingosin.

Durch Immunisierungsversuche ist YAMAKAWA der Beweis gelungen, daß Sphingosin in der Tat aufgrund seiner beiden OH-Gruppen Antikörperbildung gegen diesen Teil des Moleküls induzieren kann (T. YAMAKAWA, Vortrag Köln 1965).

Wie TAKETOMI und YAMAKAWA 1965 berichten, wurde ein synthetischer Sphingosin-Protein-Komplex auf dem Weg Erythro-Sphingosin N-p-aminobenzoyl-dihydrosphingosine aufgebaut, indem man das letztere mittels der Diazomethode an Rinderserumalbumin oder Eialbumin kuppelte. Der Antikörper ließ sich durch den Komplementbindungstest und durch die Agardiffusion nachweisen. Er kommt nicht bei der EAE vor.

c) „Wassermann-Antigen".

An dieser Stelle möge ein kurzer Hinweis auf das sog. Cardiolipin-Antigen genügen. Über die Struktur informiert eine Arbeit von MACFARLANE (1964) und LE COCQ und BALLOU (1964). Interessant ist, daß es in geringen Mengen auch im Gehirn vorkommt (H. DEBUCH, pers. Mitteilung).

Die Fragwürdigkeit dieser Bezeichnung „Wassermann-Antigen" kommt besonders darin zum Ausdruck, daß heute allgemein nicht von Wassermann-Antikörpern, sondern Reagin gesprochen wird. Dieses Reagin gibt eine positive Komplementbindung und Flockungsteste mit wäßrigen Suspensionen von Lipoiden, die aus normalem Säugetiergewebe extrahiert wurden. Daneben gibt es auch noch echte Antikörper, die aber ganz anders nachgewiesen werden.

Die Wassermann-Reaktion ist manchmal positiv im Liquor und negativ im Blut. Ähnliches hat man auch bei experimentellen Virusinfektionen (intracerebral) festgestellt. In diesem Falle muß man annehmen, daß die Reagin- bzw. Antikörper-bildenden Zellen im Hirn-Nervensystem sich ansammeln und dort den Antikörper bilden und an den Liquor abgeben.

Neuere Ergebnisse über die Komplementbindung der „Immunglobuline" bei der Wassermann-Reaktion s. HOLST, 1964a. Es ist noch nicht genau bekannt, ob der Wassermann-Antikörper gegen Cardiolipin ein Antikörper ist, der mit einem Lipoid aus T. pallidum kreuzreagiert oder ob es sich um eine Art Autoantikörper gegen körpereigenes Cardiolipin handelt, welches durch die syphilitische Infektion in irgendeiner Weise zugänglich gemacht wird. Das würde sogar erklären, warum man das „Wassermann-Reagin" auch bei anderen Erkrankungen finden kann. Für die Beteiligung dieses Antikörpers beim zentralnervösen Ablauf der Syphilis gibt es keine Anhaltspunkte. Man nimmt an, daß das „Wassermann-Antigen" für humorale Antikörper nicht erreichbar ist, vor allem da es auch innerhalb der Nervenzelle sich befinden soll (s. dazu MILGROM, 1964).

Kürzlich konnte von HAAS und VAN DEENEN (1965) Cardiolipin, welches serologisch aktiv war, synthetisiert werden. Die Autoren geben folgende Formel an:

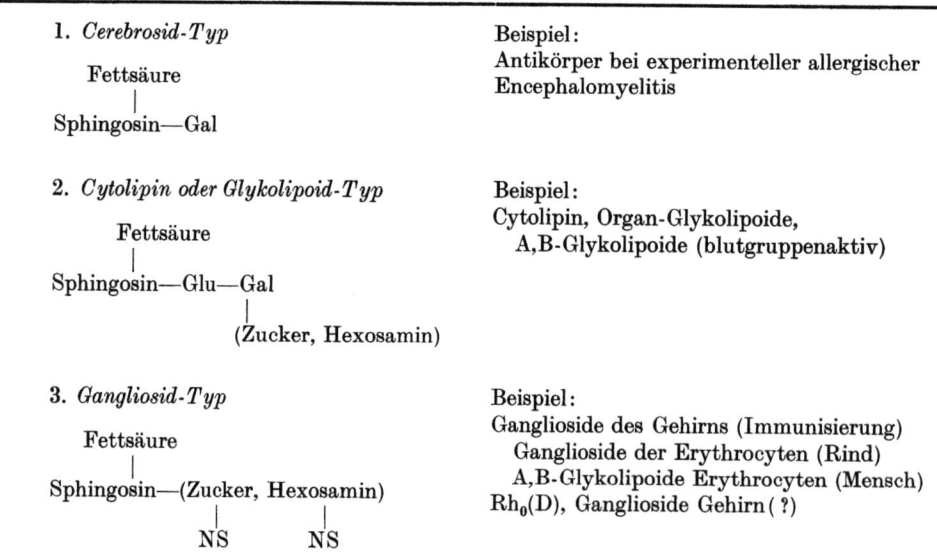

Formel von Cardiolipin

2. Glykolipoide.

Glykolipoide aller Organe und Zellen, und damit auch des Gehirns, können antigene Eigenschaften aufweisen. Determinant ist in der Regel die Kohlenhydratgruppierung.

a) Allgemeines zur Antigenität von Glykolipoiden.

Eine Einteilung dieser Substanzen ist bereits an anderer Stelle gegeben worden (s. S. 227 bei DEBUCH und UHLENBRUCK). So möchten wir uns im wesentlichen in diesem Kapitel auf die Immunbiologie der Glykolipoide beschränken.

Die folgende Tabelle gibt einen Überblick über die Antigenität von Glykolipoiden.

Tabelle 1. *Glykolipoide als Antigene.*

1. *Cerebrosid-Typ* Fettsäure | Sphingosin—Gal	Beispiel: Antikörper bei experimenteller allergischer Encephalomyelitis
2. *Cytolipin oder Glykolipoid-Typ* Fettsäure | Sphingosin—Glu—Gal | (Zucker, Hexosamin)	Beispiel: Cytolipin, Organ-Glykolipoide, A,B-Glykolipoide (blutgruppenaktiv)

3. *Gangliosid-Typ*
 	
 Fettsäure
 |
 Sphingosin—(Zucker, Hexosamin)
            | |
            NS   NS
	Beispiel:
	 Ganglioside des Gehirns (Immunisierung)
	   Ganglioside der Erythrocyten (Rind)
	   A,B-Glykolipoide Erythrocyten (Mensch)
	 $Rh_0(D)$, Ganglioside Gehirn (?)

Gal = D-Galaktose, Glu = D-Glucose, NS = N-Acyl-Neuraminsäure.

Hier ist zu bemerken, daß die Cerebroside nicht immer direkte Vorstufe der Glykolipoide und der Ganglioside sein müssen, sondern z.B. im Gehirn die Ganglioside alle über Glucose an Ceramid gebunden sind, während die Cerebroside Galaktose am Sphingosin gebunden haben. Dies macht das Bild etwas kompliziert, vor allem, wenn man vom genetischen und biosynthetischen Blickwinkel die Entstehung solcher Substanzen sich vergegenwärtigt. Hier sind ganz allgemein folgende Möglichkeiten für die Synthese eines Glykolipids gegeben:

(1) Ceramid — KH A — KH B — KH C — KH D (sukzessiver Aufbau)
$\quad\quad\quad\quad\quad\ \ \uparrow\quad\quad\ \ \uparrow\quad\quad\ \ \uparrow\quad\quad\ \ \uparrow$
$\quad\quad\quad\quad\quad$ Gen a   Gen b   Gen c   Gen d

(2) Ceramid — KH A — KH B — KH C — KH D
$\quad\quad\ \underbrace{\quad\quad\quad\quad\quad\quad\quad\quad\quad}\quad\ \ \uparrow\quad\quad\ \ \uparrow$
$\quad\quad\ \ $ Vorstufensubstanz wird   Gen c   Gen d
$\quad\quad\quad\ \ $ weiter verändert

(3) Ceramid — KH A — KH B — KH C
$\quad\quad\quad\quad\ \ \underbrace{\quad\quad\quad\quad\quad\quad\quad\quad\quad}$
$\quad\quad\quad\ $ Kohlenhydratgruppe wird insgesamt angefügt

(4) Ceramid — KH A — KH B — KH C — KH D
$\quad\quad\quad\quad\ \ \underbrace{\quad\quad\quad\quad\quad}\ \ \underbrace{\quad\quad\quad\quad\quad}$
$\quad\quad\ \ $ Mehrere Untereinheiten werden zusammengefügt

Legt man Glucocerebroside zugrunde, dann wären folgende Synthesemöglichkeiten denkbar:

Ceramid ─────────────────────→ Gangliosid
Ceramid → Cerebrosid ─────────→ Gangliosid
Ceramid → Cerebrosid → Glykolipoid → Gangliosid
Ceramid ──────────→ Glykolipoid → Gangliosid

Aus der Abbildung ist ersichtlich, daß im Falle (1) nach der Ein-Gen-Ein-Enzym-Hypothese nach und nach ein Zucker bzw. Kohlenhydrat nach den anderen an das Ceramid angeführt wird. Im Beispiel (2) zeigt sich jedoch, daß auch ein Teil dieser Kette schon präformiert als „unspezifische" Vorstufensubstanz vorliegen kann. Das Modell (3) soll veranschaulichen, daß eine solche Vorstufensubstanz oder ein solches Glykolipoid auch durch Anfügen einer größeren vorgebildeten Einheit entstehen könnte. Schließlich wäre auch denkbar (4), daß ein „Transfer" von zwei solchen präformierten Einheiten zur Synthese eines Glykolipoids führen kann. Diese Überlegungen sind deshalb wichtig, weil mit dem Vorkommen organspezifischer oder species-spezifischer Glykolipoide gerechnet werden muß. Wie in einem anderen Kapitel schon gezeigt worden ist, ist die Konstitutionsermittlung und genauere Bestimmung der Glykolipoide mit Hilfe chemischer Methoden nicht sehr einfach. Antikörper gegen solche Substanzen versprechen daher eine relativ einfache und schnelle Diagnose. So stellen also die Antikörper gegen Glykolipoide ein wertvolles Hilfsmittel für den Biochemiker dar. Umgekehrt aber können diese Antikörper dazu benutzt werden, die Bedeutung der Glykolipoide unter normalen und pathologischen Bedingungen festzustellen. Hier bieten sich mehrere Betrachtungen an:

1. Feststellen, bei welchen neurologischen Krankheiten diese Antikörper auftreten, und vor allem muß bestimmt werden, welche Antikörper vorliegen. (Dazu sind geeignete Testsubstanzen erforderlich.) (Siehe hierzu auch die Monographie von WÜTHRICH, 1964.)

2. Lokalisation der Glykolipoide: Da Antikörper Gammaglobuline sind, kann man immunhistochemisch durch fluoresceinmarkierter Antigammaglobulinmoleküle zu einer Lokalisation dieser Substanzen gelangen.

3. Veränderungen in der antigenen Struktur dieser Glykolipoide, z.B. bei bestimmten Erkrankungen (Tay-Sachssche Idiotie) oder Tumoren (tumorspezifische Glykolipoide?) können leichter ermittelt werden.

Bei diesen Untersuchungen muß jedoch „im Auge" behalten werden, daß eine ganze Reihe von Glykoproteinen und Mucoiden ebenfalls Gruppen tragen können, die mit denjenigen der Glykolipoiden völlig identisch sind. Das kann dann Anlaß zu Kreuzreaktionen geben. Als Beispiel sei das von UHLENBRUCK und KRÜPE (1963a, b) beschriebene Pneumokokken-Typ-XIV-spezifische Mucoid aus Rindererythrocyten genannt. Diese Kreuzreaktion beruht, wie die Autoren mit Recht vermutet hatten, auf der Anwesenheit von nicht-reduzierend-gebundenem Lactosamin (4-O-β-D-Galactopyranosyl-N-Acetyl-D-Glucosamin). In der Tat konnten dann auch KUHN und WIEGANDT (pers. Mitteilung) folgende Verbindung nachweisen:

(Verbindungen (a), (b) und (c) — von uns angenommene Struktur)

(a) $\text{Gal} \xrightarrow[\beta]{1-4} \text{N-Ac-Glum}$

(b) $\text{Gal} \xrightarrow[\beta]{1-4} \text{N-Ac-Glum} \xrightarrow[\beta]{1-3} \text{Gal}$ } Rindererythrocytenmucoid

(c) $\text{Gal} \xrightarrow[\beta]{1-4} \text{N-Ac-Glum} \xrightarrow[\beta]{1-3} \text{Gal} \xrightarrow[\beta]{1-6} \text{Gal}$

(d) $\text{Gal} \xrightarrow[\beta]{1-4} \text{N-Ac-Glum} \xrightarrow[\beta]{1-3} \text{Gal} \xrightarrow[\beta]{1-4} \text{Glu}$ } Rindererythrocytengangliosid

Die Verbindung (d) ist Lacto-N-Neotetraose, kommt im Colostrum vor und ist Bestandteil des Gangliosids aus Rindererythrocyten und Rindermilz. Es ist ganz klar, daß das neuraminsäurefreie Gangliosid eine starke Kreuzreaktion mit Pneumokokken-Typ-XIV-spezifischen Reagentien gibt. So läßt sich also kaum unterscheiden, ob am neuraminidasebehandelten Rindererythrocyten diese Kreuzreaktion auf das Mucoid oder auf das Gangliosid oder auf beide zurückzuführen ist. Tatsächlich ist die für diese Kreuzreaktion verantwortliche Gruppierung des Lactosamins ungewöhnlich weit bei verschiedenen Organismen verbreitet. Meist liegt diese Struktur als „Kryptantigen" vor (UHLENBRUCK, 1965). Daher kann man also, wie dieses Beispiel zeigen sollte, bei solchen serologischen Reaktionen mit Glykolipoiden aufgrund unerwarteter Kreuzreaktionen leicht in Schwierigkeiten geraten. In diesen Fällen ist oft die unterschiedliche Löslichkeit der verschiedenen Substanzen mit gleicher, kreuzreagierender „determinanter" Gruppe ein weiteres Hilfsmittel. Auf solche Kryptantigene muß vor allem dann geachtet werden, wenn im Verlaufe von Erkrankungen Enzyme (des eigenen Körpers oder exogener Herkunft, z.B. bei Infektionen) aktiviert werden, die solche Kryptantigene freilegen. Auf diese Weise kann manche „normale" Substanz nun „fremd" werden bzw. als „not-self" betrachtet werden und einen Autoimmunvorgang in Bewegung setzen. Es ist daher als erstaunliches Phänomen zu beobachten, daß dabei „Vorstufen" rückläufig wieder zum Vorschein kommen, die wohl während der Synthese der Substanz irgendwie so „geschützt" waren, daß sie nicht als Antigen empfunden wurden. Dies rührt aber schon wieder an die noch nicht ganz geklärten Vorstellungen über die Biosynthese dieser Verbindungen.

b) Cerebroside.

Die einfachste Verbindung dieser Gruppe von Glykolipoiden ist das Cerebrosid. Die Antigenität ist heute so gut wie bewiesen (NIEDIECK und PETTE, 1963; NIEDIECK und KUWERT, 1963). Zur Identifizierung wurde auch der Agarpräcipitationstest herangeholt. Die Antiseren stammen von EAE (Experimentelle Allergische Encyphalomyelitis)-Tieren. Die äthanolischen Lipoidlösungen wurden für den Test 1:4 mit destilliertem Wasser verdünnt. Cerebron oder Cerebrosidgemisch präzipitiert nur bei Diffusion gegen EAE-Seren nach Zusatz von Cholesterin und Lecithin. Die Autoren fanden ein optimales molares Gewichtsverhältnis Cerebrosid:Cholesterin:Lecithin = 2:4:1. Auch durch Injektion von Cerebron, Rinderserumalbumin und Adjuvans bilden Kaninchen Antiseren gegen Cerebroside. Nach Entfernung der Zuckergruppe ist die serologische Aktivität nicht mehr vorhanden.

Damit scheint die chemische Struktur eines äthanollöslichen thermostabilen, artunspezifischen Lipoidhaptens, das nur aus reifen Myelin extrahiert werden konnte, geklärt zu sein. Zu ähnlichen Befunden kamen JOFFE, RAPPORT und GRAF (1963). Es scheint somit erwiesen, daß im Verlaufe der EAE Antikörper gegen Cerebrosid gebildet werden.

Es ist allerdings noch nicht klar, wieso der Organismus Antikörper gegen solche Substanzen bildet, die schon sehr früh beim Feten nachzuweisen sind und gegenüber denen eigentlich das Phänomen der Immuntoleranz bestehen müßte.

Die komplement-bindenden Antikörper gegen Cerebroside gehören sowohl der 19 S- als auch der 7 S-Fraktion an. Sie kommen bei Kaninchen mit EAE auch im Liquor vor (KUWERT und NIEDICK, 1965).

Intradermale Injektion einer Emulsion aus Cerebrosid, Rinderserumalbumin und kompletten Adjuvants bewirkt bei Kaninchen Antikörperbildung gegen das Cerebrosid und das Albumin. Eine encephalitogene Wirkung kann hierbei nicht festgestellt werden. Offenbar sind die Anticerebrosidtiter vom Mycobakteriengehalt der Injektionsemulsionen abhängig, denn mit inkomplettem Adjuvans ist die Antikörperbildung sehr viel schlechter, aber dennoch möglich (NIEDICK und PALACIOS, 1965).

c) Glykolipoide.

Es gibt auch Antikörper gegen Glykolipoide bzw. neuraminsäurefreie Ganglioside. Die einfachste Verbindung dieser Art ist das Cytolipin H, welches von RAPPORT u. Mitarb. (Übersicht RAPPORT, 1961) isoliert worden war. Ihm kommt die Struktur einer Ceramid-Lactose zu. Diese Grundstruktur kommt in vielen Gangliosiden vor. Merkwürdig ist, daß diese Substanz zum ersten Mal aus Carcinomgewebe isoliert worden ist, obwohl sie auch in geringen Mengen im normalen Gewebe vorkommt. Das Cytolipin H sollte heute nicht mehr zu den tumorspezifischen, sondern den tumorcharakteristischen Glykolipoiden zählen.

$$H_3C-(CH_2)_n-CO$$
$$|$$
$$NH$$
$$|$$
$$H_3C-(CH_2)_{12}-CH=CH-CH-C-CH_2$$
$$|||$$
$$OHHO\beta$$
$$|$$
$$Glu \xleftarrow[\beta]{4-1} Gal$$

Cytolipin H

Diese ganzen Glykolipoide mit serologischer Aktivität zeigen eine Besonderheit: Sie sind oft nur im Gemisch mit sog. „auxiliären" Lipoiden wirksam, d.h., ihre serologische Aktivität hängt — je nachdem in welchem System sie gemessen wird — stark von unspezifischen Begleitlipoiden ab. Ganz ähnliche Beobachtungen hat KOSCIELAK an blutgruppenaktiven Glykolipoiden aus Erythrocyten gemacht (sog. Carrier-Lipoidfraktion). Es ist also größte Umsicht in der Durchführung serologischer Teste (Komplementbindung, Präcipitation, Agglutinationshemmung usw.) geraten, da man leicht „negative" Resultate bekommt. Diese Dinge haben eine große Rolle gespielt, bis man schließlich die Glykolipoide der Erythrocyten als die blutgruppenaktiven Substanzen der Zelloberfläche anerkannt hat (PROKOP und UHLENBRUCK, 1963).

Das Studium der organ-spezifischen Glykolipoide ist in letzter Zeit von RAPPORT und Mitarb. (1964), sowie YAMAKAWA u. Mitarb. vor allem am Beispiel der Nieren-Glykolipoide fortgesetzt worden. Demnach müssen wir wohl zwei bzw. drei Gruppen von Organ-Glykolipoiden unterscheiden, zumindest serologisch:

a) Einmal die blutgruppenaktiven Glykolipoide, wozu auch das Forssman-Antigen zu rechnen wäre, Substanzen, die endständig determinanten Zucker α-glykosidisch gebunden haben und

b) Glykolipoide, die mehr dem Gangliosid-Typ ähneln und endständig β-glykosidisch gebundenen Zucker haben. Hierhin gehört auch das tumorcharakteristische Gangliosid aus Meningiomen (SEIFERT und UHLENBRUCK, 1965), ein Gangliosid, welches auch in Hundeerythrocyten vorkommt (KLENK und HEUER, 1960; HANDA und YAMAKAWA, 1964).

$$H_3C-(CH_2)_n-CO$$
$$|$$
$$NH$$
$$|$$
$$H_3C-(CH_2)_{12}-CH=CH-CH-C-CH_2$$
$$|\quad\quad|\quad\quad|$$
$$OH\quad H\quad O-Glu \xleftarrow[\beta]{4-1} Gal \xleftarrow[\alpha]{3\leftarrow 2} NS$$

c) Tumorspezifische Glykolipoide. Hierüber haben kürzlich wieder HAKOMORI und JEANLOZ (1964) berichtet. Bemerkenswert ist, daß es sich bei diesem Präparat um ein fucosehaltiges Glykolipoid handelt.

d) Antikörper gegen Ganglioside.

Auch gegen Ganglioside hat man in sehr eleganter Weise Antikörper erzeugen können (YOKOYAMA, TRAMS und BRADY, 1963). Die Methode besteht darin, daß mit Tannin behandelte Erythrocyten vom Schaf oder Kaninchen Ganglioside auf ihrer Oberfläche festhalten. Auf diese Weise entstanden „fremde" Erythrocyten, die im Tierversuch (Kaninchen) die Bildung spezifischer Antikörper gegen Ganglioside hervorriefen. Weniger Erfolg hatte man, wenn Ganglioside mit Freund's Adjuvans oder Serumalbumin injiziert wurden. Nachdem auf die oben genannte Weise die Antikörperbildung gegen Ganglioside einmal in Gang gekommen ist, genügt die Injektion von Gangliosiden ohne Erythrocyten, um den Antikörpertiter zu verstärken. Am besten bewährten sich jedoch Erythrocyten, die ohne Tanninbehandlung sich mit Gangliosiden aufgeladen hatten. Auch gegen neuraminsäurefreie Ganglioside wurden auf diese Weise Antikörper erzeugt. Die Antikörper lassen sich aus dem Serum absorbieren und fixieren Komplement. Die Spezifität wurde weiterhin untermauert durch die passive cutane Anaphylaxie. Agargel-Diffusionsteste, sowie „mixed"-Agglutinationsversuche hatten wenig Erfolg bisher. Da es sich um neuraminsäurehaltige Verbindungen handelt, wurde natürlich auch Blutgruppenaktivität getestet, und zwar M, N und Rh_0 (D). Von den M- und N-Antigenen ist bekannt, daß die Spezifität durch N-Acetyl-Neuraminsäure bedingt ist; von den Rhesussubstanzen ist es immer wieder behauptet worden, ohne daß sich das bisher irgendwie hätte beweisen lassen. Immerhin fanden die Autoren schwache M, N, A und $Rh_0(D)$, keine Anti-B-Aktivität. Erstaunlich ist jedoch, daß zwar M und N und $Rh_0(D)$-Aktivität nach Abspaltung der Neuraminsäure verschwunden sind, aber auch die A-Aktivität. Gerade der letztere Befund stimmt etwas bedenklich, denn das Gegenteil hätte man erwarten müssen. Wenn nicht alle Zucker in den Gangliosiden β-glykosidisch gebunden wären, so wäre aber auch nach milder Säurehydrolyse nicht mit dem Auftreten A-spezifischer Strukturen zu rechnen, denn für die A-Aktivität ist N-Acetyl-Galactosamin-$\left(\xrightarrow[\alpha]{1-3}\right)$-D-galactose verantwortlich. Die gleiche Verbindung kommt in den Gangliosiden nicht vor, anderenfalls hätten viele Ganglioside A spezifische Strukturen als Kryptantigene.

Dagegen ist den Gangliosiden und der sezernierten Blutgruppensubstanz A (wie in allen sezernierten Blutgruppensubstanzen) ein anderes Disaccharid gemeinsam, nämlich N-Ac-Galm-$\xrightarrow[\beta]{1-3}$ Gal.

Wir fanden (ALCANTARA, KINZEL, BUBE und UHLENBRUCK, in Vorbereitung), daß dieses Disaccharid Anti-$Rh_0(D)$ hemmt.

Man hätte also, wären tatsächlich nach Abspaltung der Neuraminsäure A-Strukturen zum Vorschein gekommen, einige wichtige Aussagen über die Struktur der Ganglioside machen können.

$$\begin{array}{c}
\text{H}_3\text{C}-(\text{CH}_2)_n-\text{CO} \\
| \\
\text{NH} \\
| \\
\text{H}_3\text{C}-(\text{CH}_2)_{12}-\text{CH}=\text{CH}-\text{CH}-\text{C}-\text{CH}_2 \\
|\quad\quad |\quad\quad | \\
\text{OH}\;\;\text{H}\;\;\text{O}-\text{Glu}
\end{array}
\qquad
\begin{array}{c}
\text{N}-\text{Ac}-\text{Galm} \xleftarrow[\beta]{3-1} \text{Gal} \left(\xleftarrow[\alpha]{3-2} \text{NS}\right) \\
1 \Big| \beta \\
4 \Big| \\
\downarrow \\
\xleftarrow[\beta]{4-1} \text{Gal} \\
\alpha \Big|\begin{array}{c}3\\|\\2\end{array} \\
\downarrow \\
\text{NS} \left(\xleftarrow[\alpha]{8-2} \text{NS}\right)
\end{array}$$

Schematischer Aufbau eines Gangliosids

$$\text{N}-\text{Ac}-\text{Galm} \xleftarrow[\beta]{3-1} \text{Gal}$$

$$\text{N}-\text{Ac}-\text{Galm} \xleftarrow[\beta]{3-1} \text{Gal} \xleftarrow[\beta]{3-1} \text{N}-\text{Ac}-\text{Glum} \xleftarrow[\beta]{4-1} \text{Gal} \xleftarrow[\alpha]{3-1} \text{N}-\text{Ac}-\text{Galm}$$

Kohlenhydratkette der sezernierten A-Substanz

Ein zweiter Weg, auf serologischem Wege der Struktur der Ganglioside näher zu kommen, besteht darin, daß man durch niedermolekulare Oligosaccharide, die man dem System Anti-Gangliosid-Antikörper-Gangliosid zusetzt, diese Antigen-Antikörperreaktion zu hemmen versucht. Am besten gehen die Versuche natürlich zur Zeit noch mit neuraminsäurefreien Gangliosiden und neutralen Oligosacchariden, da neuraminsäurehaltige Oligosaccharide kaum für diese Versuche zur Verfügung stehen. Immerhin hat man auf diese Weise einiges über die Struktur von Gangliosiden bestätigen können, z.B. auch die β-glykosidischen Bindungen, da keine Verbindung wirksam war (SOMERS, KANFER, BRADY und BOONE, 1964). Die oben erwähnte Testung des Disaccharids haben wir vor allem auch deshalb vorgenommen, weil DODD, BIGLEY, JOHNSON und McCLUER (1964) über die $Rh_0(D)$-Aktivität von Gangliosiden berichten. Demnach wurde durch Gangliosidpräparate die Agglutination durch Anti-D gehemmt. Es wurde geschlossen, daß Substanzen ähnlichen Aufbaus (determinanten Gruppe?) auch in Erythrocyten vorkommen. Antikörper gegen bestimmte Ganglioside reagieren auch mit $Rh_0(D)$-Zellen. Theoretisch wäre denkbar, daß durch Hirnverletzung oder neurologische Erkrankungen, bei denen die Bluthirnschranke nicht mehr besteht, Autoimmunisierung im Sinne eines Anti-D-Immunantikörpers auftritt. Das wäre vor allen Dingen für Rh-negative Frauen von Bedeutung.

Nach blutgruppenaktiven Substanzen im Gehirn hat man immer wieder gesucht. Die diesbezügliche Literatur ist an anderer Stelle ausführlich diskutiert worden (PROKOP und UHLENBRUCK, 1963; SCHEIBE und GIBB, 1961). Nur in der harten Hirnhaut sind blutgruppenaktive Substanzen gefunden worden (SCHEIBE und GIBB, 1961), dagegen zeigten sog. Mucopolysaccharide aus der Cortex keine Blutgruppenaktivität (EJIMA, 1955). Interessante Aspekte zeigt die Arbeit von REIF und ALLEN, 1964: Diese Autoren untersuchten die Verteilung des sog. AKR-Thymus-Antigens bei der Maus und fanden, daß dieses Antigen, welches Beziehungen zu der Leukämie der Maus zeigt, besonders reichlich auch im Nervengewebe vorkommt.

Zu diesem ganzen Thema schreibt YOKOYAMA in einer Veröffentlichung 1965: „Wir haben gezeigt, daß Hirnganglioside verschiedene Blutgruppenantikörper hemmen, nämlich Anti-A, Anti-M und Anti-$Rh_0(D)$. Inzwischen haben wir gefunden, daß Anti-I und Anti-O auch durch Ganglioside gehemmt werden, obwohl Anti-H nicht gehemmt wurde. Schließlich wurde kürzlich gefunden, daß Anti-H-Lektin (aus Pflanzen) weniger leicht durch Gangliosid gehemmt wurde als das menschliche Anti-H." Für den Serologen ist allerdings klar, daß es sich bei diesen Hemmversuchen allerdings nur um tastende Versuche handelt und daß die Hemmaktivitäten keineswegs überzeugend sind. Immerhin können sie annähernd etwas zur Struktur beitragen.

In Zusammenarbeit mit Dr. KIM konnte ich schwache T-Antigenaktivität in neuraminsäurefreien Gangliosiden nachweisen, auch hemmte ein aus ihnen dargestelltes Disaccharid eindeutig T-Agglutinin (KIM und UHLENBRUCK, in Vorbereitung). SEIFERT hat in unserem Institut aus Menigiomen ein Gangliosid vom Typ Ceramid-Lactose-NS isoliert, andere Tumoren besitzen vermehrt ein Gangliosid, welches außerdem noch eine NS mehr hat. (Dies letzte übrigens soll nach WOOLLEY und GOMMI (1965) den Serotonin-Receptor darstellen!) Antikörper gegen beide Gangliosidtypen haben wir bisher nicht auffinden können.

Das Tay-Sachs-Gangliosid (vermehrt vorkommend bei dieser Erkrankung), enthält endständig β 1—4 an Galaktose nicht-reduzierend gebundenes N-Acetyl-D-Galaktosamin. Endständig gebundenes (nicht-reduzierend) N-Acetyl-D-Galaktosamin wird aber, gleichgültig, ob es β- oder α-glykosidisch gebunden ist, durch ein Agglutinin aus Helix pomatia (Weinbergschnecke) spezifisch erfaßt, dieses Agglutinin reagiert also wie wir feststellen konnten (KIM, UHLENBRUCK, PROKOP und SCHLESINGER, in Vorbereitung) mit allen Verbindungen, welche terminales Hexosamin von diesem Typ besitzen, z.B. mit neuraminidasebehandelten menschlichen Erythrocytenmucoiden, mit neuraminidasebehandelten Submaxilarismucin, und mit blutgruppen-A-spezifischen Verbindungen. Besonders wichtig aber ist, daß es auch mit dem oben angeführten Tay-Sachs-Gangliosid reagiert. Besonders eindrucksvoll sind die Präcipitatlinien in der Immunodiffusion. Es handelt sich hier um eine Art „natürlichen Antikörpers" gegen ein Gangliosid, dessen Formel hier noch einmal aufgezeichnet ist:

$$CH_3-(CH_2)_{16}-CO-NH$$
$$CH_3-(CH_2)_X-CH=CH-CH-CH-CH_2$$
$$X=12, 14 \quad OH \quad O-CH$$

Formel des Tay-Sachs-Gangliosides (entnommen der Arbeit von LEDEEN und SALSMAN, 1965)

Neuere Untersuchungen über die blutgruppenserologische Aktivität von Gangliosiden, insbesondere im Hinblick auf die Hemmung von Antikörpern gegen das Blutgruppenantigen I stammen von YOKOYAMA und PLOCINIK (1965). In dieser Arbeit ist auch in einer Tabelle angegeben, welche anderen blutgruppenserologischen Eigenschaften die verschiedenen Ganglioside haben. Besonders bemerkenswert ist, daß Anti-I, Anti-M und Anti-A eindeutig durch die gleichen Gangliosidpräparate gehemmt werden, so daß man strukturelle Verwandtschaften zwischen diesen Antigenen annehmen muß.

Interessant ist, daß Ganglioside in Zusammenhang mit anaphylaktischen Reaktionen auch gewisse pharmakologische Eigenschaften aufweisen sollen (SMITH, 1966). Diese Behauptung, nämlich eine Wirkung auf die glatte Muskulatur, ist auch schon von anderer

Seite aufgestellt worden, jedoch ist eine endgültige Stellungnahme zur Zeit noch nicht möglich.

Von dieser Art Reaktion müssen streng diejenigen Reaktionen getrennt werden, welche nicht-immunologischer Art sind und auf der Beteiligung der Ganglioside am Aufbau der elektrischen Impulsstationen beruhen. So hat die Abspaltung der Neuraminsäure in vivo im Gehirn den Tod von Versuchstieren zur Folge, die unter Krämpfen zugrunde gehen. Hier sind in der Hauptsache Ganglioside, aber auch neuraminsäurehaltige Glykoproteine enzymatisch verändert worden (KELLY und GREIFF, 1965).

Eine Übersicht über die Immunogenität von Glykolipoiden, insbesondere Gangliosiden, hat BRADY (1966) gegeben. Der Autor weist darauf hin, daß bei ungefähr 20% aller Patienten mit Multipler Sklerose Antikörper gegen Ganglioside vorkommen, aber auch er ist der Auffassung, daß Antikörpern gegen Glykolipoide im Verlaufe der genuinen oder experimentellen Autoimmunerkrankungen des Zentralnervensystems keine entscheidende Bedeutung zukommt, weil die Immunreaktion vom verzögerten Typ das Bild entscheidend bestimmt.

Auch auf dem Wege der Immunisierung kann man tierexperimentell ausgezeichnete Antikörper gegen das Tay-Sachssche Gangliosid erhalten (T. A. PASCAL, A. SAIFER und J. GITLIN, 1966). Die von YOKOYAMA und PLOCINIK (1965) angegebenen serologischen (Blutgruppen-)Eigenschaften des Tay-Sachs-Gangliosids konnten wir bei einer Nachprüfung experimentell nicht bestätigen, auch nicht die Blutgruppeneigenschaft I. Das Anti-I, mit dem wir arbeiteten, hatte einen Titer von 1:8 und wurde durch eine 1%ige Lösung des Gangliosids nicht gehemmt. Ebenso unwirksam waren das menschliche Erythrocytenmucoid, Rindererythrocytenmucoid (auch nach partieller Hydrolyse), sowie Galaktogen aus Helix pomatia. Nach neueren Vorstellungen, die an anderer Stelle referiert sind (PROKOP und UHLENBRUCK, 1966), sollen für die I-Spezifität endständige, nicht-reduzierend gebundene D-Galaktose-Einheiten verantwortlich sein. Aus dieser Sicht wären natürlich unsere negativen Ergebnisse verständlich.

Nicht-immunologische Reaktionen ergeben Gangliosidgemische mit Poly-Lysin-Verbindungen. Dies konnte von uns gefunden werden, als wir eine Arbeit von DANON, HOWE und LEE (1965) nachprüften. Die Autoren hatten über die Beziehung neuraminsäurehaltiger Glykoproteine zu diesem basischen Polymer berichtet. Wir konnten dann feststellen, daß die Aggregation von Erythrocyten durch Polylysin durch Zugabe von Gangliosiden ausgezeichnet gehemmt wird. Auf diese Weise kann man Gangliosid-Lösungen „austitrieren", d.h. die Hemmwirkung quantitativ messen. Eine andere Möglichkeit wäre, im Gewebeschnitt Ganglioside auf diese Weise zu markieren, nämlich durch das Polylysin, welches dann spezifisch angefärbt werden kann. Ähnlich verhält sich das basische Lysozym (UHLENBRUCK, unveröffentlicht).

e) Zur Problematik organspezifischer Hirnantigene.

Diese wurden vor über 30 Jahren beschrieben: BRANDT, GUTH und MÜLLER (1926); WITEBSKY und STEINFELD (1928). In den darauffolgenden Jahren glaubte RUDY die Nichtidentität mit Cerebrosid festgestellt zu haben (1932, 1933), dagegen kam SCHWAB (1936) bei Untersuchungen über die Protagonfraktion des Gehirns zu dem Ergebnis, daß mindestens noch ein weiteres organspezifisches „Lipoidhapten" existieren müsse. Von diesem organspezifischen Lipoidantigen ist inzwischen eines als Cerebrosid identifiziert worden (JOFFE, RAPPORT und GRAF, 1963). Es ist anzunehmen, daß auch die anderen organspezifischen Lipoidantigene der Glykolipoidfraktion angehören, z.B. wären auch die Ganglioside hierzu zu rechnen.

Damit wird der Ausdruck organspezifisch schon problematisch, denn Glykolipoide, z.B. Cerebroside und Ganglioside, finden sich auch in anderen Organen, oft allerdings mit geringfügigen Unterschieden (Fettsäuren), die für die Antigenität bedeutungslos sind. Methodisch und technisch sehr schöne Untersuchungen über sog. Lipoid-Haptene aus

Gehirn hat Stöss (1960) angegeben. Die Arbeit zeichnet sich außerdem durch eine umfassende Literaturübersicht zu diesem Thema aus.

Organspezifische Antikörper gegen Hirnsubstanz (graue Substanz, nicht speciesspezifisch) bei carcinomatöser Neuromyopathie hat Wilkinson (1964) beschrieben. Desgleichen sollen auch hirnspezifische Autoantikörper bei der Myasthenia gravis gefunden werden, neben Auto-Antikörpern gegen Muskel (D. Ricken, persönliche Mitteilung).

Neben dem organspezifischen und thermostabilen äthanollöslichen Antigen haben Witebsky u. Mitarb., 1964 (Milgrom, Tuggac, Campbell und Witebsky) ein hirnspezifisches, äthanolunlösliches Antigen aus Gehirn beschrieben. Das erste zeigte sogar serologische Unterschiede zwischen grauer und weißer Substanz des Gehirns an. Außerdem wurde von Witebsky ein thermolabiles, species-spezifisches Hirnantigen beschrieben (Witebsky und Steinfeld, 1928; Reichner und Witebsky, 1934). Merkwürdig ist, daß bei den Lipoidantigenen aus Gehirn Kreuzreaktionen mit entsprechenden Antigenen aus Testis festzustellen sind (Lewis, 1933).

Das thermosstabile, äthanolunlösliche Hirnantigen zeigt "inter species cross-reactions". So unterscheidet Witebsky zwei hirnspezifische Antikörper:

a) Einen, der nur mit dem Hirnantigen der homologen species reagiert, z.B. Antiseren gegen das menschliche Hirnantigen und

b) Antikörper, die sowohl mit homologen, als auch heterologem Hirnantigen reagieren, z.B. Antiseren gegen Rind und Schweinehirn. Witebsky schreibt dazu: It would appear that the same molecule of the brain-specific antigen may contain determinants only for the given species and in addition, determinants, which are shared by the brain specific antigens of other species.

Die Verbreitung dieses Antigens bezieht sich fast ausschließlich auf die graue Substanz; es ist völlig abwesend in den peripheren Nerven. Offenbar bestehen Beziehungen zu den von Henle u. Mitarb. (1941) festgestellten Hirnantigenen; keine Beziehungen bestehen zu den sog. encephalitogenen Antigenen, welche die EAE auslösen.

Zu den hirnspezifischen Antigenen sind wahrscheinlich auch einige Proteine zu rechnen, die im Liquor als liquorspezifisch bestimmt werden können. Man muß jedoch vorsichtig sein, da über die Herkunft der liquorspezifischen Proteine noch wenig bekannt ist. Sicher dürfte ein Teil aus dem Hirn stammen, wenn auch hier oft nur unter pathologischen Bedingungen manche Reaktionen nachzuweisen sind. In der Arachnoidea kommen hirnspezifische Antigene nicht vor (Mancini u. Mitarb., 1964).

Verschiedene Nachweismethoden für organspezifische Antigene haben Shulman, Milgrom und Witebsky angegeben. Organspezifische Glykolipoide kann man am besten säulenchromatographisch darstellen (Makita und Yamakawa, 1962). Die thermostabile, äthanolunlösliche Fraktion mit Organspezifität aus Schweinegehirn wirkt im Tierversuch nur in Verbindung mit Freunds Adjuvans als Antigen, vielleicht ein Hinweis auf die Lipoidnatur dieser Verbindungen? (Milgrom, Campbell und Witebsky, 1964). Interessant ist, daß im immunelektrophoretischen Bild viele dieser Antigene zur Anode wandern, so daß man auch mit einer Glykoproteinnatur rechnen muß (mucoprotein von den Autoren bezeichnet), leider sind biochemische Angaben über diese Fraktionen sehr spärlich angegeben. Organspezifische Antikörper kann man auch mit Hilfe der ,,Mixed Conglutination Reaction" von Lachmann et al. 1965 nachweisen. Einzelheiten müssen in dieser Arbeit nachgelesen werden.

Es gibt auch species-spezifische Hirnantigene, d.h. besser gesagt, species-spezifische Antigene im Gehirn. Allerdings kommen species-spezifische Antigene im Gehirn weit weniger (mengenmäßig) vor wie in anderen Organen (Milgrom, Tuggac und Witebsky, 1964). Die gleichen Autoren konnten 1965 auch zwei organspezifische Antigene der Hypophyse beschreiben (Vorderlappen), Antiseren gegen diese Antigene kreuzreagierten jedoch in einem Falle mit dem thermostabilen Extrakt aus Nebennieren. Antiseren gegen Hühnergehirn haben FRIEDMAN und WENGER 1965a, b hergestellt. Die Antikörper gehörten sowohl der 19 S- als auch der 7 S-Fraktion an, die ersteren reagierten mit dem Chloroform-Methanol-Extrakt aus diesen Gehirnen, die 7 S-Antikörper nur mit dem extrahierten Rückstand. Ein weiterer Unterschied war, daß die 19 S-Antikörper schon mit embryonalen Gehirn reagierten, die anderen Antikörper erst später. Das lipoidlösliche Antigen wird von den Autoren als Glykolipoprotein angesprochen, der Chloroform-Methanol-Extrakt (2:1) wurde nach FOLCH-PI und LEES aufgearbeitet. Das zweite Antigen wird von FRIEDMAN und WENGER als möglicherweise mit Cholinesterase identisch angesprochen.

Damit ist zugleich auch die Frage organ-spezifischer Enzyme aufgeworfen. Hierüber sind nur wenige Untersuchungen bisher bekannt geworden. Ganz allgemein könnte man etwa folgende Einteilung der organ-spezifischen Antigene des Hirns vornehmen:

I. Lösliche Antigene.
  a) Im Zellplasma, intracellulär (z.B. manche Enzyme).
  b) Extracellulär, z.B. als Sekret (Hormone). Hierhin könnte man vielleicht auch die liquorspezifischen Proteine rechnen.

II. Antigene der äußeren Zellmembran.

III. Antigene intracellulärer Partikel (außer Kern).
  a) Die Membran intracellulärer Partikel, z.B. Mitochondrien.
  b) Der Inhalt intracellulärer Partikel. Solche Untersuchungen an Hirnmitochondrien sind besonders von SELARIU in subtiler Weise durchgeführt worden (1965).

IV. Die Antigene des Zellkerns, wobei man ebenfalls zwischen Membran und Kerninhalt unterscheiden kann.

Eine Besonderheit der Anti-Hirn-Antikörper ist, worauf auch LEWIS 1941 wieder hinweist, daß diese Antikörper, von denen man annimmt, es seien Antikörper gegen „Lipoide" (also wahrscheinlich Glykolipoide), daß sie eine starke Kreuzreaktion mit testes geben. Leider sind bisher keine vergleichend-chemischen Untersuchungen in dieser Richtung unternommen worden.

Kürzlich konnte MOORE (1965) ein hirnspezifisches Protein mit Hilfe von Stärkegel-Elektrophorese und Chromatographie an Sephadex isolieren und charakterisieren. Es konnte ein gutes Antiserum gegen dieses Protein hergestellt werden. Die Substanz ist sauer und kommt ubiquitär im Nervensystem vor.

In Seren von Patienten mit carcinomatöser Neuromyopathie sind von WILKINSON und ZEROMSKI (1965) organisch-spezifische, komplement-bindende Antikörper gegen Gehirngewebe festgestellt worden. Es konnte mit Hilfe von fluorescein-konjugiertem Anti-Human-Globulin gezeigt werden, daß das Antigen, dessen chemische Natur noch unbekannt ist, hauptsächlich im Cytoplasma von Neuronen lokalisiert ist. Das Antigen ist organ-spezifisch aber nicht species-spezifisch.,

Eine schon erwähnte Kuriosität stellt die Kreuzreaktion von Hirn und Hodenantigenen dar. Kürzlich konnten auch chemische Gemeinsamkeiten der Antigenfraktion festgestellt werden (KATSH und KATSH, 1965). Diese Fraktion besitzt Aspermatogenese auslösende Eigenschaften. Sie ist nicht identisch mit dem encephalitogenen Faktor, wie Versuche am Meerschweinchen zeigten. Auch bei der Immunisierung mit Sperma entstehen Antikörper gegen Gehirn (POPIVANOV und VULCHANOW (1964).

Species-spezifische Iso-Antigene sind von REIF und ALLEN (1966) im Gehirn von Mäusen festgestellt worden. Die Autoren nehmen an, daß analoge Iso-Antigene auch bei anderen Tierarten vorkommen.

Weitere hirnspezifische Antigene von Proteincharakter wurden von RAJAM u. Mitarb. (1966a, b) et al. sowie MACPHERSON und LIAKOPOULOU (1966) beschrieben. Sie sind teilweise species- und hirnorganspezifisch. Ein artunspezifisches aber Gliaspezifisches Protein haben HYDEN und McEWEN entdeckt (1966).

f) Künstliche Antigene: Glykolipoid-Eiweißverbindungen.

Eine elegante Methode zur Erzeugung von Antikörpern gegen Glykolipoide des Nervensystems haben TAKETOMI und YAMAKAWA (1963) angegeben. Sie gehen von Cerebrosid aus (I), spalten die Fettsäure ab und erhalten auf diese Weise Psychosin (II). Dieses wird dann mit p-nitrobenzoylchlorid umgesetzt, so daß das N-p-nitrobenzoyl-psychosin entsteht (III). Diese Verbindung wird dann reduziert, wobei die Doppelbindung des Sphingosins hydriert wird. Es resultiert N-p-aminobenzoyldihydropsychosin (IV). In üblicher Weise diazotiert man dann (V) und kuppelt die diazotierte Verbindung an Eiweiß, in diesem Falle Serumalbumin (VI). Auf diesem Wege wurden ausgezeichnete Antikörper

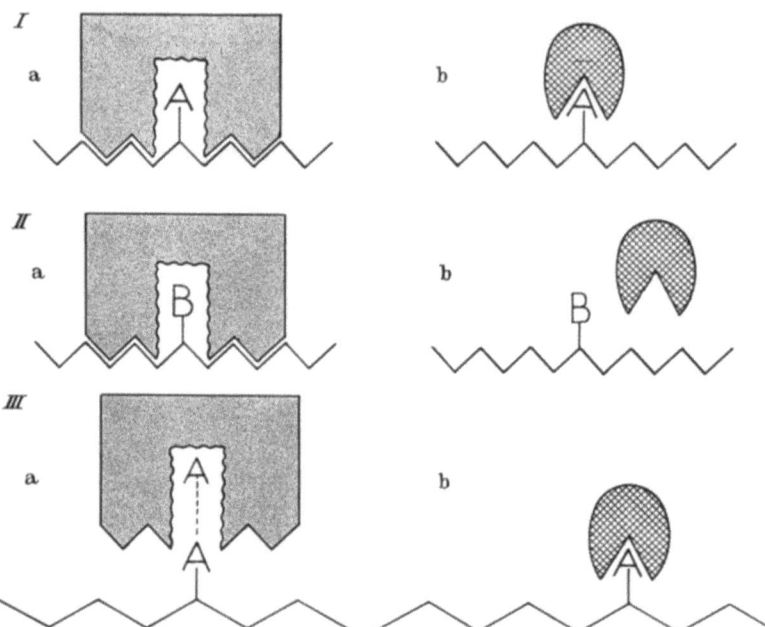

Abb. 1. Schematische Darstellung der Allergie vom verzögerten Typ (AvT) und der humoralen Antikörper (Ak).
 I a) AvT gegenüber Antigen A.
   b) Ak gegen Antigen A.
 II a) AvT gegenüber Antigen A kreuzreagiert mit Antigen B, da gleiche Aminosäure-„Umgebung", an welche B gebunden ist; B ist A sehr ähnlich.
   b) Ak gegen A kann nicht mit B kreuzreagieren; der Unterschied zwischen A und B wird vom Ak erkannt.
 III a) AvT gegenüber A ist nicht möglich, wenn das Hapten an ein anderes Trägermolekül gebunden ist oder zu weit von der Aminosäurebasis entfernt ist.
   b) Die Reaktion mit Ak ist dann allerdings noch möglich.

gegen dieses Glykolipoid erhalten. Es stellte sich heraus, daß die endständig gebundene Galaktose als determinante Endgruppe fungierte. Leider wurde nicht bestimmt, ob auch Reaktionen im Sinne einer Allergie vom verzögerten Typ hervorgerufen wurden.

Wir haben versucht, derartige künstliche Antigene gegen Glykolipoide herzustellen nach Ozonbehandlung des Glykolipoids (I a—VII a). Auf diese Weise könnte bewiesen werden, daß, wenn keine Allergie vom verzögerten Typ auftritt, dies auf sterische Hinderung durch das Sphingosin zurückzuführen ist. Bekanntlich richtet sich ja die celluläre Immunreaktion vom verzögerten Typ gegen die Aminosäuregruppierung, an welche das „Hapten" gebunden ist; das Hapten wird dabei zwar auch erfaßt, die Hauptspezifität ist aber „weitgreifender".

Mit Hilfe von an Proteine gekuppeltem Sphingosin hat YAMAKAWA zeigen können, daß sogar diese Verbindung im Bereich der beiden freien OH-Gruppen als Antigen wirksam ist. Der aliphatische Anteil hat serologisch keine Bedeutung.

Diese Versuche stehen aber erst im Anfang und eröffnen interessante Perspektiven. Sie sind rein schematisch durch die Formeln I a bis VII a dargestellt.

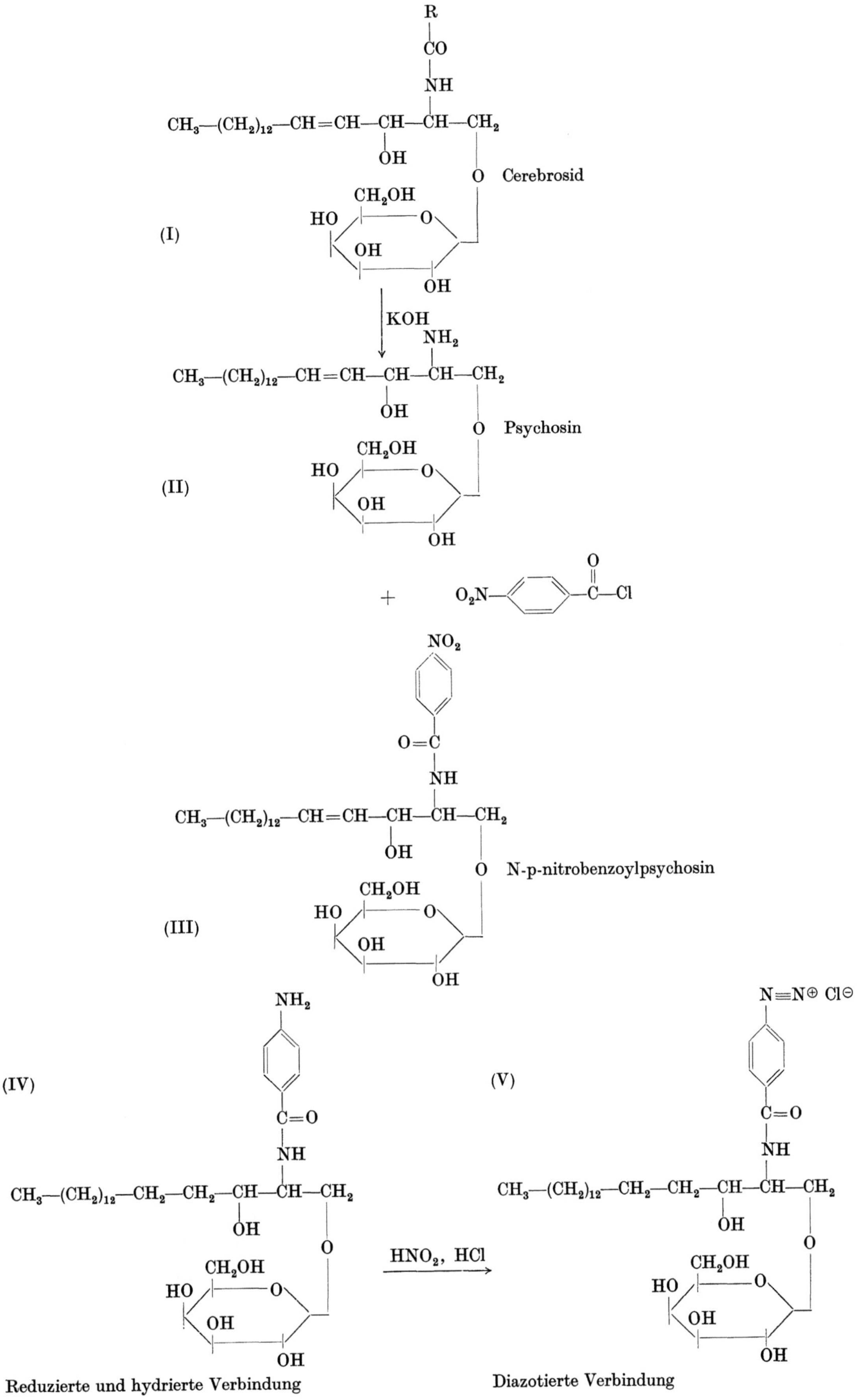

(I) Cerebrosid

↓ KOH

(II) Psychosin

+ O₂N—C₆H₄—C(=O)—Cl

(III) N-p-nitrobenzoylpsychosin

(IV) Reduzierte und hydrierte Verbindung

HNO₂, HCl →

(V) Diazotierte Verbindung

(VI) Kupplung an Eiweiß (Tyrosinrest)

(Ia) Cerebrosid →[KOH] (IIa) Psychosin

+ O₃

(IIIa)

(IVa)

(Va)

(VIa)   (VIIa)

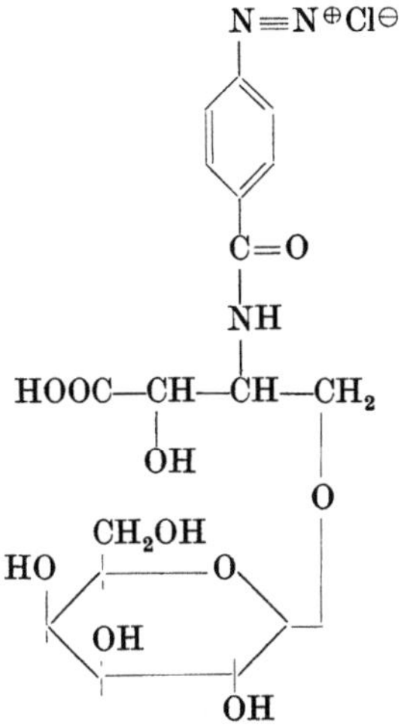

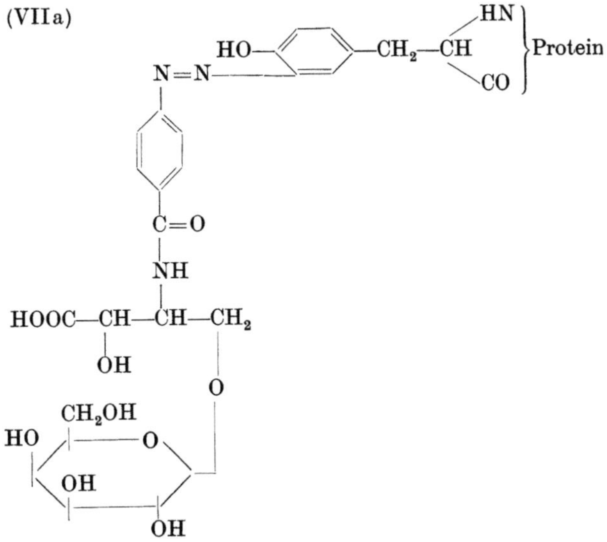

[Structures VIa and VIIa: diazonium-coupled hapten-sugar conjugates; VIIa additionally linked to Protein via HN–CH(CO)–CH$_2$–C$_6$H$_4$–OH (tyrosine residue).]

Glykolipoide, auch wenn sie das entsprechende ,,Hapten" enthalten, führen wegen Fehlens eines Proteinanteils, nie zu einer Allergie vom verzögerten Typ.

g) Exkurs: Abbau der Glykolipoide und Entstehung von Lysoverbindungen.

Wie an anderer Stelle ausführlich diskutiert, bestehen Ganglioside und Glykolipoide ganz allgemein aus einem hydrophoben Anteil, bestehend aus Sphingosin und Fettsäure und einem hydrophilen Teil, welcher durch die Kohlenhydratgruppen gebildet wird. Es ist einleuchtend, daß manche Verbindungen dieser Art schlecht wasserlöslich sind. Dies kann für immunologische Tests sehr störend sein. Im wesentlichen hat man nun drei Wege benutzt, diese Schwierigkeit zu umgehen:

1. Ozonolyse nach WIEGANDT und BASCHANG (1965). Diese Autoren fanden, daß sich durch Ozonbehandlung unter bestimmten Bedingungen nicht nur die Doppelbindung des Sphingosins, sondern auch diejenige zwischen Sphingosin und Kohlenhydratanteil gespalten wird. Auf diese Weise kann man die neuraminsäurehaltige ,,prosthetische Kohlenhydratgruppe" in reiner Form als Oligosaccharid erhalten. Hiermit ist ein bedeutender Fortschritt auf dem Gebiete der Konstitutionsermittlung der Glykolipoide und der Gewinnung neuer Oligosaccharide erzielt worden.

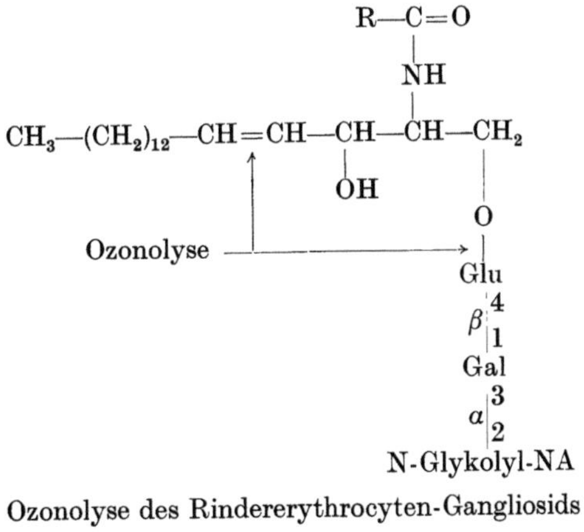

$$CH_3-(CH_2)_{12}-CH=CH-\underset{OH}{CH}-\underset{NH-CO-R}{CH}-CH_2-O-Glu\overset{\beta\,4}{\underset{1}{-}}Gal\overset{\alpha\,3}{\underset{2}{-}}\text{N-Glykolyl-NA}$$

Ozonolyse →

Ozonolyse des Rindererythrocyten-Gangliosids

2. Ein anderer Weg besteht darin, die Fettsäure an Sphingosin abzuspalten. Auf diese Weise erhält man Psychosin. Psychosin und Dihydropsychosin wirken stark hämolytisch, N-Benzoylpsychosin dagegen nicht (Abb. 2) (TAKETOMI und YAMAKAWA, 1964).

Dieses Lysocerebrosid ist genauso hämolytisch aktiv wie Lysolecithin. Über die hämolytische Aktivität einer durch Ozonspaltung entstandenen Verbindung aus Cerebron,

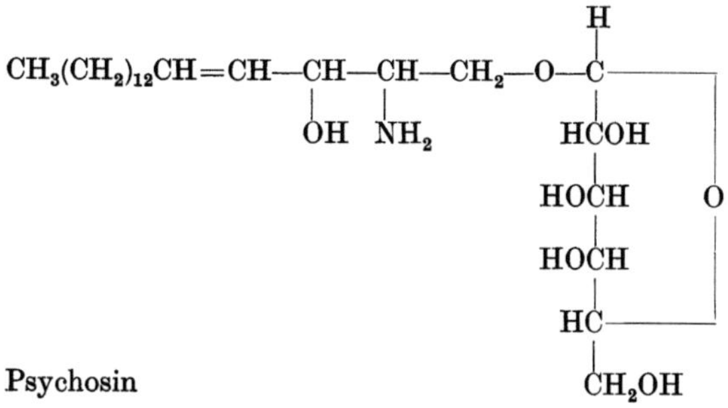

Psychosin

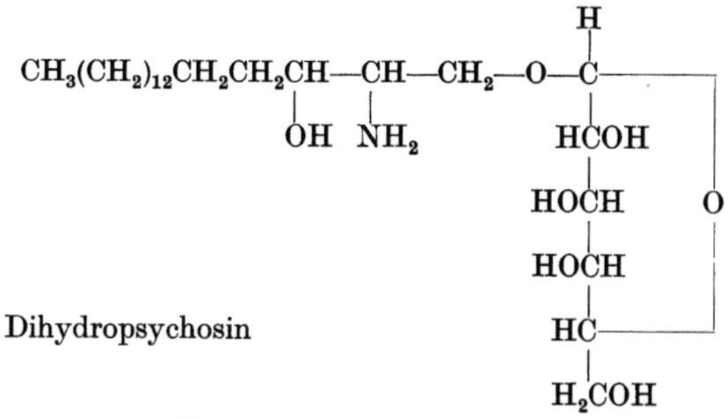

Dihydropsychosin

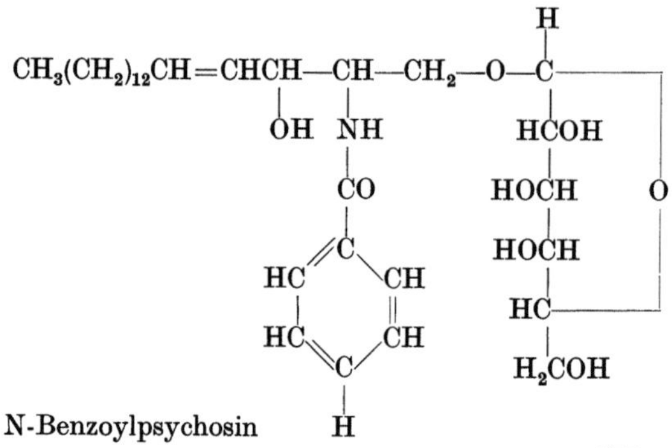

N-Benzoylpsychosin

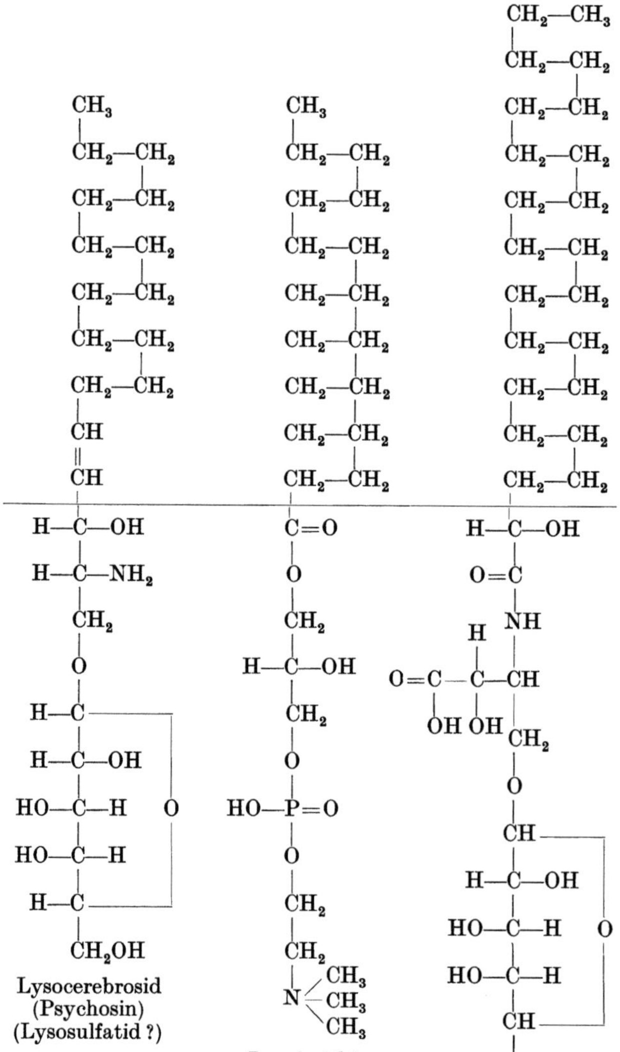

Lysocerebrosid (Psychosin) (Lysosulfatid ?)

Lysolecithin

Lysocerebrosid(?) (Ozon)

Abb. 2. Einige Lysolipoide.

die ebenfalls denkbar wäre, ist noch nichts bekannt (s. Abb. 2). Immerhin ist ihr Aufbau ebenso wie die des Lysolecithins und des Lysocerebrosids so angeordnet, daß ein stark hydrophiler Anteil in bestimmter Weise mit einem stark hydrophoben Komplex verbunden ist. Wahrscheinlich aber spielt die Kettenlänge des hydrophoben Teils oder die Ausdehnung der hydrophilen Komponente noch eine große Rolle.

3. Damit ist zugleich eine dritte Möglichkeit erwähnt worden, nämlich wie man „lösliche" Verbindungen aus Glykolipoiden machen kann, indem man nur die Doppelbindung des Sphingosins spaltet, z. B. durch Ozon. Wie allerdings schon gesagt, sind die hierbei entstehenden Verbindungen noch wenig untersucht.

3. Antikörperbildung im Zentralnervensystem.

Die Frage, ob an irgendeiner Stelle des Zentralnervensystems Antikörper gebildet werden, ist noch nicht entschieden. Die Antikörper im Liquor geben wenig Auskunft darüber, da sie auch aus dem Serum stammen können. Auch Myelom-Proteine und Bence-Jones-Proteine findet man daher im Liquor. Sehr interessant sind aus diesem Grunde Beobachtungen, bei denen eine antikörperähnliche Substanz im Liquor auftritt, die aber nicht im Serum anzutreffen ist. Über einen solchen Fall berichten HOCHWALD und THORBECKE (1964). Es handelt sich um ein 4 Monate altes Kind mit Hydrocephalus und einem abnorm hohen Gehalt an Immunglobulinen im Liquor, dazu ein langsam wanderndes γ-Globulin mit Myelom-Typ I-Antigenität. Diese isolierte Paraproteinbildung innerhalb des Nervensystems könnte mehrere Gründe haben:

1. Das Protein wird lokal, also im Nervensystem, gebildet.

2. Das Protein wird anderswo gebildet, häuft sich aber in den Ventrikeln an.

3. Stagnation oder Rückstauung des Liquors, der einen hohen Gehalt an Immunglobulinen hat. Im Laufe der Zeit bildeten sich dann Veränderungen im Sinne einer Paraproteinbildung.

Die Autoren nehmen an, daß es sich um eine lokale Antikörperbildung handelt, da eine Meningitis mit Absceß vorausgegangen war. Ein Plasmazelltumor konnte ausgeschlossen werden.

Andererseits ist es bisher nicht erwiesen, daß Serumproteine im Gehirn gebildet werden. Jedoch haben FRICK und SCHEID-SEYDEL gefunden, daß bis zu 90% der Liquor-Gammaglobuline innerhalb des Zentralnervensystems gebildet werden können.

Eine weitere Möglichkeit, Aufschluß zu erhalten über Antikörperbildung im Gehirn, besteht darin, daß man das Antigen in den Ventrikel einführt. Solche Versuche sind mit heterologen Erythrocyten gemacht worden, und man fand einen deutlichen Anstieg der Hämolysinbildung im Blut, während praktisch keine Antikörper im Liquor entdeckt werden konnten. Dieses Ergebnis führte zu der Annahme, daß durch diese Art der Applikation das Antigen sozusagen in Depotform geliefert wird und einen besonders günstigen Effekt auf die antikörperbildenden Zellen ausübt. Auch definierte Proteinantigene hat man auf diese Weise Kaninchen eingespritzt. In Kontrollversuchen wurde das gleiche Antigen intravenös und subcutan gegeben. Wiederum fand man, daß im Liquor keine Antikörper auftraten, wohl hingegen im Serum. Dabei zeigte sich, daß sich die Applikation, nämlich Einführung des Antigens in den seitlichen Ventrikel des Kaninchengehirns, als äußerst günstig für die Antikörperbildung herausstellte. So stellten in Übereinstimmung mit den Ergebnissen anderer Autoren JANKOVIC u. Mitarb. (K. MITROVIC, M. DRASKOCI und B. D. JANKOVIC, 1964) fest, daß das derart verabreichte Antigen die antikörperbildenden Zellen des Körpers anregt, indem aus diesem „Depot" kontinuierlich kleinere Mengen von Antigenen abgegeben werden. Es ist noch unklar, wie das Antigen diese Zellen erreicht. Es scheint jedoch so zu sein, daß Phagocytose und besondere Resorptionsmechanismen dabei eine Rolle spielen; wahrscheinlich ist hier der Plexus choreoideus von Bedeutung.

4. Proteine und Glykoproteine.

a) Hirnproteine und Glykoproteine.

Hierhin gehören Antikörper (bisher „ohne Spezifität") gegen Bestandteile des Zentralnervensystems und zwar zuerst gegen Proteine. Neben den Antikörpern mit gesicherter Spezifität, z.B. gegen Ganglioside oder Cerebroside gibt es eine ganze Reihe von Antikörpern gegen noch unbekannte, chemisch nicht definierbare Substanzen des Zentralnervensystems, die im Verlaufe der EAE oder bei bestimmten Krankheiten des Menschen aufgefunden wurden. Wir haben also zwei Gruppen von Antikörpern zu unterscheiden:

I. Antikörper gegen klar definierte Bestandteile des Hirn- und Nervengewebes, meist gegen Glykolipoide.

II. Antikörper gegen nicht eindeutig definierte Substanzen des Hirn- und Nervengewebes.

In diesem Abschnitt soll die Gruppe II besprochen werden. Sie läßt sich wiederum unterteilen:

a) in „alkohollösliche" Substanzen und

b) in wäßrige Extrakte, meist Proteine, Glykoproteine usw.

Wäßrige bzw. Kochsalzextrakte haben den Nachteil, daß sie im Agargel wenig gut diffundieren und präcipitieren. So muß man einige besondere Maßnahmen treffen, um gut nachweisbare Antigenpräparate zu bekommen. Hierbei hat sich vor allem die Trypsintechnik bewährt (Ross und Böhm, 1964). Der hierbei gewonnene Extrakt enthält eine lipoidähnliche Fraktion und eine Proteinfraktion. Der Lipoidfraktion gehört ein organspezifisches Antigen an, wie durch Absorption bewiesen werden konnte. Die Proteinfraktion kommt auch in anderen menschlichen Organen vor. Ein Nachteil ist, daß Trypsin ein Ferment ist, welches Eiweiß angreift. Antikörper gegen diese Antigene kommen bei Patienten mit multipler Sklerose vor und vielleicht bei anderen entzündlichen Erkrankungen des Zentralnervensystems (Rieder et al., 1963). Eine Präcipitation erfolgt auch durch entsprechende (Anti-Hirn) Immunseren vom Kaninchen (Ross, 1964). Über die Chemie dieser Antigene ist weiter nichts bekannt.

Von theoretischer Bedeutung ist das Vorkommen des sog. T-Antigens (Friedenreich, 1930; Uhlenbruck, 1961; Prokop und Uhlenbruck, 1966) im transformierten Hirngewebe des Meerschweinchens. Versuche mit anderen Tieren sind noch nicht durchgeführt. Das T-Antigen entsteht, wenn rote Blutkörperchen mit Neuraminidase behandelt werden. Sie reagieren dann mit einem in allen Wirbeltierseren vorkommenden „natürlichen" Agglutinin, dem T-Agglutinin. Für das T-Antigen ist jene (Kohlenhydrat-) Struktur verantwortlich, die nach Abspaltung der Neuraminsäure übrigbleibt. Es handelt sich um ein typisches Kryptantigen. Wenn man nun, wie Friedenreich es tat, Organe mit Neuraminidase behandelt, so zeigt nur das Gehirn eine ganz starke Bindungsfähigkeit für das T-Agglutinin. Man könnte nun annehmen, daß im Gehirn Substanzen, z.B. Mucoide, vorkommen, die denen der Erythrocyten entsprechen in bezug auf den Kohlenhydratanteil und die für die Bindung des T-Agglutinins verantwortlich sind. Nicht sehr wahrscheinlich ist, daß es sich um andere, sehr ähnlich aufgebaute Substanzen, z.B. Ganglioside handelt, welche das T-Antigen als Kryptantigen enthalten, denn über die Reaktion von neuraminsäurefreien Gangliosiden mit Normalseren (die ja das T-Agglutinin enthalten) ist nichts bekannt. Nach den Versuchen, die an anderer Stelle mit Gangliosidantikörpern beschrieben sind, hätte eine solche Reaktion auffallen müssen. Immerhin sollen die Anmerkungen zeigen, daß man mit dem Nachweis von „Autoantikörpern" vorsichtig sein muß und auch in der Interpretation von Absorptionsergebnissen. Diese Befunde sollten daher unbedingt nachgeprüft werden; vielleicht hat Friedenreich damit den ersten Hinweis auf Glykoproteine des Gehirns gegeben.

Neben der Agargel-Diffusion hat Somers (1964) eine andere Methode des Nachweises von „Myelin-Antikörpern" (nicht etwa identisch mit Gangliosid-Antikörpern!) angegeben. Seren von EAE-Tieren mit einer sog. Myelin-Agglutinationsmethode getestet. Der Antikörpertiter läßt sich so genau feststellen, jedoch konnte kein Zusammenhang mit der Schwere der Erkrankung gefunden werden. Mit der gleichen Methode, sowie mit einer Immunfluorescenzmethode (fluorescein-markiertes menschliches Anti-Gamma-Globulin) konnten keine entsprechenden „signifikanten" Titer beim Menschen bzw. bei der Multiplen Sklerose gefunden werden.

In diese Untersuchungen wurde auch der Liquor mit einbezogen. Das „Antigen" in dem Myelinpräparat konnte nicht klassifiziert werden. Diese Untersuchungen sprechen wiederum eher gegen einen Zusammenhang zwischen EAE und multipler Sklerose. Der Autor weist darauf hin, daß bisher nur „serologisch" gesehen gleiche Befunde nur durch die bei beiden Erkrankungen positive „Entmarkungsreaktion in der Gewebekultur" ermittelt wurden (BERT und KALLEN, 1962). Hautteste mit Hirnsubstanzen sind negativ bei multipler Sklerose und positiv bei der EAE (STAUFFER und WAKSMAN, 1954; BÖHME u. Mitarb., 1964; BORNSTEIN, 1963).

Eine ganze Reihe von Arbeiten beschäftigt sich mit dem immunhistologischen Nachweis von „Myelinantikörpern" (BEUTNER u. Mitarb., 1958). Der Myelinantikörper wird als nicht-präcipitierend beschrieben (FIELD, RIDLEY und CASPARY, 1963). Er ist nicht species-spezifisch und reagiert sowohl mit „neutralem", wie auch „peripherem" Myelin. So reagiert Kaninchen-Antiserum gegen menschliches Gehirn mit zentralen und peripheren, Meerschweinchen Myelin-Antiserum gegen menschliches Nerven-Myelin nur mit peripheren Nerven.

Eine ausführliche Arbeit über den immunhistologischen Nachweis von Gamma-Globulin (nicht identisch mit Hirnantikörper setzen!) im Verlaufe der EAE hat RIDLEY (1963) veröffentlicht. Es wurde eine Zunahme gammaglobulinhaltiger Plasmazellen in den regionalen Lymphknoten und in der Milz der Tiere gefunden, jedoch unabhängig von der Entwicklung der EAE. Im Gehirn waren Gammaglobuline in den perivasculären Lymphknoten- und Plasmazellen-Ansammlung und im Hirnparenchym in den Randinfiltrationen der Erkrankungsherde nachzuweisen. Auch dieser Autor zweifelt an der pathogenetischen Bedeutung dieser Antikörper.

Das Für und Wider der Frage: Antikörper gegen Nervengewebe im Serum und Liquor von multipler Sklerose-Kranken wird auch von RITZEL, WÜTHRICH und RIDER (1963) diskutiert. Dabei kann man wohl zusammenfassend über die verschiedenen Untersuchungen sagen:

1. Es wurden keine Antikörper gefunden oder keine Myelinantikörper (Schwierigkeit des methodischen Nachweises).

2. Es werden eine ganze Reihe von Antikörpern gefunden, die aber direkt nichts mit der Erkrankung zu tun haben; sie sind vielleicht durch sekundär freiwerdende Antigene bedingt.

Grundsätzlich kann man sagen, daß bei jedem Abbauprozeß des Zentralnervensystems, besonders bei den Entmarkungskrankheiten, mit dem Auftreten von Antikörpern gegen Hirn- oder Nervensubstanz zu rechnen ist. Daher ist auch von besonderer Bedeutung der Nachweis von Glykolipoiden (normale und qualitative Verteilung, sowie quantitative Bestimmungen nicht-normaler Komponenten) im Serum bei solchen Erkrankungen. Jedoch sind derartige Untersuchungen erst in den Anfangsstadien (AUSTIN und MAXWELL, 1961). Bei relativ groben Untersuchungen fanden sich keine wesentlichen Änderungen des Serumeiweißbildes bei der EAE.

Ein sehr interessanter Befund ist folgender: Die Speicheldrüse der Maus enthält einen Faktor, der auf das Wachstum des sympathischen Nervensystems einwirkt (Übersicht: LEVI-MONTALCINI, 1964). Antiserum gegen diesen „Nervenwuchsstoff" ruft eine Zerstörung der sympathischen Ganglionzellen bei neugeborenen Tieren vor. Weitere Einzelheiten sind in der Arbeit von BRODY (1963) nachzulesen, wo sich auch die ältere Literatur zu diesem Thema findet.

Der Faktor kommt bei allen Wirbeltieren, auch beim menschlichen Fetus, vor. Er ist immer in engster Verbindung mit der Entwicklung des sympathischen Nervensystems anzutreffen, vor allem in den Ganglien (WINICK u. GREENBERG, 1965).

Wenig ist bekannt über die Histokompatibilitäts- oder auch Transplantationsantigene im Gehirn. Kürzlich wurde bei der Maus ein neues System von Isoantigenen gefunden, welches nicht in direkter Beziehung zu dem bekannten H-2 usw. Histokompatibilitätsantigenen steht. Diese Antigene kommen außer z.B. auf den roten Blutkörperchen und den meisten Organen auch im Gehirn vor (AMOS, ZUMPFT und ARMSTRONG, 1963).

Bei der multiplen Sklerose findet man in der überwiegenden Mehrzahl der Fälle eine Vermehrung der Gammaglobuline. Die Herkunft dieser Immunglobuline ist entweder aus dem Serum abzuleiten oder aber es besteht die Möglichkeit, daß im Verlaufe krankhafter Prozesse des Zentralnervensystems innerhalb des Nervensystems selbst Gammaglobuline gebildet werden, sei es von ansässigen oder von eingewanderten Zellen.

Hierfür spricht das Vorkommen „cerebraler" Plasmocytome (WEINER u. Mitarb., 1966).

Es gibt nach unseren Untersuchungen mit Sicherheit ein liquorspezifisches Globulin (HEITMANN und UHLENBRUCK). Über die Herkunft und Funktion dieses Proteins ist noch nichts bekannt. Besondere Beziehungen zu bestimmten Krankheiten scheinen nicht zu bestehen. Von FRICK (1965) wird die „Liquorspezifität" dieses Gammaglobulins angezweifelt, da er es auch ganz selten in anderen Körperflüssigkeiten nachweisen konnte. Die Gammaglobulinerhöhung bei der sog. Multiplen Sklerose betrifft nicht das hirnspezifische Gammaglobulin (CASPARY, 1965).

Intramuskuläre Injektion von Antiserum vermag im Tierversuch gegen die intracerebrale Infektion z.B. von S. typhosa zu schützen (SHAFFER, 1965). Die Serumimmunglobuline haben also in der Tat einen beträchtlichen Einfluß auf das Immungeschehen im Gehirn.

Über antigene Eigenschaften der im Gehirn aufgefundenen Mucoide (BRUNNGRABER und BROWN, 1964) ist noch nichts bekannt. Diese neuraminsäurehaltigen Kohlenhydrateiweißverbindungen kommen besonders an subcellulären Elementen vor. Wie schon erwähnt, bestehen vielleicht Beziehungen zum T-Antigen (s. dazu die ausführliche Arbeit von FRIEDENREICH und ANDERSEN, 1929). Wie BRUNNGRABER u. Mitarb. 1965 auf dem Kongreß in Brügge mitteilten (Abstract), gibt es eine ganze „Familie" neuraminsäurehaltiger Glykoproteine im Gehirn, die sich nur quantitativ in den einzelnen Zuckerkomponenten unterscheiden. Die Autoren weisen jedoch darauf hin, daß es auch proteingebundene Ganglioside gibt.

Dr. W. GIELEN (persönliche Mitteilung, 1965) konnte aus menschlichem Gehirn eine Mucoidfraktion mit 10% Neuraminsäuregehalt anreichern[1]. Über Untersuchungen hinsichtlich T-Aktivität wollen wir später berichten. Es sei jedoch angemerkt, daß wir in neuraminsäurefreien Gangliosiden sowie in einem aus ihnen hergestellten Disaccharid eine gewisse Hemmung der T-Agglutination fanden (KIM und UHLENBRUCK, 1966). Es scheint jedoch so zu sein, daß bei der Bindung des T-Agglutinins sowohl Glykolipoide als auch Glykoproteine eine Rolle spielen, daneben muß man auch an unspezifische Absorption denken.

Von Interesse sind in diesem Zusammenhang auch die Arbeiten von STARY u. Mitarb. (STARY, WARDI, TURNER und ALLEN, 1965; STARY, WARDI und TURNER, 1964). Diese Untersuchungen machen klar, daß wir außer Glykoproteinen auch mit Mucopolysacchariden im Gehirn zu tun haben, die in ihrer Zusammensetzung etwas von den bekannten Verbindungen dieser Klasse abweichen. So fanden die Autoren bei Totalhydrolyse von Hirnhomogenaten folgende Zuckerkomponenten: mehrere Hexuronsäuren, Galaktose, Glucose, Mannose und Fucose, sowie zwei Pentosen, Xylose und Arabinose, die letztere konnte einwandfrei identifiziert werden. Die angereicherte Fraktion enthielt immerhin 10% Hexosamine, 14% Zucker (Hexosen) und etwa 16% Glucuronsäure. Das Vorkommen von Arabinose scheint ausschließlich auf Hirn beschränkt zu sein. Das gleiche gilt für Galakturonsäure, die von diesen Autoren im Hirn nachgewiesen werden konnte. Über

---

[1] Ich konnte feststellen, daß dieses Glykoprotein keine Myxovirus-Inhibitoreigenschaft besitzt, was für die Frage „neurotroper" Influenza-Viren von Interesse ist.

die Bedeutung dieser Mucopolysaccharide ist jedoch nichts bekannt. Man muß aber beim Problem der Darstellung von Glykoproteinen auf diese Substanzen achten, da sie als wesentliche Verunreinigungen beigemengt sein können.

Zellfreie Systeme, aus Mikrosomen und Ribosomen bestehend, können in vitro Proteine synthetisieren. Gegen solche Proteine kann man spezifische Antikörper herstellen bzw. Anti-Hirnseren testen. Über diese Versuche haben Rubin und Stenzel 1965 ausführlich berichtet.

Zwei weitere Antikörper, die gegen Vogelgehirn gerichtet sind, haben Friedman und Wenger (1965a) beschrieben. Sie gehören der 19 S- und der 7 S-Fraktion an; sie binden Komplement. Die 19 S-Fraktion reagiert mit einem Anteil der durch Chloroform-Methanol extrahierbar ist, während die 7 S-Antikörper wahrscheinlich mit einem Protein oder Lipoprotein reagieren.

b) Die Liquorproteine.

Immunseren gegen Proteine des Serums und des Liquors haben entscheidend dazu beigetragen, unsere Kenntnisse über die verschiedenen Komponenten des Liquors zu erweitern. Hierüber sind in der letzten Zeit größere Abhandlungen geschrieben worden (Loewenthal, 1964; Grabar und Burtin, 1964; Dencker und Swahn, 1961; Clausen, 1961). Vor allem sei auf die grundlegende Monographie von Dencker und Swahn (1961) hingewiesen. Es erübrigt sich also, auf Einzelheiten der immunelektrophoretischen Analyse einzugehen. So sollen nur grundsätzliche Erwägungen und einige neuere Arbeiten auf diesem Gebiet diskutiert werden. Die Proteine des Liquors lassen sich entweder vom Serum oder vom Hirn und Nervengewebe ableiten oder ihrem Ursprung nach verfolgen:

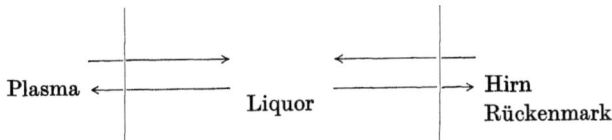

Nach Bauer und Habeck (1963) haben wir außerdem noch mit folgenden Möglichkeiten zu rechnen:

1. Plexussekretion,
2. Diffusions- und Resorptionsvorgängen an den Ventrikelwänden und den Grenzflächen der äußeren Liquorräume,
3. Einströmen von Substanzen, die aus Liquorzellen stammen.
4. Transsudation von Plasmabestandteilen aus meningealen Gefäßen.

Besondere Aufmerksamkeit hat man den pathologischen Veränderungen des Liquoreiweißbildes geschenkt. Folgende Möglichkeiten sind in Betracht gezogen und auch teilweise gefunden worden:

1. Proteine, die im Serum, aber nicht im Liquor auftreten, können unter pathologischen Bedingungen im Liquor gefunden werden. Als Beispiel seien hierfür die Befunde bei Tumoren angegeben (Svennilson, Dencker, Swahn, 1961), das Auftreten von Fibrinogen (Brönnestam, Dencker und Swahn, 1961) oder β-Lipoproteinfraktionen (Dencker, Brönnestam und Swahn, 1961). Meist sind hierfür Störungen der Blutliquorschranke verantwortlich zu machen, wie z. B. bei Meningitis und Meningo-Encephalitis (Ursing, Dencker und Swahn, 1962).

Es ergibt sich also durch die Untersuchungen von Dencker u. Mitarb., die wir selbst nachprüfen und bestätigen konnten, daß es beim Menschen zwei liquorspezifische Proteine gibt, eins im β-Bereich und ein spezifisches Gammaglobulin. Sie lassen sich isolieren und darstellen (Link, 1965). Auch beim Rind kommen liquorspezifische Proteine vor, es scheint sich sehr wahrscheinlich um eine biologische Gesetzmäßigkeit zu handeln. Allerdings betreffen die beiden Proteine beim Rind den Gamma- und Albuminbereich (MacPherson und Saffran, 1965). Ihr Vorkommen bzw. die Herkunft aus dem Gehirn konnte von den Autoren nachgewiesen werden. Das spezifische Gammaglobulin ist vor allem bei jungen Tieren sehr stark nachzuweisen.

2. Es können quantitative Unterschiede zwischen dem Vorkommen bestimmter Fraktionen im Serum und im Liquor auftreten, z.B. die Vermehrung von Gammaglobulinen im Liquor bei Panencephalitis oder der sog. Multiplen Sklerose. Bei diesen quantitativen Verschiebungen kann sowohl ein vermehrter Zustrom als Liquor oder Serum erfolgen, als auch eine Verminderung auf irgendeine Weise erfolgen, z.B. durch Abwanderung oder Drosselung. Eine Vermehrung der Gammaglobuline hat man vor allem bei Multipler Sklerose gefunden (DENCKER, 1964) oder bei anderen Erkrankungen des Nervensystems (DENCKER, SWAHN und URSING, 1964). Hier liegt wahrscheinlich auch eine Störung der Blut-Liquor-Schranke vor, ebenso bei der EAE.

3. Qualitative Veränderungen, z.B. das Auftreten „liquoreigener" Komponenten bestimmter Fraktionen. Hierbei ist zu berücksichtigen, daß sich auch aktive Prozesse, z.B. die Einwirkung von bestimmten Enzymen, zu solchen Veränderungen führen können. Diese Frage ist ausführlich von PARKER, HAGSTROM und BEARN (1963) an Hand des Liquor-Transferrins erörtert worden. So wird für bestimmte entzündliche Erkrankungen die Bildung liquoreigener Gammaglobuline angenommen, die ursächlich auf den entzündlichen Prozeß zurückzuführen sind, also keine Abbauprodukte aus dem Hirn selbst darstellen (FRICK und SCHEID-SEYDEL, 1958). Aber auch normalerweise gibt es eine liquorspezifische Gammaglobulinlinie (DENCKER, 1963). Für diese ganzen Untersuchungen ist natürlich wichtig, daß die Methode standardisiert ist (CLAUSSEN, DENCKER und SVENNERHOLM, 1964).

Wir haben gefunden (HEITMANN und UHLENBRUCK (1966), daß es mindestens zwei spezifische β- und ein spezifisches γ-Globulin im Liquor gibt, Komponenten, welche sonst nirgendwo gefunden werden (s. dazu Einwand von FRICK, 1965). Es empfiehlt sich, solche Untersuchungen auch durch die Elektrophorese bzw. verschiedene Formen der Gel- bzw. Polyacrylamidelektrophorese zu ergänzen (HEITMANN und UHLENBRUCK, unveröffentlicht; MONSEAU und CUMINGS, 1965).

4. Komponenten, die aus dem Nervensystem stammen, können fehlen oder de novo auftreten. Auch hier muß man Permeabilitätsstörungen annehmen. Wichtig sind in diesem Zusammenhang Untersuchungen bei Tumoren. Es läßt sich aus Gehirn eine α_2-Globulin-Fraktion isolieren, die nicht im normalen Liquor und Serum vorkommt, dagegen läßt sie sich nicht selten im Liquor von Hirntumorpatienten nachweisen (Zerstörung von Hirngewebe?) (DENCKER und SWAHN, 1962; DENCKER, SVENNILSON und SWAHN, 1962).

Ein weiteres Kapitel immunbiologischer Unterordnungsmethoden des Liquors erfaßt die geformten, festen Bestandteile. So ist die Frage untersucht worden, ob Erythrocyten die Blut-Hirn-Schranke überwinden können, oder das Vorkommen antikörperbildender Zellen vom Liquor (JANKOVIC u. Mitarb., 1961). Andererseits lassen sich Bakterien ausgezeichnet mit Hilfe immunbiologischer Methoden — z.B. Immunfluorescenz — im Liquor nachweisen (GROSSMAN et al., 1964).

Die Technik der passiven Hämagglutination nach BOYDEN (1951) ist für verschiedene Zwecke herangeholt worden:

a) zum Nachweis von Hypophysenhormonen (BRÜHL u. Mitarb., 1964) und

b) zur Bestimmung des Gammaglobulingehaltes des Liquors (SIBLEY und WURZ, 1963).

Neuerdings wendet man sich auch mit großem Interesse dem Komplementsystem des Liquors zu (KUWERT u. Mitarb., 1964; BAMMER, 1964).

c) Antikörper gegen Hormone.

Eine der wichtigsten und vor allem praktisch bedeutsamen Anwendungen der Immunologie besteht darin, daß man immunologisch die Proteinhormone der Hypophyse bestimmen kann. Dies hat nicht nur für Schwangerschaftsteste, sondern auch große klinische Bedeutung bei Akromegalie, bei Zwergwuchs (SZÉKY u. Mitarb., 1962) und bei den verschiedenen Hypophysentumoren. Nun haben sich verschiedene Methoden herauskristallisiert, die zur immunologischen Bestimmung von hypophysären Hormonen dienen. Sie sollen hier kurz aufgeführt werden und zwar, um nicht die gesamte Literatur dieses inzwischen stark angewachsenen Gebietes zu zitieren, unter Erwähnung neuerer und zusammenfassender Arbeiten, aus denen sich technische Einzelheiten entnehmen lassen. Zu den gebräuchlichsten Methoden gehören:

1. Der Hämagglutinationstest. Das Prinzip besteht im wesentlichen darin, daß man das Hormon auf in bestimmter Weise (z.B. Tannin) vorbereitete Erythrocyten (Schaf) auflädt (engl. = to coat). Das Hormon „sitzt" also nun auf der Erythrocytenoberfläche und verhält sich ähnlich wie ein Erythrocytenantigen (nähere Einzelheiten bei PROKOP und UHLENBRUCK, 1966). Diese Zellen reagieren nun nach Zusatz von Antikörpern gegen diese Hormone unter dem Bild der Agglutination. Zusatz von Lösungen (z.B. Harn), die dieses Hormon enthalten, hemmen natürlich diese Agglutination. Umgekehrt können Proben (z.B. Serum), in denen Antikörper gegen das betreffende Hormon vermutet werden, auf ihre Agglutinationsfähigkeit hin getestet werden (VORHERR, 1964; WEISER, 1964). Wichtig bei dieser Methode ist, daß man auf unspezifische Hemmungsmöglichkeiten achtet (s. dazu VEST, GIRARD und VAN CAILLIE, 1961; GIRARD, VAN CAILLIE und VEST, 1964). Diese Hemmung ist zu unterscheiden von der Hemmung der biologischen Aktivität dieser Hormone, die etwas ganz anderes darstellt (REISS u. Mitarb., 1964). Eine Pseudohemmung kann vorgetäuscht werden durch Abdissoziieren des „aufgeladenen" Hormons oder durch sekundäres Auflagern von anderen Proteinen.

2. Ein weiteres Verfahren stellt die Agargel-Diffusionsmethode dar. Hier reagieren Antigen (Hormon) und Antikörper (Anti-Hormon) unter Präcipitationslinienbildung. Die Methode eignet sich

a) für quantitative Zwecke (MORRIS u. Mitarb., 1964);

b) zur Prüfung der Reinheit von Hormonen (REUSSER, 1964) (über eine Darstellungsmethode s. z.B. TAUBERT und WELLER, 1956). Außerdem muß erwähnt werden, daß sich die Reinheit der Hormone auch mit Hilfe der Stärkegelelektrophorese prüfen läßt (FERGUSON, 1964);

c) um Kreuzreaktionen zwischen verschiedenen Hypophysenhormonen festzustellen (GOSS und LEWIS, 1964).

3. Als dritte Möglichkeit müssen die Radioimmunmethoden aufgeführt werden. Hier gibt es mehrere Verfahren:

a) die Radioimmunelektrophorese (HUNTER und GREENWOOD, 1964; TOUBER und MAINGAY, 1963; FITSCHEN, 1964);

b) die Radioimmunpräcipitationstechnik (UTIGER u. Mitarb., 1963);

c) die Radioimmunkonkurrenzreaktion zwischen Antikörper-gebundenem und -freiem markierten Hormon, ein kompetitiver Hemmtest (in bezug auf das nicht markierte Hormon (YALOW u. Mitarb., 1964; s. Abb. 3).

4. Schließlich sollte man nicht vergessen, daß man bei einem Proteinhormon zwei Zentren unterscheiden muß: einmal die biologisch wirksamen und aktiven Gruppen und dann jene Bestandteile, die auch antigen sind, die aber mit der biologischen Wirkung nichts zu tun haben, die eher für gewisse Kreuzreaktionen, z.B. Artspezifitäten usw. verantwortlich sind. Eine beispielhafte Arbeit in dieser Hinsicht haben TASHJIAN u. Mitarb. (1964) vorgelegt. Hier konnte gezeigt werden, daß biologische Aktivität und immunologische Aktivität getrennte Eigenschaften sind; die eine kann zerstört werden, ohne die andere zu beeinträchtigen. Die Autoren wendeten übrigens eine weitere immunologische Methode an, nämlich die Komplementbindungsreaktion. Diese Reaktion ist auch von BRAUMANN et al. (1964) beschrieben worden. Zusammenfassend gibt es mehrere Möglichkeiten der Antigenität eines solchen Hormons:

1. Antikörper richtet sich nur gegen die biologisch aktive „Seite".

2. Der Antikörper reagiert nur mit der „inaktiven Seite".

3. Der Antikörper reagiert sowohl mit der einen, als auch mit der anderen Seite (Überlappung).

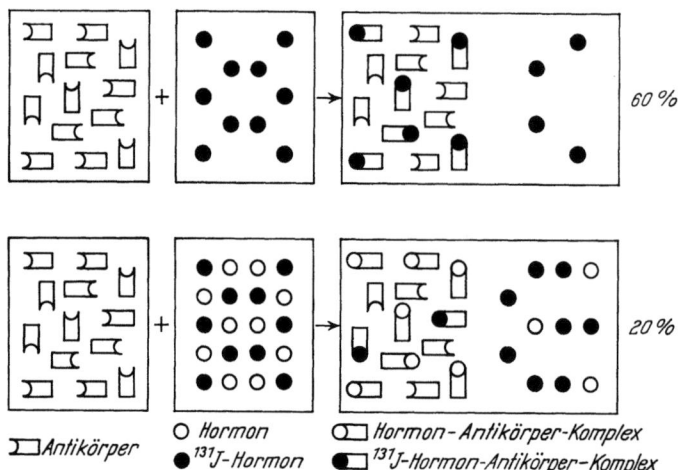

Abb. 3. Schematische Darstellung des Isotopenverdünnungsprinzips. Das Schema veranschaulicht die Abnahme der Radioaktivität der Hormon-Antikörper-Komplexe durch Zugabe von unmarkiertem Hormon. Die Reaktion bzw. Bindung von ^{131}J-markiertem Hormon mit oder an Hormon-Antikörper wird durch unmarkiertes Hormon kompetitiv und quantitativ gehemmt, d.h. bei steigenden Konzentrationen von unmarkiertem Hormon nimmt der Anteil der antikörpergebundenen Radioaktivität ab, da das unmarkierte Hormon das markierte aus seiner Bindung an den Antikörper verdrängt (Nach GEERLING u. Mitarb., 1965.)

Diese Untersuchungen tragen natürlich sehr viel zur Strukturaufklärung solcher Hormone bei (LARON u. Mitarb., 1964a, b). Weitere Einzelheiten über die Methode der quantitativen Komplementbindung (die man auch mit markiertem Komplement durchführen könnte) finden sich bei TASHJIAN, LEVINE und MUNSON (1964).

5. Eine weitere Methode der immunologischen Hormonbestimmung stellt die Immunhistologie dar.

Hiermit können die Hormone histologisch lokalisiert werden, weil sie mit einem fluorescein-markierten Anti-Hormon-Antikörper reagieren.

Diese elegante Möglichkeit hat sich besonders bei einigen sekretorisch wirksamen Tumoren bewährt (JARETT, LACY und KIPNIS, 1964), bei der Lokalisation der Hormone in verschiedenen Zellen (KOFFLER und FOGEL, 1964), sowie beim Studium von Autoimmunvorgängen, z.B. Antikörperbildung gegen das eigene Wachstumshormon, wie das in schöner Weise die Schule von WITEBSKY gezeigt hat (BEUTNER, DJANIAN und WITEBSKY, 1964). Allerdings zeigte sich hier, daß der Antikörper keinen Einfluß auf die Hypophyse hatte (histologisch nachgewiesen) und auch keine Hypophysenfunktionsstörung hervorrief — ein gewiß bemerkenswerter Befund.

Eine Untersuchungsmöglichkeit, die für die Klinik von großer Bedeutung ist, sind die verschiedenen Allergieteste bei den sog. ACTH-Allergikern. Auf die hervorragenden Untersuchungen von MAEDER u. Mitarb. in diesem Zusammenhang kann hier nicht eingegangen werden (MAEDER und SCHWARZ-SPECK, 1964; SCHWARZ-SPECK und MAEDER, 1964; MAEDER, 1964), denn es hat sich inzwischen herausgestellt, daß diese „Allergie" nicht gegen das Hormon selbst gerichtet ist, sondern gegen Verunreinigungen der kommerziellen Hormonpräparate (LARON, ARIE und ASSA, 1964). Über die verschiedenen Methoden der Wachstumshormonbestimmung im Urin siehe UTIGER (1964). Im Liquor hat bisher der immunologische Nachweis von Wachstumshormonen versagt (BRÜHL u. Mitarb., 1964). Es wird angenommen, daß ein aktiver Rücktransport durch die Plexusepithelien stattfindet. Weitere immunbiologische Perspektiven hat HARRIS (1965) angedeutet, als er vorschlug, den „releasing factor" für das luteinisierende Hormon mit Mucoiden zu kuppeln, um so Antikörper gegen diesen Faktor zu erhalten, mit deren Hilfe man die Ovulation kontrollieren könne.

Neuere Bestimmungsmethoden — vor allem von Wachstumshormonen — finden sich bei HARTOG u. Mitarb. (1964), sowie BERSON et al. (1964). Eine sehr schöne Arbeit von

McGarry, Ambe, Nayak, Birch und Beck (1964) zeigt noch einmal die immunhistologischen Schwierigkeiten auf, die sich beim Nachweis solcher Hormone, beispielsweise in chromophoben und nicht chromophoben Hypophysentumoren, in den Weg stellen.

Im Tierreich konnte von Leibowitz und Brown (1963) gezeigt werden, daß auch Antikörper gegen biologisch aktive Peptidbruchstücke von Hypophysenhormonen (ACTH) gebildet werden können. Das Nicht-Ansprechen auf die therapeutische Gabe von Wachstumshormonen kann z.B. durch spezifische Antikörper bedingt sein (Prader u. Mitarb., 1964).

Im weitesten Sinne der Bedeutung gehören an diese Stelle auch Antikörper gegen den sog. „nerve growth factor", worauf in anderem Zusammenhange schon eingegangen worden ist. Neuere Arbeiten von Sabatini et al. (1965) und Wenzel und Nagle (1965) orientieren über die Wirkung von Antikörpern gegen dieses „Wachstumshormon".

II. Allergische Reaktionen vom verzögerten Typ.

Neben der Bildung zirkulierender Antikörper haben wir auch damit zu rechnen, daß gegen Hirn- und Nervensubstanzen celluläre Immunreaktionen im Sinne einer Allergie vom verzögerten Typ stattfinden. Von diesen Immunreaktionen ist anzunehmen, daß sie sich weniger gegen Lipoide oder Glykolipoide richten, sondern vielmehr gegen Proteine oder Glykoproteine, da für diese Reaktion der Proteinanteil sehr bedeutungsvoll zu sein scheint. Wir haben im wesentlichen mit der experimentellen Entmarkungsencephalomyelitis hier zu rechnen, eines Tierexperimentes, welches ein Paradebeispiel einer Autoimmunkrankheit und einer Allergie vom verzögerten Typ liefert. Ferner gehören hierhin die Transplantations- und Tumorimmunologie des Gehirns, da ja diese beiden Gebiete ebenfalls nicht ausschließlich, aber doch sehr eng mit dem Problem Allergie vom verzögerten Typ gekoppelt sind.

1. Die experimentelle „allergische" Encephalomyelitis.
a) Einleitung: Definition, pathologisch-anatomisches Bild, Pathogenese.

Die Definition dieses klassischen immunbiologischen Experimentes ist relativ einfach: Injektion von Hirnsubstanz oder aus Hirn gewonnenen Antigen führt im Tierexperiment zusammen mit Freunds Adjuvans zur Ausbildung der sog. experimentellen allergischen Encephalomyelitis. Nimmt man nur Nervengewebe, kann eine allergische Neuritis entstehen. Unter Freunds Adjuvans versteht man eine Wasser-in-Öl-Emulsion mit abgetötetem Mycobacterium tuberculosis oder eines ähnlichen Bacteriums. Die Emulsion enthält Mineralöl und ein Netzmittel (komplettes Freunds Adjuvans). Inkomplettes Freunds Adjuvans: Dasselbe ohne Zusatz getöteter Bakterien. Das obige Experiment läßt sich auch ohne dieses Adjuvans — dann allerdings weitaus schwieriger — durchführen.

Pathogenese. Die Pathogenese dieser Erkrankung ist noch nicht geklärt. Fest steht, daß Injektion von Hirnsubstanz in dem betreffenden Organismus stattfinden muß. Dann erst scheint die Blut-Hirnschranke irgendwie durchbrochen zu werden, indem celluläre Elemente (Histiocyten, Plasmazellen, neutrophile Leukocyten, Lymphocyten) aus den Gefäßen in die Hirnsubstanz austreten. So ist verständlich, daß die Lokalisation der Entmarkungsherde relativ sich in Gefäßnähe befindet. Warum auf die Injektion von Hirnsubstanz, z.B. in den Muskel, nun plötzlich celluläre Elemente des eigenen Körpers die eigene Hirnsubstanz als „fremd" empfinden und, was sie vorher nie taten, dorthin wandern, ist nicht zu erklären (Waksman, 1964). Man könnte annehmen, daß eine Art Chemotaxis vorliegt. Der Mechanismus der Entmarkung scheint an diese celluläre Elemente gebunden zu sein. So wäre durchaus denkbar, daß diese Zellen Exoenzyme bilden, welche das Myelin abbauen. Die Ausbildung des Krankheitsbildes kann in 10—30 Tagen stattfinden, oft nach einer einzigen Injektion.

Zum Bild der Entmarkung gehören folgende Kriterien:
1. Zerstörung der Myelinscheiden (Adams, 1959).

2. Andere Elemente des ZNS werden nicht angegriffen, z.B. Nervenzellen, Achsenzylinder usw.

3. Die Verteilung der Läsionen ist meist perivenös, entweder in multiplen disseminierten oder einzelnen Herden, die sich von einem oder mehreren Zentren ausbreiten.

Für Tierversuche ist wichtig, daß genetische Faktoren für die Auslösung des Experimentes von großer Bedeutung sind (SCHNEIDER, 1959). Es könnte sein, daß der Myelinabbau durch von den Zellen, z.B. Histiocyten, abgegebenen Exoenzymen stattfindet. Eine ausführliche Diskussion dieser Probleme findet sich bei ROIZIN und KOLB (1959). Hier wird auch die Histologie abgehandelt. Die Autoren erwähnen auch das vermehrte Auftreten von saurer Phosphatase. Außerdem wird in Betracht gezogen, daß vorher vorhandene Substanzen in maskierter Form, z.B. Lysolecithin u.a., sekundär während der Entmarkung freigesetzt werden.

Auch von anderer Seite wird die Möglichkeit des Entstehens oder der Einwirkung von oberflächenaktiven Substanzen in Betracht gezogen (AYRES, 1958).

Zur Auslösung des Phänomens gehören als Minimum etwa 10 mg Hirnsubstanz (FOLCH-PI und LEE, 1959) oder 10 γ des gereinigten Myelinantigens. Lymphocyten spielen eine überragende Rolle bei der Auslösung der Erkrankung. Sie kommen auf dem Blutwege in das Entmarkungsgebiet, teilen sich dort und wandeln sich morphologisch zu Zellen vom Typ der Histiocyten um. Diese teilen sich nicht mehr (WAKSMAN, 1965). Die Stammzelle der eingewanderten Lymphocyten sind große basophile Zellen in der Rinde von Lymphknoten nahe der Inoculationsstelle.

b) Beziehungen zu anderen „nicht experimentellen" Entmarkungserkrankungen des Zentralnervensystems beim Menschen.

Es sind vor allem einige Krankheitsbilder beim Menschen, welche im Verlauf und im neuropathologischen Bild dieser experimentell erzeugten Erkrankung stark ähneln (ADAMS, 1959):

1. Akute, nekrotisierende hämorrhagische Leukencephalitis,
2. akute disseminierte Encephalomyelitis,
3. akute Multiple Sklerose,
4. chronische rezidivierende Multiple Sklerose,
5. sog. Schildersche Erkrankung.

Davon ausgeschlossen werden müssen Entmarkungserscheinungen, deren Ätiologie geklärt ist: z.B. durch Anoxämie, bei perniziöser Anämie und die Diphtherie-Polyneuritis.

Diesen Erkrankungen, die oben erwähnt wurden, kommen folgende gemeinsame pathologische Befunde zu (ADAMS):

1. Zerstörung der Myelinscheiden der Nervenfasern von Gehirn und Rückenmark.
2. Umwandlung des degenerierenden Myelins in sudanophile Cholesterinester und Fett.
3. Die Achsenzylinder werden ausgespart (keine Wallersche Degeneration, ebenso andere Elemente des Nervengewebes, Nervenzellen, Blutgefäße und Astrocyten.
4. Bemerkenswerte Hyperphasie von Astrocyten in Verbindung mit zeitweiliger Bildung mono- oder multinucleärer (CREUTZFELD) Astrocyten.
5. Eine einheitliche Topographie — d.h. multiple Herde verschiedener Größe von 1 mm bis zu einem Lappen oder einer Hemisphäre, die letzteren meist durch Zusammenfließen vieler kleiner Herde.
6. Die perivenösen Beziehungen (also subpial oder subependymal) mit keiner Beteiligung der Gefäße.
7. Adventitielle (Virchow-Robinsche Räume) und perivasculäre Infiltration.

Ganz ähnliche Veränderungen kommen ja im Tierexperiment vor, wie ADAMS in der gleichen Arbeit nochmals aufzeigt. Ein Vergleich zur postvaccinalen Encephalomyelitis drängt sich ebenfalls auf. Hier kommt vor allem die Tollwutimpfung in Frage, da sie Hirnsubstanz enthält (Übersicht SHIRAKI und OTANI, 1959). Die Autoren kommen zu dem Schluß, daß diese postvaccinale Encephalomyelitis grundsätzlich mit der Morphologie und Pathologie der experimentellen Form gleichzusetzen ist. Daher spielt auch die Form der Applikation eine Rolle (intracutan bewirkt mehr Erkrankungen als subcutane Applikation).

Bei diesen Virusencephalitiden gibt es mehrere Möglichkeiten:

a) Mitgeschlepptes Hirnmaterial aus der Vaccine,

b) proteolipidähnliche Substanzen, die dem Virus primär oder sekundär anhaften,

c) sekundär durch die Vaccine in den Körper des Menschen freigesetzte encephalogene Substanzen.

Die postinfektiöse Encephalomyelitis kann aber auch von einem anderen Gesichtspunkt aus betrachtet werden: demnach handelt es sich hierbei um eine Reaktion gegen das Virusantigen, nicht gegen Gehirnantigen. Es wäre aber noch eine sekundäre Reaktion denkbar, z.B.

a) das Virus tritt in die Zelle ein, verbindet sich dort mit einem Zellbestandteil, wird dann abgestoßen und löst als Virus-Zellbestandteilkomplex die Immunreaktion aus (WOLF, 1963).

b) Weiterhin wäre denkbar, daß das Virus besondere Stoffwechselvorgänge auslöst, z.B. Enzyme blockiert oder inaktiviert.

c) Das Virus könnte sich an die Zelle anheften und im Sinne einer „self +X"-Reaktion die Zelle in eine „fremde" umwandeln (LAWRENCE, 1959).

Jedoch spricht vieles dafür, daß das Virus ursächlich als Antigen verantwortlich ist. Folgende Kriterien haben sich ergeben:

1. Man findet dabei kaum Anti-Hirn-Antikörper.

2. Es entwickelt sich keine chronisch in Schüben verlaufende Erkrankung aus.

3. Mit dem Virus allein läßt sich aktive Immuntoleranz erzeugen, zu einem Zeitpunkt, wo noch kein Myelin vorhanden ist.

4. Die Erkrankung kann sogar bei den toleranten Tieren ausgelöst werden durch Injektion von nichttoleranten, aber gegen das Virus gerichtete Lymphocyten (WAKSMANS, 1963).

Streng davon zu unterscheiden sind natürlich die Erkrankungen, die durch neurotrope Viren hervorgerufen werden.

Beziehungen zwischen der EAE und Multiplen Sklerose sind immer wieder gesucht worden.

Trotz vieler Parallelen und Ähnlichkeiten zwischen der EAE und der Multiplen Sklerose kann man doch nicht sagen, daß beide direkt vergleichbar sind. Folgende Befunde sprechen dagegen:

1. Die EAE bietet nicht die chronisch in Schüben verlaufende Form,

2. die viel stärkere Beteiligung der grauen Substanz in der EAE,

3. die viel häufigeren hämorrhagischen Nekrosen bei der EAE,

4. das häufigere Vorkommen und die größere Intensität der entzündlichen Erscheinungen in der EAE,

5. das Fehlen des positiven Hauttests bei der Multiplen Sklerose.

Pathologisch-anatomische Vergleiche zwischen EAE und Multipler Sklerose beim Menschen zieht WOLF (1963) in seinem Übersichtsartikel, in dem auch vor allem die Untersuchungen bei der EAE von Affen herangezogen werden. Der Autor kommt zu dem Schluß, daß sich direkte Vergleiche nicht ohne weiteres anstellen lassen. Es liegen Ähnlichkeiten vor, und gewisse Formen menschlicher Entmarkungskrankheiten haben zweifellos viele Parallelen zur Inoculations-EAE mit homologem Gehirnmaterial im Tierversuch. Unklar ist jedoch oft das auslösende Moment, sei es eine Virus- oder andere Infektion, die viele Autoren bei der Erkrankung des Menschen annehmen.

Untersuchungen über Immuno-Konglutinin und EAE sind aus gleichem Anlaß in dieser Richtung durchgeführt worden.

Unter Konglutination versteht man die Agglutination von Erythrocyten durch Konglutinin, ein 7S-Gammaglobulin, das im Serum vieler Tiere (z.B. Rind) vorhanden ist.

Voraussetzung für diese Agglutination ist, daß ein Antikörper und mehrere Bestandteile von Komplement an ein Erythrocytenantigen angelagert sind. Der Konglutinationstiter steigt stark an bei Infektionen des Menschen und bei Autoaggressionskrankheiten. Dieses Konglutinin wird „Immuno-Konglutinin" genannt (COOMBS, COOMBS u. INGRAM, 1962); es hat die Eigenschaft eines Antikörpers. Daher ist es sehr interessant, daß bisher kein Anstieg bei Multipler Sklerose gefunden wurde. Wenn also eine gewisse Parallelität zwischen dieser Krankheit und der EAE besteht, müßte auch bei der EAE der Immuno-Konglutinin-Titer niedrig sein. Solche Befunde sind jedoch sehr schwer zu interpretieren, da es sein kann, daß das Immuno-Konglutinin im Verlaufe der (experimentellen) Krankheit „verbraucht" wird. Weitere Untersuchungen in dieser Richtung sind daher abzuwarten (BALL u. CASPARY, 1963).

Genetische Einflüsse scheinen auf die Ausbildung der Multiplen Sklerose beim Menschen wenig Einfluß zu haben; alles spricht vielmehr für einen exogenen Faktor (KURTZKE, 1965a). Der Beginn und Verlauf hat, worauf auch dieser Autor wieder hinweist, wenig Ähnlichkeit mit der progressiven Form der EAE im Tierexperiment. Die „Inkubationszeit" kann bis zu 20 Jahre dauern (KURTZKE, 1965b).

Immer wieder werden bei der menschlichen Multiplen Sklerose Befunde erhoben, die sich nur schwer in das Gesamtbild dieser Erkrankung einordnen lassen, wie z.B. die kürzlich aufgefundene Vermehrung der Haptoglobine bei akuten Schüben dieser Patienten (PHILLIPS, KORNGUTH und THOMPSON, 1965).

Bei gewissen subakuten Encephalitiden, wie z.B. der subakuten sklerotisierenden Leukoencephalitis, spielt nach KOLAR u. Mitarb. (1964), KOLAR (1965) die verzögerte Allergie eine entscheidende Rolle. Da die Entmarkung hier aber nicht im Vordergrund steht, kann man sie nur entfernt hier einordnen. Sie stellen wahrscheinlich eine eigene Gruppe dar, die man unter dem Kapitel „Allergie vom verzögerten Typ" abhandeln müßte, allerdings sind die Untersuchungen hier noch nicht abgeschlossen (KOLAR und BEHOUNKOVA, 1964).

Auch bei Tieren hat man versucht, Beziehungen zwischen Entmarkungserkrankungen und der experimentell erzeugten Entmarkung zu eruieren. WIGHT und SILLER (1965) untersuchten die spontane Hühnerparalyse, bei der es auch zur Entmarkung kommt und die man als eine Autoimmunkrankheit bei diesen Tieren auffassen kann. Tiere mit dieser Erkrankung waren wesentlich geringer anfällig gegenüber der Auslösung einer EAE als gesunde Tiere. Dieses Experiment wäre gut geeignet, um die protektive Rolle der Antikörper zu untersuchen. Außerdem konnten die Autoren bei jungen Tieren eine gewisse Immuntoleranz gegenüber der EAE erzeugen, die aber nicht die Ausbildung einer paralytischen Erkrankung verhinderte. Auch diese Untersuchungen sprechen dafür, daß die EAE ein Krankheitsbild sui generis ist.

Die von LEVINE und WENK (1965) beschriebene hyperakute Form der EAE wird von den Autoren als ein brauchbares Laboratoriumsexperiment und Modell für die akute nekrotisierende hämorrhagische Encephalopathie verzeichnet.

c) Über Antikörperbildung im Verlaufe der sog. Multiplen Sklerose und EAE.

Es muß heute als sicher angenommen werden, daß im Verlaufe dieser Erkrankung Antikörper gegen Bestandteile des Nervensystems gebildet werden. Diese Antikörper oder Antikörper überhaupt gegen Nervensubstanz hat man immer wieder versucht, bei der sog. Multiplen Sklerose nachzuweisen. Aber folgende Produkte machen die Situation noch unklar:

1. Es werden gar keine oder nur zu einem geringen Prozentsatz Antikörper nachgewiesen.

2. Die Techniken zur Herstellung des „Hirnantigens" sind zu unterschiedlich, um Vergleiche anstellen zu können.

3. Solche Antikörper werden auch bei anderen neurologischen Erkrankungen gefunden, sogar bei „normalen".

4. Die Techniken zum Nachweis der Antikörper sind bei den einzelnen Untersuchern nicht einheitlich, so können z.B. Kälteagglutinine übersehen werden (CASPARY, FIELD, McLEAD u. SMITH, 1963).

Über die Rolle der Antikörper kann man ebenso daher noch nichts aussagen. Folgendes wäre denkbar:

1. Sie spielen direkt in den Immunmechanismus eine Rolle als „Autoaggressoren" bei der Entmarkung, indem sie die eigene Substanz angreifen.

Sie treten „nebenbei" auf, als mehr oder weniger unwichtige Begleiterscheinungen, spielen aber erst sekundär eine Rolle.

3. Sie werden nicht gegen normales Hirngewebe gebildet, sondern gegen durch die Krankheit veränderte Hirnsubstanzen, also Abbauprodukte, Produkte, die nicht mehr als „self" erkannt werden.

Es ist versucht worden, einige dieser Antikörper zu spezifizieren, d.h. nicht nur gegen „Hirnextrakte" zu testen, sondern gegenüber wohl definierten chemischen Verbindungen. Als solche Verbindungen kommen in erster Linie kohlenhydrathaltige Lipoide, also Glykolipoide in Frage. Aber gerade diese, und vor allem Ganglioside, kommen gar nicht in der Myelinsubstanz vor oder jedenfalls nicht als integrierende Bestandteile. So ist es erstaunlich, daß SOMERS, KANFER und BRADY (1963) bei vier Patienten mit „Multipler Sklerose" und einem mit amyotropher Lateralsklerose einen spezifischen Gangliosid-Antikörper gefunden haben. Leider wird die genaue Struktur dieses Gangliosids nicht angegeben. Es soll aber nicht durch Neuraminidase angegriffen werden und so erklärt man sich, daß es „relativ unangreifbar" im Blutstrom als „Hapten" vorliegt und so den dauernden „Antigenreiz" ausübt.

YOKOYAMA, TRAMS und BRADY (1962) untersuchten das Vorkommen von Antigangliosid-Antikörpern bei verschiedenen Tieren und Menschen. Nur bei neurologischen Erkrankungen würden diese Antikörper gefunden, bei normalen Personen nicht. Man stellt sich dabei auch vor, daß durch die Wirkung einer intracerebralen oder exogenen (Infektion) Neuraminidase die Ganglioside ihre Neuraminsäure verlieren und eine dadurch antigene Kohlenhydratstruktur bloßgelegt wird. Jedoch sind die Befunde von Anti-Gangliosid-Antikörpern bei der Multiplen Sklerose oder auch bei der Tay-Sachsschen Erkrankung nicht so ohne weiteres zu erklären, denn auch bei der Schizophrenie wurden vereinzelt solche Antikörper festgestellt, bei Hirntumoren und bei Encephalitiden. Erstaunlich ist, daß die Autoren fanden, daß alle Patienten mit positiven Antikörperbefund homozygot für den Rh-Faktor hr'(c) waren.

Bei Kaninchen, die an einer EAE erkrankt sind, befinden sich die Antikörper gegen Cerebroside sowohl in der 19-S- als auch besonders in der 7-S-Gamma-Globulinfraktion, beide binden Komplement. Die 19-S-Fraktion in den meisten Fällen mehr als die 7-S-Fraktion (NIEDIECK, DREES, KUWERT, 1965). In vielen Seren von Multiple Sklerose-Kranken kommt ein Immunglobulin vom Gamma-M-Typ vor, welches mit Extrakten aus menschlichem Gehirn unter Präcipitatbildung reagiert (ROSS u. Mitarb., 1965).

Bei der Multiplen Sklerose scheint auch eine gewisse Störung der Antikörperbildung gegen neurotrope und andere Viren vorzuliegen. Die Befunde sind aber noch widerspruchsvoll und bedürfen noch weiterer Klärung (CLARKE u. Mitarb., 1965).

Eine ganze Reihe von Tieren entwickeln eine EAE, ohne daß sich bei ihnen humorale Antikörper gegen Hirngewebe nachweisen lassen, bei anderen Tieren wiederum findet man eine starke Beteiligung der Antikörper (SARAGEA u. Mitarb., 1966).

d) Der auslösende Faktor.

Als auslösender Faktor für die Erkrankung wird eine Proteinlipidfraktion der weißen Substanz angenommen (FOLCH und LEES, 1959). Es sind dies Verbindungen, die aus einem Lipoid und einem Proteinanteil bestehen; sie sind unlöslich in Wasser, aber löslich in Chloroform/Methanol-Gemischen. Die oben genannten Autoren haben in der Hauptsache drei Substanzen isolieren können: Proteolipoid A, B und C. Sie bestehen zum Teil bis zu 50% aus Lipoiden, davon ist der größte Teil Sphingomyelin. Es sind mehrere Verfahren zur Gewinnung dieser Substanzen angegeben worden; am besten scheint das von FOLCH und LEES (1959) zu sein.

Proteolipoide aus anderen Geweben haben keine EAE-auslösende Fähigkeit. Aber alle EAE-aktiven Fraktionen hatten diese Proteolipoide. Sämtliche Methoden, welche die Proteolipoide zerstören, zerstören auch die Antigenität bzw. die EAE-Aktivität. Der größte Teil der Proteolipoide, z.B. C, ist völlig inaktiv. Es wird angenommen, daß nur eine kleine Fraktion aktiv ist. Die Frage ist sehr wichtig, da sich Hinweise auf den Mechanismus des Myelinabbaues ergeben können, ferner im Hinblick auf das Problem Autoantigen.

Es ist sehr wahrscheinlich, daß es sich nicht um ein einziges Antigen handelt, sondern um mehrere Antigene. Einige davon sind species-spezifisch, einige gleich bei den meisten Species und einige nicht gleich innerhalb einer einzigen Species. So ist das Myelin der peripheren Nervenantigen verschieden von dem Myelin der zentralen weißen Substanz (WAKSMAN, 1959).

Über die Aufarbeitung und Immunisierung mit Proteolipoiden siehe LEE (1959), der diese Erkrankung mit 100% Sicherheit bei Mäusen erzeugen konnte, vorausgesetzt, man hat genetisch „geeignete" Tiere zur Verfügung.

Es gibt auch neben den Proteolipoiden von FOLCH und LEES wasserlösliche Proteinfraktionen, z.B. vom Rinderrückenmark, welche eine encephalitogene Wirkung besitzen (ROBOZ und HENDERSON, 1959). Die Fraktionen, die oft nicht einheitlich sind, enthalten unter 5% Zucker. Eine dieser Proteinfraktionen wird als kollagenähnliches Protein bezeichnet.

Die Menge zur Immunisierung ist für jedes Tier bzw. jede Tierart verschieden. Entscheidend für vergleichbare Versuche ist, welches Tier benutzt wird, Ratte oder Meerschweinchen beispielsweise. Phosphatide und Cerebroside sind nicht wirksam (BAUER und HEITMANN, persönliche Mitteilung, Arbeit nicht zugänglich).

Eine dritte Gruppe von encephalitogenen Substanzen hat LIPTON (1959) angegeben; die aktiven Fraktionen werden aus frischem Rückenmark von Rindern und Meerschweinchen durch Petrolätherextraktion gewonnen.

KIES, MURPHY und ALVORD (1961) stellten zwei Fraktionen aus Meerschweinchen-Gehirn bzw. -Rückenmark her; auch manche Proteine sind unter diesen Umständen petrolätherlöslich. So konnte aus dem Petrolätherauszug merkwürdigerweise eine wasserlösliche, sehr wirksame Substanz hergestellt werden. Die Autoren nehmen an, daß in vivo die wirksame Substanz an Lipoide gebunden ist. Sowohl diejenige aus Hirn, als auch aus Rückenmark sollen chemisch ähnlich sein.

Die Art des Antigens könnte demnach also dreifacher Natur sein:
1. Proteolipid (FOLCH), über die chemische Struktur siehe FOLCH-PI (1964).
2. Protein (ROBOZ), wahrscheinlich als Lipoidkomplex vorliegend.
3. Petrolätherextrakt (LIPTON, 1959).

Am besten untersucht ist wohl das wasserlösliche, in Elektrophorese und Ultrazentrifuge einheitliche, encephalitogene Protein von ROBOZ-EINSTEIN u. Mitarb. (1962). Hier liegt offenbar eine definierte Substanz vor, die wirksam ist. Dieses Antigen ist Bestandteil der Myelinscheide, wie mit immunhistologischen Methoden einwandfrei festgestellt werden konnte (RAUCH und RAFFEL, 1964). Das Antigen ist nicht species-spezifisch. Die Wirkung tritt schon nach Injektion von 2—8 µg ein.

Weitere interessante Ergebnisse brachten die Untersuchungen von ROBERTSON, BRIGHT und LUMSDEN (1962), welche eine „Histon-Fraktion" aus Rinderrückenmark anreicherten. Aus dieser Fraktion gewann man wiederum aktive Oligopeptide, die durch Dialyse(!) bei pH 9 abgetrennt werden konnten. Die encephalitogene Aktivität solcher Präparate ist sehr bemerkenswert, muß aber mit größter Vorsicht bewertet werden.

Eine weitere Darstellungsmethode des encephalitogenen Faktors beschrieben CASPARY und FIELD (1965). Sie weisen mit Recht darauf hin, daß eine in der Ultrazentrifuge einheitliche Substanz notwendigerweise nicht einheitlich zu sein braucht. In der Tat konnten sie nicht-aktives Material mit Hilfe der Agargel-Diffusion feststellen. Merkwürdigerweise gab aber das inaktive Material ebenso einen positiven Hauttest. Es wird vor einer Überbewertung des Hauttests daher gewarnt.

Es scheint nicht ausgeschlossen zu sein, daß die Proteolipide nach Injektion in einen tierischen Organismus sekundär noch verändert werden, z.B. durch Transaminierungen, wodurch unter Umständen die Antigenität noch beträchtlich verstärkt werden kann (WADJA, WAELSCH und LEE, 1965).

Eine weitere Charakterisierung des Antigens ist folgendermaßen möglich:
1. Es ist phylogenetisch bei bestimmten Tieren nicht vorhanden (PATERSON, 1957).
2. Es kommt im fetalen Hirn nicht vor (KABAT u. Mitarb., 1948).
3. Es ist hitzestabil, wird durch Autolyse nicht zerstört (LUMSDEN, 1949).

Die Art der Applikation des Antigens spielt eine große Rolle zur Feststellung der „Antigenität". Man hat herausgefunden, daß der intradermale Weg der beste ist. Gut ist auch die intravenöse Applikation (s. folgende Tabelle).

Eine Übertragung der EAE ist möglich, indemm an 1. Inzuchtstämme, 2. neonatal immuntolerante Tiere benutzt, da die Zellen, welche die Erkrankung übertragen, vom Empfängerorganismus als „fremd" empfunden und zerstört werden. Es wäre in diesem Zusammenhang wichtig zu untersuchen, wie die Antikörperbildung bei solchen sekundär bzw. durch Übertragung sensibilisierten Tieren verläuft. Hierüber ist noch wenig bekannt.

Bei gleicher Tierart ist die Dosierung des Antigens bei der Immunisierung (Hirnsubstanzhomogenat)

Tabelle 2. *Einfluß der Injektionsstelle für die Produktion von zirkulierenden Antikörpern und Entstehung einer EAE.*

Route	Antikörper	EAE
Intradermale Injektion, Fußsohle	++++	++++
Intravenös	+++	+++
Intradermale Injektion[1]	++	+
Subcutan	+	0
Intraperitoneal	0	++

[1] Vom regionalen Lymphknoten entfernt.

verschieden. Detaillierte Studien über die Dosierung, besonders auch im Hinblick auf die entsprechende Beimengung von Adjuvans und Netzmittel, sind für die Versuche beim Huhn von WIGHT und SILLER (1963) angegeben worden.

Andere Autoren haben, ausgehend von der Beobachtung, daß die EAE bei Schlangen und Poikilothermen sich nicht auslösen läßt, sich gefragt, ob ein Zusammenhang mit den nicht vorhandenen Myelinscheiden bei diesen Tieren besteht. Dünnschichtchromatographische Untersuchungen ergaben, daß die Cerebroside und Sulfatide vom Säugetier zum Fisch abnehmen und bei Wirbellosen gänzlich fehlen, in Übereinstimmung mit dem Fehlen der Myelinscheide bei diesen Tieren. Auch eine Verminderung der Ganglioside über Maus, Forelle zu den Wirbellosen wurde festgestellt. Es ist aber fraglich, ob das Nichtvorhandensein dieser Glykolipoide ursächlich mit der Unmöglichkeit, eine EAE zu identifizieren, zusammenhängt.

Bei der Herstellung von Tollwut-Vaccine aus Kaninchenhirn hat man eine Methode ausgearbeitet, welche die Produktion einer Vaccine erlaubt, die frei von encephalitogenen Substanzen ist, indem man das Gehirn 4—5 Tage alter Kaninchen verwandte. Die EAE-auslösende Wirkung der Vaccine von älteren Kaninchen-Gehirnen beruhte zweifellos auf der Anwesenheit von Myelin (GIPSEN, SCHMITTMANN und SAATHOF, 1965).

Es ist sehr wahrscheinlich, daß Myelin das „encephalitogene" Antigen enthält, denn folgendes spricht dafür (nach LEVINE und WENK, 1963):
1. Die pathologischen Veränderungen bei der EAE betreffen vorwiegend die weiße Substanz.
2. Fluorescein-markierte Globuline aus EAE-Serum verbinden sich mit Myelin in vitro.
3. Unreifes Nervengewebe, vor der Markreifung, ist nicht encephalitogen.
4. Fraktionen, die mit Hilfe der Ultrazentrifuge hergestellt worden sind, zeigten sich in dem Ausmaße wirksam, wie sie Myelin enthielten.

5. Weiße Substanz wirkt viel besser wie graue Substanz; ebenso ist Rückenmark wirksamer als Gehirn.

Gegen die Bedeutung des Myelins sprechen:

1. Veränderungen, die nicht nur das Myelin im Verlaufe der EAE betrffeen, z. B. am Plexus chorioideus und an den Meningen und Blutgefäßen.

2. Auch Serumbestandteile richten sich nicht nur gegen das Myelin, sondern auch gegen Gliamembranen und Cytoplasma.

3. Gliome von der Maus rufen ebenfalls eine EAE in der Maus hervor, obwohl dieses Tumorgewebe kein Myelin enthält, allerdings ist dieser Befund sehr kritisch zu werten (LEVINE und WENK, 1963).

Aber zusammenfassend kommen die Autoren zu dem Schluß, daß Myelin das eigentliche Antigen enthält, vor allem, da Nervenmyelin vorwiegend eine Neuritis hervorruft. Das zentrale Myelin ist immer wirksam, ganz gleich von welcher Tierart es stammt, man kann sogar dabei bis zu Amphibien und Fröschen heruntergehen. Das Antigen ist also nicht species-spezifisch (LEVINE und WENK, 1963).

Die Natur des Antigens ist in jüngster Zeit erneut Gegenstand der Forschung unter dem Gesichtspunkt der Proteinstruktur:

Untersuchungen der letzten Jahre haben immer mehr gezeigt, daß es ein basisches niedermolekulares Protein ist ($M = 20000$), welches aller Wahrscheinlichkeit nach das verantwortliche Antigen ist. Die Proteolipoid-Fraktion von FOLCH kommt nicht in Frage, wie folgende Tabelle zeigt (KIES u. Mitarb., 1964).

Tabelle 3. *Unterschied zwischen encephalitogenem Protein und Proteolipid-Protein.*

Basisches Protein (Meerschweinchengehirn)	Proteolipoid-Protein (weiße Substanz, Rind)
Unlöslich in Chloroform/Methanol im Verband des ZNS, aber Chloroform/Methanol-löslich als Myelin-Komplex	Löslich in Chloroform:Methanol:Wasser (64:32:5)
Hoher Gehalt an Arginin, Lysin, Serin, Asparaginsäure, Glutaminsäure, Histidin; Cystin abwesend	Niedriger Gehalt an basischen und sauren Aminosäuren, hoher Gehalt an „neutralen" Aminosäuren; Cystingehalt: 2,68%
Wird durch Trypsin verdaut, wobei Peptide frei werden und die Aktivität verloren geht	Trypsinresistent
Das freie Protein ist encephalitogen in Meerschweinchen und Kaninchen in γ-Dosen	Schwache Aktivität in Kaninchen (als Proteolipoid), praktisch keine Aktivität bei Meerschweinchen. Freies Protein ist inaktiv

Die nachfolgende Tabelle zeigt die Unterschiede in der Aminosäurezusammensetzung. Inzwischen sind von FOLCH u. Mitarb. weitere Reinigungsmethoden für Proteolipide angegeben worden (PRITCHARD und FOLCH-PI, 1963; LEE, CARR und FOLCH, 1964).

Der isoelektrische Punkt liegt bei etwa 10,5 aufgrund des Gehalts an basischen Aminosäuren (Tabelle 4). Die Autoren schreiben in ihrer Zusammenfassung:

"When myelin is separated from other cellular constituents by homogenization in hypertonic sucrose, osmotic shock by dilution and dialysis against distilled water, the complex becomes completely soluble in chloroform-methanol and can be fractionated by solvent distribution to yield a highly encephalitogenic component from which the basic protein can be extracted by 0,01 N HCl. In whole tissue or myelin, the protein is apparently inaccessible to dilute acid extraction until most of the inert lipids have been removed.

The protein-lipid complex in whole tissue (in contrast to that in isolated myelin) is disrupted by chloroform-methanol treatment so that the protein remains in the defatted residue whereas other protein-lipid complexes are soluble in chloroform-methanol. The reason for this, while not clearly defined experimentally, must be one of the following: (1) other components of while tissue influence the stability of the protein-lipid bond or (2) the myelin is physically changed during the isolation procedures. Preliminary data favor the former hypothesis."

Die Autoren wenden sich gegen die Annahme noch niedrigmolekularer Polypeptide, wie sie aufgrund der Dialyseversuche von LUMSDEN u. Mitarb. (1964) angenommen werden. Da solche niedrigmolekularen Verbindungen wahrscheinlich nicht aktiv sind, ergibt sich aus der Definition der Allergie vom verzögerten Typ, die einen größeren Proteinanteil voraussetzt. KIES u. Mitarb. erklären die Befunde von LUMSDEN mit der unterschiedlichen Porenweite der Dialysiermembranen. Jedoch sollte man auch beachten, daß es wahrscheinlich nicht ein Antigen dieser Art gibt, sondern, daß dieses basische Myelinprotein vielleicht in etwas veränderter Form in verschiedenen Teilen des Nervensystems vorkommt.

Immunelektrophoretische und Agargeldiffusionsstudien bezüglich des EAE-Antigens haben BERG und DENCKER (1962) durchgeführt. Das nichtspecies-spezifische, organ-spezifische Antigen wandert wie ein β_1-Protein.

KIBLER, FOX und SHAPIRA (1964) ist es gelungen, ein weiter gereinigtes hochaktives Antigen aus Rinderrückenmark darzustellen. Auch hier handelt es sich um ein basisches, wasserlösliches Protein mit einem auffallend niedrigen Molekulargewicht (etwa um 10000). 200 γ sind beim Kaninchen schon wirksam. Wahrscheinlich üben die normalerweise mitvorhandenen Lipoide eine auxiliäre Funktion aus. Das Präparat der Autoren war einheitlich.

Tabelle 4. *Unterschiede in der Aminosäurezusammensetzung des basischen Proteins vom Meerschweinchengehirn und des Proteolipoid-Proteins aus der weißen Substanz des Rindes.*

Aminosäuren	Basisches Protein % v. ges.	Proteolipoid-Protein % v. ges.
Asparaginsäure	8,1	3,67
Glutaminsäure	10,3	5,55
Serin	9,6	4,48
Prolin	6,8	2,27
Histidin	6,9	2,17
Arginin	12,5	2,22
Lysin	10,2	4,19
Alanin	5,7	11,51
Valin	3,0	5,77
Cystin	0,0	2,68

Neuerdings ist auch die Frage nach einem ganz anderen Effekt des Antigens aufgetaucht: nämlich seine Beziehungen zu den Thrombocyten und zu thrombotischen Vorgängen überhaupt. Wahrscheinlich ist es so, daß tatsächlich die Bildung von Thrombosen durch das Antigen gefördert wird, aber nur, wenn es mit dem Serum von Multiple Sklerose-Kranken in Berührung kommt. Untersuchungen bei der EAE stehen noch aus, vielleicht gibt es hier Abweichungen oder Parallelen (FIELD und CASPARY, 1964).

Einen weiteren Effekt diskutieren KORNGUTH und THOMPSON (1964): Offenbar haben basische Proteine des Gehirns, oder eines davon einen Einfluß auf die Proteinsynthese in Lymphknoten. Der Zusammenhang mit der EAE ist allerdings hier nur zu konstruieren.

THOMPSON (1965) hat eine neue Darstellungsmethode für das EAE-Antigen ausgearbeitet: Sie besteht darin, daß das Alkoholpräcipitat eines Petrolätherextraktes von Rindergehirnen mit Formamid in der Hitze behandelt wird. Das Antigen ist wasserlöslich, aber nähere Angaben über die chemische Natur fehlen.

Bei Ratten führt die Immunisierung mit Hirnmaterial sowohl zu einer EAE als auch zu einer allergischen Neuritis (EAN). Injektion von Nervenmaterial allein führt nur zur Entwicklung einer EAN. Das als Antigen wirksame basische Protein der Nerven ist immunochemisch von dem des Gehirns verschieden. Beim Meerschweinchen ist der Unterschied noch deutlicher: Hirn führt ausschließlich zur EAE. Nervenmaterial zur EAN. Zirkulierende Antikörper werden getrennt gegen beide Proteinantigene gebildet (CASPARY und FIELD, 1965).

Über den immunhistologischen Nachweis des basischen EAE-Proteins berichten KORNGUTH und ANDERSON (1965). Dabei konnte sowohl beim Menschen als auch beim Meerschweinchen Alanin als N-terminale Aminosäure nachgewiesen werden. Ein sehr ähnliches basisches Protein konnte bei vielen Säugetieren und Vertebraten festgestellt werden, es läßt sich besonders gut nach Desintegration des Myelins bzw. seiner Struktur demonstrieren. Das Protein ist nicht mit den Histonen verwandt.

Das lipoidfreie Antigen besitzt etwa ein Molekulargewicht von 10000—40000, der isoelektrische Punkt liegt ungefähr bei 10,5. Bemerkenswert hoch ist der Gehalt an dibasischen Aminosäuren. Die Substanz kann auch als Hauttest-Antigen benutzt werden, jedoch fällt merkwürdigerweise die Hautreaktion vom verzögerten Typ gerade dann ab (beim Meerschweinchen), wenn die Entmarkung beginnt. Dies ist in der folgenden Abb. 4 noch einmal veranschaulicht.

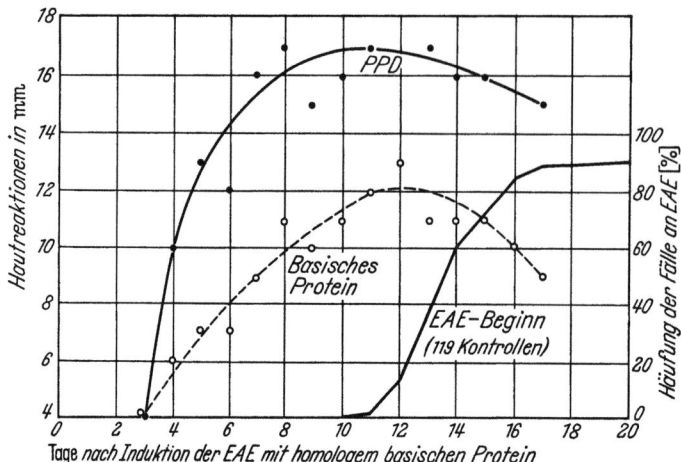

Abb. 4. Ausbildung der Allergie vom verzögerten Typ gegenüber Tuberkulin und homologem basischen Myelin-Antigen beim Meerschweinchen: Das Maximum dieser beiden Hautreaktionen liegt kurz vor dem Beginn der EAE. (Entnommen der Arbeit von ALVORD, 1966.)

Neuere Untersuchungen über das encephalitogene basische Protein haben KIES u. Mitarb. (1966) durchgeführt. Es scheint in gebundener und freier Form vorzukommen. CARNEGIE und LUMSDEN (1966) ist es gelungen, ein basisches Protein mit encephalitogenen Eigenschaften aus Rückenmark zu isolieren, dessen Molekulargewicht etwa 3000 ist(!) und dessen Aminosäurezusammensetzung angegeben wird. Besonders hoch ist der Gehalt an Glycin, Serin und basischen Aminosäuren, man könnte es fast als histonähnlich bezeichnen.

Dieses basische Protein scheint der wahre encephalitogene Faktor in allen EAE-aktiven Aufarbeitungen zu sein. Dieses haben LUMSDEN, ROBERTSON und BRIGHT in einer Übersicht unter Berücksichtigung der verschiedenen Darstellungsmethoden klar herausgestellt (1966).

e) Die Rolle der Adjuvantien bei der EAE.

Die bei dem Experiment der EAE verwendeten Adjuvantien gehören zu der Gruppe immunologischer Adjuvantien, die eine Allergie vom verzögerten Typ induzieren. Hierüber haben ausführlich HAAS und THOMSEN (1961) berichtet. Die chemische Zusammensetzung dieser Wachsadjuvantien ist von LEDERER u. Mitarb. näher untersucht worden (WHITE, JOLLES, SAMOUR und LEDERER, 1964). Es handelt sich um eine peptidenthaltende Fraktion von Wachs D, welches in der Hauptsache aus Mykolsäureestern besteht (LEDERER, 1964). Wichtig in dem Peptidanteil scheint die Anwesenheit von D- und L-Alanin, D-Glutaminsäure und Meso-α,α'-diaminopimelinsäure zu sein. Es wird angenommen, daß ein solches Peptidoglykolipoid ein Grundbaustein der Bakterienwand ist (Abb. 5). Fraktionen von anderen Mycobakterien können ebenfalls als Adjuvans wirksam sein; in diesem Falle besteht chemisch eine Ähnlichkeit zu der wirksamen Fraktion von Wachs D. Im Falle der EAE ist das besonders von SHAW et al. (1964a, b) untersucht worden. Die Wirkungsweise der Adjuvantien besteht wahrscheinlich darin, daß es in den Lymphknoten zu einer Zellhypoplasie kommt, von der vor allem lymphocytäre und monocytäre Zellen betroffen werden. Genaueres über antikörperähnliche Substanzen in diesen Zellen oder einen sog. „transfer factor" (LAWRENCE) weiß man noch nicht. Weiteres über gewebliche Veränderungen nach Injektion von Freundschem Adjuvans siehe AMEMORI und ALTSCHUL (1963), sowie MOORE u. Mitarb. (1963). Wie jedoch schon erwähnt, sind Adjuvantien nicht unbedingt erforderlich zur Auslösung einer EAE bzw. allergischen Neuritis. Auch inkomplettes Adjuvans ist wirksam (LEVINE und WENK, 1963a), d.h. ohne Zusatz von Mycobakterien. Andererseits hat man auch das Öl durch gewisse Paraffine erfolgreich ersetzen können; hierbei spielen physikalisch-chemische Gesichtspunkte eine große Rolle (SHAW, ALVORD und KIES, 1964).

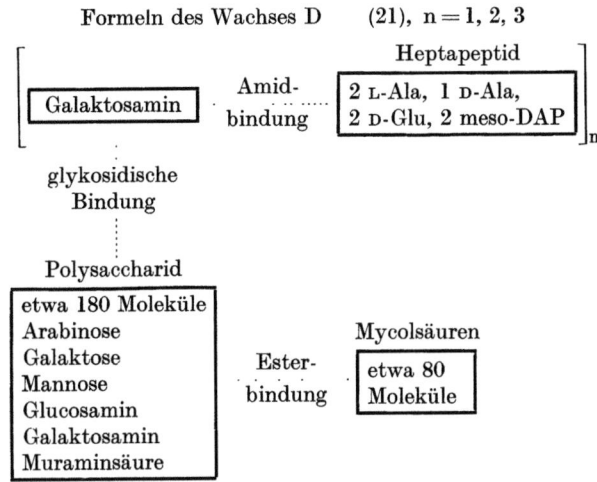

Abb. 5. Formel des Wachs D.

Die Rolle des Adjuvans kann man etwa folgendermaßen charakterisieren:

Die Antikörperproduktion wird erhöht, desgleichen die Fähigkeit, mit einer Allergie vom verzögerten Typ zu reagieren. In diesem Falle käme in Frage:

a) Protektion des Antigens (gegen Zerstörung durch Enzyme);

b) Granulomproduktion: „Anlocken von Zellen";

c) Ausbildung eines Antigen-Depots;

d) Stimulierung der Zellen, die für eine „Tuberkulin-Typ"-Reaktion in Frage kommen (beschleunigende Wirkung);

e) macht aus Hapten komplettes Antigen (z.B. mit Protein des Tuberkelbacillus); Schlepperfunktion.

Nach LEDERER (1964) hat das Mycobacterium tuberculosis mehrere Funktionen, die in diesem Falle beachtet werden müssen (s. Abb. 5):

1. Tuberkelbildung, unspezifische Fremdkörperreaktion, bedingt durch viele verzweigte Fettsäuren, unter anderem auch Mycolsäure und ihre Ester.

2. Die Allergie vom verzögerten Typ wird ausgelöst durch viele Mycolsäureester von Kohlenhydraten.

3. Der toxische Faktor, der sog. „Cordfaktor" (Trehalose, 6,6-dimycolat) bewirkt, ebenfalls eine „delayed reaction".

4. Adjuvanswirkung von Wachs D (M = 15000—20000, 50% Mycolsäure, 45% Polysaccharid, 5% Diaminopimelinsäure).

Nur Wachse D vom menschlichen Typ sind aktiv, das liegt daran, weil sie noch Peptidketten enthalten. Diese Wachs D-Präparate sind alle als Adjuvans wirksam.

Die Wirkung des Freundschen Adjuvans hat seit der Auffindung des Phänomens die Immunologen immer wieder fasziniert.

Über die allgemeinen Wirkungen des Freundschen Adjuvans und Untersuchungen über Mechanismus dieser Immunreaktion ist inzwischen eine ausführliche Monographie erschienen (FINGER, 1964). Die Wirkungen lassen sich einfach zusammenfassen:

1. In den ersten 5 Tagen allgemeine Intensivierung der Immunreaktionen (Antikörperbildung vermehrt, es tritt viel häufiger eine Allergie vom verzögerten Typ auf).

2. Stimulierung der Plasmazellbildung (in den zugehörigen Lymphknoten).

3. Starke Proliferation der Lymphfollikel.
4. Akkumulation von Histiocyten, Epitheloidzellen und Reticulumzellen.

In jüngster Zeit sind wiederholt Anstrengungen gemacht worden, das Freundsche Adjuvans zu modifizieren (PECK u. Mitarb., 1964; WOODHOUR u. Mitarb., 1964).

Beispielsweise hat man den Mycobacteriumanteil im Freundschen Adjavans versucht zu ersetzen, und zwar ebenfalls in Versuchsreihen, die eine EAE im Tierversuch hervorriefen (SHAW u. Mitarb., 1964).

Eine „hyperakute" Form der EAE wird dann hervorgerufen, wenn man Pertussis-Vaccine als Adjuvans benutzt (LEVINE und WENK, 1964). Dieses Experiment ist besonders eindrucksvoll: 100% der Tiere erkranken, die Inkubationszeit ist kurz und der Verlauf sehr rapide. Morphologisch sieht man massive Infiltrationen. Die Autoren sprechen vergleichsweise von einer akuten nekrotisierenden Encephalopathie.

Tabelle 5. *Beziehungen zwischen biologischer Wirkung und chemischer Konstitution der Lipoide von Tuberkelbacillen*

Biologische Wirkung	Chemische Konstitution der Lipoide
Bildung von Tuberkeln	Verzweigte Fettsäuren (Phthiensäuren, Mycocerosinsäuren, Mycolsäuren und deren Ester)
Gewichtsverlust, Hämorrhagien, Tod	Cord-Faktor (6,6'-Dimycolat der Trehalose)
Adjuvanswirkung, Granulom, verzögerte Hypersensibilität	D-Wachse (Peptidoglykolipoide)
Immunisierung	Phosphoglykolipoide(?)

Über die Bedeutung verschiedener Adjuvantien ganz allgemein berichtet auch MUNOZ (1964). Er hebt besonders noch hervor den Einfluß der Adjuvantien auf die antikörperbildenden Zellen und auf die Stimulierung der Gammaglobulimenproduktion ganz allgemein. In diesem Zusammenhang wird darauf hingewiesen, daß die Wirkung des Adjuvans von einer ganzen Reihe anderer Faktoren abhängt:

a) Art und Menge des zugefügten Antigens,
b) die Art der Applikation,
c) die Zahl der Injektionen,
d) die Species,
e) das Alter der Tiere,
f) der Ernährungsstatus der Tiere,
g) der betreffende Tierstamm bzw. sogar das individuelle Tier selbst.

Außerdem führt der Autor auch noch die Lebensbedingungen der Versuchstiere an.

Es wird betont, daß die Wirkung des Adjuvans auch ganz allgemeiner Art zu beachten ist. So soll im Körper ganz allgemein die Permeabilität der Gewebe und Capillaren zunehmen. In jedem Falle ist die Wirkung immer komplex und nicht immer vorauszusehen.

Auch elektronenmikroskopisch läßt sich eine solche Permeabilitätänderung sehr schön zeigen. Gleichzeitig setzt eine Invasion von Lymphocyten ein, welche auch direkt in die Myelinscheide eindringen und sich zwischen die Lamellen schieben. Wahrscheinlich geht dem eine gewisse intralamelläre Spalterweiterung voraus (LAMPERT und CARPENTER, 1965).

Ausgehend von der Tatsache, daß sich eine hyperakute Form der EAE unter Verwendung von Hirnhomogenat und wäßriger Aufschwemmung von Pertussis-Vaccine auslösen läßt (LEVINE und WENK, 1965), untersuchten die Autoren dann die Frage, ob nicht das Nervengewebe an sich schon Adjuvanswirkung habe. Es zeigte sich jedoch, daß ein Adjuvanseffekt nicht nachzuweisen war (LEVINE, WENK, KIES und ALVORD, 1965).

Kürzlich hat ALVORD (1966) hierzu in einem größeren Referat noch einmal zusammenfassend Stellung genommen. Seinen Ausführungen entnehmen wir folgende Konzeption: Die EAE läßt sich praktisch bei allen Säugetieren und Vögeln auslösen, das gleiche gilt von der EAN. Bei einigen Tieren aber, z.B. gibt es Mäusestämme, die sich nicht eignen, sind interessante Ausnahmen zu bemerken. Das gleiche gilt für Ratten und manche Meerschweinchen, die in ihrer Suszeptibilität sehr unterschiedlich sein können. Hier spielt dann die Art der Applikation (Adjuvans) eine überragende Rolle. Warum manche Tiere eine solche „Toleranz" gegenüber dem Antigen zeigen, ist noch unbekannt. Man nimmt an, daß dies genetisch bedingt ist. Diese genetische Disposition, auf das betreffende Antigen grundsätzlich mit einer Immunreaktion zu reagieren, kann wesentlich durch das Adjuvans gesteuert werden. Sind Mycobakterien anwesend, so entwickelt sich eine EAE durch Produktion im Sinne einer Allergie vom verzögerten Typ sensibilisierter Lymphocyten und durch demyelinisierende Antikörper vom Typ 7 S. Fehlen diese Mycobakterien, so können oft nur protektive Antikörper vom Typ 19 S gebildet werden, eine EAE bildet sich nicht aus. Von der Art des Adjuvans sind auch die hyperakute Form der EAE sowie die sog. autonome Neuropathie, eine Variante der EAN, entscheidend abhängig. Offenbar handelt es sich um die Aktivierung verschiedener immunologisch kompetenter Zelltypen. Eine neue Methode zur Auslösung der EAE ist kürzlich von NEWBOULD (1965) angegeben worden. Die Methode besteht darin, daß kleinere Mengen Rückenmark zusammen mit FREUNDS Adjuvans in die inguinalen Lymphdrüsen eingespritzt werden. Dieser Weg soll insgesamt besser sein als die intradermalen Injektionen in die Fußsohle.

Interessant ist, daß es Mäusestämme gibt, bei denen man eine EAE auflösen kann, und solche, die dagegen resistent sind. In beiden Fällen aber findet nach Injektion des Antigens mit FREUNDS Adjuvans und Pertussis-Vaccine eine starke Stimulation des RES statt (BÖHME u. Mitarb., 1966).

f) Zur Beteiligung der Antikörper.

Es ist klar, daß im Verlaufe dieser Erkrankung auch humorale Antikörper gebildet werden, welche aber nichts mit der Pathogenese zu tun haben. Die Existenz von Anti-Hirn-Antikörpern ist schon lange bekannt (WITEBSKY, 1959). Die entsprechenden Antigene sind im alkoholischen Extrakt vorhanden. Der Hoden gibt merkwürdigerweise eine Kreuzreaktion mit Anti-Hirn-Seren und umgekehrt. Dieser alkoholische (80%) Antigenextrakt ist hochstabil und nicht species-spezifisch. Ein anderes dagegen ist species-spezifisch und sehr labil. Darauf ist bereits an anderer Stelle hingewiesen worden. Das erste Antigen scheint mit dem Erscheinen des Myelins aufzutreten. Über die Rolle der Antikörper bei der allergischen Encephalomyelitis besteht noch keine Klarheit. Mehrere Hypothesen gibt es:
    a) sie reagieren mit den Abbauprodukten,
    b) sie wirken im Verein mit den Lymphocyten und
    c) sie stellen eine Art Abwehrmechanismus dar.

Die letzte Hypothese hat vieles für sich (PATERSON, 1963). In der Tat spricht vieles für einen Schutzmechanismus. Ein hoher Antikörpertiter begünstigt die Erkrankung nicht, er läßt sie eher nicht zum Ausbruch kommen; wahrscheinlich sind hierfür komplementbindende Anti-Hirn-Antikörper verantwortlich. Die Schwere der Erkrankung scheint mit einem niedrigen Antikörpertiter einherzugehen und umgekehrt. Es ist ein in der Immunologie seit langem bekanntes Phänomen, daß passive vorherige oder gleichzeitige Applikation von hohen Dosen Antiserum den Organismus unfähig macht, selbst gegen das betreffende Antigen einen Immunmechanismus, z.B. im Sinne einer Antikörperbildung, in Gang zu setzen. Auch die Allergie vom verzögerten Typ kann auf diese Weise gehemmt werden; z.B. wird die Transplantationsreaktion durch passive Übertragung von Hyperimmunseren gegen den betreffenden Spender gehemmt. Es könnte aber auch sein, daß diese Antikörper bereits Stellen im Gehirn blockieren, so daß die celluläre Reaktion sich nicht auswirken kann.

Entscheidend für die Ausbildung einer allergischen Encephalomyelitis scheint zu sein, daß die benachbarten Lymphocyten von dem Ereignis der Injektion Kenntnis genommen haben. Danach kann man die Injektionsstelle ohne weiteres excidieren (FREUND und LIPTON, 1955).

Für die EAE hat man auch eine Art Arthusreaktion postuliert (Good, 1963a, b). Wenn man annimmt, daß lokal, d.h. von den perivasculären Zellansammlungen größere Mengen Antikörper produziert werden, die dann direkt mit dem „naheliegenden" Antigen reagieren, hat man die Bedingungen der lokalen Arthusreaktion vorliegen.

Die Protektion gegen EAE stellt eine der interessantesten Beobachtungen in diesem Zusammenhang dar:

1. Diese ist im gewissen Maße durch zirkulierende Antikörper möglich: hierbei reagiert der Antikörper in irgendeiner Weise mit dem applizierten Antigen, vielleicht durch „Neutralisation" o.ä.

2. Eine vorherige, nicht wirksame Injektion ohne Adjuvans, schützt ebenfalls gegen eine spätere Immunisierung.

3. Die sog. Desensibilisierung. Hierbei besteht die Möglichkeit, durch Injektion des Antigen selbst die sensibilisierten Zellen (im Kreislauf) abzufangen.

4. Immuntoleranz durch Injektion von Hirnsubstanz kurz vor oder nach der Geburt.

5. Sogar nach Injektion des wirksamen Antigens läßt sich (nach 10 Tagen durch Injektion des „Antigens") die Ausbildung einer EAE verhindern. Das ist auch durch das gereinigte (Protein-) Antigen möglich, allerdings scheint die Unterdrückung der EAE nur temporär zu sein. Ferner besteht noch eine Korrelation zwischen der Menge des zur Sensibilisierung benötigten Antigens und des zur Immunisierung verwendeten Materials (Diskussion Good, Waksman und Kies bei Good, 1963a; Condie u. Mitarb., 1959).

6. Neuerdings haben Field und Caspary gefunden, daß eine hochgereinigte encephalitogene Fraktion, verabreicht in inkomplettem Freunds Adjuvans, am besten sich für den protektiven Effekt eignet (Field und Caspary, 1964b).

Der protektive Effekt der Bestrahlung bezieht sich ebenfalls auf die Antikörper. Es ist bekannt, daß Röntgenbestrahlung kurz vor der Applikation des Antigens die Antikörperproduktion unterdrückt. Diese Dosen müssen nicht unbedingt zu einer Hemmung der Allergie vom verzögerten Typ führen. Erwartungsgemäß kann so z.B. bei der EAE zwar die Antikörperbildung unterdrückt werden, nicht aber die Erkrankung selbst, d.h. bei bestimmten Dosen wird die Antikörperbildung verhindert, die Allergie vom verzögerten Typ aber nicht, und folglich ist die Ausbildung einer EAE möglich. Dafür sprechen auch schon eine ganze Reihe von Ergebnissen, welche von Paterson und Beisaw (1963) zu dieser Zeit referiert wurden. Die Autoren selbst fanden dann aber zu ihrer Überraschung folgende Befunde: 400 r vor der Sensibilisierung von Ratten ergab

a) Unterdrückung der EAE,

b) Hemmung der Antikörperproduktion (Komplement-fixierende Anti-Hirn-Antikörper),

c) keine Unterdrückung der Tuberkulinreaktion.

Röntgenbestrahlung nach Immunisierung unterdrückte die EAE nicht. Die Ergebnisse der Autoren sprechen für eine maßgebliche Beteiligung der Antikörper.

Antikörper gegen eine ganze Reihe von Viren (auslösendes Agens?) sind bei der Multiplen Sklerose des Menschen übrigens nicht vermehrt gefunden worden (Ross, Lenman und Rutter, 1965).

Dagegen findet man bei solchen Patienten vermehrt (gegenüber einer Kontrollgruppe) Antikörper gegen eine Reihe von Milchproteinen, ein etwas schwer zu interpretierender Befund (Wright, Morton und Taylor, 1965).

Von ganz entscheidender Bedeutung waren aber Untersuchungen über EAE und Thymus. Hier konnte in sehr eleganten Experimenten ein weiterer Beweis für die immunologische Natur der EAE im Zusammenhang mit dem Thymus herausgearbeitet werden. Jankovic und Isvaneski (1963) untersuchten die Ausbildung der EAE bei Hühnern. Es konnte gezeigt werden, daß die Bursektomie keinen wesentlichen Einfluß auf die Ausbildung der EAE hat. Die Bursa Fabricii sitzt bei Vögeln am Ende des Magen-Darmkanals als lymphoepitheliales Organ ähnlich wie der Thymus. Im allgemeinen führt die Bursektomie bei Eintagsküken zu einer starken Depression der Antikörperbildung, die

Thymektomie sogar zur Immuntoleranz. Tiere ohne Bursa, aber mit Thymus, können im Sinne einer Allergie von verzögertem Typ reagieren. Bei thymektomierten Tieren ist diese Fähigkeit erheblich herabgesetzt. Während also die Bursa wesentlich für die Antikörperbildung ist, hat der Thymus bei diesen Tieren hauptsächlich mit der Allergie vom verzögerten Typ etwas zu tun. Gleichzeitig findet sich ein enormer Schwund der Blutlymphocyten, und zwar der „kleinen" Lymphocyten, die offenbar „thymogenen" Ursprungs sind und für die „delayed reaction" verantwortlich. Die Tatsache, daß sich die EAE normal in bursektomierten Tieren entwickelt, spricht gegen eine pathogenetische Bedeutung der Antikörper. Von normalen oder bursektomierten Tieren ließ sich die Erkrankung ohne weiteres mit Hilfe von Milzzellen übertragen[1].

Die Beziehungen zwischen EAE und Komplement haben ebenfalls die Bedeutung der Antikörper als nicht wesentlich entlarvt.

Die Komplement-Komponenten (C') sind bei der experimentellen EAE nicht erhöht, obwohl komplementbindende Antikörper gefunden werden. Letztere beteiligen sich nach Ansicht der Autoren (TARRANT, FIFE u. MUSCHEL, 1964) nicht direkt an der Ausbildung der EAE. Im Gegenteil, es ist sehr wahrscheinlich, daß, wenn man dieses antikörperhaltige Serum einem anderen Tier einspritzt, der einen gewissen Schutz gegen die Ausbildung einer EAE ausübt. Die Autoren gehen sogar so weit anzunehmen, daß Antiserum gegen Fischhirn die encephalitogene Aktivität von Säugetierhirn neutralisieren könne, etwa in ähnlicher Weise, wie eine Hemmung von Enzymen stattfindet durch Antikörper, die nicht mit der aktiven Seite des Enzyms reagieren.

In jüngster Zeit ist jedoch durch eine Arbeit von JANKOVIC u. Mitarb. (1965) die Rolle der Antikörper bei der EAE in ein ganz neues Licht gerückt worden: Die Autoren fanden nämlich, daß sich die EAE sehr gut mit Hilfe von Serum übertragen läßt, wenn man das Serum von EAE-Tieren direkt auf dem Wege über den Ventrikel an gesunde Tiere überträgt. Dies weist einmal auf die wesentliche Bedeutung der Blut-Liquorschranke hin, zum anderen zeigt dieser elegante Versuch, daß das histopathologische Bild einer EAE sich entwickeln kann, so, als ob es sich um eine „delayed hypersensitivity" handeln würde (Histiocyten und Lymphocyten), obwohl nur Serumantikörper appliziert wurden. Immerhin stellt dieser interessante Befund einen Teil unserer bisherigen Anschauungen über die Immunpathogenese der EAE vor neue Fragen (JANKOVIC et al., 1965).

Die sog. „anti-brain"-Antikörper bei der EAE kann man sehr gut mit Hilfe der passiven Hämagglutination nachweisen. Dabei werden tanninbehandelte Erythrocyten mit Hirnextrakten beladen und durch die Antikörper im Serum der EAE-Tiere zur Agglutination gebracht. Der Vorteil dieser Methode ist, daß sich Titerschwankungen im Verlaufe der Erkrankung bestimmen und verfolgen lassen (SARAGEA et al., 1965).

Diese Antikörper, die vorwiegend gegen das basische Protein gerichtet sind, sind sowohl vom komplementbindenden als auch agglutinierenden Typ. Der agglutinierende Antikörper ist vom 7 S-Typ (CASPARY und BALL, 1965). Die Autoren nehmen an, daß sowohl 7 S- als auch 19 S-Antikörper mit der protektiven Wirkung der Antikörper in Verbindung zu bringen sind, es könnte allerdings sein, daß sie sich gegen eine inaktive Beimengung des basischen Proteins richten und auf diese Weise die Freisetzung des encephalitogenen Faktors verhindern.

An der protektiven Wirkung der Antikörper kann, wie neuere Versuche von PATERSON, JACOBS und COIA (1965) mit Hilfe der passiven Immunisierung bzw. Protektion gezeigt haben, nicht mehr gezweifelt werden, obwohl der Mechanismus im einzelnen noch unklar ist.

Im Verlaufe der EAE auftretende präcipitierende Antikörper kann man auch mit Hilfe des radioaktiv (J^{131}) markierten encephalitogenen basischen Proteins nachweisen (CASPARY, 1966).

Bei dem protektiven Effekt des Antiserums spielen komplementbindende Antikörper offenbar eine geringe Rolle (CASPARY, SINDEN und FIELD, 1966).

---

[1] Die Bursa Fabricius regt die Antikörperbildung wahrscheinlich indirekt durch Produktion eines humoralen, endokrinen Faktors an (JANKOVIC und LESKOWITZ, 1965).

g) Der immunologische Mechanismus.

Zur Frage der Immunologie der allergischen Encephalomyelitis hat sich ausführlich PATERSON (1963) geäußert. Er geht besonders auf die Frage der Übertragbarkeit mit Hilfe von Lymphocyten ein. Es wird aber eingeräumt, daß es sehr schwer ist zu unterscheiden, ob die pathologischen Befunde durch direkte Einwirkung der „sensibilisierten" Lymphocyten auf die Hirnsubstanz zustande kommen, oder ob die Läsionen durch kleine Mengen normaler Antikörper, die von denselben Zellen abgegeben werden, hervorgerufen werden. Der Autor nimmt insbesondere die sog. cytotoxischen Antikörper an. Diese Antikörper werden festgestellt, indem sie zu Gewebekulturen von Hirnzellen gegeben werden, wo ihre toxischen Effekte zur Geltung kommen. Auch die Theorie der Nichtübertragbarkeit mit Serum wird kritisch diskutiert. Die Lymphocyten könnten direkt ins Gehirn einwandern, dagegen werde die Antikörperkonzentration zu sehr „verdünnt" durch die Injektion, und es ist auch nicht geklärt, in welchem Maße diese Antikörper die Blut-Hirn-Schranke durchdringen können. Die Lymphocyten haben die Möglichkeit, wenn sie einmal im Gehirn angelangt sind, aus nächster Nähe mit einem Minimum an Substanz (toxischer Antikörper?) direkt auf die Umgebung zu wirken.

An anderer Stelle (1961) geht PATERSON ausführlich auf die Frage ein, wie Lymphocyten die Erkrankung übertragen. Dabei ist erforderlich, daß man die Versuchstiere erst in den Zustand der Immuntoleranz gegenüber den betreffenden Tieren versetzt, von denen die Übertragung stattfinden soll. Bevor also in den Versuchstieren A die Erkrankung experimentell erzeugt wird, werden normale Lymphocyten von A dem Empfängertier B kurz nach der Geburt injiziert. Das Tier B wird dadurch immuntolerant gegenüber den Lymphocyten von A, so daß später Lymphocyten von A die Erkrankung übertragen können nach B, ohne daß die Lymphocyten wegen Histoinkompatibilität vernichtet werden. Die Übertragung der Krankheit durch Lymphocyten geht besonders gut, wenn der Lymphocytendonator splenektomiert ist, die Rolle der Milz ist aber noch nicht ganz geklärt. Wahrscheinlich fängt die Milz die „sensibilisierten" Lymphocyten ab.

Immuntoleranz läßt sich auch bei der EAE erzeugen (PATERSON, 1958), und zwar in der üblichen Weise bei neugeborenen Tieren durch Injektion mit Hirnsubstanz. Aber auch noch zu einem späteren Zeitpunkt ließ sich aktive Immuntoleranz erzeugen (GOOD, 1963a, b). Wahrscheinlich bestehen hier ähnliche Verhältnisse wie beim Felton-Syndrom. Diese Erzeugung der Immuntoleranz beruht nicht etwa auf der Bildung „blockierender" Antikörper gegen die nachfolgenden Injektionen von Hirnsubstanz, denn eine Übertragbarkeit durch Serum ist nicht möglich.

Die Erkrankung kann also durch Zellen übertragen werden, vorausgesetzt, daß Histokompatibilität vorliegt (CHASE, 1959). Antikörper kommen nicht in Frage, wie WAKSMAN (1959a, b) aufgezeigt hat. Auch vom histologischen Bild her gesehen spricht nichts für eine anaphylaktische Reaktion. Schwieriger ist schon eine Arthus-Reaktion auszuscheiden. Jedoch ist die Übertragbarkeit mit Serum nicht möglich. Der fehlende Nachweis zirkulierender Antikörper könnte darauf beruhen, daß sie vom lädierten ZNS absorbiert werden. Dagegen spricht das histologische Bild, ferner der passive Transfer durch Zellen. Auch der Cornealtest ist positiv: die Cornea ist nicht durchblutet und Injektion von Hirnsubstanz hier zeigt an, falls es zu einer cellulären Reaktion kommt, daß es sich wahrscheinlich um eine Allergie vom verzögerten Typ handelt. Positive Hauttests auf diese Allergie fallen besonders deutlich aus, bevor die neurologischen Symptome auftreten.

Ratten zeigen sehr eindrucksvoll das Phänomen der Immuntoleranz, d.h. werden sie sofort nach der Geburt mit Rückenmark in Freund's Adjuvans gespritzt, wird dieses noch als „self" empfunden, und die experimentelle Ausbildung einer allergischen Encephalomyelitis ist äußerst erschwert bzw. unmöglich. Vielleicht hängt das auch damit zusammen, daß zur Zeit der Geburt die Myelinscheiden nicht ganz ausgebildet sind, oder sie sind der „Erkenntnis" entzogen.

Die Bedeutung des antikörperbildenden Systems oder der Allergie vom verzögerten Typ kann man auch feststellen, indem man untersucht, bei welchen immunologischen

Defektzuständen die immunpathologischen Veränderungen ausbleiben. So gibt es zunächst einmal die verschiedenen Formen des Antikörpermangelsyndroms:
1. Antikörpermangel,
    a) es werden keine oder sehr wenig gebildet;
    b) es werden abnorme Antikörper gebildet, die immunologisch unwirksam sind.

Auf die Ursachen soll hier nicht näher eingegangen werden, aber vieles weist darauf hin, daß bei diesen Patienten die Allergie vom verzögerten Typ intakt ist, auch wenn sie Transplantate besser vertragen als andere Menschen. Als einen anderen immunologischen Defekt kann man die Unfähigkeit, mit einer Allergie vom verzögerten Typ zu reagieren, bezeichnen:

2. Verminderte Fähigkeit zur Allergie vom verzögerten Typ. Hierzu gehört vor allem die Hodgkinsche Erkrankung beim Menschen und der Morbus Boeck-Schaumann-Besnier.

Diese Anmerkungen sollen nur dazu dienen, daß, wenn man Schlüsse vom Tierexperiment auf Entmarkungserkrankungen des Menschen zieht, die Vergleichsmöglichkeit Anhaltspunkte gibt, ob diese Folgerungen erlaubt sind oder nicht. So würde es nicht in die Konzeption passen, wenn ein Mensch mit Hodgkins-Erkrankung nun eine Multiple Sklerose entwickeln würde, vorausgesetzt, man nimmt sowohl für die EAE als auch für die Multiple Sklerose eine Allergie vom verzögerten Typ an.

Eine letzte und weitere Möglichkeit bilden die

3. vergleichend-immunologisch durchgeführten Untersuchungen, d.h. es wird festgestellt, bei welchen Tieren Antikörperbildung oder die Allergie vom verzögerten Typ schlecht oder gar nicht ausgebildet ist. Je nachdem muß auch eine EAE nicht auszulösen sein.

Weitere Möglichkeiten, die für eine Allergie vom verzögerten Typ sprechen, sind:
1. Die morphologischen Erscheinungen,
2. die passive Übertragung,
3. die Ergebnisse mit Anti-Lymphknoten-Serum.

Gegen eine Arthus-Reaktion spricht nach WAKSMAN (1963), daß die Krankheitserscheinungen nicht passiv mit Serum übertragen werden können. Dagegen könnte man allerdings einwenden, daß man außerdem Gefäßschäden solcher Art verlangen müßte, daß die Blut-Hirn-Schranke nicht mehr existiert. Allerdings ist es sehr schwer, manchmal die Gefäßveränderungen zu erklären. Schließlich müssen bestimmte Gefäßwandveränderungen da sein, damit auch die Lymphocyten durchtreten können und Serumbestandteile. So müßte man daran denken, daß ein Schwartzman-Phänomen oder ein Arthus-Phänomen, beide wahrscheinlich nachträglich, mit eine Rolle spielen.

RAUCH und RAFFEL (1964a, b) diskutieren neuerdings einen „umgekehrten" Mechanismus der EAE-Entstehung: durch Kontakt mit dem Antigen, dem basischen Protein, werden die kleinen Lymphocyten im Sinne einer Allergie vom verzögerten Typ sensibilisiert, wahrscheinlich, indem sie eine antikörperähnliche Substanz bilden. Diese Zellen reagieren spezifisch nach Kontakt mit dem Antigen. So wäre es gut denkbar, daß nach Immunisierung mit dem Hirnantigen spezifisch sensibilisierte kleine Lymphocyten gebildet werden, die beim Übertritt vom Blut ins Gehirn mit dem Antigen in Berührung kommen, und nun die antikörperähnliche Substanz produzieren und abgeben, wodurch die Entmarkung dann in Gang gesetzt wird. Es ist jedoch nicht ganz auszuschließen, daß dabei auch zellgebundene und echte Antikörper eine Rolle spielen, obwohl in der Hauptsache eine Allergie vom verzögerten Typ vorliegt.

Weitere Klärung des Problems versprechen sich PATERSON und WEISS (1965) durch intracerebrale Injektion lymphoider Zellen sensibilisierter Tiere, wodurch ebenfalls die EAE übertragen werden kann.

h) Immunpharmakologie der EAE.

Seit einiger Zeit werden sog. Antimetaboliten zur Unterdrückung der Immunreaktionen angewandt. Hierüber hat zusammenfassend SCHWARTZ (1963) berichtet. Eine bedeutsame Substanz ist — wie schon erwähnt — 6-Mercaptopurin (6-MP). Diese Verbindung wirkt auf den Nucleinsäurestoffwechsel der Zelle ein (DAVIDSON, 1960; HANDSCHUHMACHER und WELCH, 1960). Die Beeinflussung der cellulären Proliferation wurde vor allem von ANDRE et al. (1962) bei Transplantationsversuchen gefunden. Es zeigte sich insbesondere eine drastische Senkung der Immunocyten bzw. ihrer Vorstufen, z.B. die Umwandlung von Hämocytoblast in den Lymphocyt war gehemmt. Die Transplantationsreaktion wurde stark verzögert. Das ist nicht verwunderlich, auf Grund der antilymphocytären Wirkung. Nicht alle Tiere reagieren gleich auf diese Medikation. So wurde z.B. beim Meerschweinchen die Auslösung einer EAE durch 6-MP verhindert (HOYER, CONDIE und GOOD, 1960), andere Immunreaktionen weniger beeinflußt. Der Effekt ist dosisabhängig; er tritt sogar noch auf, wenn die Verabreichung von 6-MP 9 Tage nach Injektion des Antigens stattfindet. Das ist bei der BCG-Tuberkulinreaktion nicht möglich gewesen (GOOD, 1963b). Daraus ergibt sich der merkwürdige Befund, daß die Allergie vom verzögerten Typ in bezug auf die Tuberkulinvaccine anders beeinflußt wird als die EAE-Immunreaktion.

Die meisten dieser Antimetaboliten wirken auf die Allergie vom verzögerten Typ, einige Verbindungen wirken jedoch vorwiegend auf die Antikörperbildung ein (MAGUIRE et al., 1961). Ein anderes Medikament, welches die Immunreaktionen vom verzögerten Typ hemmt, ist die ε-Aminocapronsäure. So wird z.B. eine Toleranz gegenüber Homotransplantaten erreicht, sowie die Tuberkulinreaktion unterdrückt. Daher ist es nicht verwunderlich, daß auch die Ausbildung der EAE entsprechend durch diese abnorme Aminosäure gehemmt wird (WÜTHRICH, RIEDER u. RITZEL, 1963).

Wichtig bei diesen ganzen Untersuchungen ist auch, ob die im Tierversuch verwendeten Dosen überhaupt Anwendung beim Menschen finden können.

Der Entdeckung von SCHWARTZ u. Mitarb. ist es zu verdanken, daß man pharmakologisch die Immunreaktionen beeinflussen kann, nämlich durch 6-Mercaptopurine. Über die Wirkungen hinsichtlich der EAE hat GOOD (1963b) berichtet. Zusammenfassend läßt sich sagen:

1. Hemmung der Antikörperproduktion,
2. Auslösen einer spezifischen Immuntoleranz,
3. Unterdrückung der sekundären Immunreaktion, Einfluß auf das „immunologische Gedächtnis",
4. Hemmung der Allergie vom verzögerten Typ.

Aus dem Gesagten ergibt sich, vorausgesetzt, Dosis und Zeitpunkt des pharmakologischen Eingriffs sind richtig gewählt, daß nicht nur primäre und sekundäre Immunreaktionen gehemmt werden, sondern auch die Überlebenszeit von Transplantaten verlängert wird, sowie eine Ausbildung der EAE unterdrückt werden kann.

Die Wirkungsweise des Präparates ist noch nicht geklärt; es scheint in den Nucleinsäurestoffwechsel einzugreifen und hier besonders auf die Adenin- und Inosinribonucleotide im Sinne einer Hemmung der Umwandlung des einen (ersten) in das andere. Offenbar aber ist die Wirkungsweise noch vielfältiger.

Interessant ist, daß vor allem die induktive Phase der Antikörperbildung, die also mit einer starken Proliferation der Plasmazellen verbunden ist, sehr gegen 6-Mercaptopurin empfindlich ist, ebenso gegen Strahlen. Die produktive Phase, in der vorwiegend cytoplasmatische Aktivität herrscht, ist viel weniger empfindlich.

Interessant ist auch die Beobachtung, daß Adrenalektomie die Ausbildung und die passive Übertragung der EAE durch Lymph- oder Milzzellen fördert (LEVINE und WENK, 1966). Der mögliche Mechanismus wird von den Autoren diskutiert.

Die Beeinflussung der experimentellen allergischen Encephalomyelitis durch Cytostatica wirft viele Probleme auf. Von einer ganzen Reihe von Cytostatica ist bekannt, daß sie auf Immunvorgänge einwirken. Da diese Erkrankung vor allem durch Lymphocyten übertragen werden kann, ist eine Beeinflussung besonders durch lymphocytostatisch wirksame Substanzen zu erwarten. GEORGI, HONEGGER, RIEDER und WÜTHRICH (1963) untersuchten die Wirkung eines Methylhydrazinderivates auf die EAE beim Kaninchen.

Eine wirksame Hemmung tritt vor allem dann ein, wenn kurz vor oder nach der Sensibilisierung das Cytostaticum verabreicht wird, auch die Serumantikörperbildung wurde unterdrückt. Ähnliches ist ja von der Transplantationsreaktion bekannt, die auch zum Typ der „delayed hypersensitivity" gehört. Hier wird das Anwachsen des Transplantates gefördert, dort die Ausbildung der EAE unterdrückt. Die Autoren heben allerdings folgende Punkte hervor, die berücksichtigt werden sollten:

1. Der Zeitpunkt der Applikation,
2. die Dosierung,
3. die besondere Reaktionsart der verwendeten Species und
4. die immunologische Versuchsanordnung.

Diese Kriterien müssen wie bei allen immunologischen Experimenten beachtet werden, wenn Vergleiche einzelner Arbeiten zu diesem Thema angestellt werden.

Eine weitere Beeinflussung der EAE würde die selektive Hemmung der Lymphocyten durch ein spezifisches Antilymphocytenantiserum bedeuten. Allerdings sind die Versuche bis heute noch nicht erfolgreich verlaufen (WAKSMAN u. Mitarb., 1961).

Bei manchen Präparaten ist die Wirkung der Pharmaka noch nicht ganz klar. So wird die EAE auch durch Reserpin unterdrückt (JANKOVIC u. Mitarb., 1964). Auch dieses Medikament wirkt ganz allgemein im Sinne einer Unterdrückung von Immunreaktionen gleich welcher Art. Dabei könnte es auch sein, daß eine indirekte Wirkung über eine zentrale Steuerung der Immunvorgänge (Serotonin, ACTH usw.) vorliegt.

i) EAE und Gewebekultur.

Eine weitere Methode zum Nachweis der entmarkenden(?) und cytotoxischen Wirkung im Verlaufe der EAE stellt die Gewebekultur dar. Dies kann man z.B. zwischen Lymphknotenzellen eines Tieres, welches gegen Gehirnsubstanz sensibilisiert ist, und zwischen Hirnzellen in der Gewebekultur beobachten. In dieser Reaktion verbinden sich die Lymphocyten nach Art einer Agglutination mit den Gliazellen, die daraufhin zerstört werden, so daß nur eine Fibroblastenkultur übrig bleibt. Dieser Vorgang wird Kontaktagglutination genannt (KOPROWSKI und FERNANDES, 1963). Sie ist organspezifisch, aber nicht speciesspezifisch. Interessant ist, daß Gliazellen angegriffen werden, die in keinem direkten Zusammenhang mit der Myelinbildung stehen. Offenbar haben die Oligodendrogliazellen doch etwas mit der Myelinbildung zu tun. Serum hatte diesen Effekt nicht, obwohl cytotoxische Effekte und entmarkende Wirkung von Serum auf Gewebekulturen beschrieben worden ist (BORNSTEIN und APPEL, 1961). Immerhin erinnert der oben beschriebene Vorgang stark an die Transplantationsreaktion oder an die Wirkung von sensibilisierten Lymphocyten auf Tumorzellen (ROSENAU und MOON, 1961).

Folgende Punkte sind bei diesem Versuch zu beachten:
1. Es kann sein, daß in einem bestimmten Zeitpunkt alle sensibilisierten Lymphocyten aus den Lymphknoten entleert sind und „zellgebunden" am Ort der Paralyse.
2. Es ist nicht geklärt, warum die Kontaktagglutination zustande kommt, ob eine antikörperähnliche Substanz außerhalb an den Lymphocyten haftet oder ob sie „innen" ist und von innen nach außen wandert. Dies ist das Problem der „zellgebundenen" Antikörper. Antiglobulinreaktionen wurden leider nicht durchgeführt, z.B. mit markiertem Antiglobulin.

Ein weiterer in vitro-Effekt von EAE-Serum konnte auch noch gefunden werden:
Neben der cytotoxischen Wirkung von EAE-Serum auf Gewebekulturen kann man auch einen in vitro-Effekt auf Gewebeschnitte feststellen. Hier hat die Inkubation mit EAE-Serum zur Folge, daß freie Fettsäuren auftreten, und zwar nur in Hirngewebsschnitten. Manche Autoren denken an die Wirkung eines Antikörpers(?) oder eines Enzyms. Die freien Fettsäuren stammen nicht aus dem Serum selbst.

BORNSTEIN und CRAIN (1965) beschrieben weitere Eigenschaften von EAE-Seren und den Seren von einigen Patienten mit Multipler Sklerose auf Gewebekulturen von Hirnzellen. Sie stellten neben der entmarkenden Wirkung schnelle, reversible Veränderungen fest, die insbesondere die elektrophysiologischen Eigenschaften der kultivierten Zellen drastisch beeinflußten. Der Effekt spielt sich wahrscheinlich an den Synapsen ab, die entsprechenden Serumfaktoren bedürfen der Mitwirkung von Komplement. In Kontrollversuchen ergab sich, daß normale tierische und menschliche Seren keinen Einfluß hatten.

In diesem Zusammenhang ist zu erwähnen, daß RIEDER (1965) im Serum von Multiple Sklerose-Kranken eine gewisse quantitative Veränderung bestimmter, allerdings noch unbekannter niedermolekularer Stoffe fand, die jedoch entgegen der Arbeitshypothese des Autors, nicht zur Histamingruppe gehörten. Untersuchungen über dialysierfähige Fraktionen sind ein guter, leider sehr wenig begangener Weg zur Klärung von Krankheitsprozessen. So konnte in meinem Laboratorium Dr. H. SEIFERT im Gehirn eine dialysierfähige, schwach basische niedermolekulare und N-haltige Substanz kristallin darstellen, deren Struktur noch völlig unbekannt ist. Entsprechende Untersuchungen bei bestimmten Erkrankungen stehen noch aus.

Schließlich muß bei diesen Versuchen in der Gewebekultur beachtet werden, daß es eine direkte unmittelbare Wirkung von Serumbestandteilen auf die Zellen gibt, sei es im Sinne einer Hemmung des Wachstums oder einer „growth promoting"-Aktivität, wie sie von LEVI-MONTALCINI (s. Übersicht 1965) beschrieben wurde. Scheinbar direkt jedoch ist der „immune kill" von Gewebekulturzellen, die ein fremdes Protein an der Oberfläche adsorbiert haben und dann sekundär nach Zugabe des entsprechenden Antiserums abgetötet werden. Dieser „passive" Vorgang ist besonders bei Tumorzellen in der Kultur zu beachten (HAMBURGER und MILLS, 1965).

Merkwürdig ist, daß einerseits der protektive Effekt des EAE-Serums bekannt ist (Verhinderung der Zweiterkrankung, passive Protektion durch Übertragung von EAE-Serum usw.), während andererseits immer wieder festgestellt werden kann, daß Serum von Patienten mit Multipler Sklerose oder von Tieren mit EAE — im Gegensatz zu gesunden Kontrollpersonen — in der Gewebekultur Gliazellen zerstören (BERG und KÄLLEN, 1965). Diesen protektiven Effekt, der in vivo beobachtet wird, kann man sich auch ähnlich wie das „enhancement phenomenon" in der Tumorimmunologie vorstellen: nämlich als eine Konkurrenzreaktion zwischen humoralen Antikörpern und den Zellen (mononucleären), die für die verzögerte Allergie verantwortlich sind; dabei besetzen die ersteren die Plätze für die letzteren.

FIELD und HUGHES weisen darauf hin (1965), daß auch bei anderen neurologischen Erkrankungen das Serum demyelinisierende Eigenschaften haben kann.

Die Lipoidzusammensetzung im Serum von Kranken mit Multipler Sklerose ist normal (CUMINGS u. Mitarb., 1965). Allerdings sind auch hier die Angaben widerspruchsvoll, wenn man andere Literaturstellen hinzuzieht. Wir möchten uns jedoch bei kritischer Beurteilung der verschiedenen Ergebnisse der Auffassung von CUMINGS anschließen.

Die Gewebekultur ist außerdem dazu geeignet, den Beweis anzutreten, daß es sich bei der EAE um eine Allergie vom verzögerten Typ handelt. Dies kann man sehr schön zeigen durch die Migrationshemmung von Peritonealzellen vom Meerschweinchen mit EAE durch das entsprechende Antigen des Nervensystems. Die Reaktion scheint spezifisch zu sein, da das Nervengewebe neugeborener Tiere nicht wirksam war (DAVID und PATERSON, 1965). Nur diejenige Fraktion war migrationshemmaktiv, welche auch encephalitogen war.

j) Erregbarkeitsveränderungen im Verlaufe der EAE.

Es ist ganz klar, daß man auch die elektrophysiologischen Veränderungen im Verlaufe der EAE untersucht hat. Elektroencephalogramme haben konvulsive Erregbarkeit oder verringerte Amplitude festgestellt. Auch das Rückenmark besitzt eine reduzierte Schwelle für elektrische Erregbarkeit. Die gesteigerte Erregbarkeit des Zentralnervensystems bei dieser Erkrankung wird durch eine verringerte Schwelle für Konvulsivpräparate (z.B. Pentamethylentetrazol = Metrazol) gekennzeichnet (LEVINE, PAYAN und STRABEL, 1963).

Bei der experimentellen allergischen Neuritis finden ebenfalls Änderungen in der Nervenleitung statt. Dabei kann es sogar zu einer völligen Unterbrechung kommen oder aber einer stark verlangsamten Erregbarkeitsleitung. Die Untersuchungen sind insofern interessant, da Parallelen zur akuten infektiösen Polyneuritis des Menschen bestehen sollen. Eine ausführliche Diskussion der Ergebnisse findet sich bei CRAGG und THOMAS (1964). Bei Patienten mit Multipler Sklerose hat man auch elektromyographische Untersuchungen angestellt und dabei festgestellt, daß die hierbei erhaltenen Werte sehr stark durch ACTH und Corticosteroide beeinflußt werden (GILLAND u. PETERSEN, 1965).

MIHAILOVIČ et al. untersuchten die Erregbarkeitsveränderungen am isolierten Nerven des Hummers nach Zugabe von Anti-Nerv-Immunseren. Dabei stellte sich heraus, daß die Membranpotentiale tatsächlich erheblich durch die Antikörper beeinflußt werden; ähnliche Veränderungen findet man bei intraventriculärer und intracerebraler Injektion. Der Zusatz von Immunglobulin setzt größere Mengen Kalium frei.

Über die Wirkung der EAE-γ-Globuline direkt auf das Gehirn siehe JANKOVIC u. Mitarb. [Experientia 22, 459 (1966), wo auch die neueste Literatur zusammengetragen ist].

k) EAE als Autoimmunkrankheit.

PEARSON (1963) teilt die Autoimmunkrankheiten in drei Gruppen ein:

1. Autoimmunreaktionen gegen normale, aber „nicht erreichbare" Antigene (progredient). Hierhin gehören die allergische Thyreoiditis, die sympathische Ophthalmie sowie die sog. Multiple Sklerose.

2. Vorübergehende Autoimmunreaktionen, hervorgerufen durch Infektionen oder Arzneimittel: sekundär veränderte, körpereigene Substanzen (gewisse Formen der hämolytischen Anämie, akutes rheumatisches Fieber, akute Glomerulonephritis, Sedormid-Purpura usw.).

3. Immunreaktionen gegen „normale" Körperbestandteile: idiopathische hämolytische Anämie, idiopathische thrombocytopenische Purpura, Lupus erythematodes, rheumatische Arthritis, Myasthenia gravis.

Die Gruppen 1 und 2 sind ätiologisch zu verstehen, wenn man bedenkt, daß hier tatsächlich „neue" oder als „not-self" empfundene Antigene auftreten. Die Gruppe 3 ist im Sinne der „forbidden clones" von BURNET zu verstehen, d. h. hier ist der Antikörper „falsch" und greift Antigene an, die normalerweise als „self" empfunden werden. Ausführliche Erörterungen über diesen Aspekt der Autoimmunkrankheiten siehe bei BURNET (1961). Bei Autoimmunkrankheiten spielen aber außer zirkulierenden Antikörpern die Vorgänge der Allergie vom verzögerten Typ eine bedeutende Rolle. Im einzelnen sind diese Verhältnisse aber noch nicht so geklärt, daß man dem einen oder anderen Vorgang eine sichere pathogenetische Bedeutung zumessen kann.

Der Gesichtspunkt der Autoimmunkrankheiten ist von ganz allgemeinem Interesse. Es gibt mehrere Theorien über die Entstehung von Autoimmunkrankheiten (DAMASHEK, 1962; BURNET, 1962). Zunächst nimmt in diesem Zusammenhang WAKSMAN (1959a, b) an, daß

a) das Antigen während der Zeit der immunologischen Reife, während der Ausbildung der Immuntoleranz noch nicht da ist,

b) daß sie von der Zirkulation abseits liegen, also nicht als „self" erkannt werden können.

Beide Möglichkeiten würden für das Myelin in Erwägung gezogen. Für eine Autoimmunkrankheit spricht ferner:

a) kein infektiöses Agens konnte bisher gefunden werden,

b) die Erkrankung läßt sich durch Injektion der eigenen Hirnsubstanz erzeugen (KABAT u. Mitarb., 1948).

Zu diesem Thema siehe auch die Bemerkung von PETTE und PETTE (1963a, b), sowie ANDERSON (1963).

1) Der Mechanismus der Entmarkung.

α) Struktur des Myelins.

Über die Struktur und Ultrastruktur des Myelins ist kürzlich in einer größeren Übersicht zusammenfassend berichtet worden (SJÖSTRAND, 1963). In dieser Arbeit werden auch die morphologischen Änderungen beschrieben, die während der Entmarkung auftreten; dabei tritt zunächst ein Zusammenbruch der Myelinstruktur ein. Die weiteren Vorgänge lassen sich zwar im Elektronenmikroskop darstellen, jedoch ist ihre Interpretation weitgehend hypothetisch.

β) Chemie des Myelins.

Bei der Chemie des Myelins sind zwei Forschungsrichtungen zu beachten: eine, welche rein quantitativ die Bestandteile des Myelins analysiert und eine andere, welche diese Daten zusammen mit den physikalischen und physikalisch-chemischen Beobachtungen in Einklang zu bringen versucht, was dann meist immer mit der Aufstellung bestimmter Myelinmodelle endet.

Die erste Gruppe ist mit den Namen ROSSITER (1949) (s. JOHNSON et al.) und BRANTE (1949) zu verbinden. Zur zweiten Gruppe gehören vor allem SCHMITT (1950) und DE ROBERTIS et al. (1961).

Die Lipoidzusammensetzung des Myelins ist von vielen Untersuchern angegeben worden. Hier sei vor allem auf einen Vortrag von KLENK (1955b) hingewiesen. Cholesterin und Cerebroside sollen im molaren Verhältnis 2:1 vorkommen. Zunächst aber muß man unterscheiden zwischen Myelin und peripherem Myelin der Nerven. Einige Angaben geben die folgenden Tabellen, die einer Arbeit von CUMINGS (1963) entnommen sind.

Tabelle 6. *Lipoide der normalen, weißen Substanz des erwachsenen, menschlichen Gehirns*[1]

Substanz	Männliches Individuum 18 Jahre	Schwankungsbreite
Gesamtphosphatid	21,8	20—30
Sphingomyelin	7,4	7—13
Gesamtcholesterin	14,0	12—18
Verestertes Cholesterin	0,3	0—0,8
Neutrale Cerebroside	13,4	10—16
Sulfatide	1,6	—
Gesamthexosamin	0,25	0,2—0,3
Wasser %	67,9	67—74

[1] Ergebnisse in g pro 100 g Trockengewebe.

Tabelle 7. *Phosphatidverteilung in der weißen Substanz des erwachsenen Menschengehirns*[1]

Substanz	Ergebnis
Gesamtlipoid-P	990
Lecithin	198
Colaminkephalin	100
Serinkephalin	149
Inositphosphatide	29
Plasmalogen	134
Plasmalogen, korr.	302
Sphingomyelin	178
Unidentifizierte, alkali- und säurestabile Phosphatide	79
Wasser %	70

[1] Ergebnisse in mg Lipoid-P pro 100 g Trockengewebe.

Nach CUMINGS (1963) sollen 90% des Plasmalogens Colamin enthalten, 10% Cholin. Eine besondere Bedeutung wird den Sulfatiden zugesprochen. Unklarheit besteht noch über die chemische Natur und Bedeutung des sog. Neurokeratins. Von einigen Leuten als eine neue Art Glykoprotein beschrieben (LE BARON und FOLCH, 1956), von anderen wiederum als Artefakt empfunden bzw. als Proteolipid klassifiziert. Die Proteolipoide von FOLCH machen etwa 2% des Frischgewichts aus.

Die chemische Zusammensetzung des Myelins ist kürzlich erneut untersucht worden (AUTILIO, NORTON und TERRY, 1964). Die Autoren bedienten sich bei der Darstellung der Ultrazentrifuge und anschließender Fraktionierung mit Chloroform: Methanol (2:1). Die Rohfraktion aus Rinderhirn enthält etwa 70—80% Lipoide. Der Rest ist Protein. Zwei Hauptfraktionen konnten unterschieden werden: „light" und "heavy". Sie unterscheiden sich im Verhältnis Protein: Lipoid; außerdem konnte „light"-Myelin besser gereinigt werden (99% Reinheit). Das Myelineiweiß besteht größtenteils aus Proteolipoideiweiß. Eine zusammenfassende Analyse ergibt Tabelle 8. Zum Vergleich sei aus derselben Arbeit eine weitere Tabelle ange-

Tabelle 8. *Chemische Zusammensetzung des gereinigten Myelins*[1]

	„Leichtes" Myelin			„Schweres" Myelin		
	Gewichtsproz. Totallipoid	Mol-Verhältnis	Mol.-%	Gewichtsproz. Totallipoid	Mol-Verhältnis	Mol.-%
Cholesterin	26,7	3,90	43,2	25,9	3,84	42,7
Galaktolipoide	29,9	2,00	22,1	29,4	2,00	22,2
Phosphatide	42,9	3,14	34,7	42,6	3,16	25,3
Plasmalogen	13,8	1,00	11,1	13,7	1,02	11,3

	% Trockengewicht	% Trockengewicht
$CHCl_3:CH_3OH$ unlösl. Rückstand	1,0	4,9
Proteolipid-Protein	21,3	22,8
Gesamtlipoid	77,7	72,3

[1] Lipoide als Mol.-% ausgedrückt.

führt, welche die Zusammensetzung der gesamten weißen Substanz angibt.

Bei den verschiedenen Formen der Entmarkung hat CUMINGS (1963) eine Reihe von quantitativen Analysen bezüglich einiger Lipoidkomponenten des Myelins angegeben. Ähnliche Untersuchungen sind auch bei „kindlichen" und „alten", sowie bei verschieden fixiertem Myelin gemacht worden.

Rein formal gliedern sich solche Untersuchungen in vier Gruppen:

1. Einen Abfall oder Anstieg einer bestimmten Komponente,
2. verschiedene Komponenten werden in ihrer Relation zueinander untersucht,
3. Untersuchungen über Enzyme des Myelins im Zusammenhang mit ihren Substraten (Strukturstoffwechsel),
4. Untersuchungen der Enzyme des Betriebsstoffwechsels (FRIEDE und KNOLLER, 1964). (Diese Untersuchungen können auch histochemisch durchgeführt werden.)

Tabelle 9. *Chemische Zusammensetzung der weißen Substanz des Rinderhirns*[1]

	% Gesamtlipoid	Mol-Verhältnis	Mol.-%
Cholesterin . . .	24,3 ± 0,5	3,96	40,5
Galaktolipoide .	26,8 ± 1,0	2,00	20,4
Phosphatide . .	47,1 ± 1,4	3,82	39,1
Plasmalogen . .	14,1	1,14	11,7

	% Trockengewicht
$CHCl_3:CH_2OH$ unlösl. Rückstand	31—32
Proteolipid-Protein	8—9
Gesamtlipoid	59—60
DNA + RNAP, µg/mg Trockengewicht	0,73 ± 0,04

[1] Durchschnitt von 5 Präparationen.

Bei den verschiedensten Ursachen, die zur Entmarkung führen können, ist es nicht erstaunlich, daß sich kein einheitliches Bild über diesen Vorgang bisher ergeben hat. Das ist verständlich, wenn man an die verschiedenen toxischen Einflüsse, die zur Entmarkung führen können, denkt. Grundsätzlich kann man jedoch folgendes sagen:

1. Allgemeiner Abfall in den Lipoidfraktionen,
2. Anstieg des veresterten Cholesterins,
3. Anstieg des Gesamthexosamins, und zwar des nicht lipoidgebundenen.

Andererseits gibt es verschiedene Formen der Entmarkung, die sich wiederum gesondert zusammenfassen lassen. In Anlehnung an CUMINGS (1963) wäre folgende Einteilung vorzuschlagen:

1. Primäre Entmarkungserscheinungen (engl. Dysmyelination). Hierhin gehört z.B. die Leukodystrophie und alle genetisch bedingten Stoffwechselstörungen, die zur Entmarkung führen, meist auf Grund enzymatischer Defekte. Interessant ist, daß bei diesen Fällen kein verestertes Cholesterin gefunden wird. Hierzu gehören allerdings nicht die

Lipoidosen, da die Entmarkungsphänomene bei diesen Krankheiten nur eine Begleiterscheinung darstellen.

2. Demgegenüber möchten wir die sekundären Entmarkungsformen gegenüberstellen:

A. Die sekundäre Entmarkung sensu strictu, z.B. Wallersche Degeneration, cerebrale Anoxie, cerebrales Ödem, Vergiftungen durch organische Phosphorverbindungen

B. Die sekundäre Entmarkung im weiteren Sinne.

Hier lassen sich wiederum zwei Gruppen unterscheiden:

a) Vorwiegend nicht entzündlicher Natur, z.B. immunologisch bedingte Entmarkungsvorgänge.

Diese werden von CUMINGS unter dem Namen Myelinoklasie zusammengefaßt. Hierhin gehört die EAE und die sog. Multiple Sklerose. Einige Lipoidveränderungen bei dieser letzten Erkrankung sind in zwei Tabellen zusammengestellt, die der Arbeit von CUMINGS (1963) entnommen sind. Interessant ist, daß in der Hirnrinde bei der Multiplen Sklerose ein Anstieg des Neuraminsäuregehaltes gefunden wird. Das Hexosamin in der weißen Substanz des Gehirns ist nicht vermehrt. Dies weist darauf hin, daß bei der Multiplen Sklerose (CUMINGS 1963) nicht alle Erscheinungen unter dem Begriff „Entmarkung" zusammengefaßt werden können.

Tabelle 10. *Hexosaminfraktionen normaler, weißer Hirnsubstanz.*

Alter	Lipoid-löslich	Wasser-löslich	Rückstand	Gesamt
Geburt	0,1	0,11	0,4	0,61
3 Monate	0,15	0,05	0,4	0,60
8 Monate	0,08	0,04	0,3	0,42
2 Jahre	0,04	0,02	0,35	0,43
6 Jahre	0,04	0,02	0,28	0,34
12 Jahre	0,03	0,01	0,19	0,23
Erwachsen	0,02	0,01	0,21	0,24

Tabelle 11. *Hexosaminfraktionen kranker, weißer Hirnsubstanz.*

Krankheit	Alter in Jahren	Lipoid-löslich	Wasser-löslich	Rück-stand	Gesamt
Sudanophile Sklerose	12	0,06	—	0,57	0,63
Einschlußkörperchen-encephalitis	8	0,02	0,04	0,34	0,40
	18	0,02	0,04	0,33	0,39
Metachromatische Leukodystrophie	2	0,15	0,12	0,44	0,71
	3	0,10	0,08	0,37	0,55
	3	0,05	0,05	0,54	0,64

[1] Ergebnisse in g pro 100 g Trockensubstanz.

Plasmalogene spielen eine ganz bedeutende, aber noch ungeklärte Rolle bei der Ausbildung der Myelinscheiden (DEBUCH, 1964). In der Tabelle ist der signifikante Verlust an Plasmalogen besonders auffallend (nach CUMINGS, 1963).

Natürlich hat man versucht, eine Reihe myelinoklastischer Stoffe zu isolieren bzw. in vitro den Effekt der Myelinoklasie nachzuahmen. Hierbei sind bisher folgende Stoffe untersucht worden:

1. Proteinasen, z.B. aus Streptomyces griseus (SCHATZ und ADELSON, 1958).

2. Phospholipase, welche zur Bildung von Lysophosphatiden führen (MORRISON und ZAMECNIK, 1950; KOVACS, 1960; THOMPSON, zitiert nach CUMINGS, 1963).

3. Enzymblocker. Hierüber liegen bisher kaum Untersuchungen vor. Siehe dazu auch die Arbeiten von MUR (Zusammenfassung MUR, 1964).

4. Zugabe myelinoklastischer Substanzen, z.B. Lysolecithin.

b) Vorwiegend reaktiver und entzündlicher Natur.

Hierhin gehört die sog. Schildersche Erkrankung, hämorrhagische Encephalitiden sowie die sog. sudanophile diffuse Sklerose, die Einschlußkörperencephalitis (ausführliche Übersicht bei STAM, 1964). Die besondere Stellung des Hexosamins bei diesen Vorgängen soll noch einmal an Hand weiterer Tabellen von CUMINGS aufgezeigt werden: Interessant sind die hohen Werte und die Veränderungen, die das sog. Residualhexosamin betreffen. Wahrscheinlich handelt es sich hierbei um sog. Mucopolysaccharide (saure Polysaccharide) oder Glykoproteine bzw. Mucoide. Von den Autoren ZU RHEIN und CHOU (1965) wurde gezeigt, daß man auch mit einer anderen Art von Entmarkung rechnen muß in manchen dieser Fälle, die durch „Entmarkungs-Viren" (Papova-Virus) primär oder sekundär hervorgerufen wird. Bei der Multiplen Sklerose hat sich elektronenmikroskopisch bisher kein Anhalt für das Auftreten von Viren ergeben (PÉRIER und GRÉGOIRE, 1965).

Als einen der möglichen pathogenetischen Prozesse bei der EAE wird die „Entmarkung" durch Lysolecithin angenommen. Lysolecithin entsteht durch Einwirkung der Phospholipase B auf Lecithin und ist ein starkes Netzmittel. Gereinigtes Lysolecithin kann eine Auflösung von Hirngewebe hervorrufen (THOMPSON, 1961). Da auch normalerweise geringe Mengen Lysolecithin im Hirn vorkommen, wäre an eine „physiologische" und bei manchen Erkrankungen gesteigerte Fraktion zu denken.

So sind auch die Versuche von MORRISON und ZAMECNIK (1950) zu verstehen, welche Hirn- und Rückenmarksgewebe mit dem phospholiasehaltigen Toxin von Cl. Welchii bebrüteten. Lysolecithin übt einen gewissen Kläreffekt auf Hirngewebe aus (WEBSTER, 1957), was die Extraktion von Protein aus Gehirn erleichtert (BAUER, MATZELT und SCHWARZE, 1962). Dabei tritt kein Verlust an enzymatischer Aktivität ein. Wahrscheinlich wird eine Protein-Lipoidbindung dadurch gelöst. Trotzdem zeigen viele Hirnproteine danach eine unterschiedliche elektrophoretische Wanderungsgeschwindigkeit.

DOERY (zitiert nach NORTH, PAWLYSZYN und DOERY, 1961) nimmt an, daß Lysolecithin sogar Ganglioside aus Hirnhomogenat (Bindung an Protein?) in Freiheit setzt.

Tabelle 12. *Lipoide bei Multipler Sklerose*[1].

Substanz	Rückenmark und Medulla	
	Normal	Multiple Sklerose
Gesamtlipoid-P	1090	556
Lecithin	263	149
Colaminkephalin	132	85
Serinkephalin	194	99
Inositphosphatide	Spur	Spur
Plasmalogen	221	63
Plasmalogen, korr.	395	114
Sphingomyelin	166	49
Unidentifizierte, alkali- und säurestabile Phosphatide	91	27
Wasser %	71,5	76,1

[1] Ergebnisse in mg Lipoid-P pro 100 g Trockengewebe.

Tabelle 13. *Lipoide bei Multipler Sklerose*[1].

Substanz	Weiße Hirnsubstanz	
	Normal	Multiple Sklerose
Gesamtlipoid-P	890	800
Lecithin	195	193
Colaminkephalin	97	88
Serinkephalin	160	153
Inositphosphatide	—	—
Plasmalogen	180	160
Plasmalogen, korr.	361	338
Sphingomyelin	163	161
Unidentifizierte, alkali- und säurestabile Phosphatide	100	98
Wasser %	73,8	81,0

[1] Ergebnisse in mg Lipoid-P pro 100 g Trockengewebe.

Weitere biochemische Ursachen der Entmarkung sind in einer ganz anderen Richtung vielleicht zu suchen, denn auf eine weitere Möglichkeit der Störung der Myelinbildung hat O'BRIEN (1964) hingewiesen. Der Autor hat gefunden, daß bei der metachromatischen Leukodystrophie, einer erblichen Erkrankung, bei der vor allem Cerebrosidsulfat sich anhäuft, in den Markscheiden Cerebroside und Sphingomyeline vorkommen, deren Fettsäuren nicht die normale Länge von C_{21}—C_{26} Kohlenstoffatomen besitzen. Es wird angenommen, daß der biochemische Defekt darin begründet liegt, daß die Fettsäuren über C_{18} hinaus nicht mehr verlängert werden können. Dabei könnte sowohl die de novo-Synthese, als auch die Verlängerung gestört sein. Wie gesagt ist es sehr wahrscheinlich, daß hier die letzte Möglichkeit vorliegt; allerdings sind die angehäuften Cerebrosidsulfate hinsichtlich ihrer Fettsäurezusammensetzung normal. Es mag sein, daß gerade aus diesem Grunde die Anhäufung erfolgte, also einen kompensatorischen Ausgleich darstellt.

Von der Voraussetzung ausgehend, daß die Fettsäureketten sehr wesentlich für die Verzahnung der hydrophoben Gruppen in den Myelinmembranen sind, wird die Hypothese aufgebaut, daß lange Ketten bedeutungsvoller für die Stabilität dieser Membrangebilde seien als kürzerkettige. Darin liege die Hauptstabilität der Myelinketten. Daher müssen Cerebroside und Sphingomyeline der Markscheiden lange Fettsäureketten haben; tatsächlich kommen sie auch vorwiegend in der weißen Substanz vor. Liegen aber kürzerkettige Fettsäuren vor in diesen Verbindungen, resultiert eine Störung der Myelinbildung. Offenbar kommt diese Art der Störung auch bei anderen ,,Entmarkungen" vor. Warum die ,,Verlängerung" der Fettsäurekette nicht möglich ist, ist ungeklärt.

Aus ähnlichen Überlegungen hat man auch die Esterasen bei Multipler Sklerose untersucht (BARRON, BERNSOHN und HESS, 1963). Diese Esterasen gehören mit zu den sog. ,,Lipolytischen" Enzymen, wie z.B. die Phospholipasen. Es ist schon erwähnt worden, daß die sog. nichtspezifische Cholinesterase der Glia- und Schwammzellen bei dieser Erkrankung vermindert ist. In wäßrigen Extrakten aus der weißen Substanz wurden nun bei diesen Kranken die Esterasen untersucht (Methode: vertikale Stärkegelelektrophorese). Esterasen, welche α-Naphthylpropionat hydrolysieren, waren in der normalen weißen Substanz charakteristisch verteilt. Sie waren bei den Multiplen Sklerose-Präparaten nicht anzutreffen. Entweder fehlten einige dieser Isoenzyme, oder aber es traten Änderungen in der Wanderungsgeschwindigkeit auf. Ähnliches ergab sich für die Cholinesteraseaktivität veränderter und normaler weißer Substanz. Im allgemeinen hatte es den Anschein, daß die elektrophoretische Beweglichkeit der Esterasen bei der Multiplen Sklerose (weiße Substanz) größer war, als bei entsprechendem normalen Gewebe.

Es könnte natürlich sein, daß der ,,Ersatz" des Myelins gestört ist. Ausgehend von dieser Vorstellung hat SMITH (1964) die Biosynthese der Lipoide bei der EAE untersucht. Als Kontrolle dienten normale Ratten, sowie Tiere, die nur Freunds Adjuvans enthielten. Es zeigte sich, daß die Lipoidsynthese ganz allgemein erhöht war bei der EAE. Hiervon betroffen war fast ausschließlich die Phosphatid- und Cerebrosidfraktion, nicht der Cholesterinanteil. Aber noch die Kontrolle, die nur Freunds Adjuvans enthielt, zeigte eine höhere Einbaurate in gewisse Lipoidfraktionen z.B. der Leber. Es fand sich kein Anstieg von Lysolecithin, von dem man annahm, es wirke ,,myelinolytisch". Anhalt für eine grobe Störung der Lipoidsynthese fand sich nicht.

Die Zusammensetzung der Fettsäuren im Serum von Kranken mit Multipler Sklerose zeichnet sich durch eine Reduktion des Linolensäuregehaltes aus (BAKER, THOMPSON und ZILKHA, 1964). Bei Meerschweinchen mit EAE wurden erhöhte Konzentrationen von freien Fettsäuren gefunden (MUELLER, KIES, ALVORD und YAMAMOTO, 1964).

JATZKEWITZ und MEHL diskutieren folgenden Mechanismus der Entmarkung: Im allgemeinen erfolgt ein hydrolytischer Abbau der Sphingolipoide und Glycerinphosphatide, wobei Fettsäure, Sphingosin, Zucker, Phosphorsäure und Base frei werden. Dabei werden Cholesterinester neu gebildet. Tritt der Markzerfall als Folge einer Sphingolipoidspeicherkrankheit ein, so findet keine Cholesterinesterbildung statt. Die freiwerdenden Fettsäuren werden aber nicht direkt in den Cholesterinestern wiedergefunden, sondern vorher teilweise abgebaut, d.h. verkürzt. Dabei werden bevorzugt C_{24}-Fettsäuren abgebaut.

Die im Verlaufe der EAE auftretende erhöhte Aktivität von Proteinasen ist, wie KEREKES et al. (1965) ausführen, nicht primär, sondern wahrscheinlich sekundär als Folge des Entzündungsprozesses aufzufassen.

Sulfatide scheinen, abgesehen von der schon erwähnten Ausnahme, keine Bedeutung bei der Entmarkung zu haben; wichtiger ist offenbar, daß allgemein ein Abfall von Neutralzucker festzustellen ist (EDGAR und TINGEY, 1963).

O'BRIEN hat 1965 seine Vorstellungen über die Struktur des Myelins an Hand von Modellen noch einmal präzise dargelegt. Er unterscheidet zwei Typen von Myelin-,,Membranen": die eine vorwiegend stoffwechselinert und auch stabiler, die andere, ein Typ der vorwiegend in der grauen Substanz vorkommt, ist viel lockerer aufgebaut. Auch bestehen chemische charakteristische Unterschiede. Nach Auffassung des Autors ist für die Stabilität des Myelins in erster Linie das Vorhandensein langkettiger und ungesättigter Fettsäuren verantwortlich. Ist dieses Verhältnis gestört, oder nehmen die Sphingolipoide mit den längeren Fettsäuren ab, so kommt es zu einem Zerfall der vorher stabilen Myelinstruktur.

Durch Bestimmung des Sphingomyelin:Lipoid-Galaktose-Quotienten gelangen SCHWARZ et al. (1965) zu dem bisher noch nicht erklärbaren Befund, daß im Gehirn und Rückenmark bei EAE-Kaninchen im Gegensatz zu den Kontrolltieren eine Anhäufung von Galaktocerebrosiden stattfindet. Dies könnte eine weitere oder mögliche Erklärung der Antikörperbildung gegen diese Glykolipoide darstellen.

Eine sehr detaillierte chemische Untersuchung über die Zusammensetzung des Myelins bei verschiedenen Tieren haben CUZNER, DAVISON und GREGSON (1965) durchgeführt. In allen Fällen war die Zusammensetzung des molaren Verhältnisses Cholesterin:Phosphatid:Cerebrosid = 2:2:1. Es dominierte Colamincephalin, dann kommt Lecithin, Serinphosphatid, Sphingomyelin und schließlich Inositphosphatide. Der Proteingehalt des Myelins variiert allerdings von Species zu Species.

Neben den primären Vorgängen bei der Entmarkung kann es sekundär zu erheblichen metabolischen Störungen kommen. Dies gilt sehr wahrscheinlich für den Energiestoffwechsel, der an Glucose gebunden ist (SMITH, 1966).

Aufgrund dieser Ausführungen ist es klar, daß man auch versucht hat, die Multiple Sklerose diätetisch zu beeinflussen. In der Tat sind solche Versuche auch aus der Sicht des Biochemikers untermauert und begründet worden (s. hierzu die Ausführungen von THOMPSON, 1966).

m) Schlußbetrachtung.

Experimentelle allergische Encephalomyelitis.

Die Definition dieser Erkrankung läßt sich folgendermaßen formulieren:

Es handelt sich um eine im Tierversuch progredient verlaufende Entmarkungserkrankung nach Injektion von homologen oder heterologen Hirn- bzw. Nervengewebe in komplettem Freunds Adjuvans (W/O-Emulsion von gereinigtem Wachs D von Mycobakterien), die vornehmlich mit perivasculären Infiltraten (Histiocyten, Lymphocyten) einhergeht.

Die Erkrankung läßt sich auch durch ein gereinigtes „Antigen" (5—10 γ) auslösen. Der Entmarkungsvorgang beruht auf einer Allergie vom verzögerten Typ gegenüber dem Myelinantigen.

Der Beweis dieser Definition läuft in der Hauptsache darauf hinaus zu beweisen, daß es sich um eine Allergie vom verzögerten Typ handelt.

Zunächst soll dieser Beweis von seiten des Antigens geführt werden. Mit folgenden Antigenen ist im Hirn zu rechnen:

1. Speciesspezifische Antigene.

2. Individualspezifische: Transplantationsantigene.

3. Organspezifische Antigene: a) von Lipoidnatur,
b) von Proteinnatur.

4. Heterophile Antigene: Blutgruppenantigene, Forssman-Antigene nicht, dagegen das T-Antigen von FRIEDENREICH.

5. Tumorantigene.

Aufgrund der Definition kommen nur die organspezifischen Antigene in Betracht.

Chemisch gesehen lassen sich die Hirnantigene in drei Gruppen aufteilen:

1. Den Glykolipoidtyp, d.h. Antikörper gegen Cerebroside, Glykolipoide und Ganglioside.

2. Der Cardiolipintyp.

3. Antigene Proteine bzw. Lipo- oder Glykoproteine.

Antikörper gegen Nucleinsäuren sollen hier nicht berücksichtigt werden. Legt man eine Allergie vom verzögerten Typ zugrunde, dann fallen die Glykolipoide und der Cardiolipintyp vollkommen fort als Antigen.

An blutgruppenaktiven Glykolipoiden konnte nämlich gezeigt werden, daß diese nur Antikörperbildung hervorrufen können. Im Gegensatz dazu konnten blutgruppenaktive Mucoide aufgrund ihres Proteinanteils neben der Antikörperbildung eine Allergie vom verzögerten Typ hervorrufen.

Obwohl bei dieser experimentellen Erkrankung Antikörper gegen Glykolipoide, z.B. Cerebroside vorkommen, fallen diese als primärer pathogenetischer Faktor aus. Gegen die Rolle der Antikörper spricht ferner:

1. Die Antikörper bewirken nach Übertragung eine gewisse Protektion.
2. Eine Übertragbarkeit durch Serum ist nicht möglich.
3. Die gleichen Antikörper lassen sich auch in anderem Zusammenhang nachweisen.
4. Antikörper können sogar fehlen.

Für eine Rolle der Antikörper sprechen folgende Überlegungen:
1. Sie verbinden sich mit dem Myelin (Immunhistologie).
2. Cytotoxische Wirkung auf die Gewebekultur.
3. Nach Röntgenbestrahlung kann die Erkrankung unterdrückt werden, obwohl die Fähigkeit, mit einer Allergie vom verzögerten Typ zu reagieren, noch vorhanden ist, während die Antikörperproduktion nicht mehr möglich ist.

Dagegen sind die Beweise für eine Allergie vom verzögerten Typ sehr bestechend:
1. Aufgrund des morphologischen Bildes, was auch eine Arthus-Reaktion ausschließt.
2. Passive Übertragung durch Lymphocyten ist möglich.
3. Die hemmende Wirkung von Antilymphocytenserum.
4. Neonatale Thymektomie verhindert beim Huhn die Erkrankung, da Thymuslymphocyten für Allergie vom verzögerten Typ verantwortlich sind, dagegen hat die Bursektomie der Bursa Fabricius keinen Einfluß: von diesen Zellen werden ausschließlich die antikörperbildende Zellen zur Verfügung gestellt bzw. deren Vorstufen.
5. Und schließlich spricht es für eine allergische Spätreaktion, daß als „Antigen" ein stark basisches Myelin-Protein identifiziert werden konnte, also kein Lipoid, z.B. Cerebrosid.

Die Bedeutung der allergischen Encephalomyelitis als immunologisches Experiment ist groß:

1. Sie stellt das Modell einer Autoimmunerkrankung dar.

Diese ist wahrscheinlich deshalb möglich, weil das Myelin zu einer Zeit heranreift, in der die immunologische Selbsterkenntnis bereits abgeschlossen ist, oder weil es für die „erkennenden" Zellen nicht zugänglich ist.

2. Stellt sie das Modell einer Allergie vom verzögerten Typ dar.
Das ist wichtig

a) zur Prüfung der Frage, ob es einen sog. „Transfer"-Faktor gibt, welcher die Erkrankung auch übertragen kann,

b) für Untersuchungen über die Antigenität von künstlichen Lipoideiweißverbindungen, z.B. an Eiweiß gekoppeltes Cerebrosid (YAMAKAWA).

3. Aktive Immuntoleranz läßt sich ebenfalls erzeugen durch Injektion von entsprechendem Material kurz nach der Geburt.

4. Die Immunpharmakologie kann testen, welche Präparate vorwiegend das antikörperbildende System beeinflussen oder die Zellen, welche für die Allergie vom verzögerten Typ verantwortlich sind.

5. Schließlich dient dieses Experiment ausgezeichnet zum Studium der Adjuvanswirkung.

Über den Mechanismus der Entmarkung kann man nichts Genaues sagen. Analytische Daten, wie der Abfall bestimmter Lipoidfraktionen, der Anstieg des veresterten Cholesterins, sowie der Anstieg des nicht lipiodgebundenen Gesamthexosamins sagen wenig aus und sind nicht spezifisch. Neuerdings wird auch diskutiert, ob nicht die Fettsäureverlängerung eine Rolle spielt. Der Mechanismus ist vergeblich in vitro imitiert worden durch Zusatz von Lysolecithin, Enzymblockern, Proteasen usw.

Es ist also nach wie vor unklar, warum der tierische Organismus auf eine Injektion von homologem oder heterologem Hirnmaterial (z.B. intradermal) mit einer cellulären Immunreaktion gegen seine eigene weiße Hirnsubstanz reagiert und warum das Erfolgsorgan jetzt plötzlich „erkannt" wird. In gleicher Weise ist der Mechanismus der immunologisch bedingten Entmarkung ungeklärt: über die ersten Schritte wissen wir nichts und darin liegt die große Schwierigkeit.

Durch Frischzellinjektionen und Tollwutschutzimpfung ist das „Experiment" auch beim Menschen durchgeführt worden: Es wurde die schon oft geäußerte Vermutung bestätigt, daß zwischen der disseminierten Encephalomyelitis (MS) und der experimentellen allergischen Encephalomyelitis sehr viele Parallelen und Ähnlichkeiten bestehen, jedoch sind beide nicht ohne weiteres gleichzusetzen. Die sog. Multiple Sklerose stellt ein eigenes Krankheitsbild dar, welches nur beim Menschen vorkommt. Es gibt allerdings Krankheitszustände, bei denen man die MS nicht erwarten sollte, wenn die oben angeführte Definition auch für die MS zutreffen soll, das sind diejenigen, bei denen eine Allergie vom verzögerten Typ fehlt: Morbus Boeck und Morbus Hodgkin.

Zum Schluß sei noch auf neuere Übersichten, die das ganze Gebiet ausführlich abhandeln, hingewiesen, die nach Fertigstellung dieses Artikels erschienen sind: Research in demyelinating diseases, Ann. N.Y. Acad. Sci., Band 122 (1965), sowie die Übersicht von PATERSON (1965) in Band 5 der Advances in Immunology (1966).

Die Multiple Sklerose, eine Erkrankung, die zu den meisten hier besprochenen Tierexperimenten den Anlaß gegeben hat, ist in einer kürzlich erschienenen Monographie von D. MCALPINE, C. E. LUMSDEN und E. D. ACHESON ausführlich vom klinischen und vom experimentell serologischen Standpunkt her behandelt worden.

2. Transplantationsantigene und Probleme der Transplantation.

Es besteht heute kein Zweifel mehr darüber, daß die Transplantationsimmunologie in der Hauptsache eine Immunreaktion vom verzögerten Typ darstellt. Über die Entwicklung und Fortschritte der letzten Jahre berichten mehrere, zum Teil sehr gute Übersichten (SCHEIFFARTH, 1961, 1962; BRENT, 1958; RICKEN und VORLÄNDER, 1963; ROWLANDS u. Mitarb., 1964; SINKOVICS, 1963; MCDUFFIE, 1964; KORT, 1964; WAKSMAN, 1963; VOISIN, 1964). Zusammenfassend hat HITZIG (1963) die Beschreibung von Allergie vom verzögerten Typ in einer Tabelle dargestellt:

1. Lokalreaktion: Rundzellinfiltrate, Vasculitis.

2. Systemreaktion: Verändert die Reaktivität des gesamten Körpers gegen das auslösende Antigen in spezifischer Weise.

3. Nicht durch frei zirkulierende Antikörper übertragbar.

4. Durch lebende Zellen übertragbar (Transferfaktor von LAWRENCE ?).

5. Dämpfung der Reaktion durch Cortison.

Folgende Beobachtungen sind noch für die Transplantationsreaktion besonders charakteristisch (s. SCHEIFFARTH, 1962):

1. Eine Latenzperiode bis zum Auftreten der Reaktion nach Erstkontakt mit dem antigenen Agens, dem Spendergewebe.

2. Eine beschleunigte Reaktion dieses sensibilisierten Organismus bei wiederholtem Kontakt mit dem sensibilisierenden Gewebe.

Die folgende Abbildung ist einer Arbeit nach PFEIFFER und MERRILL (1962) entnommen.

3. Eine Spezifität der Reaktion, hier gegenüber dem Spenderindividuum, besonders den Transplantationsantigenen.

4. Eine Ausbreitung der Überempfindlichkeit im gesamten Organismus des Empfängers.

Trotz einer Fülle von Beweisen, daß es sich um eine Allergie vom verzögerten Typ handelt, wie das vor allem von MEDAWAER und seiner Schule in England herausgestellt werden konnte, entstehen „nebenher" oder auch völlig unabhängig humorale Antikörper

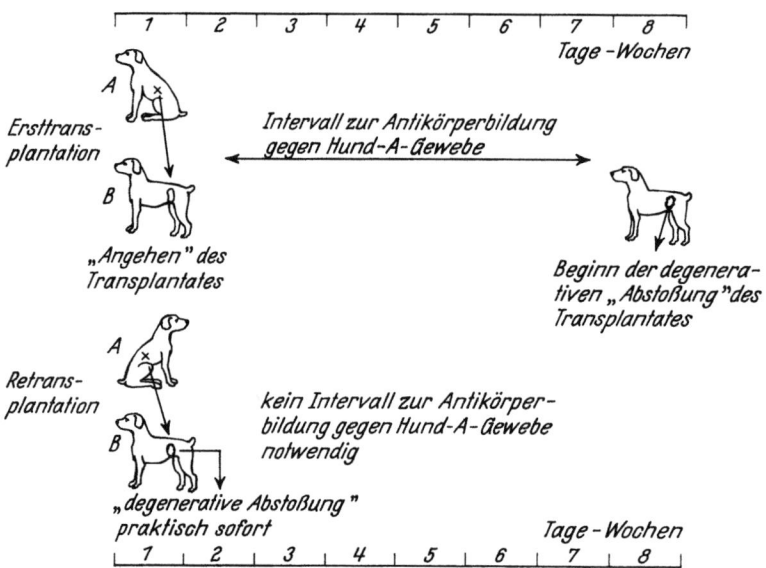

Abb. 6. Versuchsanordnung zur Demonstration der durch Organtransplantate ausgelösten Bildung von individualspezifischen homologen Antikörpern gegen das ubiquitäre Gewebsantigen eines anderen Individuums derselben Art.

gegen die fremden Antigene. Dies spielt vor allem bei der noch zu besprechenden Tumorimmunologie eine Rolle.

Besonders wichtig in unserem Zusammenhang ist, daß es eine Immuntoleranz gegenüber Transplantaten gibt. Vorher müssen jedoch noch einige Grundbegriffe geklärt werden (s. folgende Tabelle), die hier zusammengefaßt sind:

Arten der Transplantation.

1. Homotransplantat: z.B. Mensch-Mensch, Huhn-Huhn;
    I genetisch
        a) isogen (Inzuchtstämme) Isotransplantat;
        b) bei gleichem Genotyp: syngenes Transplantat (Zwillinge);
        c) heterogenes Homotransplantat (selbe Species, aber anderer Genotyp, auch allogenes Homotransplantat genannt);
    II topographisch
        a) orthotop: Leber-in-Leber;
        b) heterotop: Leber-in-Gehirn.
2. Autotransplantat: innerhalb des gleichen Individuums.
3. Heterotransplantation: zwischen verschiedenen Species, z.B. Mensch-Kaninchen, auch Xenotransplantat genannt.

Im Englischen steht statt Transplantat das Wort „graft", an Stelle von allogen steht „allogeneic", die Übersetzung mit „allogenetisch" wäre ebenfalls möglich.

Ferner muß man sich vorstellen, was für Antigene eine Zelle besitzen kann, und daß es verständlich ist, daß wir nicht nur mit einer reinen Transplantationsimmunität zu rechnen haben. Die Transplantationsantigene werden in der Regel mit H bezeichnet, ihr genetischer Locus scheint ein sehr kompliziertes System multipler Allele darzustellen. Die Tumorantigene seien hier nur mitangeführt, da doch Beziehungen zu anderen Antigensystemen der Zelle sehr wahrscheinlich bestehen und die Transplantation von Tumoren ein äußerst vielversprechendes Gebiet darstellt. In der folgenden Abbildung ist das Antigenmosaik der Zelle noch einmal schematisch aufgezeichnet.

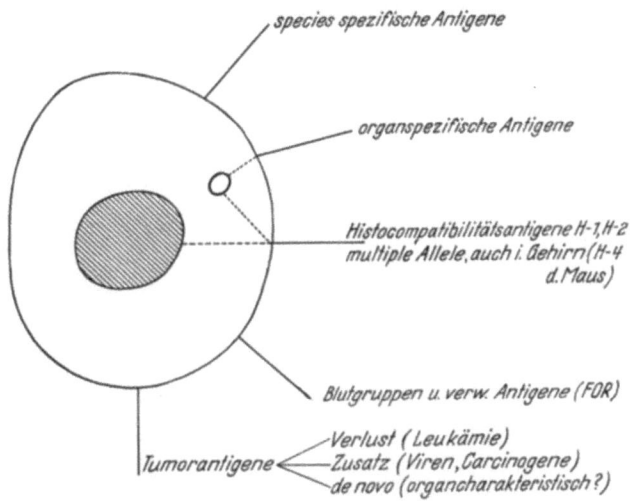

Abb. 7. Transplantation und Zellantigene

Es gibt nicht nur Immunreaktionen des Wirtes gegenüber dem Transplantat, sondern auch umgekehrt. Die beiden Reaktionen seien hier mit ihren englischen Abkürzungen kurz angezeigt, da diese Ausdrücke im englischen Schrifttum häufig vorkommen:

1. *Reaktionen des Wirtes gegenüber dem Transplantat.*

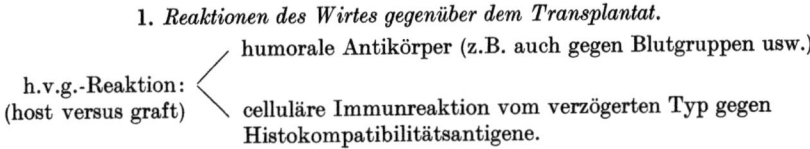

2. *Reaktionen des Transplantates gegenüber dem Wirt.*

g.v.h.-Reaktion: Transplantat greift Wirt an   (graft versus host)

     a) humoral ⎫
     b) cellulär ⎬ durch kompetente Zellen (Runt disease)
     c) Krebszellen ?.

Wodurch kann nun vor allem die Immunreaktion h.v.g. unterdrückt werden, d.h. wie erzeugt man Toleranz gegenüber Transplantaten? Hier unterscheiden wir aktive und passive Immuntoleranz. Die aktive Immuntoleranz kommt dadurch zustande, daß ein Tier schon vor der Geburt bzw. vor seiner immunologischen Reife, d.h. während der immunologischen Selbsterkenntnis („self" und „not self") mit den betreffenden Antigenen in Berührung kommt, z.B. mit Zellaufschwemmungen eines homologen, aber individuell verschiedenen Spenders. Dies wäre also:

I. *Aktive Immuntoleranz:*

     a) Experimentell vor der „Nullphase" erzeugt.

     b) Dasselbe Experiment macht die Natur bei den sog. Blutchimären oder dizygoten Zwillingen. Das sei an einer Abbildung, die dem Buch von TOLLE entnommen ist, demonstriert: durch die placentare Anastomosenbildung wird gegenseitig Immuntoleranz erzeugt, d.h. man kann später von beiden Tieren gegenseitig transplantieren. Außerdem haben beide zwei verschiedene Blutkörperchenarten, daher der Name Blutchimären.

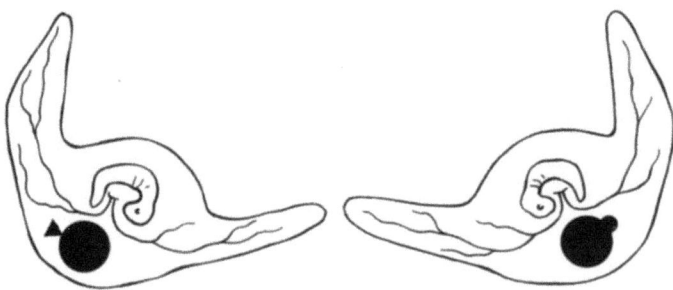

Fetus I: Ererbt Faktor A *Fetus II: Ererbt Faktor B*

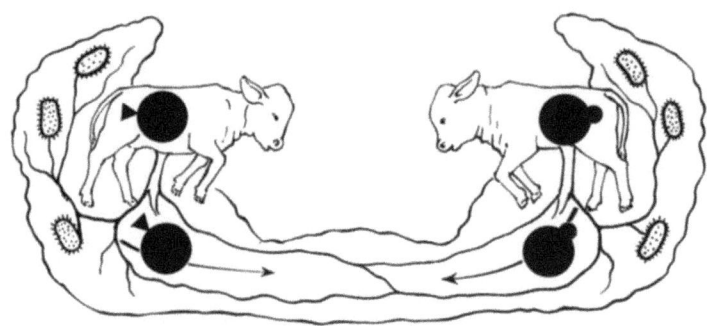

Durch Anastomosen werden die Blutkörperchen der Zwillingspartner partiell ausgetauscht

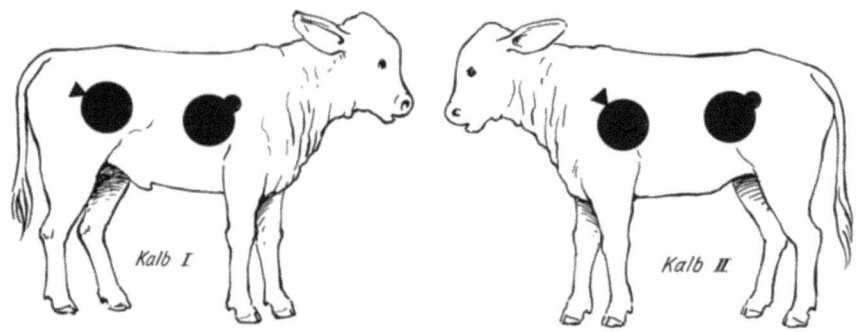

Serologisch sind zeitlebens bei jedem der Zwillingspartner zwei Erytrocytenarten nachweisbar

Abb. 8. Zweieiige Zwillinge mit placentarer Anastomosenbildung.

II. *Passive Immuntoleranz:*

Diese kommt durch Zerstörung des Immunabwehrapparates zustande, und zwar
a) durch Röntgenbestrahlung,
b) durch bestimmte Medikamente (Cytostatica),
c) bei bestimmten Krankheiten, z.B. Morbus Hodgkin, Morbus Boeck-Schaumann-Besnier.

III. *Natürliche Immuntoleranz* liegt dann vor, wenn
a) eineiige Zwillinge vorliegen,
b) bei isogenen Tierstämmen,
c) bei sog. F_1-Hybriden, d.h. Zwitter, die aus der Kreuzung reiner Inzuchtstämme in der ersten Generation hervorgegangen sind, wie ein Experiment aus der Arbeit von BILLINGHAM (1964) zeigt, wo ein Ovartransplantat von einem F_1-Hybriden toleriert wird.

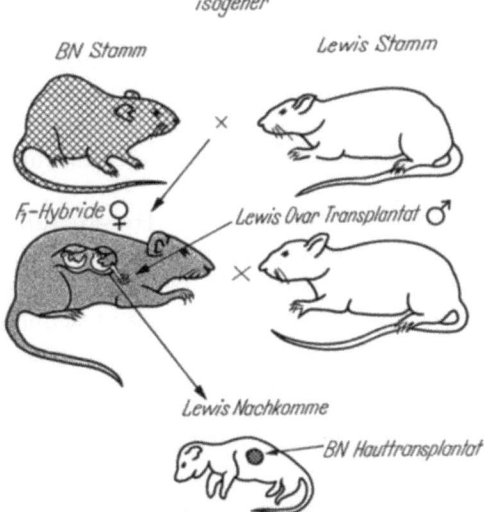

Abb. 9. Entstehung von F_1-Hybriden.

Tabelle 14. *Die Beziehung zwischen Genen und Histokompatibilitätsantigenen.*

	Stamm 1	Stamm 2
Genotyp	a_1a_1, b_1b_1, c_1c_1 ...	a_2a_2, b_2b_2, c_2c_2 ...
Antigene	A_1, B_1, C_1 ...	A_2, B_2, C_2 ...
	Erste Generation (F_1) Hybriden	
Genotyp	a_1a_2, b_1b_2, c_1c_2 ...	
Antigene	A_1, A_2, B_1, B_2, C_1, C_2 ...	

In der folgenden Abbildung aus HUMPHREY-WHITE ist noch einmal das wesentliche der Transplantationsreaktion schematisch dargestellt: nämlich die aktive Immuntoleranz, die durch Injektion von Lymphocyten eines immunisierten Tieres wieder aufgehoben wird. Diese Zellen, und keine Serumbestandteile, sind Träger der Transplantationsimmunität. Tabelle 14 veranschaulicht die Entstehung von F_1-Hybriden. 1 und 2 sind Inzuchtstämme. Die F_1-Hybriden können Transplantate von einem der beiden Stämme akzeptieren, das Umgekehrte ist nicht möglich, die Transplantate werden abgestoßen.

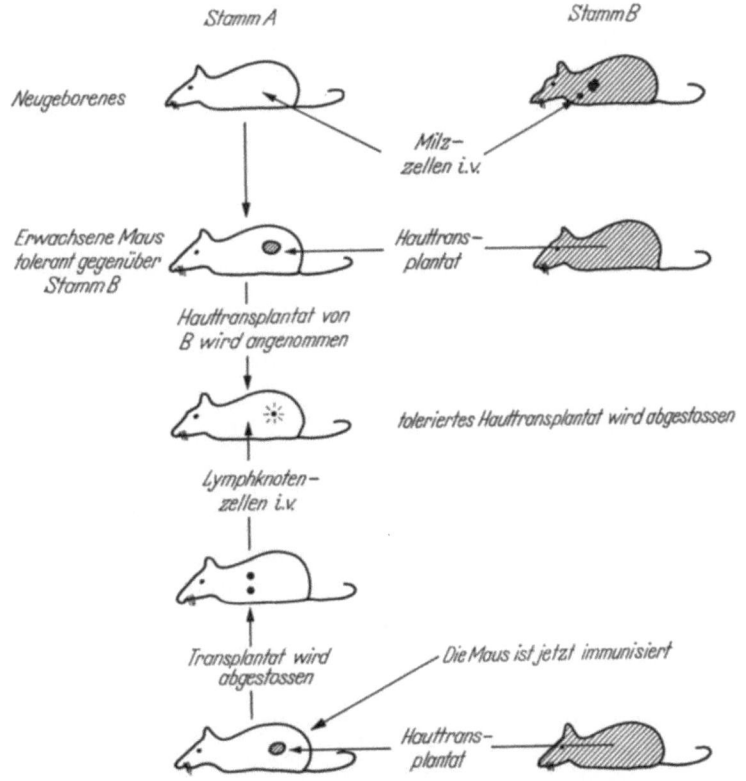

Abb. 10. Transplantationsimmunität und Toleranz.

a) Transplantation von Hirngewebe.

Die Transplantation von Hirngewebe ist in diesem Rahmen schon in anderem Zusammenhang besprochen worden, wenn man die Bedingungen zur Auslösung einer EAE mit den Bedingungen einer Transplantation vergleichen will. Die zweite Gruppe von

Experimenten, welche die Transplantation von Hirngewebe zum Gegenstand hat, wird im Kapitel über die Immunologie von Hirntumoren besprochen. Schließlich stellt die Transplantation von Nerven ein weiteres immunologisches Problem dar, auf das aber hier im einzelnen nicht eingegangen werden soll. Die Transplantation von Hirntumoren stellt meist eine Heterotransplantation dar. Im Wirtstier kann sie einmal orthotop erfolgen, also in das Gehirn eines Tieres oder heterotop z.B. in die vordere Augenkammer eines Versuchstieres (MARTIN, 1951; GREENE, 1957).

KREMENTZ und GREEN weisen auf die besonderen Schwierigkeiten der Heterotransplantation von Hirntumoren hin. Interessant ist die Beobachtung, daß Tumoren, die von Patienten stammen, die lange Zeit überlebten, nicht transplantabel waren. Dagegen stellte sich heraus, daß die Patienten, deren Tumoren transplantabel waren, sehr schnell starben. Offenbar besteht eine Beziehung zwischen wenig differenzierten und transplantablen Tumoren einerseits und mehr differenzierten, nicht transplantablen Tumoren andererseits. Beim Glioblastom überlebten nur Spongioblasten. Diese Ergebnisse sind vorwiegend durch Transplantation in die vordere Augenkammer vom Meerschweinchen erhalten worden (KREMENTZ und GREEN, 1953).

Für den Kliniker wichtig sind Bemühungen, die darauf ausgehen, eine eventuell vorhandene Immunreaktion des Patienten gegen seinen eigenen Tumor festzustellen oder zu verstärken. Eine Methode, die bei solcher Problemstellung angewandt wird, ist die heterotope Autotransplantation von Tumoren, sei es direkt oder indirekt, z.B. nach Passage in der Gewebekultur. Derartige Versuche sind von GRACE u. Mitarb. (1961) am Menschen durchgeführt worden und zwar an Patienten mit Glioblastoma multiforme. Die Autotransplantate erfolgten subcutan. Humorale Antikörper gegen Hirnantigene konnten dabei nicht entdeckt werden, aber es zeigte sich, daß nur bei zwei Patienten eine erfolgreiche Autotransplantation stattgefunden hat. Zwei Patienten stießen das Autotransplantat ab unter den immunologischen Erscheinungen der Allergie vom verzögerten Typ gegenüber Antigenen aus normalem Gehirn und Hirntumor. Dieser Befund weist darauf hin, daß auch bei der Hirntumorimmunologie die celluläre Immunreaktion eine entscheidende Bedeutung besitzt. So ist es berechtigt, die Hirntumorimmunologie unter diesem Kapitel abzuhandeln.

Besondere Aspekte ergeben sich bei der Transplantation von Hypophysen bzw. Hypophysentumoren. Hierzu liegt eine interessante Mitteilung von MALKIEL und HARGIS (1965) vor. Die Autoren sensibilisierten Mäuse im Sinne einer anaphylaktischen Reaktion mit Pertussisvaccine und Rinderserumalbumin. Diese anaphylaktische Reaktion wird durch ACTH und Cortison gehemmt. Wenn man nun einen mäusetransplantablen und adrenotropen Hypophysentumor, der große Mengen ACTH produziert, in diesen Mäusen züchtete, so wird der anaphylaktische Schock in diesen Tieren teilweise unterbunden. Das ACTH wirkt wahrscheinlich über die Steroide der Nebennierenrinde und eine dadurch hervorgerufene Antikörperproduktion durch Beeinflussung der antikörperbildenden Zellen.

Inzwischen ist man, angeregt durch die Arbeiten russischer Forscher, dazu übergegangen, bei Hunden ganze Gehirne zu verpflanzen und für kurze Zeit „am Leben" zu erhalten (WHITE et al., 1965).

b) Immunologie von Transplantaten im Gehirn.

Immunologisch interessant ist das Gehirn auch, wenn man es transplantiert oder Transplantate ins Gehirn überpflanzt. Das letzte wird vor allem vorgenommen, um die Frage zu klären, ob der feedback-Mechanismus zwischen endokrinen Drüsen und Organen und der Hypophyse direkter Art ist, also über den Blutweg erfolgt, oder ob indirekt noch ein anderer nervöser Weg zwischengeschaltet ist. Dies wären also Receptoren, die ihrerseits dann die Hypophyse benachrichtigen. Einer der Wege, eine solche Fragestellung anzugehen, ist der, das endokrine Organ direkt ins Gehirn zu verpflanzen. Falls es dort normal funktioniert, wird es die Hormone ins umgebende Hirngefäßnetz abgeben und so lokal einen höheren Hormonspiegel hervorrufen als es das „periphere" Blut tut.

Natürlich muß man nun auch beachten, daß sich das Transplantat jetzt innerhalb der Blut-Hirnschranke befindet und in dieser Hinsicht auch nicht mehr normal auf irgendwelche feedback-Mechanismen reagieren kann. Als Beispiel seien die Untersuchungen von YASAMURA und KNIGGE (1964) angeführt, die Schilddrüsengewebe intracerebral implantierten, um so Aufschluß über neurale Receptoren zu erhalten. So soll das Schilddrüsenhormon über den Hypothalamus auf die Hypophyse wirken, wodurch dann die Thyreotropinsekretion beeinflußt wird und zwar durch einen thyreotropinfreisetzenden Faktor (TRF). Das Ganze ist im folgenden Schema noch einmal zusammengefaßt.

Das Transplantat (eigenes neonatales Gewebe bei Mäusen) wächst gut an, konzentriert Jod und gibt das synthetisierte Thyroxin an den Kreislauf ab. Auch reagiert es gut auf Hypophysektomie, Hemithyreoidektomie und Thyreostatico. Es wird jedoch angenommen, daß durch ein solches Transplantat das umgebende Hirngewebe mit Blut umspült wird, dessen Tyroxingehalt größer ist wie der des peripheren Blutes.

Unter diesen Bedingungen läßt sich dann studieren, ob der thyreotropinfreisetzende Faktor oder das Thyreotropin durch diese nachbarliche Thyroxinüberflutung beeinflußt werden oder nicht. Noch läßt sich auf Grund dieser Versuche aber Endgültiges über eine eventuelle Hemmung usw. nicht sagen, denn schließlich unterliegt noch das Transplantat diesem feed-back-Mechanismus. Nichtsdestoweniger versprechen solche Experimente Erfolge, wie sie auch durch intracerebrale Injektion von Thyroxin erreicht werden konnten.

Interessant sind auch Versuche mit heterotopen Verpflanzungen von Hypophysen ins Gehirn, sei es als Iso- oder Homotransplantat bei hypophysektomierten und normalen Tieren. Da-

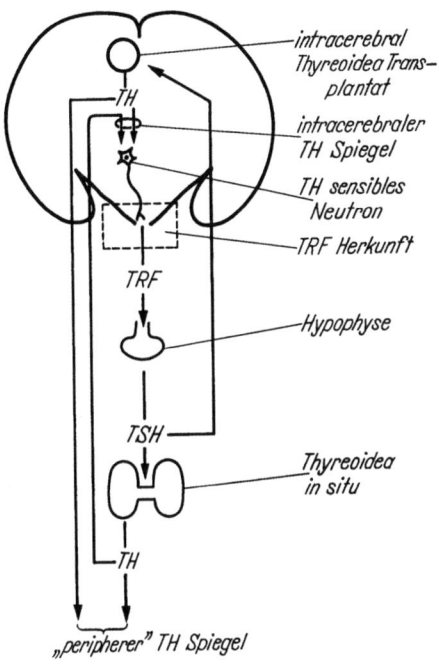

Abb. 11. Intracerebrale Schilddrüsentransplantation.

bei kommt es ganz genau darauf an, an welcher Stelle das Transplantat angebracht wird. Auf diese Weise kann man zeigen, daß die Gegend des Hypothalamus einen ganz besonderen Einfluß auf die Sekretion von ACTH hat. Diese Tatsache ist zwar schon lange bekannt, jedoch Einzelheiten dieser Steuerung (humoral, direkt, Freisetzungsfaktoren usw.) kann man so besser studieren (BARDIN et al., 1964; MATSUDA, DUYCK und GREER, 1964). Wie MEDAWAR u. Mitarb. (1948) gezeigt haben, werden Homotransplantate im normalen Gehirn oft geduldet. Wenn man jedoch ein Tier nimmt, welches ein Hirntransplantat von einem Spender erhalten hat und immunologisch darauf mit einer Transplantationsimmunreaktion „geantwortet" hat, dann kann es auf einmal auch gegen Transplantate vom gleichen Spender reagieren, falls sie ins Gehirn implantiert werden. Wie es bei HUMPHREY-WHITE (1964) heißt, „könnte man also annehmen, daß, falls der Immunmechanismus außerhalb des Gehirns normal in Gang gesetzt wird, dann auch die Anwesenheit des Antigens innerhalb des Gehirns zu einer Immunreaktion führt". Mit diesem Thema muß man sich besonders auseinandersetzen, wenn die Frage der Transplantation von Hirntumoren besprochen wird.

Hypophysentransplantationsversuche an hypophysektomierten Ratten haben gezeigt, daß die Sekretion von Wachstumshormon durch den Hypothalamus reguliert wird, daß also von hier aus ein spezifischer Stimulus ausgeht (RUBINSTEIN u. AHRÉN, 1965). Wenn man kleine Stücke von Hypophysengewebe in die vordere Augenkammer von gonadektomierten Ratten verpflanzt, können Tumoren entstehen (z.B. chromophobe Hypophysenadenome), die auch hormonell noch sehr aktiv sind. Die Hormone wirken vor allem auf die Brustdrüsen der Tiere. Ähnliche Erscheinungen treten auf, wenn man die Transplantation in die Milz vornimmt (KULLANDER, 1965).

Die Sonderstellung von Transplantaten ins Gehirn kann man für eine ganze Reihe immunbiologischer Experimente sehr gut ausnutzen. Beispielsweise überleben intracerebrale „Transplantate" von lymphoiden Zellen gut. Stammen nun diese Zellen von einem Tier, welches an einer EAE erkrankt ist, so lassen sich auf diese Weise Erscheinungen erzeugen, die eine gewisse Ähnlichkeit mit der EAE haben. Injektionen in den Ventrikel erwiesen sich als nicht wirksam (s. dagegen Kapitel über Antikörper!) (PATERSON und WEISS, 1965).

Wenn man intracerebrale Autotransplantate von Mäuseschwanzhaut vorher mit einem Carcinogen, z. B. 20-Methylcholanthren, in Berührung bringt, so entstehen nicht nur wie vorher, tolerierte Transplantate, sondern intracerebrale Cysten, oder eine carcinomatöse Entartung der transplantierten Haut findet statt, oder aber es bilden sich neoplastische Gebilde in der Nähe der Transplantate aus (SPENCER und SMITH, 1965).

Für Transplantate ins Gehirn ist wichtig, daß keine unmittelbare Verbindung zum Liquorraum besteht. In diesem Falle, nämlich beim Einbruch der Antigene in den Liquor, ist mit der Bildung humoraler Antikörper zu rechnen. Vom Liquorraum aus werden die Antigene „langsam aber sicher" (slow leak-Theorie) an das Blut abgegeben und stellen so einen idealen Immunisierungsmodus dar (PANDA, DALE, LOAN und DAVIS, 1965).

In einer seiner Arbeiten, die sich mit der Frage beschäftigen, ob das Gehirn immunologisch eine Sonderstellung einnimmt, kommt SCHEINBERG (SCHEINBERG, LEVY und EDELMAN, 1965) zu der Feststellung, daß "the brain is not a completely immunologically privileged site and seems to possess some immunologic competence". Die Autoren führten Transplantationsversuche mit experimentell erzeugten Gliomen durch, die isologen Mäusestämmen intracerebral implantiert wurden und durch Bestrahlung „geheilt" wurden. Anschließende Isotransplantate ins Gehirn oder in die Haut wurden verstärkt abgestoßen gegenüber unbehandelten Kontrollen. Das gleiche war der Fall, wenn die Gliome subcutan transplantiert wurden. Bestrahlung des Gehirns hatte keinen Einfluß auf das Wachstum der Tumorimplantate. Eine weitere Möglichkeit, die immunisierende Wirkung dieser Transplantate zu untersuchen, stellte die Amputation oder Excision des Transplantates dar. Anschließend kann man dann feststellen, wie Zweittransplantate, insbesondere intracerebral, reagieren (bzw. der Wirt).

3. Hirntumorspezifische Antigene.

a) Tumorimmunologie.

Die Tumorimmunologie ist heute ein fest umrissenes Gebiet der Krebsforschung (Übersichten: Tumor Immunity, Ann. N.Y. Acad. Sci. 101, Art. 1, 1962; BUSCH, 1962; Conceptual Advances in Immunology and Oncology, New York: Harper and Row 1963; PASTERNAK, 1963; PELNER, 1963). Ausgangspunkt aller Untersuchungen ist die Überlegung, daß der Organismus sich gegen veränderte, „fremd" gewordene Zellen zur Wehr setzt. Es besteht heute kein Zweifel mehr an der Tatsache, daß Krebszellen sich in ihrem Antigenmosaik von normalen Zellen des gleichen Organismus unterscheiden. Ob es sich daher um „individuelle" oder um „allgemeine" krebsspezifische Antigene handelt, ist noch nicht entschieden. Jedenfalls gibt es mehrere Möglichkeiten der Entstehung von Tumorantigenen, wie die folgende Abbildung zeigt.

Die Entstehung aus anderen Antigenen ist sowohl durch einen Verlust, als auch durch ein Hinzufügen von determinanten Gruppen denkbar, wenn man nicht eine Entstehung de novo annehmen will. Diese Änderung des Antigenprofils ist natürlich ursächlich in den meisten Fällen auf eine im Verlaufe der Cancerisierung mutationsähnliche Änderung des Erbgutes (DNS) zurückzuführen.

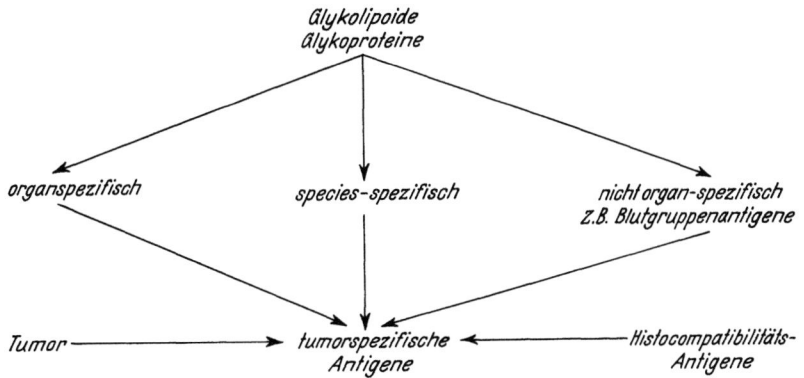
Abb. 12. Entstehungsmöglichkeiten von Tumorantigenen.

Im einzelnen gliedert sich das Gebiet der Tumorimmunologie in folgende Arbeitsrichtungen (einige charakteristische, neuere Arbeiten für jeden Bereich sind zur Orientierung mitangegeben):

I. Experimentelle Tumorimmunologie.

1. Tumorerzeugung durch Viren (Übersicht: HALLAUER, 1961; ferner VOGT, 1963; AHLSTRÖM, 1963; HUEBNER u. Mitarb., 1964; BLACK u. Mitarb., 1963; KOPROWSKI, 1964; KLEIN und KLEIN, 1964). Hirntumoren: RABOTTI et al., (1965). ADAMS (1966).

2. Chemisch induzierte Tumoren (Übersicht: PREHN, 1964). Bereich Hirntumoren: DRUCKREY u. Mitarb. (1965). Beide Möglichkeiten der Tumorerzeugung haben wahrscheinlich in einer Änderung der Zell-DNS, d.h. einer Mutation ihren Grund (MARQUARDT, 1965).

3. Strahleninduzierte Tumoren (PASTERNAK, GRAFFI und HORN, 1964).

4. Tumortransplantation (ausführliche Übersicht bei HELLSTRÖM u. MÖLLER, 1965)
    a) virusinduzierte Tumoren (SJÖGREN, 1964, 1964),
    b) chemisch induzierte Tumoren,
    c) andere Tumoren und strahleninduzierte,
    d) das „Enhancement"-Phänomen (VOISIN, 1963; MÖLLER, 1963, 1963, 1963; BUBENIK und KOLDOVSKY, 1964).
    e) Das Wesen der Tumortransplantation besteht darin, daß im Empfängerorganismus das Transplantat geduldet wird, d.h. der Empfänger muß immuntolerant gegen das normale Gewebe des Tumorträgers sein; es muß Histokompatibilitätsverträglichkeit vorliegen. Das einzige, was dann bei einer Tumortransplantation als „fremd" empfunden wird, ist das Tumorantigen. Es gelten also im wesentlichen diejenigen Gesichtspunkte, die bei der Transplantation besprochen wurden. Zusätzlich kommt in unserem Falle hinzu, daß das Gehirn noch ganz besonders geeignet ist für die Transplantation von Tumoren.

5. Gewebezucht (Übersicht bei LIPP, 1965)
    a) Testen antigener Veränderungen (SWAEN, 1963),
    b) die Wirkung von Antiseren (WRBA, KINZEL und RABES, 1964).

6. Die Kocarcinogenese. Unter Kocarcinogenese versteht man im wesentlichen diejenigen zwischen Virus und Carcinogen (s. auch HUXLEY, 1960). Dabei kann die Behandlung mit Virus und anschließend mit dem Carcinogen (und umgekehrt) eine Tumorauslösung bewirken oder die Tumorrate verstärken. Dabei spielt nicht nur eine Addition der tumorerzeugenden Wirkung eine Rolle, sondern auch die Unterdrückung durch das Interferon, die offenbar fortfällt. Es sei auf die gute Übersicht von FALKE (1965) verwiesen. Dieser Arbeit sei auch der interessante

Hinweis entnommen, daß „bei kombinierter Anwendung von Methylcholanthren und Herpes-simplex-Virus beim Kaninchen im Vergleich zu den Kontrollen Herpesencephalitiden auftreten (DURAN-REYNOLDS, 1963)". Also gibt es auch hier recht interessante Beziehungen zum Gehirn.

    7. Thymus und Tumoren.

II. Das Antigensystem des Tumors.
1. Serologische Differenzierung tumorspezifischer Antigene cellular und subcellular (PASTERNAK, 1963 hat über dieses Gebiet eine sehr schöne Übersicht verfaßt.) Eine solche Differenzierung ist auch mit Hilfe der Immunhistologie möglich (KYOGOKU et al., 1964).
2. Immunchemische Charakterisierung bzw. Isolierung der Tumorantigene: z.B. Cytolipine, tumorspezifische Glykolipoide (HAKOMORI und JEANLOZ, 1964; KANDUTSCH und STIMPFLING, 1963; GRAY, 1965).
3. Durch Immunodiffusion (TEE, WANG und WATKINS, 1964).

III. Die Immunreaktion des Organismus gegenüber dem Tumor.
1. Humorale Antikörperbildung (kritische Anmerkung hierzu TEICHMANN, WITTIG und SCHNEEWEISS, 1963; LEVI und SCHECHTMANN, 1963; ITOH und SOUTHAM, 1963; TEICHMANN und VOGT, 1964; O'GORMAN, 1963; SOUTHAM, 1964).
2. Celluläre Immunreaktion vom verzögerten Typ (HUGHES und LYTTON, 1964; CROWLE, 1964).
3. Unspezifische Abwehrmechanismen, z.B. Properdin (ORAVEC, 1964), Komplement usw.

IV. Die Reaktion des Tumors gegenüber dem Wirt.
1. Produktion von toxischen Substanzen, z.B. Toxohormon (s. BUSCH, 1962).
2. Cytotoxische Substanzen (HOLMBERG, 1964).
3. Hämolysine (REYNOLDS und FRIEDELL, 1963).
4. Die erhöhte Ladung der Tumorzelle (HEARD, SEAMAN, SIMON-REUSS, 1961; HOELZL-WALLACH und EYLAR, 1961).
5. Unterdrückung der Immunreaktion des Organismus (GRACE, 1964; PREHN, 1963), vor allem auch im Verlaufe einer Therapie (BOLLAG, 1963). Siehe dazu auch LYTTON, HUGHES und FULTHORPE, 1964; sowie MOSS, 1964).
6. Endokrin aktive Tumoren (s. z.B. HERRLICH und SEKERIS, 1964). Hierhin gehören auch die funktionell aktiven Neuroblastome (GJESSING, 1963a—e).

V. Immuntherapie von Tumoren. Von dieser Möglichkeit der Therapie wird man in Zukunft immer mehr Gebrauch machen. WOODRUFF (1964) schlägt vor:
1. Aufrechterhalten und Verstärken der Immunreaktion gegen den Tumor (z.B. durch Freunds Adjuvans, Impfen usw.) („Immunologische Überwachung" s. BURNET, 1965; Übersicht: MILGROM, 1961).
2. Behandlung mit Immunseren von isogenen, allogenen und heterospezifischen Spendern (s. dazu KARRER und SPEISER, 1964).
3. Behandlung mit immunologisch kompetenten Zellen von normalen, isogenen, allogenen oder heterospezifischen Spendern (s. auch MATHE und AMIEL, 1964).
4. Behandlung mit immunologisch kompetenten Zellen vorimmunisierter, isogener, allogener oder heterospezifischer Spender. Außerdem kommt in Frage (LANG, 1963):
5. Therapie mit radioaktiv markierten Antikörpern oder Antikörpern als Schlepper von Carcinostatica.
6. Eine kombinierte Immuno- und Chemotherapie haben CHIRIGOS u. Mitarb. (1964) tierexperimentell erprobt.

Das Versagen einer Immunabwehr gegenüber dem Tumor beruht nach BURNET (1964) darauf, daß entweder die immunologisch kompetenten Zellen in ihrer Abwehrarbeit beeinträchtigt sind, oder weil der Tumor im Verlaufe des Wachstums tumorspezifische

Antigene verliert. Schließlich ist auch noch zu bedenken, daß auch einmal ein Punkt erreicht wird, an dem das Wachstum des Tumors die immunologische Kontrolle unmöglich macht.

Neue Möglichkeiten, um Tumorantigene nachzuweisen, haben GOLD und FREEDMAN (1965) aufgezeigt. Zunächst einmal muß Tumorantiserum mit normalem Gewebe absorbiert werden, dabei sollte man allerdings darauf achten, daß nicht aufgrund von Kreuzreaktionen anderer Substanzen die tumorspezifischen Antikörper entfernt werden („antigens similar to the tumor antigens"). Eine zweite Möglichkeit besteht darin, die Tiere immuntolerant gegen normales Gewebe zu machen und dann mit Tumorgewebe *desselben Spenders* zu immunisieren, so daß nur tumorspezifische Antigene wirksam werden. Die tumorspezifischen Antikörper konnten dann von den Autoren mit Hilfe der Agargel-Diffusionstechnik, Immunelektrophorese, passiven, cutanen Anaphylaxie sowie der passiven Hämagglutination nachgewiesen werden. Wichtig ist, daß als Kontrolle immer ein Test mit Anti-Human-Serum mitläuft.

Neben der primären Entstehung von Tumorantigenen, auf die in ausführlicher Weise DAY (1965) in seiner Monographie eingegangen ist, muß man auch an sekundäre Veränderungen der Tumorzelloberfläche denken und zwar insbesondere durch Auflagerung von Gammaglobulinen bzw. Antikörpern. Hiermit haben sich vor allem ANTHONY und PARSONS (1965) sowie FORRESTER u. Mitarb. (1965) beschäftigt.

Ein weiteres Kapitel, welches nicht übersehen werden darf, stellen diejenigen immunbiologischen Veränderungen dar, die sekundär durch Bestrahlung der Tumoren oder des ganzen Organismus stattfinden. Hierauf muß man besonders achten, wenn man Hirntumor und anderes Carcinomgewebe zur Untersuchung bekommt. Manche Störung des Enzymmusters oder vielleicht auch des Antigenmosaiks der Zelle oder der Antikörperbildung mag auf derartige therapeutische Eingriffe mit Hilfe von Strahlen zurückzuführen sein. Gute Informationen über dieses Gebiet sind der Monographie von TALIAFERRO, TALIAFERRO und JAROSLOW (1964) zu entnehmen.

Neben den tumorspezifischen Antigenveränderungen der Hirnzellen sollte man aber nicht vergessen, die allgemein auftretenden charakteristischen Merkmale der Krebszelle zu studieren. An dieser Stelle sei daher nochmals auf die Oberflächenladung und die Neuraminsäure solcher Zellen hingewiesen, ein Phänomen, das in Deutschland von RUHENSTROTH-BAUER u. Mitarb. (1962; s. auch GRANZER et al., 1964) experimentell untersucht worden ist.

VI. Immundiagnostik von Tumoren. Hierhin gehören eine ganze Reihe von Hauttests, serologischen Reaktionen usw., die einen charakteristischen positiven Ausfall bei Tumorkranken haben sollen. Empfehlen können wir hier die Übersicht von SOUTHAM (1960). Als Beispiel eines solchen Serotests sei der von HADLEY (1964) erwähnt. Ganz allgemein kann man sagen, daß solche Reaktionen nicht geschildert oder hervorgehoben werden müssen, denn wenn sie sich bewähren, werden sie ohnehin überall sehr schnell Eingang in die Klinik finden. Bisher ist jedoch wenig Brauchbares in dieser Richtung entdeckt worden. Eine andere Gruppe von Untersuchern beschäftigt sich mit der Diagnostik von Tumoren mit Hilfe radioaktiv markierter Antikörper. Dies wäre gleichzeitig auch ein Weg der Therapie. Diese diagnostische Möglichkeit bestünde nicht nur intravenös durch Einspritzen des Antiserums, sondern wäre auch immunhistologisch zu verwerten.

Nach diesem kurzen Überblick über die Immunologie von Tumoren wollen wir uns dem Problem der Hirntumoren zuwenden. Hier gibt es, bedingt durch die Blut-Hirn-Schranke, noch einige besondere immunologische Situationen zu beachten.

b) Spezielle Probleme bei Hirntumoren.

Die erste Arbeit hierüber stammt von REICHNER aus dem Jahre 1933; sie wurde angeregt durch die Arbeiten von WITEBSKY über organspezifische Antigenfunktionen. Die Fragestellung beschäftigt sich zunächst damit:

1. Gibt es eine serologische Differenzierung zwischen Tumorgewebe und dem entsprechenden Normalgewebe des Gehirns?

2. Gibt es tumorspezifische Befunde?

Die erste Frage beantwortet REICHNER nach seinen Versuchsserien folgendermaßen:
„Es ist demnach möglich, durch Vorbehandlung mit gekochten Suspensionen von Gliomgewebe einerseits und normaler Substanz des gleichen Gehirns andererseits, beim Kaninchen das Auftreten von Antiseren zu erzielen, deren differentes Verhalten gegenüber Gliom- und entsprechendem Normalhirnextrakt im Komplementbindungsversuch den Nachweis einer Differenzierung zwischen Tumor und normaler Hirnsubstanz auf immunbiologischem Wege gestattet."

Zur zweiten Frage schreibt er:
„Die serologische Abtrennung einer tumorspezifischen Antikörperquote im engeren Sinne, die ausschließlich gegen Tumorsubstanz als solche gerichtet wäre, gelang auch mit Hilfe des Absorptionsverfahrens nicht."

WEIL und LIEBERT (1936) prüften die Befunde von REICHNER nach. Dabei wurden in gleicher Weise Kochsalzemulsionen von Hirntumor und von normalem Gehirn verwendet, ferner alkoholische Extrakte. Das Testsystem bestand aus einer Mischung von Antiserum, Antigen und Komplement; der Indicator stellte die Hämolyse von Schafblutkörperchen dar: es wurde also die Komplementbindung gemessen. Das Antigen wurde intraperitoneal injiziert. Die Ergebnisse waren ermutigend: in 32 Experimenten gelang 27mal der Nachweis von Antikörpern. Jedoch konnte die Spezifität nicht immer deutlich nachgewiesen werden. Die Autoren unternahmen daher in einer zweiten Versuchsserie Experimente mit Alkoholextrakten formalinfixierter Präparate. Auf diese Weise gelang es, spezifischere Antiseren zu erhalten, vor allem, wenn das Antigen zusammen mit Hundeserum dem Kaninchen intravenös verabreicht wurde. Extrakte aus Meningiomen gaben keine Antikörperbildung. Im übrigen wurde in allen Versuchen mit Hirntumoren daneben auch hirnspezifische Antikörper gefunden. Die besten Ergebnisse fand man bei Glioblastomen und Gliomen. Tatsächlich gelang es auch, bei einem Patienten mit Glioblastoma multiforme Antikörper gegen Glioblastom und gegen menschliches Gehirn nachzuweisen. Es ist wahrscheinlich, daß ein Antigen in Hirntumoren vorkommt, welches auch an HeLa-Zellen nachzuweisen ist (McKENNA, SANDERSON und BLAKEMORE, 1964). Diese Befunde bedürfen alle dringend noch einer Nachprüfung.

Von einer besonderen Form des Hirntumors, dem sog. Pseudotumor cerebri, wird angenommen, daß er auf einer allergischen Reaktion beruht; man spricht sogar von „cerebraler Allergie". Hauptsymptom ist der erhöhte intrakranielle Druck, einhergehend mit Kopfschmerzen, Erbrechen und Pupillenödem. EEG und Liquorbefunde sind meist normal; die Diagnose der Erkrankung ist gut. Als Ursache nimmt man eine Allergie gegenüber bestimmten Drogen oder Milchprodukten (bei Kindern) an. Vielleicht werden aufgrund einer Antigen-Antikörper-Reaktion Hirnödem(?) bewirkende Substanzen freigesetzt. Eine ausführliche kritische Darstellung dieses Problems findet sich bei LECKS und BAKER (1965).

Bei den experimentellen Hirntumoren ist als interessanter Befund zu bemerken, daß es Carcinogene gibt, z.B. Methylnitrosoharnstoff, die bei intravenöser Injektion bei bestimmten Versuchstieren (Ratten) regelmäßig und selektiv Tumoren im Gehirn und gelegentlich auch im Rückenmark erzeugen. Dies wurde erstmals von DRUCKREY u. Mitarb. in einer Reihe hervorragender Arbeiten gezeigt (Übersicht DRUCKREY, 1965). Wir haben es hier also mit einer organotropen Wirkung des Carcinogens zu tun. Es wäre denkbar, daß ganz bestimmte Receptoren, sei es an der Oberfläche oder im Inneren der betreffenden Organzellen, für diese selektive Wirkung verantwortlich sind. Damit hätten wir auch hier einen immunologischen Aspekt der Carcinogenese, der eng mit dem Problem der Resistenz, hier gegenüber dem krebserzeugenden Agens, zusammenhängt. Bisher konnte man Hirntumoren bei diesen Tieren nur durch lokale Implantation von carcinogenen Kohlenwasserstoffen erzeugen; gelegentlich auch auf resorptivem Wege. Die erzeugten Tumoren ähneln auffallend denen des Menschen, wenn man die intravenöse Methode von DRUCKREY u. Mitarb. anwendet. Allerdings muß man dabei beachten, daß die Dialkylnitrosamine als solche nicht carcinogen wirken, sondern — wie DRUCKREY sagt — Transportformen darstellen, ,,aus denen durch enzymatische, oxydative Dealkylierung im Stoffwechsel erst die entsprechenden hoch reaktiven Diazoalkane als eigentliche ‚Wirkformen' entstehen. Die chemische Natur des ‚Trägermoleküls' bestimmte die Organotropie, die aber auch von der Applikationsform, der Dosierung und dem Zeitfaktor abhängt. Demgegenüber sind die Acylalkylnitrosamide meist an sich instabil und liefern bereits durch alkalische Hydrolyse das alkylierend wirkende und carcinogene Diazoalkan."

Es ist sehr wahrscheinlich, daß das Diazomethan, welches entsteht, intakte Nucleinsäuren des Kernes methyliert und so zu einer Mutation des genetischen Informationsmaterials führt. Wichtig für den Immunbiologen ist, daß sich diese Tumoren auch innerhalb des Inzuchtstammes transplantieren lassen (DRUCKREY u. Mitarb., 1965). Hier stehen allerdings weitere Untersuchungen noch aus.

Warum nicht in anderen Organen Tumoren auftreten, ist wahrscheinlich darauf zurückzuführen, daß eine bestimmte selektive Aktivierung durch katalytische oder enzymatische Prozesse als Ursache anzusehen ist. DRUCKREY schreibt: ,,Auf jeden Fall zeigt das Beispiel schon jetzt, daß geringfügige chemische Veränderungen am ‚Trägermolekül' bei gleicher ‚Wirkgruppe' (Formel) erhebliche Unterschiede der Organotropie bedingen können. Die damit erwiesene Existenz organotroper Effekte und die Möglichkeit, sie sogar innerhalb einer Stoffklasse durch chemische Abwandlung zu erreichen, sind für die Ursachenforschung des Krebses von erheblichem Interesse. Die systematische Untersuchung dieser Probleme setzt die experimentelle Erzeugung und Transplantation der verschiedenen Tumorarten an Versuchstieren voraus."

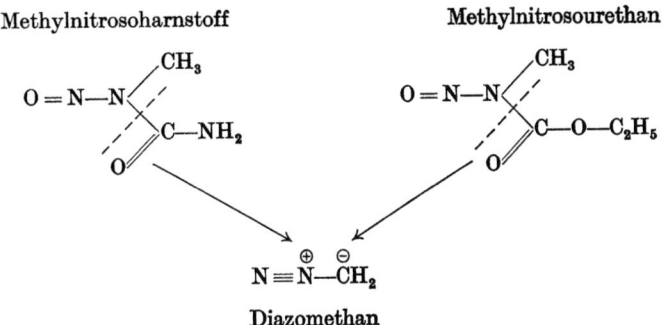

Abb. 13. Darstellung und Entstehung von Diazomethan.

DRUCKREY diskutiert, daß die Lipoidlöslichkeit der Substanzen wahrscheinlich nicht für die selektive Wirkung in Frage kommt. Man vermutet allerdings, daß die Harnstoffgruppe mit ihrer neurotoxischen Wirkung wesentlich zu sein scheint. Für den Chemiker liegt ein Vergleich mit der hypnotischen Wirkung der Ureide, Barbitale oder Hydantoine, die alle Derivate des Harnstoffes sind, auf der Hand (DRUCKREY, 1965). Wichtig für das Arbeiten mit solchen Verbindungen ist, worauf auch von dieser Arbeitsgruppe immer wieder hingewiesen worden ist, daß schwere immunologische Erscheinungen im Sinne einer Allergie beim Experimentieren auftreten können. Es erhebt sich natürlich die Frage, ob solche Verbindungen auch ,,natürlich", d.h. vor allem in der Industrie vorkommen und gebraucht werden. Daß auf diese Weise durch exogene Einwirkung von Noxen auch beim Menschen Hirntumoren entstehen können, diese Möglichkeit muß grundsätzlich bejaht werden. Die Arbeitsgruppe in Freiburg hat außerdem zeigen können, daß das sekundär entstehende Diazomethan, indem es die Purinbasen, vor allem das Guanin methyliert, zu einer irreversiblen Mutation des genetischen Code der Nucleinsäuren führt. Auffallend ist für den Bereich des Gehirns, daß auch dann Tumoren von solchen Zellen ausgehen können, die sich nicht mehr teilen, z.B. Ganglienzellen.

Das Problem der Tumoren des Hirn- und Nervensystems ist ganz sicher auch in sich selbst eine Frage der ,,Receptoren": So gibt es bei den neurotropen Carcinogenen solche mit vorwiegend zentraler und solche mit vorwiegend peripherer Wirkung (z.B. Nerven, Neurinome). Die Wirkform ist die gleiche, nur die Affinität des Trägermoleküls hat sich geändert (IVANKOVIC, DRUCKREY und PREUSSMANN, 1965).

Wie an anderer Stelle schon ausgeführt, hatte MEDAWAR (1948) gefunden, daß das Gehirn auf Transplantate nicht mit der typischen Transplantationsimmunreaktion antwortet. Durch die Arbeiten von GREENE (1951, 1953, 1957a, b) konnte dann gezeigt werden, daß das Gehirn sogar Homotransplantation und Heterotransplantation von Tumoren annimmt. Auf diesen beiden Ergebnissen, nämlich den von MEDAWAR und GREENE, bauten SCHEINBERG u. Mitarb. (1962a, 1962b, 1963, 1964) dann weiter auf. Die Autoren versprachen sich sogar irgendwelche therapeutische Konsequenzen ihrer Experimente. Ferner glauben sie, daß sich auch Beziehungen zu den Autoimmunkrankheiten des Hirn- und Nervensystems ergeben werden. Von besonderer Bedeutung ist es natürlich in unserem Zusammenhang, daß es auch möglich ist, menschliche Hirntumoren in das Gehirn von Laboratoriumstieren zu überpflanzen. Die meisten Untersuchungen jedoch beschäftigen sich mit Tierversuchen und chemisch induzierten Tumoren. Wir möchten an dieser Stelle auf eine neue Arbeit von SCHEINBERG, EDELMAN und LEVY (1964) eingehen. Zunächst stellte man fest, daß Homotransplantate von Tumoren (Gliomen) intracerebral gut angehen, während das gleiche bei subcutaner Implantation nicht der Fall ist. Dann wurden intracerebrale Tumor-Isotransplantate untersucht. Die Tumoren gingen sehr gut an und wuchsen schnell, ohne daß irgendeine immunologische oder celluläre Abwehrreaktion in der Umgebung des Tumors festzustellen war. Wurden dagegen diese Tiere vorher mit diesem Tumor (+Freunds Adjuvans) immunisiert, so erschienen in der Nähe des Transplantates sehr viele Lymphocyten. Nach einiger Zeit war der ganze Tumor mit Lymphocyten infiltriert und mit einem Lymphocytenwald umgeben. Das Wachstum des Tumors wurde dadurch unterdrückt. Einzelne Teile verfielen sogar der Nekrose, jedoch lebten die vorimmunisierten Tiere länger, als die nicht immunisierten Tiere. Ganz anders, nämlich äußerst gering, war die Lymphocytenreaktion bei intracerebralen Tumorhomotransplantaten. Hier erfolgte im wesentlichen eine hyaline Degeneration. Wurden dagegen die Tiere vorher durch ein Hauthomotransplantat sensibilisiert, so war die hyaline Degeneration der Tumorzellen mit einer massiven Lymphocyteninfiltration verbunden. Diese Versuche zeigen eindeutig, daß Immunreaktionen eine ganz bedeutende Rolle bei Hirntumoren spielen können. Bemerkenswert ist, daß bei Tumorisotransplantaten, sowohl bei subcutaner, als auch bei intracerebraler Transplantation der Tumor anwuchs und den Wirt tötete. Tumorhomotransplantate wuchsen dagegen nicht an, wenn sie subcutan appliziert wurden. Tumorhomotransplantate wuchsen jedoch zu einem Drittel an, wenn sie ins Gehirn verpflanzt wurden. Dieser Befund weist auf die immunologische Ausnahmestellung des Gehirns hin. Diese Ausnahmestellung wird beim immunisierten Tier durchbrochen. Kennzeichnend für die dann entstehende Situation ist, daß z.B. bei der Tumorisotransplantation der Tumor nicht den Wirt tötet, sondern der Wirt mit einer massiven Lymphocyteninvasion antwortet, als deren Folge der Tumor nekrotisiert. Intracerebrale Tumorhomotransplantate gehen in der Regel nicht an. Dagegen finden wir beim immunisierten Tier, daß außer dieser hyalinen Degeneration zusätzlich noch die lymphocytäre Reaktion stattfindet. Aus diesen Experimenten ergibt sich, daß im Gehirn keine echte Transplantationsreaktion stattfindet. Sie tritt erst auf, wenn die Tiere in bestimmter Weise immunologisch vorbehandelt sind. Ein genaues Verständnis dieser Vorgänge, bei denen beispielsweise auch genetische Faktoren eine große Rolle spielen, ist uns auf Grund der vorliegenden Daten aber noch verschlossen.

Ein besonderes Phänomen ist, daß heterolog transplantierte Tumoren ins Gehirn oder in die vordere Augenkammer keine Metastasen machen. Diese Beobachtung haben GREENE und HARVEY (1964) einer näheren Analyse unterzogen. Dabei zeigte sich, daß, wenn man Tieren, die einen Tumor als heterologes Transplantat im Gehirn beherbergten, einzelne Organbestandteile herausnimmt und diese wiederum in das Gehirn oder die vordere Augenkammer anderer gesunder Tiere überpflanzt, daß dann sich Tumoren entwickeln können. Dies beweist, daß die ursprünglichen tumortragenden Tiere einer Aussaat von Tumorzellen in verschiedene andere Organe ausgesetzt gewesen sind.

In noch unbekannter Weise beeinflussen bestimmte transplantierte Hirntumoren (Gliome) bei Mäusen den Lipoidstoffwechsel (STEIN, OPALKA u. ROSENBLUM, 1965).

Wie schon erwähnt, spielt die Immunologie eine gewisse Rolle bei der Enzymdiagnostik in Tumorgeweben, da sie sich mit Hilfe von Antikörpern gegen Enzyme lokalisieren und auch in gewisser Weise quantitativ darstellen lassen. Bei Hirntumoren interessieren vor allen Dingen natürliche Enzyme des Lipoid- und Glykolipoidstoffwechsels. Über Enzyme des Lipoidstoffwechsels ist noch sehr wenig bekannt, wie sie sich bei Tumoren verhalten. Man hat bisher allzu sehr das Hauptgewicht auf die Enzyme des Betriebsstoffwechsels gelegt. Neuere Untersuchungen über die Lipoide in Hirntumoren zeigen allerdings, daß in diesen Tumoren eine Vermehrung ungesättigter Fettsäuren, insbesondere der Linolensäure gefunden wird. Diese Untersuchungen wurden vor allen Dingen von STEIN u. Mitarb., (1963a, 1963b, 1965) gemacht. Nach Ansicht der Autoren handelt es sich hierbei um eine tumorcharakteristische Lipoidzusammensetzung; wie sie zustande kommt, ist unbekannt.

Außer den schon erwähnten tumorspezifischen und als Tumorantigene faßbaren qualitativen Unterschieden und den tumorcharakteristischen qualitativen Unterschieden bei Hirntumoren sollte man auch daran denken, daß es neben den primären Tumorantigenen eine Gruppe sekundärer Antigene des Tumors gibt, die folgendermaßen zustande kommen können:

1. Durch ein Carcinogen selbst bzw. seinen Einbau,
2. durch Auflagerung von Substanzen an veränderte Zellen,
3. durch Symbionten und Parasiten des Tumorgewebes,
4. durch Tumor-Nekrose-Antigene, gerade dies sollte man auch besonders bei Hirntumoren in Betracht ziehen.

Zur Virusätiologie von Hirntumoren sei folgendes kurz gesagt: Die Arbeit von IKUTA und ZIMMERMAN (1965) hat gezeigt, daß bei experimenteller Auslösung von Hirntumoren mittels Dibenzanthracen bei Tieren im präcancerösen Stadium virusähnliche Partikel auftreten können. Die Autoren nehmen jedoch an, daß diese „Viren" im Verlaufe der Wechselwirkung zwischen Carcinogen und einigen Zellbestandteilen entstehen; ob sie eine eigenständige Bedeutung bei der Carcinogenese haben, ist ungewiß. Dieser Befund zeigt, daß man Auffassungen zur Virusätiologie von Hirntumoren sehr kritisch gegenübertreten muß. Über immunologische Besonderheiten dieser Partikel ist nichts bekannt.

Züchtet man Hirntumoren in der Gewebekultur und gibt dann das Serum des Patienten zu oder Leukocyten des Patientenblutes, so tritt eine Hemmung des Wachstums, oft sogar mit Nekrose einhergehend, ein. Dieser Effekt kann im Sinne einer Autoimmunabwehr des Organismus gedeutet werden (MITTS und WALKER, 1965).

Die Ladung von Hirntumorzellen ist unseres Wissens nach noch nicht bestimmt worden. CHRISTENSEN LOU u. Mitarb. (1965) nehmen an, aufbauend auf ihren Untersuchungen an Phosphatiden und Glykolipoiden von Hirntumoren, daß phosphorhaltige Verbindungen eine Rolle bei einer erhöhten Oberflächenladung dieser Zellen spielen.

Umfangreiche Enzymstudien im Liquor, Serum und in der Cystenflüssigkeit von Hirntumoren haben BUCKELL und ROBERTSON (1965) durchgeführt. Hirntumorspezifische Besonderheiten konnten nicht gefunden werden, es gelang noch nicht einmal, zwischen primären Hirntumoren und metastatischen Tumoren zu unterscheiden.

Für experimentelle Untersuchungen an Hirntumoren auch immunologischer Art ist die Mitteilung von RABOTTI, SELLERS und ANDERSON (1966) von Bedeutung, daß Hirntumoren im Tierversuch (Kaninchen) auch durch Rous-Sarkom-Virus erzeugt werden können. Hier wäre es interessant, die Wirkung von Antiseren zu studieren.

Auf die Arbeiten von DAY und seiner Schule ist in anderem Zusammenhang schon eingegangen worden. Diese Arbeitsgruppe versucht, mit Hilfe spezifischer Anti-Hirntumorseren, die dann noch mit J^{131} markiert werden, die Diagnostik und gleichzeitige Therapie von Hirntumoren auf immunologischer Basis zu entwickeln. In der Tat lassen sich die spezifischen Antikörper in den betreffenden Tumorzellen stark angereichert nachweisen (MAHALEY und DAY, 1965). Gelegentlich kann es auch sein, daß tumorspezifische Proteinfraktionen, z.B. ein α_2-Globulin, welches spezifisch für Glioblastome sein soll, in den Liquor übertritt (HASS, 1966).

III. Sekundäre Veränderungen des Gehirns durch Immunvorgänge.

An dieser Stelle sollen Schäden des Gehirns aufgezählt werden, die sekundär entstehen als Folge ganz anderer immunologischer Erkrankungen. Hierhin gehören:

1. Allergische Gefäßprozesse, z.B. Arteriitis nodosa (neuere Übersicht s. REFSUM u. TVETEN, 1963), sowie andere „allergische" Reaktionen (Übersicht WILSON, 1966).

2. Erkrankungen, bei denen Autoantikörper gegen Gehirn gebildet werden, z.B. Myasthenia gravis, gelegentlich auch bei der Hashimotoschen Krankheit und bei der „carcinomatösen" Neuropathie.

3. Bei hämolytischen Anämien (PETERSEN und DOOSE, 1964), sowie Perniciosa, wobei ebenfalls wahrscheinlich Immunvorgänge (Antikörper gegen intrinsic factor?) eine Rolle spielen.

Bei diesen hämolytischen Anämien ist vor allem die Bilirubinencephalopathie zu beachten, z.B. beim Icterus neonatorum. Das Bilirubin wirkt wahrscheinlich so, daß es die mitochondriale Atmung hemmt und die oxydative Phosphorylierung entkoppelt (LIEBOLD, BIESOLD und FOCKE, 1964). Voraus geht eine Schädigung der Mitochondrienmembran.

Auf eine ausführliche Besprechung dieser Krankheitsvorgänge soll in diesem Rahmen verzichtet werden, da das Immungeschehen hierbei nur eine untergeordnete Rolle spielt. Dagegen sollen im folgenden einige Phänomene näher diskutiert werden, bei denen immunologische Vorgänge entscheidend mitwirken.

Man muß sich jedoch darüber klar sein, daß auch vom Gehirn Impulse ausgehen können, die in umgekehrter Weise das Immungeschehen beeinflussen. Über solche Zentren wissen wir nichts Genaues, aber es gibt Anhaltspunkte dafür, daß die immunologische Bereitschaft eines Organismus von der Funktion des Gehirns oder der Hirnrinde abhängig sein kann. Hierfür sprechen vielleicht die schon erwähnten Ergebnisse bei der EAE mit Reserpin, sowie mit Barbituraten im Tierversuch (DUMANOV, 1962). Eine gute und lesenswerte Übersicht zu diesem Thema hat FILIPP (1966) verfaßt.

Sekundär wird das Gehirn auch bei anderen immunologischen Erkrankungen in Mitleidenschaft gezogen, beispielsweise indirekt beim Fehlen von Antikörpern (Hyper-γ-Globulinämie), wodurch Infektionskrankheiten begünstigt werden, oder direkt und indirekt bei der Sarkoidose, einer Erkrankung, bei der die Allergie vom verzögerten Typ stark abgeschwächt ist (SILVERSTEIN et al., 1965).

Weitere Fälle hat MATTHEWS (1965) beschrieben.

Ähnliches trifft für die Ataxia telangiectasia zu, bei der man Hypo-γ-Globulinämie, abnorme γ-1-Globuline und eine Lymphopenie, verbunden mit strukturellen Veränderungen des Thymus, findet. Die Erkrankung geht mit einer Reihe neurologischer Erscheinungen einher, wie cerebellarer Ataxie, Choreoathetose und Maskengesicht. Neben Dys-γ-Globulinämie besteht ein Fehlen der Allergie vom verzögerten Typ. Der primäre Defekt wird in der Entwicklung des Thymus gesehen (EISEN u. Mitarb., 1965).

Eine auf Grund einer Dysfunktion des Thymus beruhende neurologische Erkrankung stellt die Myasthenie dar (Myasthenia gravis). Ein direkter Zusammenhang zwischen den immunologischen Veränderungen bei dieser Autoimmunkrankheit läßt sich noch nicht konstruieren, in manchen Fällen erscheint er sogar fraglich (OSTERHUIS u. Mitarb., 1964). Tatsächlich führt die Thymektomie bei einigen Fällen dieser Erkrankung zur vollständigen Remission, wie HENSON, STERN und THOMPSON (1965) berichten konnten. Es ist jedenfalls eine Tatsache, daß Auto-Antikörper gegen Skelet- und Herzmuskel bei dieser Erkrankung auftreten (BEUTNER et al., 1965b). Weitere Berichte über die Immunologie dieser Erkrankung stammen von RICKEN (1965a, b) in Deutschland. Die humoralen Antikörper richten sich offenbar nicht gegen verschiedene Myosinfraktionen, wie RICKEN neuerdings gefunden hat (persönliche Mitteilung).

Bei einer weiteren Systemerkrankung, bei der sekundär das ZNS in Mitleidenschaft gezogen werden kann, ist der Morbus Hodgkin. Hier haben wir als immunologisches Phänomen eine Abschwächung oder auch Fehlen der Allergie vom verzögerten Typ.

Die granulomatösen Entartungen können auch im Gehirn sich raumfordernd geltend machen und sogar als Hirntumor imponieren (LJUNGDAHL, STRANG und TOVI, 1965).

Auch die Durchtrennung eines Nerven hat sekundär gewisse Veränderungen zur Folge, die sich nicht nur mit immunologischen Methoden erfassen lassen, sondern auch immunbiologisch im Sinne einer Autoimmunerkrankung Bedeutung erlangen können. So haben mit Hilfe der Immunodiffusion HOLLÀN et al. (1965) nachweisen können, daß im denervierten Muskel ein neues Protein auftritt, welches vorher nicht vorhanden ist. Mögliche Beziehungen zur oben erwähnten Myasthenie lassen sich allerdings zur Zeit noch nicht klar daraus ersehen, denkbar wären sie.

Auch beim Lupus erythematodes hat man im allgemeinen sekundär eine Beteiligung des Zentralnervensystems (O'CONNOR u. MUSHER, 1966).

Einen erstaunlichen Befund erhob man bei der Huntingtonschen Chorea: Der erythrocytäre Neuraminsäuregehalt ist signifikant erhöht, wahrscheinlich betrifft das die Ganglioside (HOOGHWINKEL et al., 1966). Noch verblüffender ist, daß auch die Oberflächenladung dieser Zellen stark erhöht ist (G. V. F. SEAMAN, persönliche Mitteilung). Im allgemeinen beteiligen sich Ganglioside hieran nicht, sondern nur die Mucoide.

1. Die lymphocytäre Choriomeningitis.

Wie HOTCHIN (1962) dargelegt hat, ist der letale Effekt der lymphatischen Choriomeningitis-Infektion bei Mäusen „auf einen immunologischen Konflikt zwischen dem sich rasch vermehrenden Virusparasiten und der Immunreaktion des Wirtes auf dieses fremde Antigen hin zurückzuführen". HOTCHIN (1964) fährt fort: „So betrachtet, kann man die lymphatische Reaktion auf das Virus als Teil einer Immunreaktion betrachten, deren Ziel es ist, das virusinfizierte Gewebe durch eine Art Transplantationsreaktion (homograft response) zu entfernen."

Diese immunologische Interpretation der lymphocytären Choriomeningitis der Maus wird durch eine ganze Reihe von Tatsachen gestützt:

a) Der schützende Effekt der Röntgenbestrahlung, wodurch die Immunreaktion gestört bzw. unterbunden wird.

b) Behandlung mit Cytostatica kann die Erkrankung verhindern.

c) Immuntolerante Tiere, d.h. Tiere, die während der Periode der „immunologischen Selbsterkenntnis" mit dem Virus in Berührung gekommen sind, können das Virus lebenslänglich „tragen" (LEHMANN-GRUBE, 1964a, b), ohne zu erkranken.

d) Der protektive Effekt der Thymektomie bei neugeborenen Mäusen, d.h. nach Ausschaltung dieses wichtigen Organs für die Immunreaktionen (MILLER und DUKOR, 1964, Übersicht in Form einer Monographie) läßt sich der tödliche Ausgang dieser Krankheit verhindern (HOTCHIN und SIKORA, 1964; ROWE u. Mitarb., 1963; EAST u. Mitarb., 1964).

Merkwürdigerweise, obwohl so etwas bei vielen Immunreaktionen beobachtet wird, scheint es starke, offenbar genetisch bedingte Unterschiede zwischen den einzelnen Mäusen zu geben (ROGER und ROGER, 1963).

1. Tiere, die sehr empfindlich gegenüber der typischen Infektion sind und die innerhalb der ersten 15 Tage sterben.

2. Tiere, welche gegenüber der akuten Krankheit unempfindlich sind und die

a) nach den ersten 15 Tagen an einem chronischen Krankheitsverlauf, der Ähnlichkeit mit einer „Runt"-Erkrankung hat, zugrunde gehen, oder

b) die überhaupt nicht reagieren.

Diese beiden Populationen (S = susceptible) und (R = resistent) stehen unter genetischem Einfluß; das Geschlecht spielt aber keine Rolle dabei. Außerdem ist auch die Art der Inoculation von allergrößter Bedeutung, wie das HOTCHIN und BENSON (1963) experimentell nachgewiesen haben. Die künstliche „Eintrittspforte" bei der Inoculation scheint den weiteren Verlauf der Erkrankung wesentlich mitzubestimmen. Zu ähnlichen

Schlüssen kommt LEHMANN-GRUBE (1964a, b), welcher untersuchte, wann und bei welcher Applikationsart sich das Virus intracerebral am besten vermehrt.

Die lymphocytäre Choriomeningitis der Maus ist eine tödliche Virusinfektion. Schaden richtet dabei nur die Auseinandersetzung zwischen Virus und Wirt an, wobei Immunreaktionen eine entscheidende Rolle spielen. Infolge pränataler Immunparalyse können Mäuse lebenslänglich das sich vermehrende Virus beherbergen, ohne daß Symptome auftreten. Es treten dann weder Antikörper auf, noch wird Interferon gebildet, noch läßt sich eine Allergie vom verzögerten Typ nachweisen.

Eine Art Immunität läßt sich erzeugen, indem man erst das Virus subcutan appliziert und dann intracerebral. Die direkte cerebrale Inoculation verläuft sehr schnell tödlich.

Virämische Trägertiere (weiblich) geben das Virus an die Nachkommen weiter; dadurch sind diese wiederum immunparalytisch in dieser Hinsicht.

Über das Krankheitsbild beim Menschen siehe JAWETZ, MELNICK und ADELBERG (1963), sowie SCHEID und seine Schule.

Auf die Verbreitung bei den einzelnen Tierarten, vor allem bei Laboratoriumstieren und die Gefahr der Ansteckung auf diesem Wege hat MAURER (1964) aufmerksam gemacht.

HAAS u. Mitarb. haben gefunden, daß der Folsäureantagonist Amethopterin die lymphocytäre Reaktion in den Meningen hemmt; die meisten Tiere überleben nach dieser Behandlung die Krankheit, da die Immunreaktion des Organismus unterdrückt wird.

Bei der Poliomyelitis dagegen kann sich ein solches Präparat verhängnisvoll auswirken, denn nun wird der Abwehrmechanismus immunologischer Art unterdrückt, die Lähmungsrate steigt an (SOMERS u. Mitarb., 1951 zit. nach HAAS). Offenbar wird der Stoffwechsel der antikörperbildenden Zellen empfindlich gestört. Der genaue Mechanismus ist unklar.

VOLKERT u. Mitarb. (1964a, b) haben weitere interessante Studien im Hinblick auf die Immuntoleranz gegenüber dem Virus der lymphocytären Choriomeningitis durchgeführt und dabei auch insbesondere transplantationsimmunologische Fragen untersucht. LEVEY u. Mitarb. (1963) sind der Frage nachgegangen, inwieweit der Thymus Einfluß auf die Ausbildung dieser Erkrankung hat: thymektomierte Tiere besitzen eine gewisse Protektion, die allerdings durch Implantation von Thymusmaterial in kleine Diffusionskammern aufgehoben wird (Thymushormon?).

Nicht bei allen Tieren kann man mit dem LCM-Virus eine Immuntoleranz erzeugen nur bei Mäusen wird die Immuntoleranz sehr leicht durch neonatale Inoculation bewirkt. Jedoch ist die Toleranz oft nicht von langer Dauer; es entwickelt sich später dann eine aktive Immunität (VOLKERT und LARSEN, 1965a, b). Injektion von Immunserum und homologen Lymphzellen haben zwar eine zeitweilige Reduktion des Blutvirustiters zur Folge, heben aber die Toleranz nicht auf (VOLKERT und LARSEN, 1965a, b).

Die aktive Immunisierung an Laboratoriumstieren gegen das LCM-Virus ist möglich, vorausgesetzt, man dosiert das nicht pathogene Virus richtig. Die Immunisierung erfolgt durch ein Aerosol-Verfahren (BENDA und CINATL, 1964). Die passive Immunprophylaxe und Immuntherapie ist dagegen weniger erfolgreich (BENDA, 1964).

2. Andere Viruserkrankungen.

An dieser Stelle muß kurz auf einige Viruserkrankungen eingegangen werden, die immunologisch von Bedeutung sind. Auf die Tollwut ist in anderem Zusammenhang — nämlich mit der EAE — schon eingegangen worden. Das Krankheitsbild der postvaccinalen Encephalomyelitis nach Lyssaschutzimpfung ist kürzlich noch einmal von SCHEDIFKA (1964) zusammenfassend referiert worden. Immunologisch noch viel komplizierter und unklarer sind die Verhältnisse bei der sog. postvaccinalen Encephalitis nach Pockenschutzimpfung. Berichte hierüber finden sich bei SEITELBERGER (1964b) und KOCH (1963). Es wird angenommen, daß das Vaccinia-Virus in das Hirn eindringt, oder daß ein latentes Virus aktiviert wird, oder aber eine Antigen-Antikörper-Reaktion „allergischer" Natur eine Rolle spielt. Mit anderen Worten: die Ätiologie und Pathogenese ist noch völlig ungeklärt.

Viruserkrankungen des Nervensystems, dazu gehört auch die Poliomyelitis, eignen sich ausgezeichnet dazu, die Rolle der Antikörper bei einem solchen Immungeschehen zu studieren. Neben diesen Antikörpern hat man jedoch eine ganze Reihe bisher noch nicht ganz geklärter anderer antiviraler Faktoren postuliert (BARON und BUCKLAR, 1964). Eine besondere Bedeutung kommt hier dem Interferon zu, welches sogar aus Gehirn isoliert werden konnte (VILCEK u. Mitarb., 1964). Andererseits werden bei derartigen Untersuchungen auch interessante Nebenbefunde erhoben, z.B. entdeckten HASHEM u. BARR (1963), daß ein Impfstoff gegen Tollwut, genommen aus dem Gehirn infizierter Kaninchen, einen mitogenen Effekt auf Lymphocytenkulturen hatte, wenn diese Lymphocyten von Patienten mit postvaccinaler Encephalomyelitis nach Tollwutschutzimpfung stammten, aber auch von Patienten mit Multipler Sklerose und anderen Autoaggressionskrankheiten. Lymphocyten von Gesunden werden nicht beeinflußt. Kontrollen mit Gehirnextrakten gesunder Kaninchen sind nicht angegeben. HASHEM u. CARR (1963) fanden auch, daß die Lymphocytenkulturen von den gleichen Patienten in ähnlicher Weise (im Gegensatz zu Gesunden) mit Extrakten eigener Lymphocyten reagierten. Auch diese Phänomene sind noch völlig unaufgeklärt. In der gleichen Arbeit fügen die Autoren übrigens die bemerkenswerte Mitteilung ein, daß „Hirnantikörper" bei Müttern mit anencephalen Kindern gefunden worden sind.

Theoretisch von Interesse sind diejenigen neurotropen Viren, die hämagglutinierende Eigenschaften haben. Bei diesen Viren sind eine Reihe serologischer Fragen (GIRARD, GREIG und MITCHELL, 1964) in Bearbeitung, sowie Untersuchungen über das Agglutinin (GAIDAMOVIC und MUOU, 1964) selbst und den entsprechenden Receptor. Gerade aus den letzten Arbeiten könnte man vielleicht Schlüsse auf die Natur des Receptors im Gehirn ziehen (SALMINEN, 1959, 1960a, 1960b; SALMINEN, RENKONEN und RENKONEN, 1960a, 1960b).

Auf virologische Aspekte bei der sog. Multiplen Sklerose haben PETTE und PETTE (1963a, b) hingewiesen. Noch nicht sicher ist, ob es sich bei der „Scrapies" der Schafe ebenfalls um eine Virusinfektion handelt. Immerhin stellt diese Erkrankung ein vorzügliches Modell für immunologische Tierexperimente dar, wie kürzlich gezeigt werden konnte (PATTISON und SMITH, 1963). Letzten Endes dienen auch solche Versuche der Aufklärung immunchemisch wirksamer Strukturen des Gehirns. Außerdem gehören in dieses Kapitel natürlich alle anderen Aspekte der Virusimmunologie, auf die aber hier im einzelnen nicht eingegangen werden kann.

Erwähnenswert ist auch, daß Lecithin, Kephalin und Sphingomyelin zu den unspezifischen Inhibitoren mancher ECHO- und REO-Viren gehören, eine Eigenschaft, die durch Phospholipase C weitgehend zerstört wird (SCHMIDT, DENNIS, HOFFMAN und LENETTE, 1964).

Die Immuntherapie neurotroper Viruserkrankungen in Form der prophylaktischen Impfung hat in den letzten Jahren ein derartiges Ausmaß angenommen, daß hierauf im einzelnen nicht eingegangen werden kann. Auch alle Formen der Immundiagnostik von Viruserkrankungen des Zentralnervensystems mit Hilfe von Antikörpern gegen diese Viren oder Bestandteile von ihnen haben sich inzwischen zu gesonderten Spezialgebieten entwickelt. Dieses Gebiet gehört zur praktisch (Therapie) oder technisch (Diagnose) angewandten Immunbiologie. In diesem Falle stellt die Immunologie eine Hilfswissenschaft dar. So ist es beispielsweise bei der Diagnose der Tollwut (BEAUREGARD et al., 1965).

Eine interessante Beobachtung ist die, daß sich im Verlaufe der Immunisierung mit Tollwutvirus die Mucolipoide bzw. Glykolipoide des Gehirns ebenfalls ändern und zwar im Sinne eines Anstiegs. Diese Vermehrung ist unabhängig vom Auftreten der spezifischen Antikörper und stellt eine Reaktion des Erfolgsorganes dar (L. P. GORSHUNOVA, M. I. PARASONIS und M. SH. PROMYSLOV, 1966).

Bei manchen Fällen von aseptischer Meningitis und Meningoencephalitis, Erkrankungen, von denen man annimmt, daß sie durch Viren verursacht werden, findet man merkwürdigerweise eine Anzahl von Fällen, die Kälteagglutinine aufweisen, und zwar von dem Typ, wie man sie bei bestimmten anderen Infektionskrankheiten des Respirationstraktes findet. Solche Befunde weisen darauf hin, daß möglicherweise nicht alle diese Erkrankungen durch Viren oder Viren einer bestimmten Gruppe bedingt sind (SKÖLDENBERG, 1965). Umgekehrt ist interessant, daß es auch im Verlaufe bakterieller Meningitiden zur Interferonbildung kommen kann. Es wird vermutet, daß dies auf die Freisetzung von Endotoxinen zurückzuführen ist (MICHAELIS et al., 1965).

3. Das Problem der Fixation von Neurotoxinen durch Substanzen des Zentralnervensystems.

Eine Reihe bakterieller Exo-Toxine greift am Apparat des Zentral- und des peripheren Nervensystems an; man nennt sie daher Neurotoxine (Übersicht: VAN HEYNINGEN und ARSECULERATNE, 1964). Hierhin gehört vor allen Dingen neben dem Diphtherie-Toxin das Tetanus-Toxin. Damit sind gleich mehrere immunologische Fragestellungen aufgeworfen:

a) Wie greift das Toxin an, wandert es im Nervensystem z.B. von einer Endplatte bis zur Zelle? Oder wird es auf dem Blut- bzw. Lymphwege transportiert (FEDINEC und MATZKE, 1959; WRIGHT et al., 1951; TATENO, 1963). Das ist besonders wichtig für eine immunologisch begründete Therapie, z.B. mit Antiserum (passive Immunisierung).

b) Eine weitere immunologische Möglichkeit besteht darin, den Receptor zu blockieren und zwar mit Antikörpern gegen die Receptorsubstanz (wie es z.B. mit Gangliosidantikörpern möglich wäre).

c) Schließlich kann die Immunhistologie mithelfen, die Receptoren auf dem Weg des Tetanustoxins zu verfolgen, einmal, indem fluorescein- und ferritinmarkiertes Toxin hergestellt wird oder indirekt, indem die in gleicher Weise markierten entsprechenden Antitoxin-Antikörper zugegeben werden. So wäre es z.B. möglich, zur Lokalisation von Gangliosiden im Gehirn einiges beizutragen.

Die Frage nach der Natur des Tetanustoxinreceptors ist in der Hauptsache und zuerst von VAN HEYNINGEN u. Mitarb. experimentell angegangen worden (VAN HEYNINGEN, 1959; VAN HEYNINGEN und MILLER, 1961). Für die Fixationswirksamkeit scheinen besonders die neuraminsäurehaltigen Ganglioside wesentlich zu sein. Der eigentliche Receptor scheint aus Gangliosid-Cerebrosid-Komplexen zu bestehen. Hierbei muß man natürlich unterscheiden zwischen der Fixation und der Inaktivierung eines Toxins (VAN HEYNINGEN, 1961). Diphtherie-Toxin wird nicht gebunden, obwohl es unter gewissen Bedingungen durch Ganglioside inaktiviert werden kann. Die Fixation ist hochspezifisch, die Inaktivierung dagegen unspezifisch. Der Mechanismus der Inaktivierung ist unklar (DOERY und NORTH, 1961).

Die Fixation von Tetanus-Toxin durch Ganglioside kann sowohl mit Hilfe der freien Elektrophorese, als auch mit Hilfe der analytischen Ultrazentrifuge gezeigt werden. Eindrucksvolle Bilder finden sich bei VAN HEYNINGEN und MILLER (1961) und VAN HEYNINGEN (1961).

Die Bindungsfähigkeit der Ganglioside ist ungefähr abhängig bzw. proportional dem Neuraminsäuregehalt. Außerdem scheint die freie Carboxylgruppe wichtig zu sein. Das hexosaminfreie Gangliosid aus Pferdeerythrocyten fixiert kein Tetanus-Toxin. Es ist noch nicht ganz klar, welche Rolle die N-Acetyl- oder N-Glykolyl-Neuraminsäure spielt; letztere kommt ja im Pferdeerythrocytengangliosid vor. Es konnte bisher nicht festgestellt werden, daß das Tetanus-Toxin irgendwelche Änderungen (etwa enzymatischer Art) am Gangliosidmolekül bewirkt.

Froschhirn soll nach ROWSON (1961) kein Tetanus-Toxin binden können. Über dieses Problem — nämlich die Wirkung von Tetanus-Toxin auf das Nervensystem des Frosches — hat auch PAUL EHRLICH sehr interessante Untersuchungen ausgeführt.

VAN HEYNINGEN prüfte die Befunde von ROWSON nach und fand heraus, daß tatsächlich eine sehr schwache Bindung von Tetanus-Toxin stattfindet. Dabei werden gleichzeitig eine Reihe anderer tierischer Hirne mituntersucht. Obwohl es sehr wahrscheinlich ist, daß die Ganglioside des Gehirns bei vielen Tieren gleich sind, wie das dünnschichtchromatographisch festgestellt werden konnte und wie das auch van Heyningen gefunden hat, so ist diese unterschiedliche Fixierfähigkeit ($1/_{2000}$ derjenigen von anderen Säugetiergangliosiden) wahrscheinlich darauf zurückzuführen, daß diese Ganglioside — im Gegensatz zu denen anderer Säugetierhirne — mit wäßrigen Lösungsmitteln zu extrahieren sind. Offenbar liegt das an dem „Verband", aus dem die Ganglioside herausgelöst werden können.

Interessant ist, was auch P. Ehrlich schon gefunden hatte, daß die Empfindlichkeit des Frosches für Tetanus-Toxin temperaturabhängig ist, d.h. mit der Temperatur steigt. Auch für dieses Phänomen kann noch keine ausreichende Erklärung abgegeben werden. Es ist fraglich, ob sich der Frosch bei 37°C Körpertemperatur hinsichtlich dieser Eigenschaft wie ein Warmblütler verhalten würde.

Es lag nahe, eine ganze Reihe anderer Substanzen auf ihre Fähigkeit hin zu untersuchen, ob sie Tetanus-Toxin binden können (van Heyningen, 1963). Hierhin gehören vor allem Oligosaccharide und Mucoide, deren Kohlenhydratgruppierung ähnlich derjenigen der Ganglioside ist. Jedoch konnten keine Verbindungen bisher gefunden werden, deren Bindungsfähigkeit so stark wie die der Ganglioside ist. Von großer Bedeutung ist aber die schon erwähnte Tatsache, daß bestimmte Ganglioside kein Tetanus-Toxin binden. Das deute auf die hohe Spezifität des Vorganges hin. Neben den schon erwähnten hexosaminfreien Gangliosiden ist auch das hexosaminhaltige Gangliosid aus Tay-Sachs-Gehirn unwirksam. So ist es verständlich, daß auch die einzelnen wirksamen Ganglioside unter sich stark in dieser biologischen Aktivität unterscheiden. Eine ganze Reihe der Glykolipoide von Yamakawa u. Mitarb., sowie die Lipopolysaccharide aus Prof. Westphals Laboratorium, Cololinsäure (Barry, 1958), ferner die Oligosaccharide der Milch (Prof. R. Kuhn) zeigten keine Wirksamkeit (Lit. siehe Prokop and Uhlenbruck, 1966). Das hexosaminfreie Gangliosid (Klenk und Gielen, 1961) bindet kein Tetanus-Toxin. Alle übrigen Ganglioside, sofern sie Hexosamin enthalten, sind wirksam, und zwar sehr unterschiedlich (van Heyningen, 1963). Nachteilig wirken sich auf die hier diskutierte biologische Aktivität Beimengungen von Phrenosin oder Sphingomyelin aus. Natürlich dachte man auch an eine reine physikalisch-chemische, sozusagen salzartige Bindung z.B. wie zwischen Gangliosid und Histon; aber diese Bindung spielt offenbar keine große Rolle. Wichtig dagegen ist, daß Gangliosid und Tetanus-Toxin viel Calcium zu binden vermögen. Calcium stört jedoch nicht die Fixation von Toxin und Gangliosid. Alle anderen Substanzen, z.B. Albumin und andere Eiweiße, können bis zu einem geringen Grad Gangliosid binden. Eine solche Bindung ist aber in physiologischer Salzlösung — im Gegensatz zur Toxin-Gangliosidbindung — nicht beständig. Es ist schon lange bekannt, daß Tetanus-Toxin und Strychnin sehr ähnliche pharmakologische Wirkungen haben (Sherrington, 1937). Beide greifen an den Synapsen an. Es lag daher nahe, solche und ähnliche Substanzen auf die Möglichkeit der Bindung durch Gangliosid zu untersuchen. So war es also nicht erstaunlich, daß Strychnin, Brucin und Thebain eine gewisse Bindungsmöglichkeit durch Ganglioside aufweisen. Daraufhin wurden weitere Pharmaka untersucht. Gebunden wurden aber nur Serotonin und einige verwandte Verbindungen.

Das Problem Tetanus-Toxin-Fixation durch Ganglioside hat van Heyningen (1963) noch einmal zusammengefaßt. Dazu gibt es eine Reihe immunbiologischer Fragestellungen:

Tetanus-Toxin wirkt auf die Synapsen. Die Synapsen enthalten viele Ganglioside. Durch markiertes Anti-Tetanus-Toxin bzw. Anti-Anti-Tetanus-Toxin könnte die Synapse dargestellt werden. Diese Darstellungsmethode von Gangliosiden im immunhistologischen Präparat verspricht deswegen so gute Möglichkeiten, da Ganglioside bis zu der 20fachen Menge (bezogen auf das Gewicht) an Toxin binden können. Sehr wahrscheinlich lassen sich auf diese Weise noch andere Ganglioside in allen Teilen des Gehirns nachweisen. So lassen sich durch Kombination von direktem und indirektem immunhistologischen Gangliosidnachweis wahrscheinlich Möglichkeiten einer Topographie dieser Substanzen erschließen, ganz abgesehen davon, daß die Wege zum Wirkungsort des Toxins ebenfalls noch unklar sind (WEBSTER und LAURENCE, 1963).

Die Wirkung des Tetanustoxins ist noch nicht geklärt. Untersuchungen an den peripheren Endplatten haben gezeigt, daß wahrscheinlich auch enzymatische Vorgänge eine Rolle spielen können. Der periphere Effekt kann durch Anti-Toxin neutralisiert werden (FEIGEN et al., 1963; WESTHUES, 1964). MELLAUBY u. Mitarb. (1965) fanden, daß zwar Tetanus-Toxin auch von subcellulären Fraktionen gebunden wird, aber wenig von Mitochondrien oder Mikrosomen, sondern von Fraktionen, in denen sich sog. Synaptosomen und eine Myelinfraktion fand.

Die Synaptosomen lassen sich nach der Methode von WHITTAKER, MICHAELSON und KIRKLAND (1964) darstellen, die Mitochondrien am besten nach STAHL u. Mitarb. (1963). Detaillierte Studien an diesen Partikeln, z.B. Elektrophorese nach Behandlung mit Tetanustoxin sowie nach Einwirken verschiedener Enzyme (Methode s. SEAMAN und UHLENBRUCK, 1963), stehen noch aus. Ein interessantes immunologisches Verfahren zum Testen der Aktivität von Tetanus-Toxin und Antitoxin hat COOK (1965) beschrieben. Dabei werden Schafblutkörperchen mit Tetanus-Antitoxin beladen. Zugabe von Toxin bewirkt dann je nach Stärke des Toxins Agglutination. Dieses System der umgekehrten passiven Hämagglutination kann man vielleicht auch benutzen, um die „Hemmung" durch Ganglioside zu studieren. Für diese Versuche ist wichtig, daß sich Tetanus-Toxin und Tetanus-Hämolysin voneinander trennen lassen (HARDEGREE, 1965).

4. Immunologische Erkrankungen des peripheren Nervensystems.

Diese Gruppe von immunologischen Erkrankungen des Nervensystems ist für den Kliniker von großem Interesse, die einzelnen Formen werden daher auch in klinischen Abhandlungen (SCHRADER, 1961b) näher behandelt. Es ist sicher diffizil, hier im Detail den ganzen Immunmechanismus jeweils zu eruieren. Dies zeigt auch schon die Übersicht von WAKSMAN (1961), der am Beginn seiner eingehenden Betrachtung des Problems folgende Einteilung gibt

1. Krankheiten, die sicher eine immunologische Ursache haben:

   Serum-Neuritis.
   Polyneuritis nach Tollwutimpfung.
   Neurologische Folgen nach atopischer Allergie und nach Anaphylaxie.

2. Krankheiten, die wahrscheinlich eine immunologische Ursache haben:

   Post- oder parainfektiöse Polyneuritis.
   Landry-Guillain-Barré-Polyneuritis ohne auslösenden Faktor (ALA und SHEARMAN, 1965).
   Polyneuritis bei infektiöser Mononucleose.
   Polyneuritis bei Carcinom.
   Neuritis bei Polyarteriitis nodosa.

3. Krankheiten, die vielleicht eine immunologische Ursache haben:

   Neuritis bei Gelenkrheumatismus, Lupus erythematodes usw.
   Neuritis bei Multipler Sklerose.

Oft bestehen Beziehungen zum Arthus-Typ oder Zusammenhänge mit anaphylaktischen Reaktionen. Andererseits kann man von experimentell erzeugten allergischen Neuritiden, ähnlich wie bei der EAE, nicht immer Rückschlüsse auf „entsprechende" Erkrankungen beim Menschen ziehen. Im übrigen sei auf die Handbuchbeiträge von WAKSMAN (1961) und SCHRADER (1961a, b) verwiesen, die ein ausführliches Literaturverzeichnis zu diesem Thema bieten.

Das Landry-Guillain-Barré-Syndrom gehört wahrscheinlich zur Gruppe der Autoimmunerkrankung (ALA und SHEARMAN, 1965).

IV. Immunologische Hilfsmittel zur Erfassung normaler und pathologischer Bestandteile des Zentralnervensystems.

Hierhin gehören die verschiedenen Formen der Immunhistologie. Immunhistologie läßt sich nur betreiben, wenn Antikörper gegen definierte Bestandteile des Gehirns und Nervensystems vorliegen. Somit liegen die Voraussetzungen für dieses Gebiet in der experimentellen Immunbiologie begründet, die im ersten Hauptkapitel besprochen wurde.

1. Immunhistologie und „mixed-Agglutination"-Methode.

Als ein besonderer Zweig der Immunologie hat sich die Anwendung immunologischer Methoden auf die Histologie entwickelt. Man bedient sich dabei der Hilfe von Antikörpern, die in irgendeiner Weise so markiert sind, daß sie im Mikroskop sichtbar erscheinen. Wenn also ein Antigen X im Gewebeschnitt irgendwo vorhanden ist, so wird es durch den markierten Antikörper FA als XFA sichtbar. Die Hauptschwierigkeit der Methode liegt in der Technik, d.h. vor allem in der Ausschaltung unspezifischer Fluorescenz bei der Anwendung fluoresceinmarkierter Antikörper. Das ist besonders bei Gehirnschnitten zu erwarten, da diese ohnehin sehr gerne Globuline unspezifisch festhalten (ALLERAND und YAHR, 1964). In der Hauptsache besteht die Immunhistologie des Hirn- und Nervensystems in der Anwendung fluoresceinmarkierter Antikörper. Dieses Gebiet unterteilt sich in folgende Gruppen:

I. Die Technik der Darstellung fluoresceinmarkierter Antikörper (PITAL und JANOWITZ, 1963; McDEVITT et al., 1963).

II. Die Anwendung fluoresceinmarkierter Antikörper.

1. Nachweis von Autoantikörpern, z.B. bei der experimentellen allergischen Encephalomyelitis.

2. Nachweis von Enzymen mit Hilfe markierter Antienzyme. Solche Versuche kommen beispielsweise für die Lokalisation der Neuraminidase und anderer Glykosidasen im Gehirn in Betracht.

3. Nachweis von Hypophysenhormonen mit spezifisch markierten Anti-Hormonen. Eine der wichtigsten Arbeiten auf diesem Gebiet stammt von CRUICKSHANK und CURRIE (1958). Auf Hypophysentumoren ist diese Technik noch nicht angewandt worden: In Deutschland haben sich K. FISCHER u. Mitarb. in Hamburg große Verdienste um die Immunhistologie der Hypophysenhormone erworben. Die folgenden beiden Abbildungen sind einer Arbeit von FISCHER und DORSZEWSKI 1965 entnommen, in denen direkte und indirekte Immunfluorescenz dargestellt ist (Abb. 14), sowie die säulenchromatographische Reinigung der markierten Antikörper.

Immunhistologische Untersuchungen dieser Art an experimentellen und transplantablen Hypophysentumoren bei Tieren (Ratten) finden sich bei EMMART, BATES und TURNER (1965) angegeben.

BEUTNER, HOLBOROW und JOHNSON (1965) haben eine weitere Variation dieser Methode angegeben, indem sie das Antigen markiert haben. Auf diese Weise kommt eine Art „mixed-Agglutination" zustande, die in ihrem Prinzip der indirekten Antiglobulin-Methode in der folgenden Abbildung schematisch gegenübergestellt ist. Am Zentralnervensystem sind Untersuchungen mit dieser vielversprechenden Methode bisher noch nicht durchgeführt worden.

4. Nachweis von Glykolipoiden durch Glykolipoid-Antikörper, z.B. Anti-D (Nachweis Rh-spezifischer Glykolipoide), Anti-Gangliosid-Antikörper.

5. Nachweis tumorspezifischer Antigene durch markierte und absorbierte Tumorantiseren.

6. Nachweis der Herkunft von liquorspezifischen Proteinen und Glykoproteinen mit Hilfe eines absorbierten (Humanserum) und markierten Anti-Liquor-Serums.

7. Nachweis spezifischer Receptoren, z.B. derjenigen von Tetanustoxin. Dies ist entweder direkt möglich durch markiertes Tetanustoxin oder indirekt. Das letztere geht sogar auf zweifache Weise, einmal, indem man das Antiserum markiert und dann, indem man ein Anti-γ-Globulin hinzugibt. Da nämlich — verallgemeinernd gesagt — alle Anti-

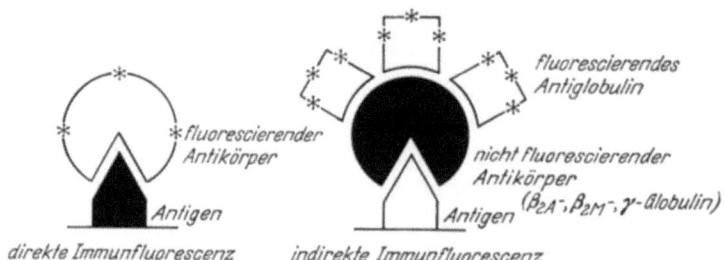

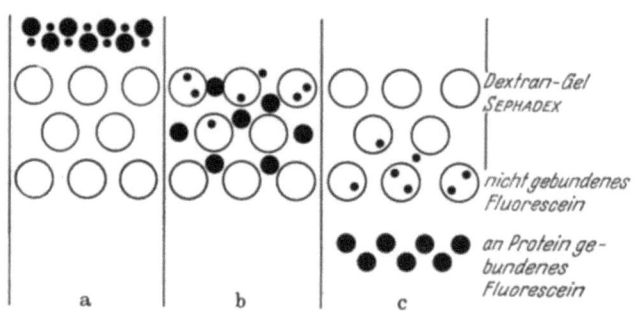

Abb. 14a—c. Die Verteilung des nichtproteingebundenen Fluoresceinfarbstoffes und der fluoresceinmarkierten Antikörperproteine zu Beginn (a) und am Ende (c) der Gel-Filtration.

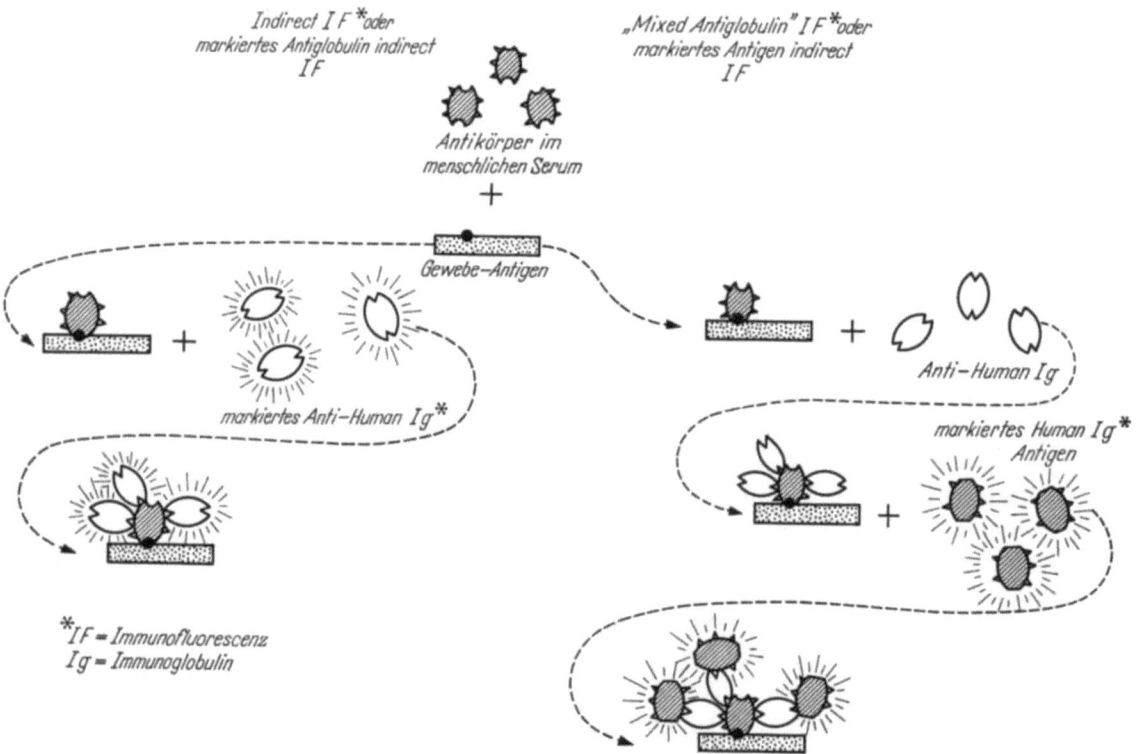

Abb. 15. Die „mixed antiglobulin immunofluorescence"-Methode nach BEUTNER u. Mitarb.

körper γ-Globuline sind (7 S oder 19 S), kann man mit Hilfe von Anti-γ-Globulinseren die gebundenen Antikörper ebenfalls feststellen. Es gibt also in diesem Falle zumindest drei Methoden, eine direkte und zwei indirekte, um das Tetanustoxin und damit die Receptoren, nämlich bestimmte Ganglioside, zu lokalisieren.

8. Besonders diagnostisch von Wert ist der Nachweis von Viren im Nervensystem mit Hilfe markierter Antikörper, beispielsweise bei der Tollwut oder anderen Viren (SCHNEIDER, 1964; SCHI-GIE und POGODINA, 1964; ISLIKER u. Mitarb., 1964), z.B. dem der lymphocytären Choriomeningitis (COHEN et al., 1966).

9. Schließlich läßt sich gegen jede aus dem Gehirn isolierte Substanz ein Antiserum erzeugen und auf diese Weise ist die Möglichkeit gegeben, diese Substanz zu lokalisieren. Das ist allerdings nicht möglich bei Substanzen, die weder Kohlenhydrat noch Protein besitzen.

III. Indirekte Methoden.

1. Eine dieser indirekten Methoden haben wir schon erwähnt, nämlich die markierten Auto-Antikörper.

2. Eine weitere Möglichkeit stellt der Nachweis des bei der Antigen-Antikörper-Reaktion gebundenen Komplements dar, indem markierte Antikörper gegen die verschiedenen Komplement-Komponenten benutzt werden (Methode von KLEIN und BURKHOLDER).

IV. Indirekte Methoden unter Verwendung von cellulären Partikeln.

1. „Mixed-Agglutination"-Methode. Eine besondere Methode der Immunhistologie besteht in der „mixed-Agglutination"-Reaktion, angewandt auf Gewebeschnitte (TÖNDER, MILGROM und WITEBSKY, 1964). Die Technik ist folgendermaßen:

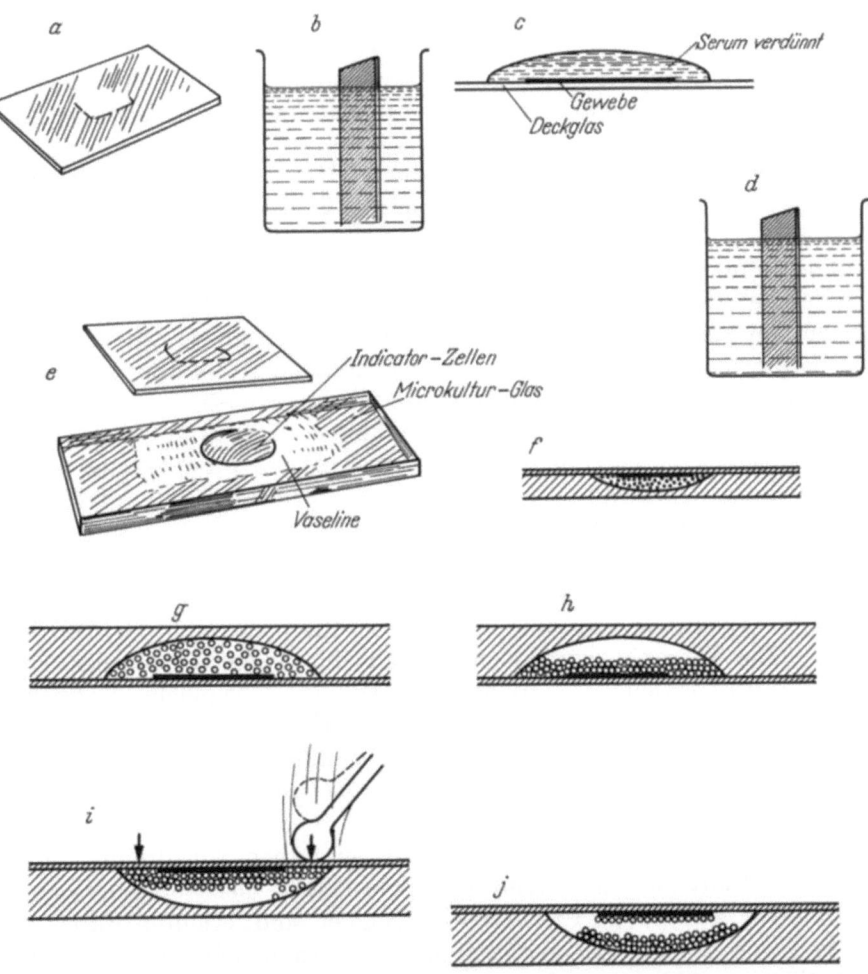

Abb. 16a—j. Methode der „mixed-Agglutination" nach TÖNDER und Mitarb. (1964). a Gewebeschnitt (Kryostat) b Fixation; c Behandlung mit Antiserum vom Kaninchen. d Die Bindung der Antikörper an das Gewebe wird durch ein Indicatorsystem angezeigt. Dieses besteht aus Schaferythrocyten, die mit subagglutinierenden Dosen des entsprechenden Kaninchenantikörpers beladen sind. Die Agglutination erfolgt durch ein Antiserum von der Ziege, welches Kaninchenserum anzeigt. e Zugabe der Indicatorzellen; f Auflegen des Deckglases; g Umkippen des Schnittes; h Zellen bedecken den Schnitt; i nicht gebundene Zellen lösen sich ab; j bei positiver Reaktion bleiben Zellen am Schnitt haften.

Das Indicatorsystem wird folgendermaßen bereitet: Behandlung der Schafzellen mit subagglutinierenden Dosen von Antiseren (Amboceptor) vom Kaninchen. Nach kurzer Zeit Zugabe des Ziegenantiserums, wodurch Agglutination eintritt. Danach wird zentrifugiert und zu einer 1%igen Suspension aufgeschüttelt.

Als interessantes Ergebnis wurde von den Autoren gefunden, daß Gehirnschnitte nach Acetonfixierung ihre serologische Aktivität verlieren. Mit dieser Methode konnten speciesspezifische und organspezifische Antigene gefunden werden. Ein Vorteil ist, daß auch intracelluläre Antigene sich feststellen lassen. Sehr wesentlich ist daher die Fixierungsmethode, die möglichst schonend sein muß, damit keine Antigene zerstört werden. Die Methode scheint der ,,mixed"-Agglutination in der Gewebezucht überlegen zu sein. Günstig ist die hohe Empfindlichkeit beim Nachweis der Antikörper und die Experimentiermöglichkeiten hinsichtlich der Variation der Fixationslösungen und Behandlung der Schnitte (z.B. Erhitzen).

Der Unterschied zu dem mit Fluorescein markierten Anti-γ-Globulinmolekül liegt darin, daß zu diesem Falle an Stelle des Fluoresceins ein Erythrocyt getreten ist.

2. Immunadhärenz-Methode (Übersicht bei NELSON, 1964). Auf nähere Einzelheiten dieser Methode kann hier aus Raumgründen nicht eingegangen werden; außerdem ist sie auf Hirnzellen noch nicht angewandt worden.

V. Variationen der Markierung von Antikörpern.

1. Immunelektronenmikroskopie unter Verwendung ferritin-konjugierter Antikörper (Methode von SINGER). Eine ausführliche Übersicht findet sich bei METZGER und SMITH (1963).

2. Kombinierte Fluorescein-Ferritin-Methode (HSU, RIFKIND und ZABRISKIE, 1963). Wichtig hierbei ist, daß durch diese Markierung kein Verlust der Spezifität des Antikörpers eintritt.

3. Radio-Immunhistologie. Eine neuere Methode zur Lokalisierung von Antigenen besteht in der Anwendung radioaktiv markierter Antikörper bzw. Anti-Antikörper. Diese Versuche wurden am Modell des Gehirns durchgeführt, um zu sehen, welchen Schaden Anti-Hirn-Serum macht, bzw. wo sich die betreffenden Antikörper lokalisieren. So sind von WILLIAMS und ROTHFELD (1963) Versuche mit intravenös und intrathecal injizierten, mit J^{131} und J^{125} markierte Antirattenhirnglobulinen vom Kaninchen angestellt worden. Jedoch hat es sich dabei gezeigt, daß keine wesentliche Anreicherung im Gehirn stattfindet. Wahrscheinlich scheinen gegenüber diesen Antikörpern gewisse Abwehrmechanismen von seiten des Gehirns zu bestehen.

Prof. E. D. DAY schreibt in seinem Buch ,,Immunochemistry of Cancer" (C.C.Thomas, Springfield, 1965) dazu: ... ,,Vielleicht können solche Hetero-Immunantikörper benutzt werden, um therapeutisch wirksame Dosen von Radioaktivität an den Tumor heranzutragen. ... Die Therapie würde somit nicht durch den Antikörper, sondern durch seine Radioaktivität erzielt. ... So hat der Autor ... versucht, radioaktive Hetero-Immunantikörper gegen individuelle menschliche Hirntumoren herzustellen, vor allem Gliome, die nach primärer Craniotomie erhalten wurden. Diese Antikörper werden gegen rezidivierende homologe Gliome angewandt. Das Ziel ist, diagnostisch und therapeutisch wirksame Mengen von Radioaktivität spezifisch im Stroma und Parenchym der Tumoren durch diese Antikörper anzureichern. Inzwischen haben wir dreißig Antiseren gegen Gliome erhalten. Individuen mit rezidivierendem Gliom, meist 6 Monate nach der ersten Operation, die für eine zweite Craniotomie geeignet sind, erhalten durch die Carotiden eine Injektion von 200 µC von gereinigtem homologem J^{125}-Antikörper. Schädel- und Körper-Szintillationszählung werden einige Tage vor der Operation vorgenommen. Allgemeine spektrometrische Szintillationszählung des Tumors, des normalen Gehirns und des Blutes werden kurz nach der Operation durchgeführt und radioautographische histologische Schnitte werden schon in kurzer Zeit von allen Operationspräparaten hergestellt. ... Unseres Wissens nach ist dies der erste Bericht über die erfolgreiche Lokalisation echter Antikörper gegen Tumoren in einem menschlichen Tumorsystem."

Die Ausführungen von DAY zeigen ganz eindeutig, daß die Immunhistologie nicht ein isoliertes Spezialgebiet darstellt, sondern daß von einer Diagnostik ausgehend, Möglichkeiten zu einer Serotherapie von Tumoren des Gehirns sich ergeben können.

Andererseits ist die Immunfluorescenz bereits fester Bestandteil des diagnostischen Apparates zur Feststellung bakterieller Entzündungen des Hirn- und Nervensystems. Besonders gut gelingt mit dieser Methode der Nachweis der Erreger im Liquor, der sogar als Nährboden dienen kann. Hier sei vor allem auf die beiden Arbeiten von BIEGELEISEN u. Mitarb. hingewiesen, die 1965 erschienen sind. Inzwischen sind aus der Schule von Prof. DAY, der ein immunchemisches Laboratorium leitet, welches wiederum einer Neurochirurgischen Klinik angeschlossen ist(!), weitere Arbeiten über Antikörper gegenüber Hirntumoren herausgekommen. Sie beschäftigen sich zunächst mit der Darstellung, Reinigung und Anreicherung radioaktiv markierter Antikörper gegen Gliome (in der Hauptsache). Dann wird in autoradiographischen Studien gezeigt, wo die betreffenden Antikörper im Tumorgewebe lokalisiert sind (DAY, LASSITER, WOODHALL, MAHALEY und MAHALEY, 1965; MAHALEY, MAHALEY und DAY, 1965).

Ein besonderes Problem ist es jedoch, genügende Mengen an hochgereinigten und radioaktiv markierten Antikörpern zu bekommen. Es zeigt sich auch hier wieder einmal, daß schöne Theorien in der Immunbiologie sich sehr gut aufstellen lassen, daß es aber nicht immer leicht ist, technisch eine Fragestellung nun auch wirklich zu lösen. Diese Schwierigkeit des „finding of the finding" wird jeder machen, der sich gerade mit den Aufgaben der Hirntumorimmunologie beschäftigt. Die subtilen Experimente, die DAY u. Mitarb. ausgeführt haben, um gereinigte Antikörperfraktionen mit radioaktivem Jod zu markieren, sprechen für sich und sollten im Original nachgelesen werden (DAY, LASSITER und MAHALEY, 1965). Vielleicht bilden diese Arbeiten einmal eine wirkliche Grundlage für eine Radioimmuntherapie von Hirntumoren.

Neuere Arbeiten auf diesem Gebiet beschäftigen sich vor allem mit immunhistologischen Nachweis von Hormonen in bestimmten Hypophysentumoren (KRACHT u. Mitarb., 1966), wodurch auch wesentliche Fragen der Grundlagenforschung geklärt werden können, sowie mit Antikörpern gegen niedermolekulare Hypophysenhormone, deren Herkunft sich dann ebenfalls verfolgen läßt (GILLILAND und PROUT, 1965).

2. Immunelektrophorese und Agargel-Diffusion.

Eine der gebräuchlichsten Nachweise für Antigene und zur Prüfung der Reinheit einer Substanz stellt die Diffusion von Antigen und Antikörper gegeneinander im Agargel dar, nach ihrem Entdecker auch Ouchterlony-Methode genannt. Prof. GRABAR in Paris hat diese Methode unter Zuhilfenahme der Agargelelektrophorese, die eine weitere Auftrennung und Zuordnung der Antigene, vor allem der Proteine und Glykoproteine erlaubt, erweitert und verfeinert. In vielen Monographien und Handbuchartikeln ist mittlerweile eine Literatur über dieses Gebiet angewachsen, die kaum noch zu übersehen ist. Auch in dieser Abhandlung ist an vielen Stellen auf solche Arbeiten Bezug genommen worden. Es erscheint deshalb angebracht, nur einige grundsätzliche Bemerkungen im Zusammenhang mit der immunchemischen Charakterisierung von Hirnbestandteilen zu machen. Folgende Punkte verdienen Beachtung:

1. Wichtig ist die Herstellung eines mehr oder weniger gut löslichen Hirnextraktes, hier liegt in der Regel die größte Schwierigkeit, die auch bis heute noch nicht im Sinne einer Standardmethode gelöst ist.

2. Zum Immunisieren nimmt man am besten Kaninchen und injiziert zusammen mit Freundschem Adjuvans im wöchentlichen Rhythmus. Es empfiehlt sich aber auch, andere Tiere heranzuziehen, da das Antikörperspektrum verschieden breit und spezifisch sein kann.

3. Nach Erhalt des Antiserums muß mit Hilfe verschiedener Absorptionsmethoden (mit Humanserum, mit anderen Organen) die Spezifität einer bestimmten, gegen Bestand-

teile des Hirns gerichteten Antikörperfraktion, erwiesen werden. Besonders wichtig ist der Vergleich mit den Serumproteinen.

4. Auch Hirnmitochondrien, Hirnzellen usw. kann man gut zur Immunisierung heranziehen.

Eine der grundlegenden ersten Arbeiten über die immunelektrophoretische Charakterisierung von Hirnproteinen stammt von SCHALEKAMP und KUYKEN (1961). Mehrere hirnspezifische Proteine konnten von diesen Autoren festgestellt werden. Es ergab sich dabei, daß diese Substanzen in allen Teilen des Gehirns vorkommen, keine von ihnen wurde nur in einem bestimmten Teil des Gehirns gefunden. Jedoch erscheint die Entwicklung auf diesem Gebiet vielversprechend zu sein, vor allem, wenn man bedenkt, daß über Lokalisation und Funktion dieser Substanzen so gut wie nichts bekannt ist. Die Immunelektrophorese stellt vor allem in Zusammenarbeit mit anderen wertvollen Methoden der Chromatographie und Stärkegelelektrophorese von Gehirnproteinen, wie sie neuerdings von MOORE und MCGREGOR angegeben worden sind (1965), eine wertvolle Bereicherung der Charakterisierung im Hinblick auf organ- oder speciesspezifisch dar.

V. Immunbiologische Kuriosa.

In diesem Kapitel soll gezeigt werden, daß man die immunbiologischen Aspekte des Zentralnervensystems auch überbewerten kann oder auch überinterpretieren. Äußerste Kritik ist gegenüber einer solchen Monomanie vonnöten. Eine endgültige Stellungnahme zu den nun folgenden Problemen ist aber noch nicht möglich, so sehen wir keinen Grund, daß auf sie nicht kurz eingegangen werden sollte.

1. Immunologie und Gedächtnis.

Kürzlich ist auch eine immunologische Theorie des Gedächtnisses bzw. der Engrammbildung beschrieben worden. Diese Theorie stützt sich auf die beiden bisher bekannten „Gedächtnisformen" in biologischen Systemen, nämlich den genetischen Code in der DNS und das „immunologische Gedächtnis", und verbindet beide zu einer Theorie der Engrammbildung und des „recalls". Die Autoren schreiben den biogenen Aminen dabei die Rolle des Code bzw. Alphabetes zu, indem diese mit Proteinen des Gehirns eine Verbindung eingehen können und nun nach Art eines künstlichen Antigens eine Antikörperbildung hervorrufen können. Diese Antigen-Antikörper-Verbindung soll die molekulare Grundlage des „recalls"-Phänomens darstellen.

Bisher war lediglich angenommen worden, daß in der RNS oder DNS die Gedächtnisinformation „gespeichert" wird. Als Beispiel wird der angeborene Instinkt vieler Tiere angeführt. Der Erwerb des Gedächtnisses ganz allgemein soll durch Veränderung in der RNS-Basensequenz zustande kommen, ganz wie bei der Vererbung und den Mutationen, nur daß hier physikalisch-chemische — also elektrische Impulse — die irreversible Veränderungen der RNS hervorrufen soll. Dieser veränderten RNS soll ein entsprechend verändertes Protein komplementär sein. Eine Alternative zu dieser Vorstellung bietet an, daß gewisse RNS-Nucleotid-Sequenz selektiv aufgrund elektrischer Impulse für das „Erkennen" und „Behalten" verantwortlich gemacht werden.

Eine andere Theorie spricht von einer sog. „stencil"-RNS, welche die Engramme festhalten soll. Auf alle diese bisher vorgebrachten Anschauungen gehen die obengenannten Autoren ausführlich ein.

Sie dagegen nehmen an, daß es spezifische Neurone A gibt, die die Impulse aufnehmen und biogene Amine enthalten. Dann werden B-Neurone angeregt, in dem die biogenen Amine in dieser B-Neuronen-3,5-Adenosin-monophosphat-Bildung aktivieren. Dies wiederum zieht eine vermehrte Bildung von RNS und Protein nach sich. Die B-Neurone sind wiederum mit C-Neuronen verbunden. Dieser Spannungskreis schon gestattet die Umwandlung eines Impulses in eine — wenn auch zeitlich begrenzte — „elektrische Konfiguration". Die Spezifität von B ist bestimmt durch die Qualität und Menge der biogenen Amine von A. Eine stabile Form der Codierung findet so statt: Die biogenen Amine von A reagieren mit den neuronalen Proteinen an den synaptischen Verbindungen, um ein „codiertes" Protein zu bilden. Diese wird zum Nucleus transportiert, wo es mit einer RNS reagiert und zu einer Art „mutierter" RNS führt. Von hier aus veranlaßt die RNS, daß die Information der „RNS-Mutante" zur Bildung eines Antikörpers führt, welcher komplementär zu dem neuralen Protein ist, welches durch die biogenen Amine ein „antigener Code" geworden ist. Wie hat nun das Code-Protein die „mutierte" RNS gebildet ? Hier wird ein Methylierungsprozeß der Basen der RNS angenommen, welcher

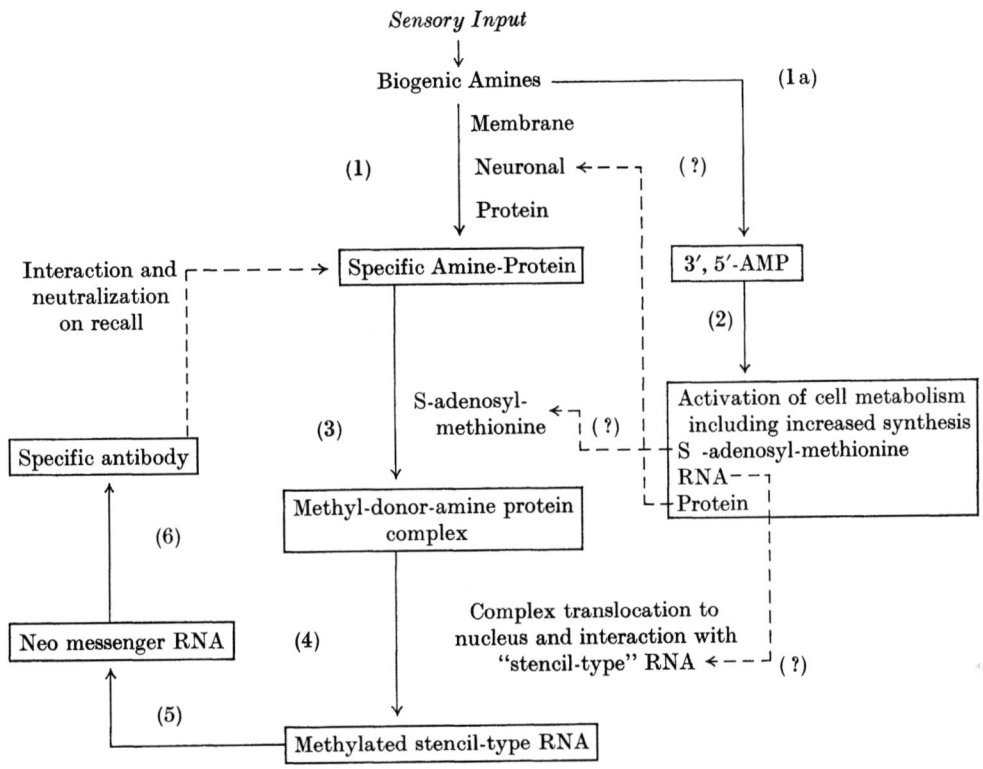

Abb. 17. Molekularer Mechanismus der Engrammbildung.

durch S-Adenylmethionin enzymatisch durchgeführt werden soll. Andererseits wird auch Formaldehyd als „mutagenes Prinzip" angenommen, indem er z.B. mit den —NH_2-Gruppen des Adenins reagiert; auch an Cholin als Methyldonatoren wurde gedacht.

Mit viel Spekulation wird die Theorie im einzelnen ganz genau diskutiert, ja dem neuronalen Protein sogar „Histoncharakter" zugeschrieben, weil es gut in die Theorie paßt. Auch die „neutagene" Wirkung des mit biogenen Aminen besetzten Proteins mit Hilfe der Methyldonatoren ist mehr als hypothetisch. Natürlich könnte so ein „neues" Protein mit Hilfe der mutierten RNS entstehen.

Neben dem „neuronalen Protein" wird in den B-Neuronen der spezifische Antikörper gebildet. Er „erkennt" gleich, ob ein bekanntes Muster aus biogenen Aminen und Protein an der Synapse „ankommt". So kann zwischen neuer und schon „vorhandener" Information unterschieden werden. Lernen besteht nach Ansicht der Autoren demnach in einer Steigerung der spezifischen Antikörpermenge in den „Schlüssel"-Neuronen. Schließlich wird von dieser Gruppe vorgeschlagen, wie man die Theorie prüfen könne.

Immerhin sei zum Abschluß dieser Vorstellung noch einmal an Hand eines Schemas, welches aus der betreffenden Arbeit original übernommen ist, das Wesentlichste wiedergegeben. Einzelheiten müssen jedoch in der ausführlichen Arbeit nachgelesen werden.

Grundsätzliche Anmerkungen zu Theorien über das Gedächtnis finden sich in dem Aufsatz von DINGMAN und SPORN (1964). Grundsätzlich ist man sich aber darüber einig, daß den Nucleinsäuren dabei eine überragende Bedeutung zukommt (E. J. FJERDINGSTAD et al., 1965).

2. Immunologische Befunde bei Schizophrenie.

Im Jahre 1962 berichtete MALIS in seinem Buch "The Etiology of Schizophrenia" über das Vorkommen eines Antigens im Blut von chronisch Schizophrenie-Kranken (zitiert nach FAURBYE, LINDBERG und JENSEN, 1964; das Buch selbst war uns nicht zugänglich). Das Antigen wurde mit Hilfe der Agglutinations- und Komplementbindungsreaktion, sowie durch den Anaphylaxie-Versuch nachgewiesen. Der Ursprung des Antigens wird bei einem Virus gesucht (ursächlich für Schizophrenie?) oder als Folge eines Virusbefalls. Diese Befunde konnten von FAURBYE, LINDBERG und JENSEN (1964) nicht bestätigt werden. Über serologische Befunde bei Schizophrenie (brain antibodies) berichten auch VULCHANOV und HADJIEVA (1964). Erhöhte Serummakroglobulinspiegel bei Schizophrenie fanden FESSEL, KURLAND und CUTLER (1964). Dies soll nach Ansicht der Autoren sogar diagnostisch von Bedeutung sein. Die Gammaglobuline im Liquor bei Schizophrenie sind normal (MOLLARET, DELAY, BURTIN und LEMPERIERE, 1956).

Auffallend hoch ist die Ceruloplasminaktivität bei Schizophrenie. Jedoch kommt dieser Befund auch bei anderen neurologischen Erkrankungen vor, z.B. Multiple Sklerose. Die Ceruloplasmine gehören zu den Agglomerinen, Substanzen des Serums, die für die erhöhte Senkung mitverantwortlich sind (FISCH, 1964). Eine Übersicht, welche die biochemischen Aspekte der Schizophrenie zum Thema hat, stammt von MATUSSEK (1964).

Im Liquor sind mit Hilfe der Immunelektrophorese keine „abnormen" Proteinfraktionen bei Schizophrenie nachzuweisen (JENSEN und CLAUSEN, 1964). Andere Autoren (GAMMACK und HECTOR, 1965) kommen allerdings zu einem anderen Ergebnis, sie fanden eine deutliche Erhöhung des Haptoglobins und der α-Globuline. FESSEL (1962) nimmt sogar einen Autoimmunmechanismus bei dieser Erkrankung an. Eine neuere Arbeit von JENSEN, CLAUSEN und OSTERMAN (1964) findet elektrophoretisch und immunelektrophoretisch keine Besonderheiten im Liquor, weder quantitativ noch qualitativ.

Über die Verteilung der verschiedenen Blutgruppen bei der Schizophrenie haben IRVINE und MIYASHITA berichtet. Die Blutgruppen A, 0, E und Kell sollen im allgemeinen vermehrt bei diesen Patienten gefunden werden. Dagegen spielen die Blutgruppen bei der Multiplen Sklerose keine Rolle, wie POSKANZER et al. (1965) ausdrücklich feststellen.

Noch unklar sind die Beziehungen zwischen einem heterophilen Antikörper, der im Serum des Menschen vorkommt und dessen Gehalt im Serum bei der Schizophrenie verändert sein soll. Dieser Antikörper bedingt eine komplementabhängige Lyse von Hühnerblutkörperchen, die mit einer erhöhten Glykolyse dieser Zellen einhergeht (RYAN, BROWN und DURELL, 1966).

3. Teratogene Wirkung von Hirnextrakt und der immunologische Nachweis solcher Substanzen.

24—32 Std alte Hühnerembryonen, die mit einem Kochsalzextrakt aus dem Gehirn erwachsener Hühner behandelt werden (in das Eigelb, den sub-blastodermalen Raum oder über das Blastoderm injiziert), entwickeln Defekte am Hirn, Rückenmark und Auge. Extrakte anderer Hühnerorgane sind wirkungslos, ebenso Hirnextrakte anderer Tiere. Das schädigende Agens ist selbst schon zwischen dem 6.—12. Tag im Embryonalgehirn nachzuweisen. Es wurde gefunden, daß die wirksame Substanz unter den negativ geladenen Komponenten des Extraktes zu finden ist.

Die Extrakte wurden mit Hilfe der Agargeldiffusionstechnik untersucht. Dabei wurde gefunden, daß der Extrakt aus erwachsenen Hühnergehirn mit dem Hirnantiserum vom Kaninchen 5—11 Präcipitinbanden ergibt, ein Befund, der damit übereinstimmt, daß in dieser Größenordnung auch die Zahl der wasserlöslichen Proteine aus anderen Wirbeltiergehirnen liegt. Diese antigenen Hirnproteine können in zwei Gruppen eingeteilt werden: eine langsam diffundierende Gruppe und eine schnell diffundierende Gruppe. Die erste Gruppe ist nicht organ- und gewebsspezifisch; die zweite Gruppe dagegen enthält die negativ geladenen organspezifischen Antigene. Die Organspezifität erstreckt sich hier auf Hirn, Rückenmark und Retina vom Huhn. Diese Antigenen erscheinen — im Gegensatz zu den ersten, die früher da sind — *nach* dem 6. Tag der Embryonalentwicklung.

Sie scheinen nur bei Vögeln und einigen Reptilien vorzukommen und sind offenbar für die teratogene Wirkung verantwortlich. Die ausführliche, größtenteils hier referierte Arbeit, stammt von McCallion und Langman (1964).

4. Blutgruppen und Hirntumoren.

Zum Thema Blutgruppen und Hirntumoren haben wir größere Untersuchungen angestellt (Alcantara, Kinzel, Bube und Uhlenbruck, in Vorbereitung). Über Beziehungen zwischen Blutgruppe und Krankheit ist kürzlich ausführlich Stellung genommen worden (Prokop und Uhlenbruck, 1966). Dieses Gebiet umfaßt im wesentlichen zwei Arbeitsrichtungen: Einmal die Untersuchungen über Beziehungen zwischen Blutgruppe und Krebs, zum anderen Beziehungen zwischen Blutgruppen und den übrigen Erkrankungen. Die meisten Arbeiten der ersten Gruppe beschäftigen sich mit der Verteilung der Blutgruppen bei verschiedenen Krebserkrankungen. Allerdings gibt es auch andere Betrachtungen in diesem Zusammenhang. Das interessanteste Phänomen ist z.B. die Änderung von Blutgruppenantigenen bei der Leukämie (Salmon, 1964). In der zweiten Gruppe sind als besonders bemerkenswerte Befunde die Beziehungen sezernierter Blutgruppensubstanzen zu rheumatischen Erkrankungen herauszustellen (Kaklamanis, Holborow und Glynn, 1964). Charakteristisch für alle Arbeiten auf diesem Gebiet ist, daß keine von ihnen unwidersprochen geblieben ist, d.h. eine wird durch die andere „widerlegt". Ein weiteres Charakteristikum scheint uns zu sein, daß das Zahlenmaterial der meisten Arbeiten zugleich mit spekulativen, um nicht zu sagen spektakulären „Erklärungen" angeboten wird. Dies hat zu einer sehr kritischen, oft sogar verbitterten Einstellung gegenüber derartigen Publikationen geführt. Besonders bekannt sind in diesem Zusammenhang die scharfen, grundsätzlich nicht unrichtigen Formulierungen von Wiener, der sich wiederholt mit diesem Problem der Biometrik auseinandergesetzt hat. Ein abschließendes Urteil ist jedoch aus den andernorts angeführten Gründen nicht möglich. Neuere Untersuchungen über die engen Zusammenhänge zwischen sezernierten Blutgruppensubstanzen und den Serumphosphatasen, über die zusammenfassend Rendel u. Mitarb. (1964) unter Anführung interessanter Tierexperimente berichtet haben, zeigen ganz eindeutig, daß Beziehungen zu bestimmten Erkrankungen sich sehr leicht ergeben könnten, vorausgesetzt es gibt Fälle, in denen die Höhe des Serumphosphatasespiegels und die Verteilung dieser Isoenzyme eine Rolle spielen. Kürzlich erschien wieder eine Arbeit zur Fragestellung Blutgruppen und Krebs, diesmal über die Blutgruppenverteilung bei Hirntumoren (Iraci, Carteri, 1964). Den Autoren muß zugestanden werden, daß sie sich in subtiler Weise dieser Sache angenommen haben. So finden wir in ihrer Arbeit auch diejenige Literatur bewertet, die sich bisher mit Blutgruppen und ihren Beziehungen zu Hirntumoren beschäftigt hat. Das von Iraci und Carteri selbst vorgelegte Zahlenmaterial stellt auf diesem speziellen Gebiet die bisher größte Sammlung dar. Es wurde gefunden und statistisch untermauert, daß Personen der Gruppe A weitaus häufiger von Hirntumoren befallen werden. (Dies wurde auch von der überwiegenden Mehrzahl der Untersucher festgestellt: Garcia u. Mitarb., Silverstone und Cooper, Gaisford und Campbell, Yates und Pearce.) Bei der Aufschlüsselung der einzelnen Tumorarten — außer Meningiomen und Hypophysentumoren — ergab sich vor allem bei Acusticusneurinomen und Medulloblastomen eine signifikante Bevorzugung der Blutgruppe A.

Diese Ergebnisse veranlaßten uns, auch das Material der Kölner Klinik nachzuprüfen. Bei unseren Untersuchungen haben wir folgende Gruppen einer Analyse unterzogen:

1. Die Verteilung der AB0-Blutgruppen bei den Hirntumoren ganz allgemein. Hier ist — im Gegensatz zu den meisten Tumoren — eine normale Verteilung zu erwarten, da das Gehirn zu den wenigen Organen gehört, in denen praktisch keine Blutgruppensubstanzen vorkommen (PROKOP und UHLENBRUCK, 1966).

In bezug auf die Isoantikörper Anti-A und Anti-B kann gesagt werden, daß auch für sie die Blut-Hirnschranke immunologisch eine Barriere darstellt, so wie das normalerweise gegenüber den meisten Immunreaktionen, inklusiv der Allergie vom verzögerten Typ, der Fall ist. Eine Beeinflussung des Tumorwachstums durch Blutgruppenisoantikörper kommt also kaum in Frage.

Als besondere Untergruppe wurden die Hypophysentumoren noch einmal aus dem Gesamtmaterial ausgesucht und auf die Blutgruppenzugehörigkeit hin untersucht, da gerade bei dieser Tumorgruppe ein besonders signifikanter Befall von 0-Personen gemeldet worden war (MAYR u. Mitarb., 1956).

Bei den übrigen Unterteilungen der Hirntumoren haben wir keine Signifikanzwerte ausgerechnet, da uns das vorliegende Material nicht ausreichend zu sein scheint. Die Verteilung der AB0-Blutgruppen bei Hirntumoren ist ein besonders interessantes Problem, da man hier den Einfluß der Isoantikörper gut studieren könnte. Wenn die Isoantikörper tatsächlich oder gar nicht oder nur schlecht die Blut-Hirn-Schranke durchdringen können (im Liquor sind sie nur in sehr geringer Menge vorhanden; offenbar besteht hier auch eine gewisse Blut-Liquor-Schranke), so können sie auch keinen großen Einfluß auf das Wachstum der Tumoren ausüben. Dies ist wichtig, wenn man die Theorie von HELMBOLDT auf Hirntumoren anwenden will. Diese Theorie ist an anderer Stelle (PROKOP und UHLENBRUCK, 1966) ausführlich diskutiert worden und soll hier in ihren Grundzügen noch einmal skizziert werden. Dabei sollen gewisse Erweiterungen dieser Theorie, wie sie vor allem von Dr. KOSCIELAK aus Warschau aufgrund eigener noch unveröffentlichter immunchemischer Versuche vorgenommen worden sind, mit berücksichtigt werden. Die Theorie von HELMBOLDT besagt im wesentlichen folgendes:

Ein Träger der Blutgruppe A bekommt Krebs. In diesem Krebsgewebe entwickelt sich ein A-ähnliches tumorspezifisches Antigen. Aufgrund dieses Anreizes bildet der Körper einen Antikörper mit A-ähnlicher Spezifität. Da aber praktisch alle Körperzellen A-Antigen tragen und bei Sekretoren sogar noch sezernierte A-Substanz vorhanden ist, werden diese Antikörper alle neutralisiert und können die Tumorzelle nicht erreichen. Bei Personen der Blutgruppen 0 und B liegen schon natürlicherweise Isoagglutinine Anti-A vor. Entsteht in diesen Personen eine Krebszelle, die ein A-ähnliches Antigen bildet, so wird außerdem noch ein entsprechendes Immunanti-A entstehen. Diese Antikörper können nun aber nicht mehr abgefangen werden. Sie erreichen die Tumorzelle. Welchen Effekt sie dort allerdings haben, ob es ein protektiver Effekt oder eine cytotoxische Wirkung ist, wissen wir nicht. Nach den Untersuchungen von KOSCIELAK ist es aber sehr wahrscheinlich, daß sich aus vielen, wenn nicht allen menschlichen Tumoren ein A-aktives tumorspezifisches Glykolipoid darstellen läßt. Somit wäre diese Theorie auch experimentell gut gestützt. Hirntumoren sind auf das Vorkommen dieses Glykolipoids bisher noch nicht untersucht worden; aber es wäre von großem Interesse zu wissen, ob ein solches Antigen auch hier vorkommt und inwieweit die Iso- bzw. die Immunagglutinine hier eine Rolle spielen können. Die HELMBOLDTsche Theorie ist somit die einzige, die das gehäufte Auftreten von Krebs und Blutgruppe A experimentell gestützt erklären könnte. Weitere Untersuchungen sind abzuwarten.

2. Die Verteilung der Rh-Blutgruppen bei Hirntumoren. Zugrundegelegt für diese Zusammenstellung wurde die in der Klinik übliche und mit Anti-D durchgeführte Zweiteilung in Rh-positiv und Rh-negativ, wie es aus den Krankengeschichten abzulesen war. Eine solche Auswertung wurde deshalb mit aufgenommen, weil im Gehirn Ganglioside vorkommen — und zwar bei jedem Menschen (und auch Wirbeltier), ungeachtet seiner

Rh-Gruppe —, die $Rh_0(D)$-Aktivität besitzen sollen, d.h. sie hemmen nicht nur spezifisch Anti-$Rh_0(D)$-Zellen, sondern erzeugen auch beim Tierversuch Antikörper, die mit $Rh_0(D)$-Zellen spezifisch zu reagieren vermögen (DODD u. Mitarb., 1964). Aufgrund unserer eigenen, allerdings noch nicht ganz abgeschlossenen Versuche, müssen wir jedoch sagen, daß es uns bisher nicht gelungen ist, bei verschiedenen vollständig gereinigten Gangliosid-Präparaten, die uns freundlicherweise von Prof. Dr. E. KLENK und Dr. W. GIELEN zur Verfügung gestellt worden sind, eine eindeutige und vor allem starke Inhibierung von Anti-D festzustellen. Auch das uns von den Autoren ebenfalls überlassene, von ihnen aus Gangliosiden isolierte (KLENK, HENDRICKS und GIELEN, 1962) Disaccharid β-D-Galaktosido-(1,3)-N-acetyl-D-galaktosamin zeigte keine deutliche Hemmwirkung.

Die Ergebnisse von ALCANTARA, KINZEL, BUBE und UHLENBRUCK wurden auch von PROKOP und SCHLESINGER nachgeprüft. Die Ergebnisse sind in der folgenden Tabelle zusammengestellt:

Tabelle 15. *Hemmversuche im $Rh^0(D)$-System.*
(Testsubstanzen wurden freundlicherweise von Prof. Dr. Dr. E. KLENK und Dr. W. GIELEN, Köln, zur Verfügung gestellt.)

	1:2	1:4	1:8	1:16	1:32	1:64
„Rh-Gangliosid"	+	±	—	—	—	—
Disaccharid II	++	++	+	+	—	—
Gangliosidgemisch	++	++	++	+	±	—
Kontrolle	++	++	++	++	±	—

1 mg Substanz, 0,5 ml Puffer (Phosphat pH 7,7,110 ml). Trypsin (1 Std) Hemmung 1 Std 37°. Kontrolle: gleiches Bild mit komplettem Anti-D.

Die chemischen Zusammenhänge sind in der nächsten Abbildung noch einmal aufgezeichnet. Umrandet ist der Kohlenhydratanteil des $Rh_0(D)$-aktiven Gangliosids. Durch Anfügung weiterer Neuraminsäuremoleküle kann man sich übrigens die Entstehung weiterer Ganglioside ableiten.

Das Disaccharid II kommt auch als Bestandteil der Kohlenhydratkette der sezernierten ABH- und Lewis-Blutgruppenaktiven Mucoide vor. Bei diesen haben wir aller-

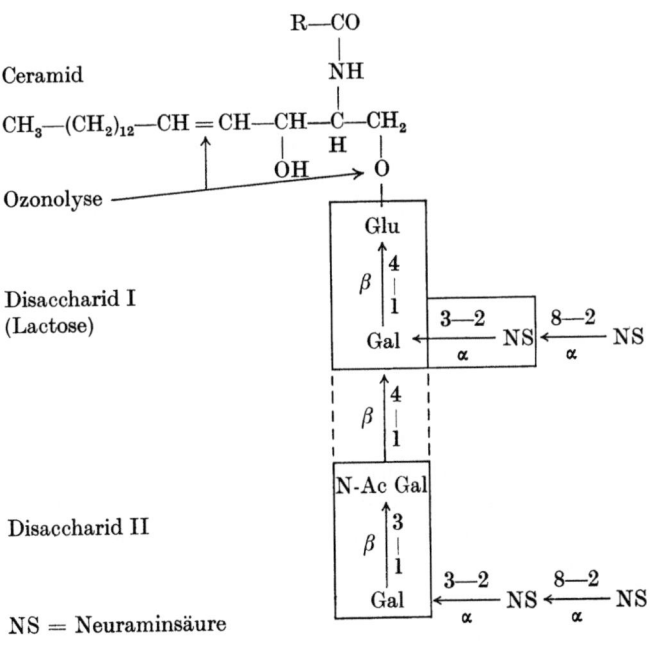

Abb. 18. Grundstruktur des $Rh_0(D)$ aktiven Gangliosids.

dings auch nach partiellem Säureabbau keine Rh-Aktivität finden können. Wir sind aufgrund unserer Versuche geneigt anzunehmen, daß die Rh-Aktivität der Ganglioside keineswegs bewiesen ist. Die verschiedenen Möglichkeiten, der Chemie des Rh-Antigens näher zu kommen, sind in der folgenden Abbildung abschließend noch einmal zusammengestellt:

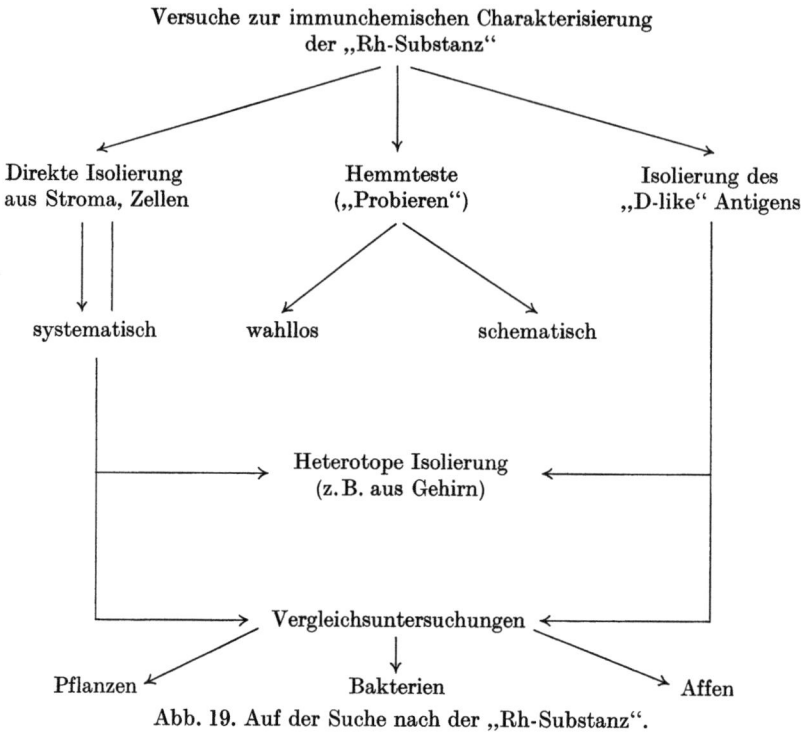

Abb. 19. Auf der Suche nach der „Rh-Substanz".

Falls aber diese $Rh_0(D)$-Spezifität der Ganglioside besteht, so ist es offenbar nur der Blut-Hirnschranke zuzuschreiben, daß trotz dieses Sachverhaltes Rh-negative Menschen ein Immunanti-D bilden können, bzw. auch bei Tieren, z.B. Kaninchen, keine Immuntoleranz besteht, welche die Ausbildung von Anti-Gangliosid-Antikörpern verhindert. Bekanntlich sind Ganglioside bereits sehr früh beim Feten ausgebildet (SVENNERHOLM, 1964 a, b) und es wäre daher eine Immuntoleranz zu erwarten. Auf dieses Problem, welches eng mit dem der Auto-Immunkrankheiten verknüpft ist, kann hier nur hingewiesen werden. Rein spekulativ wäre zu erwarten, daß Rh-negative Menschen eher imstande wären, immunologisch sich gegen $Rh_0(D)$-aktive Substanzen des Gehirns und deren (unter pathologischen Bedingungen) „In-Erscheinung-treten" zu wehren.

Als Ergebnis unserer Statistiken haben wir folgendes gefunden:

1. Personen der Blutgruppe 0 werden signifikant häufiger von Hirntumoren befallen als Personen der Blutgruppe A. Dies steht also im Gegensatz zu den Erhebungen der italienischen Autoren. Auch die von IRACI und TOFFOLO (1964) gemachte Feststellung, daß Meningiom-Patienten häufiger die Gruppe B haben, können wir nicht bestätigen.

2. Insbesondere gilt auch ein Überwiegen von 0 über A für die Hypophysentumoren. IARCI und TOFFOLO (1964) fanden keine signifikanten Unterschiede bei dieser Gruppe.

3. Die $Rh_0(D)$-Verteilung bei Hirntumoren ist signifikant verschieden von derjenigen der Kontrollgruppe: es fanden sich vermehrt Rh-positive Personen in der Hirntumorgruppe. IRACI CARTERI und TOFFOLO (1964 a, b) konnten hier jedoch statistisch keine Zusammenhänge herausstellen.

Sinn unserer Erhebungen ist es gewesen, das Zahlenmaterial der Kölner Klinik vorzulegen. Auf irgendwelche Interpretationen unserer Befunde und Stellungnahme zu anderen Arbeiten möchten wir verzichten, da dies schon an anderer Stelle geschehen ist

(PROKOP und UHLENBRUCK, 1966). Es wird Aufgabe der Biometrik sein, unter Einbeziehung weiterer Faktoren Methoden zu schaffen, die es ermöglichen, daß vergleichbare Ergebnisse an vershiedenen Stellen erarbeitet werden können. Der Vergleich unserer Befunde mit den Ergebnissen verschiedener Autoren, die zu einem ganz anderen Resultat gekommen sind, sollte die Fragwürdigkeit solcher Publikationen aufzeigen und ein weiterer Anlaß zu größter Skepsis auf diesem Gebiet sein.

In diesem Zusammenhang ist zu erwähnen, daß auch bei der Multiplen Sklerose keine Beziehung zwischen Blutgruppe und dem Krankheitsbefall (eher vielleicht dem Krankheitsverlauf ?) gefunden werden konnte (SIMPSON et al., 1965).

Es bestehen aber noch weitere Beziehungen zwischen Blutgruppen und Tumoren, auf die auch bei Hirntumoren geachtet werden sollte. Diese sind folgende:

1. Die bei manchen Tumoren auftretende Anämie und die dadurch bedingten notwendigen Transfusionen. Hierdurch werden oft seltene Antikörper beim Empfänger gebildet. Einer dieser bei mehrmals transfundierten Krebskranken aufgefundenen Antikörper hat zur Entdeckung eines neuen Blutgruppensystems, der „Auberger-Blutgruppe" geführt. Seit dem Tod dieser Patientin, Mme Auberger aus Paris, ist das Antiserum allerdings nicht mehr erhältlich.

2. Ein zweiter, mehr direkter Zusammenhang, wird durch eine kürzlich erschienene Arbeit von TIPPETT et al. klargemacht. Hier wurde ein Agglutinin gefunden, welches ebenfalls zur Entdeckung eines neuen Blutgruppensystems geführt hat. Der betreffende, an einem bösartigen Tumor (Hodgkin) leidende Patient, hatte noch nie Transfusionen erhalten. Dennoch fand sich in seinem Serum dieses bisher noch nicht bekannte Erythrocyten-Agglutinin. In diesem Falle wäre sogar denkbar, daß gewisse Beziehungen zwischen Tumor (oder Tumor-Virus ?), Antigen und Erythrocyten-Antigen bestehen.

3. Interessant waren auch Untersuchungen über das enhancement-Phänomen, das bereits im Tumorkapitel kurz erwähnt wurde. Bei diesem Phänomen handelt es sich darum, daß bei Gegenwart humoraler Antikörper (was auch passiv geschehen kann durch Übertragung) die Ausbildung der Allergie vom verzögerten Typ gehemmt oder vermindert sich entwickelt. Dieser Allergietyp spielt aber eine bedeutende Rolle in der Tumorimmunologie bzw. Transplantation. Dadurch daß diese Reaktionsform sich nicht entfaltet, tritt das enhancement-Phänomen, also ein ungehindertes, wenn nicht vermehrtes Wachstum in Erscheinung. Es liegt auf der Hand, daß in diesem Falle die an anderer Stelle geäußerte Theorie, warum bei der Gruppe A vermehrt Tumoren auftreten, nicht mehr haltbar ist, denn das Anti-A und Anti-A-like der Personen mit der Blutgruppe 0 und B würde zum enhancement-Phänomen führen müssen und diese Gruppen begünstigen im Hinblick auf das Tumorwachstum. Hierbei fragt sich allerdings, ob, falls diese Tumorantigene Glykolipoide sind, eine Allergie vom verzögerten Typ überhaupt eine Rolle spielt, denn diese Verbindungen lösen diese Allergieform in der Regel nicht aus.

Natürlich sind auch bei anderen neurologischen Erkrankungen Beziehungen zu Blutgruppen gesucht worden, vor allem bei der Multiplen Sklerose (SIMPSON et al., 1965). Meist handelt es sich jedoch um dürftige Anhaltspunkte, die einer strengen Kritik nicht standhalten.

Schlußbetrachtung: Ausblick.

Es ist im Vorhergehenden versucht worden zu zeigen, daß auch das Gehirn und das Zentralnervensystem eine Reihe interessanter immunologischer Aspekte aufweisen. Wir haben nicht nur die Antikörperbildung gegen Bestandteile des Zentralnervensystems, sondern auch allergische Reaktionen vom verzögerten Typ kennengelernt. Darüber hinaus spielt das Gehirn als Ort für Transplantationen eine bedeutende Rolle. Allerdings dürfte es andererseits das einzige Organ des Menschen sein, welches man nicht durch Transplantation erneuern oder ersetzen kann, wie das beispielsweise bei einer Niere der Fall sein wird. Auch in vielen anderen Punkten nimmt das Gehirn immunologisch eine Sonderstellung ein und eignet sich im Tierversuch ausgezeichnet für verschiedene immunologische Fragestellungen, seien es nun das Problem Antikörper gegen Lipoide oder Fragen der Autoimmunkrankheiten bzw. der Allergie vom verzögerten Typ. Die Hirntumoren schließlich stellen uns vor spezielle Aufgaben der Tumorimmunbiologie und stellen so auch auf ihre Weise die Verwendung zur allgemein-immunologischen Arbeitsrichtung her. Im gleichen Maße, wie die Immunbiologie wächst und sich entwickelt, werden auch immunologische Fragen des Zentralnervensystems einer Lösung näher gebracht. Als solche Dringlichkeitsfragen möchten wir hervorheben:

1. Das Problem der Entmarkung auf immunologischer Basis (Encephalomyelitis disseminata, in dieser Abhandlung immer unter dem Trivialnamen Multiple Sklerose beschrieben).

2. Die Antigenstruktur der Hirntumoren.

3. Die Frage des Nachweises und der Lokalisation von Glykolipoiden, Proteinen (Enzymen, Hormonen) und Glykoproteinen des Gehirns (und auch des Liquors) mit Hilfe immunologischer Methoden, d.h. in der Hauptsache durch Antiseren gegen diese Substanzen.

Wenn auch dieses letzte Problem nicht direkt im Zusammenhang mit der Klinik steht, so sollte man sich doch vor Augen halten, daß auch hier die Grundlagenforschung die Basis darstellt, auf der Diagnose und Therapie aufgebaut werden können.

Literatur.

ADAMS, E. V.: Response of cultured chicken brain neuroglial cells to infection with Rous sarcoma virus. J. Nat. Cancer Inst. 37, 347 (1966).

ADAMS, R. D.: A comparison of the morphology of the human demyelinative diseases and experimental "allergic" encephalomyelitis. In: "Allergic" encephalomyelitis. Springfield, Ill., USA: Ch. C. Thomas 1959.

AHLSTRÖM, C. G.: Einige aktuelle Probleme aus dem Gebiet der Virus-Tumor-Forschung. Dtsch. med. Wschr. 88, 801 (1963).

ALA, A. F., and D. J. C. SHEARMAN: A case of autoimmune haemolytic anaemia, thrombocytopenia and Landry-Guillain-Barré syndrome. Acta haemat. (Basel) 34, 361 (1965).

ALLAN, T. M.: Blood groups and age groups. Lancet 267, 292—293 (1954).

ALLEN, N., and E. REAGAN: β-Glucuronidase activities in cerebrospinal fluid. Arch. Neurol. (Chic.) 11, 144 (1964).

ALLERAND, C. D., and M. D. YAHR: Gamma-globulin affinity for normal human tissue of the central nervous system. Rep. Sci. 144, 1141 (1964).

ALVORD, E. C.: Discussion of the interrelationship of demyelinating diseases. Summary and concluding remarks. In: "Allergic" encephalomyelitis. Springfield, Ill., USA: Ch. C. Thomas 1959.

— The relationship of hypersensitivity to infection, inflammation and immunity. J. Neuropath. exp. Neurol. 25, 1 (1966).

AMEMORI, T., and R. ALTSCHUL: Tissue changes after injections of Freund's adjuvans. Zbl. allg. Path. path. Anat. 104, 352 (1963).

AMOS, D. B., M. ZUMPFT, and P. ARMSTRONG: H-5.A and H-6.A, two mouse isoantigens on red cells and tissues detected serologically. Rep. Transplant. 1, No 3 (1963).

ANDERSON, J. R.: Auto-antibodies in diseases of man. Brit. med. Bull. 19, 251 (1963).

ANDRE, J., R. SCHWARTZ, J. MITUS, and W. DAMESHEK: Lymphoid responses to skin homografts. I. Studies in normal rabbits. Blood 19, 313 (1962a).

— — — — Lymphoid responses to skin homografts. II. Effects of antimetabolites. Blood 19, 334 (1962b).

ANTHONY, H. M., and M. PARSONS: Globulin on cells of cancer patients. Nature (Lond.) 206, 275 (1965).

ATANASIU, P., P. LEPINE et P. DRAGONAS: Étude cinetique du virus rabique en culture de tissue à l'aide des anticorps fluorescents et des coupes ultra-fines. Ann. Inst. Pasteur 105, 813 (1963).

— G. ORTH, J. SISMAN et C. BARREAU: Identification immunologique du virion rabique en cultures cellulaires par les anticorps specifiques conjugées à la ferritine. C. R. Acad. Sci. (Paris) 257/15, 2204 (1963).

AUTILIO, L. A., W. T. NORTON, and R. D. TERRY: The preparation and some properties of purified myelin from the central nervous system. J. Neurochem. 11, 17 (1964).

AYRES, W. W.: Formation of myelin forms in brain. U.S. Armed Forces med. J. 9, 17 (1958).

BAKER, R. W. R., R. H. S. THOMPSON, and K. J. ZILKHA: Serum fatty acids in multiple sclerosis. J. Neurol. Neurosurg. Psychiat. 27, 408 (1964).

BALL, E. J., and E. A. CASPARY: Immuno-conglutinin level in guinea pigs with experimental "allergic" encephalomyelitis. Life Sci. 10, 737 (1963).

BAMMER, H.: Nachweis des β_{10}-Globulins als normaler Bestandteil des Liquors durch Immunelektrophorese. Klin. Wschr. 41, 1084 (1963).

— Immunelektrophoretische Darstellung eines thermolabilen und Hydrazin-empfindlichen β_1-Globulins im menschlichen Serum und Liquor. (Eine Komplementkomponente?) J. Neurol. Sci. 1, 129 (1964).

BARDIN, C. W., R. A. LIEBELT, and A. G. LIEBELT: Effect of hypophysial isografts on the mammary glands of intact and hypophysectomized mice. Endocrinology 74, 586 (1964).
BARON, S., and C. E. BUCKLAR: Protective effect of antibody or elevated temperature on intracerebral infection of mice with encephalomyocarditis virus. J. Immunol. 93, 45 (1964).
BARRON, K. D., J. BERNSON, and A. R. HESS: Abnormalities in brain esterases in multiple sclerosis. Proc. Soc. exp. Biol. (N.Y.) 113, 521 (1963).
BARRY, G. T.: Colominic acid, a polymer of N-acetylneuraminic acid. J. exp. Med. 107, 507 (1958).
BAUER, E.: Tumorzellen im Liquor cerebrospinalis. Z. Laryng. Rhinol. 43, 191 (1964).
BAUER, H., u. D. HABECK: Fortschritte in der Liquorforschung. Internist (Berl.) 4, 535 (1963).
— D. MATZELT u. I. SCHWARZE: Untersuchungen über Hirnproteine bei Einwirkung von Lysolecithin auf Hirnhomogenate. Klin. Wschr. 40, 251 (1962).
BEAUREGARD, M., P. BOULANGER, and W. A. WEBSTER: The use of fluorescent antibody staining in the diagnosis of rabies. Canad. J. comp. Med. 29, 141 (1965).
BENDA, R.: Passive immunoprophylaxis and immunotherapy of inhalation lymphocytic choriomeningitis in guinea-pigs. J. Hyg. Epidem. (Praha) 8, 243 (1964).
—, and J. CINATL: Active immunoprophylaxis of experimental inhalation lymphocytic choriomeningitis. J. Hyg. Epidem. (Praha) 8, 252 (1964).
BERG, O., and S. J. DENCKER: Studies on sera of animals with experimental allergic encephalomyelitis and patients with multiple sclerosis using immune precipitation in agar gel and immuno-electrophoresis. Sep. Acta path. microbiol. scand. 54, Fasc. 4 (1962).
—, and B. KÄLLÉN: Studies of experimental allergic encephalomyelitis and multiple sclerosis with aid of glia cell culture. Acta neurol. scand. 41, Suppl. 13, 625 (1965).
— — An in vitro gliotoxic effect of serum from patients with multiple sclerosis and some other neurologic conditions. Kgl. Fysiogr. Sällsk. Lund Förh. 31, 87 (1962).
BERNHEIMER, A. W., and W. E. VAN HEYNINGEN: The relation between the tetanus toxin-fixing and influenca virus inhibiting properties of ganglioside. J. gen. Microbiol. 24, 121 (1961).
BERSON, S. A., R. S. YALOW, S. M. GLICK, and J. ROTH: Immunoassay of protein and peptide hormones. Metabolism 13, 1135 (1964).
BEUTNER, E. H., A. DJANIAN, and E. WITEBSKY: Serological studies in rabbit antibodies to the rabbit anterior pituitary. Immunology 7, 172 (1964).
— E. J. HOLBOROW, and G. D. JOHNSON: A new fluorescent antibody method: mixed antiglobulin immunofluorescence or labelled antigen indirect immunofluorescence staining. Nature (Lond.) 208, No 5008 (1965a).
— I. L. LEFF, G. FAZEKAS, and E. WITEBSKY: Immunologic studies of two cases of fatal myasthenia gravis. J. Amer. med. Ass. 191, 489 (1965b).
— E. WITEBSKY, E. ROSE, and J. R. GERBASI: Localization of thyroid and spinal cord autoantibodies by fluorescent antibody technique. Proc. Soc. exp. Biol. (N.Y.) 97, 712 (1958).
BIEGELEISEN, J. Z., M. S. MITCHELL, B. B. MARCUS, D. L. RHODEN, and R. W. BLUMBERG: Immunofluorescence techniques for demonstrating bacterial pathogens associated with cerebrospinal meningitis. Part I and II. J. Lab. clin. Med. 65, 976, 990 (1965).
BILLINGHAM, R. E.: Transplantation immunity and the maternal-fetal relation. New Engl. J. Med. 270, 667 (1964).
BLACK, P. H., W. P. ROWE, H. C. TURNER, and R. J. HUEBNER: A specific complement-fixing antigen present in SV 40 tumor and transformed cells. Proc. nat. Acad. Sci. (Wash.) 50, 1148 (1963).
BÖHME, D., W. KERSTEN, G. PAAL, and H. KERSTEN: Instability of myelin antigens derived from human brain. Lancet 1964 II, 886—888.
— J. M. LEE, H. A. SCHNEIDER, and M. WACHSTEIN: The response of the reticuloendothelial system of inbred resistant and susceptible mice in the pathogenesis of allergic encephalomyelitis. J. Neuropath. exp. Neurol. 25, 311 (1966).
— G. PAAL, W. KERSTEN, and H. KERSTEN: Skin reactions in neurologie patients after intracutaneous administration of proteolipid extracted from human brain. Nature (Lond.) 197, 609 (1963).
BOGOCH, S., K. T. DUSSIK, C. FENDER, and P. CONRAN: Longitudinal clinical and neurochemical studies on schizophrenic and manic-depressive psychoses. Amer. J. Psychiat. 117, 409 (1960).
— G. PAAL, W. KERSTEN, and H. KERSTEN: Skin reactions in neurologie patients after intracutaneous administration of proteolipid extracted from human brain. Nature (Lond.) 197, 609 (1963).
BOLLAG, W.: Suppression of the immunological reaction by methylhydrazines, a new class of antitumour agents. Experientia (Basel) 19, 304 (1963).
BONIN, O., u. F. UNTERHARNSCHEIDT: Zur Neurovirulenzprüfung von Poliomyelitis-Lebendimpfstoffen. I. Grundlagen, Technik und Bewertung des Versuchs zur Messung der Neurovirulenz für den Affen. Arch. Psychiat. Nervenkr. 206, 260 (1964).
BRÖNNESTAM, R., S. J. DENCKER, and B. SWAHN: Fibrinogen in cerebrospinal fluid. Arch. Neurol. (Chic.) 4, 288 (1961).
BORNSTEIN, M. B.: A tissue culture approach to demyelinative disorder. Nat. Cancer Inst. Monogr. No 11, 197 (1963).
—, and S. H. APPEL: The application of tissue culture to the study of experimental "allergic" encephalomyelitis. J. Neuropath. exp. Neurol. 20, 141 (1961).

BORNSTEIN, M. B., and S. M. CRAIN: Functional studies of cultured brain tissues as related to "demyelinative disorders". Science 148, 1242 (1965).

BOYDEN, S. V.: The adsorption of proteins on erythrocytes treated with tannic acid and subsequent hemagglutination by antiprotein sera. J. exp. Med. 93, 107 (1951).

BRADLEY, R. M., and J. N. KANFER: The action of galactose oxidase on several sphingoglycolipids. Biochim. biophys. Acta (Amst.) 84, 210 (1964).

BRADY, R. O.: Immunochemical properties of glycolipids. Amer. Oil Chem. Soc. 43, 67 (1966).

BRANDT, R., H. GUTH u. R. MÜLLER: Zur Frage der Organspezifität von Lipoidantikörpern. Klin. Wschr. 1926, 655.

BRAUMAN, J., H. BRAUMAN, and J. L. PASTEELS: Immunoassay of growth hormone in cultures of human hypophysis by the method of complement fixation: comparison of the growth hormone secretion and the prolactin activity. Nature (Lond.) 202, No 4937, 1116 (1964).

BRENT, L.: Tissue transplantation. Progr. Allergy 5, 271 (1958).

BRODY, M. J.: Electrical activity in sympathetic nerves of immunologically sympathectomized rats. Proc. Soc. exp. Biol. (N.Y.) 114, 565 (1963).

BRÜHL, P., U. BÜCH, U. STEINMETZ u. E. WEBER: Fehlender immunologischer Nachweis von menschlichem Wachstumshormon im Liquor cerebrospinalis. Klin. Wschr. 42, 1033 (1964).

BRUNNGRABER, E. G., and B. D. BROWN: Preparation of sialomucopolysaccharides from brain mitochondrial fractions. Biochim. biophys. Acta (Amst.) 69, 581 (1963).

— — Heterogeneity of sialomucopolysaccharides prepared from whole rat brain. Biochim. biophys. Acta (Amst.) 83, 357 (1964).

BUBENIK, J., and P. KOLDOVSKY: The mechanism of antitumour immunity studied by means of transfer of immunity. Folia biol. (Praha) 10, 427 (1964).

BUCKELL, M., and M. C. ROBERTSON: Enzyme studies in cerebral tumours. Lactate dehydrogenase, glucose phosphate isomerosa, acid and alcaline phosphatase in plasma, ventricular cerebrospinal fluid and tumour cyst fluid from cases of glioma and cerebral secondary carcinoma. Brit. J. Cancer 19, 83 (1965).

BURNET, F. M.: Autoimmune disease. The Keith Inglis Lecture for 1961, Science 133, 307 (1961).

— Theories of immunity. In: Conceptual advances in immunology and oncology. Hoeber Medical Division. New York: Harper & Row, Publ. 1962.

— Immunological factors in the process of carcinogenesis. Brit. med. Bull. 20, 154 (1964).

— Antikörper und Immunität. Med. Prisma 1, 1 (1965).

BUSCH, H.: Biochemistry of the cancer cell. New York: Academic Press 1962.

CARNEGIE, P. R., and C. E. LUMSDEN: Encephalitogenic peptides from spinal cord. Nature (Lond.) 209, 1354 (1966).

CASPARY, E. A.: Comparison of immunological specifity of gamma globulins in the cerebrospinal fluid in normal and multiple sclerosis subjects. J. Neurol. Neurosurg. Psychiat. 28, 61 (1965).

— Precipitating antibody in multiple sclerosis and experimental allergic encephalomyelitis. Specific binding of radio-iodinated encephalitogenic factor. J. Neurol. Neurosurg. Psychiat. 29, 103 (1966).

—, and E. J. BALL: Effect of treatment with 2-mercaptoethanol on tanned red cell agglutinating antibodies in allergic encephalomyelitis. Nature (Lond.) 207, 1305 (1965).

—, and E. J. FIELD: Antibody response to central and peripheral nerve antigens in rat and guinea-pig. J. Neurol. Neurosurg. Psychiat. 28, 179 (1965).

— — I. MACLEOD, and C. SMITH: Circulating antibody to saline brain extracts in multiple sclerosis. Z. Immun.-Forsch. 125, 459 (1963).

— R. E. SINDEN, and E. J. FIELD: Some observations on the role of circulating antibody in protection against experimental allergic encephalomyelitis. Z. Immun.-Forsch. 130, 454 (1966).

CHASE, M. W.: A critique of attempts at passive transfer of sensitivity to nervous tissue. In: "Allergic" encephalomyelitis. Springfield, Ill., USA: Ch. C. Thomas 1959.

CHIRIGOS, M. A., L. B. THOMAS, R. S. HUMPHREYS, J. P. GLYNN, and A. GOLDIN: Therapeutic and immunological response of mice with meningeal leukemia (L 1210) to challenge with an antifolic-resistant variant. Cancer Res. 24, 409 (1964).

CHRISTENSEN LOU, H. O., J. CLAUSEN, and F. BIERRING: Phospholipids and glycolipids of tumours in the central nervous system. J. Neurochem. 12, 619 (1965).

CLARKE, D. W., and L. GEIGER: Effects of experimental allergic encephalomyelitis serum of fatty acid output of brain slices. Nature (Lond.) 201, 401 (1964).

CLARKE, J. K., D. S. DANE, and G. W. A. DICK: Viral antibody in the cerebrospinal fluid and serum of multiple sclerosis patients. Brain 88, 953 (1965).

CLAUSEN, J.: Immunoelectrophoresis — a survey of its application in clinical chemistry. Sci. Tools 10, No 3 (1963).

— S. J. DENCKER, and L. SVENNERHOLM: Proposed standardization of analysis of cerebrospinal fluid proteins. Acta neurol. scand., Suppl. 10, 40, 89 (1964).

COHEN, S. M., I. A. TRIANDAPHILLI, J. L. BARLOW, and J. HOTCHIN: Immunofluorescent detection of antibody to lymphocytic choriomeningitis virus in man. J. Immunol. 96, 777 (1966).

CONDIE, R. M., R. MONSON, and R. A. GOOD: Prevention of experimental allergic encephalomyelitis. Fed. Proc. 18, 563 (1959).

—, u. P. LATZER: Die tierischen Gifte in der Chemie. Biochem. Z. 197, 222 (1928).

COOK, R. J.: Reversed passive haemagglutination systems for the estimation of tetanus toxins and antitoxins. Immunology 8, No 1 (1965).
COOMBS, R. E. A., A. M. COOMBS, and G. D. INGRAM: The serology of conglutination and its relation to disease. Oxford: Blackwell scientific publications 1962.
COONS, A. H., and M. H. KAPLAN: Localization of antigen in tissue cells. II. Improvements in a method for the detection of antigen by means of fluorescent antibody. J. exp. Med. 91, 1 (1950).
CRAGG, B. G., and P. K. THOMAS: Changes in nerve conduction in experimental allergic neuritis. J. Neurol. Neurosurg. Psychiat. 27, 106 (1964).
CROWLE, A. J.: Delayed hypersensitivity and its allergic implications. Ann. Allergy 22, 215—228 (1964).
CRUICKSHANK, B., and A. R. CURRIE: Localization of tissue antigens with the fluorescent antibody technique: Application to human anterior pituitary hormones. Immunology 1, No 13 (1958).
CUMINGS, J. N.: The chemistry of myelin and some aspects of myelination. Some biochemical considerations regarding different forms of demyelination. In: Mechanisms of demyelination, edit. by A. S. ROSE and C. M. PEARSON, p. 44, 58. New York: McGraw-Hill Book Co. 1963.
— Some lipid diseases of the brain section of neurology. Proc. roy. Soc. Med. 58, 21, (1965).
— R. C. SHORTMAN, and T. SKRBIC: Lipid studies in the blood and brain in multiple sclerosis and motor neurone disease. J. clin. Path. 18, 641 (1965).
CUNNINGHAM, V. R., J. G. RIMER, and E. J. FIELD: Serum protein profile in experimental "allergic"encephalomyelitis of the guinea pig. Exp. Neurol. 8, 371 (1963).
CUZNER, M. L., A. N. DAVISON, and N. A. GREGSON: The chemical composition of vertebrate myelin and microsomes. J. Neurochem. 12, 469 (1965).
DAMESHEK, W.: Theories of autoimmunity. In: Conceptual advances in immunology and oncology. New York: Hoeber Medical Division, Harper & Row, Publ. 1962.
DANON, D., C. HOWE, and L. T. LEE: Interaction of polylysine with soluble components of human erythrocyte membranes. Biochim. biophys. Acta (Amst.) 101, 201 (1965).
DAVID, J. R., and P. Y. PATERSON: In vitro demonstration of cellular sensitivity in allergic encephalomyelitis. J. exp. Med. 122, 1161 (1966).
DAVIDSON, J. D.: Studies on the mechanism of action of 6-mercaptopurine in sensitive and resistant L 1210 leucemia in vitro. Cancer Res. 20, 225 (1960).
DAY, E. D.: The immunochemistry of cancer. Springfield (Ill.): Ch. C. Thomas 1965.
— S. LASSITER, B. S. MAHALEY, and M. S. MAHALEY: The localization of radioantibodies in human brain tumors. III. Radioiodination of pre-purified localizing antibody. J. Nuclear Med. 6, 38 (1965).
— — B. WOODHALL, J. L. MAHALEY, and M. S. MAHALEY: The localization of radioantibodies in human brain tumors. I. Preliminary exploration. Cancer Res. 25, 859 (1965).
DENCKER, S. J.: Sex and age as differentiating factors in some cerebrospinal fluid variables. Kgl. Fysiogr. Sällsk. Lund, Förh. 30, No 11 (1960).
— Variation of total cerebrospinal fluid proteins and cells with sex and age. World Neurology 3, 778 (1962).
— Studies on specific cerebrospinal δ-globulin components. Acta neurol. scand., Suppl. 4, 39, 317 (1963).
— Immuno-electrophoretic investigation of cerebrospinal fluid δ-globulins in multiple sclerosis. Acta neurol. scand. Suppl. 10, 40, 57 (1964).
— R. BRÖNNESTAM, and B. SWAHN: Demonstration of large blood proteins in cerebrospinal fluid. Neurology (Minneap.) 11, No 5 (1961).
—, and B. SWAHN: Clinical value of protein analysis in cerebrospinal fluid. Lunds Univ. Arch., N.F., Avd. 2, 57, No 10 (1961).
— — Proteins of central nervous origin present in cerebrospinal fluid. Nature (Lond.) 194, No 4825 (1962).
— — and B. URSING: Protein pattern of cerebrospinal fluid during the course of acute polyradiculoneuropathy. Acta med. scand. 175, 499 (1964).
— E. SVENNILSON, and B. SWAHN: Protein pattern of cerebrospinal fluid in tumour of the central nervous system. Swedish Cancer Soc. Yearbook 3, 222 (1962).
DEPIEDS, R., G. CARTOUZOU, S. LISSITZKY et H. GIGNOUX: Sur les caractères immunochimiques des extraits de tissu cérébral de lapin. Rev. franç. Étud. clin. biol. 8, 653 (1963).
DINGMAN, W., and B. SPORN: Molecular theories of memory. Science 144, No 3614, 26 (1964).
DODD, M. C., N. J. BIGLEY, G. A. JOHNSON, and R. H. MCCLUER: Chemical aspects of inhibitors of $Rh_0(D)$ antibody. Nature (Lond.) 204, 549 (1964).
DOERY, H. M., and E. A. NORTH: The interaction of staphylococcal toxin and ganglioside. 1. Inactivation of the lethal effect of staphylococcal toxin in mice. Aust. J. exp. Biol. med. Sci. 39, 333 (1961).
DRUCKREY, H., S. IVANKOVIC u. R. PREUSSMANN: Selektive Erzeugung maligner Tumoren im Gehirn und Rückenmark von Ratten durch N-Methyl-N-nitrosoharnstoff. Z. Krebsforsch. 66, 389 (1965).
DUMANOV, I.: The relation between the nervous system and the infection of immunity. VII. Effect of the different functional states of the cerebral cortex on immunogenesis in swine. Nauki Bulgar. 6, 5 (1962).
DURAN-REYNOLDS, M. L.: Viruses, nucleic acids and cancer, p. 574. Baltimore: Williams & Wilkins 1963.
EAST, J., D. M. V. PARROTT, and J. SEAMER: The ability of mice thymectomized at birth to survive infection with lymphocytic choriomeningitis virus. Virology 22, 160 (1964).
EDGAR, G. W. F., and A. H. TINGEY: "Sulphatides" and "neutral cerebrosides" in demyelination. Psych. Neurol. Neurochir. 66, 543 (1963).

Ehrlich P.: Gesammelte Werke. Berlin-Heidelberg-New York: Springer 1960.
Eisen, A. H., G. Káprati, T. László, F. Adermann, J. P. Robb, and H. L. Bacal: Immunologic deficiency in ataxia telangiectasia. New Engl. J. Med. 272, 18 (1965).
Ejima, T.: A mucopolysaccharide from human cerebral cortex. Tohoku J. exp. Med. 61, 2 (1955).
Emmart, E. W., R. W. Bates, and W. A. Turner: Localization of prolactin in rat pituitary and in a transplantable mammotropic pituitary tumor using fluorescent antibody. J. Histochem. Cytochem. 13, 182 (1965).
Faillace, L. A., and S. Bogoch: Quantitative separation of human brain glycolipoids: isolation of an aminoglycolipoid. Biochem. J. 82, 527 (1962).
Falke, D.: Virusbedingte Tumoren. Dtsch. med. Wschr. 90, 440 (1965).
Faurbye, A., L. Lundberg, and K. A. Jensen: Studies on the antigen demonstrated by Malis in serum from schizophrenic patients. Acta path. microbiol. scand. 61, 633 (1964).
Fedinec, A. A., and H. A. Matzke: The relationship of toxin and antitoxin injection site to tetanus development in rat. J. exp. Med. 110, 1023 (1959).
Feigen, G. A., N. S. Peterson, W. W. Hofman, G. H. Genter, and W. E. van Heyningen: The effect of impure tetanus toxin on the frequency of miniature end-plate potentials. J. gen. Microbiol. 33, 489 (1963).
Ferguson, K. A.: Starch-gel electrophoresis-application to the classification of pituitary proteins and polypeptides. Metabolism 13, No 10 (1964).
Fessel, W. J.: Autoimmunity and mental illness: preliminary report. Nature (Lond.) 193, 1005 (1962).
— H. D. Kurland, and R. P. Cutler: Serological distinction between functional psychoses. Rep. Arch. int. Med. 113, 669 (1964).
Field, E. J., and E. A. Caspary: Behaviour of blood-platelets in multiple sclerosis. Lancet 1964a I, 876.
— — Protective effect of encephalitogenic factor in experimental allergic encephalomyelitis. Nature (Lond.) 201, 936 (1964b).
—, and D. Hughes: Toxicity of motor neurone disease serum for myelin in tissue culture. Brit. med. J. 2, 1399 (1965).
— A. Ridley, and E. A. Caspary: Specificity of human brain and nerve antibody as shown by immunofluorescence microscopy. Brit. J. exp. Path. 44, 631 (1963).
Filipp, G.: Die Rolle des Nervensystems in allergisch-anaphylaktischen Vorgängen. I, II und III. Acta allergol. 21, 201 (1966).
Finger, H.: Arbeiten aus dem Paul-Ehrlich-Institut, dem Georg-Speyer-Haus und dem Ferdinand-Blum-Institut zu Frankfurt a. M. Herausgegeben von Prof. Dr. G. Heymanns, Frankfurt a. M. Heft 60: Das Freundsche Adjuvans. Stuttgart: Gustav Fischer 1964.
Fisch, G.: Über die Aktivität von Caeruloplasmin bei neurologischen und psychiatrischen Erkrankungen, im besonderen bei multipler Sklerose. Confin. neurol. (Basel) 24, 257 (1964).
Fischer, K., u. E. Dorszewski: Ein Beitrag zur Immunfluorescenztechnik zum Nachweis cellulär fixierter Antikörper. Mschr. Kinderheilk. 113, 175 (1965).
Fitschen, W.: A quantitative study of antigen-antibody combination during disk electrophoresis in acrylamide gel using iodine-131 labelled human growth hormone. Immunology 7, 307 (1964).
Fjerdingstad, E. J., Th. Nissen, and H. H. Røigaard-Petersen: Effect of ribonucleic acid (RNA) extracted from the brain of trained animals on learning in rats. Scand. J. Psychol. 6, 1 (1965).
Folch-Pi, J.: Discussion of techniques for quantitation of encephalitogenic activity in experimental animals. Distribution and properties of proteolipid fractions. Discussion of the activity of encephalitogenic materials in different species. In: "Allergic" encephalomyelitis. Springfield (Ill.): Ch. C. Thomas Publ. 1959.
— Chemical pathology of the nervous system. London: Pergamon Press 1961.
—, and H. Bauer: Brain lipids and lipoproteins, and the leucodystrophies. Amsterdam: Elsevier Publ. Co. (1963).
—, and M. B. Lees: Distribution and properties of proteolipid fractions. In: "Allergic" encephalomyelitis, p. 253. Springfield (Ill.): Ch. C. Thomas 1959.
— Some considerations on the structure of proteolipids. Fed. Proc. 23, part 1, 630 (1964).
Forrester, J. A., D. C. Dumonde, and E. J. Ambrose: The effects of antibodies on cells. Immunology 8, 37 (1965).
Freund, J., and M. M. Lipton: Experimental allergic encephalomyelitis after the excision of the injection site of antigen-adjuvant emulsion. J. Immunol. 75, 454 (1955).
Frick, E.: Immunelektrophoretische Untersuchungen über „spezifische" Proteine im Liquor cerebrospinalis. Klin. Wschr. 43, 357 (1965).
—, u. L. Scheid-Seydel: Untersuchungen mit J^{131}-markiertem δ-Globulin zur Frage der Abstammung der Liquoreiweißkörper. Klin. Wschr. 36, 857 (1958).
Friede, R. L., and M. Knoller: Quantitative enzyme profiles of plaques of multiple sclerosis. Experientia (Basel) 20, 130 (1964).
Friedenreich, V.: The Thomsen hemagglutination phenomenon. Kopenhagen: Levin & Munksgaard 1930.
Friedenreich, V., and Th. Andersen: On the existence, outside human blood, of substances convertible into receptors T. Acta path. microbiol. scand. 4, 236 (1929).
Friedman, H. P., and B. S. Wenger: Identification of two distinct rabbit antibodies directed against different antigenic components of avian brain. Immunology 9, 467 (1965a).

Friedman, H. P., and B. S. Wenger: Adult brain antigens demonstrated in chick embryos by fractionated antisera. J. Embryol. exp. Morph. 13, 35 (1965b).

Gaidamovic, S., et D. S. Muou: Quelques propriétés des hémagglutinines du virus de l'encéphalite japonaise B. Bull. Org. mond. Santé 30, 173 (1964).

Gaisford, W., and A. C. P. Campbell: British Empire Cancer Campaign. 36th Annual report, part 2a, p. 533, 1958.

Gammack, D. B., and R. I. Hector: A study of serum proteins in acute schizophrenia. Clin. Sci. 28, 469 (1965).

Garcia, J. H., H. Okazaki, and A. S. Aronson: Blood-frequencies and astrocytomata. J. Neurosurg. 20, 397 (1963).

Geerling, H., H. J. Angel, G. Löffler u. K. F. Weinges: Über die radio-immunologische Bestimmung von Proteohormonen. Dtsch. med. Wschr. 90, 825 (1965).

Georgi, F., G. G. Honegger, H. P. Rieder u. R. Wüthrich: Beeinflussung der experimentellen allergischen Encephalomyelitis durch ein Cytostatikum der Methylhydrazinreihe. Helv. physiol. pharmacol. Acta 21, 381 (1963).

Gibb, B., u. K. Arnold: Untersuchungen zum Nachweis blutgruppengeprägter Antigene in lyophilisierter Dura mater. Zbl. Neurochir. 26, 136 (1965).

Gilland, O., and I. Petersen: The effect of ACTH on EMG in multiple sclerosis patients. Acta neurol. scand. 41, 120 (1965).

Gilliland, P. F., and T. E. Prout: Immunologic studies of octapeptides. I. Radioionisation of oxytocin. II. Production and detection of antibodies to oxytocin. Metabolism 14, 912, 918 (1965).

Gipsen, R., G. J. P. Schmittmann, and B. Saathof: Rabies vaccine derived from suckling rabbit brain. Arch. ges. Virusforsch. 15, 366 (1965).

Girard, A., A. S. Greig, and D. Mitchell: Encephalomyelitis of swine caused by a haemagglutinating virus. Res. Vet. Sci. 5, 294 (1964).

Girard, J., M. Y. van Caillie u. M. Vest: Ursachen der unspezifischen Hämagglutinationshemmung in der immunologischen Wachstumshormonbestimmung und Möglichkeiten ihrer Verhütung. Schweiz. med. Wschr. 94, 332 (1964).

Gjessing, L. R.: Studies of functional neural tumors. I. Urinary 3-methoxy-4-hydroxy-phenyl-metabolites. Scand. J. clin. Lab. Invest. 15, 463 (1963a).
— Studies of functional neural tumors. II. Cystathioninuria. Scand. J. clin. Lab. Invest. 15, 474 (1963b).
— Studies of functional neural tumors. III. Cystathionine in the tumor tissue. Scand. J. clin. Lab. Invest. 15, 479 (1963c).
— Studies of functional neural tumors. IV. Isolation and identification of urinary cystathionine. Scand. J. clin. Lab. Invest. 15, 601 (1963d).
— Studies of functional neural tumors. V. Urinary excretion of 3-methoxy-4-hydroxyphenyl-lactic acid. Scand. J. clin. Lab. Invest. 15, 649 (1963e).

Gold, P., and S. O. Freedman: Demonstration of tumor-specific antigen in human colonic carcinomata by immunological tolerance and absorption techniques. J. exp. Med. 121, 439 (1965).

Goldschmidt, E.: The genetics of migrant and isolate populations. Baltimore: Williams & Wilkins 1962.

Good, R. A.: Immunologic competence: its cellular basis, clinical and experimental deficiencies, ontogeny and phylogeny. In: Mechanisms of demyelination, p. 119—145. New York: McGraw-Hill Book Co. 1963a.

Good, R. A.: Experimental allergic encephalomyelitis: A model for study of pathology, pathogenesis, prevention and treatment of autoimmune diseases. In: Mechanism of demyelination (edit. A. S. Rose and C. M. Pearson). New York: McGraw-Hill Book Co. 1963b.

Gorshunova, L. P., M. I. Parasonis, and M. Sh. Promyslov: Mucolipids of the brain in the process of formation of post-vaccinal antirabic immunity. Nature (Lond.) 210, 1279 (1966).

Goss, D. A., and J. Lewis: Immunologic differentiation of luteinizing hormone and human chorionic gonadotropin in compounds of high purity. Endocrinology 74, 83 (1964).

Grabar, P., and P. Burtin: Immunoelectrophoretic analysis. New York: Elsevier Publ. 1964.

Grace, J. T.: Clinical aspects of immunity in untreated cancer. Ann. N.Y. Acad. Sci. 114, Art. 2, 736 (1964).
— D. M. Perese, R. S. Metzgar, T. Sababe, and B. Holdridge: Tumor autograft responses in patients with glioblastoma multiforme. J. Neurosurg. 18, 159 (1961).

Granzer, E., G. F. Fuhrman u. G. Ruhenstroth-Bauer: Untersuchungen über die mit Neuraminidase abspaltbaren Neuraminsäurederivate aus Oberflächenmembranen normaler Leberzellen und Asciteshepatomzellen von Ratten. Hoppe-Seylers Z. physiol. Chem. 337, 52 (1964).

Gray, G. M.: The isolation and partial characterization of the glycolipids of BP8/C3H ascites-sarcoma cells. Biochem. J. 94, 91 (1965).

Greene, H. S. N.: Transplantation of tumors to brains of heterologous species. Cancer Res. 11, 529 (1951).
— Transplantation of human brain tumors to brains of laboratory animals. Cancer Res. 13, 422 (1953).
— Heterotransplantation of tumors. Ann. N.Y. Acad. Sci. 69, 525 (1957a).
— Heterotransplantation of tumors. Ann. N.Y. Acad. Sci. 69, 818 (1957b).
—, and E. K. Harvey: Metastasis of heterologously transplanted tumors. Cancer Res. 24, No 10, 1678 (1964).

Grossman, M., W. Sussman, D. Gottfried, C. Quock, and W. Ticknor: Immunofluorescent techniques in bacterial meningitis. Amer. J. Dis. Childr. 107, 356 (1964).

Haas, G. H., and L. L. M. van Deenen: Chemical structure and serological activity of synthetic and natural cardiolipin. Nature (Lond.) 206, No 4987, 935 (1965).

Haas, R., u. R. Thomssen: Immunologische Adjuvantien. Dtsch. med. Wschr. 86, 1482 (1961).

Haas, V. H., G. M. Briggs, and S. E. Steward: Inapparent lymphocytic choriomeningitis infection in folic acid deficient mice. Science 126, 405 (1957a).

— — — Folic acid deficiency and the sparing of mice infected with the virus of lymphocytic choriomeningitis. Virology 3, 15 (1957b).

Hadley, H. G.: Cybernetics, microorganisms and neoplastic disease. Oncologia (Basel) 17, 221 (1964).

Hakomori, S. I., and R. W. Jeanloz: Isolation of a glycolipid containing fucose, galactose, glucose, and glucosamine from human cancerous tissue. J. biol. Chem. 239, 360 (1964).

Hallauer, C.: Die Virusätiologie der Tumoren. Berner Rektoratsreden, Bern 1961.

Hamburger, R. N., and S. E. Mills: Passive immune kill of cells in tissue culture. Immunology 8, 454 (1965).

Handa, Sh., and T. Yamakawa: Chemistry of lipids of posthemolytic residue or stroma of erythrocytes. XII. Chemical structure and chromatographic behaviour of hematosides obtained from equine and dog erythrocytes. Jap. J. exp. Med. 34, 293 (1964).

Handschuhmacher, R. E., and A. D. Welch: Agents which influence nucleic acid metabolism. In: The nucleic acids (E. Chargaff and J. N. Davidson, eds.), vol. III, p. 453. New York: Academic Press 1960.

Hardegree, M. C.: Separation of neurotoxin and hemolysin of Clostridium tetani. Proc. Soc. exp. Biol. (N.Y.) 119, 405 (1965).

Harris, G. W.: Entwicklung und heutiger Stand der Neuroendocrinologie. Dtsch. med. Wschr. 90, 61 (1965).

Hartog, M., M. A. Gaafar, B. Meisser, and T. R. Fraser: Immunoassay of serum growth hormone in acromegalic patients. Brit. med. J. 1964 p. 1229.

Hashem, N., and M. L. Barr: Mitogenic effect of rabies vaccine on cultures of lymphocytes in diseases of the nervous system. Lancet 1963 I, 1029.

—, and D. H. Carr: Mitogenic stimulation of peripheral lymphocyte cultures by autologous lymphocyte extracts in autoimmune diseases. Lancet 1963 I, 1030.

Hass, W. K.: Soluble tissue antigens in human brain tumor and cerebrospinal fluid. Arch. Neurol. 14, 443 (1966).

Heard, D. H., G. V. F. Seaman, and I. Simon-Reuss: Electrophoretic mobility of cultured mesodermal tissue cells. Nature (Lond.) 190, No 4780, 1009 (1961).

Hechter, O., and I. D. K. Kalkerston: On the nature of macromolecular coding in neuronal memory. Perspect. Biol. Med. 7, 183 (1964).

Heitmann, R., u. G. Uhlenbruck: Über den Nachweis „liquorspezifischer" Proteinkomponenten. Dtsch. Z. Nervenheilk. 188, 187 (1966).

Hellström, K. E., and G. Möller: Immunological and immunogenetic aspects of tumor transplantation. Progr. Allergy 9, 158 (1965).

Henle, W., L. A. Chambers, and V. J. Groupé: The serological specificity of particulate components derived from varous normal mammalian organs. J. exp. Med. 74, 495 (1941).

Henson, R. A., G. M. Stern, and V. C. Thompson: Thymectomy for myasthenia gravis. Brain 88, 11—28 (1965).

Herrlich, P., u. C. E. Sekeris: Identifizierung von N-Acetyl-noradrenalin im Urin eines Patienten mit Neuroblastom. Hoppe-Seylers Z. physiol. Chem. 339, 249—250 (1964).

Heyningen, W. E. van: Tentative identification of the tetanus toxin receptor in nervous tissue. J. gen. Microbiol. 20, 310 (1959).

— The fixation of tetanus toxin by ganglioside. J. gen. Microbiol. 24, 107 (1961).

— The fixation of tetanus toxin, strychnine, serotonin and other substances by ganglioside. J. gen. Microbiol. 31, 375 (1963).

— The fixation of tetanus toxin by ganglioside. J. gen. Microbiol. 31, 437 (1963).

— The fixation of tetanus toxin by ganglioside. Biochem. Pharmacol. 12, 437 (1963).

—, and S. N. Arseculeratne: Exotoxins. Ann. Rev. Microbiol. 18, 195 (1964).

—, and P. A. Miller: The fixation of tetanus toxin by ganglioside. J. gen. Microbiol. 24, 107 (1961).

—, and R. J. Woodman: The fixation of tetanus by frog brain. J. gen. Microbiol. 31, 389 (1963).

Hitzig, W. H.: Immunbiologische Reaktionen des cellulären und des humoralen Systems. Schweiz. med. Wschr. 93, 1433 (1963).

Hochwald, G. M., and G. J. Thorbecke: Occurrence of myeloma-like γ-globulin in C.S.F. of a four-month old infant with hydrocephalus. Pediatrics 33, No 3 (1964).

Hoeber Medical Division: Conceptual advances in immunology and oncology. New York: Harper & Row, Publ. Inc. 1963.

Hoelzl-Wallach, D. F., and E. H. Eylar: Sialic acid in the cellular membrane of Ehrlich ascites-carcinoma cells. Biochim. biophys. Acta (Amst.) 52, 594 (1961).

Hollàn, S. R., E. Novàk, S. Kòszeghy, and E. Stark: Immunochemical study of denerved muscle proteins. Life Sci. 4, 1779 (1965).

Holmberg, B.: The isolation and composition of a cytotoxic polypeptide from tumor fluids. Z. Krebsforsch. 66, 65 (1964).

HOLST, E.: Studies on antilipoidal immune globulin. 1. Influence of normal components of human serum and cerebrospinal fluid on the outcome of the complement fixation test with cardiolipin antigen, and variation in this influence following heat inactivation. Acta path. microbiol. scand. 62, 356—366 (1964).
— Studies on antilipoidal immune globulin. 2. Reactivity in lepromatous leprosy with a lecithin-free cardiolipin antigen (Cardchol) after ordinary and prolonged heat inactivation. Acta path. microbiol. scand. 62, 367 (1964).
HOOGHWINKEL, G. J. M., P. F. BORRI, and G. W. BRUYN: Biochemical studies in Huntingtons chorea. Neurology 16, 312 (1966).
HOTCHIN, J.: The biology of lymphocytic choriomeningitis infection: virus-induced immune disease. Cold Spr. Harb. Symp. quant. Biol. 27, 479 (1962).
—, and L. BENSON: The pathogenesis of lymphocytic choriomeningitis in mice: The effects of different inoculation routes and the foot-pad response. J. Immunol. 91, 460 (1963).
—, and E. SIKORA: Protection against the lethal effect of lymphocytic choriomeningitis virus in mice by neonatal thymectomie. Nature (Lond.) 215, No 4928 (1964).
HOWATSON, A. F., M. NAGAI, and G. M. ZU RHEIN: Polyoma-like virions in human demyelinating brain disease. Canad. med. Ass. J. 93, 379 (1965).
HOYER, L. W., R. M. CONDIE, and R. A. GOOD: Prevention of experimental allergic encephalomyelitis with 6-mercaptopurine. Proc. Soc. exp. Biol. (N.Y.) 103, 205 (1960).
HSU, K. C., R. A. RIFKIND, and J. B. ZABRISKIE: Fluorescent, electron microscopic, and immunoelectrophoretic studies of labeled antibodies. Science 142, No 3598, 1471 (1963).
HUEBNER, R. J., H. G. PEREIRA, A. C. ALLISON, A. C. HOLLINSHEAD, and H. C. TURNER: Production of type-specific C-antigen in virus-free hamster tumor cells induced by adenovirus type 12. Proc. nat. Acad. Sci. (Wash.) 51, 432 (1964).
HUGHES, L. E., and B. LYTTON: Antigenic properties of human tumours delayed cutaneous hypersensitivity reactions. Brit. med. J. 1964 I, 209.
HUMPHREY, J. H., and R. G. WHITE: Immunology for students of medicine. Oxford: Blackwell Scientific 1964.
HUNTER, W. M., and F. C. GREENWOOD: A radio-immunoelectrophoretic assay for human growth hormone. Biochem. J. 91, 43 (1964).
HUXLEY, J.: Krebs in biologischer Sicht. (Biological aspects of cancer.) Dtsch. Übersetzung von Dr. CHR. LANDSCHÜTZ und CHR. LANDSCHÜTZ, München. Stuttgart: Georg Thieme 1960.
HYDEN, H., and B. MCEWEN: A glial protein specific for the nervous system. Proc. Nat. Acad. Sci. 55, 354 (1966).
IKUTA, F., and H. M. ZIMMERMAN: Virus particles in reactive cells induced by intracerebral implantation of dibenzanthracene. J. Neuropath. exp. Neurol. 24, 225 (1965).
IRACI, G., e A. CARTERI: Frequenza di gruppi AB0 nei tumori intracranici di orgine neuroectodermica. Tumori 50, Nr 3 (1964a).
— — AB0 blood groups in intracranial tumors of neuroectodermal origin. Tumori 50, 187 (1964b).
— — e G. G. TOFFOLO: Frequenza del fattore Rh nei tumori intracranici: studio statistico su 1464 casi. Ann. Neurol. Psichiat. 58, Fasc. I (1964a).
—, e G. G. TOFFOLO: Frequenza dei gruppi AB0 nei meningiomi. Tumori 50, Nr 6 (1964b).
— — Frequenza dei gruppi AB0 negli adenomi ipofisari. Tumori 50, Nr 6 (1964c).
IRVINE, D. G., and H. MIYASHITA: Blood types in relation to depressions and schizophrenia: a preliminary report. Canad. med. Ass. J. 92, 551 (1965).
ISLIKER, H., B. LE MAIRE, and C. MORGAN: The use of ferritin-conjugated antibody-fragments in electronmicroscopic studies of viruses. Path. et Microbiol. (Basel) 27, 521 (1964).
ITOH, T., and CH. M. SOUTHAM: Isoantibodies to human cancer cells in healthy recipients of cancer homotransplants. J. Immnuol. 91, No 4 (1963).
IVANKOVIC, S., H. DRUCKREY u. R. PREUSSMANN: Erzeugung von Tumoren im peripheren und zentralen Nervensystem durch Trimethylnitroso-Harnstoff an Ratten. Z. Krebsforsch. 66, 541 (1965).
JANKOVIČ, B. D., and M. ISVANESKI: Experimental allergic encephalomyelitis in thymectomized, bursectomized and normal chickens. Int. Arch. Allergy 23, 188 (1963).
—, M. DRAŠKOČI, D. PAUNOVIČ, and L. POPESKOVIČ: Suppression of experimental allergic encephalomyelitis in rats and chickens treated with reserpine. Nature (Lond.) 204, 1101 (1964).
— —, and M. JANJIČ: Passive transfer of allergic encephalomyelitis with antibrain serum injected into the lateral ventricle of the brain. Nature (Lond.) 207, 428 (1965).
— —, and K. ISAKOVIČ: Antibody response in rabbits following injection of sheep erythrocytes into lateral ventricle of brain. Nature (Lond.) 191, 288 (1961).
—, and S. LESKOWITZ: Restoration of antibody producing capacity in bursectomized chickens by bursal grafts in millipore chambers. Proc. Soc. exp. Biol. (N.Y.) 118, 1164 (1965).
JARETT, L., P. E. LACY, and D. M. KIPNIS: Characterization by immunofluorescence of an ACTH-like substance in nonpituitary tumors from patients with hyperadrenocorticism. J. clin. Endocr. 24, 543 (1964).
JAWETZ, E., J. L. MELNICK u. E. A. ADELBERG: Medizinische Mikrobiologie. Berlin-Göttingen-Heidelberg: Springer 1963.
JELLINGER, K., u. F. SEITELBERGER: Akute tödliche Entmarkungs-Encephalitis nach wiederholten Hirntrockenzellen-Injektionen. Klin. Wschr. 1958, 437.

JENSEN, K., J. CLAUSEN, and E. OSTERMANN: Serum and cerebrospinal fluid proteins in schizophrenia. Acta psychiat. scand. **40**, 280 (1964).

JOFFE, S., M. M. RAPPORT, and L. GRAF: Identification of an organ specific lipid hapten in brain. Nature (Lond.) **198**, No 4862, 60 (1963).

JOHNSON, A. C., A. R. MCNABB, and R. J. ROSSITER: Concentration of lipids in brain of infants and adults. Biochem. J. **44**, 494 (1949).

JOHNSTONE, M. C. (ed.), D. B. AMOS, and C. A. STETSON jr.: Tumor immunity. Ann. N.Y. Acad. Sci. **101**, 1 (1962).

KABAT, E. A., A. WOLF, and A. E. BEZER: Studies on acute disseminated encephalomyelitis produced experimentally in rhesus monkeys. III. J. exp. Med. **88**, 417 (1948).

KAKLAMANIS, E., E. J. HOLBOROW, and L. E. GLYNN: A method for differentiating homozygous secretions of ABH bloodgroup substances. Its application to the study of secretor status in rheumatic fever. Lancet **1964**, I 788.

KANDUTSCH, A. A., and J. H. STIMPFLING: Partial purification of isoantigens from a mouse sarcoma. Transplantation **1**, No 2 (1963),

KARRER, K., u. P. SPEISER: Zur Frage der Immunologie von Tumoren. Wien. klin. Wschr. **76**, 843 (1964).

KATSH, S., and G. F. KATSH: Aspermatogenic antigen from brain. Experientia (Basel) **21**, 442 (1965).

KELLY, R. T., and D. GREIFF: Neuraminidase and neuraminidase-labile substrates in experimental influenza-virus encephalitis. Biochim. biophys. Acta (Amst.) **110**, 548 (1965).

KEREKES, M. F., T. FESZT, and A. KOVACS: Catheptic activity in the cerebral tissue of the rabbit during allergic encephalomyelitis. Experientia (Basel) **21**, 42 (1965).

KIBLER, R. F., R. H. FOX, and R. SHAPIRA: Isolation of highly purified encephalitogenic protein from bovine cord. Nature (Lond.) **204**, 1273 (1964).

KIES, W. M., and E. C. ALVORD: Encephalitogenic activity in guinea pig of water-soluble protein fractions of nervous tissue. In: "Allergic" encephalomyelitis. Springfield, Ill.: Ch. C. Thomas Publ. 1959.

— — R. E. MARTENSON, and F. N. LE BARON: Encephalitogenic activity of bovine basic proteins. Science **151**, 821 (1966).

— R. H. LAATSCH, O. L. SILVA, and E. C. ALVORD: Chemical and immunological studies on myelin from guinea pig brain. In: Demyelinisierende Encephalomyelitis (E. PETTE und H. BAUER, Hrsg.). Stuttgart: Fischer 1964.

— J. B. MURPHY, and E. C. ALVORD: Studies on the encephalitogenic factor in guinea pig central nervous system. In: Chemical pathology of the nervous system (edit. by FOLCH-PI). New York: Pergamon Press 1961.

KIM, Z., u. G. UHLENBRUCK: Untersuchungen über T-Antigen und T-Agglutinin. Z. Immunforsch. **130**, 88 (1966).

KLEIN, P., u. P. BURKHOLDER: Ein Verfahren zur fluoreszenzoptischen Darstellung der Komplementbindung und seine Anwendung zur histo-immunologischen Untersuchung der experimentellen Nierenanaphylaxie. Dtsch. med. Wschr. **45**, 2001 (1959).

KLEIN, E., and G. KLEIN: Antigenic properties of lymphomas induced by the Moloney agent. J. nat. Cancer Inst. **32**, No 3 (1964).

KLENK, E., u. W. GIELEN: Über ein chromatographisch einheitliches hexosaminhaltiges Gangliosid aus Menschengehirn. Hoppe-Seylers Z. physiol. Chem. **326**, 158 (1961).

KLENK, E., U. W. HENDRICKS u. W. GIELEN: β-D-Galaktosido-(1-3)-N-acetyl-D-galaktosamin, ein kristallisiertes Disaccharid aus menschlichen Gehirngangliosiden. Hoppe-Seylers Z. physiol. Chem. **330**, 140 (1962).

—, u. K. HEUER: Über die Ganglioside der Hundeerythrocyten. Dtsch. Z. Verdau.- u. Stoffwechselkr. **20**, 180 (1960).

—, u. W. KAHLKE: Über das Vorkommen der 3.7.11.15-Tetramethyl-hexadecansäure (Phytansäure) in den Cholesterinestern und anderen Lipoidfraktionen der Organe bei einem Krankheitsfall unbekannter Genese [Verdacht auf Heredopathia atactica polyneuritiformis (Refsum-Syndrom)]. Hoppe-Seylers Z. physiol. Chem. **333**, 133 (1963).

KOCH, FR.: Encephalitis postvaccinalis und Vorimpfung mit Vakzine-Antigen (Herrlich). Dtsch. med. Wschr. **88**, 1937 (1963).

KOFFLER, D., and M. FOGEL: Immunofluorescent localization of LH and FSH in the human adenohypophysis. Proc. Soc. exp. Biol. (N.Y.) **115**, 1080 (1964).

KOLAR, O.: Die subakuten Enzephalitiden (DAWSON-PETTE-DÖRING-BOGAERT). Z. ärztl. Fortbild. **59**, 262 (1965).

—, u. L. BEHOUNKOVA: Zur immunopathologischen Problematik der subakuten sklerosierenden Leukoencephalitis. Psychiat. Neurol. med. Psychol. (Lpz.) **16**, 274 (1964).

— — u. U. HASSKOVA-MESSNER: Die verzögerte Hypersensitivität (delayed hypersensitivity) in der Pathogenese der subakuten Panenzephalitiden. Acta Univ. Palack. Olomuc. **34**, 295 (1964).

KOPROWSKI, H.: Fortschritte der Tumorvirusforschung. Triangel Sandoz **6**, 1 (1964).

—, and M. V. FERNANDES: Autosensitization reaction in vitro. Contactual agglutination of sensitized lymphnode cells in brain tissue culture accompanied by destruction of glial elements. In: Cell bound antibodies. Philadelphia: Wistar Inst. Press 1963.

KOREY, S. R., R. KATZMAN, and J. ORLOFF: A case of Jakob-Creutzfeldt disease. J. Neuropath. exp. Neurol. **20**, 95 (1961).

Kornguth, S. E., and J. W. Anderson: Localization of a basic protein in the myelin of various species with the aid of fluorescence and electron microscopy. J. Cell Biol. 26, 157 (1965).

—, and H. G. Thompson jr.: Stimulation of lymph node protein synthesis by a basic protein from brain. Arch. Biochem. 105, 308 (1964).

Kort, J.: Probleme der Transplantation. Dtsch. med. Wschr. 89, 1903 (1964).

Koscielak, J.: ABo Blood group substances from erythrocytes as "lipid" antigens. Bibliotheca Haematol. 32, 453 (1965).

Kovacs, E.: Aktivitätshemmung der 5-Nucleotidase durch Abbauprodukte von mit Schlangengift verdauten Hirsebrei und Lecithin. Z. Vitamin-, Hormon- u. Fermentforsch. 11, 325 (1960).

Kracht, J., H. D. Zimmermann u. U. Hachmeister: Immunhistologischer ACTH-Nachweis in einem R-Zellen-Adenom des Hypophysenvorderlappens bei M. Cushing. Virchows Arch. path. Anat. 340, 270 (1966).

Krementz, E. T., and H. S. N. Greene: Heterologous transplantation of human neural tumors. Cancer 6, 100 (1953).

Kullander, S.: The development of hypophyseal, ovarian and mammary gland tissues grafted simultaneously to the anterior chamber of the eye or the spleen of gonadectomized rats. Acta obstet. gynec. scand. 44, 89 (1965).

Kunert, H., u. H. Schleussing: Experimentelle Untersuchungen zur Genese der postvakzinalen Enzephalomyelitis bei bestehender Toxoplasma-Infektion. Arch. Hyg. (Berl.) 149, 133 (1965).

Kurtzke, J. F.: Familiar incidence and geography in multiple sclerosis. Acta neurol. scand. 41, 127 (1965a).

Kutscha, W.: Die Funktion der motorischen Endplatte. Dtsch. med. Wschr. 88, 331 (1963).

Kuwert, E., and B. Niedieck: Anti-cerebroside antibodies in cerebrospinal fluid of rabbits with experimental "allergic" encephalomyelitis. Nature (Lond.) 207, 991 (1965).

— W. Firnhaber, K. Mai u. E. Pette: Komplementsystem und Liquor cerebrospinalis. I. Methodik und Bezugswerte. Z. Immun.- u. Allerg.-Forsch. 127, 321 (1964).

Kyogoku, M., Y. Yagi, J. Planinsek, J. Bernecky, and D. Pressman: Localizing properties of anti-rat hepatoma antibodies in vivo. Cancer Res. 24, 268 (1964).

Lachmann, P. J., K. W. Sell, and R. L. Spooner: The mixed conglutination reaction. Immunology 8, 345 (1965).

Lampert, P., and S. Carpenter: Electron microscopic studies on the vascular permeability and the mechanism of demyelination in experimental allergic encephalomyelitis. J. Neuropath. exp. Neurol. 24, 11 (1965).

Lang, N.: Immunologie des Karzinoms als Grundlage therapeutischer Überlegungen. Med. Welt 1963, 2538.

Laron, Z., B. Z. Arie, and S. Assa: The immunological properties of human ACTH. Acta endocr. (Kbh.) 45, Suppl. 89, 12 (1964a).

— A. Yed-Lekach, A. Kowaldo-Silbergeld, and S. Assa: The immunological properties of growth hormone after enzyme hydrolysis and heating. Acta endocr. (Kbh.) 45, Suppl. 89, 12 (1964b).

Lawrence, H. S.: Transfer factor and autoimmune disease. Ann. N.Y. Acad. Sci. 124, 65 (1965).

— Some biological and immunological properties of transfer factor. In: Ciba Foundation Symposion on Cellular Aspects of Immunity, p. 243 (1960).

— The transfer of hypersensitivity of the delayed type in man. In: Cellular and humoral aspects of the hypersensitive states (H. S. Lawrence, ed.). New York: Paul B. Hoeber Inc. 1959.

Le Baron, F. N.: Neurochemistry. Ann. Rev. Biochem. 28, 579 (1960).

— The nature of the linkage between phosphoinositides and proteins in brain. Biochim. biophys. Acta (Amst.) 70, 658 (1963).

—, and J. Folch: The isolation from brain tissue of a trypsin-resistant protein fraction containing combined inosital and its relation to neurokeratin. J. Neurochem. 1, 101 (1956).

Lecks, H. I., and D. Baker: Pseudotumor cerebri. An allergic phenomenon? Clin. Pediatrics 4, No 1 (1965).

Le Cocq, J., and E. Ballou: On the structure of cardiolipin. Biochemistry 3, 976 (1964).

Lederer, E.: Biogenese, Struktur und biologische Wirkungen der Lipoide des Tuberkelbazillus. Angew. Chem. 76, 241 (1964).

Lee, J. M.: Proteolipid as an incitant of "allergic" encephalomyelitis in mice. In: "Allergic" encephalomyelitis. Springfield, Ill.: Ch. C. Thomas Publ. 1959.

Lee, M. B., S. Carr, and J. Folch: Purification of bovine brain white matter proteolipids by dialysis in organic solvents. Biochim. biophys. Acta (Amst.) 84, 464 (1964).

Lehmann-Grube, F.: Lymphocytic choriomeningitis in the mouse. I. Arch. ges. Virusforsch. 14, 344 (1964a).

— Lymphocytic choriomeningitis in the mouse. II. Arch. ges. Virusforsch. 14, 351 (1964b).

Leibowitz, E., and R. K. Brown: Production of antibodies to ACTH peptide in rabbits. Ann. Pept. Div. Lab. Res. 1963, 58.

Lerner, M. E., and V. H. Haas: Histopathology of lymphocytic choriomeningitis in mice spared by amethopterin. Proc. Soc. exp. Biol. (N.Y.) 98, 395 (1958).

Levey, R. H., N. Trainin, L. W. Law, P. H. Black, and W. P. Rowe: Lymphocytic choriomeningitis infection in neonatally thymectomized mice bearing diffusion chambers containing thymus. Rep. Sci. 142, 483 (1963).

Levi, E., and A. M. Schechtmann: The preparation in immunologically tolerant rabbits of antisera against Ehrlich ascites tumor. Cancer Res. 23, 1566 (1963).

Levi-Montalcini, R.: The nerve growth factor. Ann. N.Y. Acad. Sci. 118, 149 (1964).

Levi-Montalcini, R.: Biological aspects of specific growth promoting factors. Proc. roy. Soc. Med. 58, 357. (1965)
Levine, S., H. Payan, and R. Strebel: Metrazol threshold in experimental allergic encephalomyelitis. Proc. Soc. exp. Biol. (N.Y.) 113, 901 (1963).
—, and E. J. Wenk: Allergic neuritis induced in rats without the use of mycobacteria. Proc. Soc. exp. Biol. (N.Y.) 113, 898 (1963a).
— — Encephalitogenic potencies of nervous system tissue. Proc. Soc. exp. Biol. (N.Y.) 114, 220 (1963b).
— — Allergic encephalomyelitis: A hyperacute form. Science 146, No 3652, 1681 (1964).
— — A hyperacute form of allergic encephalomyelitis. Amer. J. Path. 47, 61 (1965).
— — Passive transfer of allergic encephalomyelitis: Acceleration by adrenalectomy. Proc. Soc. exp. Biol. (N.Y.) 121, 301 (1966).
— — M. W. Kies, and E. C. Alvord: Central nervous tissue system: is it an immunological adiuvant? Neurology (Minneap.) 15, 560 (1965).
Levy, H. B., and V. H. Haas: Alteration of the course of lymphocytic choriomeningitis in mice by certain antimetabolites. Virology 5, 401 (1958).
Lewis, J. H.: The immunologic specificity of brain tissue. J. Immunol. 24, 193 (1933).
— The iso-antigenic properties of alcoholic extracts of brain. J. Immunol. 41, 397 (1941).
Liebold, F., D. Biesold u. G. Focke: Untersuchungen über die Wirkung von Gallenfarbstoffen auf Mitochondrien in vitro. Acta biol. med. germ. 12, 421 (1964).
Link, H.: Isolation and partial characterization of "trace" proteins and immunoglobulin G from cerebrospinal fluid. J. Neurol. Neurosurg. Psychiat. 28, 552 (1965).
Lipp, R.: Untersuchungen über die biologischen Eigenschaften maligner Gewebe und Zellen in vitro. Oncologia (Basel) 19, 353 (1965).
Lipton, M. M.: The role of adjuvans in the rapid production of experimental "allergic" encephalomyelitis. In: "Allergic" encephalomyelitis. Springfield, Ill.: Ch. C. Thomas Publ. 1959.
— In: "Allergic" encephalomyelitis, Chapt. 13, p. 300—303. Springfield (Ill.): Ch. C. Thomas 1959.
—, and J. Freund: The transfer of experimental allergic encephalomyelitis in the rat by means of parabiosis. J. Immunol. 71, 380 (1953).
Ljungdahl, I., R. R. Strang, and D. Tovi: Intracerebral Hodgkins granuloma. Neurochirurgia (Stuttg.) 8, 113 (1965).
Loewenthal, A.: Agar gel electrophoresis in neurology. New York: Elsevier Publ. 1964.
Lumsden, C. E.: Experimental "allergic" encephalomyelitis. Brain 72, 198 (1949).
— II. On the nature of the encephalitogenic agent. Brain 72, 517 (1949).
— D. M. Robertson, and R. Bright: New and unexpected finduings on the chemical natre of the ECM-promoting factor(s) in bovine spinal cord. In: Demyelinisierende Encephalomyelitis (Pette und Bauer). Stuttgart: Gustav Fischer 1964.
— — — Chemical studies on experimental allergic encephalomyelitis. Peptide as the common denominator in all encephalitogenic "antigens". J. Neurochem. 13, 127 (1966).
Lytton, B., L. E. Hughes, and A. J. Fulthorpe: Circulating antibody response in malignant disease. Lancet 1964 I, 69.
MacFarlane, M. G.: The structure of cardiolipin. Biochem. J. 92, 120 (1964).
MacPherson, C. F. C., and A. Liakopoulou: Studies on brain antigens. J. Immunol. 97, 450 (1966).
—, and M. Saffran: An albumin and α-globulin characteristic of bovine cerebrospinal fluid. J. Immunol. 95, 629 (1965).
Maeder, E.: Untersuchungen mit natürlichem und synthetischem ACTH bei ACTH-Allergikern. Int. Arch. Allergy, Suppl. 24, 27 (1964).
—, u. M. Schwarz-Speck: Allergieteste mit natürlichem und synthetischem ACTH. Dermatologica (Basel) 129, 59 (1964).
Maguire, H. C., H. I. Maibach, and L. W. Minisce: Inhibition of guinea pig anaphylactic sensitization with cyclophosphoramide. J. invest. Derm. 36, 255 (1961).
Mahaley, M. S., and E. D. Day: Immunological studies of human gliomas. J. Neurosurg. 23, 363 (1965).
— J. L. Mahaley, and E. D. Day: The localisation of radioantibodies in human brain tumors. II. Radioautography. Cancer Res. 25, 865 (1965).
Makita, A.: Biochemistry of organ glycolipids. II. Isolation of human kidney glycolipids. J. Biochem. (Tokyo) 55, No 3 (1964).
—, and T. Yamakawa: Biochemistry of organ glycolipids. I. Ceramide-oligohexosides of human equine and bovine spleens. J. Biochem. (Tokyo) 51, 124 (1962).
— — Biochemistry of organ glycolipids. III. The structures of human kidney cerebroside sulfuric ester, ceramide dihexoside and ceramide trihexoside. J. Biochem. (Tokyo) 55, No 4 (1964).
Malkiel, S., and B. J. Hargis: Anaphylaxis in mice inoculated with an adrenotrophic pituitary tumor. Int. Arch. Allergy 26, 319 (1965).
Mancini, A. M., G. Constanzi, V. Tison, and S. Levin: Antigenicity of the human arachnoid. Lancet 1964 II, 1295.
Marquardt, H.: Neue experimentelle Ergebnisse zur Mutationshypothese der chemisch induzierten krebsigen Entartung. Dtsch. med. Wschr. 90, 398 (1965).

Martin, J.: The transplantation of human brain tumors into animal hosts. J. Neuropath. exp. Neurol. 10, 40 (1951).
Mathe, G., et J. L. Amiel: L'immunothérapie. Nouvelle méthode de traitement des leucémies. Nouv. Rev. franç. Hémat. 4, 211 (1964).
Matsuda, K., C. Duyck, and M. A. Greer: Restoration of the ability of rat pituitary homotransplants to secrete ACTH if placed under the hypothalamic. Endocrinology 74, 939 (1964).
Matthews, W. B.: Sarcoidosis of the nervous system. J. Neurol. Neurosurg. Psychiat. 28, 23 (1965).
Matussek, N.: Biochemie und Schizophrenie. Dtsch. med. Wschr. 89, 1268 (1964).
Maurer, F. D.: Lymphocytic choriomeningitis. Laboratory animal care 14, 415 (1964).
Mayr, E., L. K. Diamond, R. P. Levine, and M. Mayr: Suspected correlation between blood group frequencies and pituitary adenoma. Science 124, 932 (1956).
McAlpine, D., C. E. Lumsden, and E. D. Acheson: Multiple sclerosis. A reappraisal. VIII, 415 p. London and Edinburgh: E. & S. Livingstone 1965.
McCallion, D. J., and J. Langman: An immunological study on the effect of brain extract on the developing nervous tissue in the chick embryo. J. Embryol. exp. Morph. 12, 77 (1964).
McDevitt, H. O., J. H. Peters, L. W. Pollard, J. G. Harter, and A. H. Coons: Purification and analysis of fluorescein-labeled antisera by column chromatography. J. Immunol. 90, No 4 (1963).
McDuffie, F. C.: Transplantation immunity. Arthr. and Rheum. 7, 87 (1964).
McGarry, E. E., L. Ambe, Nayak, E. Birch, and J. C. Beck: Studies with antisera to pituitary hormones. Metabolism 13, 1154 (1964).
McKenna, J. M., R. S. Sanderson, and W. S. Blakemore: Studies of the antigens of human tumors. Demonstration of a soluble specific antigen in HeLa cells and some human tumors. Cancer Res. 24, 754 (1964).
Medawar, P. B.: Immunity to homologous grafted skin. III. Fate of skin homografts transplanted to brain, to subcutaneous tissue, and to anterior chamber of eye. Brit. J. exp. Path. 29, 58 (1948).
Mellanby, J., W. E. van Heyningen, and V. P. Whittaker: Fixation of tetanus toxin by subcellular fractions of the brain. J. Neurochem. 12, 77 (1965).
Metzger, J. F., and Ch. W. Smith: The application of immune electron microscopy to the demonstration of antigenic sites in biologic systems. Lab. Invest. 1963, 902.
Michaelis, R. H., M. M. Weinberger, and Monto Ho: Circulating interferon-like viral inhibitor in patients with meningitis due to Haemophilus influenzae. Rep. from the New Engl. J. Med. 272, 1148 (1965).
Mihailović, Lj., B. D. Janković, B. Beleslin, D. Milosević, and D. Čupić: Effects of anti-lobster nerve antibody on membrane potentials of the giant axon of Palinurus vulgaris. Nature (Lond.) 206, 904 (1965).
Milgrom, F.: A short of immunological investigations on cancer. Cancer Res. 21, 862 (1961).
— The unusual serology of syphilis, infectious mononucleosis and rheumatoid arthritis. Transfusion (Philad.) 4, 407 (1964).
— W. A. Campbell, and E. Witebsky: Studies on immunisation with organspecific haptens. Proc. Soc. exp. Biol. (N.Y.) 115, 165 (1964).
— M. Tuggac, W. A. Campbell, and E. Witebsky: Thermostable ethanol-insoluble antigens of brain. J. Immunol. 92, 82 (1964).
— —, and E. Witebsky: Studies on species specifity. J. lmmunol. 93, No 6 (1964).
— — — Organ-specific antigens of liver, testicle and pituitary. J. Immunol. 94, No 1 (1965).
Miller, J. F. A. P., u. P. Dukor: Die Biologie des Thymus. Frankfurt a. M.: Akademische Verlagsgesellschaft 1964.
Mitrovic, K., M. Draskoci, and B. D. Jankovic: Antibody production in rabbits following immunization via lateral ventricle of the brain. Experientia (Basel) 20, 700 (1964).
Mitts, M. G., and A. E. Walker: Autoimmune response to malignant glial tumors. Neurology (Minneap.) 15, 474 (1965).
Möller, G.: Studies on the mechanism of immunological enhancement of tumor homografts. I. Specificity of immunological enhancement. J. nat. Cancer Inst. 30, 1153 (1963).
— Studies on the mechanism of immunological enhancement of tumor homografts. II. Effects of isoantibodies on various tumor cells. J. nat. Cancer Inst. 30, No 6 (1963).
— Studies on the mechanism of immunological enhancement of tumor homografts. III. Interaction between tumor isoantibodies and immune lymphoid cells. J. nat. Cancer Inst. 30, No 6 (1963).
Mollaret, P., J. Delay, P. Burtin, et Th. Lemperiere: Dosage immunochimique des gammaglobulines du lipoide cephalo-rachidien dans les maladies mentales. Path. et Biol. 14, 1 (1956).
Monseau, G., and J. N. Cumings: Polyacrylamide disc electrophoresis of the proteins of cerebrospinal fluid and brain. J. Neurol. Neurosurg. Psychiat. 28, 56 (1965).
Moore, B. W.: A soluble protein characteristic of the nervous system. Biochem. biophys. Res. Commun. 19, 739 (1965).
—, and D. McGregor: Chromatographic and electrophoretic fractionation of soluble proteins of brain and liver. J. biol. Chem. 240, 1647 (1965).
Moore, R. D., M. E. Lamm, L. A. Lockman, and M. D. Schoenberg: Cellular aspects of the action of Freund's adjuvans in the spleen and lymph nodes. Brit. J. exp. Path. 44, 300 (1963).
Mori, H., H. Nakai, and T. Nozima: The interaction of japanese encephalitis virus with its receptor prepared from pigeon red blood cells and susceptible cells. Acta virol. 9, 97 (1965).

Morris, H. G., Y. Arai, C. J. Hlad, R. Tompkins, and H. Elrick: Rapid quantitative immunologic assay of human growth hormone. J. clin. Endocr. 24, 417 (1964).

Morrison, R. L., and P. C. Zamecnik: Experimental demyelination by means of enzymes especially the alpha toxin of Clostridium welchii. Arch. Neurol. Psychiat. (Chic.) 63, 367 (1950).

Moss, N. H.: Unusual forms and aspects of cancer in man. Ann. N.Y. Acad. Sci. 114, 717 (1964).

Mueller, P., M. W. Kies, E. C. Alvord, and R. S. Yamamoto: Effect of experimental allergic encephalomyelitis on guinea pig plasma lipid fractions. Proc. Soc. exp. Biol. (N.Y.) 115, 1095 (1964).

Munoz, J.: Effect of bacteria and bacterial products on antibody response. Immunology 4, 397 (1964).

Mur, J.: Analytische Reagenzstoffe im neuro/pathologischen Versuch. Confin. neurol. (Basel) 24, 235 (1964).

Nelson, D. S.: Immuneadherence. Advanc. Immunol. 3, 131 (1964).

Newbould, B. B.: Production of allergic encephalomyelitis in rats by injections of spinal cord adjuvants into the inguinal lymph nodes. Immunology 9, 613 (1965).

Niedieck, B.: Zur Frage der Lipidhaptene des Nervensystems. In: Demyelinisierende Encephalomyelitis, S. 40. Stuttgart: Gustav Fischer 1964.

— O. Drees u. E. Kuwert: Zur Serologie der Experimentellen Allergischen Encephalomyelitis. II. Charakterisierung der gegen das Cerebrosidhapten gerichteten Antikörper in der Ultrazentrifuge und in der Immunelektrophorese. Z. Immun.-Forsch. 128, 201 (1965).

—, u. E. Kuwert: Zur Serologie der experimentellen allergischen Encephalomyelitis. I. Vergleich der Reaktivität von Lipidgemischen und Myelinextrakten mit den entsprechenden Antiseren im Präzipitationstest und in der Komplementbindungsreaktion. Z. Immun.-Forsch. 155, 470 (1963).

—, u. O. Palacios: Über die Produktion von Cerebrosidantikörpern nach intradermaler Injektion von Cerebrosid-Protein-Adjuvans-Emulsionen. Z, Immun.- u. Allergieforsch. 129, 234 (1965).

—, u. E. Pette: Immunchemische Untersuchungen zur Identifizierung eines äthanollöslichen Myelinhaptens. Klin. Wschr. 41, 773 (1963).

North, E. A., G. Pawlyszyn, and H. M. Doery: The action of phosphatidase A, sodium oliate and ganglioside on the exotoxins of Cl. welchii and on the neurotoxins of Shigella shigae. Aust. J. exp. Biol. med. Sci. 39, 259 (1961).

O'Brien, J. S.: A molecular defect of myelination. Biochem. biophys. Res. Commun. 15, 484 (1964).

— Stability of the myelin membrane. Science 147, 1099 (1965).

— D. L. Fillerup, and J. F. Mead: Quantification of fatty acid and fatty aldehyde composition of ethanolamine, choline, and serine glycerophosphatides in human cerebral grey and white matter. J. Lipid Res. 5, 329—338 (1964).

O'Connor, J. F., and D. Musher: Central nervous system involvement in systemic lupus erythematosus. Arch. Neurol. (Chic.) 14, 157 (1966).

O'Gorman, P.: Auto-immune disease. Guy's Hosp. Rep. 1963, Bd. 112/3, S. 402.

Oravec, C.: Interaction of properdin system with tumorous cells. Neoplasma (Bratisl.) 11, 1 (1964).

Osterhuis, H. J. G. H., H. van der Geld, T. E. W. Feltkamp, and F. Peetoom: Myasthenia gravis with hypergammaglobulinemia and antibodies. J. Neurol. Neurosurg Psychiat. 27, 345 (1964).

Panda, J. N., H. E. Dale, R. W. Loan, and L. E. Davis: Immunologic response to subarachnoid and intracerebral injection of antigens. J. Immunol. 94, 760 (1965).

Parker, W. C., J. W. C. Hagstrom, and A. G. Bearn: Additional studies on the transferrins of cord serum and cerebrospinal fluid. J. exp. Med. 118, 975 (1963).

Pascal, T. A., A. Saifer, and J. Gitlin: Immunochemical studies on normal and Tay-Sachs brain gangliosides. Proc. Soc. exp. Biol. (N.Y.) 121, 739 (1966).

Pasternak, G.: Neue Aspekte der immunologischen Krebsforschung. Dtsch. Gesundh.-Wes. 18, Heft 40 (1963).

— A. Graffi u. K.-H. Horn: Der Nachweis individualspezifischer Antigenität bei UV-induzierten Sarkomen der Maus. Acta biol. med. germ. 13, 276 (1964).

Paterson, P. Y.: Study of experimental encephalomyelitis employing mammalian and nonmammalian nervous tissue. J. Immunol. 78, 472 (1957).

— Studies of immunological tolerance to nervous tissue in rats. Ann. N.Y. Acad. Sci. 73, 811 (1958).

— Tolerance to the paralytogenic activity of nervous tissue. In: Allergic encephalomyelitis. Springfield, Ill.: Ch. C. Thomas Publ. 1959.

— Cellular and humeral immune factors in allergic encephalomyelitis. In: Mechanism of cell and tissue damage produced by immune reactions, p. 184 Basel: Benno Schwabe & Co. 1961.

— Cell antibodies and auto-immune disease. In: Cell bound antibodies. Philadelphia: Wistar Institute Press 1963.

—, and N. E. Beisaw: Effect of whole body X-irradiation on induction of allergic encephalomyelitis in rats. J. Immunol. 90, 532 (1963).

— A. F. Jacobs, and E. M. Coia: Complement-fixing antibrain antibodies and allergic encephalomyelitis. Further studies concerning their protective role. Ann. N.Y. Acad. Sci. 124, 292 (1965).

—, and H. S. Weiss: Transfer of allergic encephalomyelitis in rats by intracerebral injection of lymphoid cells. Proc. Soc. exp. Biol. (N.Y.) 119, 627 (1965).

Pattison, I. H., and K. Smith: Experimental scrapie in goats: a modification of incubation period and clinical response following pre-treatment with normal goat brain. Nature (Lond.) 200, 1342 (1963).

Pearson, C. M.: Hypersensitivity mechanisms in man and animals. In: Mechanisms of demyelination, p. 93—118. New York: McGraw-Hill Book Co. 1963.
Peck, H. M., A. F. Woodhour, D. P. Metzgar, S. E. McKinney, and M. R. Hilleman: New metabolizable immunologic adjuvant for human use. II. Short term animal toxicity tests. Proc. Soc. exp. Biol. (N.Y.) 116, 523 (1964).
Pelner, L.: Host-tumor-antagonism. XXXIII. Cancer immunity — a review and an analysis of some factors in host resistance to cancer. J. Amer. Geriat. Soc. 11, No 9 (1963).
Périer, O., and A. Grégoire: Electron microscopic features of multiple sclerosis lesions. Brain 88, 937 (1965).
Petersen, C. E., u. H. Doose: Akute hämolytische Anämie durch Autoantikörper mit zerebraler Symptomatik. Tägl. Praxis 5, 249 (1964).
Pette, E., u. H. Pette: Die multiple Sklerose — ein immunologisches Problem. Wien. klin. Wschr. 24, 482—485 (1963a).
— — Virologische Aspekte bei der multiplen Sklerose. Dtsch. Z. Nervenheilk. 185, 295 (1963b).
Pfeiffer, E. F., u. J. P. Merrill: Die Autoaggression in der Pathogenese der diffusen Glomerulonephritis. Dtsch. med. Wschr. 87, 934 (1962).
Phillips, S. M., S. E. Kornguth, and H. G. Thompson: Serum haptoglobin changes in multiple sclerosis. Neurology (Minneap.) 15, 415 (1965).
Pital, A., and S. L. Janowitz: Enhancement of staining intensity in the fluorescent-antibody reaction. J. Bact. 86, 888 (1963).
Popivanov, R., and V. H. Vulchanov: Organ antibodies detected in serum of 0-blood-group-person immunized with spermatozoa of donor belonging to A-bloodgroup. Compt. rend. Acad. bulg. Sci. 17, No 9 (1964).
Poppe, W., u. A. Tennstedt: Die Verbindung der Pickschen Atrophie mit Hirnnervenkernveränderungen und Pyramidenbahnsymptomatik. Acta neuropath. (Berl.) 4, 169—174 (1964).
Poskanzer, D. C., K. Schapira, R. A. Brack, and H. Miller: Studies of blood groups, genetic linkage, trait association, and chromosomal pattern in multiple sclerosis. J. Neurol. Neurosurg. Psychiat. 28, 218 (1965).
Prader, A., H. Wagner, J. Széky, R. Illig, J. L. Touber, and D. Maingay: Acquired resistance to human growth hormone caused by specific antibodies. Lancet 1964 I, 378.
Prehn, R. T.: Function of depressed immunologic reactivity during carcinogenesis. J. nat. Cancer Inst. 31, No 4 (1963).
— A clonal selection theory of chemical carcinogenesis. J. nat. Cancer Inst. 32, No 1 (1964).
Pritchard, E. T., and J. Folch-Pi: Tightly-bound proteolipid phospholipid in bovine brain white matter. Biochim. biophys. Acta (Amst.) 70, 481 (1963).
Prokop, O., u. G. Uhlenbruck: Lehrbuch der menschlichen Blut- und Serumgruppen. Leipzig: VEB Thieme 1966.
Rabotti, G. F., W. A. Raine, and R. L. Sellers: Brain tumors (gliomas) induced in hamsters by Bryan's strain of Rous sarcoma virus. Science 147, No 3657, 504 (1965).
— R. L. Sellers, and W. A. Anderson: Leptomeningeal sarcomata and gliomata induced in rabbits by Rous sarcoma virus. Nature (Lond.) 209, 525 (1966).
Rajam, P. C., S. Bogoch, M. A. Rushworth, and P. C. Gorrester: Antigenic constituents of basic proteins from human brain. Immunology 11, 217 (1966a).
—, and S. Bogoch: Brain antigens: Components of subfractions from human grey matter. Immunology 11, 211 (1966b).
Rapport, M. M.: Structure and specificity of the lipid haptens of animal cells. J. Lipid Res. 2, 25 (1961).
— The antigenic properties of sphingolipids. In: J. Folch-Pi and H. Bauer: Brain lipids and lipoproteins, and the leucodystrophies. Amsterdam/London/New York: Elsevier Publ. 1963.
— L. Graf, and H. Schneider: Immunochemical studies of organ and tumor lipids. XIII. Isolation of cytolipin K, a glycosphingolipid hapten present in human kidney. Arch. Biochem. 105, 431 (1964).
Rauch, H. C., and S. Raffel: Immunfluorescent localization of encephalitogenic protein in myelin. J. Immunol. 92, 452 (1964a).
— — Cellular activities in hypersensitive reactions. IV. Specifically reactive cells in delayed hypersensitivity: Allergic encephalomyelitis. J. Immunol. 93, 937 (1964b).
Refsum, S., and L. Tveten: Polyarteritis nodosa with polyneuritis and involvement of the central nervous system: a clinico-pathological report. Psychiat. Neurol. Neurochir. (Amst.) 66, 418 (1963).
Reichner, H.: Zur Frage der serologischen Unterscheidung zwischen infiltrierendem Neoplasma (Gliom) und normalem Gewebe des Gehirns. Z. Immun.-Forsch. 80, 85 (1933).
—, u. E. Witebsky: Die serologische Unterscheidung zwischen grauer und weißer Substanz des Nervensystems. Z. Immun.-Forsch. 81, 410 (1933).
Reif, A. E., and J. M. V. Allen: The akrothymic antigen and its distribution in leukemias and nervous tissues. J. exp. Med. 120, 413 (1964).
— — Mouse nervous tissue iso-antigens. Nature (Lond.) 209, 523 (1966).
Reiss, M., J. J. Pearse, R. H. Davis, J. C. Hillman, and M. B. Sideman: Inhibition of the biological action of gonadotrophin, thyrotrophin and corticotrophin by small amounts of serum and cerebro-spinal fluid. J. Endocr. 29, 83 (1964).

RENDEL, J., O. AALUND, R. A. FREEDLAND, and F. MØLLER: The relationship between the alkaline phosphatase polymorphism and blood group 0 in sheep. Genetics **50**, 973 (1964).

REUSSER, F.: Electrophoresis and immunology of purified bovine growth hormone. Arch. Biochem. **106**, 410 (1964).

REYNOLDS, M. D., and G. H. FRIEDELL: Further observations on tumor extracts causing hemolysis in vitro. Proc. Soc. exp. Biol. (N.Y.) **114**, 798 (1963).

RICKEN, D.: Myasthenia gravis und humorale Antikörper gegen menschliche Skelettmuskelproteine. Dtsch. med. Wschr. **31**, 1717 (1965a).

— Humorale Antikörper gegen Humanskelettmuskelmyosinfraktionen bei Myasthenia gravis pseudoparalytica. Klin. Wschr. **43**, 954 (1965b).

—, u. K. O. VORLÄNDER: Transplantationsimmunität, Immuntoleranz und Runt-disease. Dtsch. med. Wschr. **88**, 2393 (1963).

RIDLEY, A.: Localization of gamma-globulin in experimental encephalomyelitis by the fluorescent antibody technique. Z. Immun.- u. Allerg.-Forsch. **125**, 173 (1963).

RIEDER, H. P.: Niedermolekulare stickstoffhaltige Substanzen in Seren und Zell-Hämolysaten von Multiple-Sklerose-Kranken und Normalkontrollen. Psychiat. et Neurol. (Basel) **149**, 210 (1965).

— J. ROSS, G. RITZEL u. R. WÜTHRICH: Über den Nachweis von Autoantikörpern bei multipler Sklerose. Med. exp. (Basel) **11**, 128 (1963).

RITZEL, G., R. WÜTHRICH u. H. P. RIEDER: Zur Frage der Antikörper gegen Nervengewebe in Serum und Liquor von Multiple-Sklerose-Kranken. Schweiz. med. Wschr. **93**, 1336 (1963).

ROBBINS, F. C.: Evidence for and against the immunologic nature of experimental "allergic" and post-infectious encephalomyelitis. In: Allergic encephalomyelitis, p. 467—517. Springfield (Ill.): Ch. C. Thomas 1959.

ROBERTIS, E. DE, H. M. GERSCHENFELD, and F. WALD: Cellular mechanism of myelination in the central nervous system. J. biophys. biochem. Cytol. **4**, 651 (1962).

ROBERTSON, D. M., R. BRIGHT, and C. E. LUMSDEN: Dialysable peptide as the causative factor in experimental "allergic encephalomyelitis." Nature (Lond.) **196**, 1005 (1962).

ROBOZ, E., and N. HENDERSON: Preparation and properties of water-soluble proteins from bovine cord with "allergic" encephalomyelitic activity. In: "Allergic" encephalomyelitis, p. 281. Springfield (Ill.): Ch. C. Thomas 1959.

ROBOZ-EINSTEIN, E., D. M. ROBERTSON, J. M. DICAPRIO, and W. MOORE: The isolation from bovine spinal cord of a homogenous protein with encephalitogenic activity. J. Neurochem. **9**, 353 (1962).

ROGER, F., et A. ROGER: Etudes sur le pouvoir pathogene experimental du virus de la choriomeningite lymphocytaire. IV. Niveau de mortalite des souris après inoculation sous-cutanee plantaire. V. Distribution de la mortalite des souris au cours des reactions locales. Ann. Inst. Pasteur **105**, 476 (1963).

ROIZIN, L., and L. C. KOLB: Considerations on the neuropathologic pleomorphism and histogenesis of the lesions of experimental "allergic" encephalomyelitis in non-human species. In: "Allergic" encephalomyelitis. Springfield, Ill.: Ch. C. Thomas Publ. 1959.

ROSE, A. S.: Demyelinating disease: clinical features. In: Mechanisms of demyelination, p. 199. New York: McGraw-Hill Book Co. 1963.

ROSENAU, W., and H. D. MOON: Lysis of homologous cells by sensitised lymphocytes in tissue culture. J. nat. Cancer Inst. **27**, 471 (1961).

ROSS, C. A. C., J. A. R. LENMAN, and C. RUTTER: Infective agents and multiple sclerosis. Brit. med. J. **1965 I**, 226.

ROSS, J.: Über Autosensibilisierungsvorgänge bei entzündlichen Erkrankungen des Nervensystems. Klin. Wschr. **42**, 514 (1964).

— — Immunologische Charakterisierung von Gewebsantigenen des menschlichen Zentralnervensystems. Klin. Wschr. **42**, 510 (1964).

— K. SCHUMACHER u. E. MANGETE: Nachweis und Identifizierung eines Faktors von Immunglobulin-M-Natur und Antikörper-Eigenschaft im Serum von Kranken mit Multipler Sklerose. Klin. Wschr. **43**, 1324 (1965).

ROSSITER, R. J.: Chemical constituents of brain and nerve. In: Neurochemistry, p. 10. Springfield, (Ill.): Ch. C. Thomas 1962.

ROWE, W. P., P. H. BLACK, and R. H. LEVEY: Protective effect of neonatal thymectomy on mouse LCM infection. Proc. Soc. exp. Biol. (N.Y.) **114**, 248 (1963).

ROWLANDS jr., D. T., W. E. C. WILSON, and CH. H. KIRKPATRIC: Immunologic studies in human organ transplantation. II. The histology of passively transferred delayed hypersensitivity. J. Allergy **55**, 242 (1964).

ROWSON, K. E. K.: The action of tetanus toxin in frogs. J. gen. Microbiol. **25**, 315 (1961).

RUBIN, A. L., and K. H. STENZEL: In vitro synthesis of brain protein. Proc. nat. Acad. Sci. (Wash.) **53**, 963 (1965).

RUBINSTEIN, L., and K. AHRÉN: Growth hormone secretion in hypophysectomized rats with multiple pituitary transplants. J. Endocr. **32**, 99 (1965).

RUDY, H.: Über die chemische Natur des Hirnantigens. II. Mitteilung. Weiteres über die Reindarstellung des Haptens. Biochem. Z. **267**, 77 (1933).

— Über Immunisierungen mit dem gereinigten organspezifischen Hapten des Gehirns. II. Mitteilung. Klin. Wschr. **13**, 4 (1934).

RUHENSTROTH-BAUER, G., G. F. FUHRMANN, W. KÜBLER, F. RUEFF u. K. MUNK: Zur Bedeutung der Neuraminsäuren in der Zellmembran für das Wachstum maligner Zellen. Z. Krebsforsch. **65**, 37 (1962).

Ryan, J. W., J. D. Brown, and J. Durell: Antibodies affecting metabolism of chicken erythrocytes: Examination of schizophrenic and other subjects. Rep. Inst. Sci. Lab. 151, 1408 (1966).

Sabatini, M. T., A. Pellegrino de Iraldi, and E. de Robertis: Early effects of antiserum against the nerve growth factor on fine structure of sympathetic neurons. Exp. Neurol. 12, 370 (1965).

Salminen, A.: Difference in the agglutinability of rooster and hen erythrocytes by the thick-borne encephalitis virus. Ann. Med. exp. Fenn. 37, 400 (1959).

— Adsorption onto and elution from erythrocytes of the tick-borne encephalitis virus. Ann. Med. exp. Fenn. 38, 267 (1960a).

— Removal of tick-borne encephalitis virus receptors from erythrocytes by extraction with lipid solvents. Ann. Med. exp. Fenn. 38, 281 (1960b).

— O.-V. Renkonen, and O. Renkonen: Nature of lipid inhibitors of tick-borne encephalitis virus hemagglutination. I. Inhibitory lipids of human serum. Ann. Med. exp. Fenn. 38, 447 (1960a).

— — — Nature of lipid inhibitors of tick-borne encephalitis virus hemagglutination. II. Inhibitory activity of authentic lipids and their mixtures. Ann. Med. exp. Fenn. 38, 456 (1960b).

Salmon, Ch.: Sur le mécanisme des modification des groupes sanguins au cours des leucémies aigues tumorales de génétiques. Ann. Génét. 7, 3 (1964).

Saragea, M., T. Negru, N. Rotaru, and A. Vladutiu: Agglutinating anti-brain antibodies in dogs with experimental allergic encephalomyelitis. Experientia (Basel) 21, 196 (1965).

— A. Vladutiu, N. Rotaru, and T. Negru: The problem of circulating antibrain antibodies in experimental allergic encephalomyelitis. Acta allerg. (Kbh.) 21, 139 (1966).

Schalekamp, M. A. H. D., and M. P. A. Kuyken: Comparative studies of human-brain and blood proteins: an electrophoretic and serologic investigation. Protid. Biol. Fluids X, 243 (1961).

Schatz, A., and L. M. Adelson: Experimental in vitrio demyelination. Neurology (Minneap.) 8, 113 (1958).

Schedifka, R.: Zum Krankheitsbild der postvakzinalen Encephalomyelitis nach Lyssaschutzimpfung. Arch. Hyg. (Berl.) 148, 229 (1964).

Scheibe, E., u. N. Gibb: Über das Vorkommen von blutgruppenaktiven Substanzen in der harten Hirnhaut. Acta biol. med. germ. 7, 87 (1961).

Scheid, W.: Lehrbuch der Neurologie, 2. Aufl. Stuttgart: Georg Thieme 1966.

Scheiffarth, F.: Immunpathologische Probleme bei der Organtransplantation. Dtsch. med. Wschr. 86, 1329 (1961).

— Die Transplantationsimmunität. Med. Welt 36, 1874 (1962).

Scheinberg, L. C., F. L. Edelman, and W. A. Levy: Is the brain "an immunologically privileged site"? Arch. Neurol. (Chic.) 11, 248 (1964).

— W. A. Levy, and F. Edelman: Is the brain an "immunologically privileged site?" 2. Studies in induced host resistance to transplantable mouse glioma following irradiation of prior implants. Arch. Neurol. (Chic.) 13, 283 (1965).

— K. Suzuki, L. M. Davidoff, and R. L. Beilin: Immunization against intracerebral transplantation of glioma in mice. Nature (Lond.) 193, 1194—1195 (1962a).

— M. C. Levine, K. Suzuki, and R. D. Terry: Induced host resistance to a transplantable mouse glioma. Cancer Res. 22, 67—72 (1962b).

— et al.: Studies in immunization against a transplantable cerebral mouse glioma. J. Neurosurg. 20, 312—316 (1963).

Schi-Gie, H., and V. V. Pogodina: Use of fluorescent antibody technique in studies on far-east tick-borne encephalitis in mice, hamsters and pigs. Acta virol. 8, No 1 (1964).

Schmidt, N. J., J. Dennis, M. N. Hoffman, and E. H. Lennette: Inhibitors of echovirus and reovirus hemagglutination. II. Serum and phospholipid inhibitors. J. Immunol. 93, No 3 (1964).

Schmitt, F. O.: The ultrastructure of the nerve myelin sheath. Res. Publ. Ass. nerv. ment. Dis. 28, 247 (1950).

Schneider, H. A.: Genetic and nutritional aspects of experimental "allergic" encephalomyelitis. In: "Allergic" encephalomyelitis, p. 130. Springfield (Ill.): Ch. C. Thomas 1959.

Schneider, L. G.: Erfahrungen mit fluoreszenzmarkierten Antikörpern bei der routinemäßigen Laboratoriumsdiagnose der Tollwut. I. Mitteilung: Die fluoreszierende Antikörpertechnik. Zbl. Vet.-Med., Reihe B 11, 207 (1964).

Schrader, A.: Die experimentellen Grundlagen der Encephalomyelitis. In: Immunpathologie in Klinik und Forschung. Stuttgart: Georg Thieme 1961a.

— Klinische Immunbiologie der Polyneuritis und der Entmarkungskrankheiten. In: Immunpathologie in Klinik und Forschung. Stuttgart: Georg Thieme 1961b.

Schwab, E.: Über ein neues in der Protagonfraktion des Hirns enthaltenes Hapten. Z. Immun.-Forsch. 87, 426 (1936).

Schwartz, R. S.: Alteration of immunity by antimetabolites. Concept. Adv. Immunol. Oncol., Hoeber Med. Divis., Harper & Row, 1963, 137.

Schwarz, H. P., I. Kostyk, A. Marmelejo, and P. Panageotopoulos: Brain sphingolipids in experimental "allergic" encephalomyelitis. Proc. Soc. exp. Biol. (N.Y.) 119, 42 (1965).

Schwarz-Speck, M., u. E. Maeder: Immunologische Untersuchungen mit natürlichem und synthetischem ACTH bei ACTH-Allergikern. Int. Arch. Allergy Suppl. 24, 29 (1964).

Seaman, G. V. F., and G. Uhlenbruck: The surface structure of erythrocytes from some animal sources. Arch. Biochem. Biophys. **100**, 493 (1963).
Seitelberger, F.: Veränderungen des Zentralnervensystems durch Impfkomplikationen. Wien. med. Wschr. **114**, 279 (1964).
Selariu, C.: The comparative study of soluble antigens in mitochondria and cell-sap of rat brain. Rev. roum. Biochim. **2**, 79 (1965).
Shaffer, M. F.: Sero-protection against intracerebral Salmonella typhosa infection in chicks. Proc. Soc. exp. Biol. (N.Y.) **118**, 71 (1965).
Shaw, C., E. C. Alvord, and M. W. Kies: Straight chain hydrocarbons as substitutes for the oil in Freund's adjuvans in the production of experimental "allergic" encephalomyelitis in the guinea pig. J. Immunol. **92**, 24 (1964a).
— — W. J. Fahlberg, and M. W. Kies: Substitutes for the mycobacteria in Freund's adjuvans in the production of experimental "allergic" encephalomyelitis in the guinea pig. J. Immunol. **92**, 28 (1964b).
Sherrington, C.: Integratice action of the nervous system. Cambridge: University Press 1937.
Shiraki, H., and S. Otani: Clinical and pathological features of rabies post-vaccinal encephalomyelitis in man. In: "Allergic" encephalomyelitis. Springfield, (Ill.): Ch. C. Thomas 1959.
Shulman, S., F. Milgrom, and E. Witebsky: Immunological studies on adrenal glands. IV. Chemical studies on the bovine thermostable adrenal-specific antigen. Immunology **7**, 605 (1964).
Sibley, W. A., and L. Wurz: Immunoassay of cerebrospinal fluid gamma-globulin. Arch. Neurol. **9**, 386 (1963).
Silverstein, A., M. M. Feuer, and L. E. Siltzbach: Neurologic sarcoidosis. Arch. Neurol. (Chic.) **12**, 1 (1964).
Silverstone, B., and D. R. Cooper: Astrocytomas and AB0 blood groups. J. Neurosurg. **18**, 602 (1961).
Simpson, C. A., A. Vejjajiva, E. A. Caspary, and H. Miller: AB0 blood-groups in multiple sclerosis. Lancet **1965 I**, 1366.
Singer, S. J.: Preparation of an electron-dense antibody conjugate. Nature (Lond.) **183**, 1523 (1959).
Sinkovics, J. G.: New concepts in immunology. Exp. Med. Surg. **21**, 251 (1963).
Sjögren, H. O.: Studies on specific transplantation resistance to polyoma-virus-induced tumors. III. Transplantation resistance to genetically compatible polyoma tumors induced by polyoma tumor homografts. J. nat. Cancer Inst. **32**, No 3 (1964).
— Studies on specific transplantation resistance to polyoma-virus-induced tumors. IV. Stability of the polyoma cell antigen. J. nat. Cancer Inst. **32**, No 3 (1964).
Sjöstrand, F. S.: The structure and formation of the myelin sheath. In: Mechanism of demyelination (ed. A. S. Rose and C. M. Pearson). New York: McGrawe-Hill Bock Co. 1963.
Sköldenberg, B.: Aseptic meningitis and meningoencephalitis in cold-agglutinin-positive infections. Brit. med. J. **1965 I**, 100.
Smith, M. E.: Glucose metabolism of central nervous tissues in rats with experimental allergic encephalomyelitis. Nature (Lond.) **209**, 1031 (1966).
— Lipid biosynthesis in the central nervous system in experimental allergic encephalomyelitis. J. Neurochem. **11**, 29 (1964).
Smith, W. G.: Release of ganglioside from guinea-pig lung tissue during anaphylaxis. Nature (Lond.) **209**, 1251 (1966).
Somers, J. E.: Myelin antibodies in experimental allergic encephalomyelitis. Neurology (Minneap.) **14**, 232 (1964).
— J. N. Kanfer, and R. O. Brady: Sphingolipid antibodies. II. Specificity of antibody in patients with demyelinating diseases. Proc. Soc. exp. Biol. (N.Y.) **114**, 350 (1963).
— — —, and J. M. Boone: Immunchemical studies with gangliosides. II. Investigations of the structure of gangliosides by the hapten-inhibition technique. Biochem. **3**, 251 (1964).
Southam, C. M.: Relationships of immunology to cancer: a review. Cancer Res. **20**, No 3 (1960).
— Host defense mechanisms and human cancer. Ann. Inst. Pasteur **107**, 585 (1964).
Speiser, P.: Krankheiten und Blutgruppen. Krebsarzt **4**, 208 (1958).
Spencer, A. T., and W. T. Smith: Behavior of intracerebral autografts of mouse tail skin pre-treated with a single application of 20-methylcholanthrene. Nature (Lond.) **207**, 649 (1965).
Sperry, W. M.: The biochemistry of the brain during early development. In: K. A. C. Elliot, J. H. Page u. J. H. Quastel, Neurochemistry, pp. 55. Springfield (Ill.): Ch. C. Thomas 1962.
Stahl, W. L., J. C. Smith, L. M. Napolitano, and R. E. Basford: Isolation of bovine mitochondria. J. Cell Biol. **19**, 293 (1963).
Stam, F. C.: Neuropathological and chemical aspects of diffuse demyelinating diseases. Psychiat. Neurol. Neurochir. (Amst.) **67**, 332 (1964).
Stary, Z., A. Wardi, and D. Turner: Galacturonic acid in hydrolysates of defatted human brain. Biochim. biophys. Acta (Amst.) **83**, 242 (1964).
— —, and W. S. Allen: Arabinose as a mucopolysaccharide component in human and animal brain tissue. Arch. Biochem. **110**, 388 (1965).
Stauffer, R. E., and B. H. Waksman: Dermal and serological reactions to nervous tissue antigens in multiple sclerosis. Ann. N.Y. Acad. Sci. **58**, 570 (1954).
Stein, A. A., E. Opalka, and F. Peck: Fatty acid analysis by gas chromatography. Arch. Neurol. Psychiat. (Chic.) **8**, 50 (1963a).

Stein, A. A., E. Opalka, and I. Rosenblum: Fatty acid analysis of two experimental transmissible glial tumors by gas-liquid chromatography. Cancer Res. 25, 201 (1965).
— — — Hepatic lipids in tumor-bearing (glioma) mice. Cancer Res. 25, 957 (1965).
— —, and A. O. Shilp: Fatty acid analysis of meningiomas by gas phase chromatography. J. Neurosurg. 20, 435 (1963b).
Stöss, B.: Papierchromatographische Darstellung von Antigen-Antikörper-Reaktionen. Zbl. Bakt., I. Abt. Orig. 179, 72 (1960).
Svennerholm, L.: On sialic acid in brain tissues. Acta chem. scand. 10, 694 (1956).
— The distribution of lipids in the human nervous system. I. Analytical procedure. Lipids of foetal and newborn brain. J. Neurochem. 11, No 12 (1964a).
— The gangliosides. J. Lipid Res. 5, 145 (1964b).
Svennilson, E., S. J. Dencker, and B. Swahn: Immunoelectrophoretic studies of cerebrospinal fluid. Neurology (Minneap.) 11, No 11 (1961).
Swaen, G. J. V.: A study of the antigenicity of a human cell line propagated in a heterologous medium. Experientia (Basel) 19, No 19, 628 (1963).
Swahn, B., R. Brönnestam, and S. J. Dencker: On the origin of the lipoproteins in the cerebrospinal fluid. Neurology (Minneap.) 11, No 5 (1961).
Széky, J., A. Hässig u. A. Prader: Über Antikörper gegen menschliches Wachstumshormon vom Typus Raben bei Patienten mit Zwergwuchs. Helv. paediat. Acta 17, 411 (1962).
Taketomi, T., and T. Yamakawa: Immunchemical studies of lipids. J. Biochem. (Tokyo) 54, 444 (1963).
— — Further confirmation on the structure of brain cerebroside sulfuric ester. J. Biochem. (Tokyo) 55, 87 (1964).
— — Preparation and immunological properties of synthetic sphingosin protein complex. Jap. J. exp. Med. 35, No 4 (1965).
Taliaferro, W. H., L. G. Taliaferro, and B. N. Jaroslow: Radiation and immune mechanisms. New York: Academic Press 1964.
Tarrant, C. J., E. H. Fife, and L. H. Muschel: Complement levels in experimental allergic encephalomyelitis. Nature (Lond.) 202. 819 (1964).
Tashjian, A. H., L. Levine, and P. L. Munson: Immunoassay of parathyroid hormone by quantitative complement fixation. Endocrinology 74, 244 (1964b).
—D. A. Ontjes, and P. L. Munson: Alkylation and oxidation of methionine in bovine parathyroid hormone: effects on hormonal acticity and antigenicity. Rep. Biochem. 3, 1175 (1964a).
Tateno, I.: Incubation period and the initial symptoms of tetanus: A clinical assessment of the problem of the passage of tetanus toxin to the central nervous system. Jap. J. exp. Med. 33, 149 (1963).
Taubert, M., u. O. Weller: Chromatographische Gonadotropingewinnung. Klin. Wschr. 34, 84—86 (1956).
Tee, D. E. H., M. Wang, and J. Watkins: Antigenic properties of human tumours. Nature (Lond.) 204, 897 (1964).
Teichmann, B., u. R. Vogt: Unspezifische Lipoproteid-Präzipitationen im Agar-Gel. Acta biol. med. germ. 12, 591 (1964).
— G. Wittig u. U. Schneeweiss: Versuche zum Nachweis krebsspezifischer Autoantikörper beim Menschen. Acta biol. med. germ. 10, 618 (1963).
Thompson, G. E.: A brief report of a method for partial purification of EAE antigen. Cornell Vet. 55, No 1 (1965).
Thompson, R. H. S.: Myelinolytic mechanism. Proc. roy. Soc. Med. 54, 30 (1961).
— A biochemical approach to the problem of multiple sclerosis. Proc. roy. Soc. Med. 59, 269 (1966).
Tippett, P., R. Sanger, R. R. Race, J. Swanson, and S. Busch: An agglutinin associated with the P and the AB0 blood group systems. Vox Sang (Basel) 10, 269 (1965).
Tönder, O., F. Milgrom, and E. Witebsky: Mixed agglutination with tissue sections. J. exp. Med. 119, 265 (1964).
Tolle, A.: Die Blutgruppen des Rindes. Hannover: M. & H. Schaper 1960.
Touber, J. L., and D. Maingay: Heterogeneity of human growth hormone. Lancet 1963 I, 1403—1405.
Uhlenbruck, G.: Zur Definition der Panhämagglutination unter besonderer Berücksichtigung des Thomsen-Friedenreichschen Phänomens. Zbl. Bakt., 179, 155 (1961).
—, u. M. Krüpe: Weitere serologische Eigenschaften von Mucoiden aus Rindererythrozytenstroma: Spezifische Reaktionsfähigkeit mit Phytagglutininen aus Solanum tuberosum und Ricinus communis sowie mit Anti-Pneumokokken-Typ-XIV-Pferdeserum. Z. Immun.-Forsch. 125, 285 (1963a).
— — A mucoid isolated from bovine red cells exhibiting strong pneumococcus type XIV cross-reactivity. Nature (Lond.) 199, 1289 (1963b).
— Das Studium der Zelloberfläche mit Hilfe von Enzymen. Mitteil. Max-Planck-Gesellsch. 4, 227 (1965).
Unterharnscheidt, F., u. O. Bonin: Zur Neurovirulenzprüfung von Poliomyelitis-Lebendimpfstoffen. II. Pathomorphologie der Affenpoliomyelitis durch attenuierte Polioviren nach intralumbaler Injektion unter besonderer Berücksichtigung der Unterschiede zwischen den Virustypen. Arch. Psychiat. Nervenkr. 206, 454 (1965).
Ursing, B., S. J. Dencker, and B. Swahn: Protein pattern of cerebrospinal fluid in meningitis and meningoencephalitis. Acta med. scand. 171, fasc. 6 (1962).

Utiger, R. D.: Wachstumshormon im menschlichen Serum. J. clin. Endocr. 24, 60 (1964).
— W. D. Odell, and P. G. Condliffe: Immunologic studies of purified human and bovine thyrotropin. Endocrinology 73, 359 (1963).
Vest, M., J. Girard, and M. Y. van Caillie: The role of nonspecific inhibition in the immuno-assay for growth hormone. Nature (Lond.) 192, 1051 (1961).
Vilcek, J., J. Tomisova, F. Sokol, and L. Hana: Concentration and partial purification of interferon from mouse brains. Acta virol. 8, 76 (1964).
Vogt, P. K.: The cell surface in tumor virus infection. Cancer. Res. 23, 1519 (1963).
Voisin, G. A.: Greffes tumorales et facilitation immunologique ("Immunological Enhancement"). Kritischer Überblick. Rev. franç. Étud. clin. biol. 8, 927 (1963).
— Hypersensibilité cellulaire et anticorps humoraux dans les immunités anti-tissue. (Autoimmunité et immunité de transplantation.) Rev. franç. Étud. clin. biol. 9, 326 (1964).
Volk, B. W.: Tay-Sachs-disease. New York: Grune & Stratton 1964.
Volkert, M., u. J. H. Larsen: Studies on immunological tolerance to LCM virus. 3. Duration and maximal effect of adoptive immunization of virus carriers. Acta path. microbiol. scand. 60, 577 (1964a).
— — Studies on immunological tolerance to LCM virus. 5. The induction of tolerance to the virus. Acta path. microbiol. scand. 63, 161 (1965a).
— — Studies on immunological tolerance to LCM virus. 6. Immunity conferred on tolerant mice by immune serum and by grafts of homologous lymphoid cells. Acta path. microbiol. scand. 63, 172 (1965b).
— —, and C. J. Pfau: Studies on immunological tolerance to LCM virus. 4. The question of immunity in adoptively immunized virus carriers. Acta path. microbiol. scand. 61, 268 (1964b).
Vorherr, H.: Der Nachweis von Chorion- und hypophysären Gonadotropinen mittels abgestufter Antigen-Antikörperreaktion (Pregnosticontest). Acta med. Nordmark 5, 492 (1964).
Vulchanov, V. H., and Y. Hadjieva: On possibilities of auto-immunization in mental patients. C. R. Acad. bulg. Sci. 17, 311 (1964).
Wadja, I. J., H. Waelsch, and J. M. Lee: Transglutaminase and experimental allergic encephalomyelitis. Life Sci. 4, 1853 (1965).
Waksman, B. H.: Evidence favoring delayed sensitization as the mechanism underlying experimental allergic encephalomyelitis. In: "Allergic" encephalomyelitis, p. 419. Springfield, Ill.: Ch. C. Thomas 1959a.
— Activity of proteolipid-containing fractions of nervous tissue in producing experimental "allergic" encephalomyelitis. In: "Allergic" encephalomyelitis. Springfield, Ill.: Ch. C. Thomas 1959b.
— Experimentelle immunologische Erkrankungen des peripheren Nervensystems. In: Immunpathologie in Klinik und Forschung. Stuttgart: Georg Thieme 1961.
— Tissue damage in the "delayed" (cellular) type of hypersensitivity. In: Mechanism of cell and tissue damage produced by immune reactions. Basel: Benno Schwabe & Co. 1962.
— Les base cellulaires de la réponse immunitaire. Ann. Inst. Pasteur 105, 465 (1963).
— Experimental immunologic disease of the peripheral nervous system. In: Mechanisms of demyelination, p. 170—198. New York: McGraw-Hill Book Co. 1963.
— The local reaction of cellular hypersensitivity. Ann. N.Y. Acad. Sci. 116, 1045 (1964).
— Animal investigations in autosensitization: Nervous system. Ann. N.Y. Acad. Sci. 124, 299 (1965).
— S. Arbouys, and B. G. Arnason: The use of specific "lymphocyte" antisera to inhibit hypersensitive reactions of the "delayed" type. J. exp. Med. 114, 997 (1961).
Webster, E. A., and D. R. Laurence: The effect of antitoxin on fixed and free toxin in experimental tetanus. J. Path. Bact. 86, 413 (1963).
Webster, G. R.: Clearing action of lysolecithin on brain homogenates. Nature (Lond.) 180, 660 (1957).
Weiner, L. P., P. N. Anderson, and J. C. Allen: Cerebral plasmacytoma with myeloma protein in the CSF. Neurology 16, 615 (1966).
Weil, A., and E. Liebert: Antigenic properties of brain tumors. J. Immunol. 30, 291 (1936).
— — Antigenic properties of brain tumors. J. Immunol. 92, 82 (1964).
Weiser, P.: Zur immunologischen Bestimmung von hypophysären Gonadotropinen. Klin. Wschr. 42, 292 (1964).
Wenzel, B. M., and B. Nagle: The effects of immunological sympathectomy on behavior in mice. Exp. Neurol. 12, 399 (1965).
West, M., R. M. Poske, A. B. Biack, C. G. Pilz, and H. J. Zimmerman: Enzyme activity in synovial fluid. J. Lab. clin. Med. 62, 175 (1963).
Westhues, M.: Untersuchungen an marklosen Nervenfasern über den Wirkungsort von Botulismus- und Tetanustoxin. Naunyn-Schmiedebergs Arch. exp. Path. Pharmak. 246, 309 (1964).
White, R. G., P. Jolles, D. Samour, and E. Lederer: Correlation of adjuvant activity and chemical structure of wax D fractions of mycobacteria. Immunology 7, 158 (1964).
White, R. J., M. S. Albin, G. E. Locke, and E. Davidson: Brain transplantation: prolonged survival of brain after carotid-jugular interposition. Science 150, 779 (1965).
Whitehead, R.: The hypothalamic lesion of the multiple endocrine adenoma syndrome. Acta neuropath. (Berl.) 4, 191 (1964).
Whittaker, V. P., I. A. Michaelson, and R. J. A. Kirland: The separation of synaptic vesicles from nerve-ending particles ("synaptosomes"). Biochem. J. 90, 293 (1964).

WIEGANDT, H., u. G. BASCHANG: Die Gewinnung des Zuckeranteiles der Glykosphingolipide durch Ozonolyse und Fragmentierung. Z. Naturforsch. **20**b, 164 (1965).

WIENER, A. S.: Blood groups and diseases. Lancet **1962 I**, 813.

WIGHT, P. A. L., and W. G. SILLER: Further studies of experimental allergic encephalomyelitis in the fowl. II. The influence of dose variations on the histological lesions. Immunology **6**, 513 (1963).

— — Further studies of experimental allergic encephalomyelitis in the fowl. IV. The suppression of the experimental lesions by a naturally-occurring neuritis. Res. Vet. Sci. **6**, 324 (1965).

WILKINSON, P. C.: Serological findings in carcinomatous neuromyopathy. Lancet **1964 I**, 1301.

—, and J. ZEROMSKI: Immunofluorescent detection of antibodies against neurones in sensory carcinomatous neuropathy. Reprinted from: Brain **88**, 529 (1965).

WILLIAMS, C. H., and B. ROTHFELD: In vivo incorporation of iodinated anti-rat brain globulin and normal globulin into rat organs. Proc. Soc. exp. Biol. (N.Y.) **113**, 613 (1963).

WILSON, W. H.: Pathogenesis of neurological manifestations of allergic disease. Ann. Allergy **24**, 371 (1966).

WINICK, M., and R. E. GREENBERG: Appearance and localization of a nerve growth-promoting protein during development. Pediatrics **35**, 221 (1965).

WITEBSKY, E.: The status of organ specificity. In: "Allergic" encephalomyelitis. Springfield, Ill.: Ch. C. Thomas 1959.

—, u. J. STEINFELD: Untersuchungen über spezifische Antigenfunktionen von Organen. Z. Immun.-Forsch. **58**, 271 (1928).

WOLF, A.: Discussion of the reaction of different species to injection of brain-containing vaccines. In: "Allergic" encephalomyelitis. Springfield, Ill.: Ch. C. Thomas 1959.

— Spontaneous human and experimental simian demyelinating disease. In: Mechanism of demyelination, edit. by A. S. ROSE and C. M. PEARSON, p. 72. New York: McGrawe Hill Co. 1963.

WOODHOUR, A. F., D. P. METZGAR, T. B. STIM, A. A. TYTELL, and M. R. HILLEMAN: New metabolizable immunologic adjuvans for human use. I. Development and animal immune response. Proc. Soc. exp. Biol. (N.Y.) **116**, 516 (1964).

WOODRUFF, M. F. A.: Immunological aspects of cancer. Lancet **1964 I**, 265.

— Serotonin receptors. VII. Activities of various pure gangliosides as the receptors. Proc. nat. Acad. Sci. (Wash.) **53**, 959 (1965).

WRBA, H., V. KINZEL u. H. RABES: Zur Wirkung von Antiserum auf Tumorzellkulturen. Naturwissenschaften **51**, H. 15 (1964).

WRIGHT, E. A., R. S. MORGAN, and G. P. WRIGHT: The movement of toxin in the nervous system in experimental tetanus. Brit. J. exp. Path. **32**, 169 (1951).

WRIGHT, R., J. A. MORTON, and K. B. TAYLOR: Immunological studies in multiple sclerosis: Incidence of antibodies to dietary proteins and auto-antigens. Brit. med. J. **1965 I**, 491.

WÜTHRICH, R.: Probleme der experimentellen allergischen Encephalomyelitis. Basel u. New York: S. Karger 1964.

— H. P. RIEDER u. G. RITZEL: Beeinflussung der experimentellen allergischen Encephalomyelitis durch ε-Aminocapronsäure. Experientia (Basel) **19**, 422 (1963).

YALOW, R. S., S. M. GLICK, J. ROTH, and S. A. BERSON: Radioimmunoassay of human plasma ACTH. J. clin. Endocr. **24**, 1219 (1964).

YASAMURA, S., and K. M. KNIGGE: Growth and function of thyroid grafts implanted in the rat brain. Acta endocr. (Kbh.) **45**, 178 (1964).

YATES, P. O., and K. M. PEARCE: Recent change in blood group distribution of astrocytomas. Lancet 1960 I, 194.

YOKOYAMA, M.: Close relationship between A and I blood groups. Nature (Lond.) **206**, 411 (1965).

—, and B. PLOCINIK: Ganglioside inhibition of blood group antibodies with special reference to blood group I. Z. Immun.-Forsch. **129**, 137 (1965).

— E. G. TRAMS, and R. O. BRADY: Sphingolipid antibodies in sera of animals and patients with central nervous system lesions. Proc. Soc. exp. Biol. (N.Y.) **111**, 350 (1962).

— — — Immunchemical studies with gangliosides. J. Immunol. **90**, 372—380 (1963).

ZU RHEIN, G. M., and S.-M. CHOU: Particles resembling Papova viruses in human cerebral demyelinating disease. Science **148**, 1477 (1965).

Gehirnstoffwechsel und Gehirnfunktion.

Von

W. Thorn.

Mit 26 Abbildungen.

A. Biochemische Grundlagen des Zellstoffwechsels[1].
I. Zellbausteine, Prinzip des extra- und intracellulären Substratabbaus.
1. Morphologische und biochemische Zellbausteine.

Die Erkenntnis, daß Zellen die Grundeinheit des Lebendigen verkörpern, basiert ursprünglich auf lichtmikroskopischen Beobachtungen. Verfeinerung der Schnittechnik und Verbesserung des Auflösungsvermögens ermöglichen heute dank der Elektronenoptik Untersuchungen bis in den molekularen Bereich der Zellstruktur. Die Entdeckung immer kleinerer Zellbestandteile und ihre genaue Beschreibung kennzeichnen die Weiterentwicklung der Histologie. Die heute vereinfacht anmutende Unterteilung in *Zellkern, Zellmembran* und *Hyalo- oder Cytoplasma* wurde ergänzt durch Untersuchungen über die *Kernmembran*, die *Chromosomen* und die *DNS-Stränge*. Das Hyaloplasma erwies sich durchaus nicht als homogen. 1890 entdeckte Altmann im „Hyaloplasma" „Elementargranula oder Bioblasten". Es setzte sich die Bezeichnung „*Mitochondrien*" durch. Wir wissen heute, daß auch die Mitochondrien eine geordnete, innere Struktur besitzen. Die Entdeckung des *endoplasmatischen Reticulums* und der „Paladeschen Granula" (50—200 Å), die wir als *Ribosomen* bezeichnen, blieb elektronenmikroskopischen Untersuchungen vorbehalten. Das Modell einer Zelle, welches nach dem heutigen Stand der morphologischen Forschung konstruiert ist, wirkt kompliziert. Es sind jedoch nur drei Grundelemente, die in älteren und neueren Arbeiten beschrieben werden: *Membranen, Granula* und *Fäden*.

Die Zahl der am Zellaufbau beteiligten Grundbausteine ist relativ klein, durch Kombination der Grundbausteine und Variation in den Seitenketten entsteht jedoch eine Mannigfaltigkeit im chemischen Aufbau, die die morphologisch faßbaren Strukturen und Formen weit übertrifft. Alle chemisch definierten Zellbausteine stehen untereinander in einer ständigen Wechselwirkung, sie unterliegen ferner einem fortwährenden Stoffaustausch durch Aufbau- und Abbaureaktionen.

Die Vielfalt einer deskriptiven Zellchemie und einer Zelldynamik verwirrt bei einer ersten Begegnung mit der Materie. Die vielen Substanzen lassen sich jedoch wie die morphologischen Strukturen in ein einfaches Schema übersichtlich einordnen. Eine Klassifizierung der zahlreichen Stoffwechselreaktionen bereitet ebenfalls keine großen Schwierigkeiten, da auch komplizierte Spezialreaktionen von einer geringen Anzahl an

---

[1]
ADP	Adenosin-5′-diphosphat	GTP	Guanosin-5′-triphosphat
AMP	Adenosin-5′-monophosphat	GDP	Guanosin-5′-diphosphat
ATP	Adenosin-5′-triphosphat	GMP	Guanosin-5′-monophosphat
CoA	Co-Enzym A (energiereiche Thioester)	ΔG_6	freie Enthalpie bezogen auf Reaktionen im neutralen Bereich
CMP	Cytidin-5′-monophosphat		
CTP	Cytidin-5′-triphosphat	NAD	Nicotinamidadenindinucleotid
DAP	Dihydroxyacetonphosphat	NADH	reduziertes Nicotinamidadenindinucleotid
DATP	Desoxy-Adenosintriphosphat	NADP	Nicotinamidadenindinucleotidphosphat
DCTP	Desoxy-Cytidin-5′-triphosphat	PC	Phosphokreatin
DGTP	Desoxy-Guanosin-5′-triphosphat	RNS	Ribonucleinsäure
DUTP	Desoxy-Uridin-5′-triphosphat	TPN	Triphosphopyridinnucleotid
DNS	Desoxyribonucleinsäuren	TPP	Thiaminpyrophosphat
DPN	Diphosphopyridinnucleotid	UDP	Uridin-5′-diphosphat
eV	Elektronenvolt	UDPG	Uridin-5′-diphosphatglucose
FAD	Flavinadenindinucleotid	UMP	Uridin-5′-monophosphat
FDP	Fructose-1,6-diphosphat	UTP	Uridin-5′-triphosphat
FMN	Flavinadeninmononucleotid	ZNS	Zentralnervensystem

Standardreaktionen ausgehen bzw. in die *Standard- oder Grundreaktionen* einmünden. Durch die Zentrierung auf wenige Grundreaktionen wird eine enge Verknüpfung der einzelnen Abbauwege erzielt. Wenn man die Auf- und Abbauwege für verschiedene Substanzen verfolgt, entwirrt sich das scheinbare Nebeneinander der vielen Reaktionen, und man erkennt einen einfachen, sehr rationell gestalteten Grundplan des Zellstoffwechsels.

Wir wollen uns zunächst um eine Unterteilung der chemisch definierten Zellbausteine bemühen und uns danach einer Klassifizierung der Zelldynamik zuwenden: Eine einfache Aufteilung in *nieder- und hochmolekulare Substanzen* schafft bereits eine bessere Übersicht.

Die *niedermolekulare Gruppe* besteht aus *Monosacchariden, Aminosäuren, Fettsäuren, Steroiden, Glycerin* und einigen *organischen Basen*. Etwa 50 Substanzen sind der Gruppe zuzurechnen, sie können als *Brennstoff* für die *energieliefernden Stoffwechselreaktionen* dienen oder das Ausgangsmaterial zur *Synthese* der *hochmolekularen Zellbausteine* liefern.

Die *hochmolekularen Zellbausteine* lassen sich bequem in vier Gruppen unterteilen:
a) Eiweiß,
b) Nucleinsäuren,
c) reine Polysaccharide,
d) Mucopolysaccharide und Mucoproteide.

Zwischenstufen und Bruchstücke wie Polypeptide, Polynucleotide etc. werden der jeweiligen Gruppe auch dann zugerechnet, wenn definitionsgemäß keine hochmolekulare Struktur vorliegt. Eine Zwischenstellung nimmt die Gruppe

e) Lipide (Fette und Lipoide)

ein. Die Substanzen zu e) werden ebenfalls intracellulär aus mehreren niedermolekularen Einheiten synthetisiert. Die Molgewichte erreichen jedoch nur Werte um 800.

a) Die *Eiweißkörper* nehmen mengenmäßig und in ihrer Bedeutung für den Gesamtorganismus den ersten Platz ein. Sie entstehen aus α-*Aminosäuren der* L-*Reihe*. L-Reihe bezeichnet die absolute Konfiguration bezogen auf L(—)*Glycerinaldehyd*, die Angabe

$$\begin{array}{c} \text{CHO} \\ | \\ \text{HO—C—H} \\ | \\ \text{CH}_2\text{OH} \end{array} \quad \text{L(—)-Glycerinaldehyd}$$

bedeutet keine Aussage über die Rotation bei Messungen im polarisierten Licht. Vorzeichen und Größe der optischen Rotation werden von der Struktur der Seitenkette der Aminosäuren bestimmt. Nicht alle α-L-Aminosäuren, die für den Zell- und Organstoffwechsel von Bedeutung sind, finden als Proteinbausteine Verwendung (z. B. Homoserin, Ornithin, Citrullin). Unter Einbeziehung des Thyroxins und des 3,5,3′-Trijodthyronins, sowie des Hydroxylysins und des Hydroxyprolins existieren 25 Proteinbausteine. Thyroxin und Trijodthyronin werden ausschließlich in das Thyreoglobulin eingebaut. Hydroxylysin und Hydroxyprolin kommen vor im Kollagen und in der Gelatine, einem wasserlöslichen Produkt, das durch Kochen aus Kollagen entsteht. Eine Klassifizierung der Proteinbausteine ergibt sich aus ihrer chemischen Struktur: (s. Tabelle 1 auf S. 380).

Tabelle 1. *Proteinbausteine*

1. Aliphatische Aminosäuren

Glycin	(Gly)	
Alanin	(Ala)	
Valin	(Val)*	
Leucin	(Leu)*	
Isoleucin	(Ileu)*	zwei asymmetrische C-Atome

2. α-Aminodicarbonsäuren und deren Amide

Asparaginsäure	(Asp)
Asparagin	(Asp NH$_2$)
Glutaminsäure	(Glu)
Glutamin	(Glu NH$_2$)

3. Basische Aminosäuren

Arginin	(Arg)	
Histidin	(His)	
Lysin	(Lys)*	

4. Hydroxyaminosäuren

Hydroxylysin	(Hylys)	(Kollagen) zwei asymmetrische C-Atome
Serin	(Ser)	
Threonin	(Thr)*	zwei asymmetrische C-Atome

5. Schwefelhaltige Aminosäuren
    Cystein   (CySH)
    Cystin   (CyS-CyS)
    Methionin   (Met)*

6. Iminosäuren
    Prolin   (Pro)
    Hydroxyprolin   (Hypro)   (Kollagen) zwei asymmetrische C-Atome

7. Aromatische Aminosäuren
    Histidin   (His)
    Phenylalanin   (Phe)* $\lambda\max = 259\ m\mu$
    Tyrosin   (Tyr) $\lambda\max = 278\ m\gamma$
    Tryptophan   (Try)* $\lambda\max = 279\ m\mu$
    Thyroxin
    3,5,3'-Trijodthyronin   } Thyreoglobulin

Eine Unterteilung nach anderen Gesichtspunkten ist durchaus möglich. *Asymmetriezentren*, besondere Vorkommen, wichtige *Extinktionsmaxima* für den Proteinnachweis sind vermerkt. Die mit Stern versehenen Aminosäuren *(essentielle Aminosäuren)* muß der Mensch mit der Nahrung aufnehmen. Sie können von den menschlichen Organen nicht synthetisiert werden. Die Glutaminsäure, die Asparaginsäure und das Alanin sind Reaktionspartner der α-Ketoglutarsäure, der Oxalessigsäure und der Brenztraubensäure. Sie vermitteln den Übergang zu den energieliefernden Stoffwechselreaktionen. Das Arginin hat Bedeutung als Eiweißbaustein und als Partner des Harnstoffcyclus (Abb. 7).

Eine die Funktion berücksichtigende Klassifizierung der Eiweißkörper erlaubt die Abgrenzung von drei Gruppen:

1. Proteohormone,
2. Fermente,
3. Gerüst- und Faserproteine.

Alle Eiweißkörper werden unter dem prägenden Einfluß der Nucleinsäuren synthetisiert, als Fermente und Hormone katalysieren sie ihrerseits Synthesen und alle übrigen Stoffwechselreaktionen, auch die Synthesen der Nucleinsäuren. Ein erwachsener Mensch kann selbst bei anhaltendem Luxuskonsum kein Eiweiß speichern. Im Überschuß zugeführtes Eiweiß wird in Kohlenhydrat und Fett umgewandelt oder nach Abspaltung der Aminogruppe direkt abgebaut. Der aus dem Eiweißabbau stammende Stickstoff wird bei den Säugetieren als Harnstoff ausgeschieden (Abb. 7 und 14).

b_1) Die *Desoxyribonucleinsäuren (DNS)* bestehen aus 2-Desoxyribose und Orthophosphat, die sich N-glykosidisch mit den Basen Adenin, Guanin, Cytosin, Thymin zu je einem Mol 2-Desoxyadenylsäure, 2-Desoxyguanylsäure, 2-Desoxycytidylsäure und Thymidylsäure vereinigen. Die DNS-Moleküle liegen spiralig angeordnet im Zellkern. Sie enthalten geprägt durch die Sekundär- und Tertiärstruktur der DNS die Erbfaktoren. Die in der DNS-Struktur verankerten Informationen müssen der eigenen Zelle übermittelt werden, um den Aufbau und die Funktion zu gewährleisten. Die DNS-Spirale muß sich auch verdoppeln können, damit im Fall einer Zellteilung Art und Anzahl der Informationen an die Tochterzelle weitergegeben werden. Fermente, also Eiweißkörper, sind sowohl für die Verdoppelung des DNS-Bestandes als auch für die Realisierung der Informationen im eigenen Zellbereich notwendig.

b_2) Die Natur bedient sich für die Übermittlung der Informationen innerhalb der Zelle einer zweiten Form von Nucleinsäuren, sie enthält die *Ribose* anstatt der 2-Desoxyribose und die Base Thymin ist durch *Uracil* (2,6-Dihydroxypyrimidin) ersetzt. Die *Ribonucleinsäuren (RNS)* bestehen demnach aus den Mononucleotiden Adenylsäure, Guanylsäure, Uridylsäure, Cytidylsäure. Dem derzeitigen Stand der Forschung entsprechend erscheint die RNS in der Zelle in drei Formen:

1. *Messenger-RNS*, sie verhält sich in ihrer Basenzusammensetzung zur DNS wie ein Druck zum Satz oder wie eine Photographie zum Negativ. Dem Adenosin der DNS entspricht im Abgriff das Uracil, dem Thymin das Adenin, dem Guanin das Cytosin und umgekehrt.

2. *Ribosomale RNS*, sie repräsentiert etwa 80% der Gesamt-RNS und ist eng mit Protein verknüpft.

3. *Lösliche RNS* mit einem Molgewicht von 30000. Es existiert für jede α-Aminosäure, die als Baustein von Proteinen dient, eine lösliche oder *Transfer-RNS*. Alle löslichen RNS

enthalten *AMP* als endständiges Nucleotid. Die Aminosäure ist mit dem C_2 oder C_3 der Ribose verknüpft und erhält durch die Esterbindung die für die Proteinsynthese erforderliche Aktivierungsenergie. Die Spezifität der löslichen RNS gewährleistet ihrerseits die Bindung der adäquaten Aminosäure und in Verbindung mit der Messenger-RNS die Einordnung am richtigen Platz im Molekül (Abb. 14).

c) Als *reines Polysaccharid* findet man in tierischen Zellen das *Glykogen*. Es besteht aus Glucoseeinheiten, die wie im Amylopectin (verzweigte Stärke) α-1,4 glucosidisch in der Hauptkette und in den Seitenketten verbunden sind. Die Verknüpfung der Seitenketten mit der Hauptkette erfolgt über eine α-1,6 glucosidische Bindung. Die verzweigte pflanzliche Stärke, das Amylopektin und die tierische Stärke, das Glykogen unterscheiden sich in der Länge und in der Anzahl der Seitenketten. Die Seitenkette des Glykogens besteht aus 6—8, die des Amylopektins aus 12—16 Glucosemolekülen. In der Hauptkette des Glykogens trägt jede 3.—5. Einheit eine Seitenkette, im Amylopektin jedes 6. bis 10. Molekül. Durch die stärkere Aufzweigung des Glykogens wird die Löslichkeit verbessert und die Zahl der enzymatischen Angriffspunkte erhöht. Der Unterschied in der Molekülstruktur wird auch durch die Jodfärbung deutlich. Glykogenlösungen ergeben mit Jod eine rotbraune Färbung, Amylopektinlösungen eine wesentlich schwächere violett-braune Färbung. Der Glykogengehalt eines Organs hat die Bedeutung eines intracellulären Substratspeichers, eines Brennstoffreservoirs. Der Glykogengehalt der Leber mit 3—5 g-% im Mittel ist unter dem Einfluß hormonaler Steuerung dem gesamten Organismus zugänglich. Die Speicherkapazität übertrifft zwar die des Eiweißes, ist aber mit 600—1000 g für erwachsene Menschen klein verglichen mit der Fähigkeit, Fett zu speichern.

d) *Mucopolysaccharide* und *Glucoproteine*. Die Unterscheidung der zwei Gruppen ergibt sich aus dem chemischen Aufbau. Die Strukturaufklärung der *anionischen (sauren) Mucopolysaccharide* konnte in den zurückliegenden Jahren sehr gute Erfolge verzeichnen. Die Kenntnisse über den Aufbau der *Glykoproteine* (auch als neutrale Mucopolysaccharide bezeichnet) sind noch recht lückenhaft.

Die sauren Mucopolysaccharide bestehen aus Aminozuckern, die N-acetyliert oder sulfatiert sind und gemeinsam mit einer Uronsäure ein charakteristisches Disaccharid bilden. Sie üben als Bestandteile des Bindegewebes und der Zwischenzellsubstanz Gerüst-, Stütz- und Oberflächenschutzfunktion aus:

Hyaluronsäure

Chondroitin-4-sulfat

Hyaluronsäure
Disaccharid: β-D-Glucuronsäure-Nac-Glucosamin
Bindungen: β-(1,3)   β-(1,4)

Chondroitin-4-Sulfat
Disaccharid: β-D-Glucuronsäure-Nac-Galaktosamin-4-Sulfat
Bindungen: β-(1,3)   β-(1,4)

Chondroitin-6-sulfat

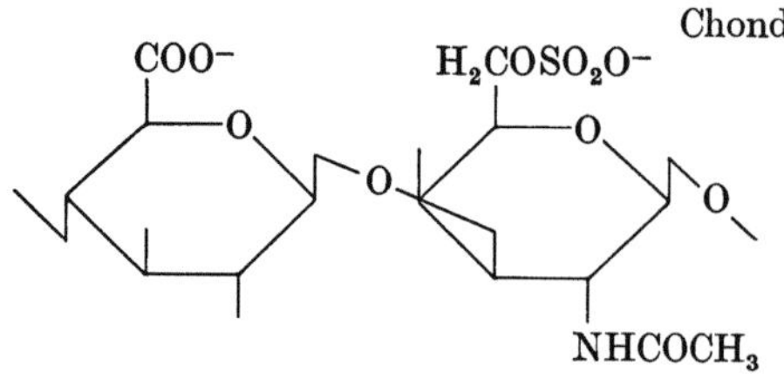

Dermatansulfat

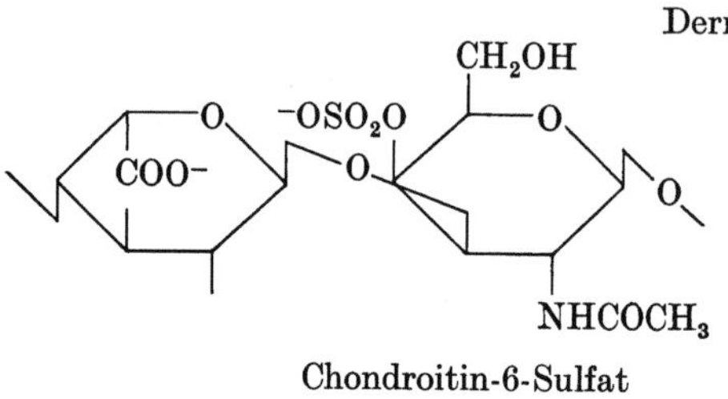

Chondroitin-6-Sulfat
Disaccharid: β-D-Glucuronsäure—Nac-Galaktosamin-6-Sulfat
Bindungen: β-(1,3)   β-(1,4)
Dermatansulfat
Disaccharid: α-L-Iduronsäure—Nac-Galaktosamin-4-Sulfat
Bindungen: α-(1,3)   β-(1,4)
Heparin
Disaccharid: β-D-Glucuronsäure—Glucosamin + 3 Sulfatgruppen
Konstitutionsermittlung noch nicht abgeschlossen
Keratansulfat: ein uronsäurefreies Mucopolysaccharid
Disaccharid: β-D-Galaktose—β-D-Glucosamin-6-Sulfat

Die Struktur Galaktose—Nac-Glucosamin ohne die Sulfatgruppe wird auch in Glykoproteinen gefunden. Das Keratansulfat nimmt eine Zwischenstellung zwischen der sauren und der neutralen Gruppe der Mucopolysaccharide ein.

Die *sauren Mucopolysaccharide* sind im Gewebsverband an Eiweiß gebunden, ihre Reindarstellung gelingt erst nach Entfernung der Proteinkomponenten. Das Heparin kommt in freier Form vor, es nimmt, aus der Sicht betrachtet, unter den sauren Mucopolysacchariden eine Sonderstellung ein. Die Untersuchungen zur Strukturaufklärung des Heparins (Position der Sulfatgruppen, Verzweigung des Moleküls etc.) sind noch nicht abgeschlossen.

Die große Gruppe der *Glykoproteine* enthält Peptid- und Saccharidanteile als Partner nebeneinander, sie bilden gemeinsam den Molekülverband. Am Aufbau der Glykoproteine sind Hexosamin, Neutralzucker und Neuraminsäure beteiligt. Uronsäuren und Estersulfate fehlen.

e) *Lipide.* Die Fette bestehen aus Glycerin und Fettsäuren, es überwiegen die Triester der Palmitin-, Stearin- und der einfach ungesättigten Ölsäure. Fett ist nicht nur mit 9,3 Cal/g die calorienreichste Nahrungsform, es kann auch in beträchtlichem Umfang gespeichert werden.

Die Lipoide sind am Aufbau von Membranen und Lamellen beteiligt. In hohem Maße findet man sie im Nervensystem in den Myelinscheiden. Ihrem Aufbau entsprechend lassen sich die beiden großen Gruppen der Glycerinphosphatide und der Sphingolipoide abgrenzen.

Zur Gruppe der *Glycerinphosphatide* zählen:

1. die Di-Glyceridphosphorsäuren,

2. die Lecithine (Cholinester der Diglyceridphosphorsäuren und der Monoglyceridphosphorsäuren),

3. die Kephaline (Äthanolaminester der Diglyceridphosphorsäuren),

4. Plasmalogene [Glycerin, Aldehyd (Hexadecanal, Octadecanal), eine Fettsäure, Phosphorsäure mit Äthanol-, Cholin- oder Serinrest]. Sie werden entsprechend als Äthanolamin-, Cholin- oder Serinplasmalogene bezeichnet,

5. Inositphosphatide.

Die Gruppe der *Sphingolipoide* umfaßt:
1. phosphorhaltige Sphingolipoide (Sphingomyelin),
2. zuckerhaltige Sphingolipoide,
   Cerebroside (Zucker, Sphingosin, Fettsäuren),
   Ganglioside (Gehalt an Neuraminsäuren).

Eine ausführliche Beschreibung der Lipide findet sich im Beitrag DEBUCH und UHLENBRUCK dieses Bandes.

2. Prinzip des extra- und intracellulären Substratabbaus.

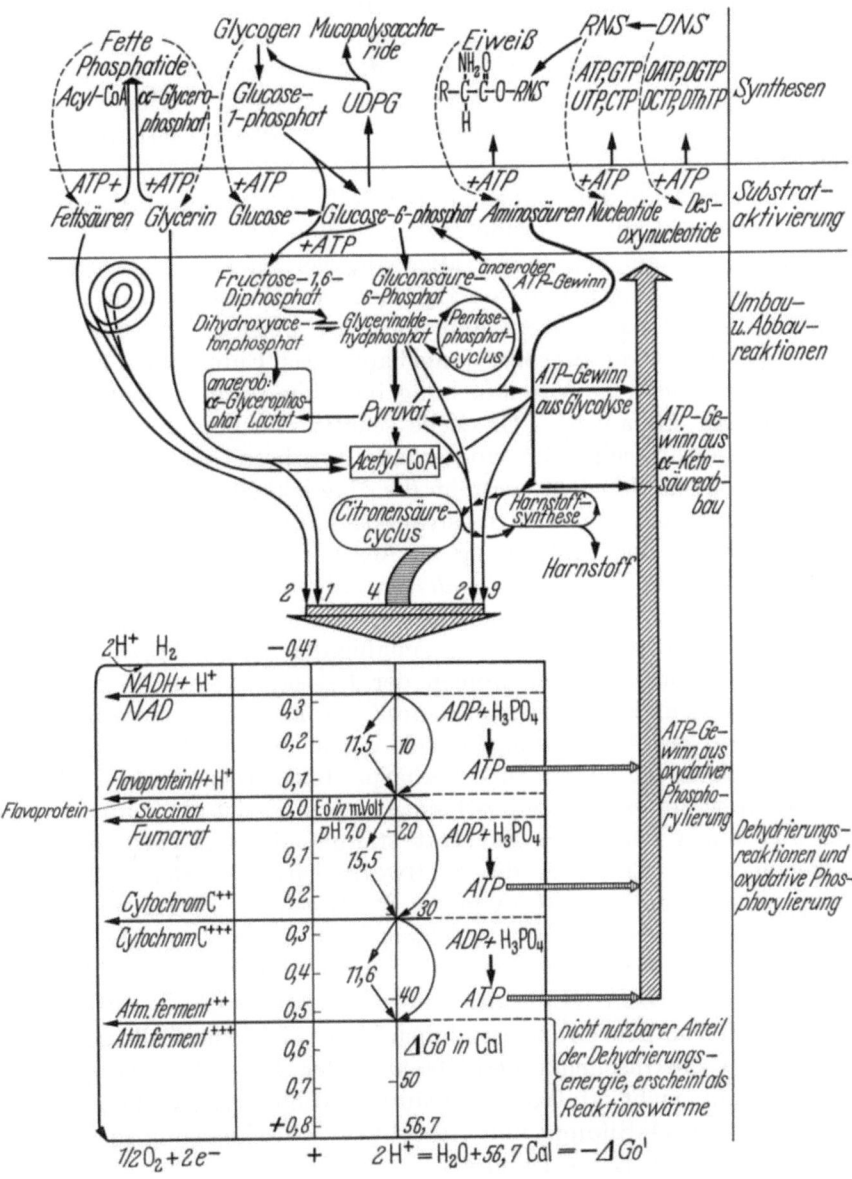

Abb. 1. Zusammenfassende Darstellung wichtiger Abschnitte des Zellstoffwechsels, die im ersten Teil des Beitrags eingehender besprochen werden. Die energiefreisetzenden Reaktionen sind in Tabelle 2 zusammengestellt.

Wir wenden das bewährte Prinzip einer übersichtlichen Unterteilung auch an auf die vielen Reaktionen des extra- und intracellulären Substratabbaus und auf die Möglichkeiten einer Zelle zur Substratkonvertierung. Eine Aufteilung in drei verschiedene Stufen unabhängig vom Reaktionstyp wird allen Erfordernissen gerecht:

Stufe I erstreckt sich ebenfalls auf die große Gruppe der extracellulären Reaktionen, wie sie hauptsächlich im Verdauungstrakt unter dem Einfluß von Leber und Pankreas zur Erzielung optimaler Reaktionsbedingungen für die jeweiligen Fermente ablaufen. Die Fermente werden aus den Drüsenzellen ins Magen-Darmlumen sezerniert, sie spalten die Nahrung auf in die bereits erwähnten kleinmolekularen Grundbausteine. Durch die Spaltungsreaktionen wird die Nahrung in eine lösliche, resorbierbare und transportable Form umgewandelt.

Die Summe der Verdauungsvorgänge inklusive Magen-Darmmotorik und Saftproduktion in Magen, Leber, Darm und Pankreas erfordert eine Energiebereitstellung seitens des Organismus. Vom Energieinhalt der aufgenommenen Nahrung wird in Stufe I 0,5% der verfügbaren Gesamtenergie aus Polysacchariden und Eiweiß und knapp 1% aus den Fetten freigesetzt. Die Spaltungsenergie der Stufe I erscheint als Wärme, sie ist nicht transformierbar in eine andere Energieform. Die gestrichelten Pfeile von den hochmolekularen Stoffen auf die freien Substrate in der Stoffwechselübersicht (Abb. 1) deuten auf die Stufe I hin.

Stufe II. Die kleinmolekularen Bausteine der Nahrung gelangen als Metabolite oder Substrate in die Zellen und müssen grundsätzlich in eine angeregte oder aktivierte Form überführt werden, ehe sie eingebaut oder abgebaut werden können. Durch Decarboxylierung, Transaminierung, Abspaltung von H_2O und von Wasserstoff münden alle Reaktionen der Stufe II in drei Substanzen. Alle Substrate werden entweder zu *Acetyl*-CoA, zu *α-Ketoglutarsäure* oder *Oxalessigsäure* umgebaut. Das Einmünden in nur drei Substanzen bedeutet eine erhebliche Vereinfachung im Abbau und zugleich eine enge Verknüpfung verschiedener Abbauwege. Die Zelle schafft sich eine Reihe reaktionsfähiger Zwischenstufen, die sie ihrerseits für erforderliche Synthesen einsetzen kann. Existiert ein Überangebot an einem Substrat, besteht die Möglichkeit einer Umformung in eine momentan benötigte Komponente. Die Substrataktivierung selbst erfordert eine Energiebereitstellung. Im Verlauf der Umformung zu Acetyl-CoA und zu den beiden α-Ketosäuren wird jedoch ein *Drittel des Energieinhalts* der aufgenommenen Substrate freigesetzt. Verfolgt man den Weg der Substrate über die verschiedenen Zwischenstufen hinweg, so nimmt die Umwandlung in Acetyl-CoA mengenmäßig den ersten Platz ein. Die aktivierte Essigsäure wird gebildet aus allen C-Atomen der Fettsäuren, aus $2/3$ der C-Atome der Zucker und des Glycerins und etwa der Hälfte der C-Atome der Aminosäuren. Die Abbauwege der Hauptnahrungsstoffe vereinigen sich einem Sammelbecken oder Verkehrsknotenpunkt vergleichbar in einem Intermediärprodukt. Das *Acetyl-CoA* gehört biochemisch in die Gruppe der *energiereichen Verbindungen*. Es ist ein sehr reaktionsfähiger Thioester, der aus einem beliebigen Substrat stammend zur Synthese eines anderen Metaboliten dienen kann. Erfordert die Stoffwechselsituation der Zelle eine erhöhte Energiefreisetzung, wird das Acetyl-CoA in die Stoffwechselstufe III, in die *gemeinsame Endstrecke aller Stoffwechselreaktionen* eingeschleust und zu CO_2 und H_2O abgebaut.

Die Acetyl-CoA-Bildung aus scheinbar sehr unterschiedlichen Substraten ist ein klassisches Beispiel für die Zentrierung des Intermediärstoffwechsels auf wenige Grundreaktionen. Ausgehend von den Grundreaktionen bietet sich eine Fülle an synthetischen Möglichkeiten und eine überraschende Vereinfachung der Energiefreisetzung. Die Energiefreisetzung hängt nicht mehr ab von Fettsäure-, Kohlenhydrat- oder Eiweißabbau, sondern von der Acetyl-CoA-Bildung und Acetyl-CoA-Einschleusung in die gemeinsame Endstrecke des Stoffwechsels (Abb. 1 und 4).

Die beiden α-Ketosäuren, deren Bildung ebenfalls in die Stufe II gehört, sind Glieder des Citronensäurecyclus (Abb. 4). α-Ketoglutarsäure entsteht aus Glutaminsäure, Histidin, Arginin, Citrullin, Prolin und Hydroxyprolin. Ausgangssubstanzen für die Bildung von

Tabelle 2. *Verteilung der wichtigsten energieliefernden Reaktionen auf die Abbaustufen II und III, eine Ergänzung zu Abb. 1*

Nr.	Substrat		Reaktion	Apo-Ferment	Co-Ferment
			Abbaustufe II, ein Drittel des Energieinhalts freigesetzt		
1	Fettsäuren	a	Acyl-CoA + Acceptor → 2,3-Dehydroacyl-CoA + Acceptor-H + H^+	Acyl-CoA:FAD Oxydoreductase	FAD
2	Fettsäuren	b	D-3-Hydroxyacyl-CoA + NAD → 3-Oxo Acyl-CoA + NADH + H^+	D-3-Hydroxyacyl-CoA:NAD Oxydoreductase	NAD
3	Glycerin	a	Glycerin + NAD → Dihydroxyaceton + NADH + H^+	Glycerin:NAD Oxydoreductase	NAD
4	Glucose	a	D-Glycerinaldehyd-3-Phosphat + NAD + H_3PO_4 → 1,3-Diphospho-D-Glycerinsäure + NADH + H^+	D-Glycerinaldehyd-3-Phosphat:NAD Oxydoreductase	NAD
5	Glucose	b	Pyruvat + Co-Faktoren → Acetyl-CoA	oxydative Decarboxylierung (Multienzymkomplex)	Cocarboxylase, α-Liponsäure, NAD, CoASH
6	Aminosäuren	a	L-Glutaminsäure + H_2O + NAD → α-Ketoglutarsäure + NH_3 + NADH + H^+	L-Glutaminsäure:NAD Oxydoreductase	NAD
7	Aliphatische Aminosäuren	b	L-Aminosäure + H_2O + NAD → α-Ketosäure + NH_3 + NADH + H^+	L-Aminosäure:NAD Oxydoreductase	NAD
8	L-Alanin		L-Alanin + H_2O + NAD → Pyruvat + NH_3 + NADH + H^+	L-Alanin:NAD Oxydoreductase	NAD
9	D-Asparaginsäure		D-Asparaginsäure + H_2O + O_2 → Oxalessigsäure + NH_3	D-Asparaginsäure:O_2 Oxydoreductase	FAD
10	L-Aminosäuren (α-Hydroxysäuren)		L-Aminosäure + H_2O + O_2 → α-Ketosäure + NH_3 + H_2O_2	L-Aminosäure:O_2 Oxydoreductase	FMN
11	5-Aminovaleriansäure		5-Aminovaleriansäure + NAD → D-Prolin + NADH + H^+	5-Aminovalerian:NAD Oxydoreductase	NAD
12	L-Prolin		L-Prolin + NAD → Δ-Pyrrolin-2-Carbonsäure + NADH + H^+	L-Prolin:NAD-2-Oxydoreductase	NAD
13	L-Prolin		L-Prolin + NAD → Δ-Pyrrolin-5-Carbonsäure + NADH + H^+	L-Prolin:NAD-5-Oxydoreductase	NAD
			Abbaustufe III, zwei Drittel des Energieinhalts freigesetzt		
14	Di- und Tricarbonsäuren	a	L_s-Isocitrat + NAD → α-Ketoglutarsäure + CO_2 + NADH + H^+	L_s-Isocitrat:NAD Oxydoreductase	NAD
15		b	α-Ketoglutarsäure + CoFaktoren → Succinyl-CoA	oxydative Decarboxylierung (Multienzymkomplex)	CoCarboxylase, α-Liponsäure, NAD, CoASH
16		c	Succinat + FAD → Fumarsäure + FADH + H^+	Succinat:Oxydoreductase	FAD
17		d	L-Äpfelsäure + NAD → Oxalessigsäure + NADH + H^+	L-Malat:NAD Oxydoreductase	NAD

Oxalessigsäure sind auf direktem Wege die Asparaginsäure und je vier C-Atome aus dem Ring von Phenylalanin und Tyrosin. Die C_4-Körper münden allerdings bereits als Fumarsäure in den Citronensäurecyclus der Stufe III.

Stufe III (Abb. 1 und 4) umschließt die intermediären Schritte des Essigsäureabbaus zu CO_2 und H_2O. Die Reaktionsfolge wurde zuerst von H. A. KREBS formuliert. Durch Kondensation von Oxalessigsäure mit Acetyl-CoA entsteht Citronensäure. Das Produkt der Startreaktion wurde als Name für den Reaktionscyclus (Citronensäure- oder Citratcyclus) ausgewählt, zu Ehren des Entdeckers wird die Bezeichnung Krebs-Cyclus benutzt, gebräuchlich ist ferner „Tricarbonsäurecyclus", vom abzubauenden Substrat her ist der Name „Essigsäurecyclus" durchaus vertretbar. Die oxydativen Abbauwege aller Nahrungsstoffe münden in den Citronensäurecyclus. Zusammen mit den Fermenten der Atmungskette bildet die Stufe III „die *gemeinsame Endstrecke*" der Stoffwechselreaktionen unter Freisetzung von $^2/_3$ der Nahrungsenergie (Abb. 1).

II. Dehydrierungsreaktionen und Atmungskette.

Die Fähigkeit eines Elementes, einer Gruppe, einer Molekel etc., Ionen anderer Elemente, anderer Gruppen und Verbindungen zu reduzieren, führte zur Aufstellung der elektrochemischen Spannungsreihe. In eine Spannungsreihe, die unabhängig von Struktur und sonstigen Eigenschaften lediglich das Reduktionsvermögen berücksichtigt, lassen sich auch alle biochemischen Red/Ox-Systeme einordnen. Das Metall mit dem stärksten Reduktionsvermögen führt die Reihe an: $Cs = Cs^+ + e^-$, $E^0 = 3{,}02$ Volt. Die Reihe endet mit $2 F^- = F_2 + 2 e^-$, $E^0 = -2{,}85$ Volt. Als Null- oder Bezugspunkt wurde der Wasserstoff (Normal-Wasserstoffelektrode: Platinblech mit Wasserstoff von 1 atm überperlt) gewählt: $H_2 = 2 H^+ + 2 e^-$, $E^0 = 0{,}0$. Für $Au = Au^+ + e^-$ ergibt sich ein Wert von $-1{,}68$ Volt, für $2 H_2O = H_2O_2 + 2 H^+ + 2 e^-$ 1,77 Volt. Die Wahl des Vorzeichens für die E^0-Werte ist eine Frage der Definition, sie berührt nicht die Reihenfolge.

Im Zusammenhang mit dem Zellstoffwechsel interessieren die Eigenschaften der Sauerstoffmolekel und die Bedingungen der Wasserbildung, weil der Sauerstoff in der Zelle als der wichtigste Wasserstoffacceptor fungiert. Die Sauerstoffmolekel kann vier Elektronen von allen Red/Ox-Systemen und Elementen aufnehmen, die in der Spannungsreihe oberhalb des Sauerstoffs stehen.

Stammen die Elektronen (einer Potentialdifferenz entsprechend von 1,23 Volt) vom Wasserstoff, so lautet die Bilanzgleichung auf das Mol Wasser bezogen: $^1/_2 O_2 + 2 e^- + 2 H^+ = H_2O$. Die freie Enthalpie $\Delta G\acute{o}$ (Ablauf bei konstantem Druck) der Reaktion beträgt $-56{,}7$ Cal. Passiert ein Äquivalent Elektronen ein Feld, an dessen Enden eine Spannungsdifferenz von 1 Volt herrscht, so wächst der Energieinhalt um 23,06 Cal = 1 Elektronenvolt (1 eV). Die calorischen Daten und die Werte der elektrochemischen Messung $1{,}23 \times 2 \times 23{,}06 = -\Delta G\acute{o}_{H_2O}$ stimmen gut überein. Die Potentialdifferenz von 1,23 Volt wird letzlich zur treibenden Kraft der Zellreaktionen. Die Zelle arbeitet weitgehend isotherm und unter isotonen Bedingungen. Die durch direkte Vereinigung von Wasserstoff und Sauerstoff plötzlich frei werdende Energie können lebende Zellen nicht nutzen. Durch die Temperaturerhöhung würden die Fermentproteine denaturiert werden. Die Einschaltung von Fermentketten erlaubt eine schrittweise Freisetzung und damit eine wirksame Kontrolle der energieliefernden Vorgänge.

Der Wasserstoff der Substratmoleküle wird durch wasserstoffübertragende Fermente (Dehydrogenasen) abgespalten. Die Co-Fermente der Dehydrogenasen (NAD, NADP oder je nach Wert des Red/Ox-Potentials FAD und FMN) nehmen den Wasserstoff auf mit einem geringen Verlust an Bindungsenergie. Die Dehydrogenasen reagieren spezifisch mit einem Substrat oder zumindest mit einer kleinen Gruppe sehr ähnlicher Verbindungen. Nach der Übernahme des Wasserstoffs dissoziiert das Co-Ferment vom Apo-Ferment und reagiert mit einem zweiten Eiweißkörper, um den nächsten Partner der Atmungskette oder z.B. die Brenztraubensäure zu reduzieren. Die oxydierte Form des Co-Fermentes verbindet sich dann wieder mit dem ersten Partner für die nächste Substratdehydrierung. Die NAD-spezifischen Dehydrogenasen dissoziieren etwa 100fach stärker als die Flavoproteine.

Wir kennen bereits 60 flavinhaltige Fermente, die sich entweder des Flavinmononucleotids oder des Flavin-Adenin-Dinucleotids als prosthetischer Gruppe bedienen. Flavoproteine fungieren als Zwischenglieder der Atmungskette, sie übernehmen dann den Wasserstoff vom $NADH + H^+$. Beim Übergang vom NAD zum FAD werden 11,5 Cal freigesetzt. Flavoproteine können auch eine Substratdehydrierung einleiten. Als Beispiel für eine Substratdehydrierung durch NAD sei die Reaktion Äpfelsäure +NAD → Oxalessigsäure +NADH +H⁺ genannt (Abb. 4), als Beispiel für eine Einleitung der Substratdehydrierung durch FAD die am Fettsäureabbau beteiligte Acyldehydrogenase erwähnt (Abb. 5). In jüngster Zeit mehren sich Befunde, die eine Einordnung des Ubichinons in die Atmungskette gestatten.

Partner der Dehydrierung von Flavin und Ubichinon-Co-Fermenten ist das Cytochrom C. Die Energiefreisetzung dieser Zwischenreaktion beträgt 15,5 Cal. Der Wasserstoff wird von den Co-Fermenten abgespalten. Die für die Aktivierung des Sauerstoffs benötigten Elektronen werden (unter Valenzwechsel im Fermenteisen) in der *Warburg-Keilin-Kette* zum Sauerstoff transportiert. Der Bilanzgleichung der Abb. 1 entsprechend erfolgt die Bildung von H_2O. Die 3. Zwischenreaktion ermöglicht der Zelle abermals die Nutzung von 11—12 Cal. Die Lage des Red/Ox-Potentials des Atmungsfermentes begrenzt die Nutzung der freien Enthalpie der Knallgasreaktion durch die Zelle. Der Rest fällt an als nicht verwertbare Reaktionswärme.

Der erste Schritt der Dehydrierung, die Abspaltung des Wasserstoffs von der Substratmolekel erfordert Fermente, die den sterischen Verhältnissen gerecht werden. Die substratspezifischen Dehydrogenasen erfüllen die Forderung, die Differenzierung liegt im Eiweißanteil verankert. Der Eiweißanteil ermöglicht, daß z. B. das NADH+H⁺ den Wasserstoff sowohl auf einen Metaboliten (α-Glycerophosphat, Pyruvat) als auch auf ein Flavoprotein übertragen kann. Die Co-Fermente NAD, FAD und FMN sind zugleich Partner der Atmungskette. Nach der Abspaltung des Wasserstoffs vom Substrat und nach der Übertragung auf ein Co-Ferment wird aus einer Spezialreaktion, die sogar artgebunden sein kann, ein für die lebende Zelle gemeingültiges Problem, die schrittweise Freisetzung und Nutzung der Bindungsenergie. Die schrittweise Freisetzung der Bindungsenergie erfolgt auf dem Wege eines Transports von Protonen und Elektronen in der Atmungskette. Die Energiefreisetzung in den Stoffwechselstufen II und III unter Einschaltung von NAD und FAD in die Substratdehydrierung verläuft einheitlich und mündet in wenige gemeingültige Grundreaktionen ein. Der Hauptanteil der Energiefreisetzung bleibt auf 17 Dehydrierungsreaktionen beschränkt, ihre Verteilung auf die Abbauwege der verschiedenen Substrate ist in Abb. 1a eingezeichnet. In Tabelle 2 sind die Reaktionen im einzelnen aufgeführt, sie werden in den nachfolgenden Abschnitten im Zusammenhang besprochen.

III. Energiereiche Verbindungen, ihre Synthese und ihre Bedeutung für die Zelle.

Alle Lebensvorgänge sind an Materie gebunden. Die Materie befindet sich allerdings im Zustand einer *höheren Ordnung*, die ihrerseits nur durch einen ständigen Stoffaustausch und durch eine ständige Energiebereitstellung aufrechterhalten werden kann. Wir wollen im Sinne HANS NETTERS die Summe der Zellfunktionen und der Zellreaktionen, den Zustand der höheren Ordnung als *Fließgleichgewicht* auffassen und es dem thermodynamischen Gleichgewicht gegenüberstellen. Das Fließgleichgewicht bleibt erhalten, wenn ständig Reaktionen ablaufen, in deren Verlauf Energie in einer Form freigesetzt wird, die die Zelle nutzen kann. Derartige Reaktionen liegen vor in der schrittweisen Freisetzung der Dehydrierungsenergie. Je besser die bereitgestellte Energie genutzt wird, je geringer der Anteil an irreversibler Reaktionswärme, desto günstiger ist der *Wirkungsgrad des Zellstoffwechsels* und desto geringer bleibt die Entropiezunahme. Wenn die Energiebereitstellung unterbrochen wird oder die Zelle die bereitgestellte Energie nicht nutzen kann, strebt die Entropie einem Maximum zu. Die am Zellaufbau beteiligte Materie gelangt vom Fließgleichgewicht ins *thermodynamische Gleichgewicht*, die Arbeitsfähigkeit der Zellsysteme geht verloren. Lebensnotwendige Konzentrationsunterschiede etc. werden ausgeglichen, die Erreichung des thermodynamischen Gleichgewichts bedeutet Zelltod oder Tod des Organismus im klinischen und im allgemeinen Sprachgebrauch.

Begriffe wie Energiefreisetzung und Energienutzung bedürfen der Spezifizierung. Die Gruppe der kleinmolekularen, organischen Zellbausteine repräsentiert zugleich das zu dehydrierende Substrat. Es bestehen jedoch zwischen den einzelnen Organen erhebliche Unterschiede in der Verwertbarkeit der Substrate als Brennstoff. Die Unterschiede basieren auf einer der *Organfunktion* angepaßten *Fermentausrüstung*.

Die *Leber* übertrifft an Mannigfaltigkeit der Reaktionen für den substantiellen Bestand unseres Körpers alle Organe, sie ist zugleich Produktionsstätte, Umschlagplatz und Depot. Sie kann auf dem Wege der Konvertierung der Nahrungsstoffe einen Mangel und ein Überangebot an bestimmten Substraten ausgleichen. Der *Herzmuskel* ist seiner Funktion entsprechend für eine Umwandlung chemisch gebundener Energie in mechanische Arbeit ausgerüstet. Er kann eine Reihe von Substraten abbauen und wird auf die Weise vor einem akuten Substratmangel geschützt. Die synthetischen Fähigkeiten des Herzmuskels sind gering.

Das Gehirn, sein Stoffwechsel und seine Funktion weisen bekanntlich eine hohe Substratspezifität auf für Glucose. Die aufgenommene Glucose wird jedoch nicht ausschließlich zur Energiefreisetzung genutzt, wie wir aus Markierungsversuchen mit C^{14} wissen. Ein Drittel des markierten Kohlenstoffs wird direkt veratmet und erscheint in kurzer Zeit in der Ausatmungsluft, zwei Drittel werden in andere Verbindungen übergeführt.

Da die *Substratspezifität* oder *Substratplastizität* eines Organs fermentbedingt ist, die Dehydrierungsreaktionen der Atmungskette aber substratunabhängig auf den Transport von Elektronen und Protonen zugeschnitten sind, finden wir das Prinzip der Atmungsketten in allen Organen einheitlich entwickelt. Die Fähigkeit, unter anaeroben Bedingungen Glykogen und Glucose zu Lactat und α-Glycerophosphat abzubauen, ist in den einzelnen Organen wiederum unterschiedlich ausgeprägt.

Die Organzellen nutzen den ständigen Fluß der Dehydrierungsreaktionen zur Synthese von labilen, zerfallsbereiten Verbindungen mit einem hohen Gruppenpotential. Die sog. energiereichen Verbindungen werden im Zellstoffwechsel zur Substrataktivierung, zur Synthese von hochmolekularen Zellbausteinen, zur Auslösung von Muskelkontraktionen etc. eingesetzt. Sie stellen die adäquate Energieform dar für die intracellulären Reaktionen. Die Stoffwechselaktivität einer Organzelle wird letztlich begrenzt vom Umfang der Synthese an energiereichen Verbindungen. Folgende Typen an energiereichen Verbindungen wurden bisher isoliert und identifiziert:

1. Polyphosphate: Triphosphate der Adenyl-, Guanyl-, Uridyl-, Cytidyl- und Thymidylsäure. Die Triphosphate enthalten „energiereiche" Phosphatgruppen. Das System der Adenylsäuren übertrifft im Gehalt und in der Anzahl der katalysierten Reaktionen alle anderen Polyphosphate.

2. Acylphosphate: Acetylphosphat (nicht identisch mit aktivierter Essigsäure) und 1,3-Phosphoglycerinsäure (die Phosphatgruppe vom C_1 wird direkt auf ADP zur Bildung von ATP übertragen) (Abb. 1 und 2).

3. Carbamylphosphat: Es ist eingeschaltet in die Harnstoffsynthese (Abb. 7).

4. Enolphosphate wie Phosphoenolpyruvat, die Phosphatgruppe wird auf ADP→ATP übertragen (Abb. 2).

5. Amidinphosphate: Phosphoarginin und Phosphokreatin. Phosphoarginin wird in Muskelzellen von Wirbellosen gefunden. Phosphokreatin in Muskel- und Nervenzellen von Wirbeltieren.

6. Thioester-Bindungen. 6-Acetyl-α-Liponsäure entsteht bei der Überführung von Pyruvat in Acetyl-CoA durch den zweiten dehydrierenden Schritt im Rahmen des glykolytischen Zuckerabbaus. Acyl-CoA, Acetyl-CoA, Succinyl-CoA, Butyryl-CoA etc. sind energiereiche Thioester-Bindungen des CoA (Abb. 5).

Das ATP ist die wichtigste energiereiche Verbindung, es wird für den überwiegenden Teil der Substrataktivierungen, für die Muskelkontraktion etc. benötigt. Die übrigen reaktionsbereiten, labilen Verbindungen münden (von wenigen Ausnahmen abgesehen) entweder in eine ATP-Synthese ein oder sie entstehen nach Einleitung des Substratabbaus durch ATP (z.B. die Bildung der Acylphosphate).

Die Zellen ziehen den größten ATP-Gewinn aus den Reaktionen der oxydativen Phosphorylierung, die eng mit den Reaktionen der Atmungskette gekoppelt sind. Die Zwischenreaktionen dieses wichtigsten energienutzenden Prozesses sind noch nicht geklärt. Bilanzmäßig entstehen 3 Mole ATP pro Mol H_2O, oder 1 Mol ATP wird pro Zwischenschritt in der Atmungskette mit direktem ATP-Gewinn gebildet. Wir fassen die oxydative Phosphorylierung auf als drei Reaktionen (Abb. 1).

Die Reaktion der oxydativen Decarboxylierung (α-Ketoglutarat → Succinyl-CoA → Succinat) ist ebenfalls mit der Synthese eines Triphosphats gekoppelt (4. Reaktion mit ATP-Gewinn) (Abb. 4).

Zwei weitere Schritte mit direktem ATP-Gewinn sind in den glykolytischen Abbau von Glykogen und Glucose eingeschaltet:

Reaktion 5: 1,3-Phosphoglycerinsäure +ADP → 3-Phosphoglycerinsäure +ATP.

Reaktion 6: Phosphoenolpyruvat +ADP → Pyruvat +ATP (Abb. 2).

Die Reaktionen 5 und 6 ermöglichen auch einen ATP-Gewinn aus der anaeroben Glykolyse wegen der Fähigkeit der Lactatdehydrogenase, im Sauerstoffmangel den Wasserstoff von NADH+ H+ auf Pyruvat zu übertragen. Die ungestörte Reaktionsfolge bleibt anaerob bis zur Erschöpfung der Vorräte an Glykogen und Glucose aufrechterhalten.

Das Prinzip der Konzentrierung auf wenige Grundreaktionen findet man in dem wohl wichtigsten Bereich des Zellstoffwechsels, in der Energienutzung, mit erstaunlicher Einfachheit verwirklicht. Wir kennen etwa 120 intracelluläre Reaktionen des Substratabbaus. Die Energiefreisetzung wird in 17 Dehydrierungsreaktionen zusammengefaßt. Die Nutzung der freigesetzten Energie für die eigentlichen Belange bleibt den oben beschriebenen sechs Reaktionen vorbehalten. Sie liefern einheitlich reaktionsbereite Triphosphate.

IV. Substratabbau und ATP-Gewinn.

Zwei Fermentreaktionen, die eine Bereitstellung von ATP erfordern, leiten den Glucoseabbau ein:

1. Die Hexokinasereaktion zur Bildung von Glucose-6-Phosphat.

2. Die Reaktion der Phosphofructokinase, die zur Bildung von Fructose-1,6-Phosphat führt (Abb. 2).

Die Veratmung von 1 Mol freier Glucose zu CO_2 und H_2O liefert insgesamt 40 Mole ATP, nach Abzug der erforderlichen „Startreaktionen", die durch Einführung der beiden Phosphatgruppen erst den Abbau ermöglichen, verbleibt ein Gewinn an 38 Molen ATP. Eine Aufschlüsselung der Reaktionen kann den verschiedenen Schemata entnommen werden.

Unter anaeroben Bedingungen werden 4 Mole ATP pro Mol Glucose gebildet und 2 Mole zur Bildung von FDP benötigt. Es ergibt sich ein Gewinn von 2 Molen ATP. Die Ausbeute sinkt unter anaeroben Bedingungen auf $1/_{19}$ gegenüber dem oxydativen Zellstoffwechsel. Die Bilanz bezieht sich auf freie Glucose.

Glykogen und Stärke werden im Magendarmtrakt (Stoffwechselstufe I) hydrolytisch gespalten, die freie Hexose wird resorbiert und in der Blutbahn transportiert. Der intracelluläre Glykogenabbau verläuft jedoch nicht als hydrolytische Spaltung, sondern als Phosphorolyse. Es entsteht als erstes Abbauprodukt das Glucose-1-Phosphat. Die Reaktion wird durch die Phosphorylase katalysiert, sie erfordert keine Bereitstellung von ATP.

Die Vorleistung der Hexokinasereaktion bleibt für den intracellulären Glykogenabbau erhalten. Die Zelle investiert pro Glucoseeinheit aus dem Glykogenabbau nur 1 Mol ATP über die Phosphofructokinase. Muß die Zelle bei schwerer Belastung oder unter anaeroben Bedingungen den Glykogenbestand abbauen, spart sie die Hexokinasereaktion ein. Der

ATP-Gewinn aus dem intracellulären Abbau des Glykogens beträgt unter anaeroben Bedingungen nicht 2 Mole sondern 3 Mole ATP.

Der Unterschied zwischen freier Glucose und Glykogen läßt sich an Hand der freien Enthalpie der Substrate und der Zwischenstufen ebenfalls gut darstellen:

Ausgangssubstanz	$-\Delta G^0_{ox}$ Cal	$-\Delta G^0$	Endprodukt
Glykogen pro Mol Glucose	700	50	2 Lactat
Freie Glucose	686	36	2 Lactat
1 Lactat	325	43	1 Pyruvat
1 Pyruvat	282	66	1 Acetyl-CoA

Der ATP-Gewinn des Fettsäureabbaus (Abb. 6a) sei am Beispiel der Stearinsäure $C_{17}H_{35}COOH$ erläutert. 1 Mol ATP leitet den Abbau ein unter Abspaltung von Pyrophosphat. Acht Dehydrierungen der Acyldehydrogenase (Flavoprotein) und acht Hydrierungen der β-Hydroxyacyldehydrogenase ermöglichen die Bildung von 9 Molen Acetyl-CoA. Die zur Stoffwechselstufe II zählenden Reaktionen liefern $2\times 8 = 16$ und $3\times 8 = 24$ Mole ATP. Der Abbau von 9 Molen Acetyl-CoA erbringt $9\times 12 = 108$ Mole ATP. Der direkte Gewinn nach Abzug der Startreaktion beträgt mithin 147 Mole ATP.

V. Abbauwege, Reaktionscyclen.
1. Glykolytischer Glucoseabbau.
(EMBDEN-MEYERHOF) (Abb. 2)

Die alkoholische Gärung und die Milchsäurebildung tierischer Gewebe regten im 19. Jahrhundert bereits viele Autoren an zu experimentellen Untersuchungen. Die Beobachtung, Gärung und Glykolyse mit steigenden Sauerstoffpartialdrucken hemmen zu können, wurde zu Ehren von LOUIS PASTEUR als Pasteur-Effekt bezeichnet. Die Arbeiten von E. BUCHNER sowie von HARDEN und YOUNG lieferten für die Bemühungen um den Glucoseabbau neue und sehr entscheidende Perspektiven. BUCHNER (1897) wies nach, daß auch zellfreie Preßsäfte Zucker vergären können. HARDEN und YOUNG fanden als erste Untersucher das Vorkommen phosphorylierter Zwischenprodukte beim Gärungsprozeß. Der Weg für Untersuchungen an isolierten Systemen war damit aufgezeigt. Zug um Zug entdeckten und isolierten NEUBERG, EMBDEN, MEYERHOF, WARBURG, v. EULER, CORI und CORI mit ihren Schülern die für Gärung und Glykolyse notwendigen Fermente, Co-Fermente, sowie die Substrate der Zwischenreaktionen. Die Reaktionsfolge im Verlauf von Gärung und Glykolyse darf man wohl heute als einen der bekanntesten Abschnitte des Zellstoffwechsels ansehen. Lange Zeit nahm man an, daß die von CORI entdeckte Phosphorylase (Reaktion 3) nicht nur den Glykogenabbau, sondern auch die Glykogensynthese in vivo katalysieren würde. Eine Synthese in vitro gelingt durch den Einsatz einer großen Menge an Glucose-1-Phosphat. In vivo wird das für eine Synthese erforderliche Gleichgewicht nicht erreicht. Die Glykogensynthese verläuft über das UDP, wie LELOIR u. Mitarb. nachweisen konnten (s. Abschnitt Substrataktivierungen) (Abb. 11).

Erläuterungen zu Abb. 2

1 ATP: D-Hexose-6-Phosphotransferase (Hexokinase)
2 D-Glucose-1,6-Diphosphat: D-Glucose-1-Phosphat-Phosphotransferase (Phosphoglucomutase)
3 α-D-1,4-Glucan: Orthophosphat-Glucosyltransferase
4 D-Glucose-6-Phosphat-Phosphohydrolase (Glucose-6-Phosphatase der Leber)
5 D-Glucose-6-Phosphat-Ketolisomerase (Phosphogluco-Isomerase)
6 ATP: D-Fructose-6-Phosphat-1-Phosphotransferase (Phosphofructokinase)
7 D-Fructose-1,6-Diphosphat: Glycerinaldehyd-3-Phosphat-Lyase (Aldolase)
8 D-Glycerinaldehyd-3-Phosphat-Ketolisomerase (Triosephosphat-Isomerase)
9 D-Glycerinaldehyd-3-Phosphat: NAD-Oxidoreductase (Phosphorylierung) (3-Phosphoglycerinaldehyd-Dehydrogenase) (Acyl-S-Enzym-Verbindung)
10 wie 9
11 ATP: D-3-Phosphoglycerinsäure-1-Phosphotransferase (Phosphoglycerinsäurekinase)
12 D-2,3-Diphosphoglycerinsäure: D-2-Phosphoglycerinsäure-Phosphotransferase (Phosphoglyceromutase)
13 D-2-Phosphoglycerinsäure-Hydrolase (Enolase)
14 ATP: Pyruvat-Phosphotransferase (Pyruvatkinase)
15 D-Lactat: NAD-Oxidoreductase (Lactatdehydrogenase)
16 oxydative Decarboxylierung des Pyruvats (s. Abb. 5)

Die Reaktion 4, Freisetzung von Glucose durch Spaltung von Glucose-6-Phosphat, läuft nur ab in der Leber. Sie ermöglicht eine hormonal gesteuerte Einschleusung von Glucose in die Blutbahn zur Versorgung der übrigen Organe.

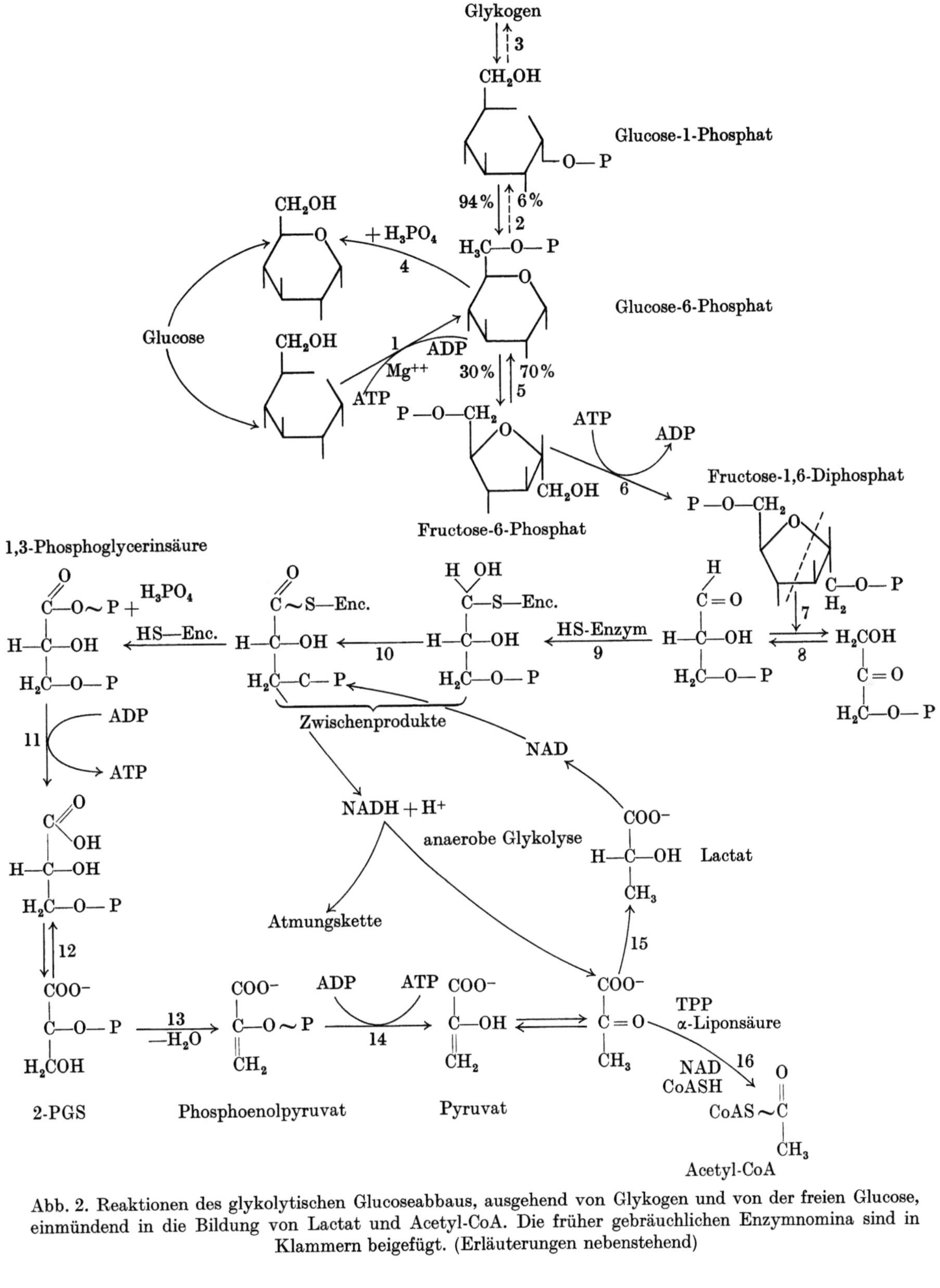

Abb. 2. Reaktionen des glykolytischen Glucoseabbaus, ausgehend von Glykogen und von der freien Glucose, einmündend in die Bildung von Lactat und Acetyl-CoA. Die früher gebräuchlichen Enzymnomina sind in Klammern beigefügt. (Erläuterungen nebenstehend)

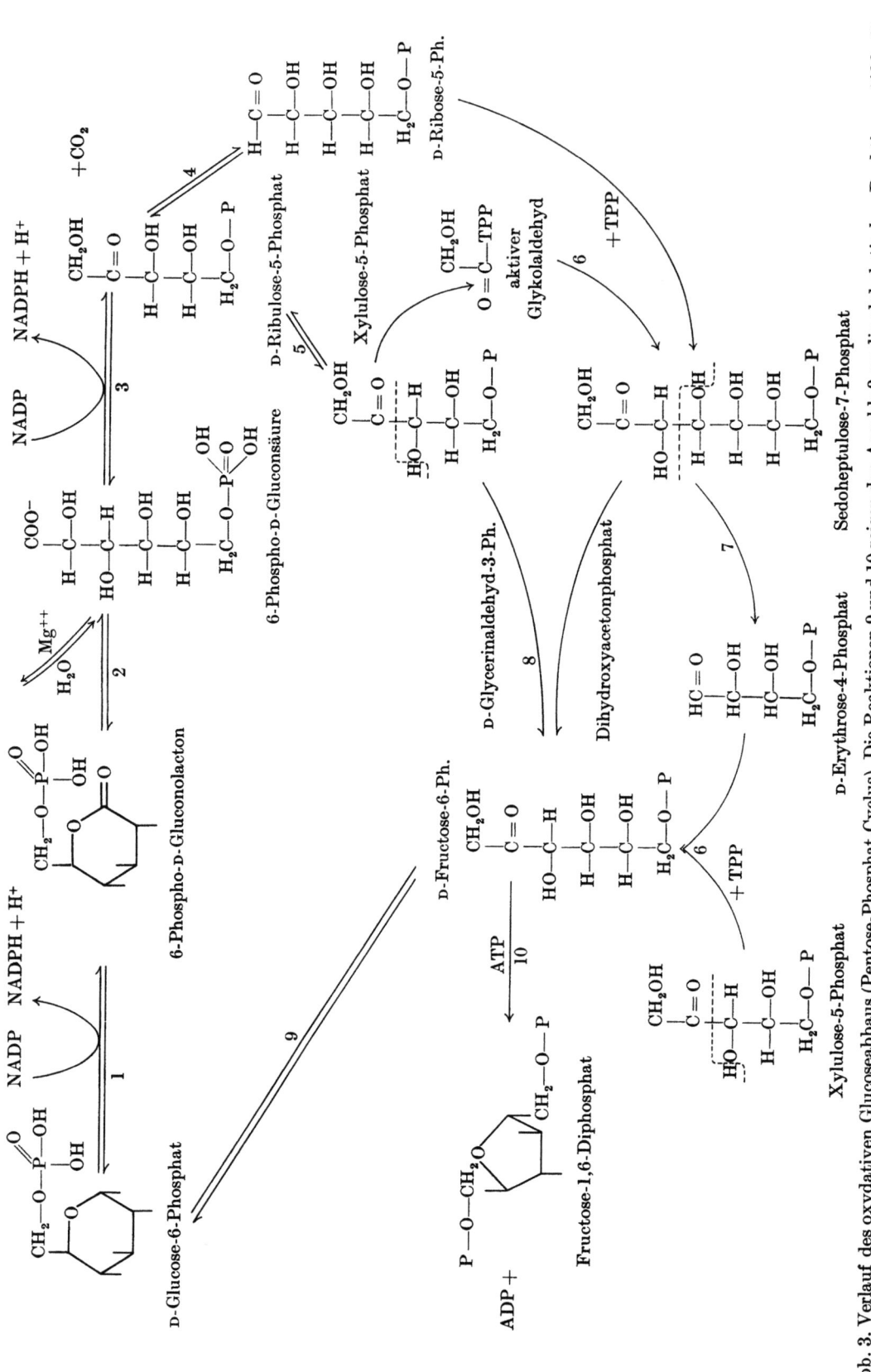

Abb. 3. Verlauf des oxydativen Glucoseabbaus (Pentose-Phosphat-Cyclus). Die Reaktionen 9 und 10 zeigen den Anschluß an die glykolytischen Reaktionen (Abb. 2).
1 D-Glucose-6-Phosphat:NADP-Oxidoreductase (Glucose-6-Phosphatdehydrogenase)
2 6-Phospho-D-Glucono-δ-Lacton-Hydrolase (Gluconolactonase)
3 6-Phospho-D-Gluconsäure:NADP-Oxidoreductase (Decarboxylierung) (6-Phospho-Gluconsäuredehydrogenase)
4 D-Ribose-5-Phosphat-Ketolisomerase (Ribosephosphatisomerase)
5 D-Ribulose-5-Phosphat-3-Epimerase (Ribulosephosphat-Epimerase)
6 D-Sedoheptulose-7-Phosphat:D-Glycerinaldehyd-3-Phosphat-Glykolaldehyd-transferase (Transketolase)
7 D-Sedoheptulose-7-Phosphat:D-Glycerinaldehyd-3-Phosphat-Dihydroxyacetontransferase (Transaldolase)
8 D-Fructose-1,6-Diphosphat-Glycerinaldehyd-3-Phosphat-Lyase (Aldolase)
9 D-Glucose-6-Phosphat-Ketolisomerase (Phosphoglucoisomerase)
10 ATP:D-Fructose-6-Phosphat-1-Phosphotransferase (Phosphofructokinase)

2. Pentose-5-Phosphatcyclus.
(Abb. 3.)

WARBURG und CHRISTIAN entdeckten 1931 die Oxydation von Glucose-6-Phosphat durch ein in Hefe und Erythrocyten vorkommendes Ferment, das sie „Zwischenferment" nannten. Wir wissen heute, daß das Zwischenferment in die Gruppe der Dehydrogenasen gehört und sich des NADP als Co-Ferments bedient. Die Reaktionsfolge des oxydativen Glucoseabbaus konnte inzwischen aufgeklärt werden. Man findet in der Literatur die Bezeichnung *Glucose-6-Phosphat-Shunt, Pentose-5-Phosphat-Cyclus, Horecker-Cyclus*.

Die beiden Dehydrierungsreaktionen werden durch NADP katalysiert, sie sind nicht mit einem ATP-Gewinn gekoppelt. Die Bedeutung der Reaktionen liegt auf dem Sektor der Synthese. Der Name „Pentose-5-Phosphatcyclus" hebt den wichtigsten Faktor für den Zellstoffwechsel hervor, die Synthese von *Ribose-5-Phosphat* aus Glucose. Der oxydative Glucoseabbau wird am besten aus der Bilanz des Cyclus ersichtlich. Eine unmittelbare Verknüpfung mit dem glykolytischen Kohlenhydratabbau ergibt sich durch die Bildung von Fructose-6-Phosphat und von Glycerinaldehydphosphat. Die Reaktionen 8, 9 und 10 sind als Glieder des glykolytischen Glucoseabbaus zur Vervollständigung eingezeichnet.

3. Citratcyclus.
(Abb. 4.)

THUNBERG testete von 1906—1920 60 organische Verbindungen auf ihren Abbau im Zellstoffwechsel. Er entdeckte eine rasche Oxydation von Lactat, Succinat, Fumarat, Malat, Citrat, Glutamat u. a. BATELLI und STERN bestätigten und erweiterten die Befunde.

In jenen Jahren galt das Interesse jedoch vorwiegend der Aufklärung des Kohlenhydratabbaus. Die Kenntnisse über intracelluläre Reaktionen und Zellatmung waren für eine Einordnung der Befunde von THUNBERG noch zu lückenhaft.

SZENT-GYÖRGYI beobachtete 1935, daß ein Teil der oxydativen Wirksamkeit von Succinat, Fumarat, Malat und Oxalacetat katalytischer Natur sei. Die durch kleine Zusätze erzielte Atmungssteigerung im Muskelbrei übertraf die für die Oxydation der Substanzen benötigte O_2-Menge um ein Mehrfaches. SZENT-GYÖRGYI ordnete die C_4-Dicarbonsäuren ein als Überträger zwischen Substratabbau und Atmungskette.

KNOOP und MARTIUS entdeckten die Umwandlung von Citrat über cis-Aconitat, Isocitrat, Oxalsuccinat in α-Ketoglutarat.

H. A. KREBS erkannte den Zusammenhang zwischen den Befunden von SZENT-GYÖRGYI sowie KNOOP und MARTIUS und formulierte 1937 zuerst den Cyclus unter Einbeziehung des Pyruvats. Die (dem derzeitigen Stand der Forschung entsprechende) Reaktionsfolge, in deren Verlauf ein Mol Acetat umgesetzt wird, findet sich in Abb. 4. Pro Umlauf resultiert ein Gewinn von 12 Molen ATP. Die Reaktionen 1 und 6 sind nicht umkehrbar.

Der als *oxydative Decarboxylierung* beschriebene Prozeß erfordert vier Co-Faktoren (Abb. 5). Die Übernahme des Wasserstoffs durch NAD ist vereinfacht dargestellt. Die oxydative Decarboxylierung des Pyruvats bildet den Übergang vom Kohlenhydratabbau zur Stoffwechselstufe III und liefert mit Acetyl-CoA das fehlende Glied zwischen Citrat und Oxalat für den Abschluß des Kreisprozesses. Die oxydative Decarboxylierung der α-Ketoglutarsäure stellt den Zusammenhang her zwischen Tri- und Dicarbonsäuren innerhalb des Citratcyclus und ermöglicht die Einschleusung des überwiegenden Anteils des Aminosäureabbaus.

4. Oxydation von Fettsäuren.
(Abb. 6a.)

F. KNOOP publizierte 1904 seine klassischen Untersuchungen über die *β-Oxydation der Fettsäuren*. Das Prinzip der β-Oxydation wurde wiederholt als Grundlage des Fettsäureabbaus bestätigt und anerkannt. Die chemische Struktur der Zwischenprodukte

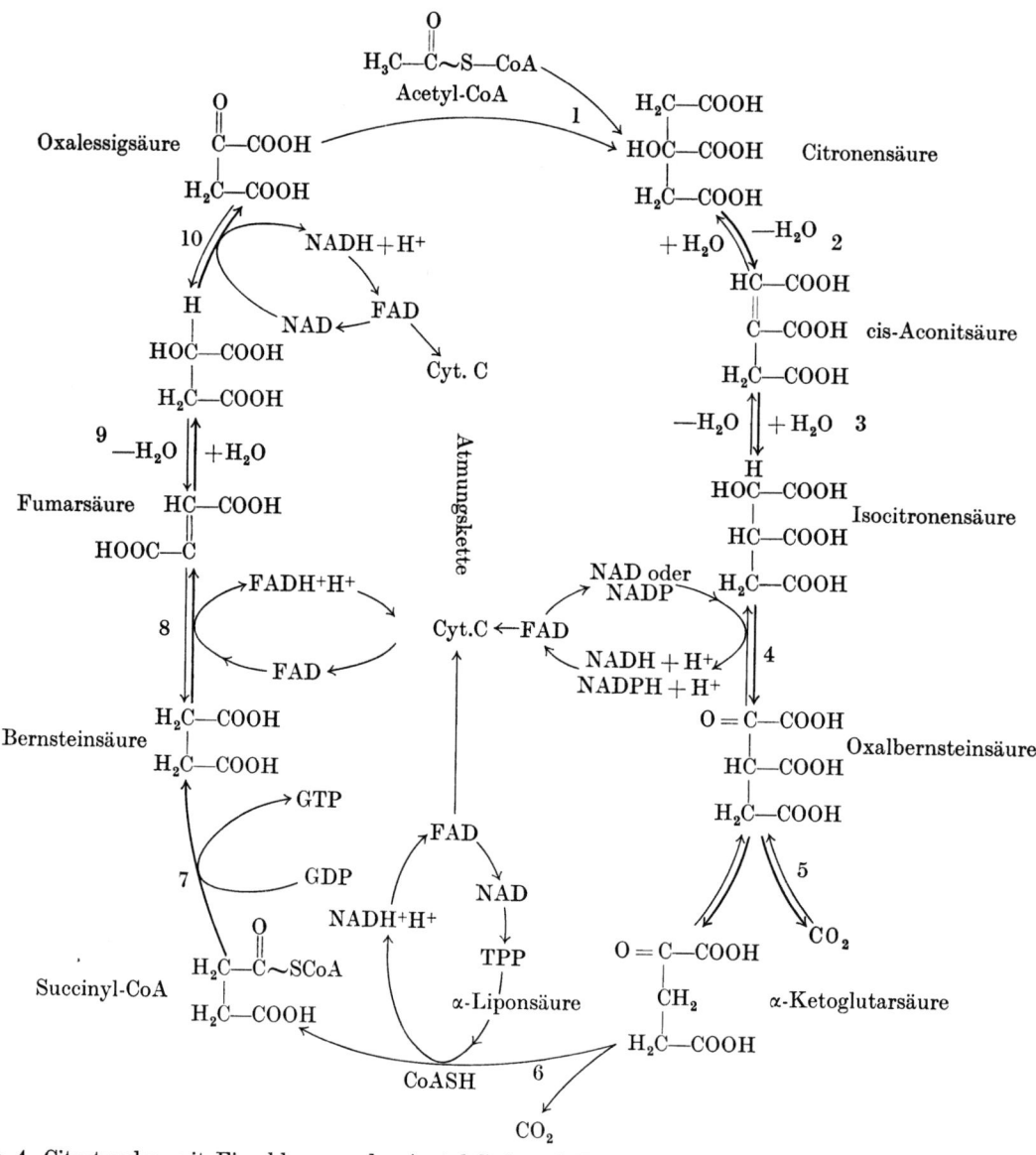

Abb. 4. Citratcyclus mit Einschleusung des Acetyl-CoA und Verknüpfung der Dehydrierungsreaktionen mit der Atmungskette.

1 Citrat-Oxalat-Lyase (CoA-Acetylierung) (Condensing Enzyme)
2)
3) Citrat-(Isocitrat)-Hydrolyase (Aconitase)
4) Ls-Isocitrat:NAD-(NADP)-Oxidoreductase (Isocitratdehydrogenase). Für Reaktion 4 mit NAD abhängigem
5) Enzym keine *freie* Oxalbernsteinsäure nachgewiesen. Endprodukt der Reaktion 4 und 5 die α-Ketoglutarsäure
6 Multienzymkomplex (s. Abb. 5)
7 Succinyl-CoA: Ketos.-CoA-Transferase
8 Succinat:FAD-Oxidoreductase (Succinatdehydrogenase)
9 L-Malat-Hydrolyase (Fumarase)
10 L-Malat:NAD-Oxidoreductase (Malatdehydrogenase)

und die den Abbau vollziehenden Enzyme entzogen sich jedoch lange ihrer Aufklärung. Die Reaktionen, die zur Mobilisierung und Abspaltung eines C_2-Bruchstücks führen konnten erst 40—50 Jahre später bewiesen werden. Die Verkürzung einer Fettsäurekette um einen Acetyl-Rest unter Bildung von Acetyl-CoA ist in Abb. 6a dargestellt. Ungradzahlige Fettsäuren liefern zum Schluß Propionyl-CoA, welches durch Anlagerung von CO_2 in Bernsteinsäure überführt und im Verlauf des Citratcyclus abgebaut wird.

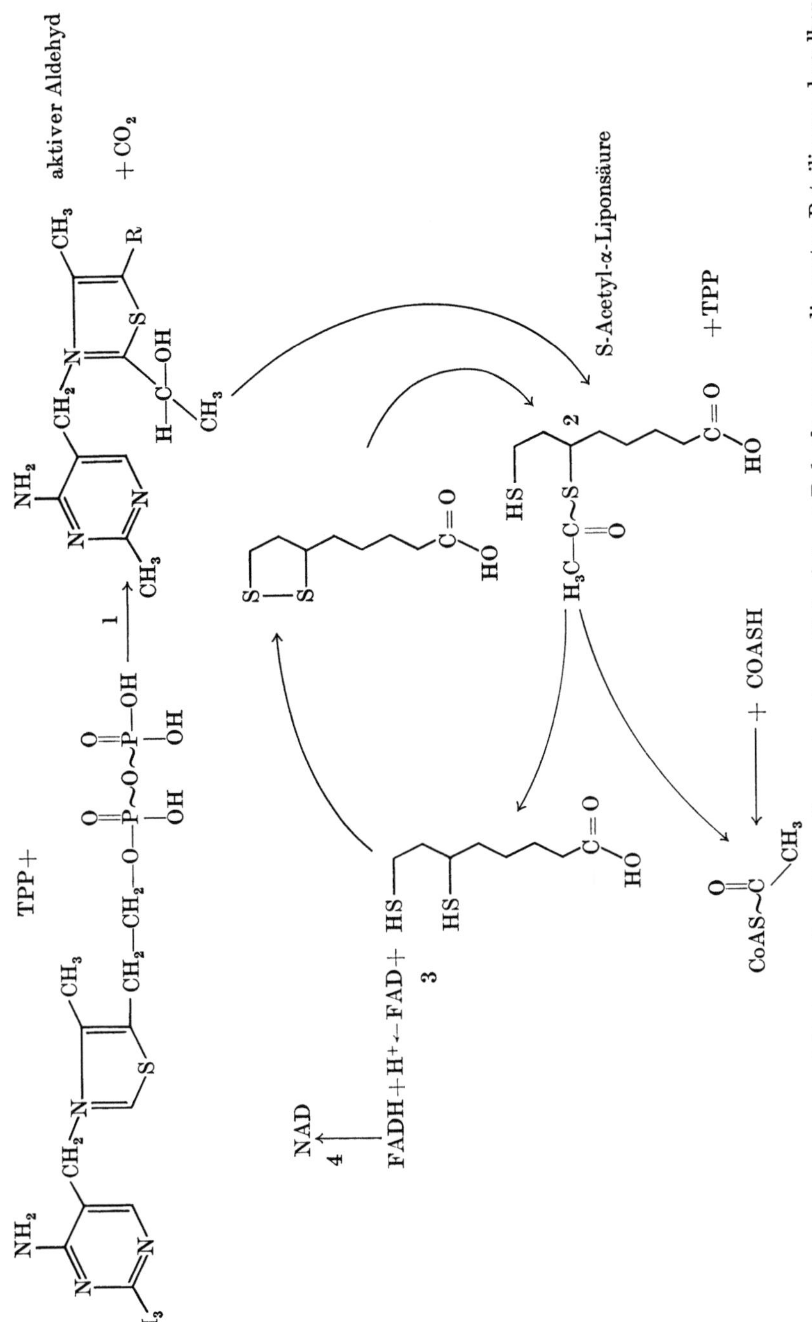

Abb. 5. Reaktionsfolge des Multienzymkomplexes Pyruvat- oder α-Ketoglutarat-Dehydrogenase, die unter Beteiligung derselben Co-Faktoren abläuft. Der Reaktionsmechanismus innerhalb des Enzymkomplexes ist noch nicht in allen Einzelheiten aufgeklärt. Substrate, die in Acetyl-CoA und Succinyl-CoA umgewandelt werden können, sind im Text aufgezählt.

Multienzymkomplexe der Pyruvat- und α-Ketoglutarat-Dehydrogenase*
1 2-Oxosäure-Carboxylase (Pyruvatdecarboxylase) (TPP-abhängig)
2 Acetyl-CoA:Dihydroliponsäure-S-Acetyltransferase (Liponsäure-Acetyltransferase)
3 Dihydroliponsäure:FAD-Oxidoreductase (Flavoprotein-Dihydroliponsäure-Dehydrogenase)
4 FAD:NAD-Oxidoreductase
* Pyruvat:Liponsäure-Oxidoreductase
  2-Oxoglutarat:Liponsäure-Oxidoreductase

Die Synthese von Fettsäuren ist keine direkte Umkehr der Abbaureaktionen (Abb. 6b). Wie in ähnlich gelagerten Fällen wählt die Zelle auch für die *Fettsäuresynthese* einen anderen Reaktionsweg. Die ungünstige Lage des Gleichgewichts würde ein Überangebot an ATP und reduzierten Co-Fermenten erfordern. Die Zelle schaltet ein biotinhaltiges Ferment, die Acetyl-CoA: Kohlendioxyd-Ligase, ein und synthetisiert unter Nutzung von ATP der Abb. 6b entsprechend Malonyl-CoA. Erst die reaktionsfähige --CH_2-Gruppe ermöglicht eine Reaktion mit Acetyl-CoA oder Acyl-CoA. Unter Abspaltung von CO_2 entsteht eine β-Ketosäure.

Oxydation von Fettsäuren

$$\text{ATP} + \begin{array}{c}\text{COOH}\\\text{CH}_2\\\text{CH}_2\\\text{CH}_2\\\text{R}\end{array} \xrightarrow{1} \text{Adenosin-P}-\text{O}-\begin{array}{c}\text{C}=\text{O}\\\text{CH}_2\\\text{CH}_2\\\text{CH}_2\\\text{R}\end{array} + \text{P}\sim\text{P}$$

Acyladenylat

Acetyl-CoA, Acyl-CoA, Acyl-CoA, α,β-ungesättigtes Acyl-CoA, β-Hydroxyacyl-CoA, β-Ketoacyl-CoA

(Cycle steps: 1, 2 CoASH, +AMP, 3 FAD/FADH+H+ Atmungskette Cyt.C, 4 +H₂O, 5 NAD/NADH+H+ Cyt.C FAD Atmungskette, 6 +CoASH)

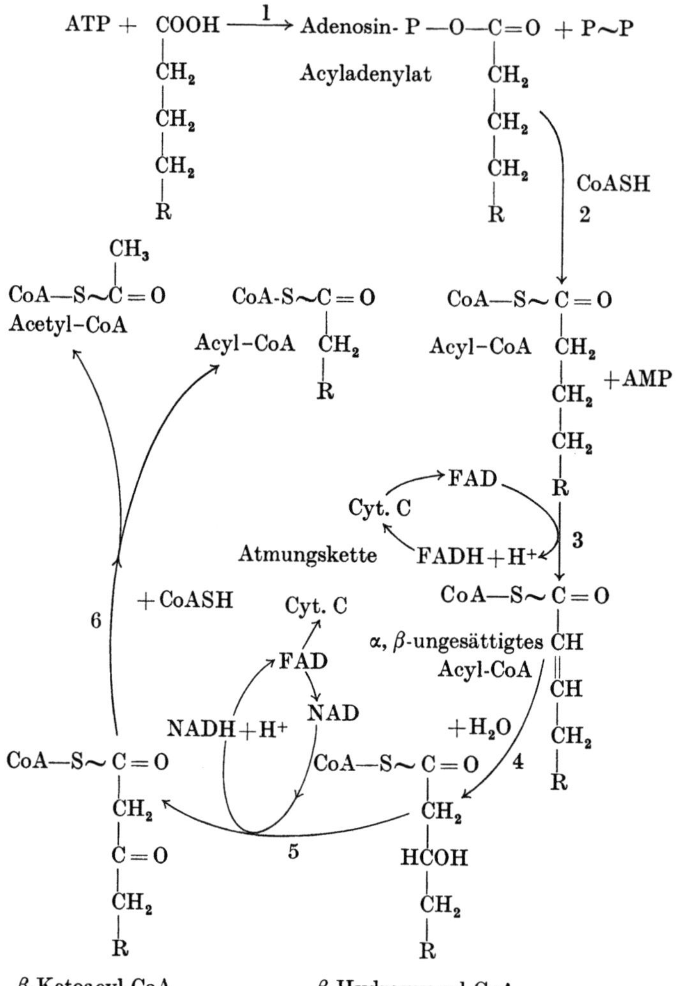

Abb. 6a. Oxydation von Fettsäuren, verfolgt von der Substrataktivierung bis zur Abspaltung eines Mols Acetyl-CoA.

1 Säure:CoA-Ligase (AMP) (Acyl-CoA-Synthetase)
2 wie 1
3 Acyl-CoA:(Acceptor)-Oxidoreductase (Acyl-CoA-Dehydrogenase)
4 L-3-Hydroxyacyl-CoA-Hydrolase (Enoyl-CoA-Hydratase)
5 L-3-Hydroxyacyl-CoA:NAD-Oxidoreductase
6 Acyl-CoA:Acetyl-CoA-Acyltransferase

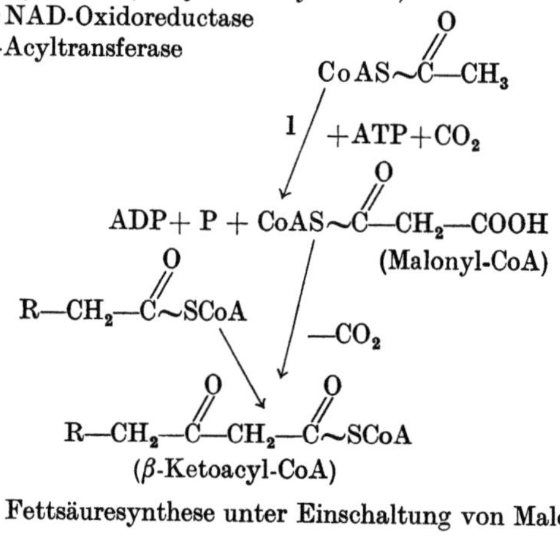

$$\text{CoAS}\sim\overset{\text{O}}{\text{C}}-\text{CH}_3$$

$$\downarrow 1 \quad +\text{ATP}+\text{CO}_2$$

$$\text{ADP}+\text{P}+\text{CoAS}\sim\overset{\text{O}}{\text{C}}-\text{CH}_2-\text{COOH}\quad(\text{Malonyl-CoA})$$

$$\text{R}-\text{CH}_2-\overset{\text{O}}{\text{C}}\sim\text{SCoA}$$

$$-\text{CO}_2$$

$$\text{R}-\text{CH}_2-\overset{\text{O}}{\text{C}}-\text{CH}_2-\overset{\text{O}}{\text{C}}\sim\text{SCoA}\quad(\beta\text{-Ketoacyl-CoA})$$

Abb. 6b. Fettsäuresynthese unter Einschaltung von Malonyl-CoA.

1 Acetyl-CoA:Carbondioxyd-Ligase (ADP) (biotinhaltig)

5. Harnstoffsynthese.
(Abb. 7.)

Ein Organismus kann bei einem Überangebot an Eiweiß keine den Fettdepots entsprechende Eiweißreserve anlegen. Alle Aminosäuren, die über das tägliche Eiweißminimum (Bausteinbedarf) hinausgehend zugeführt werden, werden um- oder vollständig abgebaut.

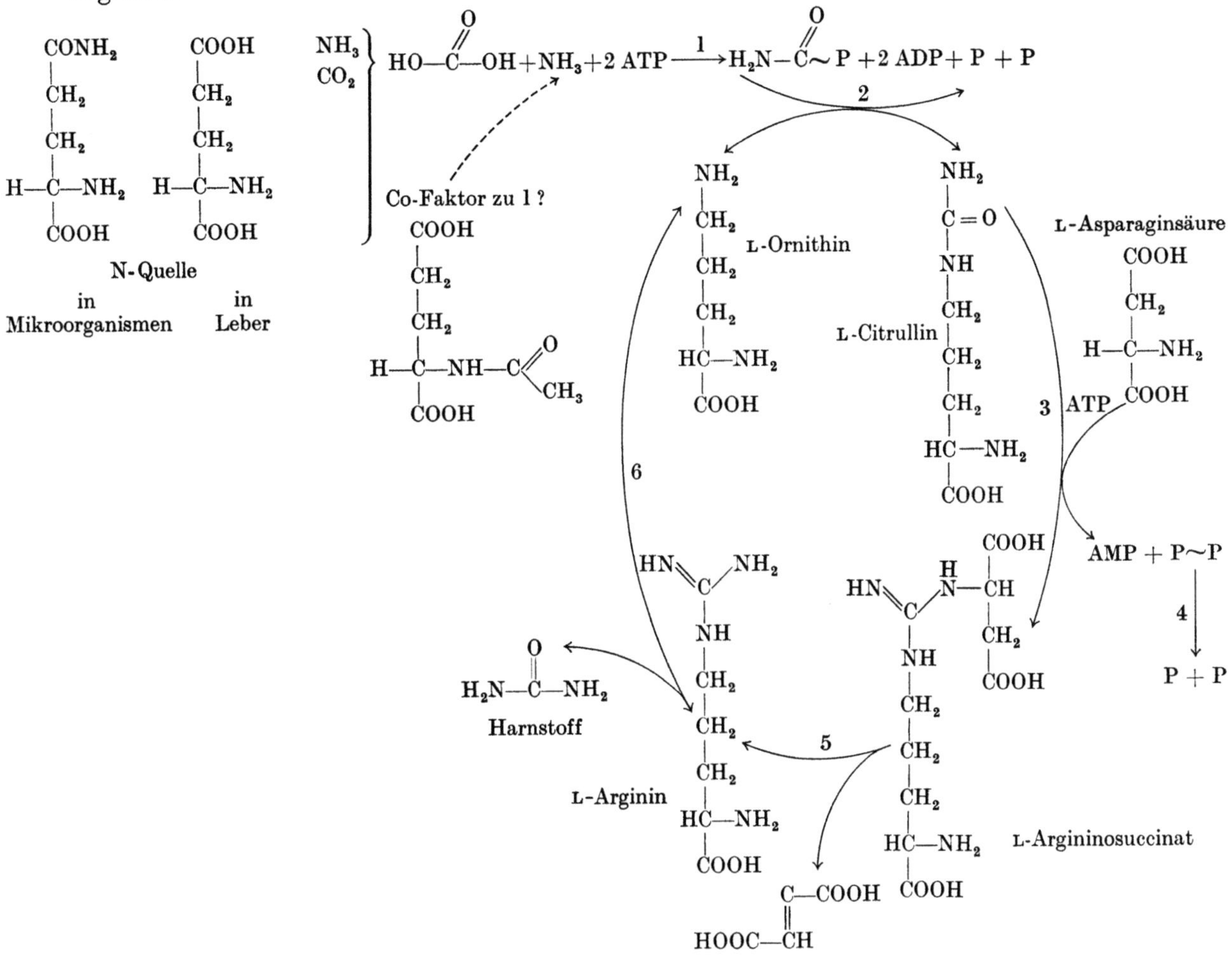

Abb. 7. Harnstoffbildung auch als L-Ornithin-L-Citrullincyclus bezeichnet. Für Mikroorganismen konnte Glutamin als Stickstoffquelle zur Bildung von Carbamyl-Phosphat nachgewiesen werden. Dem N-Acetyl-Glutamat wird neuerdings in Verbindung mit ATP und Mg^{++} die Bedeutung eines Co-Faktors zugeschrieben.

1 ATP:Carbamat-Phosphotransferase (Carbamatkinase, Carbamylphosphatsynthetasekomplex)
2 Carbamylphosphat:L-Ornithincarbamyltransferase (L-Ornithin-Transcarbamylase)
3 L-Citrullin:L-Asparatligase (AMP) (Argininosuccinatsynthetase)
4 Pyrophosphat-Phosphohydrolase (Pyrophosphatase)
5 L-Argininosuccinat-Arginin-Lyase (Arginino-Succinase)
6 L-Arginin-Ureohydrolase (Arginase)

Aus Trans- und Desaminierungsreaktionen gekoppelt haben sich in der Tierreihe drei Hauptwege der Stickstoffausscheidung entwickelt:

1. Harnstoffbildung,
2. Synthese von Harnsäure,
3. Ausscheidung von freiem NH_3.

Ein restloser Abbau zu CO_2, Wasser und N_2 wurde nirgends beobachtet. Bei den Säugern, demnach auch bei den Primaten, wird der Hauptteil des harnpflichtigen Stickstoffs als Harnstoff ausgeschieden. Die Harnsäure im Urin von Säugern stammt aus den Nucleinsäurebausteinen Adenin und Guanin. Hypoxanthin und Xanthin erscheinen ebenfalls als Harnsäure.

Bei Vögeln und Reptilien wird jedoch auch der Stickstoff aus dem Eiweiß in Harnsäure überführt. Die Ausscheidung von NH_3 dominiert häufig bei Wirbellosen. Freies NH_3 kommt in Geweben von höheren Lebewesen nur in sehr geringen Konzentrationen vor, es wirkt in größeren Mengen giftig. Lediglich bei Störung des oxydativen Stoffwechsels wird NH_3 in Warmblüterorganen in beträchtlichem Umfang freigesetzt.

Die Harnstoffbildung erfolgt als energieverbrauchende Reaktion in der Hauptsache in der Leber. Sie ist eng mit dem Ablauf des Citratcyclus gekoppelt. Die Aufklärung der Grundreaktionen stammt von H. A. KREBS aus dem Jahre 1932. Die Reaktionsfolge erhielt die Bezeichnung *Ornithin-Citrullin-Cyclus*. Die zum Carbamylphosphat führende Startreaktion ist noch nicht vollständig bewiesen worden. Ein möglicher Reaktionspartner dürfte die N-Acetylglutaminsäure sein, dem nach neueren Untersuchungen auch die Bedeutung eines Co-Faktors zugeschrieben wird.

VI. Substrataktivierungen.
(Abb. 8—16.)

Substrataktivierungen in lebenden Zellen und in Organen sind fermentabhängige Reaktionen, wenngleich der Mechanismus der Aktivierung und der Grad der Spezifität der Reaktionen große Unterschiede aufweisen. Viele hydrolytische Spaltungen, katalysiert durch Proteinasen, Peptidasen, Amidasen, Glykosidasen, Esterasen verlaufen auch

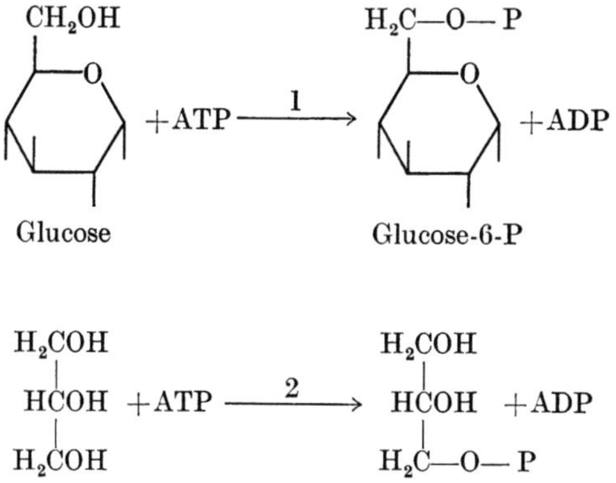

Abb. 8. Beispiele für eine nucleotidabhängige Substrataktivierung unter Beteiligung von ATP und Übertragung eines Phosphatrestes. Glucose → Glucose-6-Phosphat, Glycerin → α-Glycerophosphat.

1 ATP:D-Hexose-6-Phosphotransferase (früher Hexokinase)
2 ATP:Glycerin-Phosphotransferase (früher Glycerinkinase)

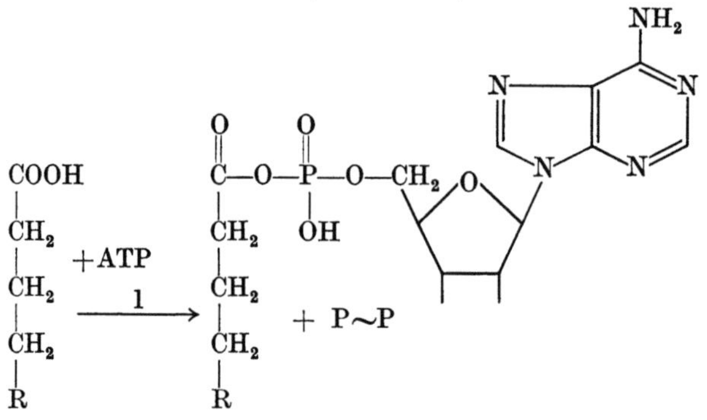

Abb. 9a u. b. Beispiele für nucleotidabhängige Substrataktivierungen unter Beteiligung von ATP und Abspaltung von Pyrophosphat. a Fettsäureaktivierung,

1 Säure: CoA-Ligase (AMP) früher Acetyl-CoA-Synthetase

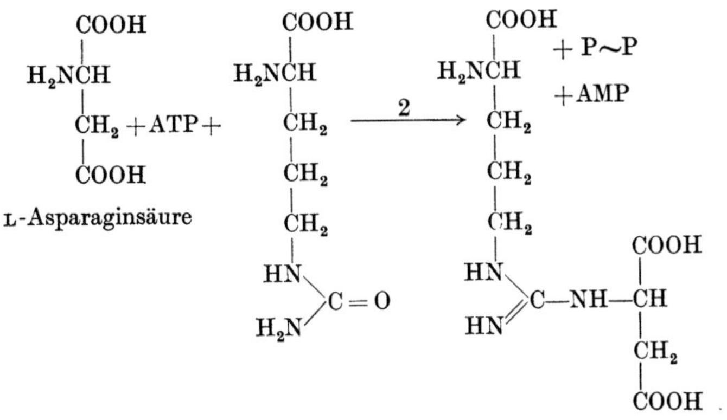

Substrataktivierungen.

Abb. 9b Bildung von Argininosuccinat.

2 L-Citrullin:L-Asparaginsäure-Ligase (AMP) früher L-Argininobernsteinsäure-Synthetase

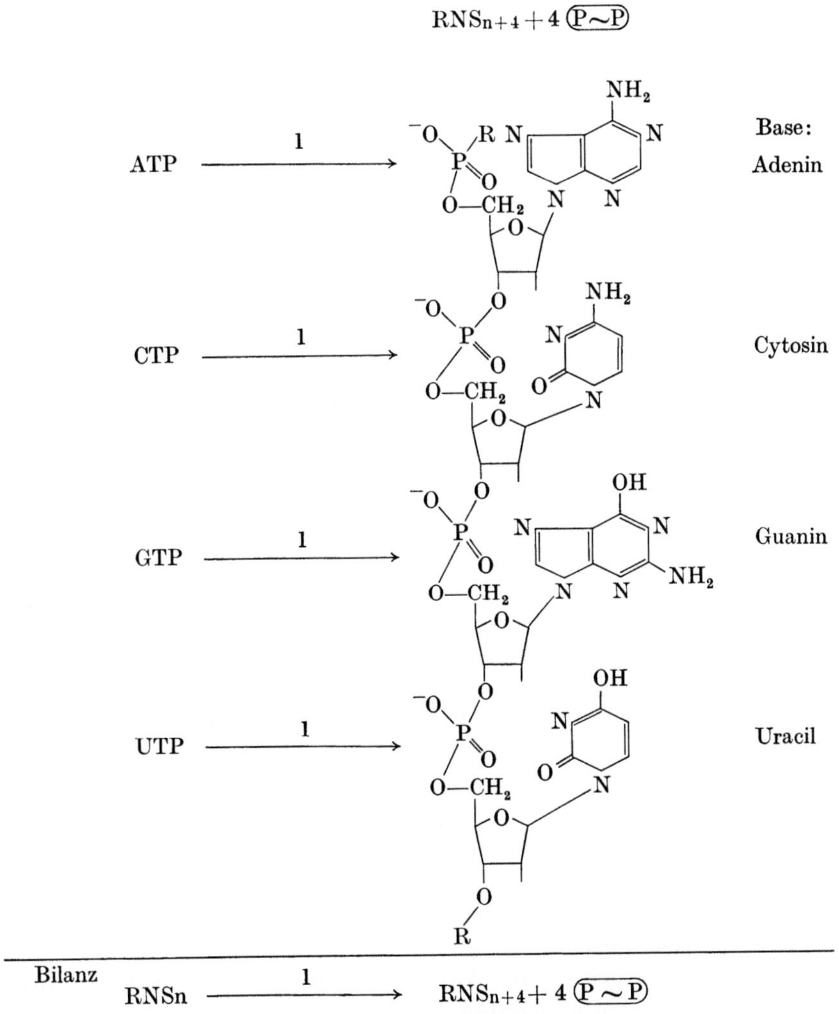

Abb. 10. Synthese von Ribonucleinsäure (RNS) unter Beteiligung der vier Nucleotide ATP, CTP, GTP, UTP und Abspaltung von Pyrophosphat.

1 Nucleosidtriphosphat:RNS-Nucleotidyltransferase (früher: Triphosphat-RNS-Nucleotidyl-Transferase)

extracellulär. Die als Stufe I erwähnten enzymatischen Spaltreaktionen des Magen-Darmtrakts sowie die räumlich streng abgegrenzte Wirkung der Acetylcholinesterase bei der Erregungsübertragung gehören in diese Rubrik der enzymatischen Wirkungsweisen. Ihnen steht eine zweite Gruppe von Substrataktivierungen gegenüber, die nucleotid- oder nucleosidabhängig ist und ausschließlich im intracellulären Bereich abläuft.

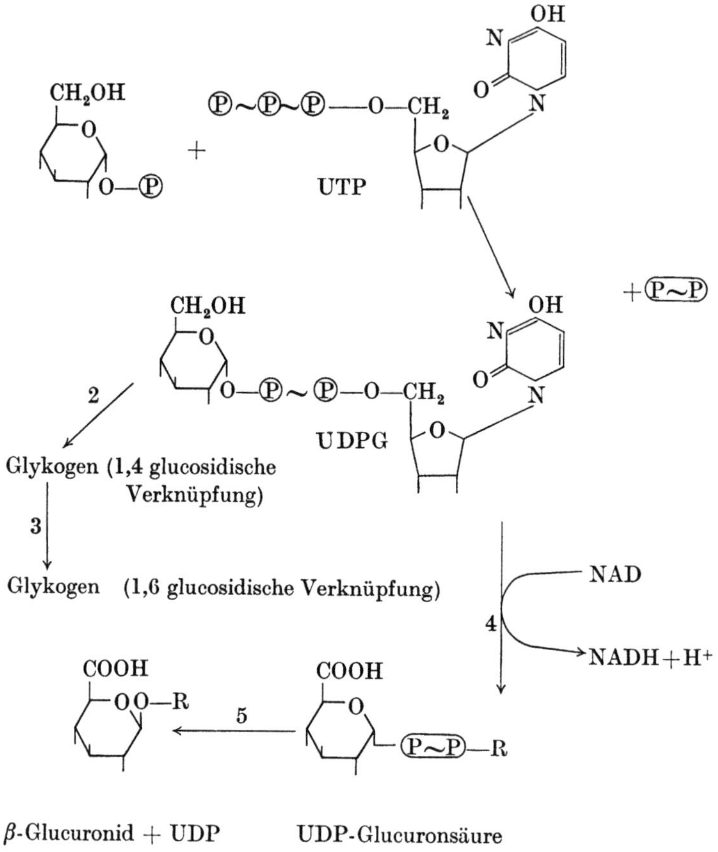

Abb. 11. Aktivierung von Glucose zur Synthese von Glykogen und von Glucuroniden unter Mitwirkung von UTP und Abspaltung von Pyrophosphat. Ausgangsprodukt ist das Glucose-1-Phosphat (Abb. 1 und 2).

1 UTP:α-D-Glucose-1-Phosphat-Uridyltransferase
2 UDP-Glucose:α-1,4-Glucan-α-4-Glucosyl-Transferase
3 α-1,4-Glucan-6-Glykosyl-Transferase
4 UDP-Glucose:NAD-Oxidoreductase
5 UDP-Glucuronat-Glucuronyl-Transferase

In den vergangenen Jahren gelang die Aufklärung der Aminosäuresequenz für eine Reihe von Enzymen und damit die Aufklärung der Aminosäuresequenz im aktiven Zentrum. Sie ist für einige Enzyme in Tabelle 3 wiedergegeben. Das Serin nimmt eine dominierende Stellung ein als Wirkungsgruppe. Soweit es sich um Eiweißspaltungen handelt, sind auch die Angriffspunkte in der Peptidkette angeführt.

Die aufgeführten Beispiele für nucleotid- und nucleosidabhängige Substrataktivierungen lassen *zwei Varianten im Reaktionsmodus* erkennen:

1. In der Anzahl der Phosphatgruppen. Die Abspaltung von Ortho- oder Pyrophosphatgruppen hat sterische, keine energetische Bedeutung.
2. In der Wahl der beteiligten Base.

Wie bereits betont überwiegt die Anzahl der Reaktionen, für die Adenosin oder Adenosinphosphorsäuren benötigt werden.

An der Synthese von Glycerinphosphatiden ist das Cytosin in Form des Cytidindiphosphat-Cholins und des CDP-Colamin beteiligt. CDP katalysiert auch die Bildung von Inosit-Phosphatiden und von N-Acetylneuraminsäure (Abb. 12).

Substrataktivierungen. 401

Tabelle 3. *Aktivzentren einiger Enzyme mit Serin als Wirkungsgruppe. Für Chymotrypsin und Trypsin sind die Angriffspunkte am Substrat eingezeichnet.*

Gly-Val-Ser.-Ser.-Cys-Met-Gly-Asp-Ser-Gly-Gly-Pro-Leu-Val-Cys-Lys (Chymotrypsin)
↓ ↓
spaltet Phe-x, Tyr-x

Glu-Gly-Gly-Asp-Ser-Gly-Pro-Val-Cys-Ser-Gly-Lys (Trypsin)
↓ ↓
spaltet Lys-x, Arg-x

Glu-Ser-Ala	Acetylcholinesterase
Asp-Ser-Gly	Thrombin
Thr-Ala-Ser-His-Asp	Phosphoglucomutase
NH$_2$	
|	
Lys-Glu-Ile-Ser-Val-Arg	Phosphorylase

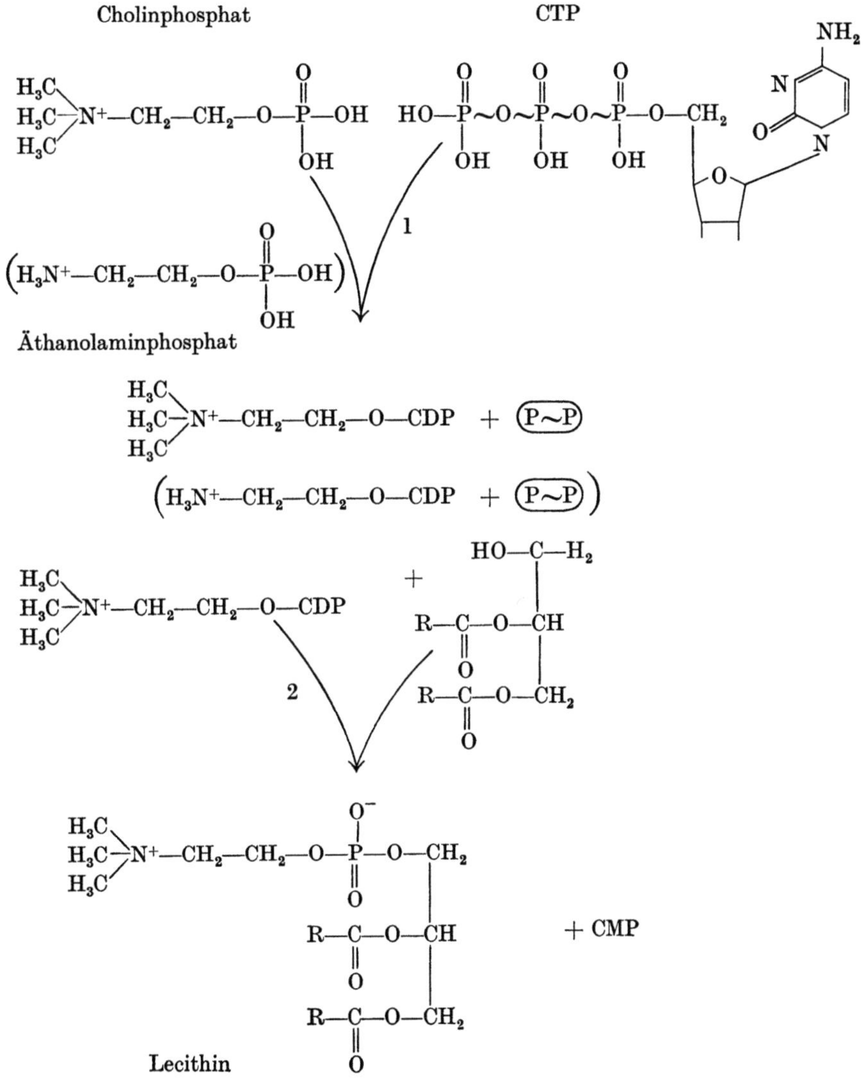

Abb. 12. Beispiele für Synthesen, die die Beteiligung von Cytosin erfordern. Lecithine (Cholinester der Diglyceridphosphorsäuren) und Kephaline (Colaminester der Diglyceridphosphorsäuren) entstehen aus Diglyceridphosphorsäuren und Cytidindiphosphat-Cholin oder CDP-Äthanolamin.

1 CTP: Cholinphosphat-Cytidyltransferase (CTP:Äthanolaminphosphat-Cytidyltransferase)
2 CDP: Cholin:1,2-Diglycerid-Cholinphosphotransferase

26 Handbuch der Neurochirurgie, Band I/2

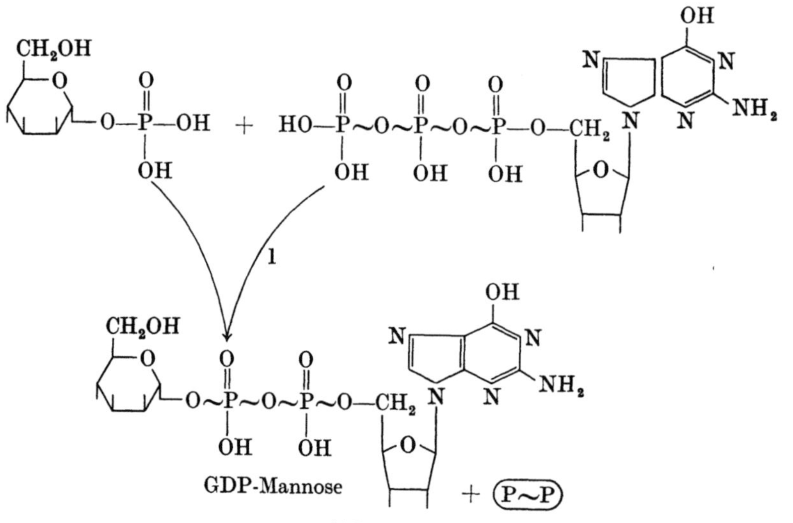

Abb. 13. a Die Aktivierung von Mannose erfolgt unter Beteiligung von GDP unter Abspaltung von Pyrophosphat. GDP-Mannose stellt die spezifische Form der Substrataktivierung dar für den Einbau in Glykoproteine etc. b GTP-Bildung nach Spaltung des energiereichen Succinyl-CoA. Die Reaktion ist identisch mit der Reaktion 7 im Verlauf des Citratcyclus (Abb. 4).

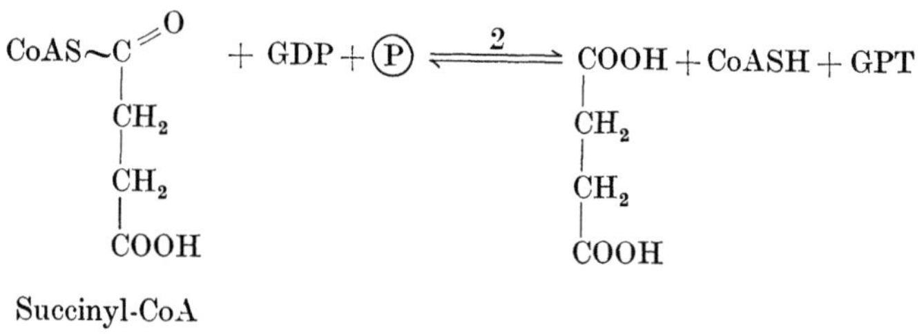

1 GTP: α-D-Mannose-1-Phosphat-Guanyltransferase
2 Succinyl-CoA: Ketos.-CoA-Transferase

Im Verlauf der Bildung von Glucose-6-Phosphat und α-Glycerophosphat wird ATP zur Übertragung eines Phosphatrests benötigt (Abb. 8). Die Synthese von Glykogen und von Glucuronsäure bedarf der spezifischen Bindung an UDP, desgleichen die Synthese von N-Acetylglucosamin und N-Acetylgalaktosamin (Abb. 11). Das Guanin schließlich spielt eine Rolle bei der Synthese von Zellbausteinen (Mucopolysacchariden), die Mannose und Fucose enthalten. Wir kennen die GDP-Mannose und GDP-Fucose (Abb. 13).

Die Übertragung von Methylgruppen kann ebenfalls nur auf dem Wege über eine aktive Gruppe erfolgen. Für Methylierungsreaktionen, die der Chemiker mit Diazomethan oder Dimethylsulfat durchführen würde, bedient sich die Zelle der Methylgruppe des Methionins. Sie wird durch die Bildung von *S-Adenosylmethionin* aktiviert. Die Methylgruppen des Cholins (Baustein des Lecithins und der Übertragersubstanz Acetylcholin) stammen ebenso vom Methionin wie die Methylgruppe des Kreatins (als Phosphokreatin in Muskel- und Nervenzellen) (Abb. 16).

Die Mannigfaltigkeit der Eiweißkörper, die Bedeutung ihrer Sekundär- und Tertiärstruktur für die Ausbildung von Aktivzentren im Molekül, die durch die Änderung der Aminosäurefrequenz bedingten Speciesunterschiede etc. erfordern zwangsläufig einen Aktivierungsprozeß, der die aufgeführten Forderungen erfüllt.

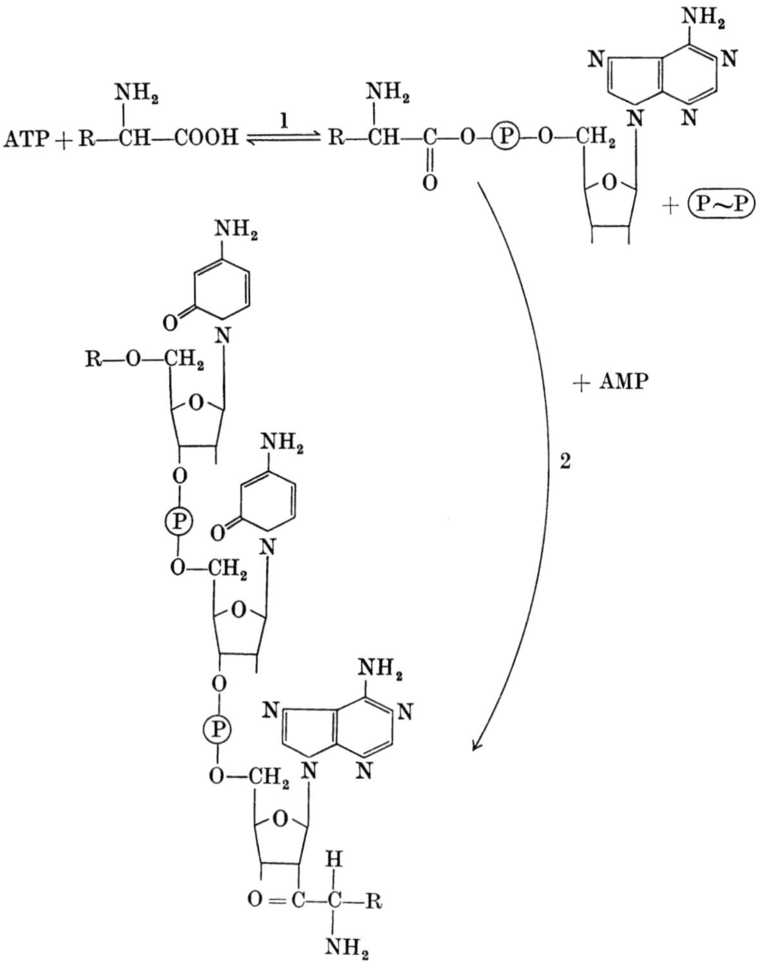

Abb. 14. Die Aminosäureaktivierung für Proteinsynthesen wird durch ATP unter Abspaltung von Pyrophosphat eingeleitet. Die für die Proteinbildung adäquate Aktivierungsenergie entsteht durch Verknüpfung der Aminosäure mit der OH-Gruppe an C_2 der Ribose. Für jede am Proteinaufbau beteiligte α-L-Aminosäure existiert eine spezifische lösliche RNS.

$\left.\begin{matrix}1\\2\end{matrix}\right\}$ α-L-Aminosäure-RNS-Ligasen (AMP)

Bilanz ATP + α-L-Aminosäure → AMP + P $\sim$ P + α-L-Aminosäure-RNS, aktivierende Ribose stets an endständigem Adeninnucleotid

Die Zelle setzt die *lösliche RNS* ein zu dem Zweck. Für jede α-Aminosäure existiert eine spezifische, lösliche RNS mit einer generellen Nucleotidgruppierung zur Aufnahme der Aminoacylgruppe und mit einem speziellen Nucleotidmuster, das es der Zelle gestattet, die erforderliche Nucleotidsequenz bei der Proteinsynthese einzuhalten. Die generelle Basenfolge zur Aufnahme der Aminoacylgruppe lautet: Cytosin, Cytosin, endständig Adenin. Die Aktivzentren der einzelnen löslichen Ribonucleinsäuren und das Zusammenwirken der verschiedenen Enzyme und RNS-Typen bei der Proteinsynthese sind noch nicht vollständig aufgeklärt (Abb. 14).

Die Aktivierung von Aminosäuren wird mit ATP unter Abspaltung von Pyrophosphat eingeleitet. Die Aminoacylgruppe geht über auf das endständige AMP der löslichen RNS. Das Gruppenpotential an C_2 oder C_3 der Ribose bildet die adäquate Aktivierungsform für die Proteinsynthese.

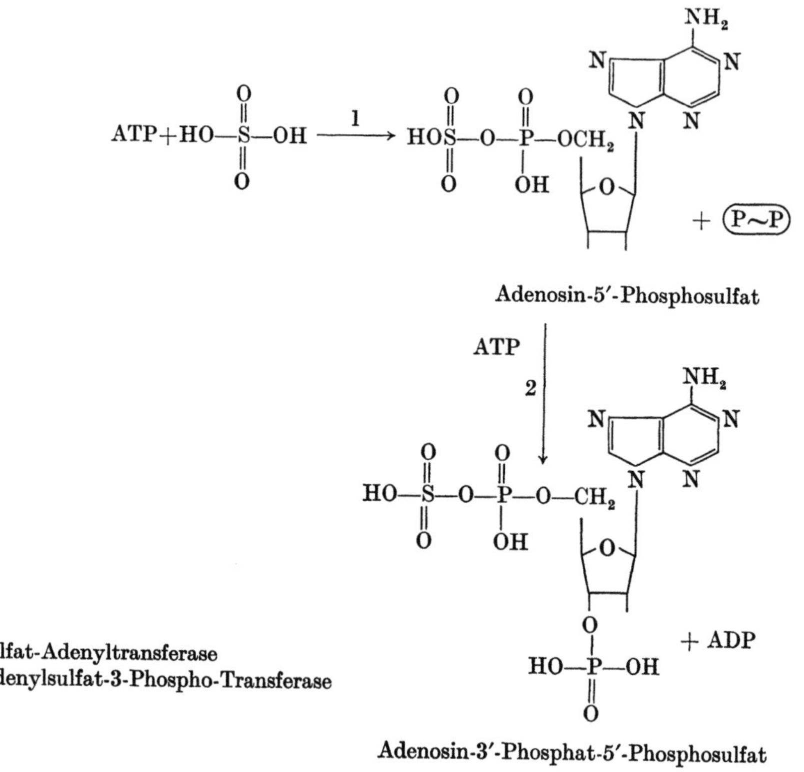

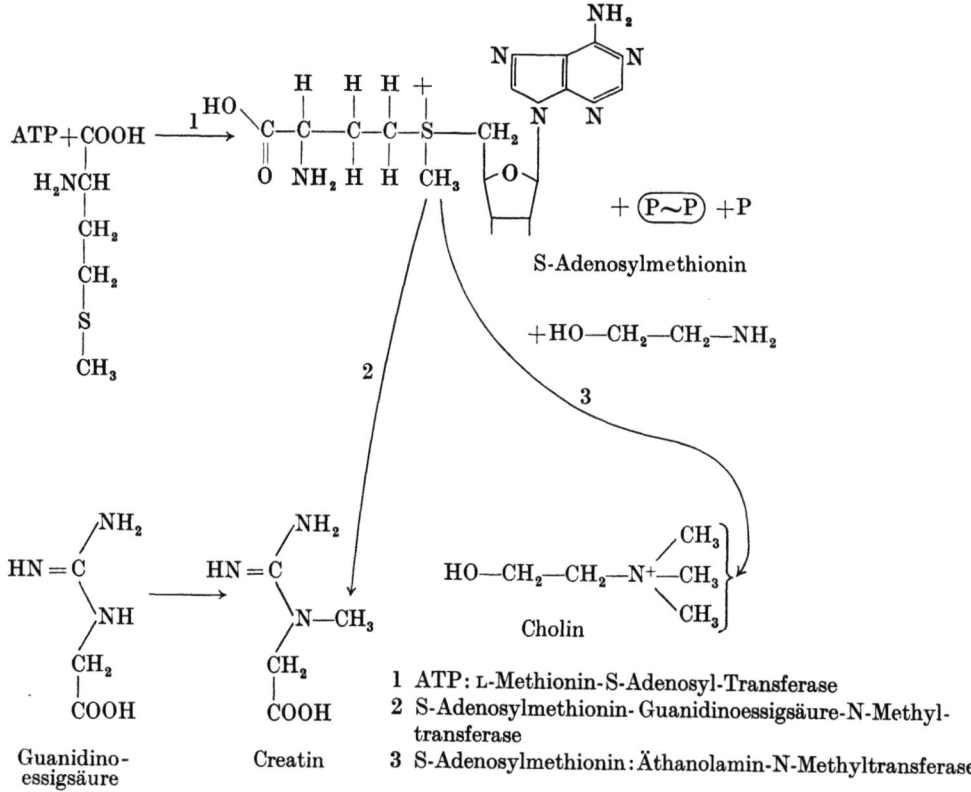

Abb. 15. Aktivierte Schwefelsäurereste benötigt die Zelle für Entgiftungsreaktionen und zur Synthese von sauren Mucopolysacchariden (Chondroitinschwefelsäuren, Heparin etc.).

1 ATP-Sulfat-Adenyltransferase
2 ATP: Adenylsulfat-3-Phospho-Transferase

1 ATP: L-Methionin-S-Adenosyl-Transferase
2 S-Adenosylmethionin-Guanidinoessigsäure-N-Methyltransferase
3 S-Adenosylmethionin: Äthanolamin-N-Methyltransferase

Abb. 16. S-Adenosylmethionin benötigt die Zelle zur Übertragung von Methylgruppen. Dargestellt ist die Bildung von S-Adenosylmethionin aus ATP und Methionin sowie die Übertragung von Methylgruppen zur Synthese von Kreatin und Cholin.

B. Metabolische und funktionelle Untersuchungen an Warmblütergehirnen in vivo [1]

I. Einleitung.

Die Prozesse der *Zelldifferenzierung* ermöglichen einem Organismus die Ausbildung von Organanlagen und eine Funktionsverteilung auf spezialisierte Zellen. Auslösung und biochemische Steuerung der Zelldifferenzierung bedürfen noch der Aufklärung. Die z.Z. verfügbaren Methoden der Funktionskontrolle und der Biochemie erlauben uns jedoch, die spezialisierten Zellen auf Gemeinsamkeiten und Besonderheiten im Stoffwechsel zu untersuchen. Die millionenfache Vervielfältigung einzelner Informationen innerhalb einer Organanlage kann man als physiologische Anreicherung betrachten, die das Auffinden von Besonderheiten erleichtert. Angaben über Organleistungen sind ihrer Genese entsprechend statistische Aussagen, da sie durch das Zusammenwirken sehr vieler Zellen oder Zellteile zustandekommen.

Alle *Zellen* eines Organismus behalten jedoch unabhängig von den Prozessen der Zelldifferenzierung ihre *Eigenständigkeit* in bezug auf den *Stoffaustausch* und die *Energiefreisetzung*. Die Organfunktion der Warmblüter bleibt deshalb direkt abhängig von der *Organdurchblutung*, vom *Gasaustausch*, von der *Substratanlieferung* und letztlich von der *Energiefreisetzung der Einzelzelle*.

Das *Regenerationsvermögen* der verschiedenen Zelltypen eines Organismus und die Prozesse der Differenzierung sind eng miteinander gekoppelt. Das Regenerationsvermögen des Bindegewebes und der blutbildenden Organe ist am stärksten ausgeprägt. Die Zellen der parenchymatösen Organe wie Nieren, Leber, Pankreas besitzen ebenfalls eine gute Regenerationskraft nach Noxen, verschiedenartigen Belastungen etc. Das Regenerationsvermögen der Herzmuskel- und Skeletmuskelfasern, sowie der Nervenzellen beschränkt sich auf geringfügige intracelluläre Ergänzungen. Werden die Zellen über ein vertretbares Maß hinaus geschädigt, gehen sie zugrunde, Bindegewebs- oder Gliazellen nehmen später ihren Platz ein.

Die beschriebene Aufgabenverteilung befähigt einen Organismus zu höheren Leistungen. Die Eigenständigkeit der Organzellen und ihr Regenerationsvermögen setzen jedoch intakte Hilfsmechanismen voraus, z.B. den Kreislauf, die nervöse und hormonale Steuerung. Ausfälle und Störungen der Hilfsmechanismen bergen aber eine Gefahr für das betroffene Organ oder für den Bestand des Gesamtorganismus. Die Abhängigkeit von Hilfsmechanismen stellt gleichsam den Tribut dar, den wir für die höheren Leistungen zahlen müssen, deren unser Organismus fähig ist.

II. Methodischer Überblick.

1. Moderne Nachweisverfahren.

Zu den Hauptanliegen der biochemischen Forschung gehört auch auf dem Gebiet des *Gehirnstoffwechsels* der *quantitative Nachweis*. Mit dem Bemühen um einen quantitativen Nachweis sind meist steigende Anforderungen an die *Nachweisempfindlichkeit*, an die *Nachweisspezifität* und an den *Trenneffekt* gekoppelt. Die im Artikel HIRSCH und SCHNEIDER beschriebenen meßtechnischen Verbesserungen ergänzen die Ausführungen auf dem physiologischen, die von DEBUCH und UHLENBRUCK im biochemischen Bereich. Manche Ergebnisse wurden ermittelt durch Kombination von Methoden, die in verschiedenen Disziplinen geübt werden.

Optische Fermentteste [*b, n, 10, 185*]: WARBURG u. Mitarb. [*n, 201, 202*] entdeckten 1935 bei der Hydrierung von Pyridinnucleotiden das Auftreten einer Dihydrobande mit einem Maximum bei 340 mµ, die wegen der zentralen Stellung der Pyridinnucleotide im Zellstoffwechsel eine außerordentliche Bedeutung für die Erforschung des Zellstoffwechsels

---

[1] Die Ausführungen basieren vorwiegend auf Arbeiten, die Zusammenhänge zwischen Funktion und Stoffwechsel erkennen lassen. Eine übersichtliche Zusammenstellung von Untersuchungen in vitro findet sich bei HEALD [80]. Folgende Einzelpublikationen wurden berücksichtigt: [*15, 32, 49, 73, 77, 79, 81, 84, 101, 105, 125, 128, 133, 141, 142, 158, 169, 189, 197, 207, 211*].

erlangen sollte. Der optisch erfaßbare Red/Ox-Wechsel leistete zunächst wertvolle Hilfe bei der Aufklärung der Wirkungsweise der Co-Fermente und des Zwischenfermentes (Glucose-6-Phosphatdehydrogenase). Später nutzten WARBURG [n, 201, 202] u. Mitarb. sowie BEISENHERZ, BÜCHER [10] das Verschwinden oder das Auftreten zur Kontrolle bei der Isolierung und Reinigung von Fermenten.

Man kann das Prinzip auch umkehren und mit Hilfe von gereinigten und kristallisierten Fermenten Substratbestimmungen ausführen. THORN und PFLEIDERER haben eine Reihe solcher Teste ausgearbeitet und sie für die quantitative Bestimmung von Metaboliten in Gehirnextrakten praktisch erprobt [185].

Testreaktionen zur Bestimmung von Fermenten oder von Metaboliten, in deren Verlauf die Dihydrobande direkt auftritt oder verschwindet, werden als *einfache optische Fermentteste* bezeichnet (Pyruvat +NADH +H$^+$→Lactat +NAD$^+$). Liegt für die zu untersuchende Reaktion keine direkte NAD-Beteiligung vor, wird eine NAD- oder NADP-abhängige Hilfsreaktion[1] angeschlossen und unter Anwendung eines „*zusammengesetzten Fermenttests*" die Messung durchgeführt [154, 155, 181, 185, 187].

$$\text{Phosphoenolpyruvat} + \text{ADP} \rightarrow \text{Pyruvat} + \text{ATP} \quad \text{(Testreaktion)}$$

$$\text{Pyruvat} + \text{NADH} + \text{H}^+ \rightarrow \text{Lactat} + \text{NAD}^+ \quad \text{(Hilfsreaktion)}$$

Die seit einigen Jahren von der Industrie angebotenen biochemischen Spezialpräparate (z.B. Boehringer und Söhne, Mannheim, Sigma, St. Louis, USA) haben den Einsatz von enzymatischen Methoden vereinfacht und dem optischen Test einen breiten Anwendungsbereich erschlossen. Eine Zusammenstellung routinemäßig erprobter Teste findet sich bei BERGMEYER [b].

Moderne Trennverfahren: Papierchromatographie [d, g], Hochspannungselektrophorese [c], Dünnschichtchromatographie [m], Gaschromatographie [a, 102, 103], Ionenaustauschchromatographie [h, j] werden mit großem Erfolg eingesetzt. Jedes Verfahren besitzt einen eigenen, optimalen Anwendungsbereich, den man bei der zu lösenden Problemstellung beachten muß. Zellsuspensionen, Homogenate, Gewebsextrakte und Urinproben enthalten stets ein Gemisch sehr ähnlicher Verbindungen mit geringen Unterschieden in den Eigenschaften. Oft sind störende Komponenten im Überschuß vorhanden und erschweren den Nachweis. Man kann Gruppenfällungen zusätzlich heranziehen und dann Auftrennungen versuchen. Es empfiehlt sich, erzielte Ergebnisse mit verschiedenen Nachweisverfahren zu sichern.

FLECKENSTEIN, GERLACH u. Mitarb. [40, 50, 63] entwickelten unter Anwendung der *Papierchromatographie* eine Reihe von Metabolitnachweisen, die die Autoren auch für die Aufklärung von Fragen des Gehirnstoffwechsels nutzten. Zur Einarbeitung in die Papierchromatographie sei auf die Monographie von CRAMER [d] und auf das Handbuch von HAIS und MACEK [g] verwiesen.

THORN und ISSELHARD [180] sowie THORN [176, 177], BUSCH u. Mitarb. [23] bedienten sich der *Hochspannungselektrophorese* für die Trennung und die quantitative Bestimmung von Metabolitgehalten und von Nucleinsäurebausteinen. Eine übersichtliche Zusammenfassung für den Anwendungsbereich der Hochspannungselektrophorese wurde von CLOTTEN und CLOTTEN verfaßt.

MANDEL et al. [131], MINARD et al. [139], LOLLEY et al. [126], BUSCH et al. [22], THORN et al. [177b, 188] setzten die *Ionenaustauschchromatographie* ein für die Trennung und den quantitativen Nachweis von Metaboliten und von DNS- und RNS-Bausteinen. Eine Darstellung des Arbeitsgebietes findet sich bei E. HEFTMANN [h].

E. JANTZEN [102—104] und E. BAYER [a] haben die *Gas-Chromatographie* ausgebaut, in ihrer Nachweisempfindlichkeit verbessert und das Verfahren der Biochemie nutzbar gemacht.

Die Fermentteste und die bisher erwähnten Trennverfahren eignen sich grundsätzlich für quantitative Messungen. Jede Methode besitzt einen optimalen Anwendungsbereich,

---

[1] Cozymase I aus Hefe auch Codehydrogenase I, Diphosphopyridinnucleotid (DPN) heute NAD, entsprechend Cozymase II gleich Codehydrogenase II, TPN heute NADP.

die Kenntnis der Grenzen des Anwendungsbereiches ist eine wesentliche Voraussetzung für ein erfolgreiches Arbeiten.

Die *Dünnschichtchromatographie* gehört seit einiger Zeit zu den unentbehrlichen Hilfsmitteln im biochemischen Laboratorium. Man kann in kurzer Zeit auch kompliziert zusammengesetzte Stoffgemische auf Dünnschichtplatten trennen und sich über das Fehlen oder Vorhandensein bestimmter Substanzen unterrichten. Durch Auftragen definierter Mengen an Testsubstanzen läßt sich die Menge des zu prüfenden Substrates abschätzen. Für quantitative Aussagen ist das im Routinebetrieb sehr wertvolle Verfahren leider nicht geeignet. Die Monographie von E. STAHL [m] sei für weitere Informationen empfohlen.

2. Capillarisierung, Durchblutung und Sauerstoffverbrauch des Gehirns.

Tabelle 4. *Prozentuales Capillarvolumen, Menge und Dichte der Capillaren in verschiedenen Hirnregionen des Menschen.*

Region	Vol.-%	Z	a (µ)	r (µ)	R (µ)
Fornix	0,3	0,7	117,8	58,9	68,1
Zentrales Höhlengrau	0,5	1,2	90,1	45,0	52,1
Pyramidenbahn	0,5	1,2	90,1	45,0	52,1
Tractus long. med.	0,5	1,2	90,1	45,0	52,1
Chiasma	0,6	1,6	80,6	40,3	46,6
Nucl. centr. sup.	0,7	1,9	73,5	36,8	42,5
Nucl. pontis	0,8	2,1	69,4	34,7	40,1
Cerebellum, Mark	0,9	2,4	64,1	32,1	37,1
Nucl. arcuatus Med. oblongatae	0,8	2,2	68,0	34,0	39,3
Frontalrinde	1,0	2,6	62,1	31,1	35,9
Formatio reticul.	1,0	2,6	62,1	31,1	35,9
Nucl. niger	1,0	2,6	62,1	31,1	35,9
Nucl. caudatus	1,1	2,8	59,9	29,9	34,6
Colliculus inf.	1,1	2,8	59,9	29,9	34,6
Gyrus dentatus	1,2	3,1	57,1	28,6	33,0
Calcarinarinde Lam. I, II, III	1,2	3,1	57,1	28,6	33,0
Cerebellum, Vermis Strat. moleculare	1,3	3,4	54,1	27,0	31,2
Gyrus praecentral.	1,3	3,4	54,1	27,0	31,2
Nucl. olivae	1,4	3,5	53,2	26,6	30,7
Nucl. N. XII	1,4	3,5	53,2	26,6	30,7
Thalamus	1,5	3,8	51,0	25,5	29,5
Nucl. term. spin. N V.	1,5	3,8	51,0	25,5	29,5
Hippocampus	1,5	3,8	51,0	25,5	29,5
Nucl. term. N. IX, X	1,6	4,2	49,0	24,5	28,3
Nucl. ambiguus	1,6	4,2	49,0	24,5	28,3
Calcarinarinde	1,6	4,2	49,0	24,5	28,3
Inselrinde	1,6	4,2	49,0	24,5	28,3
Nucl. med. fasc. dors.	1,6	4,2	49,0	24,5	28,3
Nucl. Schwalbe	1,7	4,4	47,8	23,9	27,6
Nucl. term. dors. N. cochleae	1,7	4,4	47,8	23,9	27,6
Calcarinarinde Lam. IV	2,0	5,2	43,9	21,9	25,3
Cerebellum, Hemisphäre, Strat. moleculare	2,1	5,4	43,1	21,6	24,9
Putamen	2,4	6,2	40,2	20,1	23,2
Cerebellum, Hemisphäre, Strat. granulosum	3,3	8,5	34,2	17,1	19,8

Vol.-% = prozentuales Volumen der Capillaren.
Z = Capillarzahl/10000 µ^2.
a = mittlerer Capillarabstand in µ.
r = Radius des Kroghschen Gewebszylinders in µ.
R = Radius des umschreibenden Kreises eines Sechseckes in µ.

HORSTMANN [95, 96], LIERSE [124] u.a. haben in vergleichenden Untersuchungen Capillarabstände in verschiedenen Gehirnteilen auch beim Homo sapiens gemessen und damit einen wichtigen Anhalt für die Dimension des pericapillären Versorgungsbereichs geliefert. Die Sicherheit, mit der man über Form und Dimension des pericapillären Versorgungsbereichs etwas aussagen kann, wächst mit der Anzahl der ausgezählten Capillarabstände (Tabelle 4).

Die Vorstellungen über den Bereich, der von einer Capillare aus per diffusionem mit Sauerstoff und Substrat versorgt wird, gehen zurück auf die grundlegenden Arbeiten von AUGUST KROGH aus den Jahren 1904—1920. KROGH hatte ebenfalls die Möglichkeiten klar erkannt, die sich für die experimentelle, biologische Forschung aus der Anwendung der Diffusionsgesetze ergaben, die A. FICK in ihrer heute noch gültigen Form 1855 abgeleitet hatte. Es ist verständlich, daß die Diffusionsgesetze zunächst auf besser übersehbare, physikochemische Probleme angewandt wurden. Im Bereich der biologischen Anwendung dominierten anfangs Untersuchungen über den Gasaustausch im Blut, im Herz und Skeletmuskel und in der Lunge.

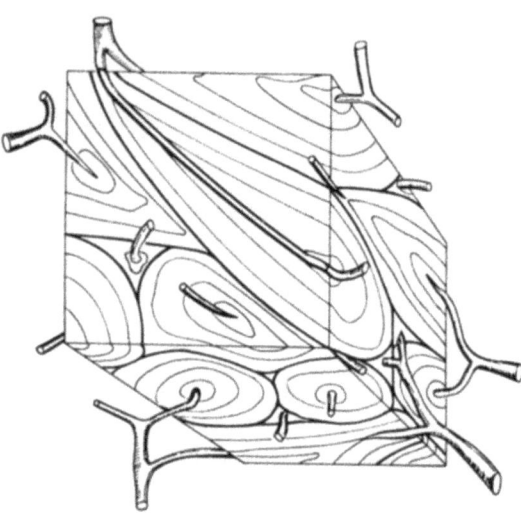

Abb. 17. Nach DIEMER [35]. Räumliche Anordnung der von den einzelnen Capillaren versorgten Gewebsbezirke. Dick gezeichnet die Isobaren des niedrigsten im Gewebe herrschenden Sauerstoff-Partialdrucks, feiner gezeichnet die Lage verschiedener Isobaren im „Gewebskegel".

Erst die verfeinerten Methoden zur Messung des Gasaustausches in situ lieferten gemeinsam mit bereits zitierten morphologischen Untersuchungen über die Capillarverteilung im Gehirn Unterlagen für die Versorgungsbedingungen im ZNS.

Wichtige, richtungweisende Impulse erhielt das Arbeitsgebiet durch OPITZ [145], OPITZ und SCHNEIDER [150], SCHNEIDER [164, 167, 168], HIRSCH [52, 91] und THEWS [65, 170—172], für Untersuchungen an Menschen durch BERNSMEIER [67, 68].

THEWS [170] ersetzte aufgrund seiner Messungen und Berechnungen den *Gewebszylinder* nach KROGH, wie ihn OPITZ und SCHNEIDER den damals zugänglichen Daten entsprechend für die Gehirnversorgung übernahmen, durch sechseckige, wabenartige Anordnungen. Die zwischen den Zylindern verbleibenden, anscheinend schlechter mit Sauerstoff versorgten Zwickel werden in den Versorgungsbereich einbezogen. Heute kann durch verbesserte Messungen und Berechnungen als gesichert gelten, daß der pericapilläre Bereich *Kegelstümpfen* gleicht. Durch eine Parallel- und Antiparallelströmung in der peripheren Strombahn liegen venöse und arterielle Capillarenden nebeneinander und gewährleisten eine gleichmäßige Versorgung (DIEMER [33—38] und LÜBBERS [65, 113]) (Abb. 17). Einzelheiten, die die O_2-Versorgung und den O_2-Verbrauch betreffen, finden sich im Artikel HIRSCH-SCHNEIDER.

3. Versuchsanordnung, Gewebsaufarbeitung, Metabolitgehalte.

Metabolitgehalte in Warmblüterorganen und die Relation der Metabolitgehalte zueinander unterliegen physiologischen Schwankungen. Der Gesamtstatus der Metabolite ergibt jedoch ein Bild, das unabhängig von der Species für das jeweilige Organ typische Züge aufweist. Die Metabolitstatus des Gehirns oder des Herzmuskels etc. von Primaten, Hunden, Katzen, Kaninchen, Meerschweinchen und Ratten sind durchaus vergleichbar. Natürliche Schwankungen sind bedingt durch körperliches Training, durch Gewöhnung oder durch Schonung und Entwöhnung. Die Schwankungen im Glykogengehalt des Herzmuskels von trainierten und untrainierten Individuen [174], die Gluconeogenese bei kohlenhydratfreier Ernährung [*186*], die Fähigkeit, körperfremde oder körpereigene Substanzen rasch und in größerer Menge zu entgiften durch Acetylierung, Glucuronidbildung etc., sind Beispiele für physiologische Schwankungen, die ihre Ursachen in speciesgebundenen oder in individuellen Gegebenheiten haben und durch Adaptation beeinflußt werden. Unterschiede finden sich sowohl im Fermentgehalt als auch im Metabolitstatus.

Neben den organspezifischen Unterschieden im Metabolitstatus und den physiologischen Schwankungen bedarf eine Gruppe von exogenen Faktoren in einem Artikel über den Gehirnstoffwechsel einer eingehenden Besprechung. Die exogenen Faktoren übertreffen in ihrer Auswirkung die natürlichen Schwankungen und überdecken oft Veränderungen, die durch definierte Belastungen erzielt wurden [*131*].

a) Wahl des Narkoticums.

Narkotica, nach deren Verabfolgung ein Excitationsstadium auftritt, scheiden aus für die Ermittlung von Metabolitgehalten und deren Verfolgung während eines Versuchs. Das Urethan hat sich für Belastungsversuche am Herzmuskel gut bewährt. Es treten jedoch dosisabhängige Veränderungen auf im Lactat- und Glucosegehalt des Blutes [*181*], der ATP-Gehalt der Leber wird unter Urethan ebenfalls vermindert gefunden [*177*]. Barbiturate wie das Nembutal verursachen im hypoxisch oder anoxisch belasteten Herzmuskel früher Insuffizienzerscheinungen als das Urethan. Den bisher günstigsten Metabolitstatus im Gehirn des Kaninchens ermittelte THORN mit Pernocton als Narkoticum [*175*].

b) Gewebsgewinnung und Gewebsaufarbeitung.
[*175, 178, 185, 187*]

Die Fermente der Warmblütergewebe besitzen bei Körpertemperatur große Umsatzzahlen. Bei hohem Fermentgehalt sind in kurzer Zeit beträchtliche Substratumsätze möglich. Unsachgemäße, verzögerte Gewebsgewinnung führt zu Veränderungen in den Metabolitgehalten und täuscht Stoffwechseleffekte vor. Eine rasche Blockierung der Fermentreaktionen gehört deshalb zu den wichtigsten Maßnahmen bei der Gewinnung von Gewebsproben. In den meisten Fällen wird man einen der Fragestellung angepaßten Kompromiß eingehen müssen. Die besten Metabolitgehalte im Gehirn werden gefunden, wenn man das in Narkose freigelegte Organ in situ mit flüssigem Sauerstoff einfriert. Das Gehirn gefriert von der Konvexität zur Basis langsam fortschreitend in 60—90 sec. Die Stoffwechselprozesse werden bei optimaler Sauerstoffversorgung durch die Temperatursenkung gestopt. Man verzichtet bei diesem Vorgehen auf eine abgegrenzte Einfrierzeit, die Stoffwechselunterbrechung in den verschiedenen Gehirnabschnitte weist erhebliche zeitliche Unterschiede auf.

Erfordert die Problemstellung eine rasche, möglichst einheitliche Stoffwechselunterbrechung, entnimmt man das Gehirn nach breiter Trepanation mit einem vorgekühlten Löffel und wirft Löffel plus Gewebe in ein Gefäß mit verflüssigtem Gas [*185, 187*].

Eine Entnahme mit einem Federbolzenapparat [*60—62*] bietet sich ebenfalls an, sie ist mit geringerem tierexperimentellen Aufwand durchführbar. Man gewinnt kleinere Gewebsmengen als bei der Löffelentnahme, muß jedoch bei einem uneinheitlichen Gewebe (Verteilung graue Substanz/weiße Substanz) mit einer unterschiedlichen Zusammensetzung der Probe rechnen.

Die Einfrierzeiten beider Gewinnungsmöglichkeiten sind auf wenige Sekunden begrenzt. Die geringe Verzögerung reicht aber aus für die Ausbildung von Veränderungen im Metabolitstatus (Abb. 22a und b, Tabelle 5).

Geringfügig erscheinende oder ungewollte Unterlassungen im Verlauf der Gewebsaufarbeitung, die nicht beachtet oder zumeist in ihrer Auswirkung unterschätzt werden, können die Vorteile mühevoller, methodischer Verbesserungen ebenfalls aufheben. Die bislang günstigsten Werte für das Gehirn wurden bei folgendem Vorgehen erzielt [*175*]:

Zerschlagung der Gewebsprobe unter Kohlensäureschnee im rotierenden Homogenisator, Überführung des gesamten Gewebes in dickwandige, mit Kohlensäureschnee vorgekühlte Mörser, sofortige Zugabe von

Tabelle 5. *Normaltiere (Reihe A und B): freigelegte Gehirne mit intakter Dura in situ eingefroren. Gehirn aus dem tiefgefrorenen Schädel herauspräpariert. Nulltiere (Reihe C und D): freigelegte Gehirne instrumentell entfernt und dann in verflüssigten Gasen eingefroren.*

		Alle Angaben in µMol/g									
		Kaninchen				Ratten				Mäuse
		Normal		Null		Schock [131]		[119]	[187]	[197]	[121]
		A [181]	B [167]	C [181]	D [55]	vor 10 sec	nach 10 sec				
ATP	37°	2,0	2,6	1,80	2,0	2,06	1,1	1,57		1,22	2,3
	26°	2,06		1,96							
ADP	37°	0,28	0,35	0,57	0,6			0,28		0,66	0,91
	26°	0,31		0,39							
AMP	37°		0,22		0,2			0,2		0,42	0,21
PC	37°	3,26	4,6	2,47	2,0	3,48	0,9	2,39		2,02	2,43
	26°	3,51		2,94							
Anorg. P	37°	2,53		4,37	4,5			4,8			
	26°	2,44		3,19							
FDP	37°	0,04		0,13							0,12
	26°	0,026		0,041							
DAP	37°	0,024		0,036							0,046
	26°	0,014		0,022							
Freies NH₃	37°	0,23		0,4					0,5		
	26°	0,184		0,243							
Gluc.	37°		3,7		3,5						
Glyc.	37°		6,3		4,5						2,25
Lactat	37°	2,2	2,26	2,15							2,26
	26°	2,2		2,35							

Ferner: [17, 123, 194].

Reihe A. Zerschlagung der Gewebsprobe unter Kohlensäureschnee im rotierenden Homogenisator, Kohlensäure aus Porzellantiegeln oder Mörsern weitgehend verdampfen lassen. Überführung in Zentrifugenbecher oder Standzylinder. Enteiweißung mit 0,33—0,4 mol HClO₄-Lösung. NH₃-Bestimmung am sauren, alle übrigen Analysen am neutralisierten Gewebextrakt. Untersuchungen durchgeführt bei 37 und 26° C Körpertemperatur.

Reihe B. Vorgehen wie A. HClO₄ direkt in den Mörser gegeben, gefrorene HClO₄ mit Pistill zerstoßen und mit dem zu enteiweißenden Gut gründlich durchmischt. Schonendere Enteiweißung bei guter Extraktion.

Reihe C. Gehirnentnahme mit vorgekühltem scharfem Löffel nach Trepanation, sonst Vorgehen wie A.

Reihe D. Gewebsprobe mit Federbolzenapparat gewonnen, Aufarbeitung ebenfalls wie A.

$^1/_3$ Mol HClO₄, Zerstoßen und Zerreiben der gefrorenen HClO₄ und des pulverisierten Gewebes mit einem Pistill, intensive Durchmischung mit dem Kohlensäureschnee, abdecken bis Kohlensäure verdampft ist und das zu enteiweißende Gewebe durch langsame Erwärmung breiig wird, hochtourig zentrifugieren, neutralisieren mit 2 n KOH, Niederschlag an KClO₄ erneut abzentrifugieren, einen Rest an KClO₄ kann man erst nach Einfrieren und Wiederauftauen am nächsten Tag aus dem neutralisierten Extrakt entfernen.

Das Einfrieren der HClO₄ mit dem überschüssigen Kohlensäureschnee, das Zerstoßen und Durchmischen des Gutes mit HClO₄-Kristallen, die beim langsamen Temperaturangleich (Kühlraum +1 bis +3° C) schmelzen, gewährleisten eine schonendere und gleichmäßigere Enteiweißung.

Im Verlauf früherer Untersuchungen [185, 187] wurde die $^1/_3$ molare HClO₄ von 0 bis +3° C erst hinzugesetzt nach Überführung des zerkleinerten Gewebes in einen Standzylinder oder in einen Teflonhomogenisator nach Verdampfen der Kohlensäure bis auf einen kleinen Rest. Durch die wechselnde Kontaktzeit mit der HClO₄ und durch die Reibungswärme beim Homogenisieren werden säurelabile Verbindungen wie das Phosphokreatin (PC) in unterschiedlicher Menge gespalten.

Muskelgewebe erfordert stets eine Vorzerkleinerung. Man kann bei Gewebsproben aus dem Gehirn auf eine Vorzerkleinerung verzichten und die Probe direkt in kalter HClO₄ mit einem Teflonhomogenisator enteiweißen. Die Ausbeuten an Phosphokreatin sind dann noch geringer. Die direkte Enteiweißung ohne Vorzerkleinerung ist der bequemste Weg, man sollte ihn meiden für quantitative Aussagen über labile Substanzen.

Die methodischen Anmerkungen mögen die Aussage stützen, daß belanglos erscheinende Fakten mühevolle methodische Verbesserungen in Nachweisverfahren und in der Versuchsanordnung überdecken können.

Die Enteiweißung mit $HClO_4$ genügt für die meisten fermentativen und analytischen Nachweisverfahren. Die Glutamat-Pyruvat-Transaminase und die Asparat-Glutamat-Transaminase, die für den fermentativen Nachweis von Alanin, Asparaginsäure und Glutaminsäure eingesetzt werden, sind empfindlich gegen Spuren von $KClO_4$. In solchen Fällen ist die Herstellung eines Kochsaftes angezeigt [154, 155, 187].

Für die Enteiweißung von Gewebsproben zur Ermittlung des RNS-Gehaltes und der RNS-Zusammensetzung eignet sich Trichloressigsäure besser als $HClO_4$.

III. Stoffwechselsituation des unbelasteten Gehirns.
1. Metabolitgehalte.

Organfunktion und Stoffwechselgeschehen sind im Gehirn besonders eng miteinander gekoppelt. Störungen in der Energiefreisetzung beeinträchtigen oder gefährden unmittelbar die Gehirnfunktion und zugleich die Existenz des Gesamtorganismus. Eine ähnlich enge Verknüpfung zwischen Stoffwechsel, Organfunktion und Bestand des Gesamtorganismus liegt vor beim Herzmuskel. In der Fähigkeit, Substrate aus der Blutbahn aufzunehmen und sie zur Energiefreisetzung zu nutzen, besteht jedoch ein entscheidender Unterschied. Der Herzmuskel kann Glucose, Zwischenprodukte des Glucosestoffwechsels, Fettsäuren, Ketokörper, Carbonsäuren veratmen. Unter der Voraussetzung einer ausreichenden Sauerstoffversorgung wird das Auftreten eines Substratmangels auch bei schwerer körperlicher Arbeit weitgehend vermieden.

Eine dem Herzmuskel vergleichbare Substratbasis zur Aufrechterhaltung der Funktion fehlt dem Gehirn, der *Stoffwechselplastizität des Herzmuskels* steht eine *Substratselektivität* des Gehirns gegenüber. Ab- und Umbau von Glucose haben im Gehirn den Vorrang. Das ständige, gleichmäßige Angebot von Glucose dominiert in der Substratversorgung des Gehirns. Experimentell abgestufte Hypoglykämien bis zum schweren Insulinschock sind in ihrer Auswirkung auf Stoffwechsel und Funktion des ZNS oft untersucht und beschrieben worden. Die hohe Stoffwechselaktivität der Nervenzellen und die enge Kopplung des Stoffwechsels mit einer differenzierteren Funktion zwingen zu einem sehr sorgfältigen tierexperimentellen Arbeiten, sie erleichtern aber auch die Funktionskontrolle während eines Experiments.

Wir kennen zu wenig die entwicklungsgeschichtlichen Zusammenhänge, die zur Substratselektivierung führten. Angesichts der Bedeutung, die die Glucose für das ZNS besitzt, muß ein mittlerer Glykogengehalt von 6,0 µmol/g als erstaunlich niedrig angesehen werden [175]. Substratselektivierung und geringe Reserve erhöhen die Abhängigkeit von einer ständigen Versorgung. Die oben erwähnte Konstanz in der Gehirndurchblutung erscheint aus dem Grunde als notwendige Stütze.

Die Angaben über den Gehalt an freier Glucose sind nicht repräsentativ für den wirklichen Gehalt des intracellulären Raums. Die Konzentrationen des extracellulären Raumes und des Capillarvolumens werden miterfaßt. Die tatsächlichen Werte für den intracellulären Bereich liegen niedriger als die mit der Gefrierstopmethode ermittelten Angaben [175, 180] (Tabelle 5).

Das kleine aus dem Glucose- und dem Glykogengehalt bestehende Substratdepot ist wegen der geschilderten Besonderheiten des Gehirnstoffwechsels gut kontrollierbar.

Die Adenosinphosphorsäuren übertreffen auch im Nervensystem mengenmäßig und in der Zahl der katalysierten Reaktionen alle übrigen freien Nucleotide. Unter den Bedingungen einer guten Sauerstoffversorgung liegt der überwiegende Teil als ATP vor. Die Quotienten $\frac{ATP}{ADP}$ und $\frac{ATP}{AMP}$ sind für die Beurteilung der Arbeitsfähigkeit und für die Rückschlüsse auf die Organfunktion wichtiger als der absolute Gehalt. Je höher der Wert des Quotienten, desto günstiger ist die Arbeitsfähigkeit zu beurteilen. Die besten Werte an in situ eingefrorenen Gehirnen lauten $\frac{ATP}{ADP} = 7{,}4$ und $\frac{ATP}{AMP} = 11{,}8$ [175].

Dem in Nerven- und Muskelzellen von Wirbeltieren vorkommenden, säurelabilen Phosphokreatin (PC) kommt die Bedeutung eines rasch verfügbaren Vorrats an energiereichem Phosphat zu, der zur unmittelbaren Stützung des ATP-Gehaltes dient. Es wird unter Beteiligung des ATP gebildet und auf dem Wege über ATP der Zelle wieder nutzbar gemacht. Die Beeinflußbarkeit des PC-Gehaltes durch Tierversuch, Gewebsgewinnung und Gewebsaufarbeitung wird im Kapitel II,3 eingehend besprochen, unterschiedliche Ergebnisse mit Mittelwerten von 2,0—3,5 µmol/g sind in Tabelle 4 zusammengestellt [17, 40, 60, 61, 63, 108, 185, 187, 203].

THORN [175] konnte an in situ eingefrorenen Gehirnen unter milden Enteiweißungsbedingungen einen mittleren Gehalt von 4,6 µmol/g (Maximalwert 4,98 µmol/g) nachweisen und damit zeigen, daß bei einem Gesamtgehalt an Kreatin [100] von 8,5 bis 9,0 µmol/g auch im Gehirn 50—60% in phosphorylierter Form vorliegen können. Der Nachweis eines so hohen Phosphokreatingehaltes im Gehirn stellt größere experimentelle Anforderungen als z.B. beim Skeletmuskel (Tabelle 5, Abb. 22a und b).

Zwischenstufen des Glucose-Stoffwechsels wie Glucose-1-Phosphat, Glucose-6-Phosphat, Fructose-1,6-Diphosphat, Glycerinaldehydphosphat, Dihydroxyacetonphosphat, α-Glycerophosphat, Pyruvat und des Citratcyclus wie α-Ketoglutarat, Succinat, Malat etc., die rasch durchlaufen werden, liegen nur in sehr geringen Mengen vor, oft an der Grenze der Nachweisempfindlichkeit. Es bestehen aber reproduzierbar nachweisbare Unterschiede in den Gehalten, so findet man im Gehirn stets höhere Werte für FDP und DAP als für GAP [60, 185, 187].

Als wichtige Indicatoren für die Beurteilung der Gehirnfunktion gelten auch die Gehalte an freiem NH_3 [178], an labil gebundenen Aminogruppen [82], an anorganischem Phosphat und an Lactat [185, 187]. Ein Vergleich der Werte für Normal- und Nulltiere in Tabelle 5 und Abb. 22a und b erübrigt eine Aufzählung der gefundenen Veränderungen.

THORN und HEITMANN [179] registrierten pH-Werte der Gehirnoberfläche an belasteten und an unbelasteten Kaninchen. Der Mittelwert für das unbelastete Gehirn beträgt pH 7,24 (Abb. 23).

Der Ribonucleinsäuregehalt und die Ribonucleinsäurezusammensetzung gestattet ebenfalls wichtige Rückschlüsse auf die Funktion eines Organs (Abb. 18). Herz, Gehirn, Niere, Leber und Pankreas benötigen ein großes Durchblutungsvolumen und besitzen

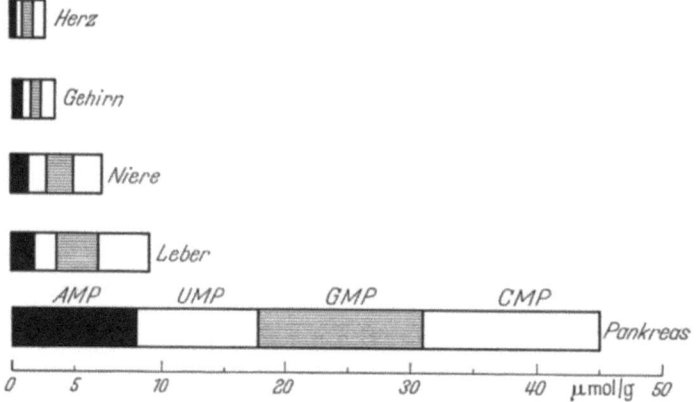

Abb. 18. Ribonucleinsäuregehalt und Ribonucleinsäurezusammensetzung in verschiedenen Warmblüterorganen.

einen hohen Sauerstoff- und Substratbedarf. Unterschiede in der Organfunktion lassen sich am RNS-Gehalt und an der RNS-Zusammensetzung gut ablesen. *Niere*, *Leber* und *Pankreas* sind vorwiegend auf *synthetische* und *sekretorische Aufgaben* ausgerichtet. Der Akzent der *Herzfunktion* liegt auf der Umwandlung chemisch gebundener Energie in *mechanische Arbeit*. Bezogen auf den Zellgehalt besitzt das Gehirn einen höheren RNS-Bestand. Der Wert von 3,0 µmol/g wurde am Kaninchen aus den oberhalb des Tentoriums gelegenen Gehirnabschnitten ermittelt [177] (Abb. 19).

Dazu: [20, 29, 43, 44, 47, 106, 114, 135, 163].

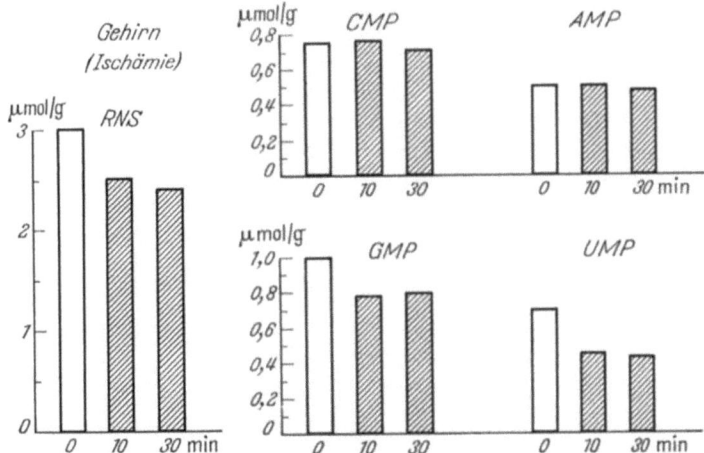

Abb. 19. RNS-Gehalt und RNS-Zusammensetzung des Gehirns und deren Änderung unter ischämischer Belastung.

Tabelle 6. *Befunde über den Gehalt an freien Aminosäuren und Aminen im Gehirn.*

	Alle Angaben in µMol/g										
	[13]	[181]	[120]	[26]	[34]	[16]	[109]	[110]	[66]	[186]	
										1. Tag	25. Tag
Glutaminsäure	11,6	10,0								5,97	9,80
Glutamin	5,0									1,71	5,60
Gluthation	2,3										
Asparaginsäure		2,3								1,88	4,28
Alanin		1,0									
γ-Aminobuttersäure	2,0										
in situ eingefroren			1,73								
nicht eingefroren			2,4								
nach 30 min Hypoxie			3,2								
Histidin				0,17							
Histamin				0,04							
Serotonin						0,285			0,345		
Arginin				0,063							
Guanidinoessigsäure				0,1							
Freies Prolin					0,25						
Lysin											
erwachsene Indiv.							0,26				
neugeborene Indiv.							0,47				
Leucin								0,073			
Threonin										0,505	

Mittlere Gehalte an freien Aminosäuren, an Serotonin und Histamin sind in Tabelle 6 zusammengestellt. Es dominieren mit weitem Abstand Glutaminsäure, Glutamin, Asparaginsäure und Alanin [13, 187]. Für das Gehirn sind ferner charakteristisch die hohen Gehalte an γ-Aminobuttersäure und an Glutathion. Die niedrigsten Werte für γ-Aminobuttersäure werden durch Einfrieren des Gehirns in situ ermittelt. Hypoxie, Verzögerung in der Gewebsgewinnung verursachen einen Anstieg an γ-Aminobuttersäure [127].

Der postnatale Abfall des Lysin- und des Threoningehalts (essentielle Aminosäuren) bedarf besonderer Erwähnung, weil die Konzentrationen der entbehrlichen, also im Gehirn synthetisierten Aminosäuren post partum ansteigen [117, 118, 192].

Ein Vergleich des Kreatingehaltes von 8,5—9,0 µmol/g mit dem der Guanidinoessigsäure (Vorstufe des Kreatins) (Abb. 16) von 0,1 µmol/g zeigt an, daß die Zwischenstufe im Syntheseweg rasch durchschritten wird. Das Gleichgewicht liegt stark zur Seite der Kreatinsynthese verschoben [26, 100].

2. Die Glucose als Brennstoff und als Zellbaustein.

Die Fähigkeit einer Zelle, die Gruppe der niedermolekularen Stoffe als *Zellbausteine* oder als *Brennstoff* einzusetzen und die Möglichkeiten von Substratsynthesen durch Verknüpfung der verschiedenen Reaktionswege, werden im einleitenden Kapitel über den Zellstoffwechsel beschrieben. Die Substratselektivität des Gehirns für Glucose bietet in Verbindung mit ^{14}C-Markierungen die Chance, Abbau- und Syntheseweg eines Substrats in besonders übersichtlicher Form zu verfolgen.

LELOIR und CARDINI [123] entdeckten den über UDPG verlaufenden Weg der Glykogensynthese (Abb. 11). BRECKENRIDGE und CRAWFORD [18] prüften die Glykogensynthese aus UDPG im Gehirn von Kaninchen und Ratten. Sie erreicht mit $\frac{25\,\mu\text{mol}}{\text{g}\cdot\text{h}}$ etwa $^{1}/_{6}$ der Syntheserate in Leber und Muskulatur.

Verschiedene Arbeitsgruppen unternahmen Untersuchungen mit ^{14}C-markierter Glucose [1, 56, 58, 59, 98, 195, 198, 199]. Bei guter Übereinstimmung wurde nachgewiesen, daß im Verlauf von mehreren Stunden 70—90% der markierten C-Atome in der Ausatmungsluft erscheinen (VRBA) [194]. 20—30 min nach der Injektion liegen 95% in der säurelöslichen Gewebsfraktion vor. Die Aktivität der Eiweißkörper, Lipide und Nucleinsäuren überschreitet kaum 1% der verabfolgten Menge [56]. Der ^{14}C-Anteil der säureunlöslichen Gewebsfraktion erreicht nach 1 Std etwa 15% und verbleibt auf dem Wert während einer Beobachtungszeit von 8 Std (VRBA, GEIGER u. Mitarb.). Die Aktivität der säurelöslichen Fraktion nimmt ständig ab und nähert sich nach 8 Std der Nullinie [194].

VRBA [195] entdeckte bei seinen Untersuchungen im Gehirn eine ^{14}C-Akkumulierung gegenüber Herz, Skeletmuskel und Blut. Der Anreicherungseffekt konnte durch einen 24stündigen Nahrungsentzug, der der Injektion einer durchgehend markierten Glucose vorausging, um das Dreifache gesteigert werden.

Der ^{14}C-Gehalt der säurelöslichen Fraktion bleibt in Leber, Nieren, Blut, Herz, Milz, Skeletmuskulatur während der ersten 30 min nach der Injektion vorwiegend als Glucose liegen, er wird nur in geringem Umfang in Aminosäuren eingebaut. Die Fraktion der freien Aminosäuren des Gehirns enthält in der Zeit bereits 50—75% des markierten Kohlenstoffs [56, 199].

Aktivitätsunterschiede zwischen den einzelnen Gehirnteilen wurden ebenfalls herausgefunden, die Einbaurate des Cortex cerebri dominiert, es folgen Cerebellum, Pons, Medulla oblongata und Rückenmark [56]. Etwa 60% der Aktivität der Aminosäurefraktion entfallen auf die Glutaminsäure und die Asparaginsäure [56]. Die Gruppe der neutralen Aminosäuren (Glutamin und γ-Aminobuttersäure eingeschlossen) weist ebenfalls eine beachtliche Markierungsrate auf mit 19% der Gesamtfraktion. Die Markierungsrate der basischen Aminosäuren (Arginin, Lysin etc.) erreicht während der Beobachtungszeit von 30 min nur 1% [198]. Der ^{14}C-Austausch zwischen Glucose und basischen Aminosäuren erscheint jedoch erst in der richtigen Relation, wenn man die geringe Beteiligung der basischen Gruppe am Gesamtbestand der freien Aminosäuren berücksichtigt. Glutaminsäure, Glutamin und Glutathion ergeben bereits mehr als 50% des Pools an freien Aminosäuren im Gehirn, einen verbleibenden Rest an Aktivität von 20% findet man auf die Partner des Citronensäurecyclus verteilt.

Alle nichtessentiellen Aminosäuren werden im Gehirn mit einer hohen Syntheserate aus Glucose gebildet. Die essentiellen Aminosäuren gelangen wie die Glucose aus der Blutbahn ins Gehirn [56, 199].

FONNUM, HAAVALDSEN und TANGEN [51, 70] prüften die Transaminierung aromatischer Aminosäuren im Gehirn. Tyrosin, Phenylalanin, 3,4-Dihydroxyphenylalanin, Tryptophan und 5-Hydroxytryptophan werden in Transaminierungsreaktionen einbezogen. Oxalessigsäure und α-Ketoglutarsäure fungieren auch bei den aromatischen Aminosäuren als die wichtigsten Acceptoren für die Aminogruppen.

ALLWEIS und MAGNES [1] untersuchten die Glucoseaufnahme am künstlich perfundierten Gehirn. Sie bestätigen, daß nur 25% der aufgenommenen Glucose primär veratmet werden. Die Autoren ersetzten in einigen Experimenten die Glucose durch markierte Fructose. Die aus dem Fructoseabbau resultierende CO_2 blieb unterhalb 5% der gesamten CO_2-Bildung. Der Befund selbst und die Funktionsausfälle zeigen, daß die Fructose die Glucose in ihrer Bedeutung als Substrat für den Gehirnstoffwechsel und damit für die Gehirnfunktion nicht ersetzen kann.

VRBA, GAITONDE und RICHTER [198] verfolgten mit vollständig markierter Glucose nach subcutaner Injektion den Einbau der C-Atome in Proteine. Während der ersten $1/2$ Std nach der Injektion weisen die Leberproteine die höchste Aktivität auf, nach 2—12 Std besitzen die Gehirnproteine die höchste Aktivität von allen untersuchten Organen.

Der rasche Einbau von ^{14}C-Atomen aus der Glucose in Aminosäuren und in das Organprotein [198], der Anreicherungseffekt für ^{14}C-Glucose nach Nahrungsentzug [195] und die Konstanz des Glykogengehaltes im Gehirn während einer mehrwöchigen kohlenhydratfreien Ernährung [186] hängen eng zusammen mit der Substratselektivität des Gehirns.

Die in diesem Kapitel geschilderten Befunde lassen gleichzeitig die *Dynamik der intracellulären Umsetzungen* und das *Ausmaß der Substratkonvertierung* sehr eindrucksvoll erkennen. Für die intracellulären Umsetzungen ist die Bereitstellung aktiver C_1-, C_2-, C_3-Gruppen sehr wichtig. Das Substrat, aus dem die aktiven Gruppen stammen, verliert an Bedeutung, wenn keine Substratselektivität vorliegt. Ergänzende Hinweise [*27, 66, 72, 107, 115, 119—121, 132, 134, 153, 193*].

IV. Stoffwechsel und Funktion des Gehirns unter Belastung.
1. Die Auswirkung von Belastungen auf die Gehirnfunktion und auf die Erholungsfähigkeit des Gehirns.

Das Studium von Ausfallserscheinungen nach gezielten Läsionen, nach zeitlich begrenzten und in ihrer Wirkung dosierten Schädigungen hat die Aufklärung der Organfunktion sehr gefördert. Die Methode ist jedoch an keinem Organ mit dem Erfolg eingesetzt worden wie am Nervensystem. Um die Erarbeitung und Sicherung vieler Befunde haben sich verschiedene Fachrichtungen bemüht. Ein Gutteil basiert auf neurochirurgischen und klinischen Erfahrungen [67, 68].

E. OPITZ sowie M. SCHNEIDER u. Mitarb. [146—150, 152, 164, 168] kontrollierten bei ihren Untersuchungen über die Sauerstoffversorgung und die Durchblutung des Gehirns Funktionsausfälle und die Rückkehr der Funktion, um die Belastungsgrenze für reversible und irreversible Schäden zu erkennen. Die Definition der Begriffe *Überlebenszeit, Wiederbelebungszeit* und *Erholungszeit* stellt ein wichtiges Resultat der Untersuchungen dar (Abb. 21) [150, 166, 168]. Die Versuche von HIRSCH u. Mitarb. vervollständigen die funktionellen Daten und sichern die zeitliche Fixierung der Begriffe. Als ein sehr wesentliches Ergebnis dieser Bemühungen gilt z.B. die Dauer der Wiederbelebungszeit der Versuchstiere und damit für den Gesamtorganismus bei 37° C mit 8—10 min [89].

Ischämie, Anoxie, Hypoxie: Kreislaufunterbrechung und Sauerstoffentzug in modifizierter Form bieten sich an zum Studium von funktionellen Störungen und zur Erzeugung von Stoffwechselveränderungen im ZNS. Sie liefern wegen ihrer Dosierbarkeit überschaubare Ergebnisse. Unter *Ischämie* verstehen wir eine vollständige Unterbrechung der Blutzirkulation, unter *Anoxie* eine sauerstoffarme Beatmung, unter *Hypoxie* eine Beatmung mit einem sauerstoffarmen Gemisch. Anoxieversuche längerer Dauer können nur mit Hilfe einer Kreislaufpumpe, die die Herzfunktion ersetzt, durchgeführt werden. Mit dem Aufhören der Organdurchblutung mündet jede Anoxie in eine Ischämie ein.

Eine *akute Ischämie* des Gehirns kann man erzeugen durch Dekapitation, Entfernung des Herzmuskels, Abklemmen der Aorta, Unterbindung von Carotiden und Vertebralarterien. Das Vorgehen muß sich der Problemstellung anpassen. Das schonendste Verfahren, welches für Ischämiezeiten von 3—4 min Dauer eine Wiederdurchblutung und Erholung

Abb. 20a u. b. Zwei Versuchsprotokolle von Selbstversuchen mit Halsmanschette [152]. Manschettendruck 360 mm Hg, Versuchsdauer 12 sec. Versuchsbeginn mit Zahl 990, Versuchsperson OPITZ, nach 6 sec Bradykardie, 9—10 sec Krampfbeginn, 10—24 sec bewußtlos, 24—40 sec Schriftpause, 40—50 sec Krampfende, nach 8 min noch erschwerte Handmotorik. Vp. Th. symptomatisch derselbe Verlauf, wird ständig aufgefordert, den Schreibtest fortzusetzen und unterbricht deshalb nie den Schreibversuch.

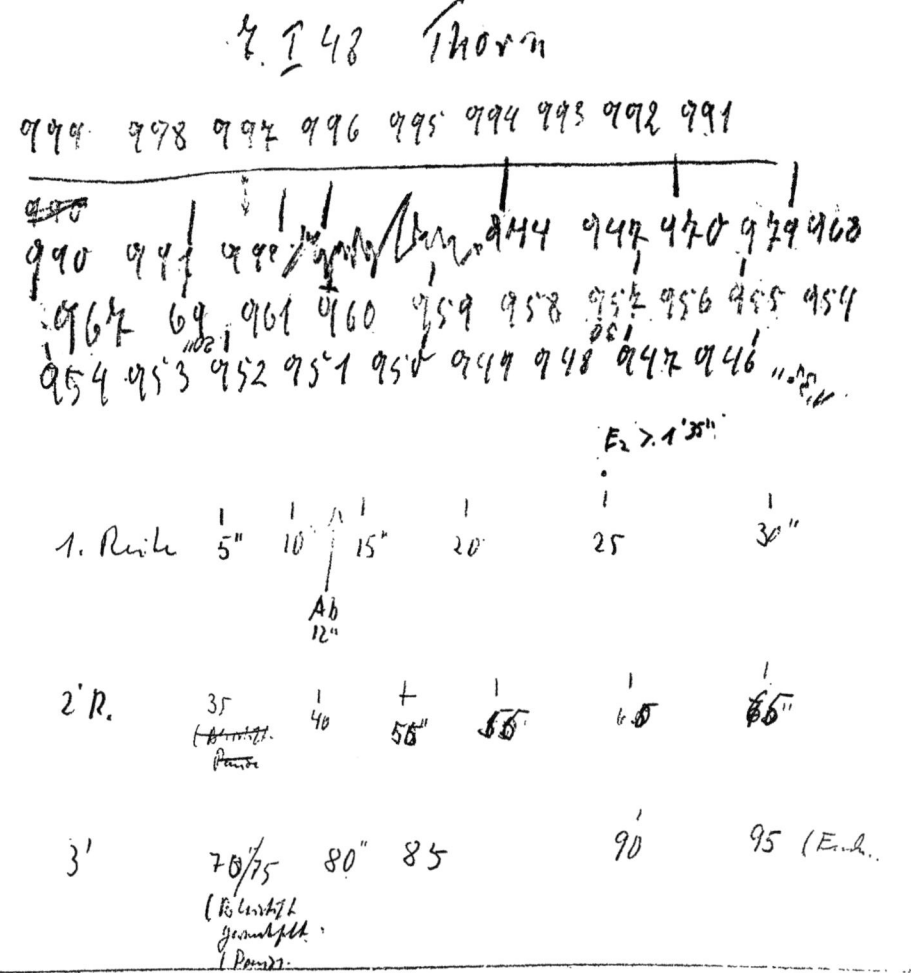

Abb. 20b.

des Gehirns ermöglicht, dürfte die Verwendung einer Halsmanschette sein [152, 179, 185] Die zeitliche Begrenzung ist durch Aufhören der Herzfunktion nach etwa 4 min anaerober Tätigkeit bedingt. Die Manschette wird in mehreren Touren fest um den Hals des Tieres gewickelt und von einer Preßluftflasche mit einem Druck von $3/4$—1,0 Atm. belastet. Die Versuchsanordnung gestattet ohne operativen Eingriff innerhalb 1—2 sec eine komplette und zugleich reversible Unterbrechung der Gehirndurchblutung. Eine Unterbrechung der Zirkulation in den Art. vertebrales gelingt nicht in allen Fällen. Verzögertes Verlöschen der Hirnfunktion zeigt eine bestehende Restdurchblutung an [42, 148, 152, 179].

Perfusionsversuche mit Hilfe einer Pumpe am isolierten Kopf (Hirsch und Schneider) [89, 90] oder dem Vorgehen von Gercken [60—62] entsprechend am Kopf ohne Abtrennung vom Rumpf ermöglichen eine bessere Differenzierung des Versuchsprogramms. Man kann Minderdurchblutungen, Anoxieversuche oder durch An- und Abschalten der Pumpe Ischämieversuche unabhängig von der Herzfunktion durchführen.

Erste Störungen im *Elektrocorticogramm* zeigen sich auch beim Manschettenversuch bereits nach 3—4 sec. Starke Krämpfe treten auf nach 8—12 sec. Die Krämpfe narkotisierter Tiere verlaufen schwächer in Abhängigkeit von der Narkosetiefe; sie beginnen 10—16 sec nach Versuchsbeginn. Die hirnelektrische Aktivität erlischt nach 20—25 sec. Der Cornealreflex ist nach 25—30 sec nicht mehr auslösbar [152].

Wegen der Übertragbarkeit tierexperimenteller Befunde auf die physiologischen Gegebenheiten des Menschen wurden Selbstversuche von 12 sec Dauer mit einem Manschettendruck von 360 mm Hg an nicht narkotisierten Versuchspersonen durchgeführt (Abb. 20). Die Versuchspersonen schrieben zur Kontrolle die Zahlenreihe von 1000 an rückwärts. Erste objektiv feststellbare Schreibstörungen setzen nach 8—10 sec ein. Die Versuchsperson spürt die rasch anwachsende Störung der Handmotorik [152]. Erstickungsgefühl tritt nach 8—9 sec auf und weicht rasch einem Bewußtseinsschwund. (Das Erstickungsgefühl bleibt aus bei der Höhenkrankheit und im Drucksturzversuch; in beiden Fällen gleitet die Versuchsperson ohne alarmierende Warnung in die Bewußtlosigkeit hinüber). Generalisierte klonische Zuckungen beginnen wie beim nicht narkotisierten Tier nach 8—9 sec. Die Druckentlastung erfolgte nach 12 sec vor dem Einsetzen schwerer generalisierter Krämpfe, wie sie im Tierversuch beobachtet wurden. Eine Versuchsperson wird schreibunfähig und setzt den Zahlentest erst 20—25 sec nach Versuchsbeginn fort bei gestörter Zahlenfolge. Eine zweite Versuchsperson wird durch lauten Zuruf ständig angefeuert, sie unterbricht auch während der Bewußtseinsstörung nicht den Schreibtest.

Im *Anoxieversuch* wird das Versuchstier über eine Trachealkanüle mit einem Gemisch bestehend aus 95% N_2 und 5% CO_2 beatmet. Die Organe werden entweder für die Zeit der anaeroben Herztätigkeit oder für die Zeit der Tätigkeit der Kreislaufpumpe durchströmt. Die Zellen können während der Versuchszeit aus der Blutbahn Zucker aufnehmen und zusätzlich anaerob zu Lactat abbauen, wie sich aus einem Vergleich der Lactatbildung während Ischämie und Anoxie im Gehirn ergibt [181, 187]. Für die Dauer der Durchströmung wird aus dem Gewebe CO_2 abtransportiert und durch die Lunge ausgeschieden. Die Ausbildung einer Hypokapnie wird wegen des CO_2-Gehaltes im Beatmungsgemisch umgangen [179, 181, 185, 187].

Die funktionellen Störungen im Gehirn verlaufen während der Anoxie nicht so dramatisch wie im Manschettenversuch. Einsetzen der Krämpfe und Verschwinden der Potentiale werden gegenüber der akuten Gehirnischämie um 4—5 sec verzögert gefunden.

Das Geschehen während einer Hypoxie gleicht in Abhängigkeit vom Sauerstoffgehalt dem der Anoxie. Die Symptome treten (wiederum in Abhängigkeit vom O_2-Gehalt) verzögert auf, die Wiederherstellung der Funktion verläuft entsprechend schneller.

Herztätigkeit und Kreislauf werden durch Manschettenversuche, Anoxie- oder Hypoxiebeatmung in ähnlich abgestufter Weise beeinträchtigt [174]. Der durch die Halsmanschette ausgelöste, akute Blutstop im Gehirn verursacht die stärksten Veränderungen. In Perioden wechselnder Frequenz unter Anstieg des systolischen Drucks bis 270 mm Hg und erheblich vergrößerter Druckamplitude arbeitet der Herzmuskel bis zur Erschöpfung seiner Substratreserven. Eine Kontraktionsunfähigkeit infolge Energiemangels ist nach $3^1/_2$ bis $4^1/_2$ min erreicht, obwohl dem Herzen nach dem Versuchsbeginn noch O_2 aus dem alveolären Raum zufließt. Die frühzeitige Erschöpfung liegt in der übermäßigen mechanischen Beanspruchung begründet, die der zentrale Reiz auslöst.

Während der Anoxie nehmen die anaeroben Herzaktionen einen ähnlichen, aber etwas gedämpfteren Verlauf. Das Maximum der Druckwerte liegt um 200 mm Hg, der Zustand der totalen Kontraktionsinsuffizienz tritt nach 4—5 min ein. Der Verlauf eines Hypoxieversuchs hängt ab von der Zusammensetzung des Gemisches. Verglichen mit dem Anoxieversuch ist der Verlauf protrahiert und die Intensität herabgemindert.

Wiederbelebungszeit, Erholungszeit. Die Abb. 21 entstammt einem Aufsatz von M. SCHNEIDER [*166*]; sie enthält in graphischer Darstellung die zeitliche Reihenfolge der Funktionsausfälle und der Wiederherstellung der Funktion in Abhängigkeit von ischämischer und anoxischer Belastung des Gehirns. Wie bereits erwähnt, zeigen sich erste Veränderungen im Elektrocorticogramm schon nach wenigen Sekunden. Die ersten motorischen Störungen beobachtet man an der Augenmuskulatur; sie folgen den ersten elektrocorticographischen Veränderungen mit 2—4 sec Abstand und äußern sich als rollende,

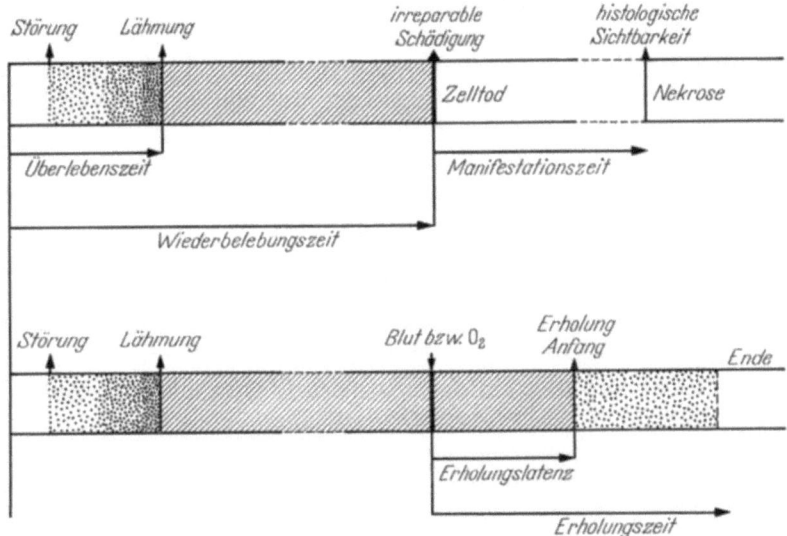

Abb. 21. Zeitliche Reihenfolge des Funktionsausfalls während einer Ischämie und Rückkehr der Funktion nach Wiederdurchblutung (SCHNEIDER) [*168*].

nystagmusähnliche Bulbusbewegungen. Das Verlöschen der Spontanaktivität und das Verschwinden des Cornealreflexes kennzeichnen das Ende der Überlebenszeit und den Beginn der cerebralen Lähmung. Die absolute Grenze der Wiederbelebungszeit des Gehirns von 8—10 min ermittelte HIRSCH mit Hilfe eines künstlichen Kreislaufs [*89*]. Bei einem Verzicht auf künstliche Perfusion wird die Erholungsfähigkeit des anaerob geschädigten Herzmuskels zum limitierenden Faktor.

Die Wiederbelebungszeiten des anaerob tätigen Herzmuskels von 5 min [*174*] und des Gehirns von maximal 10 min Dauer bei Körpertemperatur sind gering, verglichen mit den mehrstündigen Zeiten der parenchymatösen Organe. Die Wiederbelebungszeit des künstlich stillgestellten, nicht perfundierten Herzmuskels von 37° C läßt sich unter günstigsten Bedingungen auf 25 min ausdehnen [*99*]. Die vollständige Wiederherstellung der Nierenfunktion und des Nierenstoffwechsels gelingt ohne Schwierigkeit noch nach 3 Std kompletter Ischämie [*182—184*]. Die noch nicht abgeschlossenen Untersuchungen von BUSCH [*23*] über die Wiederbelebungszeit der Leber bestätigen ebenfalls die Grenze von 3 Std. Der entscheidende Faktor für die unterschiedlichen Wiederbelebungszeiten ist im Regenerationsvermögen der verschiedenen Zelltypen zu suchen. Die über das kompensierbare Maß hinaus geschädigten Nervenzellen und Herzmuskelfasern gehen zugrunde und werden durch Bindegewebe ersetzt. Zellverluste während einer dreistündigen Ischämie in Nieren und Leber werden durch regenerierende Parenchymzellen erneuert.

Das Regenerationsvermögen der Parenchymzellen kann seinerseits jedoch nur wirksam werden, wenn zwei wichtige Voraussetzungen erfüllt sind:

a) Das Vorhandensein einer intakten terminalen Strombahn. (Kommt es während der Ischämie zu Verklebungen im capillären Bereich, wird der betroffene Bezirk mangelhaft oder gar nicht wiederdurchblutet. Die Folge ist eine Infarzierung, die später bindegewebig durchsetzt wird.)

b) Es müssen in allen Abschnitten der Niere regenerationsfähige Zellen vorhanden sein, welche entstandene Lücken unter Einhaltung des Bauplanes ausfüllen. (Aus dem Befund, daß nach mehrtägiger *Manifestationszeit* in einem Tubulusquerschnitt fünf von acht Zellen nach dreistündiger Ischämie zugrunde gingen, muß man zugleich auf eine unterschiedliche Resistenz der Nierenzellen gegenüber einer mehrstündigen Ischämie schließen. Nach einem langdauernden Blutstop herrscht für alle Organzellen die gleiche Ausgangssituation für die Erholung.)

Wir kennen z. Z. weder die Faktoren, die eine Regeneration von Nerven- und Muskelzellen inhibieren, noch die Gründe für eine unterschiedliche Resistenz gegen Sauerstoffmangel. Es hat nicht an Versuchen gefehlt, Sauerstoffmangel, Energiedefizit (Mangel an energiereichen Verbindungen) und Zelluntergang zu korrelieren. Ein Vergleich von Organfunktion und Wiederbelebungszeit des Gehirns und des Herzmuskels mit der Lactatbildung, dem Zerfall an ATP und PC, unterstützt durch den Mangel an Teilungsfähigkeit ermutigt zur Korrelation der aufgezählten Größen.

Zellausfälle werden in Leber und Niere ebenfalls nach Ischämie- und Anoxiebelastungen von 20 min Dauer beobachtet. Die Zahl der Ausfälle steigt mit der Dauer des Versorgungsstops. Für die ersten Zellausfälle könnte man mit einiger Wahrscheinlichkeit einen Zusammenhang zwischen Sauerstoffmangel, Energiedefizit und dem Zelltod konstruieren. Für die Zellen, die eine dreistündige Ischämie überstehen und deren Regenerationsvermögen eine Restitutio ad integrum der gesamten Organfunktion ermöglicht, trifft der Zusammenhang nicht zu.

Jede anaerobe Energiefreisetzung hört spätestens nach 10 min auf. Es existieren demnach in einem Tubulus Zellen nebeneinander, deren Resistenz gegen Sauerstoffmangel von 20 min bis zu 180 min reicht. Über die Variation der limitierenden Faktoren können wir wiederum nichts aussagen.

Die *Regeneration* wird mit Sicherheit stark gefördert durch Vermeidung von Berührungen, Deformierungen etc. vor und nach der Organabklemmung. Neben der Erhaltung der terminalen Strombahn ist die Wahrung der intercellulären räumlichen Verhältnisse von ganz entscheidender Bedeutung. In Abhängigkeit von der Resistenz gegen Sauerstoffmangel und von einer intakten terminalen Strombahn verläuft die Erholung der Parenchymzellen nach Wiederdurchblutung am günstigsten, wenn der Zellbestand an Makro- und Mikromolekülen und deren innere Struktur durch anaerobe Reaktionen sowie durch mechanische Momente möglichst wenig verändert wurde. Aus den in diesem Kapitel beschriebenen Faktoren kann man ferner schließen, daß kubische oder kugelige Parenchymzellen (und seien ihre synthetischen oder sekretorischen Aufgaben noch so vielseitig) an ihre Erhaltung geringere Anforderungen stellen als Nerven- oder Muskelzellen, deren Funktionen spezifische intracelluläre Strukturen erfordern.

Weitere Arbeiten [*41, 54, 55, 64, 85, 86, 88, 92—94, 130, 143, 191, 205, 206*].

2. Die Stoffwechselsituation des Gehirns unter Belastung und in der Erholung.

Die in Abb. 22a und b dargestellten Unterschiede in den Metabolitgehalten zwischen in situ eingefrorenen Gehirnen *(Normaltieren)* und Gehirnproben *(Nulltiere)*, die mit vorgekühlten Instrumenten gewonnen wurden, entstanden durch den Reiz der Entnahme und durch geringe zeitliche Verzögerungen [*175, 185, 187*]. Elektrische Reize verursachen gleiche Veränderungen im Stoffwechselstatus des Nervensystems [*31, 136, 139, 200*]. Die Zunahme des Gehalts an anorganischem Phosphat, freiem NH_3, FDP, ADP und AMP und der Abfall des Gehaltes an PC und ATP kennzeichnen bereits bis auf eine deutliche

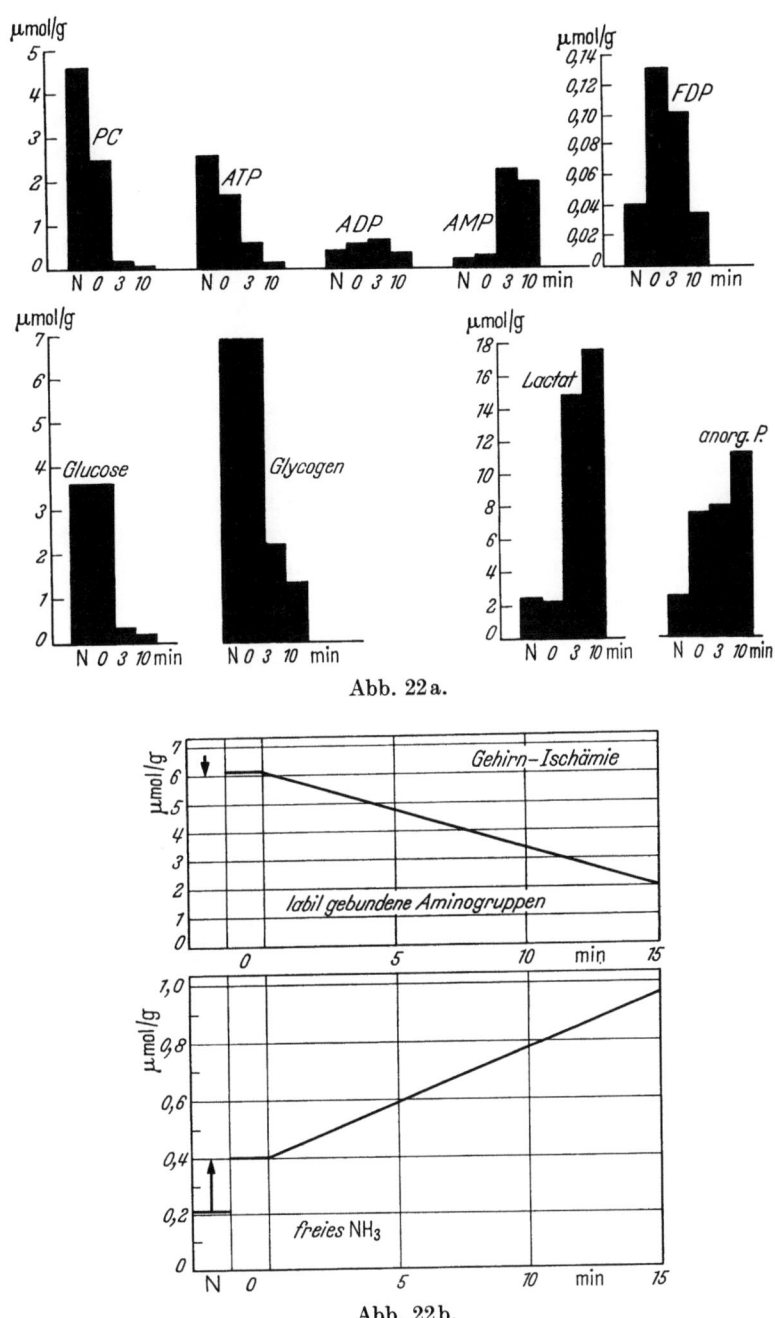

Abb. 22a.

Abb. 22b.

Abb. 22a u. b. Mittlere Metabolitgehalte in Gehirnen von Normaltieren (*N*), Nulltieren (0) (Text und Tabelle 5) und die Änderungen der Metabolitgehalte während einer Ischämie. a Für PC, ATP, ADP, AMP, Glucose, Glykogen, Lactat, FDP, anorganisches Phosphat [*175, 185, 187*]. b Für freies NH_3 und für labil gebundene Aminogruppen [*82, 178*].

Zunahme des Lactatgehaltes die spätere Entwicklung der anaeroben Situation des Gehirnstoffwechsels. Die aufgezählten Veränderungen treten auf graduell abgestuft in Abhängigkeit von der Dosierung des Reizes. Sie sind feine Indicatoren für eine Störung des Zellstoffwechsels und gehen dem Lactatanstieg voraus, wie z.B. die Abnahme des PC-Gehaltes von 4,5 auf 2,0 µmol/g zeigt. Erst der Anstieg des Lactats in Verbindung mit verstärkten Veränderungen der übrigen Metabolitgehalte weist auf einen Sauerstoffmangel längerer Dauer hin. (Der Effekt der Lactatakkumulierung wird später erörtert.)

Um die Aufklärung des aeroben und des anaeroben Gehirnstoffwechsels in vivo bemühten sich von 1935—1942 KERR u. Mitarb. [109—112], seit 1949 THORN u. Mitarb. [178, 179, 185, 187], von 1957 an FLECKENSTEIN, GERLACH und DÖRING [40, 63]. THORN [179, 185, 187], DÖRING [40] und GERCKEN [60—62] untersuchten ebenfalls die Erholung des Gehirnstoffwechsels nach totalem oder partiellem Sauerstoffmangel und anderen Belastungen.

Ein einheitlicher Ablauf kennzeichnet die zeitliche Folge der anaeroben Veränderungen; es variieren lediglich die Konzentrationen in Abhängigkeit von Versuchsanordnung und Körpertemperatur.

Der PC-Gehalt nimmt im Sauerstoffmangel weiterhin rasch ab und ist bei 37° C Körpertemperatur nach 3 min verbraucht. Der PC-Gehalt dient auch unter anaeroben Bedingungen der Stützung des ATP-Gehalts [126, 129, 175, 185, 187].

Der ATP-Gehalt wird während einer Ischämie oder Anoxie ferner durch den aus der anaeroben Glykolyse stammenden ATP-Gewinn ergänzt. Es werden demnach nicht 2,5 µmol/g ATP im Verlauf von mehreren Minuten langsam abgebaut, sondern 20,0 bis 25,0 µmol/g Frischgewicht. Der stetige Abfall trotz Ergänzung beweist, daß der Bedarf an ATP schon quantitativ aus den anaerob noch verfügbaren Quellen nicht gedeckt werden kann. Es gilt nicht nur die Verschlechterung in der ATP-Ausbeute aerob zu anaerob 19:1 zu überbrücken, eine entscheidende Rolle kommt auch dem Ort der ATP-Bildung in der Zelle zu. Das durch die Lactatbildung gewonnene ATP entsteht im *cytoplasmatischen Raum* der Zelle. Die *gemeinsame Endstrecke des Stoffwechsels* und die Prozesse der oxydativen Phosphorylierung sind im *mitochondralen Bereich* lokalisiert. Alle koordinierenden und höheren Funktionen des ZNS bedürfen aber der oxydativen Phosphorylierung und der mitochondralen Stoffwechselwirkung, wie die Erfahrungen aus Selbstversuchen, die funktionelle Auswertung von Tierversuchen und Stoffwechselbefunden lehren.

Der ADP-Gehalt steigt anaerob zunächst an und sinkt langsam ab nach 5—10 min. Der Gehalt an AMP nimmt kontinuierlich zu während der Kontrollzeit. Es findet jedoch nicht nur eine Verschiebung statt von ATP über ADP zu AMP, ein Teil der Adenosinphosphorsäuren wird über die Stufe des AMP hinaus abgebaut (Abb. 22a und b) [63].

Die Gehalte an Glucose und Glykogen verringern sich kontinuierlich während der Ischämie und Anoxie, der Lactatgehalt steigt entsprechend an. Decapitiert man ein Tier und inkubiert den Kopf bei 37° C, so können nur die zur Zeit der Decapitation verfügbaren Bestände an Glucose und Glykogen zu Lactat abgebaut werden. Man findet Lactatgehalte bis 18 µMol/g Frischgewicht [175]. Nach Anoxieversuchen von 15 min Dauer wurden im Mittel 25—26 µMol/g gemessen [187]. Während der anaeroben Kreislauftätigkeit sind demnach noch mehrere µMol/g Glucose ins Gehirn gelangt und zu Lactat abgebaut worden.

Die Reaktion Dihydroxyacetonphosphat → α-Glycerophosphat wird auch anaerob durch NAD katalysiert. Neben dem Pyruvat wirkt DAP im Sauerstoffmangel als Wasserstoffacceptor. Die α-Glycerophosphatbildung besitzt jedoch nur in der Leber eine gewisse Bedeutung, im Gehirn erreicht sie etwa 2% des Lactatgehaltes und ist als Quelle für die Bereitstellung von NAD^+ zu vernachlässigen [208].

Der Anstieg des Gehaltes an anorganischem Phosphat findet seine Ursache in der Spaltung der Nucleotide, des PC und in der Spaltung weiterer Phosphatbindungen (Abb. 22a und b).

Ein Anstieg des Gehaltes an FDP und DAP unter dem Reiz der Hirnentnahme und in den ersten Minuten der anaeroben Glykolyse weist hin auf eine Störung im Reaktionsfluß des Embden-Meyerhof-Wegs [187]. Die einzelnen Zwischenstufen werden bei ausreichender Substrat- und Sauerstoffversorgung rasch durchlaufen. Die Reaktionsfolge wird durch die Umstellung auf den anaeroben Abbau (Hydrierung des Pyruvats zu Lactat, statt Einschleusung in den Citronensäurecyclus nach Pyruvatdecarboxylierung) gestört. Die Störung verursacht einen Anstau von Zwischenprodukten des Embden-Meyerhof-

Weges. Die spätere Rückkehr des FDP-Gehaltes zum Ausgangswert ist bedingt durch die nachlassende Geschwindigkeit der Lactatbildung infolge Substratmangels (Abb. 2).

Die Desaminierungs- und Transaminierungsreaktionen werden unter anaeroben Bedingungen nicht vollständig unterbrochen wie etwa die Reaktionen des Citronensäurecyclus und der Warburg-Keilin-Kette. Die Konzentration an freiem Ammoniak steigt an im Verlauf einer Ischämie von 15 min Dauer bei 37°C von 0,23 auf 0,92 µMol/g. Während einer Anoxie wird für die Dauer der Herztätigkeit offensichtlich noch freies NH_3 aus dem Gehirn abtransportiert. Man mißt nach 5 min Anoxie 0,3 µMol/g und nach 15 min Anoxie 0,7 µMol/g (Abb. 22b) [82, 178].

Der Gehalt des unbelasteten Gehirns an labil gebundenen Aminogruppen liegt bei 6,1 µMol/g. Im Verlauf einer Ischämie von 15 min verringert er sich auf etwa 2,0 µMol/g.

Der Gehalt an γ-Aminobuttersäure steigt unter anaeroben Bedingungen ebenfalls an. LOVELL und ELLIOTT registrierten eine Zunahme von 1,73 auf 3,2 µMol/g in 30 min.

Der RNS-Bestand des Gehirns bleibt während einer ischämischen Belastung nicht konstant (Abb. 19). Die GMP- und die UMP-Fraktion weisen einen stärkeren Verlust auf als AMP und CMP [177]. Man muß zunächst den Befund registrieren. Eine Deutung wird erst möglich sein, wenn die RNS-Fraktionen des ZNS genau bekannt sind und wenn man weiß, welche Fraktionen vermindert werden.

Das Ausmaß und die Geschwindigkeit der Lactatbildung in Anoxie und Ischämie veranlaßten THORN und HEITMANN [179] zur Registrierung der Wasserstoffionenkonzentration an der Gehirnoberfläche. Die Versuche wurden an Kaninchen in Urethannarkose durchgeführt. Die Autoren registrierten als Mittelwert für unbelastete Kaninchengehirne pH 7,24. Während der ersten Minuten einer Anoxie oder einer Ischämie ist kein Unterschied in der Lactatbildung vorhanden. Der Einfluß eines Kreislaufstops mit Hilfe der Halsmanschette gegenüber der Stickstoffbeatmung zeigt sich deutlich in der Differenz der pH-Werte. Im Verlauf einer Ischämie von 15 min Dauer wird ein Anstieg der Wasserstoffionenkonzentration auf pH 6,4 gemessen. Der Wert entspricht dem klinisch toten, aber noch nicht autolytisch veränderten Gehirn (Abb. 23), weitere Ergebnisse unter: [2, 5—8, 25, 57, 97, 116, 210].

Versuche über die Erholung des Gehirnstoffwechsels nach Ischämie und Anoxie führten THORN et al. [179, 185] und DÖRING et al. [40] durch. Die Untersuchungen von GERCKEN [60—62] über Stoffwechselveränderungen und deren Ausgleich nach Wiederdurchblutung vervollständigen das Bild. Einige Daten über die Erholung nach Elektroschockeinwirkung lieferten MINARD und DAVIS [139].

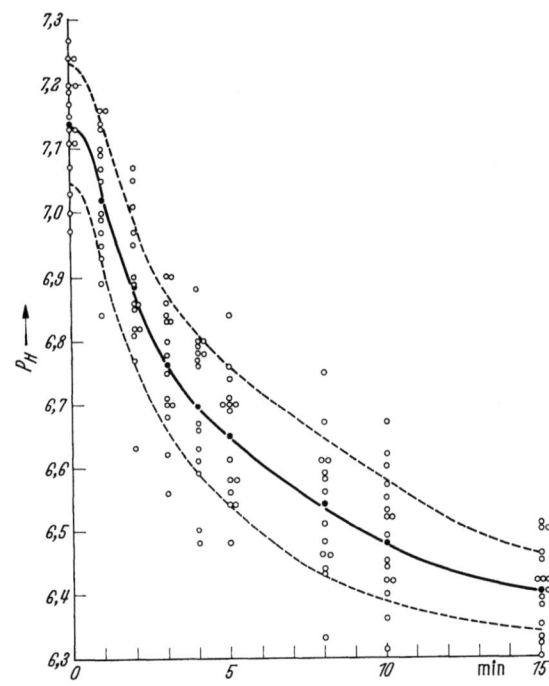

Abb. 23. Wasserstoffionenkonzentrationen und deren Änderung während ischämischer Belastungen, abgeleitet von der Gehirnoberfläche an Kaninchen [179].

Die Befunde von THORN und von DÖRING zeigen übereinstimmend einen raschen Wiederanstieg der energiereichen Phosphate, ein Absinken des erhöhten Gehaltes an anorganischem Phosphat und einen Ausgleich der übrigen Veränderungen wie Glykogensynthese etc. Der rasche Wiederanstieg der energiereichen Phosphate nach Elektroschock wird auch von MINARD [139] bestätigt.

Die Beseitigung des erhöhten Lactatgehaltes beansprucht mehr Zeit. Der Lactatgehalt nach einer Ischämiezeit von 60 sec ist erst nach 15 min normalisiert, für Stickstoffbeatmung und Manschettenversuch von 2 min Dauer werden 30 min benötigt bis zur Einstellung des Ausgangswertes [185]. Die Eliminierungszeiten für Lactat von 15 und

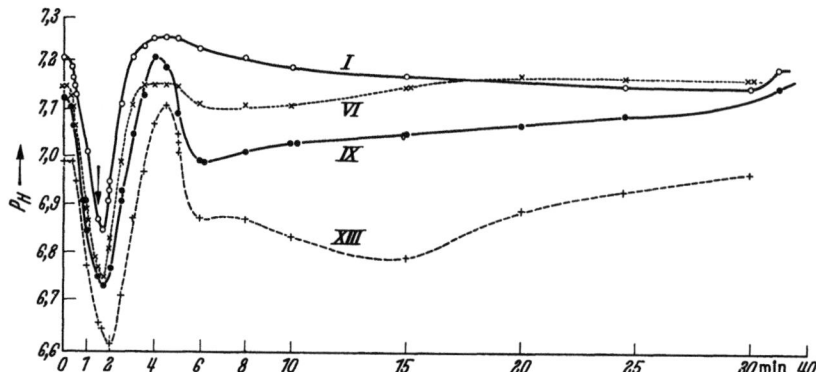

Abb. 24. Reversibilität der pH-Änderungen nach Hirnischämie von 90 sec Dauer, erzeugt mit einer Halsmanschette. Versuch VI und IX folgten dem jeweils vorhergehenden Versuch in 35 min, XIII in nur 10 min Abstand. Die erzielten Änderungen der pH-Werte beweisen eine ausreichende Erholungszeit für die Regeneration der energiereichen Verbindungen, sowie für eine Normalisierung des Gehaltes an Glykogen und Glucose. Ein Abstand von 35 min reicht nicht für die Beseitigung des Lactatgehaltes. Die Lactatansammlung verursacht eine generelle Verschiebung in den sauren Bereich [179]. Der pH-Anstieg unmittelbar nach der Druckbelastung beruht auf einem Liquorartefakt, der durch die starke Hyperventilation begünstigt wird.

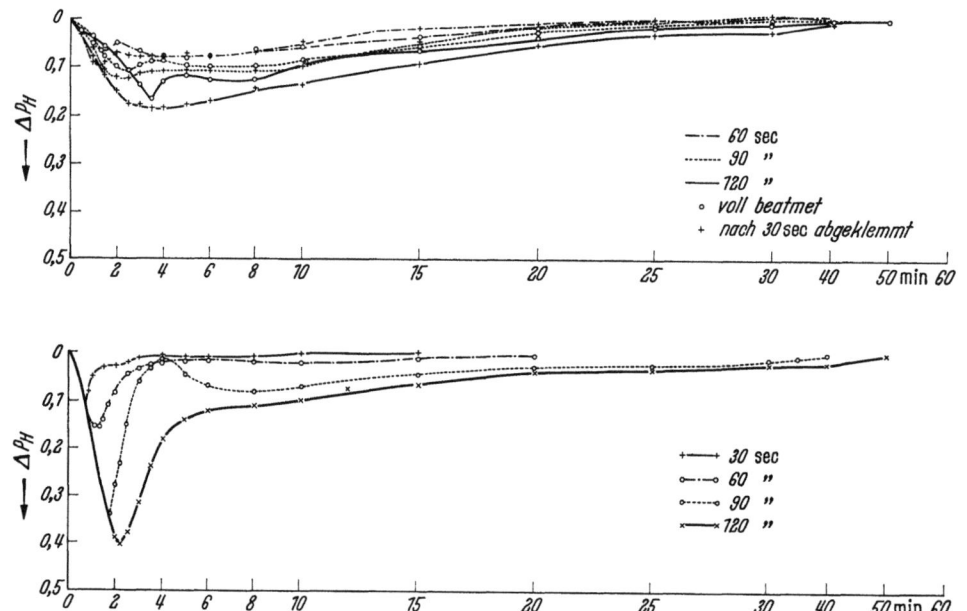

Abb. 25. Im oberen Teil der Abbildung Mittelwertskurven aus Anoxieversuchen bis zu 2 min Dauer mit anschließender Erholung, im unteren Teil Mittelwertskurven aus Ischämieversuchen mit anschließender Erholung. Die Lactatbildung erreicht in beiden Versuchsanordnungen die gleichen Werte. Der neutralisierende Einfluß des Kreislaufs in den Anoxieversuchen zeigt sich in den kleinen pH-Änderungen [179].

30 min nach 1 und 2 min ischämischer und anoxischer Belastung decken sich mit den Zeiten für die Normalisierung des pH-Wertes an der Gehirnoberfläche [179]. Die Diskrepanz in der Normalisierung der Veränderungen im Gehalt an ATP, PC, Glykogen [185] etc. und in der Beseitigung des erhöhten Lactatgehaltes läßt sich gut demonstrieren durch mehrfache Manschettenversuche mit unzureichenden Erholungsintervallen. Eine Pause von 10—20 min reicht aus für die Restaurierung der Ausgangslage (energiefreisetzendes

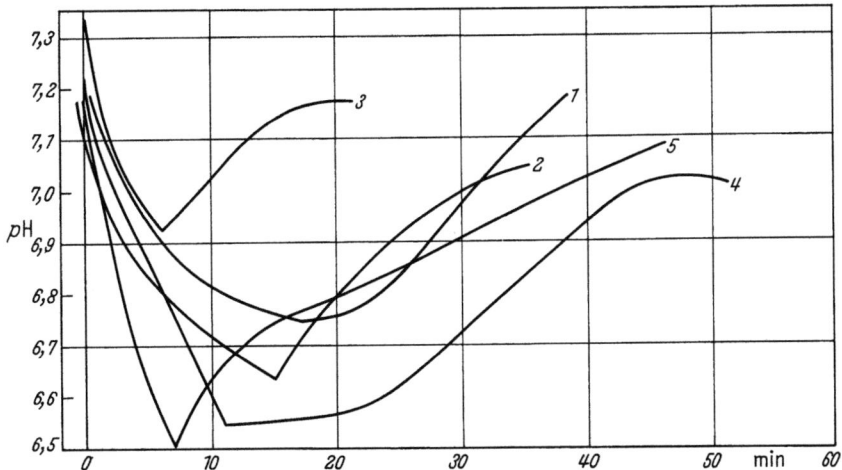

Abb. 26a. Wasserstoffionenkonzentration der Gehirnoberfläche und deren Änderung in Abhängigkeit von Minderdurchblutung mit anschließender Erholung (nach GERCKEN) [60].

1 Perfusionsdruck 30 mm Hg = 17 min Dauer
2 Perfusionsdruck 30 mm Hg = 15 min Dauer
3 Perfusionsdruck 25 mm Hg = 6 min Dauer
4 Perfusionsdruck 25 mm Hg = 11 min Dauer
5 Perfusionsdruck 20 mm Hg = 7 min Dauer

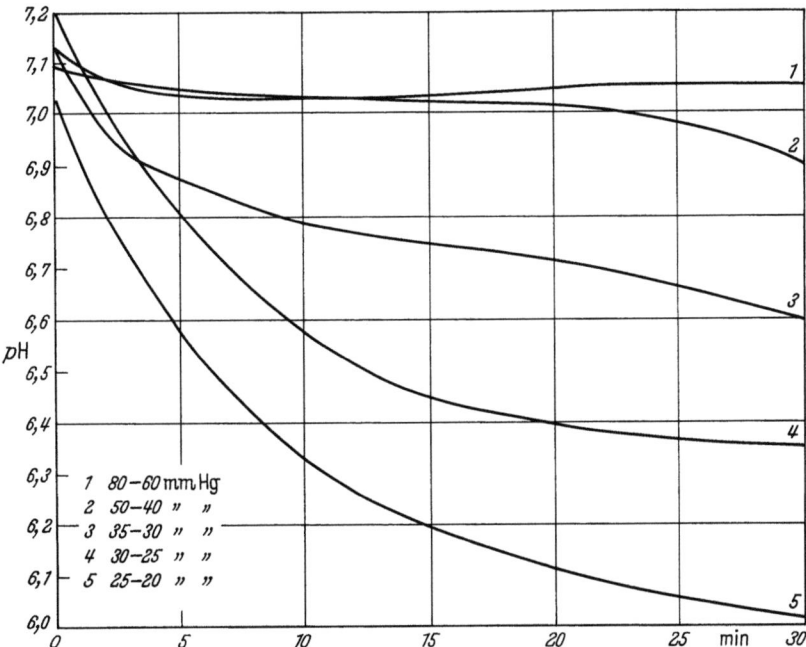

Abb. 26b. H-Ionenkonzentration der Gehirnrinde während einer Perfusionsdauer von 30 min mit verschiedenen Druckstufen (nach GERCKEN) [60].

1 Perfusionsdruck 80—60 mm Hg
2 Perfusionsdruck 50—40 mm Hg
3 Perfusionsdruck 35—30 mm Hg
4 Perfusionsdruck 30—25 mm Hg
5 Perfusionsdruck 25—20 mm Hg

System, Glykogen, Glucose), jedoch nicht für die vollständige Lactatbeseitigung. Derartige Versuchsserien sind gekennzeichnet durch gleich große pH-Änderungen während der Belastungen und eine ständige Zunahme der Gesamtacidität (Abb. 24) [179]. Die Abb. 25b zeigt deutlich die neutralisierende Wirkung des Kreislaufs während eines Anoxieversuchs.

Die in Abb. 26a und b dargestellten Ergebnisse aus Perfusionsversuchen von 30 min Dauer, die GERCKEN [60] an Kaninchen durchführte, ergeben bei einem Perfusionsdruck von 80, 50 und selbst von 40 mm Hg in Stoffwechsel und Funktion ein von der Norm unwesentlich abweichendes Bild. Erst bei einem Perfusionsdruck von 30 mm Hg fallen ATP-Gehalt und PC-Gehalt auf 1,3 und 1,0 µMol/g. Der Lactatgehalt steigt während der Perfusionsdauer von 30 min auf 20,0 µMol/g.

Für die Versorgung des Kaninchengehirns wird zwischen 40 und 30 mm Hg ein *kritischer Druck* unterschritten, der auch bei optimaler Substrat- und Sauerstoffbeladung des durchströmenden Blutes zur Aufrechterhaltung des Stoffwechsels und der Funktion nicht ausreicht.

Nach einer Durchströmung mit einem Druck von 20 mm Hg für 30 min sind die energiereichen Phosphate auf ein Minimum verringert, der Gehalt an Glucose auf 0,5 µMol/g, an Glykogen auf 1,0 µMol/g abgebaut. Der Lactatgehalt stieg auf 30 µMol/g. Da das Gehirn nur etwa 18 µMol/g aus eigenen Beständen bilden kann, sind demnach noch 6,0 µMol/g an Glucose aufgenommen und in Lactat umgewandelt worden. Die H-Ionen-Konzentration steigt dem Lactatgehalt entsprechend an, im Verlauf einer Perfusion mit 30 mm Hg wird ein Wert von pH 6,65, mit 20 mm Hg von 6,05 gemessen. Der zeitliche Verlauf einer Normalisierung bei Perfusion mit höheren Drucken ist in Abb. 26b dargestellt.

Neben ihrer generellen Bedeutung für die Erholungsfähigkeit des Gehirns zeigen die Perfusionsversuche deutlich, daß die früher im Zusammenhang mit Fragen des Organstoffwechsels diskutierte Selbsthemmung der Lactatbildung zumindest für den untersuchten Bereich bis 30 µMol/g für das Gehirn ebensowenig gilt wie für den Herzmuskel mit 50 µMol/g.

Die geschilderten Stoffwechselprozesse im Gehirn und das Ausmaß ihrer Störungen bei Belastungen beschränken sich auf Grundreaktionen des Energiestoffwechsels. Der Versuch, Zusammenhänge zwischen Funktion und Stoffwechsel aufzuzeigen, muß sich dem derzeitigen Stand der Forschung entsprechend mit der Darstellung einiger grober Umrisse begnügen. Das schillernde Spiel der Gehirnfunktion, der Mechanismus der Steuerung der Nervenzellen in Abhängigkeit von nuancierten chemischen Reaktionen wird sich noch lange einer angenäherten Aufklärung entziehen. Möge angesichts der Fülle ungeklärter Probleme die magere Ausbeute an Ergebnissen den Leser selbst zum Experimentieren anregen.

Literatur.

Monographien und Handbücher.

a) BAYER, E.: Gas-Chromatographie. Berlin-Göttingen-Heidelberg: Springer 1962.
b) BERGMEYER, H. U.: Methoden der encymatischen Analyse. Weinheim (Bergstraße) 1962.
c) CLOTTEN, R., u. A. CLOTTEN: Hochspannungselektrophorese. Stuttgart 1962.
d) CRAMER, F.: Papierchromatographie. Weinheim (Bergstraße) 1962.
e) DIEM, K.: Documenta Geigy, Wissenschaftliche Tabellen. Basel 1960.
f) FLORKIN, M., and E. H. STOTZ: Comprehensive biochemistry, vol. 1—13. Amsterdam-London-New York 1964.
g) HAIS, J. M., u. K. MACEK: Handbuch der Papierchromatographie. Jena 1963.
h) HEFTMANN, E.: Chromatography. New York 1961.
i) KARLSON, P.: Lehrbuch der Biochemie. Stuttgart 1964.
j) LEDERER, E., and M. LEDERER: Chromatography. Amsterdam-London-New York: Princeton 1960
k) NETTER, H.: Theoretische Biochemie. Berlin-Göttingen-Heidelberg: Springer 1959.
l) RAUEN, H. M.: Biochemisches Taschenbuch. Berlin-Göttingen-Heidelberg: Springer 1964.
m) STAHL, E.: Dünnschichtchromatographie. Berlin-Göttingen-Heidelberg: Springer 1962.
n) WARBURG, O.: Wasserstoffübertragende Fermente. Berlin 1948.
o) WHITE, A., PH. HANDLER, and E. L. SMITH: Principles of biochemistry. New York-Toronto-London: 1964.

Originalarbeiten.

1. ALLWEIS, C., and J. MAGNES: The uptake and oxidation of glucose by the perfused cat brain. J. Neurochem. **2**, 326—336 (1958).
2. AMES, A., and B. S. GURIAN: Effects of glucose and oxygen deprivation on function of isolated mammalian retina. J. Neurophysiol. **26**, 617—634 (1963).
3. ANDERSSON, B., and P. A. JEWELL: The distribution of carotid and vertebral blood in the brain and spinal cord of the goat. Quart. J. exp. Physiol. **41**, 462—474 (1956).

4. BALÁZS, R., and J. R. LAGNADO: Glycolytic activity associated with rat brain mitochondria. J. Neurochem. 5, 1—17 (1959).
5. BARAŃSKI, S.: Effect of high-altitude hypoxia on ^{32}P-phosphate metabolism and incorporation into the central nervous system of white mice. Bull. Acad. pol. Sci. 10, No. 7, 275—282 (1962).
6. — Incorporation of ^{35}S-methionine into the central nervous system of white mice during altitude hypoxia. Bull. Acad. pol. Sci. 11, No. 5, 255—259 (1963).
7. — Metabolization of ^{32}S-methionine in the central nervous system of hypoxic animals treated beforehand with Sodium Glutamate. Bull. Acad. pol. Sci. 11, No. 5, 261—266 (1963).
8. BARCHAS, J. D., and D. X. FREEDMAN: Brain amines: Response to physiological stress. Biochem. Pharmacol. 12, 1232—1235 (1963).
9. BEAN, J. W.: Cerebral O_2 in exposures to O_2 at atmospheric and higher pressure, and influence of CO_2. Amer. J. Physiol. 201, 1192—1198 (1961).
10. BEISENHERZ, G., H. J. BOLTZE, TH. BÜCHER, R. CZOK, K. H. GARBADE, E. MEYER-ARENDT u. G. PFLEIDERER: Diphosphofructose-Aldolase, Phosphoglyceraldehyd-Dehydrogenase, Milchsäure-Dehydrogenase, Glycerophosphat-Dehydrogenase und Pyruvatkinase aus Kaninchenmuskulatur in einem Arbeitsgang. Z. Naturforsch. 8 b, 555—577 (1953).
11. BERL, S., D. P. PURPURA, M. GIRADO, and H. WAELSCH: Aminoacid metabolism in epileptogenic and nonepileptogenic lesions of the neocortex (cat). J. Neurochem. 4, 311—317 (1959).
12. — — Postnatal changes in amino acid content of kitten cerebral cortex. J. Neurochem. 10, 237—240 (1963).
13. —, and H. WAELSCH: Determination of glutamic acid, glutamine glutathione and γ-aminobutyric acid and their distribution in brain tissue. J. Neurochem. 3, 161—169 (1958).
14. BETZ, E., u. R. WÜLLENWEBER: Fortlaufende Registrierung der lokalen Gehirndurchblutung mit Wärmeleitsonden am Menschen. Klin. Wschr. 20, 1056—1058 (1962).
15. BILODEAU, F., and K. A. C. ELLIOTT: The influence of drugs and potassium on respiration and potassium accumulation by brain tissue. Canad. J. Biochem. physiol 41, 779—792 (1963).
16. BOGGS, D. E., R. ROSENBERG, and H. A. WAISMAN: Effects of phenylalanine, phenylacetic acid, tyrosine, and valine on brain and liver serotonin in rats. Proc. Soc. exp. Biol. (N. Y.) 114, 356—358 (1963).
17. BONAVITA, V., N. BONASERA, M. ZITO, and E. SCARANO: Electrophysiological and neurochemical studies following injection of mononucleotides and their derivatives. J. Neurochem. 10, 155—164 (1963).
18. BRECKENRIDGE, B. M., and E. J. CRAWFORD: Glycogen synthesis from uridine diphosphate glucose in brain. J. biol. Chem. 235, 3054—3057 (1960).
19. BRENK, H. A. S. VAN DEN, and D. JAMIESON: Potentiation by anaesthetics of brain damage due to breathing highpressure oxygen in mammals. Nature (Lond.) 194, 777—778 (1962).
20. BRENNER, S.: RNA, ribosomes, and protein synthesis. Cold Spr. Harb. Symp. quant. Biol. 26, 101—110 (1961).
21. BURTON, R. M.: The pyridine nucleotide and diphosphopyridine nucleotidase levels of the brain of young rats. J. Neurochem. 2, 15—20 (1957).
22. BUSCH, E. W., G. HABEL u. P. V. WICHERT: Restitution von Adenosinphosphaten im Lebergewebe während der Wiederdurchblutung nach ischämischen Belastungen bis zu 5 Std Dauer. Biochem. Z. 341, 85—96 (1964).
23. — H. SCHEITZA u. W. THORN: Quantitative Bestimmung kleiner Nucleotidmengen nach hochspannungselektrophoretischer Trennung unter Ausschaltung störender Papierleerwerte. Biochem. Z. 335, 62—68 (1961).
24. — — — RNS-Gehalt in Gehirn, Leber und Niere nach ischämischer oder anoxischer Belastung. Naturwissenschaften 49, 545/546 (1962).
25. COLLEWIJN, H.: Ionic movements in the cerebral cortex. Amsterdam: Drukerij Holland N. V.
26. CLOUET, D. H., M. K. GAITONDE, and D. RICHTER: The free histidine, histamine and arginine content of the rat brain. J. Neurochem. 1, 228—233 (1957).
27. —, and H. WAELSCH: Amino acid and protein metabolism of the brain. VII. The penetration of cholinesterase inhibitors into the nervous system of the frog. J. Neurochem. 8, 189—200 (1961).
28. — — Amino acid metabolism of the brain. VIII. The recovery of cholinesterase in the nervous system of the frog after inhibition. J. Neurochem. 8, 201—215 (1961).
29. DATTA, R. K., and J. GHOSH: Effect of strychnine sulphate and nialamide on hydrogen bonded structure of ribonucleic acid of brain cortex ribosomes. J. Neurochem. 11, 357—366 (1964).
30. DAVIES, P. W., and R. G. GRENELL: Metabolism and function in the cerebral cortex under local perfusion, with the aid of an oxygen cathode for surface measurement of cortical oxygen consumption. J. Neurophysiol. 25, 651—683 (1962).
31. DAWSON, R., and D. RICHTER: Effect of stimulation on the phosphate esters of the brain. Amer. J. Physiol. 160, 203—211 (1950).
32. DENGLER, H. J., I. A. MICHAELSON, H. E. SPIEGEL, and E. TITUS: The uptake of labeled norepinephrine by isolated brain and other tissues of the cat. Int. J. Neuropharmacol. 1, 23—38 (1962).
33. DIEMER, K.: Persönliche Mitteilung.
34. — Über die Sauerstoffdiffusion im Gehirn. I. Räumliche Vorstellung und Berechnung der Sauerstoffdiffusion. Pflügers Arch. ges. Physiol. 285, 99—108 (1965).

35. DIEMER, K.: Über die Sauerstoffdiffusion im Gehirn. II. Die Sauerstoffdiffusion bei O_2-Mangelzuständen. Pflügers Arch. ges. Physiol. 285, 109—118 (1965).
36. — Der Einfluß chronischen Sauerstoffmangels auf die Capillarentwicklung im Gehirn des Säuglings. Mschr. Kinderheilk. 113, 281—283 (1965).
37. —, and R. HENN: The capillary density in the frontal lobe of mature and premature infants. Biol. Neonat. 7, 270—279 (1964).
38. — — Kapillarvermehrung in der Hirnrinde der Ratte unter chronischem Sauerstoffmangel. Naturwissenschaften 52, 135—136 (1965).
39. DINGMAN, W., and M. B. SPORN: The penetration of proline and proline derivatives into brain. J. Neurochem. 4, 148—153 (1959).
40. DÖRING, H. J., A. KNOPP u. TH. MARTIN: Papierchromatographische Studien über das Verhalten der Adenin-, Guanin- und Uridin-Nucleotide sowie anderer säurelöslicher Phosphor-Verbindungen im Großhirn der Ratte bei Asphyxie und postasphyktischer Erholung. Pflügers Arch. ges. Physiol. 269, 375—391 (1959).
41. DONHOFFER, SZ., M. FARKAS, Á. HAUG-LÁSZLÓ, I. JÁRAI u. GY. SZEGVÁRI: Das Verhalten der Wärmeproduktion und der Körpertemperatur der Ratte bei lokaler Erwärmung und Kühlung des Gehirnes. Pflügers Arch. ges. Physiol. 268, 273—280 (1959).
42. DRENCKHAHN, F. O.: Injektionsversuche zum Nachweis der vollständigen Hirnischämie durch Halskompression mittels Blutdruckmanschette an Kaninchen. Pflügers Arch. ges. Physiol. 253, 366—370 (1951).
43. EDSTRÖM, J.-E.: The content and the concentration of ribonucleic acid in motor anterior horn cells from the rabbit. J. Neurochem. 1, 159—165 (1956).
44. —, and A. PIGON: Relation between surface, ribonucleic acid content and nuclear volume in encapsulated spinal ganglion cells. J. Neurochem. 3, 95—99 (1958).
45. ELLIOTT, K. A. C.: The relation of ions to metabolism in brain. Canad. J. Biochem. Physiol. 33, 466—480 (1955).
46. —, and F. BILODEAU: The influence of potassium on respiration and glycolysis by brain slices. Biochem. J. 84, 421—428 (1962).
47. EMANUEL, C. F., and I. CHAIKOFF: Deoxyribonucleic acid of central nervous system, kidney and speen: comparison of some chemical and physical properties. J. Neurochem. 5, 236—244 (1960).
48. EMMENEGGER, H., M. TAESCHLER u. A. CERLETTI: Neue Möglichkeit der isolierten Hirndurchströmung. Helv. physiol. pharmacol. Acta 21, 239—244 (1963).
49. FERNANDEZ, A. F., J. GONZALEZ-QUINTANA, and M. RUSSEK: Effect of low concentrations of cyanide on Q_{O_2} of tissue slices. Amer. J. Physiol. 204, 314—316 (1963).
50. FLECKENSTEIN, A.: Das Herz des Menschen. Stuttgart 1963.
51. FONNUM, F., R. HAAVALDSEN, and O. TANGEN: Transamination of aromatic amino acids in rat brain. J. Neurochem. 11, 109—118 (1964).
52. FROWEIN, R. A., H. HIRSCH, D. KAYSER u. W. KRENKEL: Sauerstoffverbrauch, Durchblutung und Vulnerabilität des Warmblütergehirns unter Megaphen (Chlorpromazin). Naunyn-Schmiedebergs Arch. exp. Path. Pharmakol. 226, 62—68 (1955).
53. GÄNSHIRT, H.: Die Sauerstoffversorgung des Gehirns und ihre Störung bei Liquordrucksteigerung und beim Hirnödem. Berlin-Göttingen-Heidelberg: Springer 1957.
54. — L. DRANSFELD u. W. ZYLKA: Das Hirnpotentialbild und der Erholungsrückstand am Warmblütergehirn nach kompletter Ischämie. Arch. Psychiat. Nervenkr. 189, 109—125 (1952).
55. — H. HIRSCH, W. KRENKEL, M. SCHNEIDER u. W. ZYLKA: Über den Einfluß der Temperatursenkung auf die Erholungsfähigkeit des Warmblütergehirns. Naunyn-Schmiedebergs Arch. exp. Path. Pharmakol. 222, 431—449 (1954).
56. GAITONDE, M. K., S. A. MARCHI and D. RICHTER: The utilization of glucose in the brain and other organs of the cat. Proc. roy. Soc. B 160, 124—136 (1964).
57. GARCIA-BUNUEL, L., D. B. MCDOUGAL, H. B. BURCH, E. M. JONES, and E. TOUHILL: Oxidized and reduced pyridine nucleotide levels and enzyme activities in brain and liver of niacin deficient rats. J. Neurochem. 9, 589—594 (1962).
58. GEIGER, A., N. HORVATH, and Y. KAWAKITA: The incorporation of ^{14}C derived from glucose into the proteins of the brain cortex, at rest and during activity. J. Neurochem. 5, 311—322 (1960).
59. — Y. KAWAKITA, and S. BARKULIS: Major pathway of glucose utilization in the brain in brain perfusion experiments in vivo and in situ. J. Neurochem. 5, 323—338 (1960).
60. GERCKEN, G.: Stoffwechsel und Funktion des Gehirns und des Herzens in Abhängigkeit von der Durchblutung und Substratversorgung. Habil.-Schr., Hamburg 1965.
61. —, u. E. ROTH: Metabolitkonzentrationen im Gehirn und Stromstärke-Druckabhängigkeit bei künstlicher Perfusion des Kaninchenkopfes. Pflügers Arch. ges. Physiol. 273, 589—603 (1961).
62. — P. v. WICHERT u. C. HINTZEN: pH an der Großhirnrinde bei künstlicher Perfusion. Pflügers Arch. ges. Physiol. 278, 84 (1963).
63. GERLACH, E., H. J. DÖRING u. A. FLECKENSTEIN: Papierchromatische Studien über die Adenin- und Guanin-Nucleotide sowie andere säurelösliche Phosphor-Verbindungen des Gehirns bei Narkose, Ischämie und in Abhängigkeit von der Technik der Gewebsentnahme. Pflügers Arch. ges. Physiol. 266, 266—291 (1958).

64. GLEICHMANN, U.: Vergleich therapeutischer Maßnahmen zur Verlängerung der Wiederbelebungszeit des Gesamtorganismus nach Asphyxie beim Kaninchen. Inaug.-Diss. Köln 1959.
65. — D. H. INGVAR, D. W. LÜBBERS, B. K. SIESJÖ, and G. THEWS: Tissue pO_2 and pCO_2 of the cerebral cortex, related to blood gas tensions. Acta physiol. scand. **55**, 127—138 (1962).
66. GOMBOS, G., A. GEIGER, and S. OTSUKI: The metabolic pattern of the brain in brain perfusion experiments in vivo — II Pyruvate and lactate formation from ^{14}C-labelled aspartate. J. Neurochem. **10**, 405—413 (1963).
67. GOTTSTEIN, U., A. BERNSMEIER, H. LEHN u. W. NIEDERMAYER: Hämodynamik und Stoffwechsel des Gehirns bei Schlafmittelvergiftung. Dtsch. med. Wschr. **45**, 2170—2176 (1961).
68. — — u. I. SEDLMEYER: Der Kohlenhydratstoffwechsel des menschlichen Gehirns. I. Untersuchungen mit substratspezifischen enzymatischen Methoden bei normaler Hirndurchblutung. Klin. Wschr. **41**, 943—948 (1963).
69. GRUNEWALD, W.: Oeynhausener Gespräche 1965. Berlin-Heidelberg-New York: Springer (in Vorbereitung).
70. HAAVALDSEN, R.: Transamination of aromatic amino-acids in nervous tissue. Nature (Lond.) **196**, 577—578 (1962).
71. HARREVELD, A. VAN, and S. OCHS: Cerebral impedance changes after circulation arrest. Amer. J. Physiol. **187**, 180—192 (1956).
72. HARVEY, J. A., A. HELLER, and R. Y. MOORE: The effect of unilateral and bilateral medial forebrain bundle lesions on serotonin. J. Pharmacol. exp. Ther. **140**, 103—110 (1963).
73. HAYDEN, R. O., B. GAROUTTE, J. WAGNER, and R. B. AIRD: Binding of radioactive sodium, potassium, and bromide in guinea pig brain homogenates. Proc. Soc. exp. Biol. (N. Y.) **107**, 754—760 (1961).
74. HEALD, P. J.: Rapid changes in creatine phosphate level in cerebral cortex slices. Biochem. J. **57**, 673—679 (1954).
75. — Analysis of radioactive phosphates in extracts of cerebral tissues. Biochem. J. **63**, 235—242 (1956).
76. — Effects of electrical pulses on the distribution of radioactive phosphate in cerebral tissues. Biochem. J. **63**, 242—249 (1956).
77. — Phosphates from cerebral tissue which increase in radioactivity in the presence of $^{32}PO_4$ during the passage of electrical pulses. Biochem. J. **65**, Part 1, 3p (1957).
78. — The incorporation of phosphate into cerebral phosphoprotein promoted by electrical impulses. Biochem. J. **66**, 659—663 (1957).
79. — Guanosine Di- and Tri-phosphates in the phosphate metabolism of cerebral tissues promoted by electrical pulses. Biochem. J. **67**, 529—536 (1957).
80. — Phosphorous metabolism of brain. Oxford-London-New York-Paris: Pergamon Press 1960.
81. —, and H. C. STANCER: Precursors in the metabolism of phosphoproteins in cerebral tissue. Biochim. biophys. Acta (Amst.) **56**, 111—117 (1962).
82. HEIMANN, J., u. W. THORN: Das Verhalten der Konzentration an labil gebundenem Ammoniak im Gehirn. Pflügers Arch. ges. Physiol. **268**, 69 (1958).
83. HELLER, I. H., and K. A. C. ELLIOTT: The metabolism of normal brain and human gliomas in relation to cell type and density. Canad. J. Biochem. physiol. **33**, 395—403 (1955).
84. HERTZ, L., and T. CLAUSEN: Effects of potassium and sodium on respiration: their specificity to slices from certain brain regions. Biochem. J. **89**, 526—533 (1963).
85. HIGHMAN, B., and P. D. ALTLAND: Serum enzyme changes in dogs exposed repeatedly to severe altitude hypoxia. Amer. J. Physiol. **201**, 603—606 (1961).
86. HIRSCH, H., F. BANGE, K. G. PULVER u. J. STEFFENS: Über die Wirkung von Barbitursäure und Cocktail lytique auf die Wiederbelebungszeit nach Trachealabklemmung mit gleichzeitiger Gehirnischämie. Thoraxchirurgie **8**, 628—632 (1961).
87. — A. BOLTE, G. HUFFMANN, A. SCHAUDIG u. D. TÖNNIS: Über Formänderungen von Aktionspotentialen der Area striata durch Hypothermie. Pflügers Arch. ges. Physiol. **267**, 348—357 (1958).
88. — — A. SCHAUDIG u. D. TÖNNIS: Über die Wiederbelebung des Gehirns bei Hypothermie. Pflügers Arch. ges. Physiol. **265**, 328—336 (1957).
89. — K. H. EULER u. M. SCHNEIDER: Über die Erholung und Wiederbelebung des Gehirns nach Ischämie bei Normothermie. Pflügers Arch. ges. Physiol. **265**, 281—313 (1957).
90. — — — Über die Erholung des Gehirns nach kompletter Ischämie bei Hypothermie. Pflügers Arch. ges. Physiol. **265**, 314—327 (1957).
91. — U. GLEICHMANN, H. KRISTEN u. V. MAGAZINOVIĆ: Über die Beziehung zwischen O_2-Aufnahme des Gehirns und O_2-Druck im Sinusblut des Gehirns bei uneingeschränkter und eingeschränkter Durchblutung. Pflügers Arch. ges. Physiol. **273**, 213—222 (1961).
92. — D. KOCH, W. KRENKEL u. M. SCHNEIDER: Die Erholungslatenz des Warmblütergehirns bei Ischämie und die Bedeutung eines Restkreislaufs. Pflügers Arch. ges. Physiol. **261**, 392—401 (1955).
93. — — — u. F. SCHNELLBÄCHER: Über die Bedeutung des Abtransportes von Metaboliten (Spülfunktion des Blutes) für die Erholung nach Ischämie. Pflügers Arch. ges. Physiol. **265**, 337—341 (1957).
94. — W. KRENKEL, M. SCHNEIDER u. F. SCHNELLBÄCHER: Der Sauerstoffverbrauch des Warmblütergehirns bei Sauerstoffmangel durch Ischämie und der Mechanismus der Mangelwirkung. Pflügers Arch. ges. Physiol. **261**, 402—408 (1955).

95. HORSTMANN, E.: Abstand und Durchmesser der Kapillaren im Zentralnervensystem verschiedener Wirbeltierklassen. Proc. sec. intern. Meeting Neurobiol. Amsterdam, 1959, S. 59—63.
96. — Die Feinstruktur des Gehirns. Med. Mschr. 17, 614—620 (1963).
97. HOSEIN, E. A.: The isolation of γ-Butyrobetaine, Crotonbetaine and carnitine from brains of animals killed during induced convulsions. Arch. Biochem. Biophys. 100, 32—35 (1963).
98. HOTTA, S. S.: Glucose metabolism in brain tissue: The Hexosemonophosphate shunt and its role in glutathione reduction. J. Neurochem. 9, 43—51 (1962).
99. ISSELHARD, W.: Das Verhalten des Energiestoffwechsels im Warmblüterherz bei künstlichem Herzstillstand. Pflügers Arch. ges. Physiol. 271, 347—360 (1960).
100. — K. IRMSCHER u. W. THORN: Die Relation von anorganischem Phosphat, Phosphokreatin, freiem und Gesamtkreatin in Warmblüterorganen bei verschiedener Belastung. Pflügers Arch. ges. Physiol. 268, 415—424 (1959).
101. IYER, N. T., P. L. MCGEER, and E. G. MCGEER: Conversion of Tyrosine to catecholamines by rat brain slices. Canad. J. Biochem. physiol. 41, 1565—1570 (1963).
102. JANTZEN, E., u. H. ANDREAS: Reaktion ungesättigter Fettsäuren mit Quecksilber(II)-acetat; Anwendung für präparative Trennungen, I. Chem. Ber. 92, 1427—1437 (1959).
103. — — Reaktion ungesättigter Fettsäuren mit Quecksilber(II)-acetat; Anwendung für präparative Trennungen, II. Chem. Ber. 94, 628—633 (1961).
104. —, u. O. WIECKHORST: Ringspaltsäulen für hochwirksame Destillation bei niedrigen Drucken. Chemie-Ing.-Techn. 26, 392—396 (1954).
105. JOHNSON, M. K.: Inactivation of anaerobic glycolysis in fractions of rat-brain homogenates. Biochem. J. 82, 281—285 (1962).
106. JUKES, T. H.: The genetic code. Amer. Scientist 51, 227 (1963).
107. KARKI, N., R. KUNTZMAN, and B. BRODIE: Storage, synthesis, and metabolism of monoamines in the developing brain. J. Neurochem. 9, 53—58 (1962).
108. KAUL, C. L., and J. J. LEWIS: The effect of reserpine and some related compounds upon the levels of adenine nucleotides, creatin phosphate and inorganic phosphate in the rat brain in vivo. J. Pharmacol. exp. Ther. 140, 111—116 (1963).
109. KERR, ST. E.: The carbohydrate metabolism of brain. I. The determination of glycogen in nerve tissue. J. biol. Chem. 116, 1—7 (1936).
110. — VI. Isolation of Glycogen. J. biol. Chem. 123, 443—449 (1938).
111. —, and M. GHANTUS: II. The effect of varying the carbohydrate and insulin supply on the glycogen, free sugar, and lactic acid in mammalian brain. J. biol. Chem. 116, 9—20 (1936).
112. — C. W. HAMPEL, and M. GHANTUS: IV. Brain glycogen, free sugar, and lactic acid as affected by insulin in normal and adrenal-inactivated cats, and by epinephrine in normal rabbits. J. biol. Chem. 119, 405—421 (1937).
113. KLINGENBERG, M., u. D. W. LÜBBERS: Oxydative Endstrecke des Stoffwechsels. In: Glucose und verwandte Verbindungen in Medizin und Biologie, S. 318—340. Stuttgart: Ferdinand Enke 1966.
114. KOENIG, H., M. B. BUNGE, and R. P. BUNGE: Nucleid acid and protein metabolism in white matter. Arch. Neurol. 6, 177—193 (1962).
115. KOEPPE, R. E., and CH. H. HAHN: Concerning pyruvate metabolism in rat brain. J. biol. Chem. 237, 1026—1028 (1962).
116. KŘIVÁNEK, J., J. BUREŠ, and O. BUREŠOVÁ: The relationship between the level of certain brain metabolism and the degree of cortical polarity following temporary ischaemia of the brain in rats. Physiol. bohemoslov. 8, 195—201 (1959).
117. LAJTHA, A.: Amino acid and protein metabolism of the brain. II. J. Neurochem. 2, 209—215 (1958).
118. — Amino acid and protein metabolism of the brain. V. J. Neurochem. 3, 358—365 (1959).
119. — S. BERL, and H. WAELSCH: Amino acid and protein metabolism of the brain. IV. The metabolism of glutamic acid. J. Neurochem. 3, 322—332 (1959).
120. — S. FURST, A. GERSTEIN, and H. WAELSCH: Amino acid and protein metabolism of the brain. I. Turnover of free and protein bound lysine in brain and other organs. J. Neurochem. 1, 289—300 (1957).
121. — —, and H. WAELSCH: The metabolism of the proteins of the brain. Experientia (Basel) 13, 168—172 (1957).
122. LEE, J. C.: Effect of alcohol injections on the blood-brain barrier. Quart. J. Stud. Alcohol. 23, 4—16 (1962).
123. LELOIR, L. F., and C. E. CARDINI: Biosynthesis of glycogen from uridine diphosphate glucose. J. Amer. chem. Soc. 79, 5340—6341 (1957).
124. LIERSE, W.: Die Kapillardichte im Wirbeltiergehirn. Acta anat. (Basel) 54, 1—31 (1963).
125. LIVINGSTON, C. W. WILLIAMS, and F. W. BARNES, Jr.: Augmentation of oxygen consumption of rat brain in vitro by various carbohydrate intermediates. Proc. Soc. exp. Biol. (N.Y.) 111, 75 (1962).
126. LOLLEY, R. W., and F. E. SAMSON: Cerebral high-energy compounds: changes in anoxia. Amer. J. Physiol. 202, 77 (1962).
127. LOVELL, R. A., and K. A. C. ELLIOTT: The γ-aminobutyric acid and Factor I content of brain. J. Neurochem. 10, 479—488 (1963).
128. LØVTRUP, S.: Brain mitochondria. Progr. in Brain Res. 4, 237—253 (1964).

129. Lowry, O. H., J. V. Passonneau, F. X. Hasselberger, and D. W. Schulz: Effect of ischemia on known substrates and cofactors of the glycolytic pathway in brain. J. biol. Chem. **239**, 18—30 (1964).
130. Manax, S. J., and G. W. Stavraky: Effects of section of the corpus callosum on decompression hypoxia and on pentylenetetrazol (metrazol) convulsions. Canad. J. Biochem. physiol. **40**, 1477—1149 (1962).
131. Mandel, P., and S. Harth: Free nucleotides of the brain in various mammals. J. Neurochem. **8**, 116—125 (1961).
132. Mannarino, E., N. Kirshner, and B. S. Nashold, Jr.: The metabolism of (C^{14})Noradrenaline by cat brain in vivo. J. Neurochem. **10**, 373—379 (1963).
133. Mase, K., Y. Takahashi, and K. Ogata: The incorporation of (^{14}C) glycine into the protein of guinea pig brain cortex slices. J. Neurochem. **9**, 281—288 (1962).
134. Massieu, G. H., B. G. Orgeta, A. Syrquin, and M. Tuena: Free amino acids in brain and liver of deoxypyridoxine-treated mice subjected to insulin shock. J. Neurochem. **9**, 143—151 (1962).
135. May, L., and R. G. Grenell: Nucleic acid content of various areas of the brain. Proc. Soc. exp. Biol. (N.Y.) **102**, 235—239 (1959).
136. Maynert, E. W., and R. Levi: Stress-induced release of brain norepinephrine and its inhibition by drugs. J. Pharmacol. exp. Ther. **143**, 90—95 (1964).
137. McIlwain, H.: Electrical influences and speed of chemical change in the brain. Physiol. Rev. **36**, 355—375 (1956).
138. Miller jr., J. A., F. S. Miller, and B. Westin: Hypothermia in the treatment of asphyxia neonatorum. Biol. Neonat. (Basel) **6**, 148—163 (1964).
139. Minard, F. N., and R. V. Davis: The effects of electroshock on the acid-soluble phosphates of rat brain. J. biol. Chem. **237**, 1283—1289 (1962).
140. Misrahy, G. A., A. V. Beran, and D. F. Hardwick: Fetal and neonatal brain oxygen. Amer. J. Physiol. **203**, 160—166 (1962).
141. Murthy, M. R. V., and D. A. Rappoport: Biochemistry of the developing rat brain. III. Mitochondrial oxidation of citrate and isocitrate and associated phosphorylation. Biochim. biophys. Acta (Amst.) **74**, 328—339 (1963).
142. — — Biochemistry of the developing rat brain. IV. Effect of nicotinamide on brain and liver mitochondria. Biochim. biophys. Acta (Amst.) **78**, 71—76 (1963).
143. Oetliker, O., u. D. Walther: Die Strukturerhaltungszeit der Vorderhornganglienzellen des Kaninchenrückenmarkes unter hypothermen Bedingungen. Thoraxchirurgie **8**, 548—556 (1961).
144. Okumura, N., H. Ikeda, and S. Watanabe: Effect of glucose on the function and metabolism of the perfused cat brain. Folia Psychiat. neurol. jap. **16**, 148—158 (1962).
145. Opitz, E.: Über die Sauerstoffversorgung des Zentralnervensystems. Naturwissenschaften **35**, 80—88 (1948).
146. — Energieumsatz des Gehirns in situ unter aeroben und anaeroben Bedingungen. 3. Colloqu. Ges. Physiol. Chem. 26./27. 4. 1952 Mosbach/Baden.
147. — Der Stoffwechsel des Gehirns und seine Veränderung bei Kreislaufstillstand. Verh. dtsch. Ges. Kreisl.-Forsch. **19**, 26—44 (1953).
148. —, u. F. Kreuzer: Über das Verhalten des Kaninchengehirns gegenüber Ischämie und Anoxie bei Höhenanpassung unter EEG-Kontrolle. Pflügers Arch. ges. Physiol. **260**, 480—510 (1955).
149. —, u. U. K. Lorenzen: Vergleich der Wirkungsgeschwindigkeit von reiner Anoxie und totaler Ischämie auf das Kaninchengehirn. Pflügers Arch. ges. Physiol. **253**, 412—434 (1951).
150. —, u. M. Schneider: Über die Sauerstoffversorgung des Gehirns und den Mechanismus von Mangelwirkungen. Ergebn. Physiol. **46**, 126 (1950).
151. —, u. W. Schümann: Einfluß von Anämie und Polyglobulie auf die reversiblen Wirkungen totaler Ischämie am Kaninchengehirn. Pflügers Arch. ges. Physiol. **253**, 459—476 (1951).
152. —, u. W. Thorn: Überlebenszeit und Erholungszeit des Warmblütergehirns unter dem Einfluß der Höhenanpassung. Pflügers Arch. ges. Physiol. **251**, 369—387 (1949).
153. Otsuki, S., A. Geiger, and G. Gombos: The metabolic pattern of the brain in brain perfusion experiments in vivo. I. The quantitative significance of CO_2 assimilation in the metabolism of the brain. J. Neurochem. **10**, 397—404 (1963).
154. Pfleiderer, G., L. Grein u. Th. Wieland: Spezifische Bestimmung von L-Alanin und L-Glutaminsäure mit Hilfe der Glutamat-Pyruvat-Transaminase. Ann. Acad. Sci. fenn. A II **60**, 381—388 (1955).
155. — W. Gruber u. Th. Wieland: Eine enzymatische Bestimmung der L-Asparaginsäure. Biochem. Z. **326**, 446—450 (1955).
156. Pierce jr., E. C., C. J. Lambertsen, M. J. Strong, S. C. Alexander, and D. Steele: Blood P_{CO_2} and brain oxygenation at reduced ambient pressure. J. appl. Physiol. **17**, 899—908 (1962).
157. Pollay, M., and H. Davson: The passage of certain substances out of the cerebrospinal fluid. Brain **86**, 137—150 (1963).
158. R-Candela, J. L., and A. Castrillon: Augmentation of glucose uptake and oxygen consumption of brain slices "in vitro" by phosphoenolpyruvate. Medicina exp. (Basel) **8**, 12—14 (1963).
159. Roberts, S.: Regulation of cerebral metabolism of amino acids. II. Influence of phenylalanine deficiency on free and protein-bound amino acids in rat cerebral cortex: Relationship to plasma levels. J. Neurochem. **10**, 931—940 (1963).

160. RODNIGHT, R., H. MCILWAIN, and M. A. TRESIZE: Analysis of arterial and cerebral venous blood from the rabbit. J. Neurochem. 3, 209—218 (1959).
161. RUSSEK, M., A. FERNANDEZ, and C. VEGA: Increase of cerebral blood flow produced by low dosages of cyanide. Amer. J. Physiol. 204, 309—313 (1963).
162. SAKATA, K., S. HAYANO, and H. A. SLOVITER: Effect on blood glucose concentration of changes in availability of glucose to the brain. Amer. J. Physiol. 204, 1127—1132 (1963).
163. SANTEN, R. J., and B. W. AGRANOFF: Studies on the estimation of deoxyribonucleic acid and ribonucleic acid in rat brain. Biochim. biophys. Acta (Amst.) 72, 251—262 (1963).
164. SCHNEIDER, M.: Durchblutung und Sauerstoffversorgung des Gehirns. Verh. dtsch. Ges. Kreisl.-Forsch. 19, 3—25 (1953).
165. — Die Messung der Gehirndurchblutung. Comptes rendus du IIe Congr. internat. d'Angéiologie Fribourg (Suisse), Sept. 1955.
166. — Über die Wiederbelebung nach Kreislaufunterbrechung. Thoraxchirurgie 6, 95—106 (1958).
167. — „Survival and revival of the brain in anoxia and ischemia" aus: Cerebral anoxia and the electroencephalogram 1961 (H. GASTAUT u. J. S. MEYER).
168. — Zur Pathophysiologie des Gehirnkreislaufs. Acta neurochir. (Wien) 7, 34—50 (1961).
169. SUTHERLAND, V. C., T. N. BURBRIDGE, and H. W. ELLIOTT: Metabolism of human brain cortex in vitro. Amer. J. Physiol. 180, 195—201 (1955).
170. THEWS, G.: Die Sauerstoffdiffusion im Gehirn. Ein Beitrag zur Frage der Sauerstoffversorgung der Organe. Pflügers Arch. ges. Physiol. 271, 197—226 (1960).
171. — Persönliche Mitteilung.
172. — „Diffusion und Permeation" in „D-Glucose und verwandte Verbindungen in Medizin und Biologie". Stuttgart 1966.
173. THOMAS jr., J. J., E. M. NEPTUNE jr., and H. C. SUDDUTH: Toxic effects of oxygen at high pressure on the metabolism of D-glucose by dispersions of rat brain. Biochem. J. 88, 31—45 (1963).
174. THORN, W.: Metabolitkonzentrationen im Herzmuskel unter normalen, hypoxischen und anoxischen Bedingungen. Verhandl. Dtsch. Ges. Kreisl.-Forsch. 27, 76—90 (1961).
175. — Der Phosphocreatingehalt des unbelasteten und des ischämischen Gehirns. Pflügers Arch. ges. Physiol. 285, 331—334 (1965).
176. —, u. E. W. BUSCH: Hochspannungselektrophorese und optischer Fermenttest eingesetzt zur Trennung und quantitativen Bestimmung von Zuckern in Gemischen und Gewebsextrakten. Biochem. Z. 333, 252—262 (1960).
177. — — RNS- und Metabolitgehalte in Warmblüterorganen nach unterschiedlicher akuter oder chronischer Belastung. Biochem. Z. 339, 112—124 (1963).
177b. — — u. G. HABEL: In Vorbereitung.
178. —, u. J. HEIMANN: Beeinflussung der Ammoniak-Konzentration in Gehirn, Leber, Niere und Muskulatur durch Ischämie, Anoxie, Asphyxie und Hypothermie. J. Neurochem. 2, 166—177 (1958).
179. — u. R. HEITMANN: pH der Gehirnrinde vom Kaninchen in situ während perakuter, totaler Ischämie, reiner Anoxie und in der Erholung. Pflügers Arch. ges. Physiol. 258, 501—510 (1954).
180. — W. ISSELHARD u. K. IRMSCHER: Verwendung der Hochspannungselektrophorese für quantitative Metabolitbestimmung. Biochem. Z. 330, 385—399 (1958).
181. — — u. B. MÜLDENER: Glykogen- und Glucose- und Milchsäuregehalt in Warmblüterorganen bei unterschiedlicher Belastung mit Hilfe optischer Fermentteste ermittelt. Biochem. Z. 331, 545—562 (1959).
182. — G. JACOBS, H. LAPP u. P. v. WICHERT: Metabolische und histologische Veränderungen in Nieren nach 2 oder 3 Stunden Ischämie und Wiederdurchblutung bis zu 20 Tagen. Pflügers Arch. ges. Physiol. 276, 1—10 (1962).
183. —, u. F. LIEMANN: Metabolitkonzentrationen in der Niere und Paraaminohippursäureclearance nach akuter Ischämie und in der Erholung nach der Ischämie. Pflügers Arch. ges. Physiol. 273, 528—542 (1961).
184. — — u. P. v. WICHERT: Erholungsfähigkeit der Niere nach zwei- oder dreistündiger Ischämie und Resektion der gesunden Niere, kontrolliert während einer neunmonatigen Erholungszeit. Pflügers Arch. ges. Physiol. 278, 553—561 (1964).
185. — G. PFLEIDERER, R. A. FROWEIN u. I. ROSS: Stoffwechselvorgänge im Gehirn bei akuter Anoxie, akuter Ischämie und in der Erholung. Pflügers Arch. ges. Physiol. 261, 334—360 (1955).
186. —, u. H. SCHEITZA: Glucosebildung und Glykogeneinlagerung in Gehirn, Leber, Niere, Herz und Skeletmuskel bei kohlenhydratfreier Ernährung. Pflügers Arch. ges. Physiol. 273, 18—28 (1961).
187. — H. SCHOLL, G. PFLEIDERER u. B. MÜLDENER: Stoffwechselvorgänge im Gehirn bei normaler und herabgesetzter Körpertemperatur unter ischämischer und anoxischer Belastung. J. Neurochem. 2, 150—165 (1958).
188. —, u. N. TAKRITI: Glucuronidtrennungen und Glucuronidnachweis. Angew. Chemie 77, 1091 (1965).
189. TOWER, D. B.: The effects of 2-deoxy-D-glucose on metabolism of slices of cerebral cortex incubated in vitro. J. Neurochem. 3, 185—205 (1958).
190. TREHERNE, J. E.: Transfer of substances between the blood and central nervous system in vertebrate and invertebrate animals. Nature (Lond.) 196, 1181—1183 (1962).
191. USINGER, W.: Überlebenszeit und maximale Lebensdauer in tiefer Hypothermie. Pflügers Arch. ges. Physiol. 275, 646—657 (1962).

192. VERNADAKIS, A., and D. M. WOODBURY: Electrolyte and amino acid changes in rat brain during maturation. Amer. J. Physiol. **203**, 748—752 (1962).
193. VRBA, R.: On the participation of ammonia in cerebral metabolism and function. Rev. Czech. Med. **3**, 1—26 (1957).
194. — Utilization of glucose carbon in vivo in the mouse. Nature (Lond.) **202**, 247—249 (1964).
195. — H. S. BACHELARD, and J. KRAWCZYŃSKI: Interrelationsship between glucose utilization of brain and heart. Nature (Lond.) **197**, 869—870 (1963).
196. — J. FOLBERGER, and V. KANTŮREK: Ammonia formation in brain cortex slices. Nature (Lond.) **179**, 470—471 (1957).
197. — — — On the mechanism of ammonia formation in guinea pig brain slices. J. Neurochem. **2**, 187—196 (1958).
198. — M. K. GAITONDE, and D. RICHTER: The conversion of glucose carbon into protein in the brain and other organs of the rat. J. Neurochem. **9**, 465—475 (1962).
199. WAELSCH, H., and A. LAJTHA: Protein metabolism in the nervous system. Physiol. Rev. **41**, 709—736 (1961).
200. WALLGREN, H.: Rapid changes in creatine and adenosine phosphates of cerebral cortex slices on electric stimulation with special reference to the effect of ethanol. J. Neurochem. **10**, 349—362 (1963).
201. WARBURG, O., u. W. CHRISTIAN: Pyridin, der wasserstoffübertragende Bestandteil von Gärungsfermenten. Biochem. Z. **287**, 291—328 (1936).
202. — u. A. GRIESE: Wasserstoffübertragendes Co-Ferment, seine Zusammensetzung und Wirkungsweise. Biochem. Z. **282**, 157—205 (1935).
203. WEINER, N.: The content of adenine nucleotides and creatine phosphate in brain of normal and anaesthetized rats: a critical study of some factors influencing their assay. J. Neurochem. **4**, 241—250 (1961).
204. WENDER, M., and M. HIEROWSKI: The concentration of electrolytes in the developing nervous system with special reference to the period of myelination. J. Neurochem. **5**, 105—108 (1960).
205. WESTIN, B., R. NYBERG, J. A. MILLER jr., and E. WEDENBERG: Hypothermia and transfusion with oxygenated blood in the treatment of asphyxia neonatorum. Acta paediat. (Uppsala), Suppl. 139 (1962).
206. — J. A. MILLER jr., and A. BOLES: Hypothermia induced during asphyxiation. Its effects on survival rate, learning and maintenance of the conditioned response in rats. Acta paediat. (Uppsala) **52**, 49—60 (1963).
207. WHITTAKER, V. P.: The separation of subcellular structures from brain tissue. Biochem. Soc. Symposium **23**, 109—126 (1963).
208. WICHERT, P. VON: Enzymatische Bestimmung von L-α-Glycerophosphat in normalen und belasteten Warmblüterorganen. Biochem. Z. **336**, 49—55 (1962).
209. WILCKE, O.: Eine einfache Methode zur Bestimmung der Hirndurchblutung mit Radio-Isotopen. Naturwissenschaften **50**, 618—619 (1963).
210. WOOLEY, D. E., S. M. HERRERO, and P. S. TIMIRAS: CNS excitability changes during altitude acclimatization and deacclimatization in rats. Amer. J. Physiol. **205**, 727—732 (1963).
211. YOSHIDA, H., K. KANIIKE, and H. FUJISAWA: Studies on the change in ionic permeability of brain slices. Jap. J. Pharmacol. **12**, 146—155 (1962).

Durchblutung und Sauerstoffaufnahme des Gehirns.

Von

H. Hirsch und M. Schneider

Mit 32 Abbildungen.

A. Methoden zur Messung von Durchblutung und O_2-Aufnahme.

Es lassen sich unterscheiden: direkte u. indirekte Methoden, solche, die quantitative oder nur qualitative Aussagen ermöglichen, Methoden, die nur Einzelmessungen oder aber fortlaufende Messungen gestatten, und schließlich Methoden, mit denen nur eine Summenmessung oder eine Messung einzelner Areale durchgeführt werden kann.

I. Indirekte, quantitative Methoden.

Die Stickoxydulmethode (KETY und SCHMIDT, 1945) ist viele Jahre Standardmethode gewesen und wird erst in letzter Zeit durch methodisch leichtere Verfahren ersetzt. Sie beruht auf dem Fickschen Prinzip, nach dem die Durchblutung eines Organes bestimmt ist durch die in einer bestimmten Zeit in das Gewebe aufgenommene Menge einer Indicatorsubstanz und die Differenz der Konzentration dieser Substanz im arteriellen und venösen Blut über diese Zeit (I).

$$\text{Durchblutung (ml/100 g·min)} = \frac{100 \cdot N_2O\text{-Aufnahme}}{(A-V)_{N_2O}} \quad (I)$$

Als Indicatorsubstanz wird N_2O verwendet, das zu 15% in einem Gemisch mit 21% O_2 und 64% N_2 eingeatmet wird. Die vom Gehirn aufgenommene Menge wird indirekt ermittelt als Produkt aus der venösen Endkonzentration des N_2O [V_{N_2O} (end)] und dem Verteilungskoeffizienten S (II).

$$N_2O\text{-Aufnahme} = V_{N_2O}(\text{end}) \cdot S \quad (II)$$

Die venöse Endkonzentration ist zu dem Zeitpunkt erreicht, da eine volle Sättigung des Gehirngewebes eingetreten ist und die AV-Differenz Null geworden ist oder (in praxi) kleiner als 0,5 Vol.-%. Der Verteilungskoeffizient S beträgt beim Menschen etwas über 1 (KETY, HARMEL u.a.); er ist vom Hämatokrit abhängig (LASSEN u. MUNCK; KETY, HARMEL u.a.). Die Löslichkeit von N_2O im Gehirngewebe entspricht also weitgehend der des N_2O im Blut. Unter pathologischen Bedingungen kann der Verteilungskoeffizient verändert sein. Die Höhe der Gehirndurchblutung ist bei konstantem Verteilungskoeffizienten gegeben durch die venöse Endkonzentration und die Schnelligkeit des Ausgleichs der arteriovenösen N_2O-Differenz (III).

$$\text{Durchblutung (ml/100 g·min)} = \frac{100 \cdot V_{N_2O}(\text{end}) \cdot S}{\int_0^{\text{end}} (A-V)_{N_2O} \cdot dt} \quad (III)$$

Um die arteriovenöse N_2O-Differenz über die Versuchszeit zu bestimmen, kann man nach dem Vorschlag von KETY u. SCHMIDT (1945) so vorgehen, daß 5mal je eine arterielle und venöse Blutprobe gleichzeitig entnommen werden, das Analysenergebnis graphisch aufgetragen wird und daraus das Integral der AVD_{N_2O} rechnerisch oder planimetrisch ermittelt wird (Abb. 1). Es wird dabei stillschweigend angenommen, daß in den Entnahmezeiten jeweils ein linearer Konzentrationsanstieg erfolgt. Man kann nach dem Vorschlag von SCHEINBERG u. STEAD sowie BERNSMEIER u. SIEMONS (1953a) auch so vorgehen, daß während der ganzen Versuchsdauer kontinuierlich gleichmäßig mit motorgetriebenen Spritzen arterielles und venöses Blut entnommen wird (s. auch STROUD u.a.). Die arteriovenöse N_2O-Differenz über die Versuchszeit ist bei diesem Verfahren gegeben durch das Rechteck aus der Differenz mittlere arterielle Konzentration (A_m) minus mittlere venöse Konzentration (V_m) und der Zeit (Abb. 1). Bei dem letztgenannten Verfahren ist weniger Analysenarbeit erforderlich; arteriovenöse Shunts (z.B. bei Aneurysmen oder Tumoren) können dafür leicht übersehen werden. Die arteriovenöse N_2O-Differenz wird nach 10 min praktisch Null; die Versuchsdauer beträgt so normalerweise 10 min. Bei verminderter Gehirndurchblutung muß die Versuchsdauer u.U. erheblich verlängert werden. Neben der für die Berechnung notwendigen venösen Endkonzentration sollte auch die arterielle bestimmt werden. Liegen beide nicht nahe beieinander, dann ist die Durchblutung stark erniedrigt, so daß die Versuchszeit von 10 min nicht ausreicht, oder es liegen stärkere Beimischungen extracerebralen Blutes vor. Das zur Messung notwendige venöse Gehirnblut wird beim Menschen aus dem Bulbus superior venae jugularis einer Seite entnommen. Voraussetzung für die Ermittlung genauer Werte ist, daß die entnommene venöse Blutprobe dem Mischblut des Gesamtgehirns entspricht. Diese Voraussetzung ist nicht völlig erfüllt; obschon üblicherweise Seitendifferenzen die Fehlerbreite der Methode nicht überschreiten (KETY u. SCHMIDT, 1948a), werden bei Variationen in der Ausbildung der Sinus unterschiedliche Werte gemessen (HIMWICH, HOMBURGER u.a.). Eine weitere Voraussetzung für die Ermittlung genauer Werte ist das Fehlen größerer extracerebraler Beimischungen. Die Beimischung extracerebralen Blutes über Emissarien beträgt im Durchschnitt nicht über 2—3%, kann im Einzelfall jedoch bis über 6% betragen (KETY u. SCHMIDT, 1948a). Wegen der

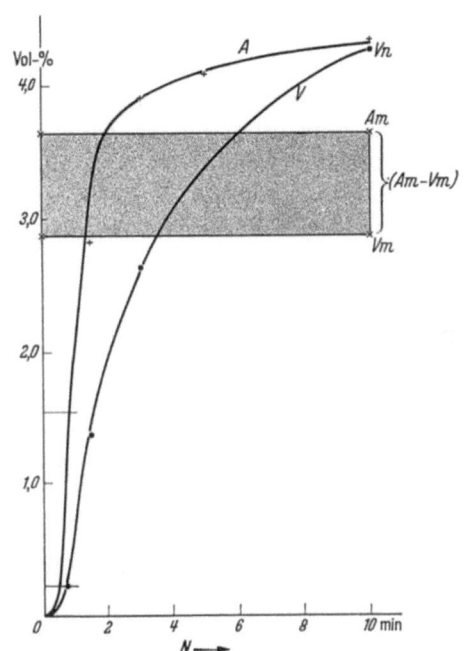

Abb. 1. Berechnung der Gehirndurchblutung aus dem Verlauf der Stickoxydulkonzentration in arteriellem und venösem Blut (KETY u. SCHMIDT, 1945) oder den mittleren Konzentrationen bei kontinuierlicher Blutentnahme aus Arterie und Vene. $Vn = V_{N_2O}$ (end). [Leicht modifiziert nach BERNSMEIER, A. u. K. SIEMONS: Pflügers Arch. ges. Physiol. 258, 149—162 (1953).]

Streubreite der Methode ist eine Aussage im Einzelfall nicht möglich. Bindende Schlüsse können nur aus Mittelwerten mehrerer Einzelfälle gezogen werden. KETY (KETY, HAFKENSCHIEL u.a.; KETY, POLIS u.a.; KETY, SHENKIN u. SCHMIDT; KETY u. SCHMIDT, 1945, 1946a, b, 1948a, b) verwendet jeweils Gruppen von wenigstens fünf Einzelfällen. Weitere ausführliche Kritik der Methode s. LASSEN (1959).

SAPIRSTEIN u. MELETTE haben die N_2O-Atmung durch eine *Antipyrin*-Infusion ersetzt. Diese Methode hat sich jedoch nicht durchgesetzt, da die Bestimmung von Antipyrin in den Blutproben methodisch nicht leichter ist und noch mehr Zeit erfordert als die N_2O-Bestimmung. Auch Farbstoffverdünnungs-Methoden (GIBBS, MAXWELL u. GIBBS; HELLINGER u.a.) konnten sich bis jetzt noch nicht als Routinemethode durchsetzen.

Anstelle des N_2O wurde von LASSEN u. MUNCK *radioaktiv markiertes Krypton*[85] (ein β-Strahler) verwendet, das aus einem geschlossenen System eingeatmet wurde. Die zu analysierenden Blutproben wurden wie bei der N$_2$O-Methode aus dem Bulbus venae jugularis und der Arteria femoralis entnommen. Je acht arterielle und venöse Blutproben wurden während 14 min, in denen Kr^{85} eingeatmet wurde, entnommen. Durch zusätzliche O$_2$-Bestimmung der entnommenen Blutproben kann wie bei der N$_2$O-Methode neben der Durchblutung auch der O$_2$-Verbrauch bestimmt werden. Die so gemessene Durchblutung normaler Versuchspersonen entspricht der mit der N$_2$O-Methode gemessenen (Tabelle 1). Gegenüber der N$_2$O-Methode sind zwar besondere Meßanordnungen notwendig; der zeitliche Aufwand zur Durchführung der Analysen ist erheblich geringer als bei der N$_2$O-Methode.

NYLIN u. BLÖMER (ferner NYLIN u.a., 1956, 1960, 1961a, b) *markierten Erythrocyten* mit Thorium B oder P^{32}, die zunächst in die V. cubitalis und anschließend in beide Aa. carotides comm. injiziert wurden. Aus den Verdünnungskurven, die zunächst aus dem Blut beider Bulbi sup. venae jugularis und einer A. carotis comm. und anschließend aus dem Blut beider Bulbi sup. venae jugularis aufgestellt werden, lassen sich Hirnminutenvolumen, Blutvolumen des Gehirns und Zirkulationszeit des Gehirns berechnen. Während bei der zunächst verwendeten Methodik jede Sekunde Einzelblutproben entnommen werden mußten, konnten HEDLUND u.a. 1964 eine wesentliche Vereinfachung dadurch erzielen, daß die Aktivität in kleinen Durchflußkammern kontinuierlich gemessen wurde.

Während die N$_2$O-Methode von KETY und SCHMIDT (1945) oder die Krypton^{85}-Methode von LASSEN u. MUNCK vorübergehende oder schnelle Änderungen der Gehirndurchblutung nicht erfaßt, ist dies mit der *Krypton^{79}-Methode* von LEWIS, SOKOLOFF, WECHSLER, WENTZ u. KETY (1956, 1957) möglich. Bei dieser Methode wird die γ-Aktivität außer in Blutproben arteriellen und venösen Gehirnblutes auch unblutig über dem Gehirngewebe gemessen. Kr^{79} wird in konstanter Konzentration eingeatmet. Vergleichsuntersuchungen mit der N$_2$O-Methode zeigten, daß die mit der Kr^{79}-Methode gemessenen Durchblutungswerte wegen methodischer Schwierigkeiten signifikant höher waren.

Alle indirekten, quantitativen Methoden geben beim Menschen eine Aussage über die Durchblutung des Gesamtgehirns. Da beim Tier kein venöser, für das Gesamtgehirn repräsentativer Abfluß vorhanden ist, sind hier alle Durchblutungsangaben etwas zweifelhaft.

Eine quantitative Messung der *regionalen Durchblutung*, die bisher immer die Gehirnrinde betrifft, ist in den letzten Jahren von LASSEN u. INGVAR und INGVAR u. LASSEN entwickelt worden. Die Methode ist zunächst beim Tier, dann auch beim Menschen mit Erfolg angewandt worden. Krypton^{85}, das in NaCl-Lösung gelöst ist, wird in die A. carotis communis injiziert. Beim Tier wird die Durchblutung eines etwa 1 mm tiefen Stückes der freigelegten Gehirnrinde aus der Clearance der Aktivität berechnet, die von direkt auf den Cortex aufgesetzten Zählern gemessen wird. Beim Menschen wird durch den Schädel gemessen (LASSEN u.a., 1963; INGVAR u.a., 1965). Eine wesentliche, die Messung beeinträchtigende Rezirkulation von Kr^{85} findet nicht statt, da der radioaktive Indicator in der Lunge aus dem Blut eliminiert wird.

Bei schon früher (1955) von LANDAU, FREYGANG, ROLAND, SOKOLOFF u. KETY (s. auch KETY, LANDAU u.a.) durchgeführten Messungen der lokalen Durchblutung wurde eine *autoradiographische Methode* benutzt, mit der die Durchblutung nicht nur der Rinde, sondern auch aller tieferen Strukturen bestimmt werden kann. Diese Messungen waren zwar quantitativ, aber nur am Tier möglich und nur einmal durchführbar, da die Aktivität an Gehirnschnitten bestimmt wurde. Die von LASSEN u. INGVAR und INGVAR u. LASSEN beschriebene Methode ist dagegen quantitativ auch am Menschen durchführbar und kann beliebig oft wiederholt werden. Als Mindestabstand zwischen zwei Messungen gilt eine Zeit von 15—20 min.

Wird anstelle des β-Strahlers Kr^{85} der γ-Strahler Kr^{79} oder Xe^{133} gewählt, so kann bei intaktem Schädel gemessen werden; die Methode ist damit am Menschen anwendbar (GLASS u. HARPER). Sie wird, wenn quantitative Messungen gewünscht werden, in den nächsten Jahren für die Klinik wahrscheinlich die Methode der Wahl sein.

II. Indirekte, qualitative Methoden.

Für manche klinischen Fragestellungen reicht die Bestimmung der *Zirkulationszeit* des Gehirns aus (TÖNNIS u. SCHIEFER; FRIEDMANN u. a.; GILROY u. a.; GOTHAM u. a.). Sie kann röntgenologisch (TÖNNIS u. SCHIEFER) als die Zeit vom Eintritt des Kontrastmittels an der Schädelbasis in das Gehirn bis zu seinem völligen Austritt am Bulbus jugularis oder mit radioaktiven Indicatoren als Zeit zwischen den Aktivitätsmaxima über der A. carotis und dem Confluens sinuum gemessen werden (FEDORUK u. FEINDEL; BELL; GREITZ; WILCKE, 1963, 1964; WILCKE u. ZEH). Bei der Methode mit radioaktiven Indicatoren befindet sich je ein Zählrohr über der A. carotis und dem Confluens sinuum. WILCKE (1963, 1964) ermittelte mit einem Zählrohr über der A. carotis und einem über dem Confluens sinuum beim gesunden, jugendlichen Menschen eine Zirkulationszeit von 8 sec; bei 70—80 Jahre alten Personen ist die Zeit bis auf 13 sec angestiegen. Als Indicatoren werden meistens Cu^{64} (WILCKE u. ZEH; WILCKE, 1963, 1964) oder J^{131}-Albumin (FEDORUK u. FEINDEL; GREITZ; BELL; WILCKE, 1963, 1964) oder Cr^{51} (WILCKE, 1963, 1964) benutzt. Alle Methoden mit nur einem Zählrohr über dem intakten Schädel (LJUNGGREN u. a.; EICHHORN; ZITA u. a.) bringen eine ungleich geringere und im Einzelfall unklarere Information über die Durchblutung, da die Aktivitätskurve sich aus den Aktivitäten der verschiedenen Gefäßabschnitten zusammensetzt.

Qualitative fortlaufende Messungen der lokalen Gehirndurchblutung sind im Tierversuch mit *Thermosonden* im Blut (GIBBS; GIBBS, GIBBS u. LENNOX, 1935a, b) und im Gewebe (GIBBS; CARLYLE u. GRAYSON; LUDWIGS; SCHMIDT, 1934, 1935/36; FORBES u. a., 1939; SYMON, ISHIKAWA u. MEYER; SEROTA u. GERARD; BETZ u. HENSEL; BETZ u. SCHMAHL) und Thermoelementen auf dem Gewebe (KANZOW) möglich. Bei diesen Methoden wird die durchblutungsabhängige Abkühlung oder Erwärmung der Gewebstemperatur gemessen. Auch beim Menschen wurde die Thermosonden-Methode angewendet (BETZ u. WÜLLENWEBER; WÜLLENWEBER, 1965a, b).

Die Verwendbarkeit der Sondenmethode läßt sich dadurch erhöhen, daß in größeren Abständen mit einer quantitativen Methode Einzelpunkte bestimmt werden und gleichzeitig mit der nur qualitativ anzeigenden Methode registriert wird. So ist man in der Lage, die nur qualitative Methode quantifizierbar zu machen und zu kontrollieren, ob der für die quantitative Bestimmung notwendige steady state wirklich vorhanden war (BETZ, INGVAR, LASSEN u. SCHMAHL; BETZ, HENSEL u. DU MESNIL DE ROCHEMONT). Der Nachteil der Sondenmethoden ist durch die Verletzung des Gewebes bzw. die Capillarkompression an der Meßstelle gegeben.

Alle Bemühungen, mit Hilfe von Widerstandsmessungen des Schädels, die als Rheographie oder *Impedanz-Plethysmographie* (POLZER u. SCHUHFRIED; KUNERT; JENKNER, 1959, 1962; BERTHA u. a.; SPUNDA; BIRZIS u. TACHIBANA) bezeichnet werden, Aussagen über die Gehirndurchblutung zu erlangen, haben nicht den gewünschten Erfolg gehabt. Die gemessenen Widerstandsänderungen können durch Änderungen der Füllung intra- und extracerebraler Gefäße, durch Änderungen des Liquordruckes oder des Hämatokrits bedingt sein. Es handelt sich also weder um eine auch nur qualitative Messung der Gehirndurchblutung (PEREZ-BORJA u. MEYER; KUNERT; SPUNDA), noch um eine echte Plethysmographie. Die Methode hat jedoch wegen ihrer leichten Anwendbarkeit ohne Belästigung des Patienten einen gewissen Wert in der Hand des Geübten, weil sie auf Störungen aufmerksam machen kann, an die u. U. zunächst auf Grund des klinischen Bildes nicht gedacht wurde und die dann durch weitere Methoden genauer diagnostiziert werden müssen.

Beobachtungen der Piagefäße mit Ausmessen des Gefäßquerschnittes sind nur zu einer Zeit, als noch keine anderen Methoden zur Verfügung standen, durchgeführt worden (FORBES, 1928, 1958; FORBES u. COBB; FORBES, NASON u. WORTMAN; FORBES u. WOLFF; FOG, 1937, 1938, 1939a, b). Die erhaltenen Daten geben nur Anhaltspunkte über die Größe der Durchblutung.

III. Direkte Methoden.

Alle direkten Methoden ermöglichen fortlaufende Messungen, sind jedoch fast immer nur im Tierversuch unter Narkose anwendbar. Lediglich in Einzelfällen wurde beim Menschen der *venöse Abfluß* in der V. jugularis int. gemessen (MEYER, ISHIKAWA u.a.). Große Schwierigkeiten bereitet die bei den gebräuchlichen Laboratoriumstieren vorhandene starke Anastomosierung zwischen cerebralen und extracerebralen Gefäßen. So ist z.B. bei Versuchen am Hund und bei der Katze zu berücksichtigen, daß die Durchblutung des Gehirns vorwiegend über die A. ophthalmica ext. erfolgt, von der aus eine starke Anastomosierung zur A. carotis int. besteht. Bei Abklemmung der A. carotis ext. und Messung der Durchblutung der *A. carotis int.* wird so immer extracerebrales Gewebe miterfaßt. Als Methoden sind das bubble-flow-meter (DUMKE u. SCHMIDT; KETY u. SCHMIDT, 1945; SCHMIDT, KETY u. PENNES; NOELL u. SCHNEIDER, 1948b), Tropfenzähler (INGVAR u. SÖDERBERG, 1956a, b, 1957; HOLMQVIST u.a.) oder Ausflußmessungen mit einem Meßzylinder (HIRSCH u. KÖRNER, 1964b) und Diathermie- bzw. elektromagnetische *Stromuhren* (NOELL u. SCHNEIDER, 1942a; MEYER, LAVY u.a.; SYMON, ISHIKAWA, LAVY u. MEYER; ISHIKAWA u.a.; MEYER, ISHIKAWA u. LEE; HANDA, ISHIKAWA u.a.; HANDA, MEYER u.a.; BROWN u.a.; CREECH u.a.; ROSOMOFF u. HOLADAY; MEYER, ISHIKAWA u.a.) verwendet worden. Meßort kann unter Berücksichtigung der obengenannten anatomischen Gegebenheiten die A. carotis interna, die A. basilaris, der Confluens sinus lat., der Sinus longitudialis sup. oder die V. jugularis int. sein. Messungen des Ausflusses aus dem Sinus sagittalis sup. erfassen vorwiegend Rindenblut. Unter Berücksichtigung der obengenannten anatomischen Besonderheiten sind mit indirekter Methode Werte gemessen worden, die mit den mit direkter Methode ermittelten gut übereinstimmten.

B. Absolutwerte für Durchblutung und O_2-Verbrauch.

Die *Durchblutung* des Gehirns beträgt beim gesunden Erwachsenen 54 ml/100 g·min. Bei einer durchschnittlichen arteriovenösen O_2-Differenz von 6,3 Vol.-% errechnet sich eine O_2-*Aufnahme* von 3,3 ml/100 g·min (KETY u. SCHMIDT, 1948a). Bezogen auf ein durchschnittliches Gehirngewicht beim Mann von 1400 g beträgt danach die Durchblutung für das Gesamtgehirn 756 ml/min, das sind etwa 15% des durchschnittlichen Herzminutenvolumens. Die Sauerstoffaufnahme des Gesamtgehirns von 46 ml/min macht 15—20% des Grundumsatzes aus. Der O_2-Verbrauch des Gehirns liegt also recht hoch; er entspricht etwa dem O_2-Verbrauch parenchymatöser Organe (z.B. Leber 4,5 ml/100 g·min, Niere 6,1 ml/100 g·min). Es ist dabei zu berücksichtigen, daß der O_2-Verbrauch des Gehirns sich aus dem O_2-Verbrauch der relativ wenig O_2 verbrauchenden Axone und dem der viel O_2 verbrauchenden Zellen zusammensetzt, so daß der O_2-Verbrauch der Nervenzellen mit ihren Dendriten wahrscheinlich sehr hoch ist (s. S. 440 und 443). Es ist ferner zu berücksichtigen, daß es sich bei diesen Angaben über den O_2-Verbrauch des Gehirns um einen Tätigkeitsstoffwechsel des Gehirns handelt, da dieses ja dauernd tätig ist, z.B. auch im Schlaf.

Auffällig ist die außerordentliche *Konstanz* von Durchblutung und Sauerstoffaufnahme des Gehirns bei ein und derselben Person zu verschiedenen Zeiten (LINDÉN; KENNEDY u. SOKOLOFF), während die interindividuelle Streuung größer ist, was z.T. methodisch bedingt ist. Die große Konstanz spricht dafür, daß die Vasomotorik am Gehirn eine untergeordnete Rolle spielt (vgl. S. 465ff.).

Gewisse Unterschiede in den Angaben verschiedener Untersucher (Tabelle 1) ergeben sich einmal aus methodischen Gründen (s. S. 435), dann auch dadurch, daß nicht von allen Untersuchern auf eine Vermeidung von Angst und innerer Spannung während der Untersuchung geachtet wurde, wodurch der O_2-Verbrauch des Gehirns erhöht werden kann (s. unten; SOKOLOFF, 1956), schließlich aber auch dadurch, daß die Alterszusammensetzung des untersuchten Kollektivs unterschiedlich war (s. S. 441 ff.). Insgesamt ist die Übereinstimmung in Tabelle 1 recht gut.

Bei *Schreck* und *Angst* ließ sich eine Steigerung der O_2-Aufnahme des Gehirns um etwa 20—30% feststellen (KETY, 1950, 1952, 1957), bei geistiger Anspannung und in einer gespannten Erwartungssituation um etwa 10—20% (SOKOLOFF u. a.). Wird den Versuchspersonen angekündigt, daß der Sauerstoffverbrauch des Gehirns bei Kopfrechnen gemessen werden soll, so genügt das schon, um den durchschnittlichen O_2-Verbrauch des Gehirns zu erhöhen, während er dann während der Rechenarbeit selbst unverändert bleibt (SOKOLOFF u. a.). KETY (1957) hält es für wahrscheinlich, daß diese Zunahme des O_2-Verbrauchs des Gehirns durch eine Adrenalinausschüttung mit nachfolgender Auslösung einer inneren Spannung bewirkt wird. Bei möglichst völliger Entspannung werden die niedrigsten Werte gefunden; beim Übergang von diesem Zustand zum Schlaf und bei verschiedener Schlaftiefe bleibt der O_2-Verbrauch des Gehirns jedoch unverändert (MANGOLD u. a.). Bei dem Gegensatzpaar Schlaf und Wachen handelt es sich somit um etwas völlig anderes als bei dem Gegensatzpaar Ruhe und Aktivität. Schlaf läßt sich eher mit der Umschaltung auf ein anderes System vergleichen, das zur Regeneration der Zentren für ihre Wachtätigkeit notwendig ist, ist jedoch nie mit einem Zustand des Energiemangels wie bei O_2-Mangel oder Hypoglykämie und auch nicht mit einer Narkose zu vergleichen (vgl. SCHNEIDER u. HIRSCH).

Tabelle 1. *Gehirndurchblutung und O_2-Verbrauch des Gehirns. Daten verschiedener Untersucher. Mittelwerte mit Standardabweichung*

	Durchblutung (ml/100g·min)	O_2-Verbrauch (ml/100g·min)
KETY u. SCHMIDT, 1948a	54,0 ± 12,0	3,3 ± 0,4
SCHEINBERG u. STEAD	64,7 ± 12,1	3,8 ± 0,6
BERNSMEIER u. SIEMONS, 1953a	58,3 ± 6,6	3,7 ± 0,4
LINDÉN	54,4 ± 9,7	3,9 ± 0,6
LASSEN u. MUNCK	52,0 ± 8,6	3,4 ± 0,6
GÄNSHIRT u. TÖNNIS	55,7 ± 6,8	3,5 ± 0,5
GERAUD u. a.	53,4 ± 1,9	3,3 ± 0,2
KENNEDY u. SOKOLOFF	60,1 ± 2,6	4,2 ± 0,5

KANZOW u. KRAUSE haben gezeigt, daß bei Aktivität lokal sehr hohe Durchblutungssteigerungen (bis zu 100%) zustande kommen können. Diese lokalen Mehrdurchblutungen waren mehr vom begleitenden Affekt als von der Art des äußeren Reizes abhängig.

I. Ursachen des hohen Energieverbrauchs.

Warum der Energieverbrauch der Nervenzellen mit ihren Dendriten so hoch ist und etwa die Größenordnung von wachsenden oder sezernierenden Zellen erreicht, kann noch nicht exakt begründet werden. Wir müssen uns mit einigen Hinweisen begnügen.

Das Gehirn benötigt Energie, um die Grundstruktur der Zellen, also eine bestimmte Ordnung der Moleküle, aufrechtzuerhalten, um Änderungen dieser Struktur bei der Tätigkeit herbeizuführen und anschließend wieder rückgängig zu machen, ferner für osmotische Arbeit, zum aktiven Transport von Ionen, zur Synthese bzw. Resynthese von Bau- und Betriebsstoffen usw. Schon die Struktur ist nicht ein statischer, sondern ein dynamischer Zustand; die Form einer Zelle ist eher den Konturen eines Wasserfalls vergleichbar als der irgendeines festen Gegenstandes.

Eine Ursache für den hohen Energieverbrauch des Gehirns ist die dauernde Tätigkeit des Organs; es handelt sich also nicht um einen Grundumsatz, sondern um einen Tätigkeitsumsatz.

Für die Erregung und die Erregungsfortleitung scheint es besonders auf Veränderungen an den *Oberflächen* anzukommen. Hierzu kommt, daß die Aufrechterhaltung eines osmotischen Druckgefälles vom Zellinnern nach dem Zelläußern und die Aufrechterhaltung von Konzentrationsdifferenzen einzelner Ionen um so mehr Energie kosten, je größer die Oberfläche im Verhältnis zum Zellvolumen ist.

Durch die *Dendriten*, die Bestandteil des Zellkörpers sind, wird die Oberfläche der Nervenzellen sehr groß. Dies könnte eine weitere Ursache des hohen Energieumsatzes sein. Als Stütze für diese Annahme lassen sich die folgenden Befunde heranziehen: Der Energie-Umsatz des Ganglion semilunare ist niedrig, obschon es sich um relativ dicht gepackte Nervenzellen handelt, aber um solche ohne Dendriten. O_2-Aufnahme und Glykolyse sind so gering wie bei peripheren Nerven (HOLMES, 1932). Auch die Capillarisierung dieses Ganglions ist im Vergleich zur Rinde sehr gering: es ist 1,6mal weniger vascularisiert als die Lamina IV der Großhirnrinde der Katze, eine an Synapsen sehr reiche Struktur (DUNNING u. WOLFF). Eine so geringe Capillardichte bei verhältnismäßig großem Zellradius wie im Ganglion semilunare spricht stark dafür, daß diese Zellen ohne Dendriten einen relativ niedrigen Umsatz aufweisen. Es findet sich auch, daß das Ganglion semilunare eine wesentlich höhere Resistenz gegen Anoxie und Asphyxie aufweist als die Großhirnrinde. Schließlich steigt die Sauerstoffaufnahme und die Glykolyse des Gehirns gerade zu der Zeit in der Wachstumsperiode besonders stark an, in der die Dendriten auswachsen und die Dendritenpotentiale ableitbar werden (s. S. 443).

Der Umsatz des *Axons* ist relativ gering (HOLMES, 1930). Entsprechend dem niedrigeren Umsatz der Axone ist derjenige des Marks 4—6mal niedriger als der der Rinde (HOLMES, 1930; HESS).

Tabelle 2. *O_2-Aufnahme von Gehirnschnitten im Verhältnis zur Zelldichte.*
Nach Daten von ELLIOTT, K. A. C., u. I. H. HELLER in: RICHTER, D. (Ed.): Metabolism of the nervous system. Pergamon Press, London (1957). DRN = Desoxyribonucleinsäure. Zahlen von Geschwülsten in Bikarbonat-Puffer, alle anderen in Phosphatpuffer. Q_{O_2}-Angaben für Frischgewicht.

	µl O_2/mg Gewebe · Std	DRN/mg Gewebe (in µg)	Kerne/mg Gewebe (in Tausend)	DRN/Nucleus (in 10^{-12} g)	µl O_2/10^6 Kerne · Std
Katze					
Cortex cerebri	2,4	0,91	128	7,1	19,0
Cortex cerebelli	2,1	5,73	806	6,1	2,6
Corpus callosum	0,8	0,96	135	7,1	5,7
Hund					
Cortex cerebri	2,1	0,96	148	6,5	14,5
Cortex cerebelli	1,7	3,68	566	6,3	3,0
Corpus callosum	0,7	0,98	151	6,5	4,8
Mensch					
Cortex cerebri	1,9	0,93	131	7,1	14,5
Mark temporal	0,7				6,7
Mark cerebellum	0,3				7,9
Cortex cerebelli		6,05	852	6,3	
Oligodendrogliom	1,4	2,75	298	9,2	4,7
Astrocytom	0,23	0,9—5,2	173—418	10,0	1,0

Der Umsatz der *Gliazellen* und das Verhältnis im Umsatz zwischen Gliazellen und Nervenzellen läßt sich nur aus Untersuchungen in vitro erschließen, die mit großen Fehlerquellen behaftet sind und deshalb nur unter Vorbehalt gewertet werden dürfen. Aus der Tabelle von ELLIOTT und HELLER (Tabelle 2) ergibt sich, daß die durchschnittlichen Nervenzellen der Kleinhirnrinde in vitro eine wesentlich geringere Atmung aufweisen als die der Großhirnrinde; es mag dies daran liegen, daß die enger gepackt liegenden Zellen (Spalte 3 der Tabelle 2) der Kleinhirnrinde im Durchschnitt kleiner sind und kürzere Dendriten aufweisen, bzw. daß die größeren Zellen und diejenigen mit zahlreichen und längeren Dendriten an der Gesamtzahl prozentual geringer beteiligt sind. Weiter ist aus Tabelle 2 zu ersehen, daß der O_2-Verbrauch pro Zelle im Corpus callosum, in dem die meisten Zellen nichtneuronaler Natur sind, verhältnismäßig hoch liegt; der Beitrag der Neurone an der Gesamtatmung wird nur gering sein. Der Durchschnitt dieser nichtneuronalen Zellen atmet stärker als der Durchschnitt der Zellen in der Kleinhirnrinde, jedoch bedeutend weniger als der Durchschnitt der Nervenzellen der Großhirnrinde. Insgesamt ergibt sich, daß die Atmung der Gliazellen überraschend hoch liegt, höher als die mancher Nervenzellen, daß es jedoch auf der anderen Seite Nervenzellen mit außerordentlich hoher Atmung geben muß. Weiter ist zu erschließen, daß der O_2-Verbrauch der Nervenzellen in einem sehr weiten Bereich schwankt. Auch wenn man als grobe Regel annimmt, daß die Capillarisierung des Gewebes seinem Bedarf angepaßt ist, so ist doch danach anzunehmen, daß einzelne Nervenzellen bei einer Senkung des pO_2 im Gewebe wesentlich früher als der Durchschnitt in O_2-Mangel gerät (s. S. 477ff.).

Die durchschnittliche Zelle des Oligodendroglioms atmet etwa ebenso stark wie die des Corpus callosum, also stärker als der Durchschnitt der Nervenzellen der Kleinhirnrinde (Tabelle 2).

Diese Zahlen (Tabelle 2) wurden in vitro gewonnen, wo man wohl mit einem Ruhezustand rechnen kann. Bei der *dauernden Tätigkeit* der Nervenzelle wird man in vivo mit einem weit höheren Verbrauch der Nervenzellen rechnen müssen. Umgekehrt ist anzunehmen, daß der Umsatz der Glia in vitro höher liegt als unter Normalbedingungen, da im verletzten Gewebe sofort ein Wachstum der Glia einsetzt. Gleiches gilt erst recht für Gliazellen in Zellkulturen. Insgesamt wird man annehmen dürfen, daß der Anteil des O_2-Verbrauchs der Nervenzellen am Gesamt-O_2-Verbrauch ganz erheblich höher ist als oben angegeben.

Das zahlenmäßige Verhältnis von Gliazellen zu Ganglienzellen ist von FRIEDE für die verschiedensten Laminae des menschlichen Cortex ermittelt worden; in der Lamina III entfallen auf 1 Ganglienzelle 1,7 Gliazellen.

Erfahrungen der Klinik und die Experimente von HULL u. VAN HARREVELD, VAN HARREVELD (1961), WEINBERGER u. a. (1940b), GRENELL, GILDEA u. COBB und GOMEZ u. PIKE zeigen, daß die Wiederbelebungszeit der Glia viel länger ist als die der Nervenzellen. Diese Befunde dürfen als Hinweis auf einen niedrigen Umsatz der Gliazellen gewertet werden, nicht jedoch als Beweis, da die Wiederbelebungszeit nicht ausschließlich von der Höhe des O_2-Verbrauchs abhängt.

II. Abhängigkeit vom Alter.

Wie aus Abb. 2 hervorgeht, sind Durchblutung und O_2-Aufnahme beim Kind am höchsten, um mit zunehmendem Lebensalter erst steiler und anschließend langsamer, bis ins Greisenalter, abzusinken.

Bei Annahme eines durchschnittlichen Gehirngewichts von 1237 g mit 6 Jahren, einer mittleren Körperoberfläche von 0,75 m², einem Grundumsatz von 50 Cal/m²·h und einem calorischen Äquivalent von 4,83 Cal/l O_2 berechnet sich für dieses Alter ein O_2-Verbrauch des Gehirns von 50% des Grundumsatzes (KETY, 1955).

Da durch ängstliche Spannung der O_2-Verbrauch des Gehirns erhöht werden kann (s. S. 439), war diese Fehlerquelle bei Kindern besonders zu beachten. KENNEDY u. SOKOLOFF haben deswegen statt der Atemmaske eine durchsichtige plastische Kopfmaske verwendet, während der Untersuchung die Kinder durch Filme abgelenkt und jeden Versuch sofort abgebrochen, wenn die Kooperation nachließ. Die mit so großer Sorgfalt gewonnenen Werte dürfen deshalb als repräsentativ gelten.

Über die *Ursache* der Altersabhängigkeit des cerebralen O_2-Verbrauchs ab 6 Jahre läßt sich vorläufig nur spekulieren. Man könnte vermuten, daß durch eine laufende Zunahme des Widerstandes in der Gehirnstrombahn primär die Durchblutung abnehme und deshalb die O_2-Aufnahme erzwungenermaßen absinkt, bis sie schließlich so niedrig wird, daß als Folge die manifesten geistigen Störungen des Greisenalters eintreten. Es ist jedoch wesentlich wahrscheinlicher, daß die Abnahme des Stoffwechsels der primäre Vorgang ist, der sekundär eine Abnahme der Durchblutung bewirkt.

Bei den in Abb. 2 wiedergegebenen Mittelwertskurven kommen die Daten oberhalb 55 Jahre durch die zufällige Zusammensetzung des untersuchten Kollektivs aus Patienten ohne oder mit leichter oder schwerer *Cerebralsklerose* zustande. Abb. 3 zeigt die Aufschlüsselung der gemessenen Durchblutungen für Patienten ohne und mit Cerebralsklerose. Nach dieser Aufschlüsselung liegt die Gehirndurchblutung bei Menschen über 55 Jahre ohne Cerebralsklerose in dem gleichen Bereich wie beim 30jährigen, während sie beim Vorliegen einer Cerebralsklerose eingeschränkt ist (s. auch AIZAWA u. a.). Daten anderer Untersucher (SCHIEVE u. WILSON, 1953b; FAZEKAS, ALMAN u. BESSMAN; LASSEN u.a., 1957; BROBEIL u.a.; FAZEKAS, KLEH u. FINNERTY; FAZEKAS, BESSMAN u.a.; SCHEINBERG u. a., 1952; SHENKIN u.a., 1953; FAZEKAS, KLEH u. WITKIN; GÉRAUD u. a.), die sich zunächst zu widersprechen scheinen, können so leicht erklärt und eingeordnet werden. Der O_2-Verbrauch ist oberhalb des 55. Lebensjahres bei fehlender Cerebralsklerose normal (BERNSMEIER u. GOTTSTEIN, 1958).

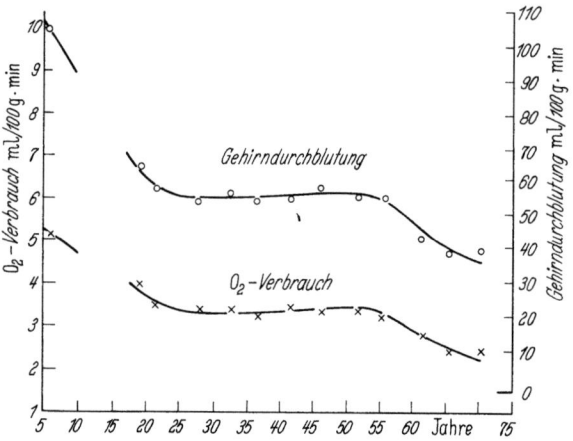

Abb. 2. Gehirndurchblutung und O_2-Verbrauch des Gehirns bei verschiedenem Lebensalter [leicht modifiziert nach BERNSMEIER, A., u. U. GOTTSTEIN, Verh. dtsch. Ges. Kreisl.-Forsch. **24**, 24, 248—253 (1958)]; Mittelwerte für je 5 Lebensjahre. Die für Kinder mit einem mittleren Alter von 6 Jahren eingezeichneten Daten sind Mittelwerte von C. KENNEDY and L. SOKOLOFF. [J. clin. Invest. **36**, 1130—1137 (1957).]

Die bei Cerebralsklerose vorhandene Einschränkung der O_2-Aufnahme des Gesamtgehirns entstand in den oben zitierten Fällen nicht durch akute Hypoxie, sondern durch Zellausfälle, bedingt durch vorausgegangene Phasen akuter lokalisierter Ischämien. Wir werden unten mehrfach auf diesen Punkt zurückkommen, besonders S. 499.

Über die O_2-Aufnahme des Gehirns *unterhalb 6 Jahren* liegen beim Menschen bisher so wenige Daten vor, daß wir auf Analogieschlüsse aus Tierversuchen (HIMWICH, BAKER u. FAZEKAS; HIMWICH u. FAZEKAS; FAZEKAS, ALEXANDER u. HIMWICH; TYLER u. VAN HARREVELD) angewiesen sind. Danach ist anzunehmen, daß beim menschlichen

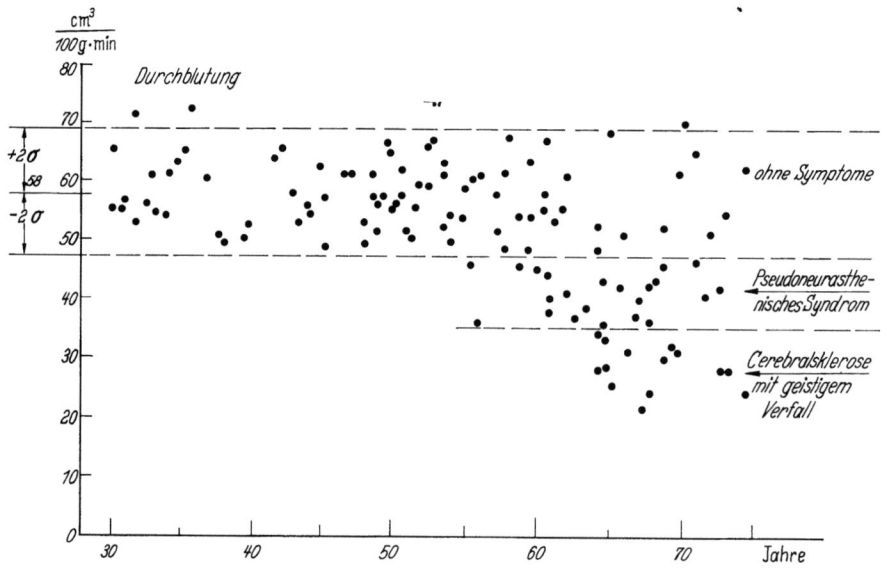

Abb. 3. Gehirndurchblutung in verschiedenem Lebensalter [leicht modifiziert nach BERNSMEIER, A., u. U. GOTTSTEIN, Verh. dtsch. Ges. Kreisl.-Forsch. **24**, 248—253 (1958)]. Zwischen 55 und 75 Jahren kommen normale Gehirndurchblutungen vor. Erniedrigte Gehirndurchblutungen gehen mit klinischen Erscheinungen einer Cerebralsklerose einher.

Neugeborenen der O_2-Verbrauch pro Gewichtseinheit noch sehr niedrig ist, dann laufend ansteigt, um etwa zwischen 2—5 Jahren ein Maximum zu erreichen. Ferner ist zu berücksichtigen, daß bei der Geburt und in den ersten Lebensjahren das Gehirngewicht einen relativ größeren Anteil des Gesamtkörpergewichts ausmacht als in späteren Jahren, so daß der prozentuale Anteil der cerebralen O_2-Aufnahme am Grundumsatz des Gesamtorganismus in den ersten Lebensjahren am höchsten ist.

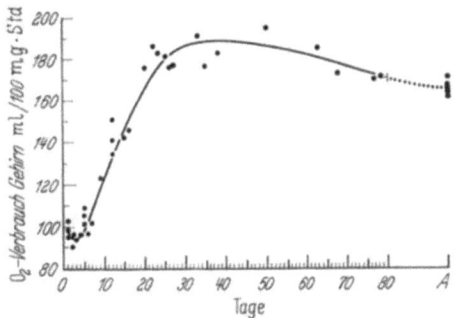

Zur Illustration dieses Sachverhaltes dient Abb. 4. Es ist daraus zu ersehen, daß bei der Ratte, die unreif geboren wird, bei der Geburt der cerebrale Sauerstoffverbrauch der Gehirnschnitte noch sehr niedrig ist. Beim Hund fanden sich entsprechende Werte (HIMWICH u. FAZEKAS). Der scharfe Anstieg des O_2-Verbrauchs um den 10. Tag entspricht der Zeit, zu der die Oberfläche der Dendriten pro Gewebseinheit erheblich ansteigt (SCHADÉ u.a.) (Abb. 5), zu der dementsprechend Dendritenpotentiale ableitbar werden (CHANG). Um dieselbe Zeit wird auch der Unter-

Abb. 4. O_2-Verbrauch des Rattengehirns bei verschiedenem Lebensalter in Tagen (Abszisse). A = ausgewachsene Tiere. O_2-Verbrauch ml/100 mg Feuchtgewicht·Std (Nach TYLER, D. B., and A. VAN HARREVELD: Amer. J. Physiol. 13, 600—603 (1942).]

schied in der Atmung zwischen unbeeinflußten Schnitten und solchen, die durch rhythmische Stromstöße gereizt werden, sprunghaft größer (GREENGARD u. MCILWAIN). Wenn auch bei dieser Reizung in den Gehirnschnitten keine fortgeleiteten Erregungen feststellbar sind und damit nur die maximale Atmungsfähigkeit der Schnitte dargestellt wird, so ist doch vielleicht der Schluß berechtigt, daß die Zunahme des O_2-Verbrauchs pro Gewichtseinheit durch Zunahme des aktiven Gewebes und der Aktivität bedingt ist. Beim Meerschweinchen, das in einem weit reiferen Zustand geboren wird als die Ratte, finden sich im Prinzip dieselben Änderungen kurz vor der Geburt (GREENGARD u. MCILWAIN).

Für einen relativ niedrigen Energieverbrauch des Gehirns pro Gewichtseinheit beim Neugeborenen spricht auch die höhere Resistenz gegenüber O_2-Mangel (vgl. S. 513, 526).

Insgesamt wird man vermutlich annehmen dürfen, daß beim Menschen bei der Geburt der O_2-Verbrauch des Gesamtgehirns pro Gewichtseinheit deshalb noch relativ niedrig

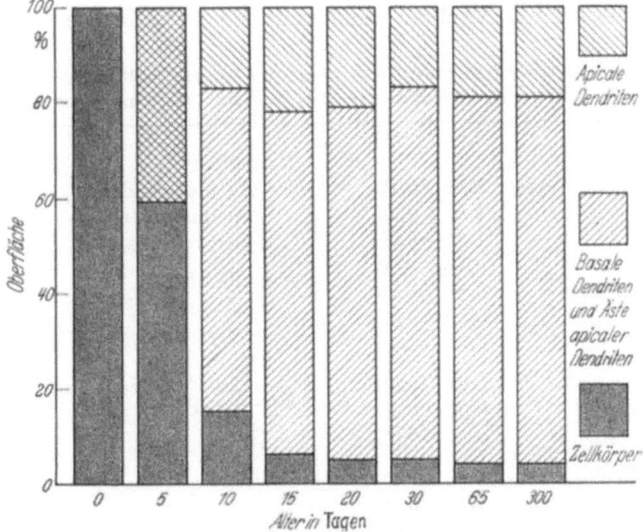

Abb. 5. Prozentualer Anteil der Oberfläche von Zellkörper und Dendriten während der postnatalen Entwicklung in Area 2 u. 3 des Cortex vom Kaninchen. [Aus SCHADÉ, J. P., H. VAN BACKER, and E. COLON: In: PURPURA, D. P., and J. P. SCHADÉ (Eds.), Growth and maturation of the brain. Progress in brain research, vol. 4. Amsterdam: Elsevier Publ. Co. 1964.]

ist, obschon die Zellzahl relativ größer ist, andererseits aber die Dendriten noch nicht völlig ausgewachsen sind. Mit dem weiteren Auswachsen der Dendriten nimmt dann der O_2-Verbrauch bis zu einem Maximum zu, um aus noch nicht geklärten Gründen anschließend wieder abzusinken. Diesen Verlauf der Höhe des cerebralen O_2-Verbrauchs bei zunehmendem Lebensalter wird man auch dann zugrunde legen dürfen, wenn man die in Abb. 2 vorhandenen Angaben für 6jährige als überhöht und für die höchsten Altersstufen als durch Arteriosklerosen erniedrigt annimmt.

C. Durchblutung und O_2-Verbrauch verschiedener Areale.
I. Absolutdurchblutung.

Durch die Entwicklung der auf S. 436 erwähnten Methode von LANDAU u.a. sind quantitative Aussagen über die Durchblutung einzelner Areale möglich. Die Abb. 6 zeigt in einem Horizontalschnitt, daß die Durchblutung der Rinde sowie der Thalamuskerne höher ist als die des Marks; durch die größere Schwärzung tritt bei Belichtung die Sehrinde (Area striata) besonders gegenüber der Umgebung hervor (SOKOLOFF, 1957, 1961). Die Tabelle 3 gibt einen Überblick. Es ist zunächst zu ersehen, daß die Durchblutung des Marks 4—6mal geringer ist als die der Rinde, daß die Durchblutung der Assoziations-

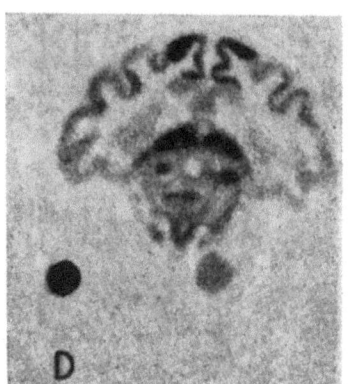

Abb. 6. Autoradiographie (I^{131}-trifluoroiodomethan) eines Schnittes durch ein Katzengehirn bei Lichtreiz. Die Stärke der Schwärzung ist der Durchblutung proportional. Die Area striata, die Corpora geniculata lateralia und die Colliculi superiores haben die höchste Durchblutung. Der runde Fleck oberhalb D ist eine Eichung. [Aus SOKOLOFF, L.: In: W. E. WINDLE (Ed.), New research techniques of neuroanatomy. Springfield (Ill.): Ch. C. Thomas 1957.]

felder niedriger ist als die der Projektionsfelder, deren einzelne Anteile gewisse Unterschiede aufweisen und daß die Durchblutung des Palaeocortex deutlich geringer ist als die des Neocortex. Im Kleinhirn ist die Durchblutung der Kerne größer als die der Rinde, die von Kernen und Rinde jedoch deutlich kleiner als die der Großhirnrinde und der Thalamuskerne. Sehr hoch liegt die Durchblutung in den Thalamuskernen, hier am höchsten im Corpus geniculatum, und im Nucleus caudatus; sie ist höher als in den Assoziations-

Tabelle 3. *Durchblutung einzelner Gehirnareale in ml/g·min bei der Katze.* Daten von LANDAU, W. M., W. H. FREYGANG, L. P. ROWLAND, L. SOKOLOFF u. S. S. KETY (ergänzt nach SCHNEIDER, M., 1955).

Großhirn		**Mittelhirn**	
Sensor. u. motor. Rinde	1,38 ± 0,12	Colliculus caudalis	1,80 ± 0,11
Hörrinde	1,30 ± 0,05	Colliculus rostralis	1,15 ± 0,07
Sehrinde	1,25 ± 0,06	Subst. reticularis	0,59 ± 0,05
„Olfact. Cortex"	0,77 ± 0,06	**Medulla obl.**	
Assoziationsfelder	0,88 ± 0,04	Nucl. vestibuli	0,91 ± 0,04
Mark	0,23 ± 0,02	Nucl. cochlearis	0,87 ± 0,07
Kleinhirn		Pyramide	0,26 ± 0,02
Nuclei	0,87 ± 0,07	**Medulla spin.**	
Cortex	0,69 ± 0,04	Grau	0,63 ± 0,04
Mark	0,24 ± 0,01	Weiß	0,14 ± 0,02
Subcorticale Strukturen			
Corpora genic.	1,21 ± 0,08		
Thalamus	1,03 ± 0,05		
Hypothalamus	0,84 ± 0,05		
Nucl. caudat.	1,10 ± 0,08		
Hippocampus	0,61 ± 0,03		
Nucl. Amygdala	0,75 ± 0,03		

feldern der Rinde. Die Angabe der Durchblutung des Hypothalamus ist sicher sehr summarisch: Es ist anzunehmen, daß gerade im Hypothalamus Gebiete mit besonders hohem Blutdurchfluß neben solchen mit wesentlich geringerem zu finden sind. Erst eine weitere Verbesserung des „Auflösungsvermögens" der Methode wird hier genauere Auskunft bringen können. Gleiches gilt auch für die Formatio reticularis und das Rückenmarksgrau. Auffällig ist die sehr hohe Durchblutung der Vierhügel. Die Colliculi caudales haben von sämtlichen untersuchten Gebieten die größte Durchblutung. Es ist vorläufig noch nicht auszusagen, womit dies zusammenhängen könnte.

II. Relativer O_2-Verbrauch.

Man kann zwar aus der Höhe der Durchblutung in vielen Fällen auf die Höhe des Stoffwechsels schließen, muß aber immer berücksichtigen, daß sich die Aufgabe der Durchblutung nicht nur auf den Antransport von Sauerstoff und Nährstoffen erstreckt, sondern auch auf Wasserwechsel, Transport von Metaboliten und Inkreten. Mit letzterem dürfte wohl der Reichtum neuroinkretorischer Gebiete, wie Nucleus paraventricularis und Nucleus supraopticus (CRAIGIE; FINLEY, 1938, 1940), an Capillaren in Zusammenhang stehen. Für Klinik und Pathologie wäre es von besonderer Bedeutung, gerade die Gebiete zu kennen, wo die ungefähre Proportionalität zwischen Durchblutung und Stoffwechsel durchbrochen wird, einmal, um dadurch Hinweise auf Sonderfunktionen der betreffenden Gebiete zu erhalten, und außerdem, um Gebiete besonderer Gefährdung bei Oligämie usw. erkennen zu können. Leider besitzen wir bislang keine Methode, um auch den Stoffwechsel einzelner Gebiete in vivo messen zu können. Hier soll kurz über die relative Größe der Atmung von Gewebsschnitten aus verschiedenen Arealen berichtet werden, wobei man sich über die methodischen Grenzen klar sein muß.

Die Untersuchung von *Schnitten und Homogenaten* des Gehirns nach WARBURG hat sich als eine außerordentlich wertvolle Methode erwiesen, um ein Bild über den intermediären Stoffwechsel des Gehirns zu erhalten (KREBS). Diese Angaben können jedoch nur qualitativ sein, da der quantitative Ablauf durch das Vorhandensein der Blut-Hirn-Schranke in vivo von dem in vitro unterschiedlich sein muß. Bei der Messung der Schnittatmung ist weiter zu berücksichtigen, daß das Schnittgewebe nicht mehr aktiv ist, daß die Empfindlichkeit verschiedener Gebiete auf Veränderungen des Milieus unterschiedlich ist und daß die Überlebens- und Wiederbelebungszeit verschiedener Gebiete und einzelner Zellen unterschiedlich ist. So vermögen die Absolutwerte der Atmung im Schnitt zwar dem Untersucher wertvolle Hinweise über den Zustand seines Materials unter verschiedenen Bedingungen zu geben, sie können jedoch nicht verwandt werden, um auf den Absolutwert der Atmung in vivo zu schließen. Es ist z.B. anzunehmen, daß in einem Rindenschnitt die Atmung der Nervenzellen gegenüber der in vivo herabgesetzt ist, aber es ist auf der anderen Seite durchaus möglich, daß die der Gliazellen gleichzeitig erhöht ist.

Deshalb ist es wohl eher als Zufall zu werten, daß KREBS unter günstigsten Milieubedingungen in Schnitten von der Hirnrinde des Hundes denselben Wert für den O_2-Verbrauch findet, der sich aus den Bestimmungen des Gesamtverbrauchs des Gehirns in vivo überschlagsweise errechnen läßt, nämlich 14,8 ml/mg Trockengewicht·Std = 5,2 ml/100 g Frischgewicht·min.

Die in der Tabelle 2 angegebenen Werte müssen deshalb sowohl in ihrer absoluten Größe wie auch in ihrer Relation mit großer Reserve aufgenommen werden. Immerhin darf mit einiger Sicherheit angenommen werden, daß tatsächlich der *Umsatz des Marks* wesentlich geringer ist als der *der Rinde*. Nach der Relation der Atmung (1:4—6, HOLMES, 1932), der Relation in der Aktivität der Atemfermente (1:6, HOLMES, 1930), der Relation der Durchblutung (1:4—6, s. Tabelle 3) und der Relation in der Capillarisierung (s. unten) darf vielleicht als unterer Grenzwert ein Verhältnis zwischen O_2-Verbrauch von Mark zu Rinde von 1:5 angenommen werden.

Bei einem Anteil der grauen Substanz von 60% am Gehirngewicht bzw. Gehirnvolumen (ECONOMO; ECONOMO u. KOSKINAS; ROSE) errechnet sich aus dem obengenannten

Gesamtverbrauch von 3,3—3,6 mlO_2/100 g·min ein Verbrauch des Marks von etwas unter 1 und der Rinde von etwas über 5 ml O_2/100 g·min.

Neuere Versuche, mit Hilfe der Methode zur Bestimmung der regionalen Durchblutung (LASSEN u. INGVAR; INGVAR u. LASSEN) und Bestimmung der regionalen AVD_{O_2} den O_2-*Verbrauch der Großhirnrinde* beim Hund zu ermitteln (GLEICHMANN, INGVAR, LÜBBERS u. SIESJÖ; GLEICHMANN, INGVAR, LASSEN u.a.; LÜBBERS u.a.), ergaben einen höheren mittleren Wert von 7 mlO_2/100 g·min beim leicht narkotisierten Tier; im Wachzustand wurden bis 10 mlO_2/100 g·min gemessen. Dieser letzte Wert ist wahrscheinlich überhöht. Da beim Hund die Nervenzellen der Rinde dichter gepackt sind als beim Menschen und da beim narkotisierten Hund der Gesamtverbrauch des Gehirns bei rund 4 ml O_2/100 g·min gefunden wird (HIRSCH u.a., 1961; HIRSCH, DOOSE u.a.), darf bei ihm der Verbrauch der Rinde zu etwa 7 ml O_2/100 g·min angenommen werden. Bei einem O_2-Verbrauch von über 7 ml/100 g·min würde bei der auf Grund morphologischer Daten gegebenen Relation zwischen grauer und weißer Substanz nichts (d.h. kein O_2) mehr für das Mark übrigbleiben. Die genannte Überhöhung ist möglicherweise methodisch bedingt. Durch die Freilegung der Großhirnoberfläche, Auflage der pO_2-Elektrode usw. könnte lokal die Erregbarkeit bis an die Krampfschwelle verschoben und damit auch der Umsatz erhöht sein. Die Angabe der O_2-Aufnahme pro 100 g Großhirnrinde soll hier nur ein Vergleichsmaß angeben, nicht pro 100 g effektive Rinde.

Wenn bei Ischämie des Gehirns irreparable Schäden verhältnismäßig früh auch im *Mark* gefunden werden, so spricht das nicht gegen den geringen O_2-Verbrauch des Marks. Irreversible Markschädigungen könnten auf völlig andere Ursachen als auf eine ungünstige Relation zwischen O_2-Bedarf und Durchblutung unter Normalbedingungen oder auf einen hohen O_2-Bedarf pro Gewichtseinheit zurückzuführen sein, z.B. auf eine größere Ödembereitschaft oder auf eine ungünstige Relation von O_2-Bedarf und Capillarisierung bei Durchblutungsminderung.

III. Capillarisierung des Gehirns.

In Tabelle 4 sind eine Reihe von Angaben über die Capillarzahl der verschiedenen Areale aufgenommen worden; hierbei ist zu beachten, daß alle Capillarabstände wegen der bei der Fixierung eintretenden Schrumpfung zu niedrig angegeben sind. Aus der Capillarzahl darf ebensowenig wie aus der Durchblutung ohne weiteres auf die Größe des O_2-Bedarfs des betreffenden Gebiets geschlossen werden, obschon grosso modo eine gewisse Proportionalität zu erwarten ist. Dafür spricht vor allem, daß sich eine gute Proportionalität zwischen Capillarisierung und Gehalt der Zellstrukturen an Mitochondrien findet (SCHARRER), also jenen Gebilden, an welche das Warburgsche Atemferment und andere Fermente gebunden sind.

Es ist anzunehmen, daß die Zahl der vorhandenen bzw. der offenen Capillaren unter normalen Bedingungen eher durch langsam penetrierende Stoffe als unmittelbar durch den intracellulären Sauerstoffdruck geregelt wird. Eine Vermehrung der Capillarzahl im Hirngewebe läßt sich zwar durch chronischen Sauerstoffmangel oder durch Höhenanpassung erzielen (s. S. 506), obschon hier von einer Verminderung des Abtransportes penetrierender Stoffe nicht die Rede sein kann. Hier wird man annehmen müssen, daß unter dem Einfluß der mäßigen, anhaltenden Hypoxie Änderungen im Gewebsstoffwechsel eintreten, welche ihrerseits den Reiz zur Dilatation darstellen. Bei längerer Dauer wird diese Dilatation schließlich durch Hypertrophie der Capillaren geweblich fixiert.

Ähnlich scheint es sich bei der Entwicklung der Capillarisierung vom Säuglings- bis zum Erwachsenenalter zu verhalten (DIEMER, 1964; DIEMER u. HENN, 1964). Aus Abb. 7 ist zu ersehen, daß zwar bis zu einem gewissen Grad die Entwicklung der Capillaren von der Entwicklung des Organs durch das Verhältnis zwischen O_2-Bedarf des Gewebes und O_2-Angebot mit dem Blut gesteuert wird, wie besonders die Capillarentwicklung bis zum

4. Lebensjahr zeigt, daß aber auch noch andere Faktoren eine Rolle spielen müssen. Die Capillarisierung nimmt nämlich zwischen dem 4. Lebensjahr und dem Erwachsenenalter eher noch weiter zu, nimmt auf jeden Fall nicht ab, während der O_2-Bedarf pro 100 g Gehirngewebe und Minute in dieser Zeitspanne deutlich absinkt (s. S. 441ff.).

Tabelle 4. *Prozentuales Capillarvolumen, Menge und Dichte der Capillaren in verschiedenen Hirnregionen des Menschen.* [Aus LIERSE, W.: Acta anat. 54, 1—31 (1963).]

Region	Vol.-%	Z	a (µ)	r (µ)	R (µ)
Fornix	0,3	0,7	117,8	58,9	68,1
Zentrales Höhlengrau	0,5	1,2	90,1	45,0	52,1
Pyramidenbahn	0,5	1,2	90,1	45,0	52,1
Tractus long. med.	0,5	1,2	90,1	45,0	52,1
Chiasma	0,6	1,6	80,6	40,3	46,6
Nucl. centr. sup.	0,7	1,9	73,5	36,8	42,5
Nucl. pontis	0,8	2,1	69,4	34,7	40,1
Cerebellum, Mark	0,9	2,4	64,1	32,1	37,1
Med. oblongata	0,8	2,2	68,0	34,0	39,3
Frontalrinde	1,0	2,6	62,1	31,1	35,9
Formatio reticul.	1,0	2,6	62,1	31,1	35,9
Nucl. niger	1,0	2,6	62,1	31,1	35,9
Nucl. caudatus	1,1	2,8	59,9	29,9	34,6
Colliculus inf.	1,1	2,8	59,9	29,9	34,6
Gyrus dentatus	1,2	3,1	57,1	28,6	33,0
Calcarinarinde Lam. I, II, III	1,2	3,1	57,1	28,6	33,0
Cerebellum, Vermis Strat. moleculare	1,3	3,4	54,1	27,0	31,2
Gyrus praecentral.	1,3	3,4	54,1	27,0	31,2
Nucl. olivae	1,4	3,5	53,2	26,6	30,7
Nucl. N. XII	1,4	3,5	53,2	26,6	30,7
Thalamus	1,5	3,8	51,0	25,5	29,5
Nucl. term. spin. N V.	1,5	3,8	51,0	25,5	29,5
Hippocampus	1,5	3,8	51,0	25,5	29,5
Nucl. term. N, IX, X	1,6	4,2	49,0	24,5	28,3
Nucl. ambiguus	1,6	4,2	49,0	24,5	28,3
Calcarinarinde	1,6	4,2	49,0	24,5	28,3
Inselrinde	1,6	4,2	49,0	24,5	28,3
Nucl. med. fasc. dors.	1,6	4,2	49,0	24,5	28,3
Nucl. *Schwalbe*	1,7	4,4	47,8	23,9	27,6
Nucl. term. dors. N. cochleae	1,7	4,4	47,8	23,9	27,6
Calcarinarinde Lam. IV	2,0	5,2	43,9	21,9	25,3
Cerebellum, Hemisphäre, Strat. moleculare	2,1	5,4	43,1	21,6	24,9
Putamen	2,4	6,2	40,2	20,1	23,2
Cerebellum, Hemisphäre, Strat. granulosum	3,3	8,5	34,2	17,1	19,8

Vol.-% = prozentuales Volumen der Capillaren.
Z = Capillarzahl/10000 µ².
a = mittlerer Capillarabstand in µ.
r = Radius des Kroghschen Gewebszylinders in µ.
R = Radius des umschreibenden Kreises eines Sechseckes in µ.

Vergleicht man die Capillarisierung des Gehirns mit der etwa des Muskels, so stellt man eine zunächst paradox erscheinende Tatsache fest. Bei einem O_2-Verbrauch des Muskels von 0,16 ml/100 g·min in Ruhe und 12 ml/100 g·min bei maximaler Arbeit findet sich eine Capillarlänge von 3000 m/cm³ Gewebe bei maximaler Arbeit (KROGH, 1924); in der Großhirnrinde beträgt die Capillarlänge/cm³ Gewebe jedoch nur 730—880 m (DUNNING u. WOLF) bei einem durchschnittlichen O_2-Verbrauch im Tierversuch um 7 ml/100 g·min. Dieser Unterschied bleibt auch noch deutlich, wenn man in Rechnung stellt, daß die

Schrumpfung des Gehirngewebes bei der Fixierung zu wenig berücksichtigt wurde. Es scheint sich also die Capillarisierung mehr nach den jeweils erreichbaren Atmungsspitzen, die im Muskel wesentlich größer sind als im Gehirn, zu richten als nach dem Atmungsdurchschnitt. Außerdem ist für den Skeletmuskel und den Herzmuskel noch zu berücksichtigen, daß die Durchblutung während der Kontraktion stark vermindert oder sogar völlig unterbrochen wird. Bei der größeren Konstanz der Gehirnatmung (s. S. 438) wäre deshalb die geringere Capillarisierung verständlich. Bei mikroskopischer Beobachtung

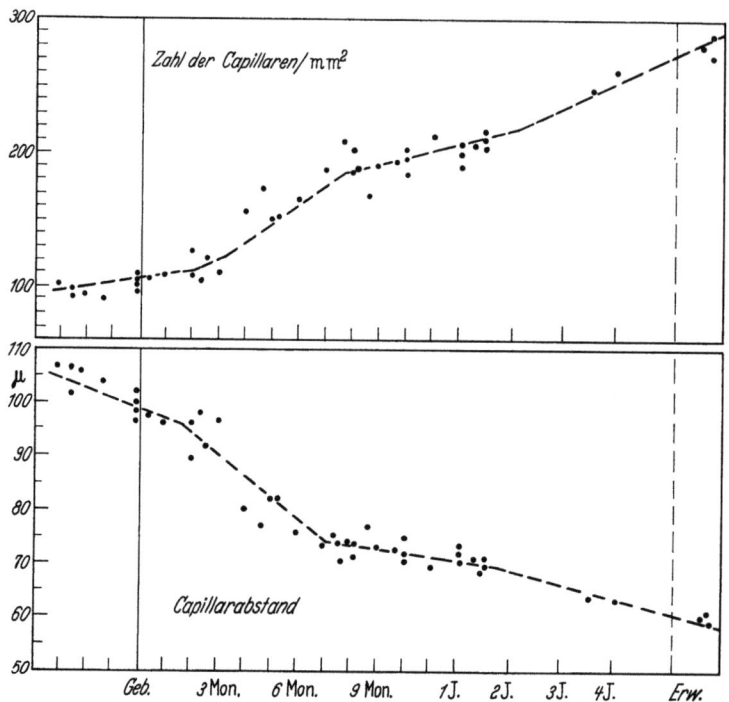

Abb. 7. Capillardichte und Capillarabstand in der frontalen Großhirnrinde des Menschen beim Säugling, Kleinkind, Kind und Erwachsenen. Geb. = Geburt. [Aus DIEMER, K.: Mschr. Kinderheilk. 112, 240—242 (1964).]

werden stets alle Capillaren offen gefunden. Im Benzidinbild findet sich auch unter Extrembedingungen nur eine sehr geringe Zunahme der dargestellten Capillaren gegenüber der Norm. Bei pathologischer Steigerung des cerebralen Energiebedarfs, z.B. im epileptischen Krampf, kann die Capillarisierung des Gehirns jedoch tatsächlich unzureichend werden.

D. Die Regulation der Gehirndurchblutung.

Aufgabe des Kreislaufs ist die Dosierung des Blutvolumens nach dem Blutbedarf. Diese Dosierung erfolgt mit Hilfe von Mechanismen, die sich 1. von der Blutseite im pO_2 und pCO_2 bzw. pH des arteriellen Blutes, dem Blutdruck und der Viscosität, 2. von der Gefäßseite in der aktiven Autonomie, der passiven Elastizität und der Vasomotorik und 3. von der Gewebsseite durch Metabolite im wesentlichen je nach Höhe des pO_2 im Gewebe auswirken. Dabei spielen die Einflüsse von seiten der Vasomotorik im Gehirnkreislauf unter physiologischen Bedingungen eine ganz untergeordnete Rolle, so daß sie in erster Annäherung vernachlässigt werden können. Es ist deshalb möglich, bei einer perakuten Änderung des Blutdrucks, des pO_2, des pCO_2 und der Viscosität des Blutes bei Kenntnis dieser Faktoren das Ausmaß der Veränderung in der Gehirndurchblutung vorauszusagen. Das ist in manchen anderen Organen, so in der Haut, im Darm, in der Niere oder im Muskel anders, da dort je nach der Höhe des Vasomotorentonus bei gleichen Blutfaktoren die Durchblutung stark schwanken kann.

Entgegen einer älteren Ansicht, die wegen der knöchernen Schädelkapsel von der irrigen Folgerung ausging, daß ein Wechsel in der Durchblutungshöhe des Gehirns nicht möglich sei, kann auch im Gehirn bei einer Änderung der obengenannten Faktoren eine starke Änderung in der Durchblutungshöhe festgestellt werden. Es ist zu berücksichtigen, daß 1. die Schädelkapsel nicht ringsum völlig starr ist, sondern Öffnungen besitzt und daß 2. bei einer Zunahme des Blutzuflusses der Gesamtblutgehalt relativ nur wenig verändert wird, da sich der größte Anteil der im Gehirn vorhandenen Blutmenge nicht auf der arteriellen Seite oder in den Capillaren befindet, sondern, wie in anderen Organen, auf der venösen Seite, von der zudem eine beachtliche Ausweichmöglichkeit besteht.

Es ist notwendig, den Einfluß der obengenannten Faktoren einzeln möglichst quantitativ zu bestimmen, also eine Dosis-Wirkungskurve aufzustellen, um die Wertigkeit der einzelnen Faktoren festlegen oder wenigstens gegeneinander abschätzen zu können. Bei Bestimmung der Dosis-Wirkungskurve des einen Faktors müssen die anderen bekannt sein bzw. konstant gehalten werden, wenn man nicht zu schweren Fehlschlüssen kommen soll, da ihre Wirkungen jeweils miteinander interferieren. Als Bezugsgröße fungiert die „Normallage". Als solche verstehen wir: alveolarer pCO_2 38—40 mm Hg, arterieller pO_2 um 90 mm Hg, Hämoglobin-Gehalt 100 % = 16 g-%, mittlerer arterieller Blutdruck um 90 mm Hg.

I. pO_2 im Blut.

Wird der Sauerstoffdruck des *arteriellen* Blutes (bei Konstanthaltung der anderen Faktoren) verändert, so fällt auf, daß über einen weiten Bereich nur sehr geringe Änderungen der Gehirndurchblutung feststellbar sind. Bei Atmung reinen Sauerstoffs, also

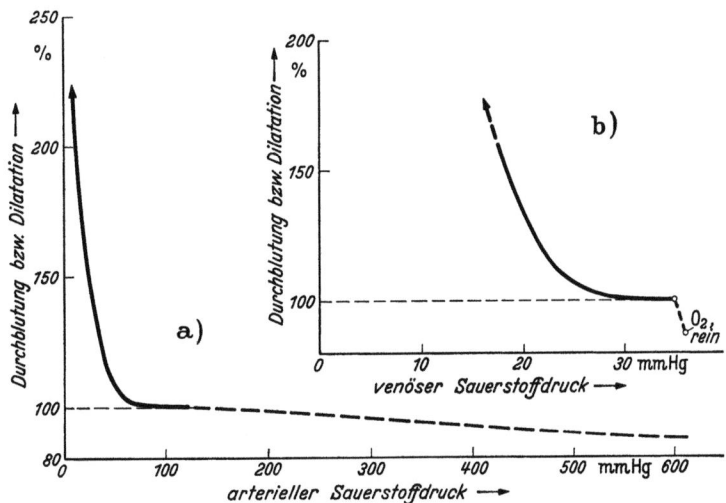

Abb. 8a u. b. Einfluß des pO_2 im arteriellen (a) und venösen (b) Gehirnblut auf die Gehirndurchblutung [Modifiziert nach OPITZ, E., u. M. SCHNEIDER, Ergebn. Physiol. 46, 125—260 (1950).]

Erhöhung des arteriellen pO_2 um das 6fache, sinkt die Durchblutung nur um rund 13% ohne Änderung der O_2-Aufnahme (KETY u. SCHMIDT, 1948a; HEYMAN u.a., 1952; LAMBERTSEN, KOUGH u.a., 1953a; PATTERSON, HEYMAN u. DUKE) (Abb. 8a); bei O_2-Atmung unter 3—4 Atmosphären Druck sinkt sie, bei wiederum unveränderter O_2-Aufnahme, um rund 25% (LAMBERTSEN, KOUGH u.a., 1953a). Bei Senkung des arteriellen pO_2 (Hypoxämie) findet sich zunächst ein bemerkenswertes freies Intervall. Erst bei einer Erniedrigung des arteriellen pO_2 auf 60 mm Hg, also auf etwa $2/3$ der Norm, beginnt ein Durchblutungsanstieg merklich zu werden, der dann aber bei weiterer Senkung des pO_2 rasch zunimmt (Abb. 9).

Alle in der Literatur angegebenen Daten ließen sich mit geringer Streubreite auf einem Kurvenzug vereinigen. Man könnte demnach versucht sein, anzunehmen, daß sich die Höhe des arteriellen pO_2 unmittelbar auf den Tonus der Gefäßwand und damit auf die Durchblutung auswirke. Das ist jedoch nicht der Fall. Es ist zu berücksichtigen, daß bei Erhöhung des arteriellen pO_2 eine Hyperventilation ausgelöst wird, durch die der pCO_2 erniedrigt wird; das führt sekundär zu einer Erniedrigung der Gehirndurchblutung. Weiter ließ sich feststellen, daß alle anderen Formen der Hypoxie nicht auf derselben Kurve untergebracht werden könnten, da bei ihnen der arterielle pO_2 primär unverändert bleibt.

Bei jeder Form der Durchblutungssenkung, z.B. durch entsprechende Senkung des arteriellen Blutdrucks oder durch Erniedrigung des arteriellen CO_2 durch Hyperventilation, findet sich bei normalem Gefäßsystem wie bei Senkung des arteriellen pO_2 schließlich eine

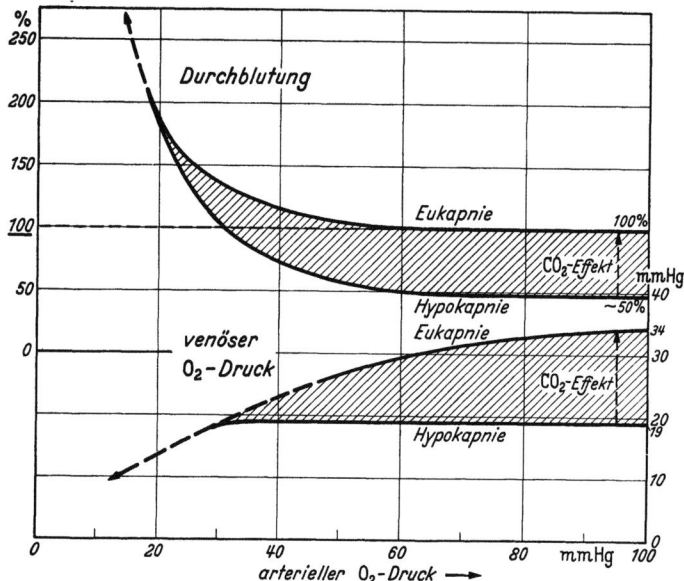

Abb. 9. Einfluß des arteriellen pO_2 auf Gehirndurchblutung und pO_2 des venösen Gehirnblutes unter Normalbedingungen und bei Hypokapnie. [Aus OPITZ, E., u. M. SCHNEIDER, Ergebn. Physiol. 46, 125—260 (1950).]

Gefäßerweiterung, deren Ausmaß sehr gut korreliert zum jeweiligen pO_2 im venösen Gehirnblut. Dieser pO_2 im venösen Gehirnblut ist ein guter Indicator für den pO_2 an entscheidender Stelle im Gewebe, d.h. für dessen O_2-Versorgung. Es ist danach zu schließen, daß die Gefäßdilatation bei Senkung des arteriellen pO_2 (arterielle Hypoxie) in gleicher Weise zustande kommt wie bei primärer Minderdurchblutung (venöse Hypoxie), nämlich durch die Wirkung von Metaboliten, die bei O_2-Mangel im Gewebe frei werden und die sich auf die „Schrittmacher" des Gefäßtonus hemmend auswirken (s. S. 456).

Wird der pO_2 im *venösen* Blut durch Hypoxämie oder Senkung der Durchblutung stufenweise erniedrigt, so findet sich zunächst ein charakteristisches freies Intervall, d.h. der pO_2 des venösen Gehirnblutes kann von der Normalhöhe von rund 36 mm Hg erheblich erniedrigt werden, ohne daß es zu einer Gefäßerweiterung kommt (NOELL, 1944b; NOELL u. SCHNEIDER, 1942b; OPITZ u. SCHNEIDER) (Abb. 8b). Erst unterhalb eines venösen pO_2 von 29 mm Hg wird eine Reaktionsschwelle überschritten. Diese Reaktion ist zunächst noch sehr geringfügig, wächst jedoch dann rasch an. Es ist jedoch aus Abb. 8b zu ersehen, daß bei einer Erniedrigung des venösen pO_2 auf 19 mm Hg die Steigerung der Durchblutung erst rund 30% beträgt (s. auch KETY u. SCHMIDT, 1948b). Ein venöser pO_2 von 19 mm Hg liegt aber schon im kritischen Bereich, d.h. hier kommt es schon zu schweren geistigen Störungen und bei weiterem Fortschreiten zu einer Atemdepression. Auf diesen kritischen Bereich werden wir unten (S. 475ff.) bei Besprechung der Sauerstoffaufnahme des Gehirns im Sauerstoffmangel ausführlich zurückkommen.

Unter strikten Normalbedingungen (normaler Hämoglobin-Gehalt, arteriovenöses Blutdruckgefälle im Gehirn über 70 mm Hg, arterieller pO_2 um 90 mm Hg, arterieller pCO_2

38—40 mm Hg) ist somit die Gehirndurchblutung so eingestellt, daß sie erheblich über dem Störpegel einer ungenügenden Versorgung liegt, der in Abb. 9 durch die Hypokapnie-Kurve angegeben ist. Der schraffierte Bereich zwischen der Hypokapnie- und der Eukapnie-Kurve in Abb. 9 gibt für jeden arteriellen pO_2 die Differenz zwischen Normalbereich und Störgrenze an. Es ist zu ersehen, daß die Durchblutung des Gehirns auf etwa 50% der Norm gesenkt werden kann, wobei die O_2-Ausnutzung des Blutes erhöht wird, ohne daß es zu O_2-Mangelreaktionen kommt. Unter „Normalbedingungen" ist die Durchblutung des Gehirns also „überschüssig" eingestellt und wird nicht durch O_2-Mangel im Gehirn reguliert, sondern durch vorgeschaltete Reaktionen über den Gesamtkreislauf (Blutdruckregulation) und vor allem über die Atmung (Erhaltung von pCO_2 und pH des Blutes, besonders über die Chemoreceptoren des Glomus caroticum).

Auf der anderen Seite ist zu berücksichtigen, daß im Einzelfall des Alltagslebens die obengenannten strikten „Normalbedingungen" häufig nicht aufrechterhalten bleiben. So kann der normale arterielle pCO_2 etwa bei psychischer Erregung durch Hyperventilation rasch absinken. Ferner kann durch Lagewechsel immer wieder das arteriovenöse Blutdruckgefälle im Gehirn, mindestens vorübergehend, deutlich absinken. Das ist wohl der Grund, daß trotz einer für strikte Normalbedingungen „überschüssigen" Durchblutung eine Atrophie der Capillaren nicht eintritt. Treten dagegen Zellausfälle ein, so wird bei normaler arteriovenöser O_2-Differenz die Durchblutung erniedrigt.

Es soll hier schon darauf aufmerksam gemacht werden, daß zwar, wie das die Abb. 8 und 9 zeigen, bei O_2-Mangel durchaus eine schließlich ganz erhebliche Mehrdurchblutung des Gehirns eintreten kann. Sie ist jedoch nur im ersten Teil ausschließlich Ausdruck einer Regulation, dann aber gleichzeitig auch Ausdruck einer Störung in der Gewebsversorgung und gewinnt dadurch mehr den Charakter einer Notfallfunktion. Diese ist allerdings dann von erheblicher Bedeutung (SCHNEIDER, 1950; GIBBS u.a., 1942; SCHMIDT, 1935/36).

Bei chronischen Änderungen des pO_2 scheinen etwas andere Regeln zu gelten als bei den oben dargestellten akuten Experimenten. Es spielen hierbei noch unbekannte Faktoren eine Rolle. Wir kommen S. 505ff. auf einige Vorgänge bei chronischem O_2-Mangel zurück.

II. pCO_2 bzw. pH des arteriellen Blutes.

Durch eine große Zahl von Untersuchern wurde übereinstimmend festgestellt, daß eine *Erhöhung des pCO_2* zu einer Steigerung, eine *Erniedrigung des pCO_2* zu einer Senkung der Gehirndurchblutung führt (KETY u. SCHMIDT, 1948b; GIBBS u.a., 1942; LENNOX u.a., 1932; LEWIS u.a., 1955, 1956; PATTERSON u.a., 1955; SCHIEVE, u. WILSON, 1953b; GIBBS MAXWELL u. GIBBS; KETY u. SCHMIDT, 1946a; GURDJIAN u.a.; INGVAR, 1958; NOELL u. SCHNEIDER, 1944; GRANT u.a.; GOTOH u.a., 1965; AIZAWA u.a.; DEWAR u. DAVIDSON; GIBBS u.a., 1935b). Dabei wird jeweils die O_2-Ausnutzung entsprechend verändert, so daß die O_2-Aufnahme unverändert bleibt (FAZEKAS, ALMAN u. BESSMAN; GIBBS, MAXWELL u. GIBBS; GRANT u.a.; HAFKENSCHIEL, CRUMPTON u. FRIEDLAND; KETY u. SCHMIDT, 1946a, 1948b; LEWIS u.a., 1955, 1956; NOVACK, SHENKIN u.a.; PATTERSON u.a., 1955; NOELL u. SCHNEIDER, 1944; AIZAWA u.a.; WILSON u.a.; FAZEKAS u.a., 1961). Nur bei aktiver, nicht bei passiver Hyperventilation fand sich eine gewisse Tendenz zur Steigerung der O_2-Aufnahme (KETY u. SCHMIDT, 1946a). Die CO_2-Wirkung ist unabhängig von der Innervation der Gefäße (WOLFF) und auch unabhängig von geringen pH-Änderungen (SCHIEVE u. WILSON, 1953a). Der CO_2-Effekt auf die Durchblutung ist bei lokalisierter Arteriosklerose der Gefäße voll erhalten, wenn man die unterschiedliche Ausgangslage in Rechnung stellt (FAZEKAS, ALMAN u. BESSMAN; FAZEKAS, BESSMAN u.a.; LASSEN u.a., 1957; NOVACK, SHENKIN u.a.; PATTERSON u.a., 1953; SCHIEVE u. WILSON, 1953b). SCHIEVE und WILSON (1953b) haben allerdings aus ihren Untersuchungen bei Arteriosklerose und bei Narkose den Schluß gezogen, daß die Reaktivität der Gehirngefäße auf CO_2 unter diesen Bedingungen verändert sei. Bei näherer Betrachtung stellt sich jedoch heraus, daß sie die jeweilige Ausgangsdurchblutung nicht berücksichtigten und daß die prozentuale Änderung gleich ist wie bei normalen, wachen Versuchspersonen. Die schweren psychischen Veränderungen bei sehr hohem pCO_2 sind nicht auf Veränderungen der O_2-Aufnahme des Gehirns zurückzuführen, sondern auf die narkotische Wirkung der CO_2 (MEDUNA; MEYER, GOTOH u. TAZAKI, 1961).

Die *CO_2-Dosis-Wirkungskurve* zeigt jedoch nicht über den ganzen in Frage kommenden Bereich eine gleichbleibende Beziehung zwischen pCO_2 und Hirndurchblutung (Abb. 10). Die Minderdurchblutung bei Hypokapnie strebt nämlich einem bestimmten Grenzwert zu, der auch bei weiterer Senkung des pCO_2 nicht mehr unterschritten wird. Je nach Höhe des Blutdrucks, des Hämoglobin-Gehalts, des pO_2 liegt dieser Grenzwert jedoch bei ganz verschiedenem arteriellen pCO_2. In der Höhe des arteriellen pCO_2 selbst ist also offenbar eine solche Grenzbedingung nicht gegeben. Es stellt sich heraus, daß sie durch die Güte der O_2-Versorgung des Gewebes verursacht ist; es fand sich nämlich immer im abszissenparallelen Bereich der CO_2-Dosis-Wirkungskurve derselbe pO_2 des venösen Gehirnblutes bei durchschnittlich 19 mm Hg. Es wird unten (S. 477) gezeigt werden, daß in diesem Bereich gerade eben eine Senkung in der Sauerstoffaufnahme des Gehirns meßbar ist, und es ist oben dargestellt worden (Abb. 8b), daß in diesem Bereich vom Gewebe aus eine deutlich meßbare Erweiterung der Gefäße ausgelöst wird. Der durch *Hypokapnie* herbeigeführten Vasoconstriction wird in diesem Bereich durch eine O_2-Mangeldilatation gerade eben die Waage gehalten, so daß eine weitere Änderung der Durchblutung nicht mehr eintritt. Berechnet man nach den von KETY u. SCHMIDT (1946a) gegebenen Daten den pO_2 des venösen Gehirnblutes bei deren Hyperventilationsversuchen am Menschen, so ergibt sich dort ebenso ein solcher Grenzwert von 19 mm Hg. Gleiches ergibt sich (bei Annahme eines jeweils wahrscheinlichen pH) aus den älteren Versuchen von LENNOX u.a. (1935). GOTOH u.a. (1965) haben einen mittleren pO_2 von 21 mm Hg

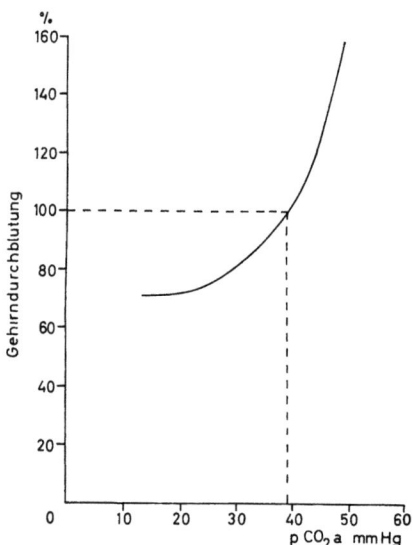

Abb. 10. Einfluß des pCO_2 im arteriellen Blut auf die Gehirndurchblutung beim Hund. Schema [modifiziert nach NOELL, W., u. M. SCHNEIDER, Pflügers Arch. ges. Physiol. **247**, 514—527 (1944)].

gemessen. Die Ergebnisse der Tierversuche lassen sich also in ungewöhnlich gutem Maße auf den Menschen übertragen.

Durch Hypokapnie wird die Gehirnversorgung in den Mangelbereich gebracht, was sich in Störungen der zentralnervösen Funktionen äußern muß. Dieser Mangelbereich kann schon bei einer Hyperventilation auf das Doppelte erreicht werden, die im Exzitationsstadium einer Narkose oder willkürlich leicht eintritt. Der Mangelbereich wird ferner erreicht, wenn bei Normalwerten von Blutdruck, arteriellem pO_2, Hämoglobin und Viscosität die Durchblutung auf etwa 50—60% abgesunken ist. Bei einem niedrigeren Hb-Gehalt oder einem erniedrigten pO_2 z.B. wird allerdings dieser Mangelbereich früher erreicht sein. Es müssen also jeweils alle anderen Faktoren mit berücksichtigt werden, die Einfluß auf die Höhe des venösen pO_2 haben.

Die Konstanz der Gehirndurchblutung trotz Veränderung des pCO_2 im niedrigen Bereich des pCO_2 (unter rund 20 mm Hg) ermöglicht eine günstige Versuchsanordnung (NOELL, 1944a, b) zur isolierten Untersuchung der anderen Faktoren, die Einfluß auf die Höhe der Gehirndurchblutung nehmen. Bei der Untersuchung dieser anderen Faktoren lassen sich sonst nur schwer gleichzeitige Änderungen des pCO_2 vermeiden oder kompensieren. Es ist bei solchen Untersuchungen nur notwendig, den Einfluß der übrigen Faktoren auf eine von vornherein durch Hyperventilation schon gesenkte Durchblutung zu untersuchen.

Während bei allen Formen der Hypoxie die beste Beziehung der Durchblutung zum venösen pO_2 gefunden werden konnte, findet sich umgekehrt bei Hypo- und Hyperkapnie die beste *Beziehung der Durchblutung zum arteriellen pCO_2*; die Beziehung der

Durchblutung zum venösen pCO_2 zeigt bei Hypo- und Hyperkapnie eine viel größere Streuung. Es scheint so zu sein, daß die CO_2 nicht nur, wie der pO_2, über das Gewebe, sondern zusätzlich auch von der arteriellen Seite die Gefäßweite verändern kann. Dies läßt sich auch aus dem folgenden erschließen: Bei Atmung von reinem O_2 oder von O_2 unter erhöhtem Druck kommt es zu einer Anreicherung von CO_2 im Gewebe; dadurch wird eine Hyperventilation ausgelöst, die ihrerseits den pCO_2 im arteriellen Blut senkt. Entsprechend dieser Senkung des arteriellen pCO_2 nimmt die Gehirndurchblutung ab, obschon gleichzeitig der pCO_2 im Gewebe noch erhöht ist (vgl. S. 508). Man kann vermuten, daß durch eine Erhöhung des arteriellen pCO_2 die „Schrittmacher" des Gefäßtonus gehemmt werden (s. S. 456). Durch den gleichen Mechanismus ist auch der pCO_2 des Gewebes bzw. das pH des Gewebes von Einfluß auf die Durchblutungshöhe. Das läßt sich z.B. durch Verabreichung hoher Dosen eines *Carboanhydrasehemmers* nachweisen. Trotz u. U. sinkenden arteriellen pCO_2, ausgelöst durch die Hyperventilation, nimmt die Gehirndurchblutung zu; es kommt hierbei zu einer Erhöhung des pCO_2 im Gewebe (MITHOEFER u.a.; GOTOH u.a., 1966; MEYER u. GOTOH, 1961; POSNER u. PLUM; EHRENREICH u.a.). Auch dann, wenn bei Überdosierung die Atmung in einer zweiten Phase abnimmt und damit der arterielle pCO_2 ansteigt, ist die Gehirndurchblutung immer stärker gesteigert, als es der Zunahme des arteriellen pCO_2 entspricht (GOTOH u.a., 1966).

Eine Hypokapnie durch Hyperventilation muß durch eine *Verschiebung der Bindungskurve* des Hämoglobins für O_2 schon bei gleichbleibender Gehirndurchblutung zu einer Senkung des pO_2 im venösen Blut und im Gewebe führen. Diese Senkung des pO_2 im Gewebe wird durch die eintretende Minderdurchblutung noch verstärkt. Ohne sie würde eine 8fache Hyperventilation möglich sein, bevor die O_2-Versorgung des Gehirns gestört wird; durch die Minderdurchblutung ist dieser Punkt schon bei der 2fachen erreicht. Wenn sich, wie Abb. 10 zeigt, bei extrem niedrigem arteriellen pCO_2 ein zur pCO_2-Abszisse paralleler Verlauf der Durchblutung findet, so bedeutet das, daß eine O_2-Mangelreaktion vom Gewebe aus eingetreten ist. Auf der anderen Seite wird infolge der Minderdurchblutung der pCO_2 im Gewebe bei einer Hypokapnie weniger gesenkt, als es ohne diese Minderdurchblutung der Fall wäre. Wenn eine teleologische Betrachtung erlaubt ist, so könnte man sagen, daß es dem Organismus im physiologischen Bereich mehr darauf ankommt, das Gehirn gegen Änderungen des Säure-Basen-Gleichgewichts zu schützen als gegen Änderungen des pO_2. Wenn diese Betrachtung begründet ist, so müßte man weiter daraus die Folgerung ableiten, daß CO_2 als Therapeuticum zur Erhöhung der Gehirndurchblutung nicht in Frage kommt, obschon CO_2 bislang das stärkste bekannte Mittel zur Erhöhung der Gehirndurchblutung ist. Es würde dann nur der Teufel durch Beelzebub ausgetrieben. Eine solche Betrachtung hat jedoch auch ihre Nachteile. Bei einer Hyperventilation treten zwar schon gewisse Funktionsstörungen auf, bevor eine Grenze in der O_2-Versorgung des Gewebes erreicht ist, also vor Erreichen eines pO_2 im venösen Gehirnblut von 19 mm Hg, aber die Funktionsstörungen werden erst bei einem pO_2 des venösen Gehirnblutes von 19 mm Hg schwerwiegend (Bewußtseinstrübung), so daß anzunehmen ist, daß der O_2-Mangel schneller und stärker zu Funktionsstörungen führt als der CO_2-Mangel und daß die schwerwiegendste Folge des CO_2-Mangels die sekundäre des O_2-Mangels im Gewebe ist.

Bei noch mäßigem allgemeinem oder lokalisiertem O_2-Mangel kann durch die vasodilatatorische Wirkung der CO_2 eine *Zugabe von CO_2 zur Einatmungsluft* die O_2-Versorgung verbessern und dadurch gleichzeitig die Gewebsacidose vermindern, so daß insgesamt doch ein günstiger Effekt zu erwarten ist. Bei kritischem allgemeinen O_2-Mangel, bei dem die Gehirndurchblutung schon allein durch den O_2-Mangel erhöht ist, kann jedoch eine CO_2-Gabe die Gehirndurchblutung nicht mehr heben (HARPER; HÄGGENDAL). Es ist also eine Grenzzone zu erwarten, bis zu der eine CO_2-Gabe nützlich ist, über der sie dagegen die Ödemgefahr erhöht. Bei lokalisiertem kritischen O_2-Mangel liegt die Situation anders; hier kann durch eine Erweiterung von Anastomosen mit extracerebralen Gefäßen immer noch eine Verbesserung der Durchblutung erzielt werden (s. S. 490). Da man im physiologischen Experiment die klinischen Verhältnisse nur ungenügend nachahmen kann, wird die Grenzziehung der klinischen Erfahrung überlassen bleiben.

Seit dem ersten Vorschlag von HENDERSON, zur Bekämpfung einer Hypoxie ein O_2-CO_2-Gemisch zu verwenden, und seit GIBBS u.a. (1943) der Nachweis gelang, daß durch CO_2-Zusatz zum O_2 bei der Beatmung von Hypoxämien tatsächlich der pO_2 des venösen Gehirnblutes erhöht werden kann, hat das O_2-CO_2-Gemisch zur Beatmung bei verschiedenen Formen der Hypoxydose des Gehirns breite Anwendung gefunden. Leider ist dabei auf den genannten Grenzbereich nicht geachtet worden, so daß die Indikationsstellung nicht genügend scharf ist. Gleiches gilt für die neuerliche Anwendung von Carboanhydrasehemmern zum gleichen Zweck (s. S. 453). Als klare Kontraindikation sind bislang nur Fälle mit erhöhtem Liquordruck herausgestellt worden (LOEW u.a.).

Die Befunde von FAZEKAS, ALMAN u. BESSMAN, NOVACK, SHENKIN u.a., AIZAWA u.a. und BERNSMEIER (1963) sprechen nicht gegen eine positive Wirkung des CO_2-Zusatzes zur Atmungsluft. Sie fanden in Fällen von Gehirnarteriosklerosen mit erniedrigter O_2-Aufnahme des Gehirns durch CO_2-Beatmung nur eine Zunahme der Durchblutung bei gleichzeitiger entsprechender Erniedrigung der arteriovenösen O_2-Differenz, so daß die O_2-Aufnahme unverändert niedrig blieb. In diesen Fällen hat es sich jedoch um solche gehandelt, bei denen die Erniedrigung der O_2-Aufnahme auf Zellausfälle zurückzuführen war, im Augenblick der Untersuchung aber kein O_2-Mangel vorlag, ausweislich der normalen $AVDO_2$. In diesen Fällen ist ein Effekt der CO_2-Beatmung nicht zu erwarten.

Nach bisherigen Daten scheint eine Zugabe von CO_2 zur Einatmungsluft auch bei extremen Beschleunigungen zum Abfangen der Anfangswirkungen von Vorteil zu sein (BRITTON u.a.; GAUER, 1939; MATTHES; RUFF; v. MIDDLESWORTH u. KLINE).

Zusammenfassend läßt sich sagen: Die Kohlensäure stellt zwar nicht *das* Regulans der Gehirndurchblutung dar, ebensowenig wie sie als *das* Regulans der Atmung betrachtet werden darf; sie ist aber doch ein Regulans 1. Ordnung. Anders ausgedrückt: Die Gehirndurchblutung wird in 1. Instanz über die Veränderungen des pCO_2 im Blut und Gewebe reguliert und erst in 2. Instanz über die Veränderungen im pO_2. Die Gehirndurchblutung wird gewöhnlich durch die arterielle Kohlensäure weit über dem Störpegel einer ungenügenden Versorgung gehalten. Damit wird indirekt die normale Durchblutungshöhe des Gehirns über die Regulation von Kreislauf und Atmung garantiert, nicht aber durch eine Regulation vom Gehirngewebe her. Dieses Verhalten ändert sich radikal in der Gegend der kritischen Grenze; denn hier sind es offenbar hypoxische Stoffwechseländerungen im Gewebe selbst, die Reaktionen auslösen, welche aber mehr den Charakter von Notfallfunktionen tragen. CO_2-Überschuß und O_2-Mangel sind dann durch ein „gemeinsames Joch" verbunden, nämlich durch die Änderung des extracellulären pH, während CO_2-Überschuß für sich allein und O_2-Mangel für sich allein zusätzliche Mechanismen aufweisen.

III. Höhe des Blutdrucks.

1. Die Autoregulation der Gehirndurchblutung.

Die Gefäße des Gehirns zeigen wie die der Niere (LOCHNER u. OCHWADT; MILES u.a.; OCHWADT; SHIPLEY u. STUDY; HINSHAW u.a.; THURAU u. KRAMER; SELKURT; RITTER; WINTON; FOLKOW u. LANGSTON; THURAU u.a., 1960) im Gegensatz zu den extracerebralen Gefäßen eine ausgesprochene Autoregulation, d.h. von einer bestimmten Blutdruckhöhe an nimmt der Widerstand entsprechend der Drucksteigerung zu, so daß die Durchblutung trotz fortgesetzt gesteigerten Drucks konstant gehalten wird (HIRSCH u. KÖRNER, 1964b; CARLYLE u. GRAYSON; MACHOWICZ u.a.; GREEN u.a., 1963; KANZOW u. REICHEL; RAPELA, BUSH u. BRYANT; RAPELA u. GREEN; HARPER; LASSEN, 1964) (Abb. 11). Auch viele andere Gefäßprovinzen des Organismus, wie die des Muskels (JONES u. BERNE; GREEN u. RAPELA), des Herzens (DRISCOL u.a.; CROSS), des Darms (JOHNSON), der Haut (GREEN u. RAPELA), zeigen dieses Phänomen bis zu einem gewissen Grade, jedoch in weit geringerem Ausmaß und meist auch in einem weit geringeren Bereich, so daß beim Gehirn wie bei der Niere eine wirkliche Sonderstellung vorliegt. Ob diese Sonderstellung der beiden Organe darin besteht, daß die autonome Aufrechterhaltung des Tonus durch die Einbettung in eine wenn auch nicht völlig starre Kapsel erleichtert wird, läßt sich z. Z. noch nicht entscheiden.

Steigert man den arteriellen Mitteldruck von seiner Normallage langsam bis in Höhen von 200 mm Hg, so tritt keine Änderung der Gehirndurchblutung ein. Entsprechend wird bei Hypertonie die Gehirndurchblutung im Normalbereich gefunden, solange diese nicht durch Arteriosklerose kompliziert ist (HAFKENSCHIEL u.a., 1954, 1955; KETY, HAFKENSCHIEL u.a.; SHENKIN u.a., 1953; MCCALL, 1949; KETY u. SCHMIDT, 1946b; MOYER, MILLER u.a., 1953). Senkt man bei Hypertonie (ohne Sklerose) den Blutdruck langsam in den Normalbereich, bleibt ebenso die Gehirndurchblutung konstant (MCCALL, 1953; BERNSMEIER u. SIEMONS, 1953b; BESSMAN u.a.; PARRISH u.a.; MOYER, MILLER u.a., 1953; HAFKENSCHIEL, CRUMPTON, MOYER u. JEFFERS). Geschieht diese Senkung allerdings rasch, dann kann es vorübergehend zu schweren Minderdurchblutungen und Versorgungsstörungen kommen (BERNSMEIER u. SIEMONS, 1953b; BERNSMEIER u.a., 1957; FINNERTY, 1954), da die Entwicklung der Autoregulation Zeit benötigt (s. unten).

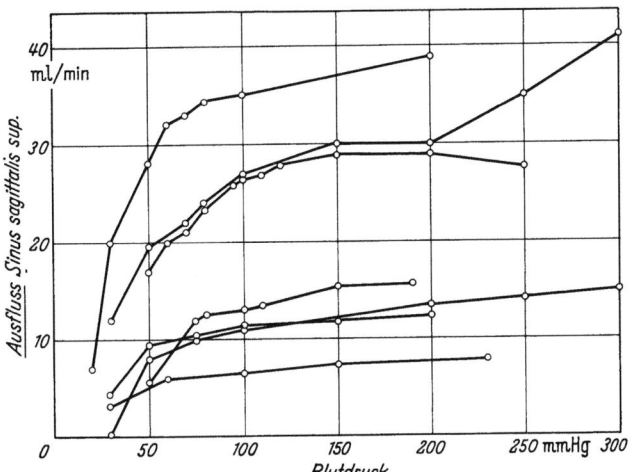

Abb. 11. Einfluß des arteriellen Mitteldruckes auf die Gehirndurchblutung. Jede Kurve wurde bei einem anderen Gehirn (Hund) aufgestellt. pCO_2 des arteriellen Blutes konstant. Steady states der Gehirndurchblutung. [Aus HIRSCH, H., u. K. KÖRNER: Pflügers Arch. ges. Physiol. **280**, 316—325 (1964).]

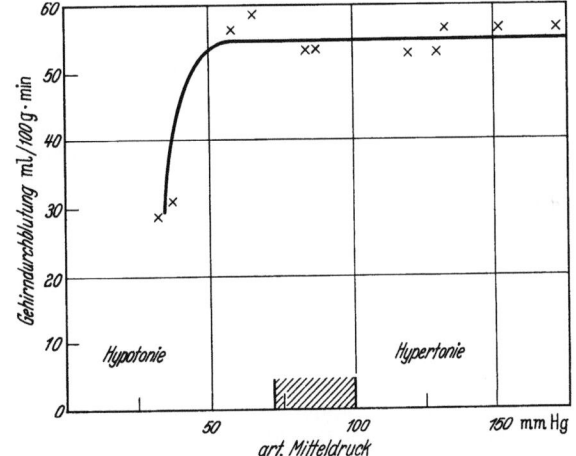

Abb. 12. Gehirndurchblutung und Blutdruck. Mittelwerte verschiedener Untersucher. Daten vom Menschen [modifiziert nach LASSEN, N. A. v.: Physiol. Rev. **39**, 183—238 (1959)].

Senkt man den Blutdruck langsam von seinem Normwert, so bleibt anfänglich trotzdem die Gehirndurchblutung konstant oder nimmt nur wenig ab (BERNSMEIER, SACK u. SIEMONS, 1954; BERNSMEIER u. SIEMONS, 1953b; BESSMAN u.a.; DEWAR u.a., 1953b; HAFKENSCHIEL, CRUMPTON u. MOYER; MCCALL, 1953; MORRIS, MOYER u.a., 1953, 1954; MOYER u. MORRIS; MOYER, MORRIS u. SNYDER). Der Gefäßwiderstand nimmt somit in diesem Bereich laufend ab. Sobald jedoch ein bestimmter kritischer Druck erreicht ist, nimmt mit weiter sinkendem Druck die Durchblutung besonders scharf ab (FINNERTY u.a., 1954; HIRSCH u. KÖRNER, 1964b); ein O_2-Mangel entwickelt sich, und die Autoregulation verschwindet vollständig. Über die Höhe dieses kritischen Drucks s. S. 460.

LASSEN (1959) hat die Daten verschiedener Untersucher über die Gehirndurchblutung von Gesunden und Kranken mit und ohne Einfluß von blutdrucksenkenden oder -steigernden Pharmaka zusammengestellt (Abb. 12), und BERNSMEIER (1961a) hat später eine noch größere ähnliche Zusammenstellung angefertigt. Die ermittelte Beziehung zwischen Gehirndurchblutung und Blutdruck entspricht der an nur einem Gehirn ermittelten (Abb. 11).

Trotz einiger Modifikationen, die sich durch Untersuchung der Potentialänderungen der glatten Muskulatur der Gefäße ergeben haben, ist die Deutung des Phänomens der Autoregulation im Prinzip dieselbe geblieben, wie sie durch dessen Entdecker, BAYLISS, gegeben wurde. Bei *Dehnung der glatten Muskulatur der Gefäße*, z. B. durch Erhöhung des Innendrucks, kann es in einzelnen Zellen zu einer solchen Depolarisation kommen, daß eine fortgeleitete Erregung entsteht, die weitere Zellen zur Kontraktion veranlaßt. Einzelne Zellen weisen dann anschließend Oscillationen der Membranpotentiale auf, ähnlich etwa den Zellen des Sinusknotens, so daß sie rhythmisch Erregungen zu bilden imstande sind. Es etablieren sich also bei Dehnung der Gefäße durch den erhöhten Innendruck oberhalb eines bestimmten Dehnungsgrades „Schrittmacher", die autorhythmisch tätig sind (FOLKOW, 1964). Der oder die Schrittmacher liegen offenbar bevorzugt in den kleinsten Arterien bzw. Arteriolen, so daß sie durch Diffusion von Metaboliten des Gewebes beeinflußt werden können. Die fortgeleiteten Erregungen verlaufen herzwärts, so daß auch die vorgeschalteten Arterien mit ergriffen werden. Der Rhythmus der Schrittmacher hängt einmal vom Dehnungsgrad ab, so daß die Kontraktion insgesamt um so stärker wird, je höher der Innendruck steigt, dann aber auch von zahlreichen anderen Einflüssen, wie pCO_2, Metabolitgehalt der Umgebung, etwa bei O_2-Mangel usw.

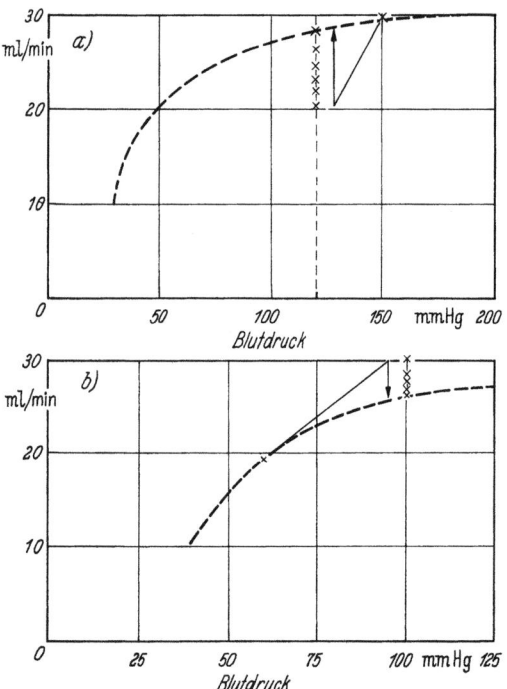

Abb. 13. a) Gehirndurchblutung bei Senkung des arteriellen Mitteldrucks. Die gestrichelte Linie gibt den steady state an. Die Kreuze geben die jede Minute nach der Blutdruckänderung gemessene Durchblutung an. Der Pfeil bezeichnet den Versuchsablauf. Bei Erniedrigung des Blutdrucks von 150 mm Hg auf 120 mm Hg stellt sich die endgültige Durchblutung erst nach 5—7 min ein. b) Gehirndurchblutung bei Erhöhung des arteriellen Mitteldrucks. Die gestrichelte Linie gibt den steady state an. Die Kreuze geben die jede Minute nach der Blutdruckänderung gemessene Durchblutung an. Die endgültige Durchblutung stellte sich bei Erhöhung des Blutdrucks von 60 mm Hg auf 100 mm Hg nach 4—5 min ein. [Schematisch nach HIRSCH, H., u. K. KÖRNER: Pflügers Arch. ges. Physiol. **280**, 316—325 (1964)].

Das ist eine der Ursachen dafür, daß es verhältnismäßig lange gedauert hat, bis die Tatsache der Autoregulation der Gehirndurchblutung allgemein anerkannt wurde, obschon FOG (1934, 1937, 1938, 1939a, b), FORBES u. WOLFF und FORBES, NASON u. WORTMAN schon 1928 bzw. 1937 bei ihren mikroskopischen Untersuchungen der Piagefäße auf dieses Phänomen hinwiesen und obschon CARLYLE und GRAYSON 1956 der quantitative Nachweis mit Hilfe von Thermosonden glückte. In ihren Untersuchungen war die Autoregulation allerdings schon durch geringe Vertiefung der Narkose aufhebbar, wahrscheinlich deshalb, weil bei ihrer Narkosetechnik eine zu starke Blutdrucksenkung auftrat. Weitere Ursachen bestehen darin, daß durch den operativen Eingriff zur Messung der Gehirndurchblutung oder durch Veränderungen des Blutes im Tierversuch die Autoregulation aufgehoben wurde (FOLKOW, 1953a, b; GREEN u.a., 1963). Die fehlende Autoregulation in den Versuchen von SAGAWA u. GUYTON läßt sich wahrscheinlich auch auf diese Weise erklären. In einigen Untersuchungen wurde schließlich nicht rein die Gehirndurchblutung erfaßt, sondern gleichzeitig auch die Durchblutung extracerebraler Gefäße (CREECH u.a.; HALLEY u.a.; GERCKEN u. ROTH), die eine Autoregulation in weit geringerem Ausmaß oder gar nicht aufweisen.

Es kommt hinzu, daß die Zeit bis zum *Eintritt eines neuen Gleichgewichts* zwischen Innendruck und Durchblutung am Gehirn deutlich *länger* ist als an der Niere. Dort ist unter günstigen Bedingungen 15 sec nach Drucksteigerung über den Normaldruck hinaus das alte Niveau wieder erreicht (THURAU u. KRAMER; LOCHNER u. OCHWADT). Am Gehirngefäßnetz können dagegen auch unter den günstigsten Bedingungen mehrere Minuten verstreichen. In Abb. 13a wurde z.B. der arterielle Mitteldruck von 100 auf 80 mm Hg erniedrigt; ein steady state der Durchblutung stellte sich erst nach etwa 5 min ein. Ähnlich wurde in Abb. 13b die endgültige Durchblutung bei Erhöhung des arteriellen Mitteldrucks von 60 auf 100 mm Hg erst nach 4 min erreicht.

2. Die Autoregulation bei O_2-Mangel.

Von besonderer Bedeutung ist in unserem Zusammenhang, daß *bei O_2-Mangel die Autoregulation der Gehirndurchblutung vermindert bis aufgehoben* wird.

In Abb. 14 ist die arterielle O_2-Sättigung unter 60% gesenkt worden. Die Absolutdurchblutung ist bei Normaldruck erhöht, und zwar um so stärker, je höher gleichzeitig der CO_2-Druck ist. In allen Fällen steigt und sinkt die Gehirndurchblutung im Gegensatz zu Abb. 11 und 13 mit steigendem bzw. sinkendem Blutdruck, auch im Bereich über dem Normaldruck, in dem sonst durch die Autoregulation die Durchblutung trotz steigenden Drucks konstant gehalten wird. Dies weist eindringlich darauf hin, welche Bedeutung der Aufrechterhaltung des Blutdrucks bei cerebralem Sauerstoffmangel zukommt. S. 450 ist dargestellt, daß es einer erheblichen Senkung des pO_2 im venösen Blut und damit im Gewebe bedarf, um eine deutliche Steigerung der Gehirndurchblutung zu erreichen. Schrittweise damit wird jedoch gleichzeitig auch die Autoregulation vermindert und schließlich aufgehoben.

Man kann sich vorstellen, daß die frei werdenden Metabolite im Gewebe bei O_2-Mangel die Rhythmen des oder der Schrittmacher für den Gefäßtonus verlangsamen und schließlich ganz zum Stillstand bringen. Dadurch kommt es nicht nur zu einer Vasodilatation, sondern gleichzeitig zu einer Herabsetzung und schließlich Aufhebung der Autoregulation.

Die wichtigste *Therapie bei O_2-Mangel* des Gehirns besteht somit in einer *Hebung des Blutdrucks*. Es ist S. 470 auseinandergesetzt,

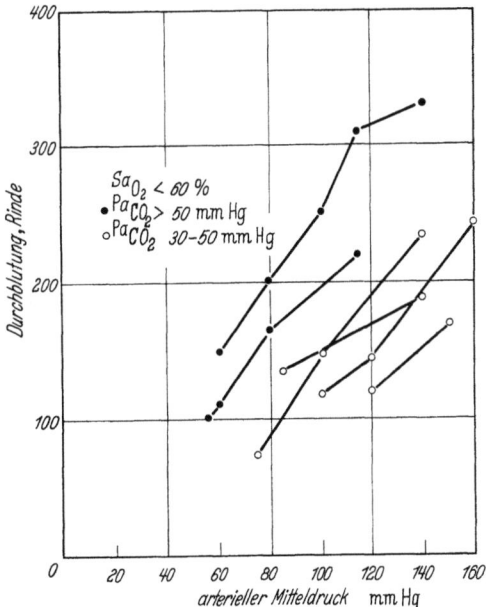

Abb. 14. Gehirnrindendurchblutung (lokal) bei Hypoxämie in Abhängigkeit vom mittleren arteriellen Blutdruck bei unterschiedlichem arteriellem pCO_2. Sa_{O_2} = arterielle O_2-Sättigung; pa_{CO_2} = arterieller pCO_2. [Leicht modifiziert nach HÄGGENDAL, E.: Acta neurol. scand. Suppl. 14, 104—110 (1965).]

daß jetzt, d.h. im O_2-Mangel, in dem die Autoregulation aufgehoben ist, auch vasoaktive Pharmaka wirksam werden können. Sie dürfen dann nur nicht gleichzeitig blutdrucksenkend wirken. Umgekehrt dürfen die Maßnahmen, die zu einer Hebung des Blutdrucks bei Sauerstoffmangel des Gehirns führen, nicht gleichzeitig an den Gehirngefäßen vasoconstrictorisch wirksam sein. Das Hauptgewicht wird so vor allem auf eine Steigerung einer eventuell erniedrigten *Herzkraft* (s. S. 470) zu legen sein.

Es ist oben dargestellt worden, daß unterhalb eines *kritischen Blutdrucks* die Autoregulation völlig aufgehoben ist. Das wird nunmehr dadurch verständlich, daß es in diesem kritischen Bereich zum Auftreten eines O_2-Mangels kommt, durch den die Autoregulation zunächst abgeschwächt und dann aufgehoben wird.

Eine Folge der Tatsache, daß eine Erhöhung des Innendrucks auf der arteriellen Seite zu einer Tonussteigerung führt, ist die, daß eine solche Tonussteigerung auch dann eintritt, wenn der *venöse Druck* erhöht wird (DENNY-BROWN, HORENSTEIN u. FANG; DENNY-BROWN u. MEYER; MCHEDLISHVILI, 1964). LUTZ gelang, allerdings an einem anderen Gefäßgebiet, der Nachweis, daß es sich dabei um einen autonomen, nicht nervös vermittelten Vorgang handelt. Eine Druckerhöhung auf der venösen Seite führt, passiv fortgeleitet durch das Capillarsystem, zu einer Druckerhöhung, und damit Dehnung der Wand in den Arteriolen und so zu einer Vasoconstriction. Eine lokale Venendruckerhöhung kann so über einem größeren Gebiet zu Vasoconstriction und Minderdurchblutung führen. Man darf die Vasoconstriction allerdings keineswegs als Angiospasmus bezeichnen (MEYER u.a., 1960a), denn die so ausgelöste Minderdurchblutung kann nicht einen überkritischen O_2-Mangel des Gewebes auslösen; an der kritischen Schwelle ist die Autoregulation aufgehoben. Immerhin kann diese Erhöhung des Gefäßwiderstandes auf der arteriellen Seite bis zu einem gewissen Grade die Entwicklung eines Ödems hintanhalten. Diese Sachlage ist bei allen venösen Stauungen bzw. Abflußbehinderungen zu berücksichtigen, wie Thrombosen, Enge der Foramina, Venendrucksteigerung bei Herzinsuffizienz usw. Es sei nochmals betont, daß es sich nicht um eine reflektorische, sondern um eine autonom ausgelöste Reaktion handelt.

3. Die Autoregulation bei Änderung des pCO_2.

Wenn oben festgestellt wurde, daß eine Tonusabnahme der Gehirngefäße bei O_2-Mangel gleichzeitig verknüpft ist mit einer Verminderung oder gar Aufhebung der Autoregulation, so ist dasselbe zu erwarten bei einer *Erhöhung des arteriellen pCO_2*, durch die ja ebenfalls eine starke Tonusabnahme bewirkt wird (S. 452). Das ist in der Tat der Fall (HARPER; REICHEL u. KANZOW) (Abb. 15). Es ist allerdings zu beachten, daß die vollständige Aufhebung der Autoregulation in Abb. 15 erst bei sehr hohem pCO_2 erreicht wurde.

Umgekehrt wird die Autoregulation um so ausgeprägter, je höher von vornherein der *Tonus der Gehirngefäße* ist, z.B. durch Hypokapnie. So ist es NOELL (1944a) gelungen, eine durch das operative Vorgehen aufgehobene Autoregulation durch Hyperventilation wiederherzustellen. Diese Gesetzmäßigkeit findet jedoch ihre Grenze, wenn durch eine Tonuserhöhung eine solche Minderdurchblutung ausgelöst wird, daß es zu Sauerstoffmangel kommt. Dann ist die Autoregulation wieder vermindert und schließlich aufgehoben.

Ganz allgemein läßt sich also aussagen, daß die Autoregulation um so

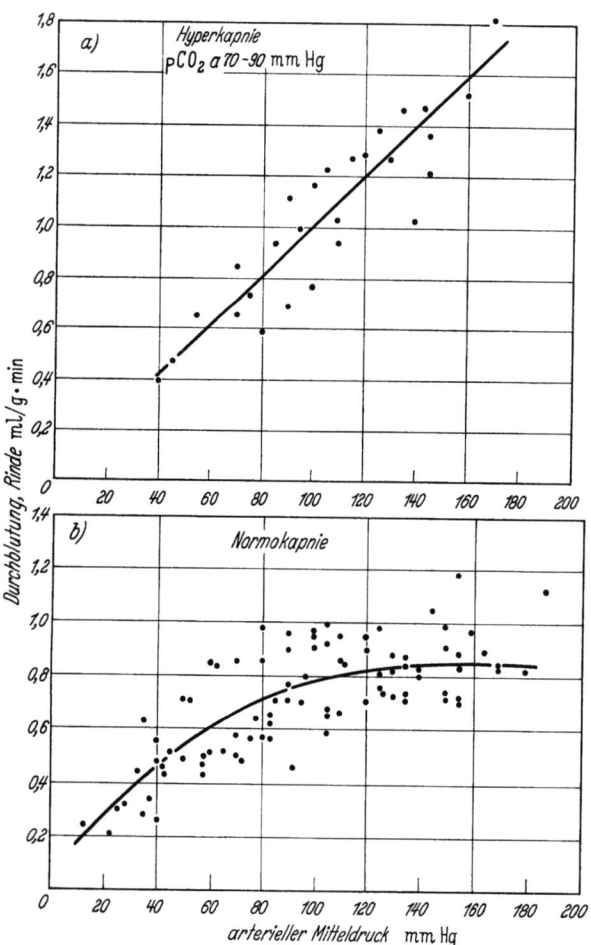

Abb. 15a u. b. Gehirndurchblutung bei verschiedenen arteriellen Mitteldrucken in Normo- (b) und Hyperkapnie (a). $pCO_2 a$ = arterieller pCO_2. [Nach HARPER, A. M.: Acta neurol. scand., Suppl. **14**, 94—103 (1965).]

ausgesprochener vorliegt, je höher der Tonus von vornherein ist, vorausgesetzt, daß diese Tonuserhöhung nicht zu Sauerstoffmangel führt, und daß die Autoregulation um so geringer zum Ausdruck kommt, je niedriger der Tonus ist, z.B. durch Sauerstoffmangel oder Hyperkapnie. In gleicher Weise läßt sich die Autoregulation wahrscheinlich vermindern durch tonussenkende Pharmaka mit direkt muskulärem Angriffspunkt, wie etwa Papaverin. Dazu wären allerdings sehr hohe Dosen notwendig. Am Gefäßnetz des Gehirns wird jedoch im Gegensatz zu dem der Niere durch Papaverin keine völlige Aufhebung der Autoregulation erreicht werden können (THURAU u. KRAMER), da vorher schon störende Nebenwirkungen ein Erreichen der notwendigen Papaverinkonzentration nicht zulassen (s. S. 471).

4. Die Gehirndurchblutung bei Lagewechsel.

Wären die Venen zwischen Gehirn und Herz starr eingebettet, so würde bei Aufrichten aus der Horizontalen keine Änderung im Druckgefälle auftreten können, weil der Druckverlust auf der arteriellen Seite entsprechend der Höhendifferenz zwischen Indifferenzpunkt und Gehirn durch eine entsprechende Drucksenkung auf der venösen Seite wettgemacht würde. Zwar sind die Sinus des Gehirns selbst starr eingebettet, ebenso sind die Venenverbindungen zu den Spinalvenen relativ starr, aber eine vollständige starre Verbindung wird nicht erreicht, so daß im Sitzen und Stehen der *intracerebrale Venendruck* nicht proportional dem Verlust auf der arteriellen Seite absinkt und damit auch das *Gesamtdruckgefälle* niedriger wird. Der Abfall des Drucks in den Gehirnarterien beim Lagewechsel des menschlichen Körpers von der Horizontalen in die Senkrechte (Kopf oben) (STEPHENS; MORTENSEN; LOMAN u.a.) um die hydrostatische Drucksäule, die vom Gehirn bis zum Indifferenzpunkt reicht und beim Erwachsenen etwa 40 mm Hg beträgt, wird also nicht völlig kompensiert. Das Ausmaß dieses Druckverlustes erweist sich als individuell stark unterschiedlich. Beim Hund dagegen entspricht der Druckabfall im Gehirnsinus bei passivem Lagewechsel von der Horizontalen in die Senkrechte (Kopf oben) immer der hydrostatischen Druckdifferenz zwischen Gehirn und Indifferenzpunkt (HIRSCH).

Das geht besonders klar aus den extremen Versuchsbedingungen von HENRY u.a. hervor. Es wurde bei *Beschleunigung* auf der Zentrifuge untersucht, bei welchem arteriellen Druck und Liquordruck (= intracerebralem Venendruck) ein „blackout" eintrat. Die Ergebnisse dieser Versuche können auf die bei Lagewechsel gegebenen Veränderungen übertragen werden. Eine der Versuchspersonen konnte eine Beschleunigung auf 5 g ohne „blackout" ertragen, obschon bei ihr dabei der arterielle Druck an der Schädelbasis auf 10 mm Hg absank, weil gleichzeitig der intracerebrale Venendruck auf −40 mm Hg erniedrigt wurde. Eine kurzfristige Erniedrigung des arteriovenösen Druckgefälles auf 50 mm Hg führte gerade eben noch nicht zu schwerwiegenden zentralnervösen Störungen. Bei allen anderen Versuchspersonen wurde jedoch der intracerebrale Venendruck unter sonst gleichen Versuchsbedingungen weniger gesenkt, so daß es bei 5 g bei ihnen zu einem „blackout" kam.

Eine Reihe von Untersuchungen am Menschen, in denen nach Messung in der Waagerechten der Körper um weniger als 90° (Kopf oben) geneigt wurde, ergeben prinzipiell die gleichen Resultate mit entsprechend geringeren Absolutwerten (SCHEINBERG u. STEAD; HAFKENSCHIEL u.a., 1951; STONE u.a.; SHENKIN u.a., 1949; ELLIS; PATTERSON u. CANNON; PATTERSON u. WARREN).

Die Gehirndurchblutung sinkt beim *Lagewechsel* von der Horizontalen zur Senkrechten (Kopf oben). Für das Aufrichten um 90° fehlen bisher Daten; bei 65° wurde eine Erniedrigung der Gehirndurchblutung um 21% gemessen (SCHEINBERG u. STEAD). Beim Aufrichten um nur 20° änderte sich die Gehirndurchblutung nicht signifikant (SHENKIN u.a., 1949; HAFKENSCHIEL u.a., 1951) mit Ausnahme von Patienten mit Gehirntumoren, bei denen die Gehirndurchblutung absank (SHENKIN u.a., 1949).

Es muß also berücksichtigt werden, daß das Druckgefälle im Gehirn bei Aufrichten in der weit überwiegenden Mehrzahl der Fälle niedriger ist als im Liegen, wobei das

Ausmaß dieser Erniedrigung individuell sehr großen Schwankungen unterliegt. Das spielt unter pathologischen Bedingungen eine wesentliche Rolle, da ja die Messung der Gehirndurchblutung im Liegen erfolgt. Ein Druckgefälle, das im Liegen, etwa bei Vorliegen einer lokalisierten Arteriosklerose, noch durchaus zur vollständigen Versorgung des Gehirns ausreicht, kann u. U. im Stehen oder Sitzen unzureichend werden, so daß es mit der Zeit zu Addition von Schädigungen kommen kann.

So erklärt sich der Befund, daß bei *Arteriosklerose* die Bestimmung von Durchblutung und O_2-Aufnahme im Liegen normale Werte ergeben kann. Ist in diesen Fällen der arterielle Druck intracerebral schon im Liegen in der Nähe der kritischen Höhe, dann kann diese im Stehen leicht unterschritten werden, so daß mit der Zeit Zellausfälle eintreten. Werden beim Vorliegen von Zellausfällen Durchblutung und O_2-Aufnahme im Liegen untersucht, dann finden sich beide Größen erniedrigt. Die arteriovenöse O_2-Differenz ist auch dann im Liegen nicht erhöht (GOTTSTEIN, BERNSMEIER u. SEDLMEYER). Dies ist ein Zeichen dafür, daß im Augenblick der Messung kein Sauerstoffmangel vorliegt, daß aber Zellausfälle eingetreten sind.

5. Die kritische Blutdruckhöhe.

Unter kritischem Blutdruck verstehen wir denjenigen Blutdruck, bei dessen Unterschreiten schwere Störungen zentralnervöser Funktionen eintreten, also nicht denjenigen Blutdruck, unterhalb dessen die Gehirndurchblutung abzusinken beginnt. Diese Störungen sind innerhalb einer gewissen Zeitspanne noch reversibel. Dauert der Zustand jedoch länger, dann kommt es zu irreversiblen Schädigungen (ausführlich s. Abschnitt E und G).

Der kritische Blutdruck liegt dort, wo eine kritische Durchblutungsschwelle unterschritten wird, die durch FINNERTY u. a. (1953, 1954, 1957) für den Menschen bei ihren Untersuchungen mit kontrollierter Hypotonie unter Hexamethonium zu etwas über 30 ml/100 g·min bestimmt wurde. Bei der von diesen Autoren angewandten Methode für die Bestimmung der kritischen Durchblutung ist der dabei bestimmte mittlere arterielle Druck von 30—35 mm Hg wohl eher zu niedrig, zum mindesten im untersten Grenzbereich angegeben. Aus den Untersuchungen von HENRY u. a. mit der Zentrifuge ergab sich eine kritische arteriovenöse Blutdruckdifferenz in Höhe der Schädelbasis von mindestens 40 mm Hg. In den Versuchen von MOYER und MORRIS fand sich bei langsamer Infusion von Pendiomid® bei Normalpersonen noch eine normale Durchblutungshöhe bis zu einem mittleren arteriellen Druck von 60 mm Hg. Unterhalb dieses Drucks sank jedoch die Durchströmung so rasch ab, daß im Einzelfall schon eine Reduktion der O_2-Aufnahme bei nur geringer Unterschreitung von 55 mm Hg eintreten konnte. Es wird also gut sein, beim Menschen im Liegen den kritischen mittleren arteriellen Druck bei kurzdauernder Blutdrucksenkung auf nur wenig unter 55 mm Hg (Mitteldruck in der A. brachialis) anzusetzen. Bei länger dauernder Blutdrucksenkung wird schon in einem höheren Bereich schließlich Bewußtlosigkeit eintreten.

Bei einer *artefiziellen Hypotonie* muß somit darauf geachtet werden, daß einerseits der Blutdruck so weit gesenkt wird, daß tatsächlich die beabsichtigte Verminderung der Gehirndurchblutung eintreten kann, daß aber andererseits der kritische Druck nicht zu weit und vor allem nicht zu lange unterschritten wird.

Im *Stehen und Sitzen* wird wegen der unterschiedlichen Kompensation der hydrostatischen Druckdifferenz (s. oben) der kritische Blutdruck durchschnittlich eher etwas höher anzusetzen sein: ein Mitteldruck von rund 50 mm Hg bei maximaler, ein Mitteldruck von rund 70 mm Hg bei nur geringer Kompensationsmöglichkeit.

Es wurde hier mit Absicht nicht die Literatur aus Tierversuchen herangezogen, weil sich deutliche *Speciesunterschiede* ergeben. So ist beim Hund der kritische Mitteldruck im Liegen auf etwa 60—70 mm Hg anzusetzen (NOELL, 1944a), beim Kaninchen auf etwa 40 mm Hg (GERCKEN).

Bei Vorliegen einer *Sklerose*, die den effektiven Druck hinter der Einengung deutlich senkt, liegt der kritische Blutdruck entsprechend höher. In den Untersuchungen von FINNERTY u.a. (1953) trat in solchen Fällen schon eine Bewußtlosigkeit bei Senkung des

Mitteldrucks auf durchschnittlich 100 mm Hg ein. Man spricht deshalb auch von einem „Erfordernishochdruck". Das ist zwar für den akuten Zustand, mit dem es der Neurochirurg meist zu tun hat, völlig gerechtfertigt. Es darf nur darüber nicht vergessen werden, daß durch langsam ansteigende, aber konsequent durchgeführte Therapie des Hypertonus auch dieser „Erfordernisdruck" gesenkt werden kann (SCHROEDER u. PERRY).

Die höhere Lage des „*Erfordernisdrucks*" bei cerebralen Gefäßerkrankungen gegenüber derjenigen bei Normalpersonen wird häufig darauf zurückgeführt, daß sich ja die sklerosierten Gefäße weniger dilatieren könnten. Meist ist jedoch die Sklerose nur auf die großen Gefäße beschränkt, während die kleineren Gefäße noch intakt sind und damit ihre Reaktionsfähigkeit bewahrt haben. Es ist dann aber durch den Druckabfall im sklerosierten Gebiet von vornherein der effektive Druck schon in die Nähe des kritischen Drucks gesenkt, so daß trotz voller Reaktionsfähigkeit der kritische Druck vor der Stenose höher liegt.

6. Das Druckgefälle bei Änderung des Liquordrucks.

Jede Erhöhung des Liquordrucks vermindert das arteriovenöse Druckgefälle, da der intracerebrale Venendruck dem Liquordruck entspricht. Diese Verminderung des arteriovenösen Druckgefälles ist dann ebenso groß wie diejenige, die bei entsprechender Senkung des arteriellen Mitteldrucks zustande kommt, wenn die Autoregulation aufgehoben ist (NOELL u. SCHNEIDER, 1948a). Bei vorhandener Autoregulation kommt es jedoch in den ersten Stufen der Liquordruck-Erhöhung durch die entsprechende Erhöhung des intracerebralen Venendrucks zu einer Vasokonstriktion auf der arteriellen Seite (s. S. 458). Infolgedessen nimmt in dieser ersten Stufe die Durchblutung des Gehirns stärker ab als bei entsprechender Senkung des mittleren arteriellen Drucks. So finden sich also schon bei geringer Steigerung des Liquordrucks Abnahmen der Durchblutung. Sie führen jedoch noch nicht zu einem solchen O_2-Mangel, daß Reaktionen von seiten des Gefäßsystems sichtbar würden (NOELL u. SCHNEIDER, 1948a; LUDWIGS u. WIEMERS, 1953). Das entspricht dem S. 449 und 474 geschilderten „freien Intervall" bei Senkung des arteriellen und venösen pO_2. Bei weiterer Erhöhung des Liquordrucks, wenn das kritische arterio-venöse Druckgefälle angenähert erreicht ist, wird die Gehirndurchblutung so weit vermindert, daß es zu einem Sauerstoffmangel im Gewebe und damit zu einer „reaktiven Dilatation" kommt, die jedoch nicht die volle Durchblutung wiederherzustellen vermag; bei Aufhebung der Liquordrucksteigerung findet sich eine „reaktive Hyperämie". Trotz des erhöhten Umgebungsdrucks vermag sich also eine Gefäßerweiterung auf der arteriellen Seite auszuwirken, was auch daraus hervorgeht, daß durch Zugabe von CO_2 zur Einatmungsluft die durch Liquordruckerhöhung erniedrigte Durchblutung wieder gesteigert, ja zur Norm zurückgebracht werden kann. Trotzdem erscheint eine CO_2-Beatmung bei Liquordrucksteigerung beim Menschen nicht angebracht wegen der damit verbundenen Erhöhung der Ödemgefahr.

Bei gleichmäßiger Liquordruckerhöhung wurde die Höhe des arteriovenösen Druckgefälles, unterhalb der eine Dilatation der Gehirngefäße meßbar wird, von LUDWIGS u. WIEMERS am Hund bei 70 mm Hg festgestellt. HUBER u.a. fanden beim Menschen in ihren Versuchen mit lokaler Druckerhöhung wie die meisten klinischen Untersucher eine gewisse Streubreite. Das liegt daran, daß bei akuter lokaler Liquordruckerhöhung ein erhebliches Druckgefälle innerhalb des Gehirns auftritt (s. unten), so daß die Liquordruckmessung keine zuverlässige Angabe über den mittleren intracerebralen venösen Druck ergibt.

Die Befunde beim Menschen entsprechen dann voll den Ergebnissen aus Tierversuchen, wenn es sich um eine gleichmäßige Drucksteigerung handelt (vgl. Beitrag TÖNNIS in diesem Handbuch; KETY, SHENKIN u. SCHMIDT).

Wenn unter klinischen Bedingungen oft wesentlich früher die kritische Höhe des Druckgefälles erreicht wird, liegt dies unter anderem an dem gleichzeitig vorliegenden Gehirnödem (GÄNSHIRT, 1957, 1961; GÄNSHIRT u. TÖNNIS; BERNSMEIER u. SIEMONS, 1953c).

Bei einer experimentellen Prüfung dieser Zusammenhänge muß berücksichtigt werden, daß bei Drucksetzung durch eine Trepanationsöffnung über der Convexität und Messung des Liquordrucks an derselben Stelle nicht überall im Gehirn des Versuchstieres derselbe Liquordruck herrscht, sondern ein niedrigerer. Es ergibt sich dann ein Druckgefälle im Subarachnoidalraum, das zur Folge hat, daß an einzelnen Stellen eine

Drucksteigerung erst einsetzt, wenn am Ort der Drucksetzung schon eine relativ große Druckhöhe erreicht ist (HUBER u.a.; NOELL u. SCHNEIDER, 1948a). Eine gleichmäßigere Drucksteigerung erhält man durch Druckerhöhung in der Zisterne (NOELL u. SCHNEIDER, 1948a).

Bei einer experimentellen Steigerung des Liquordrucks kommt es, sobald der intrakranielle Venendruck überschritten ist, zu einer Drosselung im venösen System, die intermittierend gesprengt wird. Die Sprengung des Verschlusses ist die Folge des Druckanstiegs im vorgeschalteten Kreislaufgebiet. Der frequente Wechsel von Verschluß und Öffnung der Vene ist dadurch bedingt, daß nach Sprengung des Verschlusses der Druck der strömenden Flüssigkeit immer niedriger ist als der den Verschluß sprengende „Staudruck", so daß eine erneute Kompression der Venen eintreten kann (NOELL u. SCHNEIDER, 1948a).

Mit einer Erhöhung des Liquordrucks steigt der Druck im Circulus arteriosus cerebri an, während der Druck im Sinus sagittalis fällt (NOELL u. SCHNEIDER, 1948a; WEED u. HUGHSON; WRIGHT 1938; BEDFORD; u.a.). Diese Druckerniedrigung im Sinus ist im Schrifttum als Ausdruck einer biologischen Kompensationsmaßnahme angesprochen worden. Es handelt sich jedoch, wie NOELL u. SCHNEIDER (1948a) zeigen konnten, allein um eine hämodynamische Folge der Drosselung im venösen System vor dem Sinus sagittalis, der gewissermaßen als extrakraniell zu betrachten ist (WRIGHT, 1938), solange die Dura intakt ist. Durch Liquordruckerhöhung läßt sich der Sinus sagittalis nicht zum Verschluß bringen. Ganz entsprechend den obigen Ausführungen stellten WEED u. HUGHSON und BEDFORD fest, daß der Druck im Sinus sagittalis immer dann abfällt, wenn er vom Druck der Zisterne übertroffen wird.

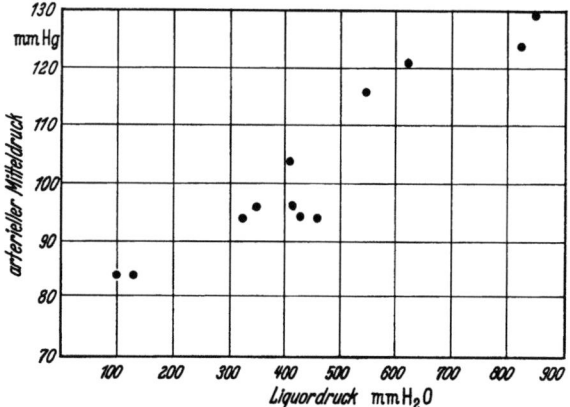

Abb. 16. Korrelation zwischen Blutdruck und Liquordruck beim Menschen. Patienten mit Gehirntumoren. [Nach KETY, S. S., H. A. SHENKIN and C. F. SCHMIDT: J. clin. Invest. 27, 493—499 (1948).]

Eine wesentliche *biologische Kompensationsmaßnahme* ganz anderer Art als die der „reaktiven Hyperämie" besteht darin, daß eine allgemeine Blutdrucksteigerung eintritt, wenn der Liquordruck eine bestimmte Höhe überschreitet. Ursprünglich wurde angenommen, daß diese von CUSHING beschriebene Reaktion erst dann eintrete, wenn zumindest der diastolische oder gar der mittlere arterielle Druck überschritten werde, und daß sie ausschließlich durch Asphyxie der Zentren bedingt sei. Es hat sich in der Folgezeit erwiesen, daß schon erheblich früher eine Blutdrucksteigerung ausgelöst werden kann. KETY, SHENKIN u. SCHMIDT fanden ganz generell eine recht gute Korrelation zwischen Liquordruckerhöhung und Blutdrucksteigerung (Abb. 16). Ebenso fanden HUBER u.a. und THOMPSON u. MALINA schon bei relativ geringen Liquordruckerhöhungen eine deutliche, wenn auch variable Blutdrucksteigerung, vor allem abhängig vom Sitz der Liquordrucksteigerung. HUBER u.a. konnten weiter zeigen, daß in den ersten Stufen der Blutdruckerhöhung noch keine Durchblutungssteigerung eintritt. Sie nehmen deshalb mit THOMPSON und MALINA an, daß in dieser ersten Stufe die Blutdrucksteigerung durch eine *Massenverschiebung* der Medulla oblongata oder der Aktivierungszone der Formatio reticularis des Mittelhirns zustande kommt und nicht durch eine Asphyxie der Zentren. In der Tat konnten HÄGGENDAL u.a. zeigen, daß bei langsamer Drucksteigerung in der Cisterna magna, wenn Massenverschiebungen vermieden werden, die Blutdrucksteigerung erst bei so hohen Liquordruckerhöhungen zustande kommt, daß eine erhebliche Einschränkung der Gesamtgehirndurchblutung anzunehmen ist. Es müssen somit zwei Formen der Blutdrucksteigerung bei Liquordruck-Erhöhung unterschieden werden, eine erste, früh einsetzende, durch Massenverschiebung bedingte, und eine zweite, erst bei höherer Liquordruck-Erhöhung auftretende, durch Asphyxie der Zentren ausgelöste.

Daß in der ersten Stufe der Blutdruckerhöhung bei Massenverschiebung noch keine oder nur eine flüchtige Durchblutungssteigerung herbeigeführt wird, erklärt sich durch die Autoregulation der Gehirngefäße (s. S. 455). Erst bei höheren Stufen des Liquordrucks, wenn durch den O_2-Mangel und die CO_2-Anhäufung die Autoregulation aufgehoben ist, vermag die Blutdrucksteigerung zu der Durchblutungserhöhung beizutragen, allerdings nicht so weit, daß dadurch der O_2-Mangel wirklich behoben würde. Immerhin wird durch den Cushing-Reflex die Gehirndurchblutung in die Höhe des kritischen Bereichs gehoben, so daß die Liquordrucksteigerung über längere Zeit nicht zum Tode führt, da dadurch die Überlebens- und Wiederbelebungszeit der zentralen Funktionen erheblich verlängert wird (vgl. S. 517). Der Cushing-Reflex vermag also auf die Dauer zwar nicht das Leben zu erhalten, verlängert jedoch das Überleben und damit die Chancen der Rettung.

IV. Viscosität des Blutes.

Eine Änderung des Hämatokrits des Blutes muß Änderungen der Durchblutung eines Organs zur Folge haben, doch ist das Ausmaß nicht vorauszusagen, da durch das eventuelle Vorhandensein von arteriovenösen Anastomosen je nach Strömungsgeschwindigkeit, Durchmesser, Abgang und Anordnung der Gefäßzweige in verschiedenen Organen

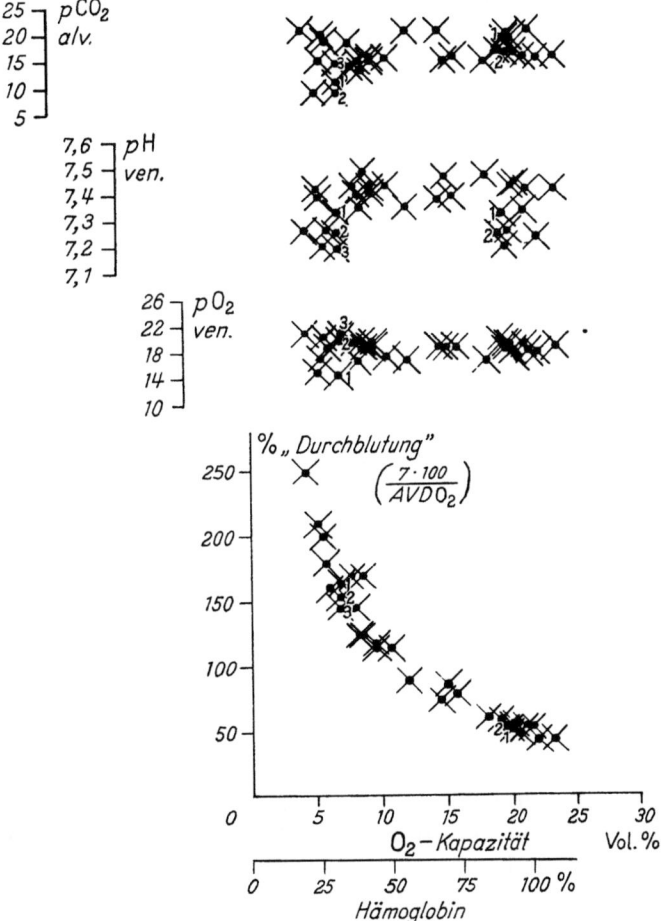

Abb. 17. Gehirndurchblutung (in %) am hyperventilierten Tier (Hund) bei Änderung der O_2-Kapazität bzw. des Hämoglobingehaltes; zusätzlich sind pCO_2 alv, pH ven und pO_2 ven angegeben. [Aus NOELL, W.: Pflügers Arch. ges. Physiol. **247**, 553—575 (1944).]

die scheinbare Viscosität ganz unterschiedlich sein kann. NOELL (1944b) hat die Verhältnisse am Gehirnkreislauf untersucht und fand, verglichen etwa mit der Hinterpfote (WHITTAKER u. WINTON; PAPPENHEIMER u. MAES), eine sehr starke Durchblutungszunahme mit Abnahme des Hämatokrits.

Abb. 17 gibt Auskunft über seine Befunde. Es ist dazu zu bemerken, daß die Versuchstiere von vornherein so stark hyperventiliert waren, daß der alveolare und damit arterielle pCO_2 auf durchschnittlich 17 mm Hg, damit die Durchblutung auf rund die Hälfte der

Norm und der pO_2 des venösen Blutes auf die obengenannte kritische Höhe von durchschnittlich 19 mm Hg gesenkt waren. Wie oben dargestellt, können sich dann bei konstant gehaltenem Blutdruck andere Faktoren, besonders unvermeidliche Schwankungen des pCO_2, nicht mehr auswirken, und es werden überschaubare Versuchsbedingungen erhalten. Es ist zu ersehen, daß die durch Hypokapnie bedingte Minderdurchblutung mit Abnahme des Hämatokrits (in der Abbildung als Hämoglobin-Gehalt angegeben) schrittweise rückgängig gemacht wird, daß jedoch erst bei einem Hämoglobin-Gehalt von 40% die Ausgangsdurchblutung erreicht wird, und daß sich bei einem Hämoglobin-Gehalt von rund 20% eine sehr hohe Durchblutungssteigerung nachweisen läßt. Über den ganzen Verlauf der Untersuchung (NOELL, 1944b) ist der pO_2 des venösen Gehirnblutes konstant gehalten, d.h. eine zusätzliche Störung in der Gehirnversorgung nicht eingetreten, wenn auch bei starker Blutverdünnung aus methodischen Gründen die Streuung der Werte größer wird. Durch die Verminderung der Viscosität ist die Durchblutungssteigerung bei verhältnismäßig geringer Gefäßdilatation so stark, daß die Gehirnversorgung aufrechterhalten bleibt. NOELL folgerte, daß beim Hund erst bei einem Hämoglobin-Gehalt von 10—12% derselbe O_2-Mangel vorliege wie in einer Höhe von 7500—8000 m oder wie bei einer Senkung des arteriellen Mitteldrucks auf 60—70 mm Hg. Man kann daraus ableiten, daß die Infusion einer Blutersatzflüssigkeit bei Blutdruckverfall immer nur ein Gewinn für die Sauerstoffversorgung des Zentralnervensystems ist. Eine weitere Konsequenz ist die, daß bei Blutverlusten bis über ein Liter bei den zahlreichen Gefahren einer Bluttransfusion diese nur in Sonderfällen durchgeführt werden sollte. Man kann sich mit Volumenersatz durch eine kolloidhaltige Blutersatzflüssigkeit oder Protein-Plasma begnügen. Dabei ist allerdings zu berücksichtigen, daß dem Plasma die Expanderwirkung der Erythrocyten fehlt, so daß der Volumenersatz den Blutverlust übersteigen muß, da ein Teil der infundierten Flüssigkeit trotz des Eiweißgehalts durch Diureseanregung rasch ausgeschieden wird.

Nach diesen Ergebnissen ist bei einer *Anämie* eine weitgehende Kompensation und erst bei schwersten Graden eine Störung der Gehirnfunktion zu erwarten, wenn nicht gleichzeitig durch die zugrunde liegende Krankheit (z.B. Perniciosa, s. Tabelle 6) solche Störungen ausgelöst werden. Eine ähnliche Kompensation ist auch für den Gesamtorganismus zu erwarten. Die Anpassungsbreite ist jedoch erniedrigt, so daß sich bei Belastungen eher Störungen ergeben müssen; diese betreffen jedoch mehr das Herz, das zusätzlich Arbeit leistet, und weniger das Gehirn, dessen O_2-Bedarf nicht wesentlich gesteigert wird. (Eine Ausnahme bildet der Zustand der Erregung, s. S. 439.) Bei Anämie sind also eher Störungen von seiten des Herzens als von seiten des Gehirns zu erwarten, bei Hypoxämie umgekehrt eher Störungen von seiten des Gehirns als von seiten des Herzens.

Die Bedeutung der Viscosität des Blutes für die Höhe der Gehirndurchblutung geht auch hervor aus einem Vergleich der venösen Hypoxie durch Abnahme der Erythrocytenzahl einerseits und durch Senkung der Sauerstoffkapazität ohne Erythrocytenabnahme (Toxicämie wie CO-Vergiftung, Met-Hämoglobin-Bildung) andererseits. Wie sich aus Tabelle 5 ergibt, sind gleiche Sauerstoffmangelerscheinungen bei einem Hämoglobin-Gehalt von 10—12% bei Anämie und von 34—36% bei Toxicämie zu erwarten.

Durch Infusion der therapeutisch üblichen Mengen hypo- oder hypertoner Lösungen wird bei normalem Gehirnkreislauf und offener Schädelkapsel die Gehirndurchblutung nur wenig verändert (WALTZ u. MEYER, 1959). Bei vorhandenem Gehirnödem kann jedoch durch Entquellung bei Infusion hypertoner Lösung eine Zunahme der Gehirndurchblutung erreicht werden (s. klinische Literatur).

Erhöhung des Hämatokrits über den Normalbereich führt zu einer Erhöhung der Viscosität und zu einer Erniedrigung der Gehirndurchblutung. Eine solche Hämatokriterhöhung findet sich z.B. bei der Polycythämie vera (SCHMIDT, 1950; NELSON u. FAZEKAS), bei der Höhenanpassung (s. S. 505) oder bei Schockzuständen. Mit der Erniedrigung der Gehirndurchblutung geht bei der Polycythämie vera keine Erniedrigung des O_2-Verbrauchs einher (SCHMIDT, 1950; NELSON u. FAZEKAS; BERNSMEIER u. GOTTSTEIN, 1956);

Tabelle 5. *Gleiche Sauerstoffmangelwirkungen bei arterieller und venöser Hypoxie beim Hund.*
[Aus NOELL, W.: Pflügers Arch. ges. Physiol. **247**, 553—575 (1944).]

	Hypoxämie	Blutdrucksenkung	Anämie durch Erythrocytenabnahme	Senkung der Sauerstoffkapazität *ohne* Erythrocytenabnahme
Art. pO_2 (mm Hg)	27—29	Normbereich	Normbereich	Normbereich
Blutdruck (mm Hg)	110—130	60—70	110—130	110—130
Hämoglobingehalt ($100\% = 21{,}4$ Vol.-% O_2)	Normbereich	Normbereich	10—12%	34—38%
Ven. pO_2 (mm Hg)	19	17	17	17
Gehirndurchblutung ($100\% = 7$ Vol.-% art.-ven. O_2-Diff.)	um 130%	um 46%	um 400%	um 130%

der O_2-Vorrat im Blut ist immer so hoch, daß ohne zusätzliche Faktoren der kritische pO_2 im venösen Blut nicht erreicht wird. Ob es bei Schockzuständen sekundär z. B. durch Störung der Mikrozirkulation zu einer Einschränkung der O_2-Aufnahme des Gehirns kommt, ist unseres Wissens bisher nicht untersucht worden.

V. Vasomotorik.

1. Vasoconstrictoren.

Die Gehirngefäße weisen eine gewisse nervöse Vasomotorik auf. Durch *Sympathicusreiz* ist eine allerdings relativ geringfügige *Vasoconstriction* auslösbar (ältere Literatur bei WOLFF; neuere bei LASSEN, 1959; SOKOLOFF, 1959; KROGH, 1964; INGVAR, 1958; HOLMQVIST u. a.). Der grundlegende Befund von FORBES u. WOLFF (s. auch POOL, FORBES u. NASON; FORBES, 1958), daß bei einer Reizung des Halssympathicus die so ausgelöste Minderdurchblutung des Gehirns erst bei mehrfach höherer Schwelle eintritt und auch bei maximalem Reiz weit geringer ist als in der Dura und erst recht in den Hautgefäßen, ist in der Folgezeit mit verschiedensten Methoden immer wieder bestätigt worden. Gegen die älteren Untersuchungen konnte jedoch jeweils eingewandt werden, daß meist nur qualitative Methoden benutzt wurden und daß die Sympathicusreizung nicht optimal war. Aus den jüngsten Untersuchungen von KROGH (1964) mit Messung der Durchblutung der A. carotis interna beim Menschen durch eine magnetische Stromuhr und mit optimaler Reizung ergibt sich jedoch eine volle Bestätigung der alten Befunde. Zwar konnte durch Reizung des Halssympathicus bei normaler Ausgangsdurchblutung regelmäßig eine Senkung der Durchblutung ausgelöst werden; aus den Abbildungen der Arbeit von KROGH (1964) ergibt sich jedoch, daß diese Senkung auch bei maximaler Reizung nur 20—30% der Ausgangsdurchblutung betrug. Die Durchblutungssenkung ist dabei fast vollständig auf die Seite der Reizung beschränkt und greift nur geringfügig auch auf die kontralaterale Seite über.

Daß es sich bei dieser so ausgelösten Minderdurchblutung tatsächlich um eine Vasoconstriction durch Sympathicusreiz handelt, läßt sich daraus schließen, daß sie durch Sympathicolytica und Ganglienblocker in geeigneter hoher Dosierung aufzuheben ist (LUDWIGS u. SCHNEIDER).

Die *Größe der Vasoconstriction* nach Sympathicusreiz ist entscheidend abhängig von der jeweiligen Durchblutungshöhe und am größten unter Normalbedingungen. Wird die Durchblutung durch Hyperventilation in den kritischen Grenzbereich gesenkt, so ist die vasoconstrictorische Wirkung des Sympathicusreizes aufgehoben; ebenso wird die vasoconstrictorische Wirkung des Sympathicusreizes abgeschwächt und schließlich aufgehoben, wenn durch CO_2-Zusatz zur Einatmungsluft die Durchblutung in jenen Bereich erhöht wird, in dem der autonome Tonus und die Autoregulation abgeschwächt oder schließlich erloschen sind (Abb. 18).

Die Diskussion über die Auswirkung des Sympathicusreizes auf die Gehirndurchblutung beschränkt sich heute nur noch auf die Frage nach der *Bedeutung dieser Reaktion*. Da sie relativ geringfügig ist, da sich gewisse Speciesunterschiede finden (SCHMIDT, 1934, 1935/36; SCHMIDT u. HENDRIX), da weiter Unterschiede zwischen verschiedenen Hirnarealen bestehen (LUDWIGS u. SCHNEIDER; SCHMIDT u. HENDRIX; SCHMIDT, 1934, 1935/36; SCHMIDT u. PIERSON) und besonders eine stärkere Reaktion im Mark als in der Rinde und den Kernen (LUDWIGS u. SCHNEIDER) gefunden wurde, hat SCHMIDT (1950) die Vermutung ausgesprochen, daß es sich um ein „spurenhaftes Überbleibsel eines unerwünschten Regulationstyps" handle. Man wird also weiterhin an der Feststellung festhalten dürfen, daß der Gehirnkreislauf zu den regulierten und nicht zu den regulierenden Kreislaufabschnitten gehört (SCHNEIDER, 1953).

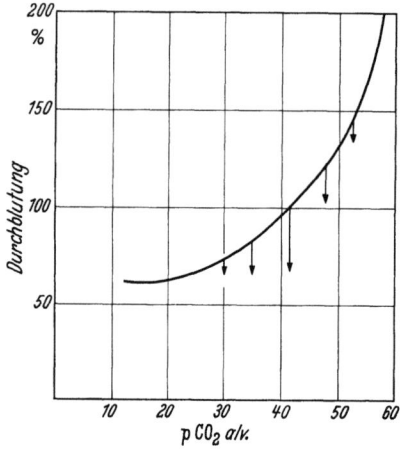

Abb. 18. Verminderung (↓) der Durchblutung des Gehirnmarks durch Reizung des Halssympathicus bei normalem, erniedrigtem und erhöhtem pCO_2 der Alveolarluft. Die Durchblutungsminderung ist bei erhöhtem und erniedrigtem pCO_2 geringer als bei normalem. [Aus LUDWIGS, N., u. M. SCHNEIDER: Pflügers Arch. ges. Physiol. **259**, 43—55 (1954).]

Bei der beschränkten Reaktion der Gehirngefäße auf nervösen Reiz und bei Berücksichtigung der Tatsache, daß auch diese Reaktion der Gehirngefäße völlig verschwindet, wenn die Gehirndurchblutung auf ein solches Niveau gefallen ist, daß O_2-Mangelerscheinungen eintreten (z. B. durch Hyperventilation, LUDWIGS u. SCHNEIDER), wird man weiter schließen dürfen, daß auf nervösem Wege *Angiospasmen*, d.h. überdauernde starke Vasoconstrictionen, die zu Gewebsuntergang führen können, nicht auszulösen sind (s. dagegen zur mechanischen Auslösbarkeit von Angiospasmen S. 486).

Es besteht weiter Übereinstimmung darin, daß die Gehirngefäße *nicht tonischen Einflüssen* über den Sympathicus unterliegen: Ausschaltung des Sympathicus erhöht die Gehirndurchblutung nicht (FORBES, 1958; FLOREY; GURDJIAN u. a.; LUDWIGS u. SCHNEIDER). Auch beim Menschen ließ sich weder durch operative noch medikamentöse *Ausschaltung des Ganglion stellatum* eine Durchblutungssteigerung nachweisen (SCHEINBERG, 1950b; HARMEL u. a.; SHENKIN, CABIESES u. v. D. NOORDT; LINDÉN; JAYNE u. a.). Ebenso läßt sich nach Gabe von *Sympathicolytica* (BERNSMEIER, 1954a; GOTTSTEIN; MCCALL u. TAYLOR, 1953; HAFKENSCHIEL, CRUMPTON, MOYER u. JEFFERS; MOYER, SNYDER u. MILLER) oder *Ganglienblockern* (CRUMPTON u. a.; DEWAR, OWEN u. JENKINS, 1953a; FINNERTY u. a., 1953, 1954, 1957; KLEH u. FAZEKAS; MOYER u. MORRIS; BERNSMEIER, 1954a; BERNSMEIER u. SIEMONS, 1953b; BERNSMEIER, SACK u. SIEMONS; PARRISH u. a.) keine tonische Sympathicuswirkung erschließen. Bei den letztgenannten Untersuchungen ist der Nachweis einer fehlenden Durchblutungssteigerung allerdings dadurch erschwert, daß es gleichzeitig zu einer allgemeinen Blutdrucksenkung kommt. Wenn trotzdem die Durchblutung nicht mit der Senkung des Blutdrucks abnimmt, so ist das durch die Autoregulation der Gehirngefäße bedingt (s. S. 454 ff.). Eine deutliche Senkung der Gehirndurchblutung tritt dann ein, wenn der kritische Blutdruck unterschritten wird. Das kann besonders bei Hypertonie der Fall sein, bei der dieser kritische Grenzbereich höher liegt (KETY, KING u. a.). Wenn bei cerebralen Gefäßerkrankungen in Einzelfällen auch nach Blockierung des Ganglion stellatum subjektiv eine klinische Besserung des Zustandes und objektiv eine Zunahme der Gehirndurchblutung (LINDÉN) bzw. Abnahme des Gefäßwiderstandes (SHENKIN, CABIESES u. v. D. NOORDT) festgestellt werden konnte, so darf daraus nicht der Schluß gezogen werden, daß ein tonisch-constrictorischer Einfluß auf die Gehirngefäße selbst damit aufgehoben worden sei. Hier bietet sich eine andere Deutungsmöglichkeit dieses Befundes an: Bei *cerebralen Gefäßerkrankungen* spielen die *Anastomosen* extracerebraler Gefäße mit den Gehirngefäßen eine zunehmend größere Rolle als beim gesunden Gehirn, so daß die Höhe der Gehirndurchblutung auch von der Weite und Zahl dieser Anastomosen abhängt. Diese extracerebralen Gefäße weisen einerseits keine oder nur eine geringe Autoregulation und andererseits eine deutliche Abhängigkeit ihres Tonus von nervösen Einflüssen auf. Es ist durchaus denkbar, daß die Verbesserung der O_2-Versorgung des Gehirns in diesen Fällen bei Blockade des Ganglion cervicale superior durch eine Erweiterung der Anastomosen von den extracerebralen Gefäßen zustande kommt. Das würde auch erklären, daß unter verschiedenen Bedingungen die Befunde so unterschiedlich sind. Nach dieser Vorstellung schleicht sich also die nervöse Vasomotorik unter pathologischen Bedingungen sozusagen durch die Hintertür wieder herein, zwar nicht über die Vasomotorik der intracerebralen, sondern der extracerebralen Gefäße. Auch für eine pharmakologische Beeinflussung der Gehirndurchblutung muß das bei diesen Fällen von Bedeutung sein (s. S. 470).

Zu der relativen Geringfügigkeit der Auswirkung eines Sympathicusreizes auf die Gehirndurchblutung paßt durchaus der Befund, daß die Wirkung der *Überträgerstoffe* eines solchen Reizes, *Noradrenalin* und in weit geringerem Ausmaß auch *Adrenalin*, ebenfalls relativ gering sind (Lit. bei SOKOLOFF, 1959). GOTTSTEIN (1962) fand bei intraarterieller Injektion, daß die zur Auslösung einer Vasoconstriction notwendige Konzentration von *Noradrenalin* am Gehirnkreislauf 10—20mal größer sein muß als bei Injektion in die A. femoralis oder A. carotis communis. KING u.a. und MOYER, MORRIS u. SNYDER und SENSENBACH u.a. (1953) fanden bei i.v. Infusion beim Menschen eine geringfügige Abnahme, GOTTSTEIN (1962) ein völliges Konstantbleiben der Gehirndurchblutung in der Phase der Blutdrucksteigerung durch Noradrenalin. Es ist dabei schwer auszusagen, wieweit dieses Konstantbleiben der Durchblutung trotz erhöhten arteriellen Drucks auf eine gleichzeitige gefäßverengernde Wirkung des Noradrenalin selbst oder auf die Autoregulation zurückzuführen ist (s. S. 455). Wenn also überhaupt eine vasoconstrictorische Komponente zur Auswirkung kommt, so ist sie sehr gering und kann z.B. niemals die Gehirndurchblutung in den Mangelbereich herabsetzen. GOTTSTEIN (1962) weist mit Recht darauf hin, daß auch beim Phäochromocytom während der Blutdruckkrisen nie Symptome einer cerebralen Ischämie beobachtet werden, sofern nicht ein Herzversagen eintritt. Damit stimmt überein, daß bei pathologisch erniedrigtem Blutdruck, verursacht durch Chlorpromazin oder Ganglienblocker (MOYER u. MORRIS; MOYER, MORRIS u. SNYDER; MOYER u.a., 1956), mit dem Blutdruckanstieg unter Noradrenalin-Dauerinfusion auch eine Zunahme der Durchblutung und u.U. der zuvor erniedrigten O_2-Aufnahme des Gehirns eintritt, da die Vasoconstriction in extracerebralen Gebieten bei weitem überwiegt.

Aus Untersuchungen in anderen Gefäßgebieten ist bekannt, daß sich die Wirkung des *Adrenalin* von der des Noradrenalin dadurch unterscheidet, daß es stärker auch an β-Receptoren im Sinne von AHLQUIST verankert wird, wobei die Wirkung über die α-Receptoren zu Vasoconstriction, diejenige über die β-Receptoren jedoch zu Vasodilatation führt. Auch die Gehirngefäße verfügen neben α- über β-Receptoren, so daß bei intraarterieller Injektion von kleinen Konzentrationen eine gewisse Minderdurchblutung, von größeren dagegen eine geringe Mehrdurchblutung resultiert. Die dazu notwendigen Konzentrationen sind jedoch für beide Wirkungen 5—10mal größer als in Haut- bzw. Muskelgefäßen (GOTTSTEIN, 1962). So kommt es, daß in den älteren Tierversuchen bei i.v. Stoßinjektion oder Dauerinfusion unter verschiedenen Bedingungen einmal mehr die Vasoconstriction, ein andermal mehr die Vasodilatation im Vordergrund stand (Lit. bei SOKOLOFF, 1959), beide Wirkungen jedoch, und das ist hier das wesentliche, jeweils nur relativ geringfügig nachweisbar waren.

Beim Menschen können wegen der Allgemeinwirkungen nur relativ geringe Konzentrationen Adrenalin i.v. verabfolgt werden, so daß es nicht verwunderlich ist, daß unter diesen Bedingungen entweder nur eine leichte Durchblutungssteigerung mit dem Druckanstieg (KING u.a.) oder überhaupt keine Veränderung festgestellt werden konnte (SENSENBACH u.a.; GOTTSTEIN, 1962).

2. Vasodilatatoren.

CHOROBSKI und PENFIELD konnten feine markarme Fasern nachweisen, die vom *N. facialis* über das Ganglion geniculatum und den N. petrosus superficialis major zum Plexus caroticus ziehen und bei deren Reizung eine erhebliche Erweiterung der Piagefäße über der Parietalrinde ausgelöst wird. Es handelt sich offenbar um parasympathische vasodilatatorische *Intermediusfasern*. Der Befund konnte an Katzen und Affen bestätigt werden (FORBES u. COBB; FORBES, NASON u. WORTMAN; FORBES u.a., 1939; COBB u. FINESINGER; INGVAR, 1958), sowohl mit dem Forbes-Fenster wie auch mit Hilfe von Thermosonden wie auch bei Messung des Sinusausflusses.

Es mag an den technischen Schwierigkeiten liegen, daß diese so interessante Feststellung nicht weiter ausgebaut worden ist, so daß über ihre Bedeutung noch nichts ausgesagt werden kann. Es könnte sich um den effektorischen Schenkel einer Reflexbahn handeln, die u. U. von Bedeutung für die normale Blutverteilung im Gehirn sein könnte. Die Kety-Gruppe, die eine regelmäßige Reduktion der Gesamtgehirndurchblutung um 23% bei Leukotomie (frontale Lobotomie) feststellte (SHENKIN u.a., 1948), nimmt an, daß eine normalerweise vorhandene tonische vasodilatatorische Wirkung bei Leukotomie ganz oder teilweise ausfalle. Soweit wir übersehen, ist dies bisher der einzige Versuch, zu einem Bild über die physiologische Bedeutung dieser vasodilatatorischen Bahn zu gelangen.

In den 30er Jahren hatte sich eine große Diskussion zur Frage entsponnen, ob durch Reizung von afferenten Vagusfasern eine Dilatation der Gehirngefäße ausgelöst werden könne (Lit. bei WOLFF). Zu jener Zeit waren jedoch einerseits die methodischen Schwierigkeiten noch ungenügend überwunden und andererseits die einzelnen Faktoren, die bei der Regulation der Gehirndurchblutung eine beherrschende Rolle spielen, in ihrer Interferenz noch zu wenig bekannt, vor allem das Phänomen der Autoregulation, so daß SCHMIDT (1950) zum Schluß kam, daß es sich wohl entweder um Artefakte oder um sekundäre Wirkungen von Blutdruckabfall und Atemänderung gehandelt habe, und daß eine reflektorische Beeinflussung der Gehirndurchblutung über afferente Vagusfasern nicht vorliegt.

Wenn eine allgemeine Steigerung oder Senkung des Sympathicustonus nur von geringem Einfluß auf die Gesamtgehirndurchblutung ist, so ist damit nicht gesagt, daß nicht nervöse Faktoren für die lokale Durchblutungsregulation von Bedeutung sein könnten. MCHEDLISHVILI u. NIKOLAISHVILI konnten zeigen, daß bei Ischämie der Großhirnrinde eine Dilatation der Piagefäße eintritt, besoders in denjenigen mit kleinstem Durchmesser, und daß diese Dilatation verschwindet, wenn die Piagefäße denerviert, d.h. völlig vom übrigen Gewebe isoliert werden, dagegen erhalten bleibt, wenn die in die Tiefe abgehenden Zweige mit den adventitiellen und intramuralen Nerven koaguliert werden. Die Autoren schließen daraus auf eine Beeinflussung der Piagefäße durch Nerven, die nicht mit den Gefäßen verlaufen. FALCK u.a. konnten nachweisen, daß nur ein kleiner Teil der adrenergischen Fasern des Cortex mit den Gefäßen verläuft; ein größerer Teil scheint aus bisher noch unbekannten tieferen Strukturen zum Cortex und von dort zu den Piagefäßen zu verlaufen. Histochemische Untersuchungen über die Verteilung der Cholinesterase weisen auf einen ähnlichen Verlauf cholinerger Fasern (MCHEDLISHVILI). Offenbar ist eine nervöse Beeinflussung der Gehirndurchblutung von tiefen Gebieten möglich (GEIGER u. SIGG); die bei Reizung dieser Gebiete gefundene Mehrdurchblutung geht nicht immer mit einer arousal reaction einher (HIRSCH).

VI. Zur pharmakologischen Beeinflussung der Gehirndurchblutung.

Nur kurz soll hier auch auf einige Gesichtspunkte zur pharmakologischen Beeinflussung der Gehirndurchblutung eingegangen werden, da auf diesem Gebiet eine große Verwirrung herrscht. Dies kommt zum Teil daher, weil nicht genügend zwischen Reaktionen unter normalen und unter pathologischen Bedingungen unterschieden wurde.

Bezüglich der Einzelbefunde sei auf die Darstellungen von SOKOLOFF (1959) und von GOTTSTEIN (1962) verwiesen.

GOTTSTEIN (1962) konnte in einer großangelegten Versuchsserie nachweisen, daß durch intravenöse Gabe einer großen Zahl *gefäßerweiternder Mittel* am Menschen keine Mehrdurchblutung des Gehirns zu erzielen ist, wenn zur Zeit der Untersuchung kein O_2-Mangel des Gehirns vorliegt. In Versuchen an Katzen und am Menschen konnte er zeigen, daß nur bei intraarterieller Gabe eine flüchtige Mehrdurchblutung ausgelöst wird. Am wirksamsten erwiesen sich dabei Adenosintri- und -monophosphat und Papaverin.

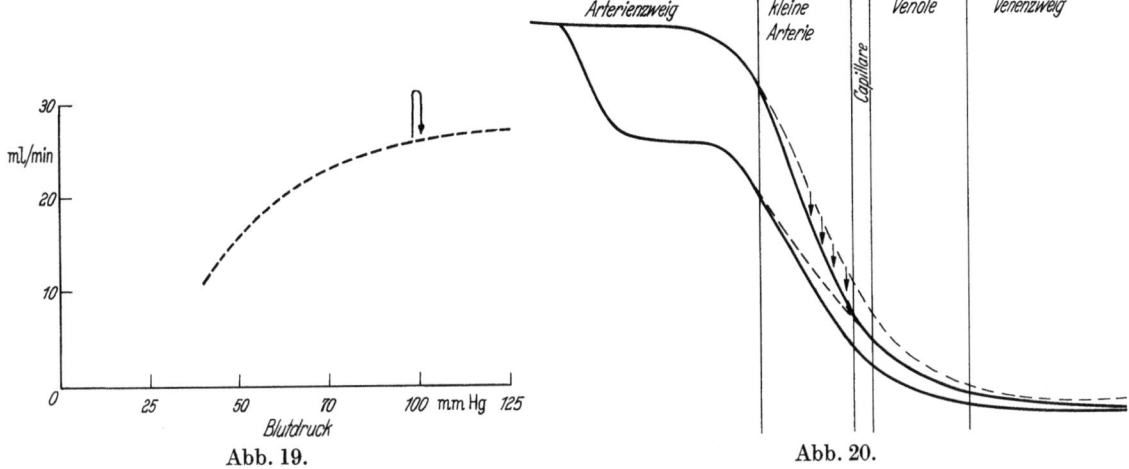

Abb. 19. Schema der kurzfristigen Wirkung einer dilatierenden Substanz, die den Aortendruck nicht verändert. Ordinate=Gehirndurchblutung. Der Pfeil gibt den Verlauf der Durchblutungsänderung an. Die anfängliche Gefäßwerweiterung führt kurzfristig zu einem Durchblutungsanstieg. Da dabei das Druckgefälle in den Widerstandsgefäßen vermindert und somit dort der Innendruck erhöht ist, wird die Autonomie des Gefäßes verstärkt und die Durchblutung sinkt auf die Ausgangslage.

Abb. 20. Schematische Darstellung des Druckabfalls im Gehirngefäßgebiet. Obere ausgezogene Kurve: Unter unbeeinflußten Normalbedingungen. Gestrichelte obere Kurve: Anfängliche Wirkung von gefäßerweiternden Substanzen. Pfeile: Effekt der Autoregulation. Untere ausgezogene Kurve: Bei Arteriosklerose im Gebiet der Carotis interna. In ihren Ästen und Zweigen ist der Druck erniedrigt. Bei Anwendung gefäßerweiternder Mittel kann er erhöht werden (gestrichelte untere Linie). Da jetzt O_2-Mangel besteht, wird diese Gefäßerweiterung nicht mehr autoregulatorisch rückgängig gemacht. Deshalb sind unter pathologischen Bedingungen gefäßerweiternde Substanzen wirksam, sofern sie nicht zur Senkung des Aortendrucks führen.

Besonders wichtig ist der Befund, daß bei Dauerinfusion einer vasodilatierenden Substanz die anfängliche Mehrdurchblutung auch bei weiter fortlaufender Infusion wieder schwindet. SCHEINBERG (1950a) verwendet extracerebral vasodilatierende Substanzen, wie etwa Nicotinsäureamid, um zu kontrollieren, ob bei Verwendung der N_2O-Methode eine Kontamination mit extracerebralem Blut eingetreten ist. Wird eine Zunahme der Gehirndurchblutung bei intravenöser Gabe von Nicotinsäureamid festgestellt, dann handelt es sich um einen Fehler bei der Blutentnahme; bei einwandfreier Messung wird unter dem Einfluß dieser Substanz die Gehirndurchblutung nicht verändert. Umgekehrt läßt sich bei Verwendung gefäßverengender Mittel unter Normalbedingungen ebenfalls höchstens eine nur ganz vorübergehende Minderdurchblutung auslösen.

Seit der Aufklärung der *Autoregulation* des Gehirngefäßnetzes ist die Deutung dieser Befunde verhältnismäßig einfach geworden: Die Gefäßdilatation erhöht den transmuralen Druck, wodurch die Autoregulation angeregt wird und der Tonus der Gefäße wieder so weit ansteigt, daß die Durchblutung auf die Norm zurückkehrt (Abb. 19). Die grob schematische Abb. 20 soll das noch auf andere Weise veranschaulichen. Es ist das Druckgefälle von einer größeren Gehirnarterie bis zu den zugehörigen Venolen dargestellt. Das Hauptdruckgefälle findet sich in den kleinsten Arterien und Arteriolen (ausgezogene Kurve oben). Bei Infusion eines gefäßerweiternden Stoffes wird dort das Druckgefälle abgeflacht (gestrichelte Linie oben), weil der durchschnittliche Einzelradius der Gefäße vergrößert wird. Dadurch wird jedoch lokal der Innendruck erhöht, woraus eine Gefäßverengung resultiert (Pfeile), so daß das alte Druckgefälle wiederhergestellt wird. Je nach Applikationsart und den sonstigen Versuchsbedingungen ist deshalb entweder nur eine vorübergehende oder gar keine Mehrdurchblutung feststellbar.

Ganz anders verhält es sich jedoch unter *pathologischen Bedingungen*, wenn durch O_2-Mangel die Autoregulation vermindert ist (S. 457). Dies wird in den beiden unteren Kurven der Abb. 20 grob schematisch dargestellt. Es wird als Beispiel eine lokalisierte schwere Arteriosklerose in einem großen Gehirngefäß, z.B. eine solche im Carotissyphon, gewählt, während das übrige Gefäßgebiet von Veränderungen frei sei. Es kommt zu einem erheblichen Druckabfall, so daß das arteriovenöse Druckgefälle im Gehirn und damit die Durchblutung stark vermindert ist (untere ausgezogene Kurve). Der Druckabfall würde eine andere Form aufweisen, wenn nicht schon durch Sauerstoffmangel eine gewisse Gefäßerweiterung eingetreten wäre. Diese Gefäßerweiterung ist jedoch im Gehirn (ganz im Gegensatz etwa zum Herzen) erstaunlich gering. S. 450 wurde dargestellt, daß bei einem kritischen venösen pO_2 bei Hypoxämie nur eine Mehrdurchblutung von etwa 30% festgestellt werden kann und dann erst durch noch schwereren Sauerstoffmangel erhebliche Gefäßdilatationen ausgelöst werden. Durch Injektion einer gefäßerweiternden Substanz kann in diesem Fall eine weitere Gefäßerweiterung und Erhöhung der Durchblutung bewirkt werden (untere gestrichelte Kurve), vorausgesetzt allerdings, daß der mittlere Aortendruck dabei nicht absinkt. Unter dieser Bedingung wird die Gefäßerweiterung nicht rückgängig gemacht, da ja die Autoregulation durch den O_2-Mangel stark vermindert ist.

Aus Abb. 12 und 14 kann entnommen werden, daß gefäßerweiternde Mittel im Normalbereich einerseits und bei schwerem kritischen O_2-Mangel andererseits nicht wesentlich wirksam sein können, bei dem schon eine fast maximale Vasodilatation vorliegt. Im Störungsbereich dagegen können sie wirksam werden. Das entspricht auch ganz den klinischen Beobachtungen (KLASSON; WINSOR u.a.; EISENBERG u.a.; WHITTIER). KOREIN u.a. konnten zeigen, daß die Störungen bei Hyperventilation durch vasodilatierende Substanzen gemildert oder aufgehoben werden können. Dies ist insofern ein besonders günstiger Test, als durch Hyperventilation zwar der pO_2 im Gehirngewebe in den Störungsbereich verschoben, nie jedoch der kritische Bereich unterschritten wird (vgl. S. 452).

Ferner ist folgendes zu berücksichtigen: Bei lokalem O_2-Mangel, z.B. bei isolierter Arteriosklerose eines Gefäßbezirks, kommt es zu einer Mitversorgung des cerebralen Mangelbereichs über extracerebrale *Anastomosen*. Für diese besteht von vornherein eine nur geringe Autoregulation, so daß gefäßerweiternde Substanzen an diesen Anastomosen stets wirksam sind. Auf diesem Umweg könnte somit unter bestimmten pathologischen Bedingungen durch Pharmaka eine Mehrdurchblutung des Gehirns erreicht werden.

Es darf also geschlossen werden, daß der Versuch einer Hebung der verminderten Gehirndurchblutung durch *gefäßerweiternde Mittel* durchaus *gerechtfertigt* ist, auch wenn diese unter normalen Bedingungen wirkungslos sind. Entscheidende Voraussetzung für einen therapeutischen Effekt ist allerdings immer, daß durch diese Mittel nicht gleichzeitig der Aortendruck gesenkt wird. Eine Blutdrucksenkung würde den Effekt nicht nur aufheben, sondern sogar ein negatives Resultat bewirken. Der Therapie einer möglicherweise gleichzeitigen *Herzinsuffizienz* gebührt bei unzureichender Durchblutung und O_2-Versorgung des Gehirns stets der Vorrang (GOTTSTEIN u.a., 1960; GOTTSTEIN, BERNSMEIER u. SEDLMEYER; DEWAR, 1958; SCHEINBERG, 1950c; BERNSMEIER u.a., 1962; NOVACK, GOLUBOFF u.a.; MOYER u.a., 1955). Auch durch Pharmaka, die den *Blutdruck* erhöhen, kann unter diesen pathologischen Bedingungen mit aufgehobener Autoregulation die Gehirndurchblutung gesteigert werden, vorausgesetzt allerdings, daß diese Pharmaka nicht gleichzeitig vasoconstrictorisch wirksam sind, denn bei aufgehobener Autoregulation könnten vasoconstrictorische Substanzen u.U. ebenfalls wirksam werden, während sie unter Normalbedingungen unwirksam sind. Gleichzeitig vermindern diese Pharmaka die Durchblutung der extracerebralen Anastomosen.

MAINZER (1949, 1951, 1952) hat die Therapie des ischämischen Insultes mit *Theophyllin* inauguriert. Die dieser Therapie zugeschriebenen Erfolge haben sich jedoch in einer großen statistischen Untersuchung nicht bestätigt (HADORN). Immer wieder in Einzelfällen beschriebene positive Effekte des Theophyllins sind sicher durch die Auswahl des jeweiligen Krankengutes bedingt. Beim Normalen werden bei Stoßinjektion oder Infusion sowohl die Gehirndurchblutung wie der Blutdruck gesenkt (GOTTSTEIN, 1961, 1962; WECHSLER u. a., 1950; MOYER, MILLER u. a., 1952). Bei schwerer Cerebralsklerose wird die Gehirndurchblutung durch Theophyllin eher stärker gesenkt (GOTTSTEIN u. a., 1961, 1962; WECHSLER u. a., 1950; MOYER, TASHNEK u. a.; MOYER, MILLER u. a., 1952). Beim Vorliegen einer Herzinsuffizienz kann auf die Phase der Blutdrucksenkung durch die inotrope Wirkung des Theophyllins eine länger anhaltende Blutdrucksteigerung folgen, die sekundär zu einer Erhöhung der Gehirndurchblutung und der O_2-Versorgung führen kann. Steht z. B. bei einer kombinierten Cerebral- und Coronarsklerose die akute Herzinsuffizienz im Vordergrund, dann könnte sich die Theophyllintherapie positiv auswirken, während sie sich, wenn die Cerebralsklerose vorwiegt, eher negativ auswirken würde. Unter pathologischen Bedingungen wird sich in Einzelfällen eine Verbesserung der O_2-Versorgung des Gehirns durch Eröffnung oder Erweiterung von Anastomosen aus extracerebralem Gewebe erreichen lassen (s. auch S. 467).

Nach den Angaben der Literatur (JAYNE u. a.; MCCALL u. a.; AIZAWA u. a.; MEYER, GOTOH, GILROY u. NARA; MORELLO u. a.; SHENKIN) ist eine pharmakologische Erhöhung der Gehirndurchblutung am ehesten durch *Papaverin* (hohe Dosierung; sehr langsame Injektion) zu erzielen. Auch eine Lösung mechanisch induzierter Spasmen ist am besten durch Papaverin zu erreichen (LENDLE).

E. Die O_2-Versorgung des Gehirns bei O_2-Mangel (Hypoxydosen).

Im folgenden werden überwiegend die verschiedenen Formen des akuten Energiemangels des *Gesamtgehirns* beschrieben, obwohl in vielen Hinsichten tiefere Einsichten durch die Untersuchung einzelner Gehirnabschnitte zu erwarten wären. Die Methoden zu diesem zweiten Schritt lassen bisher z. Z. nur qualitative Messungen zu, z. T. sind sie erst in Entwicklung begriffen.

I. Definitionen.

Hypoxie ist Senkung des pO_2 in den Zellen unter die Norm, also Mangel an molekularem O_2.

Hypoxämie ist Senkung des pO_2 im Blut.

Kritische Hypoxie ist Senkung des intracellulären pO_2 an irgendeiner Stelle der Zelle unter den kritischen Wert, von dem ab die Atmung der Zelle infolge Mangels an O_2 abzusinken beginnt.

Anoxie ist, streng genommen, Senkung des intracellulären pO_2 auf Null. (Häufig wird, jedoch nicht in unserer Darstellung, dieser Ausdruck auch bei einer Senkung des pO_2 unter den kritischen Wert verwendet, d. h. gleichbedeutend mit dem Ausdruck kritische Hypoxie.)

Asphyxie faßt alle diejenigen Zustände zusammen, bei welchen nicht nur die Zufuhr des O_2, sondern auch der Abtransport der CO_2 behindert ist (Erstickung). Dabei können einmal mehr die Symptome der Hypoxämie, ein andermal mehr die der CO_2-Anhäufung im Vordergrund stehen. Eine besonders wichtige Form der Asphyxie ist die

Ischämie. Hierunter werden alle Zustände mit ungenügender Blutzufuhr zusammengefaßt, auch die Oligämie infolge Blutdrucksenkung. Hierbei ist nicht nur der Antransport von O_2, sondern auch von Glucose und anderen Stoffen behindert, sowie der Abtransport nicht nur der CO_2, sondern auch anderer Stoffwechselprodukte wie Milchsäure usw. Viele dieser Stoffe werden bei gleichzeitiger Anoxie (kritischer Hypoxie) in erhöhtem Maße gebildet.

Weiter sinkt der Blutdruck in den Capillaren ab, so daß auch der Wasseraustausch beeinträchtigt wird. Es wird ganz allgemein nicht nur die Atmungsfunktion des Blutes gestört bzw. unterbrochen, sondern auch dessen Nähr-, Spül- und Pufferfunktion. Den Ausdruck

Anämie reservieren wir dagegen für alle Fälle, wo es nur zu einer Verminderung des Hämoglobingehalts des Blutes kommt; hier sind Nähr- und Spülfunktion des Blutes erhalten.

Hypoxydose ist ein übergeordneter Begriff (Strughold, 1938, 1944), der alle diejenigen Zustände zusammenfaßt, bei denen der Ablauf der Gewebsatmung gestört oder herabgesetzt ist. Es können verschiedene Formen der Hypoxydosen unterschieden werden.

Hypoxische: durch Hypoxämie bzw. Asphyxie.

Ischämische: durch vermindertes Angebot an Blut.

Nutritive: durch Mangel an Brennstoff, z.B. in der Hypoglykämie.

Histotoxische: durch Vergiftung des Fermentapparates, der an der Gewebsatmung beteiligt ist (z.B. Blausäure, Narkoseüberdosierung) oder durch Mangel an Fermenten oder Überträgern (z.B. Avitaminosen).

Metabolische: durch Erhöhung des Bedarfs (z.B. durch Temperaturerhöhung oder Krämpfe).

Hypochreose. Hier handelt es sich um diejenigen Zustände, bei welchen primär der Energiebedarf gesenkt wird, wie z.B. bei Temperatursenkung bis etwa 20° oder bei Narkose im Toleranzstadium oder Synapsenblockierung usw. Bei der Hypoxydose handelt es sich also um eine primäre Senkung der Energielieferung unter den Bedarf, die sekundär zu einer Verminderung der Tätigkeit führt, bei der Hypochreose dagegen um eine primäre Einschränkung der Tätigkeit und damit des Energiebedarfs, so daß die Verminderung der Energieentbindung erst sekundär eintritt. Diese Trennung zwischen Hypoxydose und Hypochreose ist notwendig, um zu einem Verständnis der reversiblen Wirkungen von Hypothermie und Narkose zu gelangen.

Arterielle und venöse Hypoxie. Für bestimmte Betrachtungen (S. 449) erweist es sich als günstig, diese beiden Hypoxieformen zu unterscheiden (Opitz, 1941, 1948). Unter *arterieller Hypoxie* verstehen wir eine Hypoxie, die durch Verminderung des arteriellen pO_2 bedingt ist. Bei der *hypoxämischen Form* ist allein der arterielle pO_2 gesenkt, z.B. in großen Höhen oder bei bestimmten Gasaustauschstörungen in der Lunge. Bei der *asphyktischen Form* ist gleichzeitig der arterielle pCO_2 erhöht, z.B. bei Störungen der Atmung oder bei Verlegung der Atemwege. Unter *venöser Hypoxie* verstehen wir diejenigen Hypoxieformen, bei welchen der arterielle pO_2 normal, der venöse dagegen erniedrigt ist. Sie kann verursacht sein *durch Durchblutungsverminderung* (Ischämie und Oligämie) oder *durch Verminderung der O_2-Kapazität* des Blutes wie bei der Anämie oder bei Toxikämie, z.B. durch Met-Hämoglobinbildung. Bei der venösen Hypoxie ist also der pO_2 des venösen Blutes primär erniedrigt, bei der arteriellen Hypoxie erst sekundär.

Erhaltungsumsatz, Ruheumsatz und Tätigkeitsumsatz. Wenn im folgenden von Umsatz oder O_2-Verbrauch des Gehirns die Rede ist, so ist damit stets der Umsatz des Gesamtgehirns unter Grundumsatzbedingungen gemeint, der für das Gehirn stets ein *Tätigkeitsumsatz* ist. Bei Energiemangel kann in einem nichtlebenswichtigen Gebiet der Umsatz mehr und mehr gesenkt werden bis zur völligen Lähmung der Funktion. Ist dieser Zustand gerade eben erreicht, so sprechen wir von einem *Ruheumsatz*. Die Tätigkeit kann jederzeit wieder aufgenommen werden, wenn die Energieentbindung normalisiert wird. Für das Gesamtgehirn kann dieser Ruheumsatz wegen der dabei erfolgenden Lähmung lebenswichtiger Gebiete nur bei künstlicher Perfusion bestimmt werden. Da der Ruheumsatz verschiedener Gebiete unterschiedlich ist, kann aber auch hier nur ein ungefährer Anhaltspunkt gewonnen werden, da bei einer Erniedrigung der O_2-Zufuhr bei künstlicher Perfusion ein Atemstillstand erst eintreten wird, wenn andere Gebiete schon einen niedrigeren als den Ruheumsatz erreicht haben. Auch dann, wenn in einem nichtlebenswichtigen Gebiet der Ruheumsatz unterschritten wird, kann eine Wiederbelebung bei voller Energieentbindung stattfinden; es wird nur eine längere Zeitspanne bis zum

Erreichen voller Funktionsfähigkeit notwendig sein. Eine völlige Aufhebung der Energieentbindung ist unter allen Umständen nur für eine kurz befristete Zeit möglich (s. Kapitel G/V). Es kann der Umsatz somit nur auf ein für die Erhaltung der Lebensfähigkeit der betreffenden Gehirngebiete unbedingt notwendiges Maß gesenkt werden. Aus Gründen der Abkürzung nennen wir diesen unter dem Ruheumsatz liegenden Umsatz *Erhaltungsumsatz*. Auch dessen Höhe kann am Gesamtgehirn nur in grober Annäherung bestimmt werden, da sich Gebiete finden, deren Erhaltungsumsatz bei einer bestimmten Höhe der Gesamtversorgung erreicht, andere, in denen er dann noch nicht erreicht ist. Die ersteren werden über die Erholungsfähigkeit des Gesamtgehirns entscheiden.

II. Hypoxie und Ischämie des Gesamtgehirns.
1. Die Stufen der O_2-Mangelwirkung.

Im folgenden werden die beiden wichtigsten Hypoxydoseformen, die Hypoxämie und die Ischämie, gemeinsam besprochen, obschon sich bei alleiniger Senkung des pO_2 im arteriellen Blut einige wesentliche Unterschiede gegenüber einer durch Senkung der Durchblutung hervorgerufenen Hypoxydose ergeben. Auf der einen Seite ist bei der Hypoxämie gegenüber der Ischämie noch die Nähr-, Spül- und Pufferfunktion des Blutes erhalten, wodurch die Erholungsfähigkeit verbessert wird (S. 528). Auf der anderen Seite ist eine akute Hypoxämie dadurch besonders gefährlich, daß die ersten Störungen häufig subjektiv nicht als unangenehm empfunden werden, eine Warnung also ausbleibt. Bei schwereren Störungen ist als erstes Konzentrationsfähigkeit, Merkfähigkeit und innerer Antrieb betroffen. Es werden keine Schritte zur Abwendung der Gefahr unternommen, so daß dann plötzlich der Zusammenbruch erfolgt, wobei unterhalb der kritischen Schwelle (s. unten) eine Reduktion der Atmung einsetzt und so ein Circulus vitiosus in Gang gesetzt wird, der rasch zur kompletten Ischämie und zum Tode führt.

Wir besprechen zunächst die Folge der Ereignisse bei stufenweise sich verstärkender Hypoxämie, also die verschiedenen Stufen einer O_2-Mangelwirkung. Wir beschränken uns dabei auf die *Umstellungsvorgänge* bei akuter Hypoxie und kommen erst später auf die langsamer eintretenden (und langsamer wieder schwindenden) *Anpassungsvorgänge* bei chronischer Hypoxie zurück (s. S. 505ff.).

Man kann zur Erleichterung des Überblicks die Sauerstoffmangelwirkung in verschiedene Zonen einteilen (STRUGHOLD; RUFF u. STRUGHOLD):

Indifferenzzone (bzw. *freies Intervall*) ohne nachweisbare Wirkungen.

Zone der Umstellungsreaktionen bis zur kritischen Schwelle mit zunehmend sich verstärkenden Reaktionen und schließlich auch Störungen der Funktionen. Man kann demnach auch eine *Reaktionsschwelle* und anschließend eine *Störungsschwelle* festlegen. Trotz der auftretenden Störungen kommt es in dieser Zone noch nicht zu irreparablen Schäden. Wird der Grad des O_2-Mangels nicht verschärft, so kann er beliebig lange Zeit vertragen werden; durch die Auslösung von Anpassungsvorgängen gehen die Symptome sogar allmählich zurück.

Kritische Zone nach Überschreiten der *kritischen Schwelle*. Es kommt zu zunehmender Lähmung lebenswichtiger Funktionen und nach einer gewissen Zeit zu irreparablen Schäden. Die Stufe der reversiblen Wirkungen (Zone der Umstellungsreaktionen) ist scharf von der Stufe der irreparablen Schäden zu trennen, da der Zeitfaktor im ersten Fall keine, im zweiten dagegen eine entscheidende Rolle spielt.

Reaktions-, Störungs- und kritische Schwellenbereiche lassen sich bei allgemeiner Hypoxie am besten charakterisieren durch die Angabe des pO_2 im venösen Gehirnblut. Die Korrelation zwischen den Auswirkungen des O_2-Mangels und venösem pO_2 ist eindeutig die beste, die bislang bei den verschiedenen Formen der allgemeinen Hypoxie gefunden werden konnte, da der venöse pO_2 einen guten Indikator für die Gewebsversorgung darstellt. Eine ausführliche Darstellung der Schwellen mit Angabe der Literatur findet sich bei OPITZ u. SCHNEIDER.

a) Freies Intervall.

Werden der arterielle pO_2 oder die Durchblutung stufenweise erniedrigt, so finden sich in den ersten Stufen noch keinerlei Reaktionen von seiten des Zentralnervensystems. Auf die Ursachen ist oben (S. 450) ausführlich eingegangen worden. Die Ausnutzung des Blutes kann zunächst erhöht und damit der pO_2 des venösen Blutes erniedrigt werden, ohne daß Änderungen in der O_2-Aufnahme, der Durchblutung, der Reflexerregbarkeit, im Elektrencephalogramm usw. entdeckt werden können.

Bei kompletter Anoxie ist jedoch das freie Intervall sehr kurz. Der Sauerstoffvorrat des Gehirngewebes reicht nur für wenige Sekunden (NOELL, 1948a; OPITZ u. LORENZEN; OPITZ u. THORN; BRONK u.a.; ROSSEN, KABAT u. ANDERSON). Wenn auch eine rasche Umstellung von einem aeroben auf einen anaeroben Stoffwechsel stattfinden kann, so reicht doch die Energiegewinnung nicht aus, und es werden die genannten Schwellen rasch nacheinander durchlaufen.

b) Die Reaktionsschwelle.

Bei Senkung des venösen pO_2 von der Normallage bei 36 mm Hg auf 25—28 mm Hg läßt sich der Beginn einer Erweiterung der Gehirngefäße feststellen (NOELL, 1944b). Es scheint also in diesem Bereich gerade eine Hypoxie in den Zellen zu beginnen. Eine Ausnahme macht hier nur eine kurze Mitteilung von TURNER u.a., die bei hohem konstant gehaltenem pCO_2 in der Alveolarluft schon bei einer Senkung des pO_2 im venösen Gehirnblut von 39 auf 28 mm Hg eine Durchblutungssteigerung von 36% fanden. Doch läßt sich in diesem Bereich keine Verminderung der O_2-Aufnahme nachweisen, und es treten noch keine Störungen der Gehirnfunktionen auf. Da die Mehrdurchblutung des Gehirns asymptotisch beginnt, ist der Bereich der Reaktionsschwelle schwer zu fassen. Im gleichen Bereich fand SCHAERTLIN die ersten Veränderungen im EEG.

Früher als diese Reaktion des Gehirns lassen sich schon Reaktionen des Gesamtorganismus feststellen, vor allem eine Steigerung der Pulsfrequenz. Die Pulsfrequenz ist an sich der empfindlichste Indikator einer Hypoxämie. Dieses Symptom ist jedoch leider immer vieldeutig. Etwas später folgt auch eine Zunahme der Atmung. Die Atemsteigerung ist nicht durch eine direkte Wirkung des Sauerstoffmangels auf die Zentren, sondern reflektorisch von den Chemoreceptoren des Glomus caroticum ausgelöst. Diese Receptoren stellen Vorposten dar, die Alarm schlagen, wenn eine Gefahr droht, bevor diese Gefahr das Gehirn selbst schon erreicht hat. Es werden von diesen Organen frühzeitig Regulationen in Gang gesetzt, die dem Gehirn einen besonderen Schutz verleihen, das in sich selbst durch seine relativ geringe Capillarisierung (S. 447) und durch das Fehlen größerer Energiereserven (s. Abschnitt THORN in diesem Handbuch) über wenig Sicherungseinrichtungen gegenüber einer Hypoxie verfügt.

c) Die Störungsschwelle.

Wird durch Hypoxämie oder Durchblutungserniedrigung der pO_2 im venösen Gehirnblut weiter erniedrigt, dann beginnen sich die ersten Störungen von seiten des Zentralnervensystems zu manifestieren, wie Veränderungen des Schriftbildes, Verlängerung der Reaktionszeit, Störungen des Sensoriums, Abnahme von Merkfähigkeit, des inneren Antriebs, Veränderungen im Reflexablauf usw. Auch im Elektrencephalogramm lassen sich deutliche Veränderungen nachweisen, meist, aber nicht immer, beginnend mit einer Phase der Desynchronisation, dann übergehend in eine Phase des Hervortretens langsamer Rhythmen bei gleichzeitiger Amplitudenzunahme (Aktivierungsphase).

In diesem Bereich findet sich, allerdings mit großer Streuung, ein pO_2 des venösen Gehirnblutes um oder unter 22 mm Hg. Auch in diesem Bereich läßt sich eine Verminderung der Sauerstoffaufnahme des Gesamtgehirns nicht nachweisen. Es herrscht möglicherweise in einer gewissen Zahl von Zellen Hypoxie, wobei ein Weniger an Tätigkeit in einzelnen Zellverbänden durch ein Mehr an Tätigkeit in andern aufgewogen wird.

Wie oben schon betont, kann diese Störungsphase sehr lange (Tage und Wochen) anhalten, ohne daß es zu irreversiblen Zellausfällen kommt.

d) Kritische Schwelle.

Wenn der pO_2 im venösen Gehirnblut einen noch tieferen Bereich erreicht hat, nehmen die Störungen ein solches Ausmaß an, daß es zum Bewußtseinsverlust kommt. Das entscheidende ist, daß es nach Unterschreiten der kritischen Schwelle, wenn auch mit großer individueller Streuung und unterschiedlich je nach Auslösungsart der Hypoxydose, nach einer gewissen Zeit zu irreversiblen Zellausfällen kommen kann (s. unten). Deshalb wird von einer kritischen Schwelle gesprochen. Die Berechtigung dieses Ausdrucks erweist sich am deutlichsten bei Hypoxämie. Wird die kritische Schwelle erreicht, kommt es zu Bewußtlosigkeit, wird sie unterschritten, dann tritt eine Verminderung der Atmung ein, die sofort die Hypoxämie verschärft, so daß ein tödlicher Circulus vitiosus entsteht.

Aber noch in anderer Hinsicht verschärft sich der O_2-Mangel des Gewebes im kritischen Bereich durch O_2-Mangel-Folgen, also aus sich selbst. Wie S. 489 geschildert wird, können sekundär Störungen der Mikrozirkulation eintreten, die das Bild verändern und verschärfen. Weiter kommt es rasch und frühzeitig zu Störungen der Blut-Hirn-Schranke. Es würde den Rahmen dieser Darstellung überschreiten, wenn die Entstehung dieser Störungen näher analysiert werden sollte. Es sei hier nur kurz auf die zwei wesentlichsten Folgen hingewiesen. 1. führen die Störungen der Schrankenfunktion zu einer besonderen Form des Hirnödems. Dieses seinerseits verursacht nicht nur eine Verminderung der Gehirndurchblutung, sondern auch der O_2-Diffusion durch Capillareinengung und damit Verminderung der Diffusionsoberfläche, vor allem aber durch eine Vergrößerung der Diffusionsstrecken (s. auch S. 483). 2. haben die Störungen der Schrankenfunktion eine Erschwerung der Permeation von Nährstoffen zur Folge, vor allem von Glucose, so daß der O_2-Mangel sekundär auch zu Störungen der Substratverwertung führt (GOTTSTEIN u.a., 1965; s. S. 491).

Diese Störungen der Schrankenfunktion überdauern den O_2-Mangel sehr lange, d.h. sie weisen eine lange Erholungszeit auf (OSSWALD). So entsteht die Möglichkeit der Summation an sich reversibler zu irreversiblen Veränderungen, auch wenn der kritische Bereich im Einzelfall noch nicht oder nur sehr kurzfristig überschritten wurde, z.B. bei wiederholter akuter CO-Vergiftung (S. 482), bei wiederholten Adams-Stokes-Anfällen, bei wiederholten Serien von Extrasystolie oder schwerer Tachykardie usw.

Die kritische Schwelle läßt sich am besten durch einen Kunstgriff demonstrieren: Wie S. 452 dargestellt, vermindert eine Senkung des arteriellen Kohlensäuredrucks durch Hyperventilation die Gehirndurchblutung, aber nur so lange, bis ein Grenzwert des Sauerstoffdrucks im venösen Blut erreicht wird, der immer wieder um 19 mm Hg gefunden wurde (Abb. 9 und 17). In diesem Grenzzustand ist die Kohlensäurewirkung aufgehoben. Möglicherweise auftretende Schwankungen des pCO_2 können sich im weiteren Verlauf des Experimentes nicht mehr störend bemerkbar machen. Man kann nunmehr zusätzlich den arteriellen Sauerstoffdruck senken (Abb. 9) oder den arteriellen Blutdruck oder schließlich auch den Hämoglobingehalt des Blutes herabsetzen (Abb. 17), immer wird über einen weiten Bereich der venöse pO_2 auf gleicher Höhe von 19 mm Hg gehalten, da eine entsprechende Vasodilatation einsetzt (NOELL, 1944a, b). Das zähe Festhalten an diesem venösen Sauerstoffdruck von rund 19 mm Hg bedeutet offenbar, daß hier eine ausgeprägte Grenze in der Versorgung des Gehirns mit O_2 gegeben ist.

Beim Menschen läßt sich dieselbe *Grenzbedingung ausreichender Versorgung* aus der „kritischen Schwelle" bei O_2-Mangel entnehmen, bei der z.B. eine Trübung des Bewußtseins oder ein Bewußtseinsverlust eintreten. So beträgt nach LENNOX u.a. (1935) beim Menschen bei Schwund des Bewußtseins infolge Sauerstoffmangels die Sättigung des Jugularisblutes 25—35%, woraus sich ein pO_2 des venösen Gehirnblutes von 17 bis 20 mm Hg errechnen läßt. Wird aus den Protokollen von KETY u. SCHMIDT (1946a,

1948b) von Sättigung und pH der pO_2 bei Hyperventilation berechnet, so finden sich $19{,}1\pm 0{,}4$ mm Hg im venösen Gehirnblut, nach arterieller Hypoxie durch Atmung eines 10% O_2—90% N_2-Gemisches über 15—20 min durchschnittlich 21 mm Hg, wobei der pO_2 im venösen Gehirnblut in Einzelfällen auf 19 mm Hg absinkt. Dieser Grad des O_2-Mangels genügt noch nicht zur Erzeugung kritischer Symptome, wie Bewußtseinsverlust; die Autoren sprechen nur von „definite mental changes". OPITZ und PALME errechneten einen venösen pO_2 von 21 mm Hg, wenn bei Hypoxie im EEG die ersten 6 Hz-Wellen deutlich werden, von 20 mm Hg, wenn 3 Hz-Wellen auftreten und von 19 mm Hg bei Bewußtseinsverlust. MEYER, GOTOH, EBIHARA u. TOMITA fanden eine Verlangsamung im Elektrencephalogramm des Menschen unter N_2-Atmung, wenn der pO_2 im Blut der V. jugularis auf 19 mm Hg abgesunken war. In den Hyperventilationsversuchen von GOTOH u. a. (1965) kam es zu einer Verlangsamung im Elektrencephalogramm, wenn der pO_2 im venösen Gehirnblut im Mittel auf 21 mm Hg abgesunken war.

Der kritische pO_2 kann erniedrigt werden durch *Höhenanpassung* (s. S. 506). Ferner finden sich beim Hund ohne Narkose manchmal sehr niedrige O_2-Werte ohne Bewußtseinsverlust (MILLER, 1947). Man muß deshalb damit rechnen, daß der kritische pO_2 des venösen Gehirnblutes mit der Zeit aus noch unbekannten Gründen niedriger werden kann (OPITZ u. SCHNEIDER).

NOELL (1944a, b) konnte in Versuchen am Hund zeigen, daß bei *Hypoxämie* im Durchschnitt die kritische Schwelle bei einem pO_2 im venösen Gehirnblut von 19 mm Hg liegt, bei einer *Ischämie* dagegen etwas niedriger, nämlich im Durchschnitt bei etwa 17 mm Hg. Diese Befunde entsprechen bei Umrechnung auf pO_2 älteren von LENNOX u. a. (1935). Sie fanden im Augenblick des Eintritts von Bewußtlosigkeit beim Menschen durch N_2-Atmung eine höhere O_2-Sättigung, als wenn derselbe Zustand durch plötzliche Blutdrucksenkung hervorgerufen wurde. Dieser Unterschied der kritischen Schwellen bei Hypoxämie einerseits und Ischämie andererseits läßt sich nach der unten (S. 479) zu schildernden „Zylinderhypothese" (THEWS; OPITZ u. SCHNEIDER) deuten durch die bei höherem arteriellen pO_2 erfolgende Diffusion im ganzen Gewebszylinder, so auch an seinem Rande, vom arteriellen zum venösen Ende, nach der unten (S. 479) zu schildernden „Kegelstumpfhypothese" von DIEMER (1963, 1965a) durch eine entsprechende Verlagerung der Isobare für den niedrigsten pO_2. Der entscheidende Unterschied besteht also darin, daß bei einer arteriellen Hypoxie (z.B. durch Hypoxämie) der arterielle wie der venöse pO_2 erniedrigt sind, bei der venösen Hypoxie (z.B. durch Durchblutungssenkung) der arterielle pO_2 noch normal bleibt und nur der venöse gesenkt ist, also eine größere arteriovenöse pO_2-Differenz vorliegt. Wir kommen unten (S. 482) darauf zurück.

2. Das hypoxische Paradoxon.

Die Deutung der Erscheinungen des O_2-Mangels und des Mechanismus seiner Wirkung wurde dadurch sehr erschwert, daß beim Menschen und beim Tier in dem Augenblick, da schon deutliche Funktionsstörungen eintraten, weder eine Abnahme des O_2-Verbrauchs des Gesamtorganismus noch eine des Gehirns festgestellt werden konnte (Lit. s. OPITZ u. SCHNEIDER). OPITZ (1941) hat diesen mehrfach bestätigten Befund als hypoxisches Paradoxon bezeichnet, weil sich die paradoxe Situation ergab, daß ausgerechnet im O_2-Mangelversuch im kritischen Bereich ein O_2-Mangel des Gehirns nicht nachweisbar wurde, während im Falle anderer Hypoxydosen, etwa bei den Hypoglykämien, durchaus eine Abnahme der O_2-Aufnahme im Störungs- und kritischen Bereich feststellbar ist. Die Empfindlichkeit des Gehirns gegenüber O_2-Mangel könnte jedoch umgekehrt so groß sein, daß schon schwere Störungen und ein Ausfall der integrativen Funktion des Gehirns eintreten, wenn entweder nur wenige Zellen oder aber der Durchschnitt der Zellen nur zu einem so geringen Maße in ihrer Atmung eingeschränkt werden, daß dies im O_2-Verbrauch des Gesamtgehirns noch nicht zum Ausdruck kommt, weil bei den üblichen Bestimmungsmethoden die Streubreite der Methode zu groß ist.

Eine experimentelle Entscheidung ist bei Untersuchung am Ganztier nicht möglich, da mit Überschreiten einer kritischen Grenze der O_2-Versorgung eine Abnahme der Lungenatmung und eine Störung der Kreislaufregulation eintritt, die den künstlich induzierten Grad des O_2-Mangels rasch zunehmend verschärft, so daß der zur Bestimmung der O_2-Aufnahme des Gehirns notwendige steady state nicht erreichbar ist. Dies ist nur möglich bei Verwendung eines *künstlich* (z.B. von einem Spendertier oder einer Herz-Lungen-Maschine) *durchströmten völlig isolierten Kopfes bzw. Gehirns*. Hier können konstante Perioden genügender Dauer für jede Stufe des O_2-Mangels eingestellt werden. Obwohl ein Durchblutungsmangel nicht nur in einem O_2-Mangel besteht (s. S. 528), ist die bequemste Methode die, die zur Durchströmung verwandte Anastomose stufenweise zu drosseln. Abb. 21 u. 22 geben das Resultat solcher Versuche (HIRSCH, GLEICHMANN u. a.), Abb. 23 eine schematische Darstellung der Methode.

Es ist zu ersehen, daß zunächst die Gehirndurchblutung gegenüber ihrem Normalwert bei 40 ml/min·100 g ganz erheblich herabgesetzt werden kann, ohne daß die O_2-Aufnahme eingeschränkt wird; die Durchblutungsminderung wird durch eine entsprechende Erhöhung der O_2-Ausnutzung wettgemacht, wobei allerdings von einem gewissen Schwellenbereich an zunächst Reaktionen und dann Störungen der Funktion manifest werden (s. S. 473—475). Wenn jedoch die *Durchblutung* auf durchschnittlich *50—60%* der Norm herabgesetzt wird, also in den Bereich, in dem nach den Angaben der Literatur kritische Störungen eintreten, dann läßt sich im Mittelwert gerade *eben eine Abnahme der O_2-Aufnahme* des Gehirns nachweisen. Die Abnahme erfolgt jedoch *asymptotisch*, so daß sie nur nachgewiesen werden kann, wenn, wie in Abb. 21, auch die tieferen Werte bestimmt werden konnten. Insgesamt ergeben sich jedoch bei der hier aufgestellten Beziehung zwischen Durchblutung und O_2-Aufnahme ganz erhebliche Streuungen. Das wird im wesentlichen auf interindividuellen Unterschieden und auf der Fehlerbreite der Methode beruhen.

Da der bisher beste Indikator eines kritischen O_2-Mangels in der Festlegung des pO_2 im venösen Gehirnblut gefunden werden konnte, wurde als nächster Schritt die Beziehung zwischen O_2-Aufnahme des Gesamtgehirns (N_2O-Methode) und dem venösen pO_2 aufgestellt (Abb. 22). Im pO_2 des venösen Gehirnblutes kommen alle Unterschiede im mittleren arteriellen Druck, im arteriellen pO_2 und pCO_2 und im Hämoglobin-Gehalt zum Ausdruck. Trotzdem findet sich eine große Streuung der Einzelwerte. Die Zahl der Versuche genügt jedoch, um gleitende Mittelwerte zu berechnen (Punkte in Abb. 22). Daraus ergibt sich, daß im Bereich eines venösen pO_2 von 19 mm Hg, der oben als kritischer Druck genannt wurde, eine Einschränkung der O_2-Aufnahme des Gesamtgehirns gerade eben meßbar wird. Auch hier wäre diese Feststellung ohne die tieferen Werte nicht möglich.

Das wichtigste Resultat dieses Abschnitts ist, daß bei akuter Hypoxämie oder Minderdurchblutung des Gesamtgehirns schon schwerste, *lebensbedrohliche Störungen* manifest werden können, wenn die *O_2-Aufnahme des Gehirns erst minimal eingeschränkt* ist. (Bei chronischem O_2-Mangel sind die Verhältnisse dadurch verändert, daß es dort u.U. zu einem Umbau der Funktionen gekommen ist.)

Schwerste Störungen der Funktionen können also eintreten und vor allem diejenige Leistung des Gehirns, die es von allen anderen Organen unterscheidet, nämlich seine integrative Leistung, kann schon zu einem Zeitpunkt völlig ausfallen, wenn noch kaum ein O_2-Mangel feststellbar ist. Dieses Phänomen ist sehr schwer zu deuten. Vorläufig können nur *Arbeitshypothesen* aufgestellt werden, etwa die, daß die integrative Leistung bei allgemeinem akuten O_2-Mangel des Gehirns dann zerfällt, wenn eine *Anoxie in nur wenigen Nervenzellen* eintritt oder aber eine zweite Arbeitshypothese, nach der eine *geringfügige Hypoxie in allen Nervenzellen* eintritt.

In Verfolgung dieser Arbeitshypothesen wird zunächst die erste in Betracht gezogen. Wenn der *Ausfall nur weniger Zellen* bei akuter allgemeiner Hypoxie des Gehirns entscheidend sein sollte, so erhebt sich die Frage, um welche Zellen es sich dabei handeln könnte. Es könnte sich um diejenigen Zellen handeln, die versorgungsmäßig besonders

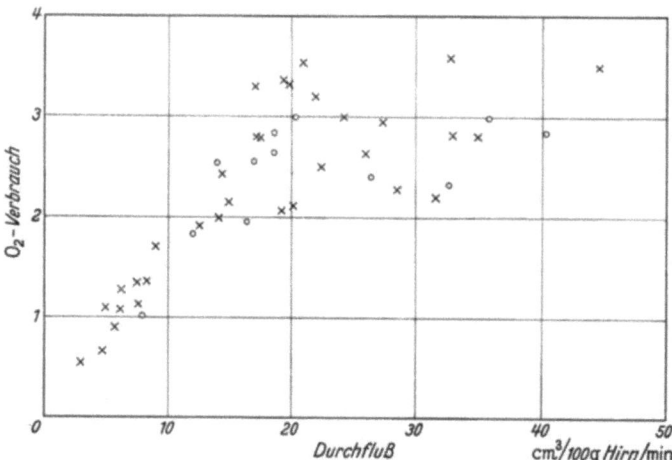

Abb. 21. O_2-Verbrauch des Gehirns bei normaler und reduzierter Gehirndurchblutung. ○ = mit der N_2O-Methode bestimmt; × = berechnet aus $AVDO_2$, Hirngewicht und Hirndurchfluß, der als $^1/_3$ des Kopfdurchflusses angenommen wurde. [Aus HIRSCH, H., W. KRENKEL, M. SCHNEIDER u. F. SCHNELLBÄCHER: Pflügers Arch. ges. Physiol. 261, 402—408 (1955).]

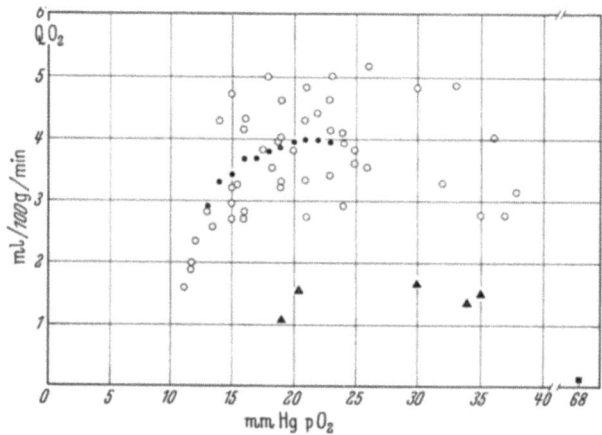

Abb. 22. Beziehung zwischen cerebralem O_2-Verbrauch und pO_2 im venösen Gehirnblut bei uneingeschränktem und vermindertem arteriellem Zufluß. Einzelwerte (○). Gleitende Durchschnitte (•) [Aus HIRSCH, H., U. GLEICHMANN, H. KRISTEN u. V. MAGAZINOVIĆ: Pflügers Arch. ges. Physiol. 273, 213—222 (1961)].

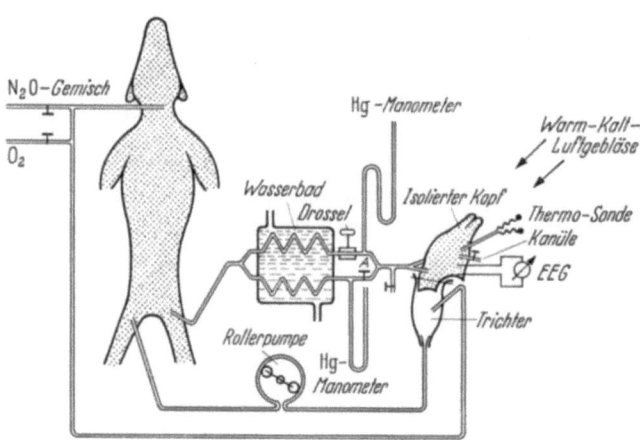

Abb. 23. Schema der Versuchsanordnung eines isolierten, völlig vom Rumpf getrennten Hundekopfes, der von einem Spendertier über eine Femoralis-Carotis-Anastomose durchströmt wird. [Aus HIRSCH, H., U. GLEICHMANN, H. KRISTEN u. V. MAGAZINOVIĆ: Pflügers Arch. ges. Physiol. 273, 213—222 (1961).]

ungünstig gelegen sind. Hierzu kann man zur Zeit zwei unterschiedliche Annahmen vorschlagen. Einmal gingen OPITZ u. SCHNEIDER von der Darstellung KROGHs (1919a, b) am Skeletmuskel aus. Man denkt sich dabei das Gewebe aufgeteilt in einzelne *Gewebszylinder*, die jeweils von einer Capillare versorgt werden und nimmt zunächst an, daß sie parallel, gleichgerichtet angeordnet seien, d.h. arterielles Ende neben arteriellem und venöses Ende neben venösem der benachbarten Capillare liege (Abb. 24). Der pO_2 im Gewebszylinder wird abnehmen einmal längs der Capillare vom arteriellen zum venösen Ende und ebenfalls quer von den Capillaren zum Rand des von ihnen versorgten Gewebszylinders. Die Versorgungsbedingungen sind am ungünstigsten für diejenigen Zellen, die sich am venösen Ende der Capillare am Rande des Gewebszylinders befinden. Hier wäre die ,,gefährdete Ecke"; hier wird sich der O_2-Mangel zuerst manifestieren können, während das Gros der Zellen noch ausreichend versorgt wird. Der Ausfall würde damit nur wenige Zellen betreffen.

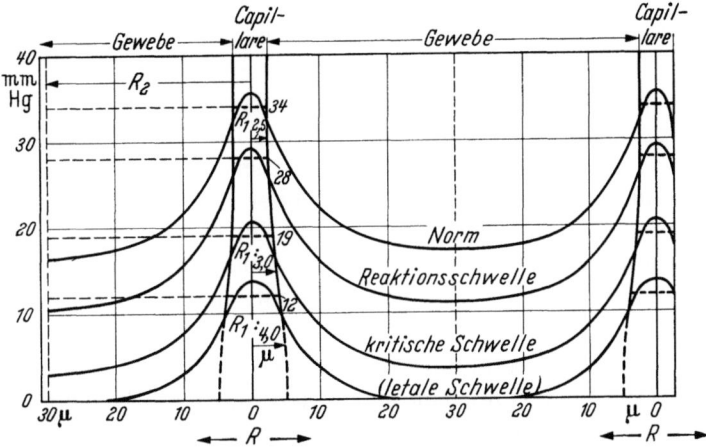

Abb. 24. pO_2 am venösen Ende zweier benachbarter Gewebszylinder des Gehirns von der Capillare bis zum Rand des Gewebszylinders und im Capillarblut bei normaler O_2-Versorgung und bei Erreichen der Reaktions- und kritischen Schwelle. [Aus THEWS, G.: Pflügers Arch. ges. Physiol. 271, 197—226 (1960).]

Bei dieser Annahme ist mit Absicht der *ungünstigste Fall* angenommen worden, daß die Capillaren parallel angeordnet und die Strömungsrichtung gleich seien. Dieser Fall dürfte nur selten realisiert sein. Er darf keineswegs verallgemeinert und etwa auf Durchschnittsverhältnisse bezogen werden. Zum anderen geht die zweite Annahme von einem anderen Modell aus: die Capillaren verlaufen zwar parallel, sie werden jedoch entgegengesetzt durchströmt. Dann löst sich die ,,gefährdete Ecke" auf in eine Isobare niedrigsten pO_2 am Rande von Gebilden, die *Kegel- oder Kegelstumpfform* annehmen (DIEMER, 1963, 1965a). Am ehesten würde man wohl die beim Gehirn wirklich vorliegenden Durchschnittsverhältnisse treffen, wenn man in einem räumlichen Modell die Capillaren als gegeneinander versetzt und nicht parallel verlaufend annähme. Unabhängig von dem Grad der Übertragbarkeit dieser verschiedenen Modelle auf die am Gehirn vorliegenden Verhältnisse hat die ursprüngliche Zylindervorstellung dazu angeregt, die zur Berechnung des pO_2-Abfalls notwendigen Größen, wie Capillarabstand, Capillarradius, O_2-Aufnahme und O_2-Leitfähigkeit des Gewebes, genauer zu bestimmen (THEWS). Die größte Schwierigkeit liegt nach wie vor in der Bestimmung des Capillarabstandes, weil die Schrumpfung der Präparate unterschiedlich und nicht genügend bekannt ist (s. S. 446). Gerade der Capillarabstand wirkt sich jedoch besonders stark auf den Abfall des pO_2 im Gewebe aus.

Eine andere Arbeitshypothese lehnt sich an ältere Vorstellungen der *spezifischen Vulnerabilität* bestimmter Zellen gegenüber O_2-Mangel an. In dieser Hinsicht sind in jüngster Zeit von SVAETICHIN u. Mitarb. (SVAETICHIN u.a.; NEGISHI u. SVAETICHIN, 1966a, b) an der Fischretina wichtige Befunde erhoben worden. In der Retina finden sich unter anderem die sog. Horizontalzellen bzw. Amakrinen, die sich histochemisch sowohl von den Nervenzellen wie auch der Glia dadurch unterscheiden, daß sie über einen hohen

Glykogengehalt, jedoch über keine Mitochondrien verfügen. Sie nehmen eine Art Zwischenstellung zwischen Nervenzellen und Glia ein. RAMON Y CAJAL hat auf ähnliche Zellen im gesamten Gehirn hingewiesen. Die Horizontalzellen der Fischretina vermögen keine fortgeleiteten Potentiale zu bilden, wohl aber reagieren sie auf Belichtung mit langsamen Potentialänderungen (S-Potentiale). Ihre Fortsätze, die sowohl mit Nerven- wie mit Sehzellen Kontakt aufnehmen, sind verhältnismäßig dick und enthalten Vesikel, so daß eine Stoffabgabe durchaus möglich erscheint. Aus seinen hier nicht im einzelnen darzustellenden Befunden schließt SVAETICHIN, daß sie eine Kontrollfunktion ausüben. Er stellt damit dem System der *Konduktorzellen* ein System der *Kontrollzellen* gegenüber. Auch JUNG folgerte aus seinen Befunden im Großhirn des Warmblüters, daß ein solches besonderes Kontrollsystem vorliegen müsse. Weitere Untersuchungen von NEGISHI (1966a, b) ergaben, daß die Horizontalzellen bei Erniedrigung des pO_2 besonders früh ihre Reaktion einstellen, ebenso bei Erhöhung der NH_3-Konzentration oder unter der Wirkung von Äther. Zu der Zeit oder bei demjenigen pO_2, da diese Kontrollzellen ihre Funktion schon einstellen, ist die Reaktion der Seh- und Nervenzellen noch unverändert.

Diese Arbeitshypothese lautet also: Das Zentralnervensystem stellt seine Tätigkeit bei akuter allgemeiner Hypoxie deshalb schon bei Ausfall weniger Zellen ein, weil dieses *Kontrollsystem* ausgefallen ist. Diese Arbeitshypothese ist noch sehr jung. Man wird weitere Untersuchungen zu ihrer Stützung oder Ablehnung abwarten müssen. Nach dieser Arbeitshypothese würden nach dem Ausfall der besonders empfindlichen Kontrollzellen dann Schritt um Schritt diejenigen Nervenzellen ausfallen, die im Verhältnis zum Bedarf besonders ungünstig versorgt sind. So erhält man eine Verknüpfung der beiden Arbeitshypothesen.

Zu einem noch besseren Verständnis kommt man, wenn man die Untersuchungen von CREUTZFELDT u.a. (1957) zugrundelegt mit Ableitung der Tätigkeit corticaler Neurone bei Anoxie. Durch Hypoxie kommt es zu einer fortschreitenden Depolarisation der Membran (KOLMODIN u. SKOGLUND), damit zunächst zu einer Erhöhung, dann zu Aufhebung der Erregbarkeit. Im Störungsbereich finden sich nur einzelne corticale Neurone, die frühzeitig ausfallen, möglicherweise weil sie versorgungsmäßig besonders ungünstig liegen oder auch aus anderen Gründen (s.o.); die Mehrzahl der corticalen Neurone feuert dagegen sogar vermehrt. Dabei mag eine Antreibung von der Aktivierungszone der Formatio reticularis des Hirnstamms eine Rolle spielen (DELL u. BONVALLET). Zu dieser Zeit ist die Gesamttätigkeit also nicht vermindert, sondern sogar erhöht. Die Funktion ist zwar gestört, aber die O_2-Aufnahme des Gesamtgehirns ist noch ungefähr normal, die gesamte Energieentbindung ist dabei sogar erhöht, da gleichzeitig die Milchsäurebildung und die Glucoseutilisation gesteigert sind (COHEN). Es laufen also nebeneinander aerobe und anaerobe Prozesse ab. Dabei liegen zwar psychische Störungen vor, es tritt aber noch nicht Bewußtlosigkeit auf. Erst dann, wenn eine gewisse Mindestzahl an Neuronen ihre Tätigkeit eingestellt hat, kommt es zu Bewußtseinsschwund. Nach den Befunden von CREUTZFELDT u.a. (1957) tritt dann recht abrupt eine Tätigkeitsabnahme auch in allen anderen Neuronen auf. Zu gleicher Zeit wird auch die Tätigkeit des Atemzentrums eingeschränkt, so daß der oben angegebene Circulus vitiosus in Gang kommt.

3. Unterschiede zwischen verschiedenen Formen der Hypoxie.

a) Hypoxämie.

Wie oben schon mehrfach betont, nimmt die Hypoxämie deshalb eine Sonderstellung ein, weil einmal durch die gleichzeitige Senkung von arteriellem und venösem pO_2 und damit der arteriovenösen pO_2-Differenz der kritische pO_2 höher liegt als bei anderen Hypoxydoseformen, dann aber auch dadurch, daß bei Unterschreiten des kritischen venösen pO_2 die Atmung eingeschränkt wird, so daß sich dadurch der Zustand aus sich selbst verschärft und nach kurzer Zeit ein tödlicher O_2-Mangel eintritt.

Da an der kritischen Schwelle selbst die Zahl der Zellen in kritischer Hypoxie noch so klein ist, daß die O_2-Aufnahme des Gehirns um nur wenige Prozent gesenkt ist, ist es nur noch eine Frage einer relativ kurzen Zeit (Minuten), daß ein vollständiger Zusammenbruch und eine komplette Ischämie erfolgt. Hier nun wird der Minimalumsatz der Zellen, der zur Lebensfähigkeit notwendig ist, nicht mehr gedeckt, und nach der kurzen Wiederbelebungszeit von wiederum nur Minuten (s. S. 516ff.) kommt es zu irreparablen Schäden. In dieser Stufe des O_2-Mangels spielt somit der Zeitfaktor eine ganz entscheidende Rolle. Diese Zusammenhänge sind die Ursache dafür, daß anscheinend eine Art „Alles-oder-Nichts-Gesetz" festzustellen ist: entweder völlige Wiederbelebung oder Tod. Nur in Ausnahmefällen kommt es nach reiner Hypoxämie zur Wiederbelebung mit überdauernden, nicht tödlichen Schäden, weil die Grenzzone zwischen Tod und Wiederbelebung zeitlich so schmal ist. Die räumliche Anordnung der Schäden zeigt meist eine Gefäßabhängigkeit, weil sie in einer Phase der sekundären Ischämie bzw. Asphyxie entstanden sind (vgl. S. 526).

b) Anämie.

Einen Sonderfall der hypoxischen Hypoxydose stellt die Anämie dar. Sie unterscheidet sich von der ischämischen Hypoxydose dadurch, daß Nähr- und Spülfunktion des Blutes erhalten bleiben, von der Hypoxämie dadurch, daß der arterielle pO_2 normal bleibt und damit die arterio-venöse pO_2-Differenz höher liegt, so daß die ohne bleibende Schäden überlebte Senkung von pO_2 im venösen Gehirnblut tiefer rücken kann (NOELL, 1944b). Weiter kommt hinzu, daß in der kritischen Grenzzone eine Abnahme der Atmung den O_2-Mangel nicht so kraß verschärft wie in großen Höhen. Dadurch wird die kritische Grenzzone breiter, es können weit häufiger nach Wiederbelebung irreversible Schäden festgestellt werden. Da wir bei den nutritiven Hypoxydosen einem ähnlichen Bild begegnen, werden wir dort darauf zurückkommen (s. S. 496). Die Gehirndurchblutung ist bei Anämie erhöht, bei Polycythämie erniedrigt (s. auch Abschnitt D/IV, S. 463) (BERNSMEIER u. GOTTSTEIN, 1956; KETY, 1950; HEYMAN, PATTERSON u. DUKE; NELSON u. FAZEKAS; ROBIN u. GARDENER; SCHEINBERG, 1951; SCHMIDT, 1950; BODECHTEL, 1953). Die Angaben aus diesen Untersuchungen über den O_2-Verbrauch sind großenteils nicht verwertbar, da sie durch einen methodischen Fehler (fehlende Korrektur des Absorptionskoeffizienten bei Änderung des Hämoglobingehaltes; s. S. 434) verfälscht sind. (Die Werte in Tabelle 6 sind unkorrigiert.) Auch bei Anämien stärkeren Grades wird höchstens eine minimale Einschränkung der O_2-Aufnahme vorhanden sein, die jedoch nur in Extremfällen zu einem Überschreiten der kritischen Schwelle führt; bei zusätzlichem kritischen Blutdruckabfall oder zusätzlicher akuter Oligämie kann die kritische Schwelle jedoch leicht überschritten werden.

c) CO-Vergiftung.

Ähnliches gilt für die CO-Vergiftung. Zwar handelt es sich hier auch um reine Hypoxämie, aber mit der beginnenden Abnahme der Lungenatmung bei Überschreiten der kritischen Schwelle nimmt die Hypoxämie nicht ebenso rapid zu wie unter vergleichbaren Bedingungen in großen Höhen. Zwar bildet sich hier kein steady state mehr aus wie bei der Hypoglykämie (s. S. 495f.), aber es wird der Weg von der kritischen zur letalen Schwelle sehr viel langsamer durchschritten. Wir treffen deshalb nicht mehr auf eine Art „Alles-oder-Nichts-Gesetz" (entweder Erholung ohne Schäden oder Tod) wie bei der Hypoxydose in großen Höhen mit ganz schmaler Zwischenzone, sondern auf eine verbreiterte Zwischenzone. Die CO-Vergiftung nimmt damit in ihrer Auswirkung eine Art Zwischenstellung ein zwischen der oben geschilderten hypoxischen Hypoxydose und der später zu schildernden Hypoxydose in der Hypoglykämie. Es ist deshalb auch eher ein Überleben mit disseminierten und lokalisierten Schäden zu erwarten. Auf diesem Mechanismus allein — und nicht auf einer spezifischen Wirkung des CO auf das Gehirngewebe — beruhen die Unterschiede in den histologischen Bildern zwischen CO-Vergiftung (PEN-

TSCHEW; SCHWEDENBERG; MEYER, 1928a, b) auf der einen Seite und Höhentod auf der anderen. Die Bilder sind dann gleich, wenn auch bei der CO-Vergiftung rasch eine totale Ischämie eintrat oder wenn es im Experiment gelang, ein Versuchstier auch bei Erniedrigung des pO_2 in der Einatmungsluft lange genug unterhalb der kritischen Schwelle zu halten; in vielen Fällen sind jedoch die Bilder verschieden, weil gewöhnlich eine schließlich tödlich oder mit schweren Defekten verlaufende CO-Vergiftung sehr viel länger unterhalb der kritischen Schwelle überlebt wird. Aus diesem Grunde allein kann es eine sog. „chronische CO-Vergiftung" geben, d.h. eine wiederholte CO-Vergiftung mit einer Summation von Schäden. Dieses Bild läßt sich im Höhenversuch nur sehr schwer und nur bei künstlicher Beatmung nachahmen. Bei rasch aufeinanderfolgenden kurzen CO-Vergiftungen können schließlich Schäden entstehen, obschon es bei der einzelnen Vergiftung nur zu Bewußtseinsstörungen, aber nicht zu Bewußtlosigkeit kam. In der Region der kritischen Schwelle kommt es schon frühzeitig zu Störungen der Blut-Hirn-Schranke, die sich nur langsam zurückbilden (s. S. 515), so daß verhältnismäßig leicht eine irreversible Summation an sich reversibler Veränderungen eintritt. Das hat zu der irrtümlichen Annahme einer „chronischen CO-Vergiftung" geführt.

Untersuchungen am Menschen haben gezeigt, daß bei gleich langer Dauer der Bewußtlosigkeit, die durch akute CO-Vergiftung oder durch Asphyxie mit Gehirnischämie entsteht, eine vollständige Erholung nach der CO-Vergiftung viel später zustande kommt (BOKONJIĆ). Die Ursache für diesen nach obigen Ausführungen zunächst überraschenden Befund ist wahrscheinlich darin zu sehen, daß nach der Zufuhr von CO-freier Frischluft das Blut noch für lange Zeit mit CO beladen ist und eine normale O_2-Versorgung erst sehr langsam wieder erreicht wird.

Es sei noch vermerkt, daß bei einer CO-Vergiftung die kritische Schwelle bei einem höheren arteriellen O_2-Gehalt erreicht wird als bei einer Anämie, weil bei der CO-Vergiftung die O_2-Bindungskurve des Hämoglobin nach links verschoben ist, einem bestimmten O_2-Gehalt also ein niedrigerer pO_2 zuzuordnen ist (ASMUSSEN u. CHIODI; MØLLER).

d) Ischämie.

Es ist oben (S. 476) erwähnt worden, daß bei allgemeiner Ischämie des Gehirns (z.B. durch Blutdrucksenkung) der kritische pO_2 im venösen Gehirnblut niedriger liegt als bei Hypoxämie wegen der größeren *arteriovenösen pO_2-Differenz*. Dazu kommt, daß bei Unterschreitung des kritischen Bereichs die Einschränkung der Atmung sich nicht so stark auswirkt wie bei Hypoxämie, so daß über längere Zeit ein angenähertes Fließgleichgewicht noch in diesem Bereich aufrechterhalten werden kann. Die Wirkung des O_2-Mangels auf das Atemzentrum wird zum Teil aufgehoben durch die antreibende Wirkung eines Anstiegs des pCO_2 in Zellen und Liquor mit gleichzeitigem Abfall des pH. Eine dennoch resultierende Abnahme des arteriellen pO_2 führt gleichzeitig über die Chemoreceptoren des Glomus caroticum zu einem zusätzlichen Atemantrieb. So bleiben gerade die lebenswichtigen Zentren länger von einer Anoxie verschont. Das ist der Grund, warum bei schwerer allgemeiner Ischämie des Gehirns eher lokalisierte bzw. disseminierte Schäden auftreten können als bei Hypoxämie (MEESSEN u. STOCHDORPH), die dann nicht unbedingt lebenswichtige Gebiete betreffen, so daß die Manifestationszeit erreicht werden kann.

Dies ist auch der Grund dafür, daß bei schwerer Blutdrucksenkung, die zu Bewußtseinsverlust führt, der Zustand über *längere Zeit* (Stunden bis Tage) aufrechterhalten bleiben kann, ohne daß bleibende Schäden resultieren müßten. Ist die akute Blutdrucksenkung so groß oder treten mehrere akute Blutdrucksenkungen so rasch nacheinander ein, daß es zu Erholungsrückständen kommt, die sich summieren, oder sind einzelne nicht lebenswichtige Gebiete von vornherein schlechter versorgt (s. S. 486ff. und 527), dann können sich Schädigungen manifestieren, so daß anschließend die O_2-Aufnahme des Gehirns dauernd erniedrigt bleibt. So erklärt sich die Tatsache, daß z.B. bei schwerer Arteriosklerose der großen Gehirngefäße ein Überleben auch bei deutlicher Abnahme des O_2-Verbrauchs möglich ist (BERNSMEIER, 1959; BERNSMEIER u. GOTTSTEIN,

1958), während im Gegensatz dazu bei Hypoxämie eine nur eben meßbare Abnahme der O_2-Aufnahme des Gehirns unbedingt tödlich ist, wenn nicht innerhalb von Minuten der pO_2 der Außenluft erhöht wird.

Bei Ischämie wirkt sich dagegen ungünstig aus, daß nicht nur die O_2-Zufuhr vermindert oder sogar unterbrochen ist, sondern auch gleichzeitig die Nähr-, Spül- und Pufferfunktion des Blutes. Es ist zwar nachgewiesen, daß dieser Faktor verkürzend auf die Überlebensfähigkeit des Gehirngewebes wirkt (s. S. 528), aber es lassen sich noch nicht genügend quantitative Angaben machen. Deshalb sei hier nur kurz darauf und auf die wesentlichen sekundären Folgen, nämlich *Zellschwellung und Ödem* und *lokale Stasen*, aufmerksam gemacht.

Auf die Entstehung lokaler Stasen und ihre Bedeutung für die Lebensfähigkeit der betroffenen Gebiete wird S. 488ff. ausführlich eingegangen. Es soll hier nur darauf hingewiesen werden, daß durch Zellschwellung und Ödem die Versorgungsbedingungen des Gehirns erheblich verschlechtert werden. Nach GÄNSHIRT (1957, 1961) ist diese Verschlechterung weniger durch den Anstieg des intrakraniellen Drucks und damit durch die Senkung des arteriovenösen Druckgefälles bedingt (s. S. 460f.), sondern mehr durch eine Verkleinerung der Capillardurchmesser und damit eine Verminderung der Diffusionsoberfläche, vor allem aber durch eine Vergrößerung des Capillarabstandes. Da das pO_2-Gefälle im Gewebe (auch bei gleichem Verbrauch) quadratisch zum Capillarabstand ansteigt (KROGH, 1919a, b), kann eine Vergrößerung des Capillarabstands versorgungsmäßig ungünstig gelegene Zellen, die eben noch ausreichend mit O_2 versorgt waren, in einen Zustand der Hypoxie bringen.

III. Lokalisierter O_2-Mangel des Gehirns.

Hier sollen einige wesentliche Besonderheiten besprochen werden, die sich bei lokalisierter Ischämie eines nicht lebenswichtigen Gebiets gegenüber einer allgemeinen Ischämie des Gesamtgehirns ergeben, so etwa bei Arteriosklerose bestimmter Lokalisation, in der Umgebung von Tumoren, von Verletzungen usw. Bezüglich der klinischen Besonderheiten sei von vornherein auf die entsprechenden Abschnitte dieses Handbuchs verwiesen.

1. Die O_2-Aufnahme.

In einem nicht lebenswichtigen Gebiet kann die O_2-Aufnahme sehr stark eingeschränkt werden, ohne daß es zu irreversiblen Veränderungen kommt. Die Funktion wird gelähmt, gleichzeitig aber auch der Energiebedarf entsprechend erniedrigt. Dabei kann sogar der Ruheumsatz, der geringer ist als der Tätigkeitsumsatz, unterschritten werden, ohne daß die Wiederbelebbarkeit dieses Gebiets mit der Zeit aufgehoben würde. Weisen diese Gebiete einen gewissen Umfang auf, dann kann die O_2-Aufnahme des Gesamtgehirns erniedrigt sein. Gleichzeitig ist dann die O_2-Ausnutzung des Blutes vergrößert und der pO_2 des venösen Gehirnblutes erniedrigt.

Solange ein gewisser Minimalumsatz gedeckt blieb, kann bei Besserung der Kreislaufverhältnisse auch nach langer Zeit noch eine vollständige Restitution der Funktion eintreten. Meist findet sich allerdings ein Zentralgebiet, so etwa beim ischämischen Insult, in dem dieser *Minimalumsatz* nicht gedeckt werden konnte, so daß irreversible Ausfälle eintreten, die allerdings u. U. durch Umbau der Funktionen zum Teil wieder wettgemacht werden können. Gleichzeitig findet sich eine *Randzone*, die zwar durch Energiemangel gelähmt ist, sich aber wegen einer Restdurchblutung noch nach langer Zeit wieder erholen kann, so daß eine weitgehende Besserung des anfänglichen Zustandes möglich ist.

2. Die Bedeutung der arteriovenösen pO_2-Differenz.

Bei der eben geschilderten Sachlage kann der pO_2 im venösen Gehirnblut nicht mehr wie bei allgemeiner Hypoxämie oder Ischämie des Gehirns als Indicator der O_2-Versorgung der am ungünstigsten gelegenen oder der am meisten gefährdeten Zellen dienen.

Ist der ischämisch gewordene Bezirk relativ klein, so kann der pO_2 im venösen Gehirnblut sogar einen Anstieg aufweisen. Es greift nämlich die Gefäßdilatation bei O_2-Mangel von peripher her zentralwärts auf die größeren Gefäße über. Es kommt dann zu einer Gefäßerweiterung in einem weiteren Bereich als dem ischämisch gewordenen. Es mischt sich dann relativ wenig Blut, das stark ausgenutzt ist, mit relativ viel Blut, das weniger ausgenutzt ist, und der pO_2 im venösen Gehirnblut kann dann u. U. nicht nur gehalten, sondern sogar erhöht sein. Mit Zunahme der Größe des ischämischen Bezirks sinkt dann allerdings auch der pO_2 im venösen Gehirnblut, aber die Situation kann dann schon kritisch für das Gesamtgehirn werden, wenn der pO_2 im venösen Gehirnblut noch längst nicht so weit erniedrigt ist wie bei allgemeiner Ischämie des Gehirns.

Zudem kann sich auch die folgende Situation ergeben: Wenn im Zentrum des ischämischen Bezirks die Wiederbelebungszeit der Zellen überschritten ist (vgl. S. 516ff.), dann beteiligen sich diese Zellen nicht mehr am Stoffwechsel, während von der Randzone noch eine Gefäßdilatation unterhalten wird. Ein Anstieg des pO_2 im venösen Gehirnblut über die Normallage von 36 mm Hg bedeutet dann nicht eine Verbesserung, sondern eine Verschlechterung des Zustands und weist auf endgültige Zellausfälle hin.

Bei dieser Sachlage ist es notwendig, Umschau nach einem besseren *Indicator der Gewebsversorgung* zu halten, um die Situation und die Wirkung von therapeutischen Maßnahmen beurteilen zu können. Nach den Ergebnissen von FISCHER-WILLIAMS u. a. und FROWEIN u. a. scheint in solchen Fällen der beste Indicator der Gewebsversorgung die *arteriovenöse pO_2-Differenz* zu sein. Die Überlebenschance ist bei ischämischen Insulten, Blutungen und bei Schädeltraumen bei niedrigeren cerebralen arteriovenösen pO_2-Differenzen signifikant geringer als bei höheren. Der kritische Bereich scheint dabei bei einer cerebralen arteriovenösen pO_2-Differenz von 30 mm Hg zu liegen. Bei FISCHER-WILLIAMS u. a. fand sich bei einer großen Zahl von Patienten mit cerebralen Blutungen oder Erweichungen, die leider nicht aufgeschlüsselt wurden, im Mittel eine arteriovenöse pO_2-Differenz von 35 mm Hg mit einem mittleren arteriellen pO_2 von nur 69 mm Hg. Nach FROWEIN u. a., die Patienten mit schweren Hirnverletzungen untersuchten, kann zwar eine arteriovenöse pO_2-Differenz unter 30 mm Hg in Einzelfällen noch überlebt werden, doch scheint es so zu sein, daß dieser niedrige Wert meistens nur befristet mit dem Überleben vereinbar ist. Bei den überlebenden Hirnverletzten war der arterielle pO_2 im Mittel auf 76 mm Hg, bei den tödlichen Verläufen sogar auf 64 mm Hg abgesunken (FROWEIN u. a.). Ein pO_2 im venösen Gehirnblut unter 28 mm Hg war meist durch eine Erniedrigung des arteriellen pO_2 bedingt (FROWEIN u. a.). Die Einschränkung der Bewußtseinshelligkeit und die Zunahme des Comas sind korreliert mit der Erniedrigung des arteriellen pO_2 und der cerebralen arteriovenösen pO_2-Differenz (FISCHER-WILLIAMS u. a.).

Es muß demnach bei lokalisierter Ischämie noch mehr als bei allgemeiner die Höhe der arteriellen O_2-Sättigung bzw. des arteriellen pO_2 beachtet werden. Hier wird daher die Therapie mit O_2-Beatmung eine wichtige Rolle spielen (S. 489f.).

3. Zur Lokalisation von Schädigungen.

Die Lokalisation von Schädigungen bzw. Ausfällen bei arteriosklerotischen Herden usw. ist neben anderen Faktoren stark von den anatomischen Gegebenheiten abhängig. Bei einer lokalisierten Sklerose (z. B. Carotis-Syphon, Abgang der A. cerebri media usw.) oder sonstigen Einengungen der Strombahn, die so weit gehen, daß es zu Versorgungsstörungen kommt, sind die anschließenden kleinen Arterien und Arteriolen dilatiert. Sie sind um so stärker dilatiert, je kritischer der O_2-Mangel ist. Ein zusätzlicher Abfall der Gesamtdurchströmung (s. unten) trifft dann zuerst diejenigen Gebiete, die am *Ende des Irrigationsgebietes* liegen, so das Grenzgebiet zwischen den Aa. cerebri media und anterior (vgl. LINDENBERG u. SPATZ; LINDENBERG; EICH u. WIEMERS; SCHNEIDER, 1953; ZÜLCH, 1955, 1960, 1961; MEYER, 1953, 1958) und die (nicht anastomosierenden) Endverzweigungen im Gebiet der Stammganglien und inneren Kapsel. Zum Vergleich kann das

System der Bewässerungswiese herangezogen werden: Die letzte Wiese wird zuerst austrocknen, wenn der Hauptkanal zu wenig Wasser führt und alle Seitenkanäle offen sind. Diese Betrachtung über die Bedeutung der „*letzten Wiese*" (SCHNEIDER, 1953) für die Lokalisation von Schädigungen bei Ischämie hat sich auch in anderen Zusammenhängen bewährt (ZÜLCH, 1954, 1955, 1962c; TÖNNIS, 1961a, b, 1963).

ZÜLCH (1955, 1960, 1961a, b, 1962a, b, 1963) hat mit Recht auf einen weiteren Zusammenhang aufmerksam gemacht, der zu einem geradezu gegensätzlichen Bild führt, nämlich zum Hauptausfall der Durchblutung im *Zentrum des* betreffenden *Irrigationsgebietes:* Bei einem sklerotischen Herd handelt es sich im Gegensatz etwa zur Embolie ja nicht um einen plötzlichen Verschluß des Gefäßes, sondern um eine zunehmende Einengung, die sich durch Störung der Energieversorgung u. U. erst dann deutlich bemerkbar macht, wenn eine zusätzliche Herabsetzung der Durchblutung, etwa durch Blutdrucksenkung, hinzutritt. In diesen Fällen ist genügend Zeit gegeben zur Entwicklung eines *Kollateralkreislaufs*, wenn derjenige über den Circulus arteriosus cerebri, wie so häufig, nicht ausreicht. Dabei spielen nicht nur die extrakraniellen Anastomosen zwischen A. carotis interna und Vertebralisgebiet und zwischen A. temporalis superficialis bzw. ethmoidalis und ophthalmica, sondern auch die zwar intrakraniellen, aber *extracerebralen* weit verzweigten *Anastomosen* der Meningealgefäße eine wichtige Rolle (VANDER EECKEN; ISHIKAWA u.a.; SYMON; SYMON u.a.). Durch diese Anastomosen kann nun gerade der Randbezirk eines Irrigationsgebiets relativ besser versorgt sein, und bei einer plötzlichen Blutdrucksenkung usw. (s. unten) ist dann gerade das Zentrum dieses Irrigationsgebiets ungenügend versorgt. So erklären sich die Infarkte etwa in der Mitte des Mediagebiets (Brocasches Rindengebiet) oder in der Calcarina.

Die tierexperimentellen Daten über die Auswirkungen einer *Abklemmung eines* großen arteriellen *Hirngefäßes* sind sehr unterschiedlich, weil der Circulus arteriosus cerebri individuell und bei den einzelnen *Species* sehr unterschiedlich ausgeprägt ist (s. Abschnitt Anatomie dieses Handbuches). Nach einseitiger Abklemmung eines großen Gehirngefäßes, z.B. der Carotis interna, steigt die Durchblutung der anderen zuführenden Äste des Circulus arteriosus Willisii beim Hund so stark an, daß aus hämodynamischen Gründen eine fast vollständige Deckung des Ausfalls gewährleistet ist (SCHNEIDER u. SCHNEIDER), ebenso beim Affen (ISHIKAWA u.a.; SYMON u.a.). Bei der Katze wird der Ausfall etwas weniger gedeckt, bei der Ratte noch weniger. Bei der Katze, noch deutlicher bei der Ratte, macht sich dadurch der Druckverlust innerhalb des Circulus arteriosus cerebri bemerkbar, so daß eine gewisse Minderung der Gehirndurchblutung resultiert (BETZ u. SCHMAHL; COLMANT; MEYER u.a., 1954). Unter sonst normalen Verhältnissen führt diese Senkung der Gehirndurchblutung selten oder überhaupt nicht zu O_2-Mangelreaktionen von seiten des Gewebes. Bei plötzlichem Verschluß eines zuführenden Astes sinkt in seinem Versorgungsgebiet die Durchblutung kurzfristig zwar ab, wird dann aber innerhalb weniger Sekunden weitgehend normalisiert (BETZ u. SCHMAHL). Bleibt die Durchblutung deutlicher gesenkt, so daß die Reaktionsschwelle für eine Gefäßerweiterung bei O_2-Mangel überschritten wird, so findet sich anschließend ein langsamer weiterer Anstieg der Durchblutung (BETZ u. SCHMAHL; DENNY-BROWN u. MEYER; MEYER u. DENNY-BROWN), der unter Umständen mehrere Tage bis zum Erreichen des Maximums braucht (HANDA, MEYER u.a.), was auf eine langsame zusätzliche Entwicklung des Kollateral-Kreislaufs hindeutet. Interessant und wichtig ist dabei, daß dieser Anstieg der Durchblutung nicht nur auf der Seite der Abklemmung, sondern mehr oder weniger deutlich über dem gesamten Gehirn zu beobachten ist (BETZ u. SCHMAHL). In diesem letzten Fall kann die Messung der Durchblutung des Gesamthirns nicht ausreichend darüber informieren, wieweit lokal eine Kompensation eingetreten ist. Daß bei der Ratte eine solche vollständige Kompensation nicht erreicht werden kann, ergibt sich daraus, daß bei zusätzlicher Hypoxie die Schädigung immer einseitig hervorzurufen ist (COLMANT).

Beim Menschen mit seinem durch die Enge der Anastomosen im Circulus arteriosus cerebri (QUANDT) bedingten größeren Druckverlust wird auch bei voller Ausbildung der

Anastomosen eine vollständige Kompensation auf der unterbundenen Seite nicht immer erreicht (SHENKIN, CABIESES, V. D. NOORDT u.a.). Die Kompensation kann aber so weit gehen, daß die Reaktionsschwelle nicht überschritten wird (MEYER, GOTOH u. FAVALE). Auf der Seite der Unterbindung ist dann allerdings mit einer erhöhten Gefährdung (z. B. bei Blutdruckabfall) zu rechnen. In vielen Fällen finden sich jedoch Abweichungen dadurch, daß der Circulus arteriosus cerebri nicht voll ausgebildet ist (s. Abschnitt Anatomie in diesem Handbuch). Hier kann u. U. die Kompensation über andere Anastomosen zwar einen völligen Ausfall vermeiden, aber die Reaktions- bzw. Störungsschwelle wird auf der unterbundenen Seite überschritten, im Einzelfall sogar die kritische Schwelle (s. klinische Lit.). In diesen Fällen kann zwar durch zusätzliche Ausbildung der Anastomosen im Laufe von Tagen eine Verbesserung der O_2-Versorgung auf der abgebundenen Seite eintreten, es bleibt dann jedoch immer eine erhöhte Gefährdung (z. B. bei allgemeiner Blutdrucksenkung).

4. Zur Entstehung des ischämischen Infarkts.

Das plötzliche Eintreten eines ischämischen Infarkts nach vorherigen nur mäßigen Störungen der zentralen Funktionen hat immer wieder zu der nicht haltbaren Annahme von nervös ausgelösten Angiospasmen geführt, die zu einer plötzlichen überdauernden Unterbrechung der Blutzufuhr für einen Gewebebezirk führen sollten.

Grundsätzlich muß scharf unterschieden werden zwischen einer physiologischen Vasoconstriction und einem Angiospasmus. Die physiologische Vasoconstriction am Gehirn ist dadurch ausgezeichnet, daß sie über ein gewisses Ausmaß nicht hinausgehen kann. Wird durch sie eine so weitgehende Minderdurchblutung ausgelöst, daß es zu einer Störung der Gewebsversorgung kommt, dann wird ihr durch die vasodilatierende Wirkung der aufgehäuften Metabolite Einhalt geboten. Unter einem Angiospasmus verstehen wir dagegen eine Vasoconstriction, die so hochgradig ist, daß es zu schwerer Hypoxydose im betreffenden Versorgungsgebiet kommt, ohne daß die Constriction gelöst wird, so daß ein Gewebsuntergang die Folge sein kann.

Bis jetzt liegt *kein* einziger *Beweis* vor, daß im Gehirngefäßnetz *auf nervösem Wege Angiospasmen* ausgelöst werden können, wohl aber ist bewiesen, daß sie auf mechanischen, chemischen oder elektrischen Reiz (ECHLIN; HARVEY u. RASMUSSEN; TÖNNIS u. SCHIEFER; SCHMIDT, 1956; MEYER, GOTOH u. TAZAKI, 1962; FLOREY) und bei *Gefäßzerreißung* entstehen können (RIECHERT, 1949, 1953; HERRMANN u. PIA; NORLÉN; ECKER u. RIEMENSCHNEIDER). Bei einer Gefäßzerreißung oder -verletzung können sich die Angiospasmen erstaunlich weit ausbreiten. Eine Deutungsmöglichkeit dafür ist die folgende: An der Einreißstelle kommt es durch den mechanischen Reiz zu einer erheblichen Kontraktion der glatten Muskulatur, wodurch die benachbarten Muskelfasern stark gedehnt werden und nun ihrerseits mit einer Kontraktion reagieren, die das nächste Element zu starker Dehnung bringt usw. Auf diese Weise kann eine Fortpflanzung der Angiospasmen auftreten, ohne daß eine nervöse Beeinflussung angenommen werden müßte. Die Fortleitung solcher Angiospasmen, die bei cerebralen Blutungen auftreten, bis zum Circulus arteriosus cerebri konnte direkt nachgewiesen werden (HERRMANN u. PIA). Diese Angiospasmen bei Blutungen führen zwar einerseits zu dem Resultat, daß die Blutung vermindert oder sogar gestoppt wird, andererseits jedoch dazu, daß in der Umgebung des Herdes eine Ischämie ausgelöst wird, so daß der endgültige Gewebsausfall größer sein kann als dem ursprünglichen Gewebsausfall entspricht. Hier kann es tatsächlich sekundär zu einer ischämischen Infarzierung kommen, die jedoch nicht nervös, sondern primär mechanisch ausgelöst ist. Gefäße, die bei der röntgenologischen Darstellung ein schmaleres Kontrastband bieten oder überhaupt nicht zu sehen sind, sollten, wenn eine cerebrale Blutung vorliegt, nicht mit einem ischämischen Insult in Beziehung gebracht werden, bei dem es sich definitionsgemäß ja gerade nicht um eine Blutung handelt. Bei gleichem röntgenologischen Bild ohne mechanische Reizung oder Blutung sollte bei der Deutung nicht von einem Spasmus gesprochen werden.

Wenn bei der *Angiographie* nach Ausschaltung aller *Artefaktmöglichkeiten* (vgl. TÖNNIS und SCHIEFER; WEICKMANN; RIECHERT, 1953) eine fehlende Gefäßdarstellung gefunden wird, so spricht das sehr stark für das Vorliegen einer mechanischen Gefäßalteration durch Einriß, starke Verdrängung, Abknickung usw., nicht aber für einen nervös ausgelösten Angiospasmus.

Längere Zeit haben die Befunde von BYROM an der Ratte, die durch MEYER, WALTZ u. GOTOH (1960a, b) am Affen und der Katze bestätigt werden konnten, der Deutung große Schwierigkeiten bereitet. Diese Autoren stellten fest, daß bei extremer *renaler Hypertonie* im Goldblatt-Versuch eine starke Engerstellung der kleinsten Gefäße mit u.U. stark verlangsamter Strömung eintritt. Eine Engerstellung gegenüber dem Normalzustand ist bei exzessiver Hypertonie durch die Autoregulation von vornherein zu erwarten. Die zusätzlichen Störungen sind wohl eher auf die Urämie und auf Permeabilitätsstörungen bzw. das Gehirnödem zurückzuführen als auf nervös ausgelöste Angiospasmen. Daß gefäßerweiternde Mittel u.U. wirksam werden, nämlich dann, wenn es zu Versorgungsstörungen gekommen ist, spricht ebenfalls nicht für die Aufhebung eines Angiospasmus, sondern ist anderweitig zu deuten (s. S. 470).

Die Deutung der „Kaliberänderungen" der *Retinagefäße* bei nephrogenem Hochdruck hat sich ebenfalls teilweise als eine Fehldeutung erwiesen. Auch hier ist durch die Autoregulation eine autonome und nicht nervös ausgelöste Gefäßverengerung bei Blutdrucksteigerung zu erwarten (S. 454ff., Abb. 11, 12 und 15). Die zusätzlich als „Angiospasmen" gedeuteten Erscheinungen fanden durch SEITZ eine andere Erklärung; sie sind bedingt durch ein Adventitiaödem, das das Gefäßband schmäler erscheinen läßt und das schneller oder langsamer entstehen und auch schneller oder langsamer wieder verschwinden kann.

Die Lehre von dem nervös ausgelösten Angiospasmus des Gehirns stützt sich vor allem auf die Befunde der Spielmeyerschen Schule (1927, 1928, 1929), besonders von SCHOLZ (1953, 1957a, b; SCHOLZ u. SCHMIDT). Bei vielen Formen der Hypoxydose, z.B. bei wiederholtem Höhenkollaps oder wiederholtem orthostatischen Kollaps oder bei CO-Vergiftung, bei Krämpfen usw. findet sich häufig ein *Schädigungsmuster*, das nicht diffus oder topistisch gegliedert ist, sondern eine typische vasculäre Anordnung aufweist, d.h. also an den Gefäßverlauf gebunden ist. Dieses vasculäre Schädigungsmuster führte zu der Annahme, daß in vivo Angiospasmen vorgelegen hätten, die zum Gewebsuntergang in dieser Anordnung geführt hätten. SCHOLZ (1939) versuchte, diese Annahme durch Darstellung des Gefäßbildes mit der Benzidinmethode zu stützen, wobei von vornherein zu betonen ist, daß in solchen Fällen die Benzidinmethode kein reines Äquivalentbild des Lebenden wiederzugeben vermag. Nun ist aber zu berücksichtigen, daß in all diesen Fällen ein schwerer Schockzustand vorlag mit all seinen sekundären Folgen für die Mikrozirkulation. Es wird S. 526 ausgeführt, daß nicht Angiospasmen, sondern diese Störungen der Mikrozirkulation die vasculäre Anordnung der Schädigungsmuster verursachen.

Die *Plötzlichkeit* des Ereignisses beim ischämischen Insult, auch wenn es sich nicht um Thrombosen oder Embolien handelt, läßt sich auch ohne die Annahme von Angiospasmen deuten. Es handelt sich dabei offensichtlich um das Zusammentreffen mehrerer Faktoren, und dies ist wahrscheinlich der Grund, warum die Deutung so große Schwierigkeiten bereitet hat. Zunächst ist zu berücksichtigen, daß, von seltenen Ausnahmen abgesehen, von vornherein schon häufig eine lokale Minderdurchblutung, z.B. durch eine lokale Arteriosklerose, vorliegt, die die Versorgung in die Nähe der kritischen Grenzzone gebracht hat. Eine plötzliche zusätzliche Minderdurchblutung führt dann zu kritischer Versorgungsstörung, die noch reversibel sein kann, bei entsprechender Dauer jedoch irreversible Schäden hinterläßt. Diese zusätzliche Senkung der Durchblutung ist wohl in der größten Zahl der Fälle auf eine *Senkung des Blutdrucks* zurückzuführen (SCHEID, 1953, 1961; BODECHTEL, 1953; ZÜLCH, 1961, 1962b), wobei u.U. schon die physiologische Blutdrucksenkung in den frühen Morgenstunden ausreichen kann, erst recht diejenige einige Stunden nach schweren Mahlzeiten, bei gehäufter Extrasystolie, bei plötzlichem

Nachlassen der Herzkraft nach Anstrengung oder nach starker Frequenzsteigerung durch Erregung usw. Es sei auch nochmals betont, daß ein mittlerer Aortendruck, der im Liegen noch durchaus ausreichend ist, im Stehen oder Sitzen plötzlich unzureichend werden kann (s. S. 460). Ebenso kann bei einer Sklerose der Vertebralgefäße eine Änderung der Kopflage zu Abknickung eines Gefäßes und damit zu plötzlich eintretender Minderdurchblutung führen (SHEEHAN u.a.; BAUER, SHEEHAN u. MEYER; BAUER, WECHSLER u. MEYER; RIECHERT, 1952). Ein Verschluß der A. subclavia proximal vom Ursprung der A. vertebralis führt neben Strömungsumkehr in der A. vertebralis zu einer Verminderung der Gesamtdurchblutung des Gehirns. Diese Verminderung der Gehirndurchblutung kann bei schon vorliegenden Störungen der O_2-Versorgung kritisch werden (HANDA, ISHIKAWA u.a.).

ZÜLCH (1961, 1962b) hat bei häufig wiederholten systematischen Blutdruckmessungen bei Infarkten festgestellt, daß offenbar bei einer geringen Zahl der Fälle nicht eine Blutdrucksenkung, sondern eine exzessive plötzliche *Blutdrucksteigerung* zum Infarktsyndrom führte. Wenn auch der ischämische Insult als solcher häufig sekundär zu einer Blutdrucksteigerung führt und Messungen vor dem Infarkteintritt nicht vorliegen, so spricht für die Richtigkeit der Beobachtung indessen, daß sich dabei eine andere Infarktlokalisation findet. Vielleicht wäre hier die folgende Deutung möglich: Wenn die Sklerose eines Gefäßabschnitts ein erhebliches Ausmaß erreicht hat, dann kommt es zur Ausbildung eines Kollateralkreislaufs, unter anderem auch über die zwar intrakraniellen, aber extracerebralen meningealen Gefäße. Diese Gefäße unterstehen ganz im Gegensatz zu den intracerebralen Gefäßen einer starken nervösen Vasomotorik. Es könnte sein, daß in diesen Fällen die Blutdrucksteigerung durch eine Zunahme des peripheren Widerstands infolge Vasoconstriction zustande kam. Es könnte sein, daß diese Vasoconstriction die Kollateraldurchblutung so herabsetzt, daß es zum Infarktereignis kommt. Die Ursache wäre also wiederum nicht ein Angiospasmus, sondern eine an der Grenze des physiologischen Bereichs liegende Vasoconstriction. Es ist schon S. 466 darauf aufmerksam gemacht worden, daß sich auf diesem Wege die nervöse Vasomotorik der extracerebralen Gefäße auf die Gehirndurchblutung auswirken könnte. Diese Arbeitshypothese ließe sich im therapeutischen Effekt von Ganglienblockern oder vasodilatierenden Mitteln prüfen. Unter diesen Bedingungen müßten die genannten Substanzen rasch zu einer Besserung des Zustands führen, vorausgesetzt, daß sie noch rechtzeitig appliziert würden.

In der überwiegenden Mehrzahl der ischämischen Infarkte, die nicht durch Thrombose oder Embolie zustande kamen, scheint jedoch die Blutdrucksenkung der wesentliche Faktor in der Infarktgenese zu sein. Überraschend ist dabei nur in einer nicht geringen Zahl von Fällen, daß diese Blutdrucksenkung nicht von längerer Dauer zu sein braucht (wie z.B. unter einer Operation) und daß eine kurze starke Blutdrucksenkung ebenso deletär sein kann wie eine längere schwächere. Das scheint auf den ersten Blick den Befunden über die Wiederbelebungszeit des Gehirns nach Ischämie zu widersprechen. Hier muß nach weiteren zusätzlichen Faktoren gefahndet werden. Sie könnten z.B. in einer raschen Ödementstehung in diesen Bezirken gesucht werden, die sich schon längere Zeit in einer kritischen Grenzzone der Versorgung befanden. Uns scheint ein zusätzlicher Faktor in einer *Störung der Mikrozirkulation* zu liegen.

Hierbei müssen verschiedene Formen unterschieden werden. Eine Störung der Mikrozirkulation kann 1. hervorgerufen werden durch eine *Aggregation von Erythrocyten* (blood sludging), z.B. bei hoher Senkungsgeschwindigkeit oder hohem Fettgehalt des Blutes. Diese Aggregate werden bei noch normaler Strömungsgeschwindigkeit gesprengt, nicht aber mehr, wenn die Strömungsgeschwindigkeit stark herabgesetzt ist. Dann können sie sekundär zu Stasen mit ihren Folgen führen (CYRUS u.a.) und so den Infarktbereich vergrößern.

Auf eine 2. Form der Störung der Mikrozirkulation hat BRAASCH (1964; BRAASCH u. GÖSSLING) hingewiesen. Er konnte zeigen, daß es z.B. bei Acidose oder durch einen Plasmafaktor bei Verbrennungen zu einer Veränderung der Erythrocyten in der Form kommen kann, daß sie ihre Scheibenform verlieren und mehr Kugelform annehmen. Dadurch verlieren sie an *Flexibilität;* der Strömungswiderstand in den Capillaren wird erhöht. Gleichzeitig wird dabei auch ihre Aggregationsneigung erhöht.

Eine weitere Form einer Störung der Mikrozirkulation wird 3. ausgelöst durch eine *Aggregation von Thrombocyten*. Bei jeder Form der Hypoxydose, ob hervorgerufen durch Ischämie, Hypotonie oder Asphyxie mit und ohne Blutdrucksenkung (HIRSCH, BREUER, KÜNZEL u. a.; HIRSCH, BENEICKE u. POPESKOVIC; HIRSCH u. GAEHTGENS; HIRSCH, GAEHTGENS u. SOBBE; SWANK, ISSELHARD u. a.; SCHNEIDER, 1963, 1964) kann eine solche Aggregation von Thrombocyten nachgewiesen werden, an die sich sekundär eine Aggregation von Erythrocyten anschließen kann. Es handelt sich dabei zwar um einen ersten Schritt zur Hämostypsis, aber noch nicht um die Folge von Fibrinbildung (HIRSCH, BENEICKE u. KÜNZEL). Nach einem Durchblutungsstop von mehreren Minuten ließen sich nach Wiedereröffnung des Gefäßes im venösen Blut sowohl beim Gehirn (HIRSCH, BREUER, KÜNZEL u. a.; HIRSCH, BENEICKE u. KÜNZEL; HIRSCH, GAEHTGENS u. SOBBE) wie bei anderen Organen (HIRSCH u. GAEHTGENS; HIRSCH, GAEHTGENS u. SOBBE) in großer Zahl solche Thrombocytenaggregate nachweisen, die bis zu einem Durchmesser von 100 µ anwachsen und Leukocyten und Zelldetritus einschließen können. Umgekehrt läßt sich bei Durchströmung des Gehirns mit Blut, das reich ist an Thrombocytenaggregaten, das Elektrocorticogramm in wenigen Minuten zum Verschwinden bringen. Wird anschließend nicht innerhalb 5—10 min mit aggregat freiem Blut durchströmt, so kehrt das Elektrocorticogramm nicht wieder, und die Wieder belebungszeit des Gehirns ist überschritten (HIRSCH, KÜNZEL u. SACHWEH; HIRSCH, SWANK u. a.). Histologische Untersuchung ergab dann ein Schädigungsmuster in vasculärer Anordnung.

Diese Aggregate werden beim Kaninchen weitgehend in der Lunge abgefangen (ISSELHARD, NEUHOF u. a.); bei Katze, Hund und Mensch können sie jedoch dieses „Lungenfilter" passieren und sich in anderen Gefäßgebieten absiedeln. Sie können sich lösen und erneut bilden, bevorzugt in jenen Gefäßgebieten, in denen von vornherein eine verlangsamte Strömungsgeschwindigkeit vorliegt, also in den Venolen, und hier besonders in denjenigen, in denen durch Verminderung des arteriellen Zuflusses von vornherein die Strömungsgeschwindigkeit besonders niedrig ist. Dadurch kommt es zu einer weiteren Herabsetzung der Strömungsgeschwindigkeit.

Es handelt sich also keineswegs um Thrombosen; bei der Sektion finden sich nur erweiterte und stark gefüllte Venolen. Die Thrombocytenaggregate können dann schon verschwunden sein; ihre Folge ist jedoch erhöhter Plasmadurchtritt mit lokaler Hämokonzentration. Die Störung der Mikrozirkulation folgt rasch der Blutdrucksenkung bzw. Durchblutungssenkung und kann diese um Minuten überdauern, so daß trotz nur kurzdauernder kritischer Senkung des Blutdrucks die Wiederbelebungszeit des Gewebes überschritten wird und ein Infarkt resultiert. Ganz allgemein kann die Störung der Mikrozirkulation zu irreversiblen lokalisierten Schädigungen führen und u. U. zu einer Verkürzung der Wiederbelebungszeit (s. S. 526). Bei der Wiederingangsetzung der Durchblutung bleiben Einzelgebiete weiter unversorgt. Es wird dann im Grenzbereich auf die Lage dieser Ausfallgebiete ankommen, ob eine Wiederbelebung des Gesamtorganismus möglich ist, je nachdem, ob es sich um lebenswichtige oder nicht lebenswichtige Gebiete handelt (SCHNEIDER, 1964a, b). Verstreicht in solchen Fällen zwischen Infarkt und Sektion eine längere Zeit, so kann u. U. die Infarktursache nicht mehr festgestellt werden. Im Infarktbereich können dann normale Gefäße gefunden werden, da sich die Thrombocytenaggregate wieder aufgelöst und die Endothelschädigungen zurückgebildet haben.

5. Zur Therapie eines lokalisierten O_2-Mangels.

In vielen Fällen steht die O_2-*Beatmung* ganz im Vordergrund. Durch sie kann der arterielle und venöse pO_2 erhöht werden (LAMBERTSEN, KOUGH u. a., 1953; MEYER, 1964; HEYMAN, PATTERSON u. a., 1953; MEYER, FANG u. DENNY-BROWN; MEYER u. GOTOH,

1960; GOTTSTEIN, BERNSMEIER u. FRUHMANN). Bei ischämischen Insulten ist dabei zu bedenken, daß es sich meist um ältere Patienten handelt, bei welchen durch Verschiebung der O_2-Bindungskurve nach rechts von vornherein die arterielle O_2-Sättigung erniedrigt ist. Bei gleichzeitiger chronischer respiratorischer Insuffizienz (z.B. Emphysem) ist jedoch zu berücksichtigen, daß hier bei schon vorliegender Erhöhung des arteriellen pCO_2 durch die O_2-Atmung der pCO_2 im Gewebe u. U. erhöht werden kann und dadurch ein Hirnödem entstehen kann. Weiter ist in schweren Fällen schon eine Herabsetzung der Empfindlichkeit des Atemzentrums eingetreten; O_2-Zusatz zur Einatmungsluft (z.B. Verwendung eines O_2-Zeltes) bringt auch den noch übriggebliebenen Atemantrieb durch Erniedrigung des pO_2 zum Erlöschen, so daß es zu Atemstillstand kommt (COMROE u.a.; BERNSMEIER u. FRUHMANN; GOTTSTEIN, BERNSMEIER u. FRUHMANN). In diesen Fällen ist eine artefizielle Beatmung mit volumengesteuerten Beatmungsgeräten notwendig, und zwar ohne Zusatz von CO_2 (BERNSMEIER u. FRUHMANN).

Es muß jedoch darauf aufmerksam gemacht werden, daß in manchen Fällen (gerade bei Schädeltraumen und bei chronischer respiratorischer Insuffizienz) eine Beatmung mit O_2 unter 1 Atm nicht ausreicht, um den arteriellen pO_2 genügend zu erhöhen. Es sollte viel mehr von der Beamtung unter *erhöhtem pO_2* Gebrauch gemacht werden. Solange eine Hypoxie besteht, ist die Gefahr einer O_2-Intoxikation stark vermindert (ausführlich S. 507).

Bei Schädeltraumen mit noch erhaltener Spontanatmung ist der Respirationsform erhöhte Beachtung zuzuwenden. Hier kann es einerseits zu Atemdepression (bis zum Atemstillstand) kommen, andererseits jedoch auch zu starker Hyperventilation (ausführliche Darstellung bei FROWEIN). Diese Hyperventilationen müssen ebenso bekämpft werden wie die Hypoventilationen. Bei Hyperventilation wird durch die Senkung des arteriellen pCO_2 nicht nur die Gesamtgehirndurchblutung erniedrigt, wenn auch nicht über die kritische Grenzzone hinaus (s. S. 452), sondern es wird auch der arterielle pO_2 gesenkt (Bohr-Effekt). Der Gewinn an arterieller O_2-Sättigung durch die Hyperventilation wird dadurch nicht nur aufgehoben, sondern es kann eine ganz erhebliche Senkung des arteriellen pO_2 resultieren.

Ferner kommt als Therapie ein *CO_2-Zusatz* in Frage, vor allem beim ischämischen Insult (Lit. s. S. 453). Hier ist zwar im Insultgebiet der pO_2 des Gewebes so niedrig und der pCO_2 so hoch, daß dadurch eine weitere Durchblutungszunahme nicht zu erwarten ist. Eine Durchblutungsverbesserung kann jedoch erreicht werden durch Dilatation der Anastomosen. Bei lokalisierten Schäden durch Schädeltraumen und nach Gehirnoperationen ist auf der anderen Seite immer an die Erhöhung der Ödemgefahr durch CO_2 zu denken. Die Schwierigkeit liegt hier in der Grenzziehung und damit der Indikationsstellung (Weiteres s. S. 454). Anstelle eines CO_2-Zusatzes zur Einatmungsluft ist neuerdings die Verwendung von *Carboanhydrasehemmern* empfohlen worden (GOTOH u. a., 1966). Durch die gleichzeitige Steigerung der Diurese soll dabei die Ödemgefahr vermindert werden.

Jedoch ist auch hier die Indikationsstellung noch nicht eindeutig geklärt; so konnten z. B. POSNER u. PLUM zeigen, daß die cerebrale O_2-Aufnahme bei hepatischer Encephalopathie sowohl durch CO_2-Zugabe zur Inspirationsluft wie auch durch Carboanhydrasehemmer vermindert wird. Die Autoren führen diesen Effekt darauf zurück, daß bei hepatischer Encephalopathie der pCO_2 im Gewebe erhöht ist, und zwar umso mehr, je schwerer der Zustand ist. Sekundär kommt es zur Hyperventilation und Senkung des pCO_2 im arteriellen Blut. In diesen Fällen wird durch CO_2-Zugabe zur Einatmungsluft das pH im Gewebe nur noch weiter erniedrigt, so daß die O_2-Aufnahme des Gehirns sogar vermindert wird (s. auch S. 454).

Eine Erweiterung der Anastomosen kann auch durch *gefäßerweiternde Pharmaka* erreicht werden (s. S. 470), eventuell auch durch *Ganglienblockade*. Wie S. 470 ausgeführt, darf es dabei jedoch nicht gleichzeitig zur Blutdrucksenkung kommen.

Auf die Bedeutung der *Aufrechterhaltung des Blutdrucks* ist S. 487 hingewiesen worden, auf die Bedeutung der Bekämpfung *einer Herzinsuffizienz* in dieser Hinsicht, besonders bei Vorliegen einer Hypertonie, S. 470.

Von Bedeutung ist ferner in vielen Fällen die Bekämpfung einer *Acidose*. Hier sind durch die neuen Puffer (z.B. Tris-(hydroxymethyl)-aminomethan) große Fortschritte erzielt worden. Sie können jedoch nur dann verwandt werden, wenn eine genaue Kontrolle des Base-Excess möglich ist.

Es ist oben (S. 488) ausgeführt worden, daß es bei Strömungsverlangsamungen zusätzlich zu *Störungen der Mikrozirkulation* kommt, die das Bild verschärfen. Sind sie durch Aggregation von Erythrocyten bedingt, so kann die Durchströmung durch Infusion von *niedrigmolekularem Dextran* verbessert werden (CYRUS u.a.; HARDIN u.a.; GELIN; GELIN u. THORÉN), so daß bei Arterienverschlüssen das Infarktgebiet signifikant vermindert wird; umgekehrt wird in solchen Fällen durch Infusion des sehr hochmolekularen Dextran die Durchströmung verschlechtert (WALTZ u. MEYER). Bei der Therapie mit niedrigmolekularem Dextran wird somit nicht allein der Effekt der *Volumenexpansion* ausgenutzt, obschon dieser ebenfalls von Bedeutung ist, sondern der stabilisierende Effekt auf die Erythrocytensuspension. Niedrigmolekulares Dextran wird also sozusagen als Pharmakon verwandt.

Eine spezifische Möglichkeit zur Auflösung von Thrombocytenaggregaten ist zur Zeit noch nicht bekannt. Hier wird es vor allem auf die Prophylaxe ankommen, also auf die Erhöhung der Strömungsgeschwindigkeit durch Erhaltung oder Erhöhung des Blutdrucks durch *Volumenersatz* und durch Stützung der Herzkraft, da in allen Schockzuständen das Herz frühzeitig insuffizient wird.

GOTTSTEIN, BERNSMEIER u. SEDLMEYER konnten zeigen, daß bei Verminderung von Durchblutung und O_2-Aufnahme des Gehirns infolge Arteriosklerose gleichzeitig eine schwere „Kohlenhydratverwertungsstörung" vorliegt. Die Glucoseaufnahme des Gehirns ist stärker vermindert als es der Senkung der O_2-Aufnahme entspricht; der *RQ*, der normalerweise nahe 1 liegt, ist stark erniedrigt. Es wird offenbar anderes Substrat verbrannt zur Deckung des noch vorhandenen Betriebsstoffwechsels. Durch Erhöhung des Blutzuckers durch Glucoseinfusion allein bzw. Glucagoninjektion ist dieser Zustand nicht zu verändern, wohl aber durch gleichzeitige *Insulin- und Glucoseinfusion* in einer solchen Dosierung, daß die Blutzuckerhöhe nicht absinkt (z.B. 60 ml 50% Glucose mit 24 E Insulin i.v.). Die Glucoseaufnahme des Gehirns normalisiert sich dann, ebenso der *RQ* (GOTTSTEIN, HELD u.a.). Die O_2-Aufnahme wurde allerdings bei einmaligem Versuch nicht deutlich erhöht gefunden. Es ist möglich, daß zunächst nur der erniedrigte Glykogengehalt gesteigert wurde. Eine weitere Diskussion würde den hier gesteckten Rahmen überschreiten. Es ist jedoch denkbar, daß sich bei Wiederholung auch in der O_2-Aufnahme eine nachweisbare Verbesserung ergeben und so ein neuer therapeutischer Weg erschlossen werden könnte.

Wir sind uns wohl bewußt, daß wir in diesem Abschnitt unsere Kompetenz überschritten haben. Es sollte hier nur kurz auf einige in unserer Darstellung an verschiedenen Stellen besprochene Schlußfolgerungen hingewiesen werden. Bezüglich einer ausführlichen Darstellung muß auf die klinische Literatur verwiesen werden.

IV. Andere Hypoxydoseformen.
1. Allgemeine Übersicht.

Hypoxydosen können nicht nur durch Hypoxie und Ischämie herbeigeführt werden, sondern auch durch Mangel an Brennstoff (z.B. Hypoglykämie) oder durch Vergiftung von Fermenten (z.B. durch Cyanid, zu tiefe Narkose, Schlafmittelvergiftung) oder durch Mangel an Fermenten oder Überträgern, die an der Gewebsatmung beteiligt sind (z.B. verschiedene Formen der Avitaminose) oder schließlich auch durch übermäßige Steigerung des Bedarfs (z.B. Fieber, Krämpfe).

Allen diesen Formen ist im Gegensatz zu der Ischämie mit der Hypoxämie gemeinsam, daß trotz Senkung der Energieentbindung in der kritischen Zone noch der Blutkreislauf mit seiner Nähr-, Spül- und Pufferfunktion erhalten bleibt. Allen ist ferner im Gegensatz zur arteriellen Hypoxie in großen Höhen mit der Ischämie gemeinsam, daß auch noch bei beginnender Verminderung der Lungenatmung ein *steady state* aufrechterhalten werden kann, da die Atmungsverminderung zwar zusätzlich eine geringe Hypoxämie auslöst, aber gleichzeitig dadurch den Atemantrieb erhöht. Dadurch und durch eine gleichzeitige Verminderung des Bedarfs (s. unten) kann auch eine *länger dauernde Senkung der O_2-Aufnahme* (oder allgemeiner: der Energieentbindung) u. U. ohne bleibende Schäden überlebt werden (s. S. 482). Wie bei der ischämischen Hypoxydose besteht jedoch in der kritischen Zone die Gefahr der Zellschwellung, die des lokalisierten oder generellen Gehirnödems und lokalisierter Prästasen, so daß die Gefahr lokalisierter oder disseminierter Schäden vorliegt. Das ist der Grund, warum bei diesen Formen der Hypoxydosen viel häufiger über Nekrosen berichtet worden ist als bei überstandener reiner Hypoxämie.

Der Mangel an Atmungsenergie führt bei allen Formen einerseits zu Störungen des Zellstoffwechsels und der Erholungsfähigkeit tätiger Zellen, weil z. B. energiebedürftige Resynthesevorgänge nicht in normalem Umfang ablaufen können. Das führt andererseits zu Verminderung des Bedarfs. Es wird zwar eine gewisse Energieschuld eingegangen, aber sie entspricht nicht der gesamten Energieverminderung über die Zeit, sondern ist wesentlich kleiner (in dieser Hinsicht wird oft O_2- bzw. Energieschuld falsch berechnet). Es läßt sich also feststellen, daß diese Hypoxydoseformen mehr oder weniger zu einer Kombination mit einer Hypochreose führen, wodurch die Wiederbelebungszeit verlängert werden kann.

Die Einschränkungsmöglichkeit der Tätigkeit findet, sofern die Hypoxydose das gesamte Zentralnervensystem betrifft, eine Grenze, sobald die Tätigkeit lebenswichtiger Zentren auf ein Maß herabgesunken ist, das mit der Aufrechterhaltung von Lungenatmung und Blutkreislauf nicht mehr vereinbar ist. Wird diese Grenze unterschritten, so kommt es durch Atmungsverfall und Herz-Kreislaufversagen sekundär zu Anoxie und Ischämie. Die letzte gemeinsame Strecke aller Hypoxydosen ist die komplette Ischämie des Gehirns.

Die in diesem Zusammenhang am meisten interessierende Frage ist die, wieviel die Gehirnatmung eingeschränkt werden kann, bis diese *letale Grenze* erreicht wird. Diese Grenze scheint bei einer O_2-*Aufnahme* von 1,8—1,9 ml/100 g·min zu liegen, d. h. bei rund *50—60%* der normalen O_2-Aufnahme (Kety, Lukens u. a.; Kety, Polis u. a.; Kety, Woodford u. a.; Fazekas u. Bessman; Wechsler u. a., 1954; Heyman u. a., 1951; Fazekas, Ticktin u. a.; Scheinberg, 1954; s. auch Tabelle 6).

Bei diesen Formen der Hypoxydosen findet sich somit eine *breite kritische Zone* mit fortgesetzter Zunahme der Funktionsstörungen, bei der jedoch auch eine langandauernde Bewußtlosigkeit überstanden werden kann, mit einer wegen des noch erhaltenen Blutkreislaufs geringeren Gefahr überdauernder Schäden als bei der Ischämie, aber andererseits mit häufiger nachweisbaren disseminiert oder lokal auftretenden Nekrosen in nicht lebenswichtigen Gebieten.

Es sei darauf aufmerksam gemacht, daß in einem nicht lebenswichtigen Gebiet der Umsatz für lange Zeit erheblich unter den normalen Tätigkeitsumsatz gesenkt werden kann, nämlich bis auf den zur Erhaltung der Lebensfähigkeit dieses Gebietes notwendigen Umsatz, ohne daß irreparable Schäden auftreten (s. S. 483 und 528).

Die verschiedenen Hypoxydoseformen verhalten sich zueinander additiv. So verstärken sich die Wirkungen von Sauerstoffmangel und Hypoglykämie gegenseitig (Gellhorn u. Packer). Das ist verständlich, da die Hypoxie den Glucosebedarf steigert.

2. Histotoxische Hypoxydosen.

Als Paradigma für diese Gruppe kann die *Blausäurevergiftung* gelten. Durch Blockierung der Cytochromoxydase (Keilin) wird die Gewebsatmung in vitro (Evans; Dixon u. Elliot; Banga u. a.) und in vivo (Torres; Fazekas, Colyer u. Himwich) stark erniedrigt, eine Restatmung von einigen Prozent bleibt allerdings noch bestehen (TORRES). Dies wirkt sich aus wie ein Restkreislauf bei Ischämie, so daß die Überlebens- und Wiederbelebungszeit länger wird als bei Anoxie (NOELL, 1948a, b). Es scheint allerdings, daß Cyanid auch noch andere Fermentsysteme zu blockieren vermag (HORECKER u. KORNBERG; WINZLER).

Die Symptome einer Blausäurevergiftung, so auch die Veränderungen der elektrischen Spontanpotentiale und der ausgelösten Potentiale des Gehirns (WARD u. WHEATLEY; NOELL, 1948a, b) sind im Prinzip dieselben wie bei schwerer Hypoxie.

Die Unterschiede zwischen Blausäurevergiftung und Anoxie bestehen darin, daß durch die *Restatmung* bei Blausäurevergiftung eine gewisse Prolongation der Überlebens- und Wiederbelebungszeit gegenüber voller Anoxie eintritt und daß unterhalb der kritischen Schwelle bei Verminderung der Atmung kein so schneller Circulus vitiosus eintritt; trotzdem läuft die Folge der Ereignisse immer noch wesentlich rascher ab als bei Hypoglykämie. Das ist der Grund, daß bei Cyanidvergiftung relativ häufiger eine Wiederbelebung mit Defekt eintritt als bei Hypoxie in großen Höhen (vgl. S. 480). Die Verminderung der Atmung bedingt eine zusätzliche hypoxische Hypoxydose, die sich mit der histotoxischen addiert (PENTSCHEW; MEYER, 1953). So wird verständlich, daß die Überlebensrate der Versuchstiere bei Cyanidvergiftung stark erhöht wird, wenn in der Phase der Atemeinschränkung (spätestens bei Eintritt von Schnappatmung) eine Sauerstoffbeatmung durchgeführt wird (GORDH u. NORBERG; PAULET). Auf gleicher Basis beruht die Notwendigkeit der künstlichen Beatmung bei anderen Hypoxydosen wie z.B. Narkoseüberdosierung, Schlafmittelvergiftung usw.

Die künstliche Beatmung schiebt den Zusammenbruch des Kreislaufs hinaus, vor allem den Eintritt der Herzinsuffizienz. Das ist besonders wichtig, da das Herzversagen die hauptsächliche Todesursache bei der Cyanidvergiftung darstellt (PAULET). (Über das Herz als limitierenden Faktor der Wiederbelebung s. S. 517ff.) So ist es MERCKER u. ROSER gelungen, bei künstlicher Beatmung über mehrere Minuten einen überkritischen Blutdruck zu halten, obschon so dosiert wurde, daß die Gesamtsauerstoffaufnahme um 20—40% abgesunken war. Auf eine mögliche Komplikation in der Grenzzone des Überlebens einer HCN-Vergiftung hat WHEATLEY aufmerksam gemacht. Er fand eine so starke Schwellung des Großhirns und besonders des Zwischenhirns, daß es durch Abklemmung am Tentoriumschlitz zur Unterbrechung der Zirkulation kam.

Ein weiteres Beispiel für eine histotoxische Hypoxydose ist die *diabetische Acidose*, bei der sich eine wesentlich bessere Korrelation zwischen der Einschränkung der O_2-Aufnahme des Gehirns und dem Ketonkörpergehalt des Blutes als dem pH fand (KETY, POLIS u.a.), so daß an spezifische Wirkungen gedacht werden muß. So kann der Flüssigkeitsverlust des Gehirngewebes durch die Dehydratation infolge osmotischer Diurese, Erbrechen usw. eine Rolle spielen. Die Abnahme der O_2-Aufnahme des Gehirns bei erhöhter Durchblutung (KETY, POLIS u.a.) läßt sich durch Bekämpfung der Acidose allein nicht beheben, sondern erst durch Senkung des Acetessigsäurespiegels. Auf eine spezifische Giftwirkung weist auch die Form der Kußmaulschen großen Atmung hin, die nicht einfach einer Hyperventilation bei metabolischer Acidose gleichzusetzen ist. Die Hyperventilation bei schwerer Muskelarbeit zeigt z.B. ein ganz anderes Bild. Ihr fehlt die charakteristische Störung im Verhältnis von Tiefe und Frequenz der Atmung und vor allem die maschinenhafte Gleichmäßigkeit. FROWEIN (1963) hat in Untersuchungen von Gehirnverletzten festgestellt, daß gerade diese maschinenhafte Gleichmäßigkeit ein klinisch wichtiges Zeichen einer schweren Störung des Atemzentrums darstellt. Die Kußmaulsche große Atmung ist also gleichzeitig Zeichen einer Acidose und einer histotoxisch bedingten Hypoxydose, die unter anderem zu einer Störung im Gebiet des Atemzentrums führt.

Die Abnahme der O_2-Aufnahme im diabetischen Coma ist nicht allein histotoxisch, sondern zum Teil auch hypochreotisch bedingt, da die starke pH-Erniedrigung gleichzeitig eine narkotische Wirkung entfaltet.

3. Hypoxydosen durch Fermentmangel und Hypothyreose.

Ebenso wie durch Fermentvergiftung kann eine Hypoxydose eintreten durch Fermentmangel bei mangelnder Zufuhr bzw. Resorption essentieller Bestandteile. Dieser Mangel kann zu lokalisierten Schäden führen, ohne daß eine Abnahme des Gesamtsauerstoffverbrauchs des Gehirns nachweisbar wäre. Bis jetzt liegen nur Hinweise dafür vor, daß eine solche Abnahme bei Mangel an B_1 vorliegt, das als Cocarboxylase an der Brenztraubensäureoxydation des Zentralnervensystems beteiligt ist (LOHMANN u. SCHUSTER). HIMWICH, SPIES u.a. fanden in einer Reihe von B_1-Avitaminosen (kompliziert durch gleichzeitigen Niacinmangel) eine signifikant erniedrigte arteriovenöse O_2-Differenz (von über 7 auf 4,7 Vol.-%). Da keine Anzeichen für eine veränderte Durchblutung vorlagen, wurde daraus auf eine Verminderung der O_2-Aufnahme geschlossen. Ob dieser Schluß haltbar ist, wird allerdings erst noch durch gleichzeitige Bestimmung von AVD_{O_2} und Durchblutung bewiesen werden müssen. Der Schluß stimmt gut überein mit den Befunden in vitro, wo Schnitte von B_1-avitaminotischen Tieren eine verminderte O_2-Aufnahme und eine verminderte Glucoseverbrennung mit Anhäufung von Brenztraubensäure aufweisen (PETERS u. SINCLAIR), Veränderungen, die durch Zugabe von Diphosphoaneurin behoben werden können (PETERS u. THOMPSON; LOHMANN u. SCHUSTER; PASSMORE u.a.).

Im Gegensatz zur schnellen Erholung von Gewebsschnitten bleibt die AVD_{O_2} des Gesamtgehirns bei i.v. Gabe von Cocarboxylase innerhalb von Stunden unverändert und wird nur sehr langsam, innerhalb von Tagen, normalisiert (HIMWICH, SPIES u.a.), ebenso langsam wie die klinischen Symptome von seiten des Zentralnervensystems.

Über die O_2-Aufnahme des Gehirns bei B_{12}-Mangel s. Tabelle 6.

In die gleiche Gruppe könnten auch die Veränderungen von Durchblutung und O_2-Aufnahme des Gehirns bei *Hypo- und Hyperthyreosen* eingereiht werden, wenn auch, möglicherweise durch komplizierende Faktoren, auf diesem Gebiet die Einzelbefunde noch widersprüchlich sind. Einigkeit besteht bei allen Untersuchern, daß beim Myxödem der Gefäßwiderstand des Gehirns erhöht, bei Hyperthyreosen dagegen vermindert ist. Während GOTTSTEIN (1964) beim Myxödem eine signifikante Erniedrigung der Durchblutung und der O_2-Aufnahme (bezogen auf jeweils 100 g Gehirngewicht) feststellte, fanden SENSENBACH u.a. (1954) zwar eine signifikant erniedrigte Durchblutung, gleichzeitig aber eine so weit erhöhte Ausnutzung des Blutes, daß die O_2-Aufnahme im unteren Bereich der Streubreite lag. Umgekehrt fanden diese Autoren bei Hyperthyreose zwar eine signifikante Erhöhung der Gehirndurchblutung, aber gleichzeitig eine Abnahme der O_2-Ausnutzung, so daß die O_2-Aufnahme noch im oberen Streubereich der Norm lag. Gleiche Befunde erhoben SOKOLOFF u.a. (1953). Ähnliche Ergebnisse erhielt GOTTSTEIN (1964) bei Hyperthyreose, wobei jedoch bei sehr starker Erhöhung der Durchblutung die O_2-Aufnahme des Gehirns deutlicher gesteigert war.

4. Nutritive Hypoxydosen: Hypoglykämie.

Die Hypoglykämie stellt eine Form der Hypoxydosen dar, die zum Studium der Folge der Ereignisse besonders geeignet ist, da sie stärker *protrahiert* verläuft als die anderen Formen. HIMWICH hat sich mit seinen Mitarbeitern (zusammenfassende Darstellung s. HIMWICH, 1951) um die Aufklärung der hier vorliegenden Probleme sehr verdient gemacht, wobei ihm zustatten kam, daß mit der Einführung der Insulin-Schocktherapie durch SAKEL auch genügend Beobachtungen am Menschen gesammelt werden konnten. HIMWICH hatte allerdings in den ersten Untersuchungen keine Methode zur Verfügung, um die O_2-Aufnahme des Gehirns genau zu bestimmen, da er nur die arteriovenöse O_2-Differenz, nicht aber gleichzeitig die Durchblutung bestimmen konnte. Anders als bei Hypoxämie, wo mit fortschreitender Senkung des pO_2 die Durchblutung ansteigt (s. oben S. 449), bleibt bei Hypoglykämie die Durchblutung des Gehirns innerhalb der Streubreite der Norm (HIMWICH, BOWMAN u.a., 1941; KETY, WOODFORD u.a.; LEIBEL u. HALL) und nimmt erst im letzten Stadium mit der Senkung des Blutdrucks signifikant ab.

Das Gehirn ist gegenüber einer Hypoglykämie besonders empfindlich. Es ist als Brennstoff fast ausschließlich auf Kohlenhydrate angewiesen, was sich schon daraus ergibt, daß der RQ stets nahe 1,0 gefunden wird (HIMWICH, 1951). Die Kohlenhydratreserven des Gehirns sind sehr gering (s. Abschnitt THORN in diesem Handbuch). Die unmittelbare Insulinwirkung auf das Gehirn ist dabei verhältnismäßig gering.

Eine vollständige Unterbrechung der Kohlenhydratzufuhr läßt sich nur im Tierexperiment mit *künstlicher Perfusion* des Gehirns durchführen. Sämtliche Gehirnfunktionen sind unter diesen Bedingungen nach 10 min erloschen (HÜRTER u. GERCKEN). Das widerspricht älteren Untersuchungen von GEIGER (1952, 1958), in denen wahrscheinlich durch eine Restverbindung mit dem übrigen Organismus trotz künstlicher Perfusion des Gehirns noch ein Restkreislauf mit glucosehaltigem Blut bestehenblieb.

Das Gehirn kann eine längere Zeit von seinen Brennstoff- als von seinen O_2-Vorräten leben, zumal unter aeroben Bedingungen der Gewinn an frei verfügbarer Energie aus diesen Vorräten 12mal größer ist als unter anaeroben Bedingungen. Durch die fortgesetzte Mobilisierung von Glykogen kommt es weiter nicht zu einem vollständigen Stillstand der Versorgung, sondern nur zu einer starken Verminderung. Die Hypoglykämie ist am ehesten vergleichbar mit einer Ischämie mit noch erhaltenem Restkreislauf, so daß Überlebens- und Wiederbelebungszeit gegenüber einer totalen Ischämie oder Anoxie stark verlängert sind und sich immer wieder ein gewisses Fließgleichgewicht einzustellen vermag. Das ist die Ursache dafür, daß bei Hypoglykämie ganz im Gegensatz zur reinen Hypoxämie (s. S. 492) im Stadium der Bewußtseinstrübung und der Bewußtlosigkeit eine Abnahme der O_2-Aufnahme des Gehirns festgestellt werden kann (s. Tabelle 6).

So finden KETY, WOODFORD u.a. bei einem wahren Glucosegehalt (nicht „total reduzierende Substanzen") um 20 mg-% schon eine Reduktion der O_2-Aufnahme des menschlichen Gehirns, bei 8 mg-% ist sie um 45% herabgesetzt. Die Verminderung der O_2-Aufnahme entspricht dabei nicht ganz der Verminderung des Glucoseabbaus, ein Zeichen dafür, daß auch andere Substrate oxydiert werden. Die Hauptmenge des oxydierten Substrates besteht aber immer noch aus Kohlenhydrat, da der RQ nur sehr wenig verändert und immer noch nahe 1 gefunden wird. Entsprechend finden HIMWICH, HADIDIAN u.a. eine Abnahme der arteriovenösen O_2-Differenz bei zunächst etwa gleichbleibender, gelegentlich leicht erhöhter, später absinkender Durchblutung. Statt einer normalen durchschnittlichen AVD_{O_2} von 6,8 Vol.-% fand sich im Stadium der Bewußtseinstrübung eine solche von 4,4 Vol.-% (total reduzierende Substanzen um 40 mg%), im tiefen Koma von 2,6 Vol.-%, wobei eine noch weitere Abnahme bis zu 1,3 Vol.-% festgestellt werden konnten (total reduzierende Substanzen um 20 mg%). Die Korrelation zwischen psychischen, sensiblen und motorischen Symptomen zur Abnahme der AVD_{O_2} war dabei wesentlich straffer als zur Blutzuckerhöhe (HIMWICH, HADIDIAN u.a.; HIMWICH, FROSTIG u.a.). Auch zwischen der Abnahme der Frequenzen im Elektrencephalogramm und der Blutzuckerhöhe bzw. der O_2-Aufnahme des Gehirns findet sich eine recht gute Korrelation (GIBBS u.a., 1939, 1940; GIBBS u. GIBBS, 1950, 1952, 1964; HOAGLUND u.a.; HIMWICH, 1951; HIMWICH, FROSTIG u.a.), ganz im Gegensatz zu den Befunden bei Hypoxie und Ischämie, weil bei Hypoglykämie auch bei Abnahme der O_2-Aufnahme noch ein steady state genügender Dauer aufrechterhalten bleibt und sich die Ereignisse nicht so überstürzt folgen.

Damit hängt auch zusammen, daß besser *verschiedene Stadien* des Abbaus zentralnervöser Leistungen verfolgt werden können. Nach HIMWICH (1951; HIMWICH, FROSTIG u.a.) findet sich dabei grosso modo eine Folge von den phylogenetisch jüngeren zu den älteren Gebieten, womit auch übereinstimmt, daß die Abnahme der Glykogenvorräte in ähnlicher Reihenfolge auftritt. Es fallen zunächst diejenigen Funktionen aus, die unter anderem an ein Substrat höheren Stoffwechsels gebunden sind und die besonders kompliziert zusammengesetzt sind. Damit hängt wohl auch zusammen, daß schon über das Auftreten von δ-Wellen im Elektrencephalogramm bei einem Blutzuckergehalt berichtet wurde, bei dem noch keine Abnahme im Glucoseverbrauch und in der O_2-Aufnahme des Gesamtgehirns festgestellt werden konnte. Eine mögliche Einschränkung der Glucose-Aufnahme wird so kleine Gebiete betreffen, daß sie noch in die methodisch bedingte Schwankungsbreite der Bestimmung fällt. In zwei Abschnitten ist also die Korrelation zwischen psychischen und motorischen Symptomen, Veränderungen im Elektrencephalogramm, Abnahme des Glucoseverbrauchs und Erniedrigung der O_2-Aufnahme nicht straff: im Beginn der Hypoglykämie, wo sich die Abnahme des Glucose-Verbrauchs einzelner Gebiete bei Messung des Gesamtverbrauchs noch nicht feststellen läßt, und in einem späteren Stadium, wo der Glucoseverbrauch stärker abnimmt, als es der O_2-Aufnahme entspricht, weil andere Substrate zur Oxydation herangezogen werden.

Das Schädigungsmuster bei Tod in der Hypoglykämie unterscheidet sich nicht wesentlich von dem bei anderen Hypoxydosen. Es fehlt die doppelseitige Pallidumnekrose, wie sie bei akuter Hypoxie gefunden werden kann, und es kann eine Schädigung meist, bei Ratten nur nach mehrmaliger Hypoglykämie, festgestellt werden (Gesamtliteratur s. bei HÖPKER; BODECHTEL u. ERBSLÖH; PENTSCHEW; BÜCHNER). Es muß dabei berücksichtigt werden, daß unter Hypoglykämie die Überlebenszeit besonders lang ist, da der Energievorrat für viele Stunden zu einer Vita minima ausreicht und da zudem eine Temperatursenkung eintritt, die den Energiebedarf vermindert. Diese Temperatursenkung erfolgt bei kleinen Versuchstieren rascher und tiefer als bei größeren; zudem sind bei der Ratte bei tieferen Körpertemperaturen Atmung und Herztätigkeit noch ausreichend. Die Ergebnisse der einzelnen Untersucher zeigen deshalb Unterschiede je nach Tierart, Glykogenvorrat der Tiere und Raumtemperatur.

Es scheint zunächst überraschend, daß in manchen Fällen (Lit. bei HÖPKER) ein Zusammenhang zwischen Nervenzellausfällen und Krämpfen nicht festgestellt werden konnte. Es liegt dies möglicherweise daran, daß durch die *Krämpfe* eine Glykogenmobilisierung der Muskulatur erfolgt und damit auf dem Umweg über die Leber vorübergehend das Brennstoffangebot an das Gehirn erhöht wird. Die zusätzliche Belastung des Gehirns ist dabei geringer als bei anderen Krampfformen, da die Krämpfe ihren Ausgang von tiefen Strukturen nehmen (vgl. S. 497). Ob diese zusätzliche Belastung des Gehirns durch den erhöhten Energieverbrauch bei Krämpfen dabei überwiegt oder nicht, wird entscheidend von den jeweiligen Bedingungen des Experiments abhängen, vor allem vom Glykogenvorrat, von der Körpertemperatur, bei der die Krämpfe eintreten, usw.

5. Metabolische Hypoxydosen.

Der O_2-Verbrauch des Gehirns ändert sich in der Nähe der Normaltemperatur ungefähr nach der RGT-Regel (ROSOMOFF, 1956; ROSOMOFF u. HOLADAY; BERING; BERING u.a.; FUHRMAN; HIMWICH, BOWMAN u.a., 1940; FAZEKAS u. HIMWICH; EHRMANTRAUT u.a.; GÄNSHIRT, HIRSCH u.a.), d.h. er steigt pro Grad um etwa 10—15% an. Bis 43° ist demnach der O_2-Verbrauch des Gesamtgehirns um 50—75% angestiegen. Eine solche Steigerung des O_2-Verbrauchs wird sonst nur bei schweren Krämpfen beobachtet, die rasch zur Erschöpfung des Gehirns führen (s. unten). Diese Steigerung des O_2-Verbrauchs muß zu einer kritischen Hypoxydose führen, hier nicht, wie in den bisher besprochenen Formen, durch Abnahme der Zufuhr, sondern durch Steigerung des Bedarfs. Die Gefahr einer Hypoxydose ist bei einem Blutdruckabfall, wie er z.B. bei exogener Hyperthermie häufig eintritt, noch eher gegeben. Es ist deshalb nicht verwunderlich, daß in diesem Temperaturbereich die Erholungszeit des Gehirns bei Ischämie unendlich lang, die Wiederbelebungszeit unendlich kurz wird, und daß die höchste, beim Menschen überlebte Körpertemperatur 43—44° beträgt (s. S. 516). Daraus ergibt sich klar die Bedeutung einer Bekämpfung des **Fiebers** nach Gehirnoperationen, zumal hier häufig durch Blutdrucksenkung oder Atemstörung usw. noch zusätzlich eine hypoxische oder ischämische Hypoxydose hinzutreten kann. Bezüglich der Einzelheiten sei auf die klinischen Beiträge dieses Handbuches verwiesen.

Das Schädigungsmuster ist dem bei ischämischen Hypoxydosen sehr ähnlich. Nach tödlichen Hitzschlagfällen fanden sich Hirnödem, ausgedehnte Nekrosen in verschiedenen Hirnteilen und punktförmige Blutungen (MALAMUD u.a.). Auch über Spättodesfälle im Tierexperiment wurde berichtet; wird ein Tier über die kritische Temperatur hinaus erwärmt und dann sofort wieder abgekühlt, kann noch bis zu 26 Std später der Hitzetod eintreten (ADOLPH).

Bei **Krämpfen,** ausgelöst durch Elektroschock oder Krampfgifte, kommt es sehr rasch zu einer starken Erhöhung des O_2-Verbrauchs (SCHMIDT, KETY u. PENNES; GÄNSHIRT, POECK u.a.; GEIGER u. MAGNES), mit der die Nachlieferung nicht Schritt halten kann. So kommt es zum typischen Bild der Hypoxydose.

Die *Durchblutung* ist kurz vor und im Beginn der durch elektrischen Reiz oder Krampfmittel ausgelösten Krampfströme unverändert, jedenfalls nicht vermindert, und steigt dann u. U. erheblich an (PENFIELD, v. SANTHA u. CYPRIANI; PENFIELD u. JASPER; SCHMIDT, KETY u. PENNES; GÄNSHIRT, POECK u.a.; v. SÁNTHA; GEIGER u. MAGNES; BÉNELLI u.a.; BROWN u.a.), mit einer ähnlichen Latenz, wie sie bei Hypoxie beobachtet wird. Später kann die Durchblutung und sogar der cerebrale O_2-Verbrauch unter die Norm sinken, möglicherweise als Folge von Acidose und Hypoxydose (GRANT u.a.; KETY, WOODFORD u.a.). Die Blutfülle des Gehirns kann, zumal wenn es gleichzeitig noch zu Steigerungen des venösen Drucks kommt, u. U. so hoch werden, daß unter der Operation eine Art Prolaps entstehen kann mit Unterbrechung der Durchblutung der Piagefäße und nachträglicher starker reaktiver Hyperämie. Bei der großen Empfindlichkeit der kleinen Gehirngefäße gegen mechanische Reize können dabei Verengungen bis zu Verschlüssen auftreten. Das hat zu der Fehldeutung geführt, daß bei Krämpfen eine Vasoconstriction der Gehirngefäße eintrete (PENFIELD, v. SÁNTHA u. CYPRIANI; v. SÁNTHA). SCHOLZ (1951) hat diese These durch seine Ergebnisse bei Untersuchung der Benzidinbilder zu stützen versucht. Wie S. 487f. dargestellt, gibt das Benzidinbild jedoch bei Hypoxydosen kein Äquivalentbild des Lebenden und führt leicht zu Fehlschlüssen. Das von SCHOLZ (1951; s. dort auch weitere Lit.) in ausgezeichneter Weise dargestellte *Schädigungsmuster* bei Tod nach Krämpfen ist im Prinzip dasselbe Bild, wie es sich nach anderen Hypoxydosen ebenfalls darstellt (einschließlich deren letzter gemeinsamer Strecke, der Ischämie), und macht die Annahme von Angiospasmen (SCHOLZ, 1961; SCHOLZ u. JÖTTEN) nicht notwendig (s. S. 487 und 526).

Von den oben besprochenen Krämpfen, die durch elektrische Reizung oder Krampfgifte ausgelöst werden und die zu Hypoxydosen führen, sind zu unterscheiden diejenigen Krämpfe, die bei anderen Formen der Hypoxydosen (Anoxie, Ischämie, Hypoglykämie) *sekundär* auftreten. Es müssen also zwei verschiedene Krampfarten unterschieden werden.

In der *Hypoxydose* kommt es rasch zu Synchronisation der elektrischen Rindentätigkeit und zu allen Zeichen einer erhöhten Krampfbereitschaft, so daß starke sensible Reize und sonst unterschwellige Dosen von Krampfgiften zu Krampfanfällen führen können (SUGAR u. GERARD; RUFF, 1950, 1951a, b; GÄNSHIRT, POECK u.a). Krampfpotentiale sind in diesen Fällen auch von der Großhirnrinde ableitbar. Diese Krämpfe verschärfen die Hypoxydose und führen rasch zu Substraterschöpfung und damit zur Krampfbeendigung. Diese Form der Krämpfe tritt also nicht spontan auf, sondern nur bei zusätzlichem, allerdings schwachem Reiz und nur in einem bestimmten Stadium des Energiemangels. Die Krämpfe können durch Behebung des Energiemangels unterbrochen werden, aber ebenso auch durch dessen Verschärfung. Wird im Tierexperiment gerade das notwendige Maß an Hypoxydose aufrechterhalten und der zusätzliche Energieverbrauch der Krämpfe durch entsprechende Erhöhung der Blutzufuhr ausgeglichen, dann können Krampfserien für Stunden aufrechterhalten werden (RUFF, 1950, 1951a, b; GÄNSHIRT, POECK u.a.). Diese Krämpfe bedeuten eine schwere zusätzliche Belastung für das Gesamtgehirn, verringern seine Erholungsfähigkeit, verkürzen die Wiederbelebungszeit und erhöhen die Ödembereitschaft. Es ist anzunehmen, daß postoperative Krämpfe häufig in diese Rubrik gehören.

Häufig, aber nicht regelmäßig, besonders dann, wenn die Hypoxie sehr schwer ist und rasch eintritt, finden sich Krämpfe erst in einem späteren Stadium; diese Krämpfe bedürfen jedoch im Gegensatz zu den gerade besprochenen zu ihrer Auslösung nicht eines zusätzlichen schwachen Reizes, und sie treten erst in einem Zeitpunkt ein, in dem die Großhirnrinde schon völlig oder fast völlig gelähmt ist. Es finden sich dann keine oder nur ganz vereinzelte Krampfpotentiale auf der Rinde, dafür jedoch in *tieferen Gebieten*, so in Mittelhirn, Brücke oder Medulla oblongata (SUGAR u. GERARD; SIMPSON u. DERBYSHIRE; NOELL, 1948c; NOELL u. KORNMÜLLER; CREUTZFELDT u.a.). Das gesamte neurologische Bild deutet darauf hin, daß es sich hier um eine funktionelle Decerebrierung handelt mit Enthemmung niederer Zentren (z.B. WEINBERGER u.a., 1940a). Zu dieser Zeit ist das obengenannte Stadium der erhöhten Krampfbereitschaft der Großhirnrinde schon vorüber und einer erniedrigten Erregbarkeit gewichen. Diese Art von Krämpfen bedeutet eine weit geringere zusätzliche Belastung für das Gehirn, da sie fast nur Gebiete betrifft, die eine wesentlich größere Resistenz gegenüber Energiemangel aufweisen. Auch diese Form von Krämpfen erlischt nach relativ kurzer Zeit durch Mangel an Substrat.

Krämpfe werden schließlich nicht nur bei Eintritt einer Hypoxydose beobachtet, sondern auch bei deren *Aufhebung* (KUSSMAUL u. TENNER; ALTMANN u. SCHUBOTHE; PIKE u. a.; WEINBERGER u. a., 1940a; NOELL, 1948c). Es wurde sogar berichtet, daß beim Adams-Stokes-Syndrom die Krampfanfälle häufiger erst einige Sekunden nach Wiederingangkommen der Kammertätigkeit als bei deren Stillstand auftreten (FRANKE). Auf dem Wege durch eine Hypoxydose und zurück kann das Zentralnervensystem also mehrere Stadien erhöhter Krampfgefährdung durchlaufen.

V. O_2-Aufnahme des Gehirns und geistiger Zustand

Im Anschluß an die Besprechung der Hypoxydoseformen sei kurz noch einmal zum Problem des Zusammenhangs zwischen Bewußtseinszustand einerseits und Durchblutung und O_2-Versorgung des Gehirns andererseits Stellung genommen. Im allgemeinen ist die Neigung zu groß, Verminderungen der Bewußtseinshelligkeit ohne weiteres auf Durchblutungsstörungen des Gehirns zu beziehen.

Dazu einige Beispiele: WEISS u. BAKER und FERRIS u. a. konnten schon 1933 zeigen, daß es bei Hypersensibilität des Carotis-Sinus zu ganz unterschiedlichen Arten der Auslösung einer Bewußtlosigkeit kommt, einmal durch starke Blutdrucksenkung infolge Vasodilatation mit mehr oder weniger stark ausgeprägter Bradykardie; es werden jedoch auch Einzelfälle von Bewußtlosigkeit ohne jede Blutdrucksenkung beobachtet. In diesen letzten Fällen handelt es sich um eine Hemmung des aktivierenden Systems der Formatio reticularis des Hirnstamms infolge Irradiation der Erregungen beim Sinusdruckversuch. In ähnlicher Weise entsteht die Ermüdung und Erniedrigung der Bewußtseinshelligkeit nach einer schweren Mahlzeit keinesfalls durch eine Minderdurchblutung des Gehirns, sondern durch eine Hemmung desselben aktivierenden Systems von Receptoren der Eingeweide. Ebenso ist die Wirkung des Coffeins in keiner Weise durch eine Veränderung der Gehirndurchblutung zu deuten (die Durchblutungsänderungen sind, wie S. 469 ausgeführt, nur sehr gering und flüchtig), sondern ist auf eine zentrale Aktivierung zurückzuführen, es sei denn, es handele sich um einen Fall akuter Herzinsuffizienz, in dem die Steigerung der Kraft der Kontraktion zu einer Blutdruckerhöhung über ein kritisches Niveau geführt hat. Weiter ist z. B. die Bewußtlosigkeit im Coma diabeticum nicht allein durch die Acidose bedingt, sondern gleichzeitig auch durch eine spezifische Giftwirkung der Acetessigsäure bzw. durch die Dehydratation der Nervenzellen (s. S. 493). Schließlich ist die Bewußtseinstrübung bei Liquordrucksteigerung in den ersten Stufen der Druckerhöhungen noch nicht oder nicht allein durch die dabei eintretende Verminderung der Gehirndurchblutung bedingt, sondern durch Massenverschiebung usw. (s. S. 462).

Bei den Folgen der Durchblutungssenkungen bzw. Asphyxien sind von vornherein die akuten und die chronischen Formen scharf zu trennen. Wie S. 450 ausgeführt, kommt es bei akuter Hypoxie oder Ischämie des *Gesamtgehirns* zu Bewußtseinsstörungen bis zum Bewußtseinsverlust, wenn der pO_2 im venösen Gehirnblut in den Bereich von 19—22 mm Hg gefallen ist; dies findet sich bei einer Senkung der Gehirndurchblutung um 30—40%. Wird der Bereich eines pO_2 im venösen Gehirnblut um 19 mm Hg unterschritten, tritt stets vollständige Bewußtlosigkeit ein, wobei sich noch nicht oder gerade eben erst eine minimale Verminderung der O_2-Aufnahme des Gehirns feststellen läßt (Hypoxisches Paradoxon, S. 476 u. S. 480).

Bei akuten *lokalisierten* Durchblutungsstörungen ist diese Regel verständlicherweise nicht mehr gültig. Hier scheint das arterio-venöse O_2-Druckgefälle den besseren Indikator darzustellen, wenn auch die Streuung größer werden muß (S. 484).

Bei chronischen wie akuten lokalisierten Hypoxydosen, bedingt durch Durchblutungsstörungen usw., wird es zunächst einmal auf die Lokalisation ankommen, so daß Schlüsse aus der Bestimmung der Durchblutung und O_2-Aufnahme des Gesamtgehirns nicht ohne weiteres möglich sind und sich eine große Streubreite ergibt. Immerhin läßt sich aus einer großen Statistik von BERNSMEIER u. GOTTSTEIN (1958, 1959) (s. auch Abb. 2 und 3) ersehen, daß bei Zellausfällen, die durch chronische lokalisierte Sklerosen bedingt sind und dadurch verursachter Verminderung der O_2-Aufnahme auf 70—75% der Norm, in allen Fällen schwerer geistiger Verfall, in vielen Fällen völlige, dauernde Bewußtlosigkeit vorliegt. Im Zwischenbereich ist vor allem darauf zu achten, ob die Verminderung der O_2-Aufnahme des Gesamtgehirns durch akuten, lokalisierten O_2-Mangel bedingt ist oder durch Zellausfälle nach einem vorübergehenden O_2-Mangel. Im ersten Fall wird eine Bewußtlosigkeit bei höheren O_2-Aufnahmen eintreten. Bei Zellausfällen wird wegen ihrer verschiedenen Lokalisation die Streuung recht groß. Trotzdem ist zu beachten, daß schon eine Störung der Bewußtseinslage eintritt, wenn die Zellausfälle so groß werden, daß die O_2-Aufnahme des Gesamtgehirns um rund 15% gesunken ist.

Dasselbe ergibt sich auch aus Tabelle 6, die allerdings mehr den Zweck einer Literaturzusammenstellung erfüllen soll. Hier ist die Streuung weit größer, einmal weil es sich nicht um ein einheitliches Material wie in Abb. 2 handelt, dann aber auch, weil schon die „Normalwerte" für die cerebrale O_2-Aufnahme der einzelnen Untersucher die große Streuung von 2,8—4,0 ml O_2/100 g·min aufweisen. Das ergibt sich allein schon aus den Daten der verschiedenen Untersucher bei Schizophrenie, wo in keinem Fall im Durchschnitt eine Verminderung gegenüber dem Normalwert gefunden wurde. Diese Abweichung der „Normalwerte" von denen der Tabelle 1 ist in allen Fällen zu berücksichtigen. Die große Streuung ist nicht allein methodisch bedingt, sondern auch durch eine echte interindividuelle Streuung. Deshalb muß, wie S. 435 betont, bei Untersuchung mit der N_2O-Methode immer der Durchschnittswert aus einem möglichst großen Kollektiv gewählt und dürfen Schlüsse aus Einzelfällen nicht gezogen werden. In den Werten der Tabelle 6 war oft genug das untersuchte Kollektiv nicht gleichmäßig bzw. nicht groß genug.

In die Tabelle 6 wurden auch die Untersuchungen der O_2-Aufnahme des Gesamtgehirns unter Narkosen und Chlorpromazin einbezogen. Vorwegnehmend sei betont, daß es sich hier nicht um Hypoxydosen handelt, sondern um primäre Senkungen des O_2-Bedarfs, denen die Senkung der O_2-Aufnahme folgt (s. S. 501 f.).

Bei den in der Tabelle 6 angeführten Fällen von Gehirntumoren und Liquordrucksteigerung handelt es sich nur um solche Fälle, bei denen die Liquordrucksteigerung und die geistigen Störungen ein erhebliches Ausmaß angenommen hatten.

Bei den in Tabelle 6 angeführten Werten für perniciöse und Sichelzellanämie ist zu berücksichtigen, daß sie unkorrigiert wiedergegeben sind; sie sind durch Nichtberücksichtigung der Veränderung des Absorptionskoeffizienten des N_2O bei Hämoglobinverminderung weit zu niedrig angegeben (S. 434). Weiter ist zu berücksichtigen, daß es sich um schwere, längere Zeit bestehende Fälle handelte, bei welchen anzunehmen ist, daß das Herz das erhöhte Minutenvolumen nicht mehr zu fördern vermochte, so daß trotz der Viscositätsverminderung des Blutes die notwendige Erhöhung der Gehirndurchblutung nicht aufrecht erhalten werden konnte. Gerade bei der Sichelzellanämie fällt ja auf, wie lange sie sich ohne geistige Störungen halten kann, obschon durch die Veränderung der Erythrocytenform eine Strömungsbehinderung zu erwarten ist, die sich jedoch durch die Viskositätsverminderung des Blutes nicht auswirkt. Bei der perniciösen Anämie können allerdings durch Zellausfälle trotz noch ausreichender Durchblutung und O_2-Versorgung früher neurologische Störungen eintreten als bei der sekundären Anämie.

Völlig aus dem Rahmen fällt in Tabelle 6 die Angabe von SENSENBACH u.a. (1954) über eine normale O_2-Aufnahme des Gehirns bei Myxödem. Diese Angabe ist von GOTTSTEIN (1964) korrigiert worden (s. S. 494). Auf weitere Abweichungen von unseren obigen Darstellungen soll hier nicht eingegangen werden, da das in Tabelle 6 dargestellte Material inhomogen ist und in manchen Fällen die untersuchten Kollektive zu klein sind.

Nochmals sei auf den auch aus Tabelle 6 erkennbaren entscheidenden Unterschied zwischen chronischen Fällen von Arteriosklerose und den akuten Fällen von diabetischem,

Tabelle 6. *Literaturzusammenstellung über die O_2-Aufnahme des Gehirns bei verschiedenen pathologischen Zuständen. (Die „Normalwerte" der verschiedenen Autoren sind zum Teil niedriger, zum Teil höher als die in Tabelle 1 angegebenen.)*

	Zustand	O_2-Verbrauch des Gehirns ml/100 g·min	Literatur
Normal		~3,5	s. Tabelle 1
Schizophrenie	verwirrt	2,7	Gordan, Estess u. a.
	verwirrt	3,3	Kety, Woodford u. a.
	verwirrt	4,0	Sokoloff, Perlin u. a.
Lysergsäure-Vergiftung	verwirrt	4,0	Sokoloff, Perlin u. a.
Barbitursäure-Seminarkose	sediert	3,3	Kety, Woodford u. a.
	sediert	3,2	McCall u. Taylor, 1952
Barbitursäure-Narkose	bewußtlos	2,1	Himwich, Homburger u. a.
	bewußtlos	2,1	Wechsler, Dripps u. Kety
	bewußtlos	2,2	Schieve u. Wilson, 1953b
	bewußtlos	2,7	McCall u. Taylor, 1952
Barbitursäure-Vergiftung	bewußtlos	2,3	Fazekas u. Bessman
	bewußtlos	1,1; 1,5; 1,8	Bernsmeier u. Gottstein, 1956
Steroid-Narkose	bewußtlos	1,7	Gordan, Guadagni u. a.
Chlorpromazin	sediert	2,5	Fazekas, Albert u. Alman
	sediert	2,3	Bernsmeier u. Gottstein, 1956
Insulin-Hypoglykämie	verwirrt	2,6	Kety, Woodford u. a.
Insulin-Koma	bewußtlos	1,9	Kety, Woodford u. a.
Irreversibles posthypoglykämisches Koma	bewußtlos	1,5	Fazekas, Alman u. Parrish
Diabetische Acidose	verwirrt	2,7	Kety, Pollis, Nadler u. Schmidt
Diabetisches Koma	bewußtlos	1,7	Kety, Pollis, Nadler u. Schmidt
Irreversibles postanoxisches Koma	bewußtlos	1,7	Fazekas u. Bessman
Schock	benommen bis bewußtlos	1,9	Fazekas, Kleh u. Parrish
	bewußtlos	1,7	Fazekas u. Bessman
Irreversibles postischämisches Koma	bewußtlos	1,8	Fazekas u. Bessman
Liquordrucksteigerung	bewußtlos	2,5	Kety, Shenkin u. Schmidt
	benommen bis somnolent	2,9	Bernsmeier, Sack u. Siemons, 1953
	Störungen verschiedenen Grades	2,6	Gänshirt, 1957
Hirnödem	Bewußtseinsstörungen verschiedenen Grades	2,2	Gänshirt, 1957
Hirntumor	Störungen verschiedenen Grades	2,3—2,9	Gänshirt u. Tönnis
Urämisches Koma	benommen bis bewußtlos	2,2	Heyman, Patterson u. Jones
	benommen bis stuporös	2,6	Scheinberg, 1954
Hepatisches Koma	bewußtlos	1,6	Fazekas, Ticktin u. a.
	bewußtlos	1,7	Wechsler, Crum u. Roth
	bewußtlos	1,6	Posner u. Plum
Leichte Äthylalkohol-Vergiftung	leicht angetrunken	2,8	Battey, Heyman u. Patterson
	leicht angetrunken	2,8	Fazekas, Albert u. Alman
Schwere Äthylalkohol-Vergiftung	stuporös oder bewußtlos	2,2	Battey, Heyman u. Patterson
Methylalkohol-Vergiftung	benommen bis komatös	2,0	Battey, Patterson u. Heyman, 1956
Delirium tremens	verwirrt oder komatös	2,4	Battey, Patterson u. Heyman, 1952

Tabelle 6 (Fortsetzung).

	Zustand	O_2-Verbrauch des Gehirns ml/100 g·min	Literatur
Paralytische Demenz	verwirrt	2,1	HEYMAN, PATTERSON u. NICHOLS
	verwirrt	2,2	PATTERSON, HEYMAN u. NICHOLS
Cerebralsklerose	Störungen verschiedenen Grades	<3,0	LASSEN, MUNCK u. TOTTEY
	Störungen verschiedenen Grades	2,7	GOTTSTEIN, BERNSMEIER u. SEDLMEYER
	Störungen verschiedenen Grades	2,7	BODECHTEL, 1953
	Störungen verschiedenen Grades	2,9	SCHEINBERG, 1950b
	Störungen verschiedenen Grades	1,8—2,8	BROBEIL u.a.
Senile Demenz	dement	2,8	SCHIEVE u. WILSON, 1953b
	dement	1,6—2,8	LASSEN, MUNCK u. TOTTEY
	dement	2,7	FREYHAN, WOODFORD u. KETY
Perniciöse Anämie	Konzentrationsschwäche bis Verwirrtheit	2,0; 2,8	SCHEINBERG, 1951
Sichelzellanämie	normal	2,4	HEYMAN, PATTERSON u. DUKE
Myxödem	geistige Störungen verschiedenen Grades	3,5	SENSENBACH, MADISON u.a., 1954
	geistige Störungen verschiedenen Grades	2,4	GOTTSTEIN, 1964

urämischem und hepatischem Koma hingewiesen. Bei den angeführten Fällen von Arteriosklerose handelte es sich um solche, die infolge früherer Episoden von O_2-Mangel Zellausfälle erlitten hatten, bei denen aber im Augenblick der Untersuchung kein akuter O_2-Mangel vorlag: Die arteriovenöse O_2-Differenz war normal; Durchblutung und O_2-Aufnahme waren je nach Ausmaß der irreversiblen Schäden erniedrigt; ohne zusätzliche Verminderung der Durchblutung, etwa durch Blutdruckabfall usw., kann dieser Zustand über sehr lange Zeit stabil bleiben. Ganz anders jedoch bei den Fällen von Koma bei akuten Hypoxydosen: Hier handelt es sich um einen kritischen Grenzbereich, in dem gerade noch ein gewisses Fließgleichgewicht der O_2-Aufnahme über einige Zeit aufrecht erhalten werden kann; wird der Zustand innerhalb kurzer Zeit behoben, so kann eine vollständige Restitution erfolgen oder eine solche mit nur geringen Defekten; dauert er jedoch länger an, dann kommt es zu schwersten Defekten oder schließlich zum Tod des ganzen Organismus.

Zu den starken Erniedrigungen der O_2-Aufnahme im urämischen und hepatischen Koma ist zu bemerken, daß hier neben histotoxischen Effekten auch hypochreotische (narkotische) eine Rolle spielen, so daß — bei Aufrechterhaltung der Atmung — eine längere Zeit des Verweilens in diesem Zustand ohne Zellausfälle als bei reiner histotoxischer Hypoxydose möglich wird.

VI. Die Hypochreosen.

Es hat sich als notwendig erwiesen, die Hypochreosen scharf von den Hypoxydosen zu trennen, da es sich um prinzipiell verschiedene Vorgänge handelt, und da ihre Vermischung zu Mißverständnissen führt. Bei den Hypoxydosen ist primär die Energieentbindung vermindert, und damit wird sekundär erzwungenermaßen die Tätigkeit eingeschränkt. Die Tätigkeitseinschränkung führt zwar automatisch zu einer Verminderung des Bedarfs, aber es bleibt als Charakteristikum, daß die Energieentbindung geringer ist als der Bedarf. Bei der Hypochreose handelt es sich dagegen primär um eine Einschränkung der Tätigkeit mit einer entsprechenden Verminderung des Bedarfs, so daß die Energieentbindung jeweils dem Bedarf entspricht. Nur im Extremzustand, wenn die Verminderung der Tätigkeit lebenswichtiger Zentren zum Zusammenbruch von Kreislauf und Lungenatmung führt, geht die Hypochreose in eine Hypoxydose über, und zwar in die letzte gemeinsame Strecke aller Hypoxydosen, die komplette Ischämie. Bis zu diesem Endpunkt ist jedoch eine Hypochreose voll reversibel; irreparable Schäden sind so lange nicht zu erwarten.

Die für unseren Zusammenhang wichtigsten Formen der Hypochreosen sind die Narkose und die Hypothermie. Auch vom chemischen Standpunkt läßt sich deren Zusammenfassung unter einer Rubrik und ihre Gegenüberstellung zu den Hypoxydosen gut begründen. Bei den Hypoxydosen findet sich eine Abnahme von ATP und Phosphokreatin bei gleichzeitiger Zunahme der Milchsäurekonzentration im Gewebe, während bei den Hypochreosen bis auf den ischämischen Endzustand die Konzentrationen von ATP, Phosphokreatin und Milchsäure unverändert bleiben, ja die Milchsäurekonzentration sogar vermindert gefunden werden kann (vgl. THORN in diesem Handbuch).

Einen weiteren Hinweis für die Gegensätzlichkeit bringt die Tatsache, daß sich Hypoxydosen und Hypochreosen subtraktiv verhalten, während sich die einzelnen Hypoxydosen addieren (s. unten und S. 492).

1. Narkose.

Die *Durchblutung* des Gehirns ändert sich in Narkose nur entsprechend der Änderungen in Blutdruck, Viscosität und pCO_2. Da sich die Hemmung der Atmung vor einer kritischen Blutdrucksenkung manifestiert, findet sich in den verschiedenen Narkosestadien mit steigendem pCO_2 des arteriellen Blutes eine Durchblutungszunahme. Erst bei kritischer Blutdrucksenkung weicht sie einer rapiden Abnahme. Bis in dieses Stadium ist die arteriovenöse O_2-Differenz erniedrigt, der pO_2 im venösen Blut und damit an entscheidender Stelle im Gewebe sogar erhöht. Nach CREUTZFELDT u.a. (1961) findet sich im Exzitationsstadium, etwas unterschiedlich bei verschiedenen Narkosemitteln, eine geringe Verminderung in der Tätigkeit der meisten corticalen Neurone, während einzelne eine gesteigerte Tätigkeit aufweisen. Die Gesamttätigkeit entspricht in diesem Stadium ungefähr noch dem Normalzustand. Entsprechend finden sich zwar geistige Störungen, aber noch keine Verminderung der O_2-Aufnahme des Gesamtgehirns (KETY, WOODFORD u.a.; McCALL u. TAYLOR, 1952). Mit fortschreitender Narkosetiefe finden sich dann eine gleichmäßig fortschreitende Abnahme in der Tätigkeit aller corticalen Neurone und eine deutliche Senkung in der O_2-Aufnahme des Gesamtgehirns (HIMWICH, HOMBURGER u.a.; SCHMIDT, KETY u. PENNES; FAZEKAS u. BESSMAN; SCHIEVE u. WILSON, 1953b; WECHSLER, DRIPPS u. KETY; BERNSMEIER u. GOTTSTEIN, 1956; HOMBURGER u.a.; GEIGER u. MAGNES; McCALL u. TAYLOR, 1952; GORDAN u.a.). Bei hoher Dosierung führen auch Chlorpromazin (BERNSMEIER u. GOTTSTEIN, 1956; BERNSMEIER, 1954b) und Morphin (MOYER u.a., 1957) zu einer ähnlichen Senkung der Sauerstoffaufnahme des Gehirns. Es ist also die interessante Tatsache festzustellen, daß unter der Wirkung von Narkotica und Neuroplegica in entsprechender Dosierung die O_2-Aufnahme des Gehirns abnimmt, nicht jedoch im natürlichen Schlaf (s. S. 439) und auch nicht im Schlaf nach Sedierung durch Schlafmittel (KETY, WOODFORD u.a.; McCALL u. TAYLOR, 1952).

Die narkotische Wirkung in vivo fällt nicht mit einer primären Hemmung der Energieentbindung zusammen; sie beruht also nicht auf der Auslösung einer histotoxischen Hypoxydose (Lit. s. KILLIAN u. WEESE). Daß in einer normalen Narkose bis zum Stadium III, 2 keine histotoxische Hypoxydose vorliegt, geht auch aus dem eben zitierten Befund hervor, daß die Milchsäurekonzentration im Gewebe nicht ansteigt. Es ist zwar anzunehmen, daß eine Narkoseüberdosierung zu Fermenthemmung und somit zu einer histotoxischen Hypoxydose führen kann; es ist jedoch wahrscheinlicher, daß schon vorher eine Lähmung der lebenswichtigen Zentren und damit zusätzlich eine ischämische

Hypoxydose eintritt. Es ist also möglich, daß es sich in diesem Stadium um die *Addition zweier Hypoxydoseformen* handelt, der ischämischen und der histotoxischen. Vor allem bei künstlicher Beatmung, die den Zusammenbruch bei Narkoseüberdosierung verzögert, wäre es denkbar, daß eine histotoxische Hypoxydose zur Auswirkung gelangt mit folgenden Gewebsschäden, auch ohne daß eine Ischämie vorgelegen hat.

Kompliziert wird diese Sachlage noch dadurch, daß einmal unter pathologischen Bedingungen die Regulationsmöglichkeiten schon vor Narkosebeginn weitgehend ausgeschöpft sein können, und weil bestimmte Narkotica, vor allem die Barbiturate, frühzeitig Atemhemmung (und Herzinsuffizienz) setzen können, so daß es zu einer hypoxischen Hypoxydose kommt, die den Vorteil der Hypochreose zunichte macht. Eine Zugabe von reinem Sauerstoff zur Atemluft führt dann nicht zum Ziele, weil dadurch der Atemantrieb über die Chemoreceptoren stark vermindert und die Atmung so verlangsamt wird, daß es zu starken Schwankungen des arteriellen pO_2 mit vorübergehend schweren Untersättigungen kommen kann (KRAMER u. SARRE, 1935a—c). Eine Lösung der Schwierigkeiten kann in solchen Fällen nur die künstliche Beatmung bringen. Trotz der hypochreotischen Wirkung der Narkose bleibt somit die Bekämpfung der Hypoxämie ein Problem erster Ordnung für den Anaesthesisten (IRMER).

Es muß in diesem Zusammenhang betont werden, daß auch die *Kohlensäure* von einer bestimmten Konzentration im Blut an deutliche narkotische Wirkungen entfaltet (pCO_2 art. um 60 mm Hg). Es kann bei Steigerung des pCO_2 im Blut zu schweren Bewußtseinsstörungen kommen bis zur Bewußtlosigkeit, ohne daß dabei eine Hypoxie mit ihrer Schädigungsgefahr vorläge. Das wird besonders deutlich in bestimmten Fällen von respiratorischer Insuffizienz. Hier kommt es zwar gleichzeitig mit der Zunahme des pCO_2 zu einer Senkung der arteriellen O_2-Sättigung. Durch die pH-Erniedrigung wird jedoch der pO_2, auf den es entscheidend ankommt, wieder erhöht; gleichzeitig ist durch die CO_2-Wirkung die Gehirndurchblutung gesteigert; so kann u.U. eine Hypoxie ausbleiben, während die narkotische Schwelle für die CO_2 schon erreicht wird. Dieser Zustand kann im Gegensatz zur Hypoxie über relativ lange Zeiten ohne Schädigungen überlebt werden. Wird dann O_2 zur Einatmungsluft zugefügt, dann entfällt der allein übriggebliebene O_2-Mangel-Antrieb auf die Atmung über die Chemoreceptoren und die Atmung wird stark vermindert. So kann durch O_2-Atmung ein gefährlicher O_2-Mangel provoziert werden (BEALE u.a.; BERNSMEIER, 1959; BERNSMEIER u. FRUHMANN; DAVIES u. MACKINNON; FLEISCH; GOTTSTEIN, BERNSMEIER u. FRUHMANN; HERZOG u. KOSTYAL; MITHOEFER). In solchen Fällen muß die O_2-Zufuhr bei künstlicher Beatmung, und zwar bei Hyperventilation erfolgen. Bei älteren Menschen mit ihrer oft erniedrigten (nach rechts verschobenen) O_2-Bindungskurve des Blutes wird die Hypoxie relativ früher eintreten als bei jüngeren.

Das *Schädigungsmuster* bei Todesfällen in Narkose gleicht dem der Asphyxie bzw. Ischämie (BÜCHNER). Es handelt sich auch hier nur um eine letzte gemeinsame Strecke. Dies besagt natürlich nicht, daß es sich bei einer reversiblen Narkose ohne Zwischenfälle auch um eine Hypoxydose gehandelt haben müßte.

2. Hypothermie.

Auch bei der Hypothermie handelt es sich primär um eine Einschränkung des funktionellen und strukturellen Bedarfs. In den ersten Stadien unterschreitet das Angebot den Bedarf nicht; eine Hypoxydose kann nicht eintreten. Eine Hypoxydose kommt erst zustande mit Stillstand bzw. starker Verminderung von Atmung und/oder Herztätigkeit bzw. bei Verwendung einer Herz-Lungen-Maschine mit dem Eintritt eines Gehirnödems, das bei Senkung der Temperatur unter 15° entsteht (s. S. 505).

Der O_2-*Verbrauch* des Gehirns fällt mit sinkender Temperatur etwa parallel dem des ganzen Organismus, wenn dessen Wärmeregulation ausgeschaltet ist (ROSOMOFF, 1956; ROSOMOFF u. HOLADAY; BERING; BERING u.a.; FUHRMAN; HIMWICH, BOWMAN u.a.,

1940; FAZEKAS u. HIMWICH; EHRMANTRAUT u. a.; GÄNSHIRT, HIRSCH u. a.; KLEINERMAN u. HOPKINS; ALBERT u. FAZEKAS). Im Bereich zwischen 39 und 24° ist der Abfall noch angenähert linear, erst unterhalb 24° wird eine Verlangsamung dieses Abfalls deutlich (Abb. 25). Diese Abweichung von der van t'Hoffschen Regel ist wohl darauf zurückzuführen, daß nicht von einem Grundumsatz, sondern von einem Tätigkeitsumsatz ausgegangen wird, wobei mit sinkender Temperatur die Tätigkeit abnimmt. Aus diesem Grunde ist, ganz abgesehen von der Komplexheit der vielen beteiligten Einzelvorgänge, eine Berechnung der Aktivierungsenergie, wie sie manchmal vorgenommen wird, u.U. mißleitend.

Die *Durchblutung* des Gehirns sinkt wegen der Blutdrucksenkung und der Erhöhung der Viscosität ungefähr proportional der O_2-Aufnahme ab, so daß die AVD_{O_2} ungefähr konstant bleibt. Je nach Art des methodischen Vorgehens kann sie etwas vergrößert oder verkleinert sein. Sie ist häufig in den ersten Stufen der Temperatursenkung eher etwas verkleinert, da der Blutdruck etwas weniger steil abfällt als die O_2-Aufnahme. In den verschiedenen Angaben der Literatur finden sich deshalb hier einige Differenzen. Wird der Blutdruck artefiziell konstant gehalten, so wird die AVD_{O_2} entsprechend verkleinert.

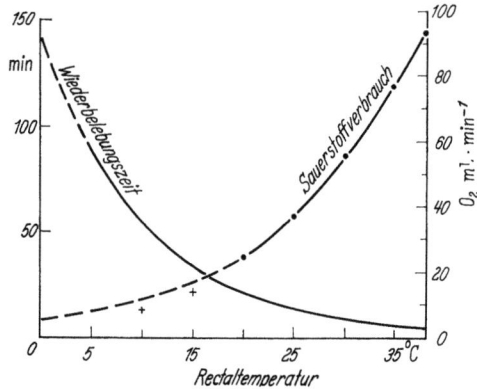

Abb. 25. O_2-Verbrauch und Wiederbelebungszeit des Gehirns bei verschiedenen Temperaturen. [Aus THAUER, R.: Progr. Surg. **2**, 73—271 (1962).] Die Werte im niedrigen Temperaturbereich sind extrapoliert dargestellt. In Wirklichkeit werden die langen Wiederbelebungszeiten im niedrigen Temperaturbereich nicht erreicht, weil zusätzlich andere Faktoren interferieren (z.B. Gehirnödem).

Gleichzeitig wird bei Hypothermie die Dissoziationskurve des Hämoglobins nach links verschoben, d.h. bei gleichem O_2-Gehalt wird der pO_2 des Blutes niedriger. Beides muß zu einer deutlichen Senkung des pO_2 im venösen Blut führen. Die Verschiebung der Bindungskurve ist relativ geringer als die Abnahme des O_2-Bedarfs. Zwar ist der pO_2 im venösen Gehirnblut abgesunken, aber die kritische Schwelle eher noch stärker. Die kritische Schwelle von 19 mm Hg bei 37° sinkt auf etwa 8 mm Hg bei 25° (ALBERS). Eine hypoxische Hypoxydose kann in Hypothermie nur eintreten, wenn durch die Kombination von Hypothermie und Narkose die Atmung und/oder der Kreislauf versagen. Eine Steigerung des Milchsäuregehaltes des Blutes tritt bei ausreichender Beatmung nicht ein; sie ist, wenn sie festgestellt wird, bei den klinisch verwendeten Temperatursenkungen auf ungenügende Beatmung zurückzuführen.

Für den *gesamten Organismus* droht dann eine Hypoxie, wenn die wärmeregulatorische Umsatzsteigerung bei Abkühlung nicht unterdrückt wird. Es ist selbstverständlich, daß man einem zur Operation kommenden Patienten diese Belastung nicht zumuten darf, genausowenig wie einen Dauerlauf, der zu einer vergleichbaren Umsatzsteigerung führen würde.

Bei der heutigen Technik der künstlichen Hypothermie unter der Operation liegt die Gefahrenquelle nicht im Gehirn, sondern im *Herzen*, vor allem in der Gefahr der Asystolie oder des Kammerflimmerns. Hier ist die richtige Lenkung der Narkose von entscheidender Bedeutung: Zu flache Narkose begünstigt den Eintritt von Kammerflimmern, zu tiefe Narkose den Eintritt der Asystolie (BRENDEL u.a., 1958). Es muß weiter darauf aufmerksam gemacht werden, daß eine relativ große Narkosetiefe notwendig ist, um die Wärmeregulation vollständig auszuschalten und daß trotz weitgehender Ausschaltung der Wärmeregulation im Temperaturbereich zwischen 37 und 30° bei Abkühlung noch eine Erhöhung des Herzminutenvolumens eintreten kann (THAUER u. BRENDEL, 1962). Diese zusätzliche Belastung des Herzens muß in Rechnung gestellt werden.

Asystolie und Kammerflimmern stellen heute noch ein entscheidendes Hindernis gegenüber einer Vertiefung der Hypothermie bei neurochirurgischen Operationen dar. Eine Hypothermie unter 28—29° ist deswegen mit steigendem Risiko verbunden. Nur bei Verwendung von Herz-Lungen-Maschinen kann ein noch tieferer Temperaturbereich erschlossen werden. Es wird aber damit nicht eine beliebige Hypothermie beliebiger Dauer ermöglicht, obschon es gelingt, Hunde, Ratten und Mäuse bis zu einer Temperatur von 0° und sogar noch etwas tiefer abzukühlen (GOLLAN u.a.; NIAZI u. LEWIS, 1956; ANDJUS u. SMITH; ANDJUS u. LOVELOCK; GOLDZVEIG u. SMITH, NIAZI u. LEWIS, 1954; MILLER u. MILLER, 1959). Bei Hypothermie unter 15° ist die Erholungsfähigkeit des Gehirns begrenzt durch die Zeitdauer der Hypothermie, nicht durch die Zeitdauer eines zusätzlich gesetzten O_2-Mangels (HIRSCH, EULER u. SCHNEIDER, 1957b; GOLLAN u.a.; ORCHARD u. ADOLPH; ADOLPH u. GOLDSTEIN). Es ist unterhalb 15° gleichgültig, ob die Gehirndurchblutung aufrechterhalten ist oder nicht. Wird eine Temperatur unter 15° für längere Zeit als durchschnittlich $1^1/_2$ Std aufrechterhalten, so kommt es zum Gehirnödem (REULEN u.a.; BRENDEL u.a., 1966; MESSMER u.a.). Konzentrationsausgleiche, die zum Zelltod führen (GÄNSHIRT, HIRSCH u. a.; HIRSCH, EULER u. SCHNEIDER, 1957b) sind früher schon vermutet worden. Das Gehirnödem tritt oberhalb 15° noch nicht auf; bei 25° fand sich sogar ein vermindertes Volumen (ROSOMOFF u. GILBERT).

Eine weitere Gefahr für das Gehirn in Hypothermie sind spontan auftretende *Krämpfe* (HIRSCH, BREUER u.a., 1963), die meist nicht erkannt werden (HIRSCH u. KÖRNER, 1964a). Nach Durchblutungsstops oder Blutdrucksenkungen, die im Verlauf der Gehirnoperation notwendig sind, kann es zu irreversiblen Schäden kommen, wenn die Wiederbelebungszeit des Gehirns, die durch die Dauer des Durchblutungsstops oder der Blutdrucksenkung beim Fehlen von Krämpfen noch nicht erreicht war, durch die Krämpfe wegen des gesteigerten O_2-Verbrauchs der krampfenden Strukturen überschritten wurde.

Ganz allgemein muß entgegen manchen Angaben bzw. stillschweigenden Annahmen betont werden, daß die künstliche Hypothermie des Menschen etwas völlig anderes ist als der natürliche Winterschlaf und unter allen Umständen einen pathologischen Vorgang darstellt, der damit automatisch gewisse Gefahren in sich birgt (THAUER, 1958).

VII. Chronische Hypoxydosen (Höhenanpassung).

Bei längerem Aufenthalt in großen Höhen kommt es nach der ersten Phase der *Höhenumstellung* in Atmung, Kreislauf, innerer Sekretion, usw. zu charakteristischen Erscheinungen der *Höhenanpassung* (zusammenfassende Darstellungen: LUFT; OPITZ, 1950; STICKNEY u. v. LIERE; PICHOTKA; HURTADO; HAYMAKER u. STRUGHOLD).

Diese bestehen einmal in einer Zunahme der relativen und absoluten *Erythrocytenzahl*. Der Myoglobingehalt des Gewebes wird erhöht. Das Plasmavolumen hält sich innerhalb der Streubreite; es kommt nur zu einer Zunahme der Erythrocyten, so daß nicht nur die Zahl der Erythrocyten pro Volumeneinheit ansteigt, sondern auch das Gesamtblutvolumen. Hämatokrit und Viscosität des Blutes steigen an. Gleichzeitig tritt eine leichte Verschiebung der O_2-*Bindungskurve* des Blutes nach rechts ein, d. h., daß zwar bei niedrigerem alveolären pO_2 eine niedrigere O_2-Sättigung erreicht wird, aber im Gewebe bei bestimmter O_2-Abgabe ein höherer O_2-Druck bestehen bleibt. Gleichzeitig ist der Pulmonaldruck erhöht; die Ursache hierfür ist noch nicht genügend geklärt.

Es kommt ferner bei der Höhenanpassung zu einer Zunahme der *Ventilation* in Ruhe und besonders stark bei Arbeit. Dabei sind mehrere Faktoren beteiligt, die gewöhnlich als „Empfindlichkeitssteigerung der Atemzentren" beschrieben werden. Wesentlich ist, daß diese Mehrventilation bei Hypoxie gegenüber dem Nicht-Höhenangepaßten nach Rückkehr auf Meeresniveau sehr lange überdauert, weit länger als die Erhöhung der Erythrocytenzahl (LUFT), und daß bei erneutem Aufenthalt in großen Höhen eine schnellere Akklimatisation eintritt, auch dann, wenn in Meereshöhe keine Anpassungserscheinungen mehr nachweisbar sind (WIESINGER). Es muß sich dabei um eine Anpassung von seiten des Gewebes handeln. Es ist jedoch bis jetzt noch nicht gelungen, diesen „*Gewebefaktor*" (OPITZ u. LORENZEN; OPITZ u. KREUZER; OPITZ u. THORN) bei der Höhenanpassung ausreichend aufzuklären (s. auch unten).

Die durch Hyperventilation ausgelöste respiratorische Alkalose wird weitgehend kompensiert durch Abnahme der Gesamtpufferbase, so auch des Standardbicarbonats, so daß das pH im Bereich der Norm liegt, sich jedoch bei Mehrarbeit rascher ändert.

Es kommt schließlich zu einer Zunahme der Capillarweite (durch das erhöhte Blutvolumen) und der *Capillarisierung*. Dies betrifft alle Gewebe und ist speziell für das Gehirn nachgewiesen worden (MERCKER u. SCHNEIDER; MERCKER u. OPITZ; HUERKAMP u. OPITZ). In den Versuchen mit voller, stufenweise erreichter Akklimatisation ohne Störungen durch Hypoxie bei Aufenthalt in der schließlich erreichten Höhe fanden sich keine Hinweise für eine Capillarhyperplasie, sondern nur für Capillarhypertrophie, so daß eine größere Schlängelung der vorhandenen Capillaren eintrat. Die Zunahme der Capillarweite durch größere Füllung ergibt eine größere Diffusionsoberfläche für O_2, die Zunahme der Capillarisierung eine Verkürzung der Diffusionsstrecke für O_2 und damit eine Senkung des kritischen pO_2 für die Gewebsversorgung.

Der Mechanismus, der zur Capillarhypertrophie führt, ist im einzelnen noch unbekannt (DIEMER, 1965b; DIEMER u. HENN, 1965). Auffällig ist, daß es bei Höhenanpassungsversuchen auf eine Nennhöhe von 8000 m bei Ratten und Meerschweinchen genügte, die Tiere jeweils nur 2 Std pro Tag auf die jeweilig stufenweise ansteigende Höhe zu bringen, um die volle Capillarhypertrophie des Gehirns zu erreichen (MERCKER u. SCHNEIDER).

Die *Schwelle* für die Ausbildung der *Capillarhypertrophie* scheint höher zu liegen als die Schwelle zur Steigerung der Erythropoese. Das dürfte erklären, warum in bestimmten Einzelfällen angeborener Herzfehler eine Erhöhung der Capillarisierung vermißt wird (NEUHAUS; ERBSLÖH), nämlich dann, wenn es sich im wesentlichen um Shuntblut handelt, wobei die Erythrocytenvermehrung einen höheren Gewinn erbringt als bei allgemeiner reiner Hypoxämie. Andererseits ist es gelungen, die erhöhte Capillarisierung im chronischen O_2-Mangel bei der Ratte (DIEMER u. HENN, 1965) und bei schwer chronisch hypoxischen Säuglingen nachzuweisen (DIEMER, 1965b).

Endlich kommt es bei der Höhenanpassung zu Veränderungen im *Fermentgehalt* des Gewebes, die oben schon als indirekt erschlossen bezeichnet wurden. Bis jetzt wurde im Muskel neben einem erhöhten Gehalt an Myoglobin eine erhöhte Aktivität des DPNH-Oxydase-Systems, der Transhydrogenase und der TPNH-Cytochrom c-Reductase festgestellt (REYNAFARJE). Weitere Untersuchungen erscheinen dringend erwünscht (TAPPAN u. a.).

Messungen der *Durchblutung* und O_2-*Aufnahme* des Gehirns bei erfolgter Höhenanpassung liegen unseres Wissens bis jetzt nicht vor. Man ist somit auf Analogieschlüsse von Befunden unter anderen Bedingungen angewiesen. Es ist anzunehmen, daß die Durchblutung des Gehirns bei voll Angepaßten leicht erniedrigt ist, und zwar durch die Erhöhung der Viscosität des Blutes bei Zunahme des Hämatokrits (vgl. S. 464). Dadurch wird ein Teil der Auswirkung der Erythrocytenzunahme wieder rückgängig gemacht. Auf der anderen Seite werden durch die Capillarerweiterung und vor allem durch die erhöhte Capillarisierung und Verkürzung der Diffusionsstrecke für den O_2 sowohl die Reaktions-, wie die Störungs-, wie die *kritische Schwelle erniedrigt*. Bei einer niedrigeren arteriovenösen pO_2-Differenz kann noch eine volle Deckung des O_2-Bedarfs eintreten. Es ist somit zu erwarten, daß die O_2-Aufnahme des Gehirns bei voller Anpassung unverändert ist, obschon nicht nur der arterielle, sondern auch der venöse pO_2 erniedrigt sind. Bei weiterer, zusätzlicher Hypoxie über das schon erreichte Niveau der Höhenanpassung hinaus sind die Abstände zwischen den obengenannten Schwellen wahrscheinlich verringert; eine zusätzliche Hypoxie, z.B. durch Blutdrucksenkung, wird rascher an die kritische Schwelle heranführen.

F. Hyperoxie (O_2-Vergiftung).

Seit der Entdeckung der Toxicität des O_2 durch PRISTLEY und LAVOISIER und deren genauere Untersuchung durch BERT 80 Jahre später ist dieser grundlegende Befund immer wieder bestätigt worden (zusammenfassende Darstellungen bei BOEREMA u. a., 1964; DICKENS u. NEIL; DICKENS; BEAN, 1945, 1964; DONALD, 1947a, b).

Als wesentliche Symptome der O_2-Vergiftung fanden sich *Krämpfe;* ferner Veränderungen in den *Alveolarepithelien,* vor allem eine Verdickung mit folgender Störung des O_2- und CO_2-Durchtritts bei gleichzeitig erhöhter Permeabilität für Eiweiß (PENROD; CEDERGREN u. a.; CLAMANN u. a., 1940). Diese Veränderung kann eine Hypoxie zur Folge haben, so daß von einer hyperoxischen Hypoxydose gesprochen wurde (BEAN u. BOHR). Außerdem finden sich Veränderungen der Gefäße, besonders bei unreifen und jungen Organismen. Diese Veränderungen bevorzugen die Gefäße des Auges, wo es zunächst zu einem verminderten Wachstum der Gefäße kommt, dann zu Gefäßobliteration und Gefäßproliferation, (z.B. retrolentikuläre Fibroplasie) (GYLLENSTEN; ASHTON u.a.; KINSEY).

Die Empfindlichkeit gegenüber der toxischen Wirkung von O_2 scheint bei den Mammaliern innerhalb der aufsteigenden Tierreihe abzunehmen.

Stellt man die Beziehung der Höhe des pO_2 zu seiner Einwirkungszeit auf, so erhält man einen ungefähr exponentiellen Anstieg der Toxicität mit dem pO_2. Extrapoliert man die Werte nach sehr langen Einwirkungszeiten, so ergibt sich, daß schon bei normalem pO_2 der Athmosphäre oder nur wenig darüber eine toxische Wirkung des O_2 zu erwarten wäre. Offenbar tritt jedoch im Verlauf dieser langen Einwirkungszeit eine *Adaptation* ein. Danach wäre zu erwarten, daß sich nach längerem Aufenthalt in großen Höhen bei rascher Rückkehr auf Meeresniveau gewisse toxische Symptome manifestieren würden. Das scheint tatsächlich der Fall zu sein (MONGE; TAPPAN u.a.).

Von den obengenannten Symptomen scheinen bei längerer Einwirkung geringerer Konzentrationen (z.B. bei 1 Atm. pO_2 in der Außenluft) mehr die Symptome von seiten der Lunge im Vordergrund zu stehen (BECKER-FREYSENG u. CLAMANN; CLAMANN u. BECKER-FREYSENG), bei höherem pO_2 und entsprechend kürzerer Einwirkungszeit mehr die Krämpfe. Doch findet sich eine außerordentlich große Variabilität einmal zwischen den Individuen und weiter bei ein und demselben Individuum zu verschiedenen Zeiten. Wichtig ist dabei, daß bei einem pO_2 über 1 atü einmal Vorboten in Form von Schwindelgefühl, Nausea usw. auftreten, ein andermal sich jedoch ohne alle Vorwarnung Krämpfe entwickeln können.

Beim ausgewachsenen Kaninchen sind die *Stäbchen* die überhaupt empfindlichsten Zellen des Organismus gegenüber Hyperoxie (NOELL, 1955, 1962). In Versuchen am Froschbulbus fand sich mit steigendem pO_2 ein recht scharfes Maximum der *b*-Welle, woraus geschlossen wird, daß nur in einem schmalen Bereich um den normalen pO_2 eine volle Funktionsfähigkeit der Potentialbildner vorliegt und daß sowohl bei geringer Erniedrigung wie geringer Erhöhung des pO_2 im Gewebe eine Funktionsbeeinträchtigung einsetzt (BAUEREISEN u.a.). Die bei länger dauernder Hyperoxie schließlich eintretenden irreversiblen Veränderungen gleichen stark denjenigen bei Jodacetatvergiftung (NOELL, 1955) und *Röntgenbestrahlung* (GRAY u.a.). Zur Diskussion des Wirkungsmechanismus der Hyperoxie s. BOEREMA u.a.; DICKENS u. NEIL; STADIE u.a.; BEAN, 1945, 1964; LAMBERTSEN, KOUGH u. a., 1953a, b; LAMBERTSEN u.a., 1955, 1959; LAMBERTSEN, STROUD, GOULD u.a.).

Wie oben, S. 449, schon dargestellt, kommt es bei Atmung von reinem O_2 verhältnismäßig rasch zu einer Verminderung der *Gehirndurchblutung* um 13% (KETY u. SCHMIDT, 1948b), bei 3,5 Atm. O_2 um 25% (LAMBERTSEN u.a., 1953a; Tabelle 7). Das verhindert eine ähnlich starke Erhöhung des pO_2 in der Vene wie in der Arterie. Zu dieser Zeit kann jedenfalls von einer Hypoxydose nicht die Rede sein; die *O_2-Aufnahme* ist weder erniedrigt noch erhöht. Wie schon S. 450 vermerkt, ist diese Verminderung der Gehirndurchblutung nicht Ausdruck einer unmittelbaren Einwirkung des erhöhten pO_2 auf die Gefäße, sondern mittelbar bedingt durch die Abnahme des arteriellen pCO_2 durch Hyperventilation.

Aus Tabelle 7 ist zu ersehen, daß der *arterielle pCO_2* bei Übergang von Luftatmung bei 1 Atm. auf O_2-Atmung bei 3,5 Atm. von 39 auf 34 mm Hg abfällt. Dies ist folgender-

Tabelle 7.
[Aus LAMBERTSEN, C. J., R. H. KOUGH, D. Y. COOPER, G. L. EMMEL, H. H. LOESCHCKE and C. F. SCHMIDT: J. appl. Physiol. 5, 471—486 (1953).]

	Luftatmung 1 Atm.			O_2-Atmung 3,5 Atm.		
	Arterie	Gehirnvene	AVD	Arterie	Gehirnvene	AVD
O_2-Gehalt (Vol.-%)	18,7	12,6	6,1	26,0	17,8	8,2
O_2-Sättigung (%)	96,1	65,2	30,9	100,0	89,3	10,7
pO_2 (mm Hg)	91,0	38,0	53,0	2100,0	75,0	2025,0
CO_2-Gehalt (Vol.-%)	50,0	55,7	5,7	46,9	55,2	8,3
pCO_2 (mm Hg)	39,0	50,0	11,0	34,0	53,0	19,0
pH	7,40	7,34	0,06	7,43	7,31	0,12
Gehirndurchblutung (ml/100 g · min)	55,0			43,0		
O_2-Verbrauch (ml/100 g · min)	3,6			3,5		

maßen zu erklären. Bei einem pO_2 von 3,5 Atm. in der Einatmungsluft wird der Gehalt des Plasmas an physikalisch gelöstem O_2 so hoch, daß dadurch allein in fast allen Organen eine Deckung des O_2-Bedarfs erfolgen kann, so auch im Gehirn. Die unterbleibende Reduktion des Oxy-Hämoglobins beim Durchfluß des Blutes durch das Gewebe vermindert den Abtransport des CO_2 (fehlender Bohr-Effekt). Der so ausgelöste Anstieg des pCO_2 führt jedoch zu einer Hyperventilation, dadurch zum Absinken des pCO_2 im arteriellen Blut und dadurch wiederum zur Abnahme der Gehirndurchblutung. Dies hat nun zur Folge, daß das Blut stärker ausgenützt wird (AVD_{O_2} ansteigend von 6,1 auf 8,2 Vol.-%). Deshalb beträgt die O_2-Sättigung im venösen Gehirnblut nur 89%. Die Senkung des arteriellen pCO_2 und der Durchblutung bewirken auf der anderen Seite, daß der pCO_2 im venösen Blut nicht ansteigt. Diese Untersuchung hat keinen Hinweis dafür ergeben, daß die Symptome bei Erhöhung des arteriellen pO_2 auf eine Kohlensäurevergiftung zurückzuführen sind.

Aus allen Untersuchungen der Literatur (s. die zitierten zusammenfassenden Darstellungen), besonders aus den Erfahrungen über das Auftreten der retrolentikulären Fibroplasie, ergibt sich, daß dann, wenn der pO_2 der Umgebung nur so lange erhöht wird, als wirklich eine Hypoxie vorliegt, und sofort wieder nach Bedarf erniedrigt wird, eine hyperoxydotische Schädigung nicht zu erwarten ist. Da nach *Schädelunfällen* häufig eine *arterielle Untersättigung* vorliegt, ist deshalb eine Beatmung mit erhöhtem pO_2 in diesen Fällen durchaus angebracht und unschädlich. Da durch Beatmung mit reinem O_2 bei 1 Atm. Druck der arterielle pO_2 oft nur wenig zu steigern ist (s. FROWEIN, 1963), so wäre der Versuch in diesen Fällen angezeigt, den *pO_2 über 1 Atm.* zu erhöhen. Zur Sicherheit sollte das jedoch nur kurzfristig oder intermittierend geschehen. Als Anhaltspunkt möge die Angabe von BEHNKE (1962; BEHNKE u.a., 1934/35, 1935/36) dienen, daß bei 3 Atm. O_2 nach 3 Std beim Menschen die kritische Zeit für den Eintritt von Krämpfen erreicht ist. Ein Vorschlag (FASANO u.a.) lautet z.B.: Jeweils 30 min O_2 mit 3 Atm. und 15 min in Luft bei Atmosphärendruck. Auch diese kurzfristige Erhöhung des pO_2 könnte u.U. den Circulus vitiosus Hypoxydose—Ödem—verstärkte Hypoxydose unterbrechen. Die Hauptgefahr bei Einhaltung der richtigen Zeiten droht durch Gasembolie nach Dekompression, wenn Lungenschädigungen vorliegen. Eine Behebung wäre durch erneute sofortige Kompression, diesmal mit Luft, möglich. Diese technische Möglichkeit sollte von vornherein eingeplant werden, um Zwischenfälle zu vermeiden.

Weitere wichtige theoretische und klinische Konsequenzen ergeben sich aus den oben kurz gestreiften Befunden, daß die Schädigungen bei Hyperoxie denjenigen bei Strahlenschäden entsprechen (GERSCHMAN; GERSCHMAN u.a.; GRAY; CHURCHILL-DAVIDSON; CHURCHILL-DAVIDSON u.a.), so daß eine *„Sensibilisierung" gegen Röntgenstrahlen* bei Tumoren durch Hyperoxie zu erwarten ist, zumal da im Tumor der pO_2 sehr viel rascher ansteigt als im Gesunden (VAN DEN BRENK u.a.). Es liegen zwar bisher nur überraschend wenige Berichte darüber vor, daß eine Tumorbestrahlung bei erhöhtem pO_2 (bis jetzt 2 Atm.) durchgeführt worden ist (CHURCHILL-DAVIDSON; CHURCHILL-DAVIDSON u.a.; VAN DEN BRENK u.a.). Sie ermutigen zu weiterer Fortsetzung. Da es sich dabei jeweils nur um relativ kurze Zeiten handelt, die noch nicht zu toxischen Erscheinungen führen, wäre es wohl günstig, wenn noch höhere O_2-Drucke erreicht werden könnten.

G. Überlebens-, Erholungs- und Wiederbelebungszeit des Gehirns bei Normo- und Hypothermie.

I. Definitionen.

Wird plötzlich die Durchblutung des Gehirns stillgelegt oder eine Anoxie durch Beatmung mit N_2 ausgelöst, dann folgen sich die Erscheinungen in gut reproduzierbarer Reihenfolge. Nach einem freien Intervall von wenigen Sekunden, das nur wenig länger

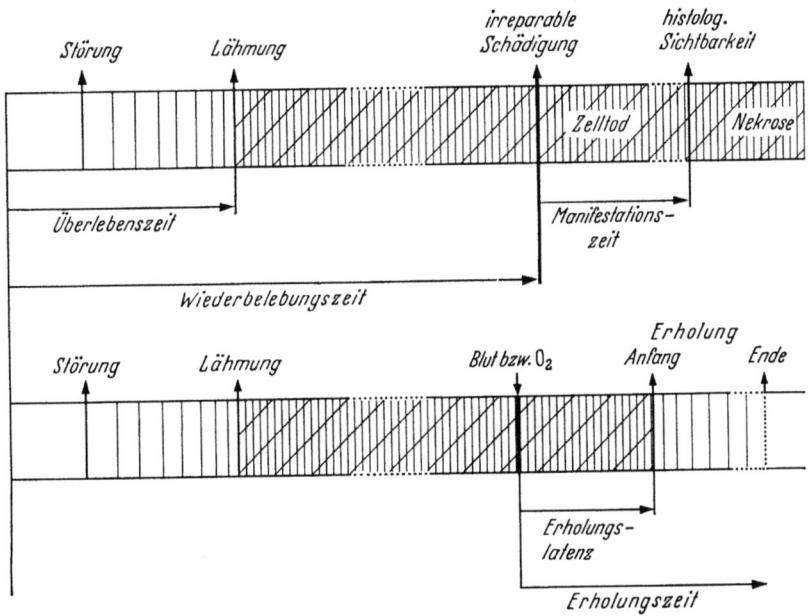

Abb. 26. Schema der Zeitenfolge bei Ischämie bzw. Anoxie eines Organs. (Aus REIN, H., u. M. SCHNEIDER: Physiologie des Menschen, 15. Aufl. Berlin-Göttingen-Heidelberg: Springer 1964.)

ist als die Reduktionszeit der noch vorhandenen Sauerstoffvorräte im Blut bzw. in Lunge und Blut, treten zunehmende zentralnervöse Störungen ein, die bis zur kompletten Lähmung der Funktion führen. Wird die Anoxie nicht innerhalb weniger Minuten behoben, ist die Lähmung irreversibel; die Wiederbelebungszeit ist überschritten (Abb. 26 oben). Erfolgt die Wiederbelebung rechtzeitig, dann überdauert die Lähmung zunächst; es verstreicht eine Latenz, bis die ersten Zeichen einer Erholung nachweisbar sind (Abb. 26 unten). Die Zeit bis zur vollen Erholung der Funktionen ist wesentlich länger.

Für die Bezeichnung dieser verschiedenen Zeiten folgen wir der von SUGAR u. GERARD und GERARD (1938) eingeführten Nomenklatur.

Überlebenszeit (survival time) ist die Zeit vom Beginn des O_2-Mangels bis zur völligen Lähmung der geprüften Funktion.

Dieser Ausdruck ist unglücklich, da das Leben länger währt als bis zum Lähmungseintritt. BLASIUS hat den wesentlich besseren Ausdruck Funktionszeit, OPITZ u. LORENZEN haben den ebenfalls besseren Ausdruck Lähmungszeit vorgeschlagen. Es ist jedoch üblich, einen einmal eingeführten terminus technicus beizubehalten, auch wenn er durch einen besseren ersetzt werden könnte, da sonst die Gefahr von Mißverständnissen besteht, wenn derselbe Sachverhalt mit verschiedenen Ausdrücken bezeichnet wird.

Erholungslatenz ist die Zeit vom Ende des O_2-Mangels bis zum ersten Wiederbeginn einer Funktion nach Behebung der kompletten Ischämie, Anoxie oder Asphyxie.

Erholungszeit (recovery time) ist die Zeit vom Ende des O_2-Mangels bis zur völligen Wiederkehr der geprüften Funktion nach Aufhebung der kompletten Ischämie, Anoxie oder Asphyxie.

Da die volle Erholung asymptotisch und häufig unter periodischen Schwankungen erreicht wird, ist die Erholungszeit sehr schwer zu bestimmen; man muß sich meist mit ungefähren Angaben innerhalb einer großen Streubreite begnügen. Die Bestimmung der Erholungslatenz dagegen ist wesentlich leichter und wird deshalb oft vorgezogen. Es ist jedoch folgendes zu berücksichtigen: Unter Normalbedingungen (Normothermie, normaler arterieller Mitteldruck, Normalwerte von pO_2, pCO_2, pH im Blut und normaler Hämatokrit) findet sich zwar eine straffe Korrelation zwischen Erholungslatenz und Erholungszeit, aber die Beziehung ist keine lineare, sondern eine ungefähr exponentielle (GÄNSHIRT u. ZYLKA, 1952a). Ein geringer Zuwachs an Erholungslatenz bedeutet also einen größeren an Erholungszeit. Ferner ist bei einer von vornherein eingeschränkten Funktion (z.B. in Hypothermie oder Hypoxie) die Relation zwischen Erholungslatenz und Erholungszeit verändert, und zwar erniedrigt (HIRSCH, EULER u. SCHNEIDER, 1957b). Ist einmal eine eingeschränkte Funktion überhaupt wieder in Gang gekommen, so wird verhältnismäßig rasch das erniedrigte Ausgangsniveau wieder erreicht. Im Extremfall können Erholungslatenz und Erholungszeit praktisch zusammenfallen.

Von einigen Untersuchern wurde auch die Zeit vom Erlöschen einer Funktion während des O_2-Mangels bis zur Wiederkehr der Funktion nach Beendigung des O_2-Mangels als Kriterium für die Stärke des O_2-Mangels bestimmt. Die so bestimmte Scheintodeszeit (OPITZ u. SCHNEIDER) bzw. Schwundzeit (BLASIUS) erwies sich jedoch als weniger geeignet zur Beurteilung einer durch O_2-Mangel erloschenen Funktion.

Wiederbelebungszeit (revival time) ist die Zeit eines kompletten O_2-Mangels, nach der eben noch eine komplette Wiederbelebung möglich ist. Nach Ablauf der Wiederbelebungszeit gehen reversible Lähmungserscheinungen in irreparable Schäden über. Mit dem Überschreiten der Wiederbelebungszeit lebenswichtiger Organe oder Zentren erlischt auch die Lebensfähigkeit des Gesamtorganismus. Man kann zunächst eine inkomplette von einer kompletten Wiederbelebung unterscheiden: bei der *kompletten Wiederbelebung* sind alle Funktionen ohne bleibende Störungen wiedergekehrt. Bei der *inkompletten Wiederbelebung* handelt es sich um eine Wiederbelebung mit Defekt; es kehren die lebenswichtigen Funktionen zwar wieder, jedoch nicht alle Funktionen; die Erholungszeit einiger nicht lebenswichtiger Funktionen ist unendlich geworden. Die Defekte lassen sich in geeigneten Fällen histologisch nachweisen, wenn der Organismus nach dem O_2-Mangel noch eine genügende Zeit — Manifestationszeit — gelebt hat. Hat die Länge des O_2-Mangels gerade die Länge der Wiederbelebungszeit überschritten, dann kann klinisch eine scheinbar komplette Wiederbelebung erfolgen, während später eine genaue histologische Kontrolle doch einzelne Zellausfälle aufdeckt. Die Zeit einer wirklich kompletten Wiederbelebung ist also gewöhnlich etwas kürzer anzusetzen als die klinisch feststellbare; von einer kompletten Wiederbelebung kann nur gesprochen werden, wenn keinerlei irreversible Zellveränderungen nachweisbar sind.

Hier zeigt sich die nahe Verwandtschaft des Begriffes *Vulnerabilität* mit dem der Wiederbelebungszeit. Da dieser Begriff aus pathologisch-anatomischen Untersuchungen abgeleitet ist, sollte er für die Wiederbelebungszeit reserviert bleiben und nicht auch für die Überlebenszeit Anwendung finden. Da die Wiederbelebungszeit die Grenzzone zwischen Leben und Tod wiedergibt, ist die Bestimmung der Wiederbelebungszeit nur mit einer großen Anzahl von Versuchstieren möglich. Es hat sich gezeigt, daß die Wiederbelebungszeit bei gleicher Temperatur streng zur Erholungslatenz korreliert ist (HIRSCH, EULER u. SCHNEIDER, 1957a). Sobald die Erholungslatenz bestimmter Funktionen unendliche Werte annimmt, ist die Wiederbelebungszeit überschritten. Die Wiederbelebungszeit kann mit wesentlich geringerem Aufwand und mit ausreichender Genauigkeit aus der Erholungslatenz geeigneter Funktionen abgeschätzt werden (HIRSCH, EULER u. SCHNEIDER, 1957a; GLEICHMANN u.a., 1959).

Es gibt auch eine *zeitlich befristete Wiederbelebung*, bei der Funktionen für Stunden oder Tage wiederkehren, um dann irreversibel zu erlöschen. Nach vorübergehender Wiederbelebung kommt es also zum Spättod (ZELLER; HOFMANN u. HABERDA; SCHWIEGK). Es könnte sich hierbei darum handeln, daß Zentren irreparabel geschädigt werden, die für den Augenblick nicht, auf die Dauer jedoch lebensnotwendig sind (HEYMANS u.a., 1937; HEYMANS u. BOUCKAERT). Es könnte sich aber auch um eine zeitlich befristete Wiederbelebung lebensnotwendiger Zentren handeln. Hierfür sind, ähnlich wie bei der Erholung nach Tätigkeit, wahrscheinlich chemische Reaktionsgeschwindigkeiten und überdauernde Stoffwechseländerungen bestimmend. Es sei hier erwähnt, daß auch nichtlebenswichtige Zentren befristet wiederbelebt werden können (NOELL, 1948a; v. HARREVELD u. MARMONT). Im Einzelfall kann diese Form einer befristeten Wiederbelebung nicht immer von einem *Spättod* nach anscheinend völliger Erholung, dem Spättod mit intervallärem Verlauf (DEUTSCH; GAMPER u. STIEFLER; BODECHTEL, 1928; u.a.), unterschieden werden. Bei dieser Form des Spättodes handelt es sich möglicherweise um sekundäre Gefäßveränderungen mit ihren erst später eintretenden Folgeerscheinungen oder um langsamer sich manifestierende Folgen einer Schädigung der Blut-Gewebs-Schranke oder um sekundäre Schädigungen des Gehirns von seiten anderer, primär geschädigter Organe, wie z.B. der Leber (s. auch JACOB).

In manchen Fällen mit Spättod nach einem kürzeren symptomlosen Verlauf mag es sich auch um die zusätzliche Belastung durch Infektionen handeln. S. 496, 516 und 522 ist ausgeführt, wie sehr z.B. Fieber eine Erholung beeinträchtigt.

II. Methodische Vorbemerkungen.

Die in der Literatur angegebenen Zeiten für die Überlebens- und Wiederbelebungszeit des Gehirns sind recht widerspruchsvoll. Das hat vor allem methodische Gründe (HIRSCH, EULER u. SCHNEIDER, 1957a). In vielen Untersuchungen war die Durchblutungsunterbrechung des Gehirns nicht komplett; es bestand noch ein *Restkreislauf* (HEYMANS u.a., 1934, 1937; KALLE; MILOSLAVICH; v. HARREVELD u. STAMM; SUGAR u. GERARD; v. HARREVELD, 1947; PONTIUS u.a.; MARSHALL u.a.; GILDEA u. COBB; PIKE u.a.; GOMEZ u. PIKE; MOTT, 1900; ANDREASEN u. WATSON; CRILE u. DOLLEY; BATELLI). Es ist durch die Gefäßanastomosierung sehr schwierig, eine vollständige Durchblutungsunterbrechung des Gehirns herbeizuführen, ohne die Versuchstiere durch einschneidende Voroperationen (KABAT u. DENNIS; GRENELL; MARSHALL u.a.) zu schwer zu belasten und ohne unter dem Versuch durch die Abklemmung als solche irreversible Schäden zu setzen. Wie S. 527 ausgeführt, wird aber durch einen Restkreislauf die Wiederbelebungsmöglichkeit sehr stark erhöht (HIRSCH, KOCH u.a., 1955). Das wirkt sich bei einer Hypothermie mit ihrer Senkung des Verbrauchs besonders aus (PONTIUS u.a.; MARSHALL u.a.; MCMURRY u.a.). Ferner wurde nicht berücksichtigt, daß während einer Unterbrechung der Gehirndurchblutung bei durchschnittlicher Raumtemperatur die *Gehirntemperatur* erheblich fällt (in 3—4 min z.B. bei Kaninchen und Katze auf 32—34°) (HIRSCH, EULER u. SCHNEIDER, 1957a; v. HARREVELD u. STAMM). Auch das verlängert ganz erheblich die Wiederbelebungszeit. Außerdem wurde nicht immer genügend die entscheidende Bedeutung einer überkritischen *Blutdruckhöhe* für die Erholungsphase berücksichtigt. Schließlich wurde in Anoxieversuchen häufig nicht berücksichtigt, daß der gewöhnliche technische Stickstoff noch bis zu 2—3 Vol.-% O_2 enthält, so daß die Daten bei Beatmung mit N_2 häufig überhöht sind. Auch wurde bei Untersuchung der Wiederbelebungszeit nach Ischämie in Hypothermie nicht immer ein steady state in der Körpertemperatur abgewartet, so daß die Gehirntemperatur nicht den gemessenen Rectal- oder Thorakaltemperaturen entsprach, auf die die gefundenen Werte bezogen wurden.

III. Überlebenszeit.

Wird die Blutzufuhr zum Gehirn perakut und total unterbrochen, so kommt es nach einem *freien Intervall* von wenigen Sekunden, das nur wenig länger ist, als es dem Sauerstoffvorrat in Blut und Gewebe entspricht, beim Tier innerhalb von 6—9 sec zum Augenrollen (OPITZ u. THORN; OPITZ u. LORENZEN; OPITZ u. SCHÜMANN) und beim Menschen innerhalb 5—7 sec zu Bewußtseinsverlust (ROSSEN u.a.) und anschließend eventuell zu Krämpfen (ROSSEN u.a.; OPITZ u. THORN; OPITZ u. LORENZEN; WEINBERGER u.a., 1940a; OPITZ u. SCHÜMANN). Blindheit tritt schon nach 5 sec ein (ROSSEN u.a.). Die elektrischen Spontanpotentiale der Rinde haben in dieser Zeit schon die Aktivierungsphase durchlaufen und sind jetzt deutlich verlangsamt (δ-Phase). Die Überlebenszeiten der elektrischen Spontanpotentiale der Rinde und einer Reihe anderer Funktionen sind in Tabelle 8 für verschiedene Species zusammengestellt. Es ist allerdings zu berücksichtigen, daß eine Reihe von Werten der Tabelle 8 überhöht ist, weil die Ischämie nicht ganz komplet war. Die Angaben zur Überlebenszeit der Atmung variieren so stark, weil in wechselndem Ausmaß eine Schnappatmung mitgemessen wurde. Der erste Atemstillstand, der anschließend von einer Schnappatmung gefolgt ist, findet sich beim Menschen nach etwa 12 sec. Bei den Werten von KALLE und MILOSLAVICH wurde das Ende der Schnappatmung gemessen. Bei Anoxie ist entsprechend dem Luftgehalt der Lunge die Zeit des störungsfreien Intervalls und die Überlebenszeit etwas verlängert. Die beschriebenen Ereignisse folgen sich in gut reproduzierbarer Reihenfolge; die Überlebenszeiten der einzelnen Funktionen sind für die verschiedensten Species etwa dieselben. Die bei Blutdruckabfall eintretenden Erscheinungen entsprechen denen bei Durchblutungsstop (HERING; WEISS u. BAKER; FERRIS u.a.).

Die Überlebenszeiten der *verschiedenen Funktionen* weisen auf eine gewisse Rangordnung für die verschiedenen Gehirngebiete. Wählt man als Test die elektrischen Spontanpotentiale, so ergeben sich nur sehr geringe, offenbar mehr von Zufälligkeiten des Experiments abhängige Unterschiede zwischen den verschiedenen Rindengebieten. Die Kerngebiete des Thalamus und die Stammganglien scheinen etwas längere Zeiten aufzuweisen als die Großhirnfelder (SUGAR u. GERARD), doch sind diese Unterschiede bei plötzlicher kompletter Ischämie sehr gering (GÄNSHIRT, DRANSFELD u. ZYLKA) und werden erst deutlich, wenn die Ischämie langsamer herbeigeführt wird, oder wenn ein dauernder Restkreislauf bestehenbleibt. Erst caudal des Tentoriums steigen die Zeiten sprunghaft an, von 20—30 sec auf 45—75 sec. Das trifft gleicherweise zu für Pons, Medulla oblongata und Kerne und Rinde des Kleinhirns (GÄNSHIRT, DRANSFELD u. ZYLKA). Es ist allerdings hinzuzufügen, daß nach dem Verschwinden der Cortexpotentiale über 5 μV 20—25 sec nach Ischämiebeginn noch bis zu $1^1/_2$ min Potentiale über 3 μV zu registrieren sind, bis der Störpegel der Verstärkerapparatur erreicht wird. Es handelt sich also um einen asymptotischen Ausfall, und die jeweils gemessene Überlebenszeit der Potentiale ist willkürlich von einem bestimmten Verstärkungsgrad der Potentiale abhängig. Vergleichsmessungen sind bei Berücksichtigung dieser Einschränkung auswertbar. Die Streuung der Werte des Cornealreflexes wird wohl zurückzuführen sein auf unterschiedliche Stärke des jeweils angewandten mechanischen und elektrischen Reizes (s. DRENCKHAHN).

Die Werte für die Überlebenszeit der Atem- und Kreislaufzentren von HEYMANS u.a. in Tabelle 8 dürften wohl als überhöht anzunehmen sein, da bei der benutzten Versuchsanordnung die A. spinalis erhalten blieb. Ebenso sind die von KALLE und MILOSLAVICH angegebenen Werte für die Atmung des Menschen zu hoch; es handelt sich hier um Beobachtungen bei Strangulation, bei der ebenfalls noch eine gewisse Zeit ein Restkreislauf durch die A. spinalis erhalten bleibt; zudem wurde das Ende der Schnappatmung und nicht das Ende der Normalatmung als Überlebenszeit der Atmung bestimmt.

Hypothermie verlängert die Überlebenszeit all derjenigen Funktionen, die nicht durch die Hypothermie selbst zum Erliegen kommen (HIRSCH, BANGE u.a.). Der Gewinn an Überlebenszeit ist in den ersten Stufen der Temperatursenkung noch relativ gering, nimmt dann jedoch immer steiler werdend zu. So steigt die Überlebenszeit der elektrischen Spontanpotentiale der Rinde von 20—25 sec bei 37° auf rund 60 sec bei 22—24°

Tabelle 8. *Überlebungszeiten verschiedener nervöser Gewebe und Funktionen nach kompletter bzw. fast kompletter Ischämie* [leicht modifiziert nach HIRSCH, H., K. H. EULER u. M. SCHNEIDER: Pflügers Arch. ges. Physiol. **265**, 281—313 (1957)].

Gehirn, Rinde Spontanpotentiale	Katze	14—15 sec	SUGAR u. GERARD
	Katze	20 sec	GÄNSHIRT, HIRSCH u.a. HIRSCH, EULER u. SCHNEIDER, 1957a
	Katze	15—20 sec	TEN CATE u. HORSTEN, 1952, 1954
	Katze	10—15 sec	VAN HARREVELD, 1947
	Kaninchen	20—25 sec	THORN u.a., 1955
	Kaninchen	20—25 sec	HIRSCH, EULER u. SCHNEIDER, 1957a
Gehirn, evoked response optisches System	Kaninchen	3—5 min	POPP
	Kaninchen	3 min	HIRSCH, EULER u. SCHNEIDER, 1957a
	Katze	3 min	HIRSCH, EULER u. SCHNEIDER, 1957a;
		$2^1/_2$—3 min	HIRSCH, BANGE u.a.
Retina, ERG	Kaninchen	3—5 min	POPP
Cornealreflex	Katze	40 sec	WEINBERGER u.a., 1940a
	Kaninchen	35 sec	OPITZ u. LORENZEN
	Kaninchen	30 sec	OPITZ u. THORN
	Kaninchen	10—60 sec	DRENCKHAHN
	Hund	60—90 sec	HEYMANS u.a., 1934
	Hund	20—40 sec	DENNIS u. KABAT
	Mensch	6—10 sec	ROSSEN u.a.
Pupillarreflex	Katze	35 sec	WEINBERGER u.a., 1940a
	Hund	60—90 sec	HEYMANS u.a., 1934
Spinale Reflexe	Kaninchen	20—30 sec	BLASIUS
	Katze	30—40 sec	VAN HARREVELD, 1944
Atmung	Kaninchen	90 sec	OPITZ u. SAATHOFF
	Katze	60—120 sec	GILDEA u. COBB
	Katze	30—40 sec	SUGAR u. GERARD
	Hund	90—120 sec	HEYMANS u.a., 1934, 1937
	Hund	40—90 sec	DENNIS u. KABAT
	Hund	120 sec	ANDREASEN u. WATSON
	Meerschweinchen	90 sec	OPITZ u. SAATHOFF
Schnappatmung	Mensch	1—10 min	KALLE; MILOSLAVICH
Kreislaufregulationszentren	Hund	4—5 min	HEYMANS u.a., 1937
Vasomotorenzentrum	Hund	4—5 min	HEYMANS u.a., 1937
Vagusfasern	Hund	30 min	BAYLESS
Receptor Kälte	Katze	30 sec bis einige min	HENSEL
Schmerz	Katze	40 min	ZOTTERMANN
Nerv	Hund	60 min	GERARD, 1930
	Hund	30 min	WRIGHT, 1946
	Kaninchen	30 min	WRIGHT, 1946
	Katze	30 min	WRIGHT, 1946
	Frosch	3—4 Std	WRIGHT, 1946

(GÄNSHIRT, HIRSCH u.a.), die der evoked responses der Sehrinde von $2^1/_2$—3 min bei 37° auf über 4 min bei 23—27° (HIRSCH, BANGE u.a.). Diese Verlängerung der Überlebenszeit ist wohl am ehesten als Ausdruck der Verringerung des Energiebedarfs zu deuten, so daß die aeroben und anaeroben Reserven eine längere Zeit zur Aufrechterhaltung der Funktion ausreichen.

Bei *neugeborenen* und sehr jungen Organismen sind die Überlebenszeiten der verschiedensten Funktionen länger als beim Erwachsenen. Die Überlebenszeit der Atmung, die beim erwachsenen Kaninchen $1^1/_2$ min mißt, beträgt beim 10 Tage alten Tier 7 min, beim 5 Tage alten Tier 10 min und beim neugeborenen, ausgetragenen Tier am Tage der Geburt 31 min (GLASS u.a., 1944). Bei den einzelnen Species sind die Überlebenszeiten der Atmung des Neugeborenen unterschiedlich lang. Bei denjenigen Tieren, die als ausgetragene Neugeborene einen hohen Ausreifungsgrad haben (z.B. Affe, Meerschweinchen, Lamm), ist die Überlebenszeit der Atmung kürzer (3—12 min) (DAWES u.a., 1960; MILLER u. MILLER, 1954; WINDLE u. BECKER, 1943; DAWES u.a., 1963) als bei denjenigen Species, die als ausgetragene Neugeborene einen niedrigen Ausreifungsgrad haben (z.B. Ratte, Kaninchen, Hund, Katze), bei denen die Überlebenszeit der Atmung zwischen 11 und 40 min gemessen wurde (STAFFORD u. WEATHERALL; FAZEKAS u.a., 1941; MILLER, 1958). Die Länge der Überlebenszeit des Neugeborenen ist also abhängig von dem bei der Geburt des ausgetragenen Neugeborenen vorliegenden specieseigentümlichen Ausreifungsgrad (FAZEKAS, 1941; GLASS u.a., 1944; MOTT, 1961). Durch Temperaturerniedrigung wird beim Neugeborenen ebenfalls die Überlebenszeit verlängert (HIRSCH, 1966).

IV. Erholungslatenz und Erholungszeit.

Für die Erholung nach totaler Ischämie und Anoxie ist entscheidend, daß der Blutdruck möglichst schnell nach Ende des O_2-Mangels auf überkritische Höhen gebracht wird (GÄNSHIRT u. ZYLKA, 1952b).

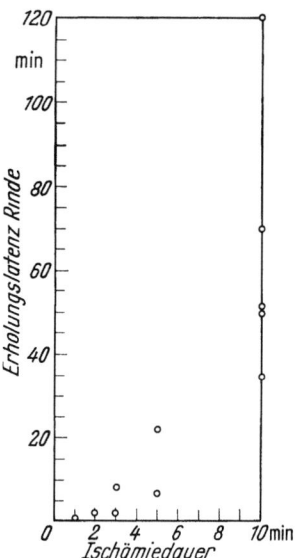

Abb. 27. Erholungslatenz des Elektrocorticogramms vom Katzengehirn bei kompletter Gehirnischämie von 1—10 min Dauer in Normothermie. [Nach HIRSCH, H., K. H. EULER u. M. SCHNEIDER: Pflügers Arch. ges. Physiol. **265**, 281—313 (1957).]

Die Erholungslatenz steigt mit zunehmender Dauer des O_2-Mangels exponentiell an. Die Erholungslatenz der Spontanpotentiale der Großhirnrinde z.B., die bei einer kompletten Gehirnischämie von 1 min Dauer 20—30 sec beträgt, steigt bei 3 min langer kompletter Gehirnischämie auf 1—8 min an und ist bei 10 min langer kompletter Gehirnischämie auf 35—120 min angestiegen (Abb. 27) (HIRSCH, EULER u. SCHNEIDER, 1957a). Die völlige Normalisierung des Elektrocorticogramms wurde dagegen nach einer 1 min langen kompletten Gehirnischämie erst nach 15 min erreicht.

Die ersten Untersucher auf diesem Gebiet, SUGAR u. GERARD, fanden für die kurzen Ischämiezeiten zwischen $1/2$ und 4 min eine ungefähr lineare Beziehung zwischen Erholungslatenz und Ischämiedauer. Ihre Erholungslatenzen sind allerdings kürzer als die in Abb. 27 gegebenen; dies beruht darauf, daß in ihren Untersuchungen an der Katze die Spinalarterie nicht unterbunden, also noch ein Restkreislauf vorhanden war. BLASIUS stellte für Ischämiedauer und Erholungslatenz des Patellarsehnenreflexes eine exakte exponentielle Beziehung fest; allerdings bestand auch hier noch ein Restkreislauf. GÄNSHIRT, SEVERIN u. ZYLKA fanden in früheren Untersuchungen einen zunächst linearen Anstieg der Erholungslatenz mit der Ischämiedauer, der allerdings nach einer Ischämie von mehr als 3 min stark versteilert wurde. Es wurde hier offenbar eine Störung von außen hereingetragen. Diese bestand höchstwahrscheinlich darin, daß in ihren Katzenversuchen Fremdblut (Rinder- bzw. Pferdeblut) verwandt wurde. VAN HARREVELD u. STAMM verlängerten die Tentoriumsebene der Katze durch eine Metallplatte und erhöhten den Druck über dem Gehirn auf 180 mm Hg mit Hilfe eines Metallstifts, der durch eine Trepanationsöffnung vorgeschoben wurde. Sie fanden, daß noch nach Ischämiezeiten von 25—50 min eine gewisse Erholung der elektrischen Spontanpotentiale möglich war. Die Autoren selbst nennen einen Abfall der Gehirntemperatur und das Bestehen eines Restkreislaufs als Ursache für ihre Ergebnisse (daß diese die Hauptursachen darstellen, darauf weisen auch die sehr langen Überlebenszeiten der Autoren hin); sie betonen jedoch, daß auch die Tatsache von Bedeutung sei, daß in ihren Versuchen die medullären Zentren von einer Ischämie verschont blieben und damit wesentlich günstigere Erholungsbedingungen als bei totaler Ischämie gegeben waren.

Zwischen *Erholungslatenz und Erholungszeit* findet sich bei gegebener Temperatur eine straffe Korrelation (GÄNSHIRT u. ZYLKA, 1952a), und zwar nimmt die Erholungszeit mit steigender Erholungslatenz exponentiell zu. Ein Zuwachs an Erholungslatenz (z.B. durch Erniedrigung des Blutdrucks oder der arteriellen O_2-Sättigung vor der Gehirnischämie oder durch Verlängerung der Ischämiezeit) erbringt somit eine wesentlich stärkere Verlängerung der Erholungszeit.

Bei wiederholter Gehirnischämie, bei wiederholten Adams-Stokes-Anfällen oder anderen Herzerkrankungen (BODECHTEL, 1953; COOLEY; FORSTER u.a.) kann es leicht zur Addition von *Erholungsrückständen* kommen, die Erholungslatenz und Erholungszeit fortlaufend verlängern (HIRSCH, EULER u. SCHNEIDER, 1957a) und damit die Wiederbelebungszeit verkürzen.

Die Erholungszeit für die *einzelnen Funktionen* und Reflexe ist unterschiedlich lang. Die der evoked responses ist z. B. länger als die der Spontanpotentiale des Cortex (HIRSCH, EULER u. SCHNEIDER, 1957a); die der Blut-Gehirn-Schranke ist noch wesentlich länger (OSSWALD). Dies scheint die Hauptursache für die Gefährlichkeit wiederholter Ischämien oder wiederholter anderer Hypoxydosen zu sein. Genauere Angaben lassen sich leider noch nicht machen, da bisher nur experimentelle Hinweise, aber keine ausreichenden Daten vorliegen.

In *Hypothermie* wird mit sinkender Temperatur die *Erholungslatenz* zunächst verkürzt, dann aber wieder verlängert (Abb. 28). Mit zunehmender Ischämiezeit rückt das

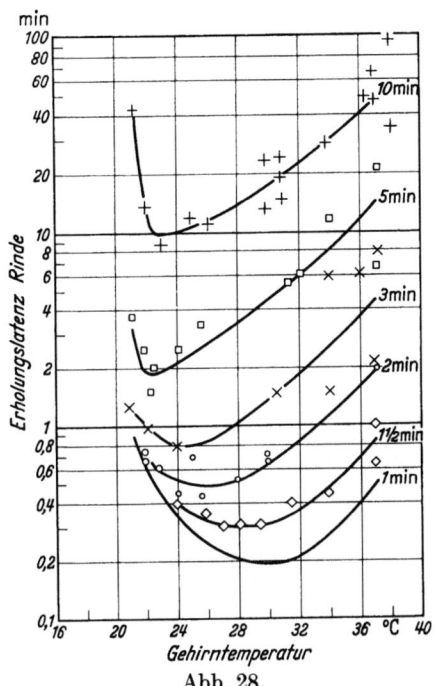
Abb. 28.

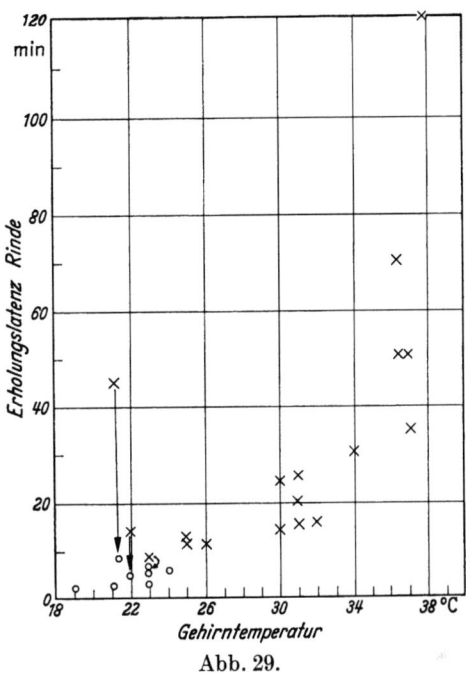
Abb. 29.

Abb. 28. Erholungslatenz des Elektrocorticogramms vom Katzengehirn als Funktion der Gehirntemperatur für komplette Gehirnischämien von 1—10 min Dauer in Hypothermie. Die Kurve der 1 min-Werte gibt Mittelwerte zahlreicher Versuche; die anderen Kurven sind Sichthilfen. [Aus HIRSCH, H., K. H. EULER u. M. SCHNEIDER: Pflügers Arch. ges. Physiol. **265**, 314—327 (1957).]

Abb. 29. Erholungslatenz des Elektrocorticogramms vom Katzengehirn für komplette Gehirnischämien von 10 min Dauer. × Gehirntemperatur vor, während und nach der kompletten Gehirnischämie konstant. Bei einem Teil der unterhalb 24° Gehirntemperatur gesetzten Gehirnischämien wurde die Gehirntemperatur nach dem Ende der Ischämie mit Freigabe der vollen Durchströmung erhöht (○); die Temperaturerhöhung betrug 1°/mrnt; die Gehirne wurden nicht über 30° erwärmt. Die Erholungslatenzen gelten für die Temperatur während der Ischämie. Bei einigen Gehirnen wurde die Gehirntemperatur zunächst während und nach der kompletten Gehirnischämie konstant gehalten (× mit Pfeil) und anschließend bei einer 2. kompletten Gehirnischämie erhöht (○). Das Ausmaß der Verkürzung für die Erholungslatenz des Electrocorticogramms ist durch die Pfeile bezeichnet. [Aus HIRSCH, H., K. H. EULER u. M. SCHNEIDER: Pflügers Arch. ges. Physiol. **265**, 314—327 (1957).]

dabei zu beobachtende Minimum zu tieferen Temperaturen (GÄNSHIRT, HIRSCH u. a.; HIRSCH, EULER u. SCHNEIDER, 1957b). Dieser Verlauf ist möglicherweise Ausdruck der Interferenz von zwei gegenläufigen Vorgängen: Durch die Abnahme des Energiebedarfs mit sinkender Temperatur wird auf der einen Seite die Erholungslatenz verkürzt, durch die Verlangsamung der Erholungsvorgänge wird sie auf der anderen Seite verlängert. Als Stütze dieser Annahme kann folgendes angeführt werden: Im tiefen Temperaturbereich kann die hier wieder verlängerte Erholungslatenz verkürzt werden durch Wiedererwärmung sofort nach Beendigung der Ischämie, so im Beispiel der Abb. 29 bei 21° von 45 min auf 8 min nach einer Ischämie von 10 min Dauer. Umgekehrt wird die Erholungslatenz verlängert, wenn sofort nach Aufhebung der Ischämie bei 37° die Temperatur laufend erniedrigt wird (HIRSCH, EULER u. SCHNEIDER, 1957b). Danach scheint es günstig zu sein, nach Beendigung einer Ischämie bei tiefen Temperaturen so rasch bis zu einer gewissen Höhe wieder zu erwärmen, als es die Möglichkeit des Wiedererwärmens des Herzens überhaupt erlaubt.

Über die allgemeine Bedeutung des Wiederanstiegs der Erholungslatenz bei sehr niedrigen Temperaturen kann noch nichts ausgesagt werden, da die Werte für Erholungslatenzen bei noch tieferen Temperaturen fehlen; die Prüfung der noch restierenden geringen Funktion wird zunehmend schwieriger, und die Korrelation zwischen Wiederbelebungszeit und Erholungslatenz ist bei diesen Temperaturen anders als bei Normaltemperatur.

Auf die Besonderheiten der Erholung bei einer Temperatur unter 15° ist auf S. 505 hingewiesen.

Auch die Korrelation zwischen Erholungslatenz und *Erholungszeit* ist bei erniedrigter Temperatur verändert; das Verhältnis zwischen den beiden Größen nimmt zunehmend ab (HIRSCH, EULER u. SCHNEIDER, 1957b). Während bei 37° die Erholungszeit noch 30mal länger ist als die Erholungslatenz, ist sie bei 30° nur noch 10mal, bei 24° 4—6mal und bei 23° 2—3mal so lang. Möglicherweise wird bei einer reduzierten Funktion (wie sie in Hypothermie vorliegt) nach Ischämie diese Restfunktion nach ihrer vorübergehenden völligen Aufhebung rascher erreicht, wenn überhaupt eine Wiederherstellung eintritt. Im Extremfall wird nach Ablauf der Latenz gleich die volle noch mögliche Restfunktion wiederhergestellt; gleiches gilt z.B. auch für die Restfunktion bei einer partiellen Ischämie, die zur Einschränkung, aber noch nicht zur Aufhebung der Funktionen geführt hat.

Aus Abb. 28 und 29 ist auch der schädigende Einfluß des Fiebers für die Erholungsfähigkeit des Gehirns und die Bedeutung der Bekämpfung des Fiebers bei Versorgungsstörung des Gehirns ersichtlich. Bei *Hyperthermie* steigen Erholungslatenz und Erholungszeit sehr steil an. Durch Extrapolation der Kurve kann man annehmen, daß zwischen 43 und 44° die Erholungszeit unendlich lang und damit die Wiederbelebungszeit unendlich kurz wird. Dieser Bereich stimmt mit dem von anderen Untersuchern ermittelten tödlichen Bereich der Hyperthermie (HEYMANS, 1919; HEYMANS u.a., 1924; ADOLPH) überein.

V. Wiederbelebungszeit.

Bei allen Ausführungen über die Wiederbelebungszeit ist von vornherein scharf zu unterscheiden zwischen der reinen Wiederbelebungszeit des Gehirns und der Wiederbelebungszeit des Gesamtorganismus bei Asphyxie, Anoxie oder Kreislaufstillstand.

Die *Wiederbelebungszeit des Gesamtorganismus* ist kürzer als die des Gehirns, da schon nach kürzeren Zeiten eines O_2-Mangels durch die Herzasphyxie die notwendige überkritische Druckhöhe in der Erholung nicht erreicht oder gehalten werden kann. Nur dann, wenn normale Durchblutung und normaler pO_2 des Blutes in der Erholung nach Ischämie garantiert sind, lassen sich reproduzierbare Daten über die Länge der reinen Wiederbelebungszeit des Gehirns erzielen. Ob im Einzelfall die erreichbare maximale Wiederbelebungszeit auch wirklich erreicht wird, hängt entscheidend ab von *Kreislauf und Atmung*. Da unter den in der Neurochirurgie gegebenen Verhältnissen die Bedingungen für eine ausreichende künstliche Beatmung über die ganze Zeit des O_2-Mangels und damit auch für die Erhaltung eines gewissen Drucks im Gesamtkreislauf gegeben sind, kann hier eher mit der reinen Wiederbelebungszeit des Gehirns gerechnet werden als in der Herzchirurgie, wo artefiziell ein Stillstand des Gesamtkreislaufs gesetzt wird.

Den Unterschied zwischen der *Wiederbelebungszeit* des Gesamtorganismus und der *des Gehirns* zeigt folgender Versuch (Abb. 30): Klemmt man bei einem Tier die Trachea für 8—10 min völlig ab, setzt also eine Asphyxie und beatmet das Tier danach künstlich, so kommt keine Erholung, keine Wiederbelebung zustande. Das Tier ist tot. Die fehlende Erholung zeigt der Verlauf des arteriellen Blutdrucks. Setzt man dagegen eine vollständige Ischämie nur des Gehirns von 8—10 min Dauer und beatmet das Tier künstlich, so kommt eine Erholung zustande. Die Erholung ist am Verlauf des arteriellen Mitteldrucks zu erkennen. Die Ursache für die fehlende Erholung nach 8—10 min langer Asphyxie ist die während der Asphyxie eingetretene Herzschädigung. Die *asphyktische Herzschädigung* bedingt eine Herzinsuffizienz schon nach einer Asphyxie von nur wenigen Minuten. Infolge dieser Herzinsuffizienz kann während der Erholungsphase kein überkritischer Blutdruck vom Herzen aufgebracht werden. Hierdurch kann eine Erholung nicht zustande kommen.

Die *Zeit für eine komplette Wiederbelebung des Gehirns* nach kompletter Ischämie nur des Gehirns beträgt bei 37° 8—10 min (HIRSCH, EULER u. SCHNEIDER, 1957a; HIRSCH u. MÜLLER). Es entspricht das dem oben aus dem Verhalten der Erholungslatenz und Erholungszeit abgeleiteten Wert. Bei inkompletter Wiederbelebung fanden sich Schädigungen, die topistisch gegliedert oder an den Gefäßverlauf gebunden waren (HIRSCH u. MÜLLER). Wird bei gleichem Vorgehen die künstliche Beatmung unterlassen, so daß gleichzeitig mit der kompletten Gehirnischämie eine vollständige Asphyxie durch Abklemmung der Trachea gesetzt wird, dann ist die Wiederbelebungszeit deutlich verkürzt und beträgt nur noch höchstens 4—5 min (HIRSCH, EULER u. SCHNEIDER, 1957a; HIRSCH u. MÜLLER). In diesen Versuchen wurde nach Ende von Tracheaabklemmung und Gehirnischämie künstlich beatmet. Auch hier deckt eine histologische Kontrolle noch vereinzelte Zellausfälle auf, so daß die Zeit einer kompletten Wiederbelebung bei etwa 3½ min anzusetzen ist. Es ist anzunehmen, daß die Wiederbelebungszeit bei komplettem Herzstillstand ohne besondere Maßnahmen zur Wiederbelebung (Beatmung) eher noch kürzer ist.

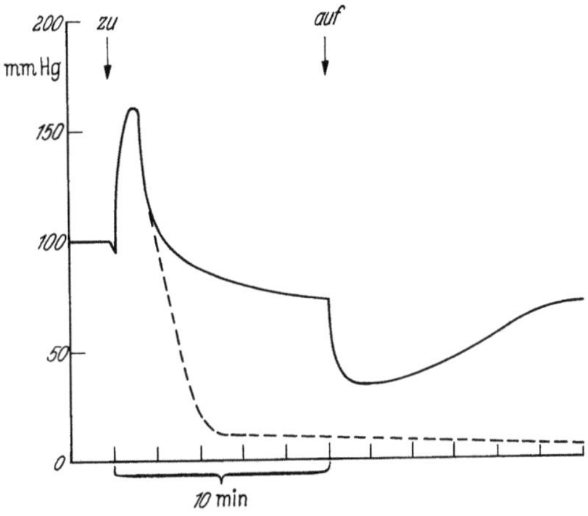

Abb. 30. Arterieller Mitteldruck vor, während und nach 10 min langer kompletter reiner Gehirnischämie (—) und Gehirnischämie mit zusätzlicher Herzasphyxie infolge Trachealverschluß (---). [Aus HIRSCH, H.: Verh. dtsch. Ges. Kreisl.-Forsch. **23**, 148—151 (1957).]

Die *Wiederbelebungszeit des Herzens* ist bisher nicht bekannt. Um sie zu bestimmen, müßte es möglich sein, das Herz nach dem O_2-Mangel bis zu seiner völligen Erholung zu durchströmen. Das ist bisher aus methodischen Gründen unmöglich. Das Herz dürfte sich also nach dem O_2-Mangel nur selbst erholen, und es dürfte nicht für seinen Organismus Blutdruck aufbringen müssen. Man kann für das Herz nur diejenige Zeit eines O_2-Mangels bestimmen, nach der das Herz sich noch erholen kann, wenn es gleichzeitig Kreislaufarbeit leisten muß. Diese Zeit nennen wir die *Toleranzzeit des Herzens* (ISSELHARD, 1965). Sie ist also kürzer als die Wiederbelebungszeit des Herzens. Die Toleranzzeit des Herzens beträgt 15—20 min, wenn der Energiebedarf des Herzens mit einem Kardioplegicum gesenkt wurde (ISSELHARD u. a., 1963, 1964; WADE u.a.). Durch Perfusion mit einer Na-freien Flüssigkeit und durch Membranstabilisierung mit Novocain kann die Toleranzzeit des Herzens um etwa das Zwei- bis Vierfache verlängert werden (BRETSCHNEIDER). In diesen Fällen muß natürlich mit einer Herz-Lungen-Maschine das Gehirn schon vorher wieder perfundiert werden, da dessen Wiederbelebungszeit ja nur 8—10 min beträgt.

In Normothermie ist bei einer Asphyxie oder einem Stillstand des gesamten Kreislaufs die Wiederbelebungszeit des Gesamtorganismus begrenzt durch die Toleranzzeit des Herzens, wenn der komplette O_2-Mangel nicht länger als 8—10 min dauert. Dieser Sachverhalt gilt für den Herzstillstand, die Asphyxie beim Ertrinken, beim Bolustod oder bei anderen akuten Verlegungen der Atemwege. Dauert der O_2-Mangel bei Normothermie länger als 8—10 min, so ist die anaerobe Belastbarkeit des Gesamtorganismus begrenzt durch die Wiederbelebungszeit des Gehirns. Bei dem aus therapeutischen Gründen durch KCl während der Herzoperation induzierten Herzstillstand kann das Herz einen O_2-Mangel von 15—20 min tolerieren; der Organismus überlebt dies, wenn die Wiederbelebungszeit des Gehirns nicht überschritten wird.

Daß die reine Wiederbelebungszeit des Gehirns länger sein muß als die des Gesamtorganismus bei komplettem Herzstillstand, geht auch aus den stoffwechselchemischen Untersuchungen hervor, die im Beitrag THORN in diesem Band geschildert werden. Die aeroben und vor allem anaeroben Energiereserven reichen aus, um die ATP-Konzentration im Gehirngewebe nach einer Ischämiezeit von 3—4 min noch auf rund 70% des Ausgangswerts zu halten, wenn auch zu dieser Zeit der Phosphokreatinvorrat fast völlig erschöpft ist. Erst bei einer Ischämiedauer von rund 10 min ist die ATP-Konzentration auf ± 0 abgesunken. Die noch feststellbare ATP-Konzentration entspricht fast der der eingeschlossenen Erythrocyten.

In Tabelle 9 sind eine Reihe von *Werten aus der Literatur* zusammengestellt, und zwar je nach den verwandten Methoden in vier Gruppen. Es ist von vornherein zu berücksichtigen, daß in den meisten Fällen bei den angegebenen Ischämiezeiten keine vollständige, sondern nur eine Wiederbelebung mit Defekt oder nur eine Wiederbelebung bei einem gewissen Prozentsatz der Tiere erreicht wurde, daß ferner meist keine Vorkehrungen gegen eine Temperatursenkung des Gehirns unter der Ischämie getroffen wurden und daß schließlich häufig noch ein Restkreislauf bestehen blieb. Durch die beiden letztgenannten Faktoren wird die Wiederbelebungszeit deutlich erhöht.

Zunächst ist aus Tabelle 9 zu ersehen, soweit die Daten nicht zu sehr durch die eben genannten Faktoren entstellt sind, daß die Wiederbelebungszeit um so länger ist, je bessere *Erholungsbedingungen für den Kreislauf* vorliegen. Sehr deutlich zeigt sich das einmal im Unterschied zwischen beatmeten und unbeatmeten Tieren und dann in den Versuchen von READ u.a., in denen Herzmassage angewendet wurde. Mit diesen Maßnahmen (künstliche Beatmung und Herzmassage) reicht die Wiederbelebungszeit des Gesamtorganismus schon nahe an die reine Wiederbelebungszeit des Gehirns. Ähnliche Resultate erhielten LAM u.a. durch Adrenalingabe, Herzmassage und elektrische Reizung, GLEICHMANN u.a. (1959) durch intracardiale Gabe von Noradrenalin und TEN CATE u.a. (1954) und TEN CATE u. HORSTEN (1952, 1954) durch weitgehende Schonung des Abgangs der Coronararterien bei Abklemmung der Aorta. Im einzelnen sind allerdings alle Werte dieser Untersucher mit Ausnahme der von GLEICHMANN u.a. (1959) durch Temperatursenkung mehr oder weniger überhöht.

Tabelle 9 zeigt ferner an Hand der Versuche von ANDREASEN u. WATSON die große Bedeutung eines Restkreislaufs. Werden nur die Vv. cavae ohne V. azygos abgeklemmt, dann genügt der verbleibende Kreislauf, um die Wiederbelebung gegenüber der bei einer Abklemmung der Vv. cavae einschließlich V. azygos ganz erheblich zu verlängern („Azygosfaktor").

Tabelle 9 zeigt dann auch die auffallend kurzen Zeiten mancher Untersucher für eine histologisch kontrollierte komplette Wiederbelebung, sofern nicht ein größerer *Restkreislauf* beteiligt ist (GILDEA und COBB; WEINBERGER u.a., 1940b; GRENELL). Eigene Untersuchungen haben eindeutig gezeigt, daß die Wiederbelebungszeit des Gehirns nach reiner Gehirnischämie in Normothermie 8—10 min beträgt (HIRSCH, EULER u. SCHNEIDER, 1957a; HIRSCH u. MÜLLER).

Schließlich zeigt Tabelle 9 den Unterschied zwischen einem Kreislaufstillstand durch Abklemmen der großen Gefäße und durch *Herzflimmern*. Bei letzterem ist immer noch ein wenn auch geringer Restkreislauf vorhanden; bei der Besonderheit der Druck-Stromstärke-Beziehung im Coronarkreislauf bleibt im Gegensatz zu anderen Gefäßgebieten auch bei sehr niedrigen Drucken noch eine gewisse Herzdurchblutung erhalten (WEZLER u. SINN), die die Herzinsuffizienz hintanhält und damit die Wiederbelebungszeit verlängert, obschon bei Herzflimmern der Energieverbrauch des Herzens selbst wesentlich größer ist als bei Herzstillstand (HOFFMEISTER u.a).

Wegen der großen Streubreite der angegebenen Werte sei noch auf einige Unterschiede im Vorgehen der einzelnen Untersucher hingewiesen.

Tabelle 9. *Wiederbelebung in Normothermie.* $k=$ *komplette Wiederbelebung;* $i=$ *inkomplette Wiederbelebung* (leicht modifiziert nach Hirsch, H., K.H. Euler u. M. Schneider: Pflügers Arch. ges. Physiol. **265**, 281—313 (1957)].

	k		i					
	min	sec	min	sec				
Kabat u. Dennis			6—8		Hund	Halsmanschette nach Voroperation	beatmet	Schädigung der Medulla oblongata möglich
Grenell			2		Hund	Halsmanschette nach Voroperation	beatmet	Schädigung der Medulla oblongata möglich
Marshall, Owens u. Swan	4—6		6		Hund	Halsmanschette nach Voroperation	beatmet	Schädigung der Medulla oblongata möglich. Temperaturerniedrigung?
Hirsch, Euler u. Schneider 1957a; Hirsch u. Müller	8—10		4—5 8—10		Kaninchen Kaninchen	Halsmanschette Halsmanschette	nicht beatmet beatmet	
Pontius u.a.			30		Hund	Halsmanschette mit Abklemmung der Basilararterie		Restkreislauf
Pontius u.a.			30		Hund	Halsmanschette mit Abklemmung der Basilararterie, Carotiden und Vertebralarterien		Restkreislauf
Gildea u. Cobb	2		20		Katze	Abklemmung der Carotiden und Vertebralarterien (Aa. innominatae und subclavia sinistra)	beatmet	Restkreislauf
Pike, Guthrie u. Stewart; Gomez u. Pike	8		15		Katze Hund	dto.	beatmet	Restkreislauf, Temperaturerniedrigung
Mott, 1900	10				Affe	dto.	beatmet	Restkreislauf
Marshall, Owens u. Swan	>10		14—15		Hund	Abklemmung der A. brachiocephalica und subclavia (nach Unterbindung der Aa. intercostales 1—5 und A. mamillaris)		Restkreislauf, Temperaturerniedrigung?
Läwen u. Sievers, 1908; 1910			2 3 —5	30 30 30	Kaninchen Kaninchen	Aorten- und Pulmonalisabklemmung Aorten- und Pulmonalisabklemmung	beatmet	Temperaturerniedrigung Temperaturerniedrigung
Carrel			2 —3	30	Hund	Abklemmung v. Aorta, Pulmonalarterie, Pulmonalvene und oberer und unterer Hohlvene		Temperaturerniedrigung
Weinberger u.a., 1940a, b	3	10	6—7	30	Katze	Pulmonalisabklemmung		
Gänshirt, Severin u. Zylka			3	30	Katze	Abklemmung von Aorta und Pulmonalis	beatmet	

Tabelle 9. (Fortsetzung).

	k		i					
	min	sec	min	sec				
TEN CATE u. HORSTEN, 1952, 1954			8—10		Katze	Aortenabklemmung	weitmöglichste Schonung der Coronardurchblutung	Temperaturerniedrigung?
TEN CATE, BOELES u. KLOPPER			6—8		Katze	Aortenabklemmung	weitmöglichste Schonung der Coronardurchblutung	(Prüfung bedingter Reaktionen)
COHEN u.a.			5		Hund	Abklemmung v. oberer und unterer Hohlvene und V. azygos		
ANDREASEN u. WATSON			5		Hund	Abklemmung v. oberer und unterer Hohlvene und V. azygos		
ANDREASEN u. WATSON			35		Hund	Abklemmung v. oberer und unterer Hohlvene	Azygosfaktor	Restkreislauf
READ, LILLEHEI u. VARCO	7		8—10		Hund	Abklemmung v. oberer und unterer Hohlvene und V. azygos	schnelle Erholung der Herzfunktion durch Herzmassage	
MARSHALL, OWENS u. SWAN	>8 <4		10		Hund	Abklemmung v. oberer und unterer Hohlvene und Aorta	Freihaltung v. V. azygos, Coronararterien und Lungengefäßen	Temperaturerniedrigung?
LAM, GEOGHEGAN u. LEPORE			10—12		Hund	Abklemmung v. oberer und unterer Hohlvene und V. azygos	Kreislaufunterstützung durch Adrenalin, Massage u. elektrische Reizung des Herzens	
CRILE u. DOLLEY			6		Hund	Herzstillstand durch Chloroform		Restkreislauf bei Kammerflimmern
BATELLI			15		Hund	Herzstillstand durch elektrische Reizung		Restkreislauf bei Kammerflimmern
HEYMANS u. BOUCKAERT			5		Hund	Herzstillstand durch Entbluten		Ischämie nicht perakut
WINKELBAUER			5—6		Hund	Herzstillstand durch Entbluten		Ischämie nicht perakut
MALMEJAC, PLANE u. BOGAERT			6	30	Hund	Herzstillstand durch Entbluten		Ischämie nicht perakut

In der ersten Gruppe der Versuche aus Tabelle 9 mit der Manschettenmethode könnten die ersten drei Werte deshalb zu niedrig sein, weil eine *Schädigung der Medulla* oblongata vorgelegen haben könnte. Es wurde bei Hunden 2 Tage vor dem eigentlichen Versuch eine Laminektomie des zweiten Halswirbels durchgeführt, um eine Kompression der A. spinalis zu erreichen; durch den bei der Kompression eintretenden Druck auf die Medulla spinalis kann eine Schädigung bis zur Medulla oblongata vorkommen. Die Werte von PONTIUS u.a. sind durch einen Restkreislauf überhöht.

In der zweiten Gruppe mit Abklemmung der Halsgefäße ist in allen Fällen noch ein *Restkreislauf* erhalten geblieben; bei den Versuchen von PIKE u. a. kommt noch eine Hypothermie hinzu, da nach den Angaben in ihren Protokollen die Temperatur der Versuchstiere bis auf 30° absank. Auffällig und schwer zu deuten ist der Unterschied in den Angaben über histologisch feststellbare Änderungen in den beiden ersten Arbeiten dieser Gruppe (nach 2 bzw. 8 min Ischämiezeit).

In der dritten Gruppe sind die Versuche mit Abklemmung der großen Gefäße zusammengefaßt. Die wesentlichen Daten dieser Gruppe sind oben hervorgehoben worden. Schon LÄWEN u. SIEVERS (1908, 1910) erkannten die *Herzasphyxie* als limitierenden Faktor für die Wiederbelebung. Werden die Tiere während der

Tabelle 10. *Wiederbelebungszeiten einzelner Funktionen* [leicht modifiziert nach HIRSCH, H., K. H. EULER u. M. SCHNEIDER: Pflügers Arch. ges. Physiol. **265**, 281—313 (1957)].

Cortex, Spontanpotentiale	10 min	TEN CATE u. HORSTEN, 1952; 1954	Temperaturerniedrigung ?
	30 min	VAN HARREVELD u. STAMM	Restkreislauf
Corticale Zentren	1—5 min	HEYMANS u. BOUCKAERT HEYMANS, BOUCKAERT u. a.	
Retina, ERG	15—75 min	POPP	(bis 15 min komplette, bis 75 min befristete Erholung)
Cornealreflex	5—10 min	HEYMANS, BOUCKAERT u.a.	
	8 min	HEYMANS, JOURDAN u.a.	
	20—25 min	BATELLI	Restkreislauf
	20—25 min	DE CYON	Restkreislauf
Pupillarreflex	5—10 min	HEYMANS	
		HEYMANS, JOURDAN u.a.	
Kreislaufregulationszentrum	15—30 min	HEYMANS u.a.	Restkreislauf
	20—30 min	BATELLI	Restkreislauf
	20—30 min	PIKE, GUTHRIE u. STEWART	Restkreislauf
Vasomotorenzentrum	15—30 min	HEYMANS u.a.	Restkreislauf
	30 min	DE CYON	Restkreislauf
Atmungszentrum	15—30 min	HEYMANS u. BOUCKAERT HEYMANS, BOUCKAERT u.a.	Restkreislauf
	20—30 min	BATELLI	Restkreislauf
	20—30 min	PIKE, GUTHRIE u. STEWART	Restkreislauf
	5—20 min	DE CYON	Restkreislauf
	<20 min	HIRSCH	
Sympathische Fasern (Mydriasis)	2 Std	HEYMANS	
Motorik der Hinterläufe bei Kaninchen	15 min	TUREEN	Restkreislauf
	15 min	HOCHBERG u. HYDEN	Restkreislauf
	15 min	COLSON	Restkreislauf
	15 min	REXED	Restkreislauf
Froschnerv (20° C)	15 Std	GERARD, 1930	

Abklemmung von Aorta und Pulmonalis beatmet, wobei die geringe in den Pulmonalvenen zwischen Lunge und linkem Vorhof bewegte Blutmenge noch teilweise arterialisiert wird, so wurde eine Verlängerung der Wiederbelebungszeit von $2^1/_2$ auf $3^1/_2$—4 min, bei Beatmung mit reinem O_2 sogar auf $5^1/_2$ min erzielt. TEN CATE u. a. (1954) und TEN CATE u. HORSTEN (1952, 1954) nahmen deshalb die Aortenabklemmung so weit distal wie möglich, unter möglichster Schonung der *Coronargefäße*, vor. Bei ihren Ergebnissen ist besonders bedeutungsvoll, daß bei einer Ischämiezeit bis 10 min zwar die Tiere auch ohne sichtbare neurologische Schädigung wiederbelebt werden konnten, daß jedoch zuvor erlernte „bedingte Reflexe" ausfielen; diese waren nur bis zu einer Ischämiedauer von 8 min noch erhalten. In beiden Serien dürfte wie in den weiteren Untersuchungen dieser Gruppe eine Temperatursenkung des Gehirns unter dem Versuch die Werte überhöht haben. Technisch interessant ist weiter das Vorgehen von MARSHALL u.a. Sie erzeugten komplette Hirnischämien durch Abklemmung der Vv. cavae und Aorta, wobei jedoch die Entwicklung einer Herzasphyxie durch Freihaltung von V. azygos, Lungengefäßen und Coronararterien hintangehalten wurde. So erreichten sie Zeiten, die nahe an die reine Wiederbelebungszeit des Gehirns herankommen. Auch diese Zeiten scheinen allerdings durch *Temperaturerniedrigung* etwas überhöht zu sein, da als Ausgangstemperatur der Versuchstiere 35—37° angegeben wurde, und die Gehirntemperatur unter dem Versuch sicher noch wesentlich niedriger war. Auf die Untersuchungen von WEINBERGER u.a. (1940a, b) sei nochmals hingewiesen, da diese Versuche sich durch sorgfältige Beobachtung der Versuchstiere nach dem Versuch und ausgedehnte histologische Kontrollen auszeichnen. Schon nach einer Ischämie von 3 min 10 sec zeigten sich Verhaltensänderungen und disseminierte Nekrosen in der motorischen und Sehrinde, nach einer Ischämie von $7^3/_4$ min langdauernde Paresen der Hinterläufe und Verflüssigung der Nekrosen; nach einer solchen von 8 min war nur noch eine befristete Wiederbelebung möglich. Nächst den Großhirnrindenzellen waren die Purkinjezellen des Kleinhirns am frühesten betroffen.

Zur vierten Gruppe mit Herzstillständen ist nachzutragen, daß auch bei Herzstillstand durch *Entbluten* relativ hohe Wiederbelebungszeiten gefunden wurden, da eine gewisse Zeit bis zum Herzstillstand vergeht, die eingerechnet wurde, und da auch bei sehr niedrigem Blutdruck noch eine relativ hohe Coronardurchblutung aufrechterhalten bleibt.

Während in Tabelle 9 Daten über die Wiederbelebung des Gesamtorganismus eingetragen sind, gibt Tabelle 10 Auskunft über in der Literatur mitgeteilte *Wiederbelebungszeiten einzelner Funktionen*. Aus den S. 513 mitgeteilten unterschiedlich langen Überlebenszeiten verschiedener Gehirngebiete kann man auf unterschiedlich lange Wiederbelebungszeiten dieser Gebiete schließen. Fast alle Daten aus Tabelle 10 sind durch das Vorliegen eines Restkreislaufs verfälscht. Alle diese Daten müßten mit neuer Methodik überprüft werden, um wirklich quantitative Aussagen zu bekommen. Für die Atmungs- und Kreislaufregulationszentren sind die Wiederbelebungszeiten sicher länger als für die Großhirnrinde. Dafür sprechen eigene Daten, nach denen Atmungsreaktionen nach einer sicher kompletten Gehirnischämie von 20 min noch wiederkehrten (HIRSCH) und Mitteilungen der Klinik über apallische Zustandsbilder nach überstandenem O_2-Mangel.

In *Hypothermie* steigt die Wiederbelebungszeit mit sinkender Temperatur kontinuierlich, im Bereich zwischen 38 und 20° ungefähr linear an (HIRSCH u. MÜLLER; HIRSCH, BOLTE u. a.) (Abb. 31). Während nach kompletter Gehirnischämie bei 37° Gehirntemperatur unter günstigsten Bedingungen eine komplette Wiederbelebung nach 8—10 min langer kompletter Ischämie erreicht wird, ist dies bei 25° nach 40 min langer kompletter Gehirnischämie der Fall (HIRSCH, EULER u. SCHNEIDER, 1957b; HIRSCH, BOLTE u. a.; HIRSCH u. MÜLLER).

Abb. 31 läßt weiter erkennen, wieviel durch geringe *Temperatursteigerung* (Fieber) an Erholungsfähigkeit für das Gehirn verlorengeht. Während bei 37° sämtliche Tiere eine Ischämie von 10 min überlebten, wenn auch zum Teil mit Schädigungen, war das bei 38° bei keinem der Tiere der Fall.

In Abb. 32 sind alle voll wiederbelebten Tiere aufgetragen; einmal die Tiere, die während und nach der Gehirnischämie *künstlich beatmet* wurden (obere Reihe) und zum anderen die Tiere, bei denen die Beatmung während der Gehirnischämie unterlassen wurde, bei denen also gleichzeitig mit der kompletten Gehirnischämie durch Trachealverschluß eine Asphyxie des Gesamtorganismus gesetzt wurde (untere Reihe). Während die reine Wiederbelebungszeit des Gehirns von 8—10 min bei 37° auf 25 min bei 30° und gegen 40 min bei 22° ansteigt, liegt in der zweiten Tiergruppe durch die Herzinsuffizienz in der Erholungsphase die Wiederbelebungszeit bei 37° unter 5 min, um bei 30° nur auf 10 und bei 22° auf 18 min anzusteigen. In allen Temperaturbereichen kann also der Neurochirurg unter seinen Bedingungen mit rund den doppelten Zeiten rechnen wie der Herzchirurg, es sei denn, es würden nach der Abklemmung der großen Herzgefäße besondere Maßnahmen zur Antreibung des Herzens getroffen, wodurch die Wiederbelebungszeit des Gesamtorganismus an die reine Wiederbelebungszeit des Gehirns angenähert werden kann.

Bei künstlicher gesteuerter *Hypotonie* ist durch die Hypothermie ein besonders großer Gewinn zu erwarten, da in der Hypothermie sowohl der funktionelle wie der strukturelle Bedarf erniedrigt ist. Ein Restkreislauf ist in Hypothermie von noch größerem Einfluß als bei Normothermie. Das geht auch aus den Daten der Literatur hervor (LOUGHEED u. a.; BOTTERELL u. a.).

Ein wichtiges Beispiel erbringt auch die Untersuchung von ROSOMOFF (1955) am Hund. Wenn die A. cerebri media bei 25° unterbunden wurde und die Tiere nach 12—18 Std wieder normale Körpertemperatur erreichten, war eine *Infarzierung* entweder überhaupt nicht oder nur in geringem Ausmaß, bei 37° dagegen sehr ausgedehnt entstanden. Der noch verbleibende Restkreislauf genügte bei Hypothermie für den größten Teil des Versorgungsgebietes, um in der kritischen Zeit bis zur Ausbildung bzw. Erweiterung der Anastomosen den Erhaltungsumsatz (s. S. 473) zu decken, so daß ischämische Nekrosen

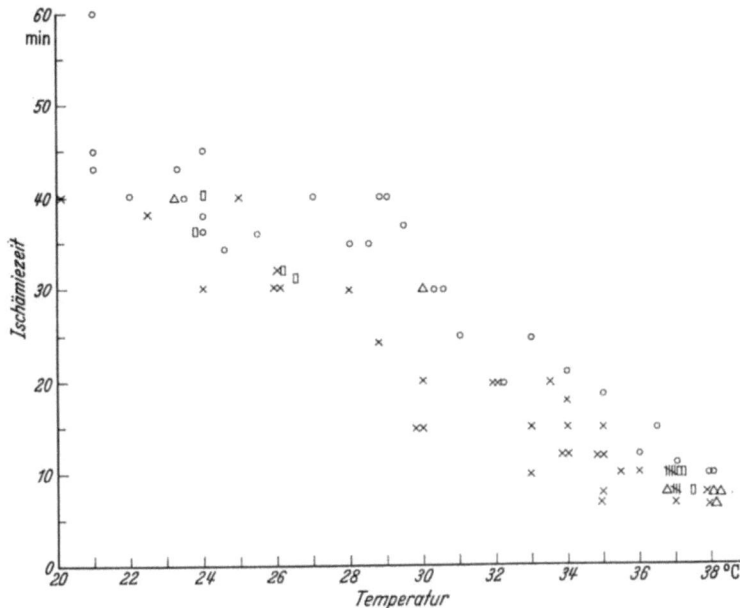

Abb. 31. Wiederbelebungszeit bei reiner Hirnischämie bei Temperaturen zwischen 20 und 38°. Die Wiederbelebung erfolgte ohne erkennbaren Schaden (×), mit leichten neurologischen, vorübergehenden (△) oder schweren, dauernden Veränderungen (□). Ein Teil der Tiere starb spätestens 48 Std nach der Ischämie (○). [Aus HIRSCH, H., A. BOLTE, A. SCHAUDIG u. D. TÖNNIS: Pflügers Arch. ges. Physiol. **265**, 328—336 (1957).]

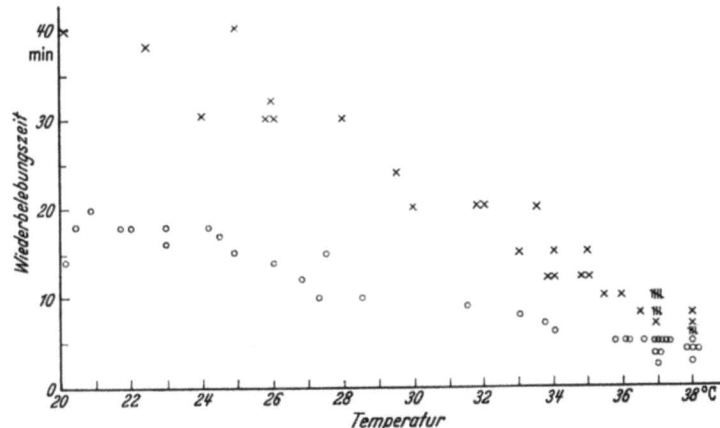

Abb. 32. Wiederbelebung ohne klinisch erkennbare Schäden bei reiner Hirnischämie (×) und Hirnischämie mit zusätzlicher Herzasphyxie (○) bei Temperaturen zwischen 20 und 38°. [Aus HIRSCH, H., A. BOLTE, A. SCHAUDIG u. D. TÖNNIS: Pflügers Arch. ges. Physiol. **265**, 328—336 (1957).]

nicht oder nur begrenzt auftraten. Ein weiteres Beispiel bringen die Versuche von PONTIUS, BROCKMAN u.a. und OWENS u. a.; die in Normothermie nach Aortenabklemmung auftretende Paraplegie konnte durch Hypothermie vermieden werden.

Tabelle 11 bringt eine Übersicht über die *Resultate der Literatur*. Diese Übersicht zeigt, daß meist jeweils nur ein Punkt einer erniedrigten Temperatur untersucht wurde. Es ist zu berücksichtigen, daß hier die Bezeichnung Ischämiedauer nicht immer mit der Bezeichnung der Zeit einer kompletten Wiederbelebung zusammenfällt, da in den meisten

Tabelle 11. *Wiederbelebungszeiten in Hypothermie* [leicht modifiziert nach HIRSCH, H., A. BOLTE, A. SCHAUDIG u. D. TÖNNIS: Pflügers Arch. ges. Physiol. **265**, 328—336 (1957).]

Temperatur	Ischämiedauer	Versuchstier			
31—25	30	Hund	Halsmanschette mit Abklemmung von Basilararterien, Carotiden und Vertebralarterien	Restkreislauf, Gehirnischämie	PONTIUS, BLOODWELL, COOLEY u. DE BACKEY
28—26	8	Hund	Abklemmung von Hohlvenen und V. azygos	Kreislaufstillstand mit Herzasphyxie	LEWIS u. TAUFIC
28—25	25—30	Hund	Abklemmung von Hohlvenen und Aorta bei erhaltener Coronardurchströmung	keine Herzasphyxie	RIBERI, GRICE, RODRIGUEZ, KAJIKURI u. SHUMACKER
26	20	Hund	Abklemmung von Hohlvenen und V. azygos	Kreislaufstillstand mit Herzasphyxie	BOEREMA, WILDSCHUT, SCHMIDT u. BROEKHUYSEN
26—23	30	Hund	Abklemmung von Aa. brachiocephalica, subclavia, mamillares und intercostales II—V	keine Herzasphyxie, Restkreislauf	MARSHALL, OWENS u. SWAN
26—23	10—12	Hund	Halsmanschette nach Voroperation	Gehirnischämie	dto.
26—23	14	Hund	Abklemmung von Hohlvenen und Aorta bei Freihaltung von V. azygos und Lungengefäßen	keine Herzasphyxie	dto.
26—23	15	Affe	Abklemmung von Carotiden und Vertebralarterien	Gehirnischämie, Restkreislauf	MCMURRY, BERNHARD, TAREN u. BERING
25	15	Hund	Abklemmung von Hohlvenen und V. azygos	Kreislaufstillstand mit Herzasphyxie	SWAN, ZEAVIN, HOLMES u. MONTGOMERY
25	20	Hund	dto. mit erhaltener Coronardurchblutung	keine Herzasphyxie	SHUMWAY, GLIEDMANN u. LEWIS
22	30	Hund	Herzstillstand durch KCl	Kreislaufstillstand mit Herzasphyxie	LAM, GEOGHEGAN u. LEPORE
22	30	Hund	Abklemmung von Hohlvenen und V. azygos	Kreislaufstillstand mit Herzasphyxie	dto.
20	30	Hund	Abklemmung von Hohlvenen, Aorta und Pulmonalarterien	dto.	dto.
20	15	Hund	Abklemmung von Hohlvenen und V. azygos	dto.	BIGELOW, CALLAGHAN u. HOPPS
20*	30	Hund	dto.	dto.	JENSEN u. PARKINS
20—15*	30	Hund	dto.	dto.	PARKINS, JENSEN u. VARS
19—16	15—24	Affe	dto.	dto.	BIGELOW u. MCBIRNIE
18—17	30	Hund	dto.	dto.	NIAZI u. LEWIS, 1956
14	12	Hund	dto.	dto.	GOLLAN, PHILLIPS, GRACE u. JONES
14—13	40—60	Hund	Abkühlung und Beendigung des Kreislaufstillstandes durch Herz-Lungen-Gerät. Zeitlich befristete Wiederbelebung		OSBORN
8	60—75	Hund	Herzstillstand durch Änderung der Beatmung	Kreislaufstillstand mit Herzasphyxie	NIAZI u. LEWIS, 1956
9—4	42—123	Affe	Herzstillstand	dto.	NIAZI u. LEWIS, 1957

* = Gehirntemperatur; Rectaltemperatur 30°.

Tabelle 11. (Fortsetzung).

Temperatur	Ischämiedauer	Versuchstier			
3—2,5	60—120	Waldmurmeltier	Abklemmung von Hohlvenen und V. azygos	Kreislaufstillstand mit Herzasphyxie	BIGELOW u. MCBIRNIE
2	60	Ratte Maus	Herzstillstand	dto.	ADOLPH u. GOLDSTEIN
~2 (8—1)	60—80	Ratte	dto.	dto.	ANDJUS u. SMITH ANDJUS u. LOVELOCK
1—0	50—60	Ratte Maus	dto.	dto.	GOLDZVEIG u. SMITH
bei 0 (—4 bis +8,5)	60—155	Ratte	Herzstillstand (bei 155 min möglicherweise nur befristete Wiederbelebung)	dto.	NIAZI u. LEWIS, 1954

Fällen nur diejenige Ischämiezeit angegeben wird, nach der die Mehrzahl der Versuchstiere zum Überleben gebracht wurde, und da die histologischen Kontrollen fehlen. Ein Vergleich mit Tabelle 9 zeigt deutlich den großen Einfluß der Hypothermie auf die Wiederbelebungszeit.

Es ergibt sich auch hier, daß die überlebten Ischämien wesentlich länger werden, wenn die Coronardurchblutung mehr oder weniger aufrechterhalten bleibt (bei SHUMWAY u. a. und RIBERI u. a. durch künstliche Coronardurchströmung, bei MARSHALL u. a. durch Ausnutzung des Azygoeffekts). Diese Werte nähern sich denjenigen in Abb. 32 für die reine Wiederbelebungszeit des Gehirns (×), die andern liegen im Bereich der unteren Werte (○) der Abb. 32, sofern sie nicht durch einen Restkreislauf des Gehirns oder durch niedrigere Temperatur des Gehirns gegenüber der angegebenen Rectal- oder Thorakaltemperatur überhöht sind.

Es sind in Tabelle 11 auch eine Reihe von Angaben über die überlebte Ischämiedauer bei Temperaturen unter 20° aufgeführt. Aus diesen Daten ist zu ersehen, daß die Wiederbelebungszeit noch weiter ansteigt; auf eine neue Schwierigkeit, die in diesem Bereich auftritt, ist S. 505 hingewiesen.

Auf die neue klinische Literatur zu dieser Frage wird hier absichtlich nicht eingegangen, da sie an anderer Stelle dieses Handbuchs abgehandelt wird.

Die Wiederbelebungszeit verhält sich umgekehrt proportional zum Sauerstoffverbrauch (THAUER; THAUER u. BRENDEL) (Abb. 25). Untersuchungen verschiedenster Autoren konnten feststellen, daß der O_2-Verbrauch zwischen 37 und 20° kontinuierlich erniedrigt wird (s. S. 504).

Wird die Zeit für eine komplette Wiederbelebung überschritten, so kommt es nur zu einer *inkompletten* oder gar nur zu einer *befristeten Wiederbelebung* oder zum sofortigen Tod des Organismus. Ist die Wiederbelebung inkomplett oder befristet, so finden sich zentralnervöse Veränderungen, wie z. B. Lähmungen und morphologische Veränderungen, sofern die Manifestationszeit überschritten wurde. Die morphologischen Veränderungen betreffen die besonders empfindliche Grisea von Großhirnrinde, Ammonshorn und Kleinhirnrinde (HIRSCH u. MÜLLER; BÜCHNER; SCHOLZ, 1957b; ROTTER; ALTMANN u. SCHUBOTHE; GRENELL; WEINBERGER u. a., 1940b; GAVALLER). Die Schädigungen haben ein wechselndes morphologisches Gepräge: Ganglienzellnekrosen, wechselnd lebhafte Gliareaktionen, Höhlenbildungen mit winzigen aus pyknotischen und karyorhektischen Kernanteilen bestehenden Zellresten, vollständige Ganglienzellausfälle, Auftreten progressiv veränderter Astrocyten usw. (HIRSCH u. MÜLLER).

Die auch bei gleicher Methodik häufig gefundene große Streuung in der Länge der Wiederbelebungszeit wird leicht verständlich, wenn man die *verschiedenen Faktoren* berücksichtigt, die die Länge der Wiederbelebungszeit beeinflussen können. Diese Faktoren können unterschiedlich stark ausgeprägt sein und einzeln oder kombiniert vorliegen. Wesentlichen Einfluß auf die Länge der Wiederbelebungszeit des Gehirns haben die Höhe des arteriellen Druckes, der Hämoglobingehalt, die Lungenatmung und im Gehirn ein Sludging des Blutes, Stasen mit Gefäßwandveränderungen und nicht zuletzt ein Ödem. Die Wiederbelebungszeit des Gehirns wird am längsten sein, wenn das Gehirn nach der kompletten Ischämie baldmöglichst mit einem für den Ablauf der Erholungsvorgänge ausreichenden überkritischen Druck durchströmt werden kann. Die Wiederbelebungszeit des Gehirns wird ferner lang sein, wenn der Hämoglobingehalt und die Lungenatmung so sind, daß das arterielle Blut einen möglichst hohen O_2-Gehalt aufweist. Bei der Methode der Unterbrechung der Gehirndurchblutung ist ferner an die Möglichkeit zu denken, daß eine Aggregation von Thrombocyten (HIRSCH, BREUER u.a., 1964; HIRSCH, BENEICKE u. KÜNZEL) und schließlich auch Erythrocyten ausgelöst wird, so daß nach Wiederfreigabe des Blutstromes die Durchblutung einzelner kleinster Gefäße für längere Zeit erheblich, unter Umständen bis zum Stillstand, herabgesetzt sein kann. Befinden sich die Durchblutungsminderungen und Durchblutungsstops verschiedener Gefäße in nicht lebenswichtigen Stellen des Gehirns, so kann dadurch die Wiederbelebung inkomplett werden. Befinden sich die lokalen Gefäßverlegungen dagegen an Stellen mit lebenswichtigen Zentren, so kann die Wiederbelebung nur befristet sein oder sie kommt überhaupt nicht zustande. Die Wiederbelebungszeit des Gehirns wird schließlich verkürzt durch ein Ödem, das infolge der Gehirnischämie entstehen kann. Die große Streuung bei den Angaben der Wiederbelebungszeit in Hypothermie ist unter anderem dadurch bedingt, daß die angegebenen Temperaturen nicht immer mit der des Gehirns identisch sind, das zudem in der Tiefe eine höhere Temperatur hat als in der Rinde (LUDWIGS).

Die *Lokalisation der Zelluntergänge* läßt Beziehungen zu *topistischen Einheiten* erkennen, die besonders deutlich bei geringeren Schädigungsgraden hervortreten. Innerhalb solcher topistischer Einheiten sind mitunter einzelne Elemente zugrunde gegangen, andere noch vollständig erhalten. Das gleiche ergibt sich auch aus der Beobachtung, daß in schwer geschädigten Partien immer wieder einzelne weitgehend unversehrte Ganglienzellen anzutreffen sind. Die *Wiederbelebungszeit der einzelnen Nervenzellen* ist also sehr unterschiedlich; einzelne Zellen derselben topistischen Einheit werden während der Ischämie sehr früh irreversibel geschädigt, andere dagegen verhältnismäßig spät, wobei die Hauptzahl der Zellen eine Mittelstellung einnimmt. Es scheint so zu sein, daß die Wiederbelebungszeiten aller Nervenzellen einer topistischen Einheit der Kurve einer Gaußschen Normalverteilung ähneln. Diese Glockenkurve ist möglicherweise asymmetrisch ausgebildet, nämlich stärker ausgezogen nach den langen Wiederbelebungszeiten.

Mit zunehmender Schwere des morphologischen Befundes nach Überschreiten der Wiederbelebungszeit wird dieses Bild dadurch kompliziert, daß *herdförmige Betonungen* der topistisch gebundenen Allgemeinschädigung augenfällig werden. Laminäre Zelluntergänge in der III. Schicht der Großhirnrinde etwa lassen Übergänge zu fokalen „elektiven Parenchymnekrosen" erkennen, die meist auch auf benachbarte Schichten übergreifen. Ohne die Annahme begrenzter Kreislaufstörungen ist dann nicht mehr auszukommen. Bisher wurde ein solcher Befund auf großräumige vasomotorische Reaktionen bezogen (SCHOLZ, 1957a, b). Diese Deutung ist in Anbetracht der geringen Beeinflussung der Gehirngefäße durch vasomotorische Nerven unwahrscheinlich. Wir denken eher an Durchblutungsminderungen oder gar Durchblutungsstops in bestimmten Gefäßgebieten, die durch Aggregationen von Thrombocyten hervorgerufen werden, und die auch bei einer Wiederdurchströmung des Gehirns nach einer allgemeinen Ischämie erst so spät wieder aufgehoben bzw. ausgespült werden, daß es zu zusätzlichen lokalen Hypoxydosen des Gewebes und einem dem Gefäßverlauf entsprechenden Schädigungsmuster kommt (HIRSCH u. MÜLLER; HIRSCH, BREUER u.a., 1964)

Die Wiederbelebungszeit des jugendlichen und *Neugeborenengehirns* ist länger als die des Erwachsenengehirns (KABAT); die Wiederbelebungszeit des Neugeborenengehirns verhält sich also wie die Überlebenszeit des Neugeborenengehirns. Die Wiederbelebungszeit des Gehirns ist beim Neugeborenen etwa dreimal so lang wie beim Erwachsenen. Auch die Wiederbelebungszeit des Gesamtorganismus ist beim Feten und Neugeborenen länger als beim Erwachsenen. Wie bei der Überlebenszeit ist auch hier zu unterscheiden zwischen Species, die als ausgetragene Neugeborene einen hohen Ausreifungsgrad aufweisen (WINDLE u. BECKER, 1942, 1943,

1944; BAILEY u.a.; DAWES u.a., 1960, 1963, 1964; RANCK u. WINDLE; JACOBSON u. WINDLE; ADAMSONS u.a.), und deren Wiederbelebungszeit zwischen 5 und 19 min beträgt, und denjenigen Species, die als ausgetragene Neugeborene einen niedrigeren Ausreifungsgrad aufweisen (FAZEKAS u.a., 1941), und deren Wiederbelebungszeit wesentlich länger ist. Diese tierexperimentellen Daten lassen sich schwer auf den Menschen übertragen, der in die oben vorgenommene willkürliche Einteilung aller Species in lediglich zwei unterschiedliche Ausreifungsgrade nur schwer einzuordnen ist.

Die Wiederbelebungszeit des Gesamtgehirns ist nach totaler allgemeiner Anoxie oder kompletter Ischämie des Gehirns dann überschritten, wenn der Gehalt an energiereichen Phosphaten erschöpft, also die unmittelbare Energielieferung und Energieverteilung aufgehoben ist. Das ist bei 37° nach 8—10 min der Fall (THORN u.a.). Danach kann auch bei vollständiger Durchströmung und Oxygenierung die ausgefallene *integrative Funktion* des Zentralnervensystems nicht wiederhergestellt werden, obschon der weitaus größte Teil der Zellen bei diesem Vorgehen wiederbelebt werden kann und unter Umständen nur sehr geringe Zellausfälle wechselnder Lokalisation und wechselnden Ausmaßes festgestellt werden können. Die Gesamtfunktion des Großhirns erweist sich somit als vulnerabler als die Einzelfunktionen. Wegen der überragenden Bedeutung und besonderen Störbarkeit der integrativen Leistung des Gehirns haben wir bei Besprechung der Hypoxydosen hauptsächlich über die Änderungen in der Durchblutung und in der O_2-Aufnahme des Gesamtgehirns referiert. Eine Wiederbelebung mit apallischem Syndrom ist möglich, weil die Wiederbelebungszeit der lebenswichtigen tieferen Gehirngebiete länger ist als die der höheren Gebiete (s. S. 522). Es ist aber bisher noch keine Aussage darüber möglich, welche Teile dieser höheren Gebiete für die Wiederherstellung ihrer integrativen Funktion verantwortlich sind. Andere Organe (z.B. Leber, Niere) weisen bei totaler Ischämie oder Anoxie im Gegensatz zum Gehirn eine weit längere Wiederbelebungszeit (4 bzw. 3 Std) auf (BUSCH u.a.; THORN u. LIEMANN; LIEMANN u. HELD), einmal, weil von wenigen Zellen aus eine Regeneration erfolgen kann, zum anderen, weil auch bei überdauernden morphologischen Einzeldefekten die Gesamtleistung des Organs wiederhergestellt werden kann.

VI. Die Bedeutung des Restkreislaufs.

Alle bisher im Abschnitt G gemachten Aussagen über Überlebenszeit, Erholungslatenz und -zeit und Wiederbelebungszeit gelten, sofern von Ischämien gesprochen wird, nur für eine komplette Ischämie. Bei inkompletter Ischämie, d.h. bei Bestehen eines Restkreislaufs, sind je nach der Höhe der Restdurchblutung die Überlebenszeiten der einzelnen Funktionen und die Wiederbelebungszeit länger und die Erholungslatenz und -zeit kürzer als bei kompletter Ischämie. So verlängert sich z.B. die Überlebenszeit des Elektrocorticogramms, die nach kompletter Ischämie etwa 20 sec mißt, bei einer Restdurchblutung von 12% des normalen Durchflusses auf 10 min (HIRSCH, KOCH u.a., 1955). Die Erholungslatenz des Elektrocorticogramms, die in Normothermie nach 10 min langer kompletter Ischämie 35—120 min mißt (HIRSCH, EULER u. SCHNEIDER, 1957a), verkürzt sich z.B. andererseits bei einer Restdurchblutung von 7% der Norm auf etwa 2 min und bei 12% auf null (HIRSCH, KOCH u.a., 1955).

Wenn in der Literatur über Wiederbelebungen nach komplettem O_2-Mangel berichtet wird, der länger als die im Abschnitt GV angegebenen Zeiten gedauert hat, dann muß, Temperaturerniedrigungen ausgeschlossen, immer ein Restkreislauf vorgelegen haben. Die Bedeutung eines solchen Restkreislaufs für die Verlängerung der Wiederbelebungszeit geht klar aus den Versuchen von ANDREASEN u. WATSON hervor, die den Einfluß der Abklemmung der V. azygos bei Abklemmung der Vv. cavae zeigen konnten. Wie S. 518ff. schon ausgeführt, sind viele experimentelle Daten über die Wiederbelebungszeit durch solche Restkreisläufe überhöht. Wegen der in der Klinik im Einzelfall nie abzuschätzenden Höhe des Restkreislaufs sind die Meßdaten besonders unübersichtlich. Klinische Mitteilungen über Wiederbelebungen nach einem Herzstillstand von 10 oder mehr min bei Normothermie basieren auf der festgestellten Pulslosigkeit und übersehen, daß ein Kammerflimmern, durch das ein Blutdruck bis zu 50 mm Hg mit einem nicht unerheblichen Restkreislauf aufgebracht werden kann, ohne Aufnahme eines Elektrokardiogramms nicht festzustellen ist.

Eine Verminderung der Durchblutung in nicht lebenswichtigen Gehirngebieten (z.B. durch Thrombose oder Embolie) kann die Funktion dieser Gehirngebiete stören und zum Erlöschen bringen. Diese reversiblen Lähmungen führen jedoch so lange nicht zu irreversiblen Schädigungen, wie durch Kollateralkreisläufe der Erhaltungsumsatz (S. 473) aufrechterhalten werden kann. Allein durch das Vorhandensein eines Restkreislaufs kann ferner erklärt werden, daß ein durch Glaukom (GUIST; WEGNER) erblindetes Auge nach langer Zeit, unter Umständen nach Monaten, seine Sehkraft wieder erlangt. Auch wenn es bei cerebralen Insulten nach längerer Zeit zu einer mehr oder weniger starken Restitution kommt, so ist eher ein Restkreislauf des betroffenen Gewebes, der während und nach dem Insult aufrechterhalten blieb, die Ursache hierfür als eine Plastizität der Gehirnfunktionen.

VII. Die Bedeutung der Spülfunktion des Blutes für die Erholung nach Ischämie.

Im Gegensatz zur Atmungs- und Nährfunktion des Blutes ist die Spülfunktion, die den Abtransport von Stoffwechselprodukten beschreibt, für das Gehirn nicht leicht nachzuweisen, obschon sie nach Vergleichsuntersuchungen über Ischämie ohne und Anoxie mit erhaltener Spülfunktion zu vermuten war (NOELL, 1948a; OPITZ u. LORENZEN) und am Nerv mehrfach eindeutig festgestellt werden konnte (VERWORN; HILL; HEINBECKER; FENG u. GERARD; AYKUT u. WINTERSTEIN; SHANES). In der Erholungslatenz konnte jedoch zwischen kompletter Ischämie einerseits und Spülung mit einer O_2- und glucosefreien Flüssigkeit andererseits ein signifikanter Unterschied nachgewiesen werden (HIRSCH, KOCH u.a., 1957); die Erholungslatenz des Elektrocorticogramms war nach Spülung kürzer als nach inkompletter Ischämie. Dieser Spüleffekt ist teilweise, neben dem noch zur Verfügung stehenden O_2-Vorrat der Lunge, die Ursache für die etwas längere Wiederbelebungszeit nach Anoxie als nach Kreislaufstillstand. Auch für die Länge von Elektrokrämpfen ist die Spülfunktion von Bedeutung: bei Oligämie, in der neben der Spülfunktion die Versorgung des Gehirns über das Blut mit Nährstoffen und O_2 eingeschränkt ist, haben die Krämpfe eine kürzere Dauer als in Hypoxie, in der nur die O_2-Versorgung eingeschränkt ist, Nähr- und Spülfunktion unverändert sind (GÄNSHIRT u.a., 1960).

Literatur.

ADAMSONS, K., R. BEHRMAN, G. S. DAWES, M. J. R. DAWKINS, L. S. JAMES, and B. B. ROSS: The treatment of acidosis with alkali and glucose during asphyxia in foetal rhesus monkeys. J. Physiol. (Lond.) 169, 679—689 (1963).

ADOLPH, E. F.: Tolerance to heat and dehydration in several species of mammals. Amer. J. Physiol. 151, 564—572 (1947).

—, and J. GOLDSTEIN: Survival of rats and mice without oxygen in deep hypothermia. J. appl. Physiol. 14, 599—604 (1959).

AHLQUIST, R. P.: A study of the adrenotropic receptors. Amer. J. Physiol. 153, 586—600 (1948).

AIZAWA, T., Y. TAZAKI, and F. GOTOH: Cerebral circulation in cerebrovascular disease. Wld. Neurol. 2, 653—648 (1961).

ALBERS, C.: Blutgase in Hypothermie. Verh. dtsch. Ges. Kreisl.-Forsch. 23, 53—61 (1957).

ALBERT, S. N., and J. F. FAZEKAS: Cerebral hemodynamics and metabolism during induced hypothermia. Anesth. Analg. Curr. Res. 35, 381—385 (1956).

ALTMANN, H. W., u. H. SCHUBOTHE: Funktionelle und organische Schädigungen des Zentralnervensystems der Katze im Unterdruckversuch. Beitr. path. Anat. 107, 3—116 (1942).

ANDJUS, R. K., and J. E. LOVELOCK: Reanimation of rats from body temperatures between 0 and 1°C by microwave diathermie. J. Physiol. (Lond.) 128, 541—546 (1955).

—, and A. U. SMITH: Reanimation of adult rats from body temperatures between 0 and +2°C. J. Physiol. (Lond.) 128, 446—472 (1955).

ANDREASEN, A. T., and F. WATSON: Experimental cardiovascular surgery. Brit. J. Surg. 39, 548—551 (1951).

ASHTON, N., B. WARD, and G. SERPELL: Effect of oxygen on developing retinal vessels with particular reference to the problem of retrolental fibroplasia. Brit. J. Ophthal. 38, 397—432 (1954).

ASMUSSEN, E., and H. CHIODI: The effect of hypoxemia on ventilation and circulation in man. Amer. J. Physiol. **132**, 426—436 (1941).

AYKUT, R., u. H. WINTERSTEIN: Das Problem der anoxischen Erholung asphyktischer Organe, besonders des Nerven. Arch. int. pharmacodyn. **81**, 99—110 (1950).

BAILEY, C. M., and W. F. WINDLE: Neurological, psychological and neurohistological defects following asphyxia neonatorum in the guinea pig. Exp. Neurol. **1**, 467—482 (1959).

BALLEY, C. P., B. A. COOKSON, D. F. DOWNING, and W. B. NEPTUNE: Cardiac surgery under hypothermia. J. thorac. Surg. **27**, 73—95 (1954).

BANGA, I., L. SCHNEIDER u. A. SZENT-GYÖRGYI: Über den Einfluß von Blausäure auf die Gewebsatmung. Biochem. Z. **240**, 454—461 (1931).

BATELLI, F.: Le rétablissement des fonctions du coeur et du système nerveux central après l'anémie totale. J. Physiol. (Paris) **2**, 443—456 (1900).

BATTEY, L. L., A. HEYMAN, and J. L. PATTERSON: Effects of ethyl alcohol on cerebral blood flow and metabolism. J. Amer. med. Ass. **152**, 6—10 (1953).

— J. L. PATTERSON, and A. HEYMAN: Effects of methyl and ethyl alcohol on cerebral blood flow and oxygen consumption. Amer. J. Med. **13**, 105 (1952).

— — — Effects of methyl alcohol on cerebral blood flow and metabolism. Arch. Neurol. Psychiat. (Chic.) **76**, 252—256 (1956).

BAUER, R., S. SHEEHAN, and J. S. MEYER: Arteriographic study of cerebrovascular disease. Arch. Neurol. (Chic.) **4**, 119—131 (1961).

BAUER, R. B., N. WECHSLER, and J. S. MEYER: Carotid compression and rotation of the head in occlusive vertebral artery disease. Relation to carotid sinus sensitivity. Ann. intern. Med. **55**, 283—291 (1961).

BAUEREISEN, E., G.-H. LIPPMANN, E. SCHUBERT u. W. SICKEL: Bioelektrische Aktivität und Sauerstoffverbrauch isolierter Potentialbildner bei Sauerstoffdrucken zwischen 0 und 10 Atmosphären. Pflügers Arch. ges. Physiol. **267**, 636—648 (1958).

BAYLESS, F.: Sur la résistance au besoin d'oxygène des terminaisons vagales afférentes des poumons. C. R. Soc. Biol. (Paris) **124**, 272—274 (1937).

BAYLISS, W. M.: On the local reactions of the arterial wall to changes of internal pressure. J. Physiol. (Lond.) **28**, 220—231 (1902).

BEALE, H. D., I. W. SCHILLER, M. H. HALPERIN, W. FRANKLIN, and F. C. LOWELL: Delirium and coma precipitated by oxygen in bronchial asthma complicated by respiratory acidosis. New Engl. J. Med. **244**, 710—714 (1951).

BEAN, J. W.: Effects of oxygen at increased pressure. Physiol. Rev. **25**, 1—147 (1945).

— Problems of oxygen toxicity. In: I. BOEREMA, W. H. BRUMMELKAMP and N. G. MEIJNE (Eds.), Clinical application of hyperbaric oxygen. Amsterdam and London: Elsevier Publ. Co. 1964.

—, and D. F. BOHR: The response of mammalian smooth muscle to oxygen at high pressure and its possible relationship to oxygen poisoning of respiratory enzyme systems. Amer. J. Physiol. **142**, 379—390 (1944).

BECKER-FREYSENG, H., u. H. G. CLAMANN: Zur Frage der Sauerstoffvergiftung. Klin. Wschr. **18**, 1382—1385 (1939).

BEDFORD, T. H. B.: The effect of variations in the subarachnoid pressure on the venous pressure in the superior longitudinal sinus and in the torcular of the dog. J. Physiol. (Lond.) **101**, 362—368 (1942).

BEHNKE, A. R.: Effects of oxygen and nitrogen on consciousness. In: K. E. SCHAEFER, (Ed.), Environmental effects on consciousness. New York: Macmillan 1962.

— H. S. FORBES, and E. P. MOTLEY: Circulatory and visual effects of oxygen at 3 atmospheres pressure. Amer. J. Physiol. **114**, 436—442 (1935/36).

— F. S. JOHNSON, J. R. POPPEN, and E. P. MOTLEY: The effect of oxygen on man at pressures from 1 to 4 atmospheres. Amer. J. Physiol. **110**, 565—573 (1934/35).

BELL, R. L.: Observations of cerebral arterio-venous transit times using radio-iodinated human serum albumin. J. nucl. Med. **5**, 9—15 (1964).

BENELLI, C., J. FAURE et G. ROUGIER: Répercussions circulatoires de l'épilepsie expérimentale chez le chien. Rev. neurol. **95**, 218—228 (1956).

BERING, E. A.: Effect of body temperature change on cerebral oxygen consumption of the intact monkey. Amer. J. Physiol. **200**, 417—419 (1961).

— J. A. TAREN, J. D. McMURREY, and W. F. BERNHARD: Studies on hypothermia in monkeys. II. The effect of hypothermia on the general physiology and cerebral metabolism of monkeys in the hypothermic state. Surg. Gynec. Obstet. **102**, 134—138 (1956).

BERNSMEIER, A.: Die chemische Blockierung des adrenergischen Systems am Menschen. Acta neuroveg. (Wien), Suppl. **5**, (1954a).

— Der oxydative Stoffwechsel des Hirngewebes im sogenannten „Winterschlaf". Anaesthesist **3**, 149—151 (1954b).

— Probleme der Hirndurchblutung. Z. Kreisl.-Forsch. **48**, 278—323 (1959).

— Zur Pathogenese cerebraler Zirkulationsstörungen bei Erkrankungen des Herzens und der Lungen. Proceedings of the VII Internat. Congr. of Neurology, vol. 1, 375—399, Rom (1961a).

— Der sogenannte angiospastische Insult. Acta neurochir., Suppl. **7**, 126—142 (1961b).

Bernsmeier, A.: Durchblutung des Gehirns. In: Monnier, M.: Pathophysiologie des vegetativen Nervensystems. Bd. II. Stuttgart: Hippokrates-Verlag 1963.
—, u. G. Fruhmann: Zur Therapie der respiratorischen Insuffizienz und ihrer cerebralen Komplikationen. Münch. med. Wschr. 101, 1439—1443 (1959).
—, u. U. Gottstein: Die Sauerstoffaufnahme des menschlichen Gehirns unter Phenothiacinen, Barbituraten und in der Ischämie. Pflügers Arch. ges. Physiol. 263, 102—108 (1956).
— — Hirndurchblutung und Alter. Verh. dtsch. Ges. Kreisl.-Forsch. 24, 248—253 (1958).
— — u. W. Rudolph: Herzkrankheiten als Ursache cerebraler Zirkulationsstörungen. I. Mitt. zur Pathogenese neurologischer Komplikationen bei Rhythmusstörungen, Herzinsuffizienz und Herzinfarkt. Dtsch. med. Wschr. 87, 16—22 (1962).
— —, u. Schimmler: Die cerebrale Durchblutung bei der Hochdruckbehandlung mit Reserpin. Klin. Wschr. 35, 631—634 (1957).
— H. Sack u. K. Siemons: Der cerebrale Kreislauf bei der Behandlung des Hirndrucks mit ganglienblockierenden Substanzen. Nervenarzt 24, 390—392 (1953).
— — — Hochdruck und Hirndurchblutung. (Unter besonderer Berücksichtigung der Augenhintergrundveränderungen und der neurologischen Komplikationen.) Klin. Wschr. 32, 971—975 (1954).
—, u. K. Siemons: Die Messung der Hirndurchblutung mit der Stickoxydulmethode. Pflügers Arch. ges. Physiol. 258, 149—162 (1953a).
— — Der Hirnkreislauf bei der gesteuerten experimentellen Hypotension (Hypotension contrôlée). Schweiz. med. Wschr. 83, 210—212 (1953b).
— — Hirndruck und Hirndurchblutung. Klin. Wschr. 31, 166—169 (1953c).
Bert, P.: La pression barometrique; recherches de physiologie expérimentale. Paris: Masson 1878; engl. Übersetzung von M. A. Hitchcock and F. A. Hitchcock, Barometric pressure, researches in experimental physiology. Transl. Columbus (Ohio): College Book 1943.
Bertha, H., F. Heppner, F. L. Jenkner, H. Lechner u. R. Rodler: Zur Deutung des Schädelrheogrammes. Zbl. Neurochir. 15, 257—266 (1957).
Bessman, A. N., R. W. Alman, and J. F. Fazekas: Effect of acute hypotension on cerebral hemodynamics and metabolism of elderly patients. Arch. intern. Med. 89, 893—898 (1952).
Betz, E., u. H. Hensel: Fortlaufende Registrierung der lokalen Durchblutung des Gehirns bei wachen, frei beweglichen Tieren. Pflügers Arch. ges. Physiol. 274, 608—614 (1962).
— — u. W. Du Mesnil de Rochemont: Simultane Messungen der lokalen Myokarddurchblutung mit Wärmeleitmessern und ^{85}Krypton-Clearance. Pflügers Arch. ges. Physiol. 288, 389—400 (1966).
— D. H. Ingvar, N. A. Lassen, and F. W. Schmahl: Regional blood flow in the cerebral cortex, measured simultaneously by heat and inert-gas clearance. Acta physiol. scand. (im Druck).
—, u. F. W. Schmahl: Durchblutung und Sauerstoffdruck in der Gehirnrinde bei Carotisdrosselung und ihre Beeinflussung durch Pharmaka. Pflügers Arch. ges. Physiol. 287, 368—384 (1966).
—, u. R. Wüllenweber: Fortlaufende Registrierung der lokalen Gehirndurchblutung mit Wärmeleitsonden am Menschen. Klin. Wschr. 40, 1056—1058 (1962).
Bigelow, W. G., J. C. Callaghan, and J. A. Hopps: General hypothermia for experimental intracardiac surgery. Ann. Surg. 132, 531—539 (1950).
—, and J. E. McBirnie: Further experiences with hypothermia for intracardiac surgery in monkeys and groundhogs. Ann. Surg. 137, 361—365 (1953).
Birzis, L., and S. Tachibana: Measurement of local cerebral blood flow by impedance changes. Life Sci. 11, 587—598 (1962).
Blasius, W.: Das gesetzmäßige Verhalten der Funktions- und Erholungsfähigkeit der Vorderhornganglienzelle bei zeitlich abgestufter Aortenabklemmung. Z. Biol. 103, 209—252 (1949).
Bodechtel, G.: Befunde am Zentralnervensystem bei Spätnarkosetodesfällen und bei Todesfällen nach Lumbalanästhesie. Z. ges. Neurol. Psychiat. 117, 366—423 (1928).
— Zur Klinik der cerebralen Kreislaufstörungen. Verh. dtsch. Ges. Kreisl.-Forsch. 19, 109—130 (1953).
—, u. F. Erbslöh: Veränderungen des Zentralnervensystems beim Diabetes mellitus. In: Handbuch der speziellen pathologischen Anatomie und Histologie Bd. 13/2 B, S. 1717—1739. Berlin-Göttingen-Heidelberg: Springer 1958.
Boerema, I., W. H. Brummelkamp, and N. G. Meijne (Eds.): Clinical application of hyperbaric oxygen. Amsterdam-London-New York: Elsevier Publ. Co. 1964.
— A. Wildschut, W. J. H. Schmidt, and L. Broekhuysen: Experimental researches into hypothermia as an aid in the surgery of the heart. Arch. chir. neerl. 3, 25—34 (1951).
Bokonjić, N.: Stagnant anoxia and carbon monoxide poisoning. A clinical and electroencephalographic study in humans. Electroenceph. clin. Neurophysiol., Suppl. 21, (1963).
Botterell, E. H., W. M. Lougheed, J. W. Scott, and S. L. Vandewater: Hypothermia and interruption of carotid, or carotid and vertebral circulation, in the surgical management of intracranial aneurysms. J. Neurosurg. 13, 1—42 (1956).
Braasch, D.: Verminderte Erythrocytenflexibilität (hervorgerufen durch Barbiturate, Verbrennungen, Hypoxämien) und ihre Wirkung auf den Capillarkreislauf. Pflügers Arch. ges. Physiol. 281, 130—140 (1964).
—, u. G. Gössling: Erythrocytendeformierung und Quellung durch Plasmafaktoren nach schweren Verbrennungen. Pflügers Arch. ges. Physiol. 289, 1—11 (1966).

Brendel, W., C. Albers u. W. Usinger: Die Reaktivität des Kreislaufs in Hypothermie. (Ein Beitrag zur Frage des Narkoseeinflusses.) Pflügers Arch. ges. Physiol. **266**, 357—372 (1958).
— C. Müller, H. J. Reulen u. K. Messmer: Elektrolytveränderungen in tiefer Hypothermie. II. Beziehungen zur klinischen und biologischen Überlebenszeit. Pflügers Arch. ges. Physiol. **288**, 220—239 (1966).
Brenk, H. A. S. van den, J. P. Madigan, and P. C. Kerr: Experience with megavoltage irradiation on advanced malignant disease using high pressure oxygen. In: I. Boerema, W. H. Brummelkamp and N. G. Meijne (Eds.), Clinical application of hyperbaric oxygen. Amsterdam and London: Elsevier Publ. Co. 1964.
Bretschneider, H. J.: Überlebenszeit und Wiederbelebungszeit des Herzens bei Normo- und Hypothermie. Verh. dtsch. Ges. Kreisl.-Forsch. **30**, 11—34 (1964).
Britton, S. W., E. L. Corey, and G. A. Stewart: Effects of high acceleratory forces and their alleviation. Amer. J. Physiol. **146**, 33—51 (1946).
Brobeil, A., O. Härter, E. Herrmann u. K. Kramer: Vergleichende Untersuchungen über das Arteriogramm der Hirngefäße und der Gehirndurchblutung beim Menschen nach Kety und Schmidt. Klin. Wschr. **1954** 1030.
Bronk, D. W., M. G. Larabee, and P. W. Davies: The rate of oxygen consumption in localized regions of the nervous system: in presynaptic endings and in cell bodies. Fed. Proc. **5**, 11 (1945).
Brown, M. L., G. W. Brown, and H. M. Hines: Changes in blood flow, blood pressure and cardiac rate associated with electroconvulsive shock. Amer. J. Psychiat. **109**, 27—31 (1952).
Büchner, F.: Die Pathologie der cellulären und geweblichen Oxydationen. Die Hypoxydosen. In: Handbuch der allgemeinen Pathologie, Bd. IV/2, S. 569—668. Berlin-Göttingen-Heidelberg: Springer 1957.
Busch, E. W., G. Habel u. P. v. Wichert: Metabolitänderungen in der Leber nach langzeitiger Ischämie und anschließender Wiederdurchblutung. Pflügers Arch. ges. Physiol. **279**, R 33 (1964).
Byrom, F. B.: The pathogenesis of hypertensive encephalopathy and its relation to the malignant phase of hypertension. Experimental evidence from the hypertensive rat. Lancet **1954 II**, 201—211.
Carlyle, A., and J. Grayson: Factors involved in the control of cerebral blood flow. J. Physiol. (Lond.) **133**, 10—30 (1956).
Carrel, A.: Experimental operations on the orifices of the heart. Ann. Surg. **60**, 1—6 (1914).
Cedergren, B., L. Gyllensten, and J. Wersáll: Pulmonary damage caused by oxygen poisoning. An electron-microscopic study in mice. Acta paediat. (Uppsala) **48**, 477—494 (1959).
Chang, H. T.: Cortical neurons with particular reference to the apical dendrites. Cold Spr. Harb. Symp. quant. Biol. **17**, 189—202 (1952).
Chorobski, J., and W. Penfield: Cerebral vasodilator nerves and their pathway from the medulla oblongata. With observations on the pial and intercerebral vascular plexus. Arch. Neurol. Psychiat. (Chic.) **28**, 1257—1289 (1932).
Churchill-Davidson, I.: The use and effects of high-pressure oxygen. In: I. Boerema, W. H. Brummelkamp and N. G. Meijne (Eds.), Clinical application of hyperbaric oxygen. Amsterdam and London: Elsevier Publ. Co. 1964.
— C. Sanger, and R. H. Thornlinson: Oxygenation in radiotherapy. II. Clinical application. Brit. J. Radiol. **30**, 406—422 (1957).
Clamann, H. G., u. H. Becker-Freyseng: Einwirkung des Sauerstoffs auf den Organismus bei höherem als normalem Partialdruck unter besonderer Berücksichtigung des Menschen. Luftfahrtmedizin 4, 1—10 (1939).
— — u. G. Liebegott: Das allgemeine Verhalten und die morphologischen Lungenveränderungen verschiedener Tierarten bei langer Einwirkung erhöhten Sauerstoffdrucks. Luftfahrtmedizin 5, 17—23 (1940).
Cobb, S., and J. E. Finesinger: Cerebral circulation. XIX. The vagal pathway of the vasodilator impulses. Arch. Neurol. Psychiat. (Chic.) **28**, 1243—1256 (1932).
Cohen, M., R. N. Hammerstrom, M. W. Spellmann, R. L. Varco, and C. W. Lillehei: The tolerance of the canine heart to temporary complete vena caval occlusion. Surg. Forum **38**, 172—177 (1952).
Cohen, P. J.: The effects of decreased oxygen tension on cerebral circulation, metabolism, and function. In: Hatcher, J. D., and D. B. Jennings (Eds.): Proceedings of the international symposium on the cardiovascular and respiratory effects of hypoxia. Karger: Basel 1966.
Colmant, H. J.: Cerbrale Hypoxie. Zwanglose Abhandlungen aus dem Gebiet der normalen und pathologischen Anatomie, H. 16. Stuttgart: Georg Thieme 1965.
Colson, E.: Recherches physiologiques sur l'occlusion de l'aorte thoracique. Arch. Biol. (Liège) **10**, 431—484 (1890).
Comroe, H. H., E. R. Bahnson, and E. O. Coates jr.: Mental changes occuring in chronically anoxemic patients during oxygen therapy. J. Amer. med. Ass. **143**, 1044 (1950).
Cooley, D. A.: Cardiac resuscitation during operation for pulmonic stenosis. Ann. Surg. **132**, 930—936 (1950).
Craigie, E. H.: The architecture of the cerebral capillary bed. Biol. Rev. **20**, 133—146 (1945).
Creech, O., E. Bresler, M. Halley, and M. Adam: Cerebral blood flow during extracorporeal circulation. Surg. Forum 8, 510—514 (1957).
Creutzfeld, O., J. Bark, and G. H. Fromm: Alterations in activity of cortical neurones during anesthesia compared with hypoxia. In: Gastaut, H., and J. S. Meyer (Eds.): Cerebral anoxia and the electroencephalogram. Springfield, Ill., Charles C. Thomas 1961.
— A. Kasamatsu u. A. Vaz-Ferreira: Aktivitätsänderungen einzelner corticaler Neurone im akuten Sauerstoffmangel und ihre Beziehung zum EEG bei Katzen. Pflügers Arch. ges. Physiol. **263**, 647—667 (1957).

Crile, G., and D. H. Dolley: On the effect of complete anemia of the central nervous system in dogs resusciated after relative death. J. exp. Med. 10, 782—810 (1908).
Cross, C. E.: Influence of coronary arterial pressure on coronary vasomotor tonus. Circul. Res. 15, Suppl. 1, 87—92 (1964).
Crumpton, C. W., G. G. Rowe, R. C. Capps, J. J. Whitmore, and Q. R. Murphy: The effect of hexamethonium upon cerebral blood flow and metabolism in patients with premalignant and malignant hypertension. Circulation 11, 106—109 (1955).
Cushing, H.: Some experimental and clinical observations concerning states of increased intracranial tension. Amer. J. med. Sci. 124, 375—400 (1902).
Cyon, E. de: La résurrection de certaines fonctions cérébrales à l'aide d'une circulation artificielle du sang à travers des vaisseaux intracraniens. C. R. Soc. Biol. (Paris) 52, 372—375 (1900).
Cyrus, A. E., A. S. Close, L. L. Foster, D. H. Brown, and E. H. Ellison: Effect of low molecular weight Dextran on infarction after experimental occlusion of the middle cerebral artery. Surgery 52, 25—30 (1962).
Davies, C. E., and J. Mackinnon: Neurological effects of oxygen in chronic cor pulmonale. Lancet 257 II, 883—885 (1949).
Dawes, G. S., E. Hibbard, and W. F. Windle: Asphyxia at birth and brain damage. J. Physiol. (Lond.) 171, 8—9 (1964).
— H. N. Jacobson, J. C. Mott, and H. J. Shelley: Some observations on foetal and new-born rhesus monkeys. J. Physiol. (Lond.) 152, 271—298 (1960).
— — — —, and A. Stafford: The treatment of asphyxiated, mature foetal lambs and rhesus monkeys with intravenous glucose and sodium carbonate. J. Physiol. (Lond.) 169, 167—184 (1963).
Dell, P., u. M. Bonvallet: Mise en jeu des effets de l'activité réticulaire par le milieu extérieur et le milieu intérieur. XXe Congrès International de Physiologie, Rapports 286—306, Bruxelles 1956.
Dennis, C., and H. Kabat: Behavior of dogs after complete temporary arrest of the cephalic circulation. Proc. Soc. exp. Biol. (N. Y.) 40, 559—561 (1939).
Denny-Brown, D., S. Horenstein, and H. C. Fang: Cerebral infarction produced by venous distension. J. Neuropath. exp. Neurol. 15, 146—180 (1956).
—, and J. S. Meyer: The cerebral collateral circulation. 2. Production of cerebral infarction by ischemic anoxia and its reversibility in early stages. Neurology 7, 567—579 (1957).
Deutsch, H.: Ein Fall symmetrischer Erweichung im Streifenhügel und im Linsenkern. Jb. Psychiat. Neurol. 37, 237—254 (1917).
Dewar, H. A., and L. A. G. Davidson: The cerebral blood flow in mitral stenosis and its response to carbon dioxide. Brit. Heart J. 20, 516—522 (1958).
— S. G. Owen, and A. R. Jenkins: Effect of hexamethoniumbromid on the cerebral circulation in hypertension. Brit. med. J. 1953 II a, 1017—1018.
— — — Influence of tolazoline hydrochloride (Priscol) on cerebral blood-flow in patients with mitral stenosis. Lancet 1953 b 867—870.
Dickens, F.: The toxic effect of oxygen on nervous tissue. In: K. A. C. Elliot, I. H. Page and J. H. Quastel (Eds.), Neurochemistry. Springfield (Ill.): Ch. C. Thomas 1955.
—, and E. Neil: Oxygen in animal organism. Oxford: Pergamon Press 1964.
Diemer, K.: Eine verbesserte Modellvorstellung zur Sauerstoffversorgung des Gehirns. Naturwissenschaften 19, 617—618 (1963).
— Über die Entwicklung der Gefäßversorgung im Säuglingsalter. Mschr. Kinderheilk. 112, 240—242 (1964).
— Über die Sauerstoffdiffusion im Gehirn. I. Mitteilung. Räumliche Vorstellung und Berechnung der Sauerstoffdiffusion. Pflügers Arch. ges. Physiol. 285, 99—108 (1965a).
— Der Einfluß chronischen Sauerstoffmangels auf die Capillarentwicklung im Gehirn des Säuglings. Mschr. Kinderheilk. 113, 281—283 (1965b).
—, and R. Henn: The capillary density in the frontal lobe of mature and premature infants. Biol. Neonat. (Basel) 7, 270—279 (1964).
— — Capillarvermehrung in der Hirnrinde der Ratte unter chronischem Sauerstoffmangel. Naturwissenschaften 52, 135—136 (1965).
Dixon, M., and K. A. C. Elliot: XC. The effect of cyanide on the respiration of animal tissues. Biochem. J. 23, 812—830 (1929).
Donald, K. W.: Oxygen poisoning in man, part I. Brit. med. J. 1947a, 667—672.
— Oxygen poisoning in man, part II. Brit. med. J. 1947b, 712—717.
Drenckhahn, F. O.: Untersuchungen zum Verhalten des Cornealreflexes bei akuter Ischämie und Anoxie des Kaninchengehirns. Pflügers Arch. ges. Physiol. 257, 436—453 (1953).
Driscol, T. E., T. W. Moir, and R. W. Eckstein: Vascular effects of change in perfusion pressure in the nonischemic and ischemic heart. Circulat. Res. 15, Suppl. 1, 94—102 (1964).
Dumke, P. R., and C. F. Schmidt: Quantitative measurements of cerebral blood flow in the macacque monkey. Amer. J. Physiol. 138, 421—431 (1943).
Dunning, H. S., and H. G. Wolff: The relations between function and vascularity in the nervous system. Trans. Amer. neurol. Ass. 62, 150—158 (1936).
Echlin, F. A.: Vasospasm and focal cerebral ischemia. An experimental study. Arch. Neurol. Psychiat. (Chic.) 47, 77—96 (1942).

ECKER, A., and P. A. RIEMENSCHNEIDER: Arteriographic evidence of spasm in cerebral vascular disorders. Neurology (Minneap.) 3, 495—502 (1953).
ECONOMO, C. v.: Zellaufbau der Großhirnrinde des Menschen. Berlin: Springer 1927.
—, u. G. N. KOSKINAS: Die Cytoarchitektonik der Hirnrinde des erwachsenen Menschen. Wien: Springer 1925.
EHRENREICH, D. L, R. A. BURNS, R. W. ALMAN, and J. F. FAZEKAS: Influence of acetacolamide on cerebral blood flow. Arch. Neurol. (Chic.) 5, 227—232 (1961).
EHRMANTRAUT, W. R., H. E. TICKTIN, and J. F. FAZEKAS: Cerebral hemodynamics and metabolism in accidental hypothermia. Arch. intern. Med. 99, 57—59 (1957).
EICH, J., u. K. WIEMERS: Über die Permeabilität der Bluthirnschranke gegenüber Trypanblau, speziell im akuten Sauerstoffmangel. Dtsch. Z. Nervenheilk. 164, 537—559 (1950).
EICHHORN, O.: Die Radiocirculographie, eine klinische Methode zur Messung der Hirndurchblutung. Wien. klin. Wschr. 71, 499—502 (1959).
EISENBERG, S., M. F. CAMP, and M. R. CAMP: The effect of nylidrin HCl (Arlidin) on the cerebral circulation. Amer. J. med. Sci. 240, 85—92 (1960).
ELLIOTT, K. A. C., and I. H. HELLER: Metabolism of neurons and glia. In: D. RICHTER (Ed.), Metabolism of the nervous system. London-New York-Paris-Los Angeles: Pergamon Press 1957.
ELLIS, M. E.: Pulse-rate and blood-pressure response of men to passive postural changes. Amer. J. med. Sci. 161, 568—578 (1921).
ERBSLÖH, F.: Das Zentralnervensystem bei Krankheiten des Herzens und der Lungen. In: Handbuch der speziellen pathologischen Anatomie und Histologie, Bd. XIII/2, B, S. 1327—1391. Berlin-Göttingen-Heidelberg: Springer 1958.
EVANS, C. L.: Observations on cyanide anoxaemia. J. Physiol. (Lond.) 53, 17—41 (1919/20).
FALCK, B., G. I. MCHEDLISHVILI and C. OWMAN: Histochemical demonstration of adrenergic nerves in cortex-pia of rabbit. Acta pharmacol. 23, 133—142 (1965).
FASANO, V. A., T. DE NUNNO, R. URCINOLI, and G. F. LOMBARD: First observations on the use of oxygen under high atmospheric pressure for the treatment of traumatic coma. In: I. BOEREMA, W. H. BRUMMELKAMP and N. G. MEIJNE (Eds.), Clinical application of hyperbaric oxygen. Amsterdam and London: Elsevier Publ. Co. 1964.
FAZEKAS, J. F., S. N. ALBERT, and R. W. ALMAN: Influence of chlorpromazine and alcohol on cerebral hemodynamics and metabolism. Amer. J. med. Sci. 230, 128—132 (1955).
— A. D. ALEXANDER, and H. E. HIMWICH: Tolerance of the newborn to anoxia. Amer. J. Physiol. 134, 281—287 (1941).
— R. W. ALMAN, and A. N. BESSMAN: Cerebral physiology of the aged. Amer. J. med. Sci. 223, 245—257 (1953).
— —, and A. E. PARRISH: Irreversible post-hypoglycemic coma. Amer. J. med. Sci. 222, 640—643 (1951).
—, and A. N. BESSMAN: Coma mechanism. Amer. J. Med. 15, 804—821 (1953).
— — N. S. COTSONAS, and R. W. ALMAN: Cerebral hemodynamics in cerebral arteriosclerosis. J. Geront. 8, 137—145 (1953).
— H. COLYER, and H. E. HIMWICH: Effect of cyanide on cerebral metabolism. Proc. Soc. exp. Biol. (N. Y.) 42, 496—498 (1939).
—, and H. E. HIMWICH: Effect of hypothermia on cerebral metabolism. Proc. Soc. exp. Biol. (N. Y.) 42, 537—538 (1939).
— J. KLEH, and F. A. FINNERTY: Influence of age and vascular disease on cerebral hemodynamics and metabolism. Amer. J. Med. 18, 477—485 (1955).
— —, and A. E. PARRISH: The influence of shock on cerebral hemodynamics and metabolism. Amer. J. med. Sci. 229, 41—45 (1955).
— —, and L. WITKIN: Cerebral hemodynamics and metabolism in subjects over 90 years of age. J. Amer. Geriat. Soc. 1, 836—839 (1953).
— L. C. MCHENRY, R. W. ALMAN, and J. F. SULLIVAN: Cerebral hemodynamics during brief hyperventilation. Arch. Neurol. (Chic.) 4, 132—138 (1961).
— H. E. TICKTIN, W. R. EHRMANTRAUT, and R. W. ALMAN: Cerebral metabolism in hepatic insufficiency. Amer. J. Med. 21, 843—849 (1956).
FEDORUK, S., and W. FEINDEL: Measurement of brain circulation time by radioactive iodinated albumin. Canad. J. Surg. 3, 312—318 (1960).
FENG, T. P., and R. W. GERARD: Mechanism of nerve asphyxiation: with a note on the nerve sheath as a diffusion barrier. Proc. Soc. exp. Biol. (N. Y.) 27, 1073—1076 (1930).
FERRIS, E. B., R. B. CAPPS, and S. WEISS: Carotid sinus syncope and its bearing on the mechanism of the unconscious state and convulsions. Medicine (Baltimore) 14, 377—456 (1935).
FINNERTY, F. A., R. L. GUILLAUDEU, and J. F. FAZEKAS: Cardiac and cerebral hemodynamics in drug induced postural collapse. Circulat. Res. 5, 34—39 (1957).
— L. WITKIN, and J. F. FAZEKAS: Cerebral hemodynamics in acute induced postural hypotension. J. clin. Invest. 32, 568 (1953).
— — — Cerebral hemodynamics during cerebral ischemia induced by acute hypotension. J. clin. Invest. 33, 1227—1232 (1954).
FINLEY, K. H.: The capillary bed of the para-ventricular and supra-optic nuclei of the hypothalamus. Res. Publ. Ass. nerv. ment. Dis. 18, 94 (1938).

FINLEY, K. H.: Angio-architecture of the hypothalamus and its peculiarities. Res. Publ. Ass. nerv. ment. Dis. **20**, 286 (1940).
FISCHER-WILLIAMS, M., N. TELERMAN-TOPPET, and J. S. MEYER: Clinico-correlation with arterial and jugular venous biochemical studies in acute neurological disorder. Brain **87**, 281—306 (1964).
FLEISCH, A. O.: Zum Problem der Sauerstofftherapie beim dekompensierten, chronischen Cor pulmonale. Cardiologia **43**, 94—103 (1963).
FLOREY, H.: Microscopical observations on the circulation of blood in the cerebral cortex. Brain **48**, 43—64 (1925).
FOG, M.: Om piaarteriernes vasomotoriske reaktioner. Kopenhagen: Levin u. Munksgaard 1934.
— Cerebral circulation. The reaction of the pial arteries to a fall in blood pressure. Arch. Neurol. Psychiat. (Chic.) **37**, 351—364 (1937).
— The relationship between the blood pressure and the tonic regulation of the pial arteries. J. Neurol. **1**, 187—197 (1938).
— Cerebral circulation. I. Reaction of pial arteries to epinephrine by direct application and by intravenous injection. Arch. Neurol. Psychiat. (Chic.) **41**, 109—118 (1939a).
— Cerebral circulation. II. Reaction of pial arteries to increase in blood pressure. Arch. Neurol. (Chic.) **41**, 260—268 (1939b).
FOLKOW, B.: A study of the factors influencing the tone of denervated blood vessels perfused at various pressures. Acta physiol. scand. **27**, 99—117 (1953a).
— A critical study of some methods used in investigation on the blood circulation. Acta physiol. scand. **28**, 118—129 (1953b).
— Description of the myogenic hypothesis. Circulat. Res. **15**, Suppl. 1, 279—287 (1964).
—, and J. LANGSTON: The interrelationship of some factors influencing renal blood flow autoregulation. Acta physiol. scand. **61**, 165—176 (1964).
FORBES, H. S.: The cerebral circulation. I. Observation and measurement of pial vessels. Arch. Neurol. Psychiat. (Chic.) **19**, 751—761 (1928).
— Regulation of the cerebral vessels — new aspects. Arch. Neurol. Psychiat. (Chic.) **80**, 689—695 (1958).
—, and S. COBB: Vasomotor control of cerebral vessels. Res. publ. Ass. nerv. ment. Dis. **18**, 201—217 (1937).
— G. I. NASON, and R. C. WORTMAN: Cerebral circulation. XLIV. Vasodilation in the pia following stimulation of the vagus, aortic and carotid sinus nerves. Arch. Neurol. Psychiat. (Chic.) **37**, 334—350 (1937).
— C. F. SCHMIDT, and G. I. NASON: Evidence of vasodilator innervation in the parietal cortex of the cat. Amer. J. Physiol. **125**, 216—219 (1939).
—, and H. G. WOLFF: Cerebral circulation. III. The vasomotor control of cerebral vessels. Arch. Neurol. Psychiat. (Chic.) **19**, 1057—1086 (1928).
FORSTER, E., S. FORSTER et A. MAIER: Suites neurologiques après arrêt cardiaque de 15 minutes. Sem. Hôp. Paris **28**, 1547—1549 (1952).
FRANKE, H.: Diskussionsbemerkung. Verh. dtsch. Ges. Kreisl.-Forsch. **19**, 155—156 (1953).
FREYHAN, F. A., R. B. WOODFORD, and S. S. KETY: Cerebral blood flow and metabolism in psychoses of senility. J. nerv. ment. Dis. **113**, 449—456 (1951).
FRIEDE, R.: Der quantitative Anteil der Glia an der Cortexentwicklung. Acta anat. (Basel) **20**, 290—296 (1959).
FRIEDMANN, G., R. A. FROWEIN, H. H. WIECK u. N. PICKA: Röntgenologische Bestimmung der cerebralen Zirkulation bei intrakranieller Drucksteigerung. Fortschr. Röntgenstrahlen **100**, 483—489 (1964).
FROWEIN, R. A.: Zentrale Atemstörungen bei Schädel-Hirn-Verletzungen und bei Hirntumoren. Berlin-Göttingen-Heidelberg: Springer 1963.
— A. KARIMI-NEJAD u. K. H. EULER: Ist die Sauerstoffversorgung des Hirngewebes nach schweren Hirntraumen ausreichend? Zbl. Neurochir. **25**, 39—60 (1964).
FUHRMAN, F. A.: Oxygen consumption of mammalian tissues at reduced temperatures. In: R. D. DRIPPS, The physiology of induced hypothermia, Publ. 451. Washington: Nat. Acad. Sci. 1956.
GÄNSHIRT, H.: Die Sauerstoffversorgung des Gehirns und ihre Störungen bei der Liquordrucksteigerung und beim Hirnödem. Monographien aus dem Gesamtgebiet der Neurologie und Psychiatrie, H. 81. Berlin-Göttingen-Heidelberg: Springer 1957.
— Messungen der Hirndurchblutung mit der Methode Kety-Schmidt bei Schädelinnendrucksteigerungen. In: W. TÖNNIS u. F. MARGUTH, Kreislaufstörugnen des Zentralnervensystems. Acta neurochir. (Wien), Suppl. 7, 451—458 (1961).
— W. DENNEMANN, H. SCHLIEP, K. VETTER u. L. GÄNSHIRT: Der Einfluß der Nähr- und Spülfunktion des Blutes auf die Aufrechterhaltung der Krampftätigkeit des Gehirns. Pflügers Arch. ges. Physiol. **271**, 185—196 (1960).
— L. DRANSFELD u. W. ZYLKA: Das Hirnpotentialbild und der Erholungsrückstand am Warmblütergehirn nach kompletter Ischämie. Arch. Psychiat. Nervenkr. **189**, 109—125 (1952).
— H. HIRSCH, W. KRENKEL, M. SCHNEIDER u. W. ZYLKA: Über den Einfluß der Temperatursenkung auf die Erholungsfähigkeit des Warmblütergehirns. Naunyn-Schmiedebergs Arch. exp. Path. Pharmak. **222**, 431—449 (1954).
— K. POECK, H. SCHLIEP, K. VETTER u. L. GÄNSHIRT: Durchblutung und Sauerstoffversorgung des Gehirns im Elektrokrampf bei Katze und Hund. Arch. Psychiat. Nervenkr. **198**, 601—621 (1959).
— G. SEVERIN u. W. ZYLKA: Die Erholungslatenz des Warmblütergehirns nach kompletter Ischämie. Pflügers Arch. ges. Physiol. **256**, 219—233 (1952).

GÄNSHIRT, H., u. W. TÖNNIS: Durchblutung und Sauerstoffverbrauch des Hirns bei intracraniellen Tumoren. Dtsch. Z. Nervenheilk. **174**, 305—330 (1956).

—, u. W. ZYLKA: Die Erholungszeit am Warmblütergehirn nach kompletter Ischämie. Arch. Psychiat. Nervenkr. **189**, 23—36 (1952a).

— — Überlebenszeit, Erholungslatenz und Electrocorticogramm des Warmblütergehirns in ihrer Abhängigkeit vom Blutdruck. Pflügers Arch. ges. Physiol. **256**, 181—194 (1952b).

GAMPER, E., u. G. STIEFLER: Klinisches Bild und anatomischer Befund nach Drosselung. Ein Beitrag zur Frage der örtlichen Vulnerabilität. Arch. Psychiat. Nervenkr. **106**, 744—778 (1937).

GAUER, O.: Über den neuesten Stand der Beschleunigungsforschung in der Luftfahrtmedizin. Dtsch. Militärarzt **4**, 497—503 (1939).

GAVALLER, B. v.: Funktionelle und organische Schädigungen des Zentralnervensystems des Kaninchens nach wiederholter Entblutungsanämie. Beitr. path. Anat. **109**, 367—408 (1944).

GEIGER, A.: Correlation of brain metabolism and function by the use of a brain perfusion method in situ. Physiol. Rev. **38**, 1—20 (1958).

—, and S. MAGNES: The isolation of the cerebral circulation and the perfusion of the brain in the living cat. Amer. J. Physiol. **149**, 517—537 (1947).

— —, and R.S. GEIGER: Survival of the perfused cat's brain in the absence of glucose. Nature (Lond.) **170**, 754—755 (1952).

—, and E.B. SIGG: The significance of the hypothalamus in the regulation of the metabolism of the brain. Trans. amer. neurol. Ass. 117—120, **1955**.

GELIN, L.E.: Studies in anemia of injury. Acta chir. scand., Suppl. **210** (1956).

—, and O.K.H. THORÉN: Influence of low viscous dextran on peripheral circulation in man. Acta. chir. scand. **122**, 303—308 (1961).

GELLHORN, E., and A. PACKER: Studies on the interaction of hypoglycemia and anoxia. Amer. J. Physiol. **129**, 610—617 (1940).

GERARD, R.W.: The response of nerve to oxygen lack. Amer. J. Physiol. **92**, 498—541 (1930).

— Anoxia and neural metabolism. Arch. Neurol. Psychiat. (Chic.) **40**, 985—996 (1938).

GÉRAUD, J., A. BÈS, A. RASCOL, M. DELPLA et J.P. MARC-VERGNES: Mesure du débit sanguin cérébral au krypton 85. Quelques applications physio-pathologiques et cliniques. Rev. neurol. **108**, 542—557 (1963).

GERCKEN, G.: Persönliche Mitteilung.

—, u. E. ROTH: Metabolitkonzentrationen im Gehirn und Stromstärke-Druckabhängigkeit bei künsticher Perfusion des Kaninchenkopfes. Pflügers Arch. ges. Physiol. **273**, 589—603 (1961).

GERSCHMAN, R.: The biological effects of increased oxygen tension. In: K.E. SCHAEFER (Ed.): Man's dependence on the earthly atmosphere. New York: Macmillan 1962.

— D.L. GILBERT, S.W. NYE, P. DWYER, and W.O. FENN: Oxygen poisoning and X-irradiation: a mechanism in common. Science **119**, 623—626 (1954).

GIBBS, E.L., F.A. GIBBS, R. HAYNE, and H. MAXWELL: Cerebral blood flow in epilepsy. Res. Publ. Ass. nerv. ment. Dis. **26**, 131—140 (1947).

— — W.G. LENNOX, and L.F. NIMS: Regulation of cerebral carbon dioxide. Arch. Neurol. Psychiat. (Chic.) **47**, 879—889 (1942).

GIBBS, F.A.: A thermoelectric blood flow recorder in the form of a needle. Proc. Soc. exp. Biol. (N.Y.) **31**, 141—147 (1933).

—, and E.L. GIBBS: Atlas of electroencephalography, vol. 1, Methodology and controls. Cambridge (Mass.): Addison-Wesley Pr. 1950.

— — Atlas of electroencephalography, vol. 2, Epilepsy. Cambridge (Mass.): Addison-Wesley Pr. 1952.

— — Atlas of electroencephalography, vol. 3, Neurological and psychiatric disorders. Reading (Mass.)-Palo Alto-London: Addison-Wesley Publ. Comp. 1964.

—, and W.G. LENNOX: The cerebral blood flow during sleep in man. Brain **58**, 44—48 (1935a).

— — — Changes in human cerebral blood flow consequent on alterations in blood gases. Amer. J. Physiol. **111**, 557—563 (1935b).

— — — Influence of the blood sugar level on the wave and spike formation in petit mal epilepsy. Arch. Neurol. Psychiat. (Chic.) **41**, 1111—1116 (1939).

— — —, and L.F. NIMS: The value of carbon dioxyde in counteracting the effects of low oxygen. J. Aviat. Med. **14**, 250—261 (1943).

— H. MAXWELL, and E.L. GIBBS: Volume flow of blood through the human brain. Arch. Neurol. Psychiat. (Chic.) **57**, 137—144 (1947).

— D. WILLIAMS, and E.L. GIBBS: Modification of the cortical frequency spectrum by changes in CO_2, blood sugar and O_2. J. Neurophysiol. **3**, 49—58 (1940).

GILDEA, E.F., and S. COBB: The effects of anemia on the cerebral cortex of the cat. Arch. Neurol. **23**, 876—903 (1930).

GILROY, J., R.B. BAUER, K.L. KRABBENHOFT, and J.S. MEYER: Cerebral circulation time in cerebral vascular disease measured by serial angiography. Amer. J. Roentgenol. **90**, 490—505 (1963).

GLASS, H.G., F.F. SNYDER, and E. WEBSTER: The rate of decline in resistance to anoxia of rabbits, dogs and guinea pigs from the onset of viability to adult life. Amer. J. Physiol. **140**, 609—615 (1944).

GLASS, H.I., and A.M. HARPER: Measurement of regional blood flow in cerebral cortex of man through the intact skull. Brit. med. J. **1963 I**, 593.

GLEICHMANN, U., D. H. INGVAR, N. A. LASSEN, D. W. LÜBBERS, B. K. SIESJÖ, and G. THEWS: Regional cerebral cortical metabolic rate of oxygen and carbon dioxide, related to the EEG in the anesthetized dog. Acta physiol. scand. 55, 82—94 (1962).
— — D. W. LÜBBERS, B. K. SIESJÖ, and G. THEWS: Tissue pO_2 and pCO_2 of the cerebral cortex, related to blood gas tensions. Acta physiol. scand. 55, 127—138 (1962).
— V. SCHLOSSER u. R. SCHNEIDER: Versuche zur Verlängerung der Wiederbelebungszeit nach Asphyxie beim Kaninchen. Thoraxchirurgie 7, 17—25 (1959).
GOLDZVEIG, S. A., and A. U. SMITH: A simple method for reanimating ice-cold rats and mice. J. Physiol. (Lond.) 132, 406—413 (1956).
GOLLAN, F., R. PHILLIPS, J. T. GRACE, and R. M. JONES: Open left heart surgery in dogs during hypothermic asystole with and without extracorporeal circulation. J. thorac. Surg. 30, 626—630 (1955).
GOMEZ, L., and F. H. PIKE: The histological changes in nerve cells due to total temporary anaemia of the central nervous system. J. exp. Med. 11, 257—264 (1909).
GORDAN, G. S., F. M. ESTESS, J. E. ADAMS, K. M. BOWMAN, and A. SIMON: Cerebral oxygen uptake in chronic schizophrenic reaction. Arch. Neurol. Psychiat. (Chic.) 73, 544—545 (1955).
— N. GUADAGNI, J. PICCHI et J. E. ADAMS: Anesthésie stéroidienne chez l'homme: effets cliniques et cérébrométaboliques. Presse méd. 63, 1483—1484 (1955).
GORDH, T., and B. NORBERG: Studies on oxygen treatment in connection with experimental hydrocyanic poisoning. Acta physiol. scand. 13, 26—34 (1947).
GOTHAM, J. E., J. GILROY, and J. S. MEYER: Studies of cerebral circulation time in man. 1. Normal values and alterations with cerebral vascular disease and tumor in arm-to-retina circulation times. J. Neurol. Neurosurg. Psychiat. 25, 292—302 (1962).
GOTOH, F., J. S. MEYER, and Y. TAKAGI: Cerebral effects of hyperventilation in man. Arch. Neurol. 12, 410—423 (1965).
— —, and M. TOMITA: Carbonic anhydrase inhibition and cerebral venous blood gases and ions in man. Arch. intern. Med. 117, 39—46 (1966).
GOTTSTEIN, U.: Der Hirnkreislauf unter dem Einfluß vasoaktiver Substanzen. Heidelberg: Hüthig 1962.
— Der Hirnkreislauf bei Hyperthyreose und Myxödem. Verh. dtsch. Ges. inn. Med. 70, 921—924 (1964).
— A. BERNSMEIER, H. BLÖMER u. W. SCHIMMLER: Die cerebrale Hämodynamik bei Kranken mit Mitralstenose und kombiniertem Mitralvitum. Klin. Wschr. 38, 1025—1030 (1960).
— — u. G. FRUHMANN: Die Wirkung der Sauerstofftherapie auf den Hirnkreislauf von Lungengesunden und von Kranken mit chronisch respiratorischer Insuffizienz. Klin. Wschr. 42, 607—612 (1964).
— — H. SEBENING u. K. STEINER: Zur Behandlung cerebraler Durchblutungsstörungen mit Euphyllin (Theophyllin-Äthylendiamin). Der Einfluß von Euphyllin auf die Hirndurchblutung und den cerebralen Stoffwechsel des Menschen. Med. Klin. 56, 1589—1592 (1961).
— — u. I. SEDLMEYER: Der Kohlenhydratstoffwechsel des menschlichen Gehirns. II. Untersuchungen mit substrat-spezifischen enzymatischen Methoden bei Kranken mit verminderter Hirndurchblutung auf dem Boden einer Arteriosklerose der Hirngefäße. Klin. Wschr. 42, 310—313 (1964).
— — u. K. STEINER: Schlußwort nach der Diskussionsbemerkung von H. HEYCK zu unserer Arbeit in Med. Klin. 56, 1589 (1961) „Der Einfluß von Euphyllin auf die Hirndurchblutung und den cerebralen Stoffwechsel des Menschen." Med. Klin. 57, 940—941 (1962).
— K. HELD, H. SEBENING u. G. WALPURGER: Der Glucoseverbrauch des menschlichen Gehirns unter dem Einfluß intravenöser Infusionen von Glucose, Glucagon und Glucose-Insulin. Klin. Wschr. 43, 965—975 (1965).
GRANT, F. C., E. B. SPITZ, H. A. SHENKIN, C. F. SCHMIDT, and S. S. KETY: The cerebral blood flow and metabolism in idiopathic epilepsy. Trans. Amer. neurol. Ass. 72, 82—86 (1947).
GRAY, L. H.: Radiobiologic basis of oxygen as a modifying factor in radiation therapy. Amer. J. Roentgenol. 85, 803—815 (1959).
— A. D. CONGER, M. EBERT, S. HORNSAY, and O. C. A. SCOTT: The concentration of oxygen dissolved in tissue at the time of irradiation as a factor in radiotherapie. Brit. J. Radiol. 26, 638—648 (1953).
GREEN, H. D., and C. E. RAPELA: Blood flow in passive vascular beds. Circulat. Res. 15. Suppl. 1, 11—16 (1964).
—, and M. C. CONRAD: Resistance (conductance) and capacitance phenomena in vascular beds. In: Handbook of physiology, Sect. II, Circulation, p. 935. Washington (D. C.): Amer. Physiol. Soc. 1963.
GREENGARD, P., and H. MCILWAIN: Metabolic response to electrical pulses in mammalian cerebral tissues during development. In: H. WAELSCH (Ed.), Biochemistry of the developing nervous system. New York: Academic Press Inc. 1955.
GREITZ, T.: A radiologic study of the brain circulation by rapid serial angiography of the carotid artery. Acta radiol. (Stockh.) Suppl. 140, 12—19 (1956).
GRENELL, R. G.: Central nervous system resistance. I. The effect of temporary arrest of cerebral circulation for periods of two to ten minutes. J. Neuropath. exp. Neurol. 5, 131—154 (1946).
GUIST, G.: Klinische Betrachtungen und experimentelle Ergebnisse zur Frage über die Erholungsfähigkeit der Netzhaut nach Unterbrechung der Blutzirkulation. Abhandlungen aus der Augenheilkunde und ihren Grenzgebieten. Beihefte zur Z. Augenheilk. H. 1, (1926).
GURDJIAN, E. S., J. E. WEBSTER, F. A. MARTIN, and L. M. THOMAS: Cinephotomicrography of the pial circulation. Arch. Neurol. Psychiat. (Chic.) 80, 418—430 (1958).

GYLLENSTEN, L.: Influence of oxygen exposure on the postnatal vascularization of the cerebral cortex in mice. Acta morph. scand. 2, 289—310 (1959).

HADORN, W.: Berichterstattung über die Euphyllin-Behandlung des Hirnschlags aufgrund der statistischen Verarbeitung von 705 Fällen. Schweiz. med. Wschr. 90, 1301—1302 (1960).

HÄGGENDAL, E.: Blood flow autoregulation of the cerebral grey matter with comments on its mechanism. Acta neurol. scand., Suppl. 14, 104—110 (1965).

— J. LÖFGREN, N. J. NILSON u. N. ZWETNOW: Die Gehirndurchblutung bei experimentellen Liquordruckänderungen. Acta neurochir. 15, 163 (1967).

HAFKENSCHIEL, J. H., C. W. CRUMPTON, and C. K. FRIEDLAND: Cerebral oxygen consumption in essential hypertension. Constancy with age, severity of the disease, sex and variations of blood constituents, as observed in 101 patients. J. clin. Invest. 33, 63—68 (1954).

— —, and J. H. MOYER: The effect of intramuscular dihydroergocornine on the cerebral circulation in normotensive patients. J. Pharmacol. exp. Ther. 98, 144—146 (1950).

— — —, and W. A. JEFFERS: The effect of dihydroergocornine on the cerebral circulation of patients with essential hypertension. J. clin. Invest. 29, 408—411 (1950).

— — H. A. SHENKIN, J. H. MOYER, H. A. ZINTEL, H. WENDEL, and W. A. JEFFERS: The effect of twenty degree head-up tilt upon the cerebral circulation of patients with arterial hypertension before and after sympathectomy. J. clin. Invest. 30, 793—798 (1951).

—, and C. K. FRIEDLAND: Physiology of the cerebral circulation in essential hypertension: the effects of inhalation of 5% carbon dioxide oxygen mixtures on cerebral hemodynamics and oxygen metabolism. J. Pharmacol. exp. Ther. 106, 391—392 (1952).

— — The effects of 1-Hydrazinophthalazine on cerebral blood flow, vascular resistance, oxygen uptake and jugular oxygen tension in hypertensive subjects. J. clin. Invest. 32, 655—660 (1953).

— A. M. SELLERS, S. LANGFELD, and H. A. ZINTEL: Observations on the cerebral hemodynamic response following inhalation of 5% carbon dioxide — 21% oxygen mixtures in hypertensive patients after 90—100% adrenalectomy. J. Pharmacol. exp. Ther. 113, 26—27 (1955).

HALLEY, M. M., K. REEMTSMA, and O. CREECH: Cerebral blood flow, metabolism, and brain volume in extracorporeal circulation. J. thorac. Surg. 36, 506—518 (1958).

HANDA, J., S. ISHIKAWA, P. HUBER, and J. S. MEYER: Experimental production of the "subclavian steal": electromagnetic flow measurements in the monkey. Surgery 58, 703—712 (1965).

— J. S. MEYER, P. HUBER, and K. YOSHIDA: Time course of development of cerebral collateral circulation. Experimental study of carotid occlusion in the monkey by electromagnetic flow-meters. Vascular Dis. 2, 271—282 (1965).

HARDIN, C., T. H. HENDREN, A. A. FARIS, and C. M. POSER: Pathogenesis of hemorrhagic infarction of the brain. Arch. Neurol. 9, 473—476 (1963).

HARMEL, M. H., J. H. HAFKENSCHIEL, G. M. AUSTIN, C. W. CRUMPTON, and S. S. KETY: The effect of bilateral stellate ganglion block on the cerebral circulation in normotensive and hypertensive patients. J. clin. Invest. 28, 415—418 (1949).

HARPER, A. M.: The inter-relationship between a$P{Co_2}$ and blood pressure in the regulation of blood flow through the cerebral cortex. Acta physiol. scand., Suppl. 14, 94—103 (1965).

HARREVELD, A. VAN: Survival of reflex contraction and inhibition during cord asphyxiation: Amer. J. Physiol. 141, 971—101 (1944).

— The electroencephalogram after prolonged brain asphyxiation: J. Neurophysiol. 5, 361—370 (1947).

— Asphyxial changes in the cerebellar cortex. J. cell. comp. Physiol. 57, 101—110 (1961).

—, and G. MARMONT: The course of recovery of the spinal cord from asphyxia. J. Neurophysiol. 2, 101—111 (1939).

—, and J. S. STAMM: Relation between asphyxial damage to the cortex and the spreading depression. Amer. J. Physiol. 178, 117—122 (1954).

HARVEY, J., and T. RASMUSSEN: Occlusion of the middle cerebral artery. An experimental study. Arch. Neurol. Psychiat. (Chic.) 66, 20—29 (1951).

HAYMAKER, W., u. H. STRUGHOLD: Atmospheric hypoxydosis. In: Handbuch der speziellen pathologischen Anatomie 13/I, B, S. 1673—1712. Berlin-Göttingen-Heidelberg: Springer 1957.

HEDLUND, S., K. LJUNGGREN, B. BERGGREN, and P. O. BRUNDELL: Scintillation detectors for determination of cerebral blood flow. Acta radiol. (Stockh.) 2, 51—64 (1964).

HEINBECKER, P.: Effect of anoxemia, carbon dioxide and lactic acid on electrical phenomena of myelinated fibers of the peripheral nervous system. Amer. J. Physiol. 89, 58—83 (1929).

HELLINGER, F. R., B. M. BLOOR, and J. J. MCCUTCHEN: Total cerebral blood flow and oxygen consumption using the dye-dilution method. J. Neurosurg. 19, 964—970 (1962).

HENDERSON, Y.: Adventures in respiration. Baltimore: Williams & Wilkins Co. 1938.

HENRY, J. P., O. H. GAUER, S. S. KETY, and K. KRAMER: Factors maintaining cerebral circulation during gravitational stress. J. clin. Invest. 20, 292—300 (1951).

HENSEL, H.: Das Verhalten der Thermoreceptoren bei Ischämie. Pflügers Arch. ges. Physiol. 257, 371—383 (1953).

HERING, H. E.: Die Karotissinusreflexe auf Herz und Gefäße vom normal-physiologischen, pathologisch-physiologischen und klinischen Standpunkt. Dresden u. Leipzig: Theodor Steinkopff 1927.

HERRMANN, E., u. H. W. PIA: Der cerebrale Arteriospasmus. Kasuistischer und radiologischer Beitrag zur Frage nach der Existenz von Spasmen der Hirnarterien und ihrer Bedeutung für die Genese des ischämischen Insultes. Dtsch. Z. Nervenheilk. 185, 381—392 (1963).
HERZOG, H., u. A. KOSTYAL: Bewußtseinsstörungen bei respiratorischer Insuffizienz. Dtsch. med. Wschr. 87, 1185—1187 (1962).
HESS, H. H.: The rates of respiration of neurons and neuroglia in human cerebrum. In: S. S. KETY and J. ELKES (Eds.), Regional neurochemistry. Oxford-London-New York-Paris: Pergamon Press 1961.
HEYMAN, A., J. L. PATTERSON, and T. W. DUKE: Cerebral circulation and metabolism in sickle cell and other chronic anemias, with observations on the effects of oxygen inhalation. J. clin. Invest. 31, 824—828 (1952).
— —, and L. L. BATTEY: The cerebral circulation and metabolism in arteriosclerotic and hypertensive cerebrovascular disease. New Engl. J. Med. 249, 223—229 (1953).
— —, and R. W. JONES: Cerebral circulation and metabolism in uremia. Circulation 3, 558—563 (1951).
— —, and T. NICHOLS: The effects of induced fever on cerebral functions in neurosyphilis. J. clin. Invest. 29, 1335—1341 (1950).
HEYMANS, C.: Survival and revival of nervous tissues after arrest of circulation. Physiol. Rev. 30, 375—392 (1950).
—, et J. J. BOUCKAERT: Sur la survie et la réanimation des centres nerveux. C. R. Soc. Biol. (Paris) 119, 324—326 (1935).
— — F. JOURDAN, S. J. G. NOWAK, and S. FARBER: Survival and revival of nerve centers following acute anemia. Arch. Neurol. Psychiat. (Chic.) 38, 304—307 (1937).
— F. JOURDAN et S. J. G. NOWAK: Recherches sur la résistance des centres encéphalo-bulbaires à l'anémie. C. R. Soc. Biol. (Paris) 117, 470—473 (1934).
—, et A. LADON: Recherches physiologiques et pharmacologiques sur la tête isolée et le centre vague du chien. Arch. int. Pharmacodyn. 30, 415—453 (1924).
HEYMANS, J. F.: Iso-, hyper- et hypothermisation des mammifères par calorification et frigorification du sang de la circulation carotido-jugulaire anastomosée (Etude de thermophysiologie). Arch. int. Pharmacodyn. 25, 1—216 (1919).
HILL, A. V.: The maintenance of life and irritability in isolated animal tissue. Nature (Lond.) 123, 723—730 (1929).
HIMWICH, H. E.: Brain metabolism and cerebral disorders. Baltimore: Williams & Wilkins Co. 1951.
— Z. BAKER, and J. F. FAZEKAS: Respiratory metabolism of infant brain. Amer. J. Physiol. 125, 601—606 (1939).
— K. M. BOWMAN, C. DALY, J. F. FAZEKAS, J. WORTIS, and W. GOLDFARB: Cerebral blood flow and brain metabolism during insulin hypoglycemia. Amer. J. Physiol. 132, 640—647 (1941).
— — J. F. FAZEKAS, and W. GOLDFARB: Temperature and brain metabolism. Amer. J. med. Sci. 200, 347—353 (1940).
—, and J. F. FAZEKAS: Comparative studies of the metabolism of the brain of infant and adult dogs. Amer. J. Physiol. 132, 454—459 (1941).
— J. F. FROSTIG, J. F. FAZEKAS, and Z. HADIDIAN: The mechanism of the symptoms of insulin hypoglycemia, Amer. J. Psychiat. 96, 371—385 (1939).
— Z. HADIDIAN, J. F. FAZEKAS, and H. HOAGLUND: Cerebral metabolism and electrical activity during insulin hypoglycemia in man. Amer. J. Physiol. 125, 578—585 (1939).
— T. D. SPIES, J. F. FAZEKAS, and S. NESIN: Cerebral carbohydrate metabolism during deficiency of various members of the vitamin B complex. Amer. J. med. Sci. 199, 849—853 (1940).
HIMWICH, W. A., E. HOMBURGER, R. MARESCA, and H. E. HIMWICH: Brain metabolism in man: unanesthetized and in pentothal narcosis. Amer. J. Psychiat. 103, 689—696 (1947).
HINSHAW, L. B., S. B. DAY, and C. H. CARLSON: Tissue pressure as a causal factor in the autoregulation of blood flow in the isolated perfused kidney. Amer. J. Physiol. 197, 309—312 (1959).
HIRSCH, H.: Über die Bedeutung einer asphyktischen Herzschädigung für die Wiederbelebungszeit bei Normo- und Hypothermie. Verh. dtsch. Ges. Kreisl.-Forsch. 23, 148—151 (1957).
— Asphyxie und Wiederbelebung beim Erwachsenen und Neugeborenen. In: H. EWERBECK u. V. FRIEDBERG (Hrsg.), Die Übergangsstörungen des Neugeborenen und die Bekämpfung der perinatalen Mortalität. Stuttgart: Georg Thieme 1966.
— Unveröffentlichte Versuche.
— F. BANGE, G. PULVER, and J. STEFFENS: Evoked responses of the cat's visual cortex to optic tract stimulation at temperatures between 39° and 15°C. Electroenceph. clin. Neurophysiol. 12, 679—684 (1960).
— U. BENEICKE u. H. P. KÜNZEL: Der Einfluß von Streptokinase auf die Bildung von Thrombocytenaggregaten nach kompletter Gehirnischämie. Blut 12, 78—83 (1966).
— — u. D. POPESKOVIC: Über die Entstehung von Thrombocytenaggregaten durch Asphyxie beim Hund. Pflügers Arch. ges. Physiol. 281, 201—206 (1964).
— A. BOLTE, A. SCHAUDIG u. D. TÖNNIS: Über die Wiederbelebung des Gehirns bei Hypothermie. Pflügers Arch. ges. Physiol. 265, 328—336 (1957).
— M. BREUER, K. G. v. BUCH, M. DOHMEN, K. KÖRNER u. H. RÜMMELE: Über Krampfpotentiale in Hypothermie. Pflügers Arch. ges. Physiol. 277, 251—269 (1963).
— — H. P. KÜNZEL, E. MARX u. D. SACHWEH: Über die Bildung von Thrombocytenaggregaten und die Änderung des Hämatokrits durch komplette Gehirnischämie. Dtsch. Z. Nervenheilk. 186, 58—66 (1964).

HIRSCH, H., E. DOOSE, G. GROTE, S. JARAI u. H. KRISTEN: Über den Einfluß der Halsmarkdurchtrennung auf den cerebralen Sauerstoffverbrauch beim Hund in Barbituratnarkose. Pflügers Arch. ges. Physiol. **271**, 727—731 (1960).
— K. H. EULER u. M. SCHNEIDER: Über die Erholung und Wiederbelebung des Gehirns nach Ischämie bei Normothermie. Pflügers Arch. ges. Physiol. **265**, 281—313 (1957a).
— — — Über die Erholung des Gehirns nach kompletter Ischämie bei Hypothermie. Pflügers Arch. ges. Physiol. **265**, 314—327 (1957b).
—, u. P. GAEHTGENS: Die Entstehung von Thrombocytenaggregaten durch Extremitätenischämie beim Hund. Z. ges. exp. Med. **139**, 227—237 (1965).
— — u. A. SOBBE: Änderungen des Siebungsdrucks nach Ischämie von Gehirn, Extremität und Niere. Pflügers Arch. ges. Physiol. **281**, 191—200 (1964).
— U. GLEICHMANN, H. KRISTEN u. V. MAGAZINOVIĆ: Über die Beziehung zwischen O_2-Aufnahme des Gehirns und O_2-Druck im Sinusblut des Gehirns bei uneingeschränkter und eingeschränkter Durchblutung. Pflügers Arch. ges. Physiol. **273**, 213—222 (1961).
— D. KOCH, W. KRENKEL u. M. SCHNEIDER: Die Erholungslatenz des Warmblütergehirns bei Ischämie und die Bedeutung eines Restkreislaufs. Pflügers Arch. ges. Physiol. **261**, 392—401 (1955).
— — — u. F. SCHNELLBÄCHER: Über die Bedeutung des Abtransportes von Metaboliten (Spülfunktion des Blutes) für die Erholung nach Ischämie. Pflügers Arch. ges. Physiol. **265**, 337—341 (1957).
—, u. K. KÖRNER: Krampfaktivität in Hypothermie. Anaesthesist **13**, 44—47 (1964a).
— — Über die Druck-Durchblutungs-Relation der Gehirngefäße. Pflügers Arch. ges. Physiol. **280**, 316—325 (1964b).
— W. KRENKEL, M. SCHNEIDER u. F. SCHNELLBÄCHER: Der Sauerstoffverbrauch des Warmblütergehirns durch Ischämie und der Mechanismus der Mangelwirkung. Pflügers Arch. ges. Physiol. **261**, 402—408 (1955).
— H. P. KÜNZEL u. D. SACHWEH: Über den Einfluß von Thrombocytenaggregaten auf das Elektrocorticogramm. Thoraxchirurgie **12**, 242—249 (1964).
—, u. H. A. MÜLLER: Funktionelle und histologische Veränderungen des Kaninchengehirns nach kompletter Gehirnischämie. Pflügers Arch. ges. Physiol. **275**, 277—291 (1962).
— R. L. SWANK, M. BREUER, and W. HISSEN: Screen filtration pressure of homologous and heterologous blood and electroencephalogram. Amer. J. Physiol. **206**, 811—814 (1964).
HOAGLUND, H., H. E. HIMWICH, E. CAMPBELL, J. F. FAZEKAS, and Z. HADIDIAN: Effects of hypoglycemia and pentobarbital sodium on electrical activity of cerebral cortex and hypothalamus (dogs). J. Neurophysiol. **2**, 276—288 (1939).
HOCHBERG, I., and H. HYDÉN: The cytochemical correlate of motor nerve cells in spastic paralysis. Acta physiol. scand. **17**, Suppl. 60 (1949).
HÖPKER, W.: Die Wirkung des Glucosemangels auf das Gehirn. Leipzig: VEB Georg Thieme 1954.
HOFFMEISTER, H. E., H. KREUZER u. W. SCHOEPPE: Der Sauerstoffverbrauch des stillstehenden, des leerschlagenden und des flimmernden Herzens. Pflügers Arch. ges. Physiol. **269**, 194—206 (1959).
HOFMANN, E. V., u. A. HABERDA: Lehrbuch der Gerichtlichen Medizin. Wien u. Berlin: Urban & Schwarzenberg 1927.
HOLMES, E. G.: CI. Oxydations in central and peripheral nervous tissue. Biochem. J. **24**, 914—925 (1930).
— The metabolic activity of the cells of the trigeminal ganglion. Biochem. J. **26**, 2005—2009 (1932).
HOLMQVIST, B., D. H. INGVAR, and B. SIESJÖ: Cerebral sympathetic vasoconstriction and EEG. Acta physiol. scand. **40**, 146—160 (1957).
HOMBURGER, E., W. A. HIMWICH, E. ETSTEN, G. YORK, R. MARESCA, and H. E. HIMWICH: Effect of pentothal anesthesia on canine cerebral cortex. Amer. J. Physiol. **147**, 343—345 (1946).
HORECKER, B. L., and A. KORNBERG: The cytochrom c-cyanide complex. J. biol. Chem. **165**, 11—20 (1946).
HUBER, P., J. S. MEYER, J. HANDA, and S. ISHIKAWA: Electromagnetic flowmeter study of carotid and vertebral blood flow during intracranial hypertension. Acta neurochir. (Wien) **13**, 37—63 (1965).
HUERKAMP, B., u. E. OPITZ: Die Blutgefäße des Augenhintergrundes bei höhenangepaßten Kaninchen. Pflügers Arch. ges. Physiol. **252**, 129—145 (1950).
HÜRTER, P., u. G. GERCKEN: Funktion und Stoffwechsel des Gehirns in situ bei Glukosemangel. Pflügers Arch. ges. Physiol. **283**, R 34—35 (1965).
HULL, C. D., and A. VAN HARREVELD: Absence of conduction of spreading depression through cortical region damaged by asphyxiation. Amer. J. Physiol. **207**, 921—924 (1964).
HURTADO, A.: Animals in high altitudes: resident man. In: Handbook of physiology, Sect. 4, Adaptation to environment. Washington (D. C.): Amer. Physiol. Soc. 1964.
INGVAR, D. H.: Cortical state of excitability and cortical circulation. In: Reticular formation of the brain. Boston (Mass.): Little, Brown & Co. 1958.
— S. CRONQVIST, R. EKBERG, J. RISBERG, and K. HØEDT-RASMUSSEN: Normal values of regional cerebral blood flow in man, including flow and weight estimates of gray and white matter. Acta neurol. scand., Suppl. **14**, 72—78 (1965).
—, and N. A. LASSEN: Regional blood flow of the cerebral cortex determined by krypton[85]. Acta physiol. scand. **54**, 325—338 (1962).
—, and U. SÖDERBERG: A direct method for the measurement of cerebral blood flow. Nature (Lond.) **177**, 339—340 (1956a).

INGVAR, D. V., and U. SÖDERBERG: A new method for measuring cerebral blood flow in relation to the electroencephalogram. Electroenceph. clin. Neurophysiol. 8, 403—412 (1956b).
— — Effects of chlorpromazine on cerebral circulation and electroencephalogram in cats. Arch. Neurol. Psychiat. (Chic.) 78, 254—258 (1957).
IRMER, W., u. F. KOSS: Grundlinien der endotrachealen Narkose mit künstlicher Beatmung in der Thoraxchirurgie. München: Johann Ambrosius Barth 1951.
ISHIKAWA, S., J. HANDA, J. S. MEYER, and P. HUBER: Haemodynamics of the circle of Willis and the leptomeningeal anastomoses: an electromagnetic flowmeter study of intracranial arterial occlusion in the monkey. J. Neurol. Neurosurg. Psychiat. 28, 124—136 (1965).
ISSELHARD, W.: Akuter Sauerstoffmangel und Wiederbelebung. Dtsch. med. Wschr. 90, 349—356 (1965).
—, u. H. MERGUET: Herzstoffwechsel bei künstlichem Herzstillstand und Reperfusion. Thoraxchirurgie 11, 211—216 (1963).
— H. NEUHOFF, W. STREMMEL, J. KREBS, H. HECKERS, H. SCHMITZ u. M. RÖSKAU: Über die Bedeutung von Thrombocytenaggregaten bei venösen Austauschtransfusionen. Pflügers Arch. ges. Physiol. (im Druck).
— W. POHL, S. W. BERGHOFF, D. SCHMERBAUCH u. H. W. SCHÜLER: Versuche zur Verbesserung der Energiebereitstellung im künstlich stillgelegten Herzen und in der Erholung bei Reperfusion. Verh. dtsch. Ges. Kreisl.- Forsch. 30, 216—221 (1964).
JACOB, H.: Strangulation. In: Handbuch der speziellen pathologischen Anatomie 13/I, B, S. 1712—1731. Berlin-Göttingen-Heidelberg: Springer 1957.
JACOBSON, H. N., and W. F. WINDLE: Response of foetal and newborn monkeys to asphyxia. J. Physiol. (Lond.) 153, 447—456 (1960).
JAYNE, H. W., P. SCHEINBERG, N. RICH, and M. S. BELLE: The effect of intravenous papaverine hydrochloride on the cerebral circulation. J. clin. Invest. 31, 111—114 (1952).
JENKNER, F. L.: Rheoencephalography. Confin. neurol. (Basel) 19, 1—20 (1959).
— Rheoencephalography. A method for the continuous registration of cerebrovascular changes. Springfield (Ill.): Ch. C. Thomas 1962.
JENSEN, J. M., and W. M. PARKINS: Brain tolerance to differential hypothermia and circulatory occlusion. Fed. Proc. 13, 75 (1954).
JOHNSON, P. C.: Origin, localization, and homeostatic significance of autoregulation in the intestine. Circulat. Res. 15, Suppl. 1, 225—232 (1964).
JONES, R. D., and R. M. BERNE: Local regulation of blood flow in skeletal muscle. Circulat. Res. 15, Suppl. 1, 30—38 (1964).
JUNG, R.: Hirnpotentialwellen, Nervenentladungen und Gleichspannungsphänomene. In: Jenenser EEG-Symposium, 30 Jahre Electroencephalographie, S. 54—81. Berlin: VEB Verl. Volk u. Gesundheit 1963.
KABAT, H.: The greater resistance of very young animals to arrest of brain circulation. Amer. J. Physiol. 130, 588—599 (1940).
—, and C. DENNIS: Decerebration in the dog by complete temporary anemia of the brain. Proc. Soc. exp. Biol. (N. Y.) 38, 864—865 (1938).
KALLE, E.: Beobachtungen über den Tod bei Hinrichtungen mit dem Strang. Dtsch. Z. ges. gerichtl. Med. 22, 192—203 (1933).
KANZOW, E.: Quantitative fortlaufende Messung von Durchblutungsänderungen in der Hirnrinde. Pflügers Arch. ges. Physiol. 273, 199—209 (1961).
—, u. D. KRAUSE: Vasomotorik der Hirnrinde und EEG-Aktivität wacher, frei beweglicher Katzen. Pflügers Arch. ges. Physiol. 274, 447—458 (1962).
—, u. K. REICHEL: Der Einfluß des arteriellen Blutdruckes auf die Durchblutung der Hirnrinde bei affektiven Verhaltensweisen. Pflügers Arch. ges. Physiol. 279, R 14 (1964).
KEILIN, D.: Cytochrome and respiratory enzymes. Proc. roy. Soc. B 104, 206—252 (1928/29).
KENNEDY, C., and L. SOKOLOFF: An adaptation of the nitrous oxide method to the study of the cerebral circulation in children; normal values for cerebral blood flow and cerebral metabolic rate in childhood. J. clin. Invest. 36, 1130—1137 (1957).
KETY, S. S.: Circulation and metabolism of the human brain in health and disease. Amer. J. Med. 8, 205—217 (1950).
— Consciousness and the metabolism of the brain. In H. A. ABRAMSON (Ed.): Problems of consciousness. Transactions of the third conference 1952. New York: Josiah Macy Jr. Foundation 1952.
— Changes in cerebral circulation and oxygen consumption which accompany maturation and aging. In: H. WAELSCH (Ed.): Biochemistry of the developing nervous system. New York: Academic Press 1955.
— The general metabolism of the brain in vivo. In: D. RICHTER, Metabolism of the nervous system. London-New York-Paris-Los Angeles: Pergamon Press 1957.
— J. H. HAFKENSCHIEL, W. A. JEFFERS, J. H. LEOPOLD, and H. A. SHENKIN: The blood flow, vascular resistance, and oxygen consumption of the brain in essential hypertension. J. clin. Invest. 27, 511—514 (1948).
— M. H. HARMEL, H. T. BROMELL, and C. B. RHODE: The solubility of nitrous oxide in blood and brain. J. biol. Chem. 173, 487—496 (1945).
— B. D. KING, S. M. HORVATH, W. A. JEFFERS, and J. H. HAFKENSCHIEL: The effects of an acute reduction in blood pressure by means of differential spinal sympathetic block on the cerebral circulation of hypertensive patients. J. clin. Invest. 29, 402—407 (1950).

KETY, S. S., W. M. LANDAU, W. H. FREYGANG jr., L. P. ROWLAND, and L. SOKOLOFF: Estimation of regional circulation in the brain by uptake of an inert gas. Fed. Proc. 14, 85 (1955).
— F. D. W. LUKENS, R. B. WOODFORD, M. H. HARMEL, F. A. FREYHAN, and C. F. SCHMIDT: The effects of insulin hypoglycemia and coma on human cerebral metabolism and blood flow. Fed.Proc. 7, 64 (1948).
— B. D. POLIS, C. S. NADLER, and C. F. SCHMIDT: The blood flow and oxygen consumption of the human brain in diabetic acidosis and coma. J. clin. Invest. 27, 500—510 (1948).
—, and C. F. SCHMIDT: The determination of cerebral blood flow in man by the use of nitrous oxide in low concentration. Amer. J. Physiol. 143, 53—66 (1945).
— — The effect of active and passive hyperventilation on cerebral blood flow, cerebral oxygen consumption, cardiac output, and blood pressure of normal young men. J. clin. Invest. 25, 107—119 (1946a).
— — Cerebral blood flow and cerebral oxygen consumption in 5 patients with hypertension. Amer. J. med. Sci. 212, 124—125 (1946b).
— — The nitrous oxide method for the quantitative determination of cerebral blood flow in man. Theory, procedure and normal values. J. clin. Invest. 27, 476—483 (1948a).
— — The effects of altered arterial tensions of carbon dioxide and oxygen on cerebral blood flow and cerebral oxygen consumption of normal young men. J. clin. Invest. 27, 484—492 (1948b).
— H. A. SHENKIN, and C. F. SCHMIDT: The effect of increased intracranial pressure on cerebral circulatory functions in man. J. clin. Invest. 27, 493—499 (1948).
— R. B. WOODFORD, M. H. HARMEL, F. A. FREYHAN, K. E. APPEL, and C. F. SCHMIDT: Cerebral blood flow and metabolism in schizophrenia. The effects of barbiturate semi-narcosis, insulin coma and electroshock. Amer. J. Psychiat. 104, 765—770 (1948).
KILLIAN, H., u. H. WEESE: Die Narkose. Stuttgart: Georg Thieme 1954.
KING, B. D., L. SOKOLOFF, and R. L. WECHSLER: The effects of l-epinephrine and l-nor-epinephrine upon cerebral circulation and metabolism in man. J. clin. Invest. 31, 273—279 (1952).
KINSEY, V. E.: Retrolental fibroplasia. Arch. Ophthal. 56, 481—543 (1956).
KLASSON, D. H.: Vasodilating measure in the treatment of peripheral vascular disease. J. Amer. Geriat. Soc. 6, 33—38 (1958).
KLEH, J., and J. F. FAZEKAS: The effects of hypertensive agents on patients with cerebral vascular insufficiency. J. Geront. 9, 485 (1954).
KLEINERMAN, J., and A. L. HOPKINS: Effect of hypothermia on cerebral blood flow and metabolism in dogs. Fed. Proc. 14, 410 (1955).
— S. M. SANCETTA, and D. B. HACKEL: Effects of high spinal anesthesia on cerebral circulation and metabolism in man. J. clin. Invest. 37, 285—293 (1958).
KOLMODIN, G.M., and C.R. SKOGLUND: Influence of asphyxia on membrane potential level and action potentials of spinal moto- and interneurons. Acta physiol. scand. 45, 1—18 (1959).
KOREIN, J., M. GELLER, W.J. ROSENBLUM, and L. LEVIDEW: Effects of a vasoactive drug (Nylidrin HCl) on the response of the EEG to hyperventilation. Arch. Neurol. Psychiat. (Chic.) 14, 202—207 (1966).
KRAMER, K., u. H. SARRE: Untersuchungen über die Arterialisierung des Blutes. (I. Mitt.) Die Sauerstoffsättigung des Arterienblutes und ihre Beziehungen zur Atemmechanik in Narkose. Z. Biol. 96, 76—88 (1935a).
— — Untersuchungen über die Arterialisierung des Blutes. (II. Mitt.) Über den Sauerstoffspannungsausgleich zwischen Alveolen und Blut. Z. Biol. 96, 89—100 (1935b).
— — Untersuchungen über die Arterialisierung des Blutes. (III. Mitt.) Der Gasaustausch in der Lunge während der Atempause. Z. Biol. 96, 101—114 (1935c).
KREBS, H. A.: Body size and tissue respiration. Biochim. biophys. Acta (Amst.) 4, 249—269 (1950).
KROGH, A.: The number and distribution of capillaries in muscles with calculations of the oxygen pressure head necessary for supplying the tissue. J. Physiol. (Lond.) 52, 409—415 (1919a).
— The rate of diffusion of gases through animal tissue, with some remarks on the coefficient of invasion. J. Physiol. (Lond.) 52, 391—408 (1919b).
— Anatomie und Physiologie der Capillaren. Berlin: Springer 1924.
KROGH, J.: A comparative study of the effect of cervical sympathetic stimulation on cerebral blood flow. Medical Research Foundation of Christian Plesner, Oslo 1964.
KUNERT, W.: Über die Grundlagen der Schädelrheographie. Z. klin. Med. 156, 94—116 (1959).
KUSSMAUL, A., u. A. TENNER: Untersuchungen über Ursprung und Wesen der fallsuchtartigen Zuckungen bei der Verblutung sowie der Fallsucht überhaupt. Frankfurt: Meidinger 1857.
LÄWEN, A., u. R. SIEVERS: Experimentelle Untersuchungen über die chirurgisch wichtigen Abklemmungen der großen Gefäße in der Höhe des Herzens unter besonderer Berücksichtigung der Verhältnisse bei der Lungenembolie — Operation nach TRENDELENBURG. Dtsch. Z. Chir. 94, 580—599 (1908).
— — Experimentelle Untersuchungen über die Wirkung von künstlicher Atmung, Herzmassage, Strophantin und Adrenalin auf den Herzstillstand nach temporärem Verschluß der Aorta und Arteria pulmonalis, unter Bezugnahme auf die Lungenembolieoperation nach TRENDELENBURG. Dtsch. Z. Chir. 105, 174—256 (1910).
LAM, C. R., T. GEOGHEGAN, and A. LEPORE: Induced cardiac arrest for intracardiac surgical procedures. J. thorac. Surg. 30, 620—625 (1950).
LAMBERTSEN, C. J., J. H. EWING, R. H. KOUGH, R. GOULD, and M. W. STROUD III.: Oxygen toxicity. Arterial and internal jugular blood gas composition in man during inhalation of air, 100% O_2 and 2% CO_2 in O_2 at 3.5 atmospheres ambient pressure. J. appl. Physiol. 8, 255—263 (1955).

Lambertsen, C. J., R. H. Kough, D. Y. Cooper, G. L. Emmel, H. H. Loeschcke, and C. F. Schmidt: Oxygen toxicity. Effects in man of oxygen inhalation at 1 and 3.5 atmospheres upon blood gas transport, cerebral circulation and cerebral metabolism. J. appl. Physiol. 5, 471—486 (1953a).
— — — — — — Comparison of relationship of respiratory minute volume to pCO_2 and pH of arterial and internal jugular blood in normal man during hyperventilation produced by low concentrations of CO_2 at 1 atmosphere and by O_2 at 3.0 atmospheres. J. appl. Physiol. 5, 803—813 (1953b).
— S. G. Owen, H. Wendel, M. W. Stroud, A. A. Lurie, W. Lochner, and G. F. Clark: Respiratory and cerebral circulatory control during exercise at 2.1 and 2.0 atmospheres inspired pO_2. J. appl. Physiol. 14, 966—982 (1959).
— M. W. Stroud III, J. H. Ewing, and C. Mack: Oxygen toxicity. Effects of oxygen breathing at increased ambient pressure upon pCO_2 of subcutaneous gas depots in men, dogs, rabbits and cats. J. appl. Physiol. 6, 358—368 (1953).
— — R. A. Gould, R. H. Kough, J. H. Ewing, and C. F. Schmidt: Oxygen toxicity. Respiratory response of normal men to inhalation of 6 and 100 per cent oxygen under 3.5 atmospheres pressure. J. appl. Physiol. 5, 487—494 (1953).
Landau, W. M., W. H. Freygang, L. P. Rowland, L. Sokoloff, and S. S. Kety: The local circulation of the living brain; values in the unanesthetized and anesthetized cat. Trans. Amer. neurol. Ass. 80, 125—129 (1955).
Lassen, N. A.: Cerebral blood flow and oxygen consumption in man. Physiol. Rev. 39, 183—238 (1959).
— Autoregulation of cerebral blood flow. Circulat. Res., Suppl. 15, 1, 201—204 (1964).
— K. Høedt-Rasmussen, S. C. Sørensen, E. Skinhøj, S. Cronquist, B. Bodforss, and D. H. Ingvar: Regional cerebral blood flow in man determined by krypton[85]. Neurology (Minneap.) 13, 719—727 (1963).
—, and D. H. Ingvar: The blood flow of the cerebral cortex determined by radioactive krypton[85]. Experientia (Basel) 17, 42—43 (1961).
—, and O. Munck: The cerebral blood flow in man determined by the use of radioactive krypton. Acta physiol. scand. 33, 30—49 (1955).
— —, and E. R. Tottey: Mental function and cerebral oxygen consumption in organic dementia. Arch. Neurol. Psychiat. (Chic.) 77, 126—133 (1957).
Lavoisier, A. L.: Mem. méd. et phys. méd. Soc. roy. Méd. 5, 569 (1783). Zit. nach J. W. Bean, General effects of oxygen at high tension. In: F. Dickens and E. Neil (Eds.), Oxygen in the animal organism. Oxford: Pergamon Press 1964.
Liibel, B. S., and G. E. Hall: Cerebral blood flow changes during insulin and metrazol (Pentamethylenetetrazol) shock. Proc. Soc. exp. Biol. (N. Y.) 38, 894—896 (1938).
Lendle, R. A.: Local spasm in cerebral arteries. J. Neurosurg. 17, 90—103 (1960).
Lennox, W. G., and E. L. Gibbs: The blood flow in the brain and the leg of man, and the changes induced by alteration of blood gases. J. clin. Invest. 11, 1155—1177 (1932).
— F. A. Gibbs, and E. L. Gibbs: Relationship of unconsciousness to cerebral blood flow and to anoxemia. Arch. Neurol. Psychiat. (Chic.) 34, 1001—1013 (1935).
Lewis, B. M., L. Sokoloff, and S. S. Kety: Use of radioactive krypton to measure rapid changes in cerebral blood flow. Amer. J. Physiol. 183, 638—639 (1955).
— — R. L. Wechsler, W. B. Wentz, and S. S. Kety: Determination of cerebral blood flow using radioactive krypton. U. S. Naval Air Development Center Report MA-5601, Johnsville, Penn. 1956.
— — — — — A method for the continuous measurement of cerebral blood flow in man by means of radioactive krypton (Kr^{79}). J. clin. Invest. 39, 707—716 (1957).
Lewis, F. J., and M. Taufic: Closure of atrial septal defects with the aid of hypothermia; experimental accomplishments and the report of a successful case. Surgery 33, 52—59 (1953).
Liemann, F., u. E. Held: Erholungsverlauf der Nierenfunktion nach einstündiger Ischämie einseitig nephrektomierter Kaninchen gemessen an Clearance-, Tm_{PAH}- und Tm_G-Untersuchungen bei normaler und gesteigerter Diurese. Pflügers Arch. ges. Physiol. 282, 250—258 (1965).
Lierse, W.: Die Capillardichte im Wirbeltiergehirn. Acta anat. (Basel) 54, 1—31 (1963).
Lindén, L.: The effect of stellate ganglion block on cerebral circulation in cerebrovascular accidents. Acta med. scand., Suppl. 301, (1955).
Lindenberg, R.: Pattern of CNS vulnerability in acute hypoxaemia, including anaesthesia accidents. In: J. P. Schadé and W. H. M. Menemey (Eds.): Selective vulnerability of the brain in hypoxaemia, p. 189—210. Oxford: Blackwell Sci. Publ. 1963.
—, u. H. Spatz: Über die Thromboendarteriitis obliterans der Hirngefäße (Cerebrale Form der v. Winiwarter-Buergerschen Krankheit). Virchows Arch. path. Anat. 305, 531—557 (1939).
Ljunggren, K., G. Nylin, B. Berggren, S. Hedlund, and O. Regnström: Observations on the determination of blood passage times in the brain by means of radioactive erythrocytes and externally placed detectors. Int. J. appl. Radiat. 12, 53—59 (1961).
Lochner, W., u. B. Ochwadt: Über die Beziehung zwischen arteriellem Druck, Durchblutung, Durchflußzeit und Blutfüllung an der isolierten Hundeniere. Pflügers Arch. ges. Physiol. 258, 275—286 (1954).
Loew, F., H. Palleske u. H. D. Herrmann: Erste klinische Ergebnisse einer kontrollierten CO_2-Beatmung. Neurochirurgenkongreß Bad Dürkheim 1966.
Lohmann, K., u. P. Schuster: Untersuchungen über die Cocarboxylase. Biochem. Z. 294, 188—214 (1937).

Loman, J., W. Dameshek, A. Myerson, and D. Goldman: Effect of alterations in posture on the intra-arterial blood pressure in man. Arch. Neurol. Psychiat. (Chic.) 35, 1216—1224 (1936).

Lougheed, W. M., W. H. Sweet, J. C. White, and W. R. Brewster: The use of hypothermia in surgical treatment of cerebral vascular lesions. J. Neurosurg. 12, 240—255 (1955).

Ludwigs, N.: Über eine Modifikation der Methode nach Gibbs zur lokalisierten Durchblutungsmessung des Hirngewebes und die Gültigkeit der damit erhobenen Befunde. Pflügers Arch. ges. Physiol. 259, 35—42 (1954).

—, u. M. Schneider: Über den Einfluß des Halssympathicus auf die Gehirndurchblutung. Pflügers. Arch. ges. Physiol. 259, 43—55 (1954).

—, u. K. Wiemers: Zur Hämodynamik der Hirndurchblutung bei Liquordrucksteigerung. Verh. dtsch. Ges. Kreislauf.-Forsch. 19, 96—99 (1953).

Lübbers, D. W., D. Ingvar, E. Betz, H. Fabel, M. Kessler u. F. W. Schmahl: Sauerstoffverbrauch der Großhirnrinde in Schlaf- und Wachzustand beim Hund. Pflügers Arch. ges. Physiol. 281, R 58 (1964).

Luft, U. C.: Die Höhenanpassung. Ergebn. Physiol. 44, 256—314 (1941).

Lutz, J.: Über veno-vasomotorische Gefäßreaktionen im Mesenterialkreislauf der Katze. Pflügers Arch. ges. Physiol. 287, 330—344 (1966).

Machowicz, P. P., G. Sabo, G. Lin, C. E. Rapela, and H. D. Green: Effect of varying cerebral arterial pressure on cerebral venous flow. Physiologist 4, 68 (1961).

Mainzer, F.: Frühbehandlung des Schlaganfalles mit Aminophyllin. Schweiz. med. Wschr. 79, 108—110 (1949).

— Bemerkungen zur Frühbehandlung des Schlaganfalles mit Aminophyllin. Med. Klin. 46, 938—941 (1951).

— Frühbehandlung des Schlaganfalls mit Aminophyllin (Euphyllin): Ergebnisse und Deutung. Münch. med. Wschr. 94, 1724—1733 (1952).

Malamud, N., W. Haymaker, and R. P. Custer: Heat stroke. A clinico-pathologic study of 125 fatal cases. Milit. Surg. 99, 397—449 (1946).

Malmejac, J., P. Plane et E. Bogaert: L'influence de l'ischémie cérébrale sur l'activité nerveuse supérieure. Etude à l'aide de réflexes conditionnels. C. R. Soc. Biol. (Paris) 106, 85—88 (1954).

Mangold, R., L. Sokoloff, E. Conner, J. Kleinerman, P. G. Therman, and S. S. Kety: The effect of sleep and lack of sleep on the cerebral circulation and the metabolism of normal young men. J. clin. Invest. 34, 1092—1100 (1955).

Marshall, S. B., J. Owens, and H. Swan: Temporary circulatory occlusion to the brain of the hypothermic dog. Arch. Surg. 72, 98—106 (1956).

Matthes, M.: Untersuchungen über das Verhalten einiger Kreislaufgrößen bei hoher Beschleunigung im Flugversuch und über den Einfluß von CO_2-Zusatz zur Atemluft auf die Beschleunigungserträglichkeit. Luftfahrtmedizin 4, 123—137 (1940).

McCall, M. L.: Cerebral blood flow and metabolism in toxemias of pregnancy. Surgery 89, 715—721 (1949).

— Cerebral circulation and metabolism in toxemia of pregnancy, observations on the effects of Veratrum Viride and Apresoline (1-Hydrazinophthalazine). Amer. J. Obstet. Gynec. 66, 1015—1030 (1953).

—, T. V. Finch, and H. W. Taylor: The cerebral effects of papaverine hydrochloride in toxemia of pregnancy. Amer. J. Obstet. Gynec. 61, 393—398 (1951).

—, and H. W. Taylor: Effects of barbiturate sedation on the brain in toxemia of pregnancy. J. Amer. med. Ass. 149, 51—54 (1952).

— — The action of Hydergine on the circulation and metabolism of the brain in toxemia of pregnancy. Amer. J. med. Sci. 226, 537—540 (1953).

Mchedlishvili, G. I.: Persönliche Mitteilung.

— Vascular mechanisms pertaining to the intrinsic regulation of the cerebral circulation. Circulation 30, 597—610 (1964).

— u. L. S. Nikolaishvili: Zum nervösen Mechanismus der funktionellen Dilatation der Piaarterien. Pflügers Arch. ges. Physiol. 296, 14—20 (1967).

McMurrey, J. D., W. F. Bernhard, J. A. Taren, and E. A. Bering: Studies on hypothermia in monkeys. I. The effect of hypothermia on the prolongation of permissible time of total occlusion of the afferent circulation of the brain. Surg. Gynec. Obstet. 102, 75—86 (1956).

Meduna, L. J.: Pharmaco-dynamic treatment of psychoneuroses. (A preliminary report.) Dis. nerv. Syst. 8, 37—40 (1947).

Meessen, H., u. D. Stochdorph: Erweichung und Blutung. In: Handbuch der speziellen pathologischen Anatomie, 13, Bd. I, B, S. 1384—1419. Berlin-Göttingen-Heidelberg: Springer 1957.

Mercker, H., u. E. Opitz: Die Gefäße der Pia mater höhenangepaßter Kaninchen. Pflügers Arch. ges. Physiol. 251, 117—122 (1949).

—, u. F. Roser: Über Kreislauf- und Stoffwechselreaktionen bei der spezifischen Behandlung der Blausäurevergiftung. Naunyn-Schmiedbergs Arch. exp. Path. Pharmak. 230, 125—141 (1957).

—, u. M. Schneider: Über Capillarveränderungen des Gehirns bei Höhenanpassung. Pflügers Arch. ges. Physiol. 251, 49—55 (1949).

Messmer, K., W. Brendel, H. J. Reulen u. K. J. Nordmann: Elektrolytveränderungen in tiefer Hypothermie. III. Beziehungen zur biologischen Überlebenszeit bei künstlichem Kreislauf. Pflügers Arch. ges. Physiol. 288, 240—261 (1966).

Meyer, A.: Über das Verhalten des Hemisphärenmarks bei der menschlichen Kohlenoxydvergiftung. Z. ges. Neurol. Psychiat. 112, 172—186 (1928a).

Meyer, A.: Experimentelle Erfahrungen über die Kohlenoxydvergiftungen des Zentralnervensystems. Z. ges. Neurol. Psychiat. **112**, 187—212 (1928b).
— Experimentelle Vergiftungsstudien. III. Über Gehirnveränderungen bei experimenteller Blausäurevergiftung. Z. ges. Neurol. Psychiat. **143**, 333—348 (1933).
Meyer, J. E.: Über die Lokalisation frühkindlicher Hirnschäden in arteriellen Grenzgebieten. Arch. Psychiat. Nervenkr. **190**, 328—341 (1953).
— Zur Lokalisation arteriosklerotischer Erweichungsherde in arteriellen Grenzgebieten des Gehirns. Arch. Psychiat. Nervenkr. **196**, 421—432 (1958).
Meyer, J. S.: Acute stroke. Minn. Med. **47**, 265—271 (1964).
—, and D. Denny-Brown: The cerebral collateral circulation. 1. Factors influencing collateral blood flow. Neurology (Minneap.) **7**, 447—458 (1957).
— H. C. Fang, and D. Denny-Brown: Polarographic study of cerebral collateral circulation. Arch. Neurol. Psychiat. (Chic.) **72**, 296—312 (1954).
—, u. F. Gotoh: Messung von Änderungen des Blutstroms und des Stoffwechsels in umschriebenen Hirngebieten. Wld. Neurol. **1**, 316—333 (1960).
— — Interaction of cerebral hemodynamics and metabolism. Neurology (Minneap.) **11**, Proc. int. Conference on vascular dis. of the brain 1960, 46—65 (1961).
— —, and Tazaki: CO_2 narcosis. An experimental study. Neurology (Minneap.) **11**, 524—537 (1961).
— — S. Ebihara, and M. Tomita: Effects of anoxia on cerebral metabolism and electrolytes in man. Neurology (Minneap.) **15**, 892—901 (1965).
— —, and E. Favale: Effects of carotid compression on cerebral metabolism and electroencephalogram. Electroenceph. clin. Neurophysiol. **19**, 362—376 (1965).
— — J. Gilroy, and N. Nara: Improvement in brain oxygen and clinical improvement in patients with strokes treated with papaverine hydrochloride. J. Amer. med. Ass. **194**, 957—961 (1965).
— — — Circulation and metabolism following experimental cerebral embolism. J. Neuropath. exp. Neurol. **21**, 4—24 (1962).
— S. Ishikawa, and T. K. Lee: Electromagnetic measurement of internal jugular venous flow in the monkey. Effect of epilepsy and other procedures. J. Neurosurg. **21**, 524—529 (1964).
— — —, and A. Thal: Quantitative measurement of cerebral blood flow with electromagnetic flowmeters. Trans. Amer. neurol. Ass. **1963**, 78—83.
— S. Lavy, S. Ishikawa, and L. Symon: Effects of drugs and brain metabolism on internal carotid arterial flow. An electromagnetic flow meter study in the monkey. Amer. J. med. Electronics **3**, 169—180 (1964).
— A. G. Waltz, and F. Gotoh: Pathogenesis of cerebral vasospasm in hypertensive encephalopathy. I. Effects of acute increase in intraluminal blood pressure on pial blood flow. Neurology (Minneap.) **10**, 735—744 (1960a).
— — — Pathogenesis of cerebral vasospasm in hypertensive encephalopathy. II. The nature of increased irritability of smooth muscle of pial arterioles in renal hypertension. Neurology (Minneap.) **10**, 859—867 (1960b).
Middlesworth, L. van, and R. F. Kline: Protection against acceleratory forces by carbon dioxide inhalation. Amer. J. Physiol. **152**, 22—26 (1948).
Miles, B. E., M. G. Venton, and H. E. de Wardener: Observations on the mechanism of circulatory autoregulation in the perfused dog's kidney. J. Physiol. (Lond.) **123**, 143—147 (1954).
Miller, J. A.: Factors influencing survival after asphyxia neonatorum. In: W. F. Windle, E. H. Hinmann, and P. Bailey (Eds.): Neurological and psychological deficits of asphyxia neonatorum. Springfield (Ill.): Ch. C. Thomas 1958.
—, and F. S. Miller: Factors in neonatal resistance to anoxia. II. Effects of elevated and reduced temperature upon survival and recovery by neonatal guinea pigs. Surgery **36**, 916—931 (1954).
— — Factors contributing to the sucessful reanimation of mice cooled to less than 1°C. Amer. J. Physiol. **196**, 1218—1223 (1959).
Miller, R. A., B. S. Heagan, and C. B. Taylor: The oxygen content of arterial blood in dogs breathing air at low barometric pressures. Amer. J. Physiol. **150**, 1—6 (1947).
Miloslavich, E.: Zur Lehre vom Erhängungstod. Vjschr. gerichtl. Med. **58**, 162—168 (1919).
Mithoefer, J.C.: Increased intracranial pressure in emphysema caused by oxygen inhalation. J. Amer. med. Ass. **149**, 1116—1120 (1952).
— W. Mayer, and J. F. Stocks: Effect of carbonic anhydrase inhibition on the cerebral circulation of the unanesthetized dog. Fed. Proc. **16**, 382—383 (1957).
Møller, K. O.: Pharmakologie. Basel u. Stuttgart: Benno Schwabe & Co. 1961.
Monge, C.: Acclimatization in the Andes. Translated by D. F. Brown. Baltimore: Johns Hopkins Press 1948.
Morello, A., A. Bartecek, S. Stellar, and I. S. Cooper: Angiographic evaluation of vasodilatation in cerebral vessels. Angiology **7**, 16—20 (1956).
Morris, G. C., J. H. Moyer, H. B. Snyder, and B. W. Haynes: Vascular dynamics in controlled hypotension. A study of cerebral and renal hemodynamics and blood volume changes. Ann. Surg. **138**, 706—711 (1953).
— — — — Cerebral hemodynamics in controlled hypotension. Surg. Forum **4**, 140—143 (1954).
Mortensen, M. A.: Blood-pressure reactions to passive postural changes: an index to myocardial efficiency. Amer. J. med. Sci. **165**, 667—675 (1923).

Mott, F. W.: The Croonian lectures on the degeneration of the neurone. Lancet **1900 I**, 1849—1856.
Mott, J. C.: The ability of young mammals to withstand total oxygen lack. Brit. med. Bull. **17**, 144—147 (1961).
Moyer, J. H., S. I. Miller, and H. Snyder: Cerebral hemodynamics in patients with heart failure associated with hypertension and the response to treatment. J. clin. Invest. **34**, 121—125 (1955).
— — A. B. Tashnek, H. Snyder, and R. O. Bowman: Malignant hypertension and hypertensive encephalopathy. Cerebral hemodynamic studies and therapeutic response of continuous infusion of intravenous Veriloid. Amer. J. Med. **14**, 175—183 (1953).
— S. J. Miller, A. B. Tashnek, and R. O. Bowman: The effect of theophylline with ethylendiamine (aminophylline) on cerebral hemodynamics in the presence of cardiac failure with and without Cheyne-Stokes respiration. J. clin. Invest. **31**, 267—272 (1952).
—, and G. Morris: Cerebral hemodynamics during controlled hypotension induced by the continuous infusion of ganglionic blocking agents (hexamethonium, Pendiomide and Arfonad). J. clin. Invest. **33**, 1081—1088 (1954).
— — P. Pontius, and R. Hershberger: Effect of chlorpromazine on cerebral hemodynamics and cerebral oxygen metabolism in man. Circulation **14**, 380—385 (1956).
— —, and H. Snyder: A comparison of the cerebral hemodynamic response to aramine and norepinephrine in the normotensive and the hypotensive subject. Circulation **10**, 265—270 (1954).
—, R. Pontius, G. Morris, and R. Hershberger: Effect of morphine and N-allylnormorphine on cerebral hemodynamics and oxygen metabolism. Circulation **15**, 379—384 (1957).
— H. Snyder, and S. I. Miller: Cerebral hemodynamic response to blood pressure reduction with phenoxybenzamine (Dibenzyline 688 A). Amer. J. med. Sci. **228**, 563—567 (1954).
— A. B. Tashnek, S. J. Miller, H. Snyder, and R. O. Bowman: The effect of theophylline with ethylendiamine (aminophylline) and caffeine on cerebral hemodynamics and cerebrospinal fluid pressure in patients with hypertensive headaches. Amer. J. med. Sci. **224**, 377—385 (1952).
Negishi, K., and G. Svaetichin: Effects of alcohols and volatile anesthetics on S-potential producing cells and on neurons. Pflügers Arch. ges. Physiol. **292**, 218—228 (1966a).
— — Effect of anoxia, CO_2 and NH_3 on S-potential producing cells and on neurons. Pflügers Arch. ges. Physiol. **292**, 177—205 (1966b).
Nelson, D., and J. F. Fazekas: Cerebral blood flow in polycythemia vera. Arch. intern. Med. **98**, 328—330 (1956).
Neuhaus, G.: Anpassung an chronischen Sauerstoffmangel. Physiologische Befunde beim Morbus caeruleus. Int. Z. angew. Physiol. **16**, 133—151 (1955).
Niazi, S. A., and F. S. Lewis: Tolerance of adult rats to profound hypothermia and simultaneous cardiac standstill. Surgery **36**, 25—32 (1954).
— — Profound hypothermia in the dog. Surg. Gynec. Obstet. **102**, 98—106 (1956).
— — Profound hypothermia in the monkey with recovery after long periods of cardiac standstill. J. appl. physiol. **10**, 137—138 (1957).
Noell, W.: Über die Durchblutung und die Sauerstoffversorgung des Gehirns. V. Mitt. Einfluß der Blutdrucksenkung. Pflügers Arch. ges. Physiol. **247**, 528—552 (1944a).
— Über die Durchblutung und die Sauerstoffversorgung des Gehirns. VI. Mitt. Einfluß der Hypoxämie und Anämie. Pflügers Arch. ges. Physiol. **247**, 553—575 (1944b).
— Überlebens- und Wiederbelebenszeiten des Gehirns bei Anoxie. Arch. Psychiat. Nervenkr. **180**, 687—712 (1948a).
— Hirnelektrische Untersuchungen über die Blausäurewirkung im Vergleich zur Hypoxämie. Arch. Psychiat. Nervenkr. **181**, 1—20 (1948b).
— The recovery of the brain anoxia after administration of analeptic drugs. Electroencephalographic studies on rabbits. J. Aviat. Med. **19**, 337—345 (1948c).
— Metabolic injuries of the visual cell. Amer. J. Ophthal. **40**, 60—70 (1955).
— Effects of high and low oxygen tension on the visual system. In: K. E. Schaefer, Environmental effects on consciousness. New York: Macmillan 1962.
—, u. A. E. Kornmüller: Zur Sauerstoffmangelwirkung auf die Hirnrinde. Eine bioelektrische Untersuchung. Pflügers Arch. ges. Physiol. **247**, 685—712 (1944).
—, u. M. Schneider: Über die Durchblutung und die Sauerstoffversorgung des Gehirns im akuten Sauerstoffmangel. I. Mitt. Die Gehirndurchblutung. Pflügers Arch. ges. Physiol. **246**, 181—200 (1942a).
— — Über die Durchblutung und die Sauerstoffversorgung des Gehirns im akuten Sauerstoffmangel. III. Mitt. Die arterio-venöse Sauerstoff- und Kohlensäuredifferenz. Pflügers Arch. ges. Physiol. **246**, 207—249 (1942b).
— — Über die Durchblutung und die Sauerstoffversorgung des Gehirns. IV. Mitt. Die Rolle der Kohlensäure. Pflügers Arch. ges. Physiol. **247**, 514—527 (1944).
— — Zur Hämodynamik der Gehirndurchblutung bei Liquordrucksteigerung. Arch. Psychiat. Nervenkr. **180**, 713—730 (1948a).
— — Quantitative Angaben über Durchblutung und Sauerstoffversorgung des Gehirns. Pflügers Arch. ges. Physiol. **250**, 35—41 (1948b).
— — Unveröffentlichte Versuche.
Norlén, G.: Klinik und chirurgische Behandlung der sackförmigen Hirnaneurysmen. Dtsch. Z. Nervenheilk. **170**, 446—459 (1953).

Novack, P., P. Goluboff, L. Bortin, A. Soffe, and H. A. Shenkin: Studies of the cerebral circulation and metabolism in congestive heart failure. Circulation 7, 724—731 (1953).
— H. A. Shenkin, L. Bortin, B. Goluboff, and A. M. Soffe: The effects of carbon dioxide inhalation upon the cerebral blood flow and cerebral oxygen consumption in vascular disease. J. clin. Invest. 32, 696—702 (1953).
Nylin, G., and H. Blömer: Studies on distribution of cerebral blood flow with thorium B-labelled erythrocytes. Circulat. Res. 3, 79—85 (1955).
— — H. Jones, S. Hedlund, and C. G. Rylander: Further studies on the cerebral blood flow with thorium B-labelled erythrocytes. Brit. Heart. J. 18, 385—392 (1956).
— S. Hedlund, and O. Regnström: Studies of the cerebral circulation with labelled erythrocytes in healthy man. Circulat. Res. 9, 664—674 (1961a).
— — — Cerebral circulation studied with labelled red cells in healthy males. Acta radiol. (Stockh.) 55, 281—304 (1961b).
— B. P. Silverskiöld, S. Löfstedt, O. Regnström, and S. Hedlund: Studies on cerebral blood flow in man, using radioactive labelled erythrocytes. Brain 83, 293—335 (1960).
Ochwadt, B.: Zur Selbststeuerung des Nierenkreislaufes. Pflügers Arch. ges. Physiol. 262, 207—218 (1956).
Opitz, E.: Die akute Hypoxie. Ergebn. Physiol. 44, 315—424 (1941).
— Über die Sauerstoffversorgung des Zentralnervensystems. Naturwissenschaften 35, 80—88 (1948).
— General physiology of oxygen deficiency. In: German aviation medicine, World War II, Vol. I., Department of the Air Force, U.S. Government Printing Office, Washington DC, 1950.
—, u. F. Kreuzer: Über das Verhalten des Kaninchengehirns gegenüber Ischämie und Anoxie bei Höhenanpassung unter EEG-Kontrolle. Pflügers Arch. ges. Physiol. 260, 480—510 (1954/55).
—, u. U. K. Lorenzen: Vergleich der Wirkungsgeschwindigkeit von reiner Anoxie und totaler Ischämie auf das Kaninchengehirn. Pflügers Arch. ges. Physiol. 253, 412—434 (1951).
—, u. F. Palme: Darstellung der Höhenanpassung im Gebirge durch Sauerstoffmangel. III. Mitt. Graduierung der Höhenkrankheit durch das Elektroencephalogramm. Pflügers Arch. ges. Physiol. 248, 330—375 (1944).
—, u. J. Saathoff: Überlebenszeit des primitiven Schnappatmungszentrums bei verschiedenen Warmblüterspecies vor und nach der Höhenakklimatisation. Pflügers Arch. ges. Physiol. 255, 485—491 (1951).
—, u. M. Schneider: Über die Sauerstoffversorgung des Gehirns und den Mechanismus von Mangelwirkungen. Ergebn. Physiol. 46, 126—260 (1950).
—, u. W. Schümann: Einfluß von Anämie und Polyglobulie auf die reversiblen Wirkungen totaler Ischämie am Kaninchengehirn. Pflügers Arch. ges. Physiol. 253, 459—476 (1951).
—, u. W. Thorn: Überlebenszeit und Erholungszeit des Warmblütergehirns unter dem Einfluß der Höhenanpassung. Pflügers Arch. ges. Physiol. 251, 369—387 (1949).
Orchard, D. P., and E. F. Adolph: Effects of local cooling or heating in deeply hyperthermic rats. J. appl. Physiol. 15, 435—439 (1960).
Osborn, J. J.: Prolonged interruption of the circulation at extremely low body temperatures in dogs: an experimental surgical procedure. Amer. J. Dis. Child. 86, 500—502 (1959).
Osswald, H.: Zur Prüfung der Permeabilität der Blut-Hirnschranke. Ber. ges. Physiol. 154, 264 (1952/53).
— Persönliche Mitteilung.
Owens, J. C., A. E. Prevedel, and H. Swan: Prolonged experimental occlusion of thoracic aorta during hypothermia. Arch. Surg. 70, 95—97 (1955).
Pappenheimer, J. R., and J. P. Maes: A quantitative measure of the vasomotor tone in the hindlimb muscles of the dog. Amer. J. Physiol. 137, 187—199 (1942).
Parkins, W. M., J. M. Jensen, and H. M. Vars: Brain cooling in the prevention of brain damage during periods of circulatory occlusion in dogs. Ann. Surg. 140, 284—289 (1954).
Parrish, A. E., J. Kleh, and J. F. Fazekas: Renal and cerebral hemodynamics with hypotension. Amer. J. med. Sci. 233, 35—39 (1957).
Passmore, R., R. A. Peters, and H. M. Sinclair: CX. On catatorulin. A new method of comparing the oxydative factor in vitamine B 1 concentrates. Biochem. J. 27, 842—850 (1933).
Patterson, J. L., and J. L. Cannon: Postural changes in the cerebral circulation, studied by continuous oxymetric and pressure-recording technique. J. clin. Invest. 30, 664 (1951).
— A. Heyman, and L. L. Battey: Treatment of acute cerebral vascular accidents. Amer. J. Med. 14, 757—758 (1953).
— — —, and R. W. Ferguson: Threshold of response of the cerebral vessels of man to increase in blood carbon dioxide. J. clin. Invest. 34, 1857—1864 (1955).
— —, and T. Duke: Cerebral circulation and metabolism in chronic pulmonary emphysema. With observations on the effects of inhalation of oxygen. Amer. J. Med. 12, 383—387 (1952).
— —, and F. T. Nichols: Cerebral blood flow and oxygen consumption in neurosyphilis. J. clin. Invest. 29, 1327—1334 (1950).
—, and J. V. Warren: Mechanisms of adjustment in the cerebral circulation upon assumption of the upright position. J. clin. Invest. 31, 653 (1952).
Paulet, G.: De l'importance relative de la défaillance respiratoire et de la défaillance cardiaque dans l'action léthale des cyanures. Arch. int. Physiol. 63, 328—339 (1955).

Penfield, W., and H. Jasper: Epilepsy and the functional anatomy of the human brain. Boston: Little, Brown & Co 1954.
— K. v. Sántha, and A. Cypriani: Cerebral blood flow during induced epileptiform seizures in animal and man. J. Neurophysiol. 2, 257—267 (1939).
Penrod, K. E.: Nature of pulmonary damage produced by high oxygen pressures. J. appl. Physiol. 9, 1—4 (1956).
Pentschew, A.: Intoxikationen. In: Handbuch der speziellen pathologischen Anatomie und Histologie Bd. XIII/2, B, S. 1907—2502. Berlin-Göttingen-Heidelberg: Springer 1958.
Perez-Borja, C., and J. S. Meyer: A critical evaluation of rheoencephalography in control subjects and in proven cases of cerebrovascular disease. J. Neurol. Neurosurg. Psychiat. 27, 66—72 (1964).
Peters, R. A., and H. M. Sinclair: Studies in avian carbohydrate metabolism. IV. Factors influencing the maintenance of respiration in surviving brain tissue of the normal pigeon. Biochem. J. 27, 1677—1686 (1933).
—, and R. H. S. Thompson: CXXXI. Pyruvic acid as an intermediary metabolite in the brain tissue of avitaminous and normal pigeons. Biochem. J. 28, 916—925 (1934).
Pichotka, J.: Der Gesamtorganismus im Sauerstoffmangel. In: Handbuch der allgemeinen Pathologie, Bd. IV/2, S. 497—568. Berlin-Göttingen-Heidelberg: Springer 1957.
Pike, F. H., C. C. Guthrie, and G. N. Stewart: Studies in resuscitation: IV. The return of function in the central nervous system after temporary cerebral anaemia. J. exp. Med. 10, 490—520 (1908).
Polzer, K., u. F. Schuhfried: Rheographische Untersuchungen am Schädel. Wien. Z. Nervenheilk. 2, 295—297 (1951).
Pontius, R. G., R. D. Bloodwell, D. A. Cooley, and M. E. de Bakey: The use of hypothermia in the prevention of brain damage following temporary arrest of cerebral circulation: experimental observations. Surg. Forum 5, 224—228 (1954).
— H. L. Brockman, E. G. Hardy, D. A. Cooley, and M. E. de Bakey: The use of hypothermia in the prevention of paraplegia following temporary aortic occlusion: experimental observations. Surgery 36, 33—38 (1954).
Pool, J. L., H. S. Forbes, and G. I. Nason: Cerebral circulation. XXXII. Effect of stimulation of the sympathetic nerve on the pial vessels in the isolated head. Arch. Neurol. Psychiat. (Chic.) 32, 915—923 (1934).
Popp, C.: Die Retinafunktion nach intraocularer Ischämie. Albrecht v. Graefes Arch. Ophthal. 156, 395—403 (1955).
Posner, J. B., and F. Plum: The toxic effects of carbon dioxyde and acetazolamide in hepatic encephalopathy. J. clin. Invest. 39, 1246—1258 (1960).
Pristley, J.: The discovery of oxygen. Alembic Club Reprints, Nr 7. Chicago: Chicago University Press 1906.
Quandt, I.: Die cerebralen Durchblutungsstörungen des Erwachsenenalters. Berlin: VEB Verlag Volk und Gesundheit 1959.
Ramon y Cajal, S.: Histologie du système nerveux de l'homme et des vertébrés. Paris: Maloine 1909—1911.
Ranck, J. B., and W. F. Windle: Brain damage in the monkey, macaca mulatta, by asphyxia neonatorum. Exp. Neurol. 1, 130—154 (1959).
Rapela, C. E., C. B. Bush, and St. Bryant: Autoregulation of cerebral blood flow in dogs with deafferented carotid bifurcations. Fed. Proc. 23, 206 (1964).
—, and H. D. Green: Autoregulation of canine cerebral blood flow. Circulat. Res. 15, Suppl. 1, 205—212 (1964).
Read, R. C., C. Lillehei, and R. L. Varco: Cardiac resuscitation and neurologic tolerance to anoxia. Circulat. Res. 4, 45—48 (1956).
Reichel, K., u. E. Kanzow: Der Einfluß von Barbiturat-Narkose und CO_2 auf die Autoregulation der Hirnrindendurchblutung. Pflügers Arch. ges. Physiol. 279, R 14 (1964).
Reulen, H. J., P. Aigner, W. Brendel u. K. Messmer: Elektrolytveränderungen in tiefer Hypothermie. I. Die Wirkung akuter Auskühlung bis 0°C und Wiedererwärmung. Pflügers Arch. ges. Physiol. 288, 197—219 (1966).
Rexed, B.: Some observations on the effect of compression of short duration of the abdominal aorta in the rabbit. Acta psychiat. (Kbh.) 15, 365—398 (1940).
Reynafarje, B.: Myoglobin content and enzymatic activity of muscle and altitude adaptation. J. appl. Physiol. 17, 301—305 (1962).
Riberi, A., P. Grice, R. Rodriguez, H. Kajikuri, and H. B. Shumacker: Prolongation of safe period of venous inflow occlusion in hypothermic state by coronary and carotid artery perfusion with oxygenated blood. J. thorac. Surg. 32, 399—409 (1956).
Riechert, T.: Die Arteriographie der Hirngefäße. Berlin: Urban & Schwarzenberg 1949.
— Über arteriographisch nachgewiesene Verschlüsse der Art. vertebralis. Arch. Psychiat. Nervenkr. 188. 126—130 (1952).
— Die Angiographie der normalen und gestörten Hirndurchblutung. Verh. dtsch. Ges. Kreisl.-Forsch. 19, 131—141 (1953).
Ritter, E. R.: Pressure flow relations in the kidney. Alleged effects of pulse pressure. Amer. J. Physiol. 168, 480—489 (1952).
Robin, E. D., and F. H. Gardener: Cerebral metabolism and hemodynamics in pernicious anemia. J. clin. Invest. 32, 598 (1953).
Rose, M.: Cytoarchitektonik und Myeloarchitektonik der Großhirnrinde. In: O. Bumke u. O. Foerster (Hrsg.), Handbuch der Neurologie, Bd. 1/I, S. 588—778. Berlin: Springer 1935.

Rosomoff, H. L.: Occlusion of middle cerebral artery under hypothermia. Fed. Proc. 14, 125 (1955).
— The effect of hypothermia on the physiology of the nervous system. Surgery 40, 328—336 (1956).
—, and R. Gilbert: Brain volume and cerebrospinal fluid pressure during hypothermia. Amer. J. Physiol. 183, 19—22 (1955).
—, and D. A. Holaday: Cerebral blood flow and cerebral oxygen consumption during hypothermia. Amer. J. Physiol. 179, 85—88 (1954).
Rossen, R., H. Kabat, and J. P. Anderson: Acute arrest of cerebral circulation in man. Arch. Neurol. Psychiat. (Chic.) 50, 510—528 (1943).
Rotter, W.: Über die postischämische Insuffizienz überlebender Zellen und Organe, ihre Erholungszeit und die Wiederbelebungszeit nach Kreislaufunterbrechung. Thoraxchirurgie 6, 107—124 (1958).
Ruf, H.: Experimentelle, über Stunden dauernde Verlängerung des Elektrokrampfes durch Sauerstoff und Kreislaufmittel. Nervenarzt 21, 109—113 (1950).
— Über die Beeinflussung experimenteller epileptischer Anfälle. Nervenarzt 22, 437—439 (1951a).
— Experimentelle Untersuchungen über Krampfverlängerungen durch Sauerstoff und Adrenalin: Dauerkrämpfe nach einmaliger elektrischer Reizung oder Cardiazolgabe. Arch. Psychiat. Nervenkr. 187, 97—127 (1951b).
Ruff, S.: Über das Verhalten von Blutdruck und Pulsfrequenz unter dem Einfluß von Fliehkräften und über Versuche zur Steigerung der Beschleunigungsverträglichkeit. Luftfahrtmedizin 2, 259—280 (1938).
—, u. H. Strughold: Grundriß der Luftfahrtmedizin. Leipzig: Johann Ambrosius Barth 1944.
Sagawa, K., and A. C. Guyton: Pressure-flow relationships in isolated canine cerebral circulation. Amer. J. Physiol. 200, 711—714 (1961).
Sakel, M.: Neue Behandlungsmethode der Schizophrenie. Wien u. Leipzig: Perles 1935.
Sántha, K. v.: Gehirndurchblutungsversuche bei experimentell hervorgerufenen Krämpfen. Arch. Psychiat. Nervenkr. 109, 128—138 (1939).
Sapirstein, L. A.: Measurement of the cephalic and cerebral blood flow fractions of the cardiac output in man. J. clin. Invest. 41, 1429—1435 (1962).
—, and H. Melette: Use of antipyrine in regional blood flow measurements in the dog. Fed. Proc. 14, 129—130 (1955).
Schadé, J. P., H. van Backer, and E. Colon: Quantitative analysis of neuronal parameters in the maturing cerebral cortex. In: Progress in brain research, vol. 4 [D. P. Purpura and J. P. Schadé (Eds.)], Growth and maturation of the brain. Amsterdam-London-New York: Elsevier Publ. Co. 1964.
Schaertlin, C. E.: Polarographische Messung der Sauerstoffspannung im Hirnblut bei Hypoxie. Helv. physiol. pharmacol. Acta 19, 255—262 (1961).
Scharrer, E.: Capillaries and mitochondria in neuropil. J. comp. Neurol. 83, 237—243 (1945).
Scheid, W.: Die Zirkulationsstörungen des Gehirns und seiner Häute. In: Handbuch der inneren Medizin, Bd. V, Teil 3. Berlin-Göttingen-Heidelberg: Springer 1953.
— Kreislaufstörungen des Zentralnervensystems. Acta neurochir. (Wien), Suppl. 7, 16—27 (1961).
Scheinberg, P.: The effect of nicotinic acid on the cerebral circulation, with observations on extracerebral contamination of cerebral venous blood in the nitrous oxide procedure for cerebral blood flow. Circulation 1, 1148—1154 (1950a).
— Cerebral blood flow in vascular disease of the brain. With observations on the effects of stellate ganglion block. Amer. J. Med. 8, 139—147 (1950b).
— Cerebral circulation in heart failure. Amer. J. Med. 8, 148—152 (1950c).
— Cerebral blood flow and metabolism in pernicious anemia. Blood 6, 213—227 (1951).
— Effects of uremia on cerebral blood flow and metabolism. Neurology (Minneap.) 4, 101—105 (1954).
— I. Blackburn, M. Rich, and M. Saslaw: Effects of aging on cerebral circulation and metabolism. Arch. Neurol. Psychiat. (Chic.) 70, 77—85 (1953).
—, and H. W. Jayne: Factors influencing cerebral blood flow and metabolism. A review. Circulation 5, 225—236 (1952).
—, and E. A. Stead: The cerebral blood flow in male subjects as measured by the nitrous oxide technique. Normal values for blood flow, oxygen utilization, glucose utilization, and peripheral resistance, with observations on the effect of tilting and anxiety. J. clin. Invest. 28, 1163—1171 (1949).
Schieve, J. F., and W. P. Wilson: The changes in cerebral vascular resistance of man in experimental alkalosis and acidosis. J. clin. Invest. 32, 33—38 (1953a).
— — The influence of age, anesthesia and cerebral arteriosclerosis on cerebral vascular activity to CO_2. Amer. J. Med. 15, 171—174 (1953b).
Schmidt, C. F.: The intrinsic regulation of the circulation in the hypothalamus of the cat. Amer. J. Physiol. 110, 137—152 (1934).
— The intrinsic regulation of the circulation in the parietal cortex of the cat. Amer. J. Physiol. 114, 572—585 (1935/36).
— The cerebral circulation in health and disease. Springfield (Ill.): Ch. C. Thomas 1950.
—, and J. P. Hendrix: The action of chemical substances on cerebral blood vessels. Res. Publ. Ass. nerv. ment. Dis. 18, 229—276 (1937).
— S. S. Kety, and H. H. Pennes: The gaseous metabolism of the brain of the monkey. Amer. J. Physiol. 143, 33—52 (1945).

SCHMIDT, C. F., and J. C. PIERSON: The intrinsic regulation of the blood vessels of the medulla oblongata. Amer. J. Physiol. 108, 241—263 (1934).

SCHMIDT, H. W.: Tierexperimentelle Untersuchungen zur Frage der Gefäßspasmen bei Hirnembolie. Dtsch. Z. Nervenheilk. 174, 499—504 (1956).

SCHNEIDER, M.: Die Physiologie der Hirndurchblutung. Dtsch. Z. Nervenheilk. 162, 113—139 (1950).

— Durchblutung und Sauerstoffversorgung des Gehirns. Verh. dtsch. Ges. Kreisl.-Forsch. 19, 3—25 (1953).

— Die Messung der Gehirndurchblutung. Comptes rendues du IIe Congr. internat. d'Angéiologie, Fribourg (Suisse) 1955, p. 554—563.

— Zur Pathophysiologie der verschiedenen Schockformen. Bibl. haemat. (Basel) 16, 10—26 (1963).

— Zur Pathophysiologie des Schocks. In: K. HORATZ u. R. FREY (Hrsg.), Schock und Plasmaexpander. Berlin-Göttingen-Heidelberg: Springer 1964a.

— Die Wiederbelebungszeit verschiedener Organe nach Ischämie. Arch. klin. Chir. 308, 253—265 (1964b).

—, u. H. HIRSCH: Neuere Untersuchungen zur Physiologie des Schlafes. Med. Klin. 54, 933—937 (1959).

—, u. D. SCHNEIDER: Untersuchungen über die Regulierung der Gehirndurchblutung. I. Mitt. Naunyn-Schmiedebergs Arch. exp. Path. Pharmak. 175, 606—639 (1934).

SCHOLZ, W.: Was leisten die Blutkörperchenfärbungen zur Darstellung der Hirndurchblutung für die Pathologie? Z. ges. Neurol. Psychiat. 164, 117—139 (1939).

— Die Krampfschädigungen des Gehirns. Monographien aus dem Gesamtgebiete der Neurologie und Psychiatrie, H. 75. Berlin-Göttingen-Heidelberg: Springer 1951.

— Kreislaufschäden des Gehirns und ihre Pathogenese. Verh. dtsch. Ges. Kreisl.-Forsch. 19, 52—69 (1953).

— Die nicht zur Erweichung führenden unvollständigen Gewebsnekrosen (Elektive Parenchymnekrose). In: Handbuch der speziellen Pathologie und Anatomie, Bd. 13/1, S. 1284—1325. Berlin-Göttingen-Heidelberg: Springer 1957a.

— An nervöse Systeme gebundene (topistische) Kreislaufschäden. In: Handbuch der speziellen Pathologie und Anatomie, Bd. 13/1, S. 1326—1383. Berlin-Göttingen-Heidelberg: Springer 1957b.

—, u. J. JÖTTEN: Durchblutungsstörungen im Katzenhirn nach kurzen Serien von Elektrokrämpfen. Arch. Psychiat. Nervenkr. 186, 264—279 (1951).

—, u. H. SCHMIDT: Cerebrale Durchblutungsstörungen bei Hypoxämie (Asphyxie). Arch. Psychiat. Nervenkr. 189, 231—250 (1952).

SCHROEDER, H. A., u. H. M. PERRY: Die Prognose der schweren, intensiven mit Hydralazin und Ganglienblockern behandelten Hypertonie. In: K. D. BOCK u. P. COTTIER (Hrsg.), Essentielle Hypertonie. Berlin-Göttingen-Heidelberg: Springer 1960.

SCHWEDENBERG, T. H.: Leukoencephalopathy following carbon monoxide asphyxia. J. Neuropath. exp. Neurol. 18, 597—608 (1959).

SCHWIEGK, H.: Wiederbelebung durch einen künstlichen Kreislauf. Klin. Wschr. 1946, 104—111.

SEITZ, R.: Die Netzhautgefäße. Vergleichende ophthalmoskopische und histologische Studien an gesunden und kranken Augen. Stuttgart: Ferdinand Enke 1962.

SELKURT, E.: The relation of renal blood flow to effective arterial pressure in the intact kidney of the dog. Amer. J. Physiol. 147, 537—549 (1946).

SENSENBACH, W., L. MADISON, S. EISENBERG, and L. OCHS: The cerebral circulation and metabolism in hyperthyreoidism and myxedema. J. clin. Invest. 33, 1434—1440 (1954).

— —, and L. OCHS: A comparison of effects of l-nor-eprinephrine, synthetic l-epinephrine, and USP-epinephrine upon cerebral blood flow and metabolism in man. J. clin. Invest. 32, 226—232 (1953).

SEROTA, H., and R. W. GERARD: Localized thermal changes in the cat's brain. J. Neurophysiol. 1, 115—124 (1938).

SHANES, A. M.: Factors in nerve functioning. Fed. Proc. 10, 611—621 (1951).

SHEEHAN, S., R. B. BAUER, and J. S. MEYER: Vertebral artery compression in cervical spondylosis. Arteriographic demonstration during life of vertebral artery insufficiency due to rotation and extension of the neck. Neurology (Minneap.) 10, 968—986 (1960).

SHENKIN, H. A.: Effects of various drugs upon cerebral circulation and metabolism of man. J. appl. Physiol. 3, 465—471 (1951).

— F. CABIESES, and G. VAN DEN NOORDT: The effect of bilateral stellectomy upon the cerebral circulation of man. J. clin. Invest. 30, 90—93 (1951).

— — — P. SAYERS, and R. COPPERMAN: The hemodynamic effect of unilateral carotid ligation on the cerebral circulation of man. J. Neurosurg. 8, 38—45 (1951).

— P. NOVACK, B. GOLUBOFF, A. SOFFE, and L. BORTIN: The effects of aging, arteriosclerosis, and hypertension upon the cerebral circulation. J. clin. Invest. 32, 459—465 (1953).

— W. G. SCHEUERMAN, E. B. SPITZ, and R. A. GROFF: Effect of change of position upon cerebral circulation of man. J. appl. Physiol. 2, 317—326 (1949).

— R. B. WOODFORD, F. A. FREYHAN, and S. S. KETY: Effects of frontal lobotomy on the cerebral blood flow and metabolism. Res. Publ. Ass. nerv. ment. Dis. 27, 823—831 (1948).

SHIPLEY, R. E., and R. S. STUDY: Changes in renal blood flow, extraction of inulin, glomerular filtration rate, tissue pressure and urine flow with acute alterations of renal artery blood pressure. Amer. J. Physiol. 167, 676—688 (1951).

SHUMWAY, N. E., M. L. GLIEDMANN, and F. J. LEWIS: Coronary perfusion for longer periods of cardiac occlusion under hypothermia. J. thorac. Surg. 30, 598—606 (1955).

Siemons, K., u. A. Bernsmeier: Winterschlaf und Hirndurchblutung. Zbl. Neurochir. 14, 229—233 (1954).
Simpson, H. N., and A. J. Derbyshire: Electrical activity of the motor cortex during cerebral anemia. Amer. J. Physiol. 109, 99 (1934).
Sokoloff, L.: Relation of cerebral circulation and metabolism to mental activity. In: S. R. Korey and J. I. Nurnberger (Eds.), Neurochemistry. New York: Hoeber-Harper 1956.
— Local blood flow in neural tissue. In: W. F. Windle (Ed.), New research techniques of neuroanatomy. Springfield (Ill.): Ch. C. Thomas 1957.
— The action of drugs on the cerebral circulation. Pharmacol. Rev. 11, 1—85 (1959).
— Metabolism of the central nervous system in vivo. In: Handbook of physiology, Section 1, Neurophysiology, vol. III. Washington: Amer. Physiol. Soc. 1960.
— Local cerebral circulation at rest and during altered cerebral activity induced by anesthesia or visual stimulation. In: S. S. Kety and J. Elkes, Regional neurochemistry. Oxford: Pergamon Press 1961.
— R. Mangold, R. L. Wechsler, C. Kennedy, and S. S. Kety: The effects of mental arithmetic on cerebral circulation and metabolism. J. clin. Invest. 34, 1101—1008 (1955).
— S. Perlin, C. Kornetsky, and S. S. Kety: The effect of D-lysergic acid diethylamide on cerebral circulation and over-all metabolism. Ann. N. Y. Acad. Sci. 66, 468—477 (1957).
— R. L. Wechsler, R. Mangold, K. Balls, and S. S. Kety: Cerebral blood flow and oxygen consumption in hyperthyroidism before and after treatment. J. clin. Invest. 32, 202—208 (1953).
Spielmeyer, W.: Die Pathogenese des epileptischen Krampfes. Histopathologischer Teil. Z. ges. Neurol. Psychiat. 109, 501—520 (1927).
— Über örtliche Vulnerabilität. Z. ges. Neurol. Psychiat. 118, 1—16 (1928).
— Kreislaufstörungen und Psychosen. Z. ges. Neurol. Psychiat. 123, 536—573 (1929).
Spunda, Ch.: Über Wert und Anwendung der Schädelrheographie. Wien. klin. Wschr. 67, 788—792 (1955).
Stadie, W. C., B. C. Riggs, and N. Haugaard: Oxygen poisoning. Amer. J. med. Sci. 207, 84—114 (1944).
Stafford, A., and J. A. C. Weatherall: The survival of young rats in nitrogen. J. Physiol. (Lond.) 153, 457—472 (1960).
Stephens, O. Z.: Blood pressure and pulse rate. J. Amer. med. Ass. 43, 955—962 (1904).
Stickney, J. S., and E. J. van Liere: Acclimatization to low oxygen tension. Physiol. Rev. 33, 13—34 (1953).
Stone, H. H., T. N. Mackrell, and R. L. Wechsler: The effect on cerebral circulation and metabolism in man of acute reduction in blood pressure by means of intravenous hexamethonium bromide and head-up tilt. Anesthesiology 16, 168—176 (1955).
Stroud, M. W., C. J. Lambertsen, H. Wendel, and M. B. Daly: Comparison of continuous and intermittent sampling in nitrous oxide method for determining cerebral blood flow. Fed. Proc. 13, 147 (1954).
Strughold, H.: Atmung und Wirkstoffe. Luftfahrtmed. Abh. 2, 192—197 (1938).
— Hypoxydose. Klin. Wschr. 23, 221—222 (1944).
Sugar, O., and R. W. Gerard: Anoxia and brain potentials. J. Neurophysiol. 1, 558—572 (1938).
Svaetichin, G., K. Negishi, R. Fatehchand, B. D. Drujan, and A. Selvin de Testa: Nervous functions based on interaction between neuronal and non-neuronal elements. In: De Robertis and R. Carrea (Eds.), Progress in brain research, vol. 15, Biology of neuroglia. Amsterdam: Elsevier Publ. Co. 1965.
Swan, H., and I. Zeavin: Cessation of circulation in general hypothermia. III. Technics of intracardiac surgery under direct vision. Ann. Surg. 139, 385—396 (1954).
— — S. G. Blount, and R. W. Virtue: Surgery by direct vision in the open heart during hypothermia. J. Amer. med. Ass. 153, 1081—1085 (1953).
— — J. H. Holmes, and V. Montgomery: Cessation of circulation in general hypothermia. I. Physiological changes and their control. Ann. Surg. 138, 360—375 (1953b).
Swank, R. L., W. Isselhard, W. Hissen, and H. Merguet: Alteration of blood during acute hypotension: Effect of continuous glass wool filtration. Circulat. Res. 14, 97—104 (1964).
Symon, L.: Observations on the leptomeningeal collateral circulation in dogs. J. Physiol. (Lond.) 154, 1—14 (1960).
— S. Ishikawa, S. Lavy, and J. S. Meyer: Quantitative measurement of cephalic blood flow in the monkey. A study of vascular occlusion in the neck using electromagnetic flowmeters. J. Neurosurg. 20, 199—218 (1963).
— —, and J. S. Meyer: Cerebral arterial pressure changes and development of leptomeningeal collateral circulation. Neurology (Minneap.) 13, 237—250 (1963).
Tappan, D. V., B. Reynafarje, V. R. Potter, and A. Hurtado: Alterations in enzymes and metabolites resulting from adaptation to low oxygen tensions. Amer. J. Physiol. 190, 93—98 (1957).
Ten Cate, J., J. T. F. Boeles et P. J. Klopper: L'influence d'une ischémie cérébrale sur les réactions conditionnées du chat. Arch. int. Physiol. 63, 51—61 (1955).
—, et G. P. M. Horsten: Sur l'influence de la ligature temporaire de l'aorte sur l'activité électrique de l'écorce cérébrale. Arch. int. Physiol. 60, 441—448 (1952).
— — L'activité électrique et psycho-physiologique du cerveau du chat après l'occlusion temporaire de l'aorte. Arch. int. Physiol. 62, 6—21 (1954).
Thauer, R.: Pathophysiologie der Hypothermie. Thoraxchirurgie 6, 128—140 (1958).
—, u. W. Brendel: Hypothermie. Progr. Surg. 2, 73—271 (1962).
Thews, G.: Die Sauerstoffdiffusion im Gehirn. Ein Beitrag zur Frage der Sauerstoffversorgung der Organe. Pflügers Arch. ges. Physiol. 271, 197—226 (1960).

Thompson, R. K., and St. Malina: Dynamic axial brain-stem distortion as a mechanism explaining the cardiorespiratory changes in increased intracranial pressure. J. Neurosurg. 16, 664—675 (1959).

Thorn, W., u. F. Liemann: Metabolitkonzentration in der Niere und Paraaminohippursäureclearance nach akuter Ischämie und in der Erholung nach Ischämie. Pflügers Arch. ges. Physiol. 273, 528—542 (1961).

— G. Pfleiderer, R. A. Frowein u. I. Ross: Stoffwechselvorgänge im Gehirn bei akuter Anoxie, akuter Ischämie und in der Erholung. Pflügers Arch. ges. Physiol. 261, 334—360 (1955).

Thurau, K., P. Deetjen u. K. Kramer: Hämodynamik des Nierenmarks. II. Mitt. Pflügers Arch. ges. Physiol. 270, 270—285 (1960).

—, u. K. Kramer: Weitere Untersuchungen zur myogenen Natur der Autoregulation des Nierenkreislaufs. Pflügers Arch. ges. Physiol. 269, 77—93 (1959).

Tönnis, D.: Über die ischämische Entstehung von Spastik bei traumatischen Rückenmarksschädigungen. Fortschr. Neurol. Psychiat. 29, 445—463 (1961a).

— Mangeldurchblutung als Ursache von Rückenmarksschädigungen. Münch. med. Wschr. 103, 1338—1343 (1961b).

— Rückenmarktrauma und Mangeldurchblutung. Beiträge zur Neurochirurgie, H. 5. Leipzig: Johann Ambrosius Barth 1963.

Tönnis, W., u. W. Schiefer: Zirkulationsstörungen des Gehirns im Serienangiogramm. Berlin-Göttingen-Heidelberg: Springer 1959.

Torres, I.: Über die Restatmung von Säugetieren in Blausäure. Biochem. Z. 280, 114—117 (1935).

Tureen, L. L.: Effect of experimental temporary vascular occlusion on the spinal cord. I. Correlation between structural and functional changes. Arch. Neur. (Chic.) 35, 789—807 (1936).

Turner, J., C. J. Lambertsen, S. G. Owen, H. Wendel, and H. Chiodi: Effects of .08 and .8 atmospheres of inspired pO_2 upon cerebral hemodynamics at a "constant" alveolar pCO_2 of 43 mm Hg. Fed. Proc. 16. 130 (1957).

Tyler, D. B., and A. van Harreveld: The respiration of the developing brain. Amer. J. Physiol. 136, 600—603 (1942).

Vander Eecken, H. W.: The anastomoses between the leptomeningeal arteries of the brain. Springfield (Ill.): Ch. C. Thomas 1959.

Verworn, M.: Ermüdung, Erschöpfung und Erholung der nervösen Centra des Rückenmarks. Arch. Anat. Physiol. (physiol. Abt.) Suppl. 1900, 152—176.

Wade, J. D., S. H. Davies, G. C. McKenzie, A. Masson, S. Zellos, and A. W. Williams: The effect of potassium citrate arrest on the dog's heart. Scot. med. J. 7, 306—310 (1962).

Waltz, A. G., and J. S. Meyer: Effects of changes in composition of plasma on pial blood flow. II. High molecular weight substances, blood constituents and tonicity. Neurology (Minneap.) 9, 815—825 (1959).

Warburg, O.: Beiträge zur Physiologie der Zelle, insbesondere über die Oxydationsgeschwindigkeit in Zellen. Ergebn. Physiol. 14, 252—337 (1914).

Ward, A. A., and M. D. Wheatley: Sodium cyanide: sequence of changes of activity induced of various levels of the central nervous system. J. Neuropath. exp. Neurol. 6, 292—294 (1947).

Wechsler, R. L., W. Crum, and J. L. A. Roth: The blood flow and O_2 consumption of the human brain in hepatic coma. Clin. Res. Proc. 2, 74 (1954).

— R. D. Dripps, and S. S. Kety: Blood flow and oxygen consumption of the human brain during anesthesia produced by thiopental. Anesthesiology 12, 308—314 (1951).

— L. M. Kleiss, and S. S. Kety: The effects of intravenously administered aminophylline on cerebral circulation and metabolism in man. J. clin. Invest. 29, 28—30 (1950).

Weed, L. H., and W. Hughson: Intracranial venous pressure and cerebrospinal fluid pressure as affected by intravenous injections of solutions of various concentrations. Amer. J. Physiol. 58, 101—130 (1921).

Wegner, W.: Die Funktion der menschlichen Netzhaut bei experimenteller Ischämia retinae. Arch. Augenheilk. 98, 514—564 (1928).

Weickmann, F.: Grundlagen der angiographischen Diagnostik cerebraler Gefäßprozesse. In: J. Quandt (Hrsg.), Die cerebralen Durchblutungsstörungen des Erwachsenenalters, S. 112—161. Berlin: VEB Verlag Volk u. Gesundheit 1959.

Weinberger, L. M., M. H. Gibbon, and J. H. Gibbon: Temporary arrest of the circulation to the central nervous system. I. Physiologic effects. Arch. Neurol. Psychiat. (Chic.) 43, 615—634 (1940a).

— — — Temporary arrest of the circulation to the central nervous system. II. Pathologic effects. Arch. Neurol. Psychiat. (Chic.) 43, 961—986 (1940b).

Weiss, S., and J. P. Baker: The carotid sinus in health and disease: Its role in the causation of fainting and convulsions. Medicine (Baltimore) 12, 297—354 (1933).

Wezler, K., u. W. Sinn: Das Strömungsgesetz des Blutkreislaufes. Arzneimittel-Forsch. 3. Beih. (1953).

Wheatley, H. D.: Mechanism of cerebral death with doses of NaCN from which the heart recovers. J. Neuropath. exp. Neurol. 6, 295—298 (1947).

Whittaker, S. R. F., and F. R. Winton: The apparent viscosity of blood flowing in the isolated hindlimb of the dog, and its variation with corpuscular concentration. J. Physiol. (Lond.) 78, 339—369 (1933).

Whittier, J. R.: Vasorelaxant drugs and cerebrovascular disease. Angiology 15, 82—87 (1964).

Wiesinger, K.: Mensch und Höhe. Physiologie und Pathologie der Höhe. In: Mensch und Umwelt. Documenta Geigy, H. 1. Basel: Geigy 1956.

WILCKE, O.: Eine Methode zur Bestimmung der Hirndurchblutung mit Radio-Isotopen. Naturwissenschaften 50, 618—619 (1963).
— Eine einfache Methode zur Bestimmung der Hirndurchblutung mit Radio-Isotopen. Acta neurochir. (Wien) 12, 31—39 (1964).
—, u. H. ZEH: Klinische und experimentelle Untersuchungen zur Bestimmung der Zirkulationszeit des Hirns mit radioaktiven Isotopen. Zbl. Neurochir. 23, 145—152 (1963).
WILSON, W. P., G. L. ODOM, and J. F. SCHIEVE: The effect of carbon dioxide on cerebral blood flow, spinal fluid pressure and brain volume during pentothal sodium anesthesia. Curr. Res. Anesth. 32, 168—273 (1953).
WINDLE, W. F., and R. F. BECKER: Effects of anoxia at birth on central nervous system of the guinea pig. Proc. Soc. exp. Biol. (N. Y.) 51, 213—215 (1942).
— — Asphyxia neonatorum. Amer. J. Obstet. Gynec. 45, 183—200 (1943).
— —, and A. WEIL: Alterations in brain structure after asphyxiation at birth. J. Neuropath. exp. Neurol. 3, 224—238 (1944).
WINKELBAUER, A.: Experimentelle Untersuchungen über Wiederbelebung nach Verbluten. Dtsch. Z. Chir. 245, 1—15 (1935).
WINSOR, T., C. HYMAN, and F. M. KNAPP: The cerebral peripheral circulatory action of Nylidrin HCl. Amer. J. med. Sci. 239, 594—600 (1959).
WINTON, F. R.: Hydrostatic pressures affecting the flow of urine and blood in the kidney. Harvey Lectures, Ser. 47. New York: Academic Press Inc. 1952.
WINZLER. R. J.: A comparative study of the effect of cyanide, azide and carbon monoxide, on the respiration of bakers' yeast. J. cell. comp. Physiol. 21, 229—252 (1943).
WOLFF. H. G.: The cerebral circulation. Physiol. Rev. 16, 545—596 (1936).
WRIGHT, E. B.: A comparative study of the effect of oxygen lack on peripheral nerve. Amer. J. Physiol. 147, 78—89 (1946).
WRIGHT, R. D.: Experimental observations on increased intracranial pressure. Austr. N. Z. J. Surg. 7, 215—235 (1938).
WÜLLENWEBER, R.: Schwankungen der Hirndurchblutung unter physiologischen und pathophysiologischen Bedingungen. Acta neurochir. (Wien) 13, 64—76 (1965a).
— Beobachtungen über den Einfluß der Atmung auf die lokale Hirndurchblutung des Menschen. Acta neurochir. (Wien) 13, 506—516 (1965b).
ZELLER, O.: Versuche zur Wiederbelebung von Tieren mittels arterieller Durchströmung des Herzens und der nervösen Zentralorgane. Dtsch. Z. Chir. 95, 488—559 (1909).
ZITA, G., F. HAWLICZEK u. G. KITTINGER: Zerebrale Durchblutungsmessung mit Hilfe von J^{131}-markiertem Humanserumalbumin vor und nach Ganglion stellatum-Blockade. Z. Laryng. Rhinol. 43, 167—176 (1964).
ZOTTERMANN, Y.: Studies in the peripheral nervous mechanism of pain. Acta med. scand. 80, 185—242 (1933).
ZÜLCH, K. J.: Mangeldurchblutung an der Grenzzone zweier Gefäßgebiete als Ursache bisher ungeklärter Rückenmarksschädigung. Dtsch. Z. Nervenheilk. 172, 81—101 (1954).
— Gedanken zur Entstehung und Behandlung der „Schlaganfälle". Wien. med. Wschr. 105, 1035—1041 (1955).
— Gedanken zur Entstehung und Behandlung der Schlaganfälle. Dtsch. med. Wschr. 85, 1524—1530, 1585—1590 (1960).
— Über die Entstehung und Lokalisation der Hirninfarkte. Zbl. Neurochir. 21, 158—178 (1961a).
— Die Pathogenese von Massenblutung und Erweichung unter besonderer Berücksichtigung klinischer Gesichtspunkte. Acta neurochir. (Wien), Suppl. 7, 51—117 (1961b).
— Gedanken über die Entstehung der Hirninfarkte und anderer Durchblutungsstörungen. In: H. BERTHA, O. EICHHORN u. H. LECHNER, Der Hirnkreislauf in Forschung und Klinik. Kongreßband des I. Internat. Salzburger Symposions Graz 1962a, S. 36—40.
— Neuere Anschauungen über die Entstehung cerebraler Insulte. Extrait du Livre Jubilaire du Dr. LUDO VON BOGAERT, 890—904 (1962b).
— Réflexions sur la physiopathologie des troubles vasculaires médullaires. Rev. neurol. 106, 102—115 (1962c).
— Zur Pathogenese des cerebrovasculären Insultes. Internist (Berl.) 4, 64—70 (1963).

Hirndurchblutungsmessung mit radioaktiven Isotopen.

Von

O. WILCKE.

Mit 37 Abbildungen.

Die Verwendung von radioaktiven Isotopen zur Hirndurchblutungsmessung bietet den wesentlichen Vorteil der einfachen, schnellen und sehr genauen Nachweisbarkeit des applizierten Indikators, gegenüber den oft umständlichen, chemisch-analytischen Methoden, und darüberhinaus auch die Möglichkeit, durch entsprechende extrakraniell angesetzte Zähler, den Durchfluß der Radioaktivität durchs Hirn zu registrieren.

Die zahlreichen bisher entwickelten Methoden zur Bestimmung der Hirndurchblutung mit Hilfe radioaktiver Isotope beruhen im wesentlichen auf zwei Grundprinzipien:

1. dem analytischen Nachweis des in die Blutbahn eingebrachten radioaktiven Indikators anhand von Blutproben und

2. dem extrakraniellen Nachweis des radioaktiven Indikators mit Hilfe entsprechender Zähler.

Die *analytischen Verfahren* basieren auf dem bekannten Fickschen Prinzip, das durch die von KETY und SCHMIDT (1945) entwickelte Fremdgasmethode eine klinische Bedeutung erlangt hat. Anstelle des Fremdgases wird entweder ein radioaktiver Stoff injiziert oder eingeatmet und aus der unterschiedlichen Konzentration des Indikators im arteriellen Blut und im venösen Hirnblut sowie aus dem zeitlichen Verlauf seiner Gleichverteilung in der Blutbahn, werden sowohl die Zirkulationszeit als auch der Gefäßwiderstand und das cerebrale Blutvolumen ermittelt. Bei diesen analytischen Verfahren ist meist, ähnlich wie bei der Methode von KETY u. SCHMIDT, die Punktion zuführender und abführender Gefäße notwendig, wodurch die freizügige klinische Anwendbarkeit eine gewisse Einschränkung erfährt. Die Apparaturen zum Nachweis sind oft recht aufwendig, insbesondere wenn es sich um automatische Registriervorrichtungen handelt; die Präzision im quantitativ-analytischen Verfahren rechtfertigt jedoch den Aufwand. Die hierzu verwendeten Isotope sind entweder β-Strahler (P^{32}, Kr^{85}) oder γ-Strahler in Form injizierbarer Verbindungen (J^{131}, Cr^{51}, Kr^{79}, Xe^{133}).

Beim *extrakraniellen Nachweis* des in die Blutbahn eingebrachten radioaktiven Indikators werden mit Hilfe geeigneter Zähler, die über dem Schädel des Patienten angesetzt werden, die Impulse aus der durchfließenden Radioaktivität aufgefangen und in Form von Verdünnungskurven registriert. Aus diesen Verdünnungskurven werden entweder qualitative Rückschlüsse auf die Hirndurchblutung gezogen oder durch Eichung der Kurvenhöhe und -breite, in Verbindung mit der Ermittlung anderer Kreislaufgrößen, quantitative Berechnungen vorgenommen, die Aussagen über das cerebrale Blutvolumen oder auch die Durchblutung bestimmter Hirnareale ermöglichen. Zu diesem extrakraniellen Nachweis eignen sich vorwiegend γ-Strahler, die wegen ihrer durchdringenden Strahlung gut nachweisbar sind. Die qualitative Bestimmung der Hirndurchblutung mit dem β-Strahler P^{32} beruht auf dem gleichen Prinzip, indem die Bremsstrahlung dieser Isotope registriert wird.

Die bisher entwickelten Methoden zur Messung der Hirndurchblutung mit Hilfe radioaktiver Isotope sind so vielgestaltig, daß sich nicht zwanglos eine Unterteilung in blutige bzw. analytische Methoden und unblutige, qualitative Methoden durchführen läßt.

Es geht heute mehr und mehr die Tendenz dahin, mit Hilfe extrakraniell registrierter Verdünnungskurven quantitative Berechnungen vorzunehmen, wobei z. T. semiempirische Formeln zugrunde gelegt werden, um vergleichbare Größen oder Relationen zu ermitteln. Die einzelnen Methoden differieren sowohl in der Anordung und technischen Leistungsfähigkeit der verwendeten Zähler, als auch in der Applikationsart des Isotops und nicht zuletzt auch in der Bewertung und Berechnung der ermittelten Größen.

Keine der bisher entwickelten Isotopenmethoden zur Bestimmung der Hirndurchblutung hat in einem ähnlichen Umfange Allgemeingültigkeit und Verbreiterung erfahren, wie die Bestimmung der Hirndurchblutung nach der *Methode von* KETY u. SCHMIDT. In weit über 300 Publikationen ist bisher über klinische Untersuchungen mit dieser Fremdgasmethode berichtet worden. (Zusammenfassende Darstellungen: LASSEN, 1959; SOKOLOFF, 1959.) Die hierbei erzielten Ergebnisse dienen oft als Standardwert und als Kriterium zur Beurteilung der Genauigkeit anderer Methoden. Hierbei darf jedoch nicht übersehen werden, daß diese Methode auch eine gewisse *Fehlerbreite* hat (LASSEN, 1959). Diese ist einmal dadurch bedingt, daß die arteriellen Zufluß- und venösen Abflußwege im Normalfalle bereits erheblich differieren, indem in entwicklungsgeschichtlich bedingten Variationen individuelle Unterschiede in der Ausbildung von arteriellen Kommunikationen bestehen, sowie besonders in der Ausbildung der venösen Abflußwege. In nahezu $1/3$ der Normalfälle sind signifikante Asymmetrien in der Ausbildung der venösen Abflußwege nachweisbar (EDWARDS, 1931; GIBBS, 1934; BETETA u. Mitarb., 1965; HEDLUND u. Mitarb., 1964; MUNCK u. LASSEN, 1957, 1962; LANG u. Mitarb., 1965; ASK-UPMARK, 1937; FERRIS u. Mitarb., 1946; SHENKIN u. Mitarb., 1948 u. a.). Die einseitige Punktion des Bulbus superior venae jugularis bietet daher keine Gewähr für die Ermittlung von Werten, die für beide Hemisphären Gültigkeit haben.

Nur ein Teil des arteriellen Hirnblutes — ohne Zweifel jedoch der größte — fließt über die Venae jugulares ab. Aus den basalen Hirnteilen, insbesondere dem Mesencephalon und der Pons erfolgt der venöse Abfluß über die basilären Venenplexus, die sich entlang der Hinterhauptschuppe zum Foramen occipitale magnum und zu dem venösen Plexus des Wirbelkanals hinziehen (BETETA u. Mitarb., 1965). Diese Regionen werden mit den analytischen Methoden, insbesondere auch der Methode von KETY u. SCHMIDT, nicht erfaßt. Außerdem stammen 2—3% des über die Venae jugulares abgeleiteten Blutes von extracerebralen Zuflüssen aus der Carotis externa (SHENKIN u. Mitarb., 1948). Im Einzelfall kann diese Beimischung extracerebralen Blutes 6% betragen (KETY u. SCHMIDT, 1948). Die gemessenen Werte beziehen sich auf ein mittleres Hirngewicht, so daß individuelle Schwankungen, die klinisch sehr bedeutsam sein können, nicht ins Gewicht fallen. Hinzu kommt noch — und das gilt sowohl für die Stickoxydulmethode wie auch für die Isotopen-Clearancemethoden mit Kr^{85}, Xe^{133} und J^{131}-Antipyrin —, daß für die Bestimmung eine schrankenfreie Diffusion des Gases vom Blut zum Hirn vorausgesetzt werden muß, also ein konstanter Verteilungskoeffizient. Beim Hirngesunden ist der Verteilungskoeffizient ausreichend konstant, wenn auch eine Homogenität im physikalischen Sinne nicht vorliegt. Beim Hirntumorpatienten dagegen finden sich, worauf GÄNSHIRT u. TÖNNIS (1956, 1957) besonders hingewiesen haben, alle Grade der Schrankenfunktionsstörung, so daß im Hirntumorgewebe oder Ödemgewebe bis zu 75% mehr N_2O absorbiert wird, als im normalen Hirngewebe.

Alle diese Faktoren bedingen, daß nur aus dem Querschnitt einer größeren Untersuchungsreihe verbindliche Aussagen über die Mittelwerte der Hirndurchblutung gemacht werden können. Im Einzelfalle ist damit die Methode von KETY u. SCHMIDT für die neurochirurgische Diagnostik bedeutungslos, zumal sie auch keine Aufschlüsse über die regionalen Zirkulationsverhältnisse oder kurzfristige Veränderungen der Hirndurchblutung gibt. Unbestreitbar haben jedoch die mit dieser Methode gewonnenen Ergebnisse ganz wesentlich zu einer Vertiefung der Erkenntnisse über die Hirndurchblutung beim Menschen unter physiologischen, pathologischen und pharmakologischen Bedingungen beigetragen.

Die grundlegenden Erkenntnisse über die Funktion der Hirndurchblutung unter normalen und pathologischen Bedingungen wurden vorwiegend mit den nur im Tierexperiment möglichen *Direktmethoden* gewonnen (zusammenfassende Darstellung: siehe Beitrag HIRSCH und SCHNEIDER in diesem Handbuchband). Unter den für die klinische Diagnostik anwendbaren Methoden zur Beurteilung der Hirndurchblutung nimmt die *Carotis- und Vertebralisangiographie* die absolut dominierende Stellung ein, da sie sowohl lokalisatorische als auch artdiagnostische Aufschlüsse gibt, die für die Beurteilung der Operationsmöglichkeiten unentbehrlich sind (TÖNNIS und SCHIEFER, 1959; YASARGIL, 1962; KRAYENBÜHL und RICHTER, 1952). Die Bestrebungen um eine Verbesserung der bisherigen klinischen Diagnostik sind darauf ausgerichtet, ohne wesentliche Belastung des Patienten zusätzlich funktionsdiagnostische Aufschlüsse durch die Einbeziehung der quantitativen oder qualitativen Bestimmung der lokalen Zirkulationsverhältnisse des Hirns sowie der Stoffwechselvorgänge zu bekommen.

Der erst seit wenigen Jahren erschlossene Weg, radioaktive Isotope zur Untersuchung der Hirndurchblutung zu verwenden, hat diesen klinisch-diagnostischen Bemühungen neue Wege erschlossen. Die Grenzen dieser Entwicklung sind z. Z. noch nicht abzusehen, und es muß daher der Bericht über die bisherigen Methoden und Ergebnisse der Hirndurchblutungsbestimmung mit radioaktiven Isotopen als eine Sichtung zum Zwecke der Koordination und der sich daraus ergebenden Fortentwicklung gewertet werden.

I. Qualitative Methoden.
1. Bestimmung der Zirkulationszeit.

Die klinische Bedeutung der Bestimmung der Zirkulationszeit liegt darin begründet, daß eine direkte Beziehung zwischen der Zirkulationszeit des Hirns und dem Hirnminutenvolumen besteht: Das Hirnminutenvolumen ist ersichtlicherweise um so kleiner, je länger die Zirkulationszeit ist. Aus einer verlängerten Zirkulationszeit kann daher in der Regel auf eine schlechtere Durchblutung und Sauerstoffversorgung des Hirns geschlossen werden. Die Annahme, daß die Kreislaufzeit und die Gehirndurchblutung fast unabhängig voneinander variieren (BROBEIL u. Mitarb., 1957), basiert auf experimentellen Untersuchungen mit methodischen Fehlerquellen, die mit klinischen Untersuchungen und Beobachtungen nicht in Einklang zu bringen sind. So zeigen u. a. die klinischen Untersuchungen von FRIEDMANN u. Mitarb. (1964) aufgrund von serienangiographischen und psychometrischen Befunden sehr eindeutig, daß mit zunehmendem Schweregrad des Psychosyndroms, geradezu parallel, auch die Verlangsamung der Hirnzirkulation zunimmt.

Weiterhin ergibt sich aus klinischen Untersuchungen eindeutig, daß eine verkürzte Zirkulationszeit für einen arterio-venösen Kurzschluß (Shunt) spricht, der entweder auf ein arterio-venöses Angiom oder ein Carotis-Sinus cavernosus-Aneurysma hinweist (WILCKE und ZEH, 1963, 1964).

a) Methodik.

Die Zirkulationszeitbestimmung mit radioaktiven Isotopen beruht auf dem Nachweis des in der Blutbahn eingebrachten radioaktiven Indikators über den großen Blutleitern des Hirns. Hierzu werden entsprechend abgeschirmte Szintillationszähler über den zuführenden und abführenden Gefäßen angesetzt, und die Zeit vom Erscheinen der Radioaktivität bis zum Verschwinden registriert. Hinreichend empfindliche Szintillationszähler und Ratemeter (Zählgeräte) sind notwendig, um eine, dem verwendeten Isotop anzupassende, gute Impulsausbeute zu erzielen. Weiterhin ist die Empfindlichkeit (Zeitkonstante) der Registriereinrichtung von wesentlicher Bedeutung; sie muß dem untersuchten Phänomen angeglichen werden. Das heute vielfach angewendete Tonband-Speicherverfahren bietet besondere Vorteile gegenüber dem trägeren Verfahren der Direktschreibung. (Bezüglich der Meßtechnik sei auf den Beitrag MAURER, Handbuch der Neurochirurgie, Bd. I, 1. Teil verwiesen sowie auf die zusammenfassende Darstellung der

Meßmethoden mit Zählrohren von FÜNFER und NEUERT, 1959.) In der Regel wird der Durchfluß des radioaktiven Indikators in Form von Kurven dargestellt, wobei die Durchflußzeit aus der zeitlichen Differenz vom Kurvenmaximum über dem zuführenden Gefäß bis zum Kurvenmaximum über dem abführenden Gefäß bestimmt wird. Hierbei ergibt sich die Notwendigkeit, daß der radioaktive Indikator wie ein Embolus die großen Gefäße passiert und nicht auf ein größeres Blutvolumen verteilt ist. Dies ist dadurch zu erreichen, daß die injizierte Radioaktivität in einem kleinen Flüssigkeitsvolumen injiziert wird. Bei Injektion in die Cubitalvene empfiehlt sich die Injektion bei angelegter Stauung und die schnelle Öffnung der Stauung bei Inspiration und über die Herzebene erhobenem Arm (OLDENDORF u. Mitarb., 1960, 1963; WILCKE, 1964).

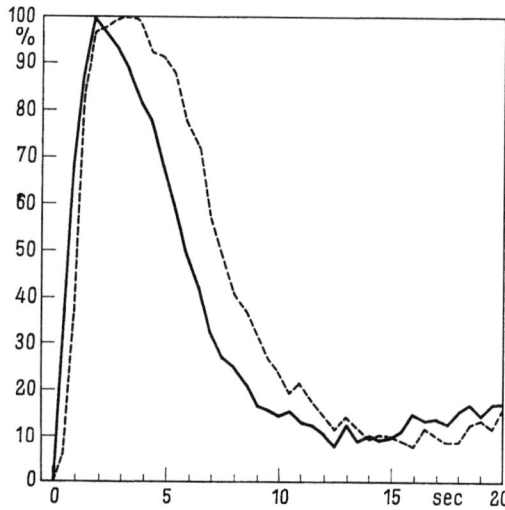

Abb. 1. Durchflußzeit von Cr^{51}-markierten Erythrocyten (80 µC) und - - - J^{131}-markiertem Plasma (10 µCRISA) durchs Hirn. Die Injektionen erfolgten in die Carotis communis bei gleichem Hämatokritwert. (Nach OLDENDORF u. Mitarb., 1965.)

Neben diesen, durch äußere Messungen vorgenommenen Zirkulationszeitbestimmungen ist auch die Bestimmung durch die fortlaufende Entnahme von Blutproben möglich, wobei der Gehalt an Radioaktivität bei den einzelnen Proben ermittelt wird, so daß sich hieraus die Zeitpunkte der arteriellen und venösen Maxima ergeben.

Bei der äußeren Messung der durchfließenden Radioaktivität bedingt zwangsläufig die Trägheit der Registrierung, daß die so gewonnenen Werte keine absoluten Kreislaufzeit-Größen darstellen, sondern Relativwerte, die jedoch, gemessen an einer Durchschnittsnorm, diagnostische Aussagen ermöglichen. Eine gewisse Abweichung — und das betrifft auch die Bestimmung der Zirkulationszeit anhand von Blutproben — kann auch dadurch bedingt sein, daß die mittlere Umlaufzeit der Erythrocyten kürzer ist als die des Plasmas. So ergibt sich eine gewisse Differenz, wenn radioaktiv markierte Erythrocyten oder radioaktiv markiertes Plasma oder auch anorganische radioaktive Ionen injiziert werden (ROWLANDS, 1959; CRANE u. Mitarb., 1959; MAUDE und WHITMORE, 1958; OLDENDORF, 1966). Den pulmonalen Kreislauf passieren die Erythrocyten um 3,7% schneller als das Plasma und den peripheren und zentralen durchschnittlich um 12,8% (Abb. 1). Die sich daraus ergebende Fehlerquelle ist demnach gering und kann bei qualitativen Bestimmungen vernachlässigt werden. In diesem Zusammenhang sei auch auf die Bedeutung des Hämatokritwertes für die Hirndurchblutung hingewiesen (vgl. Beitrag HIRSCH und SCHNEIDER in diesem Band, S. 463: IV. Viscosität des Blutes). So hat eine Abnahme des Hämatokrits eine starke Durchblutungszunahme zur Folge (NOELL, 1944). Der Hämatokritwert des Hirnblutes liegt bei Normalpersonen, wie OLDENDORF u. Mitarb. (1965) mit Hilfe einer von ihnen entwickelten Isotopen-Methode zur Hämatokritbestimmung des Hirnblutes feststellten, um 10—15% unter dem der großen Gefäße.

Zur Zirkulationszeitbestimmung bei äußeren Messungen eignen sich vorwiegend γ-Strahler (J^{131}, Cr^{51}, Na^{24} und auch Cu^{64}), und zu Bestimmungen mit Hilfe von Blutproben sind sowohl γ- als auch β-Strahler verwendbar. GRAY und STERLING (1950) beschrieben eine gebräuchliche Methode zur Markierung der Erythrocyten mit Cr^{51} und NYLIN u. Mitarb. (1960) eine Methode zur Markierung der Erythrocyten mit P^{32}. Bei Verwendung des β-Strahlers P^{32} zur extrakraniellen Bestimmung der Hirndurchblutung und zur Zirkulationszeitmessung wird die *Bremsstrahlung des P^{32}* registriert. Die nur wenige Millimeter reichende β-Strahlung ist zur extrakraniellen Messung ungeeignet. Die Bremsstrahlung ist der Röntgenstrahlung verwandt und hat eine Energie von 0,1—0,2 MeV.

Sie entsteht dadurch, daß freiwerdende Elektronen die Elektronenhülle von Atomkernen durchdringen und eine ähnliche Veränderung der kinetischen Energie erfahren wie die von einer Glühkathode ausgehenden Strahlen im elektrischen Feld. Beim Durchdringen von Elektronen durch die Elektronenhülle des Atoms erfolgt eine Abbremsung zwischen Atomkern und innerer Hülle, so daß das Elektron Energie verliert, die, entsprechend dem Erhaltungsgesetz der Energie, in anderer Form wieder in Erscheinung tritt. Diese meßbare Erscheinungsform ist z. B. die Bremsstrahlung und, in gewisser Variation hinsichtlich der Entstehung, auch die Röntgenstrahlung. Das Röntgen-Spektrum, das die energetische Verteilung der Röntgenstrahlung umschließt, ist komplex, da nicht jeweils die gesamte kinetische Energie in Röntgenstrahlung umgewandelt wird. Die energetische Verteilung der Strahlung von β-Strahlern wird dagegen dadurch besonders unübersichtlich, daß die von den Atomkernen ausgehenden Elektronen schon ein sehr divergierendes energetisches Spektrum haben, so daß die physikalischen Möglichkeiten der Registrierung der Bremsstrahlung konstanter Energie zwar gegeben sind, bei biologischen Untersuchungen können jedoch ersichtlicherweise gewisse Diskrepanzen auftreten, die die Verwendbarkeit der β-Strahler zu äußeren Messungen einschränken.

Da die Empfindlichkeit der Szintillationszähler auf die Bremsstrahlung von P^{32} gering ist, fällt der Nulleffekt gegenüber der Zählrate beträchtlich ins Gewicht, und da mit kleiner Dämpfung registriert werden muß, sind die statistischen Schwankungen sehr groß, wodurch eine eindeutige Auswertung erschwert ist (HAWLICZEK u. Mitarb., 1960). Die daher notwendige, relativ hohe diagnostische Dosis von 45 μC P^{32}/10 kg Körpergewicht (EICHHORN, 1959) ist besonders bei wiederholten Untersuchungen im Hinblick auf die Strahlenbelastung bedenklich.

Die zur Zirkulationszeitbestimmung bisher angegebenen klinischen Methoden differieren weiterhin auch in der Untersuchungsanordnung, indem entweder die Radioaktivität in die Cubitalvene oder in die Carotis injiziert wird. Außerdem wird das Ansetzen der Zähler sehr unterschiedlich gehandhabt, wobei entweder der arterielle Zufluß und der venöse Abfluß, oder nur der venöse Abfluß, oder auch ein Hirnteil im Bereich der sensitiven Zone des Zählers liegen. Hieraus ergeben sich zwangsläufig Unterschiede im Meßergebnis. Die mit der Serienangiographie ermittelten Zirkulationszeiten unter normalen und pathologischen Bedingungen (TÖNNIS und SCHIEFER, 1959, 1961) ergeben die Grundlage zur Beurteilung der mit Isotopenmethoden ermittelten Werte.

b) Strahlenbelastung.

Die Strahlenbelastung bei der zur Bestimmung der Hirndurchblutung notwendigen Dosis ist sehr gering, da bei Verwendung empfindlicher Zähler nur sehr geringe Dosen notwendig sind. Sie ist am höchsten bei Verwendung von Cr^{51}-markierten Erythrocyten. Nach LJUNGGREN u. Mitarb. (1961) beträgt die Gesamtkörperbelastung nach Injektion von 1—1,5 mC Cr^{51} etwa 0,1 rad, wobei das kritische Organ, das Blut, mit 0,9 rad belastet wird. Im Vergleich dazu bedingt ein Schilddrüsentest mit 20 μC J^{131} eine Strahlenbelastung der Thyreoidea von 60 rad.

Eine Verwendung von ungebundenem J^{131} zur Zirkulationszeitbestimmung ist, im Hinblick auf die Strahlenbelastung der Schilddrüse und die sich daraus ergebende Zweckmäßigkeit einer Vorbehandlung mit Lugolscher Lösung zur Absättigung des kritischen Organs, kaum noch üblich. Nach OLDENDORF u. Mitarb. (1960) beträgt die Ganzkörperbestrahlung bei i.v. Injektion von etwa 0,5 mC J^{131}-Diodrast 0,01 rad. Das an die harnpflichtige Hippursäure gebundene J^{131}, das in zunehmendem Maße Verwendung findet, wird zu 80% innerhalb von 20 min und zu 98% innerhalb von 2 Std über die Nieren ausgeschieden. Nach OLDENDORF (1963) beträgt die Strahlenbelastung der Nieren und Harnblase bei Injektion von 50 μC J^{131}-Hippuran etwa 10 mr. J^{131}-Hippuran, über dessen Darstellung durch Austauschmarkierung SCHEER und MEIER-BORST (1961) berichten, ist heute überall im Handel erhältlich.

c) Klinische Ergebnisse.

α) Untersuchungen mit einem Zähler.

Durch Ansetzen eines Zählers direkt unter dem Processus mastoideus in Richtung auf die Carotis und Vena jugularis ist es möglich, diese Hauptblutleiter mit der empfindlichsten Zone des Zählers zu erfassen (Abb. 2). LJUNGGREN u. Mitarb. (1961) versuchten auf diese Weise, nach Injektion von Cr^{51}-markierten Erythrocyten, die Zirkulationszeit des Hirns zu bestimmen, indem beidseitige Messungen vorgenommen wurden (Abb. 3).

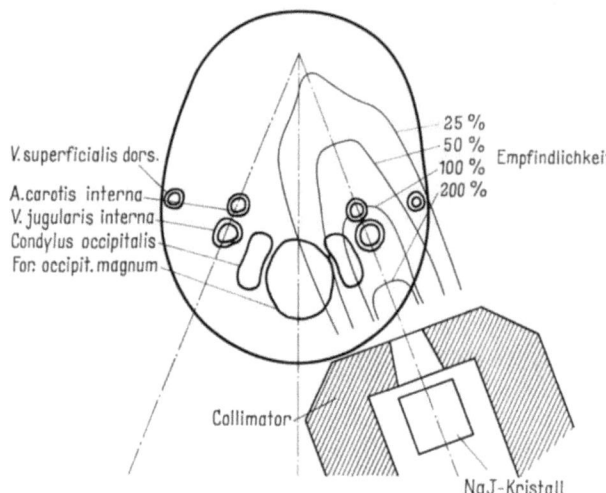

Abb. 2. Schematische Zeichnung der Position des Zählers und der empfindlichen Zonen. (Nach LJUNGGREN u. Mitarb., 1961.)

Der erste Anstieg der Kurve entspricht dem Durchfluß der Radioaktivität durch die Carotis und der zweite Anstieg dem Durchfluß durch die Vena jugularis. Die auf diese Weise ermittelte Zirkulationszeit, gerechnet von Gipfel zu Gipfel, betrug bei Normalpersonen 7—11 sec und bei Patienten mit Arteriosklerosis cerebri 15,1—19,1 sec. Ein wesentlicher Nachteil dieser Methode ist darin zu sehen, daß die registrierten Kurven großbogig verlaufen — bedingt durch die Miterfassung der Aktivität aus den übrigen

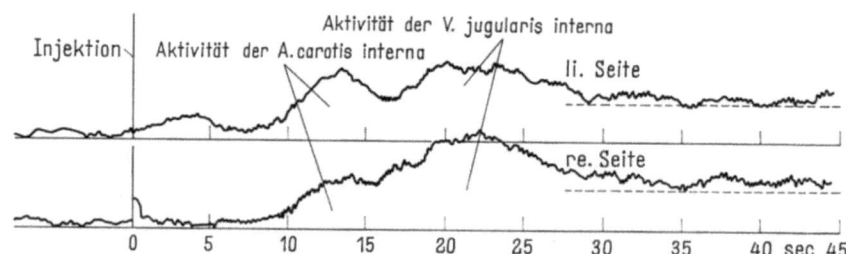

Abb. 3. Über der rechten und linken Halsseite registrierte Kurve nach i.v. Injektion von 1—1,5 mC Cr^{51}-markierten Erythrocyten zur Bestimmung der Zirkulationszeit. (Nach LJUNGGREN u. Mitarb., 1961.)

Gefäßen und die Trägheit der Registrierung —, so daß eine scharfe zeitliche Definition zwischen arteriellem Zufluß und venösem Abfluß nicht genau genug durchführbar ist.

Eine genauere Bestimmung der Zirkulationszeit ist bei Verwendung nur eines Szintillationszählers dann möglich, wenn die Radioaktivität in die Carotis injiziert wird und der Zähler auf dem Confluens sinuum aufgesetzt wird. Die auf diese Weise von WILCKE und ZEH (1963) unter Verwendung von Cu^{64}-EDTA ermittelten Zirkulationszeiten waren mit denen durch die Serienangiographie ermittelten identisch. Sie betrug im Normalfalle 7,5 sec, beim arterio-venösen Angiom 5,5 sec und beim Carotis-Sinus cavernosus-Aneurysma 3 sec (Abb. 4). Der Kurvenverlauf ist hier sehr charakteristisch, wobei der spitzgipflige, hohe Verlauf beim Angiom, gegenüber dem flachen beim Carotis-Sinus cavernosus-

Aneurysma, sich leicht aus den unterschiedlichen pathologischen Strömungsverhältnissen erklären läßt. Mit der gleichen Versuchsanordnung wurde im Tierversuch die Wirkung unterschiedlicher hämodynamischer Verhältnisse auf die Zirkulationszeit untersucht (Abb. 5). Dabei war durch eine plötzliche, starke Erhöhung des arteriellen Blutdruckes von 110 mmHg auf 230 mmHg nur eine geringe Verkürzung der Zirkulationszeit von

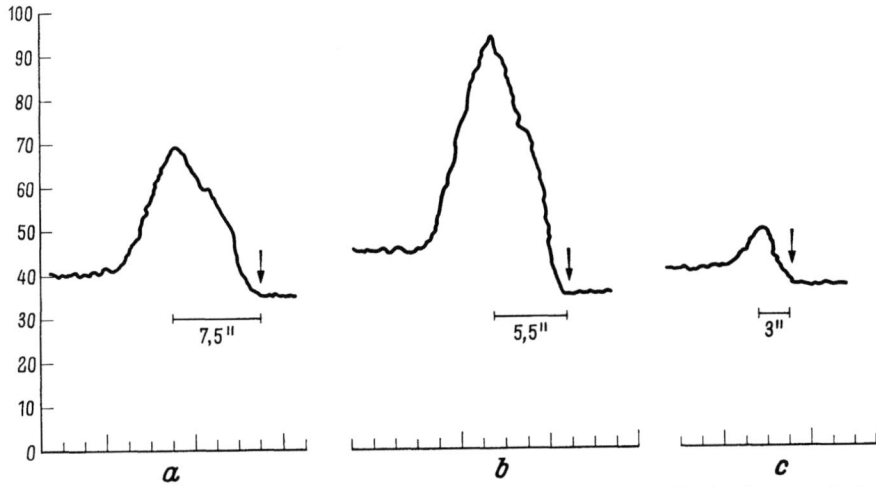

Abb. 4a—c. Zirkulationszeit bei Injektion von 0,1 mC Cu^{64} in die Carotis und Registrierung mit einem tangential über dem Confluens sinuum aufgesetzten Szintillationszähler. a Normalfall: 7,5 sec, b arteriovenöses Angiom: 5,5 sec, c Carotis-Sinus-cavernosus-Aneurysma: 3 sec.

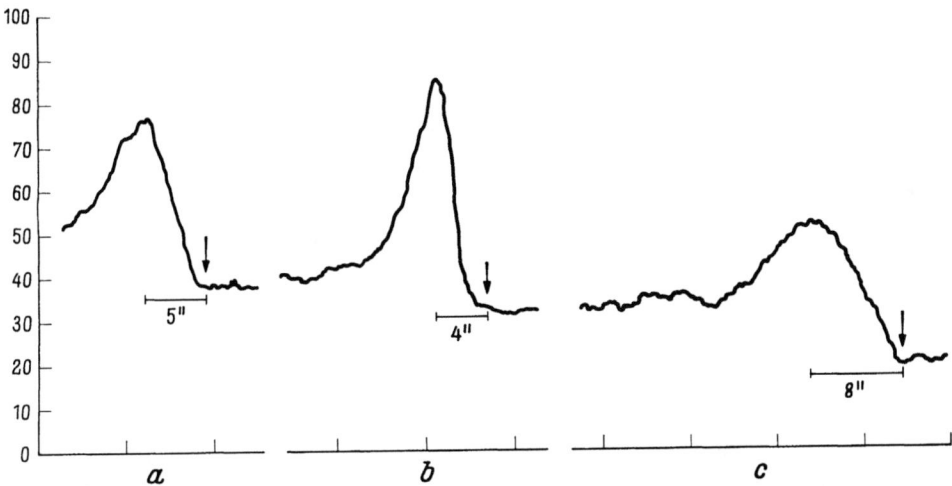

Abb. 5a—c. Zirkulationszeiten bei Injektion von 0,1 mC Cu^{64} in die Carotis und Registrierung mit einem tangential über dem operativ freigelegten Confluens sinuum aufgesetzen Szintillationszähler. (Versuch am Hund.) a Normale Zirkulationszeit: 5 sec (syst. Blutdruck: 110 mmHg), b Zirkulationszeit nach Erhöhung des Blutdruckes auf 230 mmHg: 4 sec, c Zirkulationszeit nach Senkung des Blutdruckes auf 40 mmHg: 8 sec.

normalerweise 5 sec auf 4 sec zu beobachten, während eine Senkung des systolischen Blutdruckes auf 40 mmHg eine wesentliche Verlängerung der Zirkulationszeit auf 8 sec zur Folge hatte. Eine Verkürzung der Zirkulationszeit war durch Injektion eines größeren Flüssigkeitsvolumens, das den radioaktiven Indikator enthielt und unter starkem Druck in die Carotis injiziert wurde, nicht nachzuweisen (WILCKE und ZEH, 1963).

Die Bestimmung der Zirkulationszeit des Hirnes mit Hilfe eines frontal aufgesetzen Zählers nach Injektion der Radioaktivität in die gleichseitige Carotis (SAITO, 1962), führt naturgemäß zu anderen Werten, da die Basisweite der Kurve vom Anstiegspunkt bis zum tiefsten Abfall gemessen wird und nicht der Gipfelpunkt über einem bestimmten Gefäß.

Die von SAITO (1962) gemessenen Zeiten sind daher länger als die der anderen Untersucher. Im Normalfall betrug die auf diese Weise ermittelte Zirkulationszeit 9 sec; sie war bei Hirntumoren, Aneurysmen und Schädeltraumen wesentlich verlängert. Bei den meisten Patienten, bei denen gleichzeitig die Hirndurchblutung mit der N_2O-Methode bestimmt wurde, konnte eine eindeutige, geradezu lineare Beziehung zwischen Hirndurchblutung und Zirkulationszeit beobachtet werden, indem die Hirndurchblutung (cc/100 g Hirn/min) mit zunehmender Zirkulationsverlangsamung abnahm.

Mit Hilfe eines auf den Confluens sinuum in sagittaler Richtung aufgesetzten Szintillationszählers bestimmte EICHHORN (1959, 1960, 1965 und 1966) durch Registrierung der Bremsstrahlung des P^{32}, das i.v. in einer Dosis von 45 µC/10 kg Körpergewicht appliziert wurde, die Zirkulationszeit des Hirns und zog auch aus dem Verlauf der registrierten Kurve Rückschlüsse auf die gesamte Hirndurchblutung. EICHHORN sah in der Verwendung des P^{32} den Vorteil, daß die weiche Bremsstrahlung noch gut meßbar ist, und daß keine besonderen Abschirmvorrichtungen, wie bei der Verwendung energiereicher γ-Strahler, notwendig sind. Die β-Energie des P^{32} ist für die extrakranielle Messung, wie eingangs erwähnt, ungeeignet. Allein die Registrierung einer weichen γ-Strahlung ermöglicht nach den Erfahrungen von EICHHORN die genaue, zeitliche Bestimmung der für die klinische Diagnostik besonders bedeutsamen capillären Phase. Die registrierte Kurve (Abb. 6) hat einen ansteigenden Schenkel, der als arterielle Phase gedeutet wird, und der in der Mitte einen Knick aufweist, der als „capillärer Knick", nach Passage der großen Arterien, der diffusen Verteilung des radioaktiven Indikators in den Hirncapillaren zugeordnet wird.

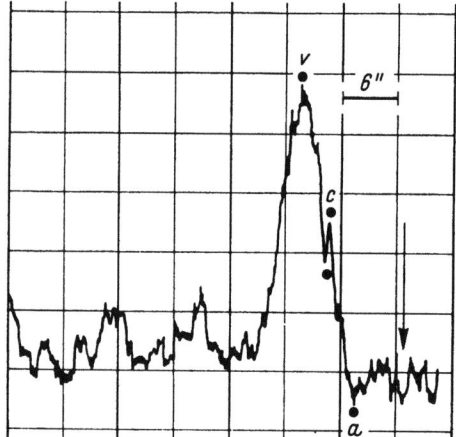

Abb. 6. Radiocirkulogramm nach EICHHORN. Der Zähler wird in sagittaler Richtung auf den Confluens sinuum aufgesetzt und die Bremsstrahlung des i.v. applizierten P^{32} registriert. ↓: Injektion. a arterielle Phase, c capillärer Knick, v venöse Phase.

Der Kurvengipfel entspricht dem höchsten Gehalt der Radioaktivität in den Hirnsinus, und es folgt ein absteigender Schenkel, welcher der venösen Abflußphase zugeordnet wird. Mit dieser, von EICHHORN als „Radiocirkulographie" (RCG) bezeichneten Methode ermittelte er bei gefäßgesunden Normalpersonen die Zirkulationszeiten der einzelnen Phasen: Sie betrug für die arterielle Phase: 2,5—3,0 sec, für die capilläre Phase: 1,0—1,5 sec und für die venöse Phase 3,0—4,0 sec. Bei arteriosklerotischen und anderen stenosierenden Gefäßerkrankungen des Gehirns fand sich eine wesentliche Verlängerung der arteriellen Kreislaufzeit (EICHHORN, 1960).

Nach der gleichen Methode, jedoch unter Verwendung von 50 µC i.v. injiziertem J^{131}-Humanserumalbumin (RISA) untersuchten ZITA u. Mitarb. (1964) mit einem entsprechend abgeschirmten Szintillationszähler die Wirkung der Ganglion stellatum-Blockade auf die Zirkulationszeit des Hirns. Es wurden dabei keine signifikanten Veränderungen beobachtet. Das stets unterschiedliche Kurvenbild und die teils verlängerten, teils verkürzten Zirkulationszeiten sind sicher eher auf apparative Mängel als auf pathologische Zustände am „Gefäß-Nervensystem" zu beziehen.

TAYLOR und BELL (1966) untersuchten mit einem ebenfalls occipital angesetzten Zähler nach i.v. Injektion von J^{131}-Hippuran die Zirkulationszeit bei 70 Patienten, die ein Hirntrauma mit Bewußtlosigkeit erlitten hatten. Sie fanden, daß die Zirkulationszeit im Durchschnitt um 15% verlängert war gegenüber den bei der gleichen Zahl Normalpersonen ermittelten Werten. Verlaufsuntersuchungen zeigten, daß die Zirkulationsverlangsamung oft mit den klinischen Symptomen bzw. den subjektiven Beschwerden parallel ging; mit Abklingen der Symptome war auch eine Normalisierung der Zirkulationszeit festzustellen.

β) Untersuchungen mit zwei oder mehreren Zählern.

Bei Verwendung von zwei Szintillationszählern ist ohne Zweifel eine genauere zeitliche Trennung der einzelnen Phasen möglich. Auch hier ist eine hinreichende Empfindlichkeit der Zähler sowie der Registriergeräte notwendig, um nicht verzerrte Kurven zu erhalten. Bei einer Reihe früherer Untersuchungen führten derartige technische Mängel zu Ungenauigkeiten, die später durch apparative Verbesserungen auszugleichen waren (VAN DEN BERGH, 1956; BELL und HERTSCH, 1961, 1962; BIRKMAYER u. Mitarb., 1960, 1961; HAWLICZEK u. Mitarb., 1960). Methodische Unterschiede ergeben sich durch unterschiedliche Position der Zähler und unterschiedliche Applikation, indem der radioaktive Indikator entweder *in die Cubitalvene* (FEDORUK und FEINDEL, 1960; TAYLOR, 1962; WILCKE und ZEH, 1963; OLDENDORF, 1960, 1961, 1963, 1964, 1965; HEDLUND u. Mitarb. 1966; BAGGIO u. Mitarb., 1964, 1965) oder *in die Carotis* injiziert wurde (GREITZ, 1956; CRANDALL und CASSEN, 1958; FAZIO u. Mitarb. 1963; VAN DEN BERGH und VAN DER DRIFT, 1963, 1964; BELL, 1964, 1965; FIESCHI u. Mitarb., 1963, 1964).

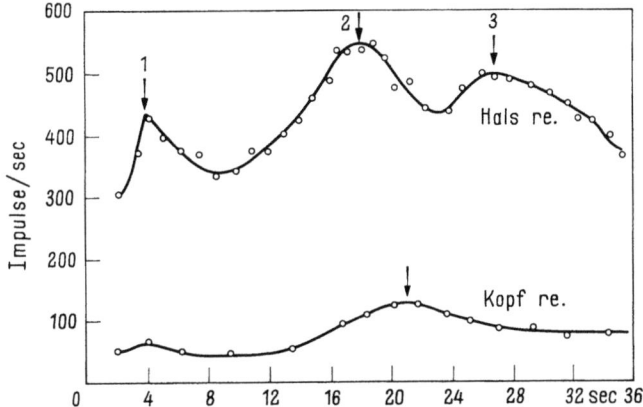

Abb. 7. Über dem Kopf und Hals registrierte Kurven nach i.v. Injektion von 50—100 μC J^{131}-Albuminen. Obere Kurve (Hals): 1. Herzgipfel, 2. Carotisgipfel, 3. Jugularisgipfel. Untere Kurve (Hirn): ↓ Zeitpunkt des über dem Hirn registrierten Aktivitätsmaximum. (Nach FEDORUK u. Mitarb., 1960.)

Durch intravenöse Injektion von 50 μC RISA und Aufsetzen eines Zählers hinter dem Processus mastoideus in Richtung auf die Carotis und eines zweiten parietal am Kopf, in diagonaler Richtung zur Kalotte, untersuchten FEDORUK und FEINDEL (1960) die Zirkulationszeit des Hirns unter normalen und pathologischen Bedingungen. Die Abb. 7 zeigt die auf diese Weise registrierten Kurven, wobei, bedingt durch unterschiedliche Kollimation, der am Hals angesetzte Zähler ungleich empfindlicher war als der parietal angesetzte. Im Normalfall wurde eine Zirkulationszeit von 8,5—12 sec ermittelt, und verkürzte Zirkulationszeiten fanden sich bei arterio-venösen Shunts. Im einzelnen betrug im Normalfalle die Zirkulationszeit: Herz-Carotis = 14 sec; Carotis-Hirn = 3 sec; Herz-Hirn = 17 sec; Hirn-Jugularis = 6 sec; Carotis-Jugularis = 9 sec. Wie aus dem Kurvenverlauf zu ersehen ist, wurden von dem über dem Hals angesetzten Zähler auch die Impulse aus den großen Gefäßen bzw. dem Herzen (Herz-Gipfel) miterfaßt, was auf eine unzureichende Abschirmung des Zählers schließen läßt. Eine Verzerrung des Kurvenbildes infolge der Mitregistrierung von Streustrahlung vermindert jedoch die Möglichkeit einer genauen zeitlichen Bestimmung und schränkt die klinische Aussagekraft ein.

Um eine möglichst scharfe Trennung des arteriellen Zuflusses zum Hirn und des venösen Abflusses zu erzielen, wurden von WILCKE und ZEH (1963, 1964) besonders abgeschirmte Szintillationszähler über der Carotis und tangential zum Schädel, seitlich am Confluens sinuum angesetzt, und so die Zirkulationszeit des Hirns bestimmt. Besonderer Wert wurde einmal auf die zweckmäßige Einstellung der Ratemeter auf die Intensität der γ-Strahlung des verwendeten Isotops gelegt, und zum anderen, worauf auch OLDEN-

DORF (1962, 1963, 1964) wiederholt hinwies, auf die Injektionstechnik. Um zu erreichen, daß sich der injizierte radioaktive Indikator nicht auf ein größeres Flüssigkeitsvolumen verteilt, sondern möglichst wie ein Embolus die Gefäße passiert, ist es zweckmäßig, die Injektion des Indikators (0,1—0,3 cc) am gestauten Arm vorzunehmen. Die Öffnung der Stauung erfolgt plötzlich nach Anheben des Armes über die Herzebene und bei tiefer Inspiration. Wie OLDENDORF u. Mitarb. (1965) zeigen konnten, kann die alleinige Injektion in die Cubitalvene eine zeitliche Differenz der registrierten Gipfelpunkte von 2—4 sec gegenüber der Injektion bei angelegter Stauung ergeben. Die sicherste Zeitbestimmung und die besten, genau reproduzierbaren Kurven waren durch Verwendung von Cu^{64}-EDTA zu erzielen, das i.v. in einer Dosis von 0,1 mC injiziert wurde. Die so gewonnenen Kurven (Abb. 8) zeigen scharfe Gipfelpunkte, entsprechend den Aktivitätsmaxima, und ermöglichen eine genaue zeitliche Definition, wobei jedoch auch die Trägheit der Registrierung und die zwangsläufige Verteilung des Indikators auf ein gewisses Flüssigkeitsvolumen als Fehlerquelle in den gemessenen Wert eingehen. Die sichere Reproduzierbarkeit der Kurven

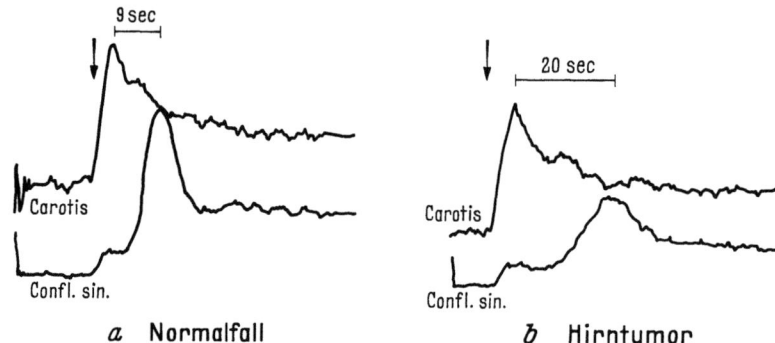

Abb. 8a u. b. Zirkulationszeit des Hirns bei einer jugendlichen Normalperson (a) und bei einem Patienten mit einem Hirntumor und Hirndruckzeichen (b). Registrierung über der Carotis und seitlich am Confluens sinuum nach i.v. Injektion von 0,1 mC Cu^{64}-EDTA. (Nach WILCKE u. ZEH, 1963.)

gibt jedoch verläßliche, klinisch verwertbare Aufschlüsse. Die auf diese Weise ermittelten Zirkulationszeiten sind in Abb. 9 zusammengestellt. Bei jugendlichen Normalpersonen betrug die Zirkulationszeit 7—10 sec. Sie war bei älteren Personen über 65 Jahren, auch wenn keine eindeutigen Zeichen einer Arteriosclerosis cerebri vorlagen, meist etwas länger. Bei Patienten mit Hirntumoren, insbesondere dann, wenn Hirndruckzeichen vorlagen, waren die Zirkulationszeiten verlängert, und es wurden Zeiten bis 23 sec gemessen. Auch bei Patienten mit klinisch nachgewiesenen arteriosklerotischen Gefäßprozessen war die Zirkulationszeit verlängert, während bei Angiomen und Carotis-Sinus-cavernosus-Aneurysmen die Zirkulationszeit deutlich verkürzt war.

In ähnlicher Weise wie WILCKE und ZEH (1963) bestimmten HEDLUND u. Mitarb. (1966) die Zirkulationszeit des Hirns mit Hilfe von zwei Szintillationszählern, die linksseitig am Hals, in Richtung auf die Carotis, und unter dem Processus mastoideus, in Richtung auf den Bulbus jugularis, angesetzt wurden. Durch das linksseitige Ansetzen der Zähler, bei Injektion in die rechte Cubitalvene, wird eine die Registrierung wesentlich beeinflussende Miterfassung der Strahlung aus den Gefäßen und aus dem Herzen weitgehend vermieden. Durch i.v. Injektion von 1 µC/kg Körpergewicht J^{131} oder 10 µC/kg Körpergewicht C^{51}-markierten Erythrocyten wird eine Zählrate von 200 Impulsen/sec erreicht, die ausreicht, um ein scharfes Kurvenbild zu erhalten. Im Normalfall betrug die auf diese Weise ermittelte Zirkulationszeit $8,3 \pm 0,2$ sec. Bei wiederholten Messungen am gleichen Patienten fanden sich mitunter geringe Differenzen, die im Durchschnitt $0,8 \pm 0,3$ sec ausmachten. Unterschiede in der Durchblutungszeit bei sitzender und liegender Position waren nicht festzustellen.

Besonders aufschlußreich hinsichtlich der Beurteilung der Genauigkeit dieser Methode der äußeren Bestimmung der Zirkulationszeit, sind die von HEDLUND u. Mitarb. (1966)

durchgeführten Vergleichsuntersuchungen, bei denen, nach der externen Registrierung, auch die durchschnittliche Zirkulationszeit mit Hilfe von Blutprobenuntersuchungen aus der Carotis und Jugularis bestimmt wurde. Signifikante Differenzen waren dabei nicht festzustellen. Die mit Hilfe von Blutproben ermittelte Zirkulationszeit war etwas länger als die durch externe Messung ermittelte, wobei die Abweichung im Normalfalle höchstens 1,3 sec und bei pathologischen Fällen höchstens 2,3 sec ausmachte.

Die Erfassung der Radioaktivität über der Carotis ist oft schwierig, da bei der notwendigen Kollimation des Szintillationszählers die Einstellung der sensiblen Zone auf das Gefäß leicht mißlingt. Andererseits wird bei zu geringer Bleiabschirmung die Strahlung aus dem Herzen und den großen Gefäßen miterfaßt. Der Zeitpunkt des Anstiegs der über der Carotis registrierten Kurve ist daher meist nicht identisch mit dem Einfluß des radioaktiven Indikators in das Gefäß (HEDLUND u. Mitarb., 1966). Ein schlitzförmiger Kollimator bietet hier nach eigenen Erfahrungen besondere Vorteile gegenüber einem zylinderförmigen. Von manchen Untersuchern wurde die Placierung des einen Zählers über dem Herzen bevorzugt, während mit Hilfe des anderen der cerebrale Durchfluß registriert wird. TAYLOR (1962) machte dabei die Beobachtung, daß bei i.v. Injektion die Zeit von der Injektion in die Cubitalvene bis zum Erscheinen der Radioaktivität über dem Herzen auch bei Normalpersonen sehr schwanken kann. Er mißt daher für die klinische Beurteilung der zeitlichen Zuordnung der registrierten Kurve weniger Bedeutung bei, als dem Verlauf der Kurve hinsichtlich der Höhe und Länge und dem sich aus dem Anstieg und Abfall ergebenden Winkel.

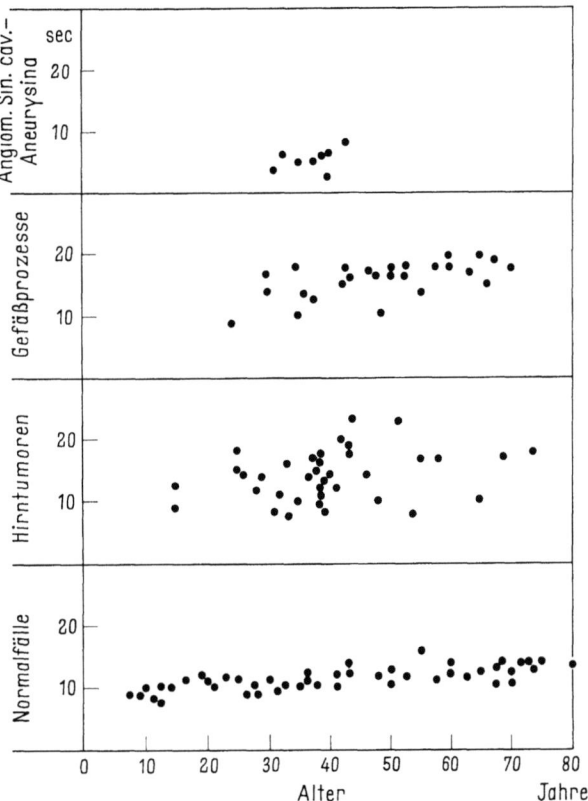

Abb. 9. Zirkulationszeiten bei Normalfällen verschiedenen Alters, Patienten mit Hirntumoren, arteriosklerotischen Gefäßprozessen, Angiomen und Carotis-Sinus-cavernosus-Aneurysmen. (Nach WILCKE u. ZEH, 1963.)

Nach i.v. Injektion von J^{131}-Hippuran und Registrierung von Aktivitätskurven mit Hilfe eines über dem Herzen und zwei bitemporal angesetzten Zählern bestimmten BAGGIO u. Mitarb. (1964, 1965) die Zirkulationszeit des Hirns und ermittelten im Normalfalle eine Zirkulationszeit von 5,5—9 sec. Bei älteren Patienten mit Bluthochdruck betrug die durchschnittliche Zirkulationszeit 9,5 sec, und bei Patienten mit arteriovenösen Angiomen und Insulten zeigten sich Differenzen in der Durchblutungszeit der Hemisphären. Die gleichen Differenzen in der Durchblutungszeit der Hemisphären wurden auch bei Patienten mit Anfällen vom centrencephalen Typ oder mit fokalen Anfällen festgestellt, während bei petit-mal-Anfällen die Zirkulationszeiten normal waren. Der von BAGGIO u. Mitarb. vorgenommenen Auswertung liegen Registrierungen zugrunde, die sich nach den technischen Angaben nicht abschätzen lassen; insbesondere sind die ermittelten Differenzen so gering, daß die der Methode anhaftenden Fehlerquellen ursächlich in Betracht gezogen werden müssen.

Die von OLDENDORF und KITANO (1962, 1963, 1964, 1966) entwickelte Methode zur Bestimmung der Zirkulationszeit des Hirns unterscheidet sich von den bisher beschriebenen

Methoden dadurch, daß nach i.v. Injektion des radioaktiven Indikators nicht der Zeitpunkt des Durchflusses durch bestimmte Gefäße erfaßt wird, sondern daß mit zwei großen, biparietal angesetzten und besonders abgeschirmten Zählern der Durchfluß der gesamten Aktivität durchs Hirn registriert wird (Abb. 10). Die i.v. Injektion erfolgt bei angelegter Stauung, so daß bei plötzlicher Öffnung der Stauung der radioaktive Indikator auf ein kleines Flüssigkeitsvolumen verteilt, möglichst wie ein Embolus, den venösen Zufluß zum Herzen, den pulmonalen Kreislauf und die Hirngefäße passiert. Die seitlich am Kopf placierten und genau abgeglichenen Szintillationszähler mit 15 × 5 × 3,7 cm

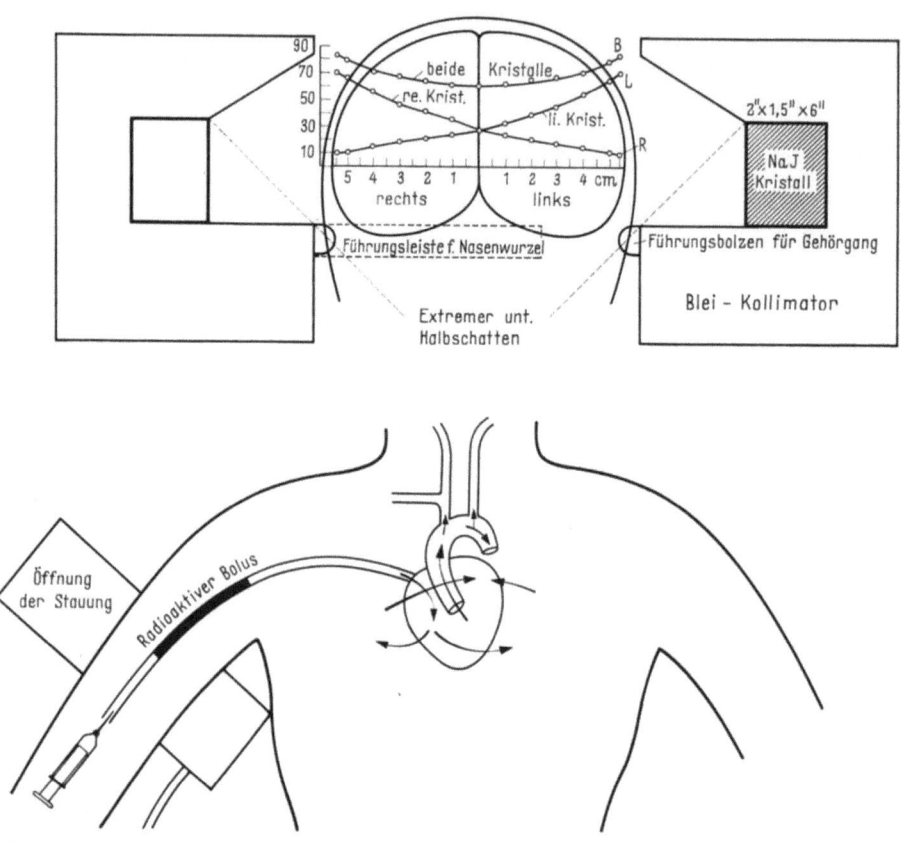

Abb. 10. Schematische Darstellung der Apparatur von OLDENDORF. Der radioaktive Bolus gelangt nach Passage des Herz-Lungen-Kreislaufes in das Hirn, wo die γ-Strahlung mit Hilfe gut abgeschirmter und gegeneinander abgeglichener, großer Szintillationszähler registriert wird. Der Kopf wird durch feste Führungsbolzen für die Gehörgänge und eine Führungsleiste für die Nasenwurzel fixiert und in stets gleiche Position gebracht. (Nach OLDENDORF u. KITANO, 1965.)

großen NaJ-Kristallen sind so abgeschirmt, daß die Streustrahlung von den großen Gefäßen und vom Herzen das Meßergebnis nicht wesentlich beeinträchtigen kann. Die Abb. 10 zeigt die schematische Darstellung der Untersuchung, wobei die an Phantommessungen ermittelten Impulsraten über beiden Hemisphären im Verhältnis zum Abstand vom Zähler aufgezeichnet sind, um die gleiche Empfindlichkeit beider Zähler zu demonstrieren. Die von beiden Zählern aufgefangenen Impulse aus den beiden Hemisphären werden in Form von zwei Kurven so registriert, daß durch eine einfache Schaltung zur Kapazitäts-Differenzierung, beim Erscheinen der höchsten Aktivität im Hirn, eine scharfgipflige, positive Kurve registriert wird, und beim Absinken der Radioaktivität, beim Ausfluß aus dem Hirn mit Erreichen der geringsten Konzentration, eine negative Kurve. Auf diese Weise ist eine genaue zeitliche Bestimmung der Zirkulationszeit möglich (Abb. 11). Der positive Gipfel, entsprechend dem Aktivitätsmaximum, kann mit einer Genauigkeit von ±0,5 sec bestimmt werden, während der negative Gipfelpunkt eine Schwankungsbreite von 1—2 sec aufweist, die dadurch bedingt ist, daß der radioaktive Indikator nach Passage der Hirngefäße nicht mehr in dem Maße auf ein kleines Flüssigkeitsvolumen konzentriert ist wie beim Eintritt in das Hirn, wobei sich auch der durch die Inspiration und Exspiration bedingte Einfluß auf den Venendruck auswirkt (OLDENDORF und KITANO, 1965). Im Normalfalle wurden, übereinstimmend mit den mit anderen Methoden ermittelten Werten, Zirkulationszeiten zwischen 6 und 11 sec festgestellt; in eindeutiger Altersabhängigkeit wurden bei Personen über 40 Jahren durchschnittliche Zirkulationszeiten von 9,5 sec beobachtet, während sie bei jüngeren Normalpersonen etwas kürzer waren, und Patienten mit Hirninfarkten oder klinischen Zeichen einer Arteriosclerosis cerebri hatten wesentlich längere Zirkulationszeiten. Diese Ergebnisse stimmen weitgehend mit denen anderer Untersucher überein. Der Vorteil dieser Methode ist in der genauen Zeitbestimmung infolge der scharfgipfligen Kurven zu sehen und außerdem in der Möglich-

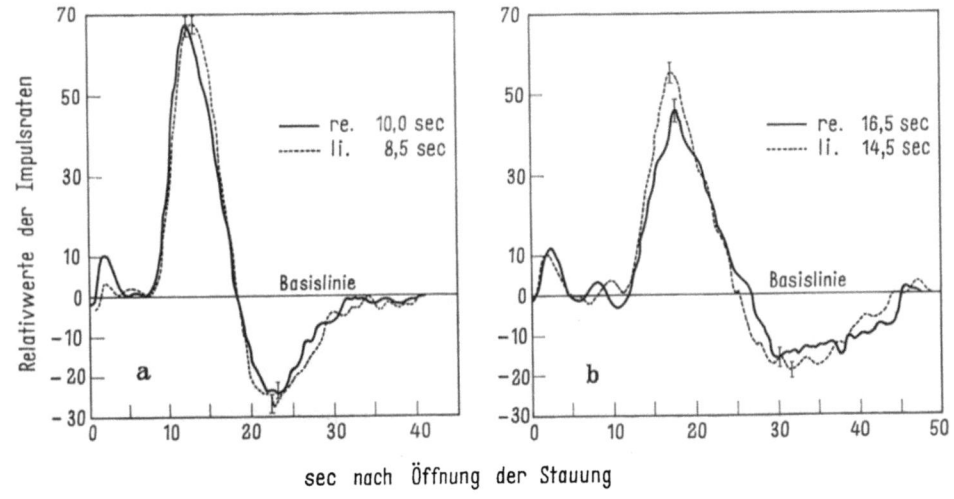

Abb. 11a u. b. a Zirkulationszeitbestimmung bei einer Normalperson und b bei einer 46jährigen Patientin mit einem rechtsseitigen Insult und einer linksseitigen Parese. Die Zirkulationszeit ist verlängert. (Nach OLDENDORF u. KITANO, 1965.)

keit, durch Erfassung der gesamten, den Kreislauf passierenden Radioaktivität, mittels besonderer Eichung, aus der Höhe der Kurven das cerebrale Blutvolumen zu bestimmen (OLDENDORF, 1963; KITANO u. Mitarb., 1964). Hieraus ergibt sich die Möglichkeit einer quantitativen Bestimmung der Hirndurchblutung (s. Abschnitt: II. Quantitative Methoden).

Durch Injektion der Radioaktivität in die Carotis und Registrierung des Durchflusses mit Hilfe von zwei Szintillationszählern versuchte als erster GREITZ (1956), zusätzlich zur Angiographie, die Zirkulationszeit des Hirns zu bestimmen, indem er den einen Zähler unter dem Processus mastoideus, in Richtung auf die großen Halsgefäße und den anderen parietal über dem Sinus sagittalis, in diagonaler Richtung zur Hemisphäre, ansetzte. Er fand im Normalfalle eine Zirkulationszeit von 8 sec. Bei 5 Patienten wurde gleichzeitig Kontrastmittel und J^{131}-Albumin injiziert. Dadurch war ein Vergleich zwischen der mit der Serienangiographie und mit der Isotopenmethode ermittelten Zirkulationszeit möglich. Die Zeit der maximalen Füllung der parietalen Venen fiel mit dem Zeitpunkt des mit dem parietal aufgesetzten Szintillationszähler gemessenen Aktivitätsmaximums zusammen und betrug 5,3 sec.

Bei den Untersuchungen von BELL (1964, 1965) wurde ebenfalls die Injektion (100 μC RISA) in die Carotis vorgenommen und mit Hilfe von zwei Szintillationszählern und einer Magnetophonband-Registrierung der Zeitpunkt des arteriellen Einflusses und venösen Ausflusses bestimmt. Der eine Zähler wurde über der punktierten Carotis und der andere über dem kontralateralen Processus mastoideus angesetzt. Im Normalfalle wurde, in weitgehender Übereinstimmung mit den Ergebnissen, die bei ähnlicher Versuchsanordnung, jedoch weitaus geringerem Aufwand durch i.v. Injektion des Indikators ermittelt wurden, eine Zirkulationszeit von 6—8 sec festgestellt. Bei Patienten mit Arteriosclerosis cerebri betrug die Zirkulationszeit 10—13 sec, bei Hirnödem 14 sec und bei subduralem Hämatom 15—21 sec. BELL (1965) versuchte, durch eine Geschwindigkeit/Zeit-Beziehung der cerebralen Zirkulation, einen Gradienten zu ermitteln, in der Annahme, daß im Normalfalle die Hirndurchblutung eine gleichmäßige, lineare Geschwindigkeits-Zeitbeziehung hat, mit einem von der arteriellen zur venösen Phase absteigenden Gradienten. Dieser Gradient ist bei Prozessen, die Hirndruckerscheinungen verursachen, ersichtlicherweise verlagert, und BELL sieht in der Ermittlung dieser Gradienten eine Möglichkeit zur genaueren, summarischen Definition der Hirndurchblutung, als durch die alleinige Bestimmung der Zirkulationszeit.

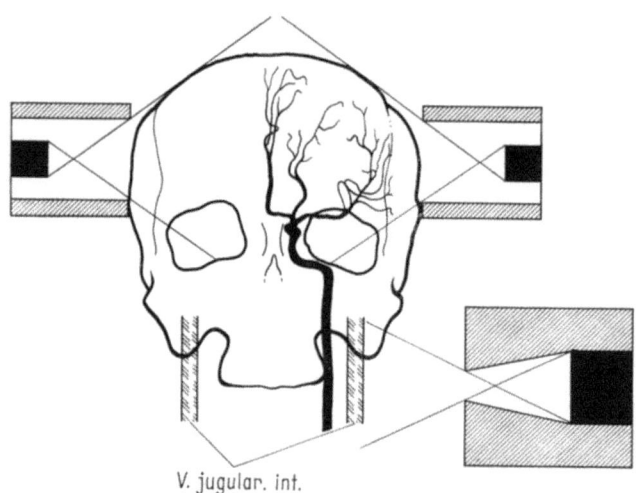

Abb. 12. Schematische Darstellung der Zirkulationszeitbestimmung bei intracarotidealer Injektion des radioaktiven Indikators mit Hilfe von 3 Szintillationszählern. (Nach FAZIO u. Mitarb., 1963.)

Der Aufwand der intracarotidealen Injektion des radioaktiven Indikators zur Bestimmung der Zirkulationszeit steht in keinem Verhältnis zum diagnostischen Wert dieser Methode. Einerseits geben die durch intravenöse Injektion gewonnenen Werte die gleichen diagnostischen Aufschlüsse und andererseits ist, bei Vornahme einer Carotis-Punktion, durch die Angiographie für die klinische Diagnostik ein ungleich genaueres und klinisch aufschlußreicheres Ergebnis zu erzielen als durch die intracarotideale Isotopeninjektion. Sehr eindeutig zeigen dies die umfangreichen Untersuchungen und Auswertungen von FAZIO u. Mitarb. (1960, 1961, 1963), FIESCHI u. Mitarb. (1961, 1964) und DI PIETRANTONJ (1962). Nach intracarotidealer Injektion von 30—50 µC J^{131}-Hippuran wurde mit Hilfe von zwei biparietal angesetzten Zählern der Durchfluß des radioaktiven Indikators durchs Hirn registriert und gleichzeitig mit einem dritten Zähler, der in einigem Abstand in Richtung auf den Bulbus jugularis gerichtet wird, der Zeitpunkt des Abflusses bestimmt (Abb. 12). Die Auswertung der Kurven (Abb. 13) erfolgt nach Umzeichnung in semilogarithmischer Darstellung, wobei die Abszisse die Zeit und die Ordinate die Kurvenhöhe in Millimetern angibt. Hierdurch soll eine möglichst genaue zeitliche Zuordnung der einzelnen Kurvenabschnitte erzielt werden. Die Anstiegsphase der Kurve (T_{IN}), die statische Phase (T_{ST}) und die abfallende Phase (T_{DEC}) werden zeitlich korreliert und registriert und daraus die Zwischenphase (T_{INT}) bestimmt, die von der Zeitmitte der Anstiegsphase bis zum Schnittpunkt einer Parallelen zur Ordinate mit dem Abstiegsgradienten reicht (Abb. 14). Die Exponentialschleife, definiert durch den Exponenten r, der nach der von FIESCHI und DI PIETRANTONJ (1961) angegebenen Berechnung ermittelt wird ($1/T$ 0,37), soll einen Wert für die Erneuerungs- bzw. Umlaufrate des Blutes angeben, und damit einen Index für das cerebrale Blutvolumen. Bei manchen Fällen wurde durch Aufsetzen des einen Zählers über dem Herzen auch gleichermaßen die cerebro-kardiale Zirkulationszeit bestimmt. Diese Messung ergab jedoch keine diagnostisch bedeutsame Präzisierung der cerebralen Zirkulationsverhältnisse gegenüber den durch Bestimmung der Carotis-Jugularis-Zeit ermittelten Werten. Aus den umfangreichen Auswertungen der zahlreichen Zeitwerte, einschließlich der Ermittlung der statistischen Fehlerbreite, die bei jugendlichen Normalpersonen, Epileptikern,

Patienten mit Thrombosen verschiedener Lokalisation, Encephalomalacien und arteriovenösen Mißbildungen gewonnen wurden, ergibt sich insgesamt keine eindeutige, pathognostische Signifikanz, die gegenüber den bisher beschriebenen Methoden zur Zirkulationszeitbestimmung aufgrund einfacher Isotopen-Verdünnungskurven wesentliche, diagnostische Vorteile bieten könnte. In Übereinstimmung mit anderen Untersuchern fanden die Autoren eine verlängerte Carotis-Jugularis-Zeit bei sklerotischen Gefäßprozessen und Gefäßverschlüssen, wobei sich bei Gefäßverschlüssen erst durch Injektion in beide Carotiden eindeutige Differenzen ergaben, da jeweils die in die Carotis injizierte

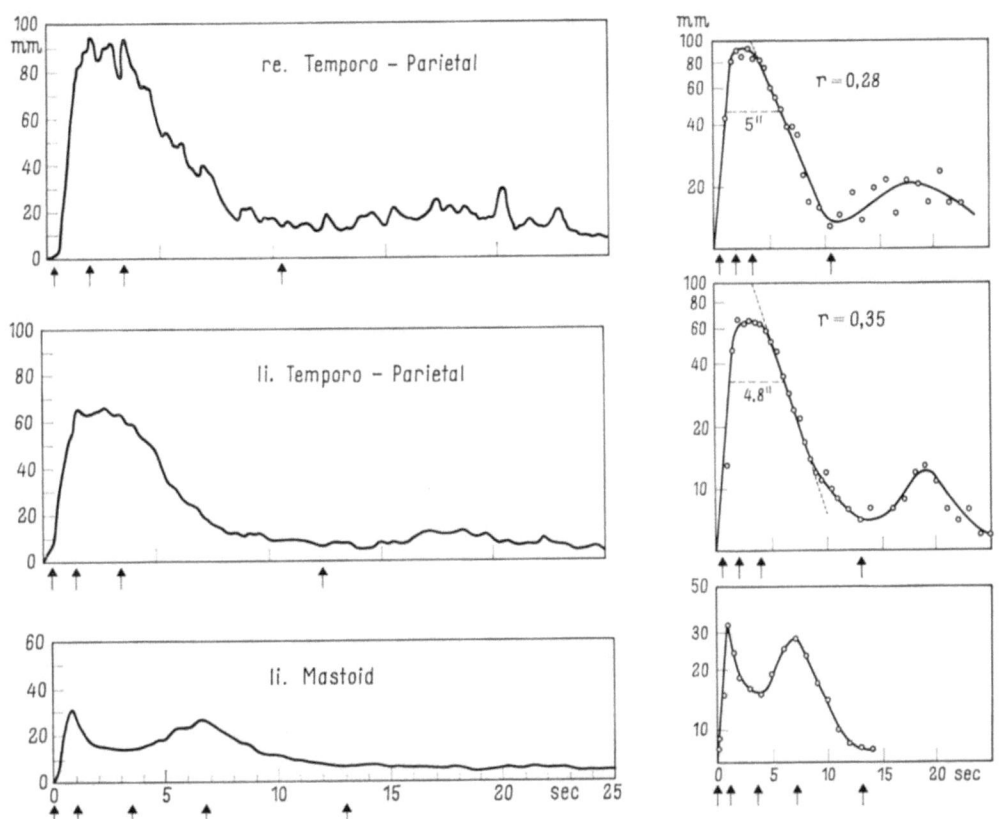

Abb. 13. Normales „Radioencephalogramm". Injektion von RISA in die linke A. carotis communis. Die Kurven werden mit Hilfe beiderseits temporo-parietal und ipsilateral über dem Mastoid angesetzten Zählern registriert. Daneben die semilogarithmische Darstellung mit der Zeitbestimmung der einzelnen Phasen.
(Nach FAZIO u. Mitarb., 1963.)

Aktivität vom kontralateralen Zähler miterfaßt wird. Ein Vergleich der ipsilateral und kontralateral registrierten Kurven zeigt insofern eine weitgehende Identität, als sich eine Konstanz in der Abweichung der kontralateralen Kurve nachweisen läßt, indem die statische Phase (T_{ST}) und die Zwischenphase (T_{INT}) bei der kontralateralen Kurve länger ist als bei der ipsilateralen. Der kontralateral angesetzte Zähler ist daher weitgehend bedeutungslos. Nur bei Injektion in beide Carotiden ergeben sich differentialdiagnostische Rückschlüsse auf unterschiedliche Durchblutungsverhältnisse und Kollateralversorgungen. Die Dauer der Zwischenphase (T_{INT}) ergibt einen Wert, der mit anderen Zirkulationszeitbestimmungen vergleichbar ist. Im Normalfall dauert die Zwischenphase der ipsilateralen Seite bei jungen Normalpersonen $5,2 \pm 0,3$ sec; bei mittelalten Normalpersonen $6,2 \pm 1,4$ sec; bei cerebro-vasculären Erkrankungen $7,2 \pm 1,2$ sec und bei thrombotischen Gefäßverschlüssen bis zu $12,3 \pm 3,6$ sec. Der Index für die Hirndurchblutung, der durch die Errechnung des Wertes r der semilogarithmischen Schleife bestimmt wird, stellt, wie FAZIO u. Mitarb. (1963) und FIESCHI u. Mitarb. (1964) selber erkannten, ebenfalls nur einen relativen Wert dar, der keine verläßlichen Aussagen über die „Erneuerungsrate" des Blutes, d. h. das cerebrale Blutvolumen, ermöglicht.

Von FIESCHI u. Mitarb. (1964) wurden auch durch Injektion von 30—50 µC RISA in die Arteria vertebralis auf gleiche Weise Zirkulationszeitbestimmungen vorgenommen und die ermittelten Werte mit den sich aus dem Vertebralis-Angiogramm ergebenden Befunden verglichen, wobei aufgrund der angiographischen Befunde eine Unterteilung in Normalfälle, Fälle mit geringen, aber signifikanten Veränderungen und solchen mit deutlichen Veränderungen, vorgenommen wurde. Die Untersuchungen erfolgten in Bauchlage des Patienten, indem die Szintillationszähler occipito-lateral, occipito-sagittal und über dem Thorax, in Richtung auf das Herz, angesetzt wurden. Die mit den beiden occipital angesetzten Zählern ermittelten Zirkulationszeiten ergeben ersichtlicherweise sehr ähnliche Werte. Die Zeit der Zwischenphase (T_{INT}) betrug im Normalfalle $4,6 \pm 0,5$ sec; bei geringen, angiographisch nachgewiesenen Veränderungen $6,4 \pm 1,4$ sec und bei deutlichen Veränderungen $7,9 \pm 2,3$ sec. Zwangsläufig ergibt sich bei diesen Zirkulationszeitbestimmungen dadurch eine gewisse Fehlerquelle, daß die Position der Nadel in der Arteria vertebralis nicht genau genug abzumessen ist, so daß bei der Injektion des radioaktiven Indikators sowohl mit der Möglichkeit einer Verteilung auf ein gewisses Blutvolumen gerechnet werden muß, als auch mit einem Reflux in die cervicalen Äste der Vertebralarterie. Insgesamt lassen die Untersuchungen darauf schließen, daß die Zirkulationszeit des Vertebralis-Kreislaufs naturgemäß kürzer ist als die des Carotis-Kreislaufs, und daß sich bei arteriosklerotischen Gefäßerkrankungen signifikante Zirkulationsverlangsamungen nachweisen lassen. Bei schweren arteriosklerotischen Veränderungen im Bereich der A. vertebralis und basilaris war die Durchblutung bis auf etwa die Hälfte des Normalwertes herabgesetzt (FIESCHI u. Mitarb., 1964).

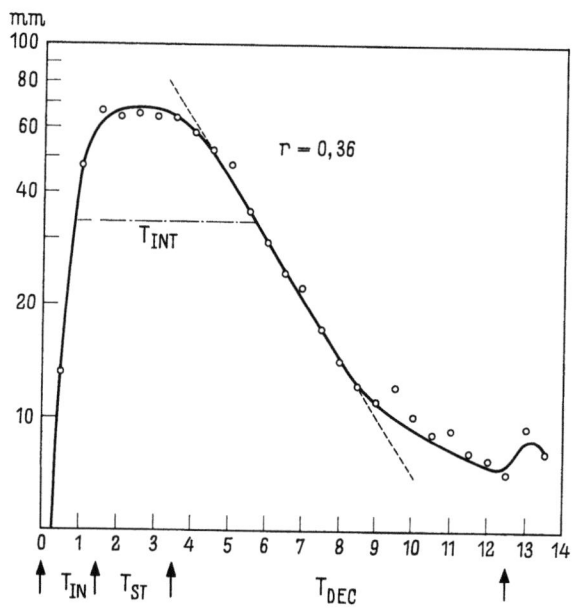

Abb. 14. Semilogarithmische Darstellung einer ipsilateralen, cerebralen Kurve im Normalfall. T_{IN} Anstiegsphase; T_{ST} statische Phase; T_{DEC} abfallende Phase; T_{INT} Zwischenphase; r Exponent der Exponentialschleife. (Nach FAZIO u. Mitarb., 1963.)

2. Bestimmung der Hirndurchblutung.

a) Methodik.

Die Bestimmung der Zirkulationszeit des Hirns ermöglicht Rückschlüsse auf die Durchblutungsverhältnisse, und es ergeben sich aus den ermittelten Zeitwerten eindeutige Hinweise auf normale oder pathologische Zirkulationsverhältnisse. Die qualitative Beurteilung der Hirndurchblutung stützt sich im wesentlichen auch auf die Zirkulationszeitbestimmung, wobei jedoch weniger den einzelnen Phasen der registrierten Verdünnungskurven, als der Beurteilung des Kurvenverlaufes nach Höhe und Basisweite Bedeutung zugemessen wird. Vor allem werden auch aus dem unterschiedlichen Kurvenverlauf der über beiden Hemisphären registrierten Verdünnungskurven Rückschlüsse auf die cerebralen Durchblutungsverhältnisse gezogen. Unter der Voraussetzung, daß die Injektion des radioaktiven Indikators so vorgenommen wird, daß die Radioaktivität möglichst auf ein kleines Flüssigkeitsvolumen verteilt, wie ein Embolus die Gefäße passiert, kann aus der Höhe der über dem Hirn registrierten Kurve auf ein normales oder vermindertes Zirkulationsvolumen geschlossen werden. Die Basisweite der Kurve gibt qualitative Hinweise auf das Ausmaß einer Zirkulationsstörung. Eine qualitative Beurteilung der Kurvenverläufe ist ersichtlicherweise nur dann möglich, wenn die Untersuchungsbedingungen konstant sind, d. h. wenn stets die gleiche Menge des radioaktiven Indikators injiziert wird und die Empfindlichkeit der Szintillationszähler und der Registrierung darauf eingestellt ist. Unter diesen Bedingungen ergeben sich Maximalwerte im Kurvenverlauf bei einem entsprechenden, vom Szintillationszähler erfaßten Gehalt von Radioaktivität. Eine Verzögerung des Durchflusses dieser Radioaktivität, z. B. bei Stenosen oder Gefäßverschlüssen, kann sich daher nicht in einer Erhöhung der Kurve, also der Impulszählrate pro Zeit, ausdrücken, sondern nur in einer Verlängerung der Kurve, also in der Basisweite.

Die qualitative Beurteilung der Hirndurchblutung ermöglicht entweder summarische Aussagen über die Gesamtdurchblutung des Hirns oder auch über die Differenz der Durchblutung beider Hemisphären. Außer Seitenhinweisen sind jedoch keine lokalisatorischen Aufschlüsse zu erhalten. Der klinische Wert dieser Methode beruht auf der Möglichkeit einer schnellen und für den Patienten mit keinerlei Belastung verbundenen Orientierung über die cerebralen Durchblutungsverhältnisse. Besonders bei der Erkennung und Objektivierung von cerebralen Gefäßerkrankungen — sei es auf dem Boden einer Gefäßsklerose, einer arterio-venösen Mißbildung oder einer ischämisch oder hämorrhagisch bedingten Durchblutungsstörung — kann die qualitative Bestimmung der Hirndurchblutung eindeutige Hinweise geben und die Arteriographie ersetzen.

b) Klinische Ergebnisse.

α) Untersuchungen mit einem Zähler.

Durch Registrierung der Bremsstrahlung des P^{32} mit Hilfe eines über dem Confluens sinuum in Richtung auf die Stirnmitte angesetzten Zählers bestimmte EICHHORN (1958, 1959, 1960, 1963, 1965, 1966) in zahlreichen Untersuchungen qualitativ die Hirndurchblutung („Radiocirkulographie"). Nach i.v. Injektion von 450 µC P^{32}/kg Körpergewicht, zog er aus dem Verlauf der registrierten Verdünnungskurven sowohl Rückschlüsse auf die Dauer der arteriellen, capillaren und venösen Phase der Hirnzirkulation (s. Zirkulationszeitbestimmung), als auch auf die Gesamtdurchblutung des Hirns. EICHHORN fand, daß sich nur bei Registrierung der weichen Bremsstrahlung des P^{32}, nicht aber bei Registrierung einer energiereichen γ-Strahlung — z. B. bei Verwendung des J^{131} — der klinisch bedeutsame „Capillarknick" abzeichnet, der im aufsteigenden arteriellen Schenkel der Kurve (s. Abb. 6) als kurze, absteigende Zacke in Erscheinung tritt. Dieser „Capillarknick" wird als Ausdruck einer diffusen Verteilung des P^{32} in den Hirncapillaren gewertet. Aus der Gipfelhöhe und der Basisweite ergeben sich Rückschlüsse auf die Gesamtdurchblutung des Hirns. EICHHORN (1960) fand charakteristische Kurvenverläufe bei arteriosklerotischen Gefäßerkrankungen, Aneurysmen und Hirntumoren (Abb. 15). Arteriovenöse Aneurysmen sind, entsprechend der Größe der Fistel, durch einen raschen An- und Abstieg der Kurvenschenkel, ohne den typischen „Capillarknick", gekennzeichnet. Angiome und andere, sehr gefäßreiche Tumoren, wie z. B. Glioblastome und Meningiome, zeigen im Verlauf des absteigenden Kurvenschenkels, bedingt durch das Nachströmen des Blutes aus den gefäßreichen Tumorbezirken, einen verzögerten Abfall. Tumoren mit erheblichem Hirndruck haben entsprechend der verlängerten Zirkulationszeit und des verminderten Blutvolumens einen flachen Kurvenverlauf. Bei arteriosklerotischen und anderen stenosierenden Gefäßerkrankungen des Gehirns fanden sich Kurven mit verlängerter arterieller Kreislaufzeit. Im Gegensatz zu dem spitzgipfligen Kurvenverlauf bei Normalfällen, registrierte EICHHORN (1966) bei arteriosklerotischen Gefäßerkrankungen breitbasige Kurven mit stumpfem Gipfel, entsprechend dem verminderten Blutvolumen und der verlängerten Kreislaufzeit.

Die Signifikanz dieser Befunde veranlaßte EICHHORN (1958, 1960, 1962, 1965), an einem großen Krankengut die Wirkung verschiedener vasoaktiver Substanzen bei

Patienten mit arteriosklerotischen Durchblutungsstörungen, Insulten und Gefäßverschlüssen zu testen. Die Berichte über die Ergebnisse dieser Untersuchungen sind nicht ganz einheitlich. So fand EICHHORN (1958, 1960) nach Injektion von Papaverin, Aminophyllin und Theophyllin eine Verlängerung der Verweildauer des Blutes im Hirn, wobei das Peripherin (Kombinationspräparat aus Theophyllin, Ephedrin und Oxyäthyltheophyllin der Fa. Homburg) den ausgeprägtesten Effekt im Radiocirkulogramm zeigte, mit deutlicher Verlängerung der Kurve und oft flachem Verlauf. Diese Befunde würden für ein vermindertes Blutvolumen sprechen. Bei späteren Berichten wird dagegen als typischer Peripherin-Effekt eine beträchtliche Steigerung des Blutvolumens und eine Verlängerung der Capillarphase beschrieben (EICHHORN, 1965), wobei aus der Zunahme der Kurvenhöhe auf das vermehrte cerebrale Blutvolumen geschlossen wurde. Unter dem Eindruck der guten klinischen Ergebnisse, die EICHHORN (1960) bei der Behandlung encephalomalazischer

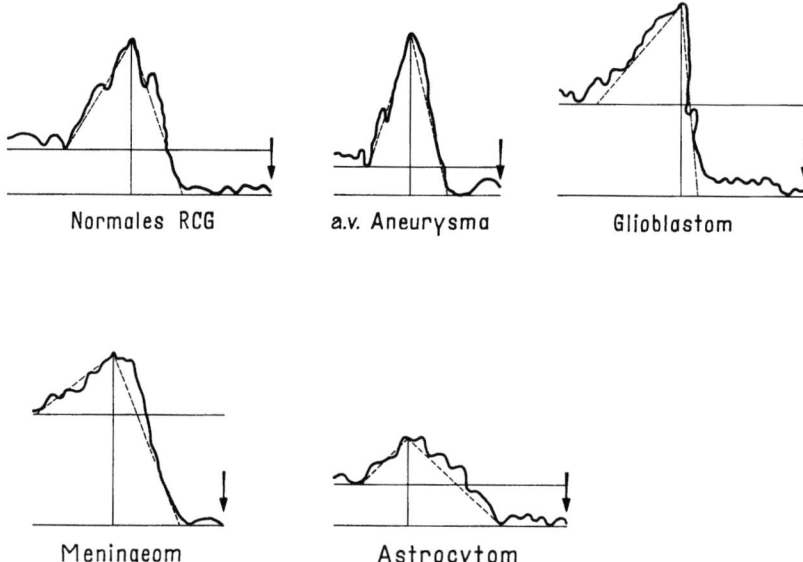

Abb. 15. Charakteristische „Radiozirkulogramme". (Nach EICHHORN, 1960.)

Prozesse mit Peripherin (Homburg) sah, erklärte er die Beobachtung, daß im Radiocirkulogramm in $2/3$ der Fälle nach der Behandlung eine Verlängerung der Kreislaufzeit zu registrieren war, damit, daß das längere Verweilen des Blutes im Hirn eine Besserung der Nutrition im Capillargebiet bewirkt. Ein solcher Rückschluß auf einen besseren Nutritionseffekt bei vermindertem Durchblutungsvolumen erscheint, besonders unter Berücksichtigung der bisherigen Ergebnisse über die Wirkung des pCO_2 bei verminderter Blutversorgung, fragwürdig (s. Beitrag HIRSCH, SCHNEIDER in diesem Handbuch: II. pCO_2 bzw. pH des arteriellen Blutes). EICHHORN sieht seine Hypothese von der Besserung des Nutritionseffektes nach Peripherin-Therapie durch die Beobachtung bestätigt, daß unter Peripherin-Einwirkung im Tierversuch vermehrt i.v. appliziertes P^{32} in das Gehirn übertritt, worauf er auf eine Steigerung der Permeabilität der Hirngefäße und damit auf eine bessere Nutrition schließt. So war nach Peripheringabe der P^{32}-Gehalt des Hirns um 30—80% höher, nach Histamingabe um 15—25% höher und nach hydrierten Mutterkorn-Alkaloiden (Hydergin) um 20% geringer als bei unbehandelten Kontrolltieren. Auf Theophyllin war kein vermehrter Übertritt des P^{32} ins Hirn festzustellen (EICHHORN, 1957).

Das radiocirkulographische Bild eines Verschlusses der Carotis interna ist nach EICHHORN (1966) dadurch charakterisiert, daß der Gipfel der Kurve fehlt und die Kurve wie „abgesägt" erscheint. Kommt es auch bei späteren Nachuntersuchungen nicht zur Darstellung eines Kurvengipfels, so ist auf das Fehlen einer ausreichenden Capillarversorgung zu schließen und hinsichtlich der neurologischen Ausfallserscheinungen ist, nach den

Beobachtungen von EICHHORN, stets eine schlechte Prognose zu stellen. Wird hingegen einige Tage nach einem Insult eine Normalisierungstendenz im Radiocirkulogramm festgestellt, so kann auf eine ausreichende Eigenregulation geschlossen werden, und die klinische Prognose ist günstiger. Diese „mechanogene Steuerung" oder Blutverteilung unter bestimmten pathologischen Bedingungen vollzieht sich langsamer als man es von den übrigen Regulationen — z. B. dem Bayliss-Effekt, der sich im Radiocirkulogramm gut nachweisen läßt (EICHHORN, 1966) — gewohnt ist; sie setzt langsamer ein und nimmt meist eine Zeit von mehreren Tagen in Anspruch. Diese Latenz spricht dafür, daß es sich um eine Bedarfsregulierung durch metabolische Faktoren handelt.

IGATA (1961) prüfte unter den gleichen Untersuchungsbedingungen wie EICHHORN die Frage, mit welcher Sicherheit die Radiocirkulographie die Diagnose „Hirnarteriosklerose" ermöglicht. Er fand bei 23 Patienten mit und ohne Hirngefäßsklerose keine signifikanten Kriterien in Form reproduzierbarer, pathologischer Abweichungen, die zur Diagnose einer Hirngefäßsklerose verwendet werden konnten. Weder ergab sich aus der Kreislaufzeit noch aus dem Anstiegswinkel, aus der Höhe der Kurve oder dem abfallenden Kurvenschenkel eine pathognostische Signifikanz. Die Mehrzahl der Patienten mit klinisch nachgewiesener Hirngefäßsklerose zeigten ein normales Radiocirkulogramm. Auch der charakteristische und mit einer gewissen Regelmäßigkeit von EICHHORN beobachtete „Capillarknick" konnte von IGATA nicht bestätigt werden. Dagegen fand auch IGATA bei manchen Fällen stark verlängerte Zirkulationszeiten, die dann für eine Hirngefäßsklerose sprachen, wenn eine Lungenstauung auszuschließen war.

Eine besondere Fehlerquelle ergibt sich bei dieser Methode offenbar dadurch, daß bei dem direkten Aufsetzen des Zählers auf die Kopfschwarte, neben der Bremsstrahlung des P^{32} auch die direkte β-Strahlung aus den von der Carotis externa versorgten Hautgefäßen miterfaßt wird. Das Meßergebnis muß daher zwangsläufig unverhältnismäßig stark durch die Miterfassung der Radioaktivität aus dem Externa-Kreislauf beeinflußt werden. Da die Hautgefäße anderen Regulationsprinzipien unterliegen als die Hirngefäße, läßt sich aus dem Radiocirkulogramm ohne Elimination der Einflüsse aus dem Externa-Kreislauf kaum ein verbindlicher Aufschluß über die Wirkung von Pharmaka auf die cerebrale Durchblutung gewinnen. Die gleiche Einschränkung ergibt sich naturgemäß auch bei Verwendung von γ-Strahlern (J^{131}) zur Radiocirkulographie (BIRKMAYER u. Mitarb., 1960, 1961).

β) Untersuchungen mit zwei und mehr Zählern.

OLDENDORF (1960) versuchte als Erster mit Hilfe von zwei bifrontal angesetzten Szintillationszählern den Durchfluß eines intravenös applizierten radioaktiven Indikators durch jede Hirnhälfte getrennt zu registrieren. Das Problem bei dieser Versuchsanordnung liegt in der getrennten Erfassung des Durchflusses durch jede Hirnhälfte, wobei jeder Zähler eine hinreichende Empfindlichkeit haben muß, um auch die entfernteren, occipitalen Regionen mit zu erfassen. Die Bleikollimation der Zähler muß also zur Größe des Natrium-Jodid-Kristalles in einem zweckmäßigen Verhältnis stehen. In diesem Zusammenhang sei auf die theoretischen Erörterungen von CASSEN (1961) über die Grenzen und Möglichkeiten der extrakraniellen Durchblutungsmessung verwiesen. Bei bifrontalem Ansetzen der Zähler in sagittaler Richtung, wie es ursprünglich von OLDENDORF (1960, 1961, 1962) durchgeführt wurde, ist jedoch eine getrennte Erfassung der Hemisphären nicht möglich, da die notwendige Bleiabschirmung zur Abfilterung der γ-Strahlung der Gegenseite zu massiv sein muß (ca. 5 cm), um die parallel angeordneten Zähler, den anatomischen Gegebenheiten entsprechend, etwa im Augenabstand von ca. 8 cm, nebeneinander zu placieren. Bei weiterer Distanz der Zähler werden entweder nur die lateralen Partien jeder Hemisphäre erfaßt, oder es muß eine Überschneidung der sensitiven Zonen jedes Zählers, bei Placierung in diagonaler Richtung zum Schädel, in Kauf genommen werden. Von OLDENDORF u. Mitarb. (1960, 1961, 1962) wurde daher diese Methode zugunsten einer biparietalen Anordnung der Zähler (s. Abb. 10) verlassen. Zwangsläufig wird bei dieser

Zähleranordnung auch von jedem Zähler die Radioaktivität der gegenüberliegenden Hemisphäre zum Teil miterfaßt, und außerdem beeinflußt auch die Radioaktivität des über der Carotis externa versorgten Temporalmuskels, sowie die der Kopfschwarte, das Meßergebnis. In zahlreichen Berichten von OLDENDORF (1963, 1964, 1965) und KITANO (1963, 1964) wird vorwiegend auf methodische Einzelheiten eingegangen und die Möglichkeit einer genauen Bestimmung der Zirkulationszeit jeder Hemisphäre mit Hilfe einer bei dieser Versuchsanordnung zweckmäßigen Schaltung zur Kapazitäts-Differenzierung beschrieben (s. Bestimmung der Zirkulationszeit). Der ursprüngliche Plan einer qualitativen Bestimmung der Durchblutung beider Hemisphären anhand von Verdünnungskurven, wurde erst durch Verwendung von J^{131}-Antipyrin wieder aufgegriffen (OLDENDORF und KITANO, 1964, 1965). J^{131}-Antipyrin verteilt sich nach der Injektion sofort gleichmäßig im ganzen Gewebswasser des Körpers, und es entsteht auch sehr schnell eine Gleichverteilung im Hirn. Über die sich damit ergebende zeitliche Beziehung zwischen der Gleichverteilung des Indikators und der Hirndurchblutung in Abhängigkeit vom Herzminutenvolumen sowie über Einzelheiten der biologischen und physikalischen Charakteristika des J^{131}-Antipyrins informieren die Arbeiten von REINMUTH u. Mitarb. (1963, 1965) und SAPIRSTEIN (1962). OLDENDORF und KITANO (1964, 1965) versuchten nach Vorbehandlung mit Lugolscher Lösung durch i.v. Injektion von 8 µC J^{131}-Antipyrin in 1 ml Kochsalzlösung, Aktivitätskurven zu registrieren, die Aufschluß über die Gleichverteilung im Hirn geben sollten. Bei symmetrischen Kurvenverläufen, hinsichtlich des Anstiegswinkels und des Plateaus, wurde auf eine seitengleiche Hirndurchblutung geschlossen. Dieses Plateau entsteht nach i.v. Injektion offenbar dadurch, daß das J^{131}-Antipyrin unmittelbar aus dem Blut in die Flüssigkeitsräume — zunächst der Lunge und dann des Hirns — übertritt und durch „Auswaschung" aus den Lungen, ein ständiger, anteiliger Zustrom des Indikators zum Hirn erfolgt. Allmählich, in Abhängigkeit von der Ausscheidung über die Niere, wird das J^{131}-Antipyrin vom Blut wieder „ausgewaschen". Bei Injektion des J^{131}-Antipyrins in die Carotis (OLDENDORF und KITANO, 1965) erfolgt nicht die Anreicherung im Hirn und die langsame Auswaschung wie nach der i.v. Applikation, sondern mit der Injektion beginnt praktisch die Auswaschung, die sich in einer stetigen Abnahme der Aktivität mit einer Halbwertszeit von etwa 70 sec vollzieht. Es liegen also andere Verhältnisse vor als bei den gasförmigen radioaktiven Stoffen, wie Kr^{85} und Xe^{133}, die zur quantitativen Bestimmung der Hirndurchblutung verwendet werden, da diese über die Capillaren ins Hirngewebe eintreten und über die Lungen so schnell ausgeschieden werden, daß kaum eine Rezirkulation möglich ist.

Bei 313 Fällen mit verschiedenen cerebrovasculären Erkrankungen, Hirntraumen, Hirntumoren, Epilepsien, Hirnrindenatrophien, degenerativen Hirnerkrankungen und auch bei Normalpersonen fanden sich nach i.v. Injektion von J^{131}-Antipyrin nur bei 33 Fällen (Abb. 16) Asymmetrien im Kurvenverlauf mit einer Differenz über 5%. Weder bei arteriovenösen Angiomen oder Carotisverschlüssen noch bei einer Vielzahl von frischen oder alten cerebralen Insulten war durch eine signifikante Differenz im Kurvenverlauf ein verläßlicher Hinweis auf eine seitendifferente Hirndurchblutung zu erhalten (OLDENDORF u. Mitarb., 1965).

Mit beiderseits frontal angesetzten und entsprechend abgeschirmten Zählern untersuchten LANG u. Mitarb. (1964, 1965) die unterschiedlichen Durchblutungsverhältnisse beider Hemisphären bei 58 Patienten mit einseitiger oder beidseitiger Carotis-Thrombose. Hierzu wurden 40—100 µC RISA i.v. injiziert. Die Ratemeter-Zeitkonstante betrug 1 sec (über die sonstigen technischen Vorsichtungen, insbesondere die Kristallgröße, die Art der Kollimation und Registrierung werden keine Angaben gemacht). Die registrierten Kurven, die z. T. mit Angiogrammen verglichen wurden, ermöglichten Rückschlüsse auf die unterschiedliche Durchströmungszeit, wobei die Basisweite der Kurve als empfindlicher Gradmesser gewertet wurde. Bei Patienten mit Gefäßverschlüssen war die Zirkulationszeit auf der betroffenen Seite verlängert und betrug 14—24 sec gegenüber 5—9 sec im Normalfall. Als weiteres, typisches Zeichen eines Gefäßverschlusses war ein verspäteter oder auch verlangsamter Kurvenanstieg über der betroffenen Seite zu beobachten (Abb. 17). In Übereinstimmung mit den angiographischen und klinischen Befunden war aus dem Kurvenverlauf, besonders bei wiederholten Untersuchungen, auf die Ausbildung von Kollateralkreisläufen zu schließen, und daraus ergaben sich prognostische Hinweise (LANG u. Mitarb., 1964). Der Gipfelhöhe der Kurven wurde nur eine sekundäre Bedeutung beigemessen, in der Annahme, daß eine Verzögerung der Zirkulation, ebenso wie ein vermehrtes Blutvolumen, eine Erhöhung der Kurve verursachen kann. Diese Bedingungen liegen, wie bereits ausgeführt, jedoch nur dann vor, wenn die injizierte Dosis des radioaktiven Indikators zur Empfindlichkeit des Zählers und der Registriermöglichkeit in keinem ausgewogenen Verhältnis stehen. Gerade bei der Beurteilung der Kompensations-

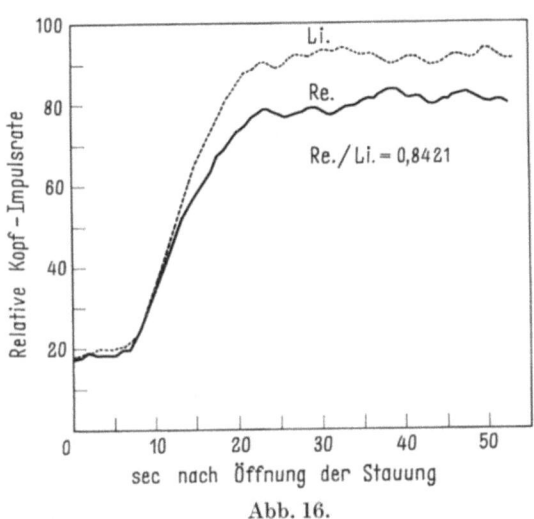
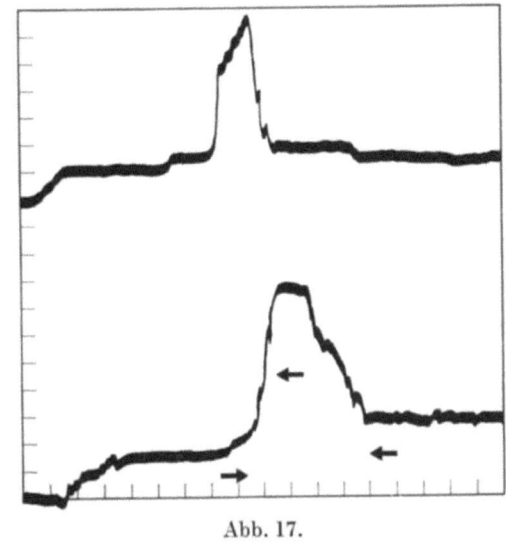

Abb. 16. Asymmetrie im Kurvenverlauf nach i.v. Injektion von 8 µC J^{131}-Antipyrin bei einem Patienten mit linksseitiger Hemiparese nach Insult. (Nach OLDENDORF u. KITANO, 1965).

Abb. 17. Carotis-Thrombose. Über der befallenen Seite (untere Kurve) steigt die Kurve 3 sec später an, als über der gesunden Seite. Die Steilheit des Anstiegs (←) spricht für eine gut ausgebildete Kollateralversorgung. Die Basisweite (→ ←) der Kurve ist doppelt so groß wie die der normalen Seite, was für eine Verlangsamung des Blutflusses in den Capillaren und Venen spricht. (Nach LANG u. Mitarb., 1965.)

möglichkeit einseitiger Durchblutungsstörungen durch die Ausbildung von Kollateralkreisläufen ist die Höhe der Aktivitätskurve dann ein verläßlicher Gradmesser, wenn die Kurvenhöhe gewisse Rückschlüsse auf das cerebrale Blutvolumen zuläßt, d. h. wenn die Empfindlichkeit der Registrierung so abgestimmt ist, daß sich im Normalfall sowohl aus der Kurvenhöhe als auch der Basisweite die qualitativen Kriterien einer normalen cerebralen Durchblutung und damit eines normalen Blutvolumens ergeben (WILCKE, 1967).

Weitere Methoden zur qualitativen Beurteilung der Hirndurchblutung unterscheiden sich vorwiegend durch die unterschiedliche Placierung der Zähler (KVICALA u. Mitarb., 1963, 1964, 1965; OEHNINGER u. Mitarb., 1964; BIRKMAYER u. Mitarb., 1965; VAN DEN BERGH u. Mitarb., 1964, 1966; LOVE u. Mitarb., 1961). So werden bei der Methode von BIRKMAYER u. Mitarb. (1965), in weitgehender Anlehnung an die Methode von EICHHORN, nach i.v. Injektion von RISA Aktivitätskurven über der Carotis communis und dem Confluens sinuum registriert, und daraus Rückschlüsse auf die Gesamtdurchblutung des Hirns gezogen. Eine getrennte Beurteilung der Durchblutung beider Hemisphären ist dabei nicht möglich. Die auf diese Weise registrierten Kurven gestatten ersichtlicherweise vor allem Aussagen über die Zirkulationszeit. BIRKMAYER u. Mitarb. (1965) untersuchten mit dieser Methode die Wirkung von Gilutensin (2-Äthyl-3,3-diphenyl-propen-(2)-yl-amin; Fa. Gebr. Giulini, Ludwigshafen/Rhein) auf die Hirndurchblutung bei Patienten mit Symptomen einer „hämodynamisch-cerebralen Dekompensation". Bei einer Anzahl von

Patienten konnte nach i.v. Gabe von Gilutensin eine leichte Verkürzung der Zirkulationszeit, eine Erhöhung der Amplitude und eine Vergrößerung der „Strahlungsfläche" beobachtet werden, was als Zeichen einer verbesserten Nutrition gewertet wurde. Die Unbeeinflußbarkeit des „Isotopenzirkulogramms" durch Medikamente wurde als Syndrom der Nutritionstarre angesehen, also als Ausdruck einer starren, nicht mehr zu beeinflussenden cerebralen Mangeldurchblutung und Mangelernährung. Auch in Verbindung mit dem Szintigramm werden einerseits aus dem Kurvenverlauf, andererseits aus der unterschiedlichen Speicherungsrate des radioaktiven Indikators im Hirn, Aussagen über den „cerebralen Nutritionseffekt" gemacht, der für die prognostische Beurteilung cerebraler Gefäßerkrankungen als besonders bedeutsam angesehen wird.

Bei bitemporaler Anordnung der Zähler (KVICALA u. Mitarb., 1963, 1964, 1965) beeinflußt zwangsläufig die Miterfassung der γ-Strahlung der Gegenseite das Meßergebnis. Flache Kurvenverläufe mit langsamem Anstieg und Abfall wurden von KVICALA in typischer Weise bei arteriosklerotischen Gefäßerkrankungen beobachtet, und bei arteriovenösen Angiomen und auch Glioblastomen fanden sich auf der befallenen Seite höhere Kurvenverläufe als über der gesunden Seite. Die Beobachtung, daß bei Hämatomen und malacischen Prozessen der Kurvenverlauf über der befallenen Seite flacher ist als über der gesunden Seite, deckt sich mit den Beobachtungen anderer Untersucher und ist aus den hämodynamischen Gegebenheiten leicht erklärlich. Die Angabe jedoch, daß auch bei Meningiomen über der Tumorseite ein flacher Kurvenverlauf zu beobachten ist, läßt sich mit den Beobachtungen anderer Autoren (WILCKE, 1965; INGVAR, 1964) nicht in Einklang bringen. Die Blutfülle der Meningiome muß zwangsläufig eine höhere Impulsrate ergeben, wenn die Empfindlichkeit von Zählern und Registriervorrichtungen in einem ausgewogenen Verhältnis zum untersuchten Phänomen steht.

In dem Bestreben, über mehreren Regionen einer Hirnhälfte Durchblutungskurven zu registrieren, um aus dem unterschiedlichen Kurvenverlauf lokalisatorische Hinweise auf eine Zone verminderter oder vermehrter Durchblutung zu erhalten, wurde von VAN DEN BERGH u. Mitarb. (1964, 1966) ein zur Verfügung stehender Zähler, bei jeweils wiederholter Injektion von RISA in die Carotis interna, über verschiedenen Regionen angesetzt. Da die Injektion direkt in die Carotis interna erfolgte, konnte auf eine besondere Bleiabschirmung des Zählers verzichtet werden. Die injizierte Dosis von nur 1—2 µC RISA ermöglichte eine ausreichend hohe Impulsausbeute. Aus der Superposition der so erhaltenen Kurven wurden diagnostische Rückschlüsse gezogen. Die bisher mitgeteilten Ergebnisse beschränken sich auf die Beobachtung eines flachen Kurvenverlaufes bei arteriosklerotischen Hirngefäßerkrankungen und den Hinweis auf die diagnostische Bedeutung einer zeitlichen Definition des abfallenden Kurvenschenkels. Wieweit der Aufwand einer Carotis-Punktion zum diagnostischen Nutzen dieser Methode in einem klinisch vertretbaren Verhältnis steht, muß am Vergleich zum diagnostischen Wert der Carotis-Angiographie abgeschätzt werden. Möglicherweise ergibt sich durch die Kombination beider Methoden eine Verbesserung der artdiagnostischen Voraussage.

Mit Hilfe von drei Szintillationszählern, die rechts und links fronto-parietal und occipital angesetzt wurden, versuchten LOVE u. Mitarb. (1960, 1961) eine qualitative Bestimmung der Hirndurchblutung nach i.v. Injektion von 100 µC RISA. Die Registrierung erfolgte durch Erfassung der pro Zeiteinheit gemessenen Impulse. Die semilogarithmische Darstellung dieser Impulsraten ergab die der jeweiligen Region entsprechenden Verdünnungskurven (Abb. 18), die einmal in Superposition dargestellt wurden (untere Kurven) und, zur besseren visuellen Erfassung der zeitlichen Verläufe, untereinander (obere Kurven). Im Normalfall fanden sich über den untersuchten Regionen gleiche Kurvenverläufe, wobei die Impulsrate über der occipitalen Region insgesamt im Verhältnis 5:1 niedriger war als über der fronto-parietalen Region.

Bei einem linksseitigen parieto-occipitalen Angiom (Abb. 18) war bei entsprechender Placierung der Zähler eine deutliche Differenz im Kurvenverlauf nachweisbar, während bei einseitigem Carotisverschluß oder manueller Kompression einer Carotis keine signifikante Seitendifferenz der registrierten Kurven zu beobachten war. Der von LOVE u. Mitarb. (1961) daraus abgeleitete Rückschluß auf eine gute Funktion der Kollateralversorgung erscheint weniger überzeugend als die Erklärung, daß die γ-Strahlung des RISA bei dieser Versuchsanordnung das Meßergebnis beider Szintillationszähler wesentlich beeinflußt, so daß feinere Differenzen in der Durchblutung nicht erfaßt werden können.

Gegenüber der Direktschreibung von Verdünnungskurven bietet die Impulsratenregistrierung keine erkennbaren Vorteile.

Die Fortentwicklung und klinische Nutzbarmachung der ursprünglich von OLDENDORF geplanten bifrontalen Zähleranordnung zur getrennten qualitativen Bestimmung der Durchblutung jeder Hirnhälfte, gelang WILCKE und ZEH (1963) dadurch, daß die Zäh-

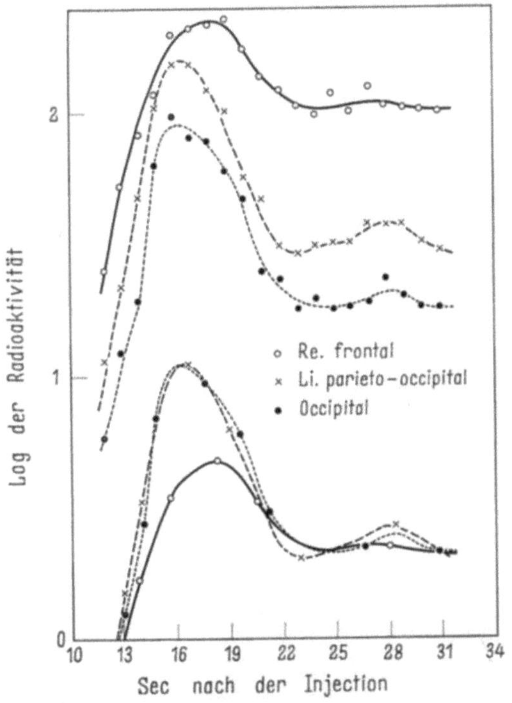

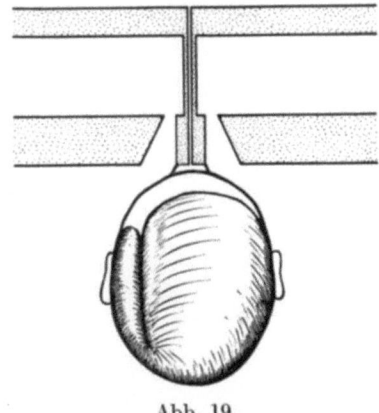

Abb. 18.   Abb. 19.

Abb. 18. Links occipitales Angiom. Schematische Darstellung der pro Zeiteinheit rechts frontal, links parietooccipital und occipital gemessenen Impulsraten (obere Kurven) nach i.v. Injektion von 100 μC RISA. Die Superposition der Kurven (untere Kurven) zeigt die wesentlich höheren Impulsraten über den occipitalen Meßpunkten, als über dem frontalen. (Nach LOVE u. Mitarb., 1961.)

Abb. 19. Schematische Darstellung der bifrontal, waagerecht angeordneten Szintillationszähler, wobei durch die trapezförmige Kollimation eine getrennte Erfassung jeder Hirnhälfte möglich ist. (Nach WILCKE, 1963.)

ler nicht senkrecht, sondern waagerecht angesetzt wurden (Abb. 19). Bei dieser Anordnung treffen die Impulse praktisch seitlich auf den Na-J-Kristall durch eine seitliche, trapezförmige Öffnung des den Zähler umgebenden Bleimantels. Der Photoeffekt ist ersichtlicherweise der gleiche wie bei der senkrechten Anordnung. Auf diese Weise ist es einerseits möglich, die Zähler so dicht nebeneinander anzubringen, daß die jeweilige Hirnhälfte voll im Bereich der sensitiven Zone des Zählers liegt, und andererseits kann der Bleiabschirmung die notwendige Stärke gegeben werden, um eine getrennte Erfassung der Radioaktivität jeder Hemisphäre zu gewährleisten. Mit zwei weiteren, über der Carotis und tangential zum Schädel über dem Confluens sinuum angesetzten Zählern wird gleichzeitig die Zirkulationszeit bestimmt (Abb. 20). Durch die Verwendung von Einkanal-Analysatoren wird, durch Ausblendung des charakteristischen Vorderpeaks der γ-Strahlung, der Nulleffekt und die Streustrahlung aus dem übrigen Körper unterdrückt. Die Registrierung erfolgt über Vorverstärker und Ratemeter mit einem Vierfachschreiber, wobei die Zeitkonstante dieses Schreibers bei Vollausschlag 1 sec beträgt, während die Ratemeter-Zeitkonstante der über der Carotis und dem Confluens sinuum angesetzten Zähler auf 1 sec und die der bifrontalen Zähler auf 3 sec eingestellt wird. Die Untersuchung erfolgt nach i.v. Injektion von 100 μC J^{131}-Hippuran in die gestaute Armvene.

Zwangsläufig wird bei dieser Methode auch ein Teil der von der Carotis externa versorgten, extrakraniellen Regionen miterfaßt; dieser Fehler geht jedoch in das Meßergebnis beider bifrontal angesetzten Zähler gleichmäßig ein, so daß er bei der qualitativen Beurteilung der Hirndurchblutung nicht ins Gewicht fällt, zumal er nur um 5% bis höchstens 10% das Ergebnis beeinflußt.

Im Normalfalle (Abb. 21) finden sich über beiden Hemisphären gleich hohe, spitzgipflige Kurvenverläufe, und die Zirkulationszeit, gemessen vom Aktivitätsmaximum über der Carotis bis zum Aktivitätsmaximum über dem Confluens sinuum, beträgt 7—11 sec (s. Zirkulationszeitbestimmung: Untersuchungen mit zwei und mehreren

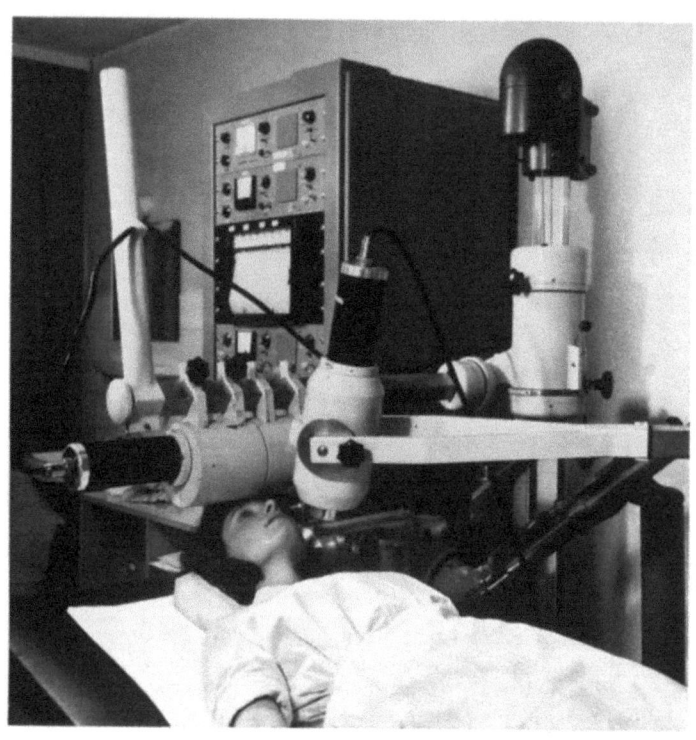

Abb. 20. Apparatur zur qualitativen Bestimmung der Hirndurchblutung nach WILCKE (1963).

Zählern). Es ist weiterhin für eine seitengleiche Durchblutung beider Hirnhälften charakteristisch, daß die über beiden Hirnhälften registrierten Kurven nach Gleichverteilung des radioaktiven Indikators im zirkulierenden Blut gleichhoch verlaufen (WILCKE, 1963, 1966; SCHERER u. Mitarb., 1964). Bei Hirntumoren finden sich, insbesondere dann, wenn Hirndruckerscheinungen vorliegen, verlängerte Zirkulationszeiten. Gefäßreiche Tumoren wie Glioblastome und Meningiome sind durch den höheren Kurvenverlauf über der Tumorseite zu erkennen (Abb. 22), während schlechter durchblutete Tumoren, wie manche Astrocytome und Oligodendrogliome durch einen flacheren Kurvenverlauf über der Tumorseite charakterisiert sind. Hieraus ergeben sich artdiagnostische Hinweise. In der Regel finden sich bei Meningiomen, solange kein Hirndruck vorliegt, normale Zirkulationszeiten und höhere Kurvenverläufe über der Tumorseite. Für Glioblastome ist der ebenfalls höhere Kurvenverlauf über der Tumorseite charakteristisch, mit jedoch meist verlängerter Zirkulationszeit. Gliomatöse Tumoren dagegen sind durch eine Differenz im Verlauf der bifrontal registrierten Kurven zu erkennen sowie eine verlängerte Zirkulationszeit, wobei die über der Tumorseite registrierte Kurve meist flacher verläuft als die über der gesunden Seite. Verkürzte Zirkulationszeiten sind typisch für arterio-venöse Kurzschlüsse, wobei die Angiome durch den anhaltend hohen Kurvenverlauf über der Angiomseite charakterisiert sind, während sich beim Carotis-Sinus cavernosus-Aneurysma eine verkürzte Zirkulationszeit und ein spitzgipfliger Kurvenverlauf über der befallenen Seite nachweisen läßt.

Von WILCKE (1966) wurde es als besonderer Vorteil dieser qualitativen Methode zur Beurteilung der Hirndurchblutung herausgestellt, daß funktionsdiagnostische Aussagen möglich sind, die auf so einfache Weise angiographisch nicht zu erhalten sind. So ergibt sich aus der zeitlichen Differenz im Anstieg der bifrontal registrierten Aktivitätskurven ein wichtiger Hinweis auf unterschiedliche Durchblutungsverhältnisse beider Hemisphären (Abb. 23). Bei einseitigen Gefäßverschlüssen verläuft die Kurve über der befallenen Seite

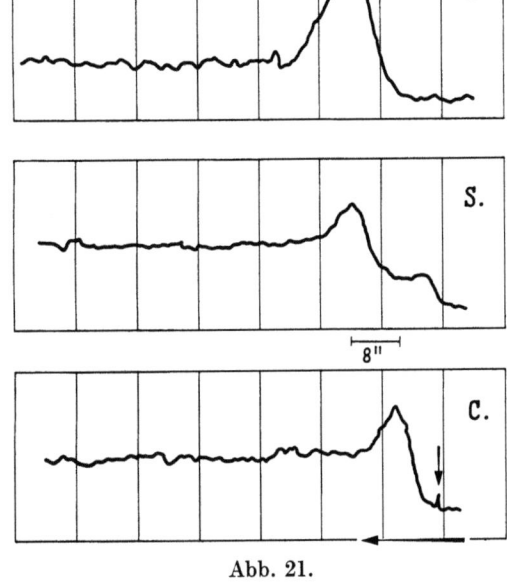

Abb. 21.

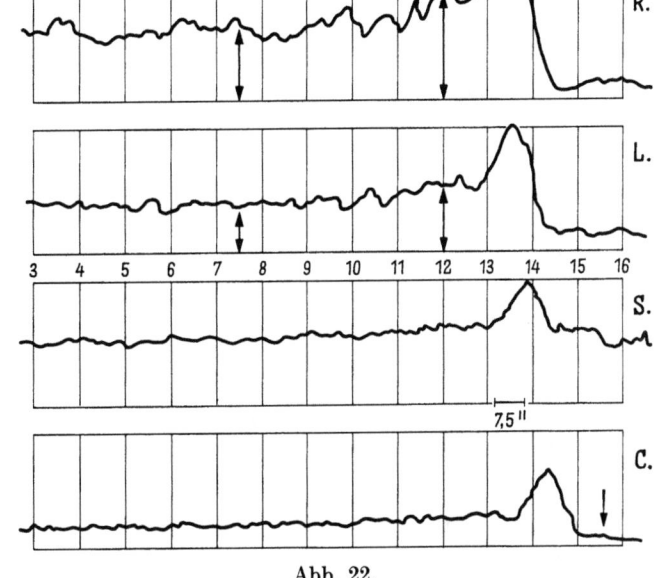

Abb. 22.

Abb. 21. Normalfall: Gleichhohe, spitzgipflige Kurvenverläufe über der rechten (R) und linken (L) Hemisphäre. Die Zirkulationszeit vom Aktivitätsmaximum über der Carotis (C) bis zum Maximum über dem Confluens sinuum (S) beträgt 8 sec. ↓ Injektionsbeginn. (← Die Kurve wird von rechts nach links geschrieben.)

Abb. 22. Meningiom rechts parietal, parasagittal: Normale Zirkulationszeit (7,5 sec). Die Kurve über der Tumorseite (R) verläuft, sowohl beim ersten Durchfluß des radioaktiven Indikators, als auch nach Gleichverteilung im zirkulierenden Blut über der Tumorseite höher, als über der gesunden Seite (L).

dann flach, wenn kein ausreichender Zufluß über Umgehungskreisläufe vorhanden ist. Ein verspäteter Kurvenanstieg mit Erreichung eines Maximums zu einem Zeitpunkt, wo über der gesunden Seite die Kurve bereits abfällt (Abb. 23), spricht für einen verspäteten Blutzufluß über kollaterale Zuflüsse. Bleibt nach Gleichverteilung des radioaktiven Indikators die Kurve über der befallenen Seite gleichhoch, wie über der gesunden, so ist auf eine ausreichende Kollateralversorgung zu schließen, während bei unzureichender Ausbildung von Umgehungskreisläufen die Kurve über der kranken Seite flacher verläuft. Ein wichtiges Kriterium für das Vorliegen eines Gefäßverschlusses ist stets die verlängerte Zirkulationszeit. Sie ermöglicht eine Abgrenzung gegenüber den funktionellen Verhältnissen bei arterio-venösen Shunts, wo stets eine verkürzte Zirkulationszeit bei zeitlichen Unterschieden im Aktivitätsmaximum über beiden Hemisphären zu beobachten ist. Bei arteriosklerotischen Erkrankungen der Hirngefäße findet sich stets ein flacher Kurvenverlauf über beiden Hemisphären, sowie eine wesentliche Verlängerung der

Zirkulationszeit (Abb. 24). Die Verlängerung der Zeit von der i.v. Injektion bis zum Erscheinen des Indikators in der Carotis weist auf eine Verzögerung der Zirkulation im „kleinen Kreislauf" hin und läßt, soweit eine Rechtsinsuffizienz des Herzens auszuschließen ist, Rückschlüsse auf eine allgemeine Gefäßsklerose zu. Bei Patienten mit klinisch nachgewiesenen, sklerotischen Gefäßerkrankungen untersuchte WILCKE (1966) mit dieser Methode die Wirkung des Präparates „Stutgeron" (N-benzhydryl-N-transcinnamylpiperazin: „Cinnarizin", Fa. Janssen, Düsseldorf) auf die cerebrale Durchblutung. Eine direkte Beeinflussung war nicht festzustellen, jedoch kam es nach längerer Applikation sowohl zu einer Verkürzung und Normalisierung der Zirkulationszeit im kleinen Kreislauf als auch zu einer Normalisierungstendenz der cerebralen Kreislaufzeit,

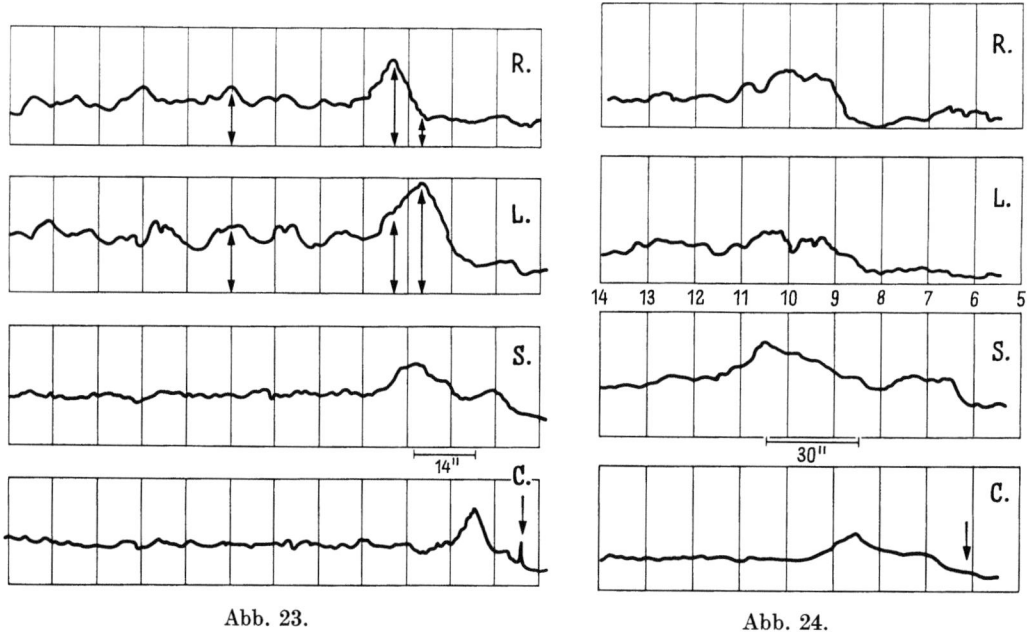

Abb. 23. Abb. 24.

Abb. 23. Verschluß der Carotis interna rechts (R): Der verzögerte Anstieg der Kurve über der rechten Hemisphäre mit Erreichung des Maximums zu einem Zeitpunkt, wo die linksseitige Kurve bereits abfällt, spricht für einen rechtsseitigen Blutzufluß über Umgehungskreisläufe. Verlängerte Zirkulationszeit (14 sec).

Abb. 24. Arteriosklerosis cerebri. Flache Kurvenverläufe über beiden Hemisphären (R und L). Verlängerte Zirkulationszeit (20 sec) und verlängerte Zeit von Injektionsbeginn ↓ bis zum Erscheinen des radioaktiven Indikators in der Carotis.

und damit ging parallel eine Erhöhung der früher flachen Kurvenverläufe über den Hemisphären. Es konnte damit auf eine günstige Beeinflussung der Hirndurchblutung über eine allgemeine Kreislauftonisierung geschlossen werden (WILCKE, 1966).

Bereits aus dem Kurvenverlauf der bifrontal registrierten Verdünnungskurven ergeben sich häufig Hinweise auf eine normale oder verlängerte Zirkulationszeit. Eine genaue zeitliche Bestimmung ist jedoch in differentialdiagnostischer Hinsicht besonders wichtig und nur durch die Registrierung des Einflusses des radioaktiven Indikators ins Hirn und des Ausflusses über die abführenden Venen mit Hilfe der über der Carotis und dem Confluens sinuum angesetzten Zähler möglich. Verläßliche Rückschlüsse auf die cerebralen Zirkulationsverhältnisse von klinisch-diagnostischem Wert ergeben sich nur aus der Kombination der Beurteilung der über beiden Hemisphären registrierten Verdünnungskurven mit den Zirkulationszeit-Werten. Die in wenigen Minuten durchzuführende und mit keiner besonderen Belastung für den Patienten verbundene qualitative Bestimmung der Hirndurchblutung kann besonders für die poliklinische Untersuchung wichtige Hinweise geben und bei älteren Patienten, bei denen die Angiographie gefahrvoll erscheint, diese ersetzen.

II. Quantitative Methoden

Die Methoden zur quantitativen Bestimmung der Hirndurchblutung mit Hilfe radioaktiver Isotope unterscheiden sich, ebenso wie die qualitativen Methoden, wesentlich in ihrer Untersuchungsmethodik. Das allen Methoden gemeinsame Ziel einer möglichst genauen Bestimmung der Gesamtdurchblutung des Hirns oder der Durchblutung bestimmter Hirnbezirke, wird entweder durch eine Analyse von Blutproben aus zu- und abführenden Gefäßen erreicht, oder durch die extrakranielle Messung und quantitative Berechnung des die Hirngefäße passierenden, radioaktiven Indikators. Es bestehen außerdem methodische Unterschiede in der Art des verwendeten radioaktiven Indikators, wobei entweder gebundene Isotope intravenös oder in die Carotis injiziert werden, oder die Applikation gasförmiger Isotope erfolgt über ein Atemsystem bzw. intraarteriell. Die verschiedenen Applikationsformen bedingen zwangsläufig unterschiedliche Berechnungsgrundlagen. Eine Unterteilung in *Dilutionsmethoden* und *Diffusionsmethoden* ergibt sich aus der physikalischen und biologischen Eigenschaft des zur Untersuchung verwendeten Indikators und den damit zusammenhängenden Berechnungsprinzipien. Bei den Dilutionsmethoden wird ein nicht diffusibler, radioaktiver Indikator injiziert, und nach dem Farbstoffverdünnungsprinzip von FICK werden aus fortlaufend entnommenen Blutproben aus zu- und abführenden Gefäßen das cerebrale Blutvolumen bzw. das cerebrale Minutenvolumen berechnet. Durch extrakranielle Messung der die Hirngefäße passierenden Radioaktivität lassen sich gleichermaßen Dilutionskurven gewinnen, die mit Hilfe semiempirischer Formeln eine quantitative Bestimmung der Hirndurchblutung ermöglichen. Bei den Diffusionsmethoden wird ein gasförmiger, nicht in Plasma löslicher, frei diffundierender radioaktiver Indikator entweder injiziert oder inhaliert; in gleicher Weise wie bei der Stickoxydulmethode wird aus arteriellen und venösen Blutproben, die in bestimmten Zeitintervallen entnommen werden, die Differenz des arteriellen und venösen Aktivitätsgehaltes bis zur Erreichung einer Sättigung bestimmt. Diesen, auf dem „Saturationsprinzip" beruhenden Methoden stehen die auf dem „Desaturationsprinzip" beruhenden gegenüber, wobei vom Zeitpunkt der Sättigung der zeitliche Verlauf der Ausscheidung oder Auswaschung anhand arterieller und venöser Differenzen bestimmt wird. Eine kurze Zusammenfassung der bisherigen Methoden gaben LASSEN und INGVAR (1963) und PLANIOL (1966).

A. Dilutionsmethoden.
1. Quantitative Bestimmung der Hirndurchblutung aus Blutproben.
a) Methodik.

Auf der Suche nach einem geeigneten, nicht in Wasser oder Plasma löslichen und nicht die Blut-Hirnschranke durchdringenden Indikator zur Bestimmung der Hirndurchblutung wurden von NYLIN bereits 1942/1943 die ersten Versuche unternommen, Erythrocyten mit radioaktiven Isotopen zu markieren, um auf diese Weise die Hirndurchblutung nach dem Prinzip der Farbstoffverdünnungsmethode zu bestimmen. Die ersten Berichte über die Ergebnisse, die mit Hilfe von Thorium B-markierten Erythrocyten gewonnen wurden, stammen von NYLIN und BLÖMER, (1955). Das Thorium B erwies sich wegen seiner langen Halbwertszeit und seiner Speicherung in den parenchymatösen Organen für klinische Untersuchungen als unzweckmäßig. Durch die Markierung von Erythrocyten mit P^{32} (NYLIN u. Mitarb., 1960) oder Cr^{51} (HEDLUND u. Mitarb., 1964) ergab sich die gleiche Möglichkeit einer quantitativen Bestimmung der Hirndurchblutung nach dem Dilutionsprinzip. Bei dieser Methode werden zuerst die markierten Erythrocyten in die Armvene injiziert und fortlaufend, synchron, Blutproben aus einer Carotis und beiden Bulbi jugulares entnommen. Wenige Minuten danach erfolgt die Injektion der markierten Erythrocyten in die eine und anschließend in die andere Carotis interna, wobei wiederum fortlaufend und synchron, nach der von NYLIN u. Mitarb. (1960) beschriebenen Technik, Blutproben von beiden Bulbi jugulares entnommen werden. Die Untersuchung der einzelnen Blutproben erfolgt in einem automatisch arbeitenden Robot-Zähler (NYLIN, 1955). Durch Messung der Radioaktivität der einzelnen Blutproben ist der Zeitpunkt des Erscheinens der Aktivität, des Maximums und des Verschwindens der Aktivität nach Passage des Hirnkreislaufs zeitlich genau zu bestimmen. Die graphische Darstellung der so gewonnenen Isotopen-Verdünnungskurven zeigt die Abb. 25. Die gleichzeitige Messung der arterio-venösen Sauerstoffdifferenz ermöglicht die Bestimmung des Sauerstoffverbrauches des Hirns.

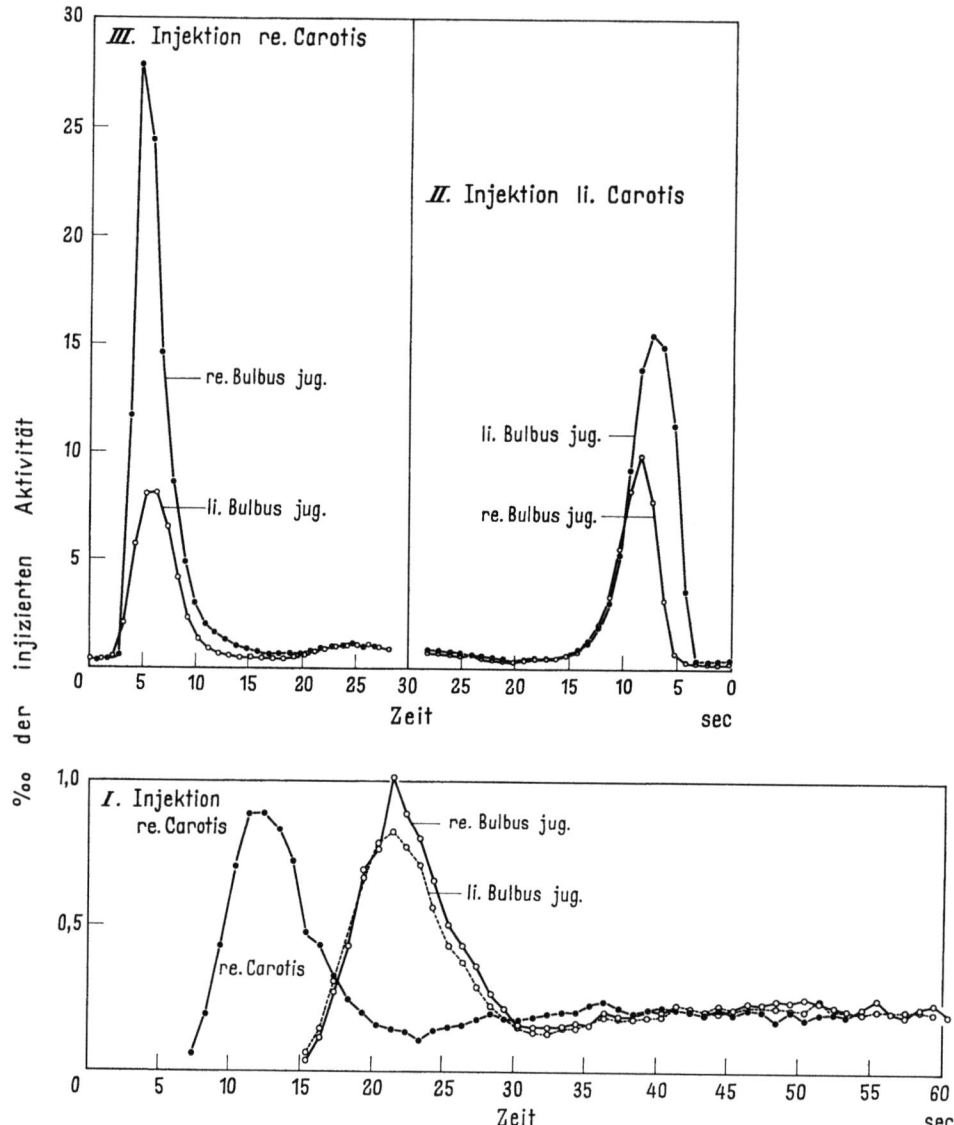

Abb. 25. Verdünnungskurven im Normalfall. I. i. v. Injektion von P^{32}-markierten Erythrocyten und Verdünnungskurven aus Blutproben von der rechten A. carotis und beiden Bulbi jugulares. II. Injektion in die linke A. carotis interna. III. Injektion in die rechte A. carotis interna mit den aus beiden Bulbi jugulares ermittelten Verdünnungskurven. (Nach NYLIN u. Mitarb., 1961.)

Re. Carotis:	ipsilat. Bulb.	Kontralat. Bulb.	Li. Carotis:	ipsilat. Bulb.	Kontralat. Bulb.
Erscheinen	3 sec	3 sec	Erscheinen	4 sec	5 sec
Maximum	5 sec	6 sec	Maximum	7 sec	8 sec
Verschwinden	15 sec	13 sec	Verschwinden	15 sec	15 sec

Hirnminutenvolumen 824 ml/min (10,2% des Herzminutenvolumens), Hirnblutvolumen 130 ml (2,4% des Gesamtblutvolumens), Herzminutenvolumen 8100 ml/min, Gesamtblutvolumen 5334 ml, mittlere Zirkulationszeit 9,5 sec.

Der quantitativen Berechnung liegt die von HAMILTON u. Mitarb. (1932) entwickelte und von ANDERSSON (1957) erweiterte Formel $F = I/TC$ zugrunde, die darauf aufbaut, daß der Durchfluß (F = ml/min) berechnet werden kann, wenn die injizierte Dosis ($I = \mu C$) bekannt ist, und die Zeit (T = Dauer der Zeit-Konzentrationskurve) vom Injektionsbeginn bis zur Gleichverteilung im Blut, sowie die Konzentration im Blut ($C = \mu C/ml$) bestimmt werden kann. Die Voraussetzung für die Berechnung der Hirndurchblutung ist, daß a) die Injektion augenblicklich erfolgt, b) die gesamte Radioaktivität das Hirn erreicht, c) das Blut bei den einzelnen Proben gleichmäßig mit dem radioaktiven Indikator vermischt ist, und d) der gesamte Abfluß über die beiden Bulbi jugulares erfolgt. Während die Voraussetzungen a und c meist erfüllt werden, bedingen die biologischen Gegebenheiten eine gewisse Fehlerquelle durch die Faktoren b und d (EDWARDS, 1931; GIBBS u. Mitarb., 1947; NYLIN u. Mitarb., 1960; HEDLUND u. Mitarb., 1964; MUNCK und LASSEN, 1957 u. a.). Diese Fehlerquelle ist jedoch, wie bereits eingangs erwähnt, auch in der Berechnung nach der Stickoxydulmethode von KETY und SCHMIDT (1945) enthalten. Der Vorteil dieser von NYLIN (1955, 1960, 1961) entwickelten und von seinen Mitarbeitern (HEDLUND u. Mitarb., 1962, 1964) vervollkommneten Methode besteht darin, daß die Hirndurchblutung individuell bestimmt werden kann und nicht nur in Relation zu einem durchschnittlichen Hirngewicht (bezüglich der Berechnungsformeln sei auch auf die Arbeiten NYLIN und BLÖMER, 1955; und NYLIN u. Mitarb., 1960, 1961 verwiesen). Bei Verwendung von P^{32}-markierten Erythrocyten ist eine Einzelauswertung der gewonnenen Blutproben notwendig, wobei die automatische Robot-Zähler-Einrichtung eine wesentliche Vereinfachung und technische Vervollkommnung der Methode bedeutet (HEDLUND u. Mitarb., 1964).

Bei Verwendung von Cr^{51}-markierten Erythrocyten kann, durch Messung der γ-Strahlung des Cr^{51}, die analytische Auswertung dadurch vereinfacht werden, daß die durch Kunststoffschläuche geleiteten Blutproben aus den Bulbi jugulares Zählrohrkristalle passieren, die den Gehalt an Radioaktivität pro Zeit erfassen, so daß mit Hilfe entsprechender Registriereinrichtungen Verdünnungskurven direkt geschrieben werden (HEDLUND u. Mitarb., 1964). Der zeitliche Aufwand durch Einzelbestimmung zahlreicher Blutproben kann hierdurch wesentlich verringert werden. Die Auswertung der Kurven und die Berechnung erfolgen bei beiden Methoden unter den gleichen Kriterien und unter Verwendung der gleichen Berechnungsformeln. Ein Vergleich der Genauigkeit beider Methoden ergibt eine weitgehende Übereinstimmung der Ergebnisse (HEDLUND, LJUNGGREN, BERGGREN, BRUNDELL, 1964). Die Fehlerquellen, die bei beiden Methoden die gleichen sind, werden bedingt durch die statistische Schwankung der registrierten Radioaktivität, die Lage der Nadel im Gefäß, die Verteilung des Trägers innerhalb des Meßbereiches und die Empfindlichkeit der Meßinstrumente. Bei wiederholten Messungen nach intravenöser Injektion der Radioaktivität und Entnahme von Blutproben aus beiden Bulbi jugularis fand sich eine Fehlerbreite von 13%, und bei Injektion in die Carotis interna bds. betrug die Fehlerbreite 10—14%.

b) Strahlenbelastung.

Bei Injektion von Cr^{51}-markierten Erythrocyten in die Blutbahn beträgt die Gesamtkörper-Strahlenbelastung 0,1 rad/mC und die des Blutes (kritisches Organ) etwa 1 rad/mC. Bei Verwendung von P^{32}-markierten Erythrocyten beträgt die Ganzkörperdosis 20 mrad/mC (HEDLUND u. Mitarb., 1964; VEALL und VETTER, 1958).

c) Klinische Ergebnisse.

Bei der Injektion von radioaktiv markierten Erythrocyten in die Carotis interna wird der weitaus größte Teil der injizierten Aktivität über den homolateralen Bulbus jugularis abgeleitet (Abb. 25). Nur durch Injektion der markierten Erythrocyten in die rechte und linke Carotis interna ergeben sich Verdünnungskurven, aus denen Rückschlüsse auf das Blutvolumen und die Gesamtdurchblutung jeder Hemisphäre gezogen werden können.

Bei dieser beidseitigen Injektion konnte beobachtet werden, daß 62% des Hirnblutes über den rechten Bulbus jugularis abgeleitet wird und 38% über den linken (NYLIN u. Mitarb., 1961). Bei i.v. Injektion von markierten Erythrocyten und synchroner Entnahme von Blutproben aus beiden Bulbi jugulares und einer Carotis waren in 28% der Fälle ebenfalls geringe Seitendifferenzen zu erkennen. Bei der Ermittlung der durchschnittlichen cerebralen Zirkulationszeit ergeben sich gewisse Unterschiede bei intracarotidealer Injektion der Radioaktivität und intravenöser Injektion. Die Berechnung der cerebralen Blutvolumina (CBV) führt daher auch zu unterschiedlichen Ergebnissen, wenn die Werte nach intracarotidealer Injektion und nach intravenöser Injektion zugrunde gelegt werden. Nach intracarotidealer Injektion wurde bei Normalfällen ein Durchschnittswert des cerebralen Blutvolumens von 97 ml (70—135 ml) errechnet und nach intravenöser Injektion von 108 ml (83—140 ml) (NYLIN u. Mitarb., 1961). Die Ergebnisse differieren demnach im Mittel um etwa 10%, was jedoch für die klinische Beurteilung, in Anbetracht der normalen Schwankungsbreite, kaum ins Gewicht fällt. Für jugendliche Normalpersonen wurde eine durchschnittliche cerebrale Zirkulationszeit von 8,4 sec ermittelt. Bei Patienten mit klinischen Zeichen einer cerebralen Gefäßerkrankung sowie bei chronischem Alkoholismus und schizophrener Demenz war die Zirkulationszeit verlängert (10,8—11,6 sec), und es ergaben sich sehr eindeutige Beziehungen zwischen dem Hirnminutenvolumen und der Zirkulationszeit (Abb. 26), indem eine verlängerte Zirkulationszeit zwangsläufig ein vermindertes cerebrales Minutenvolumen bedingt. Eine Korrelation zwischen dem Alter und der Zirkulationszeit war nicht festzustellen (NYLIN u. Mitarb., 1961; HEDLUND u. Mitarb., 1962, 1964).

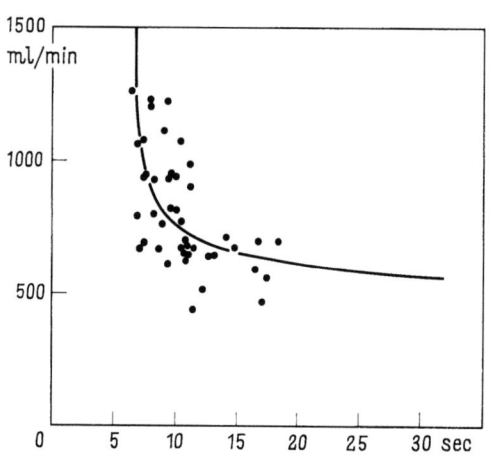

Abb. 26. Die Beziehung der durchschnittlichen cerebralen Zirkulationszeit (sec) zum Hirnminutenvolumen (ml/min). (Nach HEDLUND u. Mitarb., 1964.)

Aus einer Zusammenstellung der mit dieser Methode gewonnenen Ergebnisse bei Normalpersonen, Patienten mit chronischem Alkoholismus, schizophrener Demenz, Hemiplegie und Schwindelerscheinungen ergeben sich zahlreiche Kriterien bei der Bewertung der einzelnen Kreislaufgrößen (HEDLUND u. Mitarb., 1964).

Das *Herzminutenvolumen* (CO) beträgt bei jungen, kreislaufgesunden Personen im Durchschnitt $7,9 \pm 0,3$ l/min und bei Patienten mit chronischem Alkoholismus und schizophrener Demenz $7,0 \pm 0,4$ l/min. Bei Patienten mit cerebralen Gefäßerkrankungen ist demgegenüber — offenbar als Ausdruck einer allgemeinen Gefäßerkrankung —, das Herzminutenvolumen auf 4,8—4,9 l/min verringert. Gleichermaßen ist das *Hirnminutenvolumen* (CBF, ml/min), das im Normalfall — ermittelt an 34 kreislaufgesunden Personen — 915 ± 38 ml/min beträgt, bei cerebralen Gefäßerkrankungen auf 624—670 ml/min verringert. Das *cerebrale Blutvolumen* (CBV) beträgt im Durchschnitt 133 ± 7 ml, wobei sich keine wesentliche Differenz zwischen diesen Werten und den bei chronischem Alkoholismus und schizophrener Demenz ermittelten Werten ergab. Gleichermaßen war keine Korrelation zwischen dem Alter des Patienten und dem cerebralen Blutvolumen festzustellen. Das Hirnblutvolumen machte bei dieser Bestimmung 2,7% des Gesamtblutvolumens aus, und bei kreislaufgesunden, jugendlichen Personen betrug das Hirnminutenvolumen 11,9% des Herzminutenvolumens; bei Patienten mit cerebralen Gefäßerkrankungen lag der Anteil des Hirnminutenvolumens mit 14—15% höher als bei kreislaufgesunden Normalpersonen.

Das *Gesamtblutvolumen* des Körpers, das bei Normalpersonen im Durchschnitt $5,2 \pm 0,2$ Liter beträgt, ist ebenfalls bei Patienten mit Gefäßerkrankungen signifikant vermindert

(3,9 ± 0,2 Liter). Gleichermaßen ergeben sich signifikante Differenzen bei der Ermittlung des Gefäßwiderstandes zwischen Normalpersonen und Patienten mit klinischen Symptomen einer cerebralen Gefäßerkrankung (HEDLUND, 1954).

Von besonderem Interesse sind die mit der gleichen Methode vorgenommenen *Untersuchungen der Hirndurchblutung während Muskelarbeit* (HEDLUND u. Mitarb., 1962). Hierbei fand sich eine geringe Zunahme des Hirnminutenvolumens gegenüber den Ruhewerten sowie ein geringes Absinken der Zirkulationszeit. Aus der Beobachtung des nur geringen Anstieges des Hirnminutenvolumens, gegenüber dem sehr starken Anstieg des Herzminutenvolumens, bestätigte sich, daß sich das Hirnminutenvolumen nicht passiv mit dem Herzminutenvolumen ändert und auch nicht sichtlich abhängig ist vom arteriellen Druckanstieg. Nur bei Hypotension mit erniedrigten Blutdruckwerten fällt das Hirnminutenvolumen auf einen kritisch niedrigen Wert ab. Der Widerstand der Hirngefäße war bei Muskelarbeit nicht verändert. Die Zirkulationszeit des Hirns nimmt bei Muskelarbeit geringgradig ab, während insgesamt das Hirnblutvolumen in Ruhe und Muskelarbeit gleich bleibt.

2. Semiquantitative Bestimmung durch extrakraniell registrierte Dilutionskurven.

Bei den auf dem Dilutionsprinzip beruhenden, semiquantitativen Methoden wird, ebenso wie bei den quantitativen Methoden, davon ausgegangen, daß die Durchblutung bestimmt werden kann, wenn die injizierte Dosis bekannt ist, und die Zeit vom Injektionsbeginn bis zur Gleichverteilung des Indikators im Blut, sowie die Konzentration im Blut und damit das Gesamtblutvolumen, bestimmt werden kann. Durch Eichung der verwendeten Zähler am Phantom kann aus der Impulsrate bzw. der Höhe der registrierten Kurve auf die Konzentration des Indikators geschlossen werden. Bei Gleichverteilung des Isotops im Blut entspricht jede gemessene Indikatormenge einem bestimmten Blutvolumen. Aus diesen Proportionen ergibt sich die Berechnung der Hirndurchblutung, wobei entweder der Anteil des Hirnblutvolumens am Gesamtblutvolumen oder am Herzminutenvolumen bestimmt wird; oder es wird ein Volumenindex aus den Flächenintegralen der registrierten Kurven ermittelt, wobei das cerebrale Blutvolumen als Index, ohne physikalische Dimension, angegeben wird.

Die ersten Versuche, durch extrakraniell registrierte Aktivitätskurven das Hirnminutenvolumen zu berechnen, wurden von CRANDALL und CASSEN (1958) unternommen, indem nach Injektion von 10—20 µC RISA in die Carotis communis mit einem entsprechend geeichten, über dem Confluens sinuum angesetzten Zähler, Aktivitätskurven registriert wurden, aus denen sich der Durchfluß pro Zeit bestimmen ließ. Nach Gleichverteilung des radioaktiven Indikators im Kreislauf wurde aus Venenblutproben das Gesamtblutvolumen bestimmt, und aus dem Verhältnis dieser Werte zur Gesamtzahl der gemessenen Impulse das Hirnminutenvolumen errechnet:

$$\text{Hirndurchblutung (ml/min)} = \frac{\text{Gleichverteilungswert} \times \text{Gesamtblutvolumen} \times 60}{\text{Gesamtimpulszahl der Aktivitätskurve}}.$$

Die auf diese Weise ermittelten Hirnminutenvolumina bei Normalpersonen, Epileptikern, Patienten mit Hirntraumen, Hirntumoren oder Subarachnoidalblutungen lagen bei minimal 241 ml/min und maximal 554 ml/min, und es ergab sich keinerlei pathognostische Signifikanz. Die Werte liegen wesentlich niedriger als bei der N_2O-Methode oder anderen quantitativen Isotopen-Methoden. Diese Untersuchungen zeigen, daß aus Verdünnungskurven, die über dem Confluens sinuum registriert werden, keine Rückschlüsse auf die Gesamtdurchblutung des Hirns gezogen werden können.

Zur Erfassung der gesamten, das Hirn passierenden Aktivität, wurden von OLDENDORF u. Mitarb. (1963, 1964, 1965) zwei sehr große (25 × 75 × 4 mm), biparietal angesetzte Szintillationszähler mit abgeglichener Empfindlichkeit verwendet (Abb. 27; vgl. auch Abb. 10). Nach Eichung am Phantom und Bestimmung des Gesamtblutvolumens errechneten OLDENDORF u. Mitarb. das Hirnminutenvolumen, indem sie, nach i.v. Injektion der Aktivität, aus der registrierten Kurve die Zirkulationszeit des Hirns bestimmten, sowie auch den prozentualen Anteil der injizierten Dosis, die das Hirn passiert. Aus diesem Wert war das cerebrale Blutvolumen zu berechnen, so daß die Bestimmung des Hirnminutenvolumens nach der Formel:

$$\text{Hirndurchblutung (ml/min)} = \frac{\text{Cerebrales Blutvolumen}}{\text{Durchblutungszeit}} \quad \text{vorgenommen werden konnte.}$$

Bei einem ermittelten Gesamtblutvolumen von 4000 ml und einem Durchfluß von 2,95% der Aktivität ergibt sich demnach ein Hirnminutenvolumen von 118 ml. Bei einer normalen Zirkulationszeit von 8 sec durchfließt das Hirnblutvolumen 7,5mal das Hirn. Das Hirnminutenvolumen beträgt demnach 880 ml/min.

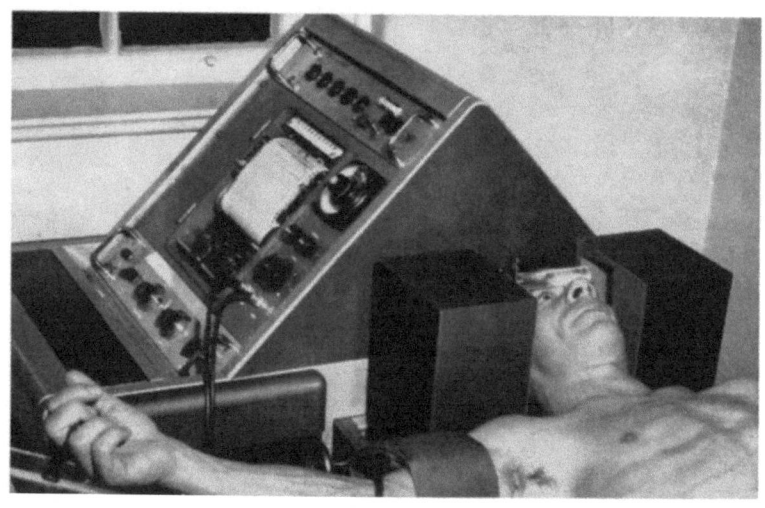

Abb. 27. Apparatur zur Messung der Hirndurchblutung mit Hilfe großer, biparietal angesetzter Zähler. (Nach OLDENDORF, 1963.)

Nach der gleichen Methode, jedoch mit zwei bifrontal und einem parietal angesetzten, besonders abgeschirmten Zählern, bestimmten KATSUKI u. Mitarb. (1964) die Hirndurchblutung nach schneller i.v. Injektion von 150—200 µC RISA. Die bifrontalen Zähler ermöglichten eine getrennte Bestimmung der Zirkulationszeit jeder Hemisphäre, und der parietale Zähler, aufgrund besonderer Eichungen am Phantom, die Errechnung des Gleichverteilungswertes, so daß sich die Berechnung des Gesamtblutvolumens aus i.v. entnommenen Blutproben erübrigte. Im Normalfalle betrug die Zirkulationszeit der linken Hemisphäre $9{,}0 \pm 2{,}1$ sec, die der rechten $8{,}7 \pm 2{,}8$ sec und die Arm-Hirn-Zirkulationszeit $14{,}4 \pm 4{,}2$ sec. Für das cerebrale Blutvolumen wurde nach der von KATSUKI u. Mitarb. (1964) entwickelten Formel ein Durchschnittswert von 235 ± 85 ml und für das Hirnminutenvolumen ein Durchschnittswert von 1600 ± 580 ml/min errechnet. Bei 16 von 22 Fällen mit intracerebralen Blutungen oder cerebralen Infarkten wurden Normabweichungen in Form verlängerter Zirkulationszeiten oder verminderter Hirnminutenvolumina festgestellt, wobei das Hirnblutvolumen stets im Normbereich blieb. Lediglich bei einem Patienten, bei dem zusätzlich eine Polycythämia vera vorlag, war eine Zunahme des cerebralen Blutvolumens festzustellen.

Bei der *Bestimmung eines Index für die Hirndurchblutung* wird von THOMPSON (1961, 1964) davon ausgegangen, daß der Flächeninhalt der registrierten Aktivitätskurve direkt proportional zum Volumen des radioaktiv markierten Blutes und der injizierten Dosis ist und umgekehrt proportional zum Herzminutenvolumen. Die Länge der Kurve ist umgekehrt proportional zur Geschwindigkeit des Blutdurchflusses, und die Höhe der Kurve steht in einem bestimmten Verhältnis zur Konzentration des radioaktiven Indikators im

Blut. Die Zeit-Aktivitätskurven wurden mit Hilfe eines über dem Herzen und eines weiteren über der Temporalregion angesetzten Zählers nach i.v. Injektion von 10—20 µC RISA registriert.

Der Volumenindex, der dem im Kopf zirkulierenden Blutvolumen proportional ist, läßt sich nach diesen mathematischen Überlegungen aus folgenden Werten berechnen:

$$\text{Volumenindex} = \frac{A_h \cdot E \cdot 100}{d \cdot A \cdot \text{Empfindlichkeit}}.$$

Hierbei ist A_h die Fläche der am Kopf gemessenen Konzentrations-Zeit-Kurve; A die Fläche der gleichzeitig über dem Herzen gemessenen Kurve; d die Dosis RISA in µC und E der Ausschlag der über dem Herzen gemessenen Kurve nach Erreichung des Equilibriums. Da die Empfindlichkeit des über dem Schädel angesetzten Zählers direkt die Fläche der Kurve beeinflußt, muß diese Größe berücksichtigt werden. Die Konstante 1000 im Zähler wurde gewählt, um ganze Zahlen zu erhalten.

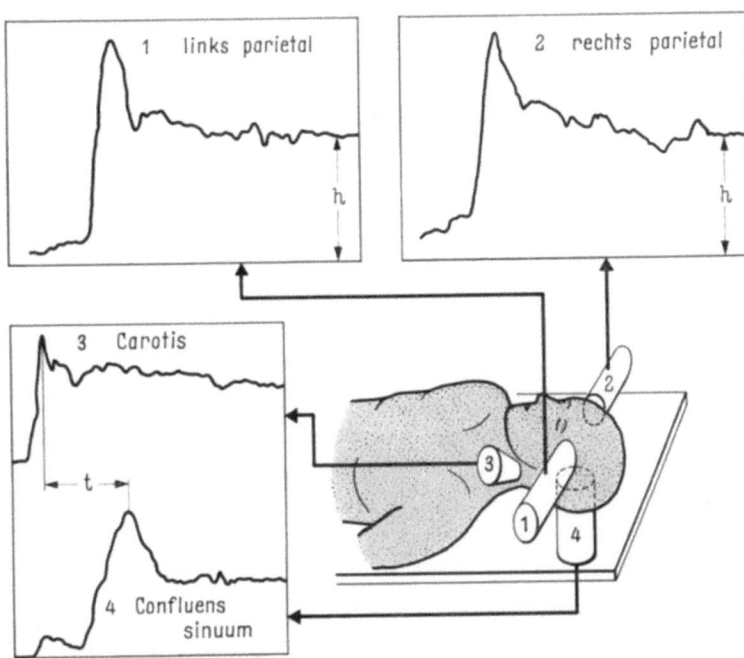

Abb. 28. Meßanordnung zur Bestimmung der cerebralen Durchblutung durch Ermittlung eines Volumen-Index für jede Hemisphäre. (Nach MARX u. Mitarb., 1967.)

Der auf diese Weise bei jugendlichen Normalpersonen errechnete Volumenindex wurde bei früheren Untersuchungen (THOMPSON, 1961) mit 20 angegeben. Spätere Untersuchungen (THOMPSON, 1964) ergaben aufgrund der Erfahrung an einem größeren Krankengut eine individuelle Seitendifferenz zwischen 0,1 und 3,3, so daß der Volumenindex über der linken Hemisphäre im Normalfalle durchschnittlich 15,7 ± 3,1 und über der rechten Hemisphäre 16,8 ± 3,0 betrug. Bei Normalpersonen unter und über 50 Jahren ergab sich keine Differenz. Dagegen war bei Patienten mit klinischen Symptomen eines cerebralen Infarktes der Volumenindex über der befallenen Seite mit durchschnittlich 10,8 ± 3,3 signifikant niedriger als über der gesunden Seite. Die gleichen Ergebnisse, sowohl hinsichtlich des größeren rechtsseitigen Volumenindex im Normalfall als auch des erniedrigten bei cerebralen Gefäßerkrankungen und des deutlich seitendifferenten Volumenindex bei Hirntumoren, hatten MARX u. Mitarb. (1966, 1967). Sie bestimmten den biparietalen Volumenindex durch Modifikation der Methode von WILCKE (1963) mit Hilfe von vier Szintillationszählern (Abb. 28).

Durch Eichung der biparietalen Zähler am Phantom wurde ein dem Durchfluß der Aktivität entsprechender, normierter Wert aus den registrierten Kurven ermittelt und außerdem die Konzentration der Aktivität im

Cubitalvenenblut im Bohrlochkristall, unter Verwendung einer entsprechenden Eichreihe, bestimmt. Nach der Formel:

$$\text{cerebrales Blutvolumen} = \frac{\text{Aktivität (Cerebrum)}}{\text{Aktivität (Cubitalvenenblut)} \times \text{Volumen (Cubitalvenenblut)}}$$

wurde der cerebrale bzw. parietale Volumenindex ermittelt, und durch Division des Volumenindex durch die cerebrale Durchflußzeit ergab sich ein Wert für das „cerebrale Durchflußäquivalent"; dieses Durchflußäquivalent stellt ein Maß für das cerebrale Durchblutungsvolumen dar.

Es ist theoretisch möglich, den cerebralen Volumenindex in ml-Blut umzurechnen (A. E. Johnson, 1964); dafür ist es notwendig, das Gesamtblutvolumen aus der Konzentration des radioaktiven Indikators im zirkulierenden Blut zu bestimmen, sowie an Phantommessungen die Impulsrate bzw. die Kurvenhöhe, die der Konzentration der Aktivität im Blut entspricht.

In ähnlicher Weise, wie bei der Berechnung von Thompson, geht die von Sevelius und Johnson (1959) benutzte Formel zur Berechnung der cerebralen Durchblutung davon aus, daß die Fläche der über dem Hirn registrierten Zeit-Aktivitätskurve proportional ist zur Durchblutungszeit, und der Anteil der injizierten Dosis, die das Hirn durchfließt, proportional zum Hirn-Minutenvolumen.

Bei der sich daraus ergebenden Formel: $F_{H_d} \times \dfrac{J_{H_d}}{A_{H_d}}$ ist F_{H_d} das cerebrale Zeitvolumen, J_{H_d} der Anteil der injizierten Dosis am Gehalt der über dem Hirn registrierten Aktivitätskurve und A_{H_d} der Flächeninhalt der Kurve. Während bei der Methode von Oldendorf die Zirkulationszeit die Berechnungsgrundlage bildet, basiert die Methode von Sevelius und Johnson auf der Bestimmung des Gleichverteilungswertes, wobei sich aus den über dem Herzen registrierten Kurven gleichermaßen eine quantitative Berechnungsmöglichkeit ergibt, wie auch eine anteilige Bestimmung des Hirnminutenvolumens am Herzminutenvolumen.

Nach einem anderen Prinzip versuchte Herrmann (1966) die Berechnung der Hirndurchblutung, indem er nach i.v. Injektion von J^{131}-Hippuran sowohl über dem Herzen als auch über den Hemisphären beiderseits, mit Hilfe von Weitwinkelkollimatoren Verdünnungskurven registrierte. Grundlage der Berechnung ist die Bestimmung des Herzminutenvolumens aus der über dem Herzen registrierten Kurve nach der Methode von Schneider u. Mitarb. (1965).

Aus dem Quotienten des Flächenintegrals der über den Hemisphären registrierten Verdünnungskurven und des Flächenintegrals der über dem Herzen registrierten Kurve, multipliziert mit dem Herzminutenvolumen, ergibt sich das Minutenvolumen der untersuchten Hemisphäre bzw. der Region, die vom Zähler erfaßt wird. Diese Region wird von Herrmann (1966) mit etwa 590 g Hirn angegeben. Bei Normalpersonen wurde für diesen Bereich eine Durchblutung von 215 ml/min errechnet. Im Vergleich zu den Ergebnissen anderer, quantitativer Methoden erscheint dieser Wert etwas niedrig. Aus Seitendifferenzen ergeben sich jedoch diagnostische Hinweise.

In einer sehr eingehenden Studie wurden von Johnson (1964) die mathematischen Grundlagen einiger Methoden zur Bestimmung der Hirndurchblutung untersucht, und dabei sowohl die Fehlerquellen aufgrund apparativer Mängel berücksichtigt als auch die unterschiedliche Wertung der im Kurvendiagramm ermittelten Größen und die damit verbundenen, unterschiedlichen Berechnungsgrundlagen. Es ergab sich daraus insgesamt, daß z. Z. eine hinreichend genaue, quantitative Bestimmung der Hirndurchblutung durch extrakraniell registrierte Verdünnungskurven nach intravenöser Injektion des radioaktiven Indikators nicht möglich ist. Einmal bedingt die Trägheit der Apparatur eine gewisse Ungenauigkeit, und zum anderen lassen sich durch Phantommessungen zur Eichung der registrierten Kurven nicht die biologischen Bedingungen rekonstruieren, die zur genauen Bestimmung notwendig sind. Die mit diesen semiquantitativen Methoden ermittelten Werte können daher nicht den physiologischen Bedürfnissen einer genauen quantitativen Bestimmung der Hirndurchblutung gerecht werden. Andererseits lassen sich aus den Ergebnissen der semiquantitativen Methoden, wie auch die Untersuchungen von Horton und Johnson (1964) zeigen, für die klinische Diagnostik bedeutsame Befunde gewinnen, die Rückschlüsse auf die gesamte Hirndurchblutung oder auf die vom Zähler erfaßte Region ermöglichen. Es bedarf noch weiterer Erfahrung, um entscheiden zu können, ob der oft erhebliche rechnerische Aufwand, dem ohne Zweifel z. T. sehr genaue mathematische Definitionen zugrunde liegen, durch den klinischen Nutzen gerechtfertigt wird.

In dieser Hinsicht erscheinen die Methoden, die ohne größeren Aufwand das cerebrale Blutvolumen als Index ohne physikalische Dimension angeben, den Methoden, die eine physikalische Definition der ermittelten Werte anstreben, nicht unterlegen.

B. Diffusionsmethoden.
1. Bestimmung mit gasförmigen, diffusiblen, radioaktiven Indikatoren.

In der gleichen Weise wie bei der Stickoxydulmethode wird bei diesen Methoden ein radioaktives Gas (Krypton-85, Xenon-133 oder Krypton-79) verwendet, das weder im Plasma löslich ist, noch am Stoffwechsel teilnimmt, sondern frei über die Blut-Hirnschranke ins Hirngewebe diffundiert. Die Applikation erfolgt entweder durch Einatmung des Gases oder durch Injektion in die Carotis. Bei der Injektion in die Carotis (Abb. 29),

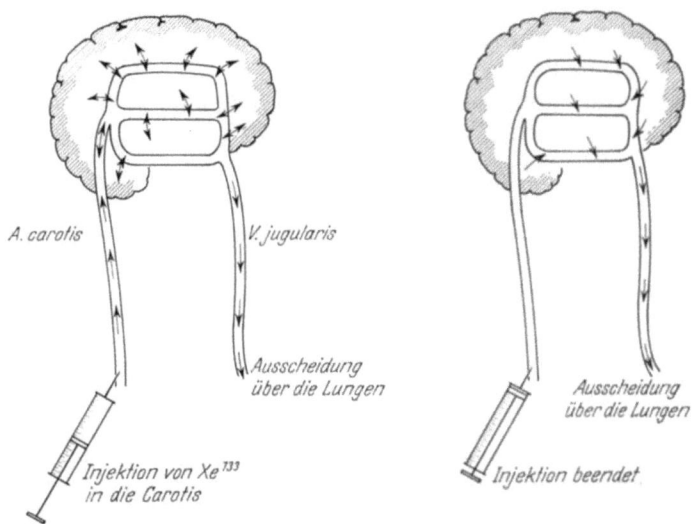

Abb. 29. Schema der Fremdgas-Clearance-Methoden. (Nach HARPER u. Mitarb., 1964.)

oder auch bei der Inhalation diffundiert das Gas in einem genau bestimmbaren Verhältnis aus dem Blut in das Hirngewebe, so daß sich nach einer gewissen Zeit ein Gleichgewicht zwischen dem Gehalt des radioaktiven Indikators im Hirngewebe und venösen Blut einstellt. Wenn jetzt die Zufuhr des radioaktiven Indikators aufhört, erfolgt kontinuierlich die „Auswaschung" des Fremdgases aus dem Hirngewebe, und die Auswaschrate pro Zeit ergibt ein Maß für die Menge des das Hirn durchfließenden Blutes. Die Aufnahme und die Auswaschung des Gases sind ein Gradmesser der Durchblutung (Saturation und Desaturation). Der Verteilungskoeffizient des verwendeten Gases im Gewebe ist für die Berechnung bedeutsam; er wird wesentlich vom Hämatokritwert beeinflußt, und es bestehen außerdem Unterschiede zwischen dem Verteilungskoeffizienten der weißen und grauen Substanz (VEALL und MALLETT, 1965; ISBISTER u. Mitarb., 1965). Der Verteilungskoeffizient der *grauen Substanz* ist für $Kr^{85} = 0,95$ und für $Xe^{133} = 0,80$ und der Verteilungskoeffizient der *weißen Substanz* für $Kr^{85} = 1,30$ und für $Xe^{133} = 1,50$ (HØEDT-RASMUSSEN, 1965).

a) Bestimmung durch Inhalation des radioaktiven Indikators.

An Stelle des Stickoxyduls wurde von LASSEN und MUNCK (1955, 1956, 1958) erstmals das radioaktive Gas Krypton-85 zur Bestimmung der Hirndurchblutung verwendet, wobei das Gas, in strenger Anlehnung an die Methode von KETY und SCHMIDT, über ein Atmungssystem appliziert wurde. Die Berechnung erfolgte aufgrund der Bestimmung der arteriovenösen Differenz der Radioaktivität und des O_2-Gehaltes in Blutproben, die fortlaufend aus den Vv. jugulares beiderseits und der A. femoralis entnommen wurden.

Der Vorteil dieser Methode gegenüber der Stickoxydulmethode bestand in der einfacheren Meßtechnik und der geringeren, methodischen Streuung. Im Normalfalle wurde ein Durchschnittswert für die Hirndurchblutung von 51—52 ml/100 g/min ermittelt, mit einer 5fach kleineren methodischen Streuung als bei der N_2O-Methode. Bei Patienten mit arteriovenösen Anomalien fanden sich deutliche Seitendifferenzen (MUNCK und LASSEN, 1957), und mit statistischer Signifikanz war bei $2/3$ der Normalfälle eine Differenz der Durchblutung beider Hemisphären zugunsten der rechten Seite nachweisbar (MUNCK, 1963). Bei Patienten mit organischer Demenz war ein verminderter Sauerstoffverbrauch des Hirns nachzuweisen, als Ausdruck einer diffusen cerebralen Unterfunktion (LASSEN, 1959; MUNCK und LASSEN, 1957). Aus umfangreichen Untersuchungen, die von GÉRAUD u. Mitarb. (1963, 1964, 1965) mit dieser Methode vorgenommen wurden, ergab sich bei 25 Normalpersonen eine durchschnittliche Hirndurchblutung von 53,36 ml/100 g/min. Der O_2-Verbrauch betrug 3,3 ml/100 g/min und der Gefäßwiderstand, ermittelt aus dem Quotienten des arteriellen Mitteldruckes und des cerebralen Minutenvolumens, 2,02. Demgegenüber war bei 34 Patienten mit Symptomen einer Arteriosclerosis cerebri eine Verminderung der Hirndurchblutung auf durchschnittlich 36,3 ml/100 g/min festzustellen, bei einem O_2-Verbrauch von 2,23 ml/100 g/min und einem Gefäßwiderstand von 3,18. Ähnliche pathologische Werte ergaben sich bei 12 Patienten mit Thrombose der A. carotis interna. Bei pharmakologischen Untersuchungen fanden GÉRAUD u. Mitarb. (1965) nach Persantin und Papaverin keine eindeutige Beeinflussung der Hirndurchblutung, dagegen war bei Patienten mit arteriosklerotischen Gefäßerkrankungen durch i.v. Hydergingabe eine wesentliche Besserung der Hirndurchblutung festzustellen. Diese Beobachtung konnte jedoch weder von GOTTSTEIN (1965), aufgrund von Untersuchungen mit der N_2O-Methode, noch von AGNOLI u. Mitarb. (1964, 1965) nach Untersuchungen mit der Kr^{85}-Injektionsmethode bestätigt werden.

Eine von LENAERS u. Mitarb. (1967) versuchte Abwandlung der Methode von LASSEN und MUNCK, bei der zur Vermeidung der extracerebralen Kontamination fortlaufende Blutproben aus einem in der V. jugularis interna bis zum intrakraniellen Raum vorgeschobenen Katheter entnommen wurden, führte zu insgesamt niedrigeren Durchblutungswerten als sie mit anderen Methoden ermittelt wurden. Die individuelle Streuung betrug 20% (19—55,7 ml/100 g/min). Die unterschiedlichen Totraumverhältnisse im arteriellen und venösen Schenkel sind hier von wesentlicher Bedeutung.

Sowohl bei der Methode von KETY und SCHMIDT als auch bei der Kr^{85}-Methode von LASSEN und MUNCK wird der zeitliche Verlauf der Absättigung des Hirns mit dem Fremdgas der quantitativen Berechnung zugrunde gelegt (*Saturationsmethode*). In ähnlicher Weise sind auch aus dem Verlauf der Desaturation die gleichen, quantitativen Berechnungen möglich (*Desaturationsmethode*), indem nach Erreichung der Absättigung durch Inhalation des Fremdgases die Atemmaske entfernt und Normalluft eingeatmet wird. Aus laufend entnommenen arteriellen und venösen Blutproben kann der zeitliche Verlauf der Desaturation bestimmt werden (Abb. 30).

Diese von MCHENRY (1964) entwickelte Methode erlaubt eine quantitative Berechnung nach der Formel:

$$CBF = \frac{K\,(C_{vs} - C_{vd})\,100}{\int_0^{12} (C_a - C_v)\,dt}\; ml/100g/m$$

In C_{vs} und C_{vd} sind die Konzentrationen im Venenblut am Ende der Saturation und der Desaturation; K der Hirn-Blut-Verteilungskoeffizient von Krypton. Im Nenner wird die arterio-venöse Differenz $(C_a - C_v)$ von 0—12 min integriert. Ein wesentlicher Vorteil dieser Desaturationsmethode gegenüber der Saturationsmethode wird vor allem darin gesehen, daß der Fehler der Miterfassung der extracerebralen Kontamination, der 8—10% ausmachen kann, wesentlich verringert wird. Außerdem entfällt die oft störend empfundene Maskenatmung während der Meßperiode. Die quantitative Genauigkeit dieser Methode ist, wie MCHENRY (1964) zeigen konnte, wesentlich von der Dauer der Saturationsperiode abhängig. Im Normalfall ist eine Sättigungsperiode von 10 min ausreichend; bei Patienten mit verminderter Hirndurchblutung ist, zur Erzielung einer vollständigen Absättigung, eine Saturationszeit von 15—25 min notwendig (LASSEN u. Mitarb., 1965).

Die Normalwerte sind der Abb. 30 zu entnehmen. Sie liegen etwas höher als die nach der Saturationsmethode von LASSEN und MUNCK (1955, 1956) ermittelten Normalwerte für das cerebrale Durchflußvolumen von 51—52 ml/100 g/min. Bei Patienten mit cerebralen Gefäßverschlüssen bzw. Erweichungsprozessen fand MCHENRY (1966) eine Abnahme des Hirn-Minuten-Volumens um 27%; im Durchschnitt betrug bei diesen Fällen die Hirndurchblutung 41,2 ml/100 g/min, der cerebrale Gefäßwiderstand 2,34 mmHg/ml/100g/min und der O_2-Verbrauch war mit 2,52 mlO_2 /100 g/min um 25% gegenüber dem Normalwert erniedrigt.

Durch Verwendung des Gases Krypton-79, das eine energiereiche γ-Strahlung besitzt (0,045—0,833 MeV) und daher auch mit extrakraniell angesetzten Zählern gut nachweisbar ist, entwickelte Lewis u. Mitarb. (1960) eine Methode, die es ermöglicht, durch fortlaufende Registrierung mit einem extrakraniell angesetzten Zähler *kurzfristige Veränderungen des Hirn-Minuten-Volumens* zu erfassen. Hierbei wird in einem geschlossenen Atemsystem ein Kr^{79}-Luftgemisch eingeatmet und, in Konkordanz mit der Registrierung über dem Schädel, aus Blutproben vom Bulbus jugularis und der A. femoralis die quantitative Bestimmung der Durchblutung vorgenommen. Im Normalfall betrug die Hirn-

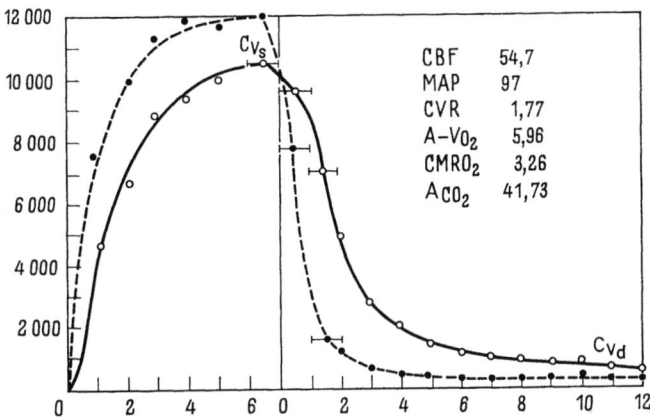

Abb. 30. Krypton-85-Desaturationskurve (re.) nach vorangegangener Saturationsperiode von 7 min Dauer bei einem Normalfall. C_{vs} Konzentration von Kr^{85} im Blut der V. jugularis am Ende der Saturationsperiode. C_{vd} Konzentration von Kr^{85} im Blut der V. jugularis am Ende der Desaturation. *CBF* Hirndurchblutung in ml/100 g/min. *MAP* arterieller Mitteldruck in mmHg. *CVR* cerebraler Gefäßwiderstand in mmHg/ml/100 g Hirn/min. $A\text{-}V_{O_2}$ arteriovenöse O_2-Differenz in Volumen-%. $CMRO_2$ cerebrale Stoffwechselrate in mlO_2/100 g Hirn/min. A_{CO_2} arterieller CO_2-Gehalt in Volumen-%. (Nach McHenry, 1964.)

durchblutung durchschnittlich 57,3 ml/100 g/min. Das auf diese Weise im Normalfall gemessene Hirn-Minuten-Volumen von 1236 ml liegt höher als der mit anderen quantitativen Methoden ermittelte Wert. Die Streuung der von Minute zu Minute gemessenen Werte betrug ±72 ml, also ±6% des Durchschnittswertes. Bei der Inhalation von 7% CO_2 wurde eine Zunahme des Hirn-Minuten-Volumens um 86% beobachtet und bei Injektion von Norephedrin eine Abnahme um 28%. Die Miterfassung der γ-Strahlung aus den Nasennebenhöhlen und z. T. auch aus dem Brustraum bedingen offenbar die zu hohen Werte, die die klinische Bedeutung der Methode einschränkt. Für Untersuchungen unter besonderen physiologischen und pharmakologischen Bedingungen bietet diese Methode jedoch Möglichkeiten, die mit anderen Methoden nicht gegeben sind (Sokoloff, 1963, 1964).

Bei Inhalation von Xenon-133 zur Berechnung der Hirndurchblutung aus extrakraniell registrierten Clearance-Kurven nach der Methode von Mallett und Veall (1963, 1965) ergibt sich ebenfalls dadurch eine Fehlerquelle, daß der Gehalt des radioaktiven Gases in den Nasennebenhöhlen das Meßergebnis über dem Schädel wesentlich beeinflußt. Außerdem kommt es durch die verzögerte Ausscheidung über die Lungen zu einer Rezirkulation, so daß entsprechende rechnerische Korrekturen notwendig sind, indem die Radioaktivität der ausgeatmeten Luft bestimmt wird. Im Normalfall wurde ein Durchblutungswert von 35—40 ml/100 g/min ermittelt. Die Beobachtung, daß die über dem Hirn registrierten Clearance-Kurven eine schnelle und eine langsame Komponente haben (Lassen u. Mitarb., 1962; Ingvar u. Mitarb., 1965; Géraud u. Mitarb., 1965;

HØEDT-RASMUSSEN, 1965), wobei — wie im Tierversuch bestätigt (HÄGGENDAL u. Mitarb., 1965) — die schnelle Komponente der Durchblutung der grauen Substanz und die langsame Komponente der Durchblutung der weißen Substanz entspricht, ermöglicht auch bei dieser extrakraniellen Messung eine Differenzierung der Rinden- und Markdurchblutung (MALLETT und VEALL, 1963; VEALL und MALLETT, 1965). Im Normalfall wurde für die Rindendurchblutung ein Durchschnittswert von 60 ml/100 g/min ermittelt. Bei Jugendlichen ist die Hirndurchblutung, wie auch aus den Untersuchungen von KENNEDY und SOKOLOFF (1957) und KETY (1957) bekannt ist, nahezu doppelt so groß wie bei Erwachsenen. Von VEALL und MALLETT (1966) konnte durch Verlaufsuntersuchungen mit der von ihnen entwickelten Methode festgestellt werden, daß bei einer männlichen Normalperson von 17,2 Jahren die Rindendurchblutung 111 ml/100 g/min betrug und nach der Pubertät, mit 19,8 Jahren, 55 ml/100g/min; in ähnlicher Größenordnung lagen die Werte bei einer weiblichen Normalperson vor und nach der Pubertät.

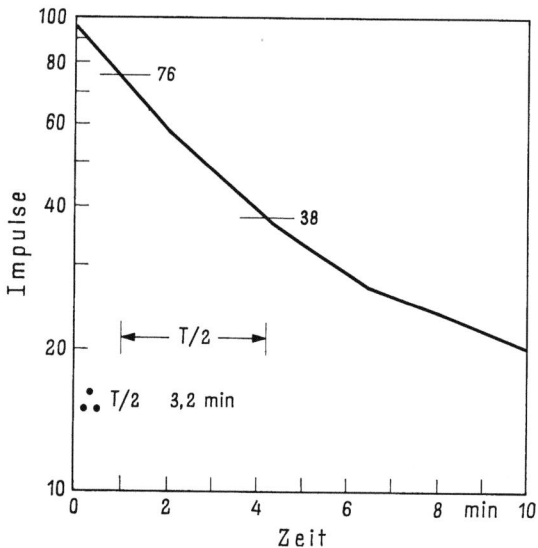

Abb. 31. Clearance-Kurve zur Bestimmung des $\frac{T}{2}$ Index, wobei die Zeit gemessen wird, in der die 1 min nach Entfernung der Atemmaske gemessenen Impulse um die Hälfte abgesunken sind. (Nach ISBISTER u. Mitarb., 1966.)

Die verschiedenen Fehlerquellen dieser Xe^{133}-Inhalationsmethode, insbesondere die der Rezirkulation, machen eine Korrektur von etwa 40% der tatsächlich beobachteten Clearance-Rate mit Hilfe empirischer Korrekturfaktoren notwendig (VEALL und MALLETT, 1966). Diese empirische Korrektur ist nicht möglich, wenn eine Störung der Lungenfunktion vorliegt. Den besonderen Vorteil der Methode sahen VEALL und MALLETT (1966) aufgrund klinischer Untersuchungen, und JOHNSON und GOLLAN (1965) aufgrund experimenteller Untersuchungen, vor allem darin, daß sie atraumatisch ist, sicher reproduzierbare Werte liefert und leicht routinemäßig, auch bei poliklinischen Untersuchungen, durchführbar ist (LUCK und VEALL, 1966).

Als Nachteil dieser Inhalationsmethode gegenüber der Injektionsmethode wird von JENSEN u. Mitarb. (1966) hervorgehoben, daß eine sichere Ausschaltung der extrakraniellen Kontamination nur durch die Injektion des Indikators in die Carotis interna möglich ist. So konnte bei Injektion von Xe^{133} in die Carotis communis ein um 13% niedrigerer Wert für das Hirn-Minuten-Volumen ermittelt werden als bei der Injektion in die Carotis interna. Den mit der Injektionsmethode von VEALL und MALLETT gewonnenen Werten wird daher nur die Bedeutung einer semiquantitativen Bestimmung beigemessen, die sich im Hinblick auf die atraumatische Natur der Untersuchung, besonders für Verlaufsuntersuchungen eignet, bei denen die Ermittlung von Relativwerten für eine globale Beurteilung ausreicht. Zur genauen, individuellen Bestimmung bietet die Injektionsmethode bessere Möglichkeiten (JENSEN u. Mitarb., 1966).

In der Erkenntnis, daß bei Inhalation eines radioaktiven Gases durch die extrakranielle Messung keine genaue, quantitative Bestimmung der Hirndurchblutung möglich ist, entwickelten ISBISTER u. Mitarb. (1965, 1966) eine Methode, bei der aus der extrakraniell registrierten Clearance-Kurve während der Desaturation der $T/2$-Index ermittelt und als Maß der cerebralen Durchblutung gewertet wird. In gleicher Weise wie bei der Methode von VEALL und MALLETT wird Xe^{133} bis zur Saturation in einem geschlossenen Atmungssystem inhaliert. Aus der semilogarithmischen Aufzeichnung der Clearance-Kurve während der Desaturation wird die Zeit bestimmt, in der die 1 min nach Entfernung der Atemmaske gemessene Impulszahl zur Hälfte abgefallen ist $(T/2)$ (Abb. 31). Unter der Voraussetzung eines gleichbleibenden Verteilungskoeffizienten ergeben sich aus dem Verlauf der Clearance-Kurve Rückschlüsse auf das Durchflußvolumen in Abhängigkeit vom arteriellen Zufluß des Gases. Wenn die arterielle Konzentration des Gases während der Clearance-Periode bedeutungslos wird, ist die Ausscheidungsgröße aus dem Gewebe proportional zur Durchblutung. Im Normalfall wurde ein durchschnittlicher $T/2$-Index von 3,8 min ermittelt. Aus Clearance-Kurven, die aus arteriellen und venösen Blutproben ermittelt wurden, ergab sich, daß die Rezirkulation des Gases während der 1. min der Desaturationsperiode relativ groß ist, so daß der hierdurch bedingte Fehler durch die Bestimmung des $T/2$-Index 1 min nach Entfernung der Atemmaske, weitgehend auszuschalten war. Ein Unterschied zwischen dem $T/2$-Index der beiden Hemisphären konnte von ISBISTER u. Mitarb. (1966) nicht festgestellt werden. Nach Einatmung von 5% CO_2 fand sich eine signifikante Abnahme des $T/2$-Index um durchschnittlich 20—30%, die einer Zunahme der Hirndurchblutung entspricht. Bei wiederholten Messungen zur Testung der Genauigkeit der Methode betrug die durchschnittliche, individuelle Abweichung $8 \pm 8,35\%$. Klinische Untersuchungen wurden mit dieser Methode bei einem größeren Krankengut vor und nach Magenoperationen vorgenommen; es ergaben sich dabei keine signifikanten Veränderungen des $T/2$-Index (ISBISTER u. Mitarb., 1965).

b) Bestimmung durch Injektion des radioaktiven Indikators.

Die Möglichkeit, ein radioaktives, frei die Blut-Hirnschranke diffundierendes Gas zur Messung der Organdurchblutung direkt intraarteriell zu injizieren, wurde von LASSEN und INGVAR (1961) erstmalig beschrieben. Die Autoren benutzten das radioaktive Gas Krypton-85 zur Injektion in die Carotis interna, um zunächst im *Tierversuch* die örtliche Durchblutung der freigelegten Hirnrinde mit Hilfe eines über dieser Region angesetzten Geiger-Müller-Zählers zu bestimmen. In umfangreichen tierexperimentellen Untersuchungen wurden von HARPER u. Mitarb. (1961, 1963, 1964, 1966) und HÄGGENDAL u. Mitarb. (1965, 1966) mit dieser Methode zahlreiche Erkenntnisse gewonnen, die für die örtliche Bestimmung der Hirndurchblutung am Menschen von grundlegender Bedeutung waren. Das wesentlich Neue dieser Methode bestand in der Möglichkeit, isoliert die Durchblutung der Hirnrinde quantitativ zu bestimmen. Kr^{85} ist hierzu besonders geeignet, da seine zu 99% aus β-Strahlen bestehende Strahlenemission mit einer maximalen Energie von 0,7 MeV eine nur sehr geringe Reichweite im Gewebe hat, mit einer Halbwerts-Schicht von 0,34—0,36 mm (LASSEN, 1965). Bei Verwendung eines über dem freigelegten Hirn angesetzten Geiger-Müller-Zählers stammen 95% der registrierten β-Impulse aus der Oberfläche (1,5 mm) der Hirnrinde (LASSEN, 1965). Mit Hilfe eines Szintillationszählers lassen sich auch die γ-Quanten des Kr^{85} oder Xe^{133} erfassen, und es sind damit Clearance-Kurven zu registrieren, aus denen sowohl Rückschlüsse auf die Durchblutung der Hirnrinde als auch auf die Durchblutung des Marks gezogen wurden (INGVAR und LASSEN, 1962). Es fand sich bei semilogarithmischer Darstellung der Clearance-Kurven keine einheitliche Exponentialfunktion, sondern es konnten zwei Komponenten nachgewiesen werden (Abb. 32), wobei die schnelle Komponente, bei der Messung der γ-Strahlung, der Durchblutung der Hirnrinde und die langsame Komponente der Markdurchblutung zugeordnet wurde (LASSEN u. Mitarb., 1963; HØEDT-RASMUSSEN, 1964). Auch bei der Messung der β-Strahlung der Hirnrinde fanden sich die gleichen, unterschiedlichen Komponenten, so daß eine inhomogene Rindendurchblutung angenommen wurde (INGVAR u. Mitarb., 1962).

In tierexperimentellen Untersuchungen wurde von HARPER (1965, 1966) und HÄGGENDAL u. Mitarb. (1965) der Einfluß unterschiedlicher, arterieller pCO_2-Werte auf die Durchblutung der Hirnrinde untersucht, sowie auch die Beziehungen zwischen Blutdruck- und pCO_2-Werten bei der Regulation der Rindendurchblutung. Bei normalen Blutdruckwerten wurde bei Hypocapnie ($pCO_2 = 20$ mmHg) eine Abnahme der Rindendurchblutung um

25% gegenüber dem Wert bei Normocapnie beobachtet, und bei Hypercapnie ($pCO_2 =$ 80 mmHg) stieg die Durchblutung um 50% an. Bei erhöhten Blutdruckwerten war der prozentuale Anstieg der Durchblutung bei Hypercapnie, sowie auch der Abfall bei Hypocapnie doppelt so groß wie bei normotensiven Kreislaufverhältnissen. Demgegenüber war dieser Effekt bei hypotensiven Kreislaufverhältnissen nicht oder nur in sehr geringem Umfange zu beobachten. Diese Befunde decken sich weitgehend, besonders auch hinsichtlich der daraus gezogenen Rückschlüsse auf die Autoregulation der Hirndurchblutung in Abhängigkeit vom arteriellen Mitteldruck (LASSEN, 1964), mit den Ergebnissen, die von

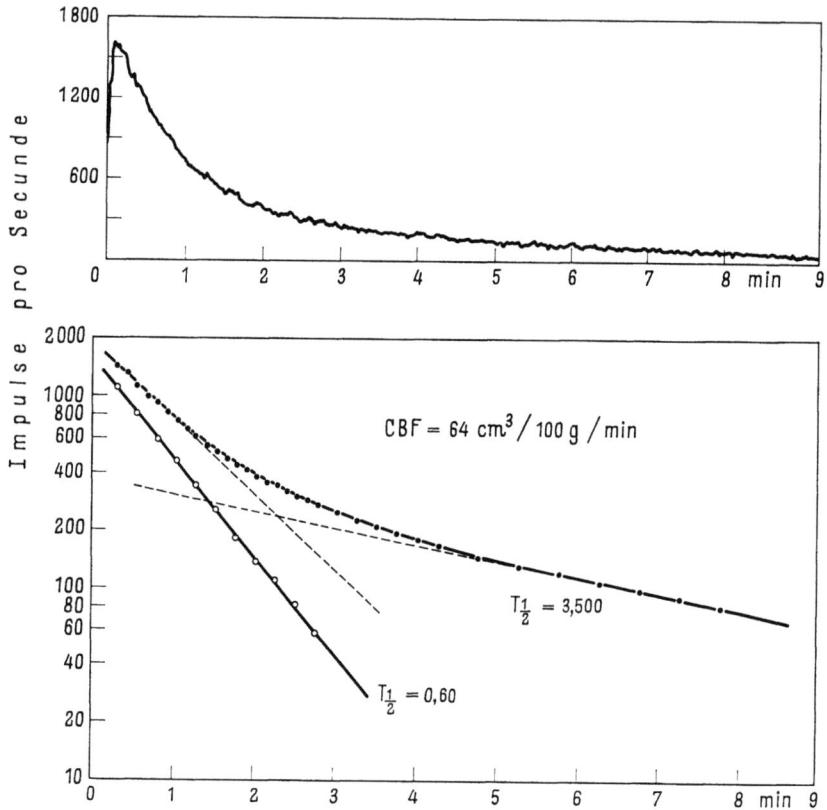

Abb. 32. Oben: Clearance-Kurve von Kr^{85} nach Injektion in die Carotis interna und Registrierung über der rechten Temporalregion (Normalfall). Unten: Die semilogarithmische Darstellung der gleichen Kurve zeigt eine langsame Durchflußphase ($T^1/_2 = 3,5$ min) und eine schnelle Phase ($T^1/_2 = 0,6$ min). (Nach LASSEN und INGVAR, 1963.)

SCHNEIDER (1963) und seinen Mitarbeitern (s. Beitrag HIRSCH, SCHNEIDER in diesem Handbuch) für die Gesamtdurchblutung des Hirns ermittelt wurden.

Weitere tierexperimentelle Untersuchungen von HÄGGENDAL (1965) und NILSSON (1965) galten der Ergründung der Inhomogenität der Clearance-Kurven. Es zeigte sich, daß sowohl die β-Kurven als auch die γ-Kurven stets die gleichen zwei Hauptkomponenten aufwiesen, die sicher reproduzierbar waren und auf eine schnelle und eine langsame Durchblutungsphase hinwiesen. Eine eindeutige Klärung der Frage, ob eine Homogenität in der Durchblutung innerhalb der Hirnrinde und des Marks vorliegt, war nicht möglich. Bei Mikroinjektionen von Kr^{85} in die Hirnrinde oder die subcorticale weiße Substanz und Messung der β-Strahlung von der Oberfläche, war stets eine monoexponentielle Kurve zu registrieren, die entweder der schnellen oder der langsamen Phase der γ- oder β-Kurve entsprach. Bei Injektion zwischen die weiße und graue Substanz fanden sich dagegen Clearance-Kurven, die sich aus einer schnellen und einer langsamen Komponente zusammensetzten. Die Clearance-Kurven von automatisch entnommenen Blutproben aus dem Sinus sagittalis superior, nach intraarterieller Injektion von Kr^{85}, zeigten ebenfalls den zweiphasigen Verlauf, der mit den Kurven der weißen und grauen Substanz identisch war. Die Annahme, daß die langsame Phase die Durchblutung des Marks, und die schnelle Phase die Durchblutung der Rinde repräsentiert, erscheint damit bewiesen (HÄGGENDAL u. Mitarb., 1965; NILSSON, 1965; ESPAGNO und LAZORTHES, 1965; LASSEN, 1965). Eine besonders langsame Phase im Kurvenverlauf, die mitunter am Ende der Untersuchungsperiode beobachtet wird, konnte von HÄGGENDAL u. Mitarb. (1965) als extrakranielle Zuflußrate identifiziert werden.

Die Beobachtung, daß die β-Clearance-Kurven der Hirnrinde eine schnelle und eine langsame Phase aufweisen, konnte bisher noch nicht hinreichend erklärt werden. Bei der Vielgestaltigkeit der morphologischen Struktur der Hirnrinde und der unterschiedlichen Capillardichte hat die Annahme einer strukturell bedingten, zweiphasigen Durchblutung wenig Wahrscheinlichkeit. Von wesentlicher Bedeutung sind jedoch einmal die physikalischen Bedingungen bei der Messung der Rindendurchblutung (BETZ u. Mitarb., 1962, 1965, 1966) und zum anderen auch die Einflüsse der Narkose und der Bewußtseinslage (INGVAR u. Mitarb., 1961, 1964, 1965). Bei tiefer Narkose ist, ebenso wie bei verminderten arteriellen pCO_2-Werten, ein monophasiger Verlauf der Clerance-Kurve der Hirnrinde zu beobachten (LASSEN, 1965). INGVAR u. Mitarb. (1965) konnten sowohl im Tierexperiment als auch beim Menschen eine Korrelation zwischen der Rindendurchblutung und dem EEG-Befund feststellen. Für die Beurteilung der Rindendurchblutung aufgrund von Clearance-Kurven ist nach den Erfahrungen von INGVAR (1965) sowohl die Analyse des arteriellen pCO_2 als auch die Kontrolle der funktionellen Aktivität der Hirnrinde anhand von EEG-Untersuchungen notwendig.

Durch *autoradiographische Untersuchungen* (z. B. mit der Trifluorjodmethode: CF_3J^{131} oder CF_3J^{133}) sind im Tierexperiment genaue quantitative Durchblutungsbestimmungen der einzelnen cerebralen Formationen möglich (SOKOLOFF, 1961, 1964; KETY, 1965) und in gleicher Weise sind auch quantitative Bestimmungen der Rückenmarksdurchblutung versucht worden (OTOMO u. Mitarb., 1960; NAJEAN u. Mitarb., 1963). Bei diesen autoradiographischen Untersuchungen kann die Applikation des Indikators ohne Narkose erfolgen, so daß die hierdurch bedingte Fehlerquelle ausgeschaltet wird. Mit statistischer Signifikanz konnte KETY (1965) die Unterschiede in der Durchblutung der grauen Strukturen des Hirns und besonders der Hirnrinde gegenüber der weißen Substanz nachweisen, entsprechend der schnellen und langsamen Phase der Clearance-Kurven. Ähnliche Untersuchungen von SOKOLOFF (1964) und FREYGANG und SOKOLOFF (1958) zeigten den Einfluß der Narkose auf die Durchblutung der verschiedenen cerebralen Formationen.

Bei *klinischen Untersuchungen* werden entweder 3—5 mC Kr^{85} oder 0,5 mC Xe^{133} in 5 ml Kochsalzlösung innerhalb von 1—2 sec in die Carotis interna injiziert. Die γ-Strahlung wird mit mehreren extrakraniell angesetzten Szintillationszählern, die jeweils mit einem Ratemeter mit einer Zeitkonstante von 1 sec gekoppelt sind, gemessen, und mit Hilfe eines Potentiometer-Schreibers wird 15 min lang die „Auswaschung" des Isotops — der Desaturation vergleichbar — registriert (Abb. 33).

Die Berechnung der Durchblutung der vom Zähler erfaßten Region erfolgt nach der Formel: $CBF_r = 100 \cdot \lambda \cdot \dfrac{H\,10}{A\,10}$ ml/100 g/min. Hierbei ist λ der Blut-Hirn-Verteilungskoeffizient, H_{10} die Differenz der Impulse pro Minute zwischen der maximalen Höhe der Kurve (unmittelbar nach der schnellen Injektion des Isotops) und der Höhe der Kurve nach 10 min-Clearance. A_{10} ist die Fläche der Clearance-Kurve während der ersten 10 min. Diese Größe kann auch durch die Gesamtzahl der Impulse während der 10 min dauernden Clearance determiniert werden (INGVAR und LASSEN, 1965).

Ein anderer Weg, die Durchblutung aus Clearance-Kurven zu berechnen, basiert auf der Beobachtung des zweiphasigen Verlaufs der Clearance-Kurve, wobei die schnelle Phase der Durchblutung der Hirnrinde und der subcorticalen Kerne entspricht, und die langsame Phase der Markdurchblutung. Unter Berücksichtigung des unterschiedlichen Verteilungskoeffizienten kann sowohl die Durchblutung der grauen und weißen Substanz bestimmt werden (HØEDT-RASMUSSEN, 1965; SVEINSDOTTIR, 1965; VEALL und MALLETT,

1965), als auch die prozentuale Gewichtsverteilung zwischen weißer und grauer Substanz. HØEDT-RASMUSSEN (1965) fand im Normalfall eine durchschnittliche Gesamtdurchblutung des Hirns von 50 ml/100 g/min, wobei die Durchblutung der grauen Substanz mit 80 ml/ 100 g/min um den Faktor 3—4 größer war als die des Marks, bei einem relativen Gewichtsanteil der grauen Substanz von 50%. Bei cerebralen Erweichungsprozessen betrug der relative Gewichtsanteil der grauen Substanz 24%, bei einer durchschnittlichen Gesamtdurchblutung von 35 ml/100 g/min und einer Durchblutung der grauen Substanz von 68 ml/100 g/min. Bezüglich der Einzelheiten der Berechnung sei auf die Arbeiten von SVEINSDOTTIR (1965), KETY (1965), LASSEN und HØEDT-RASMUSSEN (1966), WOLLMAN u. Mitarb. (1965) und ZIERLER (1965) verwiesen.

Die quantitative *Bestimmung der regionalen, cerebralen Durchblutung* ist für die klinische Diagnostik von größerem Interesse als die quantitative Bestimmung der Gesamtdurchblutung des Hirns. Bei der hierzu von INGVAR und LASSEN (1963) entwickelten Methode wird eine 4-Kanal-Detektor-Einrichtung verwendet, wobei ein Kollimatorblock mit 9 parallelen, zylindrischen Bohrungen die Placierung von 4 Detektoren über verschiedenen Hirnregionen ermöglicht. Die Injektion von Kr^{85} oder Xe^{133} erfolgt in die Carotis interna, und die Berechnung wurde aus den registrierten Clearance-Kurven vorgenommen. Für die genaue Berechnung ist, ebenso wie für die Berechnung der Gesamtdurchblutung, die Berücksichtigung des individuellen Hämatokritwertes sowie des arteriellen pCO_2-Wertes wichtig. Diese Methode wurde von anderen Untersuchern mit gewissen Abwandlungen, die sich aus den apparativen Möglichkeiten ergaben, übernommen (GÉRAUD u. Mitarb., 1965; GILLESPIE und BOSS, 1966; FIESCHI u. Mitarb., 1966; IMANAGA u. Mitarb., 1964; IIO u. Mitarb., 1963; WAGNER, 1964). Durch Vergleichsuntersuchungen an Patienten, die sowohl mit Kr^{85} als auch mit Xe^{133} untersucht wurden, konnte, bei Berücksichtigung der unterschiedlichen Löslichkeitskoeffizienten der beiden Gase, eine völlige Übereinstimmung der ermittelten Werte festgestellt werden (HØEDT-RASMUSSEN, 1965). Bei der Injektion des Gases in die Carotis interna ist die Fehlerquelle, die sich aus einer Rezirkulation des Gases ergibt, von geringerer Bedeutung als bei den Inhalationsmethoden. Gleichermaßen ist die mögliche Fehlerquelle infolge einer interhemisphärischen Kollateralversorgung äußerst klein (MELLEMGAARD u. Mitarb., 1960). Während bei den Inhalationsmethoden mit extrakranieller Messung (VEALL und MALLETT, 1966) die Werte der Hirndurchblutung um etwa 35—40% niedriger lagen als bei den Injektionsmethoden (JENSEN u. Mitarb., 1966), konnten bei Injektion des Gases in die Carotis interna und extrakranieller Messung die gleichen Ergebnisse erzielt werden wie bei der Inhalation des Gases und Ermittlung der Durchblutung aus Blutprobenuntersuchungen (LASSEN u. Mitarb., 1966). Im Normalfall fanden INGVAR u. Mitarb. (1965) mit der 4-Detektor-Methode einen durchschnittlichen Durchblutungswert von 50 ml/100 g/min, wenn der Berechnung eine 10 min-Clearance zugrunde gelegt wurde. Bei Interpolation bis unendlich lagen die Werte um 10% niedriger.

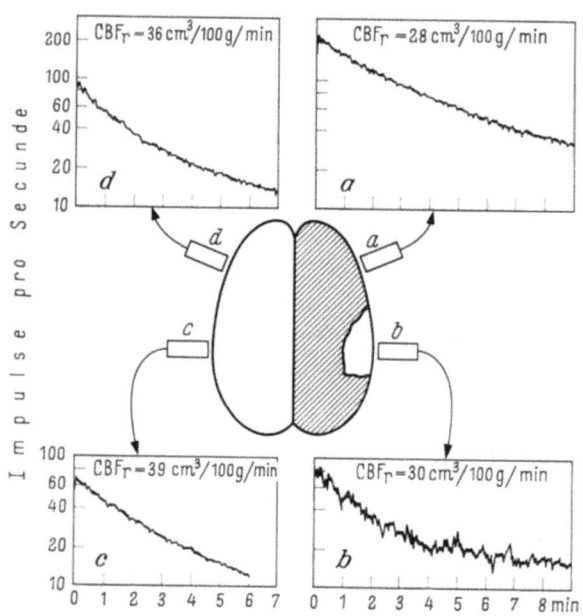

Abb. 33. Halbschematische Darstellung der regionalen Durchblutungsmessung (*CBFr*) bei einem Patienten mit einer Thrombose der A. cerebri media. Die Durchblutung über der kranken Seite (Zähler a und b) betrug 28—30 ml/ 100 g/min gegenüber 36—39 ml/100 g/min über der gesunden Seite (Zähler d und c). (Nach LASSEN und Mitarb., 1963.)

Insgesamt fanden sich nur geringe Differenzen zwischen den vier untersuchten Regionen; lediglich die Temporalregion zeigte eine signifikant geringere, corticale Durchblutung als die übrigen Regionen, was von INGVAR als mögliche Folge einer Rezirkulation aufgefaßt wurde. Eine quantitative Bestimmung der *Durchblutung des Kleinhirns* wurde von SKINHOJ u. Mitarb. (1964) vorgenommen, indem nach Injektion von Kr^{85} in die A. vertebralis mit 2 Detektoren über korrespondierenden Kleinhirnregionen Clearance-Kurven registriert wurden. Im Normalfall ergab sich eine durchschnittliche Kleinhirndurchblutung von 33 ml/100 g/min, wobei für die schnelle Phase ein Wert von 65 ml/100 g/min und für die langsame Phase ein Wert von 13 ml/100 g/min ermittelt wurde. Hier sei auf die vergleichenden Untersuchungen von FIESCHI u. Mitarb. (1964) bezüglich der angiographischen Befunde und der über dem Kleinhirn registrierten Kurven nach Injektion von RISHA in die A. vertebralis hingewiesen, sowie auf die tierexperimentellen Untersuchungen von FREYGANG und SOKOLOFF (1959), SOKOLOFF (1957) und SYMON u. Mitarb. (1963).

Bei *cerebralen Gefäßerkrankungen* war stets und mit großer diagnostischer Sicherheit eine Verminderung der cerebralen Durchblutung festzustellen, und häufig ergab sich eine Übereinstimmung zwischen dem Schweregrad der Durchblutungsstörung und dem neurologischen Befund und auch dem EEG-Befund (GÉRAUD u. Mitarb., 1965; CRONQVIST u. Mitarb., 1965; EKBERG u. Mitarb., 1965; INGVAR u. Mitarb., 1965). So wurden von HÄGGENDAL u. Mitarb. (1965) prä- und postoperative Messungen der regionalen Hirndurchblutung bei 3 Fällen mit arteriovenösen Aneurysmen vorgenommen und anhand charakteristischer Clearance-Kurven die hämodynamischen Verhältnisse im Vergleich zum angiographischen Befund untersucht. Bei Patienten mit einseitigen Gefäßerkrankungen (Thrombosen, Erweichungen, Embolien) ist nach den Beobachtungen von SKINHOJ u. Mitarb. (1964, 1965) die Hirndurchblutung nicht nur auf der kranken Seite, sondern auch auf der gesunden Seite vermindert und auch von GÉRAUD u. Mitarb. (1965) konnte festgestellt werden, daß die Carotisunterbindung einer Seite auch zu einer Minderdurchblutung der kontralateralen Seite führt. Auch bei normalem neurologischen Befund wurden von INGVAR u. Mitarb. (1964) und CRONQVIST u. Mitarb. (1965) häufig umschriebene Läsionen mit verminderter Durchblutung beobachtet, die mit einer generellen Abnahme der Durchblutung anderer Regionen vergesellschaftet waren. Diese Befunde lassen vermuten, daß eine umschriebene cerebrale Affektion eine generelle Auswirkung auf den cerebralen Stoffwechsel hat. Eine zusammenfassende Darstellung der Erkenntnisse über die cerebralen Durchblutungsverhältnisse bei cerebrovasculären Erkrankungen gab MCHENRY (1966).

Während bei gefäßarmen *Hirntumoren* keine charakteristischen Clearance-Kurven zu beobachten waren, zeigten gefäßreiche Tumoren oft ähnliche Kurvenverläufe, mit hohem initialem Gipfel, wie arteriovenöse Mißbildungen. Durch die anteilige Analyse der Clearence-Kurve, insbesondere die schnelle Komponente, ergibt sich oft ein Hinweis auf die Vascularisation des Tumors (CRONQVIST u. Mitarb., 1965). Bei gesteigertem Hirndruck war — ähnlich wie auch mit den qualitativen Methoden (GREITZ, WILCKE u. a.) nachweisbar — eine verminderte Hirndurchblutung festzustellen, und bei Senkung des Druckes durch Ventrikeldrainage kam es zu vermehrter Durchblutung (CRONQVIST u. Mitarb., 1965). In diesem Zusammenhang sind die Untersuchungen über den *Einfluß des Liquordruckes auf die Hirndurchblutung* von besonderem Interesse. HÄGGENDAL u. Mitarb. (1967) konnten im Tierexperiment mit Hilfe der Kr^{85}-Eliminationstechnik von LASSEN nachweisen, daß die Gehirndurchblutung durch einen autoregulatorischen Mechanismus, bis zu einem Liquordruck von etwa 30—40 mmHg unter dem mittleren Arteriendruck, aufrechterhalten bleibt. Bei noch höherem Liquordruck kam es zu einer allmählichen Verminderung der Gehirndurchblutung, und bei Liquordruckwerten, die nahezu den diastolischen Arteriendruck erreichten, konnte eine starke Abnahme der Hirndurchblutung beobachtet werden. Eine Steigerung des Arteriendruckes schien erst nach Abnahme der Gehirndurchblutung einzusetzen. Nach Entfernung der Liquordruckerhöhung wurde eine wesentliche Zunahme der Hirndurchblutung, um 200—250% gegenüber den Kontrollwerten, beobachtet. Bei fortlaufender Registrierung des Liquordruckes im Status epilepticus und gleichzeitiger Bestimmung der Hirndurchblutung nach der Methode von LASSEN und INGVAR, konnten CRONQVIST u. Mitarb. (1967) feststellen, daß die Steigerung des intraventrikulären Liquordruckes, die jeden Anfall begleitete, auch dann in Erscheinung trat, wenn die Atmung, der Blutdruck und der Muskelkrampf durch Kurarisierung und künstliche Beatmung unter Kontrolle waren. Im vollausgebildeten Anfall wurde eine mittlere Hirndurchblutung von 82 ml/100 g/min gemessen und nach Kurarisierung fand sich ein Durchschnittswert von 26 ml/100 g/min. Die Erhöhung des Liquordruckes im Anfall wird als Folge der reaktiven, cerebralen Hyperämie aufgefaßt, da die gesteigerte, cerebrale, funktionelle Aktivität während der Anfälle von einer Dilatation der Hirngefäße begleitet wird.

Die bisher vorliegenden Untersuchungen mit dieser Methode von LASSEN und INGVAR über die *Wirkung von Pharmaca oder Narkosemitteln auf die Hirndurchblutung*, führten zu keinen einheitlichen Ergebnissen. Die unterschiedlichen und oft nicht vergleichbaren Untersuchungsbedingungen erschweren eine objektive Beurteilung. Eine grundlegende Zusammenstellung aller früheren, mit verschiedenen Untersuchungsmethoden gewonnenen Ergebnisse über die Wirkung pathophysiologischer, pharmakologischer und hormoneller Einflüsse auf die Hirndurchblutung gab SOKOLOFF (1959, 1961, 1963), und GOTTSTEIN (1962, 1965) berichtete speziell über die mit der N_2O-Methode gewonnenen Ergebnisse bei der Untersuchung vasoaktiver Substanzen auf die Hirndurchblutung. In diesem Zusammenhang sei auch auf die Zusammenstellung von MCHENRY (1966) über die Beeinflussung der Hirndurchblutung bei cerebralen Gefäßerkrankungen hingewiesen. Die Möglichkeit, mit der Kr^{85}-Clearence-Methode die Durchblutung der weißen und grauen Substanz zu differenzieren, veranlaßte HÄGGENDAL (1965), die Wirkung verschiedener vasoaktiver Pharmaka auf die Gefäße der grauen Substanz bei Hunden mit Hilfe der Kr^{85}-Clearance-Methode zu untersuchen. Er konnte feststellen, daß sich der vasopressorische Effekt ungleich mehr auf die Gefäße der grauen Substanz auswirkt, als auf das Gesamthirn (FREYGANG und SOKOLOFF, 1958). Die vasoconstrictorische Wirkung wurde auch bei hypotonen Zuständen beobachtet, und es konnte weiterhin nachgewiesen werden, daß die Autoregulation der cerebralen Durchblutung auch bei erhöhtem Gefäßwiderstand infolge der Wirkung vasopressorischer Pharmaca erhalten bleibt. Papaverin führte zu einer Dilatation der cerebralen Gefäße, auch wenn diese unter dem Einfluß vasopressorischer Drogen standen. Weitere tierexperimentelle Untersuchungen galten vor allem der Ergründung des Einflusses von Narkosemitteln auf die Hirndurchblutung. Nach Anaesthesie mit Chloroform, Halothan, Methoxyfluran und Trichloräthylen beobachteten McDOWALL u. Mitarb. (1963, 1964, 1965) eine Reduktion der O_2-Aufnahme der Hirnrinde um 10—20%. Diese Befunde sind weitgehend identisch mit den von WECHSLER u. Mitarb. (1951) am Menschen gemachten Beobachtung einer Abnahme der O_2-Aufnahme des Hirns bei leichter Barbituratnarkose um 36%. Der Einfluß dieser flüchtigen Narkosemittel auf die Hirndurchblutung ist nicht einheitlich (vgl. hierzu: BETZ u. Mitarb., 1965; LANDAU u. Mitarb., 1955; GLEICHMANN u. Mitarb., 1962; PIERCE u. Mitarb., 1962). Während nach Chloroform ein Anstieg der Hirndurchblutung um 19% beobachtet wurde, fand sich nach Methoxyfluran ein Abfall der Hirndurchblutung um 19%, und bei Halothan und Trichloräthylen konnten McDOWALL und HARPER (1965) nur geringfügige Veränderungen der Hirndurchblutung beobachten, die keine statistische Signifikanz ergaben. Die Untersuchungen der Halothan-Wirkung auf die Hirndurchblutung des Menschen führten zu sehr unterschiedlichen Ergebnissen. Während WOLLMAN u. Mitarb. (1964, 1965) und aus der gleichen Arbeitsgruppe COHEN u. Mitarb. (1964) und ALEXANDER u. Mitarb. (1963, 1964) mit der Kr^{85}-Inhalationsmethode einen signifikanten Anstieg der Hirndurchblutung und eine Senkung des Gefäßwiderstandes beobachteten, fanden CHRISTENSEN u. Mitarb. (1965) einen Abfall um durchschnittlich 21% mit der Kr^{85}-Injektionsmethode. Aus den bisher vorliegenden Berichten ist eine Klärung dieser Diskrepanz nicht möglich.

Nach der Methode von MALLETT und VEALL untersuchten SLACK und WALTHER (1963, 1964) die Hirndurchblutung in Narkose bei normalen und erniedrigten Blutdruckwerten. Bei 19 von 24 Patienten mit normalen und 23 von 30 Patienten mit erniedrigten Blutdruckwerten fanden sich verminderte Durchblutungswerte.

Eine andere Methode zur *Bestimmung der regionalen, cerebralen Durchblutung durch intracerebrale Injektion einer Xe^{133}-Lösung* wurde von ESPAGNO und LAZORTHES (1965, 1966) entwickelt, wobei mit einer feinen Nadel das radioaktive Gas in 0,1—0,2 ml Lösung direkt in das freigelegte Hirn injiziert wird. Durch fortlaufende Messung der sich durch „Auswaschung" vermindernden Radioaktivität lassen sich ähnliche Clearence-Kurven registrieren, wie bei der Injektion des radioaktiven Gases in die Carotis interna. Wie die tierexperimentellen Untersuchungen von HÄGGENDAL (1965) und die Untersuchungen am freigelegten menschlichen Hirn von ESPAGNO und LAZORTHES (1965) zeigten, finden sich charakteristische Unterschiede im Verlauf der Clearence-Kurven, wenn das Gas ins Mark oder in die Rinde injiziert wird. Die quantitative Berechnung der Hirndurchblutung auf-

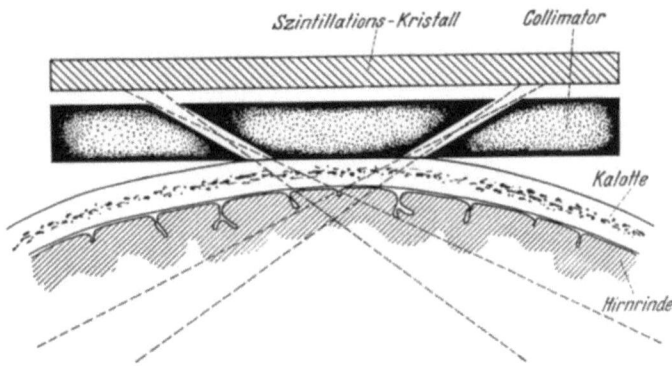

Abb. 34. Diagramm eines auf die Hirnrinde zentrierten Kollimatorpaares zur isolierten Bestimmung der Rindendurchblutung. (Nach HARPER u. Mitarb., 1963.)

grund dieser Clearance-Kurven ergab einen Durchschnittswert für die Rinde von 83 ± 5 ml/100 g/min, für die subcorticale, weiße Substanz von 25 ± 3 ml/100 g/min und für die zentrale weiße Substanz von 13 ± 3 ml/100 g/min. In Ödemzonen fanden sich bis auf 7—8 ml/100 g/min verminderte Durchblutungswerte.

Eine weitere Methode zur *Bestimmung der Rindendurchblutung am uneröffneten Schädel* wurde von GLASS u. Mitarb. (1961, 1963, 1964) und HARPER u. Mitarb. (1961, 1963, 1964, 1965) entwickelt. Hierbei wird mit Hilfe eines genau ausgeblendeten Kollimatorsystems, dessen sensitive Zone auf die Hirnrinde zentriert ist (Abb. 34), die Clearence-Rate dieser Region, nach langsamer Injektion von Xe^{133} in die Carotis interna, registriert. Unter verschiedenen pathophysiologischen Bedingungen, insbesondere bei unterschiedlichen, arteriellen pCO_2-Werten wurde auf diese Weise die Rindendurchblutung bestimmt. Bei einem pCO_2 von 43 mm Hg (Mittelwert aus mehreren Bestimmungen) betrug die durchschnittliche Rindendurchblutung 77 ml/100 g/min und bei einem pCO_2 von 25 mm Hg 45 ml/100 g/min. Die Berechnungsgrundlage dieser Methode (GLASS, 1964) ist der Berechnung aus den Exponenten des zweiphasigen Verlaufes der Clearence-Kurven bei Injektion des radioaktiven Gases in die Carotis interna nach der Methode von INGVAR und LASSEN (1963) sehr ähnlich. Die Ergebnisse sind offenbar weitgehend identisch.

2. Bestimmung mit nicht gasförmigen, diffusiblen Stoffen.

Das zur Bestimmung der Hirndurchblutung gebräuchliche, nicht gasförmige J^{131}-Antipyrin hat die spezifische Eigenschaft, ähnlich wie die radioaktiven Gase Kr^{85}, Kr^{79} und Xe^{133}, frei die Blut-Hirnschranke zu passieren und sich im Gewebswasser zu verteilen (SAPIRSTEIN und HANUSEK, 1958; REINMUTH und SCHEINBERG, 1961). Die „Auswaschung" erfolgt relativ langsam, und es lassen sich nach intravenöser Injektion von J^{131}-Antipyrin, wie auch nach Injektion in die Carotis, charakteristische Verdünnungskurven durch extrakranielle Messung registrieren (s. Qualitative Methoden: OLDENDORF und KITANO, 1964, 1965). Der zeitliche Verlauf der arteriellen und venösen Konzentration nach rascher Injektion von 4 mC J^{131}-Antipyrin in die Vena cava superior ergibt sich aus der Abb. 35: Während die arterielle Konzentration einer Verdünnungskurve entspricht, steigt die venöse Konzentration bei der ersten Zirkulation graduell an und bleibt während der folgenden Minute gering höher als die arterielle Konzentration. Der charakteristische Konzentrationsspiegel im venösen Blut während der Untersuchung und besonders während der anfänglichen „Auswaschungsperiode" ist für die quantitative Berechnung von wesentlicher Bedeutung. Aus der Kurve ist weiterhin zu schließen, daß ein gewisser Teil des J^{131}-Antipyrin nach Verlassen der arteriellen Blutbahn nur relativ langsam ausgewaschen wird. Nach intravenöser Injektion von J^{131}-Antipyrin repräsentiert die während der ersten Zirkulation vom Hirn aufgenommene Menge den Anteil des cerebralen Blutvolumens am cardialen Blutvolumen. Auf dieser These beruht das Berechnungsprinzip (SAPIRSTEIN, 1958, 1962; REINMUTH u. Mitarb., 1963, 1965; STEINER u. Mitarb., 1962).

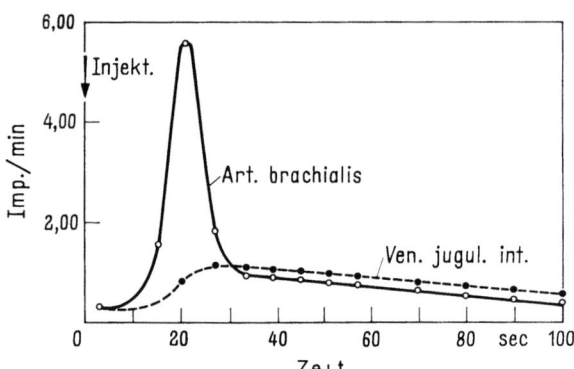

Abb. 35. J^{131}-Antipyrin-Konzentration in der A. brachialis und V. jugularis interna nach schneller Injektion von 4 mC J^{131}-Antipyrin in die V. cava superior. (Nach STEINER u. Mitarb., 1962.)

Während bei den quantitativen Bestimmungen der Hirndurchblutung mit radioaktiven Gasen eine Saturation bzw. eine Desaturation der Berechnung zugrunde liegt, ist bei Verwendung von J^{131}-Antipyrin keine Sättigung des Hirngewebes notwendig. Bei der hohen spezifischen Aktivität von J^{131}-Antipyrin (1,40 mC/mg) wird zur Untersuchung selten mehr als 1 mg benötigt. Hierbei ergeben sich die signifikanten Werte der arteriovenösen Konzentrationsdifferenz. Eine Saturation mit J^{131}-Antipyrin kann demzufolge nicht erreicht werden ohne eine übermäßig hohe Strahlenbelastung.

Aufgrund der im Tierexperiment gewonnenen Erkenntnis, daß radioaktives Kalium (K^{42}) oder auch Rubidium (Rb^{86}) ausschließlich von den extracerebralen Geweben und nicht vom Hirngewebe aufgenommen wird (SAPIRSTEIN u. Mitarb., 1956, 1958; WALKER und WILDE, 1952), während J^{131}-Antipyrin sich frei im Gewebswasser, in Proportion zur Durchblutung, verteilt und damit sowohl vom intracerebralen, als auch vom extracerebralen Gewebe aufgenommen wird, entwickelte SAPIRSTEIN eine Methode zur Bestimmung der Hirndurchblutung, bei der aus der Differenz der Isotopenfraktionen das cerebrale Durchblutungsvolumen im Verhältnis zum Herzminutenvolumen berechnet wird („*Indikator-Fraktionierungstechnik*"). Diese vielbeachtete und oft zitierte Methode hat für klinische Untersuchungen bisher kein größeres Anwendungsfeld gefunden. Dies mag einmal darin begründet sein, daß die Methode gewisse Fehlerquellen enthält, nicht zuletzt die der Rezirkulation des Indikators, so daß Korrekturrechnungen notwendig sind (SAPIRSTEIN u. Mitarb., 1964), und zum anderen darin, daß die alleinige Definition der Hirndurchblutung als prozentualer Anteil des Herzminutenvolumens den diagnostischen Bedürfnissen zu wenig entspricht.

SAPIRSTEIN fand im Normalfall eine Hirndurchblutung, die 11% des Herzminutenvolumens ausmachte und bei Hyperventilation 6%. Die durchschnittliche Aufnahme-Fraktion des Kopfes betrug für J^{131}-Antipyrin 16,8% und für K^{42} 7,1%. Mit der gleichen Technik, jedoch unter zusätzlicher, laufender Entnahme von arteriellen und venösen Blutproben, und unter Verwendung eines den ganzen Kopf aufnehmenden Zählersystems, führte STEINER (1962) Hirndurchblutungsmessungen durch. Die hiermit unter Anwendung besonderer Berechnungs- und Korrekturformeln gewonnenen Ergebnisse entsprachen denen, die mit der Fremdgasmethode von KETY und SCHMIDT ermittelt wurden. Die gesamte Durchblutungs-Fraktion des Kopfes, definiert durch die 0-Zeit-Extrapolation des Kopf-J^{131}-Antipyrin-Gehaltes, betrug 21,4 ± 3,6% der injizierten Dosis und die extracerebrale Kopf-Fraktion 10,0 ± 1,7% des injizierten Rb^{86}. Für die cerebrale Fraktion wurde daraus, nach Anwendung entsprechender Korrekturen zur Ausschaltung des Rezirkulationsfehlers, der Wert von 12,5 ± 2,8% des Herzminutenvolumens errechnet, wobei sich bei dieser Gruppe von jugendlichen Normalpersonen ein Herzminutenvolumen von durchschnittlich 5,69 ± 0,53 ml ergab. Das cerebrale Minutenvolumen, als Produkt aus Herzminutenvolumen und prozentualem Anteil der cerebralen Fraktion am Herzminutenvolumen, betrug durchschnittlich 709 ± 178 ml/min.

Zur *Bestimmung kurzfristiger Veränderungen der Hirndurchblutung* wurde, ähnlich der Methode von LEWIS und SOKOLOFF (1960), von REINMUTH u. Mitarb. (1965) und BETETA u. Mitarb. (1965) eine Methode entwickelt, bei der, mit Hilfe eines automatischen Injektionsapparates, J^{131}-Antipyrin fortlaufend intravenös appliziert wird (Abb. 36). Der grund-

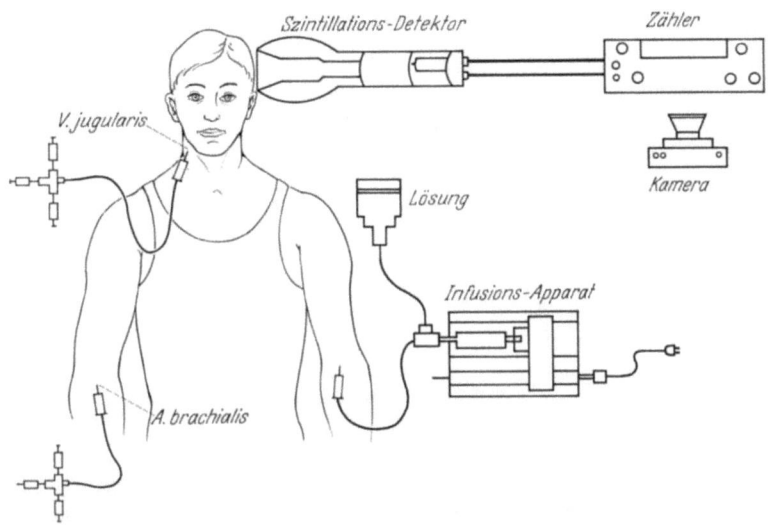

Abb. 36. Schematische Darstellung der Apparatur zur fortlaufenden Registrierung der Hirndurchblutung mit Hilfe von i.v. appliziertem J^{131}-Antipyrin. (Nach REINMUTH u. Mitarb. 1965.)

legende Unterschied gegenüber der Methode von LEWIS und SOKOLOFF, bei der fortlaufend Kr^{79} inhaliert wird, besteht darin, daß bei J^{131}-Antipyrin, das rasch ins Gewebe übertritt, keine Absättigung wie bei Kr^{79} erforderlich ist. Die Untersuchungszeit ist damit wesentlich kürzer. Die extrakranielle Registrierung der Aufnahme des J^{131}-Antipyrins im Hirn ermöglicht eine Bestimmung des gesamten cerebralen Blutvolumens und nicht nur, wie bei den Gasmethoden, eine Bestimmung des Durchflusses pro Gewichtseinheit des Hirngewebes. Die Untersuchung erfolgt mit zwei biparietal angesetzten und entsprechend abgeglichenen Szintillationszählern. Während der Injektion von 100—300 mC J^{131}-Antipyrin werden synchron aus der V. jugularis und A. brachialis Blutproben entnommen und daraus der O_2-Verbrauch, der pO_2-, pCO_2- und pH-Wert sowie auch der Glucoseverbrauch bestimmt. Bei 13 Normalpersonen im Alter zwischen 21 und 29 Jahren betrug die durchschnittliche Hirndurchblutung 1097 ml/min bei einer Standardabweichung der einzelnen, von Minute zu Minute gemessenen Werte von ± 104 ml (10%). 76 ml O_2 und 96 mg Glucose wurden pro Minute im Durchschnitt verbraucht. Bei 19 Personen im Alter von 30 bis 43 Jahren fand sich ein Hirnblutvolumen von 996 ml/min bei einer Standardabweichung zwischen den Minutenwerten von ± 90 ml (9%). Bei dieser Altersgruppe fand sich ein durchschnittlicher O_2-Verbrauch von 63 ml/min und ein Glucoseverbrauch von 94 mg/min.

Die Werte der Hirndurchblutung liegen, ebenso wie bei der Kr^{79}-Methode, etwas höher als bei der Methode von KETY und SCHMIDT. Der Grund hierfür ist einerseits in der, bei dieser Technik unvermeidbaren Miterfassung der extracerebralen Durchblutung zu suchen, und andererseits auch darin, daß die stärkere Durchblutung der Hirnrinde das Meßergebnis ungleich mehr beeinflußt, als die z. T. geringer durchbluteten, tiefer geegenen Hirnteile. Der besondere Wert dieser Methode liegt ohne Zweifel in der Möglichkeit begründet, kurzristige Veränderungen der Gesamtdurchblutung des Hirns sicher erfassen zu können.

Die Abb. 37 zeigt die auf diese Weise ermittelten Durchblutungswerte in ml/min bei CO_2-Inhalation und Hyperventilation, sowie beim Valsalva'schen Versuch und der einseitigen Carotis-Kompression und auch bei einem kurzdauernden Temporallappen-Anfall.

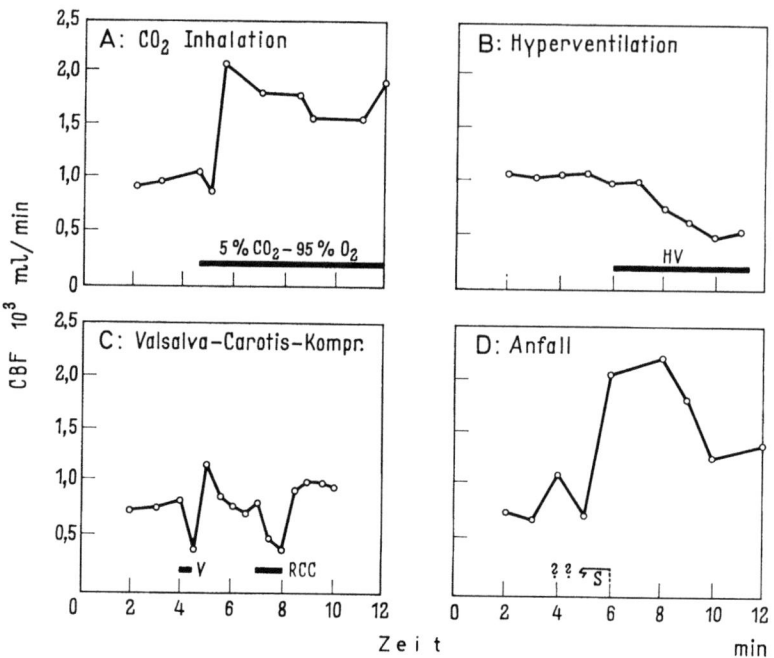

Abb. 37. Kontinuierliche, quantitative Bestimmung der Hirndurchblutung mit J^{131}-Antipyrin. A Wirkung von CO_2-Inhalation. B Hyperventilationseffekt. C Effekt eines Valsalva (V) und einer Kompression der rechten Carotis für 1 min (RCC). D Wirkung eines kurzen, spontanen Temporallappenanfalles. (Nach REINMUTH u. Mitarb., 1965.)

III. Strahlenbelastung

Zur Messung der regionalen Hirndurchblutung mit Kr^{85} werden in der Regel 5 ml in die Carotis injiziert. Die biologische Halbwertzeit wird bei einer einzigen schnellen Injektion mit 0,75 min angegeben (LASSEN u. Mitarb., 1963). Hierbei beträgt die Strahlenbelastung des Hirns 0,18 rad, die der Lunge 0,03 rad und die Gonadendosis 0,1 rad. Für die Gesamtkörperstrahlenbelastung wurde von LASSEN u. Mitarb. (1963) unter Annahme einer Gleichverteilung im Körper, eine Dosis von 0,0002 rad errechnet. Bei Injektion von 5 mC Kr^{85} in die A. vertebralis beträgt nach SKINHOJ u. Mitarb. (1964) die Strahlenbelastung des Kleinhirns 0,15 rad, die des Lungengewebes 0,02 rad und die Gesamtkörperbelastung 0,0005 rad.

Bei den Inhalationsmethoden ist das Trachealepithel der höchsten Strahlenbelastung ausgesetzt. In der Regel werden zur Untersuchung der Hirndurchblutung 1 mC/l Kr^{85} und ebenfalls 1 mC/l Xe^{133} inhaliert. Die hierdurch bedingte Strahlenbelastung des Trachealepithels beträgt etwa 0,16 rad und die Gesamtkörperstrahlenbelastung 0,17 bis 0,32 mrad (ISBISTER, 1965; LASSEN, 1964; HARPER u. Mitarb., 1964; DOLLERY u. Mitarb., 1962). Etwa in der gleichen Größenordnung liegt die Strahlenbelastung der Lunge bzw. des Trachealepithels bei Inhalation von 0,1 mC/l Kr^{79} (SOKOLOFF, 1965; LEWIS u. Mitarb., 1960). Etwas höher ist die Strahlenbelastung bei J^{131}-Antipyrin, das eine biologische Halbwertzeit von 0,25 Tagen hat. Die Gesamtkörperstrahlenbelastung beträgt bei Injektion von 100 μC J^{131}-Antipyrin 9,36 mrad (REINMUTH u. Mitarb., 1965). Das kritische Organ ist die Schilddrüse, die vor der Untersuchung mit inaktivem Jod abgesättigt werden muß.

Literatur.

AGNOLI, A., N. BATTISTINI, L. BOZZAO, and C. FIESCHI: Drug action on regional cerebral blood flow in case of acute cerebro-vascular involvement. Acta neurol. scand., Suppl. 14, 142—144 (1965).
— C. FIESCHI, L. BOZZAO et N. BATTISTINI: Aspects fonctionnels de la circulation cérébrale dans les lesions ischemiques du cerveau. In: Der Hirnkreislauf in Forschung und Klinik. Kongr.-Bd des II. Intern. Salzburger Symp. 1964. Wien: Brüder Hollinek 1965.
AGNOLI, I. A., F. BONAMINI et C. FIESCHI: Etude de la circulation cérébrale dans les syndromes obstructifs des arteres encephaliques au moyen de l'injection. Neuro-chirurgie 10, 399 (1964).
ALEXANDER, S. C., H. WOLLMAN, P. J. COHEN, P. E. CHASE, and M. BEHAR: Cerebrovascular response to pCO_2 during halothane anaesthesia in man. J. appl. Physiol. 19, 561 (1964).
— — — — E. MELMAN, and M. BEHAR: Krypton-85 and nitrous oxide uptake of the human brain during anaesthesia. Anaesthesiology 25, 37 (1964).
— — — — —, and R. D. DRIPPS: Cerebral blood flow and metabolism during halothane anaesthesia in man. (Abstr.) 47th Ann. Meeting, Amer. Soc. Exp. Biol., Atlantic City, Apr. 1963. Fed. Proc. 22, 187 (1963).
ANDERSSON, B. J.: Studies on circulation in organic systems with applications to indicator methods. Transactions of the Royal Inst. of Technology, Stockholm (Sweden), No. 114, 1957
ASK-UPMARK, E.: Sinus caroticus und seine Beziehungen zu den Blutgefäßen des Gehirns. Klin. Wschr. 22, 789—792 (1937).
BAGGIO, G. F., F. FERRARIS, and E. MORGANDO: Determination of cerebral circulation velocity in man, using radioisotopes. I. Cerebral vasculopathy. Minerva med. 55, 1807—1814 (1964).
—, e E. MORGANDO: La determinazione del tempo di circolo cerebrale nell'uomo con metodo radioisotopico. Riv. Pat. nerv. ment. 85, 31 (1964).
— — e A. RICCIO: La determinazione del tempo di circolo cerebrale nell'uomo con radioisotopico. (Radioisotope determination of the cerebral circulation time in man. II. Epilepsy.) Acta neurol. (Napoli) 20, 269—273 (1965).
BELL, R. L.: Observations of the cerebral arterio-venous transit time using radio iodinated human serum albumin. (Abstr.) 10th Ann. Meeting Soc. of Nuclear Med., Montreal, Canada, June 1963. J. nucl. Med. 4, 214 (1963).
— Observations of cerebral arterio-venous transit times using radio-iodinated human serum albumin. J. nucl. Med. 5, 9—15 (1964).
— Velocity/time relationships in the cerebral circulation. (Abstr.) 11th Ann. Meeting, Soc. of Nuclear Med., Berkeley, Calif., June 1964. J. nucl. Med. 5, 377 (1964).
— Vascular velocity measurements in the central nervous system. J. nucl. Med. 6, 1—6 (1965).
— Multichannel system for study of the cerebral circulation. (Abstr.) J. nucl. Med. 7, 346a (1966).
—, and G. J. HERTSCH: Radioisotope technique for determination of cerebral circulation time. Int. J. appl. Radiat. 11, 184—186 (1961).
— — The determination of cerebral circulation time. J. nucl. Med. 3, 399—406 (1962).
BERGH, D. VAN DEN: A simplified method for the measurement of the cerebral circulation with the aid of radioactive isotopes. In: Der Hirnkreislauf in Forschung und Klinik. Kongr.-Bd des II. Intern. Salzburger Symp. 1964. Wien: Brüder Hollinek 1965.
—, and J. H. A. V. D. DRIFT: Measurement of the cerebral circulation with radioactive isotopes. In: Der Hirnkreislauf in Forschung und Klinik, Kongr.-Bd. des I. Internat. Salzb. Symp. 1962, 156—164 (1963).
BERGH, R. VAN DEN: Les radio-isotopes dans l'étude des troubles circulatoires cérébraux. Neuro-chirurgie 2, 1, 101—108 (1956).
— C. PLETS, and J. VAN HEES: A comparison of the effect of two vasoactive drugs on the cerebral circulation, using radioisotopes. Belg. T. Geneesk. 20, 748—754 (1964).
BERGNER, P. E. E.: Dynamic clinical studies with radioisotopes. Proc. of a Symp., Oak Ridge, Oct. 1963, U.S. Atomic Energy Commission.
BERNSMEIER, A., u. U. GOTTSTEIN: Der Schlaganfall. Internist (Berl.) 4, 55—64 (1963).
BETETA, E., P. SCHEINBERG, O. M. REINMUTH, S. SHAFEY, and S. SCHIMOJYO: Simultaneous bilateral cerebral blood flow and metabolism with arteriographic correlation in unilateral brain infarction or haemorrhage. J. Neurol. Neurosurg. Psychiat. 28, 335—343 (1965).
BETZ, E.: Local heat clearance from the brain as a measure of blood flow in acute and chronic experiments. Acta neurol. scand., Suppl. 14, 29—37 (1965).
— D. H. INGVAR, N. A. LASSEN, and F. W. SCHMAHL: Regional blood flow in the cerebral cortex, measured simultaneously by heat and inert gas clearance. Acta physiol. scand. 67, 1—9 (1966).
— H. OEHMIG u. W. WÜNNENBERG: Die Wirkung verschiedener Narkotika auf die lokale Gehirndurchblutung der Katze. Z. Kreisl.-Forsch. 5, 219—221 (1965).
—, u. R. WÜLLENWEBER: Fortlaufende Registrierung der lokalen Gehirndurchblutung mit Wärmeleitsonden am Menschen. Klin. Wschr. 40, 1056—1058 (1962).
BIRKMAYER, W.: Die Messung der cerebralen Durchblutung mit Radioangiographie. Wien. klin. Wschr. 72, 2, 27 (1960).
— F. HAWLICZEK, E. LANGNER u. D. SEEMANN: Die Messung der cerebralen Durchblutung mit Radioangiographie. Acta neurochir. (Wien), Suppl. 7, 186—189 (1961).

BIRKMAYER, W., D. SEEMANN u. G. ZITA: Objektivierung des zerebralen Nutritionseffektes. Münch. med. Wschr. 48, 2410—2413 (1965).
— — — Die hämodynamisch-zerebrale Dekompensation und ihre Behandlung mit 2-Äthyl-3,3-diphenyl-propen-2-yl-amin. Fortschr. Med. 83, 342—344 (1965).
— G. ZITA u. D. SEEMANN: Beitrag zur zerebralen Szintigraphie. Wien. med. Wschr. 115, 175—177 (1965).
BROBEIL, A., O. HÄRTER, E. HERRMANN u. N. J. NILSSON: Messungen von cerebralen Kreislaufzeiten am Menschen und ihre Beziehung zur Gehirndurchblutung. Acta physiol. scand. 40, 121—129 (1957).
CASSEN, B.: On some possibilities and limitations of external counting flow measurement. Proc. of the 1961 San Diego Biomedical Engineering Symp., Symp. Committee, 8484 La Jolla Shores Drive, La Jolla, California.
CHRISTENSEN, M. S., K. HØEDT-RASMUSSEN, and N. A. LASSEN: The cerebral blood flow during halothane anaesthesia. Acta neurol. scand., Suppl. 14, 152—155 (1965).
COHEN, P. J., H. WOLLMAN, S. G. ALEXANDER, P. E. CHASE, and M. G. BEHAR: Cerebral carbohydrate metabolism in man during halothane anaesthesia. Anaesthesiology 25, 185 (1964).
CRANDALL, P., and B. CASSEN: Methods for study of cerebral blood flow kinetics with gamma-emitting radioisotopes. In: Peaceful Use of Atomic Energy. United Nations Isotopes in Medicine, vol. 26, p. 186—190. 1958.
CRANE, M. G., J. E. HOLLOWAY, R. ADAMS, I. C. WOODWARD, and G. REYNOLDS: The relative flow rates of red cells and plasma. Peripheral and central circulation studies in the dog. Int. J. appl. Radiat. 7, 23—32 (1959).
CRONQVIST, S., R. EKBERG, and D. H. INGVAR: Regional cerebral blood flow related to neuroradiological findings. Acta neurol. scand., Suppl. 14, 176—178 (1965).
— D. H. INGVAR, A. KJÄLLQVIST, N. LUNDBERG u. U. PONTÉN: Intrakranieller Druck, EEG und Hirndurchblutung bei einem Fall von Status epilepticus. Acta neurochir. (Wien) 16, 167—168 (1967) (Kongr.-Ber.).
DOLLERY, C. T., P. HUGH-JONES, and C. M. E. MATTHEWS: Use of radioactive xenon for studies of regional lung function. Brit. med. J. 1962 II, 1006—1016.
EDWARDS, E. A.: Anatomic variations of the cranial venous sinuses. Arch. Neurol. Psychiat. (Chic.) 26, 801—814 (1931).
EICHHORN, O.: Patho-physiologische Untersuchungen zur Behandlung des cerebro-vasculären Insultes. Verh. dtsch. Ges. inn. Med. 64, 326—330 (1958).
— Die Radiocirculographie, eine klinische Methode zur Messung der Hirndurchblutung. Wien. klin. Wschr. 71, 499—502 (1959).
— Probleme in der Therapie der Hirndurchblutungsschäden durch sog. vasoaktive Substanzen. Therapiewoche 10, 11, 618 (1960).
— Klinisch-experimenteller Beitrag zur Diagnose und Behandlung zerebraler Durchblutungsstörungen. Wien. klin. Wschr. 72, 51—52 (1960).
— Dynamische Hirnkreislaufuntersuchungen mittels Radiocirculographie. In: Der Kreislauf in Forschung und Klinik. Graz 1962.
— Untersuchungen zur Regulation der Hirndurchblutung. In: Der Hirnkreislauf in Forschung und Klinik. Wien: Brüder Hollinek 1964.
— Untersuchungen zur Regulation der Hirndurchblutung. Wien. med. Wschr. 116, 539—540 (1966).
— Diskussion zum Vortrag WILCKE in: Radioaktive Isotope in Klinik und Forschung, Bd. VII. Sonderbde zur Strahlentherapie 65, 189—191 (1967). München-Berlin-Wien: Urban & Schwarzenberg 1967.
— K.-H. AUELL u. L. DÖRFLER: Statistische Untersuchungen über Ergebnisse der Schlaganfallbehandlung. Med. Klin. 60, 2100—2104 (1965).
— u. H. TATZEL: Gute Effekte zur Behandlung hirnorganischer Abbauprozesse. Ärztl. Prax. 1963, 1263—1264.
EKBERG, R., S. CRONQVIST, and D. H. INGVAR: Regional cerebral blood flow in cerebrovascular disease. Acta neurol. scand., Suppl. 14, 164—168 (1965).
ESPAGNO, J., and Y. LAZORTHES: Measurement of regional cerebral blood flow in man by local injections of xenon-133. Acta neurol. scand., Suppl. 14, 58—62 (1965).
— — Etude du debit sanguin cerebral par injection locale intraparenchymateuse de xenon-133. Neurochirurgie 11, 199 (1965).
— — La mésure du débit sanguin cérébral local de l'homme par l'injection intraparenchymateuse de xenon-133. Presse méd. 74, 1881—1885 (1966).
FAZIO, C., e C. FIESCHI: Valutazione dell'emodinamica cerebrale con isotopi radioattivi. (Messung des cerebralen Blutdurchflusses mit Hilfe von radioaktiven Isotopen.) Minerva nucl. 4, 323—341 (1960).
— — Valutazione dell'emodinamica cerebrale con isotopi radioattivi. Riassunto. (Beurteilung der cerebralen Durchblutung mit radioaktiven Isotopen. Zusammenfassung.) Minerva nucl. 5, 137—140 (1961).
— —, and A. AGNOLI: Direct common carotid injection of radiosiotopes for the evaluation of cerebral circulatory disturbances. A study of 116 cases by bilateral radioisotope rheoencephalography. Neurology (Minneap.) 13, 561—574 (1963).
FEDORUK, S., and W. FEINDEL: Measurement of brain circulation time by radio-active iodinated albumin. Canad. J. Surg. 3, 312—318 (1960).
FEINDEL, W., M. GARRETSON, L. Y. YAMAMOTO, C. HASLAM, and M. HEUFF: Analysis of the blood flow pattern in the pial and cortical circulation in man. Acta neurol. scand., Suppl. 14, 187—189 (1965).
FERRIS, E. B., G. L. ENGEL, C. D. STEVENS, and M. LOGAN: The validity of internal jugular venous blood in studies of cerebral metabolism and blood flow in man. Amer. J. Physiol. 147, 517—521 (1946).

FIESCHI, C.: Clinical evaluation of radioisotope rheoencephalography. Oak Ridge Inst. Nucl. Studies, Symp. on Dynamic Clinical Studies with Radioisotopes, Oct. 1963, TID-7678 (Jun. 1964) 171—188 (1964).
— A. AGNOLI, N. BATTISTINI, and L. BOZZAO: Relationships between cerebral transit time of non-diffusible indicators and cerebral blood flow. A comparative study with Kr^{85} and radioalbumin. Experientia (Basel) **22**, 189—190 (1966).
— L. GARELLO, and A. SALAN: Comparative angiographic and radioisotopic study of the vertebro-basilar circulation. Acta radiol. Diagnosis **2**, 41—52 (1964).
—, and F. DI PIETRANTONJ: Radioencephalography: a method for the study of cerebral circulation in vascular disease. The rate of renewal. Panminerva med. **3**, 577 (1961).
FREYGANG jr., W. H., and L. SOKOLOFF: Quantitative measurement of regional circulation in the central nervous system by the use of radioactive inert gas. Advanc. biol. med. Phys. **6**, 263—279 (1958).
FRIEDMANN, G., R. A. FROWEIN, H. H. WIECK u. N. PICKA: Röntgenologische Bestimmung der zerebralen Zirkulationszeit bei intrakranieller Drucksteigerung. Fortschr. Röntgenstr. **100**, 483—489 (1964).
FÜNFER, E., u. H. NEUERT: Zählrohre und Szintillationszähler. Karlsruhe: G. Braun 1959.
GÄNSHIRT, H.: Die Sauerstoffversorgung des Gehirns und ihre Störung bei der Liquordrucksteigerung und beim Hirnödem. In: Monographie aus dem Gesamtgebiete der Neurologie und Psychiatrie. Berlin-Göttingen-Heidelberg: Springer 1957.
—, u. W. TÖNNIS: Durchblutung und Sauerstoffverbrauch des Hirns bei intrakraniellen Tumoren. Dtsch. Z. Nervenheilk. **174**, 305—330 (1956).
GÉRAUD, J., M. BÈS, M. DELPLA et J. P. MARC-VERGNES: Les méthodes de mésure du débit sanguin cérébral chez l'homme. Path. et Biol. **12**, 335—346 (1964).
— — — —, and B. GUIRAUD: Measurement of regional cerebral blood flow by intra-carotid injection of xenon-133 in cerebral vascular accidents. Acta neurol. scand., Suppl. **14**, 169—175 (1965).
— et B. GUIRAUD: Etude pharmacologique de la circulation cérébrale par la méthode au krypton 85. Ann. Anaesth. franç. **6**, 134—147 (1965).
— — A. RASCOL, M. DELPLA et J. P. MARC-VERGNES: Mésure du débit sanguin cérébral au krypton-85. Rev. neurol. **108**, 542—557 (1963).
— — — — — Exploration du débit sanguin par la methode au Krypton-85. Presse méd. **73**, 1473 (1965).
— — — — — Le débit sanguin cérébral regional par injection intracarotidienne de xenon-133. Rev. méd. Toulouse **1**, 357 (1965).
— — — — — Application de la methode au krypton-85. Pharmacologie de la circulation cerebrale. Presse méd. **73**, 1577—1582 (1965).
GIBBS, E. L., and F. A. GIBBS: The cross section areas of the vessels that form the torcular and the manner in which flow is distributed to the right and to the left lateral sinus. Anat. Rec. **59**, 419—426 (1934).
GILLESPIE, F. C., and A. M. BOSS: The effect of diffusion on the clearance of radioactive inert gas from the brain. Phys. in Med. Biol. **11**, 166a (1966).
GLASS, H. I.: A depth focussing collimator for the investigation of the brain cortex. Symp. on Medical Radioisotope scanning. Athen 20.—24. 4. 64. Int. Atomic energy agency.
—, and A. M. HARPER: Measurement of regional blood flow in cerebral cortex of man through intact skull. Brit. med. J. **1963 II**, 593.
— A. INST, A. M. HARPER, and M. M. GLOVER: The measurement of local cortical blood flow in the brain by the analysis of the clearance curve of Krypton-85. Phys. in Med. Biol. **6**, 65—71 (1961).
GLEICHMANN, U., D. H. INGVAR, N. A. LASSEN, D. W. LÜBBERS, B. K. SIESJÖ, and G. THEWS: Regional cerebral cortical metabolic rate of oxygen and carbon dioxide, related to the EEG in the anaesthesised dog Acta physiol. scand. **55**, 82 (1962).
GOTTSTEIN, U.: Der Hirnkreislauf unter dem Einfluß vasoaktiver Substanzen. Heidelberg: Hüthig 1962.
— Pharmacological studies of total cerebral blood flow in man with comments on the possibility of improving regional cerebral blood flow by drugs. Acta neurol. scand., Suppl. **14**, 136—141 (1965).
— K. HELD, H. SEBENING u. G. WALPURGER: Der Glucoseverbrauch des menschlichen Gehirns unter dem Einfluß intravenöser Infusionen von Glucose, Glucagon und Glucose-Insulin. Klin. Wschr. **43**, 965—975 (1965).
GRAY, S. J., and K. STERLING: The determination of circulating red cells volume by radioactive chromium Cr-51. Science **112**, 179 (1950).
GREITZ, T.: A radiologic study of the brain circulation by rapid serial angiography of the carotid artery. Acta radiol. (Stockholm) **140** (1956).
GROS, CL., B. VLAHOVITCH, M. BILLET et PH. FREREBEAU: Contribution de la gamma-artériographic carotidienne à l'étude de la dynamique circulatoire cérébrale. J. Radiol. Electrol. **45**, 376—378 (1964).
HÄGGENDAL, E.: Blood flow autoregulation of the cerebral grey matter with comments on its mechanism. Acta neurol. scand., Suppl. **14**, 104—110 (1965).
— Effects of some vasoactive drugs on the vessels of cerebral grey matter in the dog. Acta physiol. scand., Suppl. **258**, 55—79 (1966).
— D. H. INGVAR, N. A. LASSEN, N. J. NILSSON, G. NORLÉN, I. WICKBOM, and N. ZWETNOW: Pre- and postoperative measurements of regional cerebral blood flow in three cases of intracranial arteriovenous aneurysms. J. Neurosurg. **22**, 1—6 (1965).
—, and B. JOHANSSON: Effects of arterial carbon dioxide tension and oxygen-saturation on cerebral blood flow autoregulation in dogs. Acta physiol. scand. **66**, Suppl. 258, 55—79 (1965).

HÄGGENDAL, E., L. LÖFGREN, N. J. NILSSON u. N. ZWETNOW: Die Gehirndurchblutung bei experimentellen Liquordruckänderungen. Acta neurochir. (Wien) 16, 163 (1967) (Kongr.-Berichte).
— N. J. NILSSON, and B. NORBÄCK: On the components of Kr-85 clearance curves from the brain of the dog. Acta physiol. scand. 66, Suppl. 258, 5—25 (1965).
HAMILTON, W. F., J. W. MOORE, J. M. KINSMAN, and R. G. SPURLING: Studies on the circulation. Amer. J. Physiol. 99, 534 (1932).
HARPER, A. M.: The inter-relationship between a PCO_2 and blood pressure in the regulation of blood flow through the cerebral cortex. Acta neurol. scand., Suppl. 14, 94—103 (1965).
— Autoregulation of cerebral blood flow: Influence of the arterial blood pressure on the blood flow through the cerebral cortex. J. Neurol. Neurosurg. Psychiat. 29, 398—403 (1966).
—, and R. A. BELL: The effect of metabolic acidosis and alkalosis on the blood flow through the cerebral cortex. J. Neurol. Neurosurg. Psychiat. 26, 341 (1963).
—, and H. I. GLASS: Measurement of cerebral blood-flow. Lancet 1963 I, No 7293, 1262—1263.
— —, and M. M. GLOVER: Measurement of blood flow in the cerebral cortex of dogs, by the clearance of Krypton-85. Scot. med. J. 6, 12—17 (1961).
— — J. L. STEVEN, and A. H. GRANAT: The measurement of local blood flow in the cerebral cortex from the clearance of xenon^{133}. J. Neurol. Neurosurg. Psychiat. 27, 255—258 (1964).
HAWLICZEK, F., E. LANGNER u. D. SEEMANN: Zur Frage der zerebralen Radioangiographie. Strahlentherapie 111, 280—285 (1960).
HEDLUND, S.: Brain circulation in health and disease — studied by means of radiolabelled erythrocytes. In: Der Hirnkreislauf in Forschung und Klinik. Kongr.-Bd. des I. Internat. Salzb. Symp. 1962, 96—110 (1963).
— The interrelationship between cerebral and systemic blood circulation. In: Der Hirnkreislauf in Forschung und Klinik. Kongr.-Bd des II. Internat. Salzburger Symp. 1964 (S. 81—93). Wien: Brüder Hollinek 1965.
— V. KÖHLER, G. NYLIN, R. OLSSON, O. REGNSTRÖM, E. ROTHSTRÖM, and K. E. ASTRÖM: Cerebral blood circulation in dementia. Acta psychiat. scand. 40, 77—106 (1964).
— K. LJUNGGREN, B. BERGGREN, and P. O. BRUNDELL: Scintillation detectors for determination of cerebral blood flow. Acta Radiol. Therap. Phys. Biol. 2, 51—64 (1964).
— —, and V. KÖHLER: Mean cerebral blood transit time obtained by external measurement of an intravenously injected tracer. Acta radiol. (Stockh.) Diagn. 4, 581—591 (1966).
—, and G. NYLIN: Cerebral blood flow and circulation time studied with labelled erythrocytes. Arch. int. Pharmacodyn. 139, 503—511 (1962).
— —, and O. REGNSTRÖM: The behaviour of the cerebral circulation during muscular exercise. Acta physiol. scand. 54, 316—324 (1962).
HERRMANN, H.-D.: Messung der Hirndurchblutung mit der Isotopenverdünnungsmethode. Acta neurochir. (Wien) 15, 193—201 (1966).
HØEDT-RASMUSSEN, K.: Regional cerebral blood flow in man. The intraarterial injection method, procedure and normal values. In: Der Hirnkreislauf in Forschung und Klinik. Kongr.-Bd des II. Internat. Salzburger Symp. 1964. Wien: Brüder Hollinek 1965.
— Kr^{85} and Xe^{133} injected intra-arterially to measure regional blood flow in brain. Strahlentherapie, Sonder-Bde 60, 232—239 (1965).
— Regional cerebral blood flow in man measured externally following intra-arterial administration of Kr^{85} or Xe^{133} dissolved in saline. Acta neurol. scand., Suppl. 14, 65—68 (1965).
—, and E. SKINHOJ: Transneural depression of the cerebral hemispheric metabolism in man. Acta neurol. scand. 40, 41 (1964).
— E. SVEINSDOTTIR, and N. A. LASSEN: Regional cerebral blood flow in man determined by intraarterial injection of radioactive inert gas. Circulat. Res. 18, 237—247 (1966).
HORTON, E., and PH. C. JOHNSON jr.: The application of radioisotopes to the study of cerebral blood flow, comparison of three methods. Angiology 15, 70—74 (1964).
IGATA, A.: Radiocirculographie (RCG) und Hirnarteriensklerose. Nucl. Med. (Stuttg.) 2, 134—142 (1961).
IMANAGA, H., H. NAGAI, H. SAKURAI, M. HAYASHIL, M. FURUSE, K. OKAMURA, A. SHINTANI, Y. OKA, T. KOBAYASHI, and A. IKEYAMA: On the determination of the regional cerebral blood flow by krypton^{85}. In: Neurologia medico-chirurg 1964, vol. 6, p. 39—42. Proc. of the XXIIIrd Annual Meeting of the Japan Neurosurgical Society 1964,
INGVAR, D. H.: Regional cerebral blood flow in focal cerebral disorders. In: Der Hirnkreislauf in Forschung und Klinik. Kongr.-Bd des II. Intern. Salzburger Symp. 1964. Wien: Brüder Hollinek 1965.
— M. BALDY-MOULINIER, I. SULG, and S. HÖRMAN: Regional cerebral blood flow related to EEG. Acta neurol. scand., Suppl. 14, 179—182 (1965).
— S. CRONQVIST, R. EKBERG, J. RISBERG, and K. HØEDT-RASMUSSEN: Normal values of regional cerebral blood flow in man, including flow and weight estimates of gray and white matter. Acta neurol. scand., Suppl. 14, 72—78 (1965).
— E. HÄGGENDAL, N. J. NILSSON, P. SOURANDER, I. WICKBOM, and N. A. LASSEN: Cerebral circulation and metabolism in a comatose patient. Studied with a new method. Arch. Neurol. (Chic.) 11, 13—21 (1964).
—, and N. A. LASSEN: Quantitative determination of regional cerebral blood flow in man. Lancet 1961 II, 806.

INGVAR, D. H., and N. A. LASSEN: Regional blood flow of the cerebral cortex determined by krypton-85. Acta physiol. scand. 54, 325—338 (1962).
— — Methods of cerebral blood flow measurements in man. Brit. J. Anaesth. 37, 216—224 (1965).
— — Regional cerebral blood flow. An international symposium. Acta neurol. scand., Suppl. 14, 5—7 (1965).
— — Treatment of focal cerebral ischemia with hyperbaric oxygen. Acta neurol. scand. 41, 92—95 (1965).
—, and N. LUNDBERG: Paroxysmal symptoms in intracranial hypertension, studied with ventricular fluid pressure recording and electroencephalography. Brain 84, 446—459 (1961).
—, and J. RISBERG: Influence of mental activity upon regional cerebral blood flow in man. Acta neurol. scand., Suppl. 14, 183—186 (1965).
IIO, M., H. N. WAGNER jr., R. S. ROSE, K. UEDA, P. R. LICHTLEN, J. R. JUDE, G. G. KNICKERBOCKER, and H. R. BOURNE jr.: Radioactive krypton and xenon in the measurement of coronary, hepatic and cerebral blood flow. (Abstr.) 10th Ann. Meeting Soc. of Nuclear Med., Montreal, Canada, June 1963. J. nucl. Med. 4, 213 (1963).
ISBISTER, W. H., P. F. SCHOFIELD, and H. B. TORRANCE: Measurement of the solubility of xenon^{133} in blood and human brain. Phys. in Med. Biol. 10, 243—250 (1965).
— — — The effects of gastric surgery on cerebral blood-flow and cardiac output. Brit. J. Surg. 52, 519—522 (1965).
— — — Cerebral blood flow estimated by Xe-133 clearance technique. Arch. Neurol. (Chic.) 14, 512—521 (1966).
JENSEN, K. B., K. HØEDT-RASMUSSEN, E. SVEINSDOTTIR, B. M. STEWART, and N. A. LASSEN: Cerebral blood flow evaluated by inhalation of Xe-133 and extracranial recording. A methodological study. Clin. Sci. 30, 485—494 (1966).
JOHNSON, A. E., and F. GOLLAN: Continuous regional blood flow measurements by inhalation of radioactive xenon. (Abstr.) Soc. of Nuclear Med., 11th Ann. Meeting, Berkeley, Calif., June 1964. J. nucl. Med. 5, 373 (1964).
— — External monitoring of cerebral blood flow using xenon^{133} inhalation. (Abstr.) J. nucl. Med. 6, 365a (1965).
— — Cerebral blood flow monitoring by external detection on inhaled radioactive xenon. J. nucl. Med. 6, 679—686 (1965).
JOHNSON jr., PH. C.: The application of radioisotopes to the study of cerebral blood flow using externally placed detectors. Angiology 15, 75—81 (1964).
KATSUKI, S., H. UZAWA, K. TANAKA, K. FUKIYAMA, M. FUJISHIMA, and T. OMAE: Brain circulation studies by external counting of intravenously injected RISA. A preliminary report. Jap. Heart J. 5, 127—139 (1964).
KENNEDY, C., and L. SOKOLOFF: An adaptation of the nitrous oxide method to the study of the cerebral circulation in children; normal values for cerebral blood flow and cerebral metabolic rate in childhood. J. clin. Invest. 36, 1130—1137 (1957).
KETY, S. S.: Blood flow and metabolism of the human brain in health and disease. Trans. Coll. Physcns Philad. 18, 103 (1950).
— The physiology of the cerebral circulation in man. Proc. of the Harvey Tercentenery Conference, ed. by J. MCMICHAEL, p. 327—328. Oxford: Blackwell Sci. Publ. 1957.
— Observations on the validity of a two compartmental model of the cerebral circulation. Acta neurol. scand., Suppl. 14, 85—87 (1965).
— W. M. LANDAU, W. H. FREYGANG jr., L. P. ROWLAND, and L. SOKOLOFF: Estimation of regional circulation in the brain by the uptake of inert gas. Fed. Proc. 14, 85 (1955).
—, and C. F. SCHMIDT: The determination of cerebral blood flow in man by the use of nitrous oxide in low concentration. Amer. J. Physiol. 143, 53—66 (1945).
— — Nitrous oxide methods for quantitative determination of cerebral blood flow in man. J. clin. Invest. 27, 476 (1948).
KITANO, M., and W. H. OLDENDORF: The elasticity of the cranial blood pool. (Abstr.) 10th Ann. Meeting Soc. of Nuclear Med., Montreal, Canada, June 1963. J. nucl. Med. 4, 214 (1963).
— — The appearance in brain of intravenously injected labelled antipyrine. In: Der Hirnkreislauf in Forschung und Klinik. Kongr.-Bd des II. Intern. Salzburger Symp. 1964. Wien: Brüder Hollinik 1965.
— —, and B. CASSEN: The elasticity of the cranial blood pool. J. nucl. Med. 5, 613—625 (1964).
KOCH, R. D., u. K. ABRAHAM: Untersuchungen bei zerebralen Durchblutungsstörungen mit Jod-131-Humanserumalbumin und Jod-131-Hippurat. Radiol. diagn. (Berl.) 7, 295—299 (1966).
KRAYENBÜHL, H., u. H. R. RICHTER: Die zerebrale Angiographie. Stuttgart: Georg Thieme 1952.
KVIČALA, V.: Diagnosis of cerebral lesions with radioisotopes. Čas. Lék. čes. 101, 72—76 (1962).
— Mozková cirkulografie radioizotopy. Čs. Neurol. 26, 259—265 (1963).
— J. BOUCEK, V. KLÁN, and S. VITKOVÁ: Brain circulography using serum albumin labelled J^{131}. Acta Univ. Carol. Med. (Praha), Suppl. 18, 21 (1964).
— — — Cerebral circulography with radioisotopes. Čas. Lék. čes. 104, 64—67 (1965).
LANDAU, W. M., W. H. FREYGANG, L. P. ROWLAND, L. SOKOLOFF, and S. S. KETY: The local circulation of the living brain; values in the unanaesthetized and anaesthetized cat. Trans. Amer. neurol. Ass. 80, 125—129 (1955).

Lang, E. K., and E. C. Hann: Angiographic and isotope pool circulation study of the cerebral hemispheres after internal carotid artery occlusion. Dis. Chest 48, 278—286 (1965).
— —, and T. I. Luros: Arteriographic demonstration of external-internal carotid anastomoses and their correlation to RISA circulation studies. Radiology 83, 632—639 (1964).
Lassen, N. A.: Cerebral blood flow and oxygen consumption in man determined by the inert gas diffusion method. Diss. Copenhagen 1958.
— Cerebral blood flow and oxygen consumption in man. Physiol. Rev. 39, 183—238 (1959).
— Autoregulation of cerebral blood flow. Circulat. Res. 14/15, Suppl. I, 201 (1964).
— Regional cerebral perfusion studied by intra-arterial injection of Kr-85 or Xe-133: theoretical considerations. In: Der Hirnkreislauf in Forschung und Klinik. Kongr.-Bd des II. Intern. Salzburger Symp. 1964. Wien: Brüder Hollinek 1965.
— Blood flow of the cerebral cortex calculated from 85-Krypton-beta-clearance recorded over the exposed surface; evidence of inhomogeneity of flow. Acta neurol. scand., Suppl. 14, 24—28 (1965).
—, and K. Høedt-Rasmussen: Human cerebral blood flow measured by two inert gas techniques. Comparison of the Kety-Schmidt method and the intra-arterial injection method. Circulat. Res. 19, 681—688 (1966).
— — S. C. Sørensen, E. Skinhøj, S. Cronqvist, B. Bodforss, and D. H. Ingvar: Regional cerebral blood flow in man determined by a radioactive inert gas (Krypton-85). Neurology (Minneap.) 13, 719—727 (1963).
—, and D. H. Ingvar: The blood flow of the cerebral cortex determined by radioactive krypton. Experientia (Basel) 17, 42—43 (1961).
— — Regional cerebral blood flow measurement in man. Arch. Neurol. vol. 9, 615—622 (1963).
—, and A. Klee: Cerebral blood flow determined by saturation and desaturation with krypton[85]: an evaluation of the validity of the inert gas method of Kety and Schmidt. Circulat. Res. 16, 26—32 (1965).
—, and O. Munck: The cerebral blood flow in man determined by the use of radioactive krypton. Acta physiol. scand. 33, 30—49 (1955).
— — Cerebral blood flow in arteriovenous anomalies of the brain determined by the use of radioactive krypton-85. Acta psychiat. scand. 31, 71 (1956).
Lenaers, A., E. van Thiel, H. Cleempoel, M. Kornitzer, J. N. Stern, M. Demeester et L. Franken: Mésure du débit cérébral par le krypton-85. In: Radioaktive Isotope in Klinik und Forschung, Bd. VII. Sonderbde zur Strahlentherapie 65, 166—171 (1967). München-Berlin-Wien: Urban & Schwarzenberg 1967.
Lennartz, H.: Die Bedeutung der Hirndurchblutungsmessung für klinische Fragestellungen. Z. inn. Med. 16, 251—256 (1961).
Lewis, B. M., L. Sokoloff, R. L. Wechsler, W. B. Wentz, and S. S. Kety: A method for the continuous measurement of cerebral blood flow in man by means of radioactive krypton. J. clin. Invest. 39, 707—716 (1960).
Ljunggren, K., G. Nylin, B. Berggren, S. Hedlund, and O. Regnström: Observations on the determination of blood passage times in the brain by means of radioactive erythrocytes and externally placed detectors. Int. J. appl. Radiat. 12, 53—59 (1961).
Love, W. D., L. P. O'Meallie, and G. E. Burch: Assessment of cerebral circulation by an external isotope technique. Clin. Res. 8, 74 (1960).
— — — Regional differences in the time course of cerebral radioactivity after J[131]-albumin injection. Clin. Res. 8, 187 (1960).
— — — Assessment of cerebral circulation by an external isotope technique. J. Lab. clin. Med. 58, 445—454 (1961).
Luck, R. J., and N. Veall: The relationship between regional cerebral blood-flow, as measured by the Xe[133] method, and extracranial cerebro-vascular disease. (Abstr.) Brit. J. Surg. 53, 146D (1966).
Mallett, B. L., and N. Veall: Investigation of cerebral blood-flow in hypertension, using radioactive-xenon inhalation and extracranial recording. Lancet 1963 I, No 7290, 1081—1082.
— — The measurement of regional cerebral clearance rates in man using Xe-133 inhalation and extracranial recording. Clin. Sci. 29, 179 (1965).
Marx, P., F. Motzkus u. S. Wende: Bestimmung des intrazerebralen Blutvolumenindex mit RISA. Fortschr. Röntgenstr. 105, 107—108 (1966).
— — — Bestimmung von cerebralem Blutvolumenindex und Durchflußäquivalent mit RISA. Dtsch. Z. Nervenheilk. 190, 100—106 (1967).
Maude, A. D., and R. L. Whitmore: Theory of the flow of blood in narrow tubes. J. appl. Physiol. 12 (1), 105 (1958).
McDowall, D. G., and A. M. Harper: Blood flow and oxygen uptake of the cerebral cortex of the dog during anaesthesia with different volatile agents. Acta neurol. scand., Suppl. 14, 146—151 (1965).
— —, and I. Jacobson: Cerebral blood flow in halothane anaesthesia. Brit. J. Anaesth. 35, 394 (1963).
— — — Cerebral blood flow during trichlorethylene anaesthesia: a comparison with halothane. Brit. J. Anaesth. 36, 11 (1964).
McHenry jr., L. C.: Quantitative cerebral blood flow determination: Application of a krypton-85 desaturation technique in man. Neurology (Minneap.) 114, 785—793 (1964).
— Cerebral blood flow studies in cerebrovascular disease. Arch. intern. Med. 117, 546—556 (1966).

Mellemgaard, K., N. A. Lassen, and J. Georg: Right-to-left shunt in normal man determined by the use of tritium and krypton-85. J. appl. Physiol. 17, 778—782 (1960).

Munck, O.: Use of radioactive krypton-85 for the determination of blood flow. 5. Internat. Symp., Radioaktive Isotope in Klinik u. Forschung, Gastein, 1962. Strahlentherapie, Sonderbd 53, 127—141 (1963).

—, and N. A. Lassen: Bilateral cerebral blood flow and oxygen consumption in man by use of krypton. Circulat. Res. 5, 163—168 (1957).

Myhre, E., and H. Rustad: Blood volume determination with Cr-51-labelled red cells. Acta chir. scand. 125, 197—200 (1963).

Najean, Y., et F. Clément: Etude de la circulation médullaire chez l'homme par une technique isotopique. Nouv. Rev. franç. Hémat. 3, 133—138 (1963).

Nicoletti, F., A. M. Grasso e G. Gasso: Impiego di radio-nuclidi nello studio della dinamica ematoliquorale. (The use of radiosiotopes in the study of the blood and cerebrospinal fluid dynamics.) Acta neurol. (Napoli) 20, 322 (1965).

Nilsson, N. J.: Observations on the clearance rate of β-radiation from krypton-85 dissolved in saline and injected in microliter amounts into the gray and white matter of the brain. Acta neurol. scand., Suppl. 14, 53—57 (1965).

Noell, W.: Über die Durchblutung und die Sauerstoffversorgung des Gehirns; Einfluß der Blutdrucksenkung. Pflügers Arch. ges. Physiol. 247, 528 (1944).

Nylin, G.: Blood volume and residual volume of the heart in decompensation. Amer. Heart J. 49, 803 (1955).

—, u. H. Blömer: Zur Messung der Hirndurchblutung mit radioaktiven Isotopen (Thorium B). Acta neurochir. (Wien), Suppl. 3, 261—265 (1955).

— — Studies on distribution of cerebral blood flow with Thorium B-labelled erythrocytes. Circulat. Res. 3, 79—85 (1955).

— S. Hedlund, and O. Regnström: Cerebral circulation studied with labelled red cells in healthy males. Acta radiol. (Stockh.) 55, 281—304 (1961).

— — — Studies of the cerebral circulation with labelled erythrocytes in healthy man. Circulat. Res. 9, 664—674 (1961).

— B. P. Silverskjöld, S. Löfstedt, O. Regnström, and S. Hedlund: Studies on cerebral blood flow in man, using radioactive-labelled erythrocytes. Brain 83, 293—336 (1960).

Oehninger, C., J. J. Touya, J. Traibel, F. Muxi, G. Lapido y M. Ferrari: La radioencephalocirculografia. Un nuovo metodo para la exploracion de la circulation cerebral mediante el uso de radioisotopos. An. Fac. Med. Montevideo 49, 305 (1964).

Oldendorf, W. H.: The absolute measurement of cerebral blood flow by an intravenous radioisotope technique. In: Der Hirnkreislauf in Forschung und Klinik. Kongr.-Bd des I. Internat. Salzburger Symp. 1962.

— Measurement of the mean transit time of cerebral circulation by external detection of an intravenously injected radioisotope. J. nucl. Med. 3, 382—398 (1962).

— Measuring brain blood flow with radioisotopes. Nucleonics 21, 87—90 (1963).

— Monitoring certain aspects of the cranial blood pool. Proc. of the San Diego Symp. for Biomedical Engineering 1963, p. 65—72.

— Clinical radioisotope studies of cerebral circulation time. In: Der Hirnkreislauf in Forschung und Klinik. Kongr.-Bd des II. Intern. Salzburger Symp. 1964. Wien: Brüder Hollinik 1965.

—, and P. H. Crandall: Bilateral cerebral circulation curves obtained by intravenous injection of radioisotopes. J. Neurosurg. 18, 195—200 (1961).

— — R. A. Nordyke, and A. S. Rose: A comparison of the arrival in the cerebral hemispheres of intravenously injected radioisotope. Neurology (Minneap.) 10, 223—227 (1960).

—, and M. Kitano: Clinical measurement of brain permeability to gamma-emitting labelled compounds. (Abstr.) 10th Ann. Meeting Soc. of Nuclear Med., Montreal, Canada, June 1963. J. nucl. Med. 4, 213—214 (1963).

— — Clinical measurement of brain uptake of radioisotope. Arch. Neurol. vol. 9, 574—584 (1963).

— — The free passage of J^{131} antipyrine through brain as an indication of A-V shuting. Neurology (Minneap). 14, 1078—1083 (1964).

— — Measurement of brain circulation time by an intravenous radioisotope technique. (Abstr.) Soc. of Nuclear Med., 11th Ann. Meeting, Berkeley, Calif., June 1964. J. nucl. Med. 5, 377 (1964).

— — The symmetry of J^{131} 4-iodoantipyrine uptake by brain after intravenous injection. Neurology (Minneap.) 15, 994—999 (1965).

— — Isotope study of brain blood turnover in vascular disease. Arch. Neurol. vol. 12, 30—38 (1965).

— —, and S. Shimizu: Evaluation of a simple technique for abrupt intravenous injection of radioisotope. J. nucl. Med. 6, 205—209 (1965).

— — —, and St. Z. Oldendorf: Hematocrit of the human cranial blood pool. Circulat. Res. 17, 532—539 (1965).

Otomo, E., C. van Buskirk, and J. B. Workman: Circulation of the spinal cord studied by autoradiography. Neurology (Minneap.) 10, 112—122 (1960).

Pierce, E. C., C. J. Lambertsen, S. Deutsch, P. E. Chase, H. W. Linde, R. D. Dripps, and H. L. Price: Cerebral circulation and metabolism during thiopental anaesthesia and hyperventilation in man. J. clin. Invest. 41, 1664 (1962).

Pietrantonj, F. Di: Method of the dilution for the evaluation of blood flow in the brain by means of isotopes emitting gamma rays. In: Der Hirnkreislauf in Forschung und Klinik. Kongr.-Bd. des I. Internat. Salzb. Symp. 1962, 111—115 (1963).

Planiol, T.: Les methodes d'étude du débit sanguin cérébral. Presse méd. 74, 1887—1891 (1966).
Rein, H., u. M. Schneider: Einführung in die Physiologie des Menschen, 11. Aufl. Berlin-Göttingen-Heidelberg: Springer 1955.
Reinmuth, O. M., and P. Scheinberg: The use of J^{131} labelled iodoantipyrine in the determination of rapid changes in cerebral blood flow. (Abstr.) Neurology (Minneap.) 11, 271 (1961).
— —, and B. Bourne: The reactivity of the human cerebral vascular system in relationship to cerebral blood flow and cerebral metabolism. (Abstr.) Amer. Med. Ass., Fourth Multiple Discipline Research Forum, San Francisco, Calif., June 1963. J. Amer. med. Ass. 188, 448 (1964).
— — — Total cerebral blood flow and metabolism. A new method for the repeated serial measurement of total cerebral blood flow using J^{131}-antipyrine with a report of determination in normal human beings of blood flow, oxygen consumption, glucose utilization and respiratory quotient of the whole brain. Arch. Neurol. (Chic.) 12, 49 (1965).
Rowlands, S.: Differential circulation times. J. exp. med. Sci. 3, 77—80 (1959).
Saito, Y.: Study on the cerebral circulation with J^{131} injected into the carotid artery and its evaluation in neurosurgery. Yonago Acta Medica (Japan) 6, 119—125 (1962).
Sapirstein, L. A.: Fractionation of the cardiac output of rats with isotopic potassium. Circulat. Res. 4, 689 (1956).
— Determination of the blood flow to hand with radiopotassium. Fed. Proc. 17, 141 (1957).
— Regional blood flow by fractional distribution of indicators. Amer. J. Physiol. 193, 161 (1958).
— Measurement of the cephalic and cerebral blood flow fractions of the cardiac output in man. J. clin. Invest. 41, 1429—1435 (1962).
— Cerebral uptake of radioactive isotopes injected intravenously. In: Der Hirnkreislauf in Forschung und Klinik. Kongr.-Bd des II. Intern. Salzburger Symp. 1964. Wien: Brüder Hollinek 1965.
—, and G. E. Hanusek: Cerebral blood flow in the rat. Amer. J. Physiol. 193, 272 (1958).
—, and L. E. Moses: Cerebral and cephalic blood flow in man: basic considerations of the indicator-fractionation technique. Oak Ridge Inst. Nucl. Studies, Symp. on Dynamic Clinical Studies with Radioisotopes, Oct. 1963, TID-7678 (Jun. 1964) 135—152 (1964).
—, and E. Ogden: Theoretic limitations of the nitrous oxide method for the determination of regional blood flow. Circulat. Res. 4, 245 (1956).
Scheer, K. E., u. W. Meier-Borst: Die Darstellung von J^{131}-Orthojodhippursäure (Hippuran) durch Austauschmarkierung. Nucl.-Med. (Stuttg.) 2, 193—197 (1961).
Scherer, E., W. Strötges u. G. Hagemann: Studien zur Erfassung der Hirndurchblutung mit J^{131}-markiertem Serum-Albumin. Fortschr. Röntgenstr. Beih. zu Bd. 100, 263—267 (1964), Bericht über die 44. Tagung der Dtsch. Rö.-Ges. 1963.
Schneider, K. W., u. G. Becker: Bestimmungen des Herzminutenvolumens mit Cr^{51}-markierten Erythrozyten und J^{131}-Albumin. Ärztl. Forsch. 19, 198—209 (1965).
— — u. K. O. Jacob: Die simultane Bestimmung des Herzzeitvolumens verschiedener Teilkreislaufzeiten und des aktiven Blutvolumens mit J^{131}-Albumin. Ärztl. Forsch. 19, 219—228 (1965).
Schneider, M.: Die Physiologie der Hirndurchblutung. Dtsch. Z. Nervenheilk. 162, 113—139 (1950).
— Durchblutung und Sauerstoffversorgung des Gehirns. Verh. dtsch. Ges. Kreisl.-Forsch. 19, 3—25 (1953).
— Die Physiologie der Hirndurchblutung. Regensburg. Jb. ärztl. Fortbild. 5, 1 (1956/57).
— Zur Pathophysiologie des Gehirnkreislaufs. In: Kreislaufstörungen des Zentralnervensystems. Acta neurochir. (Wien), Suppl. 7, 34—49 (1961).
— Critical blood pressure in the cerebral circulation. In: Selective vulnerability of the brain in hypoxaemia, ed. by J. P. Schade and W. H. McMenemey. Oxford: Blackwell 1963.
—, u. D. Schneider: Untersuchungen über die Regulierung der Gehirndurchblutung; die Rolle des Carotissinus bei der Regulierung der Gehirndurchblutung. Naunyn-Schmiedebergs Arch. exp. Path. Pharmak. 176, 393—400 (1934).
Sevelius, G., and P. C. Johnson: Myocardial blood flow determined by surface counting and ratio formula. J. Lab. clin. Med. 54, 669 (1959).
Shenkin, H. A.: Bilateral cerebral blood flow. Arch. Neurol. vol. 4, 365—368 (1961).
— M. Harmel, and S. S. Kety: Dynamic anatomy of cerebral circulation. Arch. Neurol. Psychiat. (Chic.) 60, 240 (1948).
— E. B. Spitz, F. C. Grant, and S. S. Kety: The acute effects on the cerebral circulation of reduction of increased intracranial pressure by means of intravenous glucose or ventricular drainage. J. Neurosurg. 5, 466 (1948).
Skinhoj, E.: Bilateral depression of CBF in unilateral cerebral diseases. Acta neurol. scand., Suppl. 14, 161—163 (1965).
— N. A. Lassen, and K. Høedt-Rasmussen: Cerebellar blood flow in man. Arch. Neurol. vol. 10, 464—467 (1964).
Slack, W. K., and W. W. Walther: Cerebral circulation studies during hypotensive anaesthesia using radioactive xenon. Lancet 1963 I, 1082—1083.
— — Cerebral circulation in induced hypotension. Measurement using radioactive xenon-133. Anaesthesia 19, 494—500 (1964).
Sokoloff, L.: The action of drugs on the cerebral circulation. Pharmacol. Rev. 11, 1—85 (1959).

Sokoloff, L.: Aspects of cerebral circulatory physiology of revalance to cerebrovascular disease. Neurology (Minneap.) 11, 34—40 (1961).
— Local cerebral circulation at rest and during altered cerebral activity induced by anaesthesia or visual stimulation. In: Regional neurochemistry, ed. by S. S. Kety and J. Elkes. Oxford: Pergamon Press 1961.
— Control of cerebral blood flow: the effect of anaesthetic agents. "Uptake and distribution of anaesthetic agents" (eds. E. M. Papper and R. J. Kitz), p. 140. New York: McGraw-Hill Book Co. 1963.
— Cerebral blood flow measured with radioisotopes. In: Dynamic clinical studies with radioisotopes. Office of technical services. U.S. Department of commerce, p. 153—169. 1964.
— Cerebral blood flow measured with radioisotopes. Oak Ridge Inst. Nucl. Studies, Symp. on Dynamic Clinical Studies with Radioisotopes, Oct. 1963, TID-7678 (Jun. 1964) 153—169 (1964).
Steiner, S. H., K. Hsu, L. Oliner, and R. H. Behnke: The measurement of cerebral blood flow by external isotope counting. J. clin. Invest. 41, 2221—2232 (1962).
Sveinsdottir, E.: Clearance curves of Kr-85 or Xe-133 considered as a sum of mono-exponential outwash functions. Acta neurol. scand., Suppl. 14, 69—71 (1965).
Symon, L., S. Ishikawa, S. Lavy, and J. S. Meyer: Quantitative measurement of cephalic blood flow in the monkey. J. Neurosurg. 20, 199—218 (1963).
Taylor, A. R.: Estimation of cerebral circulation times by means of J^{131}-hippuran. In: Der Hirnkreislauf in Forschung und Klinik. Kongr.Bd des I. Internat. Salzburger Symp. 1962.
—, and T. K. Bell: Slowing of cerebral circulation after concussional head injury. A controlled trial. Lancet 1966 II, 178.
Thompson, S. W.: A radioisotope method for studying cerebral circulation. Arch. Neurol. (Chic.) 5, 580—589 (1961).
— Cerebral blood flow assessment with a radioisotope method. Arch. Neurol. (Chic.) 10, 12—20 (1964).
Tönnis, W.: Aktuelle Probleme der Durchblutungsstörung bei intrakranieller Drucksteigerung. Acta neurochir. (Wien), Suppl. 7, 422—429 (1961).
—, u. W. Schiefer: Zirkulationsstörungen des Gehirns im Serienangiogramm. Berlin-Göttingen-Heidelberg: Springer 1959.
Veall, N., and B. L. Mallett: The two-compartment model using X^{133} inhalation and external counting. Acta neurol. scand., Suppl. 14, 83—84 (1965).
— — Regional cerebral blood flow determination by X^{133} inhalation and external recording. The effect of arterial recirculation. Clin. Sci. 30, 353—369 (1966).
— — The X^{133} inhalation technique for regional cerebral blood flow studies. In: Radioaktive Isotope in Klinik und Forschung, Bd. VII. Sonderbde zur Strahlentherapie 65, 166—171 (1967).
—, and H. Vetter: Radioisotope techniques in clinical research and diagnosis, p. 126—148. London: Butterworth & Co. 1958.
Wagner jr., H. N.: Regional blood-flow measurements with krypton-85 and xenon-133. Oak Ridge Inst. Nucl. Studies, Symp. on Dynamic Clinical Studies with Radioisotopes, Oct. 1963, TID-7678 (Jun. 1964) 189—210 (1964).
Walker, W. G., and W. S. Wilde: Kinetics of radiopotassium in the circulation. Amer. J. Physiol. 170, 401 (1952).
Wechsler, R. L., R. D. Dripps, and S. S. Kety: Blood flow and oxygen consumption of the human brain during anaesthesia produced by thiopental. Anaesthesiology 12, 308 (1951).
Wilcke, O.: Eine einfache Methode zur Bestimmung der Hirndurchblutung mit Radioisotopen. Naturwissenschaften 50, 618—619 (1963).
— Eine einfache Methode zur Bestimmung der Hirndurchblutung mit Radioisotopen. Acta neurochir. (Wien) 12, 31—39 (1964).
— Isotopendiagnostik in der Neurochirurgie. Acta neurochir. (Wien), Suppl. 15 (1966).
— Hirndurchblutungsmessung mit Isotopen und ihr klinischer Wert. Act. Radiol., vol. 5, 953—960 (1966).
— Ergebnisse der Behandlung zerebraler Durchblutungsstörungen mit Cinnarizin. Med. Welt 17, 1472—1477 (1966).
— Ergebnisse der qualitativen Bestimmung der Hirndurchblutung. In: Radioaktive Isotope in Klinik und Forschung, Bd. VII. Sonderbde zur Strahlentherapie 65, 182—189 (1967).
— Untersuchung der Hirndurchblutung mit radioaktiven Isotopen. In: Die zerebralen Durchblutungsstörungen des Erwachsenenalters (Hrsg. J. Quandt). Berlin: VEB-Verlag Volk u. Gesundheit 1968.
—, u. H. Zeh: Klinische und experimentelle Untersuchungen zur Bestimmung der Zirkulationszeit des Hirns mit radioaktiven Isotopen. Zbl. Neurochir. 23, 145—152 (1963).
Wollman, H., S. C. Alexander, P. J. Cohen, P. E. Chase, E. Melman, and M. G. Behar: Cerebral circulation of man during halothane anaesthesia. Anaesthesiology 25, 180 (1964).
— — — G. W. Stephen, and L. S. Zeiger: Two-compartment analysis of the blood flow in the human brain. Acta neurol. scand., Suppl. 14, 79—82 (1965).
Yasargil, M.: Die Vertebralis-Angiographie. Ihre Bedeutung für die Diagnose der Tumoren. Acta neurochir. (Wien), Suppl. 9, (1962).
Zierler, K. L.: Equations for measuring blood flow by external monitoring of radioisotopes. Circulat. Res. 16, 309 (1965).
Zita, G., F. Hawliczek u. G. Kittinger: Zerebrale Durchblutungsmessung mit Hilfe von J^{131}-markiertem Humanserumalbumin vor und nach Ganglion stellatum-Blockade. Z. Laryng. Rhinol. 43, 167—176 (1964).

Namenverzeichnis.

Die *kursiv* gedruckten Seitenzahlen beziehen sich auf die Literatur.

Die in eckigen Klammern stehenden *kursiven* Zahlen bedeuten die Nummern der betreffenden Literaturzitate in dem Beitrag THORN.

Aalund, O. s. Rendel, J. 353, *372*
Abraham, K. s. Koch, R. D. *605*
Acher, R. 81, 107, *176*
— J. Chauvet u. G. Olivry 81, *176*
— u. C. Fromageot 81, *176*
Acheson, E. D. s. McAlpine, D. 323, *369*
Adam, H. 3, 45, 46, *176*
Adam, M. s. Creech, O. 438, 456, *531*
Adams, C. W. M., u. J. C. Sloper 103, *176*
— s. Sloper, J. C. *207*
Adams, E. V. 331, *358*
Adams, J. E. s. Gordan, G. S. 500, 502, *536*
Adams, R. s. Crane, M. G. 556, *602*
Adams, R. D. 295, 296, *358*
Adamsons, K., R. Behrman, G. S. Dawes, M. J. R. Dawkins, L. S. James u. B. B. Ross 527, *528*
— s. Dyke, H. B. van 108, *184*
Adelberg, E. A. s. Jawetz, E. 340, *365*
Adelson, L. M. s. Schatz, A. 318, *373*
Adermann, F. s. Eisen, A. H. 338, *362*
Adolph, E. F. 496, 516, *528*
— u. J. Goldstein 505, 525, *528*
— s. Orchard, D. P. 505, *546*
Agiris, A. 251, *254*
Agnoli, A., N. Battistini, L. Bozzao u. C. Fieschi 588, *601*
— C. Fieschi, L. Bozzao u. N. Battistini 588, *601*
— s. Fazio, C. 561, 566, 567, 568, *602*
— s. Fieschi, C. 594, *603*
Agnoli, I. A., F. Bonamini u. C. Fieschi 588, *601*
Agranoff, B. W. s. Santen, R. J. [*163*], 412, *432*
Ahlquist, R. P. 467, *528*
Ahlström, C. G. 331, *358*
Ahrén, K. s. Rubinstein, L. 329, *372*

Aigner, P. s. Reulen, H. J. 505, *547*
Aird, R. B. s. Hayden, R. O. [*73*] 405, *429*
Aizawa, T., Y. Tazaki u. F. Gotoh 442, 451, 454, 471, *528*
Ala, A. F. u. D. J. C. Shearman 344, *358*
Albers, C. *528*
— s. Brendel, W. 504, *531*
Albert, S. N., u. J. F. Fazekas 504, *528*
— s. Fazekas, J. F. 500, *533*
Albin, M. S. s. White, R. J. 328, *376*
Alcantara, Kinzel, Bube u. G. Uhlenbruck 276, 353, 355
Alexander, D. s. Fazekas, J. F. 442, 514, 527, *533*
Alexander, S. C., H. Wollman, P. J. Cohen, P. E. Chase u. M. Behar 596, *601*
— — — — E. Melman u. M. Behar 596, *601*
— — — — E. Melman u. R. D. Dripps 596, *601*
— s. Pierce jr., E. C. [*156*] *431*
— s. Wollman, H. 594, 596, *609*
Alexander, S. G. s. Cohen, P. J. 596, *602*
Allan, T. M. *358*
Allen, J. C. s. Weiner, L. P. 290, *376*
Allen, J. M. V. s. Reif, A. E. 277, 281, *371*
Allen, N., u. E. Reagan 254, *254*, *358*
Allen, R. J. s. Friede, R. L. 232, *259*
Allen, W. S. s. Stary, Z. 290, *374*
Allerand, C. D., u. M. D. Yahr 345, *358*
Allison, A. C. s. Huebner, R. J. 331, *365*
Allweis, C., u. J. Magnes [*1*], 414, *426*
Alman, R. W. s. Bessman, A. N. 455, *530*
— s. Ehrenreich, D. L. 453, *533*
— s. Fazekas, J. F. 442, 451, 454, 492, 500, *533*

Alonzo, N. s. Rapport, M. M. 224, *266*
Alpern, R. J. s. Webster, G. R. 221, *269*
Alpers, B. J. s. Frazier, C. H. 39. *187*
Altland, P. D. s. Highman, B. [*85*], 420, *429*
Altmann, H. W. *378*
— u. H. Schubothe 498, 525, *528*
Altschul, R. s. Amemori, T. 304, *358*
Alvord, E. C. 304, 306, *358*
— s. Kies, W. M. 300, 303, 304, *366*
— s. Levine, S. 306, *368*
— s. Mueller, P. 320, *370*
— s. Shaw, C. 304, 305, 306, *374*
Ambe, L. s. McGarry, E. E. 295, *369*
Ambrose, E. J. s. Forrester, J. A. 333, *362*
Amemori, T., u. R. Altschul 304, *358*
Ames, A., u. B. S. Gurian [*2*] 423, *426*
Amiel, J. L. s. Mathe, G. 332, *369*
Amir, A. P. s. Vries, E. de 232, *269*
Amos, D. B., M. Zumpft u. P. Armstrong 290, *358*
— s. Johnstone, M. C. *366*
Andersen, Th. s. Friedenreich, V. 290, *362*
Anderson, J. P. s. Rossen, R. 474, 512, 513, *548*
Anderson, J. R. 315, *358*
Anderson, J. W. s. Kornguth, S. E. 303, *367*
Anderson, P. N. s. Weiner, L. P. 290, *376*
Anderson, W. A. s. Rabotti, G. F. 337, *371*
Andersson, B., u. P. A. Jewell [*3*] *426*
Andersson, B. J. 581, *601*
Andjus, R. K., u. J. E. Lovelock 505, 525, *528*
— u. A. U. Smith 505, 525, *528*
Andre, J., R. Schwartz, J. Mitus u. W. Dameshek 312, *358*

Andreas, H. s. Jantzen, E. [*102, 103*] 406, *430*
Andreasen, A. T., u. F. Watson 511, 513, 518, 520, 527, *528*
Angel, H. J. s. Geerling, H. 294, *363*
Ansell, G. B., u. R. M. C. Dawson 245, *254*
— u. J. N. Hawthorne 225, *254*
— u. S. Spanner 225, *254*
Anthony, H. M., u. M. Parsons 333, *358*
Appel, K. E. s. Kety, S. S. 492, 494, 495, 497, 500, 502, *541*
Appel, S. H. s. Bornstein, M. B. 313, *359*
Appelts, A. s. Field, R. A. *186*
Arai, Y. s. Morris, H. G. 293, *370*
Arat, F. s. Stary, Z. 251, *267*
Arbouys, S. s. Waksman, B. H. 313, *376*
Arcus, C. L., u. I. Smedley-MacLean 248, *254*
Arie, B. Z. s. Laron, Z. 294, *367*
Armstrong, P. s. Amos, D. B. 290, *358*
Arnason, B. G. s. Waksman, B. H. 313, *376*
Arnold, K. s. Gibb, B. *363*
Arnott, D. J. s. Sloper, J. C. 91, 103, *207*
Aronson, A. S. s. Garcia, J. H. 353, *363*
Aronson, S. M. s. Volk, B. W. 232, 233, *268, 269*
Arseculeratne, S. N. s. Heyningen, W. E. van 342, *364*
Arsove, S. s. Folch, J. 231, *258*
Artom, C. 245, *255*
— s. Swanson, M. A. 246, *268*
Aschner, B. 135, 161, 162, *176*
Ashton, N., B. Ward u. G. Serpell 507, *528*
Ask-Upmark, E. 554, *601*
Asmussen, E., u. H. Chiodi 482, *529*
Assa, S. s. Laron, Z. 294, *367*
Assenmacher, I. 34, 35, 145, *176*
— u. J. Benoit 145, *177*
— s. Benoit, J. 145, *178, 179*
Aström, K. E. s. Hedlund, S. 554, 579, 581, 582, *604*
Atanabe, S. s. Okumura, N. [*144*] *431*
Atanasiu, P., P. Lepine u. P. Dragonas *358*
— G. Orth, J. Sisman u. C. Barreau *358*
Atwell, W. J. 19, 24, 25, 33, 154, *177*
— u. E. Holley *177*
Atwood, R. P. s. Green, J. P. 254, *259*
Atz, J. W. s. Pickford, G. E. *202*
Auell, K.-H. s. Eichhorn, O. *602*

Austin, G. M. s. Harmel, M. H. 466, *537*
Austin, J. H. 231, 233, *255*
— u. W. E. Maxwell 254, *289*
Autilio, L. A., W. T. Norton u. R. D. Terry 316, *358*
Awapara, J., A. J. Landua u. R. Fuerst 245, *255*
Aykut, R., u. H. Winterstein 528, *529*
Ayres, W. W. 296, *358*

Bacal, H. L. s. Eisen, A. H. 338, *362*
Bachelard, H. S. s. Vrba, R. [*195*] 414, 415, *433*
Bachhawat, B. K. s. Shoyab, M. 237, *267*
Bachrach, D. 112, *177*
— u. B. Köszegi *177*
— — S. Skultéty, Gy. Jáki u. B. Korpássy 112, *177*
— — K. Kovács, F. Olah u. V. Varro *177*
— — A. Traub, E. Harváth u. B. Korpássy *177*
— — V. Varro u. F. Olah *177*
— S. Skultéty, J. Jáki u. B. Korpássy 112, *177*
— s. Kovács, K. *195*
— s. Olah, F. *201*
Backer, H. van s. Schadé, J. P. 443, *548*
Baer, E., u. M. Kates 217, *255*
— u. J. Maurukas 217, *255*
— H. C. Stancer u. I. A. Korman 217, *255*
— Y. Suzuki u. J. Blackwell 222, *255*
Baer, S. s. Burton, R. M. 235, *256*
Baggio, G. F.., F. Ferraris u. E. Morgando 561, 563, *601*
— u. E. Morgando *601*
— — u. A. Riccio 561, 563, *601*
Bahner, Fr. *177*
Bahnson, E. R. s. Comroe, H. H. 490, *531*
Bailey, C. M., u. W. F. Windle 527, *529*
Bailey, P., u. F. Bremer *177*
— s. Dyke, H. B. van 107, *185*
Bailly, M. C. *255*
Bailly, O. 217, *255*
— s. Grimbert, L. 217, *259*
Baker, D. s. Lecks, H. I. 334, *367*
Baker, H. W. s. Field, R. A. *186*
Baker, J. P. s. Weiss, S. 498, 512, *551*
Baker, R. W. R., R. H. S. Thompson u. K. J. Zilkha 320, *358*
Baker, Z. s. Himwich, H. E. 442, *538*
de Bakey, M. E. s. Pontius, R. G. 511, 519, 520, 523, 524, *547*
Balázs, R., u. J. R. Lagnado [*4*] *427*
— s. Elliott, K. A. C. 253, *258*

Baldy-Moulinier, M. s. Ingvar, D. H. 589, 593, 594, 595, *604*
Balfour, Y. M. s. Burton, R. M. 234, 235, *256*
Ball, E. J., u. E. A. Caspary 298, *358*
— s. Caspary, E. A. 309, *360*
Balley, C. P., B. A. Cookson, D. F. Downing u. W. B. Neptune *529*
Ballou, C. E. 222
— s. Hendrickson, H. S. 223, *260*
Ballou, E. s. LeCocq, J. 271, *367*
Balls, A. K. s. Tookey, H. L. 245, *268*
Balls, K. s. Sokoloff, L. 494, *550*
Bammer, H. 254, 255, 292, *358*
Ban, F. s. Murakami, M. *200*
Ban, T. s. Kurotsu, T. *196*
— s. Okada, M. *201*
— s. Shimazu, K. *207*
Banfi, D. s. Kiss, J. 226, *261*
Banga, I., L. Schneider u. A. Szent-Györgyi 492, *529*
Bange, F. s. Hirsch, H. [*86*] 420, *429*; 512, 513, *538*
Barański, S. [*5—7*] 423, *427*
Barchas, J. D., u. D. X. Freedman [*8*] 423, *427*
Barclay, M. s. Skipski, V. P. 243, *267*
Bardin, C. W., R. A. Liebelt u. A. G. Liebelt 329, *359*
Bárdos, V s. Flerkó, B. 145, *186*
Bargmann, W. 7, 66, 68, 70, 81, 87, 91, 97, 100, 106, 110, 112, 117, 118, 125, 130, 139, *177, 178*
— u. W. Hild 81, *178*
— — R. Ortmann u. Th. H. Schiebler 81, *178*
— u. K. Jacob 81, *178*
— u. A. Knoop 81, 91, 93, 94, 117, *178*
— — u. A. Thiel 81, *178*
— u. Th. H. Schiebler 81, *178*
Bark, J. s. Creutzfeldt, O. 497, 502, *531*
Barkulis, S. s. Geiger, A. [*59*] 414, *428*
Barlow, Ch. F. s. Cutler, R. W. P. 253, *257*
Barlow, J. L. s. Cohen, S. M. 347, *360*
Barnafi, L. s. Geschwind, I. I. 130, *188*
Barnes jr., F. W. s. Livingston, C. W. Williams [*125*] 405, *430*
Baron, S., u. C. E. Bucklar 341, *359*
Barr, M. L. s. Hashem, N. 341, *364*
Barreau, C. s. Atanasiu, P. *358*
Barrnett, R. J. *178*
— u. R. O. Greep 145, 154, *178*

Barrnett, R. J., u. J. Mayer 178
— u. A. M. Seligman 103, 178
— s. Greep, R. O. 189
Barron, K. D., J. Bernson u.
A. R. Hess 320, 359
Barry, G. T. 343, 359
Barry, J. 100, 101, 178
— s. Collin, R. 181
Bartecek, A. s. Morello, A. 471, 544
Baschang, G. s. Wiegandt, H. 285, 377
Basford, R. E. s. Stahl, W. L. 344, 374
Batelli, F. 393, 511, 520, 521, 529
Bates, R. W. s. Emmart, E. W. 345, 362
Battey, L. L., A. Heyman u. J. L. Patterson 500, 529
— J. L. Patterson u. A. Heyman 500, 529
— s. Heyman, A. 489, 538
— s. Patterson, J. L. 451, 546
Battistini, N. s. Agnoli, A. 588, 601
— s. Fieschi, C. 594, 603
Bauer u. Heitmann 300
Bauer, E. 254, 255, 359
Bauer, H., u. D. Habeck 253, 254, 255, 291, 359
— D. Matzelt u. I. Schwarze 253, 255, 319, 359
— s. Folch-Pi, J. 231, 258, 362
Bauer, K. F., u. H. Haug 142, 178
Bauer, R., S. Sheehan u. J. S. Meyer 488, 529
— N. Wechsler u. J. S. Meyer 488, 529
Bauer, R. B. s. Gilroy, J. 437, 535
— s. Sheehan, S. 488, 549
Bauereisen, E., G.-H. Lippmann, E. Schubert u. W. Sickel 507, 529
Baumann, A. 215, 255
Baxter, C. F. 102, 178
Bayer, E. [a] 406, 426
Bayless, F. 456, 513, 529
Bayliss, W. M. 529
Beale, H. D., I. W. Schiller, M. H. Halperin, W. Franklin u. F. C. Lowell 503, 529
Bean, J. W. [9] 427, 507, 529
— u. D. F. Bohr 507, 529
Bearn, A. G. s. Parker, W. C. 292, 370
Beauregard, M., P. Boulanger u. W. A. Webster 341, 359
Beck, J. C. s. McGarry, E. E. 295, 369
Becker, G. s. Schneider, K. W. 586, 608
Becker, H. 31, 32, 33, 72, 178
Becker, R. F. s. Windle, W. F. 514, 526, 552

Becker-Freyseng, H., u. H. G. Clamann 507, 529
— s. Clamann, H. G. 507, 531
Bedford, T. H. B. 462, 529
Behar, M. s. Alexander, S. C. 596, 601
Behar, M. G. s. Cohen, P. J. 596, 602
— s. Wollman, H. 594, 596, 609
Behnke, A. R. 508, 529
— H. S. Forbes u. E. P. Motley 508, 529
— F. S. Johnson, J. R. Poppen u. E. P. Motley 508, 529
Behnke, R. H. s. Steiner, S. H. 598, 609
Behounkova, L. s. Kolar, O. 298, 366
Behrens, M. s. Feulgen, R. 215, 258
Behrman, R. s. Adamsons, K. 527, 528
Beilin, R. L. s. Scheinberg, L. C. 373
Beisaw, N. E. s. Paterson, P. Y. 308, 370
Beisenherz, G., H. J. Boltze, Th. Bücher, R. Czok, K. H. Garbade, E. Meyer-Arendt u. G. Pfleiderer [10] 405, 406, 427
Beleslin, B. s. Mihailović, Lj. 315, 369
Bell, R. A. s. Harper, A. M. 591, 597, 604
Bell, R. L. 437, 561, 565, 566, 529, 601
— u. G. J. Hertsch 561, 601
Bell, T. K. s. Taylor, A. R. 560, 609
Belle, M. S. s. Jayne, H. W. 466, 471, 540
Belval, P. C. s. Bogoch, S. 256
Benda, C. 178
Benda, R. 340, 359
— u. J. Cinatl 340, 359
Benefey, B. G. s. Saffran, M. 205
Beneicke, U. s. Hirsch, H. 489, 526, 538
Benelli, C., J. Faure u. G. Rougier 497, 529
Bennett, H. s. De Robertis, E. 91, 93, 117, 183
Benninghoff, A. 132, 178
Benoit, J. 178
— u. J. Assenmacher 145, 178, 179
— u. L. Ott 145, 179
— s. Assenmacher, I. 145, 177
— s. Mialhe-Voloss, C. 199
Benson, L. s. Hotchin, J. 339, 365
Beran, A. V. s. Misrahy, G. A. [140] 431
Berblinger, W. 24, 25, 129, 130, 179

Berde, B. 108, 179
— u. A. Cerletti 108, 179
— W. R. Schalch u. W. Doepfner 179
— s. Boissonnas, R. A. 180
Berg, O., u. S. J. Dencker 303, 359
— u. B. Källén 289, 314, 359
Berggren, B. s. Hedlund, S. 436, 537, 554, 579, 581, 582, 604
— s. Ljunggren, K. 437, 542, 557, 558, 606
Bergh, D. van den 601
— u. J. H. A. v. d. Drift 561, 601
Bergh, R. van den 561, 601
— C. Plets u. J. van Hees 573, 574, 601
Berghoff, S. W. s. Isselhard, W. 517
Bergkley, H. J. 179
Bergmeyer, H. U. [b] 405, 406, 426
Bergner, P. E. E. 601
Bergström, R. M. s. Piha, R. S. 253, 265, 266
Bering, E. A. 496, 503, 529
— J. A. Taren, J. D. McMurrey u. W. F. Bernhard 496, 503, 529
— s. McMurrey, J. D. 511, 524, 543
— s. Uzman, L. L. 254, 268
Berl, S., D. P. Purpura, M. Girado u. H. Waelsch [11, 12] 427
— u. H. Waelsch [13] 413, 427
— s. Lajtha, A. [119] 410, 415, 430
Berman, E. R. s. Gatt, S. 227, 259
Bern, H. A. 97, 98, 179
— u. I. R. Hagadorn 179
— R. S. Nishioka u. I. R. Hagadorn 179
— u. N. Takasugi 91, 179
— s. Hagadorn, I. R. 190
Bernard-Weil, E. 115, 179
— u. M. David 115, 179
Berne, R. M. s. Jones, R. D. 454, 540
Bernecky, J. s. Kyogoku, M. 332, 367
Bernhard, K. u. P. Lesch 219, 242, 255
— u. W. Peersen 219, 255
— u. R. Schoenheimer 248, 255
— H. Steinhauser u. F. Bullet 248, 255
— u. E. Vischer 247, 255
— s. Lesch, P. 242, 264
Bernhard, W. F. s. Bering, E. A. 496, 503, 529
— s. McMurrey, J. D. 511, 524, 543
Bernheimer, A. W., u. W. E. van Heyningen 359
Bernsmeier, A. 454, 455, 466, 482, 502, 503, 529, 530
— u. G. Fruhmann 490 503, 530

Namenverzeichnis.

Bernsmeier, A. u. U. Gottstein 442, 464, 481, 482, 499, 500, 502, 530, *601*
— — u. W. Rudolph 470, *530*
— — u. Schimmler 455, *530*
— H. Sack u. K. Siemons 455, 466, 500, *530*
— u. K. Siemons 435, 439, 455, 461, 466, *530*
— s. Gottstein, U. [*67*] 408, 415, *429*, 460, 470, 490, 491, 501, 503, *536*
— s. Siemons, K. *550*
Bernson, J. s. Barron, K. D. 320, *359*
Berry, C. M. s. Dey, F. L. 145, *183*
Berry, J. F., u. W. C. McMurray 247, *255*
— s. Marinetti, G. V. 224, 227, *265*
— s. McMurray, W. C. 246, 247, *265*
— s. Rouser, G. 227, *267*
Bersin, Th. s. Feulgen, R. 215, 223, *258*
Berson, S. A., R. S. Yalow, S. M. Glick u. J. Roth 294, *359*
— s. Yalow, R. S. 293, *377*
Bert, P. *530*
Bertha, H., F. Heppner, F. L. Jenkner, H. Lechner u. R. Rodler 437, *530*
Bertona, L. s. Tettamanti, G. 233, *268*
Berwick, L. s. Gasic, G. 237, *259*
Bès, A. s. Geraud, J. 439, 442, *535*
Bès, M. s. Géraud, J. 588, 589, 594, 595, *603*
Bessman, A. N., R. W. Alman u. J. F. Fazekas 455, *530*
— s. Fazekas, J. F. 442, 451, 454, 492, 500, 502, *533*
Beteta, E., P. Scheinberg, O. M. Reinmuth, S. Shafey u. S. Schimojyo 554, 599, *601*
Betts, B. E. s. Carter, H. E. 225, 226, 229, *256*
Betz, E. 593, 596, *601*
— u. H. Hensel 437, *530*
— — u. W. du Mesnil de Rochemont 437, *530*
— D. H. Ingvar, N. A. Lassen u. F. W. Schmahl 437, *530*, 593, 596, *601*
— H. Oehmig u. W. Wünnenberg 593, 596, *601*
— u. F. W. Schmahl 437, 485, *530*
— u. R. Wüllenweber [*14*] *427*, 437, *530*, 593, 596, *601*
— s. Lübbers, D. W. 446, *543*
Beutner, E. H., A. Djanian u. E. Witebsky 294, *359*

Beutner, E. H., E. J. Holborow u. G. D. Johnson 345, 346, *359*
— I. L. Leff, G. Fazekas u. E. Witebsky 338, *359*
— E. Witebsky, E. Rose u. J. R. Gerbasi 289, *359*
Beveridge, J. M. R. 245, *255*
Bezer, A. E. s. Kabat, E. A. 301, 315, *366*
Biack, A. B. s. West, M. *376*
Biedl, A. 125, *179*
Biegeleisen, J. Z., M. S. Mitchell, B. B. Marcus, D. L. Rhoden u. R. W. Blumberg 349, *359*
Bielschowsky, F. s. Fränkel, S. 239, *258*
Bierich, I. R., u. W. Braun 115, *179*
Bierring, F. s. Christensen Lou, H. O. 337, *360*
Biesold, D. s. Liebold, F. 338, *368*
Bigelow, W. G., J. C. Callaghan u. J. A. Hopps 524, *530*
— u. J. E. McBirnie 524, 525, *530*
Bigley, N. J. s. Dodd, M. C. 277, 355, *361*
Billenstein, D. C., u. T. F. Levêque *179*
Billet, M. s. Gros, Cl. *603*
Billingham, R. E. 326, *359*
Bilodeau, F., u. K. A. C. Elliott [*15*] 405, *427*
— s. Elliott, K. A. C. [*46*] *428*
Birch, E. s. Mc Garry, E. E. 295, *369*
Birkmayer, W. 561, 571, *601*
— F. Hawlicek, E. Langner u. D. Seemann 561, 571, *601*
— D. Seemann u. G. Zita 573, *602*
— G. Zita u. D. Seemann 573, *602*
Birzis, L., u. S. Tachibana 437, *530*
Black, P. H., W. P. Rowe H. C. Turner u. R. J. Huebner 331, *359*
— s. Levey, R. H. 340, *367*
— s. Rowe, W. P. 339, *372*
Blackburn, I. s. Scheinberg, P. 442, *548*
Blacklow, R. S. s. Kanfer, J. 234, *261*
Blackwell, J. s. Baer, E. 222, *255*
Blakemore, W. S. s. McKenna, J. M. 334, *369*
Blasius, W. 509, 510, 513, 514, *530*
Blietz, R. J. 224, *255*
Blix, G. 237, 239, *255*
— u. L. Odin 228, *255*
— L. Svennerholm u. I. Werner 228, *255*
Blobel, R. s. Schmid, R. 145, *207*
— s. Winkler, G. *211*

Block, R. J. 251, *255*
Blömer, H. s. Gottstein, U. *536*
— s. Nylin, G. 436, *546*, 579, 581, *607*
Blomstrand, R., S. J. Dencker u. B. Swahn 254, *255*
Bloodwell, R. D s. Pontius, R. G. 511, 519, 520, 524, *547*
Bloor, B. M. s. Hellinger, F. R. 435, *537*
Blount, S. G. s. Swan, H. *550*
Blumberg, R. W. s. Biegeleisen, J. Z. 349, *359*
Bodechtel, G. 481, 487, 501, 511, 514, *530*
— u. F. Erbslöh 496, *530*
Bodforss, B. s. Lassen, N. A. 436, *542*, 591, 594, 600, *606*
Bodian, D. 80, 85, *179*
— u. Th. H. Maren 70, 115, *179*
Böhm, P. s. Klenk, E. 215, 218, 221, 222, 224, *262*
— s. Ross, J. 254, *267*, 288
Böhme, D., W. Kersten, G. Paal u. H. Kersten 289, *359*
— J. M. Lee, H. A. Schneider u. M. Wachstein 307, *359*
— G. Paal, W. Kersten u. H. Kersten *359*
Boeke, J. *179*
Boeles, J. T. F. s. Ten Cate, J. 518, 520, 521, *550*
Boerema, I., W. H. Brummelkamp u. N. G. Meijne 507, *530*
— A. Wildschut, W. J. H. Schmidt u. L. Broekhuysen 524, *530*
Bötner, V. s. Morin, F. 154, *199*
Bogaert, E. s. Malmejac, J. 520, *543*
Bogdanove, E. M. 145, *179*
— u. S. A. d'Angelo *179*
— u. N. S. Halmi 145, 146, *180*
Boggs, D. E., R. Rosenberg u. H. A. Waisman [*16*] 413, *427*
Bogoch, S. 216, 231, 254, *256*
— K. T. Dussik, C. Fender u. P. Conran 254, *256*, *359*
— G. Paal, W. Kersten u. H. Kersten *359*
— P. C. Rajam u. P. C. Belval 253, *256*
— s. Faillace, L. A. *362*
— s. Rajam, P. C. 281, *371*
Bohr, D. F. s. Bean, J. W. 507, *529*
Boissonnas, R. A. *180*
— S. Guttmann, B. Berde u. H. Konzett *180*
Bokonjić, N. 482, *530*
Boles, A. s. Westin, B. [*206*] 420, *433*
Bollag, W. 332, *359*
Bolte, A. s. Hirsch, H. [*87, 88*] 420, *429*, 522, 523, 524, *538*
Boltze, H. J. s. Beisenherz, G. [*10*] 405, 406, *427*

Bonamini, F. s. Agnoli, I. A. 588, *601*
Bonasera, N. s. Bonavita, V. [*17*] 410, 412, *427*
Bonavita, V., N. Bonasera, M. Zito u. E. Scarano [*17*] 410, 412, *427*
Boncoddo, N. F. s. Thannhauser, S. J. 215, 224, *268*
Bongard, W. s. Klenk, E. 218, 219, 248, *262*
Bonin, O., u. F. Unterharnscheidt *359*
— s. Unterharnscheidt, F. *375*
Bonvallet, M. s. Dell, P. 480, *532*
— s. Stutinsky, F. *209*
Boone, J. M. s. Somers, J. E. 277, 340, *374*
Borkenhagen, L. F., u. E. P. Kennedy 247, *256*
Bornstein, M. B. 289, *359*
— u. S. H. Appel 313, *359*
— u. S. M. Crain 313, *360*
— M. Ellan, U. Sandbank u. C. Klibansky 232, *256*
Borri, P. F. s. Hooghwinkel, G. J.
Borri, P. F. s. Hooghwinkel, G. J. M. 339, *365*
Bortin, L. s. Novack, P. 451, 454, 470, *546*
— s. Shenkin, H. A. 442, 455, *549*
Boss, A. M. s. Gillespie, F. C. 594, *603*
Botterell, E. H., W. M. Lougheed, J. W. Scott u. S. L. Vandewater 522, *530*
Boucek, J. s. Kvičala, V. 573, 574, *605*
Bouckaert, J. J. s. Heymans, C. 511, 512, 513, 520, 521, *538*
Boulanger, P. s. Beauregard, M. 341, *359*
Bourne, B. s. Reinmuth, O. M. 572, 598, 599, 600, *608*
Bourne jr., H. R. s. Iio, M. 594, *605*
Bowers, C. Y., T. W. Redding u. A. V. Schally 146, *180*
Bowman, K. M. s. Gordan, G. S. 500, 502, *536*
— s. Himwich, H. E. 494, 496, 503, *538*
Bowman, R. O. s. Moyer, J. H. 455, 471, *545*
Boyden, S. V. 292, *360*
Bozzao, L. s. Agnoli, A. 588, *601*
— s. Fieschi, C. 594, *603*
Braasch, D. 488, *530*
— u. G. Gössling 488, *530*
Brack, R. A. s. Poskanzer, D. C. 352, *371*
Bradley, R. M., u. J. N. Kanfer 239, *256, 360*
Brady, J. V. s. Mason, J. W. *198*

Brady, R. O. 279, *360*
— J. N. Kanfer u. D. Shapiro 232, *256*
— u. G. J. Koval 249, *256*
— u. E. G. Trams 229, *256*
— s. Burton, R. M. 250, *256*
— s. Kanfer, J. 234, *261*
— s. Somers, J. E. 277, 299, 340, *374*
— s. Yokoyama, M. 276, 299, *377*
Brandt, R., H. Guth u. R. Müller 279, *360*
Brante, G. 228, 234, 241, *256*, 316
Brauman, H. s. Brauman, J. 293, *360*
Brauman, J., H. Brauman u. J. L. Pasteels 293, *360*
Braun, W. s. Bierich, I. R. 115, *179*
Breckenridge, B. M., u. E. J. Crawford [*18*] 414, *427*
Breemen, V. L. van s. Green, J. D. 91, *188*
Brehm, H. v. s. Schiebler, Th. H. *206*
Bremer, F. s. Bailey, P. *177*
Brendel, W., C. Albers u. W. Usinger 504, *531*
— C. Müller, H. J. Reulen u. K. Messmer 505, *531*
— s. Messmer, K. 505, *543*
— s. Reulen, H. J. 505, *547*
— s. Thauer, R. 504, 525, *550*
Brenk, H. A. S. van den, u. D. Jamieson [*19*] *427*
— J. P. Madigan u. P. C. Kerr 509, *531*
Brenner, S. [*20*] 412, *427*
Brent, L. 323, *360*
Bresler, E. s. Creech, O. 438, 456, *531*
Brettschneider, H. 91, *180*
Brettschneider, H. J. 517, *531*
Breuer, H. A. s. Rodeck, H. *204*
Breuer, M. s. Hirsch, H. 489, 505, 526, *538, 539*
Brewster, L. E. s. Zamecnik, P. G. 245, *269*
Brewster, W. R. s. Lougheed, W. M. 522, *543*
Briggs, G. M. s. Haas, V. H. 340, *364*
Bright, R. s. Lumsden, C. E. 303, 304, *368*
— s. Robertson, D. M. 300, *372*
Brilmayer, H. s. Tönnis, W. 38, *210*
Britton, S. W., E. L. Corey u. G. A. Stewart 454, *531*
Brobeck, J. R. s. McCann, S. M. *199*
Brobeil, A., O. Härter, E. Herrmann u. K. Kramer 442, 501, *531*
— — — u. N. J. Nilsson 555, *602*

Broca 13
Brockman, H. L. s. Pontius, R. G. 511, 519, 520, 523, *547*
Brodie, B. s. Karki, N. [*107*] 415, *430*
Brody, M. J. 289, *360*
Broekhuysen, L. s. Boerema, I. 524, *530*
Brönnestam, R., S. J. Dencker u. B. Swahn *359*
— s. Dencker, S. J. 291, *361*
— s. Swahn, B. *375*
Bromell, H. T. s. Kety, S. S. 434, *540*
Bronk, D. W., M. G. Larabee u. P. W. Davies 474, *531*
Bronson, B. S. s. Pearson, O. H. 161, *202*
Brooks, C. Mc. C. 145, *180*
— s. Gersh, I. *188*
Brown, B. D. s. Brunngraber, E. G. 290, *360*
Brown, D. H. s. Cyrus, A. E. 488, 491, *532*
Brown, G. W. s. Brown, M. L. 438, 497, *531*
Brown, H. T., u. G. H. Morris 238, *256*
Brown, I. B. 218, *256*
Brown, J. D. s. Ryan, J. W. 352, *373*
Brown, J. R. s. Radin, N. S. 250, *266*
Brown, M. L., G. W. Brown u. H. M. Hines 438, 497, *531*
Brown, R. K. s. Leibowitz, E. 295, *367*
Brown, St. s. Scharrer, E. *206*
Brown-Grant, K., G. W. Harris u. S. Reichlin *180*
Brühl, P., U. Büch, U. Steinmetz u. E. Weber 292, 294, *360*
Brummelkamp, W. H. s. Boerema, I. 507, *530*
Brundell, P. O. s. Hedlund, S. 436, *537*, 554, 579, 581, 582, *604*
Bruni, H. C. 19, *180*
Brunngraber, E. G., u. B. D. Brown 290, *360*
Bruyn, G. W. s. Hooghwinkel, G. J. M. 339, *365*
Bryant, St. s. Rapela, C. E. 454, *547*
Bube s. Alcantara 276, 353, 355
Bubenik, J., u. P. Koldovsky 331, *360*
v. Buch, K. G. s. Hirsch, H. 505, *538*
Bucher, V. M., u. S. M. Bürgi *180*
Buchner, E. 390
Buckell, M., u. M. C. Robertson 337, *360*
Bucklar, C. E. s. Baron, S. 341, *359*

Bucy, P. C. 87, *180*
— s. Dyke, H. B. van 107, *185*
— s. Smith, R. A. 39, *207*
— s. Wahren, W. *211*
Büch, U. s. Brühl, P. 292, 294, *360*
Bücher, Th. s. Beisenherz, G. [*10*] 405, 406, *427*
Büchner, F. 496, 503, 525, *531*
Bürgi, S. M. s. Bucher, V. M. *180*
Bullet, F. s. Bernhard, K. 248, *255*
Bunge, M. B. s. Koenig, H. [*114*] 412, *430*
Bunge, R. P. s. Koenig, H. [*114*] 412, *430*
Bunn, J. P., u. J. W. Everett 145, *180*
Burbridge, T. N. s. Sutherland, V. C. [*169*] 405, *432*
Burch, G. E. s. Love, W. D. 573, 574, 575, *606*
Burch, H. B. s. Garcia-Bunuel, L. [*57*] 423, *428*
Bureš, J. s. Křivánek, J. [*116*] 423, *430*
Burešová, O. s. Křivánek, J. [*116*] 423, *430*
Burgers, C. J. *180*
Burkholder, P. s. Klein, P. 347, *366*
Burnet, F. M. 315, 332, *360*
Burns, R. A. s. Ehrenreich, D. L. 453, *533*
Burr, G. O., u. M. M. Burr 248, *256*
Burr, M. M. s. Burr, G. O. 248, *256*
Burtin, P. s. Grabar, P. 291, *363*
— s. Mollaret, P. 352, *369*
Burton, L. V. s. MacArthur, C. G. 215, 218, *264*
Burton, R. M. [*21*] *427*
— M. A. Sodd u. R. O. Brady 250, *256*
— L. Garcia-Bunuel, M. Golden u. Y. McBride Balfour 234, *256*
— R. E. Howard, S. Baer u. Y. M. Balfour 235, *256*
— s. Howard, R. E. 235, *260*
Busch, E. W., G. Habel u. P. v. Wichert [*22*] 406, *427*, 527, *531*
— H. Scheitza u. W. Thorn [*23, 24*] 406, 419, *427*
— s. Thorn, W. [*176, 177, 177b*] 406, 409, 412, 423, *432*
Busch, H. 330, 332, *360*
Busch, S. s. Tippett, P. 357, *375*
Busch, W. 50, *180*
Bush, C. B. s. Rapela, C. E. 454, *547*
Buskirk, C. van s. Otomo, E. 593, *607*

Bustamante, M. 145, *180*
— H. Spatz u. E. Weisschedel 17, 145, *180*
Byrom, F. B. 487, *531*

Cabieses, F. s. Shenkin, H. A. 466, 486, *549*
Caillie, M. Y. van s. Girard, J. 293, *363*
— s. Vest, M. 293, *376*
Cajal, S. Ramon y 17, 119, 137, *180*
Callaghan, J. C. s. Bigelow, W. G. 524, *530*
Camp, M. F. s. Eisenberg, S. 470, *533*
Camp, M. R. s. Eisenberg, S. 470, *533*
Campbell, A. C. P. s. Gaisford, W. 353, *363*
— s. Wislocki, G. B. *212*
Campbell, E. s. Hoaglund, H. 495, *539*
Campbell, P. N., D. H. Simmonds u. T. S. Work 245, *256*
— u. T. S. Work 245, *256*
Campbell, W. A. s. Milgrom, F. 280, *369*
Camus, J., u. G. Roussy *180*
Cannon, J. L. s. Patterson, J. L. 459, *546*
Capps, R. B. s. Ferris, E. B. 498, 512, *533*
Capps, R. C. s. Crumpton, C. W. 466, *532*
Caravaglios, R., u. P. Chiaverini 252, *256*
Cardini, C. E. s. Leloir, L. F. [*123*] 390, 410, 414, *430*
Carlisle, D. B. *180*
— u. F. G. W. Knowles *180*
— s. Knowles, F. G. W. 91, *195*
Carlson, C. H. s. Hinshaw, L. B. 454, *538*
Carlyle, A., u. J. Grayson 437, 454, 456, *531*
Carnegie, P. R., u. C. E. Lumsden 304, *360*
Carpenter, S. s. Lampert, P. 306, *367*
Carr, D. H. s. Hashem, N. 341, *364*
Carr, S. s. Lee, M. B. 302, *367*
Carrel, A. 519, *531*
Carson, N. A. J., D. C. Cusworth, C. E. Dent, C. M. B. Field, D. W. Neill u. R. G. Westall 234, *256*
Carter, H. E., B. E. Betts u. D. R. Strobach 225, 226, 229, *256*
— u. Y. Fujino 226, *256*
— F. J. Glick, W. Norris u. G. E. Phillips 225, 226, 250, *256*
— u. F. L. Greenwood 239, *256*
— u. C. G. Humiston 226, *256*

Carter, H. E., u. W. P. Norris 226, *256*
— — F. J. Glick, G. E. Phillips u. R. Harris 226, *256*
Carteri, A. s. Iraci, G. 353, 356, *365*
Cartouzou, G. s. Depieds, R. *361*
Case, J. D. s. Lerner, A. B. 124, 130, *197*
Caspary, E. A. 290, 309, *360*
— u. E. J. Ball 309, *360*
— u. E. J. Field 300, 303, *360*
— — I. MacLeod u. C. Smith 299, *360*
— R. E. Sinden u. E. J. Field 309, *360*
— s. Ball, E. J. 298, *358*
— s. Field, E. J. 289, 303, 308, *362*
— s. Simpson, C. A. 357, *374*
Cassen, B. 571, *602*
— s. Crandall, P. 561, 583, *602*
— s. Kitano, M. 565, 572, *605*
Castrillon, A. s. R-Candela, J. L. [*158*] 405, *431*
Cedergren, B., L. Gyllensten u. J. Wersáll 507, *531*
Century, B. 236, *256*
Cerletti, A. s. Berde, B. 108, *179*
— s. Emmenegger, H. [*48*] *428*
Chaikoff, I. s. Emanuel, C. F. [*47*] 412, *428*
Chaikoff, I. L., u. C. Entenman 245, *256*
— s. Goldman, D. S. 246, *259*
— s. Hanahan, D. J. 220, 245, *259*
Chaikoff, I. P. s. Stevens, B. P. 246, *267*
Chambers, L. A. s. Henle, W. 280, *364*
Chang, H. T. 443, *531*
Channon, H. J., u. A. C. Chibnall 220, *256*
— s. Chibnall, A. C. 220, *257*
Chargaff, E. 217, *257*
— u. S. S. Cohen 244, *257*
— u. A. S. Keston 245, *257*
— s. Garrigan, O. W. 239, *259*
— s. Rosenberg, A. 231, *266*
Charvát, J. s. Schreiber, V. *207*
Chase, M. W. 310, *360*
Chase, P. E. s. Alexander, S. C. 596, *601*
— s. Cohen, P. J. 596, *602*
— s. Pierce, E. C. 596, *607*
— s. Wollman, H. 594, 596, *609*
Chatagnon, C., u. P. Chatagnon 231, *257*
— M. Mortreuil, J. P. Zalta u. P. Chatagnon 252, *257*
Chatagnon, P. s. Chatagnon, C. 231, *257*
Chauvet, J. s. Acher, R. 81, *176*
Check, W. R. s. Guillemin, R. 113, 135, *190*

Chevalier, J. 251, *257*
Chiaverini, P. s. Caravaglios, R. 252, *256*
Chibnall, A. C., u. H. J. Channon 220, *257*
— s. Channon, H. J. 220, *256*
Chiodi, H. s. Asmussen, E. 482, *529*
— s. Turner, J. 474, *551*
Chirigos, M. A., L. B. Thomas, R. S. Humphreys, J. P. Glynn u. A. Goldin 332, *360*
Chittenden, R. H. s. Kühne, W. 251, *263*
Chorobski, J., u. W. Penfield 468, *531*
Chou, S.-M. s. Zu Rhein, G. M. 318, *377*
Chow, B. F. s. Dyke, H. B. van 107, 108, *185*
Chowers, I. s. Zlotnick, A. 254, *269*
Christ, J. 18, 76, 84, 88, 119, 121, 136, 142, 158, *180*
— Fr. Engelhardt u. R. Diepen 76, 80, 84, 119, *180*
— u. H. Nemetschek-Gansler 88, *180*
— s. Diepen, R. 119, *183*
Christeller, E. 38, *180*
Christensen, M. S., K. Høedt-Rasmussen u. N. A. Lassen 596, *602*
Christensen Lou, H. O., J. Clausen u. F. Bierring 337, *360*
Christian, W. s. Warburg, O. [201, 202] 393, 405, 406, *433*
Churchill-Davidson, I. 508, 509, *531*
— C. Sanger u. R. H. Thornlinson 508, 509, *531*
Cinatl, J. s. Benda, R. 340, *359*
Clamann, H. G., u. H. Becker-Freyseng 507, *531*
— — u. G. Liebegott 507, *531*
— s. Becker-Freyseng, H. 507, *529*
Clara, M. 63, 142, 158, *181*
Clark, G. F. s. Lambertsen, C. J. 507, *542*
Clark, R. B. *181*
Clark, W. E. Le Gros 62, 149, *181*
— u. M. Meyer *181*
Clark, W. L. s. Einset, E. 245, *258*
Clarke, D. W., u. L. Geiger *360*
Clarke, J. K., D. S. Dane u. G. W. A. Dick 299, *360*
Clausen, J. 291, *360*
— S. J. Dencker u. L. Svennerholm 292, *360*
— s. Christensen Lou, H. O. 337, *360*
— s. Jensen, K. 352, *366*
Clausen, T. s. Hertz, L. [84] 405, *429*

Clayton, G. s. Guillemin, R. 113, 135, *190*
Cleempoel, H. s. Lenaers, A. 588, *606*
Clément, F. s. Najean, Y. 593, *607*
Close, A. S. s. Cyrus, A. E. 488, 491, *532*
Clotten, A. s. Clotten, R. [c] 406, *426*
Clotten, R., u. A. Clotten [c] 406, *426*
Clouet, D. H., M. K. Gaitonde u. D. Richter [26] 413, *427*
— u. H. Waelsch [27, 28] 415, *427*
Coates jr., E. O. s. Comroe, H. H. 490, *531*
Cobb, S., u. J. E. Finesinger 468, *531*
— s. Forbes, H. S. 438, 468, *534*
— s. Gildea, E. F. 441, 511, 513, 518, 519, *535*
Cohen, M., R. N. Hammerstrom, M. W. Spellmann, R. L. Varco u. C. W. Lillehei 520, *531*
Cohen, P. J. 480, *531*
— H. Wollman, S. G. Alexander, P. E. Chase u. M. G. Behar 596, *602*
— s. Alexander, S. C. 596, *601*
— s. Wollman, H. 594, 596, *609*
Cohen, S. M., I. A. Triandaphilli, J. L. Barlow u. J. Hotchin 347, *360*
Cohen, S. S. s. Chargaff, E. 244, *257*
Cohen, W. B. s. Verkade, P. E. 217, *268*
Coia, E. M. s. Paterson, P. Y. 309, *370*
Collewijn, H. [25] 423, *427*
Collin, R. 77, 98, 100, 143, 147, 148, *181*
— u. J. Barry *181*
— u. P. L. Drouet *181*
— u. P. Florentin *181*
— u. Th. Fontaine *181*
— u. P. Grognot *181*
— u. L. Hennequin 147, *181*
— u. J. Racadot *181*
— u. F. Stutinsky *181*
Colmant 145
Colmant, H. J. 485, *531*
Colon, E. s. Schadé, J. P. 443, *548*
Colson, E. 521, *531*
Colyer, H. s. Fazekas, J. F. 492, *533*
Comroe, H. H., E. R. Bahnson u. E. O. Coates jr. 490, *531*
Condie, R. M., R. Monson u. R. A. Good 308, *360*
— u. P. Latzer *360*
— s. Hoyer, L. W. 312, *365*
Condliffe, P. G. s. Utiger, R. D. 293, *376*

Conger, A. D. s. Gray, L. H. 507, *536*
Conner, E. s. Mangold, R. 439, *543*
Conrad, M. C. s. Green, H. D. 454, 456, *536*
Conran, P. s. Bogoch, S. 254, *256*, *359*
Constanzi, G. s. Mancini, A. M. 281, *368*
Contardi, A., u. A. Ercoli 245, *257*
— u. P. Latzer 245, *257*
Contopoulos, A. N. s. Davidson, J. M. 145, *182*
Cook, R. J. 344, *361*
Cook, R. P. 241, *257*
Cookson, B. A. s. Balley, C. P. *529*
Cooley, D. A. 514, 524, *531*
— s. Pontius, R. G. 511, 519, 520, 523, 524, *547*
Coombs, A. M. s. Coombs, R. E. A. 298, *361*
Coombs, R. E. A., A. M. Coombs u. G. D. Ingram 298, *361*
Coons, A. H., u. M. H. Kaplan *361*
— s. McDevitt, H. O. 345, *369*
Cooper, D. R. s. Silverstone, B. 353, *374*
Cooper, D. Y. s. Lambertsen, C. J. 449, 489, 507, 508, *542*
Cooper, I. S. s. Morello, A. 471, *544*
Copperman, R. s. Shenkin, H. A. 486, *549*
Corey, E. L. s. Britton, S. W. 454, *531*
Cori u. Cori 390
Cornelius, C. E., u. J. K. Kaneko 254, *257*
Coronini, C., W. Kovác u. J. Smereker *182*
Cotsonas, N. S. s. Fazekas, J. F. 442, 451, *533*
Coulon, A. s. Sprinson, D. B. 249, *267*
Cousin, H. 215, 218, *257*
Cragg, B. G., u. P. K. Thomas 314, *361*
Craigie, E. 67, 149, *182*, 445, *531*
Crain, S. M. s. Bornstein, M. B. 313, *360*
Cramer, F. [d] 406, *426*
Crandall, D. I. s. Gurin, S. 245, *259*
Crandall, P., u. B. Cassen 561, 583, *602*
Crandall, P. H. s. Oldendorf, W. H. 556, 557, 571, *607*
Crane, M. G. J. E. Holloway, R. Adams, I. C. Woodward u. G. Reynolds 556, *602*
Crawford, E. J. s. Breckenridge, B. M. [18] 414, *427*
— s. Lowry, O. H. 242, *264*

Creech, O., E. Bresler, M. Halley u. M. Adam 438, 456, *531*
— s. Halley, M. M. 456, *537*
Creutzfeld, O. 296
— J. Bark u. G. H. Fromm 497, 502, *531*
— A. Kasamatsu u. A. Vaz-Ferreira 480, 497, *531*
Crile, G., u. D. H. Dolley 511, 520, *532*
Critchlow, V. s. Groot, J. de *189*
Cronqvist, S., R. Ekberg u. D. H. Ingvar 595, *602*
— D. H. Ingvar, A. Kjällqvist, N. Lundberg u. U. Pontén 596, *602*
— s. Ekberg, R. 595, *602*
— s. Ingvar, D. H. 436, *539*, 589, 593, 594, 595, *604*
— s. Lassen, N. A. 436, *542*, 591, 594, 600, *606*
Cros, C., A. Roilgen u. B. Vlahovitch 161, *182*
Crosby, E. C., u. R. T. Woodburne *182*
— s. Huber, G. C. *194*
— s. Kappers, C. U. Ariens *195*
Cross, B. A. *182*
— u. G. W. Harris *182*
Cross, C. E. 454, *532*
Crowe, S. J., H. Cushing u. J. Homans *182*
Crowle, A. J. 332, *361*
Croxatto, H. 82, *182*
Cruickshank, B., u. A. R. Currie 345, *361*
Crum, W. s. Wechsler, R. L. 492, 500, *551*
Crumpton, C. W., G. G. Rowe, R. C. Capps, J. J. Whitmore u. Q. R. Murphy 466, *532*
— s. Hafkenschiel, J. H. 451, 455, 459, 466, *537*
— s. Harmel, M. H. 466, *537*
Cumings, J. N. 233, 241, 251, 257, 314, 316, 317, 318, *361*
— H. Goodwin, E. M. Woodward u. G. Curzon 251, *257*
— R. C. Shortman u. T. Skrbik 314, *361*
— s. Herschkowitz, N. 254, *260*
— s. Kalsbeck, J. E. 253, *261*
— s. Monseau, G. 292, *369*
— s. Müldner, H. G. 243, *265*
Cunningham, V. R., J. G. Rimer u. E. J. Field *361*
Čupič, D. s. Mihailović, Lj. 315 *369*
Curri, S. s. Martini, L. *198*
Currie, A. R. s. Cruickshank, B. 345, *361*
Curzon, G. s. Cumings, J. N. 251, *257*
Cushing, H. 2, 24, 77, 88, 130, 132, 148, 161, 162, *182*, 462, *532*

Cushing, H. u. E. Goetsch *182*
— s. Crowe, S. J. *182*
— s. Reford, L. L. *204*
Custer, R. P. s. Malamud, N. 496, *543*
Cusworth, D. C. s. Carson, N. A. J. 234, *256*
Cutler, R. P. s. Fessel, W. J. 352, *362*
Cutler, R. W. P., G. V. Watters u. Ch. F. Barlow 253, *257*
Cutting, W. s. Eldredge, N. T. 237, *258*
Cuzner, M. L., A. N. Davison u. N. A. Gregson 321, *361*
Cyon, E. de 521, *532*
Cypriani, A. s. Penfield, W. 497, *547*
Cyrus, A. E., A. S. Close, L. L. Foster, D. H. Brown u. E. H. Ellison 488, 491, *532*
Czok, R. s. Beisenherz, G. [*10*] 405, 406, *427*

Dabelow, A. 35, 36, *182*
Dahl, D. R. s. Elliott, K. A. C. 253, *258*
Dale, H. E. s. Panda, J. N. 330, *370*
Dale, H. H. 82, 107, *182*
Daly, C. s. Himwich, H. E. 494, 496, 503, *538*
Daly, M. B. s. Stroud, M. W. 435, *550*
Dameshek, W. 315, *361*
— s. Andre, J. 312, *358*
— s. Loman, J. 459, *543*
Dammerman, K. W. *182*
Dandy, W. E. *182*
— u. E. Goetsch *182*
Dane, D. S. s. Clarke, J. K. 299, *360*
Dane, E. s. Wieland, H. 240, *269*
D'Angelo, S. A. 144, *182*
— s. Bogdanove, E. M. *179*
Daniel, P. M., u. M. M. L. Prichard *182*
— s. Xuereb, G. B. 55, 56, *212*
Danon, D., C. Howe u. L. T. Lee 279, *361*
Datta, R. K., u. J. Ghosh [*29*] 412, *427*
Dauben, W. G. s. Goldman, D. S. 246, *259*
Daun, H. 231, *257*
— s. Klenk, E. 215, 218, 220, 224, *262*
David, J. R., u. P. Y. Paterson 314, *361*
David, M. s. Bernard-Weil, E. 115, *179*
Davidoff, L. M. s. Scheinberg, L. C. *373*
Davidson, E. s. White, R. J. 328, *376*

Davidson, J. D. 312, *361*
Davidson, J. M., A. N. Contopoulos u. W. F. Ganong 145, *182*
— u. W. F. Ganong 145, *182*
Davidson, L. A. G. s. Dewar, H. A. 451, 470, *532*
Davies, C. E., u. J. Mackinnon 503, *532*
Davies, P. W., u. R. G. Grenell [*30*] *427*
— s. Bronk, D. W. 474, *531*
Davies, S. H. s. Wade, J. D. 517, *551*
Davis, L. E. s. Panda, J. N. 330, *370*
Davis, R. H. s. Reiss, M. 293, *371*
Davis, R. V. s. Minard, F. N. [*139*] 406, 420, 423, *431*
Davison, A. N. s. Cuzner, M. L. 321, *361*
Davson, H. s. Pollay, M. [*157*] *431*
Dawes, G. S., E. Hibbard u. W. F. Windle 514, 527, *532*
— H. N. Jacobson, J. C. Mott u. H. J. Shelley 514, 527, *532*
— — H. J. Shelley u. A. Stafford 514, 527, *532*
— s. Adamsons, K. 527, *528*
Dawkins, M. J. R. s. Adamsons, K. 527, *528*
Dawson, A. B. 44, *182*
Dawson, B. H. 55, 57, 58, *182*
Dawson, M. C. s. Thompson, W. 223, *268*
Dawson, R., u. D. Richter [*31*] 420, *427*
Dawson, R. M. C. 245, 246, 247 *257*
— T. Mann u. I. G. White 245, *257*
— s. Ansell, G. B. 245, *254*
Day, E. D. 333, 337, 348, 349, *361*
— S. Lassiter, B. S. Mahaley u. M. S. Mahaley 349, *361*
— — B. Woodhall, J. L. Mahaley u. M. S. Mahaley 349, *361*
— s. Mahaley, M. S. 337, 349, *368*
Day, S. B. s. Hinshaw, L. B. 454, *538*
Debuch, H. 215, 218, 221, 224, 225, 226, *257*, 271, 318
— u. G. Uhlenbruck 272
— s. Klenk, E. 215, 218, 220, 224, 238, 240, *262*
— s. Stammler, A. 241, *267*
Decker, A. B. s. Mead, J. F. 248, *265*
Deenen, L. L. M. van s. Haas, G. H. 272, *364*
Deetjen, D. s. Thurau, K. 454, *551*
Delay, J. s. Mollaret, P. 352, *369*
Delezenne, C. u. S. Ledebt 243, 244, *257*

Dell, P., u. M. Bonvallet 480, *532*
— s. Stutinsky, F. *209*
Dellmann, H. D. 139, 140, *183*
Delpla, M. s. Géraud, J. 439, 442, 535, 588, 589, 594, 595, *603*
Delscin, L. *183*
Demeester, M. s. Lenaers, A. 588, *606*
Demling, L., H. Kinzelmeyer u. U. Henning 252, *257*
Dempsea, E. W. s. Wislocki, G. B. *212*
Dempsey, E. W., u. U. U. Uotila *183*
Dencker, S. J. 292, *361*
— R. Brönnestam u. B. Swahn 291, *361*
— u. B. Swahn 291, 292, *361*
— — u. B. Ursing 291, 292, *361*
— E. Svennilson u. B. Swahn 291, 292, *361*
— s. Berg, O. 303, *359*
— s. Blomstrand, R. 254, *255*
— s. Brönnestam, R. *359*
— s. Clausen, J. 292, *360*
— s. Svennilson, E. 291, *375*
— s. Swahn, B. *375*
— s. Ursing, B. 291, *375*
Dengler, H. J, I. A. Michaelson, H. E. Spiegel u. E. Titus [*32*] 405, *427*
Denkhaus, R. *183*
Dennemann, W. s. Gänshirt, H. 528, *534*
Dennis, C., u. H. Kabat 513, *532*
— s. Kabat, H. 511, 519, *540*
Dennis, J. s. Schmidt, N. J. 341, *373*
Denny-Brown, D., S. Horenstein u. H. C. Fang 458, *532*
— u. J. S. Meyer 458, 485, *532*
— s. Meyer, J. S. 485, 489, *544*
Denoyelle, P. s. Stutinsky, F. *209*
Dent, C. E. s. Carson, N. A. J. 234, *256*
De Pascar, C. G. s. Romeu, F. G. *204*
Depieds, R., G. Cartouzou, S. Lissitzky u. H. Gignoux *361*
Derbyshire, A. J. s. Simpson, H. N. 497, *550*
De Robertis, E. 92, 93, 102, 123, *183*
— u. H. Bennett 91, 93, 117, *183*
— u. L. Primavesi 87, *183*
— s. Gerschenfeld, H. M. 91, 92, 93, 94, 95, 113, 122, *188*
D'Espinasse, P. G. 33, *183*
Deuel, H. J. 240, *257*
— s. Halliday, N. 240, *259*
Deuticke, H. J., O. Hovels u. K. Lauenstein 251, *257*
Deutsch, H. 511, *532*
Deutsch, S. s. Pierce, E. C. 596, *607*

Dewar, H. A., u. L. A. G. Davidson 451, 470, *532*
— S. G. Owen u. A. R. Jenkins 455, 466, *532*
Dey, F. L. 145, *183*
— C. Fisher, C. M. Berry u. S. W. Ranson 145, *183*
— C. R. Leininger u. S. W. Ranson 145, *183*
Dhariwal, A. P. S., L. Krulich, S. H. Katz u. S. M. McCann *183*
Dhom 90
Diakonow, C. 214, *257*
Diamond, L. K. s. Mayr, E. 354, *369*
Dicaprio, J. M. s. Roboz-Einstein, E. 300, *372*
Dick, G. W. A. s. Clarke, J. K. 299, *360*
Dickens, F. 507, *532*
— u. E. Neil 507, *532*
Dieckmann, H. s. Harders, H. 234, *259*
Diehl 121
Diem, K. [*e*] *426*
Diemer, K. [*33—36*] 408, 413, 427, *428*, 446, 448, 476, 479, 506, *532*
— u. R. Henn [*37, 38*] 408, *428*, 446, 506, *532*
Diepen, R. 3, 5, 10, 12, 13, 23, 31, 35, 37, 42, 45, 46, 48, 49, 51, 65, 66, 73, 87, 89, 119, 121, 124, 126, 137, 141, 155, 174, *183*
— u. Fr. Engelhardt 62, 83, 119, *183*
— u. J. Christ 119, *183*
— — u. V. Smith-Agreda 31, 86, 119, *183, 184*
— P. Janssen, Fr. Engelhardt u. H. Spatz 42, 44, *184*
— s. Christ, J. 76, 80, 84, 119, *180*
— s. Engelhardt, Fr. *185*
— s. Spatz, H. 18, 44, 80, 119, 136, 137, 145, *208*
Dierickx, K. *184*
— u. N. van Meirvenne *184*
Dingman, W., u. M. B. Sporn 352, *361*, [*39*] *428*
Di Pietrantonj s. Pietrantonj, F. di 566, *607*
Dixon, M., u. K. A. C. Elliott 492, *532*
Djanian, A. s. Beutner, E. H. 294, *359*
Djibelian, L. G. s. Kerr, S. E. 222, 223, *261*
Dobbing, J. 236, *258*
Dodd, M. C., N. J. Bigley, G. A. Johnson u. R. H. McCluer 277, 355, *361*
Doepfner, W. s. Berde, B. *179*

Dörfler, L. s. Eichhorn, O. *602*
Döring, H. J., A. Knopp u. Th. Martin [*40*] 406, 412, 422, 423, *428*
— s. Gerlach, E. [*63*] 406, 412, 422, *428*
Doery, H. M. 319
— u. E. A. North 342, *361*
— s. North, E. A. 319, *370*
Dohmen, M. s. Hirsch, H. 505, *538*
Dolby, D. E., L. C. A. Nunn u. I. Smedley-MacLean 248, *258*
Dollery, C. T., P. Hugh-Jones u. C. M. E. Matthews 600, *602*
Dolley, D. H. s. Crile, G. 511, 520, *532*
Donald, K. W. 507, *532*
Donhoffer, Sz., M. Farkas, A. Haug-László, I. Járai u. Gy. Szegvári [*41*] 420, *428*
Donnell, G. N. s. O'Brien, J. S. 219, 229, *265*
Donovan, B. T., u. G. W. Harris 143, 145, *184*
— u. J. J. van der Werff ten Bosch *184*
— s. Harris, G. W. *192*
— s. Van der Werff ten Bosch, J. J. 144, *211*
Doose, E. s. Hirsch, H. 446, *539*
Doose, H. s. Petersen, C. E. 338, *371*
Dorn, E. *184*
Dorszewski, E. s. Fischer, K. 345, *362*
Doss, M., u. H. Matiar-Vahar 234, *258*
Downing, D. F. s. Balley, C. P. *529*
Drager, G. A. 71, *184*
Dragonas, P. s. Atanasiu, P. *358*
Dransfeld, L. s. Gänshirt, H. [*54*] 420, *428*, 512, *534*
Draškoči, M. s. Jankovič, B. D. 292, 309, 313, *365*
— s. Mitrovic, K. 287, *369*
Drees, O. s. Niedieck, B. 299, *370*
Drenckhahn, F. O. [*42*] 418, *428*, 512, 513, *532*
Driesen, W. 161, *184*
Drift, J. H. A. v. d. s. Bergh, D. van den 561, *601*
Driggs, M., u. H. Spatz 135, 145, *184*
Dripps, R. D. s. Alexander, S. C. 596, *601*
— s. Pierce, E. C. 596, *607*
— s. Wechsler, R. L. 500, 502, 551, 596, *609*
Driscol, T. E., T. W. Moir u. R. W. Eckstein 454, *532*
Drouet, P. L. s. Collin, R. *181*

Druckrey, H., S. Ivankovic u. R. Preussmann 331, 334, 335, *361*
— s. Ivancovic, S. 335, *365*
Drujan, B. D. s. Svaetichin, G. 479, *550*
Druzhinina, K. V., u. M. G. Kritzmann 245, *258*
Dubreuil, R., u. L. Martini *184*
Duffy, P. E., u. M. Menefee 139, *184*
Duke, T. s. Patterson, J. L. 449, *546*
Duke, T. W. s. Heyman, A. 449, 481, 489, 501, *538*
Dukor, P. s. Miller, J. F. A. P. 339, *369*
Dumanov, I. 338, *361*
Du Mesnil de Rochemont, W. s. Betz, E. 437, *530*
Dumke, P. R., u. C. F. Schmidt 438, *532*
Dumonde, D. C. s. Forrester, J. A. 333, *362*
Duncan, D. 91, *184*
Dunning, H. S., u. H. G. Wolff 440, 447, *532*
Duran-Reynolds, M. L. 332, *361*
Durell, J. s. Ryan, J. W. 352, *373*
Dussik, K. T. s. Bogoch, S. 254, 256, *359*
Duvernoy, H. 59, *184*
— u. J. G. Koritké *184*
— s. Koritké, J. G. *195*
Du Vigneaud, V. 107, 108
— D. T. Gish u. P. G. Katsoyannis 81, *184*
— H. C. Lawler u. E. A. Popenoe 81, 107, 108, *184*
— C. Ressler, J. M. Swan, C. W. Roberts, P. G. Katsoyannis u. S. Gordon 81, 107, 108, *184*
— — u. S. Trippert 81, 107, 108, *184*
Duyck, C. s. Matsuda, K. 329, *369*
Dwyer, P. s. Gerschman, R. 508, *535*
Dyke, H. B. van 87, 107, 108, 125, *184*
— K. Adamsons u. S. L. Engel 108, *184*
— P. Bailey u. P. C. Bucy 107, *185*
— B. F. Chow, R. O. Greep u. A. Rothen 107, 108, *185*
— s. Munsick, R. A. 108, *200*
Dyken, P. R., u. W. Zeman 232, *258*

East, J., D. M. V. Parrott u. J. Seamer 339, *361*
Ebert, M. s. Gray, L. H. 507 *536*
Ebihara, S. s. Meyer, J. S. 476, *544*

Echlin, F. A. 486, *532*
Ecker, A., u. P. A. Riemenschneider 486, *533*
Eckles, N. E. s. Ehni, G. 161, *185*
Eckstein, R. W. s. Driscol, T. E. 454, *532*
Economo, C. v. 445, *533*
— u. G. N. Koskinas 445, *533*
Edelman, F. L. s. Scheinberg, L. C. 330, 336, *373*
Edgar, G. W. F., u. A. H. Tingey 320, *361*
Edinger, L. 3, 40, 143, 148, *185*
— u. A. Wallenberg *185*
Edström, J.-E. [*43*] 412, *428*
— u. A. Pigon [*44*] 412, *428*
Edwards, E. A. 554, 581, *602*
Egge, H. s. Kuhn, R. 229, *263*
Ehni, G., u. N. E. Eckles 161, *185*
Ehrenpreis, S. 235, *258*
Ehrenreich, D. L., R. A. Burns, R. W. Alman u. J. F. Fazekas 453, *533*
Ehrlich, P. 342, 343, *362*
Ehrmantraut, W. R., H. E. Ticktin u. J. F. Fazekas 496, 504, *533*
— s. Fazekas, J. F. 492, 500, *533*
Eiben, R. M., u. St. M. Gartler 237, *258*
Eich, J., u. K. Wiemers 484, *533*
Eichhorn, O. 437, *533*, 557, 560, 569, 570, 571, 573, *602*
— K.-H. Auell u. L. Dörfler *602*
— u. H. Tatzel *602*
Eichner, D. 87, 97, 130, 131, 132, *185*
Einset, E., u. W. L. Clark 245, *258*
Eisen, A. H., G. Káprati, T. László, F. Adermann, J. P. Robb u. H. L. Bacal 338, *362*
Eisenberg, S., M. F. Camp u. M. R. Camp 470, *533*
— s. Sensenbach, W. 467, 494, 499, 501, *549*
Ejima, T. 277, *362*
Ekberg, R., S. Cronqvist u. D. H. Ingvar 595, *602*
— s. Cronqvist, S. 595, *602*
— s. Ingvar, D. H. 436, *539*, 589, 593, 594, 595, *604*
Eldjarn, L. 231, *258*
Eldredge, N. T., G. Read u. W. Cutting 237, *258*
Ellan, M. s. Bornstein, M. B. 232, *256*
Elliott, K. A. C. [*45*] *428*
— u. F. Bilodeau [*46*] *428*
— D. R. Dahl u. R. Balázs 253, *258*
— u. I. H. Heller 440, *533*
— I. H. Page u. J. H. Quastel 148, *185*, 251, *258*
— s. Bilodeau, F. [*15*] 405, *427*

Elliott, K. A. C. s. Dixon, M. 492, *532*
— s. Heller, I. H. [*83*] *429*
— s. Lovell, R. A. [*127*] 413, 423, *430*
Elliott, H. W. s. Sutherland, V. C. [*169*] 405, *432*
Ellis, M. E. 459, *533*
Ellison, E. H. s. Cyrus, A. E. 488, 491, *532*
Elrick, H. s. Morris, H. G. 293, *370*
Emanuel, C. F., u. I. Chaikoff [*47*] 412, *428*
Embden-Meyerhof 390
Emmart, E. W., R. W. Bates u. W. A. Turner 345, *362*
Emmel, G. L. s. Lambertsen, C. J. 449, 489, 507, 508, *542*
Emmenegger, H., M. Taeschler u. A. Cerletti [*48*] *428*
Enami, M. *185*
— u. K. Imai 91, 105, *185*
Endröczi, E., J. Szalay u. K. Lissák *185*
Engel, G. L. s. Ferris, E. B. 554, *602*
Engel, S. L. s. Dyke, H. B. van 108, *184*
Engelhardt, Fr. 23, 24, 33, 34, 43, 59, 67, 87, 111, 114, 126, 127, 128, 132, 133, 134, 142, 143, 149, 152, 153, 155, 156, 157, *185*
— u. R. Diepen *185*
— u. S. Matsui 8, 112, *185*
— s. Christ, J. 76, 80, 84, 119, *180*
— s. Diepen, R. 31, 42, 44, 62, 83, 86, 119, *183*, *184*
— s. Matsui, S. 112, 114, *198*
Entenman, C. s. Chaikoff, I. L. 245, *256*
— s. Goldman, D. S. 246, *259*
Eränkö, O. 151, *185*
Erbland, J. s. Marinetti, G. V. 224, 245, *265*
Erbslöh, F. 506, *533*
— s. Bodechtel, G. 496, *530*
Ercoli, A. s. Contardi, A. 245, *257*
Erdheim, J. 28, 39, *185*, *186*
Erwin, H. L. s. Green, M. A. *189*
Escolar, J., u. J. Smith *186*
Espagno, J., u. Y. Lazorthes 593, 597, *602*
Estborn, B. s. Hillborg, P.-O. 233, *260*
Estess, F. M. s. Gordan, G. S. 500, 502, *536*
Etkin, W. 144, *186*
Etstein, E. s. Homburger, E. 502, *539*
v. Euler 390
Euler, C. von, u. B. Holmgren *186*

Euler, K. H. s. Frowein, R. A. 484, *534*
— s. Hirsch, H. [*89, 90*] 415, 418, 419, 429, 505, 510, 511, 513, 514, 515, 516, 517, 518, 519, 521, 522, 527, *539*
Euler, U. S. von *186*
— u. J. H. Gaddum *186*
— u. B. Pernow *186*
— s. Luft, R. *197*
Evans, C. L. 492, *533*
Everett, J. W. 145, *186*
— u. D. L. Quinn 145, *186*
— u. Ch. H. Sawyer 145, *186*
— — u. J. E. Markee 145, *186*
— s. Bunn, J. P. 145, *180*
— s. Markee, J. E. 143, *198*
— s. Nikitowitch-Winer, M. 143, 168, *200*
— s. Sawyer, C. H. 146, *205*
Ewald, A., u. W. Kühne 251, *258*
Ewing, J. H. s. Lambertsen, C. J. 507, *541, 542*
Eydt, K. M. s. Robins, E. 242, *266*
Eylar, E. H. s. Hoelzl-Wallach, D. F. 332, *364*

Fabel, H. s. Lübbers, D. W. 446, *543*
Fabry 231
Fahlberg, W. J. s. Shaw, C. 304, 306, *374*
Faillace, L. A., u. S. Bogoch *362*
Faillard, H. s. Klenk, E. 225, 226, *262*
Fairbairn, D. 243, 244, 245, *258*
Fairburn, B., u. I. M. Larkin 39, *186*
Falck, B., G. I. Mchedlishvili u. C. Owman 468, *533*
Falke, D. 331, *362*
Fang, H. C. s. Denny-Brown, D. 458, *532*
— s. Meyer, J. S. 485, 489, *544*
Farber, S. s. Heymans, C. 511, 512, 513, 521, *538*
Fardeau, M., u. J. Lapresle 232, *258*
Faris, A. A. s. Hardin, C. 491, *537*
Farkas, K. *186*
Farkas, M. s. Donhoffer, Sz. [*41*] 420, *428*
Farner, D. S. *186*
— A. Oksche, H. Kobayashi u. D·F. Laws *186*
— s. Kobayashi, H. 144, 145, *195*
— s. Oksche, A. 103, 145, *201*
— s. Taguchi, S. 145, *210*
— s. Vitums, A. 149, *210*
Farr, A. L. s. Lowry, O. H. 242, *264*
Farstad, M. 254, *258*
Fasano, V. A., T. de Nunno, R. Urcinoli u. G. F. Lombard 508, *533*

Fatechand, R. s. Svaetichin, G. 479, *550*
Faurbye, A., L. Lundberg u. K. A. Jensen 352, *362*
Faure, J. s. Benelli, C. 497, *529*
Faure, M., u. M. J. Morelec-Coulon 222, *258*
Favale, E. s. Meyer, J. S. 486, *544*
Favaro, G. *186*
Fazekas, G. s. Beutner, E. H. 338, *359*
Fazekas, J. F., S. N. Albert u. R. W. Alman 500, *533*
— D. Alexander u. H. E. Himwich 442, 514, 527, *533*
— R. W. Alman u. A. N. Bessman 442, 451, 454, *533*
— — u. A. E. Parrish 500, *533*
— u. A. N. Bessman 492, 500, 502, *533*
— — N. S. Cotsonas u. R. W. Alman 442, 451, *533*
— H. Colyer u. H. E. Himwich 492, *533*
— u. H. E. Himwich 496, 504, *533*
— J. Kleh u. F. A. Finnerty 442, *533*
— — u. A. E. Parrish 500, *533*
— — u. L. Witkin 442, *533*
— L. C. McHenry, R. W. Alman u. J. F. Sullivan 451, *533*
— H. E. Ticktin, W. R. Ehrmantraut u. R. W. Alman 492, 500, *533*
— s. Albert, S. N. 504, *528*
— s. Bessman, A. N. 455, *530*
— s. Ehrenreich, D. L. 453, *533*
— s. Ehrmantraut, W. R. 496, 514, *533*
— s. Finnerty, F. A. 455, 460, 466, *533*
— s. Himwich, H. E. 442, 443, 494, 495, 496, 503, *538*
— s. Hoaglund, H. 495, *539*
— s. Kleh, J. 466, *541*
— s. Nelson, D. 464, 481, *545*
— s. Parrish, A. E. 455, 466, *546*
Fazio, C., u. C. Fieschi *602*
— — u. A. Agnoli 561, 566, 567, 568, *602*
Fedinec, A. A., u. H. A. Matzke 342, *362*
Fedoruk, S., u. W. Feindel 437, *533, 561, 602*
Feigen, G. A., N. S. Peterson, W. W. Hofman, G. H. Genter u. W. E. van Heyningen 344, *362*
Feindel, W., M. Garretson, L. Y. Yamamoto, C. Haslam u. M. Heuff *602*
— s. Fedoruk, S. 437, *533*, 561, *602*

Feldberg, W., u. K. Fleischhauer 147, *186*
Fellig, J. s. Thannhauser, S. J. 239, *268*
Feltkamp, T. E. W. s. Osterhuis, H. J. G. H. 338, *370*
Fender, C. s. Bogoch, S. 254, 256, *359*
Feng, T. P., u. R. W. Gerard 528, *533*
Fenn, W. O. s. Gerschman, R. 508, *535*
Feremutsch, J., u. E. Grünthal *186*
Feremutsch, K. 62, *186*
Ferguson, K. A. 293, *362*
Ferguson, R. W. s. Patterson, J. L. 451, *546*
Fernandes, M. V. s. Koprowski, H. 313, *366*
Fernandez, A. F., J. Gonzalez-Quintana u. M. Russek [*49*] 405, *428*
— s. Russek, M. [*161*] *432*
Ferner, H. 33, 54, 55, *186*
— u. R. Kautzky 1, 52, 81, *186*
Ferrari, M. s. Oehninger, C. 573, *607*
Ferraris, F. s. Baggio, G. F. 561, 563, *601*
Ferris, E. B., R. B. Capps u. S. Weiss 498, 512, *533*
— G. L. Engel, C. D. Stevens u. M. Logan 554, *602*
Fessel, W. J. 352, *362*
— H. D. Kurland u. R. P. Cutler 352, *362*
Feszt, T. s. Kerekes, M. F. 320, *366*
Feuer, M. M. s. Silverstein, A. 338, *374*
Feulgen, R., u. Th. Bersin 215, 223, *258*
— K. Imhäuser u. M. Behrens 215, *258*
— u. R. Voit 215, *258*
Fick, A. 408, 579
Field, C. M. B. s. Carson, N. A. J. 234, *256*
Field, E. J., u. E. A. Caspary 303, 308, *362*
— u. D. Hughes 314, *362*
— A. Ridley u. E. A. Caspary 289, *362*
— s. Caspary, E. A. 299, 300, 303, 309, *360*
— s. Cunningham, V. R. *361*
Field, R. A., W. A. Hall, H. W. Baker u. D. Sosa *186*
— Ch. L. Schepens, W. H. Sweet u. A. Appelts *186*
Fielding, U. s. Popa, G. T. 31, 59, 100, 151, 159, *203*
Fieschi, C. 561, *603*
— A. Agnoli, N. Battistini u. L. Bozzao 594, *603*

Fieschi, C. L. Garello u. A. Salan 561, 566, 567, 568, 595, *603*
— u. F. di Pietrantonj 566, *603*
— s. Agnoli, A. 588, *601*
— s. Fazio, C. 561, 566, 567, 568, *602*
Fife, E. H. s. Tarrant, C. J. 309, *375*
Filipp, G. 338, *362*
Fillerup, D. L. s. O'Brien, J. S. *370*
Finch, T. V. s. McCall, M. L. 471, *543*
Finesinger, J. E. s. Cobb, S. 468, *531*
Finger, H. 305, *362*
Finger, J. s. Hölscher, B. *193*
Finley, H. 149, *186*
Finley, K. H. 445, *533, 534*
Finnerty, F. A., R. L. Guillaudeu u. J. F. Fazekas 460, 466, *533*
— L. Witkin u. J. F. Fazekas 455, 460, 466, *533*
— s. Fazekas, J. F. 442, *533*
Firnhaber, W. s. Kuwert, E. 292, *367*
Fisch, G. 352, *362*
Fischer, K., u. E. Dorszewski 345, *362*
Fischer-Williams, M., N. Telerman-Toppet u. J. S. Meyer 484, *534*
Fisher, C., W. R. Ingram, W. K. Hare u. S. W. Ranson *186*
— — u. S. W. Ranson 44, *186*
— s. Dey, F. L. 145, *183*
— s. Ingram, W. R. *194*
— s. Magoun, H. W. 114, *198*
— s. Ranson, S. W. 16, 114, *203*
Fitschen, W. 293, *362*
Fjerdingstad, E. J., Th. Nissen u. H. H. Røigaard-Petersen 352, *362*
Fleckenstein, A. [*50*] 406, *428*
— s. Gerlach, E. [*63*] 406, 412, 422, *428*
Fleisch, A. O. 503, *534*
Fleischhauer, K. 72, 147, *186*
— s. Feldberg, W. 147, *186*
Flerkó, B. 145, *186*
— u. V. Bárdos 145, *186*
— — u. B. Mess 145, *186*
— u. G. Illei 144, 145, *187*
— u. J. Szentágothai 144, 145, *187*
Florentin, P. s. Collin, R. *181*
Florey, H. 466, 486, *534*
Florkin, M., u. E. H. Stotz [*f*] *426*
Florsheim, W. H., u. K. M. Knigge *187*
Flückiger, E. 130, *187*
Focke, G. s. Liebold, F. 338, *368*
Fodor, G. s. Kiss, J. 226, *261*
Fog, M. 438, 456, *534*
Fogel, M. s. Koffler, D. 294, *366*

Folberger, J. s. Vrba, R. [*196, 197*] 405, 410, *433*
Folch, J. 215, 221, 222, 224, 251, *258*
— S. Arsove u. J. A. Meath 231, *258*
— u. F. N. Le Baron 222, 252, *258*
— u. M. B. Lees 252, *258*
— u. H. A. Schneider 215, *258*
— u. D. W. Woolley 215, 222, *258*
— s. Le Baron, F. N. 252, *264*, 316, *367*
— s. Lees, M. B. 302, *367*
— s. Porter, H. 253, *266*
Folch-Pi, J. 251, *258*, 300, 302, 316, *362*
— u. H. Bauer 231, *258, 362*
— u. M. B. Lees 281, 296, 299, 300, *362*
— s. Pritchard, E. T. 302, *371*
Folkow, B. 456, *534*
— u. J. Langston 454, *534*
Foncin, J. F. s. Le Beau, J. *196*
Fonnum, F., R. Haavaldsen u. O. Tangen [*51*] 414, *428*
Fontaine, Th. s. Collin, R. *181*
Forbes, H. S. 438, 465, 466, *534*
— u. S. Cobb 438, 468, *534*
— G. I. Nason u. R. C. Wortman 438, 456, 468, *534*
— C. F. Schmidt u. G. I. Nason 437, 468, *534*
— u. H. G. Wolff 438, 456, 465, *534*
— s. Behnke, A. R. 508, *529*
— s. Pool, J. L. 465, *547*
Forel, A. 11, *187*
Forrester, J. A., D. C. Dumonde u. E. J. Ambrose 333, *362*
Forster, E., S. Forster u. A. Maier 514, *534*
Forster, S. s. Forster, E. 514, *534*
Fortier, C., G. W. Harris u. I. R. McDonald 146, *187*
— u. H. Selye 146, *187*
— u. D. N. Ward 146, *187*
Foster, L. L. s. Cyrus, A. E. 488, 491, *532*
Fotherby, K. s. James, F. 237, *260*
Fox, R. H. s. Kibler, R. F. 303, *366*
Fränkel, S., u. F. Bielschowsky 239, *258*
— u. E. Neubauer 215, *258*
Francioli, M. 244, 245, *258*
Franke, H. 498, *534*
Franken, L. s. Lenaers, A. 588, *606*
Franklin, W. s. Beale, H. D. 503, *529*
Franzl, R. E. s. Rapport, M. M. 224, 245, *266*

Fraser, T. R. s Hartog, M. 294, *364*
Frazier, C. H., u. B. J. Alpers 39, *187*
Fredrickson, D. S. s. Ganong, W. F. *187*
Freedgood, H. B. *187*
Freedland, R. A. s. Rendel, J. 353, *372*
Freedman, D. X. s. Barchas, J. D. [*8*] 423, *427*
— s. Green, J. P. 254, *259*
Freedman, S. O. s. Gold, P. 333, *363*
Frerebeau, Ph. s. Gros, Cl. *603*
Freund, J. 280, 295, 307, 308
— u. M. M. Lipton 307, *362*
— s. Lipton, M. M. *368*
Freygang jr., W. H., u. L. Sokoloff 593, 595, 596, *603*
— s. Kety, S. S. 436, *541, 605*
— s. Landau, W. M. 436, 444, *542*, 596, *605*
Freyhan, F. A., R. B. Woodford u. S. S. Kety 501, *534*
— s. Kety, S. S. 492, 494, 495, 497, 500, 502, *541*
— s. Shenkin, H. A. 468, *549*
Freytag, F. s. Kossel, A. 216, *263*
Freyvogel, T. A. s. Honegger, C. G. *260*
Frick, E. 290, 292, *362*
— u. L. Scheid-Seydel 287, 292, *362*
Fridberg, G., u. R. S. Nishioka 79, *187*
Friede, R. 441, *534*
Friede, R. L. 232, *259*
— u. R. J. Allen 232, *259*
— u. M. Knoller 317, *362*
Friedell, G. H. s. Reynolds, M. D. 332, *372*
Friedenreich, V. 288, 321, *362*
— u. Th. Andersen 290, *362*
Friedland, C. K. s. Hafkenschiel, J. H. 451, 455, *537*
Friedman, H. P., u. B. S. Wenger 281, 291, *362, 363*
Friedmann, G., R. A. Frowein, H. H. Wieck u. N. Picka 437, *534, 555, 603*
Fromageot, C. s. Acher, R. 81, *176*
Fromm, G. H. s. Creutzfeldt, O. 497, 502, *531*
Fromm, G. H. s. Creutzfeldt, O. 497, 502, *531*
Frostig, J. F. s. Himwich, H. E. 495, *538*
Frowein, R. A. 484, 490, 493, 508, *534*
— H. Hirsch, D. Kayser u. W. Krenkel [*52*] 408, *428*
— A. Karimi-Nejad u. K. H. Euler 484, *534*

Frowein, R. A. s. Friedmann, G. 437, *534*, 555, *603*
— s. Thorn, W. [*185*] 405, 406, 409, 410, 412, 417, 418, 420, 421, 422, 423, 424, *432*, 513, 527, *551*
Fruhmann, G. s. Bernsmeier, A. 490, 503, *530*
— s. Gottstein, U. 490, 503, *536*
Fruit, A. s. McCann, S. M. 144, *199*
Frykman, H. M. 114, *187*
Fuchs, B. *187*
Fünfer, E., u. H. Neuert 556, *603*
Fuerst, R. s. Awapara, J. 245, *255*
Fuhrman, F. A. 496, 503, *534*
Fuhrmann, G. F. s. Granzer, E. 333, *363*
— s. Ruhenstroth-Bauer, G. 333, *373*
Fujino, Y. 227, *259*
— s. Carter, H. E. 226, *256*
Fujisawa, H. s. Yoshida, H. [*211*] 405, *433*
Fujishima, M. s. Katsuki, S. 584, *605*
Fujita, H. 91, *187*
— Sch. Hiraoka u. S. Oki 112, *187*
— K. Nakamura u. S. Oki *187*
— s. Noda, H. *200*
Fukiyama, K. s. Katsuki, S. 584, *605*
Fukuda, M. s. Shibusawa, K. *207*
Fulford, B. D. s. McCann, S. M. 144, *199*
Fulthorpe, A. J. s. Lytton, B. 332, *368*
Fumagalli, Z. 153, *187*
Furst, S. s. Lajtha, A. [*120, 121*] 410, 413, 415, *430*
Furuse, M. s. Imanaga, H. 594, *604*
Fuxe, K. *187*

Gaafar, M. A. s. Hartog, M. 294, *364*
Gabe, M. 103, *187*
Gaddum, J. H. s. Euler, U. S. v. *186*
Gänshirt, H. [*53*] *428*, 461, 483, 500, *534*, *603*
— W. Dennemann, H. Schliep, K. Vetter u. L. Gänshirt 528, *534*
— L. Dransfeld u. W. Zylka [*54*] 420, *428*, 512, *534*
— H. Hirsch, W. Krenkel, M. Schneider u. W. Zylka [*55*] 410, 420, *428*, 496, 504, 505, 513, 515, *534*
— K. Poeck, H. Schliep, K. Vetter u. L. Gänshirt 496, 497, *534*

Gänshirt, H., G. Severin u. W. Zylka 514, 519, *534*
— u. W. Tönnis 439, 461, 500, 535, 554, *603*
— u. W. Zylka 510, 514, *535*
Gänshirt, L. s. Gänshirt, H. 496, 497, 528, *534*
Gaethgens, P. s. Hirsch, H. 489, *539*
Gagel, O. *187*
— u. W. Mahoney *187*
Gaidamovic, S., u. D. S. Muou 341, *363*
Gaines, D. s. Koenig, H. 234, *263*
Gaisford, W., u. A. C. P. Campbell 353, *363*
Gaitonde, M. K., S. A. Marchi u. D. Richter [*56*] 414, *428*
— s. Clouet, D. H. [*26*] 413, *427*
— s. Vrba, R. [*198*] 414, 415, *433*
Gale, C. s. McCann, S. M. *199*
Galuzzo, F. s. Ravetto, C. 228, *266*
Gamgee, A. 216, *259*
Gammack, D. B., u. R. I. Hector 352, *363*
Gamper, E., u. G. Stiefler 511, *535*
Ganong, W. F., D. S. Fredrickson u. D. M. Hume *187*
— u. D. M. Hume *187*
— s. Davidson, J. M. 145, *182*
Garbade, K. H. s. Beisenherz, G. [*10*] 405, 406, *427*
Garcia, J. H., H. Okazaki u. A. S. Aronson 353, *363*
Garcia-Bunuel, L., D. B. McDougal, H. B. Burch, E. M. Jones u. E. Touhill [*57*] 423, *428*
— s. Burton, R. M. 234, *256*
Gardener, F. H. s. Robin, E. D. 481, *547*
Garello, L. s. Fieschi, C. 561, 566, 567, 568, 595, *603*
Garoutte, B. s. Hayden, R. O. [*73*] 405, *429*
Garretson, M. s. Feindel, W. *602*
Garrigan, O. W., u. E. Chargaff 239, *259*
Gartler, St. M. s. Eiben, R. M. 237, *258*
Gasic, G., u. L. Berwick 237, *259*
Gasso, G. s. Nicoletti, F. *607*
Gastaldi, A. 103, *186*
Gatt, S. 239, *259*
— u. E. R. Berman 227, *259*
Gaubert, J. s. Lazorthes, G. 55, *196*
Gauer, O. 454, *535*
Gauer, O. H. s. Henry, J. P. 459, 460, *537*
Gaupp, R. *187*
— u. E. Scharrer 104, 117, *187*
— s. Scharrer, E. 66, 104, 149, *206*

Gaupp, V. 24, *187*
— u. H. Spatz 24, 88, 143, 162, 172, 174, *188*
— s. Spatz, H. 18, 44, 80, 119, 136, 137, 145, *208*
Gavaller, B. v. 525, *535*
Geerling, H., H. J. Angel, G. Löffler u. K. F. Weinges 294, *363*
Gehrmann, G. s. Klenk, E. 215, *262*
Geiger, A. 495, *535*
— N. Horvath u. Y. Kawakita [*58*] 414, *428*
— Y. Kawakita u. S. Barkulis [*59*] 414, *428*
— u. S. Magnes 496, 497, 502, *535*
— — u. R. S. Geiger *535*
— u. E. B. Sigg 468, *535*
— s. Gombos, G. [*66*] 413, 415, *429*
— s. Otsuki, S. [*153*] 415, *431*
Geiger, L. s. Clarke, D. W. *360*
Geiger, R. S. s. Geiger, A. *535*
Geiling, E. M. K. 48
— u. L. L. Robbins *188*
— s. Wislocki, G. B. *212*
Geld, H. van der s. Osterhuis, H. J. G. H. 338, *370*
Gelin, L. E. 491, *535*
— u. O. K. H. Thorén 491, *535*
Geller, M. s. Korein, J. 470, *541*
Gellhorn, E. *188*
— u. A. Packer 492, *535*
Gemzell, C. A. s. Luft, R. 161, *197*
Genter, G. H. s. Feigen, G. A. 344, *362*
Geoghegan, E. G. 216, *259*
Geoghegan, T. s. Lam, C. R. 518, 520, 524, *541*
Georg, J. s. Mellemgaard, K. 594, *607*
Georgi, F., G. G. Honegger, H. P. Rieder u. R. Wüthrich 312, *363*
Gerard, R. W. 509, 513, 521, *535*
— s. Feng, T. P. 528, *533*
— s. Serota, H. 437, *549*
— s. Sugar, O. 497, 509, 511, 512, 513, 514, *550*
Géraud, J., M. Bès, M. Delpla u. J. P. Marc-Vergnes 588, *603*
— — — — u. B. Guiraud 588, *603*
— — u. B. Guiraud 588, 589, 594, 595, *603*
— — A. Rascol, M. Delpla u. J. P. Marc-Vergnes 439, 442, *535*, 588, 589, 594, 595, *603*
Gerbasi, J. R. s. Beutner, E. H. 289, *359*
Gercken, G. [*60*] 409, 412, 418, 422, 423, 425, *428*, 460, *535*
— u. E. Roth [*61*] 409, 412, 418, 422, 423, *428*, 456, *535*

Gercken, G., P. v. Wichert u. C. Hintzen [62] 409, 418, 422, 423, 428
— s. Hürter, P. 495, 539
Gerlach, E., H. J. Döring u. A. Fleckenstein [63] 406, 412, 422, 428
Gerschenfeld, H. M., J. H. Tramezzani u. E. De Robertis 91, 92, 93, 94, 95, 113, 122, 188
— s. Robertis, E. de 316, 372
Gerschman, R. 508, 535
— D. L. Gilbert, S. W. Nye, P. D. Wyer u. W. O. Fenn 508, 535
Gersh, I. 87, 103, 188
— u. C. Mc. C. Brooks 188
— u. A. Tarr 188
Gerstein, A. s. Lajtha, A. [120] 413, 415, 430
Geschwind, I. I., u. R. A. Huseby 113, 188
— C. H. Li u. L. Barnafi 130, 188
Ghantus, M. s. Kerr, St. E. [111, 112] 422, 430
Ghosh, J. s. Datta, R. K. [29] 412, 427
Gibb, B., u. K. Arnold 363
Gibb, N. s. Scheibe, E. 277, 373
Gibbon, J. H. s. Weinberger, L. M. 441, 497, 498, 512, 513, 518, 519, 521, 525, 551
Gibbon, M. H. s. Weinberger, L. M. 441, 497, 498, 512, 513, 518, 519, 521, 525, 551
Gibbs, E. L., u. F. A. Gibbs 554, 581, 603
— — R. Hayne u. H. Maxwell 535
— — W. G. Lennox u. L. F. Nims 451, 454, 535
— s. Gibbs, F. A. 495, 535
— s. Gibbs, F. A. 435, 437, 451, 454, 495, 535
— s. Lennox, W. G. 451, 452, 475, 476, 542
Gibbs, F. A. 437, 535
— u. E. L. Gibbs 495, 535
— u. W. G. Lennox 437, 451, 495, 535
— — u. L. F. Nims 454, 535
— H. Maxwell u. E. L. Gibbs 435, 451, 535
— D. Williams u. E. L. Gibbs 495, 535
— s. Gibbs, E. L. 451, 454, 535, 554, 581, 603
— s. Lennox, W. G. 451, 452, 475, 476, 542
Gielen, W. 290
— s. Klenk, E. 216, 229, 232, 262, 263, 343, 355, 366
Gignoux, H. s. Depieds, R. 361
Gilbert, D. L. s. Gerschman, R. 508, 535

Gilbert, M. S. 20, 21, 188
Gilbert, R. s. Rosomoff, H. L. 505, 548
Gildea, E. F., u. S. Cobb 441, 511, 513, 518, 519, 535
Gilland, O., u. I. Petersen 315, 363
Gillespie, F. C., u. A. M. Boss 594, 603
Gilligan, D. R. s. Lowry, O. H. 253, 264
Gilliland, P. F., u. T. E. Prout 349, 363
Gilroy, J., R. B. Bauer, K. L. Krabbenhoft u. J. S. Meyer 437, 535
— s. Gotham, J. E. 437, 536
— s. Meyer, J. S. 471, 544
Gipsen, R., G. J. P. Schmittmann u. B. Saathof 301, 363
Girado, M. s. Berl, S. [11, 12] 427
Girard, A., A. S. Greig u. D. Mitchell 341, 363
Girard, J., M. Y. van Caillie u. M. Vest 293, 363
— s. Vest, M. 293, 376
Gish, D. T. s. Du Vigneaud, V. 81, 184
Gitlin, J. s. Pascal, T. A. 279, 370
Gjessing, L. R. 332, 363
Glass, H. G., F. F. Snyder u. E. Webster 513, 514, 535
Glass, H. I. 597, 603
— u. A. M. Harper 437, 535, 597, 603
— A. Inst, A. M. Harper u. M. M. Glover 597, 603
— s. Harper, A. M. 587, 591, 597, 600, 604
Gleichmann, U. [64] 420, 429
— D. H. Ingvar, N. A. Lassen, D. W. Lübbers, B. K. Siesjö u. G. Thews 446, 536, 596, 603
— — D. W. Lübbers, B. K. Siesjö u. G. Thews [65] 408, 429, 446, 536
— V. Schlosser u. R. Schneider 511, 518, 536
— s. Hirsch, H. [91] 408, 429, 446, 477, 478, 539
Glick, F. J. s. Carter, H. E. 225, 226, 250, 256
Glick, S. M. s. Berson, S. A. 294, 359
— s. Yalow, R. S. 293, 377
Gliedmann, M. L. s. Shumway, N. E. 524, 525, 549
Globus, J. H. 40, 188
Glogner, O. s. Jores, A. 24, 130, 194
Glover, M. M. s. Glass, H. I. 591, 597, 603, 604
— s. Harper, A. M. 591, 597, 604
Glukhoded, I. S. s. Kochetkov, N. K. 225, 263

Glynn, J. P. s. Chirigos, M. A. 332, 360
Glynn, L. E. s. Kaklamanis, E. 353, 366
Gobley, M. 214, 259
Goebels, H. 140, 188
Gössling, G. s. Braasch, D. 488, 530
Goetsch, E. s. Cushing, H. 182
— s. Dandy, W. E. 182
Gold, P., u. S. O. Freedman 333, 363
Golden, M. s. Burton, R. M. 234, 256
Goldfarb, W. s. Himwich, H. E. 494, 496, 503, 538
Goldin, A. s. Chirigos, M. A. 332, 360
Goldman, D. s. Loman, J. 459, 543
Goldman, D. S., I. L. Chaikoff, W. O. Reinhardt, C. Entenman u. W. G. Dauben 246, 259
Goldschmidt, E. 363
Goldstein, J. s. Adolph, E. F. 505, 525, 528
Goldstein, N. P. s. Hauser, H. H. 253, 260
Goldstein, P. s. Manno, N. J. 254, 264
Goldzveig, S. A., u. A. U. Smith 505, 525, 536
Gollan, F., R. Phillips, J. T. Grace u. R. M. Jones 505, 524, 536
— s. Johnson, A. E. 586, 590, 605
Goluboff, B. s. Novack, P. 451, 454, 470, 546
— s. Shenkin, H. A. 442, 455, 549
Goluboff, P. s. Novack, P. 470, 546
Gombos, G., A. Geiger u. S. Otsuki [66] 413, 415, 429
— s. Otsuki, S. [153] 415, 431
Gomez, C. I. s. Gonatas, N. K. 232, 259
Gomez, L., u. F. H. Pike 441, 511, 519, 536
Gomirato, G., u. H. Hydén 234, 259
Gommi, B. W. s. Woolley, D. W. 236, 269, 278
Gomori, G. 7, 68, 73, 78, 102, 105, 110, 111, 114, 124, 131, 132, 138, 141, 154, 188
Gonatas, J. s. Ledeen, R. 229, 264
Gonatas, N. K., S. R. Korey, C. I. Gomez u. A. Stein 232, 259
Gonzalez-Quintana, J. s. Fernandez, A. F. [49] 405, 428
Gonzalo, L. s. Schmid, R. 145, 207

Good, R. A. 308, 310, 312, *363*
— s. Condie, R. M. 308, *360*
— s. Hoyer, L. W. 312, *365*
Goodwin, H., s. Cumings, J. N. 251, *257*
Gordan, G. S., F. M. Estess, J. E. Adams, K. M. Bowman u. A. Simon 500, 502, *536*
— N. Guadagni, J. Picchi u. J. E. Adams 500, 502, *536*
Gordh, T., u. B. Norberg 493, *536*
Gordon, S. s. Du Vigneaud, V. 81, 107, 108, *184*
Gorham, P. R. s. Kates, M. 245, *261*
Gorrester, P. C. s. Rajam, P. C. 281, *371*
Gorshunova, L. P., M. I. Parasonis u. M. Sh. Promyslov 341, *363*
Goslar, H. G. 103, 104, *188*
— u. P. Schneppenheim *188*
— u. B. Schultze *188*
— u. Fr. Tischendorf *188*
Goss, D. A., u. J. Lewis 293, *363*
Gotham, J. E., J. Gilroy u. J. S. Meyer 437, *536*
— H. Wein u. J. S. Meyer 236, *259*
Gotoh, F., J. S. Meyer u. Y. Takagi 451, 452, 476, *536*
— — u. M. Tomita 453, 490, *536*
— s. Aizawa, T. 442, 451, 454, 471, *528*
— s. Meyer, J. S. 452, 453, 458, 471, 476, 486, 487, 489, *544*
Gottfried, D. s. Grossman, M. 292, *363*
Gottschalk, A. 237, *259*
Gottstein, U. 466, 467, 469, 470, 471, 475, 494, 499, 501, *536*, 588, 596, *603*
— A. Bernsmeier, H. Blömer u. W. Schimmler *536*
— — u. G. Fruhmann 490, 503, *536*
— — H. Lehn u. W. Niedermayer [*67*] 408, 415, *429*
— — H. Sebening u. K. Steiner *536*
— — u. I. Sedlmeyer 460, 470, 491, 501, *536*
— — u. K. Steiner *536*
— K. Held, H. Sebening u. G. Walpurger 491, *536*, *603*
— u. I. Sedlmeyer [*68*] 408, 415, *429*
— s. Bernsmeier, A. 442, 455, 464, 470, 481, 482, 499, 500, 502, 530, *601*
Gould, R. A. s. Lambertsen, C. J. 507, *541*, *542*
Grabar, P. 349
— u. P. Burtin 291, *363*

Grace, J. T. 332, *363*
— D. M. Perese, R. S. Metzgar, T. Sababe u. B. Holdridge 328, *363*
— s. Gollan, F. 505, 524, *536*
Graf, L. s. Joffe, S. 275, 279, *366*
— s. Rapport, M. M. 275, *371*
Graffi, A. s. Pasternak, G. 331, *370*
Granat A. H. s. Harper, A. M. 587, 591, 597, 600, *604*
Grant, F. C., E. B. Spitz, H. A. Shenkin, C. F. Schmidt u. S. S. Kety 451, 497, *536*
— s. Shenkin, H. A. 554, *608*
Granzer, E., G. F. Fuhrmann u. G. Ruhenstroth-Bauer 333, *363*
Grasso, A. M. s. Nicoletti, F. *607*
Gray, E. G., u. R. W. Guillery 102, *188*
Gray, G. M. 224, *259*, 332, *363*
Gray, L. H. 508, *536*
— A. D. Conger, M. Ebert, S. Hornsay u. O. C. A. Scott 507, *536*
Gray, R. s. Koenig, H. 234, *263*
Gray, S. J., u. K. Sterling 556, *603*
Grayson, J. s. Carlyle, A. 437, 454, 456, *531*
Green, H. D., u. C. E. Rapela 454, *536*
— — u. M. C. Conrad 454, 456, *536*
— s. Machowicz, P. P. 454, *543*
— s. Rapela, C. E. 454, *547*
Green, J. B., u. M. Perry 254, *259*
Green, J. D. 33, 44, 55, 61, 143, 147, 153, *188*
— u. V. L. van Breemen 91, *188*
— u. G. W. Harris 143, 153, 154, *188*
— u. D. S. Maxwell 91, *188*
Green, J. P., R. P. Atwood u. D. X. Freedman 254, *259*
Greenberg, E. s. Pearson, O. H. *202*
Greenberg, R. E. s. Winick, M. 289, *377*
Greene, H. S. N. 328, 335, *363*
— u. E. K. Harvey 336, *363*
— s. Krementz, E. T. 328, *367*
Greengard, P., u. H. Mc Ilwain 443, *536*
Greenhouse, A. H., u. L. B. Speck 253, *259*
Greenwood, F. C. s. Hunter, W. M. 293, *365*
Greenwood, F. L. s. Carter, H. E. 239, *256*
Greep, R. O. *189*
— u. R. J. Barrnett *189*
— s. Barrnett, R. J. 145, 154, *178*
— s. Dyke, H. B. van 107, 108, *185*

Greer, M. A. 146, *189*
— u. H. L. Erwin *189*
— s. Matsuda, K. 329, *369*
— s. Yamada, T. *212*
Grégoire, A. s. Périer, O. 319, *371*
Gregoretti, L. 149, *189*
Gregson, N. A. s. Cuzner, M. L. 321, *361*
Greiff, D. s. Kelly, R. T. 279, *366*
Greig, A. S. s. Girard, A. 341, *363*
Grein, L. s. Pfleiderer, G. [*154*] 406, 411, *431*
Greitz, T. 437, *536*, 561, 565, 595, *603*
Grenell, R. G. 441, 511, 518, 519, 525, *536*
— s. Davies, P. W. [*30*] *427*
— s. May, L. [*135*] 412, *431*
Greving, R. 7, 16, 97, 149, *189*
Grice, P. s. Riberi, A. 524, 525, *547*
Griese, A. s. Warburg, O. [*202*] 405, 406, *433*
Griffiths, M. *189*
Grimbert, L., u. O. Bailly 217, *259*
Groff, R. A. s. Shenkin, H. A. 459, *549*
Grognot, P. s. Collin, R. *181*
Groot, J. de 143
— u. V. Critchlow *189*
— u. G. W. Harris 143, 145, *189*
Gros, Cl., B. Vlahovitch, M. Billet u. Ph. Frerebeau *603*
Grossman, M., W. Sussman, D. Gottfried, C. Quock u. W. Ticknor 292, *363*
Grote, G. s. Hirsch, H. 446, *539*
Groupé, V. J. s. Henle, W. 280, *364*
Gruber, W. s. Pfleiderer, G. [*155*] 406, 411, *431*
Grün, A., u. R. Limpächer 217, *259*
Grünthal, E. 41, *189*
— s. Feremutsch, J. *186*
Grüsser, O. J., u. U. Grüsser-Cornehls 235, *259*
Grüsser-Cornehls, U. s. Grüsser, O. J. 235, *259*
Grunewald, W. [*69*] *429*
Gruss, P. 113, *190*
Guadagni, N. s. Gordan, G. S. 500, 502, *536*
Gudden, B. *190*
Guillaudeu, R. L. s. Finnerty, F. A. 460, 466, *533*
Guillemin, A. s. Jutisz, M. 146, *194*
Guillemin, R. 113, 135, 143, 146, *190*
— u. W. R. Hearn 135, *190*
— — W. R. Check u. D. E. Householder 113, 135, *190*
— — u. G. Clayton 113, 135, *190*

Guillemin, R. u. B. Rosenberg 113, 135, *190*
— u. A. V. Schally 113, 135, *190*
— s. Hearn, W. R. *192*
— s. Sakiz, E. 205
Guillery, R. W. s. Gray, E. G. 102, *188*
Guiraud, B. s. Géraud, J. 588, 589, 594, 595, *603*
Guist, G. 528, *536*
Guizzetti, P. 129, *190*
Guminska, M. s. Stefanko, St. 232, *267*
Gurdjian, E. S. *190*
— J. E. Webster, F. A. Martin u. L. M. Thomas 451, 466, *536*
Gurian, B. S. s. Ames, A. [2] 423, *426*
Gurin, S., u. D. I. Crandall 245, *259*
Guth, H. s. Brandt, R. 279, *360*
Guthrie, C. C. s. Pike, F. H. 498, 511, 519, 521, *547*
Guttmann, S. s. Boissonnas, R. A. *180*
Guyton, A. C. s. Sagawa, K. 456, *548*
Gyllenstein, L. 507, *537*
— s. Cedergren, B. 507, *531*

Haas, G. H., u. L. L. M. van Deenen 272, *364*
Haas, R., u. R. Thomssen 304, *364*
Haas, V. H., G. M. Briggs u. S. E. Steward 340, *364*
— s. Lerner, M. E. *367*
— s. Levy, H. B. *368*
Haavaldsen, R. [70] 414, *429*
— s. Fonnum, F. [51] 414, *428*
Habeck, D. s. Bauer, H. 253, 254, 255, 291, *359*
Habel, G. s. Busch, E. W. [22] 406, *427*, 527, *531*
— s. Thorn, W. [177b] 406, *432*
Haberda, A. s. Hofmann, E. v. 511, *539*
Haberfeld, W. 38, *190*
Haberland, C. 236, *259*
Haberland, P. s. McCann, S. M. 146, *199*
Habermann, G. *190*
Hachmeister, U. s. Kracht, J. 349, *367*
Hackel, D. B. s. Kleinerman, J. *541*
Haddad, F. S. s. Kerr, S. E. 222, 223, *261*
Hadidian, Z. s. Himwich, H. E. 495, *538*
— s. Hoaglund, H. 495, *539*
Hadjieva, Y. s. Vulchanov, V. H. 352, *376*
Hadley, H. G. 333, *364*
Hadorn, W. 471, *537*

Häggendal, E. 453, 457, 462, *537*, 590, 591, 592, 595, 596, 597, *603*
— D. H. Ingvar, N. A. Lassen, N. J. Nilsson, G. Norlén, I. Wickbom u. N. Zwetnow 590, 591, 593, 595, *603*
— u. B. Johansson *603*
— L. Löfgren, N. J. Nilsson u. N. Zwetnow 537, 595, *604*
— N. J. Nilsson u. B. Norbäck 590, 591, 593, 595, *604*
— s. Ingvar, D. H. 593, 594, 595, *604*
Härle, R. s. Klenk, E. 238, *262*
Härter, O. s. Brobeil, A. 442, 501, *531*, 555, *602*
Hässig, A. s. Széky, J. 292, *375*
Hafkenschiel, J. H., C. W. Crumpton u. C. K. Friedland 451, 455, *537*
— — u. J. H. Moyer 455, *537*
— — — u. W. A. Jeffers 455, 466, *537*
— — H. A. Shenkin, J. H. Moyer, H. A. Zintel, H. Wendel u. W. A. Jeffers 459, *537*
— — u. C. K. Friedland *537*
— — A. M. Sellers, S. Langfeld u. H. A. Zintel 455, *537*
— s. Harmel, M. H. 466, *537*
— s. Kety, S. S. 435, 455, 466, *540*
Hagadorn, I. R., H. A. Bern u. R. S. Nishioka *190*
— s. Bern, H. A. *179*
Hagberg, B., G. Hultquist, R. Öhman u. L. Svennerholm 230, *259*
Hagemann, G. s. Scherer, E. 576, *608*
Hagen, E. 84, 105, 114, 119, 130, 140, 147, *190*
Hagstrom, J. W. C. s. Parker, W. C. 292, *370*
Hahn, Ch. H. s. Koeppe, R. E. [115] 415, *430*
Hais, J. M., u. K. Macek [g] 406, *426*
Hajra, A. K., u. N. S. Radin 239, *259*
Hakomori, S. I., u. R. W. Jeanloz *259*, 276, 332, *364*
Halász, B., u. J. Szentágothai *190*
Hall, C. E. s. Selye, H. 207
Hall, G. E. s. Leibel, B. S. 494, *542*
Hall, W. A. s. Field, R. A. *186*
Hallauer, C. 331, *364*
Haller v. Hallerstein, V. *190*
— u. O. Mori 24, *190*
Hallervorden, J. 40
— s. Schmidt, E. 40, *207*
Halley, M. M., K. Reemtsma u. O. Creech 456, *537*
— s. Creech, O. 438, 456, *531*

Halliburton, W. D. 252, *259*
Halliday, N., H. J. Deuel jr., L. J. Tragerman u. W. E. Ward 240, *259*
Halmi, N. S. s. Bogdanove, E. M. 145, 146, *180*
Halperin, M. H. s. Beale, H. D. 503, *529*
Hamburger, R. N., u. S. E. Mills 314, *364*
Hamilton, W. F., J. W. Moore, J. M. Kinsman u. R. G. Spurling 581, *604*
Hammerstrom, R. N. s. Cohen, M. 520, *531*
Hampel, C. W. s. Kerr, St. E. [*112*] 422, *430*
Hana, L. s. Vilcek, J. 341, *376*
Hanahan, D. J. 220, 245, *259*
— u. I. L. Chaikoff 220, 245, *259*
— u. J. N. Olley 222, *259*
— M. Rodbell u. L. D. Turner 244, *259*
— u. R. Vercamer 245, *259*
Handa, J., S. Ishikawa, P. Huber u. J. S. Meyer 438, 488, *537*
— J. S. Meyer, P. Huber u. K. Yoshida 438, 485, *537*
— s. Huber, P. 461, 462, *539*
— s. Ishikawa, S. 438, 485, *540*
Handa, S., u. T. Yamakawa 276, *364*
— s. Yamakawa, T. 228, 239, *269*
Handa, V., u. T. Kumamoto 91, *190*
Handler, P. H. s. White, A. [o] *426*
Handschuhmacher, R. E., u. A. D. Welch 312, *364*
Hann, E. C. s. Lang, E. K. 554, 572, 573, *606*
Hannett, F. T. s. Ingram, W. R. *194*
Hanström, B. 43, 48, 70, 95, 105, 106, *191*
— u. K. G. Wingstrand *191*
Hanusek, G. E. s. Sapirstein, L. A. 597, 598, *608*
Hardegree, M. C. 344, *364*
Harden 390
Harders, H., u. H. Dieckmann 234, *259*
Hardin, C., T. H. Hendren, A. A. Faris u. C. M. Poser 491, *537*
Hardwick, D. F. s. Misrahy, G. A. [*140*] *431*
Hardy, E. G. s. Pontius, R. G. 511, 519, 520, 523, *547*
Hare, K. *191*
— s. Hickey, R. C. 87, *192*
Hare, R. S. s. Hickey, R. C. 87, *192*
Hare, W. K. s. Fisher, C. *186*

Hargis, B. J. s. Malkiel, S. 328, 368
Harmel, M. H., J. H. Hafkenschiel, G. M. Austin, C. W. Crumpton u. S. S. Kety 466, *537*
— s. Kety, S. S. 434, 492, 494, 495, 497, 500, 502, *540, 541*
— s. Shenkin, H. A. *608*
Harper, A. M. 453, 454, 458, *537*, 591, 597, *604*
— u. R. A. Bell 591, 597, *604*
— u. H. I. Glass 591, 597, *604*
— — u. M. M. Glover 591, 597, *604*
— — J. L. Steven u. A. H. Granat 587, 591, 597, 600, *604*
— s. Glass, H. I. 437, *535*, 597, *603*
— s. McDowall, D. G. 596, *606*
Harreveld, A. van 441, 511, 513, *537*
— u. G. Marmont 511, *537*
— u. S. Ochs [*71*] *429*
— u. J. S. Stamm 511, 514, 521, *537*
— s. Hull, C. D. 441, *539*
— s. Tyler, D. B. 442, 443, *551*
Harris, G. W. 7, 138, 143, 146, 147, 162, 169, *191, 192*, 294, *364*
— u. B. T. Donovan *192*
— u. D. Jacobsohn 143, 168, *192*
— u. R. T. Johnson 143, *192*
— s. Brown-Grant, K. *180*
— s. Cross, B. A. *182*
— s. Donovan, B. T. 143, 145, *184*
— s. Fortier, C. 146, *187*
— s. Green, J. D. 143, 153, 154, *188*
— s. Groot, J. de 143, 145, *189*
Harris, H. W. *192*
Harris, R. s. Carter, H. E. 226, *256*
Harrold, C. C. s. Pearson, O. H. 161, *202*
Harter, J. G. s. McDevitt, H. O. 345, *369*
Harth, S. s. Mandel, P. [*131*] 406, 409, 410, *431*
Hartley jr., R. W. s. Maxfield, M. 251, *265*
Hartmann, F. s. Sano, Y. *205*
Hartmann, J. F. 95, *192*
Hartog, M., M. A. Gaafar, B. Meisser u. T. R. Fraser 294, *364*
Harváth, E. s. Bachrach, D. *177*
Harvey, E. K. s. Greene, H. S. N. 336, *363*
Harvey, J., u. T. Rasmussen 486, *537*
Harvey, J. A., A. Heller u. R. Y. Moore [*72*] 415, *429*
Hashem, N., u. M. L. Barr 341, *364*
— u. D. H. Carr 341, *364*

Haslam, C. s. Feindel, W. *602*
Hass, W. K. 337, *364*
Hasselberger, F. X. s. Lowry, O. H. [*129*] 422, *431*
Hasskova-Messner, U. s. Kolar, O. 298, *366*
Hattori, T. s. Yamakawa, T. 216, 228, 231, *269*
Haug, H. s. Bauer, K. F. 142, *178*
Haug-László, A. s. Donhoffer, Sz. [*41*] 420, *428*
Haugaard, N. s. Stadie, W. C. 507, *550*
Haun, Ch. K., u. Ch. H. Sawyer *192*
Hauser, G. 239, *260*
Hauser, H. H., H. J. Svien, B. F. McKenzie, W. F. McGuckin u. N. P. Goldstein 253, *260*
Hawliczek, F., E. Langner u. D. Seemann 557, 561, *604*
— s. Birkmayer, W. 561, 571, *601*
— s. Zita, G. 437, *552*, 560, *609*
Hawthorne, J s. Hawthorne, J. N. 222, *260*
Hawthorne, J. N. 222, 223, *260*
— u. J. Hawthorne 222, *260*
— s. Ansell, G. B. 225, *254*
Hayaishi, O., u. A. Kornberg 244, *260*
Hayano, S. s. Sakata, K. [*162*] *432*
Hayashi, M. s. Imanaga, H. 594, *604*
Hayden, R. O., B. Garoutte, J. Wagner u. R. B. Aird [*73*] 405, *429*
Haymaker, W., u. H. Strughold 505, *537*
— s. Kuhlenbeck, H. 18, 44, *195*
— s. Malamud, N. 496, *543*
Hayne, R. s. Gibbs, E. L. *535*
Haynes, B. W. s. Morris, G. C. 455, *544*
Heagan, B. S. s. Miller, R. A. 476, *544*
Heald, P. J. 252, *260*, [*74—80*] 405, *429*
— u. H. C. Stancer [*81*] 405, *429*
Heard, D. H., G. V. F. Seaman u. I. Simon-Reuss 332, *364*
Hearn, W. R., u. R. Guillemin *192*
— s. Guillemin, R. 113, 135, *190*
Hechter, O., u. I. D. K. Kalkerston *364*
Heckers, H. s. Isselhard, W. 489, 517, *540*
Hector, R. I. s. Gammack, D. B. 352, *363*
Hedlund, S. 583, *604*
— V. Köhler, G. Nylin, R. Olsson, O. Regnström, E. Rothström u. K. E. Aström 554, 579, 581, 582, *604*

Hedlund, S. K. Ljunggren, B. Berggren u. P. O. Brundell 436, *537*, 554, 579, 581, 582, *604*
— — u. V. Köhler 561, 562, 563, *604*
— u. G. Nylin *604*
— — u. O. Regnström 581, 582, 583, *604*
— s. Ljunggren, K. 437, 557, 558, *606*
— s. Nylin, G. 436, *546*, 556, 579, 580, 581, 582, *607*
Hees, J. van s. Bergh, R. van den 573, 574, *601*
Heftmann, E. [*h*] 406, *426*
Heidenhain-Woelcke 13, 14, 15, 32
Heimann, J. [*178*] 409, 412, 421, 422, 423, *432*
— u. W. Thorn [*82*] 412, 421, 423, *429*
Heimbecker, P. 528, *537*
— u. H. L. White *192*
Heitmann, R., u. G. Uhlenbruck 290, 292, *364*
— s. Bauer 300
— s. Thorn, W. [*179*] 412, 417, 418, 422, 423, 424, 425, *432*
Held, E. s. Liemann, F. 527, *542*
Held, K. s. Gottstein, U. 491, *536, 603*
Heller, A. s. Harvey, J. A. [*72*] 415, *429*
Heller, D. s. Rouser, G. 243, *267*
Heller, H. 86, 123, *192*
— u. K. Lederis 109, 113, *192*
— u. F. F. Urban *192*
— u. E. J. Zaimis 86, *192*
— s. Lederis, K. *196*
Heller, I. H., u. K. A. C. Elliott [*83*] *429*
— s. Elliott, K. A. C. 440, *533*
Heller, M., u. B. Shapiro 227, *260*
Hellinger, F. R., B. M. Bloor u. J. J. McCutchen 435, *537*
Hellström, K. E., u. G. Möller 331, *364*
Helm, H. J. van der, H. A. Zondag u. F. Klein 254, *260*
Helmboldt 354
Henderson, N. s. Roboz, E. 253, *266*, 300, *372*
Henderson, W. R., u. W. C. Wilson *192*
Henderson, Y. 454, *537*
Hendren, T. H. s. Hardin, C. 491, *537*
Hendricks, U. W. s. Klenk, E. 223, *262*, 355, *366*
Hendrickson, H. S., u. C. E. Ballou 223, *260*
Hendrix, J. P. s. Schmidt, C. F. 466, *548*
Henle, W., L. A. Chambers u. V. J. Groupé 280, *364*

Namenverzeichnis.

Henn, R. s. Diemer, K. [37, 38] 408, *428*, 446, 506, *532*
Hennequin, L. s. Collin, R. 147, *181*
Henning, U. s. Demling, L. 252, *257*
Henry, J. P., O. H. Gauer, S. S. Kety u. K. Kramer 459, 460, *537*
Hensel, H. 513, *537*
— s. Betz, E. 437, *530*
Hensen, R. A., G. M. Stern u. V. C. Thompson 338, *364*
Heppner, F. s. Bertha, H. 437, *530*
Hering, H. E. 512, *537*
Herrero, S. M. s. Wooley, D. E. [210] 423, *433*
Herring, P. T. 100, 125, *192*
Herrlich, P., u. C. E. Sekeris 332, *364*
Herrmann, E., u. H. W. Pia 486, *538*
— s. Brobeil, A. 442, 501, *531*, 555, *602*
Herrmann, H.-D. 586, *604*
— s. Loew, F. 454, *542*
Herschkowitz, N., u. J. N. Cumings 254, *260*
Hershberger, R. s. Moyer, J. H. 467, 502, *545*
Hershman, B. s. Schmidt, G. 245, *267*
Hertsch, G. J. s. Bell, R. L. 561, *601*
Hertz, L., u. T. Clausen [84] 405, *429*
Herzog, H., u. A. Kostyal 503, *538*
Hess, A. R. s. Barron, K. D. 320, *359*
Hess, H. H. 440, *538*
— u. E. Rolde 234, *260*
Hetherington, A. s. Magoun, H. W. *198*
Heuer, K. s. Klenk, E. 228, 229, *262, 276, 366*
Heuff, M. s. Feindel, W. *602*
Heyman, A., J. L. Patterson u. T. W. Duke 449, 481, 489, 501, *538*
— — — u. L. L. Battey 489, *538*
— — u. R. W. Jones 492, 500, *538*
— — u. T. Nichols 501, *538*
— s. Battey, L. L. 500, *529*
— s. Patterson, J. L. 449, 451, 501, *546*
Heymans, C. 516, 521, *538*
— u. J. J. Bouckaert 511, 520, 521, *538*
— — F. Jourdan, S. J. G. Nowak u. S. Farber 511, 512, 513, 521, *538*
— — F. Jourdan, S. J. G. Nowak u. S. Farber 511, 512, 513, 521, *538*

Heymans, C. F. Jourdan u. S. J. G. Nowak 511, 512, 513, 521, *538*
— u. A. Ladon 516, *538*
Heymans, J. F. *538*
Heyningen, W. E. van 235, 342, 343, *364*
— u. S. N. Arseculeratne 342, *364*
— u. P. A. Miller 235, *260*, 342, *364*
— u. R. J. Woodman 235, *260*, *364*
— s. Bernheimer, A. W. *359*
— s. Feigen, G. A. 344, *362*
— s. Mellanby, J. 344, *369*
Hibbard, E. s. Dawes, G. S. 514, 527, *532*
Hickey, R. C., K. Hare u. R. S. Hare 87, *192*
Hierowski, M. s. Wender, M. [204] *433*
Highman, B., u. P. D. Altland [85] 420, *429*
Hild, W. 89, 97, 102, 117, *192, 193*
— u. G. Zetler 71, 81, 109, 110, 113, 117, *193*
— s. Bargmann, W. 81, *178*
— s. Zetler, G. *212*
Hill, A. V. 528, *538*
Hillarp, N. Å. 145, *193*
— u. D. Jacobsohn 145, 147, 153, *193*
— s. Westman, A. *211*
Hillborg, P.-O., u. B. Estborn 233, *260*
Hilleman, M. R. s. Peck, H. M. 306, *370*
— s. Woodhour, A. F. 306, *377*
Hillman, J. C. s. Reiss, M. 293, *371*
Hiltibran, R. C. s. Nicholas, H. J. 241, *265*
Himwich, H. E. 251, *260*, 494, 495, *538*
— Z. Baker u. J. F. Fazekas 442, *538*
— K. M. Bowman, C. Daly, J. F. Fazekas, J. Wortis u. W. Goldfarb 494, 496, 503, *538*
— u. J. F. Fazekas 442, 443, *538*
— — u. W. Goldfarb *538*
— J. F. Frostig, J. F. Fazekas u. Z. Hadidian 495, *538*
— Z. Hadidian, J. F. Fazekas u. H. Hoaglund 495, *538*
— T. D. Spies, J. F. Fazekas u. S. Nesin 494, *538*
— s. Fazekas, J. F. 442, 492, 496, 504, 514, 527, *533*
— s. Himwich, W. A. 435, 500, 502, *538*
— s. Hoaglund, H. 495, *539*
— s. Homburger, E. 502, *539*

Himwich, W. A., E. Homburger, K. Maresca u. H. E. Himwich 435, 500, 502, *538*
— s. Homburger, E. 502, *539*
Hines, H. M. s. Brown, M. L. 438, 497, *531*
Hinshaw, L. B., S. B. Day u. C. H. Carlson 454, *538*
Hintzen, C. s. Gercken, G. [62] 409, 418, 422, 423, *428*
Hirano, T. s. Ishii, S. *194*
— s. Kobayashi, H. 109, *195*
Hiraoka, Sch. s. Fujita, H. 112, *187*
Hirsch, H. 446, 459, 468, 514, 517, 521, 522, *538*
— F. Bange, K. G. Pulver u. J. Steffens [86] 420, *429*, 512, 513, *538*
— U. Beneicke u. H. P. Künzel 489, 526, *538*
— — u. D. Popeskovic 489, *538*
— A. Bolte, G. Huffmann, A. Schaudig u. D. Tönnis [87] *429*
— A. Schaudig u. D. Tönnis [88] 420, *429*, 522, 523, 524, *538*
— M. Breuer, K. G. v. Buch, M. Dohmen, K. Körner u. H. Rümmele 505, *538*
— — H. P. Künzel, E. Marx u. D. Sachweh 489, 526, *538*
— E. Doose, G. Grote, S. Jarai u. H. Kristen 446, *539*
— K. H. Euler u. M. Schneider [89, 90] 415, 418, 419, *429*, 505, 510, 511, 513, 514, 515, 516, 517, 518, 519, 521, 522, 527, *539*
— u. P. Gaethgens 489, *539*
— — u. A. Sobbe 489, *539*
— U. Gleichmann, H. Kristen u. V. Magazinović [91] 508, *429*, 446, 477, 478, *539*
— D. Koch, W. Krenkel u. M. Schneider [92] 420, *429* 511, 527, *539*
— — — u. F. Schnellbächer [93] 420, *429*, 528, *539*
— u. K. Körner 438, 454, 455, 456, 505, *539*
— W. Krenkel, M. Schneider u. F. Schnellbächer [94] 420, *429*, 478, *539*
— H. P. Künzel u. D. Sachweh 489, *539*
— u. H. A. Müller 517, 518, 519, 522, 525, 526, *539*
— R. L. Swank, M. Breuer u. W. Hissen 489, *539*
— s. Frowein, R. A. [52] 408, *428*
— s. Gänshirt, H. [55] 410, 420, *428*, 496, 504, 505, 513, 515, *534*

Hirsch, H. s. Schneider, M. 439, *549*
His, W. 33, *193*
Hissen, W. s. Hirsch, H. 489, *539*
— s. Swank, R. L. 489, *550*
Hitzig, W. H. 323, *364*
Hixon, W. S. s. Lowry, O. H. 242, *264*
Hlad, C. J. s. Morris, H. G. 293, *370*
Ho, Monto s. Michalis, R. H. 342, *369*
Ho, W. s. McKhann, G. M. 239, *265*
Hoaglund, H., H. E. Himwich, E. Campbell, J. F. Fazekas u. Z. Hadidian *539*
— s. Himwich, H. E. 495, *538*
Hochberg, I., u. H. Hydén 521, *539*
Hochstetter, F. 21, 22, 36, 37, 41, 44, *193*
Hochwald, G. M., u. G. J. Thorbecke 253, *260*, 287, *364*
Høedt-Rasmussen, K. 587, 590, 591, 593, 594, *604*
— u. E. Skinhøj *604*
— E. Sveinsdottir u. N. A. Lassen *604*
— s. Christensen, M. S. 596, *602*
— s. Ingvar, D. H. 436, *539*, 589, 593, 594, 595, *604*
— s. Jensen, K. B. 590, 594, *605*
— s. Lassen, N. A. 436, *542*, 591, 594, 600, *606*
— s. Skinhøj, E. 595, 600, *608*
Hölscher, B., u. J. Finger *193*
Hölzl, J. s. Hörhammer, L. 222, *260*
Hoelzl-Wallach, D. F., u. E. H. Eylar 332, *364*
Höpker, W. 496, *539*
Hörhammer, L., H. Wagner u. J. Hölzl 222, *260*
Hörman, S. s. Ingvar, D. H. 589, 593, 594, 595, *604*
Hoerr, N. C. 251, *260*
Hofer, H. 155, *193*
Hoff, F. 146, *193*
Hoffman, M. N. s. Schmidt, N. J. 341, *373*
Hoffmeister, H. E., H. Kreuzer u. W. Schoeppe 518, *539*
Hofman, W. W. s. Feigen, G. A. 344, *362*
Hofmann, E. v., u. A. Haberda 511, *539*
Hofmann, G., u. H. Schinko *260*
Hogben, L. T., u. F. R. Winton 125, *193*
Hohlweg, W., u. K. Junkmann 144, 145, *193*
Hokin, L. E. 246, *260*
— u. M. R. Hokin 246, *260*
Hokin, M. R. s. Hokin, L. E. 246, *260*

Holaday, D. A. s. Rosomoff, H. L. 438, 496, 503, *548*
Holborow, E. J. s. Beutner, E. H. 345, 346, *359*
— s. Kaklamanis, E. 353, *366*
Holdridge, B. s. Grace, J. T. 328, *363*
Hollàn, S. R., E. Novàk, S. Köszeghi u. E. Stark 339, *364*
Holley, E. s. Atwell, W. J. *177*
Hollinshead, A. C. s. Huebner, R. J. 331, *365*
Hollinshead, W. H. s. Markee, J. E. 143, *198*
— s. Sawyer, C. H. *205*
Holloway, J. E. s. Crane, M. G. 556, *602*
Holman, R. T. 248, *260*
— s. Witten, P. W. 248, *269*
Holmberg, B. 332, *364*
Holmes, E. G. 440, 445, *539*
Holmes, J. H. s. Swan, H. 524, *550*
Holmes, R. L. 86, *193*
— u. F. G. W. Knowles 91, *193*
Holmgren, B. s. Euler, C. von *186*
Holmqvist, B., D. H. Ingvar u. B. Siesjö 438, 465, *539*
Holst, E. 272, *365*
Holtz, M. s. Wiechert, P. 254, *269*
Holtz, P. 102, *193*
Homans, J. s. Crowe, S. J. *182*
Homburger, E., W. A. Himwich, E. Etsten, G. York, R. Maresca u. H. E. Himwich 502, *539*
— s. Himwich, W. A. 435, 500, 502, *538*
Honegger, C. G., u. T. A. Freyvogel *260*
Honegger, G. G. s. Georgi, F. 312, *363*
Hood, J. F. s. Rennels, E. G. 237, *266*
Hooghwinkel, G. J. M., P. F. Borri u. G. W. Bruyn 339, *365*
Hopkins, A. L. s. Kleinerman, J. 504, *541*
Hopps, J. A. s. Bigelow, W. G. 524, *530*
Horecker, B. L., u. A. Kornberg 493, *539*
Horenstein, S. s. Denny-Brown, D. 458, *532*
Horn, K.-H. s. Pasternak, G. 331, *370*
Hornsay, S. s. Gray, L. H. 507, *536*
Horsley, V. 161, 162, *193*
Horsten, G. P. M. s. TenCate, J. 513, 518, 520, 521, *550*
Horstmann, E. 147, *193*, [*95, 96*] 408, *430*
Horton, E., u. Ph. C. Johnson jr. 586, *604*

Horváth, E. s. Bachrach, D. *177*
Horváth, E. s. Kovács, K. *195*
Horváth, N. s. Geiger, A. [*58*] 414, *428*
Horváth, S. M. s. Kety, S. S. 466, *540*
Hosein, E. A. [*97*] 423, *430*
Hotchin, J. 339, *365*
— u. L. Benson 339, *365*
— u. E. Sikora 339, *365*
— s. Cohen, S. M. 347, *360*
Hotta, S. S. [*98*] 414, *430*
Housholder, D. E. s. Guillemin, R. 113, 135, *190*
Houssay, B. A. 133, *193*
— u. J. Ungar 125, *193*
Hovels, O. s. Deuticke, H. J. 251, *257*
Howard, R. E., u. R. M. Burton 235, *260*
— s. Burton, R. M. 235, *256*
Howatson, A. F., M. Nagai u. G. M. zu Rhein *365*
Howe, A. *193, 194*
— u. A. G. E. Pearse 103, *194*
Howe, C. s. Danon, D. 279, *361*
— s. Rosenberg, A. *266*
Howell, W. H. 107, *194*
Howton, D. R. s. Mead, J. F. 248, *265*
Hoyer, L. W., R. M. Condie u. R. A. Good 312, *365*
Hsu, K. s. Steiner, S. H. 598, *609*
Hsu, K. C., R. A. Rifkind u. J. B. Zabriskie 348, *365*
Huber, G. C., u. E. C. Crosby *194*
— s. Kappers, C. U. Ariens *195*
Huber, P., J. S. Meyer, J. Handa u. S. Ishikawa 461, 462, *539*
— s. Handa, J. 438, 485, 488, *537*
— s. Ishikawa, S. 438, 485, *540*
Huebner, R. J., H. G. Pereira, A. C. Allison, A. C. Hollinshead u. H. C. Turner 331, *365*
— s. Black, P. H. 331, *359*
Huerkamp, B., u. E. Opitz 506, *539*
Hürter, P., u. G. Gercken 495, *539*
Huffmann, G. s. Hirsch, H. [*87*] *429*
Hughes, D. s. Field, E. J. 314, *362*
Hughes, L. E., u. B. Lytton 332, *365*
— s. Lytton, B. 332, *368*
Hugh-Jones, P. s. Dollery, C. T. 600, *602*
Hughson, W. s. Weed, L. H. 462, *551*
Hull, C. D., u. A. van Harreveld 441, *539*
Hultquist, G. s. Hagberg, B. 230, *259*

Hume, D. M. 130, 145, *194*
— u. G. J. Wittenstein 130, 145, *194*
— s. Ganong, W. F. *187*
Humiston, C. G. s. Carter, H. E. 226, *256*
Humphrey, J. H. 271
— u. R. G. White 327, 329, *365*
Humphreys, R. S. s. Chirigos, M. A. 332, *360*
Hunter, W. M., u. F. C. Greenwood 293, *365*
Hurtado, A. 505, *539*
— s. Tappan, D. V. 506, 507, *550*
Huseby, R. A. s. Geschwind, I. I. 113, *188*
Huxley, J. 331, *365*
Hydén, H., u. B. McEwen 281, *365*
— s. Gomirato, G. 234, *259*
— s. Hochberg, I. 521, *539*
Hyman, C. s. Winsor, T. 470, *552*

Igata, A. 571, *604*
Iio, M., H. N. Wagner jr., R. S. Rose, K. Ueda, P. R. Lichtlen, J. R. Jude, G. G. Knickerbocker u. H. R. Bourne jr. 594, *605*
Ikeda, H. s. Okumura, N. [*144*] *431*
Ikeyama, A. s. Imanaga, H. 594, *604*
Ikkos, D. s. Luft, R. 161, *197*
Ikuta, F., u. H. M. Zimmerman 337, *365*
Illei, G. s. Flerkó, B. 144, 145, *187*
Illig, R. s. Prader, A. 295, *371*
Imai, K. *194*
— s. Enami, M. 91, 105, *185*
Imanaga, H., H. Nagai, H. Sakurai, M. Hayashil, M. Furuse, K. Okamura, A. Shintani, Y. Oka, T. Kobayashi u. A. Ikeyama 594, *604*
Imhäuser, K. 215, *260*
— s. Feulgen, R. 215, *258*
Imoto, T. *194*
Inatomi, M. s. Kobayashi, H. 139, *195*
Ingram, G. D. s. Coombs, R. E. A. 298, *361*
Ingram, W. R., C. Fisher u. S. W. Ranson *194*
Ingram, W. R., C. Fisher u. S. W. Ranson *194*
— F. T. Hannett u. S. W. Ranson *194*
— s. Fisher, C. 44, *186*
— s. Ranson, S. W. 16, 114, *203*
Ingvar, D. H. 451, 465, 468, *539*, 574, 589, 591, 593, 594, 595, *604*

Ingvar, D. H. M. Baldy-Moulinier, I. Sulg u. S. Hörman 589, 593, 594, 595, *604*
— S. Cronqvist, R. Ekberg, J. Risberg u. K. Høedt-Rasmussen 436, 539, 589, 593, 594, 595, *604*
— E. Häggendal, N. J. Nilsson, P. Sourander, I. Wickbom u. N. A. Lassen 593, 594, 595, *604*
— u. N. A. Lassen 436, 446, *539*, 591, 593, 594, 597, *604*, *605*
— u. N. Lundberg *605*
— u. J. Risberg 593, 594, 595, *605*
— u. U. Söderberg 438, *539*, *540*
— s. Betz, E. 437, *530*, 593, 596, *601*
— s. Cronqvist, S. 595, 596, *602*
— s. Ekberg, R. 595, *602*
— s. Gleichmann, U. [*65*] 408, *429*, 446, *536*, 596, *603*
— s. Häggendal, E. 590, 591, 593, 595, *603*
— s. Holmqvist, B. 438, 465, *539*
— s. Lassen, N. A. 436, 446, *542*, 579, 591, 592, 594, 596, 600, *606*
— s. Lübbers, D. W. 446, *543*
Inst, A. s. Glass, H. I. 597, *603*
Iraci, G., u. A. Carteri 353, *365*
— — u. G. G. Toffolo 356, *365*
— u. G. G. Toffolo 356, *365*
Irie, R. s. Yamakawa, T. 228, 229, 239, *269*
Irmer, W. 503
— u. F. Koss *540*
Irmscher, K. s. Isselhard, W. [*100*] 412, 413, *430*
— s. Thorn, W. [*180*] 406, 411, *432*
Irvine, D. G., u. H. Miyashita 352, *365*
Isaković, K. s. Janković, B. D. 292, *365*
Isbister, W. H., P. F. Schofield u. H. B. Torrance 587, 590, 591, 600, *605*
Ishii, S., T. Hirano u. H. Kobayashi *194*
Ishikawa, S., J. Handa, J. S. Meyer u. P. Huber 438, 485, *540*
— s. Handa, J. 438, 488, *537*
— s. Huber, P. 461, 462, *539*
— s. Meyer, J. S. 438, *544*
— s. Symon, L. 437, 438, 485, *550*, 595, *609*
Ishizaki, N. s. Noda, H. 200
— s. Sano, Y. 205
Isliker, H., B. Le Maire u. C. Morgan 347, *365*

Isselhard, W. [*99*] 419, *430*, 517, *540*
— K. Irmscher u. W. Thorn [*100*] 412, 413, *430*
— u. H. Merguet 517, *540*
— H. Neuhoff, W. Stremmel, J. Krebs, H. Heckers, H. Schmitz u. M. Röskau 489, 517, *540*
— W. Pohl, S. W. Berghoff, D. Schmerbauch u. H. W. Schüler 517, *540*
— s. Swank, R. L. 489, *550*
— s. Thorn, W. [*180*, *181*] 406, 409, 410, 411, 413, 418, *432*
Issidorides, M. s. Shanklin, W. M. 232, *267*
Isvaneski, M. s. Janković, B. D. 308, *365*
Ito, K. s. Sano, Y. 205
Itoh, T., u. Ch. M. Southam 332, *365*
Ivancovic, S., H. Druckrey u. R. Preussmann 335, *365*
— s. Druckrey, H. 331, 334, 335, *361*
Iwanaga, M. s. Makita, A. 228, *264*
— s. Yamakawa, T. 228, 229, 239, *269*
Iyer, N. T., P. L. McGeer u. E. G. McGeer [*101*] 405, *430*

Jacob, H. 511, *540*
Jacob, K. s. Bargmann, W. 81, *178*
Jacob, K. O. s. Schneider, K. W. 586, *608*
Jacobs, A. F. s. Paterson, P. Y. 309, *370*
Jacobs, G. s. Thorn, W. [*182*] 419, *432*
Jacobsohn, D. 143, 169, *194*
— u. C. B. Jørgensen 168, *194*
— s. Harris, G. W. 143, 168, *192*
— s. Hillarp, N. A. 145, 147, 153, *193*
— s. Westman, A. 162, 169, *211*
Jacobson, H. N., u. W. F. Windle 527, *540*
— s. Dawes, G. S. 514, 527, *532*
Jacobson, I. s. McDowall, D. G. 596, *606*
Jáki, Gy. s. Bachrach, D. 112, *177*
Jáki, J. s. Bachrach, D. 112, *177*
Jakobovits, A. s. Kovács, K. *195*
James, F., u. K. Fotherby 237, *260*
James, L. S. s. Adamsons, K. 527, *528*
Jamieson, D.
  s. Brenk, H. A. S. van den [*19*] *427*
Janjič, M. s. Janković, B. D. 309, *365*

Jankovic, B. D. 315
— M. Draškoči u. K. Isakovič 292, *365*
— — u. M. Janjič 309, *365*
— — D. Paunovič u. L. Popaskovič 313, *635*
— u. M. Isvaneski 308, *365*
— u. S. Leskowitz 309, *365*
— s. Mihailovič, Lj. 315, *369*
— s. Mitrovic, K. 287, *369*
Janowitz, S. L. s. Pital, A. 345, *371*
Jansen, J. *194*
Jansen, W. F., u. J. C. van de Kamer *194*
Janssen, P., u. H. Stephan *194*
— s. Diepen, R. 42, 44, *184*
Járai, I. s. Donhoffer, Sz. [*41*] 420, *428*
Jarai, S. s. Hirsch, H. 446, *539*
Jantzen, E., u. H. Andreas [*102, 103*] 406, *430*
— u. O. Wieckhorst [*104*] 406, *430*
Jarett, L., P. E. Lacy u. D. M. Kipnis 294, *365*
Jaroslow, B. N. s. Taliaferro, W. H. 333, *375*
Jasper, H. s. Penfield, W. 497, *547*
Jatzkewitz, H. 231, 234, 243, 260, *261*
— u. E. Mehl 243, *261*, 320
— H. Pilz u. K. Sandhoff 230, *261*
— u. K. Sandhoff 232, *261*
— s. Mehl, E. 239, *265*
— s. Pilz, H. 232, *266*
— s. Sandhoff, K. 232, *267*
Jawetz, E., J. L. Melnick u. E. A. Adelberg 340, *365*
Jayne, H. W., P. Scheinberg, N. Rich u. M. S. Belle 466, 471, *540*
— s. Scheinberg, P. *548*
Jeanloz, W. s. Hakomori, S. I. 259, 276, 332, *364*
Jeffers, W. A. s. Hafkenschiel, J. H. 455, 459, 466, *537*
— s. Kety, S. S. 435, 455, 466, *540*
Jellinger, K., u. F. Seitelberger *365*
Jenkins, A. R. s. Dewar, H. A. 455, 466, *532*
Jenkner, F. L. 437, *540*
— s. Bertha, H. 437, *530*
Jensen, J. M., u. W. M. Parkins 524, *540*
— s. Parkins, W. M. 524, *546*
Jensen, K., J. Clausen u. E. Ostermann 352, *366*
Jensen, K. A. s. Faurbye, A. 352, *362*
Jensen, K. B., K. Høedt-Rasmussen, E. Sveinsdottir, B. M. Stewart u. N. A. Lassen 590, 594, *605*
Jessiman, A. G. 161, *194*
— D. D. Matson u. F. D. Moore 161, *194*
Jewell, P. A. 71, *194*
— u. E. B. Verney 70, *194*
— s. Andersson, B. [*3*] *426*
Jibril, A. s. Koenig, H. 234, *263*
Jirgl, V. s. Schreiber, V. *207*
Jötten, J. s. Scholz, W. 497, *549*
Joffe, S., M. M. Rapport u. L. Graf 275, 279, *366*
Johansson, B. s. Häggendal, E. *603*
Johnson, A. C., A. R. McNabb u. R. J. Rossiter *261*, 316, *366*
Johnson, A. E., u. F. Gollan 586, 590, *605*
Johnson, F. S. s. Behnke, A. R. 508, *529*
Johnson, G. A., u. R. H. McCluer 229, 241, *261*
— s. Dodd, M. C. 277, 355, *361*
Johnson, G. D. s. Beutner, E. H. 345, 346, *359*
Johnson, M. K. [*105*] 405, *430*
Johnson, P. C. 454, *540*
— s. Sevelius, G. 586, *608*
Johnson jr., Ph. C. 586, *605*
— s. Horton, E. 586, *604*
Johnson, R. T. s. Harris, G. W. 143, *192*
Johnston, P. V. s. Roots, B. I. 236, *266*
Johnstone, M. C., D. B. Amos u. C. A. Stetson jr. *366*
Jolles, P. s. White, R. G. 304, *376*
Jones, E. M. s. Garcia-Bunuel, L. [*57*] 423, *428*
Jones, H. s. Nylin, G. 436, *546*
Jones, R. D., u. R. M. Berne 454, *540*
Jones, R. M. s. Gollan, F. 505, 524, *536*
Jones, R. W. s. Heyman, A. 492, 500, *538*
Jores, A. *194*
— u. O. Glogner 24, 130, *194*
Jørgensen, C. B. 145, *194*
— u. L. O. Larsen 139, *194*
— — P. Rosenkilde u. K. G. Wingstrand 139, *194*
— P. Rosenkilde u. K. G. Wingstrand 139, *194*
— s. Jacobsohn, D. 168, *194*
Jourdan, F. s. Heymans, C. 511, 512, 513, 521, *538*
Jude, J. R. s. Iio, M. 594, *605*
Jukes, T. H. [*106*] 412, *430*
Jung, R. 480, *540*
Junkmann, K. s. Hohlweg, W. 144, 145, *193*

Jutisz, M., P. de la Llosa, E. Sakiz, E. Yamazaki u. A. Guillemin 146, *194*

Kabak, K. S. s. Poliakowa, N. M. 251, *266*
Kabara, J. J. 236, *261*
Kabat, E. A., A. Wolf u. A. E. Bezer 301, 315, *366*
Kabat, H. 526, *540*
— u. C. Dennis 511, 519, *540*
— s. Dennis, C. 513, *532*
— s. Ranson, S. W. *203*
— s. Rossen, R. 474, 512, 513, *548*
Kahle, W. 16, *194*
Kahlke, W. 234, *261*
— s. Klenk, E. 262, *366*
— s. Richterich, R. 234, *266*
Kajikuri, H. s. Riberi, A. 524, 525, *547*
Kaklamanis, E., E. J. Holborow u. L. E. Glynn 353, *366*
Kalkerston, I. D. K. s. Hechter, O. *364*
Kalle, E. 511, 512, 513, *540*
Källén, B. s. Berg, O. 289, 314, *359*
Kallius 23
Kalsbeek, J. E., u. J. N. Cumings 253, *261*
Kamemoto, F. I. s. Oksche, A. 145, *201*
Kamer, J. C. van de s. Jansen, W. F. *194*
Kandutsch, A. A., u. J. H. Stimpfling 332, *366*
Kaneko, J. K. s. Cornelius, C. E. 254, *257*
Kanfer, J. 250, *261*
— R. S. Blacklow, L. Warren u. R. O. Brady 234, *261*
Kanfer, J. N. s. Bradley, R. M. 239, 256, *360*
— s. Brady, R. O. 232, *256*
— s. Somers, J. E. 277, 299, 340, *374*
Kaniike, K. s. Yoshida, H. [*211*] 405, *433*
Kantürek, V. s. Vrba, R. [*196, 197*] 405, 410, *433*
Kanzow, E. 437, *540*
— u. D. Krause 439, *540*
— u. K Reichel 454, *540*
— s. Reichel, K. 458, *547*
Kaplan, M. H. s. Coons, A. H. *361*
Kappers, C. U. Ariens *195*
— G. C. Huber u. E. C. Crosby *195*
Káprati, G. s. Eisen, A. H. 338, *362*
Kar, N. s. Karkun, J. 132, *195*
Karimi-Nejad, A. s. Frowein, R. A. 484, *534*
Karki, N., R. Kuntzman u. B. Brodie [*107*] 415, *430*

Karkun, J., N. Kar u. Mukerji 132, *195*
Karlson, P. [*i*] *426*
Karlsson, K.-A. 227, *261*
Karnovsky, M. L. s. Moser, H. 250, *265*
Karrer, K., u. P. Speiser 332, *366*
Karrer, P., u. H. Salomon 217, *261*
Kary, C. 114, *195*
Kasamatsu, A. s. Creutzfeld, O. 480, 497, *531*
Kastin, A. J., u. G. T. Ross 134, *195*
Kastl, E. *195*
Katersky, E. M. s. Lowry, O. H. 253, *264*
Kates, M. 245, *261*
— u. P. R. Gorham 245, *261*
— s. Baer, E. 217, *255*
Katsh, G. F. s. Katsh, S. 281, *366*
Katsh, S., u. G. F. Katsh 281, *366*
Katsoyannis, P. G. s. DuVigneaud, V. 81, 107, 108, *184*
Katsuki, S., H. Uzawa, K. Tanaka, K. Fukiyama, M. Fujishima u. T. Omae 584, *605*
Katz, S. H. s. Dhariwal, A. P. S. *183*
Katzman, R. s. Korey, S. R. 231, *263, 366*
Kaul, C. L., u. J. J. Lewis [*108*] 412, *430*
Kautzky, R. s. Ferner, H. 1, 52, 81, *186*
Kawabata, I. 91, *195*
Kawai, T. s. Shibusawa, K. *207*
Kawakita, Y. s. Geiger, A. [*58, 59*] 414, *428*
Kawamoto, M. s. Sano, Y. *205*
Kayser, D. s. Frowein, R. A. [*52*] 408, *428*
Keilin, D. 492, *540*
Kelly, R. T., u. D. Greiff 279, *366*
Kennedy, C., u. L. Sokoloff 438, 439, 441, 442, *540*, 590, *605*
— s. Sokoloff, L. *550*
Kennedy, E. P. 246, 247, *261*
— u. S. B. Weiss 246, 247, *261*
— s. Borkenhagen, L. F. 247, *256*
— s. Smith, S. W. 246, *267*
— s. Scribney, M. 250, *267*
— s. Weiss, S. B. 246, 247, *268, 269*
Kerekes, M. F., T. Feszt u. A. Kovacs 320, *366*
Kerr, P. C. s. Brenk, H. A. S. van den 509, *531*
Kerr, St. E. [*109, 110*] 413, 422, *430*
— u. M. Ghantus [*111*] 422, *430*
— C. W. Hampel u. M. Ghantus [*112*] 422, *430*
— G. A. Kfoury u. L. G. Djibelian 222, 223, *261*
— — u. F. S. Haddad 222, 223, *261*

Kersten, H. s. Böhme, D. 289, *359*
— s. Bogoch, S. *359*
Kersten, W. s. Böhme, D. 289, *359*
— s. Bogoch, S. *359*
Kessler, M. s. Lübbers, D. W. 446, *543*
Keston, A. S. s. Chargaff, E. 245, *257*
Kety, S. S. 439, 441, 481, *540*, 590, 593, 594, *605*
— J. H. Hafkenschiel, W. A. Jeffers, J. H. Leopold u. H. A. Shenkin 435, 455, *540*
— M. H. Harmel, H. T. Bromell u. C. B. Rhode 434, *540*
— B. D. King, S. M. Horvath, W. A. Jeffers u. J. H. Hafkenschiel 466, *540*
— W. M. Landau, W. H. Freygang jr., L. P. Rowland u. L. Sokoloff 436, *541*, *605*
— F. D. W. Lukens, R. B. Woodford, M. H. Harmel, F. A. Freyhan u. C. F. Schmidt 492, *541*
— B. D. Polis, C. S. Nadler u. C. F. Schmidt 435, 492, 493, 500, *541*
— u. C. F. Schmidt 434, 435, 436, 438, 439, 449, 450, 451, 452, 455, 475, 507, *541*, 553, 554, 581, 587, 588, 598, 599, *605*
— H. A. Shenkin u. C. F. Schmidt 435, 461, 462, 500, *541*
— R. B. Woodford, M. H. Harmel, F. A. Freyhan, K. E. Appel u. C. F. Schmidt 492, 494, 495, 497, 500, 502, *541*
— s. Freyhan, F. A. 501, *534*
— s. Grant, F. C. 451, 497, *536*
— s. Harmel, M. H. 466, *537*
— s. Henry, J. P. 459, 460, *537*
— s. Landau, W. M. 436, 444, *542*, 596, *605*
— s. Lewis, B. M. 436, 451, *542*, 589, 599, 600, *606*
— s. Mangold, R. 439, *543*
— s. Schmidt, C. F. 438, 496, 497, 502, *548*
— s. Shenkin, H. A. 468, *549*, 554, *608*
— s. Sokoloff, L. 494, 500, *550*
— s. Wechsler, R. L. 471, 500, 502, *551*, 596, *609*
Kfoury, G. A. s. Kerr, S. E. 222, 223, *261*
Kibler, R. F., R. H. Fox u. R. Shapira 303, *366*
Kies, M. W. s. Levine, S. 306, *368*
— s. Mueller, P. 320, *370*
— s. Roboz, E. 253, *266*
— s. Shaw, C. 304, 305, 306, *374*

Kies, W. M. 308
— u. E. C. Alvord *366*
— — R. E. Martenson u. F. N. Le Baron 303, 304, *366*
— R. H. Laatsch, O. L. Silva u. E. C. Alvord 303, *366*
— J. B. Murphy u. E. C. Alvord 300, 303, *366*
Killian, H., u. H. Weese 502, *541*
Kim, Z., u. G. Uhlenbruck 278, 290, *366*
— — O. Prokop u. Schlesinger 278
King, B. C. s. Sloper, J. C. 91, 103, *207*
King, B. D., L. Sokoloff u. R. L. Wechsler 467, *541*
— s. Kety, S. S. 466, *540*
King, L. S. s. Wislocki, G. B. 59, 76, 142, 151, *212*
Kinsey, V. E. 507, *541*
Kinsman, J. M. s. Hamilton, W. F. 581, *604*
Kinzel s. Alcantara 276, 353, 355
Kinzel, V. s. Wrba, H. 331, *377*
Kinzelmeyer, H. s. Demling, L. 252, *257*
Kipnis, D. M. s. Jarett, L. 294, *365*
Kirkpatric, Ch. H. s. Rowlands jr., D. T. 323, *372*
Kirland, R. J. A. s. Whittaker, V. P. 344, *376*
Kirshner, N. s. Mannarino, E. [*132*] 415, *431*
Kishimoto, Y., u. N. S. Radin 239, *261*
Kiso, N. s. Yamakawa, T. 228, 239, *269*
Kiss, J., G. Fodor u. D. Banfi 226, *261*
Kitano, M. 572
— u. W. H. Oldendorf *605*
— — u. B. Cassen 565, 572, *605*
— s. Oldendorf, W. H. 556, 562, 563, 564, 565, 572, 573, 583, 598, *607*
Kittinger, G. s. Zita, G. 437, *552*, 560, *609*
Kjällqvist, A. s. Cronqvist, S. 596, *602*
Klán, V. s. Kvičala, V. 573, 574, *605*
Klasson, D. H. 470, *541*
Klatzo, I. 254, *262*
Klee, A. s. Lassen, N. A. 588, *606*
Kleh, J., u. J. F. Fazekas 466, *541*
— s. Fazekas, J. F. 442, 500, *533*
— s. Parrish, A. E. 455, 466, *546*
Klein, E., u. G. Klein 331, *366*
Klein, F. s. Helm, H. J. van der 254, *260*
Klein, G. s. Klein, E. 331, *366*
Klein, P., u. P. Burkholder 347, *366*

Kleinerman, J., u. A. L. Hopkins 504, *541*
— S. M. Sancetta u. D. B. Hackel *541*
— s. Mangold, R. 439, *543*
Kleiss, L. M. s. Wechsler, R. L. 471, *551*
Klenk, E. 216, 217, 218, 219, 224, 225, 228, 229, 231, 234, 237, 238, 239, 241, 248, *262*, 316
— u. P. Böhm 215, 218, 221, 222, 224, *262*
— u. W. Bongard 218, 219, 248, *262*
— u. H. Daun *262*
— u. H. Debuch 224, 238, 240, *262*
— — u. H. Daun 215, 218, 220, 224, *262*
— u. H. Faillard 225, 226, *262*
— H. Faillard u. H. Lempfrid *262*
— u. G. Gehrmann 215, *262*
— u. W. Gielen 216, 229, *262*, 343, 355, *366*
— — u. G. Padberg *262*
— u. R. Härle 238, *262*
— u. U. W. Hendricks 223, *262*
— — u. W. Gielen 355, *366*
— u. K. Heuer 228, 229, *262*, 276, *366*
— u. W. Kahlke *262*, *366*
— u. W. Kunau 229, *263*
— u. H. Lempfrid 237, *263*
— u. F. Leupold *263*
— U. Liedtke u. W. Gielen 229, 232, *263*
— u. F. Lindlar 218, 219, 248, *263*
— u. W. Montag 218, 219, 248, *263*
— u. G. Padberg 228, 229, *263*
— u. H. Pflüger 248, *263*
— u. F. Rennkamp 228, 240, *263*
— u. O. v. Schoenebeck 218, *263*
— u. E. Schumann 226, 239, *263*
— u. G. Uhlenbruck 228, 229, 237, *263*
Klibansky, C. s. Bornstein, M. B. 232, *256*
Kline, R. F. s. Middlesworth, L. van 454, *544*
Klingenberg, M., u. D. W. Lübbers [*113*] 408, *430*
Klionsky, B. s. Sweeley, C. C. 234, *268*
Klopper, P. J. s. TenCate, J. 518, 520, 521, *550*
Knapp, F. M. s. Winsor, T. 470, *552*
Knickerbocker, G. G. s. Iio, M. 594, *605*
Knigge, K. M. s. Florsheim, W. H. *187*
— s. Yasamura, S. 329, *377*

Knight, B. C. J. G. s. MacFarlane, M. G. 245, *264*
Knoche, H. 76, 140, *195*
Knoller, M. s. Friede, R. L. 317, *362*
Knoop, A. s. Bargmann, W. 81, 91, 93, 94, 117, *178*
— s. Sano, Y. *205*
Knoop, F. 393
Knopp, A. s. Döring, H. J. [*40*] 406, 412, 422, 423, *428*
Knowles, F. G. W. 45, 87, 91, 96, 118, 125, 130, 140, *195*
— u. D. B. Carlisle *195*
— u. L. Vollrath 91, *195*
— s. Carlisle, D. B. *180*
— s. Holmes, R. L. 91, *193*
Kobayashi, H., u. D. S. Farner 144, 145, *195*
— T. Kobayashi, K. Yamamoto u. M. Inatomi 139, *195*
— Y. O. Oota, H. Uemura u. T. Hirano 109, *195*
— s. Farner, D. S. *186*
— s. Ishii, S. *194*
— s. Matsui, T. *198*
— s. Taguchi, S. 145, *210*
— s. Uemura, H. *210*
Kobayashi, T. s. Imanaga, H. 594, *604*
— s. Kobayashi, H. 139, *195*
Kobayashi, Y. s. Kurosumi, K. 96, *196*
Koch, D. s. Hirsch, H. [*92*, *93*] 420, *429*, 511, 527, 528, *539*
Koch, Fr. 340, *366*
Koch, R. D., u. K. Abraham *605*
Koch, W. 215, *263*
Kochetkov, N. K., I. G. Zhukova u. I. S. Glukhoded 225, *263*
Koechlin, B. A., u. H. D. Parish 251, *263*
Köhler, V. s. Hedlund, S. 554, 561, 562, 563, 579, 581, 582, *604*
Koenig, H., M. B. Bunge u. R. P. Bunge [*114*] 412, *430*
— D. Gaines, T. McDonald, R. Gray u. J. Scott 234, *263*
— u. A. Jibril 234, *263*
Koeppe, R. E., u. Ch. H. Hahn [*115*] 415, *430*
Körner, K. s. Hirsch, H. 438, 454, 455, 456, 505, *538*, *539*
Köszegi, B. s. Bachrach, D. 112, *177*
Koffler, D., u. M. Fogel 294, *366*
Koikegami, H. *195*
— T. Yamada u. K. Usui *195*
Kolar, O. 298, *366*
— u. L. Behounkova 298, *366*
— — u. U. Hasskova-Messner 298, *366*
Kolb, L. C. s. Roizin, L. 296, *372*
Koldovsky, P. s. Bubenik, J. 331, 360

Kolmodin, G. M., u. C. R. Skoglund 480, *541*
Kondo, H. s. Kurotsu, T. *196*
Koning, A. J. de 222, *263*
Konzett, H. s. Boissonnas, R. A. *180*
Koprowski, H. 331, *366*
— u. M. V. Fernandes 313, *366*
Korein, J., M. Geller, W. J. Rosenblum u. L. Levidew 470, *541*
Korey, S. R., R. Katzman u. J. Orloff 231, *263*, *366*
— u. A. Stein 234, *263*
— s. Gonatas, N. K. 232, *259*
— s. Suzuki, K. 234, *268*
— s. Terry, R. D. 232, *268*
Koritké, J. G., u. H. Duvernoy *195*
— s. Duvernoy, H. *184*
Korman, I. A. s. Baer, E. 217, *255*
Kormann, J. s. Sterba, G. *209*
Kornberg, A., u. W. E. Pricer 246, 247, *263*
— s. Hayaishi, O. 244, *260*
— s. Horecker, B. L. 493, *539*
— s. Wittenberg, J. 246, *269*
Kornerup, T. s. Luft, R. *197*
Kornetsky, C. s. Sokoloff, L. 500, *550*
Kornguth, S. E., u. J. W. Anderson 303, *367*
— u. H. G. Thompson jr. 303, *367*
— s. Phillips, S. M. 298, *371*
Kornitzer, M. s. Lenaers, A. 588, *606*
Kornmüller, A. E. s. Noell, W. 497, *545*
Korpássy, B. s. Bachrach, D. 112, *177*
— s. Kovács, K. *195*
Kort, J. 323, *367*
Koscielak, J. 275, 354, *367*
Koskinas, G. N. s. Economo, C. v. 445, *533*
Koss, F. s. Irmer, W. *540*
Kossel, A., u. F. Freytag 216, *263*
Kostyal, A. s. Herzog, H. 503, *538*
Kostyk, I. s. Schwarz, H. P. 321, *373*
Kòszeghi, S. s. Hollàn, S. R. 339, *364*
Kough, R. H. s. Lambertsen, C. J. 449, 489, 507, 508, *541*, *542*
Kovác, W. s. Coronini, C. *182*
Kovacs, A. s. Kerekes, M. F. 320, *366*
Kovacs, E. 318, *367*
Kovács, K., u. D. Bachrach *195*
— — A. Jakobovits, E. Horváth u. B. Korpássy *195*
— — — A. Sztanojevits u. B. Korpássy *195*

Kovács, K., D. Bachrach F. Oláh u. V. Varró 195
— s. Bachrach, D. 177
— s. Olah, F. 201
Koval, G. J. s. Brady, R. O. 249, 256
Kowaldo-Silbergeld, A. s. Laron, Z. 294, 367
Krabbenhoft, K. L. s. Gilroy, J. 437, 535
Kracht, J., H. D. Zimmermann u. U. Hachmeister 349, 367
Kramer, K., u. H. Sarre 503, 541
— s. Brobeil, A. 442, 501, 531
— s. Henry, J. P. 459, 460, 537
— s. Thurau, K. 454, 457, 459, 551
Kratzsch, E. 97, 110, 195
Kraus, E. J. 195
Krause, D. s. Kanzow, E. 439, 540
Krawczyński, J. s. Vrba, R [195] 414, 415, 433
Krayenbühl, H., u. H. R. Richter 555, 605
Krebs, H. A. 385, 393, 398, 445, 541
Krebs, J. s. Isselhard, W. 489, 517, 540
Krementz, E. T., u. H. S. N. Greene 328, 367
Krenkel, W. s. Frowein, R. A. [52] 408, 428
— s. Gänshirt, H. [55] 410, 420, 428, 496, 504, 505, 513, 515, 534
— s. Hirsch, H. [92—94] 420, 429, 478, 511, 527, 528, 539
Kreuzer, F. s. Opitz, E. [148] 415, 418, 431, 506, 546
Kreuzer, H. s. Hoffmeister, H. E. 518, 539
Krieg, W. J. S. 136, 195
Kristen, H. s. Hirsch, H. [91] 408, 429, 446, 477, 478, 539
Kritchevsky, G. s. Rouser, G. 243, 267
Kritzmann, M. G. s. Druzhinina, K. V. 245, 258
Křivánek, J., J. Bureš u. O. Burešová [116] 423, 430
Krogh, A. 408, 541
Krogh, J. 447, 465, 479, 483, 541
Krohn, H. s. Zondek, B. 212
Krücke, W. 145, 195
Krüpe, M. s. Uhlenbruck, G. 274, 375
Krulich, L. s. Dhariwal, A. P. S. 183
Kübler, W. s. Ruhenstroth-Bauer, G. 333, 373
Kühne, W., u. R. H. Chittenden 251, 263
— s. Ewald, A. 251, 258
Künzel, H. P. s. Hirsch, H. 489, 526, 538, 539

Kuhlenbeck, H. 16, 195
— u. W. Haymaker 18, 44, 195
Kuhn, R. 216, 343
— u. H. Egge 229, 263
— u. H. Müldner 231, 263
— u. H. Wiegandt 228, 229, 263, 274
— — u. H. Egge 229, 263
Kullander, S. 330, 367
Kumamoto, T. 196
— s. Handa, V. 91, 190
Kunau, W. s. Klenk, E. 229, 263
Kunert, H., u. H. Schleussing 367
Kunert, W. 437, 541
Kuntzman, R. s. Karki, N. [107] 415, 430
Kurland, H. D. s. Fessel, W. J. 352, 362
Kurosumi, K., T. Matsuzawa, Y. Kobayashi u. S. Sano 96, 196
Kurotsu, T. 196
— T. Ban u. H. Masai 196
— u. H. Kondo 196
— s. Okada, M. 201
— s. Shimazu, K. 207
Kurtzke, J. F. 298, 367
Kussmaul, A., u. A. Tenner 498, 541
Kutas, J. s. Szentágothai, J. 143, 209
Kutscha, W. 235, 263, 367
Kuwert, E., W. Firnhaber, K. Mai u. E. Pette 292, 367
— u. B. Niedieck 275, 367
— s. Niedieck, B. 274, 299, 370
Kuyken, M. P. A. s. Schalekamp, M. A. H. D. 350, 373
Kvičala, V. 574, 605
— J. Boucek, V. Klán u. S. Vitková 573, 574, 605
Kyogoku, M., Y. Yagi, J. Planinsek, J. Bernecky u. D. Pressman 332, 367

Laatsch, R. H. s. Kies, W. M. 303, 366
Labhart, A. 196
Lachmann, P. J., K. W. Sell u. R. L. Spooner 280, 367
Lacy, P. E. s. Jarett, L. 294, 365
Ladon, A. s. Heymans, C. 516, 538
Läwen, A., u. R. Sievers 519, 521, 541
Lagnado, J. R. s. Balázs, R. [4] 427
Lajtha, A. [117, 118] 413, 430
— S. Berl u. H. Waelsch [119] 410, 415, 430
— S. Furst, A. Gerstein u. H. Waelsch [120] 413, 415, 430
— — u. H. Waelsch [121] 410, 415, 430

Lajtha, A. s. Marks, N. 253, 265
— s. Waelsch, H. [199] 414, 433
Lam, C. R., T. Geoghegan u. A. Lepore 518, 520, 524, 541
Lambertsen, C. J., J. H. Ewing, R. H. Kough, G. Gould u. M. W. Stroud III 507, 541
— R. H. Kough, D. Y. Cooper, G. L. Emmel, H. H. Loeschcke u. C. F. Schmidt 449, 489, 507, 508, 542
— S. G. Owen, H. Wendel, M. W. Stroud, A. A. Lurie, W. Lochner u. G. F. Clark 507, 542
— M. W. Stroud III, J. H. Ewing u. C. Mack 542
— — R. A. Gould, R. H. Kough, J. H. Ewing u. C. F. Schmidt 507, 542
— s. Pierce, E. C. [156] 431, 596, 607
— s. Stroud, M. W. 435, 550
— s. Turner, J. 474, 551
Lamm, M. E. s. Moore, R. D. 304, 369
Lampén, F. s. Piha, R. S. 253, 266
Lampert, P., u. S. Carpenter 306, 367
Landau, W. M., W. H. Freygang jr., L. P. Rowland, L. Sokoloff u. S. S. Kety 436, 444, 542, 596, 605
— s. Kety, S. S. 436, 541, 605
Landing, B. J. s. O'Brien, J. S. 219, 229, 265
Landsmeer, J. M. F. 196
Landsteiner, K. s. Levene, P. A. 216, 264
Landua, A. J. s. Awapara, J. 245, 255
Lang, E. K., u. E. C. Hann 554, 572, 573, 606
— — u. T. I. Luros 572, 573, 606
Lang, N. 332, 367
Lange-Cosack, H. 135, 145, 196
Langfeld, S. s. Hafkenschiel, J. H. 455, 537
Langley, J. N. 196
Langman, J. s. McCallion, D. J. 353, 369
Langner, E. s. Birkmayer, W. 561, 571, 601
— s. Hawliczek, F. 557, 561, 604
Langston, J. s. Folkow, B. 454, 534
Lapido, G. s. Oehninger, C. 573, 607
Lapp, A. 143, 168, 196
Lapp, H. s. Thorn, W. [182] 419, 432
Lapresle, J. s. Fardeau, M. 232, 258
Lapworth, A. 225, 263

Laqueur, G. L.   74, *196*
Larabee, M. G. s. Bronk, D. W. 474, *531*
Larkin, I. M. s. Fairburn, B.   39, *186*
Laron, Z., B. Z. Arie u. S. Assa 294, *367*
— A. Yed-Lekach, A. Kowaldo-Silbergeld u. S. Assa   294, *367*
Larsen, J. H. s. Volkert, M.   340, *376*
Larsen, L. O.   162, *196*
— s. Jørgensen, C. B.   139, *194*
Laruelle, M. L.   145, *196*
Lassen, N. A.   435, 454, 455, 465, *542*, 554, 588, 589, 591, 592, 593, 600, *606*
— u. K. Høedt-Rasmussen   594, *606*
— — S. C. Sørensen, E. Skinhøj, S. Cronquist, B. Badforss u. D. H. Ingvar   436, *542*, 591, 594, 600, *606*
— u. D. H. Ingvar   436, 446, *542*, 579, 591, 592, 596, *606*
— u. A. Klee   588, *606*
— u. O. Munck   434, 435, 436, 439, *542*, 587, 588, *606*
— — u. E. R. Tottey   442, 451, 501, *542*
— s. Betz, E.   437, *530*, 593, 596, *601*
— s. Christensen, M. S.   596, *602*
— s. Gleichmann, U.   446, *536*, 596, *603*
— s. Häggendal, E.   590, 591, 593, 595, *603*
— s. Høedt-Rasmussen, K.   *604*
— s. Ingvar, D. H.   436, 446, *539*, 591, 593, 594, 595, 597, *604*, *605*
— s. Jensen, K. B.   590, 594, *605*
— s. Mellemgaard, K.   594, *607*
— s. Munck, O.   554, 581, 588, *607*
— s. Skinhøj, E.   595, 600, *608*
Lassiter, S. s. Day, E. D.   349, *361*
László, T. s. Eisen, A. H.   338, *362*
Latzer, P. s. Condie, R. M.   *360*
— s. Contardi, A.   245, *257*
Lauenstein, K. s. Deuticke, H. J.   251, *257*
Laurell, C. B. s. Morgan, E. H.   237, *265*
Laurence, D. R. s. Webster, E. A.   344, *376*
Lavoisier, A. L.   507, *542*
Lavy, S. s. Meyer, J. S.   438, *544*
— s. Symon, L.   438, 485, *550*, 595, *609*
Law, L. W. s. Levey, R. H.   340, *367*
Lawler, H. C.   235, *263*
— s. Du Vigneaud, V.   81, 107, 108, *184*

Lawrence, H. S.   297, 304, 323, *367*
Laws, D. s. Oksche, A.   145, *201*
Laws, D. F.   *196*
— s. Farner, D. S.   *186*
Lazarus, S. S. s. Wallace, B. J.   232, 233, *269*
Lazorthes, G.   58, *196*
— J. Gaubert u. J. D. Suarez Nunez   55, *196*
Lazorthes, Y. s. Espagno, J.   593, 597, *602*
Leathes, J. B.   220, 263, *264*
Le Baron, F. N.   223, 251, 253, *264*, *367*
— u. J. Folch   252, *264*, 316, *367*
— s. Folch, J.   222, 252, *258*
— s. Kies, W. M.   303, 304, *366*
Le Beau, J., u. J. F. Foncin   *196*
Lechner, H. s. Bertha, H.   437, *530*
Lecks, H. I., u. D. Baker   334, *367*
Le Cocq, J., u. E. Ballou   271, *367*
Ledebt, S. s. Delezenne, C.   243, 244, *257*
Ledeen, R., u. K. Salsman   *264*, 278
— — J. Gonatas u. A. Taghavy   229, *264*
Lederer, E.   304, 305, *367*
— u. M. Lederer [j]   406, *426*
— s. White, R. G.   304, *376*
Lederer, M. s. Lederer, E. [j]   406, *426*
Lederis, K.   91, 92, 93, 104, 108, 113, *196*
— u. H. Heller   *196*
— s. Heller, H.   109, 113, *192*
Leduc, E. H. s. Wislocki, G. B.   142, *212*
Lee, F. C. s. Lewis, D.   *197*
Lee, J. C. [*122*]   *430*
Lee, J. M.   300, *367*
— s. Böhme, D.   307, *359*
— s. Wadja, I. J.   301, *376*
Lee, L. T. s. Danon, D.   279, *361*
Lee, T. H. s. Lerner, A. B.   124, 130, 131, *197*
Lee, T. K. s. Meyer, J. S.   438, *544*
Lees, M. B., S. Carr u. J. Folch   302, *367*
— s. Folch, J.   252, *258*
— s. Folch-Pi, J.   281, 296, 299, 300, *362*
Leff, I. L. s. Beutner, E. H.   338, *359*
Legait, E.   *196*
— u. H. Legait   132, *196*
— s. Legait, H.   91, *197*
Legait, H.   112, *196*, *197*
— u. E. Legait   91, *197*
— u. M. Roux   *197*
— s. Legait, E.   132, *196*
Le Gros Clark, W. E. s. Clark   62, 149, *181*
Lehmann, U. s. Studer, H.   *209*

Lehmann-Grube, F.   339, 340, *367*
Lehn, H. s. Gottstein, U.   [*67*] 408, 415, *429*
Leibel, B. S., u. G. E. Hall   494, *542*
Leibowitz, E., u. R. K. Brown   295, *367*
Lciner, K. Y. s. Lowry, O. H.   242, *264*
Leininger, C. R. s. Dey, F. L.   145, *183*
Leloir, L. F., u. C. E. Cardini   [*123*] 390, 410, 414, *430*
Le Maire, B. s. Isliker, H.   347, *365*
Lemperiere, Th. s. Mollaret, P.   352, *369*
Lempfrid, H. s. Klenk, E.   237, *262*, *263*
Lenaers, A., E. van Thiel, H. Cleempoel, M. Kornitzer, J. N. Stern, M. Demeester u. L. Franken   588, *606*
Lendle, R. A.   471, *542*
Lenhossek, M. v.   *197*
Lenman, J. A. R. s. Ross, C. A. C.   308, *372*
Lennartz, H.   *606*
Lennette, E. H. s. Schmidt, N. J.   341, *373*
Lepine, P. s. Atanasiu, P.   *358*
Lennox, W. G., u. E. L. Gibbs   *542*
— F. A. Gibbs u. E. L. Gibbs   451, 452, 475, 476, *542*
— s. Gibbs, E. L.   451, 454, *535*
— s. Gibbs, F. A.   437, 451, 454, 495, *535*
Leopold, J. H. s. Kety, S. S.   435, 455, *540*
Lepore, A. s. Lam, C. R.   518, 520, 524, *541*
Lerner, A. B., J. D. Case, Y. Takahashi, T. H. Lee u. W. Mori   124, 130, *197*
— u. T. H. Lee   130, 131, *197*
Lerner, B. s. Rapport, M. M.   224, *266*
Lerner, M. E., u. V. H. Haas   *367*
Lesch, P., u. K. Bernhard   242, *264*
— u. S. Meier   242, *264*
— s. Bernhard, K.   219, 242, *255*
Leskowitz, S. s. Janković, B. D.   309, *365*
Leupold, F.   *264*
— s. Klenk, E.   *263*
Levene, P. A.   216, 226, 244, *264*
— u. K. Landsteiner   216, *264*
— u. I. P. Rolf   217, 218, 244, *264*
— u. C. J. West   218, 225, *264*
Leveque, Th. F.   107, 112, *197*
— u. E. Scharrer   88, *197*
— u. M. Small   *197*
— s. Billenstein, D. C.   *179*

Levey, R. H., N. Trainin, L. W. Law, P. H. Black u. W. P. Rowe 340, *367*
— s. Rowe, W. P. 339, *372*
Levi, E., u. A. M. Schechtmann 332, *367*
Levi, R. s. Maynert, E. W. [*136*] 420, *431*
Levi-Montalcini, R. 289, 314, *367*, *368*
Levidew, L. s. Korein, J. 470, *541*
Levin, S. s. Mancini, A. M. 281, *368*
Levine, L. s. Tashjian, A. H. 293, 294, *375*
Levine, M. C. s. Scheinberg, L. C. *373*
Levine, R. P. s. Mayr, E. 354, *369*
Levine, S., H. Payan u. R. Strebel 314, *368*
— u. E. J. Wenk 298, 301, 302, 305, 306, 312, *368*
— — M. W. Kies u. E. C. Alvord 306, *368*
Levis, G. M., u. J. F. Mead 239, *264*
Levy, H. B., u. V. H. Haas *368*
Levy, R. s. McKhann, G. M. 239, *265*
Levy, W. A. s. Scheinberg, L. C. 330, 336, *373*
Lewis, B. M., L. Sokoloff u. S. S. Kety 451, *542*
— — R. L. Wechsler, W. B. Wentz u. S. S. Kety 436, 451, *542*, 589, 599, 600, *606*
Lewis, D., u. F. C. Lee *197*
Lewis, F. J., u. M. Taufic 524, *542*
— s. Shumway, N. E. 524, 525, *549*
Lewis, F. S. s. Niazi, S. A. 505, 524, 525, *545*
Lewis, J. s. Goss, D. A. 293, *363*
Lewis, J. H. 280, 281, *368*
Lewis, J. J. s. Kaul, C. L. [*108*] 412, *430*
Lewis, M. R. *197*
Lewy, F. H. 114, *197*
Lhermitte, J. *197*
Li, C. H. s. Geschwind, I. I. 130, *188*
Li, M. C. s. Pearson, O. H. 161, *202*
Liakopoulou, A. s. MacPherson, C. F. C. 281, *368*
Lichtlen, P. R. s. Iio, M. 594, *605*
Liebegott, G. s. Clamann, H. G. 507, *531*
Liebelt, A. G. s. Bardin, C. W. 329, *359*
Liebelt, R. A. s. Bardin, C. W. 329, *359*
Lieber, E. s. Rouser, G. 243, *267*
Liebert, E. s. Weil, A. 334, *376*
Liebold, F., D. Biesold u. G. Focke 338, *368*

Liedtke, U. s. Klenk, E. 229, 232, *263*
Liemann, F., u. E. Held 527, *542*
— s. Thorn, W. [*183*, *184*] 419, *432*, 527, *551*
Liere, E. J. van s. Stickney, J. S. 505, *550*
Lierse, W. [*124*] 408, *430*, 447, *542*
Liewendahl, B.-K. s. Piha, R. S. 253, *266*
Lillehei, C. s. Read, R. C. 518, 520, *547*
Lillehei, C. W. s. Cohen, M. 520, *531*
Limpächer, R. s. Grün, A. 217, *259*
Lin, G. s. Machowicz, P. P. 454, *543*
Linde, H. W. s. Pierce, E. C. 596, *607*
Lindén, L. 438, 439, 466, *542*
Lindenberg, R. 484, *542*
— u. H. Spatz 484, *542*
— s. Rahman, A. N. 234, *266*
Lindlar, F. s. Klenk, E. 218, 219, 248, *262*
Link, H. 291, *368*
Lipmann, F. s. Zamecnik, P. G. 245, *269*
Lipp, R. 331, *368*
Lippmann, G.-H. s. Bauereisen, E. 507, *529*
Lipsett, M. B. s. Pearson, O. H. 161, *202*
Lipton, M. M. 300, *368*
— u. J. Freund *368*
— s. Freund, J. 307, *362*
Lissák, K. s. Endröczi, E. *185*
Lissitzky, S. s. Depieds, R. *361*
Livingston, C. W. Williams u. F. W. Barnes jr. [*125*] 405, *430*
Ljungdahl, I., R. R. Strang u. D. Tovi 339, *368*
Ljunggren, H. s. Luft, R. *197*
Ljunggren, K., G. Nylin, B. Berggren, S. Hedlund u. O. Regnström 437, *542*, 557, 558, *606*
— s. Hedlund, S. 436, *537*, 554, 561, 562, 563, 579, 581, 582, *604*
Llosa, P. de la s. Jutisz 146, *194*
Loan, R. W. s. Panda, J. N. 330, *370*
Lochner, W., u. B. Ochwadt 454, 457, *542*
— s. Lambertsen, C. J. 507, *542*
Locke, G. E. s. White, R. J. 328, *376*
Lockman, L. A. s. Moore, R. D. 304, *369*
Löffler, G. s. Geerling, H. 294, *363*
Löfgren, J. s. Häggendal, E. *537*
Löfgren, L. s. Häggendal, E. 595, *604*

Löfstedt, S. s. Nylin, G. 436, *546*, 556, 579, 581, *607*
Loeschcke, H. H. s. Lambertsen, C. J. 449, 489, 507, 508, *542*
Loew, F., H. Palleske u. H. D. Herrmann 454, *542*
Loewenthal, A. 253, *264*, 291, *368*
Logan, M. s. Ferris, E. B. 554, *602*
Lohmann, K., u. P. Schuster 494, *542*
Lojda, Z. s. Schreiber, V. *207*
Lolley, R. W., u. F. E. Samson [*126*] 406, 422, *430*
Loman, J., W. Dameshek, A. Myerson u. D. Goldman 459, *543*
Lombard, G. F. s. Fasano, V. A. 508, *533*
Long, C., u. M. F. Maguire 217, *264*
— u. I. F. Penny 220, 245, *264*
Lorente de Nò 149, *197*
Lorenzen, U. K. s. Opitz, E. [*149*] 415, *431*, 474, 506, 509, 512, 513, 528, *546*
Lothringer, S. *197*
Lougheed, W. M., W. H. Sweet, J. C. White u. W. R. Brewster 522, *543*
— s. Botterell, E. H. 522, *530*
Love, W. D., L. P. O'Meallie u. G. E. Burch 573, 574, 575, *606*
Lovell, R. A., u. K. A. C. Elliott [*127*] 413, 423, *430*
Lovelock, J. E. s. Andjus, R. K. 505, 525, *528*
Løvtrup, S. [*128*] 405, *430*
Lowden, J. A., u. L. S. Wolfe 234, 237, *264*
— s. Wherrett, J. R. 229, *269*
— s. Wolfe, L. S. 229, *269*
Lowell, F. C. s. Beale, H. D. 503, *529*
Lowry, O. H., D. R. Gilligan u. E. M. Katersky 253, *264*
— J. V. Passonneau, F. X. Hasselberger u. D. W. Schulz [*129*] 422, *431*
— N. R. Roberts, K. Y. Leiner, M. L. Wu u. A. L. Farr 242, *264*
— — M. L. Wu, W. S. Hixon u. E. J. Crawford 242, *264*
— s. Robins, E. 242, *266*
Luck, R. J., u. N. Veall 590, *606*
Ludwigs, N. 437, 526, *543*
— u. M. Schneider 465, 466, *543*
— u. K. Wiemers 461, *543*
Lübbers, D. W., D. Ingvar, E. Betz, H. Fabel, M. Kessler u. F. W. Schmahl 446, *543*
— s. Gleichmann, U. [*65*] 408, *429*, 446, 536, 596, *603*
— s. Klingenberg, M. [*113*] 408, *430*

Lüdecke, K. 243, 244, *264*
— s. Willstätter, R. 217, *269*
Luft, R. 161, *197*
— D. Ikkos, C. A. Gemzell u. H. Olivecrona 161, *197*
— u. H. Olivecrona 2, 161, *197*
— — U. S. v. Euler, D. Ikkos, H. Ljunggren, L. Nilsson, J. Sekkenes, B. Sjögren u. H. J. Waschewsky *197*
— — u. D. Ikkos *197*
— — — T. Kornerup u. H. Ljunggren *197*
— — — L. B. Nilsson u. H. Ljunggren *197*
— — u. B. Sjögren 161, *197*
Luft, U. C. 505, *543*
Lukens, F. D. W. s. Kety, S. S. 492, *541*
Lumsden, C. E. 301, *368*
— D. M. Robertson u. R. Bright 303, 304, *368*
— s. Carnegie, P. R. 304, *360*
— s. McAlpine, D. 323, *369*
— s. Robertson, D. M. 300, *372*
Lundberg, L. s. Faurbye, A. 352, *362*
Lundberg, N. s. Cronqvist, S. 596, *602*
— s. Ingvar, D. H. *605*
Lundberg, P. O. 104, *197, 198*
Lurie, A. A. s. Lambertsen, C. J. 507, *542*
Luros, T. I. s. Lang, E. K. 572, 573, *606*
Luschka, H. 5, 152, *197*
Lutz, J. 458, *543*
Luys 11, 55, 148, 151
Lytton, B., L. E. Hughes u. A. J. Fulthorpe 332, *368*
— s. Hughes, L. E. 332, *365*

MacArthur, C. G. 215, *264*
— u. L. V. Burton 215, 218, *264*
Macek, K. s. Hais, J. M. [*g*] 406, *426*
MacFarlane, M. G. 245, *264*, 271, *368*
— u. B. C. J. G. Knight 245, *264*
Macher, E. *198*
Machowicz, P. P., G. Sabo, G. Lin, C. E. Rapela u. H. D. Green 454, *543*
Mack, C. s. Lambertsen, C. J. *542*
Mack, R. s. McCann, S. M. *199*
Mackinnon, J. s. Davies, C. E. 503, *532*
Mackrell, T. N. s. Stone, H. H. 459, *550*
MacLean, H. 215, *264*
MacLeod, I. s. Caspary, E. A. 299, *360*
MacPherson, C. F. C., u. A. Liakopoulou 281, *368*
— u. M. Saffran 291, *368*

Madigan, J. P. s. Brenk, H. A. S. van den 509, *531*
Madison, L. s. Sensenbach, W. 467, *549*
Maeda, M. s. Sano, Y. *205*
Maeder, E. 294, *368*
— u. M. Schwarz-Speck 294, *368*
— s. Schwarz-Speck, M. 294, *373*
Maes, J. P. s. Pappenheimer, J. R. 463, *546*
Magazinović, V. s. Hirsch, H. [*91*] 408, *429*, 446, 477, 478, *539*
Magnes, J. s. Allweis, C. [*1*] 414, *426*
Magnes, S. s. Geiger, A. 496, 497, 502, *535*
Magoun, H. W. *198*
— C. Fischer u. S. W. Ranson 114, *198*
— u. A. Hetherington *198*
— u. S. W. Ranson 114, *198*
— s. Ranson, S. W. 87, *203*
Maguire, H. C., H. I. Maibach u. L. W. Minisce 312, *368*
Maguire, M. F. s. Long, C. 217, *264*
Mahaley, B. S. s. Day, E. D. 349, *361*
Mahaley, J. L. s. Day, E. D. 349, *361*
— s. Mahaley, M. S. 349, *368*
Mahaley, M. S., u. E. D. Day 337, *368*
— J. L. Mahaley u. E. D. Day 349, *368*
— s. Day, E. D. 349, *361*
Mahoney, W., u. D. Sheehan *198*
— s. Gagel, O. *187*
Mai, K. s. Kuwert, E. 292, *367*
Maibach, H. I. s. Maguire, H. C. 312, *368*
Maier, A. s. Forster, E. 514, *534*
Maingay, D. s. Prader, A. 295, *371*
— s. Touber, J. L. 293, *375*
Mainzer, F. 471, *543*
Maisel, J. s. Schneck, L. 233, *267*
Makita, A. *368*
— M. Iwanaga u. T. Yamakawa 228, *264*
— u. T. Yamakawa 227, 232, *264*, 280, *368*
— s. Yamakawa, T. 228, 239, *269*
Malamud, N., W. Haymaker u. R. P. Custer 496, *543*
Malandra, B. 70, *198*
Malina, St. s. Thompson, R. K. 462, *551*
Malis 352
Malkiel, S., u. B. J. Hargis 328, *368*
Mallett, B. L., u. N. Veall 589, 590, 597, *606*
— s. Veall, N. 587, 590, 593, 594, *609*

Malmejac, J., P. Plane u. E. Bogaert 520, *543*
Malone, E. 137, *198*
Manax, S. J., u. G. W. Stavraky [*130*] 420, *431*
Mancini, A. M., G. Constanzi, V. Tison u. S. Levin 281, *368*
Mandel, P., u. S. Harth [*131*] 406, 409, 410, *431*
Mangete, E. s. Ross, J. 299, *372*
Mangold, R., L. Sokoloff, E. Conner, J. Kleinermann, P. G. Therman u. S. S. Kety 439, *543*
— s. Sokoloff, L. 494, *550*
Mann, T. s. Dawson, R. M. C. 245, *257*
Mannarino, E., N. Kirshner u. B. S. Nashold jr. [*132*] 415, *431*
Manno, N. J., W. F. McGuckin u. P. Goldstein 254, *264*
Marburg, O. *198*
Marc-Vergnes, J. P. s. Géraud, J. 439, 442, *535*, 588, 589, 594, 595, *603*
Marchi, S. A. s. Gaitonde, M. K. [*56*] 414, *428*
Marcos, F. s. Müller, W *200*
Marcus, B. B. s. Biegeleisen, J. Z. 349, *359*
Maren, Th. H. s. Bodian, D. 70, 115, *179*
Maresca, R. s. Himwich, W. A. 435, 500, 502, *538*
— s. Homburger, E. 502, *539*
Marguth, F. 115, *198*
— s. Tönnis, W. *210*
Marinetti, G. V., J. F. Berry, G. Rouser u. E. Stotz 224, 227, *265*
— u. J. Erbland 224, *265*
— — u. E. Stotz 245, *265*
— u. E. Stotz 225, *265*
— s. Rouser, G. 227, *267*
Markee, J. E., J. W. Everett u. Ch. H. Sawyer 143, *198*
— Ch. H. Sawyer u. W. H. Hollinshead 143, *198*
— s. Everett, J. W. 145, *186*
— s. Sawyer, C. H. 146, *205*
Marks, N., u. A. Lajtha 253, *265*
Marmelejo, A. s. Schwarz, H. P. 321, *373*
Marmont, G. s. Harreveld, A. van 511, *537*
Marquardt, H. 331, *368*
Marshall, S. B., J. Owens u. H. Swan 511, 519, 520, 521, 524, 525, *543*
Martenson, R. E. s. Kies, W. M. 303, 304, *366*
Martin, A. s. Gurdjian, E. S. 451, 466, *536*
Martin, F. B. s. Radin, N. S. 250, *266*

Martin, J. 328, *369*
Martin, Th. s. Döring, H. J. [*40*] 406, 412, 422, 423, *428*
Martini, L. 113, 146, *198*
— L. Mira, A. Pecile u. S. Saito *198*
— u. A. de Poli *198*
— — u. S. Curri *198*
— s. Dubreuil, R. *184*
Martius 393
Marx, E. s. Hirsch, H. 489, 526, *538*
Marx, P., F. Motzkus u. S. Wende 585, *606*
Masai, H. s. Kurotsu, T. *196*
Mase, K., Y. Takahashi u. K. Ogata [*133*] 405, *431*
Mason, J. W. *198*
— W. J. H. Nauta, J. V. Brady, J. A. Robinson u. E. Sachar *198*
Massieu, G. H., B. G. Orgeta, A. Syrquin u. M. Tuena [*134*] 415, *431*
Masson, A. s. Wade, J. D. 517, *551*
Masson, P. 100, *198*
Mathe, G., u. J. L. Amiel 332, *369*
Matiar-Vahar, H. s. Doss, M. 234, *258*
Matson, D. D. s. Jessiman, A. G. 161, *194*
Matsuda, K., C. Duyck u. M. A. Greer 329, *369*
— s. Okinaka, S. *201*
Matsui, S., u. Fr. Engelhardt 112, 114, *198*
— s. Engelhardt, Fr. 8, 112, *185*
Matsui, T., u. H. Kobayashi *198*
Matsuzawa, T. *198*
— s. Kurosumi, K. 96, *196*
Matthes, M. 454, *543*
Matthews, C. M. E. s. Dollery, C. T. 600, *602*
Matthews, W. B. 338, *369*
Matussek, N. 352, *369*
Matzelt, D. s. Bauer, H. 253, 255, 319, *359*
Matzke, H. A. s. Fedinec, A. A. 342, *362*
Maude, A. D., u. R. L. Whitmore 556, *606*
Maurer 555
Maurer, F. D. 340, *369*
Maurukas, J. s. Baer, E. 217, *255*
Mautner, W. 103, 156, *198*
— s. Oksche, A. 103, *201*
Maxfield, M., u. R. W. Hartley jr. 251, *265*
Maxwell, D. S. s. Green, J. D. 91, *188*
Maxwell, H. s. Gibbs, E. L. *535*
— s. Gibbs, F. A. 435, 451, *535*
Maxwell, W. E. s. Austin, J. H. 254, *289*

May, L., u. R. G. Grenell [*135*] 412, *431*
Mayer, J. s. Barrnett, R. J. *178*
Mayer, W. s. Mithoefer, J. C. 453, *544*
Maynert, E. W., u. R. Levi [*136*] 420, *431*
Mayr, E., L. K. Diamond, R. P. Levine u. M. Mayr 354, *369*
Mayr, M. s. Mayr, E. 354, *369*
Mazzi, V. *198*, *199*
McAlpine, D., C. E. Lumsden u. E. D. Acheson 323, *369*
McBirnie, J. E. s. Bigelow, W. G. 524, 525, *530*
McBride Balfour, Y. s. Burton, R. M. 234, *256*
McCall, M. L. 455, *543*
— T. V. Finch u. H. W. Taylor 471, *543*
— u. H. W. Taylor 466, 500, 502, *543*
McCallion, D. J., u. J. Langman 353, *369*
McCaman, R. E. s. Robins, E. 242, *266*
McCann, S. M. 130, *199*
— u. J. R. Brobeck *199*
— u. A. Fruit *199*
— — u. B. D. Fulford 144, *199*
— u. P. Haberland 146, *199*
— R. Mack u. C. Gale *199*
— s. Dhariwal, A. P. S. *183*
McCluer, R. H. s. Dodd, M. C. 277, 355, *361*
— s. Johnson, G. A. 229, 241, *261*
McConnell, E. M. 55, *199*
McCutchen, J. J. s. Hellinger, F. R. 435, *537*
McDevitt, H. O., J. H. Peters, L. W. Pollard, J. G. Harter u. A. H. Coons 345, *369*
McDonald, I. R. s. Fortier, C. 146, *187*
McDonald, T. s. Koenig, H. 234, *263*
McDougal, D. B. s. Garcia-Bunuel, L. [*57*] 423, *428*
McDowall, D. G., u. A. M. Harper 596, *606*
— — u. I. Jacobson 596, *606*
McDuffie, F. C. 323, *369*
McEwen, B. s. Hyden, H. 281, *365*
McGarry, E. E., L. Ambe, Nayak E. Birch u. J. C. Beck 295, *369*
McGeer, E. G. s. Iyer, N. T. [*101*] 405, *430*
McGeer, P. L. s. Iyer, N. T. [*101*] 405, *430*
McGregor, D. s. Moore, B. W. 350, *369*

McGregor, H. H. 252, *265*
McQuickin, W. F. s. Hauser, H. H. 253, *260*
— s. Manno, N. J. 254, *264*
Mchedlishvili, G. I. 458, 468, *543*
— u. L. S. Nikolaijshvili 468, *543*
— s. Falck, B. 468, *533*
McHenry, L. C. s. Fazekas, J. F. 451, *533*
McHenry jr., L. C. 588, 589, 595, 596, *606*
McIlwain, H. 234, 251, *265*, [*137*] *431*
— s. Greengard, P. 443, *536*
— s. Rodnight, R. [*160*] *432*
McKenna, J. M., R. S. Sanderson u. W. S. Blakemore 334, *369*
McKenzie, B. F. s. Hauser, H. H. 253, *260*
McKenzie, G. C. s. Wade, J. D. 517, *551*
McKhann, G. M., R. Levy u. W. Ho 239, *265*
McKibbin, J. M. 222, *265*
— s. Spiro, M. J. 246, *267*
McKinney, S. E. s. Peck, H. M. 306, *370*
McLean, J. M. s. Pearson, O. H. *202*
McLean, J. P. s. Pearson, O. H. 161, *202*
McLeod, I. M. s. Rossiter, R. J. 246, 247, *267*
McMurray, W. C., J. F. Berry u. R. J. Rossiter 246, 247, *265*
— — u. K. P. Strickland 246, 247, *265*
— K. P. Strickland, J. F. Berry u. R. J. Rossiter 246, 247, *265*
— s. Berry, J. F. 247, *255*
— s. Rossiter, R. J. 246, 247, *267*
McMurrey, J. D., W. F. Bernhard, J. A. Taren u. E. A. Bering 511, 524, *543*
— s. Bering, E. A. 496, 503, *529*
McNabb, A. R. s. Johnson, A. C. *261*, 316, *366*
Mead, J. F., u. W. H. Slaton jr. 248, *265*
— — u. A. B. Decker 248, *265*
— G. Steiberg u. D. R. Howton 248, *265*
— s. Levis, G. M. 239, *264*
— s. O'Brien, J. S. *370*
— s. Zabin, J. 249, *269*
Meath, J. A. s. Folch, J. 231, *258*
Mechelen, P. van s. Richterich, R. 234, *266*
Medawar, P. B. 324, 329, 335, *369*
Meduna, L. J. 452, *543*
Meessen, H., u. D. Stochdorph 482, *543*
Mehl, E., u. H. Jatzkewitz 239, *265*
— s. Jatzkewitz, H. 243, *261*, 320

Meier, S. s. Lesch, P. 242, *264*
Meier-Borst, W. s. Scheer, K. E. 557, *608*
Meijne, N. G. s. Boerema, I. 507, *530*
Meirvenne, N. van s. Dierickx, K. *184*
Meisser, B. s. Hartog, M. 294, *364*
Melette, H. s. Sapirstein, L. A. 435, *548*
Mellanby, J., W. E. van Heyningen u. V. P. Whittacker 344, *369*
Mellemgaard, K., N. A. Lassen u. J. Georg 594, *607*
Mehman, E. s. Alexander, S. C. 596, *601*
— s. Wollman, H. 594, 596, *609*
Melnick, J. L. s. Jawetz, E. 340, *365*
Menefee, M. s. Duffy, P. E. 139, *184*
Mercker, H., u. E. Opitz 506, *543*
— u. F. Roser 493, *543*
— u. M. Schneider 506, *543*
Merényi, D. 33, 80, 86, 152, *199*
Mergner, H. 142, *199*
Merguet, H. s. Isselhard, W. 517, *540*
— s. Swank, R. L. 489, *550*
Merrill, J. P. s. Pfeiffer, E. F. 324, *371*
Merz, W. 220, 227, *265*
Mess, B. s. Flerkó, B. 145, *186*
Messmer, K., W. Brendel, R. J. Reulen u. K. J. Nordmann 505, *543*
— s. Brendel, W. 505, *531*
— s. Reulen, H. J. 505, *547*
Mettler, F. A. 147, *199*
Metuzals, J. 147, *199*
Metzgar, D. P. s. Peck, H. M. 306, *370*
— s. Woodhour, A. F. 306, *377*
Metzgar, R. S. s. Grace, J. T. 328, *363*
Metzger, J. F., u. Ch. W. Smith 348, *369*
Meyer, A. 482, 543, *544*
Meyer, J. E. 484, 493, *544*
Meyer, J. S. 458, 489, *544*
— u. D. Denny-Brown 485, *544*
— H. C. Fang u. D. Denny-Brown 485, 489, *544*
— u. F. Gotoh 453, 489, *544*
— — u. Tazaki 452, 486, *544*
— — s. Ebihara u. M. Tomita 476, *544*
— — u. E. Favale 486, *544*
— — J. Gilroy u. N. Nara 471, *544*
— — S. Ishikawa u. T. K. Lee 438, *544*
— — — u. A. Thal 438, *544*
— S. Lavy, S. Ishikawa u. L. Symon 438, *544*

Meyer, J. S. A. G. Waltz u. F. Gotoh 458, 487, *544*
— s. Bauer, R. 488, *529*
— s. Denny-Brown, D. 458, 485, *532*
— s. Fischer-Williams, M. 484, *534*
— s. Gilroy, J. 437, *535*
— s. Gotham, J. E. 236, *259*, 437, *536*
— s. Gotoh, F. 451, 452, 453, 476, 490, *536*
— s. Handa, J. 438, 485, 488, *537*
— s. Huber, P. 461, 462, *539*
— s. Ishikawa, S. 438, 485, *540*
— s. Perez-Borja, C. 437, *547*
— s. Sheehan, S. 488, *549*
— s. Symon, L. 437, 438, 485, 550, 595, *609*
— s. Waltz, A. G. 464, 491, *551*
Meyer, M. s. Clark, W. E. Le Gros *181*
Meyer-Arendt, E. s. Beisenherz, G. [*10*] 405, 406, *427*
Meyerhof 390
Meynert, T. *199*
Mialhe-Voloss, C. 146, *199*
— u. J. Benoit *199*
— u. F. Stutinsky *199*
Michaelis, R. H., M. M. Weinberger u. Monto Ho 342, *369*
Michaelson, I. A. s. Dengler, H. J. [*32*] 405, *427*
— s. Whittaker, V. P. 344, *376*
Middlesworth, L. van, u. R. F. Kline 454, *544*
Mihailovič, Lj., B. D. Jankovič, B. Beleslin, D. Milosevič u. D. Čupič 315, *369*
Mikami, S. s. Vitums, A. 149, *210*
Miles, B. E., M. G. Venton u. H. E. de Wardener 454, *544*
Milgrom, F. 272, 332, *369*
— W. A. Campbell u. E. Witebsky 280, *369*
— M. Tuggac, W. A. Campbell u. E. Witebsky 280, *369*
— — u. E. Witebsky 280, *369*
— s. Shulman, S. 280, *374*
— s. Tönder, O. 347, *375*
Miller, F. S. s. Miller, J. A. [*138*] *431*, 505, 514, *544*
Miller, H. s. Poskanzer, D. C. 352, *371*
— s. Simpson, C. A. 357, *374*
Miller, J. A. 514, *544*
— u. F. S. Miller 505, 514, *544*
Miller jr., J. A., F. S. Miller u. B. Westin [*138*] *431*
— s. Westin, B. [*205, 206*] 420, *433*
Miller, J. F. A. P., u. P. Dukor 339, *369*
Miller, P. A. s. Heyningen, W. E. van 235, *260*, 342, *364*

Miller, R. A., B. S. Heagan u. C. B. Taylor 476, *544*
Miller, S. I. s. Moyer, J. H. 455, 466, 470, 471, *545*
Mills, S. E. s. Hamburger, R. N. 314, *364*
Milosevič, D. s. Mihailovič, Lj. 315, *369*
Miloslavich, E. 511, 512, 513, *544*
Minard, F. N., u. R. V. Davis [*139*] 406, 420, 423, *431*
Minisce, L. W. s. Maguire, H. C. 312, *368*
Mira, L. s. Martini, L. *198*
Miraglia, T. 33, *199*
Mislow, K. 225, *265*
Misrahy, G. A., A. V. Beran u. D. F. Hardwick [*140*] *431*
Mitchell, D. s. Girard, A. 341, *363*
Mitchell, M. S. s. Biegeleisen, J. Z. 349, *359*
Mithoefer, J. C. 503, *544*
— W. Mayer u. J. F. Stocks 453, *544*
Mitrovic, K., M. Draskoci u. B. D. Jankovic 287, *369*
Mitts, M. G., u. A. E. Walker 337, *369*
Mitus, J. s. Andre, J. 312, *358*
Miyashita, H. s. Irvine, D. G. 352, *365*
Miyawaki, K. s. Otsuka, N. *202*
Miyawaki, S. s. Sano, Y. *205*
Möller, G. 331, *369*
— s. Hellström, K. E. 331, *364*
Moir, T. W. s. Driscol, T. E. 454, *532*
Moll, J. 115, 116, 130, *199*
— u. D. de Wied 115, *199*
Mollaret, P., J. Delay, P. Burtin u. Th. Lemperiere 352, *369*
Møller, F. s. Rendel, J. 353, *372*
Møller, K. O. 482, *544*
Monge, C. 507, *544*
Monseau, G., u. J. N. Cumings 292, *369*
Monson, R. s. Condie, R. M. 308, *360*
Montag, W. s. Klenk, E. 218, 219, 248, *263*
Montgomery, V. s. Swan, H. 524, *550*
Monto Ho s. Michaelis, R. H. 342, *369*
Moon, H. D. s. Rosenau, W. 313, *372*
Moore, B. W. 281, *369*
— u. D. McGregor 350, *369*
Moore, F. D. s. Jessiman, A. G. 161, *194*
Moore, J. W. s. Hamilton, W. F. 581, *604*
Moore, R. D., M. E. Lamm, L. A. Lockman u. M. D. Schoenberg 304, *369*

Moore, R. Y. s. Harvey, J. A. [72] 415, 429
Moore, W. s. Roboz-Einstein, E. 300, 372
Morelec-Coulon, M. J. s. Faure, M. 222, 258
Morello, A., A. Bartecek, S. Stellar u. I. S. Cooper 471, 544
Morgan, C. s. Isliker, H. 347, 365
Morgan, E. H., u. C. B. Laurell 237, 265
Morgan, R. S. s. Wright, E. A. 342, 377
Morgando, E. s. Baggio, G. F. 561, 563, 601
Mori, H., H. Nakai u. T. Nozima 369
Mori, O. s. Haller v. Hallerstein 24, 190
Mori, W. s. Lerner, A. B. 124, 130, 197
Morin, F. 154, 199
— u. V. Bötner 154, 199
Morris, C. E. s. Uzman, L. L. 254, 268
Morris, G. C., J. H. Moyer, H. B. Snyder u. B. W. Haynes 455, 544
— s. Moyer, J. H. 455, 460, 466, 467, 502, 545
Morris, G. H. s. Brown, H. T. 238, 256
Morris, H. G., Y. Arai, C. J. Hlad, R. Tompkins u. H. Elrick 293, 370
Morrison, L. R., u. P. C. Zamecnik 318, 319, 370
Mortensen, M. A. 459, 544
Mortillaro, M. s. Müller, W. 200
Morton, J. A. s. Wright, R. 308, 377
Mortreuil, M. s. Chatagnon, C. 252, 257
Moser, H., u. M. L. Karnovsky 250, 265
Moses, L. E. s. Sapirstein, L. A. 598, 608
Mosinger, M. 199
— s. Roussy, G. 2, 98, 100, 101, 119, 204, 205
Moss, N. H. 332, 370
Motley, E. P. s. Behnke, A. R. 508, 529
Mott, F. W. 511, 514, 519, 545
Mott, J. C. 545
— s. Dawes, G. S. 514, 527, 532
Motzkus, F. s. Marx, P. 585, 606
Moyer, J. H., S. I. Miller u. H. Snyder 455, 470, 545
— — A. B. Tashnek, H. Snyder u. R. O. Bowman 455, 545
— — — u. R. O. Bowman 471, 545
— u. G. Morris 455, 460, 466, 467, 545

Moyer, J. H., P. Pontius u. R. Hershberger 467, 545
— — u. H. Snyder 455, 467, 545
— R. Pontius, G. Morris u. R. Hershberger 502, 545
— H. Snyder u. S. I. Miller 466, 545
— A. B. Tashnek, S. I. Miller, H. Snyder u. R. O. Bowman 471, 545
— s. Hafkenschiel, J. H. 455, 459, 466, 537
— s. Morris, G. C. 455, 544
Müldener, B. s. Thorn, W. [181, 187] 406, 409, 410, 411, 412, 413, 418, 420, 421, 422, 432
Müldner, H. s. Kuhn, R. 231, 263
Müldner, H. G., J. R. Wherrett u. J. N. Cumings 243, 265
Müller, C. s. Brendel, W. 505, 531
Müller, H. A. s. Hirsch, H. 517, 518, 519, 522, 525, 526, 539
Mueller, P., M. W. Kies, E. C. Alvord u. R. S. Yamamoto 320, 370
Müller, R. s. Brandt, R. 279, 360
Müller, W. 38, 39, 80, 81, 103, 115, 200
— u. F. Marcos 200
— u. M. Mortillaro 200
— s. Tönnis, W. 38, 210
Muir, H. s. Popják, G. 246, 266
Mukerji s. Karkun, J. 132, 195
Munck, O. 588, 607
— u. N. A. Lassen 554, 581, 588, 607
— s. Lassen, N. A. 434, 435, 436, 439, 442, 451, 501, 542, 587, 588, 606
Mundinger, F., u. T. Riechert 161, 200
— s. Riechert, T. 204
Munk, K. s. Ruhenstroth-Bauer, G. 333, 373
Munoz, J. 306, 370
Munsick, R. A., W. H. Sawyer u. H. B. van Dyke 108, 200
Munson, P. L. s. Tashjian, A. H. 293, 294, 375
Muou, D. S. s. Gaidamovic, S. 341, 363
Mur, J. 318, 370
Murakami, M. 104, 106, 107, 117, 200
— u. F. Ban 200
Murphy, J. B. s. Kies, W. M. 300, 303, 366
Murphy, Q. R. s. Crumpton, C. W. 466, 532
Murthy, M. R. V., u. D. A. Rapoport [141, 142] 405, 431
Muschel, L. H. s. Tarrant, C. J. 309, 375
Muschke, E. s. Schmid, R. 145, 207
Musher, D. s. O'Connor, J. F. 339, 370

Muxi, F. s. Oehninger, C. 573, 607
Myerson, A. s. Loman, J. 459, 543
Myhre, E., u. H. Rustad 607

Nadler, C. S. s. Kety, S. S. 435, 492, 493, 500, 541
Nagai, H. s. Imanaga, H. 594, 604
Nagai, M. s. Howatson, A. F. 365
Nagle, B. s. Wenzel, B. M. 295, 376
Najean, Y., u. F. Clément 593, 607
Nakagawa, Y. s. Noda, H. 200
— s. Sano, Y. 205
Nakai, H. s. Mori, H. 369
Nakamoto, T. s. Sano, Y. 205
Nakamura, K. s. Fujita, H. 187
— s. Noda, H. 200
Nakayama, T. 239, 265
— s. Okuhara, E. 222, 265
Napolitano, L. M. s. Stahl, W. L. 344, 374
Nara, N. s. Meyer, J. S. 471, 544
Nashold jr., B. S. s. Mannarino, E. [132] 415, 431
Nason, G. I. s. Forbes, H. S. 437, 438, 456, 468, 534
— s. Pool, J. L. 465, 547
Nauta, W. J. H. 200
— s. Mason, J. W. 198
Nayak s. McGarry, E. E. 295, 369
Negishi, K., u. G. Svaetichin 479, 480, 545
— s. Svaetichin, G. 479, 550
Negru, T. s. Saragea, M. 299, 309, 373
Neil, E. s. Dickens, F. 507, 532
Neill, D. W. s. Carson, N. A. J. 234, 256
Nelson, B. E. 251, 265
Nelson, D., u. J. F. Fazekas 464, 481, 545
Nelson, D. S. 348, 370
Nemec, H. 200
Nemetschek-Gansler, H. s. Christ, J. 88, 180
Neptune jr., E. M. s. Thomas jr., J. J. [173] 432
Neptune, W. B. s. Balley, C. P. 529
Nesin, S. s. Himwich, H. E. 494, 538
Netter, H. [k] 387, 426
Neubauer, E. s. Fränkel, S. 215, 258
Neuberg 390
Neuert, H. s. Fünfer, E. 556, 603
Neuhaus, G. 506, 545
Neuhaus, R. 200
Neuhoff, H. s. Isselhard, W. 489, 517, 540
Newbould, B. B. 307, 370

Newman, C. G. H. s. Norman, R. M. 232, *265*
Niazi, S. A., u. F. S. Lewis 505, 524, 525, *545*
Nicholas, H. J., R. C. Hiltibran u. C. L. Wadkins 241, *265*
Nicholls, C. A. s. Oksche, A. *201*
Nichols, F. T. s. Patterson, J. L. 501, *546*
Nichols, T. s. Heyman, A. 501, *538*
Nicoletti, F., A. M. Grasso u. G. Gasso *607*
Niedermayer, W. s. Gottstein, U. [*67*] 408, 415, *429*
Niedieck, B. *370*
— O. Drees u. E. Kuwert 299, *370*
— u. E. Kuwert 274, *370*
— u. O. Palacios 275, *370*
— u. E. Pette 274, *370*
— s. Kuwert, E. 275, *367*
Niemineva, K. 33, *200*
Nikolaijshvili, L. S. s. Mchedlishvili, G. I. 468, *543*
Nikitowitch-Winer, M., u. J. W. Everett 143, 168, *200*
Nikolskaia, S. *200*
Nilges, R. G. s. Scharrer, E. *206*
Nilsson, L. B. s. Luft, R. *197*
Nilsson, N. J. 592, 593, *607*
— s. Brobeil, A. 555, *602*
— s. Häggendal, E. 537, 590, 591, 593, 595, *603, 604*
— s. Ingvar, D. H. 593, 594, 595, *604*
Nims, L. F. s. Gibbs, E. L. 451, 454, *535*
— s. Gibbs, F. A. 454, *535*
Nishimura, K. s. Taketomi, T. 239, *268*
Nishioka, R. S. s. Bern, H. A. *179*
— s. Fridberg, G. 79, *187*
— s. Hagadorn, I. R. *190*
Nissen, Th. s. Fjerdingstad, E. J. 352, *362*
Nissl, F. 5, 63, 112, 116, 119, 120, 136, *200*
Noda, H., Y. Sano u. H. Fujita *200*
— — u. N. Ishizaki *200*
— — u. Y. Nakagawa *200*
— — u. K. Nakamura *200*
— — N. Otsuka u. O. Saito *200*
— — u. O. Saito *200*
Noell, W. 450, 452, 458, 460, 463, 464, 465, 474, 475, 476, 481, 493, 497, 498, 507, 511, 528, *545, 556, 607*
— u. A. E. Kornmüller 497, *545*
— u. M. Schneider 438, 450, 451, 452, 461, 462, *545*
Noordt, G. van den s. Shenkin, H. A. 466, 486, *549*

Norbäck, B. s. Häggendal, E. 590, 591, 593, 595, *604*
Norberg, B. s. Gordh, T. 493, *536*
Nordmann, K. J. s. Messmer, K. 505, *543*
Nordyke, R. A. s. Oldendorf, W. H. 556, 557, 571, *607*
Norlén, G. 486, *545*
— s. Häggendal, E. 590, 591, 593, 595, *603*
Norman, R. M., A. H. Tingey, C. G. H. Newman u. S. P. Ward 232, *265*
Norris, W. P. s. Carter, H. E. 225, 226, 250, *256*
North, E. A., G. Pawlyszyn u. H. M. Doery 319, *370*
— s. Doery, H. M. 342, *361*
Norton, W. T. s. Autilio, L. A. 316, *358*
Novack, P., P. Goluboff, L. Bortin, A. Soffe u. H. A. Shenkin 470, *546*
— H. A. Shenkin, L. Bortin, B. Goluboff u. A. M. Soffe 451, 454, *546*
— s. Shenkin, H. A. 442, 455, *549*
Novàk, E. s. Hollàn, S. R. 339, *364*
Nowak, S. J. G. s. Heymans, C. 511, 512, 513, 521, *538*
Nowakowski, H. 6, 7, 10, 18, 30, 31, 44, 52, 75, 79, 126, 136, 138, 141, 142, 145, 149, 152, 153, 158, *201*
Nozima, T. s. Mori, H. *369*
Nunn, L. C. A., u. I. Smedley-MacLean 248, *265*
— s. Dolby, D. E. 248, *258*
Nunno, T. de s. Fasano, V. A. 508, *533*
Nyberg, R. s. Westin, B. [*205*] 420, *433*
Nye, S. W. s. Gerschman, R. 508, *535*
Nylin, G. 579, 580, 581, *607*
— u. H. Blömer 436, *546*, 579, 581, *607*
— — H. Jones, S. Hedlund u. C. G. Rylander 436, *546*
— S. Hedlund u. O. Regnström 436, *546*, 579, 580, 581, 582, *607*
— B. P. Silverskjöld, S. Löfstedt, O. Regnström u. S. Hedlund 436, *546*, 556, 579, 581, *607*
— s. Hedlund, S. 554, 579, 581, 582, 583, *604*
— s. Ljunggren, K. 437, *542*, 557, 558, *606*

Oberdisse, K. 2, 108, *201*
Obersteiner, H. *201*
Oboussier, H. 39, *201*

O'Brien, J. K. s. O'Brien, J. S. 219, 229, *265*
O'Brien, J. S. 265, 319, 320, *370*
— D. L. Fillerup u. J. F. Mead *370*
— u. G. Rouser 239, *265*
— M. B. Stern, B. J. Landing, J. K. O'Brien u. G. N. Donnell 219, 229, *265*
Ochs, L. s. Sensenbach, W. 467, 494, 499, *549*
Ochs, S. s. Harreveld, A. van [*71*] *429*
Ochwadt, B. 454, *546*
— s. Lochner, W. 454, 457, *542*
O'Connor, J. F., u. D. Musher 339, *370*
O'Connor, W. J. 114, *201*
Odell, W. D. s. Utiger, R. D. 293, *376*
Odin, L. s. Blix, G. 228, *255*
Odom, G. L. s. Wilson, W. P. 451, *552*
Öhman, R. s. Hagberg, B. 230, *259*
Oehmig, H. s. Betz, E. 593, 596, *601*
Oehninger, C., J. J. Touya, J. Traibel, F. Muxi, G. Lapido u. M. Ferrari 573, *607*
Oetliker, O., u. D. Walther [*143*] 420, *431*
Ogata, K. s. Mase, K. [*133*] 405, *431*
Ogawa, K. 243, 244, *265*
Ogden, E. s. Sapirstein, L. A. 598, *608*
O'Gorman, P. 332, *370*
Oja, S. S. s. Piha, R. S. 253, *265, 266*
Oka, Y. s. Imanaga, H. 594, *604*
Okada, M., T. Ban u. T. Kurotsu *201*
— u. T. Kurotsu *201*
— s. Shimazu, K. *207*
Okamura, K. s. Imanaga, H. 594, *604*
Okazaki, H. s. Garcia, J. H. 353, *363*
Oki, S. s. Fujita, H. 112, *187*
Okinaka, S., K. Shizume u. K. Matsuda *201*
Oksche, A. 46, 139, 147, *201*
— D. S. Farner, D. L. Serventy, F. Wolff u. C. A. Nicholls *201*
— D. Laws u. D. S. Farner 145, *201*
— — F. I. Kamemoto u. D. S. Farner 145, *201*
— W. Mautner u. D. S. Farner 103, *201*
— s. Farner, D. S. *186*
— s. Vitums, A. 149, *210*
Okuhara, E., u. T. Nakayama 222, *265*

Okumura, N., H. Ikeda u. S. Atanabe [*144*] *431*
Okuno, Y. s. Sano, Y. 205
Olah, F., V. Varró, D. Bachrach u. K. Kovács 201
— s. Bachrach, D. *177*
— s. Kovács, K. *195*
Oldendorf, St. Z. s. Oldendorf, W. H. 556, 562, 572, 583, *607*
Oldendorf, W. H. 556, 557, 561, 564, 565, 571, 572, 575, 584, 586, *607*
— u. P. H. Crandall 571, *607*
— — R. A. Nordyke u. A. S. Rose 556, 557, 571, *607*
— u. M. Kitano 556, 562, 563, 564, 565, 572, 573, 583, 598, *607*
— — u. S. Shimizu 562, 572, 583, *607*
— — — u. St. Z. Oldendorf 556, 562, 572, 583, *607*
— s. Kitano, M. 565, 572, *605*
O'Leary, J. L. s. Rioch, M. Mck. *204*
Oliner, L. s. Steiner, S. H. 598, *609*
Olivecrona, H. 109, 161, *201*
— s. Luft, R. 2, 161, *197*
Oliver, G., u. E. A. Schäfer 107, *201*
Olivry, G. s. Acher, R. 81, *176*
Olley, J. N. s. Hanahan, D. J. 222, *259*
Olsson, R., u. K. G. Wingstrand *201*
— s. Hedlund, S. 554, 579, 581, 582, *604*
Omae, T. s. Katsuki, S. 584, *605*
O'Meallie, L. P. s. Love, W. D. 573, 574, 575, *606*
Ontjes, D. A. s. Tashjian, A. H. 293, *375*
Oota, Y. O. s. Kobayashi, H. 109, *195*
Opalka, E. s. Stein, A. A. 336, 337, *374, 375*
Opitz, E. [*145—147*] 408, 415, *431*, 472, 476, 505, *546*
— u. F. Kreuzer [*148*] 415, 418, *431*, 506, *546*
— u. U. K. Lorenzen [*149*] 415, *431*, 474, 506, 509, 512, 513, 528, *546*
— u. F. Palme 476, *546*
— u. J. Saathoff 513, *546*
— u. M. Schneider [*150*] 408, 415, *431*, 449, 450, 473, 476, 479, 510, *546*
— u. W. Schümann [*151*] *431*, 512, *546*
— u. W. Thorn [*152*] 415, 416, 417, 418, *431*, 474, 506, 512, 513, *546*
— s. Huerkamp, B. 506, *539*

Oravec, C. 332, *370*
Orchard, D. P., u. E. F. Adolph 505, *546*
Orf, G. *201*
Orgeta, B. G. s. Massieu, G. H. [*134*] 415, *431*
Orloff, J. s. Korey, S. R. 231, *263, 366*
Orth, G. s. Atanasiu, P. *358*
Orthner, H. 135, 145, *201, 202*
Ortmann, R. 88, 97, 103, 107, 110, 112, 131, 148, *202*
— s. Bargmann, W. 81, *178*
Osborn, J. J. 524, *546*
Osswald, H. 475, 515, *546*
Osterhuis, H. J. G. H., H. van der Geld, T. E. W. Feltkamp u. F. Peetoom 338, *370*
Ostermann, E. s. Jensen, K. 352, *366*
Oswald, F. s. Tönnis, W. 38, *210*
Oswald, S. 39
Otani, S. s. Shiraki, H. 296, *374*
Otomo, E., C. van Buskirk u. J. B. Workman 593, *607*
Otsuka, N., N. Takahashi u. K. Miyawaki *202*
— s. Noda, H. *200*
— s. Sano, Y. *205*
Otsuki, S., A. Geiger u. G. Gombos [*153*] 415, *431*
— s. Gombos, G. [*66*] 413, 415, *429*
Ott, L. s. Benoit, J. 145, *179*
Owen, S. G. s. Dewar, H. A. 455, 466, *532*
— s. Lambertsen, C. J. 507, *542*
— s. Turner, J. 474, *551*
Owens, J. s. Marshall, S. B. 511, 519, 520, 521, 524, 525, *543*
Owens, J. C., A. E. Prevedel u. H. Swan 523, *546*
Owman, C. s. Falck, B. 468, *533*

Paal, G. s. Böhme, D. 289, *359*
— s. Bogoch, S. *359*
Pache, H. D. 16, *202*
— s. Spatz, H. 119, 136, *208*
Packer, A. s. Gellhorn, E. 492, *535*
Padberg, G. s. Klenk, E. 228, 229, *262, 263*
Page, I. H. s. Elliott, K. A. C. 148, *185*, 251, *258*
Palacios, O. s. Niedieck, B. 275, *370*
Palay, S. L. 81, 91, 94, 104, 107, 117, *202*
— u. S. L. Wissig *202*
— s. Scharrer, E. *206*
Palleske, H. s. Loew, F. 454, *542*
Palme, F. s. Opitz, E. 476, *546*
Palmgren, A. 77, 78, 83, 84, 103, 110, 138, 139, 140, *202*
Panageotopoulos, P. s. Schwarz, H. P. 321, *373*

Panda, J. N., H. E. Dale, R. W. Loan u. L. E. Davis 330, *370*
Pappenheimer, J. R., u. J. P. Maes 463, *546*
Parasonis, M. I. s. Gorshunova, L. P. 341, *363*
Parcus, E. 216, 218, *265*
Parish, H. D. s. Koechlin, B. A. 251, *263*
Parker, W. C., J. W. C. Hagstrom u. A. G. Bearn 292, *370*
Parkins, W. M., J. M. Jensen u. H. M. Vars 524, *546*
— s. Jensen, J. M. 524, *540*
Parnas, J. 215, *265*
Parrish, A. E., J. Kleh u. J. F. Fazekas 455, 466, *546*
— s. Fazekas, J. F. 500, *533*
Parrott, D. M. V. s. East, J. 339, *361*
Parsons, M. s. Anthony, H. M. 333, *358*
Pascal, T. A., A. Saifer u. J. Gitlin 279, *370*
Pascar, C. G. de s. Romeu, F. G. *204*
Passmore, R., R. A. Peters u. H. M. Sinclair 494, *546*
Passonneau, J. V. s. Lowry, O. H. [*129*] 422, *431*
Pasteels, J. L. s. Brauman, J. 293, *360*
Pasternak, G. 330, 332, *370*
— A. Graffi u. K.-H. Horn 331, *370*
Pasteur, L. 390
Paterson, P. Y. 301, 307, 310, 323, *370*
— u. N. E. Beisaw 308, *370*
— A. F. Jacobs u. E. M. Coia 309, *370*
— u. H. S. Weiss 311, 330, *370*
— s. David, J. R. 314, *361*
Pattabiraman, T. N. s. Shoyab, M. 237, *267*
Patterson, J. L., u. J. L. Cannon 459, *546*
— A. Heyman u. L. L. Battey 451, *546*
— — u. R. W. Ferguson 451, *546*
— — u. T. Duke 449, *546*
— — u. F. T. Nichols 501, *546*
— u. J. V. Warren 459, *546*
— s. Battey, L. L. 500, *529*
— s. Heyman, A. 449, 481, 489, 492, 500, 501, *538*
Pattison, I. H., u. K. Smith 341, *370*
Paulesco, N. C. 161, *202*
Paulet, G. 493, *546*
Paunović, D. s. Janković, B. D. 313, *365*
Pavel, S. *202*
Pawlyszyn, G. s. North, E. A. 319, *370*

Payan, H. s. Levine, S. 314, *368*
Pazianos, A. s. Pearson, O. H. *202*
Pearce, K. M. s. Yates, P. O. 353, *377*
Pearse, A. G. E. *202*
— s. Howe, A. 103, *194*
— s. Shear, M. 237, *267*
Pearse, J. J. s. Reiss, M. 293, *371*
Pearson, C. M. 315, *371*
Pearson, O. H. 161, *202*
— B. S. Bronson, C. C. Harrold, C. D. West, M. C. Li, J. P. McLean u. M. B. Lipsett 161, *202*
— u. B. S. Ray 161, *202*
— — J. M. McLean, W. L. Peretz, E. Greenberg u. A. Pazianos *202*
— s. Ray, B. S. 161, *204*
Pecile, A. s. Martini, L. *198*
Peck, F. s. Stein, A. A. 337, *374*
Peck, H. M., A. F. Woodhour, D. P. Metzgar, S. E. McKinney u. M. R. Hilleman 306, *370*
Peersen, W. s. Bernhard, K. 219, *255*
Peetoom, F. s. Osterhuis, H. J. G. H. 338, *370*
Pellegrino de Iraldi, A. s. Sabatini, M. T. 295, *373*
Pelner, L. 330, *371*
Penfield, W., u. H. Jasper 497, *547*
— K. v. Sántha u. A. Cypriani 497, *547*
— s. Chorobski, J. 468, *531*
Pennes, H. H. s. Schmidt, C. F. 438, 496, 497, 502, *548*
Penny, I, F. s. Long, C. 220, 245, *264*
Penrod, K. E. 507, *547*
Pentschew, W. 481, 493, 496, *547*
Pereira, H. G. s. Huebner, R. J. 331, *365*
Perese, D. M. s. Grace, J. T. 328, *363*
Peretz, W. L. s. Pearson, O. H. *202*
Perez-Borja, C., u. J. S. Meyer 437, *547*
Périer, O., u. A. Grégoire 319, *371*
Perlin, S. s. Sokoloff, L. 500, *550*
Pernow, B. s. Euler, U. S. v. *186*
Perry, H. M. s. Schroeder, H. A. 461, *549*
Perry, M. s. Green, J. B. 254, *259*
Peters, G. *202*
Peters, J. H. s. McDevitt, H. O. 345, *369*
Peters, R. A., u. H. M. Sinclair 494, *547*
— u. R. H. S. Thompson 494, *547*
— s. Passmore, R. 494, *546*
Petersen, C. E., u. H. Doose 338, *371*

Petersen, I. s. Gilland, O. 315, *363*
Petersen, V. P., u. M. Schou 246, *265*
Peterson, N. S. s. Feigen, G. A. 344, *362*
Peterson, R. F. s. Skipski, V. P. 243, *267*
Pette, D., u. I. Stupp 254, *265*
Pette, E., u. H. Pette 315, 341, *371*
— s. Kuwert, E. 292, *367*
— s. Niedieck, B. 274, *370*
Pette, H. s. Pette, E. 315, 341, *371*
Pfau, C. J. s. Volkert, M. 340, *376*
Pfeifer, R. A. 34, 63, 75, 148, 149, 153, *202*
Pfeiffer, E. F., u. J. P. Merrill 324, *371*
Pfleiderer, G., L. Grein u. Th. Wieland [*154*] 406, 411, *431*
— W. Gruber u. Th. Wieland [*155*] 406, 411, *431*
— s. Beisenherz, G. [*10*] 405, 406
— s. Thorn, W. [*185, 187*] 405, 406, 409, 410, 411, 412, 413, 417, 418, 420, 421, 422, 423, 424, *432*, 513, 527, *551*
Pflüger, H. s. Klenk, E. 248, *263*
Phillips, G. E. s. Carter, H. E. 225, 226, 250, *256*
Phillips, R. s. Gollan, F. 505, 524, *536*
Phillips, S. M., S. E. Kornguth u. H. G. Thompson 298, *371*
Pia, H. W. s. Herrmann, E. 486, *538*
Picchi, J. s. Gordan, G. S. 500, 502, *536*
Pichotka, J. 505, *547*
Picka, N. s. Friedmann, G. 437, *534*, 555, *603*
Pickford, G. E. *202*
— u. J. W. Atz *202*
Pickford, M. *203*
— u. A. E. Ritchie *203*
Pierce, E. C., C. J. Lambertsen, S. Deutsch, P. E. Chase, H. W. Linde, R. D. Dripps u. H. L. Price 596, *607*
Pierce jr. E. C., C. J. Lambertsen, M. J. Strong, S. C. Alexander u. D. Steele [*156*] *431*
Pierson, J. C. s. Schmidt, C. F. 466, *549*
Pietrantonj, F. di 566, *607*
— s. Fieschi, C. 566, *603*
Pietrzykowa, B. s. Stefanko, St. 232, *267*
Pietsch, K. 25, 28, 125, *203*
Pigon, A. s. Edström, J.-E. [*44*] 412, *428*

Piha, R. S., R. M. Bergström, L. Bergström, A. J. Uusitalo u. S. S. Oja 253, *265*, *266*
— S. S. Oja, B.-K. Liewendahl u. F. Lampén 253, *266*
Pike, F. H., C. C. Guthrie u. G. N. Stewart 498, 511, 519, 521, *547*
— s. Gomez, L. 441, 511, 519, *536*
Pilz, C. G. s. West, M. *376*
Pilz, H., u. H. Jatzkewitz 232, *266*
— s. Jatzkewitz, H. 230, *261*
— s. Sandhoff, K. 232, *267*
Pines, L. 16, *203*
Pischinger u. Zeiger 103
Pital, A., u. S. L. Janowitz 345, *371*
Plane, P. s. Malmejac, J. 520, *543*
Planinsek, J. s. Kyogoku, M. 332, *367*
Planiol, T. 579, *608*
Plets, C. s. Bergh, R. van den 573, 574, *601*
Plocinik, B. s. Yokoyama, M. 278, 279, *377*
Plum, F. s. Posner, J. B. 453, 490, 500, *547*
Poeck, K. s. Gänshirt, H. 496, 497, *534*
Pogodina, V. V. s. Schi-Gie, H. 347, *373*
Pohl, W. s. Isselhard, W. 517, *540*
Polénov, A. L. 145, *203*
Poli, A. de s. Martini, L. *198*
Poliakowa, N. M., u. K. S. Kabak 251, *266*
Polis, B. D. s. Kety, S. S. 435, 492, 493, 500, *541*
Polland, L. W. s. McDevitt, H. O. 345, *369*
Pollay, M., u. H. Davson [*157*] *431*
Polzer, K., u. F. Schuhfried 437, *547*
Pontén, U. s. Cronqvist, S. 596, *602*
Pontius, P. s. Moyer, J. H. 467, *545*
Pontius, R. s. Moyer, J. H. 502, *545*
Pontius, R. G., R. D. Bloodwell, D. A. Cooley u. M. E. de Bakey 511, 519, 520, 524, *547*
— H. L. Brockman, E. G. Hardy, D. A. Cooley u. M. E. de Bakey 511, 519, 520, 523, *547*
Pool, J. L., H. S. Forbes u. G. I. Nason 465, *547*
Popa, G. T. *203*
— u. U. Fielding 31, 59, 100, 151, 159, *203*
Popenoe, E. A. s. DuVigneaud, V. 81, 107, 108, *184*
Popeskovic, D. s. Hirsch, H. 489, *538*

Popeskovič, L. s. Janković, B. D. 313, *365*
Popivanov, R., u. V. H. Vulchanov 281, *371*
Popják, G. 245, *266*
— u. H. Muir 246, *266*
Popp, C. 513, 521, *547*
Poppe, W., u. A. Tennstedt *371*
Poppen, J. R. s. Behnke, A. R. 508, *529*
Porter, H., u. J. Folch 253, *266*
Porter, R. W. 144, 145, 146, *203*
Portmann 40
Poser, C. M. s. Hardin, C. 491, *537*
Poskanzer, D. C., K. Schapira, R. A. Brack u. H. Miller 352, *371*
Poske, R. M. s. West, M. *376*
Posner, J. B., u. F. Plum 453, 490, 500, *547*
Potter, V. R. s. Tappan, D. V. 506, 507, *550*
Prader, A., H. Wagner, J. Széki, R. Illig, J. L. Touber u. D. Maingay 295, *371*
— s. Széky, J. 292, *375*
Prehn, R. T. 331, 332, *371*
Pressman, D. s. Kyogoku, M. 332, *367*
Preussmann, R. s. Druckrey, H. 331, 334, 335, *361*
— s. Ivancovic, S. 335, *365*
Prevedel, A. E. s. Owens, J. C. 523, *546*
Price, H. L. s. Pierce, E. C. 596, *607*
Pricer, W. E. s. Kornberg, A. 246, 247, *263*
Prichard, M. M. L. s. Daniel, P. M. *182*
— s. Xuereb, G. B. 55, 56, *212*
Priesel, A. 89, *203*
Primavesi, L. s. DeRobertis, E. 87, *183*
Pristley, J. 507, *547*
Pritchard, E. T., u. J. Folch-Pi 302, *371*
Prokop, O. 355
— u. G. Uhlenbruck 227, 228, 232, 237, *266*, 275, 277, 279, 288, 293, 343, 353, 354, 357, *371*
— s. Kim, Z. 278
Promyslov, M. Sh. s. Gorshunova, L. P. 341, *363*
Prout, T. E. s. Gilliland, P. F. 349, *363*
Pulver, G. s. Hirsch, H. [*86*] 420, 429, 512, 513, *538*
Purpura, D. P. s. Berl, S. [*11, 12*] *427*
Purves, H. D. *203*

Quandt, I. 485, *547*
Quastel, J. H. s. Elliott, K. A. C. 148, 251, *185, 258*

Quinn, D. L. s. Everett, J. W. 145, *186*
Quock, C. s. Grossman, M. 292, *363*

Rabes, H. s. Wrba, H. 331, *377*
Rabl, R. *203*
Rabotti, G. F., W. A. Raine u. R. L. Sellers 331, *371*
— R. L. Sellers u. W. A. Anderson 337, *371*
Racadot, J. s. Collin, R. *181*
Race, R. R. s. Tippett, P. 357, *375*
Radin, N. S. 239
— F. B. Martin u. J. R. Brown 250, *266*
— s. Hajra, A. K. 239, *259*
— s. Kishimoto, Y. 239, *261*
Raffel, S. s. Rauch, H. C. 300, 311, *371*
Rahman, A. N., u. R. Lindenberg 234, *266*
Raine, W. A. s. Rabotti, G. F. 331, *371*
Rajam, P. C., u. S. Bogoch 281, *371*
— — M. A. Rushworth u. P. C. Gorrester 281, *371*
— s. Bogoch, S. 253, *256*
Ramon y Cajal, S. 480, *547*
Ranck, J. B., u. W. F. Windle 527, *547*
Ranson, M. s. Ranson, S. W. 87, *203*
Ranson, S. W. 41, 87, 88, 174, *203*
— C. Fisher u. W. Ingram 16, 114, *203*
— u. W. R. Ingram *203*
— H. Kabat u. H. W. Magoun *203*
— u. H. W. Magoun 87, *203*
— u. M. Ranson 87, *203*
— u. S. W. Ranson jr. *203*
— — u. M. Ranson *203*
— s. Dey, F. L. 145, *183*
— s. Fisher, C. 44, *186*
— s. Ingram, W. R. *194*
— s. Magoun, H. W. 114, *198*
Ranson jr., S. W. s. Ranson, S. W. *203*
Rapela, C. E., C. B. Bush u. St. Bryant 454, *547*
— u. H. D. Green 454, *547*
— s. Green, H. D. 454, 456, *536*
— s. Machowicz, P. P. 454, *543*
Rappoport, D. A. s. Murthy, M. R. V. [*141, 142*] 405, *431*
Rapport, M. M. 228, 275, *371*
— u. R. E. Franzl 224, 245, *266*
— L. Graf u. H. Schneider 275, *371*
— B. Lerner, N. Alonzo u. R. E. Franzl 224, *266*
— s. Joffe, S. 275, 279, *366*

Rascol, A. s. Géraud, J. 439, 442, 535, 588, 589, 594, 595, *603*
Rasmussen, A. T. 39, 83, 114, 175, *203, 204*
— u. Th. Rasmussen *204*
Rasmussen, Th. s. Harvey, J. 486, *537*
— s. Rasmussen, A. T. *204*
Rathke, H. 19, 21, *204*
Rauch, H. C., u. S. Raffel 300, 311, *371*
Rauen, H. M. [*l*] *426*
Ravetto, C., F. Galuzzo u. R. Siervo 228, *266*
Ray, B. S. *204*
— u. O. H. Pearson 161, *204*
— s. Pearson, O. H. 161, *202*
R-Candela, J. L., u. A. Castrillon [*158*] 405, *431*
Read, G. s. Eldredge, N. T. 237, *258*
Read, R. C., C. Lillehei u. R. L. Varco 518, 520, *547*
Reagan, E. s. Allen, N. 254, *254, 358*
Redding, T. W. s. Bowers, C. Y. 146, *180*
Reemtsma, K. s. Halley, M. M. 456, *537*
Reford, L. L., u. H. Cushing *204*
Refsum, S., u. L. Tveten 338, *371*
Regnström, O. s. Hedlund, S. 554, 579, 581, 582, 583, *604*
— s. Ljunggren, K. 437, *542*, 557, 558, *606*
— s. Nylin, G. 436, *546*, 556, 579, 580, 581, 582, *607*
Reichel, K., u. E. Kanzow 458, *547*
— s. Kanzow, E. 454, *540*
Reichlin, S. *204*
— s. Brown-Grant, K. *180*
Reichner, H. 333, 334, *371*
— u. E. Witebsky 280, *371*
Reif, A. E., u. J. M. V. Allen 277, 281, *371*
Rein, H., u. M. Schneider 509, *608*
Reinhardt, W. O. s. Goldman, D. S. 246, *259*
Reinmuth, O. M., u. P. Scheinberg 597, *608*
— — u. B. Bourne 572, 598, 599, 600, *608*
— s. Beteta, E. 554, 599, *601*
Reisert 161
Reiss, M., J. J. Pearse, R. H. Davis, J. C. Hillman u. M. B. Sideman 293, *371*
Rendel, J., O. Aalund, R. A. Freedland u. F. Møller 353, *372*
Renkonen, O. s. Salminen, A. 341, *373*
Renkonen, O.-V. s. Salminen, A. 341, *373*

Rennels, E. G., u. J. F. Hood 237, 266
Rennkamp, F. 227, 266
— s. Klenk, E. 228, 240, 263
Ressler, C. s. Du Vigneaud, V. 81, 107, 108, 184
Reulen, H. J., P. Aigner, W. Brendel u. K. Messmer 505, 547
— s. Brendel, W. 505, 531
Reulen, R. J. s. Messmer, K. 505, 543
Reusser, F. 293, 372
Rexed, B. 521, 547
Reynafarje, B. 506, 547
— s. Tappan, D. V. 506, 507, 550
Reynolds, G. s. Crane, M. G. 556, 602
Reynolds, M. D., u. G. H. Friedell 332, 372
Rhode, C. B. s. Kety, S. S. 434, 540
Rhoden, D. L. s. Biegeleisen, J. Z. 349, 359
Riberi, A., P. Grice, R. Rodriguez, H. Kajikuri u. H. B. Shumacker 524, 525, 547
Riccio, A. s. Baggio, G. F. 561, 563, 601
Rich, M. s. Scheinberg, P. 442, 548
Rich, N. s. Jayne, H. W. 466, 471, 540
Richter, D. 251, 266
— s. Clouet, D. H. [26] 413, 427
— s. Dawson, R. [31] 420, 427
— s. Gaitonde, M. K. [56] 414, 428
— s. Vrba, R. [198] 414, 415, 433
Richter, H. R. s. Krayenbühl, H. 555, 605
Richterich, R., W. Kahlke, P. van Mechelen u. E. Rossi 234, 266
Ricken, D. 280, 338, 372
— u. K. O. Vorländer 323, 372
Ridley, A. 289, 372
— s. Field, E. J. 289, 362
Riechert, T. 486, 487, 488, 547
— u. F. Mundinger 204
— s. Mundinger, F. 161, 200
Rieder, H. P. 314, 372
— J. Ross, G. Ritzel u. R. Wüthrich 288, 372
— s. Georgi, F. 312, 363
— s. Ritzel, G. 289, 372
— s. Wüthrich, R. 312, 377
Riemenschneider, P. A. s. Ecker, A. 486, 533
Rifkind, R. A. s. Hsu, K. C. 348, 365
Riggs, B. C. s. Stadie, W. C. 507, 550
Riley, R. F. 245, 266
Rimer, J. G. s. Cunningham, V. R. 361

Rinne, U. K 204
Rioch, M. Mck 204
— G. B. Wislocki u. J. L. O'Leary 204
Risberg, J. s. Ingvar, D. H. 436, 539, 589, 593, 594, 595, 604, 605
Ritchie, A. E. s. Pickford, M. 203
Ritter, E. R. 454, 547
Ritzel, G., R. Wüthrich u. H. P. Rieder 289, 372
— s. Rieder, H. P. 288, 372
— s. Wüthrich, R. 312, 377
Robb, J. P. s. Eisen, A. H. 338, 362
Robbins, F. C. 372
Robbins, L. L. s. Geiling, E. M. K. 188
Robertis, E. de, H. M. Gerschenfeld u. F. Wald 316, 372
— s. De Robertis 188
— s. Sabatini, M. T. 295, 373
Roberts, C. W. s. Du Vigneaud, V. 81, 107, 108, 184
Roberts, N. R. s. Lowry, O. H. 242, 264
Roberts, S. [159] 431
— s. Slusher, M. A. 207
Robertson, D. M. 252, 266
— R. Bright u. C. E. Lumsden 300, 372
— s. Lumsden, C. E. 303, 304, 368
— s. Roboz-Einstein, E. 300, 372
Robertson, M. C. s. Buckell, M. 337, 360
Robin, E. D., u. F. H. Gardener 481, 547
Robins, D. C. 222, 266
Robins, E., K. M. Eydt u. D. E. Smith 242, 266
— O. H. Lowry, K. M. Eydt u. R. E. McCaman 242, 266
— D. E. Smith u. K. M. Eydt 242, 266
Robinson, J. A. s. Mason, J. W. 198
Roboz, E., u. N. Henderson 300, 372
— — u. M. W. Kies 253, 266
Roboz-Einstein, E., D. M. Robertson, J. M. Dicaprio u. W. Moore 300, 372
Rodbell, M. s. Hanahan, D. J. 244, 259
Rodeck, H. 103, 204
— u. H. A. Breuer 204
Rodler, R. s. Bertha, H. 437, 530
Rodnight, R., H. McIlwain u. M. A. Tresize [160] 432
Rodriguez, R. s. Riberi, A. 524, 525, 547
Roeder 145
Röskau, M. s. Isselhard, W. 489, 517, 540

Roger, A. s. Roger, F. 339, 372
Roger, F., u. A. Roger 339, 372
Røigaard-Petersen, H. H. s. Fjerdingstad, E. J. 352, 362
Roilgen, A. s. Cros, C. 161, 182
Roizin, L., u. L. C. Kolb 296, 372
Rolde, E. s. Hess, H. H. 234, 260
Rolf, I. P. s. Levene, P. A. 217, 218, 244, 264
Romeis, B. 6, 10, 19, 21, 22, 25, 26, 28, 29, 30, 38, 43, 49, 50, 72, 80, 83, 87, 89, 123, 129, 152, 204
Romeu, F. G., u. C. G. De Pascar 204
Roots, B. I., u. P. V. Johnston 236, 266
Rose, A. S. 372
— s. Oldendorf, W. H. 556, 557, 571, 607
Rose, E. s. Beutner, E. H. 289, 359
Rose, M. 204, 445, 547
Rose, R. S. s. Iio, M. 594, 605
Rosenau, W., u. H. D. Moon 313, 372
Rosenberg, A., u. E. Chargaff 231, 266
— C. Howe u. E. Chargaff 266
Rosenberg, B. s. Guillemin, R. 113, 135, 190
Rosenberg, R. s. Boggs, D. E. [16] 413, 427
Rosenblum, I. s. Stein, A. A. 336, 337, 375
Rosenblum, W. J. s. Korein, J. 470, 541
Rosenheim, O. 216, 266
— u. M. C. Tebb 216, 226, 266, 267
Rosenkilde, P. s. Jørgensen, C. B. 139, 194
Roser, F. s. Mercker, H. 493, 543
Rosomoff, H. L. 496, 503, 522, 548
— u. R. Gilbert 505, 548
— u. D. A. Holaday 438, 496, 503, 548
Ross, B. B. s. Adamsons, K. 527, 528
Ross, C. A. C., J. A. R. Lenman u. C. Rutter 308, 372
Ross, G. T. s. Kastin, A. J. 134, 195
Ross, I. s. Thorn, W. [185] 405, 406, 409, 410, 412, 417, 418, 420, 421, 422, 423, 424, 432, 513, 527, 551
Ross, J. 288, 372
— u. P. Böhm 254, 267, 288
— K. Schumacher u. E. Mangete 299, 372
— s. Rieder, H. P. 288, 372
Rossen, R., H. Kabat u. J. P. Anderson 474, 512, 513, 548
Rossi, E. s. Richterich, R. 234, 266

Rossiter, R. J. 247, 253, 316, *372*
— I. M. McLeod u. K. P. Strickland 246, 247, *267*
— W. C. McMurray u. K. P. Strickland 246, 247, *267*
— s. Johnson, A. C. 261, 316, *366*
— s. McMurray, W. C. 246, 247, *265*
Rotaru, N. s. Saragea, M. 299, 309, *373*
Roth, E. s. Gercken, G. [*61*] 409, 412, 418, 422, 423, *428*, 456, *535*
Roth, J. s. Berson, S. A. 294, *359*
— s. Yalow, R. S. 293, *377*
Roth, J. L. A. s. Wechsler, R. L. 492, 500, *551*
Rothballer, A. B. 107, *204*
— u. St. C. Skoryna *204*
Rothen, A. s. Dyke, H. B. van 107, 108, *185*
Rothfeld, B. s. Williams, C. H. 348, *377*
Rothström, E. s. Hedlund, S. 554, 579, 581, 582, *604*
Rotter, W. 525, *548*
Rougier, G. s. Benelli, C. 497, *529*
Rouser, G., J. F. Berry, G. Marinetti u. E. Stotz 227, *267*
— G. Kritchevsky, D. Heller u. E. Lieber 243, *267*
— s. Marinetti, G. V. 224, 227, *265*
— s. O'Brien, J. S. 239, *265*
Roussy, G., u. M. Mosinger 2, 98, 100, 101, 119, *204*, *205*
— s. Camus, J. *180*
Roux, M. s. Legait, H. *197*
Rowe, G. G. s. Crumpton, C. W. 466, *532*
Rowe, W. P., P. H. Black u. R. H. Levey 339, *372*
— s. Black, P. H. 331, *359*
— s. Levey, R. H. 340, *367*
Rowland, L. P. s. Kety, S. S. 436, *541*, *605*
— s. Landau, W. M. 436, 444, *542*, 596, *605*
Rowlands jr., D. T., W. E. C. Wilson u. Ch. H. Kirkpatric 323, *372*
Rowlands, S. 556, *608*
Rowson, K. E. K. 342, *372*
Rozsos, J. s. Szentágothai, J. 143, *209*
Rubin, A. L., u. K. H. Stenzel 291, *372*
Rubinstein, L., u. K. Ahrén 329, *372*
Rudolph, W. s. Bernsmeier, A. 470, *530*
Rudy, H. 279, *372*
Rueff, F. s. Ruhenstroth-Bauer, G. 333, *373*
Rümmele, H. s. Hirsch, H. 505, *538*

Ruf, H. *548*
Ruff, S. 454, 497, *548*
— u. H. Strughold 473, *548*
Ruhenstroth-Bauer, G., G. F. Fuhrmann, W. Kübler, F. Rueff u. K. Munk 333, *373*
— s. Granzer, E. 333, *363*
Rushworth, M. A. s. Rajam, P. C. 281, *371*
Russek, M., A. Fernandez u. C. Vega [*161*] *432*
— s. Fernandez, A. F. [*49*] 405, *428*
Rustad, H. s. Myhre, E. *607*
Rutter, C. s. Ross, C. A. C. 308, *372*
Ryan, J. W., J. D. Brown u. J. Durell 352, *373*
Rybák, M. s. Schreiber, V. *207*
Rylander, C. G. s. Nylin, G. 436, *546*

Saathof, B. s. Gippen, R. 301, *363*
Saathoff, J. s. Opitz, E. 513, *546*
Sababe, T. s. Grace, J. T. 328, *363*
Sabatini, M. T., A. Pellegrino. de Iraldi u. E. de Robertis 295, *373*
Sabo, G. s. Machowicz, P. P. 454, *543*
Sachar, E. s. Mason, J. W. *198*
Sachs, H., u. Y. Takabatake 121, *205*
— s. Takabatake, Y. *210*
Sachweh, D. s. Hirsch, H. 489, 526, *538*, *539*
Sack, H. s. Bernsmeier, A. 455, 466, 500, *530*
Saffran, M. *205*
— A. V. Schally u. B. G. Benefey *205*
— — M. Segal u. B. Zimmermann *205*
— s. MacPherson, C. F. C. 291, *368*
— s. Schally, A. V. *205*
Sagawa, K., u. A. C. Guyton 456, *548*
Saifer, A., u. H. A. Siegel 254, *267*
— s. Pascal, T. A. 279, *370*
— s. Volk, B. W. 232, 233, *268*, *269*
Saito, O. s. Noda, H. *200*
Saito, S. s. Martini, L. *198*
— s. Shibusawa, K. *207*
Saito, Y. 559, 560, *608*
Sakata, K., S. Hayano u. H. A. Sloviter [*162*] *432*
Sakel, M. 494, *548*
Sakiz, E., u. R. Guillemin *205*
— s. Jutisz, M. 146, *194*
Sakurai, H. s. Imanaga, H. 594, *604*
Salam, M. s. Shanklin, W. M. 232, *267*

Salan, A. s. Fieschi, C. 561, 566, 567, 568, 595, *603*
Salminen, A. 341, *373*
— O.-V. Renkonen u. O. Renkonen 341, *373*
Salmon, Ch. 353, *373*
Salomon, H. s. Karrer, P. 217, *261*
Salsman, K. s. Ledeen, R. 229, *264*, *278*
Samour, D. s. White, R. G. 304, *376*
Samson, F. E. s. Lolley, R. W. [*126*] 406, 422, *430*
Sancetta, S. M. s. Kleinerman, J. *541*
Sandbank, U. s. Bornstein, M. B. 232, *256*
Sanderson, R. S. s. McKenna, J. M. 334, *369*
Sandhoff, K., H. Pilz u. H. Jatzkewitz 232, *267*
— s. Jatzkewitz, H. 230, 232, *261*
Sanger, C. s. Churchill-Davidson, I. 508, 509, *531*
Sanger, R. s. Tippett, P. 357, *375*
Sano, S. s. Kurosumi, K. 96, *196*
Sano, Y. *205*
— u. F. Hartmann *205*
— N. Ishizaki u. K. Ito *205*
— u. M. Kawamoto *205*
— u. A. Knoop *205*
— S. Miyawaki, N. Otsuka u. T. Nakamoto *205*
— Y. Nakagawa, T. Nakamoto u. M. Maeda *205*
— — Y. Okuno u. N. Otsuka *205*
— s. Noda, H. *200*
Santen, R. J., u. B. W. Agranoff [*163*] 412, *432*
Sántha, K. v. 497, *548*
— s. Penfield, W. 497, *547*
Sapirstein, L. A. 548, 572, 598, *608*
— u. G. E. Hanusek 597, 598, *608*
— u. H. Melette 435, *548*
— u. L. E. Moses 598, *608*
— u. E. Ogden 598, *608*
Saragea, M., T. Negru, N. Rotaru u. A. Vladutiu 309, *373*
— A. Vladutiu, N. Rotaru u. T. Negru 299, *373*
Sarre, H. s. Kramer, K. 503, *541*
Saslaw, M. s. Scheinberg, P. 442, *548*
Sato, G. 77, 88, 107, *205*
Sawyer, C. H., J. W. Everett u. J. E. Markee 146, *205*
— J. E. Markee u. J. W. Everett *205*
— — u. W. H. Hollinshead *205*
— s. Everett, J. W. 145, *186*
— s. Haun, Ch. K. *192*
— s. Markee, J. E. 143, *198*

Sawyer, W. H. s. Munsick, R. A. 108, *200*
Sayers, P. s. Shenkin, H. A. 486, *549*
Scarano, E. s. Bonavita, V. [*17*] 410, *427*
Schadé, J. P., H. van Backer u. E. Colon 443, *548*
Schäfer, E. A. s. Oliver, G. 107, *201*
Schartlin, C. E. 474, *548*
Schaffrin, R. s. Spencer, W. A. 227, *267*
Schain, R. J. *205*
Schalch, W. R. s. Berde, B. *179*
Schalekamp, M. A. H. D., u. M. P. A. Kuyken 350, *373*
Schally, A. V., u. M. Saffran *205*
— s. Bowers, C. Y. 146, *180*
— s. Guillemin, R. 113, 135, *190*
— s. Saffran, M. *205*
Schaltenbrand, G. *206*
Schapira, K. s. Poskanzer, D. C. 352, *371*
Scharrer, B. 118, *206*
— u. E. Scharrer 118, *206*
— s. Scharrer, E. 107, *206*
Scharrer, E. 7, 65, 66, 68, 81, 86, 87, 97, 100, 101, 105, 117, 119, 125, *206*, 446, *548*
— u. St. Brown *206*
— u. R. Gaupp 66, 104, 149, *206*
— S. L. Palay u. R. G. Nilges *206*
— u. B. Scharrer 107, *206*
— u. G. J. Wittenstein *206*
— s. Gaupp, R. 104, 117, *187*
— s. Leveque, Th. F. 88, *197*
— s. Scharrer, B. 118, *206*
Schatz, A., u. L. M. Adelson 318, *373*
Schaudig, A. s. Hirsch, H. [*87, 88*] 420, *429*, 522, 523, 524, *538*
Schechtmann, A. M. s. Levi, E. 332, *367*
Schedifka, R. 341, *373*
Scheer, K. E., u. W. Meier-Borst 557, *608*
Scheibe, E., u. N. Gibb 277, *373*
Scheid, W. 340, *373*, 487, *548*
Scheid-Seydel, L. s. Frick, E. 287, 292, *362*
Scheiffarth, F. 323, *373*
Scheinberg, L. C., F. L. Edelman u. W. A. Levy 336, *373*
— M. C. Levine, K. Suzuki u. R. D. Terry *373*
— W. A. Levy u. F. Edelman 330, 336, *373*
— K. Suzuki, L. M. Davidoff u. R. L. Beilin *373*
Scheinberg, P. 466, 469, 470, 481, 492, 500, 501, *548*
— I. Blackburn, M. Rich u. M. Saslaw 442, *548*

Scheinberg, P. u. H. W. Jayne *548*
— u. E. A. Stead 435, 439, 459, *548*
— s. Beteta, E. 554, 599, *601*
— s. Jayne, H. W. 466, 471, *540*
— s. Reinmuth, O. M. 572, 597, 598, 599, 600, *608*
Scheitza, H. s. Busch, E. W. [*23, 24*] 406, 419, *427*
— s. Thorn, W. [*186*] 409, 413, 415, *432*
Schepens, Ch. L. s. Field, R. A. *186*
Scherer, E., W. Strötges u. G. Hagemann 576, *608*
Scheuerman, W. G. s. Shenkin, H. A. 459, *549*
Schi-Gie, H., u. V. V. Pogodina 347, *373*
Schiebler, Th. H. 91, 103, 148, *206*
— u. H. v. Brehm *206*
— s. Bargmann, W. 81, *178*
Schiefer, W. s. Tönnis, W. 437, 486, 487, *551*, 555, 557, *609*
Schieve, J. F., u. W. P. Wilson 442, 451, 500, 501, 502, *548*
— s. Wilson, W. P. 451, *552*
Schiller, I. W. s. Beale, H. D. 503, *529*
Schimmler, W. s. Bernsmeier, A. 455, *530*
— s. Gottstein, U. *536*
Schimojyo, S. s. Beteta, E. 554, 599, *601*
Schimrigk, K. 113, 147, *207*
Schinko, H. s. Hofmann, G. *260*
Schinzinger, A. 161, *207*
Schlesinger 355
— s. Kim, Z. *278*
Schleussing, H. s. Kunert, H. *367*
Schlichtegroll, A. v. 108, 113, *207*
Schliep, H. s. Gänshirt, H. 496, 497, 528, *534*
Schlosser, V. s. Gleichmann, U. 511, 518, *536*
Schmahl, F. W. s. Betz, E. 437, 485, *530*, 593, 596, *601*
— s. Lübbers, D. W. 446, *543*
Schmerbauch, D. s. Isselhard, W. 517, *540*
Schmid, R., L. Gonzalo, R. Blobel, E. Muschke u. E. Tonutti 145, *207*
Schmidt, C. F. 437, 451, 464, 466, 468, 481, *548*
— u. J. P. Hendrix 466, *548*
— S. S. Kety u. H. H. Pennes 438, 496, 497, 502, *548*
— u. J. C. Pierson 466, *549*
— s. Dumke, P. R. 438, *532*
— s. Forbes, H. S. 437, 468, *534*
— s. Grant, F. C. 451, 497, *536*
— s. Kety, S. S. 434, 435, 436, 438, 439, 449, 450, 451, 452, 455, 461, 462, 475, 492, 493, 494, 495, 497, 500, 502, *541*, 553, 554, 581, 587, 588, *605*

Schmidt, C. F. s. Lambertsen, C. J. 449, 489, 507, 508, *542*
Schmidt, C. G. *207*
Schmidt, E., J. Hallervorden u. H. Spatz 40, *207*
Schmidt, G., B. Hershman u. S. J. Thannhauser 245, *267*
— s. Thannhauser, S. J. 215, 224, 239, *268*
Schmidt, H. s. Scholz, W. 487, *549*
Schmidt, H. W. 486, *549*
Schmidt, N. J., J. Dennis, M. N. Hoffman u. E. H. Lennette 341, *373*
Schmidt, W. J. H. s. Boerema, I. 524, *530*
Schmitt, F. O. 251, *267*, 316, *373*
Schmittmann, G. J. P. s. Gipsen, R. 301, *363*
Schmitz, H. s. Isselhard, W. 489, 517, *540*
Schneck, L., J. Maisel u. B. W. Volk 233, *267*
Schneeweiss, U. s. Teichmann, B. 332, *375*
Schneider, D. s. Schneider, M. 485, *549*, *608*
Schneider, H. s. Rapport, M. M. 275, *371*
Schneider, H. A. 296, 347, *373*
— s. Böhme, D. 307, *359*
— s. Folch, J. 215, *258*
Schneider, J. s. Stutinsky, F. *209*
Schneider, K. W., u. G. Becker *608*
— — u. K. O. Jacob 586, *608*
Schneider, L. s. Banga, I. 492, *529*
Schneider, L. G. *373*
Schneider, M. [*164—168*] 408, 410, 415, 419, *432*, 444, 451, 466, 484, 485, 489, *549*, 592, *608*
— u. H. Hirsch 439, *549*
— u. D. Schneider 485, *549*, *608*
— s. Gänshirt, H. [*55*] 410, 420, *428*, 496, 504, 505, 513, 515, *534*
— s. Hirsch, H. [*89, 90, 92, 94*] 415, 418, 419, 420, *429*, 478, 505, 510, 511, 513, 514, 515, 516, 517, 518, 519, 521, 522, 527, *539*
— s. Ludwigs, N. 465, 466, *543*
— s. Mercker, H. 506, *543*
— s. Noell, W. 438, 450, 451, 452, 461, 462, *545*
— s. Opitz, E. [*150*] 408, 415, *431*, 449, 450, 473, 476, 479, 510, *546*
— s. Rein, H. 509, *608*
Schneider, R. s. Gleichmann, U. 511, 518, *536*

Schnellbächer, F. s. Hirsch, H. [93, 94] 420, 429, 478, 528, 539
Schneppenheim, P. s. Goslar, H. G. 188
Schoenberg, M. D. s. Moore, R. D. 304, 369
Schoenebeck, O. v. s. Klenk, E. 218, 263
Schoenheimer, R. s. Bernhard, K. 248, 255
Schoeppe, W. s. Hoffmeister, H. E. 518, 539
Schofield, P. F. s. Isbister, W. H. 587, 590, 591, 600, 605
Scholl, H. s. Thorn, W. [187] 406, 409, 410, 411, 412, 413, 418, 420, 421, 422, 432
Scholz, W. 487, 497, 525, 526, 549
— u. J. Jöllen 497, 549
— u. H. Schmidt 487, 549
Schou, M. s. Petersen, V. P. 246, 265
Schrader, A. 344, 373
— u. K. Schwarz 254, 267
Schreiber, V., J. Charvát, Z. Lojda, M. Rybák u. V. Jirgl 207
Schroeder, H. A., u. H. M. Perry 461, 549
Schubert, E. s. Bauereisen, E. 507, 529
Schubothe, H. s. Altmann, H. W. 498, 525, 528
Schuchardt, E. 41, 207
Schüler, H. W. s. Isselhard, W. 517, 540
Schümann, W. s. Opitz, E. [151] 431, 512, 546
Schuhfried, F. s. Polzer, K. 437, 547
Schultze, B. s. Goslar, H. G. 188
Schulz, D. W. s. Lowry, O. H. [129] 422, 431
Schumacher, K. s. Ross, J. 299, 372
Schumann, E. s. Klenk, E. 226, 239, 263
Schuster, P. s. Lohmann, K. 494, 542
Schuwirth, K. 215, 267
Schwab, E. 279, 373
Schwartz, R. s. Andre, J. 312, 358
Schwartz, R. S. 312, 373
Schwarz, H. P., I. Kostyk, A. Marmelejo u. P. Panageotopoulos 321, 373
Schwarz, K. s. Schrader 254, 267
Schwarz-Speck, M., u. E. Maeder 294, 373
— s. Maeder, E. 294, 368
Schwarze, I. s. Bauer, H. 253, 255, 319, 359
Schwedenberg, T. H. 482, 549

Schwiegk, H. 511, 549
Scott, J. s. Koenig, H. 234, 263
Scott, J. W. s. Botterell, E. H. 522, 530
Scott, O. C. A. s. Gray, L. H. 507, 536
Scrignar, C. B. 239, 267
Seaman, G. V. F. 339
— u. G. Uhlenbruck 344, 373
— s. Heard, D. H. 332, 364
Seamer, J. s. East, J. 339, 361
Sebening, H. s. Gottstein, U. 491, 536, 603
Sedlmeyer, I. s. Gottstein, U. [68] 408, 415, 429, 460, 470, 491, 501, 536
Seemann, D. s. Birkmayer, W. 561, 571, 573, 601, 602
— s. Hawliczek, F. 557, 561, 604
Segal, M. s. Saffran, M. 205
Seifert, H. 314, 278
— u. G. Uhlenbruck 228, 230, 233, 267, 276
— s. Uhlenbruck, G. 229
Seite, R. s. Stahl, A. 208
Seitelberger, F. 207, 232, 267, 340, 374
— s. Jellinger, K. 365
Seitz, R. 487, 549
Sekeris, C. E. s. Herrlich, P. 332, 364
Sekeris, K. E. 240, 267
Sekkenes, J. s. Luft, R. 197
Selariu, C. 281, 374
Seligman, A. M s Barrnett, R. J. 103, 178
Selkurt, E. 454, 549
Sell, K. W. s. Lachmann, P. J. 280, 367
Sellers, A. M. s. Hafkenschiel, J. H. 455, 537
Sellers, R. L. s. Rabotti, G. F. 331, 337, 371
Selvin de Testa, A. s. Svaetichin, G. 479, 550
Selye, H., u. C. E. Hall 207
— s. Fortier, C. 146, 187
Sensenbach, W., L. Madison, S. Eisenberg u. L. Ochs 467, 494, 499, 501, 549
— — u. L. Ochs 467, 549
Serota, H., u. R. W. Gerard 437, 549
Serpell, G. s. Ashton, N. 507, 528
Serventy, D. L. s. Oksche, A. 201
Sevelius, G., u. P. C. Johnson 586, 608
Severin, G. s. Gänsehirt, H. 514, 519, 534
Shafey, S. s. Beteta, E. 554, 599, 601
Shaffer, M. F. 374
Shanes, A. M. 528, 549

Shanklin, W. M., M. Issidorides u. M. Salam 232, 267
— u. M. Salam 232, 267
Shapira, R. s. Kibler, R. F. 303, 366
Shapiro, B. s. Heller, M. 227, 260
— s. Statter, M. 232, 267
Shapiro, D. s. Brady, R. O. 232, 256
Shaw, C., E. C. Alvord u. M. W. Kies 304, 305, 306, 374
— — W. J. Fahlberg u. M. W. Kies 304, 306, 374
Shear, M., u. A. G. E. Pearse 237, 267
Shearman, D. J. C. s. Ala, A. F. 344, 358
Sheehan, D. s. Mahoney, W. 198
Sheehan, S., R. B. Bauer u. J. S. Meyer 488, 549
— s. Bauer, R. 488, 529
Shelley, H. J. s. Dawes, G. S. 514, 527, 532
Shenkin, H. A. 471, 549, 608
— F. Cabieses u. G. van den Noordt 466, 549
— — — P. Sayers u. R. Copperman 486, 549
— M. Harmel u. S. S. Kety 608
— P. Novak, B. Goluboff, A. Soffe u. L. Bortin 442, 455, 549
— W. G. Scheuerman, E. B. Spitz u. R. A. Groff 459, 549
— E. B. Spitz, F. C. Grant u. S. S. Kety 554, 608
— R. B. Woodford, F. A. Freyhan u. S. S. Kety 468, 549
— s. Grant, F. C. 451, 497, 536
— s. Hafkenschiel, J. H. 459, 537
— s. Kety, S. S. 435, 455, 461, 462, 500, 540, 541
— s. Novack, P. 451, 454, 470, 546
Sherrington, C. 343, 374
Shibusawa, K., S. Saito, M. Fukuda, T. Kawai, H. Yamada u. K. Tomizawa 207
— — — — u. F. Yoshimura 207
Shilp, A. O. s. Stein, A. A. 337, 375
Shimazu, K., M. Okada, T. Ban u. T. Kurotsu 207
Shimizu, S. s. Oldendorf, W. H. 556, 562, 572, 583, 607
Shintani, A. s. Imanaga, H. 594, 604
Shipley, R. E., u. R. S. Study 454, 549
Shiraki, H., u. S. Otani 296, 374
Shizume, K. s. Okinaka, S. 201
Shortman, R. C. s. Cumings, J. N. 314, 361
Shoyab, M., T. N. Pattabiraman u. B. K. Bachhawat 237, 267

Shulman, S., F. Milgrom u. E. Witebsky 280, *374*
Schumacker, H. B. s. Riberi, A. 524, 525, *547*
Shumway, N. E., M. L. Gliedmann u. F. J. Lewis 524, 525, *549*
Sibley, W. A., u. L. Wurz 292, *374*
Sickel, W. s. Bauereisen, E. 507, *529*
Sideman, M. B. s. Reiss, M. 293, *371*
Siegel, H. A. s. Saifer, A. 254, *267*
Siemons, K., u. A. Bernsmeier 550
— s. Bernsmeier, A. 435, 439, 455, 461, 466, 500, *530*
Siervo, R. s. Ravetto, C. 228, *266*
Siesjö, B. s. Gleichmann, U. [*65*] 408, *429*, 446, *536*, 596, *603*
— s Holmqvist, B. 438, 465, *539*
Sievers, R. s. Läwen, A. 519, 521, *541*
Sigg, E. B. s. Geiger, A. 468, *535*
Sikora, E. s. Hotchin, J. 339, *365*
Siller, W. G. s. Wight, P. A. L. 298, 301, *377*
Siltzbach, L. E. s. Silverstein, A. 338, *374*
Silva, O. L. s. Kies, W. M. 303, *366*
Silverskjöld, P. s. Nylin, G. 436, *546*, 556, 579, 581, *607*
Silverstein, A., M. M. Feuer u. L. E. Siltzbach 338, *374*
Silverstone, B., u. D. R. Cooper 353, *374*
Simmonds, D. H. s. Campbell, P. N. 245, *256*
Simon, A. s. Gordan, G. S. 500, 502, *536*
Simon-Reuss, I. s. Heard, D. H. 332, *364*
Simpson, C. A., A. Vejjajiva, E. A. Caspary u. H. Miller 357, *374*
Simpson, H. N., u. A. J. Derbyshire 497, *550*
Sinclair, H. M. s. Passmore, R. 494, *546*
— s. Peters, R. A. 494, *547*
Sinden, R. E. s. Caspary, E. A. 309, *360*
Singer, S. J. 348, *374*
Sinkovics, J. G. 323, *374*
Sinn, W. s. Wezler, K. 518, 519, *551*
Sisman, J. s. Atanasiu, P. 358
Sjögren, P. s. Luft, R. 161, *197*
Sjögren, H. O. 331, *374*
Sjöstrand, F. S. 316, *374*
Skinhøj, E. 595, *608*
— N. A. Lassen u. K. Høedt-Rasmussen 595, 600, *608*
— s. Høedt-Rasmussen, K. *604*
— s. Lassen, N. A. 436, *542*, 591, 594, 600, *606*

Skipski, V. P., R. F. Peterson u. M. Barclay 243, *267*
Sköldenberg, B. 342, *374*
Skoglund, C. R. s. Kolmodin, G. M. 480, *541*
Skoryna, St. C. s. Rothballer, A. B. *204*
Skrbik, T. s. Cumings, J. N. 314, *361*
Skultéty, S. s. Bachrach, D. 112, *177*
Slack, W. K., u. W. W. Walther 597, *608*
Slaton, W. H. s. Mead, J. F. 248, *265*
Slaton jr., W. H. s. Mead, J. F. 248, *265*
Sloane-Stanley, G. H. 245, *267*
Slominsky-Cunge 149
Sloper, J. C. *207*
— u. C. W. M. Adams *207*
— D. J. Arnott u. B. C. King 91, 103, *207*
— u. B. C. King *207*
— s. Adams, C. W. M. 103, *176*
Sloviter, H. A. s. Sakata, K. [*162*] *432*
Slusher, M. A., u. S. Roberts *207*
Small, M. s. Leveque, Th. F. *197*
Smedley-MacLean, I. s. Arcus, C. L. 248, *254*
— s. Dolby, D. E. 248, *258*
— s. Nunn, L. C. A. 248, *265*
Smelik, P. G. *207*
Smereker, J. s. Coronini, C. *182*
Smith, A. U. s. Andjus, R. K. 505, 525, *528*
— s. Goldzveig, S. A. 505, 525, *536*
Smith, C. s. Caspary, E. A. 299, *360*
Smith, Ch. W. s. Metzger, J. F. 348, *369*
Smith, D. E. s. Robins, E. 242, *266*
Smith, E. L. s. White, A. [*o*] *426*
Smith, J. s. Escolar, J. *186*
Smith, J. C. s. Stahl, W. L. 344, *374*
Smith, K. s. Pattison, I. H. 341, *370*
Smith, M. E. 320, 321, *374*
Smith, P. E. 163, *207*
Smith, R. A., u. P. C. Bucy 39, *207*
Smith, S. W. *207*
— S. B. Weiss u. E. P. Kennedy 246, *267*
— s. Weiss, S. B. 246, 247, *268*
Smith, W. G. 278, *374*
Smith, W. T. s. Spencer, A. T. 330, *374*
Smith-Agreda, V. *207, 208*
— u. H. Spatz 47, 48, 147, *208*
— s. Diepen, R. 31, 86, 119, *183*, *184*

Smits, G. 237, *267*
Snyder, F. F. s. Glass, H. G. 513, 514, *535*
Snyder, H. s. Moyer, J. H. 455, 466, 467, 470, 471, *545*
Snyder, H. B. s. Morris, G. C. 455, *544*
Sobbe, A. s. Hirsch, H. 489, *539*
Sodd, M. A. s. Burton, R. M. 250, *256*
Söderberg, U. s. Ingvar, D. H. 438, *539*, *540*
Soffe, A. s. Novack, P. 451, 454, 470, *546*
— s. Shenkin, H. A. 442, 455, *549*
Sokol, F. s. Vilcek, J. 341, *376*
Sokoloff, L. 439, 444, 465, 467, 469, 550, 554, 589, 593, 595, 596, 600, *608, 609*
— R. Mangold, R. L. Wechsler, C. Kennedy u. S. S. Kety *550*
— S. Perlin, C. Kornetsky u. S. S. Kety 500, *550*
— R. L. Wechsler, R. Mangold, K. Balls u. S. S. Kety 494, *550*
— s. Freygang jr., W. H. 593, 595, 596, *603*
— s. Kennedy, C. 438, 439, 441, 442, *540*, 590, *605*
— s. Kety, S. S. 436, *541*, *605*
— s. King, B. D. 467, *541*
— s. Landau, W. M. 436, 444, *542*, 596, *605*
— s. Lewis, B. M. 436, 451, *542*, 589, 599, 600, *606*
— s. Mangold, R. 439, *543*
Somers, J. E. 288, *374*
— J. N. Kanfer u. R. O. Brady 299, 340, *374*
— — — u. J. M. Boone 277, 340, *374*
Sørensen, S. C. s. Lassen, N. A. 436, *542*, 591, 594, 600, *606*
Sosa, D. s. Field, R. A. *186*
Sourander, P. s. Ingvar, D. H. 593, 594, 595, *604*.
Southam, C. M. 332, 333, *374*
— s. Itoh, T. 332, *365*
Spalteholz, W. 31, 32, 33, *208*
Spanner, S. s. Ansell, G. B. 225, *254*
Spatz, H. 1, 4, 8, 11, 12, 16, 17, 29, 31, 35, 41, 42, 83, 119, 120, 136, 140, 141, 143, 147, 151, 152, 153, *208*
— R. Diepen u. V. Gaupp 18, 44, 80, 119, 136, 137, 145, *208*
— u. H. D. Pache 119, 136, *208*
— s. Bustamante, M. 17, 145, *180*
— s. Diepen, R. 42, 44, *184*
— s. Driggs, M. 135, 145, *184*
— s. Gaupp, V. 24, 88, 143, 162, 172, 174, *188*

Spatz, H. s. Lindenberg, R. 484, 542
— s. Schmidt, E. 40, 207
— s. Smith-Agreda, V. 47, 48, 147, 208
— s. Weisschedel, E. 211
Spatz, R. B. 208
Speck, L. B. s. Greenhouse, A. H. 253, 259
Speiser, P. 374
— s. Karrer, K. 332, 366
Spellmann, M. W. s. Cohen, M. 520, 531
Spencer, A. T., u. W. T. Smith 330, 374
Spencer, W. A., u. R. Schaffrin 227, 267
Sperry, W. M. 253, 267, 374
Spicer, S. S. s. Warren, L. 237, 269
Spiegel, E. A. 208
— u. H. Zweig 137, 208
Spiegel, H. E. s. Dengler, H. J. [32] 405, 427
Spielmeyer, W. 487, 550
Spies, T. D. s. Himwich, H. E. 494, 538
Spiro, M. J., u. J. M. McKibbin 246, 267
Spitz, E. B. s. Grant, F. C. 451, 497, 536
— s. Shenkin, H. A. 459, 549, 554, 608
Spooner, R. L. s. Lachmann, P. J. 280, 367
Sporn, B. s. Dingman, W. 352, 361
Sporn, M. B. s. Dingman, W. [39] 428
Sprankel, H. 20, 21, 40, 208
Sprinson, D. B., u. A. Coulon 249, 267
Spuler, H. 72, 208
Spunda, Ch. 437, 550
Spurling, R. G. s. Hamilton, W. F. 581, 604
Sribney, M., u. E. P. Kennedy 250, 267
Stadie, W. C., B. C. Riggs u. N. Haugaard 507, 550
Stafford, A., u. J. A. C. Weatherall 514, 550
— s. Dawes, G. S. 514, 527, 532
Stahl, A., u. R. Seite 208
Stahl, E. [m] 406, 407, 426
Stahl, W. L., J. C. Smith, L. M. Napolitano u. R. E. Basford 344, 374
Stam, F. C. 290, 318, 374
Stamm, J. S. s. Harreveld, A. van 511, 514, 521, 537
Stammler, A., u. H. Debuch 241, 267
Stancer, H. C. s. Baer, E. 217, 255
— s. Heald, P. J. [81] 405, 429

Stark, E. s. Hollàn, S. R. 339, 364
Stary, Z., u. F. Arat 251, 267
— A. H. Wardi u. D. L. Turner 290, 374
— — — u. W. S. Allen 290, 374
Statter, M., u. B. Shapiro 232, 267
Stauffer, R. E., u. B. H. Waksman 289, 374
Stavraky, G. W. s. Manax, S. J. [130] 420, 431
Stead, E. A. s. Scheinberg, P. 435, 439, 459, 548
Steele, D. s. Pierce jr., E. C. [156] 431
Stefanko, St., M. Guminska u. B. Pietrzykowa 232, 267
Steffens, J. s. Hirsch, H. [86] 420, 429, 512, 513, 538
Steiberg, G. s. Mead, J. F. 248, 265
Stein, A. s. Gonatas, N. K. 232, 259
— s. Korey, S. R. 234, 263
Stein, A. A., E. Opalka u. F. Peck 337, 374
— — u. I. Rosenblum 336, 337, 375
— — u. A. O. Shilp 337, 375
Steiner, K. s. Gottstein, U. 536
Steiner, S. H., K. Hsu, L. Oliner u. R. H. Behnke 598, 609
Steinfeld, J. s. Witebsky, E. 279, 280, 377
Steinhauser, H. s. Bernhard, K. 248, 255
Steinmetz, U. s. Brühl, P. 292, 294, 360
Stellar, S. s. Morella, A. 471, 544
Stendell, W. 208
Stenzel, K. H. s. Rubin, A. L. 291, 372
Stephan, H. s. Janssen, P. 194
Stephen, G. W. s. Wollman, H. 594, 596, 609
Stephens, O. Z. 459, 550
Sterba, G., u. J. Kormann 209
Sterling, K. s. Gray, S. J. 556, 603
Stern 393
Stern, G. M. s. Henson, R. A. 338, 364
Stern, J. N. s. Lenaers, A. 588, 606
Stern, M. B. s. O'Brien, J. S. 219, 229, 265
Stetson jr., C. A. s. Johnstone, M. C. 366
Steven, J. L. s. Harper, A. M. 587, 591, 597, 600, 604
Stevens, B. P., u. I. P. Chaikoff 246, 267
Stevens, C. D. s. Ferris, E. B. 554, 602

Steward, S. E. s. Haas, V. H. 340, 364
Stewart, B. M. s. Jensen, K. B. 590, 594, 605
Stewart, G. A. s. Britton, S. W. 454, 531
Stewart, G. N. s. Pike, F. H. 498, 511, 519, 521, 547
Stickney, J. S., u. E. J. van Liere 505, 550
Stiefler, G. s. Gamper, E. 511, 535
Stim, T. B. s. Woodhour, A. F. 306, 377
Stimpfling, J. H. s. Kandutsch, A. A. 332, 366
Stochdorph, D. s. Meessen, H. 482, 543
Stocks, J. F. s. Mithoefer, J. C. 453, 544
Stöhr jr., Ph. 119, 147, 209
Stöss, B. 375
Stone, H. H., T. N. Mackrell u. R. L. Wechsler 459, 550
Stoppelenburg, J. C. s. Verkade, P. E. 217, 268
Stotz, E. s. Marinetti, G. V. 224, 225, 227, 245, 265
— s. Rouser, G. 227, 267
Stotz, E. H. s. Florkin, M. [f] 426
Strang, R. R. s. Ljungdahl, I. 339, 368
Strebel, R. s. Levine, S. 314, 368
Stremmel, W. s. Isselhard, W. 489, 517, 540
Strickland, K. P. 247, 268
— s. McMurray, W. C. 246, 247, 265
— s. Rossiter, R. J. 246, 247, 267
Strobach, D. R. s. Carter, H. E. 225, 226, 229, 256
Strötges, W. s. Scherer, E. 576, 608
Strong, M. J. s. Pierce jr., E. C. [156] 431
Stroud, M. W., C. J. Lambertsen, H. Wendel u. M. B. Daly 435, 550
Stroud III, M. W. s. Lambertsen, C. J. 507, 541, 542
Strughold, H. 472, 473, 550
— s. Haymaker, W. 505, 537
— s. Ruff, S. 473, 548
Studer, H., u. U. Lehmann 209
Study, R. S. s. Shipley, R. E. 454, 549
Stupp, I. s. Pette, D. 254, 265
Sturm, A. 146, 209
Stutinsky, F. 24, 70, 88, 107, 133, 139, 147, 209
— M. Bonvallet u. P. Dell 209
— J. Schneider u. P. Denoyelle 209
— s. Collin, R. 181
— s. Mialhe-Voloss, C. 199

Suarez Nunez, J. D. s. Lazorthes, G. 55, *196*
Sudduth, H. C. s. Thomas jr., J. J. [*173*] *432*
Sugar, O., u. R. W. Gerard 497, 509, 511, 512, 513, 514, *550*
Sulg, I. s. Ingvar, D. H. 589, 593, 594, 595, *604*
Sullivan, J. F. s. Fazekas, J. F. 451, *533*
Sussman, W. s. Grossman, M. 292, *363*
Sutherland, V. C., T. N. Burbridge u. H. W. Elliott [*169*] 405, *432*
Suzuki, K. 233, *268*
— u. S. R. Korey 234, *268*
— s. Scheinberg, L. C. *373*
Suzuki, S. s. Yamakawa, T. 216, 228, 231, *269*
Suzuki, Y. s. Baer, E. 222, *255*
Svaetichin, G. 480
— K. Negishi, R. Fatechand, B. D. Drujan u. A. Selvin de Testa 479, *550*
— s. Negishi, K. 479, 480, *545*
Sveinsdottir, E. 593, 594, *609*
— s. Høedt-Rasmussen, K. *604*
— s. Jensen, K. B. 590, 594, *605*
Svennerholm, L. 216, 228, 229, 230, 231, *268*, 356, *375*
— s. Blix, G. 228, *255*
— s. Clausen, J. 292, *360*
— s. Hagberg, B. 230, *259*
Svennilson, E., S. J. Dencker u. B. Swahn 291, *375*
— s. Dencker, S. J. 291, 292, *361*
Svien, H. J. s. Hauser, H. H. 253, *260*
Swaen, G. J. V. 331, *375*
Swahn, B., R. Brönnestam u. S. J. Dencker *375*
— s. Blomstrand, R. 254, *255*
— s. Brönnestam, R. *359*
— s. Dencker, S. J. 291, 292, *361*
— s. Svennilson, E. 291, *375*
— s. Ursing, B. 291, *375*
Swan, H., u. I. Zeavin *550*
— — S. G. Blount u. R. W. Virtue *550*
— — J. H. Holmes u. V. Montgomery 524, *550*
— s. Marshall, S. B. 511, 519, 520, 521, 524, 525, *543*
— s. Owens, J. C. 523, *546*
Swan, J. M. s. Du Vigneaud, V. 81, 107, 108, *184*
Swank, R. L., W. Isselhard, W. Hissen u. H. Merguet 489, *550*
— s. Hirsch, H. 489, *539*
Swanson, J. s. Tippett, P. 357, *375*
Swanson, M. A., u. C. Artom 246, *268*

Sweeley, C. C., u. B. Klionsky 234, *268*
— u. B. Walker 229, *268*
Sweet, W. H. s. Field, R. A. *186*
— s. Lougheed, W. M. 522, *543*
Swingle, W. W. 125, *209*
Symon, L. 485, *550*
— S. Ishikawa, S. Lavy u. J. S. Meyer 438, 485, *550*, 595, *609*
— — u. J. S. Meyer 437, 485, *550*
— s. Meyer, J. S. 438, *544*
Syrquin, A. s. Massieu, G. H. [*134*] 415, *431*
Szalay, J. s. Endröczi, E. *185*
Szegvári, Gy. s. Donhoffer, Sz. [*41*] 420, *428*
Székely, Gy. s. Szentágothai, J. 143, *209*
Széky, J., A. Hässig u. A. Prader 292, *375*
— s. Prader, A. 295, *371*
Szent-Györgyi 393
Szent-Györgyi, A. s. Banga, I. 492, *529*
Szentágothai, J. 139, 143, *209*
— J. Rozsos u. J. Kutas 143, *209*
— u. Gy. Székely 143, *209*
— s. Flerkó, B. 144, 145, *187*
— s. Halász, B. *190*
Sztanojevits, A. s. Kovács, K. *195*

Tachibana, S. s. Birzis, L. 437, *530*
Taeschler, M. s. Emmenegger, H. [*48*] *428*
Taghavy, A. s. Ledeen, R. 229, *264*
Taguchi, S., H. Kobayashi u. D. S. Farner 145, *210*
Takabatake, Y., u. H. Sachs *210*
— s. Sachs, H. 121, *205*
Takagi, Y. s. Gotoh, F. 451, 452, 476, *536*
Takahashi, N. s. Otsuka, N. *202*
Takahashi, Y. s. Lerner, A. B. 124, 130, *197*
— s. Mase, K. [*133*] 405, *431*
Takasugi, N. s. Bern, H. A. 91, *179*
Taketomi, T., u. K. Nishimura 239, *268*
— and T. Yamakawa 271, 282, 285, *375*
Takriti, N. s. Thorn, W. [*188*] 406, *432*
Taliaferro, L. G. s. Taliaferro, W. H. 333, *375*
Taliaferro, W. H., L. G. Taliaferro u. B. N. Jaroslow 333, *375*
Tanaka, K. s. Katsuki, S. 584, *605*
Tangen, O. s. Fonnum, F. [*51*] 414, *428*

Tappan, D. V., B. Reynafarje, V. R. Potter u. A. Hurtado 506, 507, *550*
Taren, J. A. s. Bering, E. A. 496, 503, *529*
— s. McMurrey, J. D. 511, 524, *543*
Tarr, A. s. Gersh, I. *188*
Tarrant, C. J., E. H. Fife u. L. H. Muschel 309, *375*
Tashjian, A. H., L. Levine u. P. L. Munson 293, 294, *375*
— D. A. Ontjes u. P. L. Munson 293, *375*
Tashnek, A. B. s. Moyer, J. H. 455, 471, *545*
Tateno, I. 342, *375*
Tattrie, N. H. 220, 245, *268*
Tatzel, H. s. Eichhorn, O. *602*
Taubert, M., u. O. Weller 293, *375*
Taufic, M. s. Lewis, F. J. 524, *542*
Taylor, A. R. 561, 563, *609*
— u. T. K. Bell 560, *609*
Taylor, C. B. s. Miller, R. A. 476, *544*
Taylor, H. W. s. McCall, M. L. 466, 471, 500, 502, *543*
Taylor, K. B. s. Wright, R. 308, *377*
Tazaki, Y. s. Aizawa, T. 442, 451, 454, 471, *528*
— s. Meyer, J. S. 452, 486, *544*
Tebb, M. C. s. Rosenheim, O. 216, 226, *266*, *267*
Tee, D. E. H., M. Wang u. J. Watkins 332, *375*
Teichmann, B., u. R. Vogt 332, *375*
— G. Wittig u. U. Schneeweiss 332, *375*
Telerman-Topet, N. s. Fischer-Williams, M. 484, *534*
Tello, J. F. 84, 153, *210*
Ten Cate, J., J. T. F. Boeles u. P. J. Klopper 518, 520, 521, *550*
— u. G. P. M. Horsten 513, 518, 520, 521, *550*
Tenner, A. s. Kussmaul, A. 498, *541*
Tennstedt, A. s. Poppe, W. *371*
Terry, R. D., u. S. R. Korey 232, *268*
— s. Autilio, L. A. 316, *358*
— s. Scheinberg, L. C. *373*
Tettamanti, G., L. Bertona u. V. Zambotti 233, *268*
Thal, A. s. Meyer, J. S. 438, *544*
Thannhauser, S. J., N. F. Boncoddo u. G. Schmidt 215, 224, *268*
— J. Fellig u. G. Schmidt 239, *268*
— s. Schmidt, G. 245, *267*

Thauer, R. 504, 505, 525, *550*
— u. W. Brendel 504, 525, *550*
Therman, P. G. s. Mangold, R. 439, *543*
Thews, G. [*170—172*] 408, *432*, 476, 479, *550*
— s. Gleichmann, U. [*65*] 408, *429*, 446, *536*, 596, *603*
Thiel, A. s. Bargmann, W. 81, *178*
Thiel, E. van s. Lenaers, A. 588, *606*
Thiele 271
Thiele, O. W. 225, *268*
Thierfelder, H. 238, *268*
— s. Wörner, E. 216, *269*
Thomas jr., J. J., E. M. Neptune jr. u. H. C. Sudduth [*173*] *432*
Thomas, L. B. s. Chirigos, M. A. 332, *360*
Thomas, L. M. s. Gurdjian, E. S. 451, 466, *536*
Thomas, P. K. s. Cragg. B. G. 314, *361*
Thomasson, H. 248, *268*
Thompson, G. E. 303, 318, 321, *375*
Thompson, H. G. s. Phillips, S. M. 298, *371*
Thompson jr., H. G. s. Kornguth, S. E. 303, *367*
Thompson, R. H. S. 319, *375*
— s. Baker, R. W. R. 320, *358*
— s. Peters, R. A. 494, *547*
Thompson, R. K., u. St. Malina 462, *551*
Thompson, S. W. 584, 585, 586, *609*
Thompson, V. C. s. Henson, R. A. 338, *364*
Thompson, W., u. M. C. Dawson 223, *268*
Thomssen, R. s. Haas, R. 304, *364*
Thorbecke, G. J. s. Hochwald, G. M. 253, *260*, 287, *364*
Thorén, O. K. H. s. Gelin, L. E. 491, *535*
Thorn, W. [*174, 175*] 408, 409, 411, 412, 418, 419, 420, 421, 422, *432*
— u. E. W. Busch [*176, 177*] 406, 409, 412, 423, *432*
— — u. G. Habel [*177*b] 406, *432*
— u. J. Heimann [*178*] 409, 412, 421, 422, 423, *432*
— u. R. Heitmann [*179*] 412, 417, 418, 422, 423, 424, 425, *432*
— W. Isselhard u. K. Irmscher [*180*] 406, 411, *432*
— — u. B. Müldener [*181*] 406, 409, 410, 413, 418, *432*
— G. Jacobs, H. Lapp u. P. v. Wichert [*182*] 419, *432*

Thorn, W. u. F. Liemann [*183*] 419, *432*, 527, *551*
— — u. P. v. Wichert [*184*] 419, *432*
— G. Pfleiderer, R. A. Frowein u. I. Ross [*185*] 405, 406, 409, 410, 412, 417, 418, 420, 421, 422, 423, 424, *432*, 513, 527, *551*
— u. H. Scheitza [*186*] 409, 413, 415, *432*
— H. Scholl, G. Pfleiderer u. B. Müldener [*187*] 406, 409, 410, 411, 412, 413, 418, 420, 421, 422, *432*
— u. N. Takriti [*188*] 406, *432*
— s. Busch, E. W. [*23, 24*] 406, 419, *427*
— s. Heimann, J. [*82*] 412, 421, 423, *429*
— s. Isselhard, W. [*100*] 412, 413, *430*
— s. Opitz, E. [*152*] 415, 416, 417, 418, *431*, 474, 506, 512, 513, *546*
Thornlinson, R. H. s. Churchill-Davidson, I. 508, 509, *531*
Thudichum, J. L. W. 214, 215, 216, 225, 226, 238, *268*
Thunberg 393
Thurau, K., D. Deetjen u. K. Kramer 454, *551*
— u. K. Kramer 454, 457, 459, *551*
Ticknor, W. s. Grossman, M. 292, *363*
Ticktin, H. E. s. Ehrmantraut, W. R. 496, 504, *533*
— s. Fazekas, J. F. 492, 500, *533*
Tilney, F. 44, *210*
Timiras, P. S. s. Wooley, D. E. [*210*] 423, *433*
Tingey, A. H. s. Edgar, G. W. F. 320, *361*
— s. Norman, R. M. 232, *265*
Tippett, P., R. Sanger, R. R. Race, J. Swanson u. S. Busch 357, *375*
Tischendorf, Fr. s. Goslar, H. G. *188*
Tison, V. s. Mancini, A. M. 281, *368*
Titus, E. s. Dengler, H. J. [*32*] 405, *427*
Tönder, O., F. Milgrom u. E. Witebsky 347, *375*
Tönnis, D. 485, *551*
— s. Hirsch, H. [*87, 88*] 420, *429*, 522, 523, 524, *538*
Tönnis, W. 2, *210*, *609*
— H. Brilmayer u. F. Marguth *210*
— u. F. Marguth *210*
— W. Müller, F. Oswald u. H. Brilmayer 38, *210*

Tönnis, W. u. W. Schiefer 437, 486, 487, *551*, 555, 557, *609*
— s. Gänshirt, H. 439, 461, 500, *535*, 554, *603*
Török, B. 154, 156, *210*
Toffolo, G. G. s. Iraci, G. 356, *365*
Tolle, A. 325, *375*
Tomisova, J. s. Vilcek, J. 341, *376*
Tomita, M. s. Gotoh, F. 453, 490, *536*
— s. Meyer, J. S. 476, *544*
Tomizawa, K. s. Shibusawa, K. *207*
Tompkins, R. s. Morris, H. G. 293, *370*
Tonutti, E. 145, *210*
— s. Schmid, R. 145, *207*
— s. Winkler, G. *211*
Tookey, H. L., u. A. K. Balls 245, *268*
Torrance, H. B. s. Isbister, W. H. 587, 590, 591, 600, *605*
Torres, I. 492, 493, *551*
Tottey, E. R. s. Lassen, N. A. 442, 451, 501, *542*
Touber, J. L., u. D. Maingay 293, *375*
— s. Prader, A. 295, *371*
Touhill, E. s. Garcia-Bunuel, L. [*57*] 423, *428*
Touya, J. J. s. Oehninger, C. 573, *607*
Tovi, D. s. Ljungdahl, I. 339, *368*
Tower, D. B. [*189*] 405, *432*
Tragerman, L. J. s. Halliday, N. 240, *259*
Traibel, J. s. Oehninger, C. 573, *607*
Trainin, N. s. Levey, R. H. 340, *367*
Tramezzani, J. H. s. Gerschenfeld, H. M. 91, 92, 93, 94, 95, 113, 122, *188*
Trams, E. G. s. Brady, R. O. 229, *256*
— s. Yokoyama, M. 276, 299, *377*
Traub, A. s. Bachrach, D. *177*
Treherne, J. E. [*190*] *432*
Trendelenburg, T. 77, 87, 88, 107, 125, *210*
Tresize, M. A. s. Rodnight, R. [*160*] *432*
Triandaphilli, I. A. s. Cohen, S. M. 347, *360*
Trippert, S. s. Du Vigneaud, V. 81, 107, 108, *184*
Tschöpe, G. 219, *268*
Tuena, M. s. Massieu, G. H. [*134*] 415, *431*
Tuggac, M. s. Milgrom, F. 280, *369*
Tuppy, H. 81, *210*

Tureen, L. L.   521, *551*
Turner, D. L. s. Stary, Z.   290, *374*
Turner, H. C. s. Black, P. H.   331, *359*
— s. Huebner, R. J.   331, *365*
Turner, J., C. J. Lambertsen, S. G. Owen, H. Wendel u. H. Chiodi   474, *551*
Turner, L. D. s. Hanahan, D. J.   244, *259*
Turner, W. A. s. Emmart, E. W.   345, *362*
Tveten, L. s. Refsum, S.   338, *371*
Tyler, D. B., u. A. van Harreveld   442, 443, *551*
Tyrrell, L. W.   245, *268*
Tytell, A. A. s. Woodhour, A. F.   306, *377*

Ueda, K. s. Iio, M.   594, *605*
Uemura, H., u. H. Kobayashi   210
— s. Kobayashi, H.   109, *195*
Uhlenbruck, G.   224, 227, 235, 237, 253, *268*, 274, 279, 288, *375*
— u. M. Krüpe   274, *375*
— u. H. Seifert   229
— s. Acantara   276, 353, 355
— s. Debuch, H.   272
— s. Heitmann, R.   290, 292, *364*
— s. Kim, Z.   278, 290, *366*
— s. Klenk, E.   228, 229, 237, *263*
— s. Prokop, O.   227, 228, 232, 237, *266*, 275, 277, 279, 288, 293, 343, 353, 354, 357, *371*
— s. Seaman, G. V. F.   344, *373*
— s. Seifert, H.   228, 230, 233, *267*, 276
Ungar, J. s. Houssay, B. A.   125, *193*
Unterharnscheidt, F., u. O. Bonin   *375*
— s. Bonin, O.   *359*
Uotila, U. U.   146, *210*
— s. Dempsey, E. W.   *183*
Urban, F. F. s. Heller, H.   *192*
Urcinoli, R. s. Fasano, V. A.   508, *533*
Ursing, B., S. J. Dencker u. B. Swahn   291, *375*
— s. Dencker, S. J.   291, 292, *361*
Usinger, W.   [*191*]   420, *432*
— s. Brendel, W.   504, *531*
Usui, K. s. Koikegami, H.   *195*
Utiger, R. D.   294, *376*
— W. D. Odell u. P. G. Condliffe   293, *376*
Uusitalo, A. J. s. Piha, R. S.   253, *265, 266*
Uzawa, H. s. Katsuki, S.   584, *605*
Uzman, L. L.   251, *268*
— E. A. Bering u. C. E. Morris   254, *268*

Van der Eecken, H. W.   485, *551*
Vandewater, S. L. s. Botterell, E. H.   522, *530*
Varco, R. L. s. Cohen, M.   520, *531*
— s. Read, R. C.   518, 520, *547*
Varró, V. s. Bachrach, D.   *177*
— s. Kovács, K.   *195*
— s. Olah, F.   *201*
Vars, H. M. s. Parkins, W. M.   524, *546*
Vauquelin, M.   214, *268*
Vaz-Ferreira, A. s. Creutzfeldt, O.   480, 497, *531*
Vazquez-Lopez, E.   89, 147, *210*
— u. P. C. Williams   147, *210*
Veall, N., u. B. L. Mallett   587, 590, 593, 594, *609*
— u. H. Vetter   581, *609*
— s. Luck, R. J.   590, *606*
— s. Mallett, B. L.   589, 590, 597, *606*
Vega, C. s. Russek, M.   [*161*]   432
Vejjajiva, A. s. Simpson, C. A.   357, *374*
Velten, von den, R.   107, *210*
Venton, M. G. s. Miles, B. E.   454, *544*
Vercamer, R. s. Hanahan, D. J.   245, *259*
Verkade, P. E., J. C. Stoppelenburg u. W. B. Cohen   217, *268*
Vernadakis, A., u. D. M. Woodbury   [*192*]   413, *433*
Verney, E. B.   70, 71, 72, *210*
— s. Jewell, P. A.   70, *194*
Verworn, M.   528, *551*
Vest, M., J. Girard u. M. Y. van Caillie   293, *376*
— s. Girard, J.   293, *363*
Vetter, H. s. Veall, N.   581, *609*
Vetter, K. s. Gänshirt, H.   496, 497, 528, *534*
Vigh, B.   101
Vilcek, J., J. Tomisova, F. Sokol u. L. Hana   341, *376*
Virchow   100
Virtue, R. W. s. Swan, H.   *550*
Vischer, E. s. Bernhard, K.   247, *255*
Vittková, S. s. Kvičala, V.   573, 574, *605*
Vitums, A., S. Mikami, A. Oksche u. D. S. Farner   149, *210*
Vladutiu, A. s. Saragea, M.   299, 309, *373*
Vlahovitch, B. s. Cros, C.   161, *182*
— s. Gros, Cl.   *603*
Vogt, C., u. O.   148, 149, *210*
Vogt, M.   108, 113, *210, 211*
Vogt, O.   *210*
— s. Vogt, C.   148, 149, *210*
Vogt, P. K.   331, *376*
Vogt, R. s. Teichmann, B.   332, *375*

Voisin, G. A.   323, 331, *376*
Voit, R. s. Feulgen, R.   215, *258*
Volk, B. W.   *376*
— S. M. Aronson u. A. Saifer   232, 233, *268, 269*
— s. Schneck, L.   233, *267*
— s. Wallace, B. J.   232, 233, *269*
Volkert, M., u. J. H. Larsen   340, *376*
— — u. C. J. Pfau   340, *376*
Vollrath, L.   147
— s. Knowles, F.   91, *195*
Vorherr, H.   293, *376*
Vorländer, K. O. s. Ricken, D.   323, *372*
Vrba, R.   [*193, 194*]   410, 414, 415, *433*
— H. S. Bachelard u. J. Krawczyński   [*195*]   414, 415, *433*
— J. Folberger u. V. Kantůrek   [*196, 197*]   405, 410, *433*
— M. K. Gaitonde u. D. Richter   [*198*]   414, 415, *433*
Vries, E. de, u. A. P. Amir   232, *269*
Vulchanov, V. H., u. Y. Hadjieva   352, *376*
— s. Popivanov, R.   281, *371*

Wachstein, M. s. Böhme, D.   307, *359*
Wade, J. D., S. H. Davies, G. C. McKenzie, A. Masson, S. Zellos u. A. W. Williams   517, *551*
Wadja, I. J., H. Waelsch u. J. M. Lee   301, *376*
Wadkins, C. L. s. Nicholas, H. J.   241, *265*
Waelsch, H.   251, 253, *269*
— u. A. Lajtha   [*199*]   414, *433*
— s. Berl, S.   [*11, 12, 13*]   413, *427*
— s. Clouet, D. H.   [*27, 28*]   415, *427*
— s. Lajtha, A.   [*119—121*]   410, 413, 415, *430*
— s. Wadja, I. J.   301, *376*
Wagner, H. s. Hörhammer, L.   222, *260*
— s. Prader, A.   295, *371*
Wagner jr., H. N.   594, *609*
— s. Iio, M.   594, *605*
Wagner, J. s. Hayden, R. O.   [*73*]   405, *429*
Wahren, W.   137, *211*
— u. P. C. Bucy   *211*
Waisman, H. A. s. Boggs, D. E.   [*16*]   413, *427*
Waksman, B. H.   295, 296, 297, 300, 308, 310, 311, 315, 323, 344, *376*
— S. Arbouys u. B. G. Arnason   313, *376*
— s. Stauffer, R. E.   289, *374*

Wald, F. s. Robertis, E. de 316, *372*
Walker, A. E. s. Mitts, M. G. 337, *369*
Walker, B. s. Sweeley, C. C. 229, *268*
Walker, W. G., u. W. S. Wilde 598, *609*
Wallace, B. J., B. W. Volk u. S. S. Lazarus 232, 233, *269*
Wallenberg, A. s. Edinger, L. *185*
Wallgren, H. [*200*] 420, *432*
Walpurger, G. s. Gottstein, U. 491, *536*, *603*
Walther, D. s. Oetliker, O. [*143*] 420, *431*
Walther, W. W. s. Slack, W. K. 597, *608*
Waltz, A. G., u. J. S. Meyer 464, 491, *551*
— s. Meyer, J. S. 458, 487, *544*
Walz, E. 216, *269*
Wang, M. s. Tee, D. E. H. 332, *375*
Warburg, O. [*n*] 390, 405, 406, 426, 445, *551*
— u. W. Christian [*201*] 393, 405, 406, *433*
— — u. A. Griese [*202*] 405, 406, *433*
Ward, A. A., u. M. D. Wheatley 493, *551*
Ward, B. s. Ashton, N. 507, *528*
Ward, D. N. s. Fortier, C. 146, *187*
Ward, S. P. s. Norman, R. M. 232, *265*
Ward, W. E. s. Halliday, N. 240, *259*
Wardener, H. E. de s. Miles, B. E. 454, *544*
Wardi, A. H. s. Stary, Z. 290, *374*
Warren, J. V. s. Patterson, J. L. 459, *546*
Warren, L. 237, *269*
— u. S. S. Spicer 237, *269*
— s. Kanfer, J. 234, *261*
Waschewsky, H. J. s. Luft, R. *197*
Watkins, J. s. Tee, D. E. H. 332, *375*
Watson, F. s. Andreasen, A. T. 511, 513, 518, 520, 527, *528*
Watters, G. V. s. Cutler, R. W. P. 253, *257*
Weatherall, J. A. C. s. Stafford, A. 514, *550*
Weber, E. s. Brühl, P. 292, 294, *360*
Webster, E. s. Glass, H. G. 513, 514, *535*
Webster, E. A., u. D. R. Laurence 344, *376*
Webster, G. R. 319, *376*
— u. R. J. Alpern 221, *269*
Webster, J. E. s. Gurdjian, E. S. 451, 466, *536*

Webster, W. A. s. Beauregard, M. 341, *359*
Wechsler, N. s. Bauer, R. 488, *529*
Wechsler, R. L., W. Crum u. J. L. A. Roth 492, 500, *551*
— R. D. Dripps u. S. S. Kety 500, 502, *551*, 596, *609*
— L. M. Kleiss u. S. S. Kety 471, *551*
— s. King, B. D. 467, *541*
— s. Lewis, B. M. 436, 451, *542*, 589, 599, 600, *606*
— s. Sokoloff, L. 494, *550*
— s. Stone, H. H. 459, *550*
Wedenberg, E. s. Westin, B. [*205*] 420, *433*
Weed, L. H., u. W. Hughson 462, *551*
Weese, H. s. Killian, H. 502, *541*
Wegner, W. 528, *551*
Weickmann, F. 487, *551*
Weil, A., u. E. Liebert 334, *376*
— s. Windle, W. F. *552*
Wein, H. s. Gotham, J. E. 236, *259*
Weinberger, L. M., M. H. Gibbon u. J. H. Gibbon 441, 497, 498, 512, 513, 518, 519, 521, 525, *551*
Weinberger, M. M. s. Michaelis, R. H. 342, *369*
Weiner, L. P., P. N. Anderson u. J. C. Allen 290, *376*
Weiner, N. [*203*] 412, *433*
Weinges, K. F. s. Geerling, H. 294, *363*
Weisenberg, E. s. Zlotnick, A. 254, *269*
Weiser, P. 293, *376*
Weiss, H. S. s. Paterson, P. Y. 311, 330, *370*
Weiss, P. 117, *211*
Weiss, S., u. J. P. Baker 498, 512, *551*
— s. Ferris, E. B. 498, 512, *533*
Weiss, S. B., u. E. P. Kennedy 246, *269*
— S. W. Smith u. E. P. Kennedy 246, 247, *268*
— s. Kennedy, E. P. 246, 247, *261*
— s. Smith, S. W. 246, *267*
Weisschedel, E. 162, 163, 165, *211*
— u. H. Spatz *211*
— s. Bustamante, M. 17, 145, *180*
Welch, A. D. s. Handschuhmacher, R. E. 312, *364*
Weller, O. s. Taubert, M. 293, *375*
Wende, S. s. Marx, P. 585, *606*
Wendel, H. s. Hafkenschiel, J. H. 459, *537*
— s. Lambertsen, C. J. 507, *542*
— s. Stroud, M. W. 435, *550*
— s. Turner, J. 474, *551*

Wender, M., u. M. Hierowski [*204*] *433*
Wenger, B. S. s. Friedman, H. P. 281, 291, *362*, *363*
Wenk, E. J. s. Levine, S. 298, 301, 302, 305, 306, 312, *368*
Wentz, W. B. s. Lewis, B. M. 436, 451, *542*, 589, 599, 600, *606*
Wenzel, B. M., u. B. Nagle 295, *376*
Van der Werff ten Bosch, J. J. u. B. T. Donovan 144, *211*
— s. Donovan, B. T. *184*
Werner, I. s. Blix, G. 228, *255*
Wersall, J. s. Cedergren, B. 507, *531*
West, C. D. s. Pearson, O. H. 161, *202*
West, C. J. s. Levene, P. A. 218, 225, *264*
West, M., R. M. Poske, A. B. Biack, C. G. Pilz u. H. J. Zimmerman *376*
Westall, R. G. s. Carson, N. A. J. 234, *256*
Westhues, M. 344, *376*
Westin, B., J. A. Miller jr. u. A. Boles [*206*] 420, *433*
— R. Nyberg, J. A. Miller jr u. E. Wedenberg [*205*] 420, *433*
— s. Miller jr., J. A. [*138*] *431*
Westman, A. *211*
— u. D. Jacobsohn 162, 169, *211*
— — u. N. A. Hillarp *211*
Westphal 343
Wezler, K., u. W. Sinn 518, 519, *551*
Wheatley, H. D. 493, *551*
Wheatley, M. D. s. Ward, A. A. 493, *551*
Wherrett, J. R., J. A. Lowden u. L. S. Wolfe 229, *269*
— s. Müldner, H. G. 243, *265*
White, A., Ph. Handler u. E. L. Smith [*o*] *426*
White, H. L. s. Heinbecker, P. *192*
White, I. G. s. Dawson, R. M. C. 245, *257*
White, J. C. s. Lougheed, W. M. 522, *543*
White, R. G., P. Jolles, D. Samour u. E. Lederer 304, *376*
— s. Humphrey, J. H. 327, 329, *365*
White, R. J., M. S. Albin, G. E. Locke u. E. Davidson 328, *376*
Whitehead, R. *376*
Whitmore, J. J. s. Crumpton, C. W. 466, *532*
Whitmore, R. L. s. Maude, A. D. 556, *606*
Whittaker, S. R. F., u. F. R. Winton 463, *551*

Whittaker, V. P. [207] 405, 433
— I. A. Michaelson u. R. J. A. Kirland 344, 376
— s. Mellanby, J. 344, 369
Whittier, J. R. 470, 551
Wichert, P. v. [208] 422, 433
— s. Busch, E. W. [22] 406, 427, 527, 531
— s. Gercken, G. [62] 409, 418, 422, 423, 428
— s. Thorn, W. [182, 184] 419, 432
Wickbom, I. s. Häggendal, E. 590, 591, 593, 595, 603
— s. Ingvar, D. H. 593, 594, 595, 604
Wiechert, P., u. M. Holtz 254, 269
Wieck, H. H. s. Friedmann, G. 437, 534, 555, 603
Wieckhorst, O. s. Jantzen, E. [104] 406, 430
Wied, D. de s. Moll, J. 115, 199
Wiegandt, H., u. G. Baschang 285, 377
— s. Kuhn, R. 228, 229, 263, 274
Wieland, H., u. E. Dane 240, 269
Wieland, Th. s. Pfleiderer, G. [154, 155] 406, 411, 431
Wiemers, K. s. Eich, J. 484, 533
— s. Ludwigs, N. 461, 543
Wiener, A. S. 353, 377
Wiesinger, K. 506, 551
Wight, P. A. L., u. W. G. Siller 298, 301, 377
Wilcke, O. [209] 433, 437, 552, 556, 573, 574, 575, 578, 585, 609
— u. H. Zeh 437, 552, 555, 558, 559, 561, 562, 563, 575, 576, 577, 595, 609
Wilde, W. S. s. Walker, W. G. 598, 609
Wildschut, A. s. Boerema, I. 524, 530
Wilkinson, P. C. 280, 377
— u. J. Zeromski 281, 377
Williams, A. W. s. Wade, J. D. 517, 551
Williams, C. H., u. B. Rothfeld 348, 377
Williams, D. s. Gibbs, F. A. 495, 535
Williams, P. C. s. Vazquez-Lopez, E. 147, 210
Willstätter, R., u. K. Lüdecke 217, 269
Wilson, W. C. s. Henderson, W. R. 192
Wilson, W. E. C. s. Rowlands jr., D. T. 323, 372
Wilson, W. H. 338, 377
Wilson, W. P., G. L. Odom u. J. F. Schieve 451, 552
— s. Schieve, J. F. 442, 451, 500, 501, 502, 548

Windle, W. F., u. R. F. Becker 514, 526, 552
— — u. A. Weil 552
— s. Bailey, C. M. 527, 529
— s. Dawes, G. S. 514, 527, 532
— s. Jacobson, H. N. 527, 540
— s. Ranck, J. B. 527, 547
Wingstrand, K. G. 6, 31, 35, 45, 47, 48, 138, 145, 211
— s. Hanström, B. 191
— s. Jørgensen, C. B. 139, 194
— s. Olsson, R. 201
Winick, M., u. R. E. Greenberg 289, 377
Winkelbauer, A. 520, 552
Winkler, G., R. Blobel u. E. Tonutti 211
Winsor, T., C. Hyman u. F. M. Knapp 470, 552
Winterstein, H. s. Aykut, R. 528, 529
Winton, F. R. 454, 552
— s. Hogben, L. T. 125, 193
— s. Whittaker, S. R. F. 463, 551
Winzler, R. J. 493, 552
Wise, B. L. 211
Wislocki, G. B. 33, 43, 44, 74, 153, 211, 212
— u. A. C. P. Campbell 212
— u. E. W. Dempsey 212
— u. E. M. K. Geiling 212
— u. L. S. King 59, 76, 142, 151, 212
— u. E. H. Leduc 142, 212
— s. Rioch, M. Mck. 204
Wissig, S. L. s. Palay, S. L. 202
Witebsky, E. 280, 307, 333, 377
— u. J. Steinfeld 279, 280, 377
— s. Beutner, E. H. 289, 294, 338, 359
— s. Milgrom, F. 280, 369
— s. Reichner, H. 280, 371
— s. Schulman, S. 280, 374
— s. Tönder, O. 347, 375
Witkin, L. s. Fazekas, J. F. 442, 533
— s. Finnerty, F. A. 455, 460, 466, 533
Witten, P. W., u. R. T. Holman 248, 269
Wittenberg, J., u. A. Kornberg 246, 269
Wittenstein, G. J. s. Hume, D. M. 130, 145, 194
— s. Scharrer, E. 206
Wittig, G. s. Teichmann, B. 332, 375
Woerdeman, M. W. 212
Wörner, E., u. H. Thierfelder 216, 269
Wolf, A. 297, 377
— s. Kabat, E. A. 301, 315, 366
Wolfe, L. S., u. J. A. Lowden 229, 269
— s. Lowden, J. A. 234, 237, 264

Wolfe, L. S., s. Wherrett, J. R. 229, 269
Wolff, F. s. Oksche, A. 201
Wolff, H. G. 451, 468, 552
— s. Dunning, H. S. 440, 447, 532
— s. Forbes, H. S. 438, 456, 465, 534
Wollman, H., S. C. Alexander, P. J. Cohen, P. E. Chase, E. Melman u. M. G. Behar 594, 596, 609
— — — G. W. Stephen u. L. S. Zeiger 594, 596, 609
— s. Alexander, S. C. 596, 601
— s. Cohen, P. J. 596, 602
Woodburne, R. T. s. Crosby, E. C. 182
Woodbury, D. M. s. Vernadakis, A. [192] 413, 433
Woodford, R. B. s. Freyhan, F. A. 501, 534
— s. Kety, S. S. 492, 494, 495, 497, 500, 502, 541
— s. Shenkin, H. A. 468, 549
Woodhall, B. s. Day, E. D. 349, 361
Woodhour, A. F., D. P. Metzgar, T. B. Stim, A. A. Tytell u. M. R. Hilleman 306, 377
— s. Peck, H. M. 306, 370
Woodman, R. J. s. Heyningen, W. E. van 235, 260, 364
Woodruff, M. F. A. 332, 377
Woodward, E. M. s. Cumings, J. N. 251, 257
Woodward, I. C. s. Crane, M. G. 556, 602
Wooley, D. E., S. M. Herrero u. P. S. Timiras [210] 423, 433
Woolley, D. W., u. B. W. Gommi 236, 269, 278
— s. Folch, J. 215, 222, 258
Work, T. S. s. Campbell, P. N. 245, 256
Workman, J. B. s. Otomo, E. 593, 607
Wortis, J. s. Himwich, H. E. 494, 496, 503, 538
Wortman, R. C. s. Forbes, H. S. 438, 456, 468, 534
Wrba, H., V. Kinzel u. H. Rabes 331, 377
Wright, E. A., R. S. Morgan u. G. P. Wright 342, 377
Wright, E. B. 462, 513, 552
Wright, G. P. s. Wright, E. A. 342, 377
Wright, R., J. A. Morton u. K. B. Taylor 308, 377
Wright, R. D. 552
Wu, M. L. s. Lowry, O. H. 242, 264
Wüllenweber, R. 437, 552
— s. Betz, E. [14] 427, 437, 530, 593, 596, 601

Wünnenberg, W. s. Betz, E. 593, 596, *601*
Wüthrich, R. 273, *377*
— H. P. Rieder u. G. Ritzel 312, *377*
— s. Georgi, F. 312, *363*
— s. Rieder, H. P. 288, *372*
— s. Ritzel, G. 289, *372*
Wurz, L. s. Sibley, W. A. 292, *374*

Xuereb, G. B. 55, 56, *212*
— M. M. L. Prichard u. P. M. Daniel 55, 56, *212*

Yagi, Y. s. Kyogoku, M. 332, *367*
Yahr, M. D. s. Allerand, C. D. 345, *358*
Yalow, R. S., S. M. Glick, J. Roth u. S. A. Berson 293, *377*
— s. Berson, S. A. 294, *359*
Yamada, H s. Shibusawa, K. *207*
Yamada, T., u. M. A. Greer *212*
— s. Koikegami, H. *195*
Yamakawa, T. 228, 239, 271, 275, 282, 322, 342
— R. Irie u. M. Iwanaga 228, 229, 239, *269*
— N. Kiso, S. Handa, A. Makita u. S. Yokoyama 228, 239, *269*
— S. Suzuki u. T. Hattori 216, 228, 231, *269*
— s. Handa, Sh. 276, *364*
— s. Makita, A. 227, 228, 232, *264*, 280, *368*
— s. Taketomi, T. 271, 282, 285 *375*
Yamamoto, K. s. Kobayashi, H. 139, *195*
Yamamoto, L. Y. s. Feindel, W. *602*
Yamamoto, R. S. s. Mueller, P. 320, *370*
Yamazaki, E. s. Jutisz, M. 146, *194*
Yasamura, S., u. K. M. Knigge 329, *377*
Yasargil, M. 555, *609*
Yasuda, M. *212*

Yates, P. O., u. K. M. Pearce 353, *377*
Yed-Lekach, A. s. Laron, Z. 294, *367*
Yokoyama, M. 277, *377*
— u. B. Plocinik 278, 279, *377*
— E. G. Trams u. R. O. Brady 276, 299, *377*
Yokoyama, S. s. Yamakawa, T. 228, 239, *269*
York, G. s. Homburger, E. 502, *539*
Yoshida, H., K. Kaniike u. H. Fujisawa [*211*] 405, *433*
Yoshida, K s. Handa, J. 438, 485, *537*
Yoshimura, F. s. Shibusawa, K. *207*
Young 390

Zabin, I., u. J. F. Mead 249, *269*
Zabriskie, J. B s. Hsu, K. C. 348, *365*
Zaimis, E. J s. Heller, H. 86, *192*
Zalta, J. P s. Chatagnon, C. 252, *257*
Zambotti, V. s. Tettamanti, G. 233, *268*
Zamecnik, P. C. s. Morrison, L. R. 318, 319, *370*
Zamecnik, P. G., L. E. Brewster u. F. Lipmann 245, *269*
Zeavin, I. s. Swan, H. 524, *550*
Zeh, H. s. Wilcke, O. 437, *552*, 555, 558, 559, 561, 562, 563, 575, *609*
Zeiger s. Pischinger 103
Zeiger, L. S. s. Wollman, H. 594, 596, *609*
Zeller, E. A. 243, 244, *269*
Zeller, O. 511, *552*
Zellos, S. s. Wade, J. D. 517, *551*
Zeman, W. s. Dyken, P. R. 232, *258*
Zeromski, J s. Wilkinson, P. C. 281, *377*
Zetler, G. *212*
— u. W. Hild *212*

Zetler, G. s. Hild, W. 71, 81, 109, 110, 113, 117, *193*
Zhukova, I. G. s. Kochetkov, N. K. 225, *263*
Ziegler, B. 134, *212*
Zierler, K. L. 594, *609*
Zilkha, K. J. s. Baker, R. W. R. 320, *358*
Zilversmit, D. B. 245, 246, *269*
Zimmerman, H. J. s. West, M. *376*
Zimmerman, H. M. s. Ikuta, F. 337, *365*
Zimmermann, B. s. Saffran, M. *205*
Zimmermann, H. D. s. Kracht, J. 349, *367*
Zintel, H. A. s. Hafkenschiel, J. H. 455, 459, *537*
Zita, G., F. Hawliczek u. G. Kittinger 437, *552*, 560, *609*
— s. Birkmayer, W. 573, *602*
Zito, M. s. Bonavista, V. [*17*] 410, *427*
Zlotnick, A., E. Weisenberg u. I. Chowers 254, *269*
Zondag, H. A. s. Helm, H. J. van der 254, *260*
Zondek, B., u. H. Krohn *212*
Zottermann, Y. 513, *552*
Zuckermann, S. *212*
Zülch, K. J. 484, 485, 487, 488, *552*
Zumpft, M. s. Amos, D. B. 290, *358*
Zu Rhein, G. M., u. S.-M. Chou 318, *377*
— s. Howatson, A. F. *365*
Zweig, H. s. Spiegel, E. A. 137, *208*
Zwetnow, N. s. Häggendal, E. *537*, 590, 591, 593, 595, *603*, *604*
Zylka, W. s. Gänshirt, H. [*54, 55*] 410, 420, *428*, 496, 504, 505, 510, 512, 513, 514, 515, 519, *534, 535*
Zypen, E. van der *212*

Sachverzeichnis

Abbaustufen 383—387
Acanthocytose 231, 234
Acetalphosphatid 223
Acetylcholinesterase 400
Acetyl-CoA 384, 394
— CO_2-Ligase 395
N-Acetylglutaminsäure 398
Acetylierung 409
N-Acetyl-Neuraminsäure 229, 237, 276
O-Acetyl-Neuraminsäure 237
N-Acetyl-Mannosamin 237
ACTH 24, 130, 131
—, Nucleus dorsomedialis hypothalami 145
— -Abgabe, Hypothalamus 145
Acidose 493
Aconitase 394
Acyl-CoA-Dehydrogenase 396
— -Synthetase 396
Acyldehydrogenase 390
Acylphosphate 388
Adenin 380, 398, 403
Adenohypophyse 3—5
—, früheste Anlage 20
—, Innervation 147
—, Pars intermedia 42
—, Zona intermedia 42, 43
„adeno-neurohypophysärer Kontakt" 8
—, distaler 10, 19, 123—134
—, proximaler 9, 19, 141—145
Adenosinphosphorsäuren 422
—, Gehirn 411
—, Quotient 411
Adenosin-5'-monophosphat (AMP) 381
S-Adenosylmethionin 404
Adenylsäure 380
ADP-Gehalt, Gehirn, O_2-Mangel 422
Agargelelektrophorese 293, 333, 349
Alanin 379, 411
Aldehyd, aktiver 395
Aldolase 390, 392
alkoholische Gärung 390
Allergie vom verzögerten Typ 282, 285, 295ff., 312, 314, 357
allergische Neuritis 303
amaurotische Idiotie 231, 233,
Amidinphosphate 388
Amine-Gehalt, Gehirn 413
Aminoacylgruppe 403
Aminoäthylalkohol 215

γ-Aminobuttersäure-Gehalt, Gehirn, O_2-Mangel 423
Aminogruppen-Gehalt, Gehirn 412
Aminophyllin, Hirndurchblutung 471, 570
Aminosäuren 379
—, aliphatische 379
—, aromatische, Gehirn, Transaminierung 414
—, basische 379
—, —, Markierungsrate 414
—, essentielle 380
—, Gehirn, postnataler Abfall 413
—, nicht essentielle, Gehirn 414
—, schwefelhaltige 380
Aminosäurenaktivierung für Proteinsynthesen 403
Aminosäuren -Gehalt, Gehirn 413
—, —, O_2-Mangel 423
Aminosäuren -Pool, Gehirn 414
Ammoniak, freies, Gehirn, O_2-Mangel 423
Amylopectin 381
Amyloidose 236
Anämie 481
anaerobe Energiefreisetzung, Dauer 420
Anastomose, circuminfundibuläre 57
—, prächiasmale 57
Angioarchitektonik, Herstellung der Präparate 149
—, supraopticohypophysäres Neuron 147
—, tubero-hypophysäres Neuron 147
Angiokeratoma corporis diffusus universale 231
Angiospasmus 486
Anoxie 415, 471
Anoxieversuch 418
antidiuretisches Prinzip 82, 87
Antienzyme 345
Anti-Gangliosid-Antikörper 345
Antigene, Blutgruppen- 321
—, Forssman- 321
—, heterophile 321
—, hirnspezifische 280, 281
—, hirntumorspezifische 330—337

Antigene, organspezifische 321
—, speciesspezifische 321
—, Tumor- 321, 325, 332, 337
Anti-Hirntumorserum 337
Antihormone 345
Antikörper, fluoresceinmarkierte 345
—, organspezifische 280
Antikörperbildung, humorale 332
Anti-Liquor-Serum 345
Antilymphocytenantiserum, spezifisches 313, 322
Antimetabolite 311
Anti-Nerv-Immunseren 315
Arachidonsäure 248
Arachinsäure 218
Area dorsocaudalis 4—8
— periventricularis posterior 4—8, 13, 17, 136, 137, 145
Arginase 397
Arginin 379, 397
L-Argininobernsteinsäure 399
Arginin-Vasopressin 108
A. cerebri anterior 58
— posterior 58
A. communicans posterior 58
A. hypophyseos anterior superior 55, 56, 58
— — inferior 57
— — posterior superior 55, 58
A. supraoptica-paraventricularis 57, 149
A. vertebralis 418
Arthusreaktion 308
Aa. choroidea ant. et post. 58
Asparagin 379
Asparaginsäure 379, 397, 399, 411
—, Gehirn 414
Asparat-Glutamat-Transaminase 411
Asphyxie 471
Ataxia teleangiectasia 338
Atmungskette 386, 387
Atmungssteigerung im Muskelbrei 393
ATP-Bedarf, Gehirn 422
ATP-Entstehungsort 422
ATP-Gehalt, Gehirn, O_2-Mangel 422
ATP-Gewinn, Fettsäureabbau 390
—, intracellulärer Abbau des Glykogens 390

ATP-Synthese 389
Autoantikörper 280, 288, 338
Autoradiographie 593
Autoregulation, Gehirndurchblutung 454—459
— —, Hyperkapnie 458, 459
— —, Hypokapnie 458
— —, Normokapnie 458
— —, O_2-Mangel 457, 458
— —, „Schrittmacher" 456
Autotransplantation von Tumoren, heterotope 328
Azygosfaktor 518

Barbiturate 409
Basen, organische 379
basisches Protein mit encephalitogenen Eigenschaften 304, 309
„Basophileninvasion" 43, 132—134
—, Infiltrationszonen 129
Batylalkohol 225
B_1-Avitaminose 494
Bayliss-Effekt 456, 571
Bence-Jones-Proteine 287
N-Benzoylpsychosin 285, 286
Bewußtseinsstörungen, CO_2 503
—, O_2-Aufnahme 500
Bilirubinencephalopathie 338
Blausäurevergiftung 492, 493
Blutchimären 325
Blutdruck, Bedeutung für die Wiederbelebungszeit 511
—, kritischer 457, 458, 460
Blutgruppen, Aktivität 276, 277
— -Antigene M und N 237
—, Hirntumoren 353—357
Blutvolumen, cerebrales, Durchschnittswert bei Isotopenmethoden 582, 584, 588
Blutvolumen 566
Bremsstrahlung, ^{32}P 556, 560, 569

^{14}C-Akkumulierung, Gehirn 414
Capillarabstände 408
Capillaren, Menge und Dichte 407
Capillarisierung 446
—, Gehirn 407
—, Höhenanpassung 506
Capillarvolumen, prozentuales 407
„capillary loops" 153
Carbamatkinase 397
Carbamylphosphat 388
Cardiolipin 272
Carotis-Jugularis-Zeit 567
^{14}C-Einbaurate, Gehirn 414
„Cephalin" 215
Ceramid 227, 239, 250
„cerebrale Allergie" 334
Cerebralsklerose 460
Cerebrocuprein I 253
Cerebron 216
Cerebronsäure 239

Cerebroside 216, 227, 238—240, 274, 275, 282, 319, 383
—, Biosynthese 250
—, chemische Eigenschaften 239
Cerebrosidschwefelsäureester 234
Cerebrosid-Sulfatase 239
^{14}C-Glucose, Anreicherungseffekt nach Nahrungsentzug 415
Chemoarchitektonik 148
Chiasma opticum 4—8
„Chiasmavertikale" 35, 37
Cholestanol 240
Cholesterin 240, 241, 317
Cholinphosphokinase 247
Cholinphosphorsäure 245, 246, 247
Chondroitin-4-sulfat 381
— -6-sulfat 382
Chondroitinschwefelsäure 404
Chondrosamin 228
Choriomeningitis, lymphocytäre 339, 340, 347
Chromalaun-Hämatoxylin 102
Chromosomen 378
Chymotrypsin 411
Circulus arteriosus Willisi 57
cis-Aconitat 393
Cisterne, intraselläre 54
—, periinfundibuläre 44, 53—55
Citrat 393
Citratcyclus s. Citronensäurecyclus
Citronensäurecyclus 384, 385, 393, 394
—, O_2-Mangel 423
Citrullin 379, 397, 399
Clearance-Kurven, Durchblutungsmessung mit Isotopen 592
—, Hirnrinde 593
—, Inhomogenität 592
Clivus-Basiswinkel 36
CoA-Ligase 394
Colamin (Aminoäthylalkohol) 215
— -Kephalin (phosphatidyläthanolamine) 221
— -phosphorsäure 245
— -Plasmalogen 224, 225
Condensing Enzym 394
Corpora mamillaria 12, 13, 53, 55
Corpus subthalamicum (Luys) 11, 55
CO-Vergiftung 475, 481, 482
Craniopharyngiom 39
Cystein 380
Cyanidvergiftung s. Blausäurevergiftung
Cysten, suprasselläre 39
Cystin 380
Cytidylsäure 380
Cytochrom C 387
Cytolipine 275, 332
Cytoplasma 378
Cytosin 380, 403

Decarboxylierung 384
—, oxydative 385, 389, 393
Dehydrierungsreaktionen 386, 387
Dehydrogenasen 386
Desaminierung, Gehirn, O_2-Mangel 423
Desaturationsmethode, Hirndurchblutungsmessung 588
2-Desoxyadenylsäure 380
2-Desoxycytidylsäure 380
2-Desoxyguanylsäure 380
Desoxyribonucleinsäuren (DNS) 380
2-Desoxyribose 380
Diabetes mellitus 493
Diaphragma sellae 4—8
Diffusionsgesetze 408
Diffusionsmethoden 587—600
—, Hirndurchblutungsmessung mit Isotopen 597—600
Diglycerid 246
Diglyceridphosphorsäuren 220, 245, 246, 382
Dihydropsychosin 285
—, Strukturformel 286
Dihydrosphingosin 225, 226, 229
Dihydroxyacetonphosphat 422
— -Gehalt, Gehirn, O_2-Mangel 422
Dilutionsmethoden 579—587
Distaler adeno-neurohypophysärer Kontakt 43, 47, 123—134
—, Entwicklung 19—24
DNS-Spirale 380
„Drucksella" 54
Drucksturzversuch 418
„Drüsenhypophyse" s. Adenohypophyse
Ductus craniopharyngicus s. Hypophysengang
Dünnschichtchromatographie 233, 239, 406, 407
Durchblutung des Gehirns, Absolutwerte 438
—, Adrenalin 467
—, Altersabhängigkeit 441
—, Anämie 464
—, Angiospasmus 486
—, Antipyrin-Infusions-Methode 435
—, Aminophyllin, Theophyllin 471, 570
—, Arteriosklerose 569, 570
—, Autoregulation 454—459
—, Blutdruck 454—463
—, Carboanhydrasehemmer 453
—, Carotisunterbindung 595
—, Cerebralsklerose 442, 451
—, Clearance-Methode 436
—, CO_2-Therapie 454, 589
—, Erweichung 594
—, extracerebrale Anastomosen 466, 467, 470

Durchblutung des Gehirns,
  Gefäßerkrankungen 595
—, Gehirn 407
—, graue Substanz 594
—, Hämatokrit 463, 464, 556
—, Hirnmark 590, 593
—, Hirnrinde 590, 591, 593
—, —, Narkoseeinfluß 593
—, Hirntumoren 595
—, Hyperkapnie 452, 592
—, Hyperoxie 507, 508
—, Hypoglykämie 495
—, Hypokapnie 451, 453, 592
—, Kleinhirn, quantitative
  Bestimmung 595
—, Kollateralkreislauf 485
—, kritischer Blutdruck 460, 461
—, ^{79}Krypton-Methode 436
—, ^{85}Krypton-Methode 435, 436
—, kurzfristige Veränderungen,
  Bestimmung 599
—, Lagewechsel 459, 460
—, Liquordruck 461, 595
—, pO_2 venös, kritisch 450
—, regionale, quantitative
  Bestimmung 594
—, —, —, Fehlerquellen 594
—, —, —, Vergleichsunter-
  suchungen ^{85}Kr und ^{133}Xe
  594, 597
—, Rinde, Bestimmung 597
—, Rückenmark, quantitative
  Bestimmung 593
—, Meßmethoden 434—438,
  553—555
—, —, analytische Verfahren 553
—, —, Ficksches Prinzip 434,
  553
—, —, indirekte 434—438
—, —, Isotopen-Clearance 554
—, —, N_2O (Kety u. Schmidt)
  434, 554
—, —, —, Fehlerbreite 554
—, —, qualitative 555—578
—, —, quantitative 579—600
—, —, radioaktive 553—609
—, Muskelarbeit 583
—, Narkose 596, 597
—, N_2O-Methode 434
—, Noradrenalin 467
—, Normokapnie 592
—, Papaverin 471, 570
—, pCO_2 451, 466
—, pCO_2 arteriell 449, 452, 453
—, pO_2 venös 451
—, Parasympathicus 468
—, Pharmakologie 468—471, 596
—, Speciesdifferenzen 485
—, Sympathicus 465
—, Vasomotorik 465—468
—, Ventrikeldrainage 595
—, verschiedene Areale 444
—, Viscosität des Blutes
  463—465
—, weiße Substanz 594

Durchblutungsmessung, Isotopen,
  ^{51}Cr-markierte Erythrocyten
  579
—, —, Dilutionsmethoden
  579—600
—, —, funktionsdiagnostische
  Aussagen 577
—, —, ^{131}J-Antipyrin 572
—, —, ^{131}J-Hippuran i.v. 575
—, —, kollaterale Zuflüsse 577
—, —, ^{79}Krypton 587, 589, 591
—, —, ^{85}Krypton 587
—, —, Mehrzähler-Messung
  571—578
—, —, ^{32}P-markierte Erythrocyten 579
—, —, quantitative Methoden
  579—600
—, —, —, klinische Ergebnisse
  581—583
—, —, RISA-Injektion i.v. 574
—, —, semiquantitative Bestimmung durch extrakraniell registrierte Dilutionskurven
  583—587
—, —, Strahlenbelastung 581
—, —, ^{133}Xenon 587, 589, 591
—, —, —, Fehlerquellen 590
—, —, 1-Zähler-Messung 569—571
—, qualitative, klinische Ergebnisse 569—578
—, Radiozirkulographie 560

EAE (= Experimentelle
  Allergische Encephalomyelitis)
  2, 88, 289, 298, 299, 301, 302,
  305, 306, 308, 309, 312, 318
—, Cytostatica 312
—, elektrophysiologische Veränderungen 314
—, Gewebekultur 313, 314
—, Immunpharmakologie 311
—, Multiple Sklerose 297, 298
—, Proteinasen-Aktivität 320
Einschlußkörperchenencephalitis
  318
Eiweiße 379
Elektroschock, Erholung nach
  423
„Elementargranula" 104, 117,
  378
„Eminentia lateralis" 137
— mediana (median eminence)
  44, 45
Encephalitis, postvaccinale 340
encephalitogener Faktor 281, 300
Encephalomyelitis, akute disseminierte s. Multiple Sklerose
endoplasmatisches Reticulum
  378
Energiefreisetzung 405
energieliefernde Reaktionen 385
„energiereiche" Phosphatgruppen
  388
— Verbindungen 384, 387—389

Engrammbildung, molekularer
  Mechanismus 351
„Enhancement"-Phänomen 331
Enolase 390
Enolphosphate 388
Enoyl-CoA-Hydratase 396
Enteiweißung 410
—, RNS-Gehaltsbestimmung
  411
Entgiftungsreaktionen 404
Enthalpie, freie 386, 390
Entmarkung, Mechanismus
  316—321, 323
Entmarkungserscheinungen,
  primäre (Dysmyelination)
  317
—, sekundäre 318
„Entmarkungs-Viren" 318, 319
Entropie 387
„Ependymal Neurosecretion"
  101
Ependymzellen, 3. Ventrikel,
  Stoffaustausch 147
Epsilon-Aminocapronsäure 312
Erdheim-Tumoren 39
Erhaltungsumsatz 472, 473
Erholung nach O_2-Mangel 514
Erholungslatenz 510
Erholungsrückstand 514
Erholungszeit 419, 420, 509,
  510
„Ersatzhinterlappen" 116
Essigsäure, Abbau 385, 386
—, aktivierte, Bildung 384
„Ester"-Cholesterin 241
„Esterphosphatide" 224
Excitationsstadium 409
Extinktionsmaxima 380

Fabrysche Erkrankung 234
Federbolzenapparat 409
feed-back-Mechanismus 146,
  328, 329
Fermentbesatz, Höhenanpassung
  506
Fermente 380
—, wasserstoffübertragende
  s. Dehydrogenasen
Fermentreaktionen, Blockierung
  409
Fermentteste, optische 405
Fettsäureaktivierung 398
Fettsäuren 379, 382
—, essentielle 248
—, β-Oxydation 393, 396
—, Synthese 395
F_1-Hybriden, Immuntoleranz
  326, 327
Fibroplasie, retrolentikuläre
  507, 508
Ficksches Prinzip 434
Fieber, Erholungsablauf 516,
  522
—, O_2-Aufnahme 496
Flavin-Adeno-Dinucleotid 386

Sachverzeichnis

Flavinmononucleotid 386
Flavoproteine 386
Fließgleichgewicht 387
Fluorescin-Ferritin-Methode 348
Forssman-Antigen 275
Freunds Adjuvans 280, 295, 307, 310, 336, 349
Fructose-1,6-diphosphat-Gehalt, Gehirn, O_2-Mangel 422
Fructose-1,6-Phosphat 389
Fumarase 394
Fumarat 393

Galaktocerebrosid 225
— -Sulfokinase 239
Galaktosämie 234
Galaktose 229
Galaktoseoxydase 239
Ganglion stellatum-Blockade, Zirkulationszeit des Hirns 560
Gangliosidase-System 234
Gangliosid 216, 227—238, 274, 276—279, 285, 355, 383
— und Acetylcholin 235
—, biologische Bedeutung 234, 235
—, Hirntumoren 233
—, Serotonin 235, 236
—, Speicherkrankheiten 231—238
—, Strukturaufklärung 277
—, Strychnin 235
—, Tetanustoxin 235
—, -Fixation 342, 343
Gargoylismus 231
Gasaustausch 405
Gaschromatographie 406
Gaucher-Krankheit 231—233, 240
GDP-Fucose 402
GDP-Mannose 402
Gedächtnis, immunologische Theorie 350—352
Gefäßwiderstand, Isotopenmethode 588
Gehirn, Versorgungsabhängigkeit 411
Gerüst- und Faserproteine 380
Gesamtblutvolumen des Körpers 582
Gewebezucht 331
Gewebsaufarbeitung 408, 409
—, Gefrierstoppmethode 409
Gewebsgewinnung 409
—, Federbolzenapparat 409
—, vorgekühlter Löffel 409
Gewebshormone („local hormons") 101
Gewebszylinder nach KROGH 408
Gilutensin, Hirndurchblutung 573, 574
Gliafaserdeckschicht 18
Globulin, liquorspezifisches 290

Globus-Tumor s. Infundibulom 45
Gluconeogenese, kohlenhydratfreie Ernährung 408, 409
Gluconolactonase 392
Glucoproteine 381
Glucose 398
Glucose-Abbau, glykolytischer 390, 391
—, oxydativer 392, 393
Glucoseaufnahme, perfundiertes Gehirn 414
Glucose, ^{14}C-markierte, Untersuchungen mit 414
Glucosegehalt, Gehirn 411
—, —, O_2-Mangel 422
Glucose-6-Phosphat 389, 393
Glucose-6-Phosphatase der Leber 390
Glucose-6-Phosphatdehydrogenase 406
Glucose-6-Phosphat-Shunt s. Pentose-5-Phosphat-Cyclus
Glucose-Stoffwechsel-Zwischenstufen, Gehirn 412
Glucose, vollständig markierte 415
Glucuronidbildung 409
β-Glucuronidase 254
Glutamat 393
— -Pyruvat-Transaminase (= GPT) 411
Glutamin 379
Glutaminsäure 379, 411, 414
— -Gehalt, Gehirn 413
Glutathion 413, 414
Glycerin 379, 382
L(-)Glycerinaldehyd 379
Glycerinphosphatide 382
—, Synthese 400
Glycerinphosphorsäure 217, 246
α-Glycerophosphat 422
Glycin 379
Glykogen 381, 400
Glykogengehalt, Gehirn 411
—, —, O_2-Mangel 422
—, Schwankungen 408
Glykogen, Jodfärbung 381
—, Leber 381
—, Seitenkette 381
Glykogensynthese in vivo 390
—, Uridin-5′-diphosphatglucose 414
Glykolipoide 227, 232, 272—287
— -Antikörper 345
—, Biosynthese 273
—, tumorspezifische 332
N-Glykolyl-Neuraminsäure 229, 237
Glykoproteide, Aufbau 382
Glykoproteine 237, 254, 288, 381
—, neuraminsäurehaltige 279
glykosidische Verknüpfung 400
Glykosphingolipoid 231
„gomitoli" 153

Gomori-Färbung, Färbevorschrift 102
„gomori-(CHP)-negativ" 104, 105
„gomori-(CHP)-positiv" 104, 105
Grevingsche Inseln 159
Grundgesetz, angiogenetisches 31, 32, 33
Guanin 380, 398
Guanylsäure 380

Hämagglutinationstest 293
Hämatokrit, Durchblutung 556
Hämatokritmessung, Isotopenmethode 556
Hämolysine 332
„Haemo-neurocrinie" 100
Halsmanschette, Ischämie des Gehirns 417
—, —, Bewußtseinsschwund 418
—, —, Cornealreflex 418
—, —, EEG-Veränderungen 418, 419
—, —, Krampfbeginn 416
—, —, Schreibstörungen 418
—, —, Selbstversuche 416
Hamartome, Hypophysenregion 39, 40
Harnsäure, Synthese 397
Harnstoff 397
Harnstoffcyclus 380
Harnstoffsynthese 388, 397, 398, Hashimotosche Erkrankung 338
Heparin 382, 404
Herring-Körper 73, 76, 83
Herzreaktion, anaerob 419
Herzminutenvolumen 582
Herzmuskel, anaerob, Wiederbelebungszeit 419
—, Stoffwechsel 411
Heterotransplantation 336
Hexokinase 390
Hexokinasereaktion 389
Hexosamin 318, 382
„Hinterlappenhormone" s. Neurohypophysenhormone 81
Hinterlappensystem s. Hypophysenhinterlappensystem
Hirnanhang, topographische Einteilung 8
Hirnantigene, Einteilung 321
Hirndurchblutung, Hypothermie 504
—, Volumenindex 584, 585
Hirnminutenvolumen (CBF) 555, 582 — 584, 586, 588, 589
—, intracerebrale Blutungen 584
—, Polycythaemia vera 584
—, Registration kurzfristiger Veränderungen 589
Hirnödem, Entmarkungserscheinungen, sekundäre 318
—, Hypothermie 505
Hirnschädigung, immunologische Erkrankungen 338—344

Hirntumoren, Blutgruppen 353—357
—, Enzyme 337
Hirntumorerzeugung, Diazomethan 335
—, Methylnitrosoharnstoff 334
—, Virus 337
Histidin 379, 380
Histokompatibilitätsantigene, Gehirn 290
— und Gene 327
Hochspannungselektrophorese 406
Hodgkinsche Erkrankung 311
Höhenanpassung 505, 506
—, Capillarisierung 506
—, Fermentbesatz 506
Höhenkrankheit 418
„homeostatischer Regulationsmechanismus" 145
Homocysteinurie 234
Homoserin 379
Horecker-Cyclus s. Pentose-5-Phosphatcyclus
Horizontalzellen 480
Huntingtonsche Chorea 339
Hyaloplasma 378
Hyaluronsäure 381
Hydergin, Hirndurchblutung 588
„Hydrencéphalocrinie" 100
100
„— neuroglique" 100
„— neurosécrétoire" 100
„— des substances gliosécretoire"
Hydrolecithine 220
Hydroxyaminosäuren 379
Hydroxylysin 379
Hydroxyprolin 380
Hyperkapnie 452
—, Autoregulation der Gehirndurchblutung 458, 459
Hyperoxie 507—509
—, „Sensibilisierung" gegen Röntgenstrahlen 508, 509
Hypochreose 472, 501—505
Hypoglykämie 494
—, Gehirn 411
Hypokapnie 418, 451, 452
—, Autoregulation der Gehirndurchblutung 458
Hypoxämie 471, 480
Hypoxanthin 398
Hypoxie 415, 418, 471, 473—483
—, arterielle 472
—, kritische 471
—, Neuraminsäure 237
—, venöse 237
Hypoxydose s. auch O_2-Mangel und O_2-Aufnahme 472—498
—, Definition 492
—, diabetische 493
—, Fermentmangel 494
—, geistiger Zustand 498
—, histotoxische 472, 492
—, Hypoglykämie 494

Hypoxydose, hypoxische 472
—, ischämische 472
—, letale Grenze 492
—, metabolische 472
—, Milchsäurebildung 480
—, nutritive 472
—, Schädigungsmuster 494, 496, 497
—, Schilddrüse 494
Hypophyse, Angioarchitektonik 30—35, 151
—, Einteilung 11
—, Elefant 48
—, Entwicklungsgeschichte 19—40
—, —, vergleichende 40—49
—, Gefäßversorgung 55—59
—, Insectivoren 48
—, intraselläre (distale) 10, 11
—, Katze, schematisch 5
—, Mensch, schematisch 4
—, Monotremen 48
—, „neuro-vasculäre Zone" 55
—, Ratte, schematisch 8
—, Riesensaurier 40
—, Sektionstechnik 49
—, supraselläre (proximale) 8—10
—, —, Trichter (= Infundibulum) 9
—, —, Trichterlappen 9
—, Topographie 49—55
—, Trabekelarterie 56
—, Übersicht 3—11
—, Wal 48
—, Wirbeltiere, höhere 48
—, —, niedere 46
Hypophysektomie 159—168
—, Operationsbeschreibung (Ratte) 163—168
Hypophysenarterie, obere, s. A. hypophyseos superior 55, 58
—, untere 57, 58
Hypophysengang (= Ductus craniopharyngicus) 36—39
—, Restgewebe 39
Hypophysenhinterlappen (Pars distalis neurohypophyseos) 10
—, akzessorische Formation 89, 90
—, „dystopischer" („akzessorischer") Hinterlappen 89—90
—, ektopische Formation 89, 90
Hypophysenhinterlappensystem 61—134
—, Diabetes mellitus 114
—, experimentelle Eingriffe 110—116
—, Osmolarität 110
—, Wasserentzug 110
„Hypophysenkörbchen" 25
Hypophysenkörper 10, 53
Hypophysenstiel 52, 53
—, Achse 49

Hypophysenstielansatz 170
Hypophysenstieldurchtrennung 159, 169—172
—, hohe 172, 174
—, Operationsbeschreibung (Ratte) 169—172
—, Regeneration 175
—, tiefe 172, 174
Hypophysentransplantation, intracerebrale 329
Hypophysenvorderlappen (Pars distalis adenohypophyseos) 10
—, Partialfunktionen 145, 146
—, —, adrenocorticotrope 145, 146
—, —, gonadotrope 145
—, —, thyreotrope 146
—, Sinusoide 151
Hypophysenvorderlappensystem 134—176
Hypophysenzwischenlappen (Pars intermedia) 123—134
—, Atrophie 131
—, MSH-Produktion 130
„hypothalamisches Sexualzentrum" 145
Hypothalamus 11—18, 55
—, ACTH-Abgabe 145
—, Einteilung und Nomenklatur 11—13
—, Entwicklungsgeschichte 19—40
—, Gefäßversorgungsareale 57 bis 59
— -Hypophysenhinterlappensystem 17
— -Hypophysenvorderlappensystem 17
—, Katze, schematisch 5, 6
—, markarmer 16—18, 149—151
—, markreicher 13, 151
—, Mensch, schematisch 4
—, —, Schnitte 13
—, Ratte, schematisch 8
—, —, Schnitte 15
—, Schimpanse, Schnitte 14
—, STH-Sekretion, Regulation 329
—, Übersichtseinteilung 12
„Hypothalamushormone" 81, 146
Hypothalamuslänge 41
Hypothermie, Asystolie 504, 505
—, Erholungslatenz 515
—, Erholungszeit 516
—, Hirndurchblutung 504
—, Hirnödem 505
—, Kammerflimmern 504, 505
—, Krämpfe 505
—, kritische Schwelle 504
—, O_2-Aufnahme 503—505
—, Überlebenszeit 512
—, Wiederbelebungszeit 522

Iminosäuren 380
Immunadhärenz-Methode 348
immunbiologische Veränderungen nach Bestrahlung 333
Immundiagnostik von Tumoren 333
Immunelektronenmikroskopie 348
Immunelektrophorese 253, 349, 350
Immunfluorescenz 346
Immunhistologie 294, 342, 345—349
—, Hypophysentumoren 345
Immunodiffusion 332
immunologische Erkrankungen, peripheres Nervensystem 344
— Überwachung 332
Immunreaktionen, g.v.h.-Reaktion (graft versus host) 325
—, h.v.g.-Reaktion (host versus graft) 325
—, Unterdrückung 311
— vom verzögerten Typ 323
—, —, celluläre 332
Immunsera 332
Immuntherapie von Tumoren 332
—, Viruserkrankung 341
Immuntoleranz 310, 312, 356
—, aktive 325
—, natürliche 326
—, passive 326
Impedanz-Plethysmographie 437
Indikator-Fraktionierungstechnik 598
infantile amaurotische Idiotie 230
Infarkt 486
infundibuläre Längsachse, Drehung 35
Influenza-Viren 237
infundibuläre Spezialgefäße 33, 61, 75, 141, 152
Infundibularfortsatz 5
„infundibular process" s. Hypophysenhinterlappen
Infundibularstiel („infundibular stem") 5, 44, 57, 79, 80
Infundibulom 45
Infundibulum 4—6, 26, 43, 44
—, äußere Zone 138
—, Angioarchitektonik 152, 154, 159
Inhalationsmethode, Hirndurchblutungsmessung mit Isotopen 587—591
—, —, Nachteile 590
Injektionsmethode, Hirndurchblutungsmessung mit Isotopen 591—597
Inkretbildung 99

Inosit 215, 222
Inositphosphatide 271, 383
— Diphosphat(1-phosphatidyl-L-myo-inositol 4,5-diphosphate) 223
—, Diphosphoinositid 222
—, Monophosphoinositid 222
— -Phosphat(-phosphatidyl-L-myo-inositol-4-phosphate) 223
Insulin, O_2-Aufnahme 500
Insulinschock 411
„Interaction" 24
Intercerebralis-Kardia-System 105
Interferon 340
Ionenaustauschchromatographie 406
Ischämie 415, 471, 473, 482, 483
—, akute, Erzeugung 415—417
Isocitrat 393
Isocitratdehydrogenase 394
Isoleucin 379

Jakob Creutzfeld-Syndrom 231
^{131}J-Antipyrin, Hirndurchblutungsmessung 598, 599

Kalium(^{42}K), Durchblutungsmessung 598
Kephaline 215, 244, 382
—, Synthese 401
Kerasin 216
Keratansulfat 382
Kernmembran 378
α-Ketoglutarat 393
α-Ketoglutarsäure 384
Kocarcinogenese 331
Kollagen 379, 380
„Kolloid" 65, 99
—, freies 100
Koma, O_2-Aufnahme 500
Komplement 309
Konduktorzellen 480
Konglutination 297
Kontrollzellen 480
Kopforgane 105
Krämpfe, Hypothermie 505
Kreatin 402
Kreatin- und Cholin-Synthese 404
Kreatinkinase 254
Krebs-Cyclus s. Ornithin-Citrullin-Cyclus
Kreuzreaktion Hirn-Hoden 281
kritische Schwelle, Hypothermie 504
Kryptantigene 274, 276
Krypton(^{85}Kr), Hirndurchblutungsmessung 597
Krypton-(^{79}Kr), Hirndurchblutungsmessung 598
„Kurz-feed-back-Mechanismus" 135, 143

Lactat 393, 418
— -Akkumulierung 421
Lactatbildung, Selbsthemmung 426
Lactat-Gehalt, Gehirn 412
—, —, O_2-Mangel 422
Lactatdehydrogenase 254, 390
Lacto-N-Neotetraose 274
Lactosamin 274
Landry-Guillain-Barré-Syndrom 344
Leber, anaerob, Wiederbelebungszeit 419
—, Glykogengehalt 381
Lecithin 213, 214, 220, 244, 245, 319, 321, 341, 343, 382
—, Biosynthese 245, 401
„Lecithinasen" 243
Lernen, immunologische Theorie 351
Leucin 379
Leucinaminopetidase 254
Leukencephalitis, akute nekrotisierende hämorrhagische 296
—, subakute sklerosierende 298
Leukodystrophie, Krabbe 231
—, metachromatische 319
—, Scholz 231, 234, 239
Lignocerinsäure 218, 226, 227, 239
Linolensäure 248
Linolensäuretyp 217, 219
Linolsäure 248
Linolsäuretyp 217, 219
Liquor-Gammaglobuline 287
Liquorproteine 523, 254, 291, 292
Lipide 379, 382—384
Lipoide 213, 245, 271, 382
—, Biosynthese 245—249
—, Einteilung 213
— -Haptene 279
—, Stoffwechsel 243—254
—, Verteilung im Gehirn 241—243
Liponsäure-Acetyltransferase 395
— -Oxidoreductase 395
Lupus erythematodes 339
Lysin 379
— -Vasopressin 108
Lysocerebrosid 286, 287
Lysolecithin 221, 243, 285—287, 296, 319
Lysosomen 234,
Lysozym 279

Malat 393
Malatdehydrogenase 394
Malonyl-CoA 395
Manifestationszeit 420
„Mantelplexus" 33, 128, 141
median eminence s. Eminentia mediana

Meningiome, Antikörper 278
Meningiom-Ganglioside 230
„meninx primitiva" 33
6-Mercaptopurin 311, 312
Mesenchym-„Körbchen" 25
Metabolitgehalte 408
—, Gehirn 420, 421
Methionin 380, 402
20-Methylcholanthren 332
Methylnitrosoharnstoff 334
Mikrosomen 246
Mikrozirkulation 526
—, Isotopen, ^{85}Kr 592
Milchsäurebildung 390
Minutenvolumen, Gehirn 582
—, Herz 582
Mitochondrien 246, 378
„mixed-Agglutination" 345, 346
„mixed conglutination reaction" 280
Monoensäuren 226
Monosaccharide 379
Morbus Boeck-Schaumann-Besnier 311
— Fabry 234
— Gaucher 231—233, 240
— Hashimoto 338
— Hodgkin 311, 338
— Jakob-Creutzfeld 231
— Niemann-Pick 231
— Pfaundler-Hurler 234
— Tay-Sachs (= amaurotische Idiotie) 231
MSH syn. melanophorenstimulierendes Hormon 24, 124, 130, 131
MSH-Produktion 130
Mucoid A 232
Mucopolysaccharide 379, 381, 382
—, anionische (saure) 381
—, neutrale, s. Glykoproteine
—, Synthese 404
Mucoproteide 379
Mukoide 237, 274, 288, 290, 318
Multienzymkomplex 385, 394
— der Pyruvat- oder α-Ketoglutarat-Dehydrogenase 395
multiple Sklerose syn. Encephalomyelitis disseminata 313—315, 318, 323, 341
—, akute 296
—, Antikörper 279, 289
—, Blutgruppen 357
—, chronische rezidivierende 296
—, Esterasen 320
—, Gammaglobuline 290
—, Lipoide 319
Muskeldystrophie 236
Myasthenia gravis 338
—, Autoantikörper 280
Myelin, chemische Zusammensetzung 316, 317
Myelinantikörper 289

Myelinfiguren 220
Myelinketten 320
Myelinisierung 239
Myelinoklasie 318
Myelom-Proteine 287
Myristinsäure 218
Myxovirus 237

Nackenhypophyse 4—8, 30
NAD-Oxydoreductase 395
Narkose 502
Narkotikum, ATP-Gehalt der Leber 409
—, Glucosegehalt des Blutes 409
—, Lactatgehalt des Blutes 409
Nembutal 409
Neocortex und Hypothalamus 41
„Nervenhypophyse" s. Neurohypophyse 3
„Nervenwuchsstoff" 289
Nervonsäure 227, 239
Neuraminidase 229, 237, 253, 345
Neuraminsäure 216, 228, 237, 254, 382
—, chemische Eigenschaften 238
—, Hypoxie 237
—, Strukturformel 238
„Neuricrinie" 100
„— hypothalamique" 100
Neuritis, allergische 303, 305
„Neurocrinie" 98—100
„— hypothalamique" 98, 99
„neuro-endokrine Korrelation" 97
Neurohormone 98, 101
„neuro-humorale Aktivität" 99
„— Wirkstoffe („neurohumors") 101
Neurohypophyse 3—7, 81—123
—, Stützgewebe (= Pituicyten) 87—89
Neurohypophysenhormone, Synthese im Axon 121
Neurokeratin 251
Neurolipoidosen 231
Neuromyopathie, carcinomatöse 280, 282
„neuronale Reaktionsweise" 98, 101, 119—122
Neurone 236
„Neurophysis spinalis caudalis" 91
„Neurosekret" 7, 102
—, Abgabe 105—107
—, Bildung, Ontogenese 86
—, CHP-negatives 7
—, CHP-positives 7
—, „gomori-negatives" 138—140
„Neurosekretgranula", Entstehung 93
—, morphologische Eigenschaften (elektronenmikroskopische) 91—92

Neurosekret, „Trägersubstanz" 106, 117
—, Übertritt 105—107
„Neurosekretorische Bahn" 117
„— Elementargranula" 91, 92
Neurosekretion 68, 96—123
—, Hypothesen 116—123
„— im engeren Sinne" 98, 99, 116
„— im weiteren Sinne" 98,— 100, 116
„— „neuronale Reaktion" 119—122
—, Synthese „along the axon" 122, 123
—, Transportvorgang 117, 118
— und Wirkstoffbildung 96
„Neurosekretionsprozeß" 98
„Neurotransmitter" 98—102
„neuro-vasculäre Kette" 135
„— Verknüpfung"(„neurovascular chain") 142, 143
„— Zone" 33
Neutralzucker 382
NH$_3$-Bestimmung 410
NH$_3$-Gehalt, Gehirn 412
Niere, anaerob, Wiederbelebungszeit 419
Niemann-Pick-Syndrom 231
„Nodulusfaser" 76
Normal-Wasserstoffelektrode 386
Normokapnie, Autoregulation der Gehirndurchblutung 458
Nucleus arcuatus s. Nucleus tuberis infundibularis
— hypothalamicus dorsomedialis 4—8, 17, 136, 137, 145
— — ventromedialis 4—8, 13, 136, 137, 145
— infundibularis (arcuatus) 17
— paraventricularis 4—8, 12, 16, 62, 63
— —, Gefäßbeziehung 67, 68
— —, Gefäßnetz 149
— —, Gefäßversorgung 57
— praeopticus 46, 63
— principalis tuberis (CAJAL) 17
— — — — s. Nucleus hypothalamicus ventromedialis
— suprachiasmaticus 151
— supraopticus 4—8, 12, 16, 62, 63
„— — accessorius" 67, 149
— —, Gefäßbeziehung 67, 68
— —, Gefäßnetz 149
— —, Gefäßversorgung 57
— tuberis 45
— — infundibularis 4—8, 13, 136, 137, 145
— — lateralis 13, 17, 42, 137
— — tubero-mamillaris 13, 17
Nucleinsäuren 379
„Nukleoalbumin" 252

O$_2$-Aufnahme 471
—, Absolutwerte 438
—, Altersabhängigkeit 441
—, Axon 440
—, Cerebralsklerose 442
—, Dendriten 440, 443
—, Erhaltungsumsatz 472
—, Fermentmangel 494
—, Fieber 496
—, Ganglienzellen 441
—, geistiger Zustand 498
—, Gewebeschnitte 445
—, Glia 440
—, graue und weiße Substanz 445
—, Herzinsuffizienz 457, 458, 470
—, Höhe 505
—, Hypochreose 501
—, Hypoglykämie 494, 500
—, Hypothermie 503—505
—, Hypoxie 480
—, Kollateralkreislauf 485
—, Krämpfe 496
—, kritische Schwelle 473, 475, 478
—, lokalisiert 483
—, Narkose 502
—, Meßmethoden 435
—, O$_2$-Mangel 471, 476
—, Schilddrüse 494
—, verschiedene Areale 444
O$_2$-Beatmung 489
O$_2$-Mangel, Anämie 481
—, Arteriosklerose 460
—, arteriovenöse pO$_2$-Differenz 483, 484
—, Autoregulation 457, 458, 470
—, Blutdruck 488
—, CO$_2$-Therapie 490
—, CO-Vergiftung 481
—, Definition 471
—, Erholung 514
—, hypoxisches Paradoxon 476, 498
—, KH-Verwertungsstörung 491
—, lokalisiert 483
—, Mikrozirkulation 488, 491, 526
—, Modelle zur Gewebsversorgung 479
—, O$_2$-Aufnahme 476
—, O$_2$-Therapie 489
—, O$_2$-Versorgung 471
— -Resistenz 420
—, Restkreislauf 527, 528
—, Schädigungslokalisation 484
—, Schädigungsmuster 488, 525, 526
—, Schwellen 474, 475
—, spezifische Vulnerabilität 479
—, Spüleffekt 528
—, Stufen 473
—, Testparameter 509

O$_2$-Mangel, Therapie 489—491
—, Überlebenszeit 512
O$_2$-Verbrauch, Gehirn 407
—, Krämpfe 496
O$_2$-Vergiftung s. Hyperoxie
Oberflächenschutzfunktion 381
Ölsäuretyp 217
Ölsäure, ungesättigte 382
Oktapeptide 107
Oleinaldehyd 224
Oligophrenia phenylpyruvica 231
Organdurchblutung 405
Organotropie 335
Ornithin 379, 397
— -Citrullin-Cyclus 397, 398
Orthophosphat 380
„Osmoreceptoren" 70, 71
Ouchterlony-Methode s. Agargeldiffusion
Oxalessigsäure 384
Oxalsuccinat 393
Oxydation, rasche 393
oxydative Decarboxylierung 389
— Phosphorylierung 389
— —, Lokalisation 422
Oxydoreductase 385
Oxyfettsäuren 226, 239
Oxynervonsäure 239
Oxytocin 7, 108
—, Synthese 81
Ozonolyse 285

„Paladesche Granula" s. Ribosomen
Palmitinsäure 217, 218, 382
Papaverin, Hirndurchblutung 471, 570, 588
Papierchromatographie 406
Parallel- und Antiparallelströmung 408
parenchymatöse Organe, anaerobe Wiederbelebungszeit 419
Pars distalis adenohypophyseos s. Hypophysen-Hinterlappen
— neurohypophyseos s. Hypophysen-Vorderlappen
— infundibularis adenohypophyseos 9, 43, 44
— intermedia, Adenohypophyse 42
— oralis tuberis 172
„— supraoptica hypothalami" 62
„— tuberalis" s. Tuberbelag
PAS-Reaktion 103
Pasteur-Effekt 390
„pelotons vasculaires" 152, 153
„penetrated plexus" 153
Penicillium notatum 245
Pentose-5-Phosphatcyclus 393
Perfusionsversuche am isolierten Kopf 419, 425, 426
pericapillärer Versorgungsbereich 408
—, Kegelstümpfe 408

periinfundibuläre Cisterne 44, 53—55
Peripherin, Hirndurchblutung 471, 570
pericasculäre Verdichtungszone 84
Perlschnurfasern 73, 83
Pernocton 409
Persantin, Hirndurchblutung 588
Pfaundler-Hurlersche Krankheit 231, 234
pH-Änderungen, Gehirnischämie, Reversibilität 424
— -Konzentration, Gehirn, O$_2$-Mangel 423
— -Werte, Gehirnoberfläche 412
Phenylalanin 380
Phenylketonurie 234
Phosphat, anorganisches, Gehirn, O$_2$-Mangel 412, 422
Phosphatase, saure 151
Phosphatasereaktion, alkalische 151
Phosphatide 214
Phosphatidsäuren 245
Phosphofructokinase 389—392
— glucoisomerase 390, 392
— glucomutase 390
— kreatin 402, 410
— — -Gehalt, Gehirn 411, 412
— — — —, O$_2$-Mangel 422
„Phospholipasen" 243—245
Phosphordiesterase 223
Phosphorolyse 389
Phosphorylase 390
Phosphorylcholin-cytidyl-Transferase 247
Phosphorylierung, oxydative 389
Phrenosin 216, 225
„physiologische Reaktion" 119
Phytansäure 234
Pituicyten 24, 61, 62, 87—89
— und Elementargranula 94—96
—, Ersatzwucherung 88
— theorie 87, 88
placentare Anastomosenbildung 325, 326
Plasmalogene 214, 215, 223—225, 316—318, 383
Plasmocytom 290
Plexus intermedius 86, 87, 152
pO$_2$, venös, kritisch 475
Polyensäuren 217, 219
Polylysin 279
Polynuleotide 379
Polypeptide 379
Polyphosphate 388
Polysaccharide, reine 379
„Portalgefäße" 34, 35, 56, 100, 135, 143, 154
„— system" 30, 31, 32
„— venensystem" 148, 151, 154

postoptische Zone („postoptic ventricular floor") 47
Prächordalplatte 21
„Processus infundibuli" 22
Prolin 380
Properdin-System 332
„Protagon" 216
Proteinbausteine 379
Proteohormone 380
Proteolipoide 252, 299—301, 316
Proximaler adeno-neurohypophysärer Kontakt 25—28, 43
Pseudotumor cerebri 334
„Psychosin" 238, 282, 285
—, Strukturformel 286
Pubertas praecox 245
Pyridinnucleotide, Hydrierung 405
Pyruvatdecarboxylase 395
Pyruvatkinase 390

Rachendachhypophyse 19
—, Entwicklung 36—39
—, vikariierende Funktion 38, 39
Rachenmembran 20, 21
Radioimmunelektrophorese 293
Radioimmunhistologie 348
Radioimmunkonkurrenzreaktion 293
Radioimmunmethoden 293
Radioimmunpräcipitationstechnik 293
Radioimmuntherapie von Hirntumoren 349
Radiozirkulographie (RCG) 560, 569
—, „capillärer Knick" 560, 569
—, Carotis-Verschluß 570, 571
Radix infundibuli 44, 151, 159
Rathkesche Tasche 19, 21, 37
— Zysten 39, 123
Recessus praeopticus 46
Red/Ox-Systeme 386
Refsum-Syndrom (Heredopathia atactica polyneuritiformis) 231, 234
Regenerationsvermögen, Parenchymzellen 419, 420
—, Zelltypen 419, 420
„releasing factors" 145, 146, 294
—, CRF (= „cortico-releasing factor") 146
—, LRF (= „luteotropin-releasing factor") 146
—, TRF (= thyreotropin-releasing factor) 146
Reserpin 313
respiratorische Insuffizienz 503
Restdurchblutung 418
Restkreislauf 511, 518, 527, 528
$Rh_0(D)$-Aktivität 277

Ribonucleinsäure (RNS) 380
—, lösliche RNS 380
—, Messenger-RNS 380
—, riobosomale RNS 380
—, Synthese 399
—, Transfer-RNS 380
Ribose 380
Ribose-5-Phosphat 393
Ribosephosphatisomerase 392
Ribosomen 378
Ribulosephosphat-Epimerase 392
Rindererythrocytenganglosid 274
RNS-Gehalt, Gehirn 412, 413
—, Gehirn, O_2-Mangel 423
RNS-Zusammensetzung, Gehirn 412, 413
Rubidium(^{86}Rb), Durchblutungsmessung 598
Ruheumsatz 472

Saccus infundibuli 47
— vasculosus 45, 47
Saturationsmethode, Hirndurchblutungsmessung 588
Sauerstoff s. O_2 434
Sauerstoffmangel 389
Schädelbasismitte 41
Schädigungsmuster 496, 497, 503, 525, 526
Schilddrüse 494
Schilddrüsentransplantation, intracerebrale 329
Schildersche Erkrankung 296, 318
Schizophrenie, Blutgruppen 352
—, immunologische Befunde 352
Schreibtest, Ischämie des Gehirns 416, 418
Schütze-Bündel 145
Seeselsche Tasche 19
Serin 215, 379
— -Kephalin (phosphatidylserine) 221
Serotonin-Receptor 278
Silberimpränation nach PALMGREN, Färbevorschrift 110, 111
Sinusdrüse 105
slow leak-Theorie 330
Spättod 511
Spannungsreihe, elektrochemische 386
Spezialgefäße, infundibuläre 141, 152
Sphingolipoide 225—243, 382
—, phosphorhaltige 383
—, zuckerhaltige 383
Sphingomyelin 216, 226, 243
—, Biosynthese 250
Sphingoplasmalogene 225
Sphingosin 225, 227, 228, 238, 250, 271, 282, 285
—, Biosynthese 249

Spüleffekt 528
Stärkegelelektrophorese 293, 350
Stearinsäure 217, 218, 226—228, 382, 390
Steran 240
Steroide 379
Stickoxydulmethode nach KETY u. SCHMIDT 434
Stoffwechsel, Gehirn, Belastung 415—426
—, —, unbelastet 411—415
—, Herzmuskel, Besonderheiten 411
Stoffwechselplastizität, Herzmuskel 411
Stoffwechselreaktionen, energieliefernde 379
—, gemeinsame Endstrecke 384, 386
Strahlenbelastung, Hirndurchblutungsmessung mit Isotopen 600
„Strandin" 231
„Stutgeron", Hirndurchblutung 578
Substratabbau und ATP-Gewinn 389
—, Prinzip 383
Substrataktivierungen 384, 398—404
—, nucleotidabhängige 398
Substratanlieferung 405
Substratelektivität, Gehirn 411, 414
Substratkonvertierung 383
Substratplastizität der Organe 388
Substratspezifität der Organe 388
Subthalamus 11, 55
Succinat 393
Succinatdehydrogenase 394
Sulcus hypothalamo-hypophyseus 18, 44
— tubero-infundibularis 4—8, 44, 151, 172
„Sulfatide" 239
Sulfhydrilgruppen 103
supraoptico-hypophysäres Neuron 97
—, Angioarchitektonik 147
—, neuronale Reaktion 119
— System 105
—, Staffelung 62, 63
—, —, „Hinterlappenstrecke" 62, 63, 81—90
—, —, „Infundibularstiel" (Zwischenstück) 62, 63, 79—81
—, —, „Infundibulumstrecke" 62, 63, 74—79
—, —, „Tuberstrecke" 62, 63, 72—74
—, —, „Ursprungsort" 62, 63—72

„Supraoptico-Tractotomie" 133
„supraoptic rest" 158
Synapsen 93
„synaptische Vesikel" 102, 122, 139

Tätigkeitsumsatz 472
T-Agglutination 290
T-Antigen 288, 321
Tay-Sachs-Gangliosid 229, 278, 279
— -Syndrom 231
Teflonhomogenisator 410
Tegmentum 55
terminale Strombahn 420
Tetanus-Toxin 342, 343, 345
—, Wirkung des 344
Theophyllin, Hirndurchblutung 471, 570
thermodynamisches Gleichgewicht 387
Thermosonden 437
Thioester-Bindungen 388
Threonin 379
Thymidylsäure 380
Thymin 380
Thymus 308
Thyreoglobulin 379, 380
Thyroxin 380
Toleranzzeit, Herz 517
Tollwut 339, 340, 347
— -Vaccine 301
Trabekelarterie 35, 56
Tractus parependymalis 145
— supraoptico-hypophyseus 7, 16, 24, 62, 63, 76, 82, 97, 133
— —, aberrierende Axone 74
— —, Regeneration der Axone 114
— —, Ursprungsort 149
— tubero-hypophyseus 7, 9, 16, 135, 137—142
— —, Ursprungsort 151
Transaldolase 392
Transaminierung 384
—, Gehirn, O_2-Mangel 423
„transfer factor" 304, 322, 323
Transketolase 392
Transplantatie im Gehirn, Immunologie 328—330
Transplantation, Hirngewebe 327—330
—, Hirntumoren 328, 336
—, Nerven 328
Transplantationsantigene 321—330
—, Gehirn 290
Transplantationsarten, Autotransplantation 324
—, Heterotransplantation 324, 328
—, Homotransplantation 324
Transplantationsimmunität und Toleranz 327

Transplantationsimmunologie 323
Transplantationsreaktion, ACTH 328
—, Cortison 328
—, Unterdrückung 312
Transporthypothese, Neurosekretion 117, 118
Trennverfahren 406
TRF (thyreotropin releasing factor) 329
„Tricarbonsäurecyclus" s. Citronensäurecyclus
Trichloressigsäure 411
Trichterbelag 44
Trichterlappen 44
3,5,3'-Trijodthyronin 380
Triosephosphat-Isomerase 390
Triphosphate 388
Trypsin 401
Tryptophan 380
Tuberbelag 44
Tuber cinereum 12, 13, 54
—, laterales Feld 13, 17, 137
—, mediales Feld 13, 16, 17, 136, 137
tubero-hypophysäres Neuron, Angioarchitektonik 147
— System 105
Tumorantigene, Entstehungsmöglichkeiten 331, 333
Tumorantiserum 332, 333
Tumorerzeugung, chemische Induktion 331
—, Strahleninduktion 331
—, Thymus 332
—, Transplantation 331
—, Viren 331
Tumorheterotransplantation, intracerebrale 336
Tumorimmunologie 314, 330—333
Tumorisotransplantation, intracerebrale 336
Tyrosin 380

Ubichinon 387
Überlebenszeit 509, 512
—, Altersabhängigkeit 513, 514
—, Terminologie 509
Uracil (2,6-Dihydroxypyrimidin) 380
Urethan 409
Uridylsäure 380
Uronsäure 381

Valin 379
van Dykesches Protein 108
Vasomotorik 465—468
Vasopressin 7
— und Oxytocin, Verhältnis (V:O) 107
—, Synthese 81
„Vasotocin" 108
Verneysche Cysten 71

Verteilungskoeffizient radioaktiver Gase, graue Substanz 587, 591
— —, weiße Substanz 587, 591
Volumenindex 585
Vorderlappensystem s. Hypophysenvorderlappensystem
Vulnerabilität 510

Wachs D 304, 305
Wallersche Degeneration 318
Warburg-Keilin-Kette 387, 423
„Wassermann-Antigen" 271, 272
weiße Substanz, chemische Zusammensetzung 317
—, Lipoide 316
—, Phosphatidverteilung 316
Wespengift 241
Wiederbelebung, inkomplette 510, 517
—, komplette 510, 517
—, vorübergehende 511
Wiederbelebungszeit 419, 420, 509, 510, 516—528
—, ATP-Konzentration, Gehirn 518, 527
—, Azygosfaktor 518
—, bedingte Reflexe 521
—, einzelne Funktionen 521, 522
—, —, Nervenzellen 526
—, Gehirn 516, 517
—, Gesamtorganismus 516
—, Glia 441
—, Herz 517
—, Herzflimmern 518
—, Hypothermie 522
—, Neugeborenengehirn 526, 527
—, Niere 527
—, Restkreislauf 518, 527, 528
—, Spüleffekt 518
Wirkungsgrad, Zellstoffwechsel 387

Xanthin 398
Xenon (^{138}Xe), Hirndurchblutungsmessung 597
x-Organ 105

Zellbausteine, hochmolekulare 379
Zelldifferenzierung 405
Zellkern 378
Zellmembran 378
Zirkulationszeit, Arteriosklerose 562, 566
—, arterio-venöse Shunts 561, 562, 576
—, Carotis-Sinus cavernosus-Aneurysma 562
—, Hirnödem 566
—, Hirntumoren 562, 576
—, normale 561, 562, 566, 576, 582, 584

Zirkulationszeit, subdurales Hämatom 566
—, Vertebralis-Kreislauf 568
Zirkulationszeitbestimmung, radioaktive Isotopen 555—557
—, —, Carotis-Injektion 565, 566
—, —, ^{51}Cr-markierte Erythrocyten 556
—, —, klinische Ergebnisse 558—568
—, —, ^{131}J-Hippuran 557
—, —, Mehrzähler-Messung 561—568

Zirkulationszeitbestimmung, radioaktive Isotopen, ^{32}P-markierte Erythrocyten 556
—, —, Tonband-Speicherverfahren 555
—, —, Strahlenbelastung 557
—, —, Vertebralis-Injektion 568
—, —, 1-Zähler-Messung 558—560
ZNS, Antikörperbildung 287
„Zona externa infundibuli" 76
— intermedia 10, 123
— —, Adenohypophyse 42, 43
— interna infundibuli 76
— oralis partis intermediae 152

Zona tuberalis 44
„Zwischenferment" 393
„Zwischenhirndrüse" 101, 117
Zwischenlappen 47, 87
—, Anlage 23
—, Hypophyse, melanophorenstimulierendes Hormon (MSH) 43
—, Zona caudalis 126—130
—, — rostralis 126—130
Zwischenlappenzellinvasion 43
„Zwischenstreifen" 83
Zwischenstück s. Infundibularstiel
„Zwischenzone" 29

MIX
Papier aus verantwortungsvollen Quellen
Paper from responsible sources
FSC® C105338

If you have any concerns about our products,
you can contact us on
ProductSafety@springernature.com

In case Publisher is established outside the EU,
the EU authorized representative is:
Springer Nature Customer Service Center GmbH
Europaplatz 3, 69115 Heidelberg, Germany

Printed by Libri Plureos GmbH
in Hamburg, Germany